Hearing Aids
보 청 기

-제2판-

보청기 Hearing Aids

2018년 8월 22일 2판 1쇄

옮 긴 이	채성원
발 행 인	박종열
발 행 처	세종의학
주 소	(157-924) 서울시 강서구 화곡로 111 스카이빌딩 6층
전 화	(02) 2604-5323
팩 스	(02) 2603-5323
이 메 일	pjy5322@naver.com
홈페이지	www.sjmedi.com
정 가	90,000원
I S B N	979-11-89316-01-3

보청기 Hearing Aids

제2판

Harvey Dillon 지음
채성원 옮김

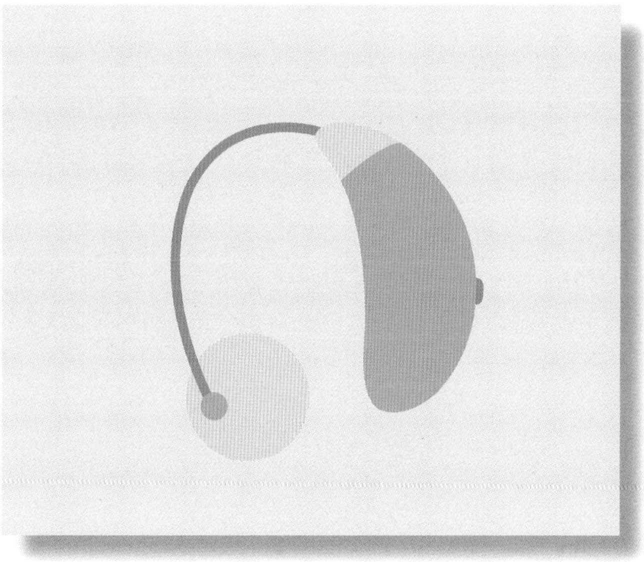

세종의학

축사

고령화가 진행되면서 보청기와 같은 적절한 청각재활이 필요한 인구는 해마다 늘어나고 있지만 최근 국민건강영양조사에 따르면 보청기가 필요한 인구 중 실제로 착용하는 인구는 15% 내외에 불과하다 합니다. 보청기가 노인의 상징이라는 인식과 잡음만 크게 들린다는 선입견 등이 보청기에 대한 부정적인 영향으로 작용하였다면, 최근에는 난청이 교정 가능한 치매의 위험인자라는 인식과 보청기에 대한 이해도가 높아지며 청각재활에 적극적인 분들이 점차 많아지며 보청기에 대한 인식도 변하고 있습니다.

난청을 질병으로 인식하고 약물, 수술과 함께 재활 도구로써의 보청기를 처방하고 조절해주는 것이 이비인후과의사의 역할이기에 보청기의 적절한 관리를 위해 체계적으로 정리된 자료는 수련과정에 꼭 필요한 교재라 생각되었습니다. 이런 차에 이비인후과 의사들이 참고할 만한 보청기에 대한 이해를 높일 수 있는 책을 이비인후과의사가 번역하여 소개됨은 시의 적절하다 생각됩니다.

전체 원고가 일관된 기조를 유지할 수 있도록 한글화된 용어를 통일하고, 전문적인 내용은 쉽게 풀어 소개하여 보청기의 기초부터 심화 지식까지 쉽게 이해할 수 있도록 하여 훌륭한 지침서로 생각됩니다. 이를 위해 지난 4년간 헌신하신 고려대학교 채성원 교수님과 팀원들의 노고에 존경과 깊은 감사를 드립니다.

2018년 7월

대한이비인후과학회 이사장 **이재서**

축사

이과학을 전공하는 의사로서 보청기에 대해 많은 관심을 가지고 있었지만 제가 전문의를 시작했던 1990년대는 보청기에 대해 배우고 환자 경험에 대해 토론하기에 마땅한 교재나 학술 모임이 많지 않았습니다. 2001년에 University of Iowa에 장기연수를 가서 Ruth Bentler 교수의 보청기 강의를 청강한 것이 저에게는 처음으로 보청기에 대한 체계적인 지식을 정리할 수 있었던 기회였는데, 그 때 사용했던 교재가 그 해 처음 발간 되었던 Harvey Dillon의 "Hearing Aids"라는 두꺼운 책이었습니다. 그 책은 내용을 보완하여 2012년에 더 두꺼운 2판이 출판되었는데 이번에 채성원 교수 팀의 노력으로 번역되어 발간되는 본 서적의 내용을 보니 매우 방대한 내용을 꼼꼼하게 번역하였고 임상가가 참고하기 좋도록 단어나 내용을 정리한 것이 돋보였습니다.

보청기는 대부분의 감각신경성 난청에서 가장 먼저 고려해 볼 수 있는 재활 방법이므로 대한 이과학회에서도 지대한 관심을 가지고 있습니다. 보청기에 대한 지식을 정리한 단행본인 "Current opinion on hearing aids"을 2012년에 발간하였고 2017년에 2판이 나왔습니다. 또한 2009년부터 대한청각학회와 함께 보청기 심포지엄을 개최하여 보청기에 대한 최신 지식을 전달하려고 노력하고 있습니다. 그러나 보청기 환자를 다루면서 필요한 포괄적인 지식과 임상적인 정보를 포함하는 책자에 대한 필요성은 항상 있어 왔는데, 여러 나라에서 교과서로 이용되는 Harvey Dillon의 "Hearing Aids"를 번역한 책이 대한이과학회 회원의 노력으로 발간이 된 데 대해 매우 기쁘게 생각하며 축하의 큰 박수를 보냅니다.

이 책이 보청기를 처음 접하는 학생이나 전공의에게 교과서로서의 역할을 할 뿐만이 아니라 일선에서 난청 환자를 진료하고 가장 적절한 재활 방법에 대해 고민하는 임상가들이 곁에 두고 쉽게 참고할 수 있는 좋은 도구가 되기를 기원합니다.

2018년 7월

대한이과학회 회장 **조양선**

축사

최근 노령 인구의 증가와 함께 난청 환자가 급격히 늘어나고, 소음에 대한 노출이 많아짐에 따라 젊은 환자에서의 난청도 점점 늘어가고 있지만, 난청 환자들이 세상과 소통하면서 겪는 어려움은 환자들의 고통에 비하여 많이 간과되어 오고 있습니다.

보청기는 난청 환자의 재활에 가장 중요한 도구이지만, 수술로 회복할 수 있는 경우나 보청기가 도움이 되지 않는 환자에게 잘못 처방되거나, 보청기로써 청능개선이 많이 기대되지만 보청기의 선택이나 조절이 잘못되어 실질적인 효과를 주지 못하는 경우를 진료 현장에서 흔히 보게 됩니다. 이러한 결과는 보청기에 대한 인식을 부정적으로 심어주게 되므로 난청 환자에게 정확한 진단과 함께 보청기를 바르게 착용할 수 있도록 하는 것이 무엇보다 중요합니다.

대한청각학회는 오랫동안 보청기 심포지움을 진행하면서 보청기에 대한 이해와 올바른 적용을 위해 노력을 많이 해오고 있었지만, 청각학회에서 보청기 관련 textbook을 출간하지 못한 아쉬움을 가지고 있었습니다. 마침 이번에 우리 학회 회원인 채성원 교수님이 좋은 책을 번역 출간하게 되어, 이비인후과 의사와 청각학을 전공하는 청각학회 회원들이 보청기에 대한 지식을 쉽게 접하게 될 수 있는 계기가 되어 기쁘게 생각합니다. 본 책자가 난청 환자에게 실질적인 도움을 줄 수 있는 보청기 전문가를 양성하는데 큰 도움이 될 것임을 확신합니다.

오랜 기간 난청 연구와 진료를 병행하시는 가운데서 좋은 보청기 지침서를 출간하게 되어 축하와 감사의 말씀을 전합니다.

2018년 7월

대한 청각학회장 **이승환**

역자 머리말

우리나라는 고령화 사회를 넘어 고령 사회로 이미 변화하고 있으며, 노화성 난청의 30%는 보청기 착용이 필수적이므로 올바른 보청기 선택과 관리가 더욱 절실하게 되었습니다.

보청기에 대한 전문 지식은 난청 환자에서 보청기 피팅에 필수 사항이며, 난청과 관련된 청각학적 연구에 있어서도 현실적인 시작점이 됩니다. 우리나라 인구 구성의 변화는 과거보다 보청기에 대한 더욱 전문적이며, 적합한 관리를 필요로 하고 있습니다. 이에 보청기와 관련되어 가장 많이 사용되는 Harvey Dillon의 "Hearing Aids"를 Thieme 출판사로부터 정식으로 저작권을 받아 번역하였습니다.

Harvey Dillon의 이 책은 보청기에 대한 종합적이며, 균형적인 관점으로 2판까지 출간되었으며, 보청기에 대한 전문 교과서로 여러 나라에서 채택되어 사용되고 있습니다. 2012년 출간되어 빠르게 발전하고 있는 중이이식기 부분에 있어서는 일부 최신 정보가 빠져 있습니다. 그러나 와우를 자극하는 골전도, 기도전도의 기본 개념과 원리는 변하지 않으므로 매년 새로워지는 기기의 성능을 이해하고, 결과를 예측하며, 적용하는데 문제가 되지 않습니다. 보청기와 청각에 대한 탄탄한 기본지식이 있다면 어떠한 기기의 변화와 난청의 변화에도 대응할 수 있기 때문일 것입니다.

보청기 피팅 과정의 시작, 발전 과정과 현재의 문제점을 포함하고 있으며, 실제적인 보청기 문제 해결방안, 연구 성과와 환자 면담까지를 모두 다루고 있습니다. 또한 향후 보청기 피팅의 문제점을 많이 극복하게 하는 훈련 가능한 보청기(Trainable hearing aids)에 대한 예상과 이로 인해 변화될 상황을 포함하고 있습니다. 이에 Harvey Dillon의 "Hearing Aids"는 난청 치료의 한 부분인 보청기에 대한 종합적이며, 균형 잡힌 지식과 탄탄한 기본 지식을 얻는 좋은 안내서가 될 것입니다.

청각, 보청기와 관련된 널리 사용하는 우리말이 아직 많이 부족한 실정입니다. 혼동될 수 있는 모든 우리말에는 영어를 함께 기술하여 오해되지 않도록 하였습니다. 우리말을 선정하는데 "청각학 용어집"(학지사)를 참고하였으며, 공학관련 용어는 가장 많이 통용되는 용어를 먼저 사용하였음을 밝혀 둡니다.

읽고서 이해하는 것과 영어를 우리말로 바꾸어서 책을 만들어간다는 것은 매우 다르며, 오랜 시간의 노력이 필요한 과정임을 실제적으로 체험하는 시간이었습니다. 또한 되돌아보면 보청기에 대한 내 생각과 내 모습을 바꾸어 가는 소중한 시간이 되었음을 깨닫게 됩니다. 책 전체를 번역하는 지난한 작업이 주변의 친절한 도움과 지원이 없었다면 절대로 마칠 수 없었음에 항상 격려하며 도와 주신 분께 감사의 마음을 드립니다.

우리나라 난청 환자에서 사용되는 보청기가 더 쉽게, 더 정확하게, 더 널리 적용될 수 있도록 한글판 Harvey Dillon의 "Hearing Aids"가 기여하기를 바랍니다. 이를 통해 보청기를 다루는 임상가와 특히 난청 환자에 작은 도움이 되기를 소망합니다.

2018년 7월

채성원

저자 머리말

Rationale for the book

This book collects together knowledge about hearing aids that should be useful to student clinicians, practicing clinicians, and engineers involved in developing improved hearing aids. I have aimed to make the book both practically useful and theoretically sound. Issues are explained rather then described. Wherever possible, practical recommendations are based on empirical research, and where there is no research to draw upon, the tentative nature of the recommendation or conclusion is indicated.

The book is designed to be read on a number of levels. For readers who need only an overview of a topic, the synopsis at the beginning of each chapter should suffice. Most readers will hopefully be enticed to read further. To this end, what I consider to be the essential information on each topic is marked with a blue bar in the margin. These marked paragraphs are designed to be read, and to be understandable, without the intervening paragraphs. I think of the marked material as a thin book buried inside this thick book. Some academic courses may wish to restrict themselves to just this material, which includes approximately half the book.The remaining material provides a greater level of detail. Finally, the most detailed comments are tucked away as footnotes and as sections in small print. The material is further segmented by presenting the most theoretical material in green boxes, the most practical material in blue boxes, and summary information in pink boxes.

The issue raised in the first edition of what to call a person with a hearing impairment who is seeking help to overcome the difficulties caused by his or her hearing loss remains. The possible terms of patient, client, consumer, and customer all seem to offend someone. At different parts of the encounter, different terms seem most appropriate. The person could be a patient when his or her hearing is being assessed, a consumer when he or she is deciding whether to buy an advanced (and expensive) hearing aid or a more basic one, a client as he or she works through communication problems with the advice and guidance of the clinician, and a customer when evaluating whether the total package has been good value. From the perspective of hearing impaired people, what the clinician says and does to help people is important, as is the attitude of the clinician towards people. The term used to describe these people is much less important than the attitude of the clinician and probably only becomes important if it affects that attitude. This book takes an extremely client-centered (or patient-centered!) approach to rehabilitation. In keeping with the most common usage, and in line with a survey of what most people attending a hospital outpatient hearing clinic expect to be called (admittedly a biased sample),[1302a] I have mostly adopted the term "patient" throughout this book. Feel free to mentally replace it with your preferred term if you wish.

Changes to the second edition

All chapters have been completely reviewed. Some have had only minor changes; some have had major changes, and a new chapter has been added reflecting the huge importance of directional microphones and the growing range of digital signal processing strategies. The degree of change necessary in each chapter was determined by the answer to two questions:

- What research has been published in the last decade that has caused a change of (my) understanding of the issues, or that should cause some change in clinical practice?
- What technological advances have been made in the products (hearing aids, ALDs and implanted devices) that clinicians need to know about?

If the answer to both questions was "not much", then I didn't change much either. In many places, evidence that emerged during the last decade either strengthened or challenged assertions made in the first edition. Where this was the case I have changed the text accordingly. I have tried hard to convey the level of certainty on any assertion that seems justified on the basis of the evidence available. I have changed nuances about this certainty in many, many places. Any assertions with the words may or possibly have a low level of evidence behind them, and should be taken as possibilities yet to be confirmed.

A major change is the prominence given to open fittings. The use of open earmolds is actually far from new and was covered in the first edition. However, the wide availability of effective feedback cancellation and thin-tube canal fittings have made these fittings used for, and valuable to, a large proportion of clients. The implications of open fittings are described in many places throughout the text.

Thanks to many

I am incredibly grateful to an army of friends, experts all, from around the world who graciously read and commented on sections, chapters, or several chapters of drafts of this book. I like to think this process has given the book the advantages (consistency and inter-relatedness) of a single-author book plus the breadth and width of knowledge that can only be achieved in a multi-author book. (You, the reader, are in serious trouble if it has actually worked the other way around.) To all of the following I give my great thanks for their help and generosity in reviewing and/or providing information: Harvey Abrams, Iris Arweiler, Martina Bellanova, Virginia Best, Arjan Bosman, Eric Burwood, Peter Busby, Sharon Cameron, Simon Carlile, Teresa Ching, Terry Chisolm, Laurel Christensen, Cynthia Comptom, Robyn Cox, Huanping Dai, Ole Dyrlund, Kris English, Carol Flexer, Mark Flynn, Kirsty Gardner-Berry, Megan Gilliver, Helen Glyde, David Hartley, Heike Heuermann, Louise Hickson, Larry Humes, Earl Johnson, Dirk Junius, Gitte Keidser, Alison King, Linda Kozma-Spytek, Sophia Kramer, Frances Kuk, Ariane Laplante-Lévesque, Stefan Launer, Dawna Lewis, Brian Moore, Hans Mulder, Kevin Munro, Graham Naylor, Anna O'Brien, Unn Siri Olsen, Wendy Pearce, Rainer Platz, David Preves, Henning Puder, Gary Rance, Jason Ridgway, Gabi Saunders, Richard Seewald, Karolina Smeds, Pauline Smith, Michael Stone, Robert Sweetow, Janette Thorburn, Peter Van Gerwen, Andi Vonlanthen, Wayne Wilson and Justin Zakis. Many of the useful comments received from another army of expert colleagues, as listed in Edition 1, are retained in this edition also. Thanks also to Steven Banning for careful editing. Any faults in the final product are, of course, mine alone, and I would appreciate learning of them as soon as possible. Comments can be sent to: publisher@boomerangpress.com.au.

For over thirty years I have been in an organization dedicated to effective habilitation and rehabilitation of people with hearing impairment, using clinical methods founded on research-based evidence. Much of my knowledge and beliefs on the topics in this book have been shaped by the talented people who have educated and inspired me concerning both research and practical clinical issues. Foremost among these people are the late Denis Byrne, and my close collaborators Teresa Ching and Gitte Keidser. Internationally, I would particularly like to thank Arthur Boothroyd, Don Dirks and Harry Levitt for their teaching, encouragement and friendship. With each year since his passing, I am more and more missing Stuart Gatehouse's insights and contributions.

Finally, and most importantly, I would like to thank my wife, Fiona Macaskill, without whom neither the first edition of the book nor this updated edition would have come into existence. Fiona has kept our family intact during the two 3-year periods that each edition intruded most unreasonably into family life. Fiona's great clinical expertise has also provided me with many audiological insights that I would never have otherwise gained.

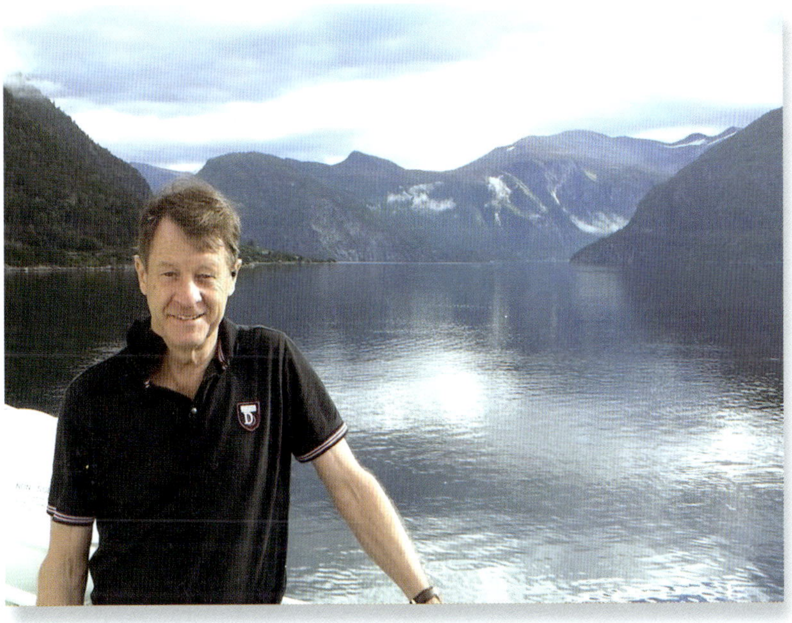

I am very grateful to Professor Chae and colleagues for translating my book, as I know what a big job that is.

I have tried to put in my book everything that a clinician needs to know to fit hearing aids. I am aware that expertise in Audiology has grown very rapidly in Korea, and I hope this translation helps Audiology in Korea develop even further and faster.

Prof **Harvey Dillon, PhD.**

차례

축사 I

역자 머리말 V

저자 머리말 VI

Chapter1 전반적 개념 *Introductory Concepts* 1

1.1 난청의 여러 문제 (Problems Faced by People with Hearing Impairment) 2

1.1.1 가청력감소(Decreased audibility) 2

1.1.2 역동범위 감소(Decreased dynamic range) 2

1.1.3 주파수 분해력 감소(Decreased frequency resolution) 3

1.1.4 시간 분해력 감소(Decreased temporal resolution) 4

1.1.5 난청의 생리적 원인(Physiological origins of hearing loss) 5

1.1.6 복합 원인에 의한 난청(Deficits in combination) 6

1.2 음향 측정 (Acoustic Measurements) 7

1.2.1 기본 물리적 단위(Basic physical measures) 7

1.2.2 선형 증폭기와 이득(Linear amplifier and gain) 8

1.2.3 포화음압레벨(Saturation sound pressure level) 9

1.2.4 커플러와 실이(Couplers and real ears) 10

1.3 보청기의 종류 (Types of Hearing Aids) 10

1.4 역사적인 측면 (Historical Perspective) 12

1.4.1 음향 보청기 시대(The acoustic era) 12

1.4.2 탄소 보청기 시대(The carbon era) 13

1.4.3 진공관 보청기 시대(The vacuum tube era) 14

1.4.4 트랜지스터와 집적회로 보청기 시대(The transistor and integrated circuit era) 15

1.4.5 디지털 보청기 시대(The digital era) 16

1.4.6 무선 보청기 시대(The wireless era) 16

Chapter2 보청기 구성 *Hearing Aid Components* 17

2.1 블록선도 (Block Diagram) 18

2.2 마이크로폰 (Microphones) 19

2.2.1 작동 원리(Principle of operation) ········ 19
2.2.2 마이크로폰 주파수반응(Frequency response of microphones) ········ 20
2.2.3 마이크로폰 불완전성(Microphone imperfection) ········ 21
2.2.4 방향성 마이크로폰(Directional microphones) ········ 22
2.2.5 마이크로폰 위치(Microphone location) ········ 23

2.3 증폭기 (Amplifiers) ········ 24

2.3.1 증폭기 기술(Amplifier technology) ········ 24
2.3.2 정점절단과 왜곡(Peak clipping and distortion) ········ 24
2.3.3 압축형 증폭기(Compression amplifiers) ········ 25

2.4 디지털 회로 (Digital Circuits) ········ 26

2.4.1 아날로그-디지털 변환기(Analog to digital converters) ········ 27
2.4.2 디지털 신호처리(Digital signal processors) ········ 28
2.4.3 하드웨어 내장형 디지털 신호처리(Hard-wired digital processing) ········ 28
2.4.4 일반 연산 디지털 신호처리(General arithmetic digital processing) ········ 29
2.4.5 연속처리, 블록처리, 보청기 지연(Sequential processing, block processing, and hearing aid delay) ········ 29
2.4.6 디지털-아날로그 변환기(Digital-to-analog converters) ········ 31
2.4.7 디지털 보청기 사양(Specification for digital hearing aids) ········ 31
2.4.8 디지털과 아날로그 보청기(Digital versus analog hearing aids) ········ 32

2.5 필터, 음조 조절, 필터 구조 (Filters, Tone controls and Filter Structures) ········ 33

2.5.1 필터(Filters) ········ 33
2.5.2 음조(음색)조절(Tone controls) ········ 33
2.5.3 필터 구조(Filter structures) ········ 34

2.6 리시버 (Receivers) ········ 35

2.6.1 작동 원리(Principle of operation) ········ 35
2.6.2 리시버 주파수반응(Frequency response of receivers) ········ 35

2.7 음향 댐퍼 (Acoustic Dampers) ········ 36

2.8 텔레코일 (Telecoils) ········ 37

2.9 오디오 입력 (Audio(electrical) Input) ········ 37

2.10 원격조정 (Remote Controls) ········ 38

2.11 골전도기 (Bone Conductors) ········ 39

2.12 배터리 (Batteries) ········ 39

2.12.1 작동 원리(Principle of operation) ········ 39
2.12.2 작동전압(Operating voltage) ········ 40
2.12.3 용량과 크기(Capacity and physical size) ········ 40

2.12.4 재충전형 배터리(Rechargeable batteries)......41
2.13 결론(Concluding Comments)......42

Chapter 3 보청기 구조 *Hearing Aid Systems*......43

3.1 맞춤형과 모듈형 구성(Custom and Modular Construction)......44
3.1.1 맞춤형 보청기(Custom hearing aids)......44
3.1.2 모듈형 보청기(Modular hearing aids)......44
3.1.3 반맞춤형, 반모듈형 보청기(Semi-modular, semi-custom hearing aids)......45
3.1.4 보청기 신뢰도(Hearing aid reliability)......45
3.2 양측 보청기 사이 연결(Linked Bilateral Hearing Aids)......46
3.3 보청기 프로그래밍(Programming the Hearing Aid)......47
3.3.1 프로그래머, 사용환경, 소프트웨어 (Programmers, interfaces, and software)......47
3.3.2 다중메모리/ 다중프로그래밍 보청기(Multi-memory or multi-program hearing aids)......47
3.3.3 프로그램 대응비교방법(Paired comparisons)......48
3.4 보청기 원격조정과 전송방법(Remote Sensing and Transmitting Hearing Aid Systems)......48
3.5 유도루프 방법(Induction Loops)......48
3.5.1 자기장 균일성과 방향(Field uniformity and direction)......49
3.5.2 자기장 강도(Magnetic field strength)......50
3.5.3 루프 주파수반응(Loop frequency response)......51
3.6 무선 주파수 전송(Radio-Frequency Transmission)......53
3.6.1 주파수 변조(Frequency modulation)......53
3.6.2 디지털 변조 기술(Digital modulation techniques)......55
3.6.3 보청기와 연결(Coupling to the hearing aid)......55
3.6.4 무선 시스템과 마이크로폰의 연결(Combining wireless and local microphones)......56
3.7 적외선 전송(Infra-Red Transmission)......58
3.8 교실에서 음장증폭(Classroom Sound-Field Amplification)......59
3.9 자기루프, 무선 주파수 시스템, 적외선 시스템, 음장증폭 시스템의 장단점(Comparative Strengths and Weaknesses of Magnetic Loops, Radio-Frequency Wireless Systems, Infra-Red, and Sound-Field Amplification Systems)......61
3.10 청각보조기기(Assistive Listening Devices)......62
3.11 연결과 융합(Connectivity and Convergence)......63
3.11.1 전자기기와 보청기의 연결(Connecting electronic devices to hearing aids)......64
3.11.2 융합(Convergence)......66
3.11.3 휴대전화와 보청기 간섭(Interference between mobile phones and hearing aids)......66

3.12 결론(Concluding Comments) 67

Chapter 4 전기음향학적 성능 및 측정 *Electroacoustic Performance and Measurement* 69

4.1 커플러와 귀 시뮬레이터에서의 보청기 측정(Measuring Hearing Aids in Couplers and Ear Simulators) 70

4.1.1 커플러와 귀 시뮬레이터(Couplers and ear simulators) 70

4.1.2 검사박스(Test boxes) 73

4.1.3 측정 신호(Measurement signals) 74

4.1.4 이득-주파수반응 및 OSPL90-주파수반응(Gain-frequency response and OSPL90-frequency response) 76

4.1.5 입력-출력 함수(Input-output functions) 77

4.1.6 왜곡(Distortion) 79

4.1.7 내부소음(Internal noise) 80

4.1.8 자기반응(Magnetic response) 81

4.1.9 ANSI, ISO, IEC 기준(ANSI, ISO, and IEC standards) 82

4.2 실이대커플러차(Real-Ear to Coupler-Difference, RECD) 82

4.2.1 실이대커플러차에 영향을 주는 요소들(Factors affecting RECD) 82

4.2.2 RECD 측정(Measurement of RECD) 87

4.2.3 RECD와 REDD(RECD and REDD) 88

4.3 실이증폭이득(Real-Ear Aided Gain) 89

4.3.1 REAG 측정을 위한 탐침관 위치(Positioning the probe for REAG measurement) 90

4.3.2 REAG와 커플러이득, 귀 시뮬레이터 이득과의 관계(Relationship between REAG, coupler gain and ear simulator gain) 92

4.3.3 증폭 측정 오류 확인(Detecting incorrect aided measurements) 94

4.4 삽입이득(Insertion Gain) 95

4.4.1 삽입이득 측정을 위한 탐침관 위치(Positioning the probe for insertion gain measurement) 96

4.4.2 삽입이득, 커플러이득 및 귀 시뮬레이터 이득의 관계(Relationship between insertion gain, coupler gain and ear simulator gain) 96

4.4.3 삽입이득 측정 오류 확인(Detecting incorrect insertion gain measurements) 99

4.4.4 삽입이득 측정의 정확성(Accuracy of insertion gain measurements) 99

4.5 실이검사의 실제적 문제(Practical Issues in Real-Ear Testing) 99

4.5.1 탐침관 보정(Probe calibration) 99

4.5.2 제어 마이크로폰(Control microphones) 100

4.5.3 귀지 효과(Effects of wax) 101

4.5.4 배경소음에 의한 결과이상(Contamination by background noise) 101

4.5.5 보청기 포화(Hearing aid saturation) 102
4.5.6 음향 스피커 방향(Loudspeaker orientation) 102
4.5.7 신호 특성 측정(Measurement signal characteristics) 103
4.6 증폭역치검사와 기능이득 (Aided Threshold Testing and Functional Gain) 104
4.7 보청기 피드백 (Feedback in Hearing Aids) 106
4.7.1 피드백 기전(The feedback mechanism) 106
4.7.2 음질에 대한 피드백의 영향(Effects of feedback on sound quality) 107
4.7.3 탐침관 튜브 측정과 피드백(Probe-tube measurements and feedback) 108
4.8 문제 보청기의 해결 (Troubleshooting Faulty Hearing Aids) 109
4.9 결론 (Concluding Comments) 113

Chapter 5 보청기 이어몰드, 이어쉘과 커플링 *Hearing Aids Earmolds, Earshells and Coupling Systems* 114

5.1 이어몰드, 이어쉘, 외이도 피팅 형태 (Earmold, Earshell and Canal Fitting Physical Styles) 117
5.1.1 BTE 보청기 이어몰드 형태(BTE earmold styles) 117
5.1.2 ITE, ITC 또는 CIC 이어쉘 형태(ITE, ITC, and CIC earshell styles) 120
5.2 이어몰드, 이어쉘, 외이도 착용의 음향학 개요 (Overview of Earmold, Earshell and Canal Fitting Acoustics) 121
5.3 환기구 (Venting) 121
5.3.1 보청기 이득과 OSPL90에 대한 환기구 효과(Effects of vents on hearing aid gain and OSPL90) 123
5.3.2 환기, 폐쇄효과(Venting, occlusion effect) 128
5.3.3 피드백 진동에 대한 환기구와 누출 효과(Effects of vents and leaks on feedback oscillation) 131
5.3.4 디지털 신호처리 알고리즘과 환기구의 상호 작용(Interaction of vents with digital signal processing algorithms) 133
5.3.5 평행 대비 Y 환기구(Parallel, Y(diagonal) vent) 134
5.3.6 개방형 피팅 요약(Open canal fitting in summary) 134
5.4 음향구 (Sound Bore: Tubing, Horns, and Constrictions) 136
5.4.1 음향 혼과 협착(Acoustic horns, constriction) 136
5.4.2 튜브 삽입 길이(Tubing insertion depth) 140
5.5 댐퍼 (Dampers) 141
5.6 특수 튜브, 댐퍼, 환기구 (Specific Tubing, Damping and Venting Configurations) 142
5.7 이어몰드, 이어쉘에 대한 음향학적인 선택과정 (Procedure for Selecting Earmold and Earshell Acoustics) 143
5.8 귀 인상(Ear Impression) 144

5.8.1 표준 귀 인상 방법(Standard ear impression techniques) 145
5.8.2 CIC 또는 고이득 보청기에서 인상 제작 방법(Ear impression techniques for CICs and high-gain hearing aids) 147
5.8.3 외이도 인상 재료(Ear impression materials) 149
5.9 이어몰드와 이어쉘 (Earmolds and Earshells) 150
5.9.1 이어몰드와 이어쉘의 구성(Earmold and earshell construction) 150
5.9.2 이어몰드/이어쉘 구성 재질(Materials for earmolds and earshells) 151
5.9.3 즉석 이어몰드와 보청기(Instant earmolds and hearing aids) 153
5.9.4 이어몰드, 이어쉘 수정과 수리(Modifying and repairing earmolds and earshells) 154
5.10 결론 (Concluding Comments) 113

Chapter 6 보청기 압축 시스템 *Compression Systems in Hearing Aids* 157

6.1 압축 주요 기능: 신호 역동범위 감소 (Compression's Major Role: Reducing the Signal's Dynamic Range) 158
6.2 압축기의 기본 특성 (Basic Characteristics of a Compressor) 159
6.2.1 동적 압축 특성: 작동개시시간과 해제시간(Dynamic compression characteristics: attack and release times) 159
6.2.2 정적 압축 특성(Static compression characteristics) 162
6.2.3 입력 및 출력 조절(Input and output control) 164
6.2.4 다중채널 압축(Multichannel compression) 166
6.3 압축사용 근거 (Rationale for Use of Compression) 166
6.3.1 불편감, 왜곡 및 손상 방지(Avoiding discomfort, distortion and damage) 166
6.3.2 음절간, 음소간 강도 차이 줄이기(Reducing inter-syllabic and inter-phonemic intensity difference) 167
6.3.3 장기 레벨 차이 줄이기(Reducing differences in long-term level) 169
6.3.4 소리 편안함 높이기(Increasing sound comfort) 170
6.3.5 음량정규화(Normalizing loudness) 171
6.3.6 어음이해력 최대화(Maximizing intelligibility) 173
6.3.7 소음감소(Noise reduction) 173
6.3.8 경험적 접근(Empirical approach) 175
6.4 보청기에서 압축기 조합 (Combinations of Compressors in Hearing Aids) 176
6.5 다른 압축 시스템의 장단점 (Benefits and Disadvantages of Different Compression Systems) 177
6.5.1 선형 증폭에 대한 압축(Compression relative to linear amplification) 177
6.5.2 단일채널 압축에 비해 다중채널 압축의 혜택들(The benefits of multichannel relative to single-channel compression) 180

6.5.3 완속압축 대비 고속압축(Slow versus fast compression) 182
6.6 결론(Concluding Comments) 183

Chapter 7 방향성 마이크로폰과 마이크로폰 배열 *Directional Microphones and Arrays* .. 184

7.1 방향성 마이크로폰 기술(Directional Microphone Technology) 185
7.1.1 1차 차감형 방향성 마이크로폰(First-order subtractive directional microphone) 185
7.1.2 가산 방향성 배열(Additive directional array) 190
7.1.3 복합 방향성 배열(Complex directional array) 192
7.1.4 양측 방향성(Bilateral directivity) 198
7.2 방향성의 정량화(Quantifying Directivity) 200
7.2.1 2D와 3D 방향성 지수(2D and 3D directivity index) 200
7.2.2 AI-DI 202
7.3 방향성 혜택(Directional Benefit) 203
7.3.1 청취 환경의 영향(Impact of listening environment) 203
7.3.2 임상에서의 객관적 혜택과 실생활에서의 자기보고 혜택(Objective benefit in the clinic and self-reported benefit in real life) 206
7.3.3 방향성과 다른 기술들의 상호 작용(Interaction of directivity with other technologies) 207
7.3.4 방향성의 단점(Disadvantage of directivity) 207
7.3.5 방향성 마이크로폰의 대상자(Candidate for directional microphone) 208
7.3.6 임상에서 방향성 마이크로폰의 평가 (Evaluation of directional microphones in the clinic) 209
7.4 결론(Concluding Comments) 209

Chapter 8 첨단 신호처리 체계 *Advanced Signal Processing Schemes* 211

8.1 적응형 소음감소(Adaptive Noise Reduction) 212
8.1.1 적응형 소음감소 기술(Adaptive noise reduction technology) 212
8.1.2 적응형 소음감소 혜택(Adaptive noise reduction benefit) 217
8.1.3 충격 소음감소(Impulse noise reduction) 218
8.2 피드백 감소(Feedback Reduction) 219
8.2.1 이득-주파수반응 조절에 의한 피드백 감소(Feedback reduction by gain-frequency response control) 219
8.2.2 위상 조절에 의한 피드백 감소(Feedback reduction by phase control) 220
8.2.3 피드백 경로 제거로 피드백 감소(Feedback reduction by feedback path cancellation) 221
8.2.4 주파수 이동을 통한 피드백 감소(Feedback reduction by frequency shifting) 223

8.2.5 피드백 감소 방법에 대한 여러 조합(Feedback reduction systems in combination) 223
8.3 주파수 하강 (Frequency Lowering) 224
8.3.1 주파수 하강 규칙(Frequency lowering rules) 224
8.3.2 주파수 하강 기술(Frequency lowering techniques) 225
8.3.3 상용화된 주파수 하강 체계(Commercially available frequency lowering scheme) 227
8.3.4 주파수 하강, 어음이해력과 대상(Frequency lowering, speech intelligibility, candidacy) 227
8.4 어음 정보 강조 (Speech Cue Enhancement) 229
8.5 다른 신호처리 체계 (Other Signal Processing Schemes) 232
8.6 결론 (Concluding Comments) 237

Chapter 9 보청기 대상자 선정 *Assessing Candidacy for Hearing Aids* 239

9.1 보청기가 필요한 난청의 하한선에 영향을 미치는 요인 (Factors Affecting the Lower Limit of Aidable Hearing Loss) 241
9.1.1 태도와 동기(Attitude and motivation) 242
9.1.2 순음 청력손실과 청력도 형태(Pure tone loss and audiogram configuration) 245
9.1.3 어음식별력(Speech identification ability) 247
9.1.4 자기-보고 장애(Self-reported disability) 247
9.1.5 허용소음(Acceptance of noise) 248
9.1.6 청취 환경, 요구, 기대(Listening environment, needs and expectations) 249
9.1.7 낙인효과와 미용 문제들(Stigma and cosmetic concerns) 252
9.1.8 조작과 관리(Manipulation and management) 253
9.1.9 연령(Age) 254
9.1.10 성격(Personality) 254
9.1.11 중추 청각처리장애(Central auditory processing disorders) 255
9.1.12 이명(Tinnitus) 256
9.1.13 조합된 인자(Factors in combination) 256
9.1.14 보청기 사용에 거부감이 있는 환자 상담: 예시(Counseling the unwilling patient: some examples) 258
9.2 보청기가 필요한 청력손실의 상한선 (The Upper Limit of Aidable Hearing Loss) 262
9.2.1 낮은 어음식별력(Poor speech identification ability) 262
9.2.2 보청기 혹은 인공와우이식?(Hearing aids or cochlear implants?) 263
9.2.3 보청기와 인공와우이식: 이형 자극 하이브리드/전기음향적 자극(Hearing aids and cochlear implants: bimodal and hybrid/electroacoustic stimulation) 264
9.2.4 보청기 또는 촉각 보조기?(Hearing aids or tactile aids?) 267

9.3 보청기 피팅의 의학적으로 관련된 금기사항(Medically Related Contraindications to Hearing Aid Fitting) ... 267

9.4 결론(Concluding Comments) ... 268

Chapter 10 보청기 증폭 처방 *Prescribing Hearing Aid Amplification* ... 269

10.1 처방 접근방법의 일반 개념과 처방의 역사(General Concepts Behind a Prescriptive Approach and a Brief History) ... 270

10.2 선형 증폭을 위한 이득과 주파수반응 처방(Gain and Frequency Response Prescription for Linear Amplification) ... 273

10.2.1 POGO ... 273

10.2.2 NAL ... 273

10.2.3 DSL ... 275

10.2.4 실례와 비교: POGO II, NAL-RP, DSL ... 277

10.3 처방에서 어려운 문제(Difficult Issues in Prescription) ... 280

10.3.1 이득 및 주파수반응에 대한 순응 및 적응(Acclimatization and adaption to gain and frequency response) ... 280

10.3.2 선호음량(Preferred loudness) ... 281

10.3.3 사영역(Dead regions) ... 281

10.3.4 고도 난청, 효과적인 가청력과 고주파수 증폭(Severe hearing loss, effective audibility and high-frequency amplification) ... 284

10.3.5 압축역치 처방(Prescribing compression thresholds) ... 287

10.3.6 정확한 처방의 필요(Need for accuracy in prescription) ... 288

10.4 비선형 증폭에서의 이득, 주파수반응과 입출력함수(Gain, Frequency Response, and Input-Output Functions for Non-Linear Amplification) ... 289

10.4.1 LGOB ... 290

10.4.2 IHAFF/Contour ... 290

10.4.3 ScalAdapt ... 291

10.4.4 FIG6 ... 292

10.4.5 DSL[i/o]과 DSLm[i/o] ... 293

10.4.6 NAL-NL1과 NAL-NL2 ... 295

10.4.7 CAMREST, CAMEQ, CAMEQ2-HF ... 297

10.4.8 처방들 비교(Comparison of procedures) ... 297

10.5 전음성, 혼합성 난청에 대한 고려(Allowing for Conductive and Mixed Hearing Loss) ... 301

10.6 다중메모리 보청기의 선택 사항(Selecting Options for Multi-Memory Hearing Aids) ... 302

10.6.1 음악 프로그램(Music programs) ... 303

10.6.2 다중메모리 보청기의 대상(Candidates for multi-memory hearing aids) 304

10.7 OSPL90 처방(Prescribing OSPL90) 305

10.7.1 일반적인 원리: 불쾌, 손상, 왜곡 회피(General principles: avoiding discomfort, damage and distortion) 305

10.7.2 제한의 형태: 압축 또는 정점절단(Type of limiting: compression or peak clipping) 306

10.7.3 OSPL90 처방과정(OSPL90 prescription procedures) 307

10.7.4 다른 주파수에서 OSPL90 처방(Prescribing OSLP90 at different frequencies) 311

10.7.5 비선형 보청기의 OSPL90(OSPL90 for non-linear hearing aids) 313

10.7.6 전음성과 혼합성 난청에서 OSPL90(OSPL90 for conductive and mixed losses) 313

10.8 과도한 증폭과 이에 따른 청력손실(Excessive Amplification and Subsequent Hearing Loss) 314

10.9 결론(Concluding Comments) 316

Chapter 11 보청기 선택, 조절 및 검증 *Selecting, Adjusting and Verifying Hearing Aids* 318

11.1 보청기 종류의 선택(Selecting Hearing Aid Style : CIC, ITC, ITE, BTE, 안경형, 신체형) 319

11.2 보청기 세부 사항 선택하기(Selecting Hearing Aids Features) 324

11.3 보청기 선택과 조정(Hearing Aid Selection and Adjustment) 328

11.4 귀 크기와 모양을 고려한 커플러 처방(Allowing for Individual Ear Size and Shape in the Coupler Prescription) 331

11.5 실이이득의 검증(Verifying and Achieving the Prescribed Real-Ear Response) 332

11.6 신호처리 기능 검증(Verifying Signal Processing Features) 333

11.7 OSPL90의 미세조정 및 평가(Evaluating and Fine-Tuning OSPL90) 334

11.8 결론(Concluding Comments) 335

Chapter 12 문제 해결 및 미세조절 *Problem Solving and Fine-Tuning* 336

12.1 일상 문제 해결(Solving Common Problems) 337

12.1.1 관리 문제(Management difficulties) 337

12.1.2 이어몰드/이어쉘 불편감(Earmold or earshell discomfort) 338

12.1.3 불완전한 이어몰드와 이어쉘 유지(Poor earmold or earshell retention) 339

12.1.4 자기 음성의 음질과 폐쇄효과(Own voice quality and occlusion) 339

12.1.5 피드백 진동(Feedback oscillation) 340

12.1.6 음조(음색) 음질(Tonal quality) 342

12.1.7 소음, 명료도, 음량(Noise, clarity, loudness) 344

12.2 체계적 미세조절 과정(Systematic Fine-Tuning Procedures) 347

12.2.1 대응비교(Paired comparisons) ··· 348
12.2.2 음질 절대 단계화(Absolute rating of sound quality) ··· 349
12.2.3 대응비교를 통한 체계적 선택(Systematic selection by paired comparisons) ··· 350
12.2.4 대응비교에 의한 적응형 변수 조정(Adaptive parameter adjustment by paired comparisons) ··· 351
12.2.5 음질의 절대 단계화에 의한 적응형 미세조정(Adaptive fine-tuning by absolute rating of quality) ··· 353
12.2.6 다중메모리 또는 훈련 가능한 보청기에 대한 자가 미세조정(Fine-tuning at home with multi-memory or trainable hearing aids) ··· 354
12.3 결론(Concluding Comments) ··· 355

Chapter 13 보청기 사용자를 위한 환자 교육과 상담 *Patient Education and Counseling for Hearing Aid Wearers* ··· 356

13.1 난청에 대한 이해(Understanding Hearing Loss) ··· 358
13.2 보청기 구입(Acquiring Hearing Aid) ··· 359
13.3 보청기 사용(Using Hearing Aids) ··· 360
13.4 소리와 보청기에 대한 새로운 경험에 적응(Adjusting to New Experiences with Sound and Hearing Aids) ··· 361
13.5 보청기 관리(Care of Hearing Aids) ··· 365
13.6 청각전략(Hearing Strategies) ··· 365
13.6.1 화자와 주변 관찰(Observing the talker and surroundings) ··· 366
13.6.2 사회적 상호 작용 변경(Manipulating social interactions) ··· 367
13.6.3 환경 조작(Manipulating the environment) ··· 368
13.6.4 청각전략 교육(Teaching hearing strategies) ··· 370
13.7 가족과 친구 참여(Involving Families and Friends) ··· 370
13.8 청각훈련(Auditory training) ··· 372
13.9 자가 컴퓨터 기반 청각훈련(Computer-Based Auditory Training at Home) ··· 373
13.10 보청기 유발 난청을 회피(Avoiding Hearing Aid-Induced Hearing Loss) ··· 374
13.11 청각보조기기(Assistive Listening Devices) ··· 374
13.12 상담 지원(Counseling Support) ··· 374
13.13 다른 성격과의 상호작용(Interacting with Different Personality Styles) ··· 375
13.14 면담(약속) 구성(Structuring Appointments) ··· 377
13.14.1 평가 면담(약속)(The assessment appointments) ··· 378
13.14.2 피팅 면담(약속)(The fitting appointments) ··· 378
13.14.3 추적 면담(약속)(The follow-up appointments) ··· 379
13.14.4 그룹의 힘(The power of groups) ··· 379

13.15 결론(Concluding Comments) 382

Chapter 14 청각재활 평가 *Assessing the Outcomes of Hearing Rehabilitation* 384

14.1 성과 영역(Outcome Domains) 385
14.2 어음이해력 검사(Speech Understanding Tests) 385
14.2.1 혜택을 평가하기 위한 어음검사의 한계(Limitation of speech tests to assess benefits) 386
14.2.2 혜택 평가에 대한 어음검사의 역할(Role of speech testing in evaluating benefit) 387
14.3 혜택 평가를 위한 자기보고 설문지(Self-Report Questionnaires for Assessing Benefit) 388
14.3.1 설문지 방법(Questionnaire methodology) 388
14.3.2 실제적 자기보고 측정(Practical self-report measures) 392
14.4 필요와 목표 일치(Meeting Needs and Goals) 395
14.5 사용, 문제, 만족도 평가(Assessing Usage, Problem, Satisfaction) 398
14.6 The International Outcomes Inventory for Hearing Aids(IOI-HA) 402
14.7 피팅 후 시간에 따른 효과의 변화(Changes in Outcomes with Time after Fitting) 404
14.8 건강관련 삶의 질에 미치는 난청과 보청기의 효과(Impact of Hearing Loss and Hearing Aids on Health-Related Quality of Life) 406
14.8.1 건강관련 삶의 질에 대한 청력손실의 영향(Effect of hearing loss on health-related quality of life) 406
14.8.2 건강관련 삶의 질에 대한 보청기의 효과(Effect of hearing aids on health-related quality of life) . 406
14.9 결론(Concluding Comments) 408

Chapter 15 양이 보청기와 양측 보청기 피팅에서 고려할 사항 *Binaural and Bilateral Considerations in Hearing Aid Fitting* 411

15.1 소리 국소화에 대한 양이효과(Binaural Effects in Localization) 413
15.1.1 정상 청각에서 국소화(Localization cues in normal hearing) 413
15.1.2 소리 국소화에 대한 청력손실의 영향(Effects of hearing loss on localization) 416
15.2 소리 감지와 인식에 대한 양이효과(Binaural Effects in Detection and Recognition) 417
15.2.1 두부회절효과(Head diffraction effects) 417
15.2.2 소음에서의 양이 스켈치(Binaural squelch in noise) 419
15.2.3 양이 잉여(Binaural redundancy) 421
15.2.4 양이 음량합산(Binaural loudness summation) 421
15.3 양측 피팅(착용)의 장점(Advantages of Bilateral Fitting) 422
15.3.1 어음이해력(Speech intelligibility) 422
15.3.2 소리 국소화(Localization) 425

15.3.3 음질(Sound quality) 427

15.3.4 지연성 청각박탈 방지효과(Avoiding late-onset auditory deprivation) 428

15.3.5 이명 억제(Suppression of tinnitus) 430

15.3.6 기타 장점들(Miscellaneous advantages) 430

15.4 양측 착용의 단점 (Disadvantage of Bilateral Fittings) 430

15.4.1 비용(Cost) 430

15.4.2 양이 간섭(Binaural interference) 431

15.4.3 자아상(Self-image) 433

15.4.4 기타 단점(Miscellaneous disadvantages) 433

15.5 양측 보청기의 장점에 대한 검사 (Tests of Bilateral Advantage) 434

15.5.1 일측 보청기 조건에서 기준 귀 선택할 때의 오류(Bias in choosing the reference ear for the unilateral condition) 435

15.5.2 양측 보청기 장점 평가하는 어음검사 민감도(The sensitivity of speech tests for assessing bilateral advantage) 435

15.5.3 양측 보청기 장점 평가에 대한 어음검사 역할(Role for speech tests in assessing bilateral advantage) 436

15.5.4 소리 국소화 검사(Localization test) 437

15.6 비대칭성 난청에서의 보청기 착용 (Fitting Asymmetrical Hearing Losses) 438

15.6.1 비대칭성 난청에서 양측 또는 일측 보청기 착용(Bilateral versus unilateral fitting for asymmetrical losses) 438

15.6.2 일측 보청기에서 선택 방법(Better ear vs. poorer ear for unilateral fittings) 440

15.6.3 대안: FM시스템과 CROS 보청기(Alternatives: FM and CROS) 442

15.7 양측 또는 일측 보청기 착용에 대한 결정 (Deciding on Bilateral versus Unilateral Fitting) 442

15.8 일측 또는 양측 보청기의 전기음향학적 처방에 대한 효과 (Effect of Bilateral versus Unilateral Fitting on Electroacoustic Prescriptions) 446

15.9 결론 (Concluding Comments) 447

Chapter 16 소아 보청기 *Special Hearing Aid Issues for Children* 448

16.1 감각경험, 감각박탈과 보청기 대상 (Sensory Experience, Sensory Deprivation, and Candidacy for Hearing Aids) 449

16.1.1 양이 자극(Binaural stimulation) 449

16.1.2 일측 청력소실(Unilateral loss) 450

16.1.3 미세 난청과 경도 난청(Slight and mild hearing loss) 451

16.1.4 인공와우이식(Cochlear implantation) 452

16.1.5 청신경병증(Auditory neuropathy spectrum disorder) 453

16.2 난청 평가 (Assessment of Hearing Loss) 454
16.2.1 주파수-특이적, 방향-특이적 평가(Frequency-specific and ear-specific assessment) 454
16.2.2 작은 귀와 교정(Small ears and calibration issues) 455
16.2.3 청각신호처리 질환(Auditory processing disorders) 457
16.2.4 평가 관련 기타사항(Miscellaneous issues in assessment) 457
16.3 보청기와 이어몰드 형태 (Hearing Aid and Earmold Styles) 457
16.3.1 보청기 형태(Hearing aid style) 457
16.3.2 이어몰드(Earmolds) 458
16.4 소아 보청기 증폭관련 처방 (Prescribing Amplification for Children) 459
16.4.1 어음식별력과 증폭 요건(Speech identification ability and amplification requirements) 459
16.4.2 청력역치 근거와 음량 근거 처방과정(Threshold-based versus loudness-based procedures) 463
16.4.3 작은 외이도에 대한 적용(Allowing for small ear canals) 463
16.4.4 신호처리 특성(Signal processing features) 468
16.4.5 청각보조기기(Assistive listening devices, ALDs) 471
16.5 실이 수행능력 검증 (Verifying Real-Ear Performance) 472
16.6 보청기 수행능력 평가(Evaluating Aided Performance) 473
16.6.1 어음검사(Speech tests) 473
16.6.2 대응비교검사(Paired-comparison tests) 474
16.6.3 불쾌감 평가(Evaluation of discomfort) 474
16.6.4 주관적 보고 방법(Subjective report measures) 476
16.6.5 조음지수와 어음이해지수(Articulation Index or Speech Intelligibility Index, SII) 478
16.6.6 대뇌피질유발반응(Evoked cortical responses) 480
16.6.7 어음생성과 언어습득(Speech production and language acquisition) 482
16.7 부모에 대한 지원 (Helping Parents) 482
16.8 청각 훈련의 목표 (Hearing Habilitation Goals) 484
16.8.1 영아를 위한 목표와 전략(Goals and strategies for infants) 485
16.8.2 유아를 위한 목표와 전략(Goals and strategies for toddlers) 486
16.8.3 학령전 소아를 위한 목표와 전략(Goals and strategies for pre-schoolers) 486
16.8.4 초등학교 소아를 위한 목표와 전략(Goals and strategies for primary school children) 487
16.9 청소년 시기와 미용적 관점 (Teenagers and Cosmetic Concerns) 487
16.10 안전 문제 (Safety Issues) 488
16.11 결론 (Concluding Comments) 489

Chapter 17 CROS, 골도보청기, 이식형보청기
CROS, Bone-Conduction, Implanted Hearing Aids 490

17.1 CROS 보청기 (CROS Hearing Aids) **491**
17.1.1 단순 CROS 보청기(Simple CROS aids) 491
17.1.2 BICROS 보청기(Bilateral CROS(BICROS) aids) 495
17.1.3 스테레오 CROS 보청기(Stereo CROS(CRIS-CROS) aids) 496
17.1.4 경두개 CROS 보청기(Transcranial CROS aids) 496

17.2 골전도 보청기 (Bone-Conduction Hearing Aids) **497**
17.2.1 골전도 보청기의 적용(Applications of bone-conduction hearing aids) 497
17.2.2 골전도 보청기 출력 범위(Bone-conduction hearing aid output capabilities) 498
17.2.3 골전도 보청기에 대한 처방, 조정과 전기음향학적 검증(Prescribing, adjusting and verifying electroacoustic characteristics for bone-conduction hearing aids) 499
17.2.4 골전도 보청기의 단점(Disadvantages of bone-conduction hearing aids) 502

17.3 이식형 골전도 보청기 (Bone-Anchored Hearing Aids) **503**
17.3.1 일측 전음성 또는 혼합성 난청에서의 BAHA(BAHAs for unilateral conductive or mixed hearing loss) 504
17.3.2 양측 전음성 또는 혼합성 난청에서의 양측 BAHA(Bilateral BAHAs for bilateral conductive or mixed hearing loss) 505
17.3.3 일측 감각신경성 난청에서의 BAHA(BAHAs for single-sided sensorineural deafness) 505
17.3.4 BAHA의 합병증(Complications with BAHAs) 506

17.4 중이 이식형 보청기 (Middle-Ear Implantable Hearing Aids) **506**
17.4.1 출력 변환기(Output transducers) 507
17.4.2 마이크로폰(Microphones) 508
17.4.3 완전 이식형 보청기(Complete systems) 508
17.4.4 이식형 중이 보청기 대상과 혜택(Candidacy and benefits) 511
17.4.5 이식형 중이 보청기 합병증(Complications with middle-ear implants) 512

17.5 결론 (Concluding Comments) **512**

참고문헌(Reference) 515
찾아보기(Index)-한글 581
찾아보기(Index)-영문 595
부록(Appendix)-용어 614

Chapter 01 Introductory Concepts

전반적 개념

개요(synopsis)

보청기는 난청에 따른 기능 부족을 일부 극복할 수 있게 한다. 감각신경성 난청은 다양한 손실을 만드는데, 가청영역 소리는 들을 수 있으나, 이를 넘어서는 소리는 들을 수 없게 된다. 특히 고주파수 청력역치가 높으면 어음을 식별하는 기능이 나빠진다. 감각신경성 난청에서는 들을 수 있는 가장 작은 소리와 견딜 수 있는 소리레벨 범위가 정상인보다 작아진다. 이를 해결하기 위해 보청기는 큰 소리보다는 작은 소리를 더 많이 증폭한다. 감각신경성 난청의 경우나 서로 다른 주파수 소리가 있으면 특정 주파수의 에너지를 감지하고 분석하는 능력이 감소한다. 또한 빠르게 따라오는 2개의 신호를 분석하는 기능이 감소하여 소리 방향을 구별하는 능력도 감소한다. 이렇게 감소한 분해력(resolution, 주파수, 시간, 공간)은 소음뿐만 아니라 어음 스펙트럼에 대해서도 정상인에 비하여 더 많이 차폐한다.

감각신경성 난청은 내, 외유모세포(IHC, OHC)의 기능소실, 와우 내부의 전위 소실, 내이의 기계적 특성의 변화가 원인이다. 이러한 청각기능 소실은 보청기가 소리를 증폭해도 신호대잡음비(SNR)가 정상인보다 높아야 대화를 가능하게 만든다. 이에 비하여 전음성 난청은 중이에서 소리 전달의 문제이므로 보청기에 의한 증폭만으로 거의 정상 청력으로 회복될 수 있다.

보청기 작동 원리를 이해하기 위해서는 소리의 기본 물리적 특성을 이해해야 한다. 구체적인 물리적 특성은 다음과 같다. 소리가 진동하는 빈도(주파수), 진동이 반복되는 데 걸리는 시간(주기), 파형이 반복되는 데 걸리는 시간(파장), 소리 진행이 장애물에 의하여 변형되는 회절(diffraction), 음파의 강도(음압, sound pressure level), 복합음(complex sound)을 구성하는 각기 다른 주파수의 순음으로 나눈 스펙트럼(spectrum), 특정 주파수 대역(octave, on-third octave, critical bands), 진동하는 음압에 노출되었을 때 신체 또는 공기가 진동하는 정도(velocity, impedance) 등이 있다.

보청기의 증폭기는 선형과 비선형으로 나뉜다. 선형 방식은 신호음 강도와 관계없이 일정한 정도를 증가시키지만, 비선형 방식은 입력 신호의 진폭에 따라 증폭하는 정도가 달라진다. 증폭 정도는 이득-주파수반응(gain-frequency response) 곡선이나, 입-출력곡선(I-O curve)으로 나타낼 수 있으며, 보청기의 가장 큰 출력 상태를 포화음압수준(saturation sound pressure level, SSPL)이라고 한다. SSPL은 대개 90dB SPL 입력음에 대한 출력음압(output sound pressure level 90, OSPL 90)으로 표시한다. 보청기 소리 출력은 실제 귀(실이), 2cc 커플러(coupler) 또는 귀 시뮬레이터(ear simulator)를 이용하여 측정한다.

보청기는 착용하는 위치에 따라 신체형(body), 안경형(spectacle), 귀걸이형(behind-the-ear, BTE), 외이형(in-the-ear, ITE), 외이도형(in the canal, ITC), 완전외이도-고막형(completely-in-the-canal, CIC)으로 나뉘며 이 순서대로 크기가 작아진다. BTE 보청기는 리시버가 보청기 내부와 외이도에 있는 경우로 나뉜다.

기술의 발달로 보청기 크기는 계속해서 작아졌으며, 시기에 따른 분류는 6개로 음향, 탄소, 진공관, 트랜지스터, 디지털, 무선 시기로 나뉜다. 현재는 무선 보청기 시대로 진입했으며 향후 많은 발전이 있을 것으로 예상된다.

보청기는 난청 관련 문제를 해결하고 조정하여 삶의 질을 높인다. 보청기로 가능한 영역과 불가능한 부분에 대한 이해를 위해 난청으로 인한 청각의 다양한 문제들을 알아야 한다.

1.1 난청의 여러 문제 *Problems Faced by People with Hearing Impairment*

난청은 청각손실을 만드는데, 다음은 주로 감각신경성 난청에 해당한다.

1.1.1 가청력감소 *Decreased audibility*

난청이 있으면 어떤 소리는 전혀 듣지 못한다. 고도, 심도 난청은 어음(speech sound)을 전혀 듣지 못하며, 경도, 중등도 난청은 어음의 일부를 듣지 못한다. 특히 부드러운 음소(phonemes)와 대부분의 자음은 잘 들리지 않아서 다른 말로 잘못 알아듣게 된다. 이러한 소리를 듣기 위해 보청기는 소리를 증폭한다.

난청 환자는 어음을 이해하는데 필수적인 음소 일부를 듣지 못하는 문제를 갖는다. 어음을 인지(recognize)하기 위해서 청각 시스템은 어떤 주파수가 가장 많은 에너지를 가지고 있는지를 알아야 한다. Figure 1.1과 같이 /o/ 모음은 /i/ 모음과 제2 포먼트(second formant)의 에너지 분포가 달라서, 700 Hz 이상 주파수 영역에 난청이 있으면 제2 포먼트 부위를 구별할 수 없어서 2개의 모음을 구분하지 못한다.

어음의 고주파수 부분은 저주파수 부분에 비하여 소리가 약하다.[227] 90%의 난청 성인과 75% 이상의 난청 소아에서 500 Hz에서 4 kHz로 갈수록 난청이 심한 형태를 보이며, 대개 고주파수 정보를 놓친다.[1113] 어음의 음량(loudness)은 저주파수 부분에 존재하므로 여러 상황에서 어음을 이해하지 못하여도 난청인들은 어음 신호를 덜 듣는다는 것을 느끼지 못해서 "말소리는 크게 들리는데 사람들이 중얼거리듯이 말해서 선명하게 들리지 않는다."라고 한다.

이러한 어려움을 극복하기 위하여 보청기는 어음 신호가 가장 약하고 난청이 가장 심한 주파수(특히 고주파수) 소리를 선택적으로 증폭해야 한다. 따라서 보청기는 각 주파수 영역에 따라 다른 출력 또는 이득을 얻을 수 있어야 하며, 이는 적절한 기기 선택과 음조(tone, 음색) 조절로 이루어진다.

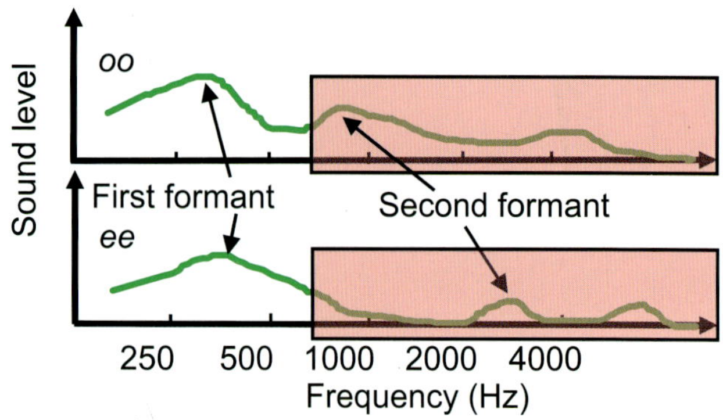

Figure 1.1 Similarity of the two vowels, oo and ee, when the second formant is inaudible because of hearing loss (pink area).

1.1.2 역동범위 감소 *Decreased dynamic range*

강도가 약한 소리를 증폭하여 듣게 만들 수 있으나, 모든 소리를 동일한 정도로 증폭해서는 안 된다. 감각신경성 난청은 불쾌음량역치(loudness discomfort threshold)보다는 청력역치를 더 많이 높인다.[1695] 경도, 중등도 난청에서 청력역치는 50 dB까지 상승할 수 있지만 불쾌역치는 거의 증가하지 않아서 역동범위(dynamic range)가 감각신경성 난청에서는 감소한다.[846, 1393, 1579] 또한 감각신경성 난청 환자는 정상인에 비하여 소리 강도가 증가하는 것에 비하여 음량이 더 많이 증가하는 것처럼 느끼게 되는데, 이를 '누가현상(recruitment)'이라고 한다.[716]

Figure 1.2는 역동범위 감소로 인한 문제로는 청력이 정상이면 다양한 크기의 환경음이 역동범위 안에 분포하나(a), 감각신경성 난청은 소리를 증폭하지 않으면 중간 크기의 소리도 듣지 못하며(b), 이때 작은 소리를 들을 수 있게 증폭하면, 중간 크기 이상의 소리는 과도하게 크게 증폭되는 문제가 발생하여 작은 소리는 크게, 큰 소리는 작게 증폭하는 기능이 필요하다. 외부소리를 넓은 역동범위에서 작아진 역동범위 안에 들어가도록 변환하는 기능을 '압축(compression)'이라고 한다. 압축은 증폭하는 것만이 아니라 소리가 커지면 자동적으로 증폭을 작게 하는 것을 말한다.

보청기는 여러 압축 방법으로 작아진 역동범위의 문제를 대처할 수 있으며, 이에 대하여 Chapter 6, 10에 방법이 있다.

1.1.3 주파수 분해력 감소 *Decreased frequency resolution*

감각신경성 난청에서는 서로 다른 주파수를 분리하는 능력도 감소한다. 서로 다른 주파수는 내이 기저막의 다른 부위를 진동시키는데, 정상적인 경우 특정 주파수 신호는 와우내 기저막의 특정 부위를 중점적으로 자극하여 진동시키며 이것을 특정 대뇌 청각피질로 전달한다. 복합 어음(complex speech sound)은 상대적으로 강하고 폭이 작은 주파수 영역을 갖는데, 이는 내이의 특정 부위(작은 폭)를 선별적으로 자극한다.

어음과 유사한 주파수의 배경소음에 대하여 정상인은 각각의 신호를 분리하여 청각피질에 전달하며, 이는 시각정보(독순, lip reading), 소리 방향, 문맥의 의미(context) 등 모든 스펙트럼의 정보를 고려하여 신호를 판별하게 된다. 그러므로 뇌가 유사 주파수에서의 상대적 강도로 어음과 소음을 구별할 수 있는 능력인 주파수 분해력(frequency resolution) 또는 주파수 선택도(frequency selectivity)는 청력에 따라 다르다.

감각신경성 난청에서는 주파수 분해력이 감소한다. 내이 특정 부위 외유모세포는 해당 주파수 자극에 더 민감하게 반응하는데, 외유모세포의 증폭 능력이 소실되면 주파수를 분별하지 못하게 된다. 음향심리학적으로 이와 같

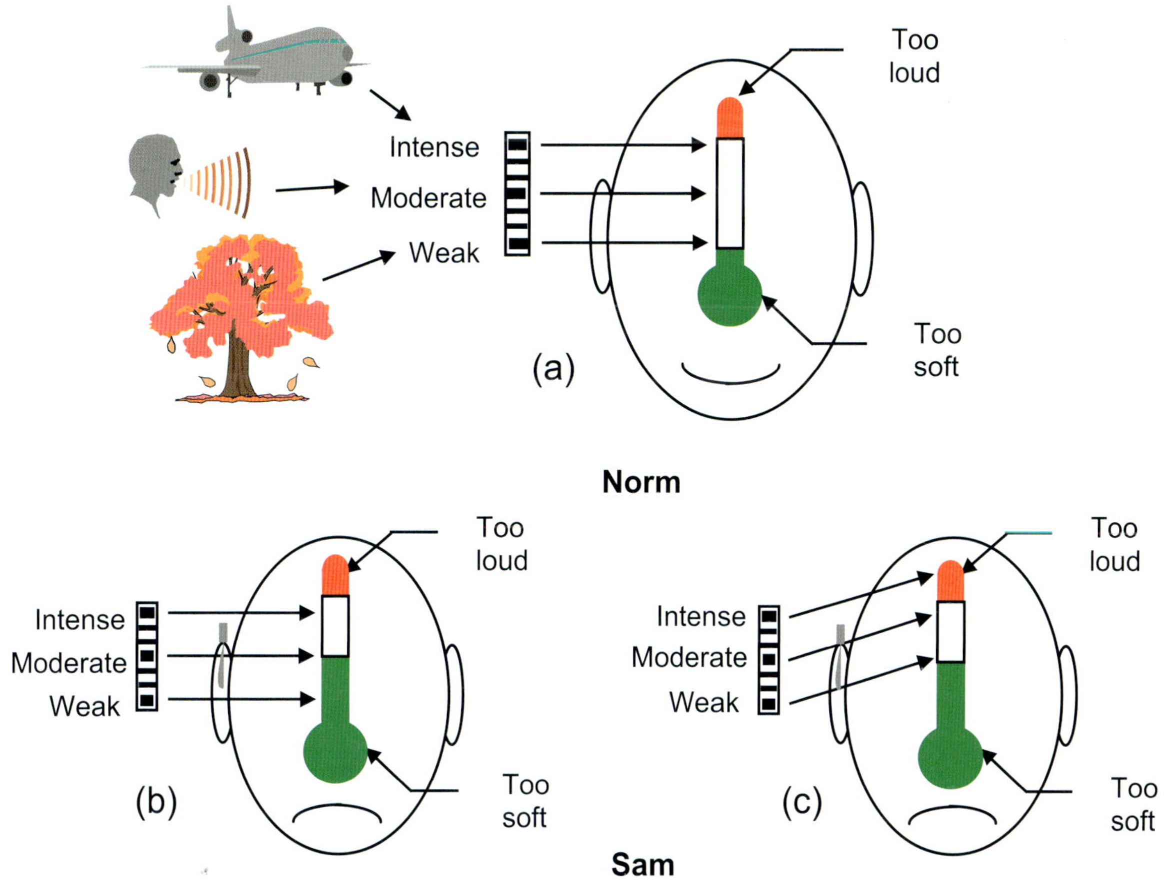

Figure 1.2 The relationship between the dynamic range of sounds in the environment and the dynamic range of hearing for: (a) normal hearing, (b) sensorineural hearing loss without amplification, and (c) sensorineural hearing loss with a constant amount of amplification for all input levels.

이 내이가 분해력을 잃는 것을 'flatter masking curve/tuning curve'라 한다. 주파수 분해력이 많이 감소하면 어음과 소음의 주파수가 근접한 경우만 아니라, 주파수가 달라도 이를 구분하지 못하게 되어, 뇌는 소음과 어음을 다르게 인지하지 못하게 된다.[1969]

정상 와우는 1000Hz 부근 2개의 다른 소리 에너지 묶음(bundle)을 모두 뇌에 전달하는데, 이것은 듣고자 하는 소리 묶음과 주변 소음 묶음으로 구성된다(a). 감각신경성 난청 와우는 1000Hz 주변의 에너지가 이를 분리하지 못하고 1개의 신호로 받아들이게 되어서 뇌는 신호와 소음을 구분하기 어려워진다(b)(Figure 1.3).

주파수 분해력이 감소하면 소음이 없어도 어음의 이해를 나쁘게 한다. 어음 내부의 저주파수 에너지(first formant)가 상대적으로 높으면 제2 이상의 포먼트와 고주파수의 마찰 소음을 구성하는 고주파수 부분을 차폐하게 되는데, 이를 '상향차폐확산(upward spreading of masking)'이라고 한다.[387, 1146] 이것은 더 강한 에너지를 갖는 제1 포먼트에 의해서 제2 포먼트에 동조화된 신경섬유가 억제되는 것이다.[1194] 주파수 분해력 감소와 어음분별력 감소는 난청이 증가함에 따라 나빠지는데, 인위적으로 주파수 분해력을 감소시키면 이 효과는 저주파수보다는 고주파수에 의하여 더욱 심한 영향이 발생한다.[1102] 일부 영역의 에너지 강도를 과도하게 높여 다른 영역의 어음을 이해하는 못하게 만드는 상향차폐확산이 발생하지 않도록 보청기를 처방할 때 주의해야 한다.

주파수 분해력 감소에 따른 또 다른 문제가 있다. 정상인에서도 낮은 강도레벨(low intensity level)보다는 높은 강도레벨에 대한 분해력이 나쁘다. 난청인 특히 고도, 심도 난청에서 충분한 가청력(audibility)을 가지려면 높은 레벨로 소리를 들어야만 한다. 결과적으로 난청은 듣기 위해 높아진 소리레벨이 필요하기 때문에 주파수 분해력이 감소한다.[484]

주파수 분해력이 어음이해(speech understanding)에 얼마나 영향을 미치는가에 대해서는 논란이 있다. 난청이 증가함에 따라 주파수 분해력도 감소한다. 경도, 일부 중등도 난청에서 어음이해력 감소는 가청력감소에 의한 것이며, 고도, 심도 난청(일부 중등도 난청)은 주파수 분해력이 중요한 역할을 하는 것으로 생각된다.[624] 이 경우 어음이해력 감소는 가청력보다는 주파수 분해력이 문제이다.[293]

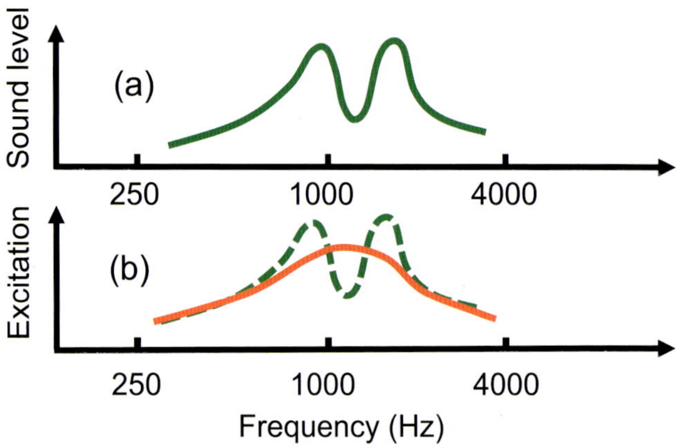

Figure 1.3 (a) Sound spectrum, and (b) possible representation in the auditory system for normal hearing (dotted green line) and sensorineural hearing impairment (solid red line).

유사한 주파수 특성을 갖는 어음과 소음이 같은 방향에서 들어오면 보청기는 이를 분리하여 어음이해력를 높일 수는 없다. 이런 문제를 해결하기 위한 보청기의 기능은 다음과 같다:

- 소음에서 신호음만을 추출하여 보청기에 전달하는 방법(Section 3.4~3.11)
- 방향성 마이크로폰을 사용하여 원하지 않는 방향에서 들려오는 소리를 감소시키는 방법(Section 2.2.4, Chapter 7)
- 특정 주파수 부분의 이득을 조절하여 저주파수 소음 또는 어음이 고주파수의 어음 신호를 차폐하지 않도록 하고(Section 10.2와 10.4), 소음 주파수 영역의 강도를 어음 주파수 영역의 강도보다 크지 않도록 하는 방법(Section 8.2)

1.1.4 시간 분해력 감소 *Decreased temporal resolution*

시간 분해력(temporal resolution)에서 강한 소리는 전후에 위치하는 약한 신호를 차폐할 수 있는데, 이러한 시간 차폐(temporal masking)는 정상보다 감각신경성 난청에서 심하며, 어음이해력을 낮춘다.[388, 1970, 624] 손상된 내이는 차폐음

이 중단된 이후에도 정상인과 같이 민감도가 회복되지 않는다.[1372]

실생활에서 소음 강도는 빠르게 변화한다. 정상인은 배경소음이 약해지는 짧은 시간 동안 얻어지는 유용한 정보 조각을 통해 인지하는데, 이를 '틈새 청취(listening in the gap)'라고 한다. 특히 노화성 난청의 경우 배경소음의 짧은 틈새(gap) 동안에 소리 정보를 듣는 능력은 더욱 감소한다.[177, 492, 540, 791, 1403, 1435] 난청이 증가함에 따라 강한 차폐소음 이후 짧은 틈새 동안 약한 신호음을 듣는 능력이 더 많이 감소한다.[293] SNR이 높아지면 정상인도 틈새 청취력이 감소하는데, 어음을 이해하기 위해서 높아진 SNR 상황은 난청인에서의 틈새 청취력을 더 나빠지게 한다.[119]

시간 분해력의 다른 측면은 기저막 특정 지점에서 파형 주기마다 포함된 정보를 이용하는 능력을 말한다. 이것을 파형의 '시간별 미세구조(temporal fine structure)'라고 하는데, 이를 이용하지 못하면 차폐 소음의 짧은 틈새에서 얻는 어음을 이해하는 능력이 감소한다.[1077] 시간별 미세구조의 기능이 감소하면 청신경 활성화의 정확도가 낮아진다. 이런 능력이 나빠지면 소리 파형의 작은 변화(소리 파형의 주파수 변동 또는 전체 스펙트럼은 유지되나 사인파로 바뀌는 경우)가 발생하는 소음 환경에서는 어음이해력이 낮아진다.[761, 1102]

시간 분해력 기능이 약화된 현상에 대하여 보청기는 일부만 보상할 수 있다. 강한 소리 이후에 들어오는 약한 소리에 대한 이득은 높이고, 반대의 경우에는 이득을 낮추는 '고속작동 압축(fast acting compression)'은 강한 신호음 뒤에 연속된 약한 신호음을 잘 듣도록 만든다. 이것은 일부 어음에 대한 이해력을 높일 수 있으나,[1240] 배경소음도 함께 증폭되는 문제가 있다.

1.1.5 난청의 생리적 원인 *Physiological origins of hearing loss*

외이, 중이의 문제(외이도폐쇄증(atresia), 고막천공, 이소골 고정 또는 이소골 단락, 감염으로 인한 중이내 삼출액이 있는 경우 등)는 전음성 난청을 만드는데, 소리에 의한 진동은 와우에 약하게 전달된다.

와우 내, 외유모세포(IHC, OHC)는 특정 주파수에 반응하여 기능한다. OHC 기능이 정상이 비정상이면 청력역치 상승, 역동범위 감소, 주파수와 시간 분해력이 악화된다. IHC 기능 이상은 청력역치는 상승하지만, 주파수 분해력은 정상으로 유지된다. 뇌간에서 신호음의 감각 정확도가 떨어지는 것은 IHC 감소 또는 IHC와 연결된 시냅스 감소가 원인이다. IHC 기능이 없어지면 수년에 걸쳐 차츰 IHC와 연결된 나선신경절(spiral ganglion) 세포도 따라서 감소한다. 결국 유모세포 자체 또는 연결된 시냅스의 문제는 모두 IHC, OHC의 기능을 감소시킨다.

또 다른 경우로는 내이 혈관조(stria vascularis)에서 생성하는 내이의 전위차를 생성하지 못하는 경우가 있다.[1573] 정상 내이의 혈관조가 형성하는 전위차는 이온들이 유모세포 내부로 이동하게 만드는데, 기저막 진동에 의하여 내이의 유모가 휘어질 때 발생한다. 혈관조 문제에 의한 난청을 '혈관조(대사성) 감각신경성 난청(strial sensorineural loss)'이라고 한다. 다른 원인으로 내이의 구조적 특성 경직도(stiffness)의 변화로 인한 '와우 전도성 난청(cochlea conductive loss)'이 있다. 소리 진동을 와우에서 신경으로 전달하는데 이상이 있는 경우 이를 '감각성 난청(sensory hearing loss)'이라고 한다.

'신경성 난청(neural hearing loss)'은 와우는 정상이지만 청신경 연결 문제가 있거나, 청신경의 신호전달에 장애가 있는 경우이다. OHC는 정상이나 IHC와 청신경과의 연결 또는 청신경 자체의 이상이 원인이 된 난청을 청신경병증(auditory neuropathy spectrum disorder)이라고 한다. 이는 출생 후 신생아중증치료를 받았던 경우에 흔하다.[40]

와우 특정 부위만의 IHC가 완전히 기능하지 않는 경우를 사영역(dead region)(Section 10.3.3)이라고 하며, 이를 확인하기 위한 검사법들이 있다.[936, 1233, 1235, 1602] 그러나 아직까지 사영역, 청신경병증, 신경성 난청은 개념상 약간의 중복된 부분이 있다.

감각신경성 난청의 대부분 IHC, OHC의 문제이므로 감각성 난청(sensory hearing loss)이라고 불려야 하나, 많은 경우 와우 이외의 장소에 원인이 있다.[1573] 이 책에서는 난청을 전음성 난청, 감각신경성 난청, 청신경병증으로 분류할 것이다.

1.1.6 복합 원인에 의한 난청 *Deficits in combination*

다양한 원인(가청력감소, 역동범위 감소, 주파수 시간 분해력 감소, 사영역)에 의하여 어음이해력 기능이 감소하며, 여러 원인들이 복합된 난청은 보청기를 사용해도 정상에 비하여 동일 환경에서 이해력이 낮다. 그러므로 동일한 수준의 이해력을 갖기 위해서는 난청이 있으면 더 높은 SNR이 필요하다.[1434]

청각신호처리장애(auditory processing disorders)의 경우에도 SNR이 감소하는데, 뇌간, 중뇌, 청각피질의 이상은 말초 청각기관의 문제와 따로 생길 수도 있고, 내이 기능이 저하된 결과로도 발생할 수 있다.[299]

소리가 도착하는 방향에 기초하여 목표 소리와 경쟁 어음을 구별하는 능력이 있다는 청각신호처리장애에 대한 연구가 있다. 어음과 소음이 같은 방향에서 들어오거나, 헤드폰으로 듣는 경우보다 어음과 소음 방향이 다르면 난청인에서 SNR 손실이 더 많다고 한다.[131, 177, 178, 492, 604, 1335, 1400] 이러한 SNR 손실은 보청기로 소리가 잘 들리게 되어도 지속되는데, '공간청각처리질환(spatial processing disorder)' 혹은 '공간차폐해제(spatial release from masking)'에 손실이 있다고 말한다.

이러한 소리를 공간적으로 구분하지 못하는 SNR의 손실 정도는 임상에서 'Listening in spatialized noise sentences(LiSN-S) 검사법'으로 측정할 수 있다.[241] 일반적으로 감각신경성 난청이 증가하면 비례하여 발생하고,[628, 1142] 노화에 따라 공간능력 감소는 더욱 악화된다.[628, 1288]

양이 청각신호처리 시스템(binaural auditory processing system)은 한쪽 방향의 의미 있는 소리에는 집중하고, 반대쪽 방향에서 오는 소리는 무시할 수 있도록 한다. 감각신경성 난청에서는 와우의 왜곡 발생(distortions product) 때문에 이런 기능이 약화된다.

대개 일정한 어음이해력을 유지하기 위해 필요한 SNR은 감각신경성 난청 정도가 심해짐에 따라 높아지는데, 여러 인자가 함께 작용하며 다음과 같은 경우 SNR이 증가한다:

- 진폭이 크게 변화하는 화자의 어음과 경쟁하며 소리가 혼재되어 들리는 경우(단일 경쟁 스피커, competing speaker)[1403]
- 고령에서의 난청[299, 470, 1403]
- 소리와 경쟁 신호가 다른 방향에서 들어오는 경우(competing signal)[628, 1142, 1400]
- 경쟁 신호가 스펙트럼 틈새(spectral gap)를 가져서 정상인보다 감각신경성 난청에서 더 효과적으로 차폐하는 경우(주파수 선택도를 낮춤)[444]

만일 스펙트럼이 일정하고 진폭이 크지 않은 소음으로 '소음하어음검사(speech in noise test)'를 하는데, 신호와 소음이 공간적으로 동일 방향이면 실생활에서 난청인이 경험하는 SNR 손실이 정상인보다 낮게 평가될 것이다.

대개 4개 주파수 평균난청(four-frequency average hearing loss)이 10dB씩 증가할 때마다 소음 환경에서 어음이해력을 유지하기 위해서 SNR이 1~3dB씩 높아져야 한다.[109, 169, 444, 628, 914, 1657, 1924] 이러한 현상은 소음과 신호가 공간적으로 다른 방향이면 SNR이 더 커진다.[628] 이러한 공간정보(spatial cue)로 어음과 소음을 구분하는 능력이 감소하면 잘 조절된 보청기를 사용해도 소음과 어음을 분리하기 어렵다.

SNR이 연구에 따라 차이가 많고, 개인별 SNR 차이가 큰 것은 어음의 전체 주파수에 걸쳐 자극되는 소리로 검사되었기 때문이다. 만일 높아진 청력역치가 있어 보청기를 이용해도 일부 주파수에서는 어음을 들을 수 없고, 나머지 주파수에서는 정상과 같은 양의 정보를 받아들이기 때문에 전체적인 SNR은 증가한다. 난청과 동일한 가청력을 갖도록 정상인에게 소음을 주는 모의실험에서 어음이해력은 경도, 중등도 난청과 비슷한 결과를 보인다.[483, 1968] 보청기로 적절히 소리를 증폭하여도 감각신경성 난청에서의 SNR 문제는 남게되며, 난청이 심할수록 SNR은 증가한다.[169, 293, 628, 1395, 1435]

전음성 난청에서 어음이해력이 감소된 것은 더 간단하다. 소리가 감소한 것이 원인이므로 보청기로 적절히 소리를 증폭하여 전달하면, 정상적인 와우는 이를 감지하게 되므로 어음이해력에는 문제가 없다. 따라서 전음성 난청에서 보청기 사용은 매우 효과적이다. 전음성 난청 상태가 심해짐에 따라 골전도(bone conduction)에 의하여 내이로 전달되는 소리도 증가하는 문제가 일어난다(Section 15.1.2).

이것은 한쪽으로만 전달되어야 할 소리가 양측 와우로 전달되는 것으로, 다른 방향에서 들려오는 소리를 억제하는 뇌 기능이 감소하는 부작용이 발생한다. 이러한 문제로 심한 전음성 난청에서 양측 보청기를 통해 전달되는 소리가 일부 섞이게 되어 소리의 공간청취(spatial listening) 능력이 정상보다 떨어지는 현상이 발생하기도 한다.

사영역과 같은 원인으로 와우가 특정 주파수 대역의 신호전달을 못하면 청각피질의 해당되는 부분과의 연결이 끊어지고, 이를 대신하여 인접 주파수의 신호에 반응이 증가한다. 와우에서 신호 전달이 더 되거나, 시각과 같은 다른 방법을 이용하여 반응하게 된다.[935, 1166] 이는 신경가소성(neural plasticity)의 극단적인 현상으로 청각재활에서 중요하다. 난청으로 보청기를 사용할 때 신경가소성을 적절히 활용하기까지 수개월의 시간이 필요하다.[63, 1382] 장기간의 고도 난청 이후 시행한 인공와우이식술 환자에서 인공와우 신호를 이용하지 못하는 경우가 있으므로 신경가소성은 제한적이다.

1.2 음향 측정 *Acoustic Measurements*

1.2.1 기본 물리적 단위 *Basic physical measures*

음향 관련 단위로는 주파수(frequency), 주기(period), 위상(phase), 파장(wavelength), 회절(diffraction), 압력(pressure), 음압(sound pressure level, SPL), 파형(waveform), 스펙트럼(spectrum)이 있다:

주파수(Frequency)는 1초에 몇 번이나 음압과 양압이 반복되는가 하는 것으로 Hertz(Hz), 혹은 kilohertz(kHz)를 단위로 사용한다.

주기(Period)는 음파가 1주기를 반복하는데 걸리는 시간을 말하며 초(sec)나 millisecond(msec) 단위로 표현된다.

위상(Phase)은 음파의 박자(timing) 혹은 다른 음파와 비교한 시차를 말하는데 하나의 완전한 주기는 360°의 위상변화(phase shift)를 의미한다. 2개의 음파가 파형은 동일하지만 극성이 반대를 띄고 있으면, 역상(out of phase)이라고 하며, 이는 모든 주파수에서 180°의 위상차가 있는 것이다.

파장(Wavelength)은 음파가 한 주기 동안 진행하는 거리를 말하는데 미터를 단위로 사용하고 음파의 속도를(공기중에서는 345m/sec) 주파수로 나눈 값과 같다. 저주파수의 소리는 긴 파장을 갖게 되고(수 m), 고주파수의 소리는 작은 파장을 갖게 된다(수 cm).

회절(Diffraction)은 장애물에 의하여 음파의 진행이 꺾이는 것을 말하는데 음파는 머리와 같은 장애물을 만나게 되면 장애물 크기나 파장 크기와의 관계에 따라 회절 차이가 있다. 장애물에 비하여 짧은 파장의 소리는 장애물 주위로 휘어질 수 없기 때문에 음원의 반대쪽에는 음압이 작아져 음향음영(sound shadow)이 생긴다. 이때 음원 방향에서는 음압이 증가한다. 장애물보다 긴 파장을 갖는 음파는 감쇄되지 않고 진행하여 장애물 주위에서 일정한 음압을 유지한다.

압력(Pressure)은 음파가 진행하는 단위면적 당 얼마나 많은 힘을 미치느냐 하는 것으로 파스칼(Pa, mPa, uPa) 단위를 사용한다.

음압(SPL)은 기준압력(2×10^{-5}Pa(20uPa))과 비교한 특정 음파 압력의 데시벨(dB) 값으로 실제 음압비의 로그 값에 20을 곱한 값이다. 압력이 2배가 되면 SPL은 6dB이 증가하며, 압력이 10배가 증가하면 SPL은 20dB이 증가한다.

제곱근평균(Root mean square, RMS)은 일정시간 동안 변동하는 신호의 강도를 나타내며, 신호의 평균 에너지(power)를 의미한다.

파형(Waveform)은 음파의 압력이 매 시간 어떻게 변하는가 하는 것으로 순음 파형은 정현파이다.

스펙트럼(Spectrum)은 순음의 복합을 말하는데 합성하게 되면 복합음(complex sound)을 만든다. 완전한 스펙트럼은 복합음을 구성하는 모든 순음의 크기와 위상을 반영한다. 복합음조(complex tone)가 주기적인 경우 순음 구성 요소들은 배진동(harmonics)이라고 불린다. 배진동 주파수는 기본 주파수(fundamental frequency)의 정수배로 표현된다. 퓨리에변환(Fourier transformation)은 주파수를 이용하여 스펙트럼을 계산하는 공식이다. 음성 등의 파형을 기본 주파수(기본음)와 그 정수배의 각 주파수(각 배진동)로 분해하여 어떤 파(波) 중에서 어느 주파수 성분이 얼마만큼 포함되어 있는지를 계산하는 방법으로, 스펙트럼을 알고 있는 경우 퓨리에변환을 역으로 계산하면 파형을 계산할 수 있다.

옥타브, 1/3 옥타브 대역(Octave bands and one-third octave bands)이란 한 옥타브 혹은 1/3 옥타브 폭의 주파수 대역을 말한다. 음향 신호의 스펙트럼은 대개 옥타브나 1/3 옥타브 폭의 필터에 통과시켜 이에 해당하는 대역의 RMS를 구하여 분석하는데, 옥타브의 기원은 서양음악 음계의 8번째 음이 1번째 음보다 2배의 주파수를 갖는다는 것에서 시작되었다.

임계대역(Critical bands)은 사람의 귀가 구별하기 어려운 인접한 주파수를 말한다.[1560] 정상인은 임계대역 이상 떨어져 있는 소리는 뇌가 서로 다른 소리로 인지한다. 이는 와우가 각각의 주파수에 해당하는 영역의 음향필터(auditory filters)를 이용하여 소리를 처리한다는 개념이다. 대역통과필터(band pass filter)는 해당 주파수에서 벗어난 영역의 소리는 감소시키지만, 각각의 음향필터 폭에 해당하는 것을 등가직각대역폭(equivalent rectangular bandwidth, ERB)이라고 한다.[1217] 100Hz 이상의 중심주파수에서 ERB는 대략 1/6옥타브가 된다.[1217] 대역 폭은 중심주파수가 증가함에 따라 비례하여 증가하며, 1000Hz 이하에서는 중심주파수가 낮아지면 대역 폭이 감소하지만 상대적 대역 폭(옥타브 내에서)은 커진다. 100Hz에서의 ERB는 30Hz 정도로 1/2 옥타브에 해당한다.[843]

임피던스(Impedance)는 음파가 진행할 때 매질(media)이 얼마나 잘 움직이는가 하는 것을 말하며 공기 중에서는 음압과 입자속도(particle velocity)의 비율과 같다. 매질의 임피던스는 물리적인 특성(밀도와 탄성)에 의하여 결정되는 상수 값이다. 하지만 튜브 내에서는 임피던스는 다르게 정의되며 이때는 음압과 용적속도(volume velocity)의 비율로 표현된다. 용적속도는 입자속도와 튜브의 단면적을 곱한 값으로 용적속도는 튜브의 길이에 수직인 면을 따라 진행하는 소리의 전체 용적을 말한다.

1.2.2 선형 증폭기와 이득 *Linear amplifier and gain*

이득은 출력 진폭을 입력 진폭으로 나눈 값으로 이는 전기적 신호에서는 volt이고, 음향 신호에서는 Pascal 단위를 이용한다. 만일 20mPa 입력 신호가 증폭기로 200mPa의 출력 신호로 변화되면 보청기의 이득은 10배가 된다. 입력 신호의 크기에 상관없이 일정한 비율로 증폭하는 것을 '선형 증폭기'라고 하는데, 위와 같은 경우 1mPa의 입력 신호가 들어오면 출력 신호는 10mPa이 된다.

대개 입출력 신호는 데시벨(dB SPL)로 표현되는데, 이때 이득은 출력레벨에서 입력레벨을 빼서 계산한다. 입력레벨이 60dB이고, 출력레벨이 80dB이면 이득은 20dB이 된다. 넓은 입력레벨에 대하여 선형 증폭기는 동일하게 20dB을 증가시킨다.

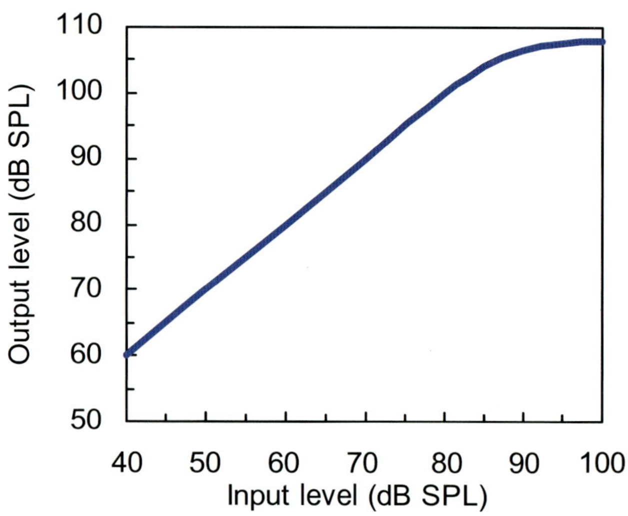

Figure 1.4 Input-output diagram for a hearing aid with 20 dB gain, showing how the output SPL depends on the input SPL, for some particular signal.

특정 주파수에서 입력과 출력 음압(SPL)의 관계를 입출력도(input-output (I-O) diagram)라고 한다. 모든 크기의 입력 음압에 대하여 85dB까지 선형적인 반응을 보이며, 입력에 따라 출력이 동일하게 증가하므로 기울기가 45°인 I-O diagram이다(Figure 1.4).

선형 증폭기는 동시에 얼마나 많은 신호를 처리하는가에 의하여 영향을 받지 않는다. 만일 A 신호가 단독으로 처리되어 30dB만큼 증폭된다면 여러 다른 소리들과 함께 처리된다 하더라도 30dB만큼 증폭된다.

증폭기 이득은 주파수마다 다를 수 있으므로 선형 증폭기의 특성을 올바르게 표현하기 위해서는 보청기의 이득은 각 주파수별 이득으로 표시하는 것이 중요한데 이를 이득-주파수반응(gain-frequency response)곡선이라고 한다. 실선이 ITE 보청기의 이득-주파수반응곡선이며, 이를 흔히 이득곡선(gain curve)이라고도 한다(Figure 1.5).

흔히 보청기의 이득이 30dB이라고 말하나, 이는 모호한 표현으로 대개 최대이득이 있는 주파수에서의 이득 값을 말한다. 이득-주파수반응곡선은 흔히 주파수반응곡선(frequency response curve)이라고도 하는데, 특정 주파수를 지정하지 않은 것이므로 이것도 정확하지 않은 용어이다. 보청기 이득을 말할 때는 측정 조건을 비롯한 다양한 변수를 고려해야 한다. 실선은 보청기의 볼륨 조절기를 최대로 위치했을 때의 반응곡선이고, 점선은 볼륨 크기를 작게 조절했을 때로 주파수에 따라 이득이 다르다(Figure 1.5). 이득-주파수반응곡선이 의미있으려면 볼륨 조절기 크기를 명시해야 한다.

압축(compression)을 사용하는 비선형 증폭기 이득은 입력음 크기에 좌우되므로 이득-주파수반응곡선은 사용된 신호음의 크기를 설정해야만 의미가 있다.

1.2.3 포화음압레벨 *Saturation sound pressure level*

입출력음이 일정 레벨을 넘어서면 모든 증폭기는 비선형적으로 변하게 된다. 이는 증폭기가 보청기에 전원을 공급하는 배터리의 전압보다 더 큰 신호를 처리할 수 없기 때문인데, 여러 가지 이유로 배터리의 전압이나 리시버의 한계보다 낮은 수준에서 제한을 하는 것이 바람직하다. 보청기 최대출력이 만드는 가장 큰 소리를 포화음압레벨이라고 한다. 이득과 마찬가지로 포화음압레벨도 주파수마다 달라서 포화음압레벨반응곡선(SSPL response curve)으로 표현된다. Figure 1.6은 ITE 보청기의 포화음압레벨반응곡선이다.

90dB SPL 입력음에 대한 출력음(OSPL90)과 최대출력(maximum power output, MPO)은 포화음압레벨과 밀접하게 관련되어 있다. 최대출력은 흔히 사용하지 않고, 출력 단위가 power가 아닌 SPL이기 때문에 정확한 표현은 아니다. 오히려 OSPL90은 90dB SLP의 입력음에 대한 출력음이기 때문에 더 정확한 용어이다. 대부분의 보청기는 90dB SPL 입력음에서 포화되기 때문에 이를 이용한다.

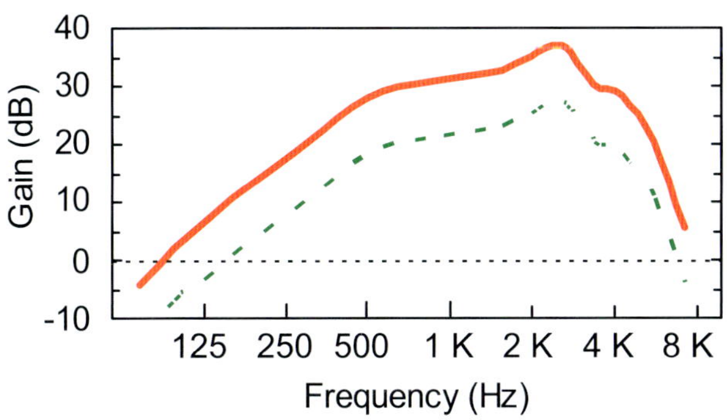

Figure 1.5 Gain-frequency response of an in-the-ear hearing aid at maximum volume control position(solid red line) and reduced volume control position(broken green line).

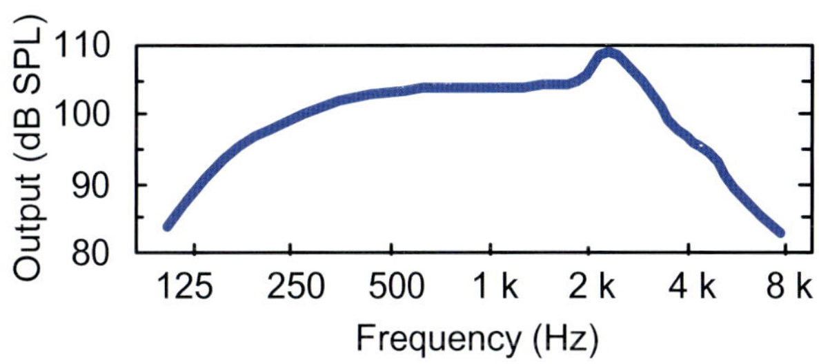

Figure 1.6 Saturated sound pressure level frequency response of an in-the-ear hearing aid.

1.2.4 커플러와 실이 *Couplers and real ears*

이득과 SSPL을 말할 때 어디서 어떻게 측정하는지에 대해서 2가지 방법이 있다. 첫째는 보청기가 실제로 사용되는 외이도에서 출력을 측정하는 방법으로 이를 위하여 부드럽고 가늘며 마이크로폰과 연결된 탐침관 튜브를 사용한다. 2가지 다른 실이 측정(real-ear measurement) 방법은 Section 4.3과 4.4에 있다.

둘째로는 실제 귀(실이)를 이용하는 것이 불편하고 개인차가 있기 때문에 표준적인 조건을 만들어서 측정을 하는 것으로 커플러라는 표준 장비에 보청기를 연결하여 측정하는 것이다. 커플러는 작은 빈 공간으로 구성되는데 한쪽 끝은 보청기에 연결하고 다른 쪽 끝은 마이크로폰에 연결하여 강도를 측정한다. 대부분 커플러는 $2cm^3$의 크기이므로 '2cc 커플러'로 불린다. 커플러와 귀 시뮬레이터(ear simulator)는 Section 4.1.1에 있다.

커플러와 귀 시뮬레이터는 보청기가 정상 작동하는지 확인하는데 필수적이다. 외이도의 모양과 보청기를 장착하는 방식이 사람마다 달라서 실제 보청기의 기능은 환자의 실제 외이에서 측정되어야 한다.

1.3 보청기의 종류 *Types of Hearing Aids*

보청기는 실내방송장비(public-addressing system)의 작은 형태이다. 다음과 같이 구성된다:

- 소리를 전기 신호로 변환하는 1개 이상의 마이크로폰
- 전기적인 신호를 증가시키는 증폭기: 증폭 과정에서 소리의 균형이 바뀐다. 대부분 저주파수, 큰 소리보다는 고주파수 또는 작은 소리가 더 증폭된다.
- 전기 신호를 소리 신호로 전환해주는 소형 스피커인 리시버
- 증폭된 소리를 외이도로 전달하기 위한 연결장치
- 증폭기에서 사용되는 배터리

마이크로폰과 리시버는 모두 변환기(transducers)라 하는데, 에너지 형태를 바꾸기 때문이다. 현재 거의 모든 보청기의 증폭기는 디지털신호처리(digital signal processing)를 사용하는데, 이는 아날로그 전기 신호를 수치화하여 처리하고, 변화시켜서 이를 다시 전기 신호 및 음향 신호로 바꾸어 출력함을 의미한다.

보청기는 다양하게 분류할 수 있는데, 가장 먼저 착용되는 부위에 따라 분류할 수 있다. 가장 큰 보청기는 신체형(body aid)으로 대부분 60x40x15mm 크기로 대개 주머니에 착용하며 2~3개 전선으로 귓속 또는 이갑개(concha)에 위치한 리시버와 연결된다.

BTE 보청기는 상대적으로 작고 2개의 부분으로 구성된다. 마이크로폰과 전기장치는 바나나 모양의 본체 케이스에 위치하며, 일반적으로 케이스 안에 위치한 리시버는 튜브를 통하여 외이도와 연결된다.

BTE의 변형으로 최근 receiver in the ear canal(RITE)형태가 많이 사용되고 있는데, 리시버가 본체가 아닌 외이도에 위치하는 것이다. 이는 RIC, RITC, CRT(canal receiver technology) 등의 명칭으로 사용되는데 전통적인 BTE는 standard-tube, 혹은 thin-tube BTE로 불리기도 하며, RITE BTE는 thin-wire BTE 보청기라고도 불린다. 이후 전통적인 BTE를 RITE와 구별하기 위하여 receiver-in-the-aid (RITA)라고 기술한다.

Figure 1.7은 standard-tube, thin-tube, thin-wire BTE 보청기이다. BTE의 본체 케이스와 외이도는 작고 규격화된 길이와 직경의 튜브로 연결된다.

ITE 보청기는 이갑개를 전부 채우는 전외이형(full concha)과 좀 더 작은 형태로 반외이형(half-concha, half-shell ITE)이 있다. 다른 변형으로는 이갑개의 위쪽만 채우는 상외이형(cymba ITE)이 있는데, 이때는 RITE기술을 이용하여 외이도와 연결된다. 다른 형태로는 낮은 외이형(low profile ITE) 보청기가 있는데 보청기가 이갑개를 채울 정도로 외부로 돌출되지 않는 형태를 갖는다. Figure 5.2에 다양한 형태의 보청기가 있다.

외이도 내부에 전체 보청기가 들어가야 ITC라고 생각할 수 있으나, 보청기 착용 위치에 따른 분류가 아니므로 외이형 보청기가 이갑개(cavum concha)의 일부만을 채우고 외측면이 외이도의 개구부와 평행인 경우 ITC라고 부른다.

보청기 전체가 외이도에 들어가는 경우는 CIC라고 하며, 이갑개로 나오는 부분이 없다. 이때는 보청기를 외부로

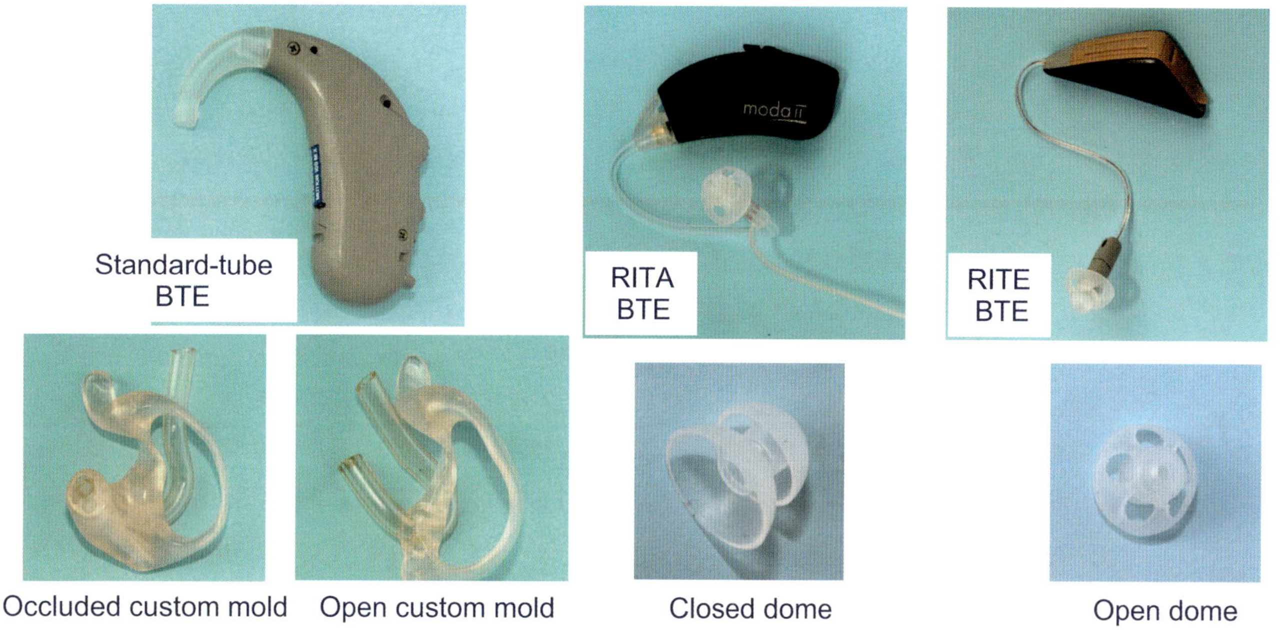

Figure 1.7 BTE hearing aids and ear fittings. The standard-tube BTE in the top left can be attached to an open or occluded custom mold. The RITA BTE and the RITE BTE can be attached to custom molds or to preformed canal fittings that can be either open or occluded.

꺼내는 것이 어려워 보청기에 낚시줄 형태의 손잡이가 부착된다. CIC 보청기의 내측면이 고막과 수 mm 이내로 떨어져 있는 경우를 특별히 peri-tympanic CIC라고 한다.

Figure 1.8은 ITE, ITC, CIC 보청기이다. 튜브가 있는 BTE와 ITC의 차이점은 이어후크(ear hook)의 유무에 따른다. 대부분의 thin-wire BTE 보청기는 크기가 작아서 이어후크도 없고 볼륨조절 스위치를 따로 두지 않는다(Figure 1.9).

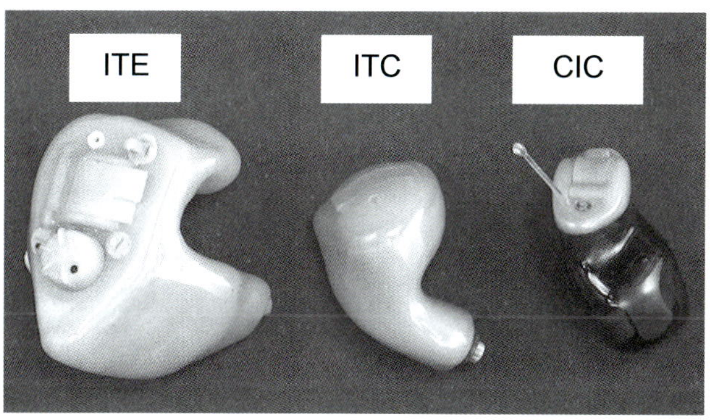

Figure 1.8 An ITE, an ITC and a CIC hearing aid.

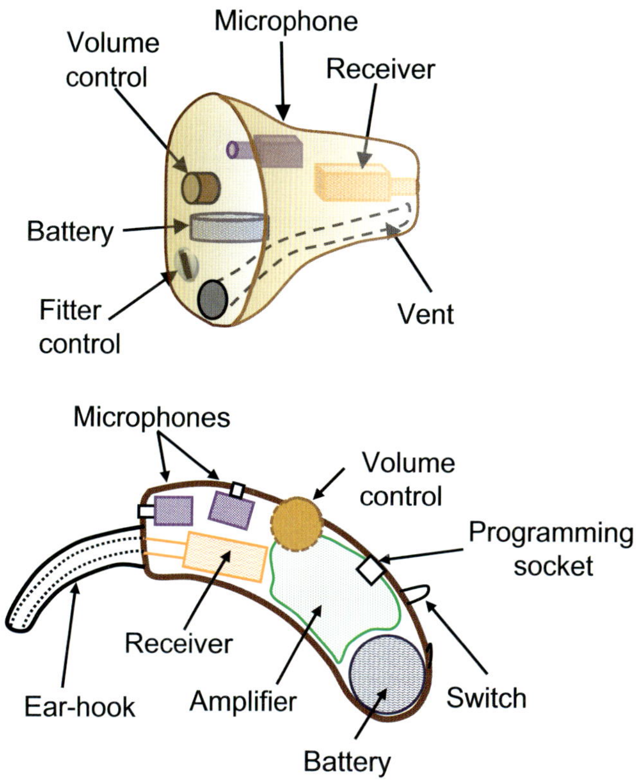

Figure 1.9 The typical location of components in an ITC and a BTE hearing aid.

다른 형태의 보청기로는 안경형(spectacle/eye glass)이 있다. 이는 이름이 의미하듯이 1~2개의 보청기와 안경을 조합한 것으로 2가지로 나눌 수 있다. 첫째는 안경다리(bow)에 보청기의 모든 구성 요소가 장착된 형태로 안경다리가 외관상 부피가 커지는 단점이 있다. 둘째로는 일반적인 안경형태를 하고 있으며 어댑터를 통하여 보청기와 안경을 연결하는 방식으로 앞에서 볼 때 잘 안 보인다(Figure 1.10). 일반적인 안경과 거의 유사하며 이어몰드를 사용하지 않을 때에는 차이를 구별하기 어렵다.[1865] 보청기 케이스 크기가 작아지고, 가는 튜브(thin-tube) 이용이 가능해지고, 대량 생산이 활성화되어 신뢰도가 높아짐에 따라 BTE 보청기가 현재 가장 많이 사용되는 형태의 보청기가 되었다.

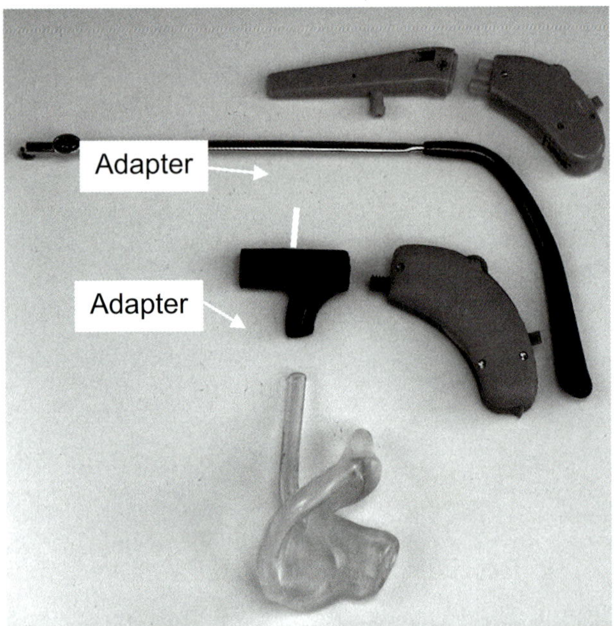

Figure 1.10 Spectacle adapter system showing two different adapters and BTE hearing aids, an earmold, and a spectacle bow. The bow would be cut at the white line and the left half inserted in the adapter.

1.4 역사적인 측면 *Historical Perspective*

지난 100년 보청기에 있어서 가장 큰 차이는 크기가 감소하여 작고 눈에 띄지 않게 된 것인데, 관련 기술 발전으로 가능했다. 소형화를 위하여 성능을 희생하는 경우도 있었지만 오히려 소형화가 성능의 향상을 가져온 경우도 있다. 현재 보청기는 과거에 비하여 향상된 음향적 충실도(fidelity), 광대역폭(wide bandwidth), 낮은 변조율(low distortion), 유연한 보청기 조절, 여러 환경에서의 향상된 적응성을 갖게 되었다.

아래의 보청기 관련 기술에 대한 간략한 역사적 고찰은 Sam Lybarger(1988)에 근거한 것이다. 보청기 역사에 대해서는 Lybarger(1988)와 Berger(1984)가 자세히 기술하였고, 보청기 조절과 관련된 내용은 Section 10.1에 있다.

보청기 역사는 크게 6개의 시기로 나눌 수 있는데 음향, 탄소, 진공관, 트랜지스터, 디지털, 무선시대들이다.

1.4.1 음향 보청기 시대 *The acoustic era*

음향 시대는 손을 귀에 갖다 대서 소리를 모으는 것에서 시작한다. 이는 중간, 고주파수 영역에서 5~10dB의 이득이 있다.[409, 1865] 또한 뒤쪽에서 들려오는 소리를 차단하며, 이 주파수 영역에서는 소음 방지 기능이 매우 효과적이다.

이보다 좀 더 효과적인 기구는 trumpet, horn, funnel 등을 이용한 기구들이다.[114, 789] 혼(horn)을 이용한 보청기는 1650년에 처음 기록되어 있다. 커다란 개구부를 통하여 가능한 많은 소리를 모아서 가는 통로를 통해 소리를 전달하는데, 단면적이 급격하게 감소하면 대부분의 소리가 반사되기 때문에 충분히 길어야 한다. 이를 위해서 충분한 길이가 필요하며, 입구가 넓어야 했다.

이러한 형태의 보청기를 작게 만들기 위해 관을 말아서 코일 형태로 하여 크기를 작게 만들거나, 모자나 가짜 수염 등에 숨기려는 다양한 시도가 있었다.[636] 음향 보청기가 화자에게 가까이 가는 것이라면, 화자 튜브(speaking tube)는 혼 모양의 개구부에 귀 접합부가 연결된 가는 튜브로서 혼에 직접 말을 하면 소리가 증폭되면서도 신호대잡음비(SNR)가 매우 향상되게 된다(Figure 1.11). 이러한 SNR

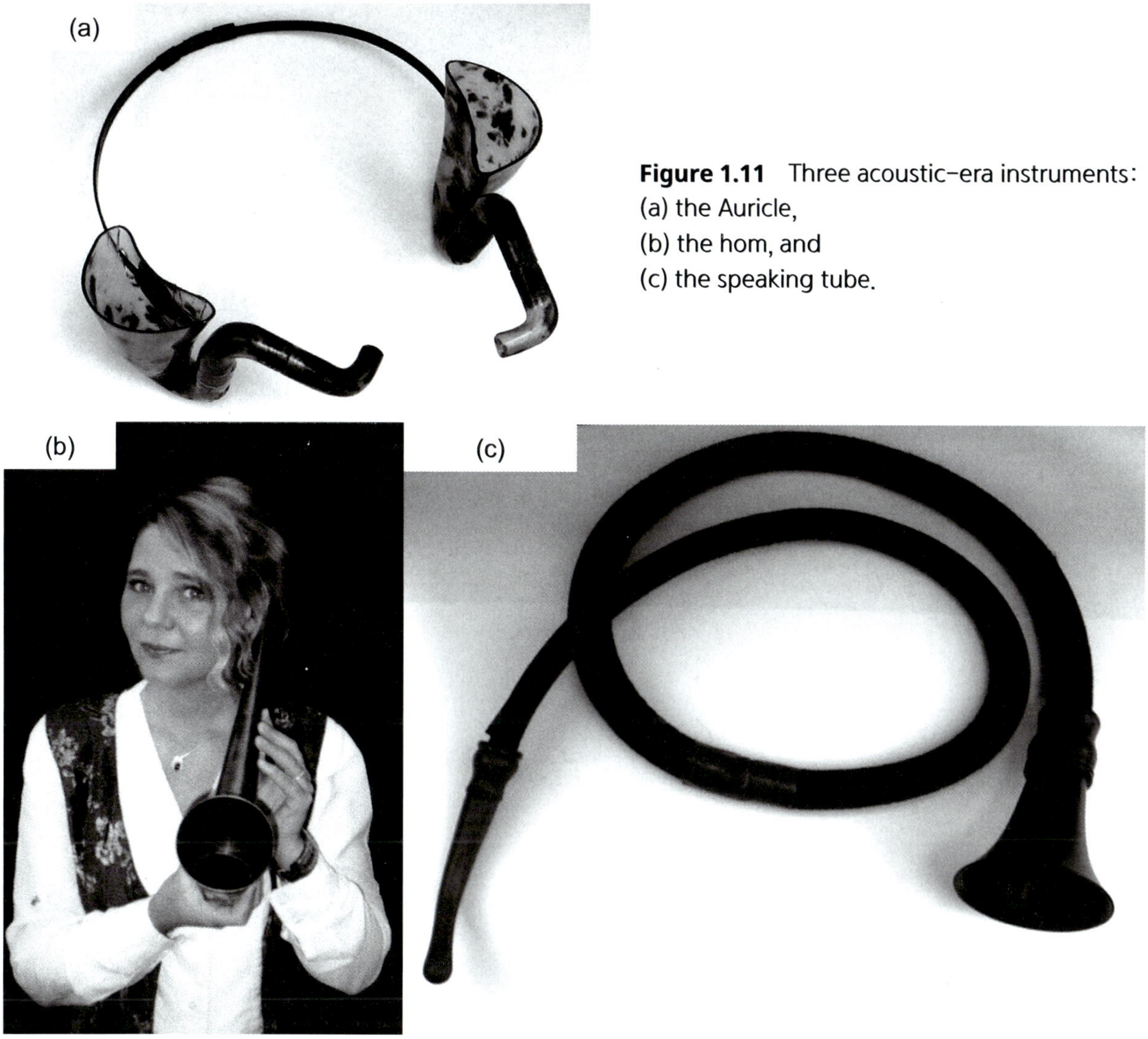

Figure 1.11 Three acoustic-era instruments:
(a) the Auricle,
(b) the hom, and
(c) the speaking tube.

개선은 현재 보청기와 비교해서도 손색이 없는 정도이다.

1.4.2 탄소 보청기 시대 *The carbon era*

가장 단순한 탄소 보청기는 탄소 마이크로폰과 3~6volt의 배터리와 자석 리시버로 만들어진 전기회로로 구성된다. 탄소 마이크로폰은 가루나 구형의 탄소입자를 가지고 있는데, 음파가 마이크로폰의 막에 전달되면 탄소입자들 사이의 거리가 진동되어 마이크로폰의 전기 저항이 변화한다. 이러한 저항 값 변화가 전류의 흐름을 바꾸게 되어 리시버에서 전류가 코일을 지나갈 때 전류의 흐름에 변화를 유발한다. 이러한 변화는 영구자석을 움직여 리시버의 막을 진동하여 음파를 발생시킨다. 이때 리시버에서 생성되는 음압은 마이크로폰에서 입력되는 음압에 비하여 20~30dB 크게 된다.[1096]

이득을 높이기 위해 탄소 증폭기(carbon amplifier)가 개발되었는데, 초기 1개의 진동판에 2쌍의 마이크로폰과 리시버를 연결한 형태였는데, 마이크로폰이 1개만 있는 것보다 증폭이 많기 때문이다.

1899년 Akoulallion이라는 최초의 탄소 보청기가 개발되었고, Akouphone, Acousticon이라는 이름의 착용 가능한 모델이 1902년에 개발되었다.[114, 610, 836] 탄소 보청기는 1940년대까지 사용되었으나 경도, 중등도 난청에만 효과가 있었다(Figure 1.12).

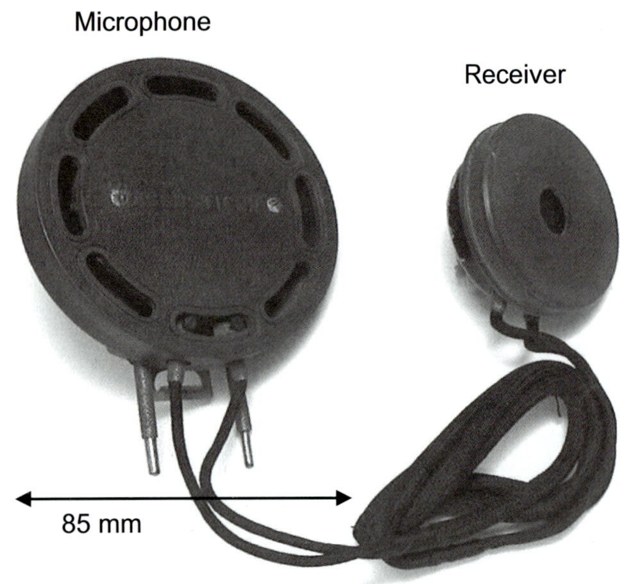

Figure 1.12 A carbon aid (The Acousticon) without its battery.

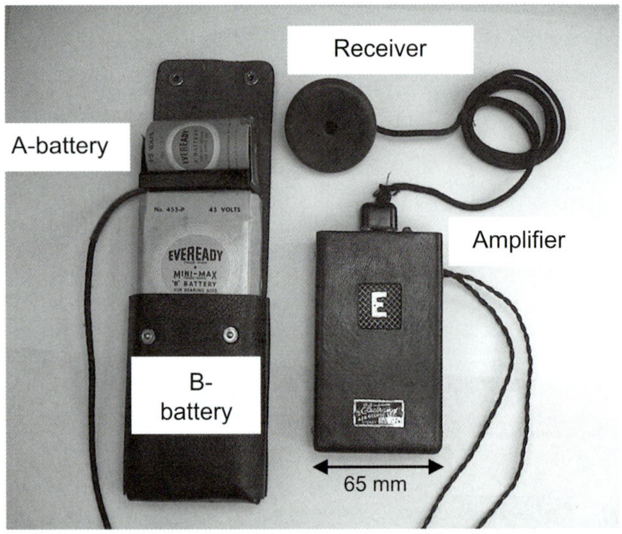

Figure 1.13 A relatively late vacuum tube hearing aid, with its two separate batteries.

탄소 시대 동안에 주파수에 따라 다른 정도로 증폭시키는 기술이 개발되었는데 이는 주파수 별로 다른 마이크로폰, 리시버, 증폭기를 조합하여 사용하는 방법이었다. 0.5cc 크기의 커플러가 처음 나와 콘덴서 마이크로폰이 이용되었다.

청각보조기기(assistive listening devices)는 난청인 뿐만 아니라 일반인도 사용하는 일종의 청취보조기구로서 Johnston(1997)은 1916년경 교회 좌석에 설교대 마이크로폰과 연결된 이동식 리시버가 연결된 장치를 사용하였다고 한다.[1321]

1.4.3 진공관 보청기 시대 *The vacuum tube era*

진공관은 1907년에 개발되었으나, 보청기에는 1920년부터 사용되었다.[1096] 진공관은 마이크로폰에서 전달되는 작은 전압을 큰 전류로 변화시킬 수 있다. 이에 여러 개의 진공관을 연결하면 70dB의 이득을 얻을 수 있고, 130dB SPL까지 소리를 높일 수 있게 되었다. 진공관은 보청기 효율을 향상시켜서 보청기의 적용범위를 넓혔다. 또한 전자공학 발달로 이전 탄소 보청기 시대에 비하여 이득-주파수반응 곡선을 더 정밀하게 제어할 수 있게 발전하였다.

진공관의 가장 큰 문제는 부피가 크다는 것이다. 진공관 크기는 이후 점차 감소하였으나 진공관은 항상 2개의 배터리가 필요했는데, 저전압 'A' 배터리는 진공관의 필라멘트를 가열하고, 고전압 'B' 배터리는 증폭기의 회로를 작동시키는 역할을 하였다. 진공관 보청기는 1930년경에 실용화되었는데 1944년까지는 배터리가 너무 커서 보청기 본체와 따로 분리되어야 했다(Figure 1.13). 1944년 진공관과 배터리 기술의 발전으로 일체형 보청기가 나오게 되었고, 1개의 케이스에 배터리와 마이크로폰, 증폭기가 들어가게 되었으며, 전선을 이용하여 리시버와 연결되었다. 펜, 손목시계, 브로치 등에 전기회로를 넣기도 하였다.[611]

이 시대에 이어몰드 환기구(earmold venting), 자석형 마이크로폰, 압전기형(piezoelectric) 마이크로폰, 압축을 이용한 증폭 등의 기술이 개발되었다.[1096] 압전기는 결정구조로 만들어진 판이 휘어지거나 비틀리면 전류가 생산된다. 마이크로폰에서 진동판이 압전기 크리스털과 연결되어 있어 전류가 만들어진다. 압축을 이용한 증폭은 1980년대까지는 거의 관심 밖에 있다가 1990년대 후반 대부분의 보청기에 사용되게 되었다.

1.4.4 트랜지스터와 집적회로 보청기 시대
The transistor and integrated circuit era

1952년에 트랜지스터가 상용화되어[1639] 배터리 크기가 급격하게 작아졌다. 비로소 보청기의 모든 구성 요소가 한 곳, 머리로 모이게 되었다. 머리에 착용할 수 있다는 것은 여러 장점이 있다. 우선 마이크로폰이 귀에 위치하여 옷에 의한 잡음이 발생하지 않게 되었으며, 몸통에 의하여 입력음 주파수가 왜곡되지 않게 되었다. 또한 전선이 없어지고, 진정한 양이 보청기(binaural hearing aids)가 가능하게 되었다.

최초의 일체형 보청기는 머리핀(barrette)형태 또는 안경 형태의 보청기로 제작되었다. 보청기는 다양한 형태로 제작되어 두발 속이나 넥타이 등에 장착되었다. 초창기 안경형 보청기는 모든 구성 요소를 안경 다리에 넣었지만, 크기가 점점 감소함에 따라 안경 다리에 연결된 형태로 변하였고, 이후 점차 전통적인 BTE로 발전하였다. BTE는 미국에서는 1980년 중반, 유럽에서는 1990년대까지 가장 많이 사용되었던 보청기 형태이다.

구성 요소들의 크기가 점점 소형화됨에 따라 ITE 보청기가 1950년경부터 상용화되기 시작하였다.[1639] 최초의 ITE 보청기는 현재 기준으로는 매우 큰 편이었으며, 'out of the ear' 보청기라고 명명하기도 하였다.

보청기 크기와 성능에서 2번의 큰 발전이 있었다. 첫째가 1964년 집적회로의 사용이다. 이는 여러 개의 트랜지스터와 저항을 1개의 작은 크기로 만든 것이고, 둘째는 1968년 압전기 마이크로폰이 금속캔이 들어 있는 field effect transistor(FET)라고 불리는 새로운 트랜지스터와 함께 사용된 것이다. 강하고 크기가 작은 마이크로폰은 보청기가 부드럽고 넓은 주파수에 반응하도록 하였다.[916] 이후 이런 기술은 방향성 마이크로폰으로 발전하였다.

1971년 electret/FET 마이크로폰(Section 2.2)은 더 작고, 잘 반응하는 마이크로폰으로 변하였다.[917] 트랜지스터 시대 동안에 리시버 크기는 1800 mm^3에서 39 mm^3으로 감소하였고, 마이크로폰의 크기는 5000 mm^3에서 23 mm^3으로 작아졌다. 1970년 이전에 리시버 크기가 매우 감소하여, 향후 더 이상 크기가 작아지기는 어려울 것이다.[504]

1980년대 초반 ITE 보청기가 더욱 소형화되어 모든 구성 요소를 외이도 부분에 넣을 수 있게 되면서 ITC 보청기가 가능하게 되었다.[653] 1990년경, 배터리의 변화, 증폭기 고효율화와 트랜지스터의 사용으로 보청기를 외이도 내부에 넣을 수 있게 되었다. CIC 보청기가 가능해지면서 겉으로는 거의 보이지 않게 되었는데, 이것은 소리를 모으고 보호하는 귓바퀴를 이용할 수 있게 되면서 바람소리에 의한 소음이 크게 감소되는 장점이 있다. 미국의 경우 ITE, ITC, CIC 보청기가 BTE 보청기를 대신하게 되었으며, 1980년 이후 대세가 되었다.

트랜지스터 보청기 시대의 발전은 다음과 같은데:

- 공기-아연(zinc-air) 배터리를 사용하여 1/2 크기로 동일한 출력을 얻게 되었다(Section 2.12).
- 필터(filter)기능 향상으로 보다 유연한 반응곡선과 다중 채널 신호처리가 가능하였다(Section 2.5).
- 가변저항(potentiometer) 소형화로 작은 보청기에서도 증폭 특성 조절이 가능해졌다.
- 무선 통신으로 일정 거리 떨어져 있는 소리를 무선 리시버를 통하여 들을 수 있게 되었다(Section 3.4).
- D형 증폭기는 왜곡이 적으면서 원하는 출력을 얻기 위한 전력소모를 감소시켰다.
- 이어몰드와 관련된 음향학적인 이해가 높아져 이득-주파수반응곡선을 잘 조절할 수 있게 되었고, 폐쇄효과나 피드백 효과가 감소하였다(Chapter 5).[909]
- 2개의 마이크로폰을 사용하여 필요에 따라 방향성 또는 전방향성 기능을 사용할 수 있게 되었다(Section 2.2.4).

다른 중요한 발전은 1986년부터 보청기에 디지털 회로와 디지털 메모리를 사용하게 된 것이다. 이 회로는 가변저항을 대체하였으며, 부피가 작았기 때문에 보청기 내부에 다양한 조절 장치를 장착할 수 있게 되었다. 따라서 보청기의 증폭 특성을 임상에서 정확하게 조절할 수 있게 되었다. 사용자도 리모컨으로 직접 보청기 특성을 조절할 수 있게 되어, 여러 메모리 기능을 가진 ITC, CIC보청기에서도 이러한 기능이 가능하게 되었다.

1.4.5 디지털 보청기 시대 *The digital era*

디지털 보청기는 여러 조절 장치와 함께 소리를 숫자로 변환시켜 디지털 회로로 이용해 신호처리가 가능해진 것이 핵심이다.

디지털 신호처리에 대한 연구는 1960년대부터 시작되었다.[1045] 처음에는 컴퓨터 전산 처리속도가 느려서 어음 신호에 필요한 신호처리를 할 수 없었다. 약간의 지연이 있었지만 1970년 후반에는 입력 속도에 따라 어느 정도 출력이 가능하도록 전산 처리속도가 향상되었고, 1980년 이후 전력소모가 감소하여 이를 보청기에 적용할 수 있게 되었다.

첫 디지털 보청기는 신체형 보청기였으나 상업적으로는 성공하지 못했고, 1996년에서야 완전한 디지털 BTE, ITE, ITC 보청기가 개발되었으나 디지털 피드백 감소 기능은 아날로그 보청기에서 먼저 적용되었다.[502] 디지털 보청기에 대한 자세한 내용은 Levitt(1987, 1997)를 참조하면 된다.

디지털 기술의 장점은 다음과 같은데:

- 반응곡선과 압축특성을 보다 유연하고 정확하게 조절할 수 있다.
- 각 주파수 영역에 대한 소리와 소음을 파악하여 보청기 이득과 주파수반응을 자동적으로 적응형으로 조절하게 되었다.
- 다른 방향에서 들어오는 소리에 대하여 이득을 적절히 조절하여 소음을 감소시킬 수 있다.
- 피드백 반응 없이 이득을 증가시킬 수 있다.
- 아날로그 보청기에 비하여 동일한 정도의 기능을 위한 배터리 소모가 감소하였다.
- 주파수 하강 기능(frequency lowering technology)이 가능하여 고주파수 난청에 이용이 가능하다.
- 전화기를 보청기에 직접 사용할 수 있다.
- 다양한 환경에서 필요한 증폭 특성에 맞추기 위해 보청기가 스스로 적응하여 자동적으로 조절할 수 있다.

향후 디지털 신호처리는 다양한 장점을 가져다 줄 것이다. 또한 디지털 기술은 최소한 특정한 경우에 대해서는 피드백과 주변 소음을 함께 감소시킬 수 있을 것이다. 디지털 신호처리의 장점은 여러 부분에서 언급될 것이다. 실제로 보청기 사용률과 만족도는 1980년에서 1990년대에는 크게 증가하지 않았으나,[732, 946, 1390] 2000년 이후 조사에서는 사용률, 만족도, 청취 편안함(listening comfort)이 많이 향상되었다.[834, 953, 1869]

1.4.6 무선 보청기 시대 *The wireless era*

무선 통신은 소리가 전달됨에 따라서 불가피한 소음과 소리 반향에 따른 영향이 없는 신호 전달을 가능하게 하였다. 과거에도 무선 리시버를 사용하는 것이 가능했지만, 최근에는 무선 기능을 보청기에 다양하게 적용하고 있다. 크게 4가지 활용 방법이 있는데, 이는 다음과 같다:

- 원격수신: 멀리 떨어져 있는 마이크로폰에서 신호를 전달받는 것
- 양이 보청기 사이의 조화로운 조절: 좌, 우측 보청기를 동시에 조절하는 것
- 통신 장치와의 연결성: 휴대폰, 컴퓨터, 개인음향기기, 위성항법장치 등과 음성 신호를 받는 것
- 양이 배열보청기(binaural array hearing aids): 양측 보청기를 무선으로 연결하여 소음 환경에서 어음이해력을 향상시킬 수 있도록 방향성을 극대화하는 방법

원격수신과 양이 배열보청기 기능은 소음 환경 하에서 무선기능 없이는 가능하지 않았던 어음이해력을 향상시키게 하였다. 이런 보청기는 일부 소음 환경에서 정상인보다 더 잘 듣도록 할 수 있다. 또한 보청기가 더 이상 장애의 상징이 아니며, 보청기 사용률이 높아지고 보청기 혜택과 만족도 역시 높아지게 될 것이다.

Chapter 02 Hearing Aid Components

보청기 구성

개요(synopsis)

보청기는 다양한 기능 블록(block)들이 구성된 것이라 이해할 수 있다. 신호가 전달되는 과정을 블록선도(block diagram)로 표기할 수 있는데, 첫째 블록은 음향 신호를 전기 신호로 바꾸는 마이크로폰이다. 최신 소형 마이크로폰은 내부소음이 적어 음질이 우수하고 진동에 민감하다. 2개의 소리가 들어가는 방향성 마이크로폰은 전방에서 오는 신호음을 보다 잘 들을 수 있게 해주는 전방향성 마이크로폰에 비하여 수 dB 신호대잡음비(SNR)를 향상시키며, 소음 환경 하에서 어음의 인지를 높여 준다. 듀얼 마이크로폰(dual microphone)을 가진 보청기는 환경에 따라 자동 또는 수동 조작으로 방향성 또는 전방향성으로 전환된다.

마이크로폰에서 생성된 작은 신호는 보청기 증폭기를 거쳐 커지게 되는데, 과도하게 증폭하게 되면 정점절단(peak clipping)에 의해 신호 변조가 일어난다. 과도한 변조는 음질과 소리 이해력를 감소시킨다. 변조를 피하고 역동범위(dynamic range) 내에 소리를 넣기 위해서 대부분의 보청기는 압축증폭기(compression amplifier)가 필요하다. 이러한 압축증폭기들은 출력레벨이 너무 클 때 볼륨을 줄여 소리를 조절하는 것과 같이 입력수준이 커지면 이득을 감소시킨다.

증폭기들은 소리를 아날로그 또는 디지털 형태로 표현한다. 아날로그 증폭기에 의한 신호는 표현하려는 음향 신호와 같은 파형을 가지고 있으나, 디지털 증폭기는 숫자로 변환되는 숫자 값을 연산 처리하여 신호의 크기와 특성을 변경시킬 수 있다. 완전한 디지털 회로는 각각의 기기에 특화된 소리로 처리할 수 있고, 또한 내장된 소프트웨어에 따른 방법으로도 신호를 처리할 수 있다.

신호음을 필터링(filtering)하는 것은 보청기에서 많이 사용하는 것으로 필터는 소리의 저/중/고주파수 성분을 선택적으로 조절할 수 있다. 조절 가능한 필터를 이용하면 직접 음조(tone, 음색)를 변경할 수 있다. 또한 필터는 소리를 여러 주파수 대역으로 나누며 난청 정도에 따라 이를 각각 다르게 증폭할 수 있게 한다.

리시버는 작은 헤드폰으로 증폭된 전기 신호를 음향 신호로 바꾸는 역할을 한다. 리시버의 주파수반응은 여러 개의 정점(peak)과 저점(through)으로 결정되는데, 리시버 자체의 공명 특성과 리시버의 소리를 외이도로 전달해주는 튜브의 음향학적 특성에 의하여 영향을 받는다. 음향 저항체인 댐퍼(damper)를 리시버나 튜브에 넣게 되면 정점과 저점이 부드럽게 된다. 댐퍼는 정점에 해당하는 주파수의 에너지를 흡수하여 음질을 높이고 소리를 편안하게 만든다.

보청기에 신호를 전달하는 다양한 방법 중 하나로 텔레코일(telecoil)은 자기신호를 전기 신호로 바꾸는 것이고, 라디오 리시버는 전자기 신호를 감지하여 이를 전기로 바꾸는 역할을 한다. 음향 입력단자는 전기 신호를 직접 보청기에 전달하는 기능을 한다.

전기 스위치나 리모컨을 이용하여 보청기를 조절하게 된다. 보청기는 배터리로 작동되며, 보청기에 필요한 전력량과 보청기 내부 공간의 여유에 따라 배터리 크기가 결정된다.

Chapter 2는 보청기를 구성하는 여러 요소에 대한 내용이다. 여기에는 소리와 전기를 서로 변화시키는 변환기(transducer)와 전기 신호를 바꾸는 다양한 방법들이 있다. 이러한 전기적인 부분은 전기회로나 디지털 수학연산 알고리즘보다는 기능박스(functional box)로 표시할 수 있다. 기능박스의 조합은 블록선도(block diagram)로 표기되는데, 이러한 기능은 디지털과 아날로그에 상관없이 적용이 가능하다. 현대식 보청기의 디지털 증폭기는 보조적으로 입출력 부분에서 아날로그 회로를 사용할 수는 있다.

2.1 블록선도 *Block Diagram*

20년 전에는 주파수-이득(frequency-gain)곡선, 주파수-최대출력곡선만으로 보청기 특성을 이해할 수 있었다. 그러나 최근 복잡한 보청기 특성을 이해하기 위해서는 블록선도를 통한 이해가 필요하다.

블록선도는 신호를 어떻게, 어떤 순서로 처리하는가를 보여 준다. 또한 블록선도는 사용자가 신호처리의 어느 단계에서 조절할 수 있는지를 알게 해주며, 원하는 기능이 가능한지 여부를 보여 준다.

Figure 2.1은 이 책에서 사용되는 각 블록의 기호이다. 일부 블록은 동의어를 가지고 있는데, 압축증폭기와 함께 사용하는 '교류/직류 변환기(AC/DC converter)'는 'level detector/averaging circuit' 혹은 'envelope detector'라고 불리우기도 한다. 또한 '가산기(adder)'와 '합산기(summer)'는 동일한 의미이다.

대각선으로 그려진 화살표시는 블록 특성이 사용자에 의해 조절 가능하다는 의미이고, 다른 블록에 의하여 조절될 수도 있다는 뜻이다. Figure 2.1은 가변형 이득증폭기(variable gain amplifier)를 나타내지만, 마이크로폰과 리시버를 제외한 다른 블록은 조절이 가능하고 대부분의 블록은 입력과 출력을 갖는다.

블록선도의 심볼에 대한 표준은 없고, 현재 많이 사용되는 기호가 Figure 2.1이며 다른 변형도 가능하다. 셋째줄의 필터와 압축증폭기의 그래프는 가장 유효한 방법으로 측정하였을 때의 성능을 나타낸다. 필터에서는 이득-주파수

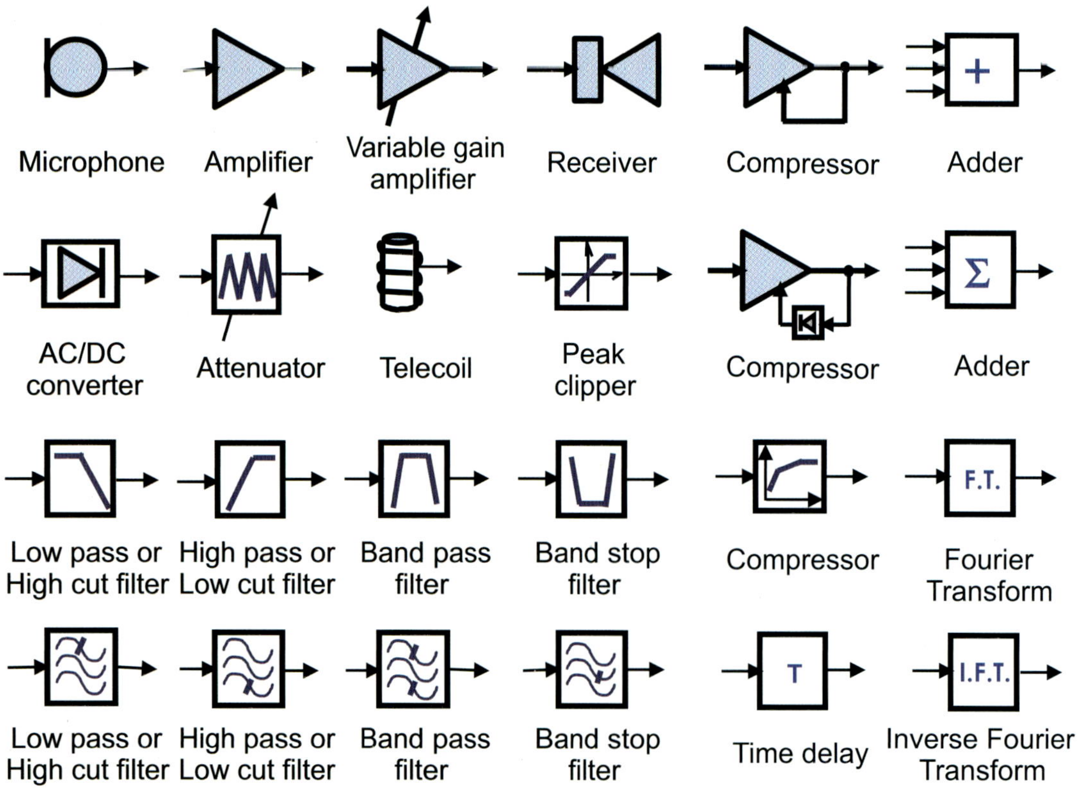

Figure 2.1 Symbols used in block diagrams.

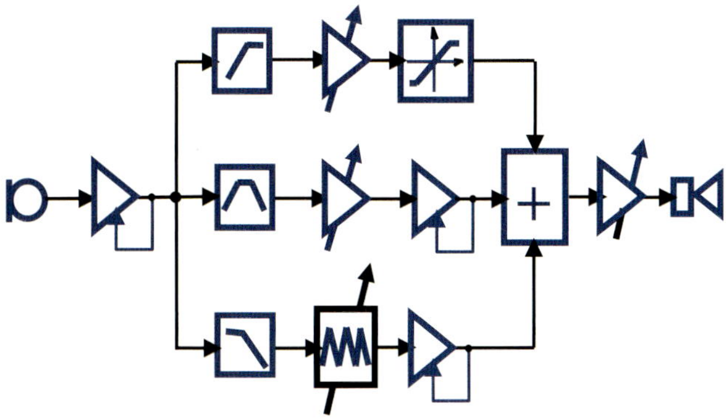

Figure 2.2 A three channel compression hearing aid.

반응(frequency-gain response)을 나타내고, 압축증폭기의 경우에는 입출력도(diagram)를 표현한다.

매우 복잡한 최신 보청기는 신호처리 방식을 블록으로 나타내기 어려울 수 있어, 이런 경우 신호처리 방법을 박스 안에 기술한다.

블록선도에서 블록을 연결하는 화살표는 신호가 하나에서 다른 블록으로 전달되는 것이다. 또한 대부분의 신호는 좌측에서 우측 방향으로 진행한다. 하나의 출력이 여러 개의 기기로 입력될 때는 신호가 연결되는 모든 블록에 선으로 연결되어야 한다. 1개 이상의 출력이 다른 블록에 입력되지 않아야 하는데, 이는 2개의 출력이 1개에 동시 입력된다면, 2개 블록이 다른 신호를 전달할 수 있어 논리적으로 충돌하기 때문이다. 가급적 블록선도에서는 선이 교차하지 않아야 한다. 선이 교차하여 서로 연결되면 점으로 표시한다. Figure 2.2는 고주파수 대역에서 정점절단 기능이 있고, 저/중간 주파수 대역에서는 압축기능을 가지고 있는 3채널 보청기의 블록선도이다.

Figure 2.2 블록선도에서 알 수 있는 것은 마이크로폰은 음성 신호를 전기로 바꾸고 전기 신호는 압축증폭기에서 증폭된다는 것이다. 이 신호는 저, 중, 고주파수 필터로 나뉘고, 이후 저주파수와 주파수 대역 신호는 압축증폭기에 의하여 선택적으로 증폭이 이루어지고, 고주파수 대역의 신호는 정해진 값만큼 증폭이 되고, 이후 정점절단된다. 저주파수 대역은 감쇄기(attenuator)에 의하여 작아진 뒤에 압축 증폭된다. 이 3개 대역의 신호는 합쳐지고 다시 증폭되어 리시버에 전달된다.

2.2 마이크로폰 *Microphones*

마이크로폰 기능은 소리를 전기로 바꾸는 것이며 다른 형태의 에너지로 바꾸는 것이기 때문에 변환기라고도 한다. 이상적 상황에서는 입력음 파형과 출력음 파형은 동일해야 하는데, 마이크로폰은 선형 방식으로 작동하기 때문에 입력 신호가 증가하면 출력음도 최대 전압도 증가하는데 출력에는 한계가 있다. 입력 음압 대비 출력 전압을 마이크로폰의 민감도(sensitivity)라 한다. 전형적인 보청기의 마이크로폰 민감도는는 16 mV/Pascal이며, 이것은 소리 강도 70 dB SLP가 1 mV를 만드는 것이다.

2.2.1 작동 원리 *Principle of operation*

보청기 마이크로폰은 여러 가지 기술로 만들어지나, 1980년대 이후에는 'electret 마이크로폰'이 사용되고 있다.[917, 1606] Figure 2.3은 'electret 마이크로폰'의 외형이며 실린더 형태이다. Figure 2.4는 작동 원리를 설명하기 위한 단면도로 음파(sound wave)는 입구로 들어와 얇고 유연한 금속 진동판(diaphragm)에 도달하고, 음파에 의해 진동판이 먼저 상, 하로 움직인다. 이후 진동판은 좁은 사이를 두고 떨어져 있는 'back plate'라고 불리는 금속판 사이에서 움직이게 된다. Black plate 표면은 electret라는 얇은 테플론으로 코팅이 되어 있고, 다수의 돌출부(bump)에 의해 진동판과 분리되어 있다.

Electret는 한쪽은 과전하, 반대쪽은 전하가 부족하도록 대전되어 있기 때문에 다른 물질에 전자를 제공할 수 있다.

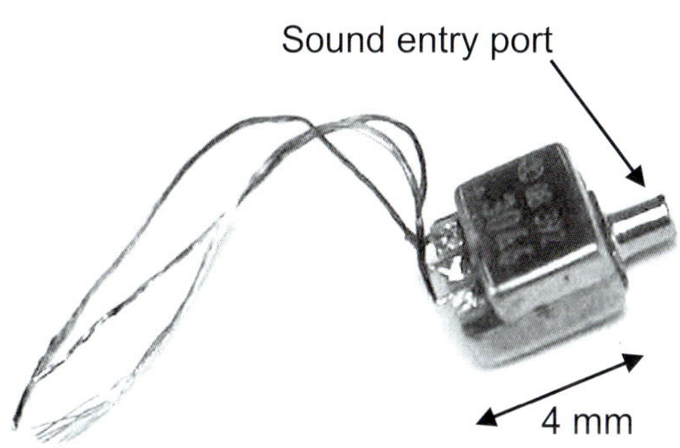

Figure 2.3 An electret microphone.

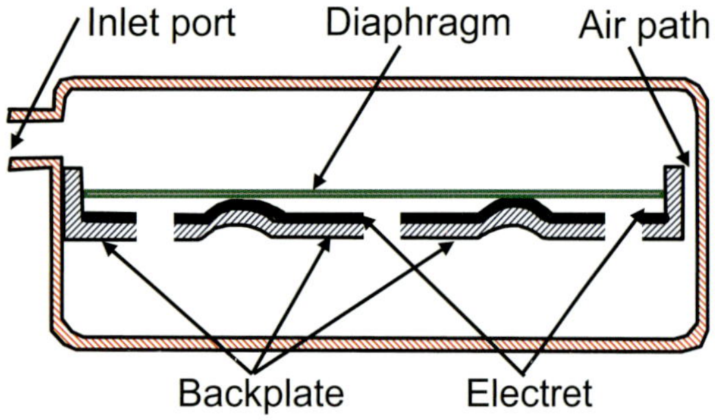

Figure 2.4 Cross section of an electret microphone.

음파가 진동판을 움직이면 진동판과 electret 사이의 거리 변화에 따라 전기적 힘의 변화가 발생하고, 이로 인해 전류가 발생하게 되는데, 이는 소리의 물리적인 에너지가 전기적인 에너지로 변하는 것으로, 진동판과 black plate 사이의 전압 차이가 만들어진다. 마이크로폰 내부에 증폭기가 위치하기도 하는데, 이는 보청기의 주증폭기(main amplifier)에 전류가 전달될 수 있도록 이를 증가시키는 역할을 한다. 마이크로폰의 증폭기는 FET(field effect transistor, buffer amplifier, follower)라는 트랜지스터를 사용한다.

최근에는 실리콘 마이크로폰(solid state, integrated/micro-electro-mechanical system, MEMS)과 같이 완전 전기방식 마이크로폰도 개발되었는데, 집적회로를 만들 때와 유사한 방식으로 실리콘 블록에 다른 특성을 갖는 물질을 에칭(etching)하는 방법으로 만든다. 실리콘 마이크로폰이 갖는 낮은 민감도와 높은 내부소음이 해결된다면, 전기방식 마이크로폰인 'electret 마이크로폰'을 대체할 수 있을 것이다. 현재보다 크기가 더 작아지고, 높은 신뢰도와 재현성을 갖는다면, 특히 방향성 마이크로폰에 유용할 것으로 예상된다. 실리콘 마이크로폰은 자동 생산이 가능하기 때문에 가격이 낮고, 실리콘으로 구성되기 때문에 보청기 증폭기에 이용되는 내부 회로와 동일한 실리콘 블록으로 생산할 수 있다.

2.2.2 마이크로폰 주파수반응 *Frequency response of microphones*

'Electret 마이크로폰'은 기본적으로 평편형(flat) 주파수반응을 나타낸다. 보청기에 사용되는 경우 대개는 저주파수 차단(low cut) 기능을 적용하는데, 이는 주변의 강한 저주파수 소리에 덜 민감하도록 만든다. 정상 청력에서도 이러한 저주파수 소리를 인지하지는 못하지만, 저주파수 차단기능이 없으면 보청기에 입력되는 신호에 과부하가 발생하게 된다.

저주파수 차단기능은 비교적 간단한데, 진동판의 양쪽에 작은 구멍을 만들면 저주파수 소리가 진동판 양쪽을 동시에 움직여 진동판 움직임을 감소시킨다. 구멍이 커질수록 저주파수 감쇄 정도가 크며, 감쇄가 발생하는 주파수 대역도 증가하게 된다. 이러한 구멍은 고막에서 이관의 역할과 같아서 진동판 양측의 공기 압력을 동일하게 유지하는 기능도 한다. 보청기의 전체적인 이득-주파수곡선을 조절하기 위하여 다른 저주파수차단 특성의 마이크로폰을 사용하기도 한다.

평편형 주파수반응에는 2개의 변수가 있다. 마이크로폰 케이스의 음향적 공명현상은 입구부 공기(acoustic mass)와 진동판의 앞쪽 공기 부피(acoustic compliance, spring) 사이에서 발생한다. 진동판의 물리적 특성과 진동판 뒤쪽 공기도 역시 이러한 공명에 관여하는데 이를 헬름홀츠 공명(Helmholtz resonance)이라고 한다. 이러한 공명은 이득-주파수곡선에서 4-10kHz 부위에서 5dB 가량의 이득을 높여 정점을 형성한다. 입구부가 짧고, 넓을수록 공명주파수는 높아지며 고주파수 부분도 커진다. 500Hz 이하 저주파수 차단기능의 마이크로폰에서는 5kHz 공명주파수를 보이며, 그 이상의 주파수에서는 민감도가 낮아짐을 볼 수 있다 (Figure 2.5).

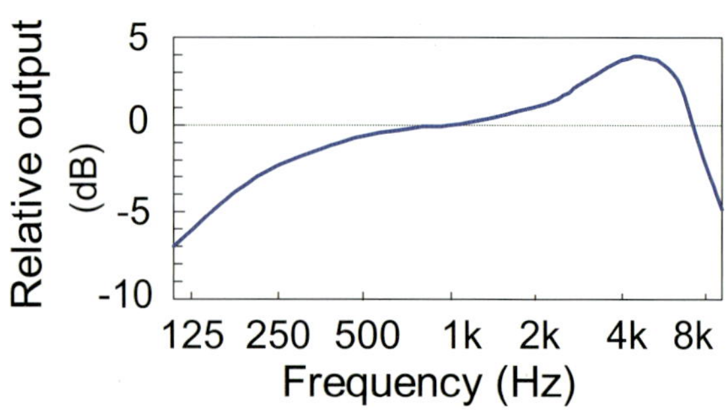

Figure 2.5 Frequency response of a typical electret microphone with tubing on its input port.

2.2.3 마이크로폰 불완전성 *Microphone imperfection*

마이크로폰의 주요 결함은 땀(perspiration)과 같이 화학물질에 노출되면 손상된다는 것이다. 또한 모든 전자기기가 갖는 소량의 무작위 전기소음(random electrical noise)이 마이크로폰에도 존재한다. 이런 마이크로폰 소음은 진동판에 대한 공기의 움직임과 마이크로폰 증폭기 내부의 무작위 전기소음이 원인이다.[1780] 이런 소음이 보청기 주증폭기(main amplifier)에서 증폭되면 정상인도 인지할 수 있게 된다. 마이크로폰 소음은 저주파수 부분 감쇄(roll-off)를 크게 만드는 내부 음향통로를 갖는 마이크로폰의 경우에 심하다.

또 다른 문제점으로는 소리에 민감한 마이크로폰은 진동에도 민감하다는 것이다. 이는 마이크로폰의 케이스가 움직이면 진동판은 관성에 의해 케이스보다 덜 움직이므로 진동판과 케이스가 다르게 진동하게 된다. 이런 진동 주파수에 따라 또 다른 출력을 만드는 중요한 문제가 발생한다.

첫째 마이크로폰이 진동에 영향을 받으면 진동 자체가 소음을 만들 수 있다. 예를 들어 옷이 보청기 케이스에 닿는 소리, 딱딱한 바닥을 달릴 때 몸에 전달되는 진동이 큰 소음으로 들릴 수 있다.

둘째로 마이크로폰이 감지한 진동은 증폭된 이후 리시버로 전달되어 더 큰 진동을 만들 수 있다. 만일 리시버가 만드는 진동 자극이 충분히 크고 보청기 이득도 크다면 이러한 피드백 현상은 저주파수 영역에서 귀로 들을 수 있는 진동(oscillation)을 만들게 된다. 이를 방지하기 위해 마이크로폰과 리시버를 적절한 위치에 배치해야 하는데, 고정된 위치가 움직이면 보청기는 내부의 진동 피드백현상으로 인하여 불안정하게 된다.

외이형(ITE), 귓속형(ITC), 고막형(CIC) 보청기는 크기가 작고, 맞춤 제작되므로 전환기(transducer)가 원래 위치에서 떨어질 가능성이 높다. 이럴 때는 전환기를 정위치에 부착하여 수리가 가능하다. 내부 피드백(internal feedback)은 음향 진동을 유발할 정도로 크지는 않으나, 보청기-커플러 반응으로 확인이 가능하다. 고출력의 경우에는 보청기-커플러 반응에 둔덕(bump)이 있고, 저출력에서는 없어진다. 또한 매우 큰 입력 음압은 마이크로폰을 과부하로 만들고 소리를 변조시킨다.

방향성 마이크로폰 작동 원리(How directional microphone work)

진동판 양쪽에 소리가 들어가는 입구를 만들어 소리가 들어오는 방향에 대해 민감해지도록 마이크로폰을 만든다(Figure 2.6). 방향성 마이크로폰의 특성은 2가지 지연(delay)에 기인하는데,

- 최대 외부 시간지연(maximum external time delay)은 2개 소리 입구부에 전달되는 시간차에 의한다.
- 내부 시간지연(internal time delay)은 후방 소리 입구부에 넣는 댐퍼나 저항기(resistor)(Section 2.7)에 의한다. 이런 조합은 저주파수통과필터(low pass filter) 역할을 한다.[255]

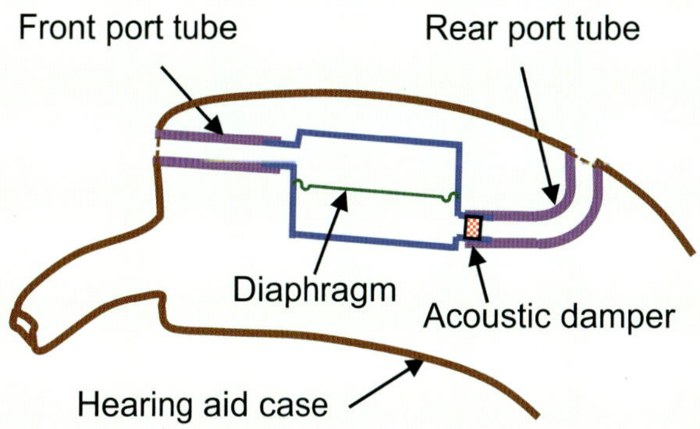

Figure 2.6 Diagram showing the sound paths in a directional microphone.

뒤에서 들어오는 소리는 후방 입구로 먼저 들어오나, 이 소리는 내부 저주파수통과필터를 거치면서 시간이 지연된다. 내부 시간지연과 외부 시간지연이 정확히 일치하면 후방에서 오는 소리는 진동판 양쪽에 동시에 도달되어 진동판이 움직이지 않게 된다. 이런 경우 마이크로폰은 후방에서 들려오는 소리에 대하여 반응하지 않는다. 내부 시간지연이 외부 시간지연보다 작다면 마이크로폰은 다른 방향에서 전달되는 소리에 대한 민감도가 낮아진다.[1121]

다른 문제점은 보청기 설계나 제작에서 발생할 수 있는데, 가늘고 긴 튜브로 마이크로폰이 입구부와 연결되면 헬름홀츠 공명현상에 의한 반응이 저주파수로 이동한다. 이것은 이득-주파수곡선에서 정점을 넓게 하고, 그 이상 주파수에서는 이득이 감소하게 된다.

마지막 문제점으로 마이크로폰은 바람 소음(wind noise)에 취약하다. 바람이 머리, 귓바퀴, 보청기와 같은 장애물과 부딪히면 난기류가 생긴다.[458] 난기류는 공기압력 변동을 동반하며 마이크로폰은 이러한 변화를 소리로 바꾸게 되는데, 주로 저, 중주파수 소음이 발생한다. 중간 정도 세기(speed)의 바람도 아주 높은 음압을 만들어 마이크로폰 과부하를 만들 수 있다.[1954]

마이크로폰 입구부를 바람과 멀리 위치시켜 바람 소음을 감소시킬 수 있다. 다른 방법으로는 미용적으로 좋지 않지만 마이크로폰의 입구에 플라스틱 스폰지를 넣는 방법이 있다.[651] 더 좋은 방법은 마이크로폰 입구부를 고막형 보청기와 같이 외이도 내부에 위치시키는 것인데, 외이도에 깊이 들어갈수록 소음은 더 감소한다.[1954] 그 외에 커다란 마이크로폰 입구부를 망사(mesh screen)나 돔(dome)으로 덮는 방법도 있는데, 입구부가 커지면 바람에 의한 음압 변동이 작아지므로 음압이 서로 상쇄되어 소음이 감소하게 된다. 가벼운 스카프를 착용하는 것도 바람이 보청기나 귓바퀴에 부딪히는 것을 막아주고 머리 근처에서 와류가 생기는 것을 감소 시켜주기 때문에 좋은 방법이다.[191, 459]

2.2.4 방향성 마이크로폰 *Directional microphones*

방향성 마이크로폰은 특정 방향에서 들려오는 소리에는 잘 반응하지만 다른 방향에서 들려오는 소음은 억제하는 것을 말한다.

방향성 마이크로폰의 방향성은 극성 패턴(polar sensitivity pattern)으로 표기한다. Figure 2.7은 극성 패턴을 표기한 것으로, 특징적인 모양이 심장 형태와 유사하여 심장형(cardioid)이라고 하며, 외부 시간지연에 대한 내부 시간지연을 조절하여 다양한 패턴을 만들 수 있다. 방향성 마이크로폰의 반대되는 형태는 전방향성(omni-directional) 마이크로폰으로 입구부가 1개로 원형의 극성 패턴을 가진다.

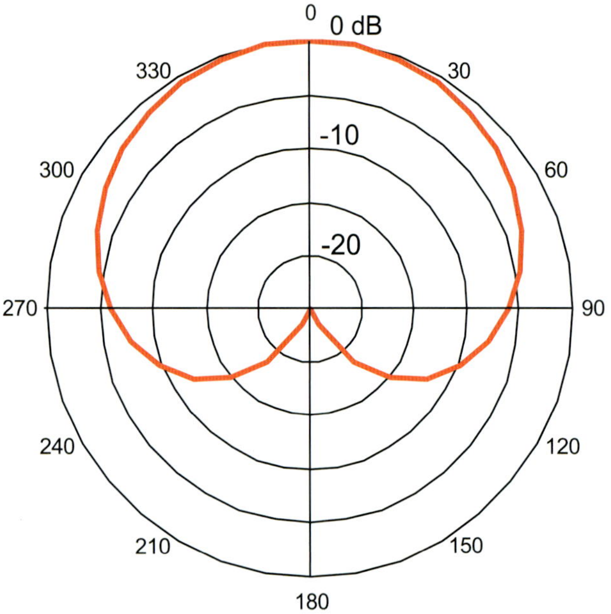

Figure 2.7 Directional sensitivity (in dB) of a microphone with a cardioid sensitivity pattern.

실생활에서 소음은 거의 모든 방향에서부터 귀로 들어온다. 한, 두 곳에서 소음이 만들어져도 실내 반사 등에 의하여 실제 귀에서는 전체 방향에서 소음이 들어오게 된다. 보청기를 사용하는 대부분은 앞에 있는 화자의 이야기를 듣고자 하므로 좋은 방향성 마이크로폰은 전방에 대해서 최대 민감도를 갖고, 다른 방향에 대해서는 낮은 민감도를 가져야 한다.

전방 소리에 대한 민감도와 다른 방향의 소리에 대한 민감도 비율을 방향지수(directivity index, DI)라 한다. 수평면적으로 표현할 때는 2차원 방향지수이며, 공간에서는 3차원 방향지수로 표기한다.

전방대비후방 민감도의 비율로 보청기의 특성을 나타내기도 하는데, 이를 'front to back ratio'라 한다. 이는 후방에서 오는 소음만을 대상으로 하기 때문에 많이 사용되지는 않는다.

실제 보청기는 착용자의 머리에 의해 영향을 받기 때문에 Figure 2.7은 공중에 매달려 있는 보청기에서만 나타난다. 전방향성 마이크로폰도 귀에 착용하기 때문에 머리에 의한 영향으로 전후방보다는 측면 방향에 더 민감한 방향성 마이크로폰과 같이 역할을 한다. 음원과 마이크로폰 사이에 머리, 귓바퀴가 있으면 소리가 감소되고, 방해물이 없으면 소리가 증가하기 때문에 방향성(directionality)이 만들어진다. 이러한 두부회절(head diffraction) 효과는 주파수가 증가함에 따라 커진다(Figure 15.6).

방향성 마이크로폰은 BTE와 ITE 보청기에서 오래전부터 사용되어 왔고, 특히 BTE에서 많이 이용되고 있다.[1458] 초기 방향성 마이크로폰은 디자인 문제로 방향성 효과가 거의 없었다.[91]

보청기를 이용하여 후방에서 들어오는 소리를 듣고자 할 때는 방향성 마이크로폰이 역효과를 일으킨다. 이러한 경우 해결 방법은 방향성 마이크로폰과 전방향성 마이크로폰을 함께 넣어 상황에 따라 선택적으로 사용하는 것이다.

둘째 방법으로는 2개의 전방향성 마이크로폰을 장착하는 것으로 흔히 사용된다. 전방향성이 유리한 상황에서는 1개 또는 2개의 마이크로폰을 이용하고, 방향성이 유리한 경우에는 2개의 전방향성 마이크로폰을 다르게 조합하여 사용하는 것이다. 이러한 듀얼 마이크로폰(dual-microphone) 기술은 두 번째 마이크로폰 신호를 전기적으로 지연시키거나, 첫 번째 마이크로폰 신호를 차감하고 전달하여 1개의 방향성 마이크로폰과 같이 신호를 처리하는 것이다.

어떤 방법을 사용하여도 사용자가 방향성과 전방향성 형식을 선택할 수 있고, 방향성 기능의 장점을 활용할 수 있다.[1460]

Figure 2.8은 다양한 보청기에서의 주파수에 따른 방향지수(DI)이다. 그러나 보청기의 모양에 따라 실제 환경에서는 차이가 있다. 입구부의 공간과 내부 저주파수통과 필터 또는 시간지연에 따라 차이가 발생한다. Figure 2.8 보다 더 큰 방향지수 값을 갖는 보청기들은 신체형, 안경형, 양측 마이크로폰 배열(bilateral microphone array)된 보청기이다. 전방향성 마이크로폰은 자유음장(free field)에서 0dB의 DI 값을 갖지만 마이크로폰 위치에 따라 실제 착용 시 DI 값은 저주파수에서는 -1dB, 고주파수에서는 0~2dB이 된다.

방향성 마이크로폰은 2kHz 아래서부터 이득이 점진적으로 감소하며, 저주파수차단(low cut) 형태의 이득-주파수 반응곡선을 보인다. 저주파수 이득을 높이기 위하여 전기

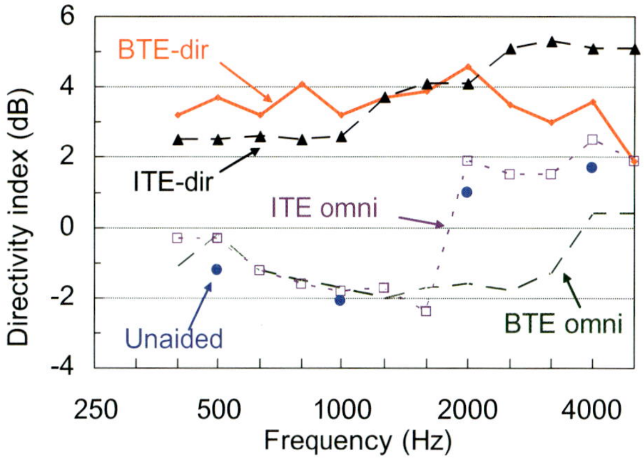

Figure 2.8 Directivity index, measured in the horizontal plane, for a directional and omnidirectional BTE and a directional and omnidirectional ITE.[1504] Also shown (as blue dots) is the directivity index for an unaided ear, measured on KEMAR.[454]

적인 필터를 사용하기도 하지만 오히려 과도하면 마이크로폰 내부소음이 증가한다.

주변 소음은 보청기 착용에 있어서 가장 큰 장애요인이다. 방향성 마이크로폰은 SNR을 높여 어음이해력(speech intelligibility)을 개선할 수 있는 유일한 방법이기 때문에 특히 중요하고, 이에 따른 혜택(benefit)은 입증되어 있다.[705, 923, 1034, 1824] 일반 방향성 마이크로폰은 소음이 있으나, 반향 없는 상황에서 어음이해력을 얼마나 높이는지를 각 주파수에 대한 DI 평균값으로 평가하는데, 말소리가 아주 가까이에서 들리는 경우가 아니라면 소리 반향이 많은 환경에서 방향성은 감소한다.

Chapter 7에는 방향성 마이크로폰과 마이크로폰 배열에 대한 자세한 내용이 있다.

2.2.5 마이크로폰 위치 *Microphone location*

보청기 마이크로폰은 대개 보청기 내부에 위치하지만 휴대용 마이크로폰(hand held), 무선 전송기, 반대편 머리에 부착하는 마이크로폰 등도 이용할 수 있다. 이에 대한 자세한 내용은 Chapter 3과 Chapter 17, 마이크로폰 위치에 따른 영향은 Section 4.3.2에 있다.

2.3 증폭기 *Amplifiers*

증폭기의 기본 기능은 단순해서 작은 전기 신호를 큰 전기 신호로 바꾸는 것이다. 이미 마이크로폰이 음향 신호를 전기 신호로 바꾸었으므로 증폭기는 3개의 기능을 할 수 있다. 전류 변화 없이 전압을 증가시키는 것, 전압의 변화 없이 전류를 증가시키는 것, 마지막으로 가장 흔한 경우로 전압과 전류 모두를 증가시키는 것이다. 증폭기의 3개 역할은 배터리의 힘을 이용하여 입력 신호에 따라 에너지(전압, 전류)를 출력하는 것으로, 출력 파형은 입력 파형이 확대된 것이다.

2.3.1 증폭기 기술 *Amplifier technology*

아날로그 증폭기의 핵심적 요소인 트랜지스터는 작은 전류(전압)로 전류를 조절한다. 트랜지스터 1개만으로도 증폭할 수 있으나, 대부분의 증폭기는 여러 개의 트랜지스터와 저항기를 연결하여 사용한다. 이런 다수의 트랜지스터와 저항기를 광학, 화학기술로 만드는 것이 집적회로(integrated circuit, IC)이다. 트랜지스터는 양극성(bipolar)과 CMOS(complementary metal oxide semiconductor) 기술 2개로 나뉘는데, 각각 장점이 있다. 양극성 트랜지스터는 내부소음이 작고, CMOS 트랜지스터는 전력을 적게 사용한다. 이들 모두 현재 보청기에 사용되며, 이들의 내부소음과 전력소모 또한 모두 적합하다. 보청기에 사용되는 IC 증폭기는 보청기의 복잡도에 따라 수십~수천 개의 트랜지스터를 포함하는데, 현재 대부분의 보청기가 디지털 신호처리 방식을 사용하기 때문에 여기에서 설명하는 아날로그 증폭기는 부수적인 역할로만 이용된다.

증폭기는 추가적인 전기부품을 필요로 하는데, 전기를 한 방향으로만 흐르게 하는 다이오드(diodes)는 신호의 크기를 감지하면서 IC에 들어간다. 축전기(capacitor)는 필터를 구성하는 등 다양한 목적으로 사용되며, 크기가 작은 경우 IC 내부에 포함되어 구성된다.

대부분 보청기에서 IC는 전기배선이 프린트되어 있는 회로기판(circuit board)에 올려지게 된다(Figure 2.9). 이러한 회로기판은 딱딱한 유리섬유나 탄성이 있는 플라스틱으로 만들어지며, 반도체 웨이퍼(substrate)라고 불리는 세라믹이 이용되기도 한다. 회로기판의 기능은 2가지로 IC를 포함한 서로 다른 부품들을 연결하며, 조립을 쉽게 하여 다른 기기들을 직접 IC에 연결하지 않아도 작동되게 한다. 회로기판에 포함된 IC와 다른 부품들을 '하이브리드(hybrids)'라고 하는데, 이는 세라믹으로 만든 기판도 같은 용어로 사용된다.

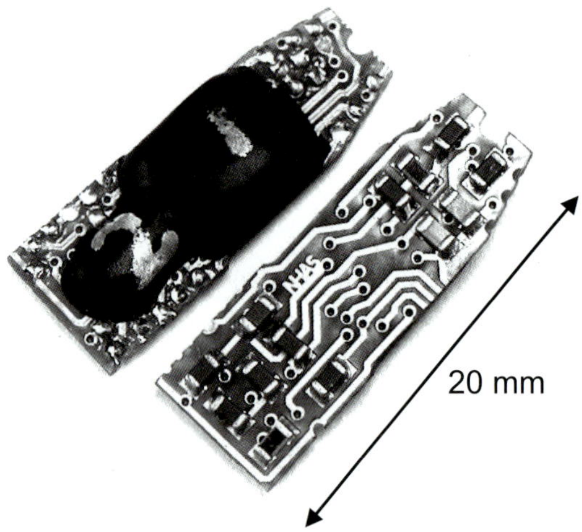

Figure 2.9 An amplifier board from a high-power BTE hearing aid. Integrated circuits are mounted on one side (under the protective coating) and individual components are mounted on the other, The protective coating protects the ICs against physical damage and the ingress of moisture and contaminants.

2.3.2 정점절단과 왜곡 *Peak clipping and distortion*

이상적인 증폭기는 큰 입력음이 들어와도 내부소음과 신호의 변조 없이 원하는 이득-주파수곡선을 만들어야 한다. 실제로 보청기 증폭기는 어느 정도 이에 부합하지만 신호가 너무 큰 경우 이상적인 경우와는 차이가 난다.

증폭기는 최대값 이상의 전압을 가진 신호는 만들 수 없는데, 이 한계는 대개 배터리의 전압과 동일하다. 증폭한 신호가 최대값에 접근하거나 입력음 또는 증폭기 이득이 증가하면, 압축제한 기능이 없는 모든 증폭기는 출력 신호음의 정점을 삭제하여 잘라낸다(Section 2.3.3).

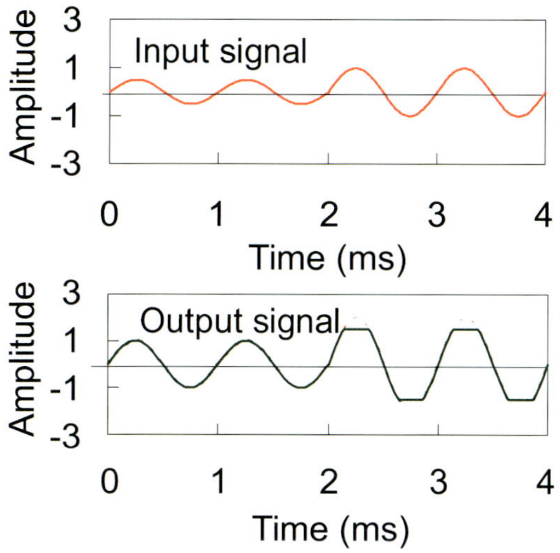

Figure 2.10 A signal that has been linearly amplified (from 0 to 2 ms), but amplified and peak clipped (from 2 to 4 ms) whenever the output signal reached the maximum amplitude that the amplifier was capable of delivering.

입력 신호가 정현파일 때 증폭기가 정점절단 이후의 파형으로 점선은 삭제된 출력 신호를 나타낸다(Figure 2.10). 출력 신호는 정현파인 입력 신호와 다르게 되어 정확히 반영하지 못하는 주파수 대역이 발생하게 되는데, 이러한 추가되는 요소를 왜곡 산물(distortion product)이라고 한다.

입력음이 정현파일 때 왜곡된 결과가 입력 주파수의 배진동에서 나타나게 되는데, 이를 배진동 왜곡(harmonic distortion)이라 한다. 모든 증폭기는 어느 정도 왜곡이 발생할 수밖에 없으니, 정점절단이 크면 왜곡도 커진다. 대칭적 정점절단이 발생하면 왜곡 결과는 홀수 배진동에서만 생기게 되고, 정점절단이 비대칭적인 경우에는 짝수, 홀수 배진동 모두 발생한다. 대개 2~3번째 배진동(harmonics)이 가장 강력하여, 결과적으로 왜곡 정도는 2~3번째 배진동의 에너지와 원하는 신호의 에너지 비율로 계산할 수 있다. 일반적으로는 모든 왜곡 에너지의 합과 원하는 신호의 에너지 비로 표현되는데 이를 총배진동 왜곡(total harmonic distortion, THD)이라고 한다.

과도한 왜곡은 어음과 다르게 되어 신호의 질을 낮추며 어음이해력을 감소시킨다.[16, 369, 370, 620, 701, 826, 858, 969, 1734, 1769] 왜곡된 크기가 전체 에너지의 10% 정도만 되어도 어음에 나쁜 영향을 미친다.[1031] 특별한 상황에서는 정점절단이 문제가 되지 않고 심지어 권장되기도 한다(Section 10.7.2).

좀 더 복잡한 신호에 대한 정점절단은 입력음의 모든 배진동에 해당하는 주파수와 모든 배진동의 조합에 해당하는 주파수에서 왜곡을 유발한다. 예를 들어 f_1과 f_2 주파수로 구성된 입력음의 경우 $2f_1$, $3f_1$, $4f_1$, $2f_2$, $3f_2$, $4f_2$, f_2-f_1, $2f_2-f_1$, $2f_1-f_2$, $3f_1-f_2$에서 왜곡 요소가 발생한다. 이는 배진동 왜곡이 발생하는 기전과 같고, 이는 입력 신호 각각의 구성 성분에 의하여 상호 간섭해 발생하기 때문에(주로 정점절단이 원인) 상호변조 왜곡(intermodulation distortion)이라고 한다.

정점절단과 왜곡을 주로 증폭과 관련하여 논의하였지만 보청기의 마이크로폰, 리시버도 신호음의 정점을 절단할 수 있다. 정점절단과 이에 따른 결과인 소리 왜곡 현상은 디지털 보청기 신호처리가 과부하되면 발생할 수 있다.

대개 아날로그 보청기는 여러 개의 증폭기를 연속적으로 갖는데, 최종적으로 배터리의 전력을 가장 많이 사용하는 출력(output) 증폭기를 갖는다. 다양한(class A, B, C, D) 종류의 증폭기가 사용되며 이는 보청기의 디자인이나 전력에 따라 결정된다.[436] 디지털 보청기는 아날로그-디지털 변환 이전에 전증폭기(pre-amplifier)를 가지고 있고, 디지털 보청기의 출력증폭기는 디지털-아날로그 변환 이후에 가능한 가장 높은 출력을 만든다(Section 2.4.6).

2.3.3 압축형 증폭기 *Compression amplifiers*

감각신경성 난청에서는 역동범위(dynamic range)가 정상인보다 작아지므로 작은 소리는 강한 소리에 비해 작은 증폭이 필요하다(Section 1.2.2). 입력수준(input level)이 증가함에 따라 증폭 정도를 감소시키는 조절이 필요하다(Chapter 6, Section 10.4). 압축형 증폭기는 입력수준의 변화에 따라서 증폭의 정도를 조절하는 것이다. 1937년도에 처음 제안된 개념으로 단순히 압축기(compressor)란 증폭기인데 입력이 증가함에 따라 증폭기 이득을 감소시키는 것을 말한다고 하였다.[1695]

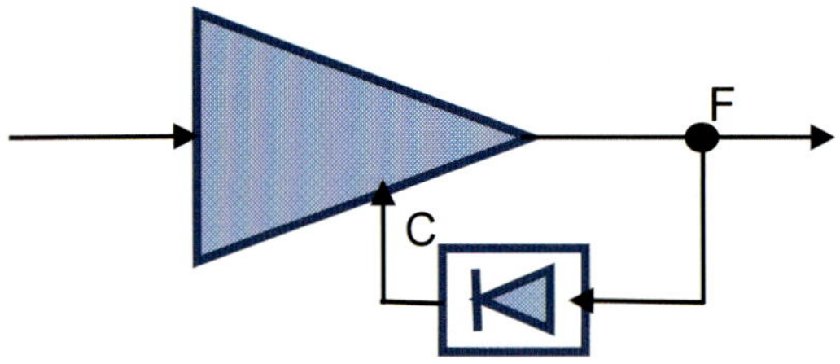

Figure 2.11 Basic feedback type compression amplifier block diagram.

피드백 압축기(feedback compressor)의 블록선도(Figure 2.11)로 피드백 지점인 F에서 신호는 입력수준 감지장치(level detecting device)에 의하여 감지하는데, 신속하게 변화하는 음향 신호를 좀 더 천천히 조절된 신호로 변경하는 기능을 한다. 조절신호(control signal)의 크기는 F 지점에서 일정기간 동안 측정된 신호의 평균값에 따른다. 조절신호는 C로 되돌아가게 되어 이득을 얼마나 조절할지를 결정한다. 여기서 F에서 얻는 파형을 직접적인 조절인자로 사용할 수는 없는데, 만일 매번 파형마다 반응하여 조절하면 압축기는 일정한 출력을 낼 수 없게 되기 때문이다. 압축은 세부적인 파형을 변경시키지 않은 상태에서 전체적인 이득을 조절한다. 압축형 증폭기는 자동이득조절기(automatic gain control, AGC) 혹은 자동 볼륨 조절기(automatic volume control)라고 불리는데, 여기에서 자동(automatic)이라는 의미는 서서히 이득이 변화된다는 뜻이다.

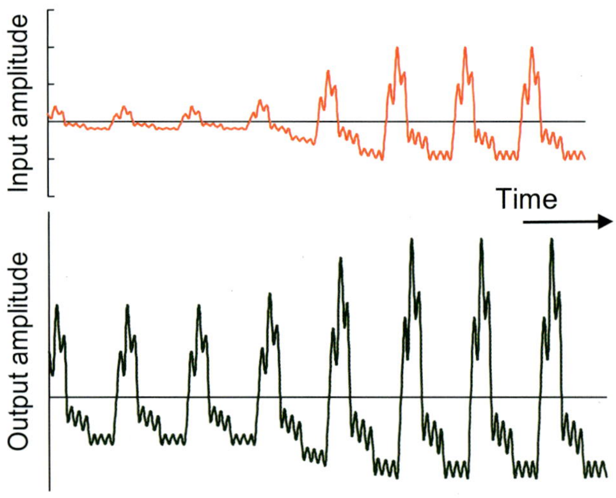

Figure 2.12 Effect of a compressor on a waveform varying in level.

입력 크기에 따라 압축기가 변화하는 것으로 입력 신호의 최대와 최소 강도 레벨차가 감소하였으나, 파형은 거의 변화되지 않았다(Figure 2.12). 압축형 보청기 기능은 출력음이 일정 강도로 커지게 되면, 마치 손으로 볼륨을 부드럽게 조절하는 것과 같은 역할을 한다.

2.4 디지털 회로 *Digital Circuits*

전화기 발명으로 시작된 아날로그 기술은 전압이나 전류의 파형이 소리의 음압 파형과 유사하다는(analogous) 의미에서 사용되기 시작하였다. 음압이 변화하는 것에 반응하여 마이크로폰에서 만들어진 전기 신호도 동일하게 변화된다. 20여년간 연구된 기술인 디지털 기술은 1990년대 중반에 보청기를 몸에서 머리로 옮길 수 있게 하였고, 최근에는 모든 보청기에 사용하고 있다. 디지털 기술의 장점은 작동 예측이 쉽고, 내부소음이 적으며, 전력 소모가 작아서 소형 집적회로에서 복잡한 신호처리가 가능하다는 점이다.

아날로그 보청기와 같이 디지털 보청기도 마이크로폰으로 소리를 아날로그 전압 신호로 변환한다. Figure 2.13과 같이 아날로그-디지털 변환기(ADC)가 전기 신호를 일련의 숫자로 바꾼다. 디지털 신호처리장치(DSP)는 연산으로 신호를 처리하고, 디지털-아날로그 변환기(DAC)를 거쳐 다시 소리로 바꾼다.

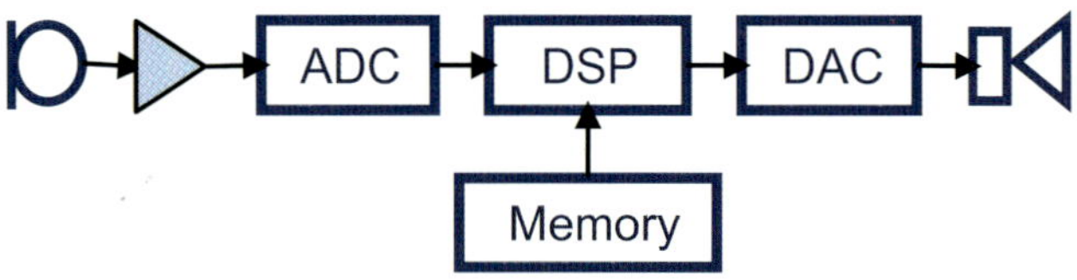

Figure 2.13 Basic components of a digital hearing aid incorporating a pre-amplifier, analog-to-digital converter(ADC), digital signal processor(DSP), digital-to-analog converter(DAC), and memory to hold the desired amplification characteristics.

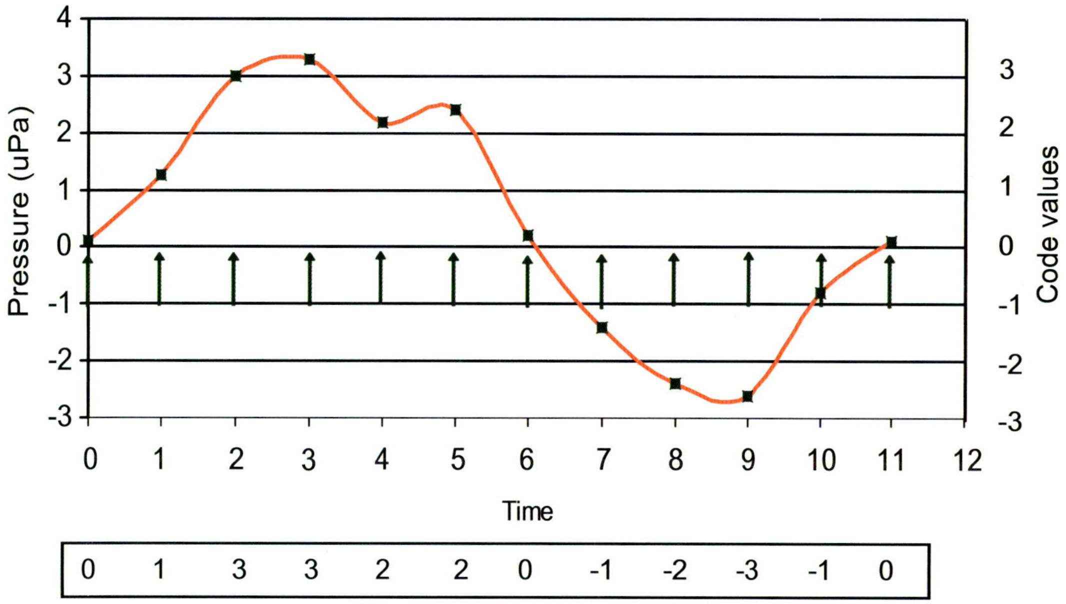

Figure 2.14 An analog pressure waveform(plotted using the left hand scale), the sampled values(shown by the dots on the waveform), the sampling signal(represented by the regular series of arrows), and the digitized codes(read from right hand scale) that approximate and represent the sampled values(enclosed in the rectangle beneath the time axis).

2.4.1 아날로그-디지털 변환기 *Analog to digital converters*

디지털 기술에서 소리는 순간마다 변하는 숫자들로 표현된다. 마이크로폰에서 나오는 아날로그 전압으로 바뀐 소리를 ADC는 숫자로 만들어 이러한 기능을 한다. 샘플링(sampling)은 이러한 과정의 첫 단계로 신호음은 규칙적인 시간 간격마다 신호의 크기를 감지함으로써 샘플링 되는데, 측정 시점 이외의 값들은 무시된다. 샘플 신호가 원래 신호를 잘 반영하기 위해서는 샘플 빈도를 높여야 한다. 특히 신호음 방향이 변화하는 것보다 자주 샘플이 이루어져야 하는데 연산으로 샘플링 빈도(sampling frequency, sampling rate)는 복합음(complex signal)의 가장 높은 주파수보다 2배 이상이 되어야 원래 신호의 정보가 이 과정에서 손실되지 않는다. 보청기가 10kHz까지의 소리를 충실하게 증폭하고자 한다면 샘플링 빈도는 20kHz는 되어야 하며, 이는 1/20,000sec, 즉 50μsec마다 샘플링 한다는 의미이다.

ADC로 전달되는 소리의 주파수가 샘플링 빈도의 절반 이하가 되기 위해서는 적절한 저주파수통과필터(low pass filter)를 통과해야 하고, 이러한 필터를 안티-얼레이징필터(anti-aliasing filter)라고 한다. 만일 샘플링 빈도의 절반보다 더 높은 주파수 신호가 ADC로 전달되면 샘플링 빈도의 절반 이하 신호들만 증폭하게 되어, 고주파수 신호가 마치 저주파수인 것처럼 인지하여 신호왜곡이 발생한다. 따라서 안티-얼레이징필터는 이런 신호왜곡 현상을 방지한다. 그러나 어떠한 필터도 약간의 오류는 필연적으로 존재할 수밖에 없고, 안티-얼레이징필터의 차단주파수(cut-off frequency) 근처의 일부 신호는 필터를 통과하기 때문에 샘플링 빈도는 이론적인 최소값보다 10~20% 정도 높아야 한다.

Figure 2.14와 같이 샘플링하면 모든 파형은 숫자로 표현된다. 이때 얼마나 많은 다른 숫자들을 허용할 것인지를 결정해야 하는데, -3에서 +3 사이의 정수로 구간을 정하면 이 파형은 그림 아래의 숫자(code)로 바뀌고, 이런 과정으로 디지털화 된다.

이후 디지털화된 값은 binary digit의 약자인 비트(bit)로

Table 2.1 Break-up of the digitized code values of Figure 2.14 into three-bit words.

Digitized code		Fours	Twos	Ones
0	=	1	0	0
1	=	1	0	1
3	=	1	1	1
3	=	1	1	1
2	=	1	1	0
2	=	1	1	0
0	=	0	0	0
-1	=	0	0	1
-2	=	0	1	0
-3	=	0	1	1
-1	=	0	0	1
0	=	1	0	0

나뉘게 된다. 십진법에서는 0~9 값을 사용하지만 비트를 이용하는 이진법은 0과 1만을 사용한다. Figure 2.14의 디지털화된 숫자들을 비트로 바꾸면 Table 2.1이 된다. 음수의 경우에는 첫 자리를 이용하여 표현한다.

3비트는 8개의 숫자에 해당하고 4비트는 16개의 숫자, 5비트는 32개의 숫자에 해당하는데, 가정용 CD플레이어는 소리를 표현하기 위하여 16비트를 사용하고 이는 65,536개의 숫자를 사용하는 것이다. 보청기도 유사한 비트를 사용하는데 8비트는 정보의 기본단위인 1바이트(byte)가 되며 이는 메모리나 하드디스크의 크기를 표현할 때 사용한다. 대개 메모리 크기는 Megabyte혹은 Gigabyte나 Terabyte를 사용한다. 디지털보청기는 특정 환경이나 사용자의 특성을 반영하기 위하여 작은 정도의 메모리가 필요한 경우가 많다.

샘플링된 것을 비트로 변환하는 이유는 우선 컴퓨터의 연산이 2진법으로 진행되며, 저장하고 전송하는 등 다양한 형태로 활용할 때 바뀌지 않기 때문이다. 예를 들어 보청기에서 0은 0volt를 의미하고 1은 1volt를 의미한다고 할 때, 보청기 내부의 전기적인 소음으로 인하여 0volt의 신호에서 0.1volt의 잡음이 발생하여도 이 소음은 가장 가까운 값으로 인식되므로 0volt로 표현되어 실제 기능에는 아무런 영향을 미치지 않게 된다. 그러나 아날로그 보청기의 경우에는 이러한 변조된 소음도 신호로 인식되어 사용자에게 전달된다. 이러한 디지털의 장점은 보청기의 내부 디지털 부위에서 소음이 발생한 경우에 한정되며, 다른 부위에서 소음이 발생하는 경우에는 작동하지 않는다.

2.4.2 디지털 신호처리 *Digital signal processors*

소음에 대한 디지털 신호처리의 장점 이외에도 다른 장점도 있는데, 일단 소리가 숫자로 변화되면 연산을 통하여 변환할 수 있다는 점이다. 예를 들어서 6dB만큼 증폭을 하고자 한다면 각각의 값을 2배하면 된다. 더 많은 증폭을 하려면 더 큰 수를 곱하면 된다. 다른 연산으로 다양한 변환이 가능한데, 예를 들어 저주파수통과필터(low-pass filter)가 필요한 경우에 각각의 소리 샘플에 선행하는 샘플의 특정 요소를 더하면 된다. 이는 특정 수열들을 평균하거나 부드럽게(smoothing) 하는 것인데, 이로써 특히 고주파수 성분이 빠르게 변동(fluctuation)하는 크기를 줄일 수 있다. 연산 방법을 이용하면 아날로그 방식 이상으로 소리를 변화시킬 수 있다. Chapter 7과 8은 보청기에 사용되는 2개의 디지털 신호처리기에 대한 내용이며, 하드웨어에 내장된 형태와 일반 연산 처리기(arithmetic process)가 들어간 보청기로 나뉜다.

2.4.3 하드웨어 내장형 디지털 신호처리 *Hard-wired digital processing*

이런 형태의 보청기에서는 신호처리기의 각 부분들이 각각 다른 기능을 수행하고 이 블록들은 정해진 순서에 따라 연결된다. 즉 소리 샘플들은 다양한 블록을 정해진 순서에 따라 거치게 되고, 이 블록들은 정해진 기능(필터, 압축 등)만을 수행한다.

만일 디지털 보청기를 블록선도로 표현하게 되면 특정 블록선도에 표시된 대로만 기능을 수행한다는 의미이다. 보청기가 소리를 증폭, 필터링하는 정도를 조절할 수 있어, 블록선도가 난청에 따른 여러 변수(압축비(compression ratio), 필터 코너주파수(filter corner frequency))들을 적절하게 고려했다면 배선이 고정되는 것에 따른 단점은 거의 없다. 하드웨어 내장형 디지털 신호처리기를 가진 보청기들은 대개 증폭을 매우 편하게 조절할 수 있다.

2.4.4 일반 연산 디지털 신호처리 *General arithmetic digital processing*

하드웨어 내장형과는 다른 방식으로 연산 디지털 신호처리기를 중심으로 하는 디지털보청기가 있다. 이는 마치 컴퓨터의 소프트웨어가 수행하는 기능이 정해진 것과 같은데, 만일 신호를 3개의 밴드로 나누어 필터하고 각각의 밴드를 압축하여 이 3개의 신호를 합치려고 한다면 일반 연산 디지털 신호처리기는 3채널 압축형 보청기와 같이 작동한다. 만일 다른 소프트웨어가 입력된다면 마치 단일채널 정점절단형 보청기(one channel peak clipping hearing aid)처럼 작동할 것이다. 이러한 경우 보청기에 근본적인 제한은 없으나, 가능한 기능들이 한정된다. 이 방법으로 원하는 신호를 정확히 맞출 수는 있으나, 디지털 신호처리기로 어떤 것을 조절해야 하는지 모른다면 실제로 이용하기 쉽지 않다.

보청기가 블록선도와 같은 환경으로 설정된 일반 연산 디지털 신호처리기로 구성된다면 여러 장점이 있다. 첫째, 일반 연산 신호처리기의 극대화된 가변성은 여러 장점을 갖는데 보청기가 조립된 이후에도 생산자가 입력한 프로그램에 따라 다양한 형태의 보청기로 바뀌어 사용될 수 있기 때문이다.[1394] 비용절감 효과는 결국 사용자에게 혜택으로 돌아간다. 둘째, 사용자가 상황에 따라 서로 다른 신호처리 방식을 전환하여 사용할 수 있다. 셋째, 새로운 신호처리 방식이 개발되었을 때 사용자가 새로운 소프트웨어를 구입하여 기존 보청기에 새로운 기능을 추가할 수 있다. 마지막으로 이러한 새로운 신호처리 알고리즘 개발과 실용화까지의 시간이 단축되는데, 이는 소프트웨어를 이용하는 것이 집적회로를 새로 만드는 것보다 쉽기 때문이다.

따라서 보청기를 하드웨어와 업그레이드 가능한 소프트웨어로 이루어진 컴퓨터와 같이 생각하는 것이 타당할 것이다. 최근에는 전문 소프트웨어 개발자들이 있어서 소프트웨어를 생산자에게 판매하고 있는데, 향후 임상에서 직접 소프트웨어를 구매할 수도 있을 것이다.

그러나 이러한 가변성의 단점도 있는데, 우선 하드웨어 내장형 신호처리 방식에 비하여 전력소모가 크다.[1008] 전력소모 관점에서도 내장형 신호처리 방식이 일반 연산 신호처리기보다 더 복잡한 기능을 수행할 수 있다.

일반 연산 신호처리기 보청기는 집적회로 회사만이 아닌 일반인에게도 공유되므로 개방형 플랫폼(open platform)이라고도 하는데,[1394] 최근 이러한 개방형 플랫폼을 가진 보청기가 상용화되어 있다.

하드웨어 내장형과 일반 연산 신호처리기는 디지털 신호처리의 양쪽 극단이며, 일반적인 신호처리기는 이들 요소들을 모두 사용한다. 일반 연산 신호처리기에서도 자주 반복하는 연산은 하드웨어 내장형으로 구성하며, 반대로 하드웨어 내장형에서도 내장형 회로들의 연결을 조정하기 위하여 일반 연산 처리기를 함께 사용하는데, 대부분의 디지털 보청기는 2개의 처리기를 모두 사용한다. 최근에는 일반 연산 디지털 신호처리기의 사용이 증가하고 있다.

이런 기술 발전의 의미는 제조자가 전해주는 신호처리에 관한 정보에 대하여 관심을 많이 기울이지 않아도 된다는 것을 의미한다. 단지 내장된 신호처리 기능의 종류와 개별 요구에 따라 얼마나 유연하게 조절할 수 있는지가 중요하다.[1386]

2.4.5 연속처리, 블록처리, 보청기 지연 *Sequential processing, block processing, and hearing aid delay*

보청기는 언제나 주파수에 따라 반응하여 소리를 증폭한다. 주파수에 따른 증폭을 하기 위해서 디지털 보청기는 크게 2가지 방법으로 소리를 처리한다. 첫째로 아날로그 보청기와 같이 입력 신호를 연속적(sequential)으로 처리하는 방법이다. 매 순간마다 신호를 처리하지만, 처리 방식은 이전 샘플들 값에 의존하게 되는데, 실례로 완속작동압축기(slow acting compressor)에서 현재 샘플에 대한 이득은 이전 샘플 값에 의하여 결정되는 것과 같다.

다른 방식으로는 블록처리(block processing, frame processing, windowing the signal)가 있다. 입력 샘플들을 모아 함께 블록화하여(64, 128, 256, 512) 신호가 처리되는 방식으로,

입력음 블록을 퓨리에변환(Fourier transformation)하여, 진폭과 위상을 갖는 주파수 스펙트럼으로 표현한다. 입력 샘플의 수가 커질수록 각각의 주파수 특성이 보청기에서 자세히 나타나게 된다. 이런 신호를 주파수 도메인(frequency domain)(domain: 하나의 속성이 취할 수 있는 값의 집합)으로 표현되었다고 한다. 퓨리에변환에는 많은 연산이 필요하며, 가장 흔하게 사용되는 방법은 고속퓨리에변환(fast Fourier transform, FFT)이다. 전체 블록을 변환하여 신호가 처리되고, 다시 역 FFT(inverse FFT)를 하면 시간 도메인(time domain)으로 변화된다. 이후 각각의 블록은 출력음으로 나타나게 된다.

보청기가 수행하는 기능들은 작동 목적에 따라서 결정된다. 피드백으로 휘슬링(whistling)이 나타나면, 블록과 블록 사이의 스펙트럼 차이를 감시하여 증폭을 자동적으로 조절해 휘슬링이 없어지게 만들 수 있다. 이와는 달리 소리가 고주파수 특성을 많이 가지고 있는 경우나 저주파수 특성을 많이 가지고 있는 경우에는 각 주파수의 특성을 더 잘 반영하도록 만들 수 있다. 또 다른 예로 보청기는 블록과 블록 사이의 스펙트럼 변화를 확인하여 소리를 소음, 어음으로 구분하여 이에 따른 증폭 특성을 적절히 수정할 수 있다.

블록처리 방식은 좀 더 복잡한 기능을 수행할 수 있지만 블록들이 너무 길어지는 단점이 있다. 즉 블록의 길이만큼 입력에 비하여 출력 신호의 시간이 지연된다. 연속처리 방식에서도 약간의 지연은 있는데, 이러한 지연은 ADC와 필터링에서 주로 발생하고 다른 신호처리 방식을 이용하면 더 길어진다. 필터에서의 시간지연은 각 주파수에서 그룹지연(group delay)이라고 하는데 그룹지연은 특정 신호 주파수 영역에서 전체가 얼마나 지연되는가를 말한다.[330]

모든 신호가 지연되는 것은 아니고, 저주파수 소리는 환기구나 이어몰드 주변을 통하거나 두개골을 통하여 직접 고막을 진동시킬 수 있기 때문에 이런 소리는 보청기를 우회하여 내이에 들어가므로 시간지연이 없다(Section 5.3.1). 따라서 개방형 보청기에서는 증폭되지 않은 소리가 1,000~1,500Hz에서 보청기를 통해 증폭된 소리보다 더 클 수도 있다.

경도, 중등도 난청에서는 소리 시간지연이 아무리 작아도 보청기 이득-주파수반응을 왜곡시킬 수 있다. 증폭되지 않은 소리는 증폭된 소리를 일부 상쇄시키고, 특정 주파수에서는 강화시켜, 소리가 강한 부분과 약한 부분을 만든다. 이러한 정점과 저점이 발생하는 것을 '빗형 필터링(comb filtering)'이라고 한다. 증폭음(amplified, delayed sound)과 비증폭음(acoustic, non-delayed sound) 크기가 서로 비슷한 경우 가장 크며, 시간지연이 커질수록 주파수 대역에서 서로 상쇄될 가능성이 더 높아진다.

증폭음 중에서도 저주파수 소리가 고주파수 소리에 비하여 필터에 의한 시간지연이 더욱 많다. 와우의 필터대역과 유사한 필터를 사용하는 보청기에서는 이런 현상이 더욱 크다.

다양한 원인에 의하여 입력에 비해 보청기 출력이 지연되는데, 주파수에 따라 차이가 있을 수 있다.

이상적인 청취 환경에서 대략 5msec 정도의 저주파수 증폭 지연을 보청기 사용자는 감지할 수 있다.[17, 558] 5msec의 지연과 10msec의 지연은 서로 구별이 가능하나, 일반적으로 모두 양호한 음질로 느껴진다.[166] 시간지연이 10msec 이상 되면 음질이 나빠지고, 보청기 사용자에서 본인의 목소리에 변화를 느끼게 되며, 20msec까지는 견딜만하다.[17, 722, 1723, 1727] 고주파수보다는 저주파수가 5msec 지연되면 이를 인지할 수 있고, 10msec 지연은 본인의 목소리에서 약간의 차이를 느끼며, 15msec 지연은 외부에서 들려오는 어음이해력에 영향을 준다.[1203, 1725]

시간지연이 30msec 이상이 되면 어음 발성(speech production)이 불편해지며, 40msec 이상의 지연은 시각정보와 일치되지 않아서 잘 되던 독순(lip-reading)도 방해된다.[1167, 1723, 1744] 그러나 일부 연구에서는 시각자극에 비하여 소리는 이보다 더 길게 시간지연이 있어도 청각-시각 비동조화(auditory-visual dys-synchrony)를 유발하지 않는다는 결과도 있다.[706]

결과적으로 디지털 보청기의 허용 가능한 시간지연 범위는 청각-시각 비동조화보다는 주파수 영역별 시간지연 차이에 의하여 결정된다.

비증폭음과 증폭음의 시간지연은 대개 1~2옥타브 내에서 발생하므로 시간지연에 의해 위상반응이 방해되고, 이것은 보청기 사용자의 소리 국소화(sound localization) 기능을 낮춘다.

최대허용시간지연(maximum acceptable time delay)은 주파수에 따라 다르다. 이는 보청기 설계자들에게는 중요한데, 신호가 지연될수록 압축 또는 적응형 소음감소(adaptive noise suppression) 기능이 더욱 효과적으로 수행될 수 있기 때문이다. 시간지연이 길어지면 보청기는 신호가 변화하기 전에 이것을 미리 알게 되어 증폭 특성을 부드럽게 바꿀 수 있다. 대부분의 보청기는 허용 가능하고 신호 변화를 미리 감지할 수 있는 범위인 5 msec 이내의 범위에서 신호가 지연되도록 설계한다.[450]

2.4.6 디지털-아날로그 변환기 *Digital-to-analog converters*

디지털 신호처리기가 소리를 원하는 방식으로 처리한 이후에 다시 음파로 바꾸어야 한다. 이때 디지털 신호는 아날로그 음파로 변화되어야 하는데, 이러한 기능을 디지털-아날로그 변환기(DAC)와 리시버가 담당하며 이 과정에서 숫자화된 신호가 소리로 바뀐다. DAC는 출력을 아날로그 형태의 전압으로 출력하게 되고 이것이 소리가 된다.

전력소모를 최소화하기 위하여 디지털 보청기는 다른 방법을 사용한다. 샘플을 구성하는 여러 비트를 샘플링 횟수보다 더 빨리 변하는 1개의 비트로 바꾸는데, 이를 디지털-디지털 변환기(digital-to-digital converter, DDC)라고 한다. 이러한 연속적인 디지털 출력 신호가 고속으로 리서버에 전달되어서 이로 인하여 부드러운 파형을 갖는 아날로그 신호가 만들어질 수 있다. 따라서 DAC는 DDC와 리시버로 구성되고, 이런 변환기는 다른 증폭기와 같이 또는 리시버의 금속 캔 내부에 따로 위치한다.

2.4.7 디지털 보청기 사양 *Specification for digital hearing aids*

디지털 보청기의 사양도 아날로그 형태와 같이 이득, 최대출력, 주파수반응조절의 범위, 압축특성, 내부소음, 전류소모 등의 특성을 갖는다. 그러나 음질(audio quality)과 신호처리 능력 같은 디지털에 국한되는 특성을 갖는데 다음의 6가지 특성이 보청기 음질과 완성도에 영향을 준다:

초당 수행명령 수(Instructions per second): 디지털 처리기는 초당 수행할 수 있는 명령의 개수에 따라 구분되는데 어떤 처리기는 40 MIPS(초당 4000만 신호처리)를 수행할 수 있다. 복잡한 신호처리 방식은 일반적인 방식보다는 단위시간당 많은 수의 명령 처리를 할 수 있어야 한다. 예를 들어 압축은 정점절단 방식보다 복잡하고, 다중밴드 신호처리가 단일밴드보다 신호처리가 많고, 효과적인 자동 피드백 감소기능은 음조(tone, 음색) 조절방식보다 복잡하다. 복잡한 처리를 위하여 집적회로가 수행할 일이 많아질수록 전력 소모가 많아진다. 40 MIPS의 처리기가 10 MIPS의 처리기보다 더 복잡한 처리를 수행한다고 말할 수는 없는데, 이는 처리속도가 낮은 집적회로를 가진 보청기는 실제로는 더 복잡한 명령을 수행하고 있을 수도 있기 때문이다.

샘플링 빈도(Sampling rate): 샘플링 빈도는 보청기가 초당 입력 신호를 샘플링하는 빈도(Section 2.4.1)로 대부분의 보청기 사양은 샘플링 빈도의 40~45% 정도(이론적 최대치는 50%)를 증폭시킨다. 또한 샘플링 빈도가 불필요하게 높아지면 보청기 신호처리가 복잡해져 기능이 제한된다. 이는 보청기 리시버의 상한 주파수 제한(upper frequency limit)보다 더 높은 값의 샘플링을 1초당 처리해야 하기 때문이다. 결과적으로 각 샘플당 더 적은 수의 명령만을 수행할 수 있게 된다. 보청기 대역폭은 가장 작은 대역폭을 갖는 부품의 성능에 의해 결정되기 때문에 다른 부품이 높은 대역폭을 갖는다고 해도 전체 성능이 향상되지는 않는다.

비트 수(Number of bits): Section 2.4.1에서 모든 음파를 숫자와 이를 변환한 비트로 표현할 수 있다고 하였다. 비트 수가 클수록 더 많은 수의 아날로그 전압을 표현할 수 있다. 만일 비트 수가 적으면 디지털 파형은 원래 파형을 제대로 반영하지 못하게 되어 가장 가까운 값으로 정하게 되는데, 이때 소음이 증가하게 되며 이를 양자화소음(quantization noise)이라고 한다. 그러므로 비트 수가 클수록 신호에 대한 가장 가까운 값을 반영하여 양자화소음이 감소한다. 과부하 없이 표현할 수 있는 가장 큰 신호와 비교한 양자화소음은 쉽게 측정할 수 있으며, 소음은 대략 가장 큰 신호음보다 6b dB 작아지는데 b는 비트 수이다. 따라서 12-비트 시스템은 가장 큰 신호의 72dB보다 낮은 양자화 소음을 갖게 되어 가장 큰 신호가 입력될 때 SNR이 72dB가 된다. 이 SNR은 아주 큰 것처럼 느껴지나 만일 입력음이 70dB만큼 감소하게 되면 SNR은 2dB이 된다. 그러므로 보청기 각각의 부품에 맞는 역동범위를 갖는 다른 비트 수를 사용한다. 가능한 적은 비트 수만으로도 신호처리가 가능하도록 만들기 위해 효율적인 부호화 체계(coding scheme)를 사용하므로 디지털 보청기의 성능을 비교할 때 비트 수는 주의해서 해석해야 한다. 그러나 일반적으로는 비트 수가 클수록 소음이 없는 더 큰 역동범위를 갖게 되므로 클수록 좋다.

전력소모(Current consumption): 전력소모, 배터리 수명과 크기는 수행명령 빈도, 집적회로 작동을 위한 전압, 회로설계의 기술 등에 달려 있다. 이 중 사용자가 직접 조절할 수 있는 요소는 없기 때문에 전력의 소모는 직접적으로 배터리의 크기에 영향을 미친다. 전력 소모는 기술의 발달로 지속적으로 감소하는 추세이다.

신호처리 지연(Processing delay): 앞서 기술한 바와 같이 입력과 출력 사이 신호처리 지연은 보청기 음질, 특히 보청기 사용자 본인의 목소리에 나쁜 영향을 미친다. 신호처리를 많이 하면서 발생된 시간지연 동안 더욱 섬세한 신호처리가 가능하게 되어 신호의 변화에 빠르게 반응하고, 부드럽게 반응할 수 있게 한다. 그러나 신호처리 지연이 큰 보청기가 지연시간이 짧은 보청기에 비하여 꼭 신호처리를 잘한다고 할 수는 없다.

실제 크기(Physical size): 프로그램 가능형(programmable) 보청기는 많은 메모리를 갖게 되어서 집적회로 크기가 수 mm가 되기도 한다. 변환기 크기를 줄이는 기술 발달이 늦어지고 있어서 집적회로의 크기 감소가 보청기의 최종적인 크기에 가장 많은 영향을 준다.

2.4.8 디지털과 아날로그 보청기 *Digital versus analog hearing aids*

디지털 보청기는 많은 장점이 있으며, 아날로그 보청기를 거의 대체하고 있어 새로운 아날로그 보청기는 출시되지 않고 있다. 디지털 보청기의 가장 큰 장점은 아날로그에 비해 훨씬 더 복잡한 기능을 수행할 수 있다는 것인데, 이 중에는 아날로그 보청기에서도 일부 가능한 기능들도 있다(주파수 도메인으로 신호를 표현하는 블록선도). 또한 디지털을 이용하면 훨씬 더 작은 전력과 회로를 가지고 기능할 수 있고, 주변의 음향 환경에 따라 신호처리 방식을 선택할 수도 있다. 일반 연산 디지털 처리기능이 있는 보청기에서 처리용량이 충분하다면 처리방식이 새로 개발되거나 난청 상태가 변화하는 것에 따라 프로그램을 업데이트할 수 있다.

지난 세기에 디지털 기술의 발전으로 아날로그 보청기가 수행하던 기능을 더 작은 전력으로 작은 크기의 디지털 보청기가 대체할 수 있게 되었고, 이는 더욱 발전하고 있다. 집적회로 크기가 작아져 보청기도 작아졌고, 집적회로 전력소모가 작아짐에 따라 더 작은 배터리를 사용해도 동일한 시간 동안 작동할 수 있게 되었다. 또한 같은 전력소모로 더 복잡한 기능이 가능하게 되었다. 디지털 보청기의 유일한 단점은 입출력 사이의 시간지연(Section 2.4.5) 뿐이지만, 이는 다른 장점들의 대가로서는 매우 작은 것이라고 할 수 있다.

그러나 디지털 보청기로 할 수 없는 것도 있는데, 디지털 보청기는 일반적으로 CD 수준의 음질을 제공한다고 알려져 있다. 이러한 비유는 일부만 맞는 이야기이다. 일단 디지털로 변환되면 신호음에 소음을 더하지 않고도 처리할 수는 있으나, 소리 입력 단계에서 이미 소음이 들어가 있기 때문에 배경소음이 전혀 없는 신호처리는 불가능하다. 또한 보청기 마이크로폰에서 디지털로 변환되기 이전 과정에서도 소음이 섞이게 된다. 반면에 CD는 조용한 환경에서 녹음되므로 소음이 거의 없으며, 이것은 보청기에서는 불가능하다.

2.5 필터, 음조 조절, 필터 구조 *Filters, Tone Controls and Filter Structures*

음질 조절과 필터는 주파수 대역별로 다른 증폭 특성을 가질 수 있기 때문에 매우 중요하다.

2.5.1 필터 *Filters*

주파수에 따라 이득을 달라지게 하는 기본적인 장치는 필터이며, 신호에 미치는 영향에 따라 다음과 같이 나뉜다:

- **고주파수통과필터(high pass filters)**: 저주파수 소리에 비하여 고주파수 소리에 더 많은 이득을 제공하는 것으로 소리에 트레블(treble, shrill) 음질을 만든다.
- **저주파수통과필터(low pass filters)**: 고주파수 소리에 비하여 저주파수 소리에 더 많은 이득을 제공하는 것으로 낮은(muffled, boomy) 음질을 만든다.
- **대역통과필터(band pass filters)**: 위, 아래 주파수보다는 특정 대역에 더 많은 이득을 제공한다.
- **대역저지필터(band stop filters)**: 특정 대역의 이득을 다른 주파수 대역보다 감소시킨다.

보청기는 고주파수통과필터, 저주파수통과필터, 대역통과필터가 많이 사용되는데 Figure 2.15와 같이 비전형적인(arbitrary) 반응곡선을 갖는 필터도 있다.

디지털 보청기에서 대부분의 필터는 연산 조절로 작동한다(Section 2.4.1). 흔한 방법은 출력 샘플의 경우 입력 샘플의 분획에 이전 n개(n은 필터의 길이) 샘플의 분획을 더하는 방식으로 처리한다. 이 필터들은 입력 신호가 중단되면 출력 신호도 정해진 시간 이후에 중단되기 때문에 유한임펄스반응(finite impulse response, FIR)이라고 한다. 이때 걸리는 시간은 n개의 샘플이 지나가는데 걸리는 시간과 같은데, 디지털 보청기의 FIR 필터는 복잡하고 비정형적인 신호도 쉽게 처리할 수 있기 때문에 원하는 이득-주파수반응을 만들 수 있다.

둘째 방법으로 특정 시간에서의 출력 샘플은 이전 시간의 출력 샘플에 의존하여 만들어진다. 비록 시간에 따라

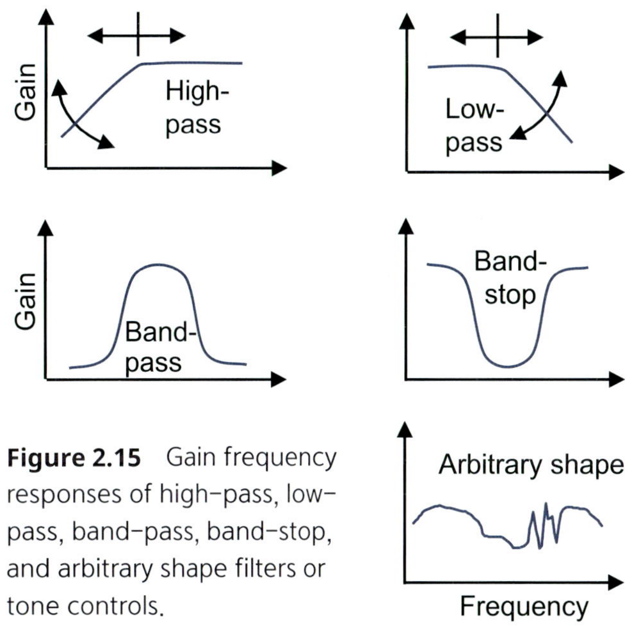

Figure 2.15 Gain frequency responses of high-pass, low-pass, band-pass, band-stop, and arbitrary shape filters or tone controls.

감소하지만 입력 신호는 이후의 출력 신호에 이론상 영구적으로 영향을 미친다. 이런 필터들을 무한임펄스반응(infinite impulse response, IIR)이라고 한다. FIR필터와 비교하여 IIR필터는 더 적은 계산으로 복잡한 모양을 만들 수 있고 신호처리 지연이 적지만, 단점으로는 연산이 충분히 정확하지 못하면 불안정하고 진동이 발생하고, 의도하지 않은 방향으로 신호가 처리될 수 있다.

2.5.2 음조(음색) 조절 *Tone controls*

보청기의 음조 조절은 음향기기에서의 역할과 같아서 주파수에 따라 이득을 조절하는 것이다. 음조 조절은 음조(tonal quality) 혹은 음색(timbre)을 조절하는 것인데 필터 조절로 가능하다. 예를 들어 고주파수통과필터는 코너주파수 또는 차단주파수(corner frequency, cut-off frequency) 값을 조절하거나 필터 기울기(slope) 변화로 반응을 조절한다(Figure 2.15). 필터 기울기는 옥타브당 6dB의 정수배이다(예: 옥타브당 6, 12, 18, 24dB).

용어: 다중밴드 또는 다중채널(Multi-band or multi-channel?)

다중밴드(multi-band) 혹은 다중채널(multi-channel)이 혼용되고 있다. 많은 보청기들은 특정 주파수 범위 내에 있는 신호를 선택적으로 필터링하고, 이를 다른 주파수 범위와는 다르게 처리한다. 여기서 어떤 처리를 하는가가 매우 중요하지만 신호의 요소를 채널이라고 할지, 밴드라고 할지에 대한 정해진 형식은 없다. 어떤 경우에는 압축기를 통과하는 모든 주파수의 소리를 채널이라고 부르기도 하고, 이득을 조절하여 영향을 받는 모든 주파수의 범위를 밴드라고 부르기도 한다. 따라서 어떤 보청기는 채널보다 더 많은 수의 밴드를 가질 수 있다.

일반적으로 주파수 또는 구성 범위가 중요한 경우에는 밴드이며, 밴드가 보청기의 회로나 연산 과정을 통과하는 과정을 의미하는 경우에는 채널이라고 부른다.

2.5.3 필터 구조 *Filter structures*

필터는 직렬, 병렬, 직-병렬로 배치할 수 있다.

직렬구조(Serial structures)

고주파수통과필터와 저주파수통과필터가 연결된 것인데, 소리가 모든 블록을 차례로 통과하기 때문에 직렬 연결이라고 부른다(Figure 2.16). 이런 배치는 아날로그 보청기에 흔히 이용되고, 최근에는 거의 사용되지 않는다. Figure 2.16에서는 이런 배열로 주파수반응곡선을 어느 정도 조절할 수 있으나, 가변성은 제한적이다.

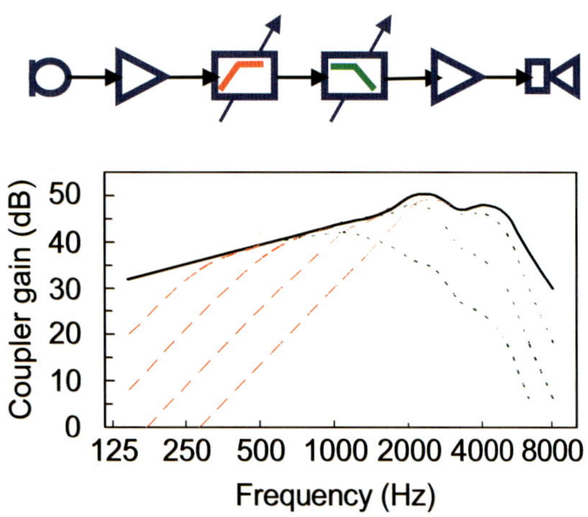

Figure 2.16 Block diagram of a serial structure, single-band hearing aid, and a range of low cut (dashed red curves) and high cut (dotted green curves) variations that might be made to the basic response (solid line).

병렬구조(Parallel structures)

단순 필터를 이용하는 경우에도 병렬구조는 일반적으로 더 많은 유연성을 갖는다. 필터는 소리를 연접된 주파수 범위로 나누고, 나누어진 소리를 밴드(band) 혹은 채널(channel)이라고 한다. 병렬구조는 구조적으로 단순하여 각 주파수 범위에 따라 소리를 나누어 독립적으로 증폭할 수 있는데, 각 밴드로 소리가 나누어져 증폭된 다음 가산기(adder)에서 재조합되어 합쳐진다. 이런 경우의 단점은 주파수 경계부위에서 대역통과필터가 점진적으로 변화하기 때문에 개별 주파수의 요소가 2개 이상의 채널에서 처리될 수 있다는 것이다. 모든 채널의 신호가 합쳐질 때 특정 주파수에서 이것들이 합쳐져 원하지 않는 이득-주파수반응을 만들 수 있다. 다른 단점은 필터마다 시간지연 차이가 발생 가능하여 전체 신호에 나쁜 영향을 미칠 수 있다.

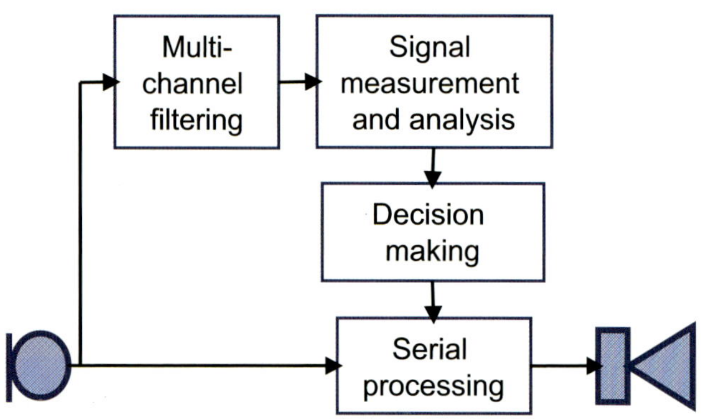

Figure 2.17 Series signal flow and parallel analysis structure used in some hearing aids. Modification of the signal occurs only in the serial path.

직렬-병렬 구조(Serial-parallel structures)

세심하게 설계하면 앞에서 언급한 것과 같은 왜곡을 피할 수 있는데, 구조적으로 이러한 왜곡이 발생하지 않는 구조가 Figure 2.17과 같은 직렬-병렬 구조이다. 병렬로 배치된 대역통과필터가 소리레벨과 소리 특징들을 파악하기 위하여 사용되고, 이러한 특징들은 신호처리에 사용될 직렬 필터 특성을 결정하기 위하여 사용된다. 만약 직렬구조로 구성된 필터가 FIR 필터이면 시간왜곡과 주파수왜곡 현상이 발생하지 않도록 만들기 쉽다.

2.6 리시버 *Receivers*

리시버는 증폭된 마이크로폰과 유사한 형태를 가지며, 전기 신호를 음향 신호로 바꾸는 역할을 한다.

2.6.1 작동 원리 *Principle of operation*

리시버는 자기력으로 작동되며 작동 원리와 기본 구조는 Figure 2.18과 같다.[504] 전류가 코일을 지나면 내부 금속은 일시적으로 자석으로 변한다. 전류의 방향이 바뀌면 전기자(armature)라고 불리는 이 금속은 양쪽에 위치하고 있는 영구자석에 의하여 양쪽으로 운동하게 된다. 전기자는 매우 얇은 금속이며, 중간부위는 영구자석 사이를 진동하게 전기자 끝 부분에 있는 연결핀(drive pin)이 진동판과 연결되어 있어, 전기자에 의하여 진동판이 움직이며 소리를 발생시킨다. 구조는 비교적 간단하지만 넓은 주파수에 반응하고, 작은 전력에도 작동하며, 자기장을 외부로 누출시키지 않고 소형화시키는 것이 기술적으로 중요한 사항이다.

또한 리시버도 전기자가 많이 움직여서 자석에 닿게 되면 더 이상 큰 소리를 만들 수 없어서 선형으로 반응하지 않게 되는데, 큰 소리를 만들기 위해서는 보다 큰 진동판을 사용하거나, 전기자의 자석을 더 많이 떨어뜨려야 하는데, 이렇게 하면 전력 소모량이 늘어나게 된다.

2.6.2 리시버 주파수반응 *Frequency response of receivers*

Figure 2.19는 BTE 보청기에서 튜브로 연결된 리시버의 주파수반응이다. 주파수반응곡선에 이러한 요철이 생기는 이유는 대부분 보청기의 내부와 외부에 있는 튜브 때문이다. Thin-tube BTE 보청기에서는 일반적인 이어후크(earhook)와 이어몰드 내부 튜브가 1개의 얇은 75mm 길이의 튜브로 대치된다. 외이도는 튜브의 개구부보다 훨씬 커서 음향 임피던스(acoustic impedance)는 낮다. 튜브의 반대쪽 리시버는 대부분 매우 작아서 높은 저항을 갖게 되므로 전체적으로는 튜브 한쪽은 거의 막혀있고, 다른 쪽은 거의 완전히 열려있는 형태가 된다.

이런 튜브는 음파의 속도를 튜브 길이의 4배로 나눈 값의 홀수배에 해당하는 주파수 근처에서 공명파장(wavelength resonances)을 갖는데, 공명주파수들은 대략 1, 3, 5

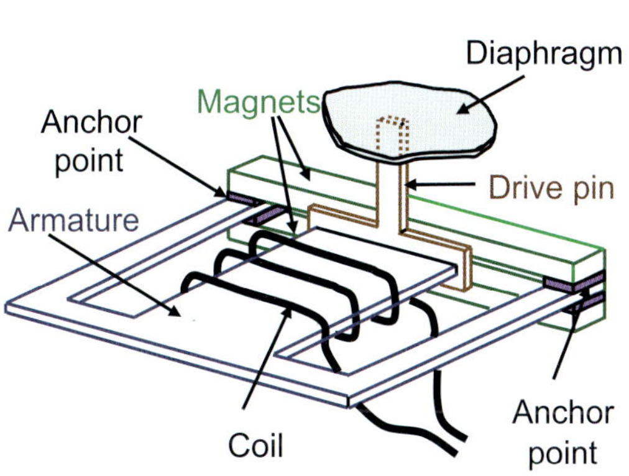

Figure 2.18 Principle of operation of the moving coil receiver.

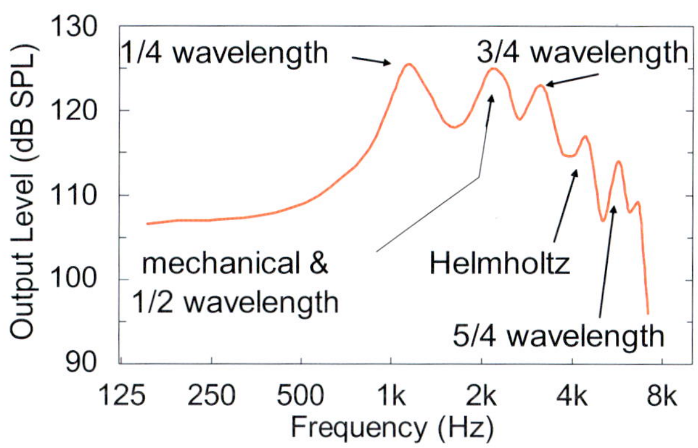

Figure 2.19 Frequency response of a receiver in a BTE hearing aid.

kHz이다. 특별히 4kHz에서 나타나는 공명은 튜브 내부 공기 질량과 리시버 내부의 공기 컴플라이언스(compliance) 사이에서 나타나는 것으로 '헬름홀츠 공명'이라고 한다.[336] 2kHz에서 발생하는 공명은 리시버의 '기계적 공명(mechanical resonance)'으로 진동판의 질량과 탄성 또한 리시버 내측에 있는 공기탄성에 의해 발생하는데, 이것 역시 튜브에 의해 영향을 받는다. 이런 공명주파수에서 튜브는 양쪽 끝이 열려있는 것처럼 작용한다. 이때는 소리의 속도를 튜브 길이의 2배에 해당하는 값으로 나눈 값의 배수에서 공명이 나타난다. Figure 2.19의 두 번째 공명주파수는 리시버와 튜빙의 공명에 의한 것이다.[336]

ITE, ITC, RITE 보청기 리시버의 주파수반응곡선이다(Figure 2.20). 2개의 정점이 있는데 하나는 2.2~3kHz이고, 다른 하나는 5kHz 부근이다. 첫째 공명은 리시버의 기계적 공명으로 ITE, ITC, RITE 보청기들은 BTE 보청기 리시버보다 작고, 더 가볍고 딱딱한 진동판을 갖기 때문에 BTE 보청기보다 더 높은 주파수에서 발생한다. 리시버 종류나 증폭기의 출력 임피던스를 바꾸어서 다른 공명주파수를 갖도록 할 수 있다. 보청기를 착용하지 않은 상태에서 성인 외이도는 2.5~3kHz에서 자연적인 공명효과를 갖기 때문에 리시버가 이 범위에서 공명주파수를 갖는 것이 바람직하다. 결과적으로 이 주파수 범위에서 공명을 갖게 하여 보청기에 의한 외이도 폐쇄로 소실되는 자연적인 공명효과가 회복되는 것이 좋다. 외이도를 폐쇄하지 않는 보청기에서는 외이도에 의한 공명효과가 유지되는데, 이런 경우 외이도에서 측정된 리시버의 주파수반응에 영향을 준다. ITE, ITC, CIC의 경우 5kHz근처의 고주파수 영역에서 정점이 발생하는데, 이는 리시버 튜브의 1/4 파형 공명이 원인이다.

튜브와 댐퍼를 잘 조합하면, 리시버는 8kHz까지 부드럽고 넓은 주파수반응을 갖는 좋은 음질을 얻을 수 있다.[925] 그러나 아주 높은 출력으로 8kHz까지 평편형 반응(flat response)을 갖도록 하는 것은 아직까지 불가능하다.

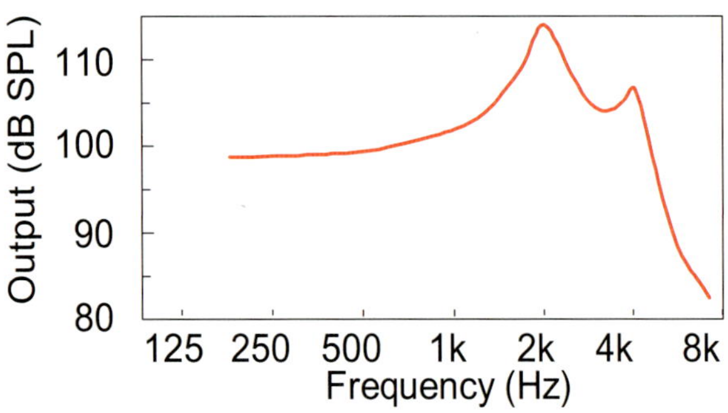

Figure 2.20 Frequency response of a receiver in an ITE, ITC or RITC hearing aid, connected to a 2 cc coupler via a tube 10 mm long and 1 mm inner diameter.

2.7 음향 댐퍼 *Acoustic Dampers*

리시버 반응곡선의 요철은 중요한 문제이다. 이득-주파수 반응곡선의 요철 중에서 특히 정점은 어음이해력과 증폭된 음질에 나쁜 영향을 준다.[404, 822, 1032, 1243, 1830] 부적절한 정점은 어음이해력을 악화시키며, 소리를 구분하는 특성에 변화가 생기므로 나쁜 영향을 준다.[1681] 반응에 나타나는 주변 부드러운 곡선에 비하여 정점이 6dB 이상 커지면 문제가 된다.[454, 1830] 여러 정점이 1개 옥타브보다 다르게 발생하는 것이 1개 옥타브 단위로 떨어진 경우보다 음질이 좋다.[1243]

튜브와 리시버에 의한 정점 현상은 이득-주파수곡선만이 아니라, 최대출력곡선 모양에 영향을 미친다. 이런 정점이 소리를 편안히 크게 듣지 못하게 만든다.

이러한 정점과 저점의 원인을 이해하면, 이를 억제하기 위한 크기를 결정할 수 있어 중요하다. 음향 저항인 댐퍼를 튜브의 적절한 위치에 놓아서 정점을 줄일 수 있다. 댐퍼는 방충망과 같이 금속 실린더 내부에 망사를 삽입한 형태를 이루고 있다(Figure 2.21). 공기 진동이 들어오면 망사 내

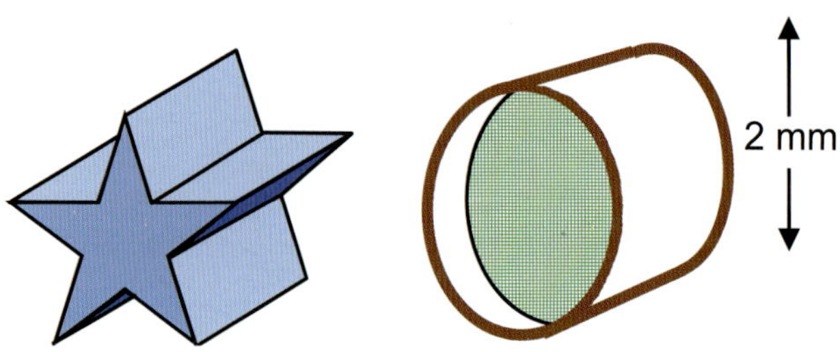

Figure 2.21 A star damper and a fused-mesh damper that can be inserted inside #13 tubing of internal diameter 1.93 mm.

부의 공기입자는 망사와 부딪히면서 따라 에너지를 빼앗기게 되는데, 공기의 흐름이 빠를수록 더 많은 에너지를 잃게 된다. 튜브 내부의 공기 입자는 빨리 움직이는데:

- 공명주파수
- 튜브의 개구부(open end)
- 개구부로부터 1/2 파장(half wavelength)되는 부분에서 가장 빨리 흐른다.

따라서 댐퍼를 적절히 놓으면 공명주파수 근처 출력 에너지를 가장 많이 감소시킬 수 있다.

망사형 댐퍼와는 다르게 스테인리스 성분으로도 만들 수 있고, 플라스틱으로 만든 별 모양 프리즘과 같이 생긴 댐퍼는 'star damper'라고 한다. 댐퍼는 양모나 스폰지로도 만든다. 댐퍼의 공명주파수 정점을 줄이는 정도는 댐퍼의 조밀도, 길이, 공기 통로의 개수 등에 의하여 결정된다. 망사와 스테인리스로 만든 댐퍼는 기본형으로 사용되고, 플라스틱, 양모, 스폰지 댐퍼는 길이를 조절하여 사용할 수 있다.

댐퍼는 리시버와 연결된 튜브에 삽입하는데, 일부에서는 마이크로폰의 입구부(inlet port)에 위치시키기도 한다. 일부 리시버는 댐퍼가 내장되기도 하는데, 위치에 따른 효과는 Section 5.5에 있다.

2.8 텔레코일 *Telecoils*

텔레코일은 자기장이 흐르게 되면 전류가 유도되는 작은 코일이다. 텔레코일에서 잡아내는 자기장 파형은 음향 신호와 동일한 파형을 갖는 전류에 의해 만들어진다. 이 자기장은 스피커나 전화기 리시버에 의해 부수적으로 만들어지기도 하고, 방이나 다른 공간에서 와이어루프에 의해 의도적으로 만들 수도 있다. 떨어진 상태에서 코일에 전류가 만들어지는 현상을 유도(induction)라고 한다.

텔레코일 효율을 증가시키기 위하여 전선을 자성체(ferrite) 막대 주위에 감게 되는데, 자성체는 쇠와 유사하게 자기장이 잘 흐르도록 해주고, 자속(magnetic flux)을 끌어들이며 집중시킨다. 코일에 의해 더 많은 자력선이 흐를수록 코일에 의해 더 많은 전류가 만들어지는데, 자속이 높을수록 보청기에 의한 내부소음에 비해 큰 소리의 신호를 만들 수 있어 좋다. 코일은 단면적이 커지거나, 코일의 감긴 횟수가 증가할수록 예민하게 반응하는데, 코일 크기가 커지면 보청기의 부피도 커지게 된다. 대부분의 BTE 또는 ITE 보청기는 텔레코일을 갖고 있지만 모든 보청기가 갖지는 않는다.

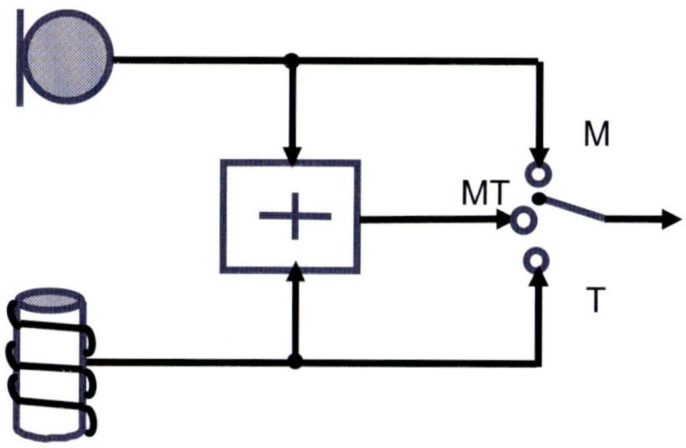

Figure 2.22 Block diagram of the input stage of a hearing aid with M, T, and MT selector switch.

보청기는 상황에 따라 마이크로폰 대신 텔레코일로 소리를 증폭할 수 있다. 최근 대부분의 보청기는 이러한 T 스위치보다는 프로그램 선택 스위치를 가지고 있는 경우가 많고, 대부분 전화 프로그램(telephone program)을 선택하면 텔레코일이 작동된다. 일부 보청기는 마이크로폰과 텔레코일이 함께 작동하는 MT(microphone, telecoil) 신호를 전달하기도 하는데(Figure 2.22), 사용자가 2가지 신호를 모두 듣고자 하는 경우에는 장점으로 작용할 수 있으나 음향 소음이 증폭되는 경우에는 단점으로 작용한다.

보청기가 T 프로그램 상태일 때에는 실내 루프로부터 오는 입력 신호가 자기신호일 때만 보청기에서 증폭된다. 전화기를 사용하는 경우에도 동일한 현상이 발생하는데, 전화 수화기에서 들려오는 모든 소리가 보청기에 전달되어 증폭되기 때문에 텔레코일에 전달되는 소리와 섞이면서 측음(side tone) 소음이 발생할 수 있다. 이런 경우 T 프로그램 상태에서 전화기를 사용할 때에는 전화 수화기를 막아야 이런 소음을 감소시킬 수 있다.

2.9 오디오 입력 *Audio(electrical) Input*

음향 신호를 보청기에 전달하는 다른 방법은 전선을 이용하여 연결하는 것인데 이를 오디오 또는 직접음원입력

(direct audio input, DAI)이라고 한다. 이러한 전기 신호는 MP3 플레이어, 마이크로폰, FM 무선 리시버 등에서 만들어진다(Section 3.6.3, 3.11.1). 만일 신호를 만드는 장치가 수신한 것을 이용하거나 이미 녹음이 된 것을 사용한다면, 소음이나 반향이 없는 선명한 신호를 보청기에 보낼 수 있다. 또한 신호가 너무 커서 보청기에 과부하를 일으키거나, 신호가 너무 작아서 보청기 소음에 의하여 상쇄되지 않는다면 보청기도 명확한 신호를 내보낼 수 있다. 또한 주파수 반응, 최대출력 또는 다른 증폭 요소를 보청기 사용자에게 맞도록 보청기 특성을 조절한다면 마이크로폰으로 직접 소리가 들어오는 것과 동일한 신호를 만들 수 있다.

오디오 입력은 실제로 보청기 마이크로폰이 연결된 부위인 입력 증폭기로 연결된다. 이는 마이크로폰의 입력 신호와 동일한 신호로 전달해야 하는 것으로 대개 1mV 정도의 전압을 갖는다. 과거 물리적인 스위치로 연결되어 사용자가 보청기 마이크로폰, 오디오 입력 또는 동시에 입력이 되도록 선택할 수 있었지만, 최근에는 1개의 버튼이나 원격조정장치로 선택할 수 있고, 일부 보청기는 DAI 신호가 있는 경우 자동적으로 기능이 선택되기도 한다.

2.10 원격조정 *Remote Controls*

보청기 원격조정장치는 텔레비전, 비디오 플레이어에서의 기능과 같이 직접 만지지 않고도 장치를 조정할 수 있게 만든다. 보청기에 있어 원격조정장치의 장점은 크기와 연관되는데, 보청기 크기가 작으면 조절하기 어렵기 때문이다. 또한 귀 뒤에 위치하여 볼 수가 없으며, 조절장치도 1개 이상이면 원격조정장치가 유용하다.

원격조정장치 단추는 쉽게 볼 수 있고, 크기가 커서 보청기 버튼보다 찾기 쉽다. 또한 주머니 속에 넣고도 작동이 가능하기 때문에 다른 사람들의 주목을 끌지 않으면서 조절이 가능하다는 장점이 있다.

원격조정장치는 대개 볼륨 조절기를 가지며, 프로그램 변경도 할 수 있다(Section 3.3.2). 이를 이용하여 텔레코일, 오디오 입력, 방향성 마이크로폰 선택, 음조 조절, 전원조절도 가능하다. 현재 원격조정장치는 신호를 보청기에 전송하는 다양한 방법들이 사용되고 있다:

적외선(Infra-red): 텔레비전 리모컨과 같은 방식인 적외선을 이용한다. 이때 원격조정장치는 보청기의 시야 안에 있어야 하며, 방향이 보청기를 향해야 한다. 보청기 외부에 적외선 감지 장치가 위치하는데, 강한 태양광이 신호 전송을 방해할 수 있다.

초음파(Ultrasonic): 사람이 들을 수 없는 고주파수 음을 사용하며, 이것도 역시 시야 안에 보청기가 위치해야 한다.

전파(Radio wave): 전자기파를 이용해 전송하며, 보청기 내부 안테나루 수신한다.

자기유도(Magnetic induction): 가청영역 이상 자기장을 형성하여 보청기에 신호를 전송한다. 보청기 내부의 코일이나 텔레코일로 수신한다.

각각의 방법은 장점이 있는데 Table 2.2에 요약되어 있다.[1865] 자기유도와 전파방식이 초음파와 적외선 방식을 대

Table 2.2 Advantages of different remote control technologies. Interference refers to interference of remote control oper devices.

	Ultrasonic	Infrared	Radio Waves	Magnetic Induction
Freedom from interference		√		
Operated from any position			√	√
Simultaneous bilateral operation			√	√
Simple technology	√	√		√

부분 대체하고 있는 실정이다.

고려할 사항으로는 일부 원격조정장치에서 심박조율기를 간섭할 수 있다는 것으로, 심박조율기는 미세한 전류를 감지하도록 만들어졌기 때문에 전자기를 발생시키는 장치는 모두 간섭현상을 만들 수 있다. 그러나 원격조정장치는 휴대폰에 비하여 아주 작은 전력만으로 전송이 가능하므로 심박조율기 근처에서도 안전하게 사용할 수 있다. 전파는 주파수가 높아짐에 따라 신체 내부에서 감쇄되지만, 자기유도는 신체 내부에서 감쇄되지 않는 차이가 있다. 원격조정장치와 심박조율기는 매우 다양한 제품들이 있기 때문에 기종에 따른 간섭 가능성에 대해 확실히 보장하기는 어려우나, 보청기 제조사는 원격조정장치에 대해서 IEC601-1-2를 따르는 심박조율기에 대한 최소 안전거리 정보를 제공하고 있다.

원격조정장치에 의해 심박조율기가 간섭된다는 것이 실험적으로 증명된 바는 없으나, 심박조율기 프로그래밍이나 원격측정을 방해할 수 있다는 것은 보고된 바 있다.[1489] 만일 심박조율기를 사용하는 사람이 원격조정장치를 사용하고자 하면 적외선이나 초음파 방식을 우선적으로 선택한다. 심박조율기나 원격조정장치의 제조업자가 간섭이 일어나지 않는다는 것을 보증하지 않는 경우에는 고주파수 전파 방식을 선택해야 한다.

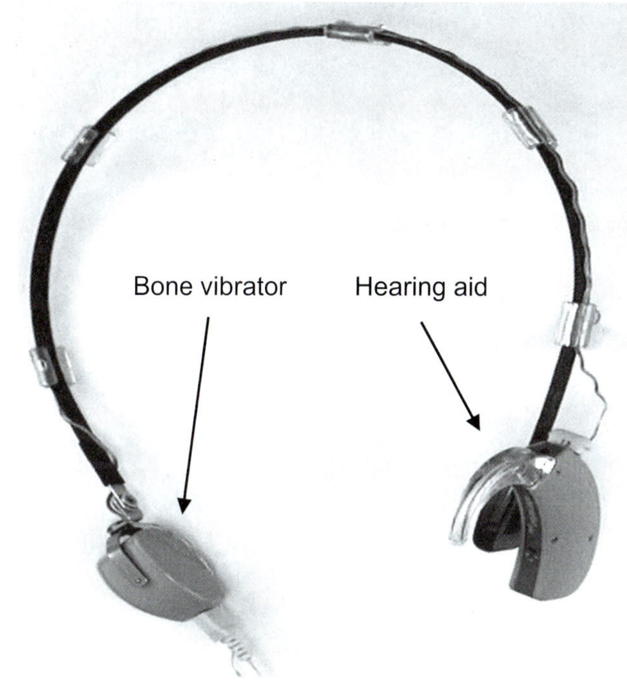

Figure 2.23 A bone conductor hearing aid.

2.11 골전도기 *Bone Conductors*

골전도기는 다양한 원인에 의하여 외이도에 리시버를 사용하지 못하는 경우를 위해 만들어졌다. 골전도기는 두개골을 직접 진동시켜 와우를 진동시킨다. 골전도기는 리시버와 동일한 원리로 작동되는데, 가벼운 진동판을 대신하여 코일에 전류가 흐르면 움직이는 무거운 진동자를 이용하는 것이 차이점이다. 진동자는 관성에 의하여 진동에 저항하게 되면 케이스가 진동자와 반대방향으로 움직이게 되고, 이 진동이 두개골로 전달된다. 효율적으로 진동이 전달되기 위해서 전도기는 머리띠 또는 안경으로 두개골에 단단히 고정되어야 한다. 이로 인해 좁은 면적의 피부에 비교적 많은 압력이 가해지므로 불편하고, 장기간 사용하게 되면 두개골 일부가 함몰될 수 있다. 다행히 최근 넓은 면적을 통하여 왜곡 현상이 적으면서도 충분히 많은 에너지를 전달할 수 있는 고출력 전도기가 개발되었다. 상당한 전력이 필요하여 일반적으로 고출력 보청기와 함께 사용된다. 보청기 출력은 Figure 2.23과 같이 전선이 리시버가 아닌 골진동기에 연결되어 작동한다.

2.12 배터리 *Batteries*

배터리는 사용자에게 증폭된 에너지를 전달하는 공급원으로 배터리의 중요 특성으로는 전압, 용량(capacity), 최대전류, 전기적 저항, 물리적 크기 등이 있다.

2.12.1 작동 원리 *Principle of operation*

배터리(cells라고도 불림)는 서로 다른 두 종류의 전극(electrodes)을 전해질(electrolyte) 속에서 가까이 위치시켜서 이온 형태로 전류를 생산한다. 하전된 입자가 미디어를 통하여 한쪽 물질에서 다른 물질로 이동하는데, 이는 전자가 외부 전기회로에 의하여 한쪽 전극에서 다른 쪽 전극으로 이동함으로써 지속적으로 일어난다. 이 외부 전류를 이용하여 보청기는 소리를 증폭한다. 이러한 과정은 한쪽 전극이 모두 사용되어(방전되어) 하전된 입자와 전자를 공급할 수 없게 될 때까지 지속된다.

2.12.2 작동전압 *Operating voltage*

배터리에 의하여 생성되는 전압은 전극으로 사용되는 물질에 따른다. 보청기는 대개 음극의 아연과 양극의 산소를 이용하는 공기-아연 배터리(Zinc-air battery)를 이용한다. 이 배터리들은 크기에 상관없이 단락시 1.4V, 사용시 1.25V의 전압을 형성한다. 아연이 모두 이용되면 전압이 급격하게 떨어져 보청기가 약해지고 음이 왜곡되며, 더 낮아지면 작동이 중단된다. 1V 이하가 되면 대부분의 보청기는 작동을 멈추며, 일부는 배터리의 수명이 다해가면 불안정해지면서 저주파수 소음이 발생되는데 이것이 모터보트 소리와 비슷하다고 해서 'motor-boating'이라고 한다. 이런 소리는 배터리 수명이 거의 다 되었다는 신호이고, 대부분의 보청기는 전압을 감지하여 경고음을 전달한다. 디지털 회로를 통해 작동하는데 적정 전압 이하로 낮아지면 스스로 전원을 차단하는 보청기도 있다. 또한 배터리 수명이 거의 소진되면, 자동적으로 OSPL90을 감소시켜서 갑자기 보청기 기능이 멈추지 않고 서서히 출력이 감소하게 된다.

보청기 배터리에 사용되는 또 다른 물질은 산화수은-아연(Mercuric Oxide-Zinc)인데, 이들은 1.35V의 전압을 만든다. 최근 거의 사용되지 않는 산화은-아연(Silver Oxide-Zinc)을 이용한 배터리는 1.5V의 전압을 만든다. 신체형 보청기는 AA나 AAA크기의 배터리를 사용한다. 이 배터리는 이산화망간-아연(Manganese Dioxide-Zinc)을 사용하고 1.5V의 전압을 발생시킨다. 신체형 보청기에는 아연 대신 리튬(lithium)을 사용한 3V 배터리를 이용하기도 하는데, 용량은 크지만 가격이 비싸다.

2.12.3 용량과 크기 *Capacity and physical size*

배터리는 전극 물질이 많을수록 수명이 길다. 따라서 크기가 크면 수명이 길어진다. 전기 용량은 milliamp hours (mAh)로 측정되는데, 100mAh의 배터리는 0.5mA의 전류를 200시간 동안, 1mA를 100시간 동안, 2mA를 50시간 동안 공급할 수 있다. 배터리가 공급할 수 있는 전류의 양에는 한계가 있는데, 이를 넘어서게 되면 배터리의 내부 저항 때문에 전압이 급격히 떨어지게 된다. 일시적인 강한 소음은 일시적으로 전압을 낮아지게 하여 보청기가 작동을 멈추거나 아주 왜곡된 소리를 만들 수 있다. 갑자기 발생하는 큰 소음은 전압을 순간적으로 떨어뜨리고 기능을 멈추게 한다. 용량이 큰 배터리는 일반적으로 많은 전류를 공급할 수 있으며 mAh용량도 크다. AA와 AAA 배터리들은 각각 2000, 800mAh의 용량이다.

고출력 보청기는 많은 전류를 필요로 하는데 일부 배터리들은 전압 감소 없이도 많은 전류를 공급할 수 있다고 홍보하고 있다. 이들은 일반적으로 HP(high performance or

배터리: 유용한 팁(Batteries: practical tips)

- 아연 배터리의 접착 탭은 공기가 아연전극에 들어가는 것을 막아준다. 이 막을 제거하기 전에는 배터리가 작동하지 않지만, 일단 제거된 후에는 배터리가 수주의 수명을 갖는다.
- 접착성 탭이 배터리에 너무 달라붙어 있는 경우에는 제거 후에도 공기가 들어갈 수 있는 충분한 시간이 지나야 배터리를 사용할 수 있다. 보청기에 배터리를 넣기 수분 전에 이 막을 제거하면 기다리는 시간을 줄일 수 있다.
- 새 배터리가 작동하지 않으면 탭을 제거한 후, 수분 정도 기다려 본다.
- 보청기를 수주 이상 사용하지 않는 경우 배터리 내부물질 누출로 인한 보청기 부식을 방지하기 위해 배터리를 제거해야 한다.
- 고출력 보청기에서 고출력 배터리를 이용하여 배터리의 사용기간과 음질을 확인해 볼 필요가 있다.

high power)배터리라고 알려져 있으며, 접두사로 H를 사용하는 경우가 많다. 이들은 공기-아연 배터리 방식이나 큰 구멍을 가지고 있어서 산소가 더 빨리 이동할 수 있고, 급격한 전압 감소가 일어나지 않는 전해질을 사용한다. HP 배터리는 보청기가 높은 최대전류소모량을 가지고 있다면 표준 배터리에 비해 더 긴 수명을 갖지만, 보청기가 낮은 최대전류소모량을 갖는다면 수명은 더 짧다. 보청기를 최대로 사용할 때 전류 소모량이 8mA이상(13, 312 배터리에서), 18mA이상(675 배터리에서) 필요한 경우에 HP 배터리가 사용된다.[1152] 최대전력 요구량은 배터리가 장착된 시험기에서 90dB SPL에서 500Hz의 자극음을 주고, 최대 볼륨 상태에서 측정할 수 있다. 스위치를 켜자마자 전류를 측정한다. 개방형 보청기에서는 저주파수 출력이 약하므로 2000Hz의 자극음에서 측정한다.

Table 2.3은 다양한 크기의 공기-아연 배터리 용량이며, 상품에 따라 일부 차이가 있다. 산화수은 배터리의 경우 공기-아연 배터리의 1/2 용량이다. 2가지 표시방법이 사용되는데, 대개 첫번째 열(675, 13 등) 방법이 많이 사용되며, 두 번째 표기법은 국제기준표기법이다.[795] Figure 2.24는 실제 크기의 배터리이다.

공기-아연 배터리는 가격이 저렴하고 산화수은, 산화은 배터리보다 수명이 길다. 또한 수은 배터리와 같이 환경문제를 일으키지 않아서 재충전형 이외의 배터리에서 가장 많이 사용되고 있다. 산화수은 배터리는 환경문제와 인체에 대한 독성으로 최근에는 거의 사용되고 있지 않다. 과거에는 공기-아연 배터리에도 소량의 수은이 포함되었으나, 최근에는 수은이 함유되어 있지 않은 배터리가 나왔으며, 이는 'green 배터리'라는 이름으로 사용되고 있다.

2.12.4 재충전형 배터리 *Rechargeable batteries*

재충전형 배터리를 사용하는 경우도 있는데, 교환할 필요가 없고, 수백 회 이상 재충전할 수 있어 대개 1~3년마다 한번씩 교체한다. 노인 보청기 착용자들은 섬세하게 조작하지 못해 배터리 교체에 어려움이 많고, 잘못된 배터리 교체에 따른 보청기 손상 때문에 재충전형 배터리의 장점이 있다. 재충전형 배터리의 단점은 같은 크기의 비충전식 배터리에 비하여 용량이 10% 밖에 되지 않기 때문에 거의 매일밤 충전을 해야 한다. 또 다른 문제는 무선 기술의 발달로 인하여 전력소모량이 늘어나 재충전형 배터리는 무선 기능이 활성화된 상태에서는 충분한 전력을 공급하지 못한다.

Table 2.3 Names and typical capacities of zinc air batteries of various sizes and the hearing aid styles in whitch they are most commonly used.

Type	Standard Label	Capacity (mAh)	Hearing aid types
675	PR44	600	BTE
13	PR48	300	BTE, ITE
312	PR41	175	BTE, ITE, ITC
A10 (or 10A, or 230)	PR70	90	BTE, CIC
A5	PR63	35	CIC

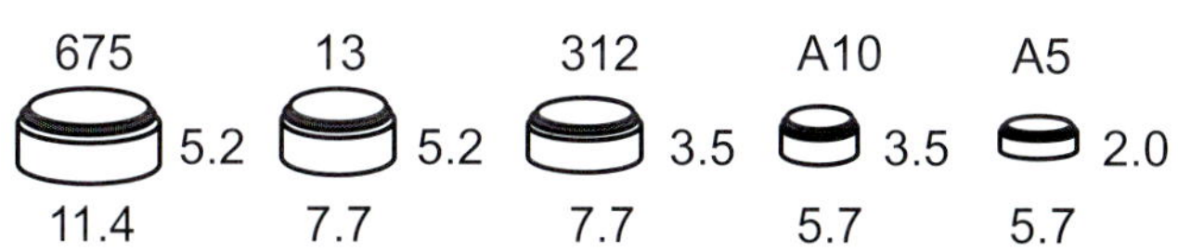

Figure 2.24 Hearing aid batteries of various types drawn full size, with typical dimensions shown in mm. Minimum and maximum allowable dimensions are 0.1 to 0.2 mm smaller and larger than these dimensions.

재충전형 배터리는 다른 기기와 같이 니켈-수소(Nickel metal hydride, NiMH) 배터리로 양극은 'nickel hydroxide', 음극은 'metal alloy hydride'를 사용하여 1.2V의 전압을 방전될 때까지 일정하게 유지한다. 일부 신체형 보청기에 사용하는 AA나 AAA 충전지의 경우 니켈-카드뮴(NiCad) 배터리로 1.3V를 만든다. 같은 크기의 니켈-수소 배터리에 비하여 용량이 작고, 매회 완전히 방전되지 않으면 용량이 감소한다. 또한 니켈-카드뮴 배터리의 경우 이러한 메모리 효과를 방지하기 위하여 정기적으로 완전히 방전시켜야 한다.

재충전형 배터리의 잠재적인 장점은 태양전지로부터 충전할 수 있다는 것인데, 이는 일회용 배터리를 정기적으로 공급받지 못하거나 전력공급이 안정적이지 않은 경우에 유용하다. 신체형 또는 BTE 보청기는 태양광으로 충전하는 것도 가능하다.[1388]

향후 메탄올과 같은 탄화수소물을 사용하는 연료 배터리가 현재의 배터리를 대체할 것이다. 이는 소모되는 메탄올만 교체하여 충전이 가능하다.

2.13 결론 *Concluding Comments*

보청기의 주요 부품(변환기, 증폭기, 배터리)은 100년 이상 이용되었으나 많은 기술발전과 소형화로 정밀하고 효율적인 소리 증폭이 가능하게 되었다.

최근 디지털 기술은 보청기가 소리를 처리하는 방법을 혁명적으로 변화시켰다. 일부분에서는 과거 아날로그 보청기 소리와 큰 차이가 없는 부분도 있으나, 과거 아날로그 보청기가 할 수 없었던 신호처리가 디지털 방식에서는 가능하게 되었다.

다음 Chapter에서는 각각의 부품들이 어떻게 완전하게 보청기를 이루고 증폭 시스템을 구성하는지에 대한 내용을 다룬다.

Chapter 03

Hearing Aid Systems

보청기 구조

개요(synopsis)

보청기의 각 부품들은 맞춤형으로 조합할 수 있으며, 필요에 따라 각 부품을 선택하거나, 각 귀 특성을 반영할 수 있다. 다른 방법은 모듈형 보청기(modular aid)로 귓속형(ITC) 또는 귀걸이형(BTE) 보청기와 같이 표준화된 방식으로 제조하는 것이다. 대부분의 보청기는 이 중간에 해당된다.

양이 보청기(binaural hearing aids)는 상호 통신하여 환경 변화나 사용자 요구에 따라 증폭 특성을 서로 조율하는 경우도 많아지고 있다. 완전한 음향 신호를 머리 반대측으로 전달하여 이를 통해 전화기 소리를 양측 귀로 들을 수 있게 하거나, 고방향성 마이크로폰(super-directional microphone) 기능을 할 수도 있다.

보청기 증폭 특성은 사용자의 청취 능력에 맞도록 유, 무선으로 연결된 컴퓨터로 프로그램할 수 있는데, 변화된 환경에 따라 대부분 1개 이상의 프로그램 중에서 사용자가 직접 선택하거나 보청기 스스로 자동 조절되기도 한다.

어음이해력(speech intelligibility)을 향상시키는 가장 효과적인 방법은 마이크로폰을 말하는 입 가까이에 위치시키는 것이다. 이는 소음과 반향을 감소시키는데, 이것은 마이크로폰으로부터 떨어져 있는 보청기에 신호를 전달할 수 있는 방법이 필요하다. 최근에 이용 가능한 방법으로는 1) 보청기 내부의 텔레코일을 이용한 자기유도(magnetic induction) 방법, 2) FM 혹은 디지털 주파수 변조 전파(또는 디지털로 변조된 전자기파) 방법, 3) 진폭 변조 전자기파를 적외선으로 전달하는 방법, 4) 소리를 단순 증폭하여 전달하는 방법이 있다. 각각의 시스템은 장단점을 모두 가지고 있다. 처음 3가지 방법은 신호대잡음비(SNR)를 매우 향상시켜 어음이해력을 높인다. 보청기와 무선 시스템을 함께 조절하여 무선 입력 신호와 마이크로폰의 입력 신호가 상호 간섭 없이 사용자에게 최대 혜택을 제공하는 것은 쉬운 일은 아니다. 무선 리시버도 미용적 측면과 편리성 향상을 위해 보청기 내부에 장착된다. 이러한 시스템은 교실에서 선생님 말을 더 쉽게 이해할 수 있고, 다른 상황에서 사용할 수도 있다.

무선 수신 시스템을 통하여 보청기가 MP3 플레이어, 텔레비전, 컴퓨터, 이동 통신기기로부터 신호를 받을 수 있다. 블루투스 리시버는 전력소모가 크기 때문에 보청기에 직접 내장할 수 없고, 이러한 연결을 위해 무선 중계장치가 필요하다. 이동 통신기기와 보청기 사이의 간섭 문제는 보청기 설계기술의 발전과 무선 통신 시스템의 발전으로 감소하고 있다. 최근에는 보청기를 착용한 상태에서 이동 통신기기를 사용하는데 전혀 문제가 없다. 보청기는 난청만이 아니라, 정상인에 있어서도 또 다른 음향 포탈(audio portal)이 될 수 있는 잠재력이 있다.

청각보조기기(assistive listening device)는 사용자가 보청기의 독립된 증폭시스템에 의하여 전달되는 것과는 다른 소리를 들을 수 있게 해준다. 청각보조기기는 전송기와 리시버가 짝을 이루며, 음성이나 음악을 다른 장치로 전송한다. 다른 형태의 청각보조기기는 경보음(초인종소리, 전화 벨소리, 화재경보)을 감지한다. 이 경우 보청기에 무선으로 소리를 전달하며 소리 신호를 불빛이나 진동으로 변환한다.

기존의 보청기 판매와 피팅 시스템은 새로운 카운터 판매 방식(over-the-counter)에 의해 도전 받고 있으며, 또 다른 형태인 인터넷으로 판매되는 보청기와 1회용 보청기까지 바뀌고 있어, 보청기 판매와 피팅 형식이 변화하고 있다.

보청기를 구성하는 모든 요소에 대한 설명은 Chapter 2에 있다. 여기에서는 각각의 요소들이 어떻게 결합되어 보청기를 이루는 지를 알아보고, 또한 교실과 같이 떨어진 공간에서 어떻게 신호를 전달하는가에 대한 내용을 다룬다.

3.1 맞춤형과 모듈형 구성 *Custom and Modular Construction*

기본적인 보청기 형태(body, BTE, ITE, ITC, RITC, CIC)에 대한 자세한 내용은 Section 1.3에 있다. 이 중 ITE(외이형), ITC(귓속형), CIC(고막형) 보청기는 맞춤(custom-made) 방식으로 만들어진다. 반대로 모든 제품을 표준화하여 만들 수도 있는데, 이를 모듈형 구성(modular construction)이라고 한다. 또한 이 둘을 조합하여 만들 수도 있는데, 이를 반맞춤형(semi-custom) 혹은 반모듈형(semi-modular)이라고 한다.

3.1.1 맞춤형 보청기 *Custom hearing aids*

맞춤형 보청기는 사용자의 귀 크기와 형태에 맞추어 만들 수 있다는 장점이 있다. 외이 인상(ear impression)에 의해 만들거나, 인상을 레이저 스캔하여 제작사가 만든다.

맞춤형으로 조립하는 정도는 다양한데, 이것은 보청기의 외면을 이루는 장착판(faceplate)이라는 평편한 플라스틱 판에 증폭기와 마이크로폰, 볼륨 조절기, 배터리, 텔레코일, 스위치 등이 미리 조립되어 만들어져 나온다. 리시버는 사용자의 귀 모양을 고려하여 가장 적절한 위치에 부착되어야 하므로, 대개는 위치를 고정하지 않고 조절이 가능하도록 되어 있다. Figure 3.1은 부품들이 장착되어 있는 장착판과 이어쉘이다.

때로는 1개 이상의 다른 부품들이 필요에 따라 장착되지 않기도 한다. 이를 통해 이어쉘의 불필요한 부위를 최소화하여 보청기 크기를 줄일 수 있다. 최종적으로 필요한 부분만을 잘라내 장착판과 부품을 이어쉘에 접착한다. 보청기를 수리하는 경우 대부분 장착판과 이어쉘을 분리하여 수리한다.

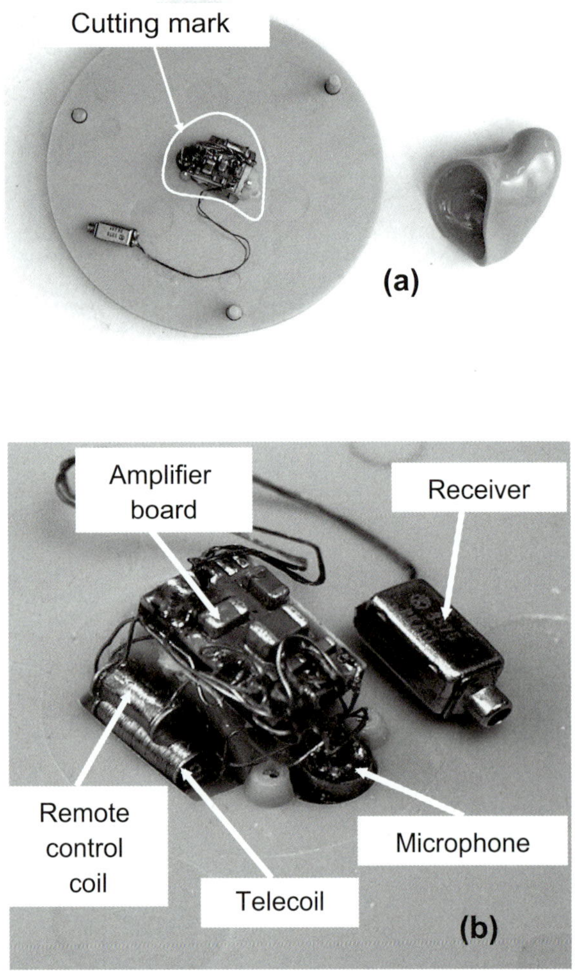

Figure 3.1
(Top) A faceplate with components mounted, next to a shell for an ITC hearing aid. After gluing the two parts together, all material outside the cutting mark is removed.
(Bottom) A close-up of the components mounted on the faceplate.

3.1.2 모듈형 보청기 *Modular hearing aids*

모듈형 보청기(ITE/ITC/CIC)는 표준화된 방식으로 제조되는 보청기로 특히 ITC는 여러 표준화된 모양으로 만들어지는데, 일종의 기성형(ready-to-wear) 보청기로 물리적인 피팅이란 단순히 사용자 귀에 가장 잘 맞는 모양의 케이스를 선택하는 것이다.

모듈형 보청기의 장단점은 다음과 같다. 장점으로는 첫째 자동화된 방식으로 생산, 검사하여 가격이 낮고, 신뢰도가 향상된다. 둘째로 사용자가 청력검사 이후 인상 과정을 거쳐 보청기를 제작하여 착용하는 것이 아니라, 즉시 착용할 수 있다는 장점이 있다. 단점으로는 미용적, 기능적으로 적합한 표준형이 없는 경우가 많으며, 보청기가 쉽게 귀에서 빠질 수 있고, 보청기 주위로 소리가 유출되어 피드백 현상이 발생할 수 있다. 이에 따라서 필요한 만큼 출력 이득을 줄 수 없는 경우도 있다.

저렴한 우편구매 보청기도 대부분 모듈형 보청기들이다. 일부 모듈형 보청기는 빈틈을 없애기 위해 외이도 부위에 발포제 연결부(foam sleeve)를 갖는데, 이는 피드백 현상을 감소시킬 수 있지만, 연결부의 정기적 교환이 필요하다.

다른 종류의 모듈형 보청기로는 일회용 귓속형 보청기(disposable ITC), 일회용 귀걸이형 보청기(disposable BTE)도 개발되었다. 배터리가 내장되어 있고, 방전되면 보청기 전체를 교체해야 한다. 이 보청기는 가격이 매우 낮으며, 비교적 양호한 전자회로를 가지고 있다. 주파수반응이나 내부소음, 소리 왜곡 등은 고가 보청기와 대등한 정도이다.[1242, 1882] 이는 고가 보청기의 이유가 제품생산 비용보다는 대개 높은 개발비용과 적은 생산수량, 높은 마케팅/유통/피팅지원 비용 때문이라는 것을 보여 준다.

BTE 또는 신체형 보청기도 전자 부품들이 고정된 크기와 모양을 가지고 있고, 각각의 이어몰드나 표준화된 돔(dome)에 연결된다는 점에서 일종의 모듈형 보청기라고 할 수 있다. 튜브를 이용하거나 RIC 형태와 같이 표준화된 돔을 사용하면 검사 후 즉시 보청기를 착용할 수 있다. 그러나 대개 BTE는 모듈형 보청기로 분류하지 않는데, 이는 이어몰드를 제외한 맞춤형 BTE 보청기가 없기 때문이다.

3.1.3 반맞춤형, 반모듈형 보청기 *Semi-modular, semi-custom hearing aids*

ITE, ITC 보청기와 같이 표준화된 모듈로 구성되며, 개인에 맞춘 이어몰드를 조합하여 제작되는 경우에는 반맞춤형, 반모듈형 보청기라고 한다. 모듈은 대개 접착되지 않고 끼워져 있고, 맞춤형 보청기와 같이 수리할 수 있어서 이어쉘이나 장착판 손상을 줄일 수 있다. 단점으로는 부품 위치를 변경할 수 없어 같은 부품을 갖는 맞춤형 보청기보다 부피가 크다.

모든 보청기는 맞춤형과 모듈형의 중간 형태인데, 완전 맞춤형 보청기는 주요 부품들을 선택할 수 있으나, 완전 모듈형 보청기는 그 자체가 완전히 표준화된 방식의 기성품으로 만들어진다.

대부분의 CIC, ITC, ITE 보청기는 완전 맞춤형 방식에 가깝다. 배터리, 볼륨 조절기와 프로그래밍 소켓이 정해진 위치의 장착판에 위치하며, 마이크로폰과 집적회로도 정해진 곳에 위치하지만, 리시버는 맞춤형 이어몰드에 따라 위치가 바뀐다.

3.1.4 보청기 신뢰도 *Hearing aid reliability*

보청기는 비, 땀, 귀지, 헤어스프레이, 헤어젤, 습기 등의 악조건을 견뎌야 하는데, 전자 부품이 부식되어 손상될 수 있다. 흔히 고장나는 부위는 공기에 노출되거나 움직이는 부분이며, 배터리 접촉부위, 변환기, 볼륨 조절기와 스위치 등이다.

많은 기술 발전으로 보청기 신뢰성은 향상되었는데 이러한 기술들은 다음과 같다:

- **자동볼륨조절기능(WDRC가 포함된)**으로 많은 보청기에서 수동볼륨 조절기가 불필요하다.
- **전자프로그래밍(Electric programming)**으로 드라이버를 이용해 조절하는 경우보다 움직이는 부분이 적어졌다.
- **방수섬유(Gore)**로 마이크로폰의 입구부를 처리하여 물이 들어오는 것을 막게 되었다.
- **방수막**으로 리시버에 습기와 귀지가 들어오는 것을 차단할 수 있다.[167]
- **개스킷(Gaskets)과 방수 섬유**로 습기는 차단하며, 공기-아연(zinc-air) 배터리의 작동에 필요한 산소 공급이 가능하게 되었다.
- **나노코팅(Nanocoating)**으로 나노입자가 함유된 래커를 사용하여 보청기 표면에 물이 퍼지지 않고 내부로 들어가지 않게 한다.
- **원격조절(Swipe control)**에 의해 기계적인 움직임 대신

손가락 움직임으로도 보청기를 조절하도록 하여 습기가 내부로 들어가는 것을 방지한다.

3.2 양측 보청기 사이 연결 *Linked Bilateral Hearing Aids*

양측에 보청기를 착용하는 것은 오랜 기간 사용되었지만, 금세기에 들어서서야 2개의 보청기가 서로 무선 통신으로 연결되어 정보를 교류하고 조화를 이뤄 작동하게 되었다.

양측 보청기 간의 연결은 편리성과 기능적인 면에서 2가지의 장점이 있다. 착용자가 양측 보청기 볼륨 크기를 조절할 때 동시에 소리 크기를 조절하면 편리한데, 만일 한쪽만 조절해도 반대쪽이 자동으로 바뀌게 된다면 더욱 편리할 것이다. 둘째로는 보청기 볼륨 조절기가 필요없게 되어 보청기 내부 공간을 양쪽 귀의 보청기를 동시에 조절하는 프로그램 조절장치에 이용할 수 있는데, 이에 따라서 양쪽 보청기 조절이 훨씬 더 쉬워지게 된다.

기능적으로 확실한 장점은 양쪽 보청기가 동시에 같은 방향성을 가질 때, 양측 귀에 도달하는 소리 자극의 시간차, 레벨차를 작게하여 소리 국소화(sound localization) 왜곡이 발생할 가능성을 줄인다(Section 7.1.4, 15.1.1). 양쪽 보청기 압축과 적응형 소음감소기능(adaptive noise suppression)을 조절하여 소리의 이간레벨차(interaural level difference)를 줄임으로써 왜곡 현상을 감소시킨다. 연동된 신호처리는 소리 국소화와 자연스러움을 향상시켜주며, 방향성 마이크로폰 조절에 가장 큰 장점이 된다.[1671, 887]

연동된 양측 보청기는 마이크로폰 신호를 텔레코일에 전달하는 부분에서도 장점이 있다. 일측 보청기를 사용하면, 단순히 강력한 자기신호를 발생하는 장비 옆을 걸어가기만 해도 텔레코일이 잘못 활성화될 수 있으나, 연동된 양측 보청기에서는 전달된 신호의 크기를 비교할 수 있다. 손에 들고 있는 전화기는 가까운 귀에 더 강력한 신호를 발생시키지만, 멀리 떨어져 있는 장비에서는 이러한 현상이 발생하지 않게 되어 필요한 보청기 기능만이 활성화된다. 전화기가 있는 쪽 보청기의 텔레코일만 활성화되고 반대쪽 보청기의 마이크로폰은 작동하지 않거나 비활성화 또는 일반상태로 유지된다.

또한 연동된 양이 보청기(binaural hearing aid)는 음악에서의 강한 출력이 음악에 의하여 증폭된 것인지, 피드백에 의하여 만들어진 것인지를 구분할 수 있어, 상호 비교하여 음악에서의 디지털 피드백 제거기능(feedback cancellation system)에 의한 왜곡 현상이 발생되는 것을 방지할 수 있다.

연동된 양측 보청기는 볼륨, 프로그램, 방향성 마이크로폰, 증폭기의 이득조절 등에 대한 많은 정보를 서로 교환한다. 이러한 조절 신호들은 공통적으로 느린 속도로 변한다. 따라서 신호 전달에 필요한 주파수는 매우 낮은 주파수 대역을 사용하며, 전력 소모도 작다.

일부 보청기에서는 전체 음향 주파수대역(audio bandwidth)의 신호를 사용하여 양측 보청기 사이의 정보를 공유하는데 이는 근접자기유도 방식(near-field magnetic inductive coupling)을 사용한다. 음향자기유도(audiomagnetic induction, Section 3.5)와 유사하지만 1~10MHz의 고주파수에서 작동하는 것이 다르며, 일부 보청기들은 훨씬 더 높은 고주파수(0.9~2.4GHz)에서 전자기 무선 통신(electromagnetic radio frequency transmission)을 이용하여 작동한다.

전체 음향 주파수 대역의 신호가 한쪽 보청기에서 다른 쪽 보청기로 전달된다면 여러 가지 장점이 있다:

- 증폭된 신호를 반대쪽 마이크로폰에 전달하여 무선 CROS 보청기 역할이 가능하다(Section 17.1).
- 일반 CROS와 달리 전송 방향을 전환하여 화자의 위치에 따라 방향성을 바꿀 수 있는데, 차량 실내와 같이 위치가 고정되어 있고 대화 상대가 제한적인 경우 SNR을 한 방향에서 높게 유지할 수 있다.[1496]
- 텔레코일로 신호를 양측으로 전달하여 전화를 양쪽에서 들을 수 있다.
- 양쪽 마이크로폰의 신호를 각각의 보청기가 처리하여 방향성을 더욱 개선시킬 수 있는 점이 가장 우수하다.

이러한 전체 음향 주파수 대역을 이용하여 양측 귀 사이의 정보를 전달하는 시스템은 많은 배터리 전력이 필요하여 아주 시끄러운 상황에서만 제한적으로 사용될 수밖에 없으나 향후 개선될 것이다. 이러한 기술로 경도 난청과 심지어 중등도 난청에서 소음이 있어도 정상인보다 어음을 더 명확히 이해할 수 있는 초방향성 보청기(super-directional hearing aids)가 개발될 수 있을 것이다.

3.3 보청기 프로그래밍 *Programming the Hearing Aid*

3.3.1 프로그래머, 사용환경, 소프트웨어 *Programmers, interfaces, and software*

디지털 조절회로(control circuit) 기능을 프로그래밍 도구를 사용하여 조정할 수 있다. 제품마다 모두 다른 장비를 사용하지만 모든 보청기는 컴퓨터로 프로그램을 수정할 수 있다. 거의 모든 보청기 제작사들은 자료를 보관하고 컴퓨터로부터 보청기로 자료를 전송하는 기준에 따르고 있으며, 이 표준을 NOAH("한 방주 안에 있다"는 의미)라고 한다.

NOAH 표준은 청력도, 나이와 같은 기본 정보들을 어떻게 저장하고 보청기와 통신하는지를 정의하고 있다.[1515] 다른 회사 보청기를 프로그래밍하기 위해서는 생산자 고유의 소프트웨어가 필요하나, 사용자의 자료가 입력된 이후에는 다른 생산자의 프로그램에 접근할 수 있어 다른 제품들도 조절이 가능하다.

보청기는 회사마다 다른 방식으로 컴퓨터에 자료가 전달되므로 컴퓨터와 보청기 사이의 연결장치가 필요하며, 이러한 것 중의 하나가 HiPro(hearing instrument programmer) 장비이다. HiPro 장비가 많이 사용되었으나, 최근에는 더 편리한 도구가 개발되었다:

- 무선 NOAH link는 보청기와는 유선으로 연결되나, 이후 컴퓨터와는 블루투스로 무선 연결된다. NOAH-link를 착용하면 보청기가 프로그래밍되는 동안 10m 이내에서는 어디든지 움직일 수 있고, 보청기 조절도 노트북 컴퓨터를 이용하여 어떤 환경에서도 진행할 수 있다.
- 10.6MHz 대역을 이용하여 보청기와 통신하는 전송/수신 장치인 nEARCom과 무선 NOAH link 기기를 연결하여 프로그래밍할 수 있다. 전송/수신 모듈은 제조사마다 다르나, 최대 5개의 보청기 모듈을 넣을 수 있다.
- 많은 제조사가 노트북 USB와 사용자 보청기를 연결하여 무선으로 통신할 수 있는 장비를 개발하였다. 디지털 변조된 2.4GHz의 주파수를 사용하며, 보청기와 매우 빠른 속도로 통신할 수 있다.

이러한 기술 발달에 의하여 사용자가 프로그래밍 컴퓨터 옆에 있지 않게 되었으며, 마지막 2가지 장비들은 보청기와 직접 연결되지 않아도 조절 가능하게 되었다.

3.3.2 다중메모리/ 다중프로그래밍 보청기 *Multi-memory or multi-program hearing aids*

컴퓨터에서 보청기로 보낸 자료는 보청기 기억장치에 저장된다. 1개의 저장된 자료세트는 지정된 작동 특성을 갖게 하는데, 여러 개의 자료세트를 저장한다면 보청기는 여러 상황에 맞게 작동할 수 있다. 이때 각각의 작동 특성을 보청기 프로그램이라고 한다. 사용자는 상황에 따라서 보청기의 적절한 프로그램을 선택하게 된다.

보청기 착용자가 프로그램을 선택하는 이유는 다음과 같다. 첫째, 전달되는 소리의 특성이 주변 환경에 따라 매우 다르기 때문에 보청기는 각 환경에 따라 다른 증폭 특성을 가져야 한다. 음향 환경을 보청기가 스스로 인지하여 적절한 증폭 특성을 선택할 수도 있으나, 사용자가 직접 선택하는 것이 더 좋을 수 있다.

둘째로 특정 말소리에 집중하고 싶을 때와 말소리가 아닌 소리에 집중하는 경우 등 환경의 변화에 따라 다른 증폭 특성을 이용해야 한다. 최적의 어음이해력이 필요한 상황과 편안함만을 최적화하고 싶은 상황에 따라 다른 특성을 이용해야 하는데, 자동회로(automatic circuit)는 어떤 요소가 중요한지를 알지 못하므로 직접 선택하는 것이 좋다.[864, 1886]

대부분의 다중메모리 보청기에서 각 프로그램의 조절을 달리할 수 있다. 사용자는 스위치로 서로 다른 증폭 특성을 갖는 프로그램의 소리를 들어볼 수 있다. 대부분의 프로그램들은 1~2개의 중요 변수(key parameter)만이 다르며, 대체로 소리 입력방식(텔레코일, FM, 방향성 마이크로폰 등)을 선택하는 것은 거의 동일하게 설정되어 있다. 다중메모리 보청기를 처방하는 방법은 Section 10.6에 있다.

3.3.3 프로그램 대응비교방법 *Paired comparisons*

보청기에 2개 이상의 프로그램이 있다면 보청기 피팅 과정에서 서로 전환하는 것이 가능하여, 사용자는 양쪽을 연속적으로 들어보고 선호되는 것을 선택할 수 있다. 이후 사용자의 선호도에 따라 미세조정이 가능하다. 프로그램 대응비교방법은 Section 12.2에 있다.

3.4 보청기 원격조정과 전송방법 *Remote Sensing and Transmitting Hearing Aid Systems*

소리가 음원에서 퍼져 나가면서 에너지(power)는 점차 약해지는데, 2가지의 음질 감소가 발생한다. 소리 크기가 작아지면서 주변 소음에 의하여 신호음이 더욱 분별되지 않는 것과 반사에 의해 반향(reverberation)된 소리가 직접 전달되는 소리에 비해 늦게 전달되어 방해하는 것이다. 반향된 소리의 시간차가 커질수록 직접 전달된 소리에 비하여 이해력이 크게 낮아진다. 소음과 반향은 청취자가 음원으로부터 멀어질수록 이해력이 감소하는 원인이 된다.

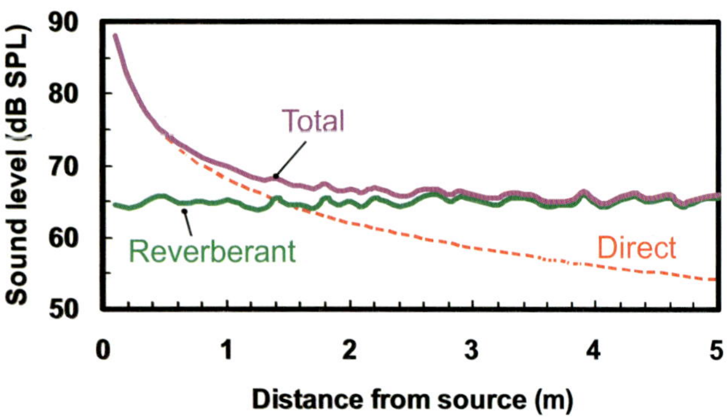

Figure 3.2 Variation of SPL with distance from a source within the room, showing the direct field, the reverberant field, and the total SPL. The critical distance, at which the direct and reverberant fields are equal in level, occurs at about 1.5 m in this room.

> **임계거리 내의 소리(Critical concept in sound)**
>
> 임계거리는 왜 원격조정과 전달 방법이 필요한가를 이해하고 다양한 환경에서 방향성 마이크로폰이 어떻게 중요한 역할을 하는가를 이해하는 데 필수적이다.

Figure 3.2는 실내에서 화자로부터의 거리에 따른 음압레벨(SPL)의 변화를 보여 준다. 임계거리(critical distance)는 반향반경(reverberation radius)이라고도 하며, 반향음의 강도가 직접 전달 음압 강도와 같아지는 거리로 임계거리 밖에서는 반향음이 더 커진다. 실내공간이 넓고 반향이 적을수록 임계거리도 커지게 되는데, 교실은 1~2m, 거실은 대개 1m 이내이다.

임계거리는 다음과 같은 공식으로 계산할 수 있다.[175, 1971]

$$d_c = 0.1\sqrt{\frac{QV}{\pi T_{60}}} \quad \ldots 3.1,$$

V는 실내의 부피(m^3), T_{60}은 실내의 반사시간, Q는 음원의 방향지수(directivity factor)를 말한다. 방향성이 큰 음원은 한 방향으로 소리를 더 보낼 수 있어, 사람의 방향지수는 저주파수에서 1.3, 고주파수에서는 4.0이다.[113]

반향을 해결하는 방법은 임계거리 이내에서 음원과 가장 가까운 곳에서 가장 강하고 깨끗한 소리를 잡아내어 음파보다는 전자기 신호나 자기장 신호로 선명하게 신호를 전달하는 것이다. 소리를 전자기 신호, 자기장 신호로 바꿀 수 있는 장비를 가지고 있다면 보청기를 통해서 상대방이 말하는 곳 바로 앞에서 듣는 것처럼 들을 수 있다. 무선 전달방법에는 다음 3가지가 있다.

3.5 유도루프 방법 *Induction Loops*

전기와 자기는 밀접한 관계가 있다. 유도루프는 음향 신호를 루프(loop) 내에서 전류로 전환하여 자기장을 형성해 빛의 속도로 전달한다. 자기장 내에서 코일은 이를 감지하여 전기 신호를 만들고 이를 증폭하여 리시버에서 소리로 바꿀 수 있다. Figure 3.3은 유도루프 방법이다. 자기장을 형성하는 루프는 강당에서 사용할 수 있을 만큼 큰 경우도 있고, BTE 보청기만큼 작은 경우도 있다. 주로 앉는 의자에 루프를 장착할 수도 있고, 목걸이 형태로 착용할 수도 있다. 자기장에서 신호를 감지하는 루프는 아주 작은 보청기를 제외하고는 보청기 내부에 설치된다.

유용한 팁: 실내 유도루프(Room loops)

- 전선 루프 바로 위에서는 자기장이 거의 수평으로 흐른다. 보청기의 수직코일은 이 위치에서는 신호가 많이 전달되지 않을 수 있다. 실내 유도루프는 루프가 작동하는 공간보다 조금 더 커야 한다.
- 건물의 철골 구조물은 자기장을 약화시키고 방향을 바꾸게 한다.
- 루프 증폭기는 작은 소리에도 최적의 증폭을 유지하기 위하여 압축이 가능해야 한다.
- 자기장은 밖으로도 퍼져나가므로 1개의 건물 내부의 서로 다른 음향 신호를 전달하는 2개의 루프는 서로 분리되어 구성되어 있어야 한다.
- 가정용 오디오기기들은 대부분 작은 루프를 직접 구동시킬 수 있는 전력을 가지고 있지만, 추가적으로 루프와 스피커(loud-speaker)를 운영하기 위해서는 고출력의 음향기기가 필요하다.
- 1층에 설치된 루프는 출입구 외부에서도 작동이 가능하다.

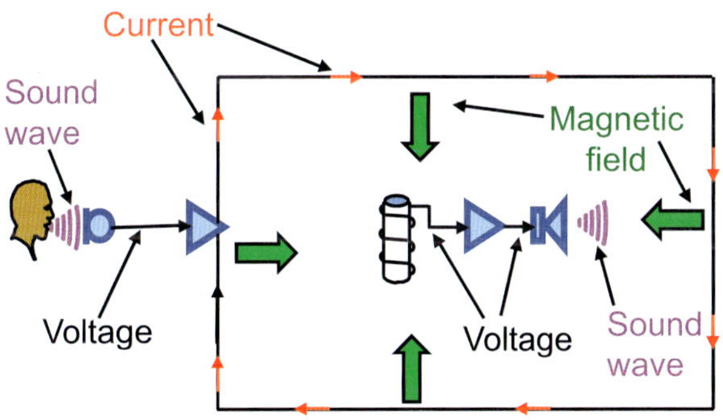

Figure 3.3 The complete chain, from sound wave in to sound wave out, for a magnetic loop induction system.

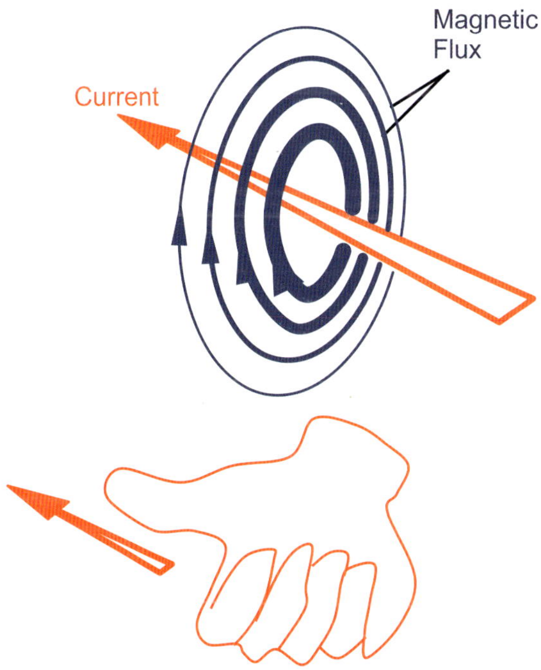

Figure 3.4 Lines of magnetic flux flowing around a conductor carrying a current and the right hand rule showing how the curled fingers help to visualise the direction of the magnetic field caused by current flowing in the direction in which the thumb points.

3.5.1 자기장 균일성과 방향 *Field uniformity and direction*

자기장은 전류가 흐르는 외부에 형성되지만 자력선(magnetic lines of force)과 이로 인한 자속(magnetic flux)은 Figure 3.4에서와 같이 전류 주위에 원을 형성하며 전파된다. 원이 전류로부터 멀어질수록 자력과 자속은 약해진다. 자력의 흐름을 시각화하기 위하여 오른손 엄지를 손에 직각으로 세우고 나머지 손가락들을 둥글게 말았을 때, 엄지의 방향이 전류의 흐름이라면, 나머지 손가락들의 방향은 자기장의 방향이라고 할 수 있다.

루프가 바닥과 벽이 만나는 모서리에 설치되어 있고 전류가 Figure 3.5에서와 같이 시계방향으로 흐른다고 할 때, 엄지를 가상의 와이어와 일치시키면 나머지 손가락들의

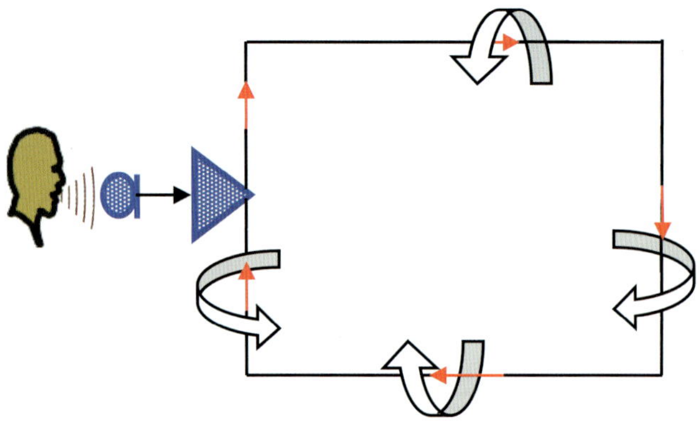

Figure 3.5 A complete induction loop system, showing how lines of magnetism from all parts of the loop add constructively within the region enclosed by the loop.

방향은 원을 형성하게 된다. 그러므로 1층에서는 자기장의 방향이 수직 방향을 형성하게 된다.

루프 와이어로부터 거리가 멀어질수록 자기장은 약해지나, 특정 와이어의 일부분에서 멀어질수록 다른 부분 와이어에는 가까워지게 된다. 또한 와이어가 1층에 설치되어 있고 착용자가 서 있다면 루프 내의 자기장은 수평이 된다. 이로 인해 전체의 힘은 강하지만 수직성분은 약한 루프 내부를 제외하고는 실내의 머리 높이에서 자기장의 힘은 거의 일정하게 된다. 보청기의 수신코일이 수직으로 위치하고 있다면 그것은 자기장의 수직 성분에 대해서만 수신 가능하므로 실내 루프가 적절하게 작동되기 위해서는 보청기의 텔레코일이 수직이 되도록 설치되어야 한다.* 그러나 전화기에서 발생하는 자기장은 수직이 아닌 다른 방향에서 최대값을 갖도록 설계되어 전화기마다 방향이 다르다. 아래 각주에서와 같이 수직방향으로부터 다소간의 차이는 허용된다.

루프 주위에서 한 방향으로 흐르는 전류에 대해 언급하였지만, 음향 신호의 경우 음파(acoustic wave)의 압력변화로 인해 방향은 지속적으로 변할 것이다. 결과적으로 원형의 자기장 또한 그에 맞추어 방향이 반대로 전환될 것이다. 지속적으로 변하는 자속에 의해 텔레코일이 자기장을 감지하고 전압을 생성한다(지구의 자기장은 항상 일정한 힘과 방향으로 흐르기 때문에 전류를 형성하지 않는다).

3.5.2 자기장 강도 *Magnetic field strength*

공간의 정중앙에서 자기장의 힘은 루프에 흐르는 전류의 크기와 루프 회전수에 비례하고, 루프의 지름에 반비례한다. 국제규격(IEC 60118-4, BS7594) 장기 실효값(long-term rms value)은 100mA/m(미터당 밀리암페어)이다. 지름 a미터를 갖고 루프에 n번 회전을 갖는 원형 루프 자기장의 중심에서 실질적인 강도는 공식 3.2를 사용하여 계산할 수 있다.

$$H = \frac{nI}{a} \quad \ldots 3.2,$$

여기서 H는 자기장의 강도를 미터 당 Amps로 나타낸 것이고, I는 전류의 RMS값이다. 사각형태의 루프에서는 크기 a(단위 meter) 실제 자기장의 강도는 공식 3.2에서 계산한 것보다 10% 정도 작다. 만일 장기 실효값이 100mA/m 이상 되기 위해서는 최소한 400mA/m 이상(권장 560mA/m)의 RMS 출력을 낼 수 있어야 큰 음향 신호로 인한 정점절단(peak clipping)을 피할 수 있다. 실제강도는 100mA는 -20dB re aA/m와 같기 때문에 dB re 1A/m로 표현된다.

설치한 루프가 건물 안에 자기장을 만드는 유일한 전기장치가 아닐 수 있기 때문에 루프에 의한 자기 출력이 기준값보다 작지 않도록 하는 것이 중요하다. 건물에 전류(50~60Hz)를 공급하는 모든 전선들도 자신의 주파수와 배진동(harmonics) 주파수에서 자기장을 형성하는데, 이러한 상시적인 자기장은 '웅~'하는 저음의 배경소음을 만든다. 그러므로 음향 자기신호가 너무 약하게 되면 SNR이 떨어진다.

작은 코일을 갖는 소형 보청기의 텔레코일 민감도는 코일의 신호를 담당하는 별도의 전증폭기(pre-amplifier)에 의하여 결정된다. 약한 자기장에서는 사용자가 볼륨을 높여서 보상할 수도 있지만 이는 매우 불편하다. 특히 텔레코일과 마이크로폰을 자주 변환해야 하는 경우에는 더욱 그렇다. 또한 이러한 조절방식은 보청기에 볼륨 조절기능이 있

* 자기장은 30°부터 수직까지 각도에서 변화한다. 수직이 되면 자속이 없어지는데, 45°까지 강도 변화는 작다.

고, 피드백을 유발하지 않고도 이득을 증가시킬 수 있을 때만 가능하다. 텔레코일 위치에서도 이득이 너무 크면 피드백이 발생할 수 있다. 음향 신호가 리시버에서 마이크로폰으로 누출되어 피드백이 발생하는 것과 마찬가지로 자기신호가 리시버에서 마이크로폰으로 누출되어 들어가 피드백이 발생할 수 있다.

통상 전화기는 100mA/m이상의 자기장을 방출한다. 구형 전화기들은 대개 충분한 자기장을 만들지만, 신형 전화기들과 공중 전화기는 난청인들이 사용하도록 특화된 자기장을 형성하도록 제작되었다(ANSI C63.19는 최소 125mA/m의 자기장을 방출하도록 규정).[970] 현재 사용되고 있는 일부 전화기는 음향출력에는 적절하지만 자기장 방출이 약한 전화기도 있다.

루프와 전화기의 표준을 고려할 때, 65dB SPL 정도의 음향 입력수준에 해당하는 출력을 60~100mA/m의 전기신호로 만들 수 있다면, 보청기 사용자는 볼륨조절을 하지 않고도 마이크로폰과 텔레코일 모드를 편리하게 전환할 수 있다.[840a]

3.5.3 루프 주파수반응 *Loop frequency response*

루프와 텔레코일 시스템의 주파수반응이 만족스럽지 못한 경우가 있다. 보청기 음향 반응은 사용자에 최적화되어야 하므로 루프와 텔레코일도 음향 반응과 크게 다르지 않아야 한다. 그러나 500Hz 이하에서는 다른 전자기기들과 간섭을 일으킬 수 있어 이 주파수 대역을 제거하는 것이 유리할 수 있으나, 심도 난청에서는 500Hz 이하 주파수 대역이 중요하다. 다중메모리 보청기는 대개 텔레코일과 마이크로폰의 반응을 각각 따로 조절할 수 있어 개별 사용자가 각각 최적의 텔레코일 반응을 선택할 수 있다. 형광등과 같은 자기장 간섭이 많은 실내에서는 원격 조절장치로 저주파수 차단기능(low-tone cut)을 선택할 수 있다. 적응형 소음감소 알고리즘(adaptive noise reduction algorithm)도 자기장 간섭 변화가 급격하지 않아 소음감소에 효과적이다.

마이크로폰보다 텔레코일에 의하여 다른 주파수반응을 느끼는 2가지 이유가 있다. 첫째 루프는 저주파수보다 고주파수에 대하여 더 약한 자기신호를 만드는데, 이것은 루프의 전기 임피던스가 자기유도량(inductance)과 저항(resistance)으로 구성되어 있기 때문이다. 자기유도량은 주파수가 증가함에 따라 증가하는데, 코너주파수(corner frequency)로 불리는 특정 주파수 이상이 되면 이러한 현상이 발생하기 시작한다(코너주파수에서 자기유도량에 의한 임피던스와 저항에 의한 임피던스 값이 같아진다). 만일 루프가 일반적인 음향증폭기와 연결된다면 코너주파수 이상에서는 전류와 자기신호가 감소하게 된다. 이에 대한 해결방안은 코너주파수를 다음과 같은 방법으로 5kHz 이상이 되도록 만드는 것이다:

- 작은 지름을 갖는 전선으로 구성
- 특별한 전류 출력을 갖는 전류(power) 증폭기
- 전체 면적을 커버하기 위한 다중코일
- 1회전 혹은 최소한의 회전을 갖는 루프
- 그래픽 이퀄라이저(graphic equalizer)
- 외부 저항

마지막 3개의 방법을 사용하기 위해서는 더 큰 출력의 증폭기가 필요하다. 작은 루프에서 루프를 과열시키지 않으면서도 적절한 저항, 강도, 주파수반응을 갖게 하는 것은

유용한 팁: 전송기와 마이크로폰 착용 (Wearing a transmitter and microphone)

- 마이크로폰을 입 바로 아래에 장착하면 옷깃에 달거나 목에 매달았을 때보다 SNR을 10dB 향상시킬 수 있다.
- 전송기 마이크로폰을 옷깃에 달면 허리에 장착했을 때보다 SNR을 10dB 개선할 수 있다(많은 사람들이 너무 낮은 곳에 마이크로폰을 다는 경향이 있다).
- 방향성 마이크로폰은 화자의 입으로부터 멀어지는 것을 상쇄할 수 있다.[1058]
- 전송기가 내장된 마이크로폰을 옷 아래 착용하면 편리하나, 마찰음이 발생하고 신호가 약화될 수 있어 피해야 한다.

쉽지만, 큰 루프에서는 어렵다.

다른 방법으로는 방 전체를 하나로 만들기보다는 작은 루프를 여러 개 연결하여 설치하는 것이다.[35] 이러한 경우 다른 공간으로 신호가 누출되는 것도 최소화된다. 매트에 내장된 형태를 여러 개 연결해 사용할 수 있고, Figure 3.7과 같이 설치할 수도 있다.

보다 효과적인 방법은 동일한 공간을 커버하기 위하여 2개의 독립된 루프 시스템을 사용하는 것이다. 독립적인 증폭기와 연결된 두 번째 루프는 첫 번째 증폭기와 90°의 위상차를 갖는 신호를 만든다. 각각의 루프는 상대 루프의 사각지역을 커버하면서도 90° 위상차로 인해 신호가 상쇄되지 않는다. 이러한 조합은 위상배열 루프(phased-array

유용한 팁: 루프 기능을 향상시키는 방법(Installing or improving a loop)

- 루프를 가능한 작게 만들고, 넓은 공간에는 루프를 2개나 4개를 사용한다.
- 루프 저항은 증폭기가 구동될 수 있는 것보다 작아서는 안 된다. 4ohms 또는 그 이상이 안전하지만 증폭기의 사양을 확인해야 한다.
- 5x5m 크기의 공간은 0.4mm지름의 와이어를 2바퀴 회전시키고 10watt 이상의 증폭기 전력을 사용한다. 더 굵은 와이어를 사용하고 10watt 전력을 사용하며, 3~5ohm의 저항을 연결하여 사용 가능하다. Figure 3.6은 얇은 와이어를 이용하여 2바퀴를 회전시켜 루프를 구성하는 방법이다.

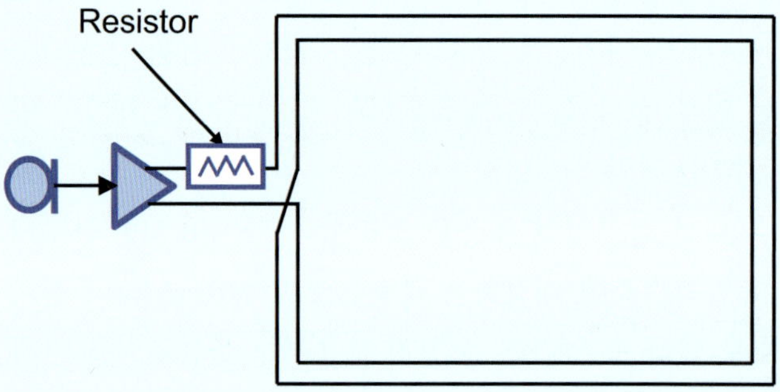

Figure 3.6 The connections needed to make a loop of two turns using a single run of cable thjat has two separate wires. The location of an optional series resistor is also shown.

- 각각 n 회전을 갖는 b개의 루프와 연결된 공간에서 각 루프의 지름이 p 미터이고 각 와이어의 지름이 d mm이면서 최대 rms가 0.4A/m일 때, 다음은 루프를 만들거나 기존 루프를 검사할 때 사용할 수 있다. n 회전을 갖는 1개의 루프를 사용할 때, b는 1이 된다.

$$\text{Minimum amplifier power} = \frac{bp^3}{2800nd^2}\,Watts$$

$$\text{Minimum wire diameter to avoid overheating} = \sqrt{\frac{p}{62n}}\,mm$$

$$\text{Corner frequency} = \frac{7610}{nd^2\log_{10}(446\,p/d)}\,Hz$$

$$\text{Loop resistance} = 0.022\frac{bnp}{d^2}\,Ohms$$

Philbrick(1982)과 British Standard [7594]에 기술된 이 공식들에서는 전체 저항을 증가시키기 위한 외부 저항은 사용하지 않는다. 만일 외부 저항이 사용된다면 증폭기의 최소출력과 코너주파수(corner frequency)는 전체 저항과 루프 자체 저항의 비율만큼 증가한다. 정점절단을 방지하기 위해서는 증폭기 출력이 최소출력의 2배는 되어야 한다.

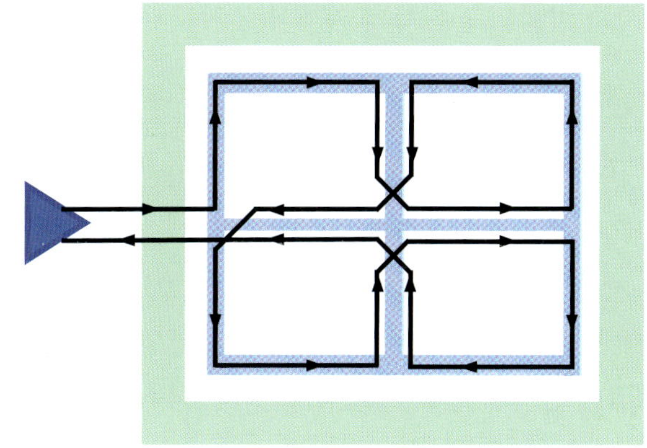

Figure 3.7 Multi-loop connection to cover a large area, but still achieve an adequately high corner frequency. The field strength vertical component is weak within the shaded blue areas, which could correspond to aisles in an auditorium, and also within and outside the outer green shaded area.

loop)라고 하는데 큰 공간에서도 매우 효율적이며 신호 누출이 작은 장점도 있다.

텔레코일의 주파수반응이 음향 신호와 다른 두 번째 이유는 보청기 자체 특성이 원인이다. 코일로 발생하는 전압은 원래 주파수를 갖는다. 보청기 설계 단계에서 텔레코일과 보청기 증폭기를 연결하는 방식을 조절함으로 이를 보상할 수 있는데, 결과적으로는 저주파수 감쇄(roll-off, 출력이 감쇄하는 현상)가 발생한다.[840a] 마이크로폰 반응에 대한 텔레코일 반응 양상은 보청기의 사양을 확인하거나 검사기로 측정하여 확인할 수 있다(Section 4.1.8).

3.6 무선 주파수 전송 *Radio-Frequency Transmission*

무선 주파수를 이용한 전송 방법은 화자와 청자 사이를 소음이나 반향 없이 신호를 전달하는 좋은 방법이다. 마이크로폰이 내장된 전송기 또는 마이크로폰과 전송기가 전선으로 연결된 형태를 주로 사용하는데, 내장된 형태는 목에 기기를 착용하고, 전선으로 연결된 경우에는 전송기를 주머니 또는 허리에 착용하며, 리시버로 보내진 소리를 듣는다:

- 리시버와 보청기가 전선으로 연결
- 리시버와 보청기가 자기유도로 연결
- 리시버가 보청기에 클립 형태로 연결
- 리시버가 보청기에 내장(Section 3.6.3)

무선 주파수 전송은 음향전기 신호를 다른 신호로 바꾸지 않고 대신 전자기파의 형태를 변조(modulate)한다. 이 전자기파를 반송파(carrier)라고 하는데, 음향 신호가 없는 상태에서는 반송파가 정현파이나, 음향 신호가 동반되면 반송파 특성이 변화되고 이를 통해 반송파로 전송이 가능해진다. 다양한 아날로그/디지털 변조 방식이 사용될 수 있지만, 근거리 전송을 위해서는 대개 주파수 변조(frequency modulation)와 주파수 도약변조(frequency-hopping spread-spectrum) 2가지 방식이 많이 이용된다.

3.6.1 주파수 변조 *Frequency modulation*

보청기 분야에서 가장 흔하게 변조되는 것은 반송파 주파수인데 이를 주파수 변조 혹은 FM이라고 부른다. Figure 3.8은 변조되지 않은 반송파와 변조된 반송파이다. 리시버는 반송파를 감지하여 원래 음향 신호에 해당하는 전압을 만들어내며, 이러한 변조 파형을 다시 복원하는 과정을 복조(demodulation)라고 한다.

다른 변조 방식은 진폭 변조(amplitude modulation)라고 하는데, 반송파 주파수가 아닌 진폭을 변조하며 리시버의 음향 신호가 반송파 강도가 아니라 소리 신호 강도에 따라

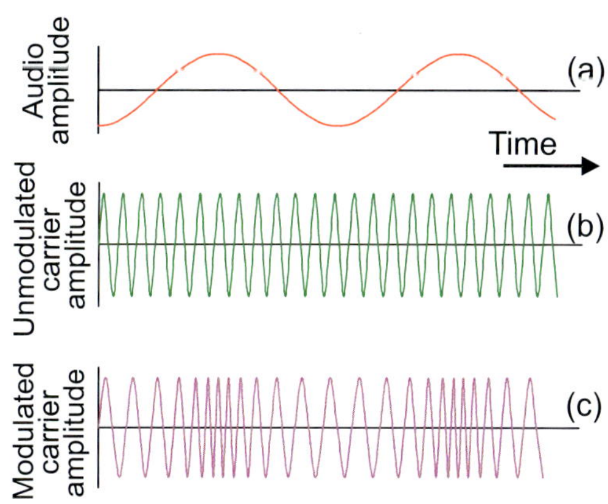

Figure 3.8 The waveform of a carrier before (b), and after (c), it has been frequency modulated by a sinusoidal audio signal (a).

결정되고 전송기(transmitter)와 리시버 사이 거리와는 관계가 없다는 장점이 있다. 그러나 반송파 파형이 약하면 리시버는 잡음을 만들고, 아주 약하면 수신이 불가능하게 된다.

우리 주변에는 항상 많은 수의 전자기파가 흐르고 있다. 리시버는 특정 주파수의 반송파에 맞춰져 있어 필요한 신호를 선별하는데 리시버 주파수와 동일한 전송기로 보내는 신호만을 받는다. 만일 2개의 전송기가 동일한 주파수의 신호를 송출하면 리시버는 혼란을 일으킬 수 있다. 그래서 전송기 종류에 따라 다른 전자기파 대역을 사용하도록 규정하여 혼란을 최소화하고 있다. 다양한 국가에서 보청기에서 사용이 가능한 주파수 대역은 37, 43, 72~76, 173, 183, 216, 900, 2400MHz이다. 각각의 대역 내에서 여러 개의 다른 전송기 주파수가 사용 가능하고, 각각의 좁은 주파수 지역을 전송채널(transmission channel)이라고 한다.

FM 송신과 수신은 리시버가 같거나 유사한 주파수를 갖는 2개의 반송파에 노출될 경우 장점이 있다. 복조는 반송파를 자동 추적(locking on)하여 작동을 하는데, 단위 시간당 주파수가 얼마나 변하는가를 측정하여 상대적으로 약한 신호가 동시에 들어와도 강한 신호에만 반응한다. 강한 신호에만 반응하여 복조가 이루어지는 현상을 FM 점유효과(FM capture effect)라고 한다. 만일 동일 출력을 갖는 2대의 전송기가 신호를 만들면 가까운 곳의 전송기 신호가 수신된다. 소리와 마찬가지로 전파 강도 역시 거리의 제곱에 반비례한다(역제곱 원리, inverse square law). 전파는 비전도체 장애물(벽)도 잘 투과하나, 금속판과 같은 전도체에 의해서는 약화되고 인체에 의해서도 강도가 약간 감소한다.

FM 점유효과는 특히 학교에서 효과적으로 적용될 수 있다. 만일 2개 교실이 충분히 멀리 떨어져 있으면 동일한 주파수를 사용하여도 다른 교실의 주파수 강도가 약하여 각자 자신의 교실 주파수만을 수신한다. 거리가 충분하지 않으며 철제 기둥이 많이 있는 곳에서는 신호 강도가 정확히 제곱에 반비례하지는 않는다. 길다란 금속 물체가 있는 곳에서는 예상보다 신호가 강하게 수신된다.

금속 물체는 전파를 반사시킬 수 있어서, 전송기에서 직접 나오는 신호와 간섭 현상으로 상쇄되어 특정 위치에서는 신호가 매우 약해지게 된다. 이 지점의 리시버는 반송파를 감지하지 못하고 수신 탈락(drop-out) 되어 잡음만이 들리게 되는데, 일부 리시버는 수신 탈락되는 경우 무음으로 변하도록 만들어져 있다.

이렇듯 신호가 예상보다 강해지거나 약해질 수 있으므로 교실에 따라 다른 반송파 주파수를 갖는 리시버를 사용하고, 학생들이 교실에 들어오게 되면 리시버와 전송기가 자동적으로 동기화되는 것이 가장 좋다.

위의 리시버 간섭현상은 1개의 전송기를 사용하는 경우에도 발생한다. 최근에는 여러 개의 마이크로폰과 전송기를 1개의 리시버로 모두 받는 시스템이 있다. 이는 여러 명이 각자 전송기를 가지고 보청기 착용자에게 이야기하는 경우로 단체학습이나 학생들 사이의 학습 활동시 대화에 중요하게 활용될 수 있다.

유용한 팁: 수신이 불확실한 경우 해결(Fixing unreliable reception)

- 전송기와 리시버 배터리가 충전된 상태인지 확인한다.
- 전선, 플러그, 입력단자의 연결 상태를 확인한다(새것으로 교체하거나, 껐다가 키는 것을 반복 하거나, 전선을 움직여 본다).
- 전송기와 리시버의 안테나가 끊어졌는지, 구부러졌는지 확인한다.
- 교사와 학생 사이를 가깝게 하거나, 큰 금속 물체를 옮겨서 배치를 변경한다.
- 다른 전송(수신) 채널을 사용한다.
- 휴대용 전송기에서 마이크로폰의 입구를 손으로 막지 않았는지 확인한다.
- 가능한 경우 전송기, 리시버, 보청기를 각각 교체하여 문제를 확인한다.

3.6.2 디지털 변조 기술 *Digital modulation techniques*

디지털로 전송하는 다른 변조 기술로는 차동이진 위상편이변조(differential binary phase-shift keying)와 주파수 도약변조(frequency-hopping spread spectrum)가 있다.

차동이진 위상편이변조는 디지털화된 1과 0이 반송파의 위상(phase)에 의하여 표현된다. 예를 들어, 디지털 1이면 반송파 위상이 180° 변하게 되는데 Figure 3.9와 같이 파형을 뒤집어 놓은 것과 같다. 디지털 0인 경우에는 위상이 변하지 않는다. 리시버는 반송파 위상이 언제 변하는 가를 감지하여 신호를 복원한다. FM과 같이 동일한 주파수를 사용하는 무선 주파수가 있으면 간섭이 일어나는 단점이 있다.

간섭이 비교적 덜 발생하는 방법은 주파수 도약변조 방법이다. 주파수 도약변조는 1초에 여러 번 새로운 반송파 주파수가 무작위로 전송기 주파수에서 변화하고, 리시버도 동일하게 계획된 주파수로 이동이 일어나면 송수신 중단이 일어나지 않게 한다. 계속 바뀌는 반송파 주파수에서 리시버는 위상 변화를 감지하게 되고 자료를 복원하게 된다. 장점으로는 각 주파수에서 적은 양의 신호만을 보내게 되므로 다른 전송기와 간섭을 일으킬 가능성이 적게 된다. 각 주파수에서 전송되는 자료의 양을 적게 하기 위하여 다양한 자료압축 알고리즘을 이용하며, 리시버는 변화된 신호를 원래 신호로 복원시킨다.

블루투스(bluetooth)는 가장 잘 알려진 주파수 도약변조 시스템의 하나로 송신은 2402~2480 MHz 사이에 1MHz 폭을 갖는 79개의 채널 사이를 초당 1600번씩 이동한다. 어떤 주파수에서 간섭이 일어나면 전송기와 리시버의 해당 채널은 앞으로 건너 뛰게 되어 기존의 협대역폭(narrow-bandwidth) 전송기와의 간섭이 줄어든다. 적응형 주파수 도약(adaptive frequency hopping) 블루투스는 10m 이내의 근거리 송수신을 위한 시스템으로 많이 활용된다. 블루투스를 이용하여 NOAH와 연결하는 방법(Section 3.3.1)과 보청기와 휴대전화를 연결(Section 3.11.1)하는 것에 대한 내용이 있다.

현재 블루투스 리시버는 전력을 많이 소모하기 때문에 보청기에 내장되기는 어려우나, 2.4GHz의 고주파수를 이용하므로 아주 작은 안테나로도 작동이 가능하다. 이 주파수 대역에서 특정 목적으로 이용되는 주파수 도약시스템(purpose designed frequency hopping system)이 보청기에서도 적용되고 있다.

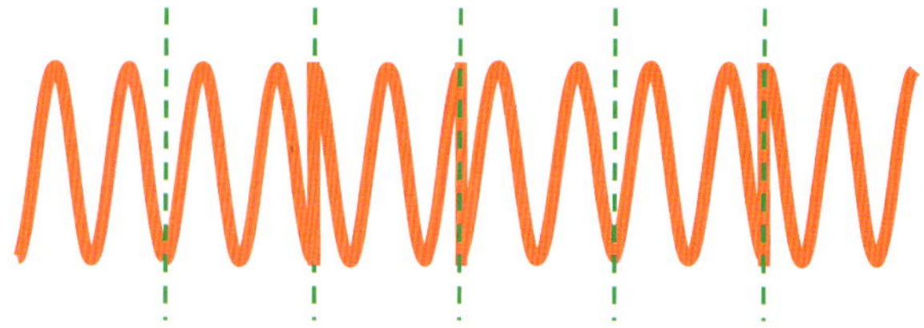

Figure 3.9 Transmission of digital data by differential binary phase-shift keying. A phase reversal occurs every time a digital 1 occurs, but not when a digital 0 occurs.

블루투스의 다른 단점은 전송 프로토콜 자체로 인한 음향 신호지연으로 시각입력과 동기화가 되지 않아 독순(lip reading)을 방해하는 것이다. 시각입력이나 직접 전달되는 음향 신호가 없다면 큰 문제를 일으키지 않으나, 직접 전달되는 음향 신호와 블루투스로 지연되어 들리는 소리를 함께 듣게 되면 이중으로 들리는 문제가 발생한다.

최근에는 적은 전력을 사용하고 시간 지연이 적은 블루투스 표준이 사용되고 있어서 향후 보청기에 내장될 것으로 예상된다.

3.6.3 보청기와 연결 *Coupling to the hearing aid*

무선 리시버를 통하여 전달되는 음향 신호는 난청에 유용하다. 가장 단순한 출력 형태는 무선 리시버가 이어폰을 직접 구동하는 것으로 무선 리시버는 음조 조절(tone control)이나 압축 조절기능이 없어서 개별 사용자에 따른 증폭 특성에 맞게 조절할 수 없다.

무선 리시버의 출력이 개별 보청기와 연결된다면, 4가지 방법으로 개별적인 증폭 특성에 맞게 조절할 수 있다:

- 전선을 이용하여 리시버와 보청기의 입력에 맞게 단자를 전기적으로 연결
- 목에 착용한 리시버와 보청기의 텔레코일 사이를 자기장을 이용하여 연결하는 방법, BTE 보청기 뒤 얇은 플

라스틱 케이스에 작은 코일을 장착하는 방법(실루엣 코일, 유도 이어후크(inductive earhook))

- BTE 보청기 바닥에 연결된 리시버와 전기적으로 연결
- 보청기 내에 완전히 내장된 리시버와 전기적으로 연결

각 방법은 장단점이 있어 증폭시스템의 이득-주파수반응에 영향을 미친다.[703] 직접 연결하면 깨끗한 신호를 전달할 수 있으나, 불편하고 미용적 단점이 있으며 오래 사용할 수 없다.[831] 중요한 장점으로는 스위치를 말로 작동하게 할 수 있고, 적응형 시스템이 가능하며, 스테레오 신호인 경우 스테레오 청취가 가능하다.

신체형(body-level) 리시버를 사용하는 경우 목걸이 루프를 이용하면 미용에 문제가 없고, 옷 밖으로 나온 전선이 없어 활동을 방해하지 않는다. 단점으로는 저주파수가 감쇄될 수 있고, 머리를 한쪽으로 기울이면 신호 연결이 약화될 수 있으며, 자기신호가 근처 전자장비에 의해 간섭받을 수 있다(지루한 학교수업에서 고개가 90°로 기울어지는데 이것이 소리전달을 더 안되게 만들고 수업을 더 지루하게 만든다). 실루엣 코일은 전선이 필요한 것과 간섭 현상이라는 단점이 있으나, 스테레오가 가능하고, 머리 위치에 따른 신호 차이가 없다는 장점이 있다.

신뢰성과 미용적으로 가장 좋아서 많이 사용되는 연결 방법은 무선 리시버를 보청기의 내부에 위치하거나, 보청기 아래에 직접 박스 형식으로 연결하는 방법이 있다.

만일 사용자가 특정 주파수에서 정상과 유사한 청력역치를 갖는 경우, 무선 수신시스템은 증폭 안된 소리 전달을 방해하지 않기 위하여 개방형 이어몰드/이어쉘로 연결해서 전송기를 통하지 않은 말소리가 방해받지 않도록 해야 한다.[966] 무선 리시버가 귀와 직접 연결되거나 보청기를 거쳐서 연결되더라도 개방형 연결방식은 전체 시스템의 이득-주파수반응에 영향을 미칠 것이다(Section 5.3.1).

보청기 내부의 디지털 신호처리 과정은 주변의 무선 리시버에 간섭 현상을 유발하여 사용자에게 간섭된 신호를 전달할 수 있다.[79] 이는 무선 전화기와 보청기가 간섭하는 것과는 전혀 다른 방식에 의한 것이다(Section 3.11.3). 보청기와 무선 리시버가 처음 연결되면 전기음향적 검사만 아니라 간섭 여부를 확인하는 것이 중요하다.

3.6.4 무선 시스템과 마이크로폰의 연결 *Combining wireless and local microphones*

소그룹 활동을 하거나, 여러 사람의 말을 들어야 할 때, 또는 자신의 목소리를 모니터링 해야할 때 전송되는 사람의 말소리는 멀리 떨어져 있기 때문에 보청기가 무선 리시버에 도달하는 소리만을 증폭하면 불편하다. 이 문제를 해결하기 위해 무선 시스템은 몇 가지 방법을 이용하는데, 가장 일반적인 방법은 사용자가 전송기에서 오는 소리와 보청기에 장착된 마이크로폰(local microphone, Section 2.9)을 통하여 전달되는 소리를 함께 듣는 것이다. 이렇게 하면 단점도 있어서 가까이서 말하는 사람의 소리를 들을 수 있게 되지만 전송기에 말할 때 함께 전해지는 반향음도 마이크로폰을 통해 증폭되므로 무선 시스템의 장점이 없어진다.[155, 329, 699] 이런 문제점은 2개의 신호를 Figure 3.10과 같이 조합하여 FM 시스템 신호가 보청기 마이크로폰의 신호보다 크도록 조절하여 해결한다. 이 조합의 비율은 'FM advantage', 'FM priority', 'FM precedence'라고 불린다. 일부 보청기에서는 전송기로부터 유효한 전파 신호가 감지될 때에만 보청기 내부의 마이크로폰 소리를 작게 만드는 'FM 우선 방식'을 이용한다.

2가지 신호를 동시에 처리하는 것에는 어려움이 있다. 무선만 활성화된 상태의 신호가 가장 선명하며, 보청기 마

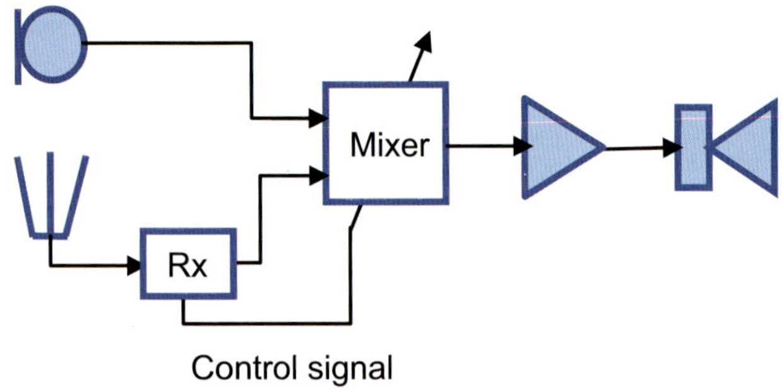

Figure 3.10 A system in which the hearing aid automatically selects either just the local microphone signal or the FM signal from the receiver (Rx) combined with an attenuated version of the local microphone signal.

FM 시스템과 최신 비선형 증폭 보청기(FM systems and advanced nonlinear hearing aids)

새로운 비선형 보청기에서는 과거 선형 정점절단 기능을 갖는 보청기와 FM 시스템을 연결할 때의 문제점이 없다. 보청기가 자체적으로 작동하도록 조절되는 것 같이, FM 리시버를 통한 출력레벨(output level)도 적절히 조절되어야 한다. 이러한 조정이 이루어지면 무선 리시버를 통한 신호는 보청기의 마이크로폰으로부터 생성된 신호와 같은 방식으로 처리된다.

비선형 보청기에서도 보청기는 순음이 아니라, 어음과 유사한 광대역 신호를 이용하여 측정되어야 한다(Section 4.1.3). 만일 어음과 같은 변조가 없다면 보청기의 적응형 소음감소 시스템 기능을 측정 동안에는 꺼두어야 한다.

증폭, 압축, 소음감소, 출력제한(output limiting), 주파수 이동(transposition), 피드백 감소와 같은 기능이 정상적으로 작동하게 된다. 이때에는 보청기에 65dB SPL 정도 크기의 소리가 전달되는 것처럼 작동할 것이다. FM 시스템이 보청기의 마이크로폰을 감쇄시키는 모드에서는 방향성 마이크로폰은 작동하지 않게 된다.

이크로폰으로만 전달되는 신호는 가장 나쁘고, 동시에 2개가 작동하면 그 중간 정도가 된다.[329, 699] 그러나 소아 사용자에게 선호되는 모드를 선택하면 순서가 반대로 되는데, 보청기 마이크로폰을 사용하면 비록 음질은 나쁘지만 주변 환경과 분리되지 않았다고 느끼기 때문이다.[329]

이 문제점에 대한 최선의 해결 방법은 자동으로 전환하는 것이다. 이것은 전송기를 사용하여 말하면 보청기의 마이크로폰을 억제하고, 전송기가 아무 신호도 발생하지 않으면 자동으로 보청기 마이크로폰을 활성화시키는 것이다. 이러한 시스템을 음성-동작변환(speech-operated switching(SOX), voice-operated switching(VOX))이라 하는데, 아직까지 보편화되지 못하고 있다.

다른 해결 방법은 역동 FM 방법(dynamic FM)이 있다. 전송기에서 감지되는 배경소음이 증가할수록 FM 시스템의 장점을 자동적으로 많아지게 하는 것이다. FM 시스템에 우선권을 주면 배경소음이 심한 상황에서는 어음이해력을 상승시킬 수 있기 때문이다.[1779, 1927]

무선 전송기는 보청기 마이크로폰보다 SNR이 20dB 이상 커서, 어음이해력을 상승시키는 점에서는 FM 시스템 장점이 매우 크다. Figure 3.11은 FM 시스템을 사용하는 성인 사용자의 어음청취역치(speech reception threshold)이다.[1059] 무선 시스템은 방향성 마이크로폰보다 장점이 더 많다. 양쪽 귀에 FM 시스템을 사용하면 한쪽만 사용하는 경우에 비하여 어음청취역치가 몇 dB 더 좋아진다. 이러한

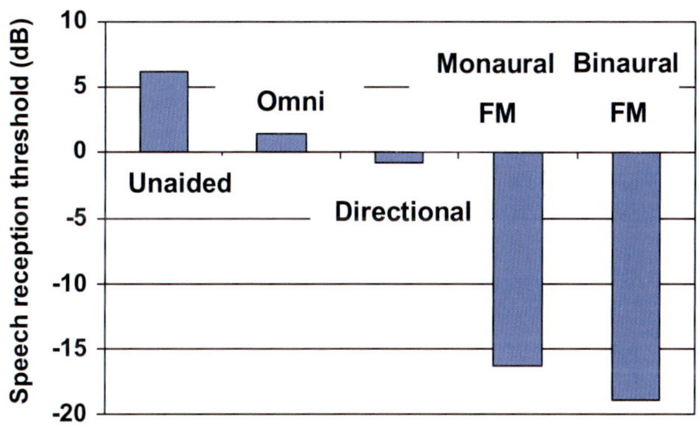

Figure 3.11 Speech reception threshold for different amplification conditions, averaged across the two experimental sites reported in Lewis et al, 2004.

호전은 FM 시스템이 두 번째 귀 주변 소음을 감소시켜 원래 귀에서 전달되는 신호에 대한 중추성 차폐가 감소하기 때문이다. 그러나 이러한 시스템은 전송기를 통하지 않는 중요한 말소리는 감쇄시키는 문제가 있다.

FM 시스템 양이 착용시 어음청취역치 호전은 음향 신호와 FM 신호가 같이 전달됨으로써 발생하는 문제를 해결할 수 있다. 한쪽에 FM 시스템, 다른 쪽에 마이크로폰을 연결하거나 2가지 신호가 동시에 전달되도록 하면 사용자가 음향 신호의 방향에 따라 머리를 움직여서 가장 적절한 방향을 찾게 되며, 이는 자동 전환되는 무선 시스템과 매우 유사한 효과를 보인다.[1422] 보청기 착용자가 전송기를 사용

무선 리시버의 출력 조절(Adjusting the wireless receiver output controls)

보청기와 연결된 FM 시스템의 작동을 조절하는 것은 필수적이다. 대개 FM 시스템은 FM과 보청기를 동시에 사용하게 되므로 동일한 조건에서 시험해야 한다. 조절 목적은 보청기 마이크로폰의 신호가 65dB SPL 정도일 때 FM 신호가 마이크로폰에 비하여 10dB 정도 크도록 만드는 것이다.[1, 511] 이것은 마치 65dB SPL의 어음신호가 정상적인 보청기에서 처리되는 것과 같이 80~85dB SPL(전송기 마이크로폰에서의 일반적인 음성 레벨)의 어음신호에서 10dB 더 큰 출력을 갖게 하면 가능할 것 같지만 전송기의 압축제한과 청력의 넓은 역동범위는 이런 조절 방법을 부적절하게 만든다.

AAA(2008)에서 제안된 다른 방법은 '투명성(transparency)'을 이용하는 방법이다.[1] 이 방법은 FM과 연결된 보청기가 FM 시스템이 꺼진 상태에서도 FM 전송기에 65dB SPL의 입력음이 입력될 때와 같은 크기의 출력을 갖도록 조절하는 것이다. 이 경우 전송기 마이크로폰에서 감지되는 어음레벨을 75dB SPL 강도로 제한한다면 FM 시스템에서 10dB 정도의 이득만 발생하고, 이 신호들은 보청기의 입력에서 서로 섞이게 되므로 FM 시스템에 의한 10dB 이득은 변하지 않는다.

이러한 조절의 전체 과정은 검사박스와 2cc 커플러로 시행된다. 어음을 사용하는 것이 이상적이나, 불가능한 경우에는 어음가중소음(speech-weighted noise)을 사용하는 것도 가능하다. 그러나 소음을 사용하므로 적응형 소음감소기능은 비활성화된 상태에서 검사해야 한다.

이 과정의 중요성은 다음과 같다:

- 보청기만을 사용했을 때와 비교한 실제 레벨은 FM 시스템을 작동시키고 보청기 마이크로폰을 감쇄시켰을 때의 출력음에 비례한다.
- 배경소음이 65dB SPL보다 작거나 큰 경우에 FM의 이득은 10dB보다 크거나 작다.
- 배경소음 레벨의 변화에 따라 자동적으로 전송기 신호레벨도 변화되는 경우 FM 장점은 감소하게 된다.
- 다른 종류의 마이크로폰을 사용함으로 인하여 전송기 한계가 75dB SPL로 바뀌게 되는 경우와 같이 각각의 FM 시스템마다 다른 처리방식을 사용해야 한다.

하는 사람과 사용하지 않는 사람의 말을 모두 들어야 하는 경우가 아니라면, 모든 상황에서의 최적화된 해결방안은 주변으로부터 입력음이 있을 때에는 무선신호에 대해서 자동적으로 이득(20dB)을 증가시켜 양쪽 귀에 전달하고, 그 이외의 상황에서는 무선신호를 끄는 것이다.

3.7 적외선 전송 *Infra-Red Transmission*

적외선은 전파와 같은 전자기파의 일종이지만 높은 주파수(10^{14}Hz)를 갖는다는 점에서 다르다. 이보다 높은 전자기파는 붉은 빛으로 인식되기 때문에 infra(아래) red라고 불리며, 적외선을 이용한 음향 신호의 송신을 위해서는 역시 반송파(적외선파)가 필요하다.

이러한 경우에는 진폭 변조를 사용하는 것이 유리하다. 특히 적외선은 점멸하는 파동을 갖고 있는데, 적외선 리시버는 먼저 점멸하는 적외선 반송파를 감지하고 음향 신호를 추출하기 위하여 복조한다. 다른 적외선 에너지원이 발생하는 소음을 감소시키기 위하여 좀 더 복잡한 변조시스템은 진폭 변조에 주파수 변조 또는 확산대역 변조(spread-spectrum modulation)를 조합하여 사용한다.

FM 신호와 마찬가지로 적외선 시스템의 신호는 헤드폰이나 보청기에 전기적 또는 유도방식으로 연결할 수 있다. 대개 적외선 시스템은 이어폰에 연결되는 경우가 많지만 반드시 그렇지는 않다.

적외선은 빛과 거의 같은 주파수를 가지므로 유사한 방식으로 행동한다. 적외선은 직진성이 강하고, 장애물에 의하여 차단되며, 평편하고 밝은 색을 띈 표면에서는 반사된다. 햇빛은 적외선 전송을 간섭할 수 있다. TV나 비디오 리모컨이 장애물이 있는 경우 어떻게 작동하는가를 확인해 보면 적외선 시스템 특성을 파악할 수 있다.

적외선 시스템의 변형은 가시광선을 반송파로 사용하는 것이다.[740] 형광 광선은 인간의 눈과 뇌가 인지할 수 있는 것보다 더 빠른 속도로 변조 음향 신호나 디지털 정보로 강도가 변하는 빈도를 조절함으로 전송이 가능하다. 적외선 시스템과 마찬가지로 리시버가 빛을 감지하고 정보를 복원하기 위해 복조한다. 복원된 신호가 음향 신호인 경우 헤드폰이나 보청기에 전달되어 출력된다(Section 3.6.3). 만일 신호가 문자이면 화면에 표시될 수도 있다. 이미 실내에 빛이 있기 때문에 쉽게 변조할 수 있다는 장점이 있으나, 낮 동안 햇빛에 의한 외부 빛 간섭으로 신호를 감지할 수 없는 단점이 있다.

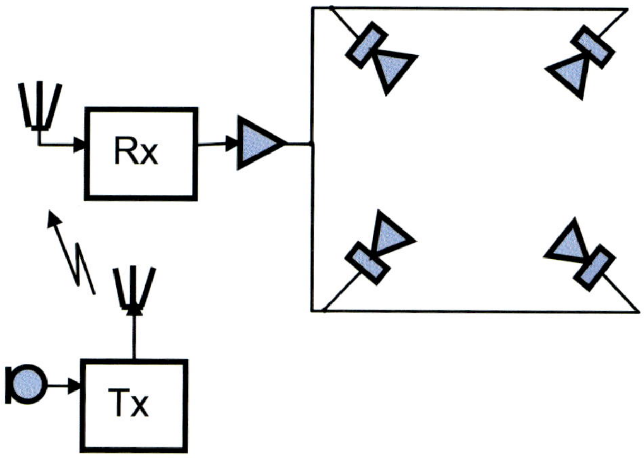

Figure 3.12 Block diagram of a sound-field amplification system comprising a transmitter worn by the teacher, a receiver and amplifier mounted somewhere convenient in the room, and four loudspeakers distributed around the room.

3.8 교실에서 음장증폭 *Classroom Sound-Field Amplification*

위에서 기술된 시스템과 달리 음장증폭 시스템은 공간에 소리를 직접 전파시켜 듣도록 하는 방법이다. 소리는 거리와 소음에 의하여 약화되므로 스피커(loudspeaker)를 청취자 근처에 배치하여 SNR을 향상시킬 수 있다는 전제에서 시작한다(Figure 3.2). 대개 교실에서 많이 사용되는데 마이크로폰, 증폭기와 1개 이상의 스피커로 구성된다.

제한점은 선생님이 마이크로폰 주위에 있거나 전선으로 연결된 마이크로폰을 들고 다녀야 한다는 것인데, 대개 전파나 적외선을 이용한 무선 시스템으로 마이크로폰과 증폭기 사이를 연결하여 자유롭게 움직일 수 있게 한다. Figure 3.12는 4대의 큰 스피커와 연결된 시스템의 블록선도이다.

음장증폭 시스템은 위에서 기술한 3가지 시스템에 비하여 많은 장점을 갖는다. 우선 청취자가 특별한 장치를 착용하지 않아서 단순하며, 시스템 신뢰성이 높다. 둘째로 보청기나 인공와우이식술을 받은 사람뿐 아니라 실내의 모든 사람에게도 동일하게 증폭된 소리를 전달할 수 있어서 정상 청력인 소아에게도 교육적인 면에서 장점이 있다.[371, 1156, 1953] 셋째로 일시적인 전음성 난청이 있는 사람들에게도 장점이 있다. 청력이 변화하는 경우에는 매번 보청기를 적절하게 조절하는 것이 어려울 수 있으며, 어떤 경우에는 문화적인 요소로 개별적인 장치를 착용하는 것이 어려울 수도 있다. 음장증폭 시스템의 다른 장점은 교사의 음성 피로와 성대결절이 감소한다는 것이다.[553]

음장증폭 시스템은 몇 가지 단점도 있는데, 교실에서 사용하는 경우 피드백으로 인하여 10~15dB 정도만 이득을 줄 수 있다. 반향보다는 소음에 의해 어음이해력이 제한되는 경우 SNR을 높일 수 있으나, 주변 소음도 같이 증폭되면 오히려 SNR이 감소한다.[1025a] 최신 음장증폭 시스템은 주변 소음레벨이 증가하면 이를 인지하여 이득을 자동적으로 높이거나 고주파수 강조(high frequency emphasis) 기능을 갖고 있다.

음장증폭 시스템은 반향에 비하여 직접 전달되는 음성 신호를 크게 만드나, 증폭되는 양은 가까이 위치한 스피커와의 거리, 스피커의 직진성, 아동과 교사의 거리, 실내의 임계거리(critical distance) 등에 의해서 결정된다. 각각의 스피커는 직접 전달된 음성 신호만이 아니라 반향음도 증폭시키므로 소음보다 반향음에 의해 어음이해력이 제한되는 상황에서는 음장증폭 시스템은 좋은 해결 방법이 아니다.

음장증폭이 교실에 적합한 이유(Sound field amplification works in classrooms because):

- 소리레벨을 증가(난청에게 효과)
- 선생님보다는 스피커 가까이 있으면 직접 전달되는 소리에 비하여 반향되어 전달되는 소리의 비율이 감소(스피커 가까이 있는 사람 모두에게 효과)
- SNR 향상(모두에게 효과)
- 즉시 혜택(benefit)이 발생[1187]
- 기술적인 문제가 있을 때 즉시 발견할 수 있음

이러한 문제에 대한 대안은:

- 큰 스피커를 천장이나 교실의 모서리 높은 곳에 장치하여 많은 학생들이 스피커 중에서 어느 쪽에든지 가깝게 위치하는 것이다.
- 앉은 상태에서 머리 높이에 방향성 수직으로 배열한 스피커(vertical column loudspeaker)를 사용하면, 연결된 여러 개의 스피커가 소리를 더욱 수평 방향으로 퍼져 나가도록 한다. 이렇게 하면 임계거리를 증가시켜서 직접 전달되는 소리 대비 반향되는 소리의 비율을 낮출 수 있다.
- 도움이 필요한 소아가 교실에 1~2명이면 각자의 책상에 작은 스피커를 두는 방법이 있는데, 이를 탁상형 FM시스템(desk-top FM system)이라 한다.[47, 796] 이 경우 스피커가 음원 역할을 하기 때문에 만일 소아가 움직이거나, 소아마다 증폭해야 하는 특성이 다르면 이 시스템은 적절하지 않다. 그러나 이 시스템은 침대나 의자에 앉아서 TV를 자주 시청하는 환자와 같이 청취자가 이동하지 않는 상황에서는 유용하다.

원칙적으로 수직 배열 스피커를 4개의 모서리에 사용하면 교실 내의 모든 학생들에게 직접 전달하는 소리를 높일 수 있다. 그러나 시스템은 가격이 매우 비싸고, 현재 상업적으로 이용 가능한 제품은 없다. 실내 공간의 표면을 소리가 흡수되는 재질로 처리하면 반향음을 감소시킬 수 있다.

교사가 마이크로폰을 입에 가까이 위치하면 음장증폭 시스템에서 소리 강도와 SNR 향상은 최대가 된다.[554] 이런 조건에서 마이크로폰은 소음과 반향음을 가장 작게 잡는다(Figure 3.2).

다른 원격전송 시스템과 마찬가지로 기본적인 시스템은 화자가 1명일 때만 적합하다. 소그룹 학습이나 교사-소아 상호작용이 필요한 경우에는 2개의 전송기를 사용해야 한다. 전송기 2개의 출력을 합칠 수도 있고, 좀 더 복잡한 시스템에서는 사전에 정해진 우선 순위나 각 전송기의 음성 활성화 정도에 따라 자동화된 네트워크에 연결할 수 있다.

여러 마이크로폰 소리를 합치는 것보다 자동적으로 하나를 선택하게 만들면 소음 발생요인을 줄일 수 있고, 여러 목소리를 동시에 듣게 되는 것도 피할 수 있다. 여러 마이크로폰을 동시에 사용하는 시스템이 상용화되어 있다. 이러한 장점을 살리기 위해서는 소아가 말할 때마다 두 번째 전송기를 이동시키면서 사용해야 한다. 소아들은 대개 책을 읽거나 학급의 나머지 학생들에게 발표를 하기 위해 마이크로폰을 조작하는 것에 잘 적응한다.

교실에서 음장증폭 또는 무선 시스템을 사용하기 위해서는 교사가 마이크로폰과 전송기를 착용해야 한다. 2가지 시스템을 동시에 사용하는 경우 1개의 마이크로폰 전송기로 음장증폭기(스피커)와 무선 시스템에 신호를 동시에 전달하면 효율적인데, 현재 제품들 중에 이러한 호환이 가능한 제품들이 있다. 상용화된 최신 시스템은 교사의 전송기가 소아의 무선 시스템에는 FM 방식으로 전달하고, 교실 음장증폭기(스피커)에는 디지털 변조 전송기로 보내도록 구성되어 있다.

3.9 자기루프, 무선 주파수 시스템, 적외선 시스템, 음장증폭 시스템의 장단점 *Comparative Strengths and Weaknesses of Magnetic Loops, Radio-Frequency Wireless Systems, Infra-Red, and Sound-Field Amplification Systems*

4가지 전달 시스템은 SNR 개선, 직접신호대비반향신호(direct signal to reverberation signal) 비율, 편리성, 신뢰성, 비용 측면에서 비교 가능하다. 음장증폭 시스템에서는 교사와 증폭기를 무선으로 연결해야 한다. Table 3.1은 각 시스템의 장단점이다.

음장증폭 방식을 제외하면 모든 방법이 음향 신호로는 에너지를 전달하지 않기 때문에 마이크로폰의 위치를 교사의 입에 가까이 위치시키면 SNR을 효과적으로 개선시키고, 반향음을 상당히 감소시킬 수 있다. 이러한 방법의 효과는 20dB 이상이므로 음장증폭 방식보다 효과적이다.[47] 원격 전송시스템을 사용할 경우 소음 환경에서 어음이해력을 크게 향상시켜서, 심한 난청이 있는 사람도 인공와우 이식보다 보청기를 계속 사용하기를 희망하는 경우도 있다.[1160] 그러나 원격 전송시스템도 소음 환경에서 보청기와 마찬가지로 인공와우이식기 기능을 향상시킬 수 있다.[549] 개인별 음장증폭 방식은 화자와 청자가 매우 가까울 경우에는 전파와 적외선 시스템, 교실의 음장증폭 시스템의 중간 정도 효과를 갖는다.

그러나 음장증폭 시스템은 청각보조기기가 한 장소에만 필요할 경우 매우 효과적이다. 리시버와 증폭기, 스피커를 움직일 필요가 없고 전송기만 조작하면 된다. 그러나 2명 이상이 말을 해야 하는 경우에는 2대의 전송기를 동시에 사용할 수 있도록 시스템을 바꾸어야 한다.[1373]

자기루프 시스템은 시설을 설치하여 적용하기 어렵다. 루프와 증폭기 이외에도 화자가 항상 같은 위치에 있어야 하며, 마이크로폰-루프 증폭기 사이의 신호 전달을 위해서 무선 시스템(FM)이 필요하다. 한번 자기루프 설비를 갖추면 별도의 장비 없이 보청기를 T 위치에 놓고 사용할 수 있다.

자기루프와 무선 주파수 시스템에서 한 가지 고려해야 할 사항은 소아들이 자기/무선 주파수 신호를 수신하기 위해서는 그들의 보청기를 T 위치나 직접(음원) 입력 위치로 스위치를 바꾸어야 하는데, 이렇게 하면 주변 음향 환경으로부터 분리된다는 것이다. 비록 SNR을 일부 손해 보더라도 자기/무선 주파수 신호와 음향 신호 모두를 수신하게 하여 개선시킬 수 있다.

음장증폭 시스템은 가장 일정한 성능을 보이는데, 전송기를 제외한 나머지 부품을 움직일 필요가 없고, 또한 시스템 고장 발생시 즉시 확인하여 이를 교정할 수 있기 때문이

Table 3.1 Relative advantages of each of the remote transmission systems, for application in a classroom containing several hearing-impaired children. For each criterion, a greater number of check marks indicates a greater relative advantage.

	Magnetic Loops	Radio-frequency wireless transmission	Infra-red transmission	Sound-field amplification
SNR improvement	√√	√√	√√	√
Reverberation decrease	√√	√√	√√	√
Convenience		√	√	√
Consistency and reliability				√
Privacy			√√	√
Low cost				√

다. 자기루프 시스템이 음장증폭 다음으로 가장 일정한 성능을 나타낸다. 이것 역시 이동 부품이 적기 때문으로 자기간섭이 일어날 수 있기는 하지만 간섭을 일으키는 물체가 움직이는 경우는 거의 없기 때문에 큰 문제가 되지 않는다.

무선 주파수 시스템은 주변 상황의 영향을 받을 수 있다. 수신탈락, 간섭 뿐 아니라 여러 개의 리시버, 전송기를 이용하는 문제, 전선, 배터리, 연결 등에 의해 영향을 받을 수 있다. 교실에서 적외선 시스템은 간섭이 거의 발생하지 않지만 교사와 학생이 교실에서 움직여서 전송기와 리시버가 서로 마주보고 있지 않으면 수신탈락이 많이 발생할 수 있다. 만약 청취자들이 모두 같은 방향을 향하고 있고 전송기가 항상 청취자를 향한다면 적외선 시스템은 효과적이다. 실내에서 적외선 시스템은 간섭과 수신탈락이 거의 일어나지 않는데, 흰색보드가 일반 칠판보다 반사를 잘하여 교사가 흰색보드(white board)를 바라보는 경우 적외선이 더 멀리까지 도달하기 때문이다.

실내 밖으로는 전송기 신호가 거의 누출되지 않는다. 이에 사생활 보호에는 적외선 시스템이 유리하고, 건물 내의 많은 방들 사이에서 간섭을 걱정하지 않고 동일 시스템을 사용할 수 있다. 다른 3개의 시스템은 외부로 신호가 방출되며, 전파 무선 시스템이 가장 심하다. 사생활 보호가 중요하지 않은 상황에서는 다른 교실에서 각각 다른 주파수를 사용하게 되면 신호누출은 큰 문제가 되지 않는다. 간섭을 피할 수 있는 다른 주파수를 선택하는 것이 중요하다. 배열루프(array loop)나 위상배열 루프가 단순 원형 루프에 비해 신호의 누출이 덜하다.

마지막으로 단순 자기루프와 음장증폭 시스템이 개인당 하나씩 필요한 것이 아니라 교실당 1개씩만 필요하기 때문에 설치와 유지에 비용이 가장 적게 들고, 음장증폭 시스템은 모두에게 도움이 된다.

3.10 청각보조기기 *Assistive Listening Devices*

머리나 몸에 착용하지 않아도 소리를 감지하고 어음을 이해하는 것을 도와주는 장비를 청각보조기기(assistive listening devices, ALDs)라고 한다. ALD는 보청기와 함께 혹은 보청기 대신 사용되기도 한다. Section 3.6~3.9는 모든 ALD에 대한 내용이며, 무선 시스템과 연결에 대한 내용은 Section 3.11.1에 있다. ALD는 이해력 향상 목적과 환경음을 인지하기 위한 것으로 나눌 수 있다.

이해력 향상을 위한 ALD. 마이크로폰을 더욱 음원 가까이 놓거나, 전송기에 음원 장치(TV 등)를 직접 연결하여 이해력을 향상시킬 수 있다. 어음이해력을 높이는 ALD는 목적에 따라 아래와 같이 분류할 수 있다:[1678]

- 일대일 대화: 자동차나 소음이 심한 곳, 반향음이 많은 곳에서 상대방과 대화를 하는 경우에 적외선이나 FM을 이용한 개인 무선 시스템으로 보청기 없이도 리시버나 헤드폰으로 연결된 경우이다.
- 다중 청취 환경: 음장증폭 시스템, 적외선 시스템, 자기루프 시스템을 사용하는 경우로 원칙적으로는 사용자가 리시버를 구매하여 극장과 같이 공공장소에 설치된 전송기를 이용할 수 있어야 하지만, 시스템 종류와 반송파 주파수, 변조 방식 등의 차이로 인해 1개의 리시버로 여러 장소에서 사용하는 것은 불가능하다. 보청기에 텔레코일이 있다면 자기유도 방식은 이런 문제가 없다.
- 텔레비전 장비: 플러그-소켓(plug-and-socket)방식으로 텔레비전 음향을 청취하게 하거나 텔레비전 가까이 마이크로폰을 위치시켜 사용한다. 신호는 유선, 전파나 자기유도를 이용한 무선으로 전달된다. 루프 크기는 방, 의자, 귀 크기에 맞게 구성된다. 라디오나 가정용 오디오 혹은 다른 어떤 장비라도 연결될 수 있다. 그리고 텔레비전을 시청할 때 자막을 이용하는 경우 인지도를 많이 향상시킬 수 있다는 것을 고려해야 한다.[642]
- 전화장비:
  - 전화 증폭기
  - 일반 전화기와 전기소켓 사이에 연결된 증폭기
  - 리시버로부터 전달되는 음향 신호를 증폭하여 더 강한 음향 출력이나 더 강한 자기 출력, 혹은 전기 신호(목걸이형 루프 또는 실루엣 코일)를 만드는 연결기기

마이크로폰을 음원에 가까이 위치시키면 ALD 사용으로 SNR이 많이 좋아지므로 많은 혜택을 얻을 수 있다. 특히 학생들이 많이 사용하는데, SNR 개선은 시설에 따른

제한점을 극복할 만큼 혜택은 크지 않은 것으로 보고되었다.[153, 818, 1060] 제한점으로는 사용자 의지, 외관상 문제, 설비와 배터리 충전, FM 시스템의 민감도, 비용 등이다. 대화를 종료한 후에는 마이크로폰을 꺼야 하는데 이것은 대화를 어색하게 마무리하게 만든다.

성인들에게는 무선 시스템 사용이 비용적 문제는 있으나, 적절한 교육과 시연을 통해서 극복될 수 있다.[298, 1340] 소음이 있거나 반향음이 있는 공간에서 ALD는 명료도(clarity) 개선 효과가 매우 크다.

ALD라고 알려져 있는 많은 장비들이 사실은 마이크로폰과 증폭기, 리시버로 구성된 아주 큰 보청기인 경우가 있다. 조절이 가능하고, 작동이 쉬우며, 고장이 적고, 분실의 우려가 적기 때문에 일부 요양원 환자들에게 유용하다.[146, 1042]

ALD 사용자가 난청이 심각할수록 기기 증폭 특성이 난청 특성과 일치해야 하는데, 실이 측정을 통해서 조절 가능하다(Chapter 4).

환경 상황을 경고해주는 ALD. 경보 ALD는 센서와 난청인들이 쉽게 감지할 수 있는 출력(불빛, 진동, 강한 저음 등)이 연결되는 기기로 가장 흔한 센서는 다음과 같다:

- 전화 벨소리 센서
- 아기 울음소리 센서
- 담배 연기 감지기
- 자명종
- 초인종

ALD는 이러한 감지 장치들과 여러 출력 변환 장치로 구성되는데, 출력 장치는 다음과 같다:

- 저음의 큰 소리
- 번쩍이는 불빛
- 바닥재나 베게, 주머니 등에 있는 진동 장치

필요에 따라 감지 장치와 출력 장치는 같은 본체에 함께 있거나, 분리될 수도 있다. 분리된 경우에는 유, 무선으로 연결되는데 점차 무선 시스템이 이용되고 있다.

가장 효율적인 출력 장치는 상황에 따라 다른데 특히 난청 정도에 따라 결정된다. 난청이 많이 일어나는 주파수를 고려하여도 3000Hz의 고음보다는 520Hz square의 파형이 잠을 깨우는데 효과적이다.[195, 196] 반짝등(flashing, strobe light)은 잠을 깨우는 데는 가장 효과가 적었다.[196] 깨어있는 동안 소리에 대한 감각수준이 높을수록, 잠들어 있을 때 소리 자극이 사람을 깨울 확률이 높아진다.

경보가 필요할 때 보청기 착용자가 보청기를 항상 착용한다면 이에 따라서 기기 선택을 고려해야 한다. 또한 같이 거주하는 가족 청력이 정상이라면, 가족이 너무 큰 자극음에 노출되는 경우도 있으니 이를 고려해야 한다.

상담 전문가의 경우 난청인에게 ALD의 활용도를 극대화시켜 줄 수 있지만 한 가지 제한점은 대부분 ALD는 경험한 적이 없어, 적절한 기기를 선택하여 시험적으로 사용해 볼 필요가 있다. 화재 감시기 필요성을 잘 알고 있다고 생각되지만 미처 고려하지 못할 수도 있기 때문에 주의해야 한다.

Comptom(2002)은 ADL에 대한 자세한 내용을 고찰하였으며, ALD와 보청기를 완전한 의사소통을 위한 일부분으로 언급하고 있다. 각자의 가정, 직장, 여가 시간에서의 필요 사항들을 검토해야 하는데, 각 상황은 대면 접촉하면서 의사소통 하는 경우, 매체를 통하여 정보를 얻는 경우, 원격통신하는 경우, 환경음에 반응해야 하는 경우 등으로 나뉜다. 이런 상황에 따른 각각의 필요성은 경우에 따라 다르게 생각할 수 있는데, 난청이 심할수록 이런 기기에 대한 필요성이 증가한다.

3.11 연결과 융합 *Connectivity and Convergence*

정상인도 일상 생활에서 휴대전화나 MP3 플레이어를 위한 이어폰을 귀 안에 넣고 생활하는 경우가 많아지고 있다. 다른 장비로는 라디오 리시버, 가정용 오락시스템, 이동식 비디오 플레이어, 네비게이션 장치, 개인 디지털 보조장비, 컴퓨터 등이 있다. 난청이 있는 경우에도 이런 장비가 동일하게 필요하기 때문에 이런 장비를 사용할 때마다 보청기를 제거해야 한다면 매우 불편할 것이다. 보청기를 빼면 개인에 맞게 조절된 이득-주파수반응이 없어져서 음질이나 어음이해력에 영향을 미치게 되므로, 결과적으로 보청기도 다른 기기들과 연결되어야 할 필요성이 점차 증가하고 있다.

3.11.1 전자기기와 보청기의 연결 *Connecting electronic devices to hearing aids*

무선 시스템을 이용해 보청기와 연결하는 것(Section 3.6.3) 같이 어떤 음향기기와도 보청기를 연결할 수 있다. 작은 보청기에 플러그로 연결하는 것이 불편하고 어렵기 때문에 다른 좋은 방법을 사용한다.

Figure 3.13은 TV와 같이 떨어져 있는 음원과 보청기를 연결하는 2가지 방법이다. 첫째는 무선 전송기가 마이크로폰으로 TV 소리를 받거나 전선으로 TV와 연결되는 것으로, 이때 전송기는 TV 소리를 전파로 전송하고 보청기가 이를 감지한다.

둘째는 TV 전송기가 음향 신호를 블루투스나 무선송신으로 연결장치(중계장치, interface device)에 전달하고, 이후 음향 신호를 다시 보청기에 전송하는 것이다. 이때는 저전력 저주파수(MHz)의 근거리 통신을 사용하는데 대부분 자기유도 방식을 이용한다.

신호는 자기유도 방식으로 전달되는데, 거리가 증가함에 따라 급격하게 강도가 감소하므로 다른 보청기에 영향을 줄 가능성이 매우 적어지는 장점이 있다. 연결장치(중계장치)는 손에 들거나 몸에 착용하는데, 목걸이 형태의 루프를 사용한다. 연결장치와 보청기 사이의 연결에 저전력의 극고주파수(UHF), 디지털 변조 방식의 2.4GHz 전파를 이용하는 경우도 있는데, 모든 경우 보청기는 연결장치에서 신호가 들어오면 보청기 마이크로폰을 비활성화하도록 프로그램 되어 있다.

연결장치를 사용하는 것이 복잡한 것 같으나, 무선 전화나 MP3 플레이어와 같은 다른 기기와 보청기를 연결하는 역할도 한다(Figure 3.14). 사용자가 항상 휴대해야 하므로 원격조정기(리모컨)나 방향성 마이크로폰과 같이 다른 기

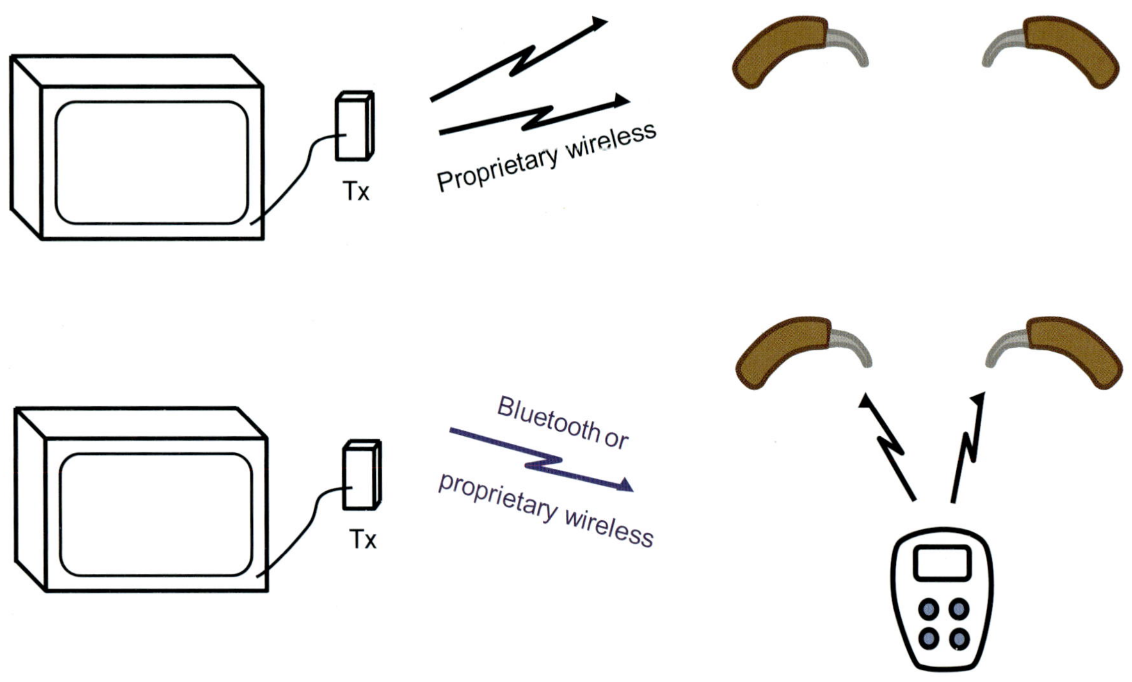

Figure 3.13 Wireless connection of a TV to hearing aids. In the upper figure, the transmitter (Tx) transmits directly to the hearing aids. Transmission methods available include FM in the 150 to 220 MHz range and proprietary digital modulation in the 850~900 MHz and 2.4 GHz ranges. In the lower figure, the transmitter at the TV sends a proprietary wireless or Bluetooth signal to an intermediate device worn on or near the person. The intermediate device retransmits the signals to the hearing aids by a low-power, low-frequency transmission method, such as inductive magnetic coupling.

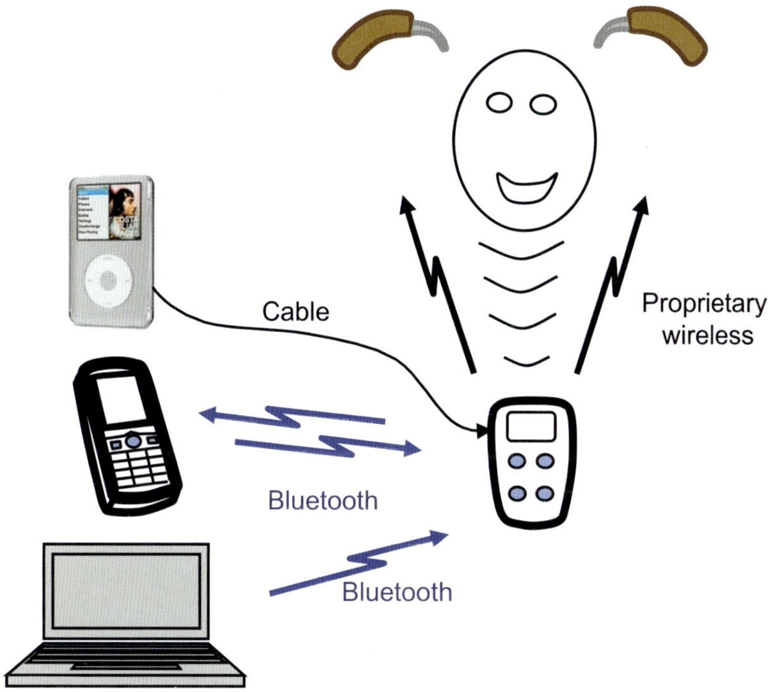

Figure 3.14 Connection of an MP3 player, mobile phone, or laptop to hearing aids via an interface device. The interface device picks up the aid wearer's voice with its microphone, and transmits it to a mobile phone via Bluetooth.

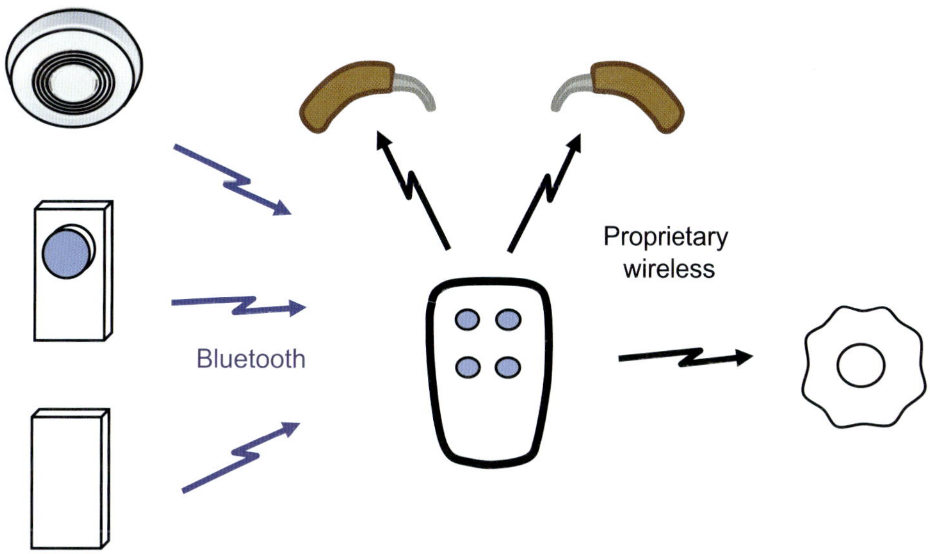

Figure 3.15 Connection of environmental sensing devices (smoke detector, telephone interface, doorbell) to a remote control, and from the remote control to hearing aids or a bed shaker.

능도 함께 탑재되어 만들어지기도 한다. 또 다른 장점은 중계기기가 양쪽 보청기와 연결되어 있어 양이청취를 가능하게 만들어 소음 환경에서 이해력이 향상된다(특히 폐쇄형 피팅의 경우).[1414] 음원이 모노인 경우의 무선 전화와는 다르게, MP3플레이어와 같이 음원이 스테레오라면 스테레오 청취도 가능하다. 연결장치는 여러 장비와 연결되어 있어 어떤 신호를 보청기에 전달할지에 대한 내부적인 우선 순위를 갖는데, 대부분 무선 전화신호를 우선 순위에 둔다.

경보 ALD(alarming ADL)도 유사한 방식으로 보청기와 결합될 수 있어서 전화, 화재경보기 등의 센서가 보청기 사용자가 지니고 다니는 원격조정기에 신호를 전송하고, 이에 따라 원격조정기가 진동하거나 무선으로 보청기에 신호를 보내 사용자가 듣게 할 수 있다(Figure 3.15).

3.11.2 융합 *Convergence*

보청기와 외부 음향장치를 연결하는 또 다른 방법은 1개의 보청기 내부에서 이들 2가지 기능을 함께 수행하도록 하는 것이다. 무선 기술과 리시버 등의 기술은 많은 전력소모 없이 보청기 내부에 장착할 수 있게 되어서 향후 더욱 많이 사용될 것으로 예상된다.

이를 위한 첫 단계는 보청기가 휴대전화의 핸즈프리 마이크/리시버가 되는 것이다. 이러한 무선 전송 방법으로 보청기는 어떤 음향장비의 음향출력도 사용자에게 전달할 수 있다.

Section 3.2와 같이 양측 보청기를 무선으로 연결하면 방향성 향상으로 소음 환경에서는 정상인보다 더 잘 들을 수 있는데, 만일 그렇다면 정상인도 소음 환경에서는 이러한 기기의 도움을 받을 수 있을 것이다. 또한 시끄러운 환경에서 대화를 해야 하는 경우에 소음성 난청을 예방하는 기능을 할 수 있다. 향후 보청기는 복합어음증폭기(combined speech enhancer), 청력보호기, 다양한 음향출력장비로 활용될 수 있을 것이다. 난청인을 위해서는 증폭뿐만 아니라 소리의 특성도 조절할 수 있고, 먼 미래에는 휴대전화, 위성 내비게이션 시스템, 개인용 디지털 보조장치 등이 지금의 보청기와 유사한 장치에 모두 통합될 수 있을 것이다.

다른 융합의 방향은 난청인에서 보청기와 다른 신호처리 방식이 휴대전화와 같이 다른 기기 내에서 융합되는 것이고, 이러한 장비는 현재 실험적으로는 개발되어 있다.

3.11.3 휴대전화와 보청기 간섭 *Interference between mobile phones and hearing aids*

휴대전화와 보청기를 연결하는 기술은 지난 15년간 상당히 발전하였다. 휴대전화는 강력한 전자기장을 형성할 수 있고, 보청기에는 많은 유도장치가 있다. 휴대전화는 전파만 아니라, 다양한 진폭을 갖는 음향 주파수의 전자기 신호를 만들어 낼 수 있다. 초기에는 주변 휴대전화기에 의한 간섭을 많이 받았으나 최근에는 기술 발달로 이러한 간섭은 휴대전화를 머리에 아주 가까이 근접시켰을 때에만 발생하는 정도가 되었다.[137, 219, 1048, 1565]

휴대전화에 의한 간섭 정도는 아래 요인에 따른다:

- 보청기 디자인[962]
- 휴대전화 전송시스템에서 사용하는 반송파 주파수와 변조 방식
- 휴대전화와 가장 가까운 기지국 간의 거리와 장애물 여부
- 휴대전화 디자인(안테나의 위치, 전류 도체 위치)
- 전화기와 보청기 사이 거리
- 전화기와 보청기의 상대적인 방향

호환성의 문제: 사양을 확인하고 구매전에 시험착용이 필요(Ensuring compatibility: Check the specs and/or try before you buy!)

보청기나 휴대전화를 구매하고자 하는 경우에는 시험착용을 해야 하는데, 이때는 전화기가 가장 강력한 신호를 발생할 수 있도록 상대적으로 무선신호가 약한 곳에서 시험해 봐야 한다.

보청기의 사양 설명서에 기재되어 있는 IRIL(input referred interference level)이 낮을수록 휴대전화와 보청기를 같이 사용할 수 있는 가능성이 높다.

짧은 도체(conductor)를 사용하고, 내부 전선과 보청기 내부의 부품에서 수신되는 전파를 걸러내기 위하여 콘덴서를 사용하고, 전파를 차폐하기 위하여 보청기 케이스의 내부를 전도 물질로 코팅하는 등의 기술로 보청기는 간섭에 덜 민감하게 되었다.[219, 1043, 1045] 이를 전파간섭에 높은 저항성을 지닌 강화(hardened)된 보청기라고 한다.

Global system mobile(GSM)에서 사용하는 변조 방식은 충분히 간섭을 일으킬 수 있는데,[968] 이 전화기는 매 5msec 마다(즉 msec) 217Hz의 주파수를 갖는 진폭 변조 방식의 짧은 전파를 발사한다. 만일 보청기가 이 신호를 잡아서 내부 회로가 과부하되면 217Hz와 이의 정수배에 해당하는 주파수에서 왜곡이 일어나게 되고, 이 간섭으로 보청기의 전체 주파수 영역에 걸쳐 윙윙거리는 소리가 발생하게 된다. 대역확산변조 방식(spread-spectrum modulation, wideband code division multiple acdess(W-CDMA))을 사용하는 3세대 이동 통신의 간섭으로 인한 소리는 백색소음과 유사하다.

일부 국가에서는 2가지 방식이 같이 사용되어 더 강력한 신호가 감지되는 쪽으로 자동 전환된다. 보청기 사용자는 이로 인한 보청기와의 간섭이 변하는 것으로 느낄 수 있으나, 4세대 이상에서는 거의 없어졌다.

보청기 설계단계에서 고려되지 않았다면 사용단계에서 간섭을 줄이기 위해 할 수 있는 것은 거의 없어서 보청기와 휴대전화 사이를 넓게 하는 것이 유일한 방법이다. 휴대전화 핸즈프리 출력소켓을 목걸이형 루프나 실루엣 코일, 보청기의 음향 입력 단자와 연결하는 것이 방법으로, 이는 보청기 마이크로폰을 이용하는 것보다 어음을 더 명료(clarity)하게 만든다.[1677] 휴대전화 간섭현상 감소, 사용자 주변의 배경소음감소기능, 음성 신호의 스펙트럼이 잘 유지되는 유도루프 사용으로 보청기 마이크로폰을 사용하는 경우에 비하여 어음이 더 명료해질 수 있게 되었다.

목걸이형 루프를 이용 못하는 경우, 보청기와 핸즈프리 장비를 가까이 위치시켜서 일반적인 휴대전화 핸즈프리 장비를 사용할 수 있다. 핸즈프리 리시버가 자기신호를 발신하면 보청기는 자기신호를 받기 위해 텔레코일 상태로 바뀌어야 하며, 그렇지 않으면 보청기는 마이크로폰 상태가 되어 신호 품질이 감소한다.

전자기 신호를 가장 적게 방출하는 전화기와 전자기 신호에 가장 덜 민감한 보청기를 함께 사용하는 것이 가장 좋은 방법이다.

ANSI/IEEE 표준 C63.19는 휴대전화와 보청기의 단계를 제공하여 이러한 선택을 쉽게 해준다. 텔레코일이 없는 보청기와 함께 작동하도록 설계된 휴대전화는 M1, M2, M3, M4로 등급이 구분되는데, M1이 전자기파를 가장 많이 방출한다. 텔레코일이 있는 보청기와 작동하도록 설계된 휴대전화는 T1~T4로 등급이 정해진다. 가장 좋은 형태는 최근 사용이 줄고 있는 플립폰 형태인데, 이때는 전자 부품들이 보청기와 상대적으로 먼 거리에 위치하게 된다.[968, 1589] 보청기의 경우 M1 보청기가 간섭에 가장 민감하고 M4 보청기가 가장 덜 민감하다.

특정 보청기와 휴대전화의 호환성을 알아보기 위해서는 등급의 숫자를 더하면 된다. 만일 4라면 함께 사용이 가능하고, 5는 양호하며, 6 이상이라면 간섭 현상이 거의 없다.

간섭을 정량화하는 또 다른 방법은 IEC 60118-13을 이용하는 것이다. 입력관련 간섭레벨(input related interference level, IRIL)은 특정 간섭전파에 의하여 발생하는 출력음과 같은 크기의 출력음을 발생시키기 위한 음향 입력 신호의 크기를 말한다. 55dB SPL의 IRIL 정도면 다른 사람이 가까운 거리에서 휴대전화를 사용해도 문제가 없다. IRIL이 낮을수록 보청기에서 간섭이 적게 일어난다. 휴대전화와 보청기를 함께 사용하기 위해서는 IRIL값이 55dB SPL이하가 되는 것이 좋다.

휴대전화와의 간섭에 대한 내용들은 가까운 거리(수백 m 이내)에서 사용하는 무선 수화기와의 간섭에도 해당된다. Digital European Cordless Telephone(DECT)과 같은 전화기는 최근 사용이 늘고 있는데 휴대전화에 비하여 출력이 약하기 때문에 간섭은 적다.

3.12 결론 *Concluding Comments*

원격송신 기능을 가지고 있는 보청기는 많은 기능을 수행할 수 있다. 학교나 회의와 같이 높은 수행능력이 중요한 상황에서는 전파, 적외선, 유도루프, 음장증폭 시스템을 이용한 원격송신 시스템을 사용해야 한다. 비용이 비싸야 성능이 우수한 것은 아니며, 텔레코일은 비용도 낮으며 보청기에서 지금보다 더 많이 사용될 가능성이 있다.

보청기 시스템의 기술 혁신은 앞으로도 계속될 것이다. 목걸이형 연결장치와 보청기를 연결해주는 중계기기는 개선될 여지가 있다. 향후 전자기술 발달과 TV나 MP3 플레이어, 휴대전화와 같은 외부장비가 보청기와 직접 연결될 것이다. 사용자가 이를 얼마나 편리하게 조정할 수 있는가가 중요하게 될 것이다.

보청기와 휴대전화, 컴퓨터 기술은 많은 공통점을 가지고 있어서 이런 기술의 발전은 보청기에 많은 도움이 될 것이다:

- 양이 보청기의 무선 통신으로 과거보다 소음감소기능이 훨씬 개선되었고, 소음 환경에서 경도 난청이 일반인들보다 더 잘 들을 수 있게 될 것이다.
- 보청기 사용자가 여러 개의 원격 마이크로폰 전송기와 무선 리시버를 이용하여 매우 향상된 소음감소기능을 얻을 수 있게 될 것이다.
- 중요한 환경음에 반응하거나 연결장치 없이 경고 센서 기능을 보청기와 직접 연결하여 사용할 수 있을 것이다.

시급한 문제는 저가의 비전문적인 피팅으로도 도움을 얻을 수 있는 방법을 찾는 것이다. 직접구매방식(Direct-to-client) 보청기라고 알려져 있는 보청기는 카운터 판매방식 또는 인터넷/우편주문 방식으로 판매된다. 이러한 기기들은 난청인들에게 경제적으로 큰 부담 없이 보청기를 경험할 수 있게 해준다는 의미가 있다.

저가의 보청기도 음향학적인 성능이 우수하고, 혜택이 많고, 난청 특성에 잘 맞을 수 있다.[173, 1242, 1882] 그러나 귀에 잘 맞지 않을 수도 있고, 피부 자극과 피드백으로 인하여 만족도를 떨어뜨릴 수 있다.[1763, 1882] 이런 경우에는 사용자로 하여금 보청기에 대한 부정적인 경험을 강화시키는 역할을 할 것이다.

현재 시장에 출시되어 있는 많은 저가 보청기들은 저주파수에 비하여 고주파수 이득이 부족하기 때문에 대부분의 경도/중등도 난청에는 적합하지 않다.[239, 271] 또한 많은 경우 소음 입력에 의한 문제가 많기 때문에 경도 난청에서도 사용하는 것이 쉽지 않다.

비전문적으로 조절된 보청기는 대상자 선정을 정확히 할 수 없고 수술적인 개선 여부를 확인할 수 없는 점, 보청기를 선택할 수 없는 점, 미세조정을 할 수 없는 점, 보청기 출력이 너무 클 수 있는 점, 잘 맞지 않아 피드백과 불편을 초래할 수 있는 문제점 등이 있다.

보청기를 전기적/물리적으로 사용자에게 잘 맞출 수 있게 하는데 있어서 유능한 임상가를 대체할 수 있는 것은 없으나, 최근 개발되고 있는 자기조절(self fitting hearing aids) 기술은 가까운 미래에 더 효과적인 보청기의 출현을 가능하게 할 것이다(Chapter 8.5).

Chapter Electroacoustic Performance and Measurement

04 전기음향학적 성능 및 측정

개요(synopsis)

커플러와 연결하여 보청기 성능을 간편하게 측정할 수 있다. 커플러는 보청기 소리를 측정하는 마이크로폰에 연결되는 작은 공간으로 구성되며, 표준 2-cc 커플러는 평균 성인의 외이도 부피보다 더 크기 때문에 보청기를 성인의 귀에 착용할 때보다 커플러에 연결되면 SPL이 더 낮다. 이러한 차이를 실이대커플러차(real-ear-to-coupler difference, RECD)라고 하며, 영아와 성인의 외이도는 크기 차이가 많기 때문에 영아에서 RECD를 측정하는 것은 의미 있다. 평균 성인의 전기음향학적 특성을 구현할 수 있는 기구로 좀 더 복잡한 측정 장비인 귀 시뮬레이터(ear simulator)가 있다.

검사박스(test box)는 통제된 소리를 보청기에 줄 수 있는 편리한 방법이다. 소리 자극 방법으로는 순음을 스위프(sweep, 일정 시간 동안 주파수를 연속적으로 변화시켜 주는 것)할 수도 있고, 어음과 같은 복잡음, 광대역음과 같은 다양한 주파수를 동시에 줄 수도 있다. 광대역음은 많은 비선형적 보청기에서 의미 있는 측정을 하는 데 필요하다. 점점 어음과 유사한 주파수와 시간적 특성을 가진 소리로 검사하게 되는데, 이는 실제 상황에서 다양한 신호처리 알고리즘이 보청기 이득을 조절하는 데 필요하다. 이런 소리를 사용하여 가장 흔하게 사용되는 검사는 다양한 입력수준(input level)에서 주파수에 대한 이득곡선, 출력곡선 그리고 다른 주파수에 대한 입-출력곡선(curve of output versus input)이다. 90dB SPL 순음 입력수준에서 측정하는 주파수대출력곡선(curve of output versus frequency)은 보청기의 최대출력을 나타낸다. 이것보다는 검사 빈도는 낮지만 검사박스를 활용한 다른 측정 검사들로는 소리 왜곡, 내부소음, 자기장에 대한 반응(response to magnetic fields)이 있다. 이러한 검사들은 각 보청기의 사양(specification)에 따른 성능을 점검하기 위해 사용한다.

그러나 검사박스로 측정하는 것은 최종 목적이 아니라, 단지 보청기가 실제 환자의 귀에서 작동을 하는지 성능을 확인하기 위한 방법이다. 이는 직접적으로 외이도 안에 삽입되는 부드럽고 가는 탐침관(probe tube)을 사용하여 측정된다. 이러한 실이(real-ear) 성능은 실이증폭반응(real-ear aided response, REAR: 환자의 외이도 내에 측정된 음 크기), 실이증폭이득(real-ear aided gain, REAG: 환자의 외이도 내에 측정된 음 크기와 소리의 입력 크기의 차이), 실이삽입이득(real-ear insertion gain, REIG: 환자의 외이도 내에 측정된 음 크기와 같은 위치에서 보청기가 없을 때 측정한 음 크기의 차이)으로 표현한다. 이러한 측정값들은 탐침관을 정확한 위치에 놓아야 하나, REAG나 REAR보다 REIG에서는 탐침관 위치에 따른 영향은 적다.

실이이득의 두 종류 모두 커플러를 사용한 이득과는 차이가 있는데, 그 이유는 실이대커플러차(RECD)가 존재하고, 머리와 귀 주변에서 소리 회절현상이 있기 때문이다. 회절현상에 의한 SPL의 차이는 마이크로폰 위치효과(microphone location effect)로 불린다. 보청기를 착용하지 않은 귀에서 생기는 공명효과가 삽입이득측정의 기저(baseline) 값을 형성하기 때문에 삽입이득과 커플러이득의 차이는 크다. 이를 실이공명이득(real-ear unaided gain, REUG)이라 하고, REAG와 REIG 사이의 관계를 설명한다.

실이이득 측정을 부정확하게 만드는 여러 요소들이 있다. 이것으로는 부정확한 탐침관 위치, 탐침관의 짓눌림, 귀지와 같은 이물질로 인한 탐침관 폐색, 배경소음, 보청기 포화도 등이 있다. 다행히도 몇 가지 간단한 점검으로 측정의 정확도를 검증할 수 있다.

피드백 진동은 보청기의 주요 문제점으로 증폭이 마이크로폰에서 리시버로 전달되고, 이후 누출되는 소리가 감쇄되는 정도보다 클 때 발생한다. 따라서 과도하게 소리가 누출되는 이유를 진단해야만 한다. 그 밖에도 출력이 만들어지지 않거나 적은 경우, 왜곡된 소리와 과도한 소음이 발생하는 문제들이 있다.

보청기의 성능을 측정하지 않으면, 보청기가 적절히 기능하는지 알 수 없다. 블록선도는 보청기에서 어떤 역할을 하는지를 나타내지만, 각 블록에서 소리에 대해 어떤 일을 수행할지를 결정하기 위해서는 측정이 필요하다.

4.1 커플러와 귀 시뮬레이터에서의 보청기 측정 *Measuring Hearing Aids in Couplers and Ear Simulators*

보청기는 커플러와 귀 시뮬레이터(ear simulator)에서 가장 편리하게 측정할 수 있으며, 표준 커플러 및 시뮬레이터의 사용은 시간이나 장소가 변해도 동일한 조건(condition)에 대한 측정이 가능하도록 한다.

4.1.1 커플러와 귀 시뮬레이터 *Couplers and ear simulators*

커플러는 쉽게 말하면 빈 구멍이다. 이 안의 한쪽 끝은 보청기와 연결되며, 다른 쪽 끝은 마이크로폰에 연결된다. 커플러는 보청기를 마이크로폰과 소리레벨계(sound level meter)에 연결하여 여러 번 사용할 수 있고, 소리가 다른 곳으로 새어 나가지 않도록 해준다. 표준 커플러는 60년 넘게 보청기 측정에 널리 사용되었으며, 2cm^{3}의 크기이다.[1524] 이 부피는 보청기가 성인의 외이도 내에 삽입되었을 때의 잔여외이도용적(residual ear canal volume)과 유사한 크기이다. 하지만 실제 외이도 부피와 차이가 있고, 특히 실제 고주파수 소리가 귀에 전달될 때의 음향 임피던스와는 다르다.

특정 구멍 안에서 보청기로 발생되는 SPL은 구멍 재질의 임피던스에 영향을 받으며, 또한 구멍 반대편에 닿아 있는 물질들의 특성과도 관련이 있다. 평균 성인 귀에서 잔여외이도용적은 0.5cc 가량이며,[828] 이 부피는 음향적 스프링 역할을 하는데, 이를 음향 컴플라이언스(acoustic compliance)라고 표현할 수 있다. 외이도는 내측에서 고막으로 끝나고, 고막의 반대편은 중이와 닿아 있으므로, 중이와 고막의 순응도는 0.8cc 정도의 공간인 것처럼 역할을 한다.[1972]

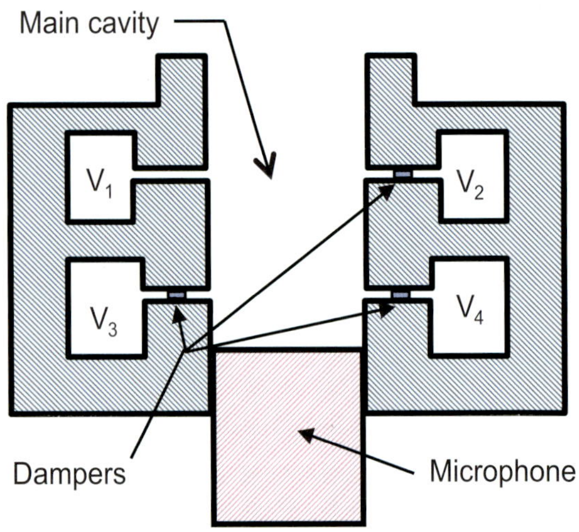

Figure 4.1 Simplified internal structure of a four-branch ear simulator.

따라서 총 1.3cc의 공간이 저주파수 음향의 임피던스를 결정한다.[1027] 주파수가 높아지면 고막과 이소골의 질량이 임피던스를 증가시키나, 잔여외이도용적의 임피던스는 감소하게 된다. 따라서 주파수가 증가될 때 예상되는 것만큼 전체 임피던스 값은 감소하지 않는다.

귀 시뮬레이터는 주파수에 따른 임피던스의 변화와 유사하며, Figure 4.1은 귀 시뮬레이터의 원리이다. 귀 시뮬레이터는 0.6cc 크기의 주요 공간뿐 아니라 총 4개의 측면 공간(side cavity)으로 구성되어 있으며, 각각의 크기는 0.1~0.22cc의 작은 튜브로 주요 공간과 연결되어 있으며, 이중 3곳에는 댐퍼(damper)가 있다. 주파수가 증가할수록 이들 튜브의 임피던스 값은 증가하며, 이때 튜브가 효과적으로 좁아지면서 총 1.3cc의 공간은 0.6cc로 감소하게 된다.

이와 같이 4개의 튜브를 가진 귀 시뮬레이터는 Zwislocki 커플러라고 알려졌고, 상업적으로는 Knowles DB100 ear simulator로 판매되었다. 또 다른 시뮬레이터로는 Bruel & Kjaer 4157과 GRAS RA0045로 이들도 같은 원리이나, 측면 공간이 2개라는 차이점이 있다. 이들 시뮬레이터는 모두 주파수에 따라 임피던스 값이 비슷한 양상으로 변하며, 100Hz부터 10kHz까지의 범위에서 평균적인 귀의 음향전달특성(음향 입력(acoustic input)이 마이크로폰에서 SPL로 변화하는 것이 고막에서의 소리 변화를 반영)을 가지며, 20Hz~16kHz까지도 사용 가능하다.

미국국립표준기관(ANSI)과 국제전기기술위원회(IEC)에서 발간한 몇 가지 기준들은 보청기가 어떻게 평가되어야 하는지 명시하고 있고(Section 4.1.9), 2cc 커플러와 귀 시뮬레이터 사용을 모두 허용하고 있다. 보청기 사양 자료를 정확히 해석하기 위해서는 이득과 OSPL90 값 측정이 검사박스 또는 음향 마네킹(acoustic manikin)에서 시행되었는지를 확인하는 것도 중요하다. 그 이유는 시뮬레이터에서는 결과가 높게 측정되기 때문이다.

음향 마네킹은 머리와 몸통으로 구성되며, 귀 시뮬레이터가 안에 들어가 있다. 커플러와 귀 시뮬레이터 중 어떤 것을 선택하는지와 검사박스와 마네킹 중 어느 것을 선택하는지가 큰 차이를 만든다.

커플러와 귀 시뮬레이터를 보청기에 연결하기 위해서 다양한 어댑터가 이용된다. Figure 4.2는 여러 커플러와 시뮬레이터의 어댑터이며, Figure 4.3은 2-cc 커플러의 내부 구조와 커플링 방법이다. 필수적인 개념은 기준면(reference plane)으로, 이 면은 외이도 종축과 직각으로 보청기의 이

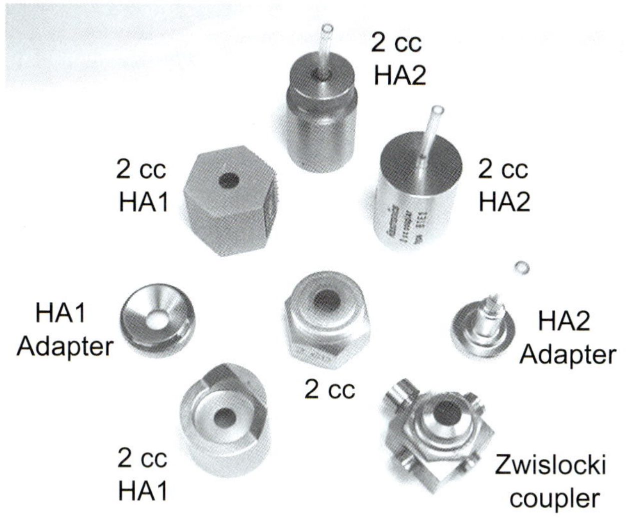

Figure 4.2 Several couplers and their adapters, and an ear simulator.

Figure 4.3 The internal dimensions and coupling methods for several 2-cc couplers.

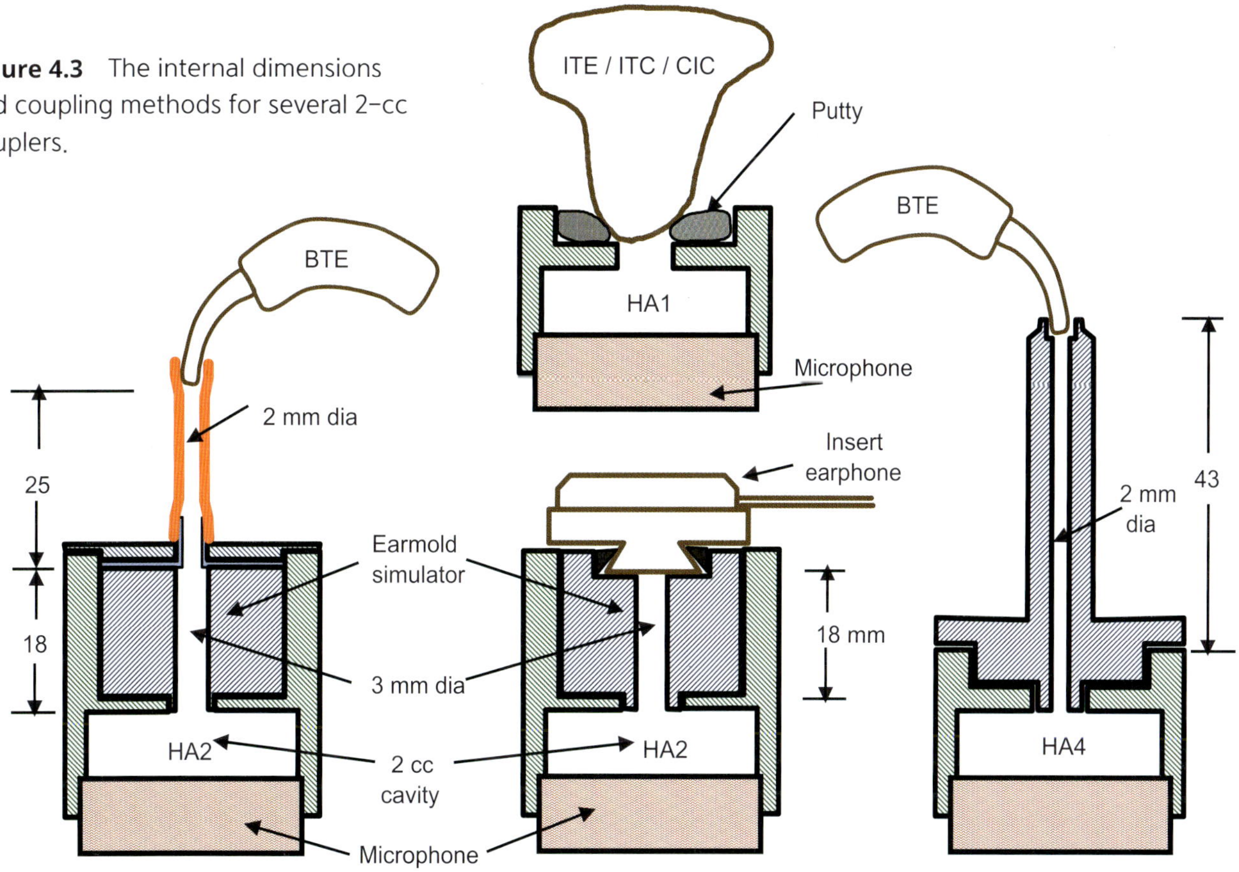

어몰드 끝이 위치하는 점(표준에서는 고막에서 약 13mm 떨어진 지점으로 정의)을 말한다.

귀 시뮬레이터(커플러도 매우 유사함)는 이 지점 안쪽의 잔여외이도용적과 중이에 대한 음향 임피던스를 나타낸다. ITE, ITC 그리고 RITE, BTE 보청기는 통상적으로 이 지점에서 끝나기 때문에 이들 보청기는 커플러나 시뮬레이터와 직접 연결된다. 그러나 BTE(표준 튜브)와 신체형 보청기(body aids)는 실제 사용할 때 이어몰드를 통해 귀와 연결되므로, 보청기와 커플러 또는 귀 시뮬레이터 사이에 이어몰드 시뮬레이터(earmold simulator)가 연결되어야 한다. 또한 실제로 BTE 보청기가 귀에 연결될 때는 튜브를 통해 장착되므로, 커플러나 시뮬레이터에 연결할 때에도 튜브가 필요하다. CIC 보청기는 실제 사용할 때는 기준면을 넘어 삽입하지만, ITE와 ITC 보청기와 같은 방식으로 측정한다.

ANSI S3.7은 2-cc 커플러가 여러 다른 상황에서 적용되는 것에 대하여 기술하고 있는데, 가장 중요한 것은 다음과 같다:

- **HA1 커플러**는 이어몰드 시뮬레이터가 없으며, 퍼티(putty)로 ITE와 ITC 보청기와 연결하여 사용한다. 또한 이어몰드를 사용하지 않는 BTE 보청기(통상 돔(dome)으로 끝나는 가느다란 튜브를 가진 BTE 보청기나 RITE BTE 보청기)에도 사용할 수 있다.
- **HA2 커플러**는 이어몰드 시뮬레이터를 포함하며, BTE 보청기와 튜브로 연결되거나 신체형 보청기 수화기(body aid snaps)를 통해 연결된다. HA4 커플러는 HA2 커플러의 변형으로 BTE 또는 안경형 보청기를 위해 고안된 2mm 정도의 지름을 갖는 튜브로 연결된다. 이러한 튜브가 BTE 보청기에서 흔히 사용되지만, HA4 커플러 사용은 비교적 흔하지 않다.

얇은 튜브 RITC와 RITA BTE 보청기의 발명 이전에는 2-cc 커플러가 표준 방법이었다. 그 이유는 이들 보청기들이 BTE 케이스에서 외이도 내의 기준점까지 분리 가능한 이어후크(ear hook)가 아닌 단일 튜브로 연결되어 있기 때문에 HA2 커플러를 사용하는 것은 적절하지 않기 때문이다(길이 뿐만 아니라 소리 경로 직경이 부적절할 수 있다). RITA BTE에서처럼 얇은 튜브를 이런 보청기에 연결하거나, RITC BTE와 같이 음향 출력을 직접 HA1 2-cc 커플러의 입력 포트에 연결하는 것이 이런 보청기를 측정하는 흔한 방법이다. 매우 짧은 길이를 가진 어댑터는 퍼티보다 믿을 만하고, 일정하며, 빠른 커플러 연결 방법이 된다.

2-cc 커플러와 비교하였을 때, 귀 시뮬레이터의 장점은 실제 귀와 같은 주파수와 임피던스의 변화를 보이기 때문에 평균 성인 귀에서 보청기가 기준점에 삽입되었을 때와 같은 SPL을 출력한다. 이러한 동일함(등가성, equivalency)은 보청기가 귀 시뮬레이터와 결합하였을 때 실제 외이도에 삽입되는 것과 비슷한 방법으로 동작한다는 것을 추정할 수 있다(다른 결합 방법의 보청기 반응에서의 효과는 Chapter 5). 그러나 귀 시뮬레이터라도 궁극적으로 실제 개개인의 귀 안에서의 SPL을 나타내지는 못한다.

귀 시뮬레이터의 연결법은 2-cc 커플러의 결합 방법과 비슷하다. 귀 시뮬레이터의 연결은 기준점에서 외이도를 확장하여 귀 시뮬레이터의 개구부에 붙이는 것과 같다. 얇은 튜브의 돔(dome)과 임시 BTE(instant-fit BTE) 보청기는 실제 귀에 삽입되는 방식과 같이 외이도 시뮬레이터에 연결된다. 다른 측정 방법과의 가장 중요한 차이점은 귀 시뮬레이터에서는 상당한 소리가 새어 나가는 누출(leakage) 현상이 있고, 음장(sound field) 상황에서는 귀 시뮬레이터로 전달이 잘 된다는 것이다. 몇몇 시뮬레이터는 외이도가 확장되어 있어서 퍼티를 사용하여 보청기 튜브를 밀폐할 수 있다.

2-cc 커플러에 비해 시뮬레이터의 단점은 비싼 가격과 시뮬레이터 안의 작은 개구부가 막힐 가능성이 있는 것이다. 2-cc 커플러와 시뮬레이터는 모두 다음과 같은 상황에서 소리 측정이 부정확해질 수 있다:

- ITE/ITC/CIC 보청기의 음향구(sound bore)가 커플러나 시뮬레이터와 충분히 밀폐되어 연결되지 않았을 경우
- BTE 보청기에 연결된 튜브가 뻣뻣하고, 각 연결 부위가 적절히 밀폐되지 않았을 경우
- 버튼 수화기와 연결된 O-ring이 닳았을 경우
- 압력 평형(pressure equalization) 구멍이 막히거나 과도하게 열렸을 경우

압력 평형 구멍이 막힌 경우를 제외하면, 다른 경우들은 저주파수 이득이나 측정되는 보청기의 출력이 감소하며,

중간 주파수 대역의 공명이 발생한다(환기구 관련 공명은 Section 5.3.1).

골전도 보청기를 위한 커플러는 인공 유양돌기(artificial mastoid)라고 부른다. 이는 125-8000Hz 주파수 영역에서 골전도 보청기의 출력을 측정하는 표준 방법이지만, 실제 사람의 유양돌기에서와 같은 에너지(force)를 측정할 수는 없다(ANSI S3.13, IEC 60318-6).

4.1.2 검사박스 *Test boxes*

커플러와 귀 시뮬레이터로 보청기에서 발생하는 소리를 측정한다. 조절된 소리를 보청기에 입력하는 방법이 중요하다. 검사박스는 보청기 마이크로폰에 필요한 SPL의 소리를 만든다. 검사박스에는 순음과 소음 발생기, 증폭기, 스피커 그리고 제어 마이크로폰이 포함된다. 제어 마이크로폰(control microphone, reference microphone)은 Figure 4.4와 같이 보청기 마이크로폰의 옆에 위치한다. 이러한 제어 마이크로폰은 스피커에서 보청기에 전달되는 SPL을 모니터한다. 만약 원하는 소리보다 입력되는 소리가 더 크거나, 작다면, 제어 마이크로폰 회로는 자동적으로 검사박스 내부 스피커에서 나오는 음량을 줄이거나 크게 만들어서 정확한 강도의 소리가 나오게 한다.

제어 마이크로폰은 2가지 중 하나의 방법으로 작동하는데, 압력 방법(pressure method)은 측정이 진행되는 동안 제어 마이크로폰이 보청기의 마이크로폰과 가능한 가까이 위치하면서, 측정시마다 음장을 교정하는 역할을 한다. 다른 방법(substitution method)은 제어 마이크로폰을 실제 측정하기 이전에 검사 위치에 두는 것으로, 교정(calibration) 측정 중에 제어 마이크로폰은 매 주파수마다 존재하는 SPL을 측정하고, 실제 의도하였던 SPL 수치와의 차이를 저장한다. 모든 후속 측정이 진행된 이후 검사박스는 이 차이를 이용하여 각각의 출력들을 보상하도록 조정한다.

커플러 또는 시뮬레이터 반응을 측정하기 위해서 여러 가지 것들을 연결하는 것 이외에도, 검사박스는 2가지 중요한 기능을 한다. 첫째로 흡음재를 내부에 갖고, 딱딱하고 치밀한 벽으로 구성되어 상자를 밀폐하는 뚜껑을 덮는 방법 등으로 주변 소음을 감쇄한다. 둘째로 보청기에 도달하는 반사음(reflected sound) 양을 최소화한다. 이는 정상파(standing wave)로 제어 마이크로폰이 보청기 입력에서 의도한 SPL(desired SPL)을 쉽게 얻을 수 있도록 한다.

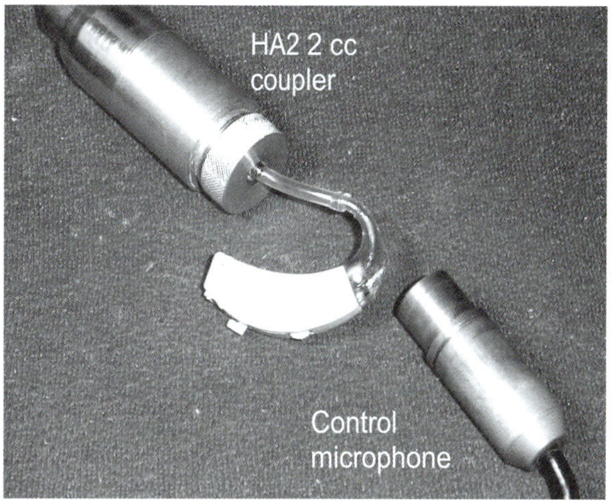

Figure 4.4 A hearing aid connected to a coupler, with a control microphone positioned next to the hearing aid microphone.

전방향성 마이크로폰에서 압력 방법으로 교정할 때 제어 마이크로폰과 보청기를 가능한 가까이 두어야 하고, 2가지 마이크로폰 모두가 스피커와 같은 거리에 위치해야 한다. 이는 서로가 음향 음영(acoustic shadow)을 만들어 음향 전달에 방해가 되지 않도록 하기 위해서이다.

방향성 마이크로폰의 경우, 스피커에서 나오는 소리가 보청기를 착용한 사람의 정면에서 직접적으로 소리가 전달되는 것과 같이 보청기에서도 이와 같은 각도로 전달되는 것이 중요하다. 이는 2개의 입력구(inlet port)가 스피커의 중심을 지나가도록 하고, 앞쪽 입력구가 스피커에 더 가깝게 배열되는 것을 의미한다. 이때 스피커 위치가 검사박스의 뚜껑, 바닥 혹은 전면부에 위치하는지와 중심부에 위치하는지, 측면에 위치하는지를 확실하게 살펴야 한다. 검사박스가 뚜껑이 닫힌 상태에서 방향성 검사를 할 수 있게 제작된 경우가 아니라면, 검사박스의 뚜껑을 열고 조용한 환경에서 측정해야 한다(뚜껑을 여는 것은 잘못된 방향에서 보청기로 전달되는 모든 반사음(reflected sound) 강도를 감소시킨다). 방향성 보청기를 고정시키는 방법으로는 퍼티 조각이나 폼을 사용하며, 전방향성 보청기는 검사박스 바닥 표면에 평편하게 위치시키면 된다.

유용한 팁: 신속 교정 점검(Quick calibaration check)

검사박스의 전체 교정은 정확한 입력수준(input level)을 발생시키고, 커플러나 시뮬레이터 마이크로폰에서 SPL이 정확하게 표시되는 것을 검사하는 것이다. 아래는 전체 교정에는 해당되지 않으나 중요하고 빠르며 간편한 점검 방법이다:

- 가능하면 커플러 또는 귀 시뮬레이터의 마이크로폰을 분리한다. 아니면 다른 이어몰드 시뮬레이터를 커플러 또는 귀 시뮬레이터에서 분리한다.
- 분리된 제어 마이크로폰을 사용하는 검사박스는 제어 마이크로폰을 커플러와 마이크로폰 옆에 위치시키고, 90dB SPL 입력수준으로 주파수반응을 측정한다. 다른 방법으로는 교정(calibrate) 혹은 레벨(level)을 먼저 측정하고 나서 교정 위치에서의 마이크로폰을 측정하며 90dB SPL 입력수준에서 주파수반응을 측정한다.
- 커플러/시뮬레이터 제거가 가능하다면, 커플러/시뮬레이터의 마이크로폰에 의해 측정된 출력은 모든 주파수에서 90±2dB SPL이 되어야 한다.
- 커플러/시뮬레이터가 제거 불가능하다면, 출력은 500Hz까지의 주파수에서 90±2dB SPL이 되어야 한다.

이 신속 절차를 통해 제어 마이크로폰과 커플러/시뮬레이터 마이크로폰이 같은 양, 같은 위치로 교정을 시행한 경우 검사박스에서 정확하게 교정된다. 마이크로폰을 2개 사용하는 시스템이 1개를 이용하는 경우보다 잘못되는 빈도가 작다.

만약 스피커와 방향성 보청기가 마주하는 경우와 반대로 위치할 때의 이득이 중저주파수대에서 상당히 차이가 나지 않는다면, 검사박스가 방향성 보청기를 측정하는데 적절하지 않은 것이다. 반사음은 정확한 측정을 방해하기 때문에 검사박스에서 직접 소리를 주면서 방향성을 정확히 측정하는 것은 불가능하다.

마이크로폰이 교정되지 않았거나, 교정이 규칙적인 간격으로 시행되지 않았으면 측정은 무의미하다. 적절한 교정 간격에 대한 의견은 다양하나, 2년에 1회 전체 교정과 1주일에 한번씩 신속 교정이 이루어져야 한다.

4.1.3 측정 신호 *Measurement signals*

검사박스는 2가지 형태의 다른 측정 신호들 중 한 가지 또는 2가지 모두를 사용하며, 전형적인 측정 신호는 원하는 주파수 대역에서(일반적으로 125Hz~8kHz) 자동적으로 스위프하는 순음(pure tone)신호이다. 여러 이유로 인하여 광대역(broadband) 검사신호(test signal)를 사용해 현대 보청기를 측정하는 것이 더 적합하다. 이러한 신호는 동시에 존재하는 넓은 주파수 대역을 가진다. 검사박스는 보청기에서 나오는 신호의 각 주파수별 레벨을 결정하기 위해 푸리에 변환(Fourier transform)(Section 1.2와 2.4.5 참고)이나, 스위프 필터(swept filter)를 사용한다. 분석기가 보청기 입력에서 각 주파수별 레벨을 저장하기 때문에 각 주파수에 해당하는 이득을 계산할 수 있다. 만약 보청기가 선형으로 반응한다면, 광대역 신호의 스펙트럼 모양과 관계없이 순음에 대한 측정은 광대역 신호로 시행한 측정과 정확하게 같은 이득-주파수반응을 나타낼 것이다. 왜 더 복잡한 측정 자극을 사용할 필요가 있는가는 다음과 같다.

대부분의 보청기는 범위를 넘어서는 입력수준에 대해서 의도적으로 선형 증폭하지 않는다. 현재 사용 가능한 보청기에서 비선형성의 가장 흔한 원인은 압축 때문이며, Section 2.3.3과 같이 입력 신호에 따라 이득을 정하여 증폭한다(비선형 증폭). 보청기의 증폭기가 고주파수통과필터(high-pass filter(저주파수 제거))를 포함하고 있고 이후 압축기와 연결되어 있을 때, 만약 스위프(sweep)하는 순음 신호로 측정한다면, 주파수가 증가할수록 필터를 지나서 압축기에 전달되는 신호 강도가 증가할 것이다. 결과적으로 점점 더 압축기는 이득을 줄일 것이고, 필터의 일부 혹은 전체 효과도 떨어지게 될 것이다. 그러나 고정된 스펙트럼 형태의 광대역 신호가 보청기로 입력되면 압축기는 특정 이득을 일정하게 제공할 것이다. 출력 스펙트럼을 분석하면, 입력 신호 스펙트럼에 대한 필터 효과가 충분한지를 알아볼 수 있다. 따라서 스위프 순음 신호와 광대역 소음은 매우 다른 반응 형태를 나타낼 것이다.

그래도 실제 보청기 반응과는 차이가 있다. 어음과 같은 실제 입력 신호는 스위프 순음과 같은 협대역(narrowband) 신호가 아니며, 시간에 따라 고정되어 있는 스펙트럼 신호도 아니다. 오히려 매 순간 모양이 변화하는 복잡한 스펙트럼을 가진 신호이다. 만약 압축기가 어음 음절의 변화보다 보청기 이득을 빠르게 변화시키면, 광대역 입력 신호에 대한 측정은 다른 스펙트럼 모양을 갖는 연속된 2가지 소리에 대하여 차이를 보여주지 못한다. 따라서 양쪽 모두 실제 반응과의 차이를 설명할 수는 없지만 전반적으로 광대역 자극을 통한 측정이 좀 더 현실적이다.

Figure 2.2와 같이 3채널 압축 보청기와 같은 좀 더 복잡한 형태의 보청기라면, 측정되는 이득-주파수반응은 입력 스펙트럼에 따라 형태가 변할 것이다. 2가지의 다른 신호(저주파수에 강한 구성성분으로 이루어진 신호 A와 고주파수에 강한 구성성분을 갖는 신호 B)가 사용된다면, 신호 A에 대해서는 저주파수 채널의 압축기에서 이득이 크게 줄어들 것이고, 신호 B는 고주파수 채널 정점절단(peak clipper)에 의해 많이 잘려져 이득이 크게 감소할 것이다.

어음에 대한 보청기 효과와 관련된 가장 현실적인 평가는 입력 스펙트럼이 어음과 가장 유사할 때 가능하다. 검사박스에서 사용하는 광대역 신호는 대부분 이와 유사한 스펙트럼을 갖는다. 어음 스펙트럼과 유사한 장기 스펙트럼(long-term spectrum)을 가진 검사신호(test signal)는 아래 항목을 포함한다:

- 스펙트럼 형태의 무작위 소음
- 어음 파형과 비슷한 파고율(crest factor, 파형의 정점값 대비 그 실효값)을 가진 반복되는 파형, 일례로 가성 무작위 소음(pseudo-random noise)(ANSI S3.42)
- 어음 역동범위(dynamic range)와 스펙트럼을 맞추기 위해 주파수와 진폭이 매우 빠르게 변화하는 매우 짧은 연속된 톤버스트(tone burst)
- ICRA 소음과 같이 실제 어음의 진폭에서 시간적 변동성을 갖게 하여 대부분의 어음이해력(intelligibility)을 나타내는 세세한 정보를 제거한 어음[475]
- 다국적 언어에서 추출해 어음과 비슷하게 다시 붙인 음절, International Speech Test Signal(ISTS, IEC 60118-15)[757]
- 실제 계속되는 어음

이런 장기 어음스펙트럼(long term speech spectrum, LTSS)에 대한 여러 대표적인 것들이 있다. 잘 분석된 한 가지 스펙트럼은 세계 21개의 다른 언어/억양 측정에 기초하여 만들어졌으며,[227] 흔히 사용하고 있는 하나의 스펙트럼은 오래되고, 어음에 대하여 덜 포괄적인 측정을 간소화한 것이며 또한 표준으로 사용되어 왔다.[53] 일반적인 2:1 압축비율에서 ANSI S3.2 표준에 기초한 측정 신호는 국제적으로 도출된 LTSS보다 고주파수 이득이 약 5dB 작다.[877]

어음과 같은 LTSS 형태를 갖는 것이 바람직하나, 이러한 검사신호의 동적(dynamic)인 부분도 중요하다.[1586] 광역동범위압축(wide dynamic range compression, WDRC)은 덜 조절된 검사신호보다 어음으로 측정하면 약간 다른 이득을 만든다. 조절하지 않은 검사신호의 이득은 큰 압축비, 높은 작동 개시시간(attack time) 대비 해제시간(release time) 비율, 증가된 채널 수 때문에 어음에서 측정한 이득보다 커지게 된다.[720]

대부분의 보청기에서 가능한 기능인 스위프 순음으로 측정한 이득은 어음 모양의 신호로 측정한 이득보다 여러 대역을 압축하는 보청기에서 작은데, 이것은 어느 한 순간에 존재하는 신호 에너지(signal power)는 하나의 주파수에 위치하며, 결국 하나의 보청기 채널에 속하게 되기 때문이다. 이 채널의 신호 강도는 동일한 SPL을 갖는 광대역음에서 발생할 때보다 더욱 클 것이고, 따라서 압축기는 순음 신호에 비하여 더 이득을 줄인다. 이러한 차이는 압축 채널 개수가 증가하면 커지고, 고주파수 영역에서 더 크다(채널에 대한 어음 에너지(power)가 가장 작은 채널인 고주파수).

보청기가 적응형 소음감소기능을 사용하면 더 큰 이득 차이가 발생한다. 이러한 보청기는 각각의 채널에서 신호대잡음비(SNR)가 감소하면 증폭도 줄어들도록 설계되어 있으며(Section 8.1), 스위프 순음과 고정소음(stationary noise) 검사신호를 배경소음으로 인지하여 그에 따라 증폭을 감소시킬 수 있다. 따라서 검사신호의 진폭 변동은 매우 중요하다. 실제로 적응형 소음감소기능은 변조된 검사신호(modulated test signal) 대비 비변조(unmodulated) 검사신호 사이의 이득 차이로 평가된다.[475] 대부분의 피드백 제거기능은 스위프 순음을 피드백 진동으로 취급하고 측정 주파수에 대한 이득을 감소시킨다.

보청기가 발전할수록 증폭을 제어하는데 사용되는 실제 음성 특성과 유사한 소리로 검사신호를 사용하는 것이 중요하다. 실제 음성은 명확하게 유효한 신호이나, 유일한 문제점은 매우 가변적인 특성이 있어서 평균화된 이득-주파수반응이 안정되기 위해서는 신호가 최소 30초 이상 지속되어야 한다.

4.1.4 이득-주파수반응 및 OSPL90-주파수반응

Gain-frequency response and OSPL90-frequency response

보청기에서 가장 흔히 측정하는 검사는 이득-주파수반응과 OSPL90(output sound pressure level 90dB)-주파수반응이다. Figure 4.5는 HA2 방식의 2-cc 커플러에 연결된 BTE 보청기에서 스위프 순음으로 측정한 이득반응이다. 이득-주파수반응은 60dB SPL 입력 신호레벨에서 얻어지며, 그 결과는 서로 연관이 있는 2개의 수직 축과 함께 표현된다. 왼쪽 Y축은 dB SPL 출력이다. 각 주파수에서 이득은 해당 주파수에서의 출력 SPL과 입력 SPL 차이로 계산되는데, 이러한 이득은 Figure 4.5의 오른쪽 Y 축이다.

IEC 60118-0과 ANSI S3.22 표준에서 보청기 최대출력은 90dB SPL 입력 신호에서 측정되며 OSPL90으로 기술된다. 이런 입력수준은 매우 높아서 보청기가 각각의 주파수에서 만들 수 있는 최대출력이다. 보청기가 특정 입력 신호에 대하여 출력이 한계에 도달하게 된다면, 이것을 포화(saturated)되었다고 한다. 가파른 상승 반응을 보이는 보청기에서도 저주파수에서는 포화되지 않아서 저주파수는 증폭되고, 고주파수가 포화되면 저주파수에 대한 반응만이 주로 나타나서 보청기 실제 최대출력보다 과소 평가된다. 대부분의 보청기는 중간 주파수 및 고주파수에서 입력 소리가 90dB에서 100~110dB SPL로 증가될 경우 출력레벨도 증가되지만, 이것은 연관성이 유의하지 않을 정도로 작은 차이이다. OSPL90-주파수반응 그래프의 Y축은 항상 dB SPL로 표시된다.

Y축을 이득으로 표시할 때, 광대역 측정 신호가 사용되면 결과는 언제나 의미가 있다. 출력레벨을 나타낼 때의 문제점은 광대역 신호(입력 또는 출력 신호)는 주파수에 걸쳐서 지속적으로 강도가 분산되므로, SPL은 일부 한정된 분석 대역에서의 에너지만을 합산하여 측정하게 된다. 분석 대역이 커질수록 측정되는 SPL도 커진다. 따라서 실제 SPL

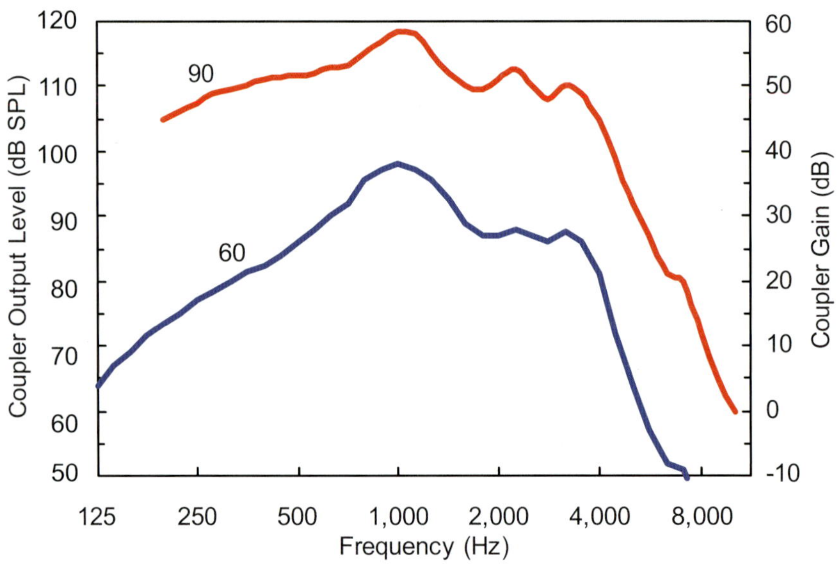

Figure 4.5 Gain-frequency response (measured with a 60dB SPL input level) and OSPL90-frequency response of a BTE measured in a 2-cc coupler with a swept pure tone. The 60dB curve can be read against either vertical axis; the OSPL90 curve must be read against the left hand axis.

이득-주파수반응에서 사용되는 용어(Terms used to summarize the gain-frequency response)

고주파수 평균(HFA) **이득**: 1000, 1600 및 2500Hz에서의 평균이득(ANSI S 3.22)

특수 목적 평균이득(Special purpose average gain): 각각 2/3 옥타브만큼 떨어진 3개의 주파수에서 측정한 이득의 평균이다. 비정상적인 주파수반응의 보청기에 사용된다(ANSI S 3.22).

주파수 범위(Frequency range): HFA 이득보다 20dB 낮은 이득의 최저 및 최고 주파수 사이의 범위(ANSI S3.22)

은 측정 장비의 설계자가 임의로 선택한 분석 대역에 의해 영향을 받는다. 이를 위한 해결 방안으로 주파수 1Hz 폭마다 이에 존재하는 SPL 값을 보여주는 것이 있으나, 가장 많이 사용되는 해결책은 각 1/3 옥타브 밴드마다 SPL 값을 보여주는 것이다. 입력 신호와 출력 신호를 측정하는 분석 대역이 같으므로 Y축이 이득을 표시한다면 복잡해지지 않는다. 결과적으로 이득은 선택된 분석 대역폭과는 독립적이며, 출력 신호보다 입력 스펙트럼에 덜 의존하게 된다.

보청기 최대출력을 측정시 협대역과 광대역 신호의 서로 다른 특성으로 인해 더 많이 복잡해진다. 스위프 순음으로 측정한 OSPL90은 보청기의 모든 에너지(power)가 동일한 좁은 주파수 영역에 집중될 때 각 주파수에서 보청기가 만들 수 있는 최대 신호 크기를 나타낸다. 이에 반하여 광대역 신호에서 측정된 출력 값은 모든 주파수 영역에서 동시에 신호를 형성할 때 보청기가 각 주파수 영역에서 생성할 수 있는 신호의 크기를 나타내기 때문에 다르다. 이러한 수치의 관계는 보청기 최대출력이 각 보청기 채널 내에서 개별적으로 결정되는지 또는 신호의 다른 주파수 성분이 보청기 채널로 여과된 후(또는 그 전에) 결정되는지 여부에 따라 달라진다. 순음으로 측정한 최대출력과 비교할 때 광대역 소리는 단일채널 장치에서는 각 주파수에서의 최대출력을 과소 평가하고, 다중채널 장치에서는 광대역 출력(즉 총 SPL)을 과대 평가한다.

보청기를 통한 이득의 정도는 볼륨 조절기와 모든 필터 조절기의 설정된 위치에 따라 달라진다. 볼륨 컨트롤은 full-on 위치에 있어야 하며, 이 경우 최대이득(full-on gain)을 얻을 수 있다. 그렇지 않으면 기준 검사설정(reference-test setting)에 있어야 하는데, 이에 따른 이득곡선은 기본 주파수반응(basic frequency response)(IEC 60118-0) 또는 주파수반응곡선(frequency response curve)(ANSI S3.22)으로 지칭된다. 볼륨 조절기를 기준 위치로 줄이는 것은 보청기가 중간 레벨 입력 신호에 대하여 포화되지 않도록 설정하기 위해서이다. 기준 위치(reference position)는 60dB SPL 입력 신호로 측정한 고주파수 평균(HFA, 평균 1.0, 1.6 및 2.5kHz) 출력이 HFA OSPL90보다 17dB 낮을 때이다. 모든 경우 OSPL90은 최대이득 설정에서 얻는다. 이득과 OSPL90 측정을 위해서 다른 모든 컨트롤은 일반적으로 가장 큰 평균이득으로 가장 넓은 주파수반응을 제공하도록 설정한다. 이런 설정을 측정에 함께 기록해 두어야 하는데, 그렇지 않으면 측정하는 의미가 없게 된다.

2가지 표준(standard)은 60dB SPL 입력수준에 대한 이득-주파수반응의 측정을 강조한다. 비선형 보청기에서 각 입력수준 범위에 대한 이득을 표시하는 것이 더 중요하다. 일반적으로 선택되는 두 레벨은 50, 60, 70, 80, 90dB SPL(ANSI S3.42, IEC 60118-15) 및 50, 65, 80dB SPL 이다.

4.1.5 입력-출력 함수 *Input-output functions*

이득-주파수반응은 특정 입력수준(input level)에 대한 이득(또는 출력레벨)과 주파수를 비교하여 보여주지만, 입력-출력 함수(input-output function)는 특정 주파수 또는 1개의 광대역 검사신호에 대한 입력수준과 출력레벨을 비교하여 나타낸다. 따라서 동일한 유형의 데이터이지만 다른 방식으로 표현되는 것이다. 모든 보청기는 높은 입력수준에 대해서는 비선형이 되고, 대부분의 보청기는 넓은 입력수준에 대하여 비선형적이기 때문에, 입력-출력(I-O) 함수는 보청기가 소리를 수정하는 방법을 이해하는데 매우 중요하다. I-O 함수에서 얻는 정보는 다음과 같다.

Figure 4.6a는 2개의 압축기가 있는 보청기의 I-O 도표이다. 또한 다른 정도의 이득을 갖는 선형 보청기의 I-O 함수에 해당하는 선이 표시되어 있다. 이 모든 점선은 45° 각도이다. 특히 30으로 표기되어 있는 점선과 비교해 보았을 때, 실선상의 모든 출력 값은 해당하는 입력 값보다 30dB 이상 더 크다. 따라서 이 선은 30dB의 고정 이득을 가진 보청기의 I-O 함수를 나타낸다. 상단(또는 가장 왼쪽) 점선의 이득이 더 크다는 것을 주목해야 한다. 0dB 이득을 표시하는 대각선의 아랫부분은 음(-)의 이득을 뜻하며, 이는 보청기에 의한 감쇄를 나타낸다. 일반적인 원칙으로서 I-O 도표에서 수직으로 위쪽 또는 왼쪽으로, 수평 또는 동시에 양쪽으로 이동하는 경우 이득이 증가한다. 45° 각도로 우측 위로 이동하면 이득은 일정하게 유지가 된다.

Figure 4.6a의 보청기 I-O곡선을 자세히 보면 4개의 영역으로 구성되어 있다. 40~50dB SPL 입력수준에서 보청기는 40dB 입력수준일 때 이득의 선형 증폭방식으로 작동한다. 선형 영역 위의 50~80dB 입력수준에서는 선은 여전히 위쪽으로 올라가지만 기울기는 45° 미만이다. 따라서 입력수준의 증가보다 출력레벨의 증가가 작다. 이 효과는 압축효과이다. 50dB SPL의 입력수준에 대한 출력은 90dB SPL이며, 이에 따라 이득은 40dB이다. 입력수준이 증가함에 따라 I-O 함수는 일정한 이득의 선을 지나가게 되어 보청기 이득(압축기가 예상하는 것처럼)은 감소한다. 입력수준이 80dB SPL에 도달하면 이득은 20dB로 감소한다.

곡선의 가장 높은 레벨 부분은 수평이며, 출력은 특정 한계(이 경우 100dB SPL)를 초과할 수 없기 때문에 제한(limiting)이라고 표시한다. I-O 도표만으로는 이 제한이 정점절단(peak clipping) 때문인지, 압축제한(compression limitation) 때문인지 알 수 없다. 입력수준이 80dB SPL 이상이 되면, 이득은 더욱 감소한다. 실제로 입력수준이 1dB 증가할 때마다 이득이 1dB씩 감소한다. 입력수준이 100dB SPL 이상에서는 보청기 출력레벨이 입력수준보다 작아지게 되는데, 보청기는 이 경우 해당 주파수에 대해서는 감쇄기(즉, 귀마개)로 작동하기 시작한다.

입력수준이 40dB SPL보다 작으면 확장(expansion, 압축의 반대)이 발생한다. 입력수준이 감소할 때마다 이득도 함께 감소한다. 스퀠치(squelch 혹은 noise-gating)라고도 하는 확장효과는 일부 보청기에 사용되며, 보청기 내부소음을 포함하여 매우 낮은 레벨의 소리에 의한 가청력감소에 유용하다. 이러한 가청력감소로 들리지 않게 된 소음이 실제로 원하지 않는 소음인 경우에 더욱 좋다. 확장역치 값이 너무 높으면(예: 55dB SPL) 확장은 부드러운 말소리에 대한 이득을 감소시키고, 어음이해력(speech intelligibility)에 나쁜 영향을 준다.[1926]

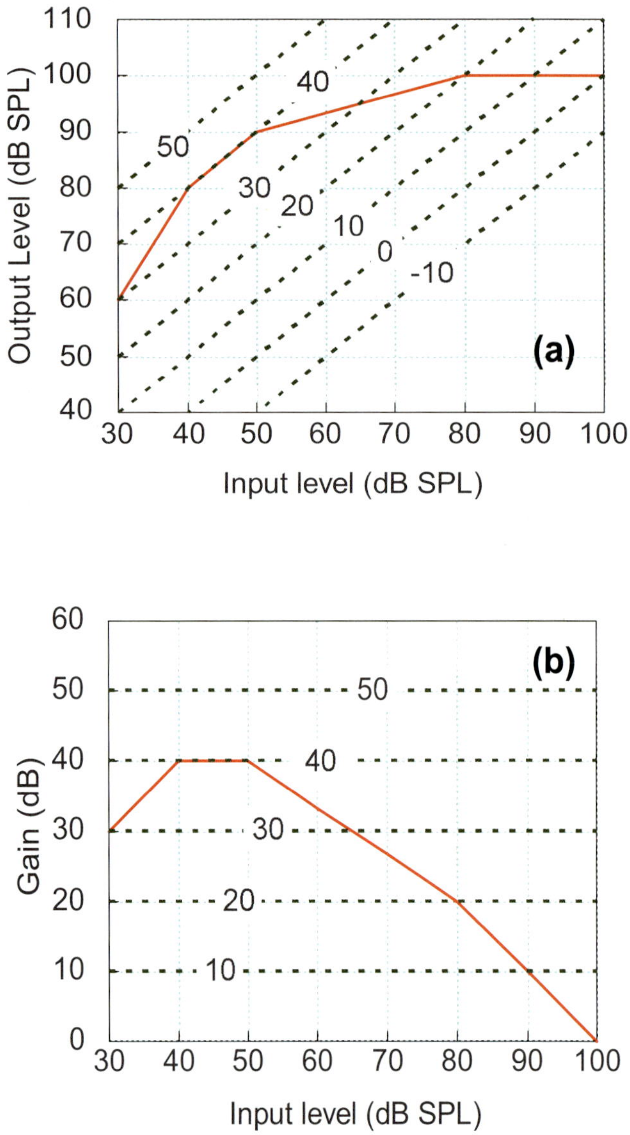

Figure 4.6 (a) Input-output diagram of a non-linear hearing aid at 2kHz (solid red line) and lines of constant gain (dotted lines). (b) Gain-input diagram of the same amplification characteristics.

I-O 도표에서 이득, 감쇄, 압축, 확장의 이해(Understanding gain, attenuation, compression, and expansion on the I-O diagram)

이득, 감쇄, 압축, 확장의 4가지 용어를 실제로 이해했는지 확인한다:

- 이득 및 감쇄는 각각 입력 신호 대비 출력 신호의 크기를 나타낸다. 이들은 I-O 도표에서 다른 영역에 해당한다: 0dB 이득을 표시하는 대각선 각각 위와 아래 또한 이득-입력 도표의 X축 위와 아래에 해당한다.
- 압축 및 확장은 각 시간의 경과에 따라 진폭이 변화하는 신호의 역동범위에 대한 증폭 효과를 나타낸다. 이들은 I-O 도표의 다른 기울기에 해당한다(각각 45° 미만과 이상). 선형 증폭은 정확히 45°의 기울기에 해당한다. 이득-입력 도표에서 압축과 확장은 각각 (-)의 기울기 및 (+)의 기울기에 해당한다.

압축기는 출력레벨이 입력수준보다 작거나 큰 것에 관계없이 신호의 역동범위를 작아지게 한다. 이와 대조적으로 확장기는 역동범위를 증가시킨다.

특정 입력수준 주변의 작은 범위 레벨에서 보청기는 원칙적으로 동시에 다음을 모두 수행할 수 있다:

- 증폭과 압축,
- 증폭과 확장,
- 감쇄와 압축,
- 감쇄와 확장

실제로 낮은 레벨(low level)에서의 확장과 증폭, 낮은 레벨~중간 레벨(low~mid level)에서의 선형 증폭, 높은 레벨(high level)에서의 압축이 동반되는 증폭이 가장 일반적이다.

Figure 4.6(b)의 이득-입력곡선은 Figure 4.6(a)와 동일한 증폭 특성을 보여 준다. 이 곡선을 이해하려면, 입력수준에 따라 이득이 변경되는 방법에 대한 이전 설명을 다시 읽으면서 곡선의 모양을 확인하면 된다.

볼륨 컨트롤의 2가지 설정에 따른 I-O곡선 또는 이득-입력곡선을 측정하면 볼륨 조절기가 압축기의 작동에 어떻게 영향을 미치는지 알 수 있다(Section 6.2.3 참조).

4.1.6 왜곡 *Distortion*

배진동 왜곡(harmonic distortion)과 상호변조 왜곡(intermodulation distortion)의 개념은 Section 2.3.2에 정점절단 내용에서 이미 소개되어 있다. 정점절단 외의 기전들도 보청기 내에서 소리 왜곡을 일으킬 수는 있으나, 정점절단이 가장 흔하고 가장 많은 양의 왜곡을 형성한다. 배진동 왜곡의 측정은 순음을 보청기에 입력하고 출력되는 파형을 분석하여, 신호의 전체 에너지(power)에 대한 왜곡 성분의 크기를 측정하여 분석한다.

왜곡 성분의 상대적인 크기를 표현하는 몇 가지 방법들이 있다. 첫째로 데시벨(dB)이나 백분율(%)로 나타낼 수 있다. 둘째로 2번째와 3번째 배진동(harmonics)에 대하여 개별적으로 나타내거나 모든 배진동에 대한 합으로 나타낼 수 있다. 모든 배진동에서의 에너지(power, 압력 제곱에 비례하는)를 합할 경우, 그 수를 총배진동 왜곡(total harmonic distortion, THD)이라고 한다:

$$THD\ \% = 100\sqrt{\frac{p_2^2 + p_3^2 + p_4^2 + \ldots}{p_1^2 + p_2^2 + p_3^2 + p_4^2 + \ldots}}\ \% \qquad \ldots\ 4.1,$$

$$\text{THD \%} = 10 \log_{10}\left[\frac{p_2^2 + p_3^2 + p_4^2 + \cdots}{p_1^2 + p_2^2 + p_3^2 + p_4^2 + \cdots}\right] \text{dB} \quad \cdots\ 4.2,$$

여기서 p_n은 n번째 배진동 압력(pressure)이다. 첫째 배진동(p_1의 크기)은 기본 값으로 신호의 비왜곡 부분을 반영한다. 임상적으로 공식 4.1, 4.2를 적용할 필요가 없고, 검사박스에서 자동 계산되어 결과가 나타난다. 1%의 왜곡은 -40dB과 동일하며, 3%는 -30dB, 10%는 -20dB, 30%는 -10dB과 같은 값이다.

이런 기준들은 볼륨 조절기를 기준 검사설정에 위치한 상태에서 중간 레벨 신호(주파수에 따라, 60~70dB SPL)로 왜곡을 측정해야 한다. 이것은 더 낮은 입력수준과 특히 높은 입력수준에서 왜곡이 발생하는가와 밀접한 관련이 있다. 그 왜곡 결과는 특정 입력수준에서 왜곡 대비 주파수의 형태로 표현되거나, 특정 주파수에서 왜곡 대비 레벨의 형식으로 표현된다.

배진동 왜곡 측정은 낮은 또는 높은 입력 주파수의 왜곡에 대한 보청기의 잘못된 지표로 오인될 수 있다. 높은 입력 주파수에 대하여 순음 입력 신호에 왜곡이 추가되어 배진동은 리시버의 응답 범위 이상에서 발생하며, 보청기 증폭기가 크게 단절(clipping)시킬 수 있어도, 왜곡 현상을 음향 출력에서는 식별할 수 있다. 그러나 보다 복잡한(광대역) 입력 신호가 사용되어 음향 전체의 여러 주파수에서 왜곡 신호가 발생할 때에는 이러한 왜곡 신호가 들리게 되어 불쾌할 수 있다(Section 2.3.2 상호변조 왜곡). 저주파수의 경우 보청기의 정점절단 기능이 반응을 급격히 상승시키는 필터(리시버 및 튜브 시스템 등)보다 앞에 있으면, 보청기는 저주파수 신호의 배진동을 강조(emphasis)하게 된다. 이런 경우 광대역 신호에 대한 왜곡은 배진동 왜곡 측정에 기반하여 예상되는 것만큼 나쁘지는 않다.

광대역 신호를 적용한 왜곡 측정 방법은 입력 및 출력 신호 사이의 일관성(coherance)을 확인하는 것이다. 일관성은 출력 신호의 각 주파수 대비 입력 신호의 연관성 정도에 따라 정해지는데, 소음이나 왜곡이 없는 '1'부터 출력이 입력과의 연관성이 전혀 없는 '0'까지로 나타낸다. 일관성을 측정하는 보청기에서 지연이나 고속작동 압축(fast acting compression) 기능에 의해 나쁜 영향을 받을 수 있다. THD와 비슷하게 일관성으로부터 다음의 식을 추론할 수 있다:[1461]

$$\text{THD coherence} = 100\sqrt{\frac{1 - \text{coherence}}{\text{coherence}}}\ \% \quad \cdots\ 4.3,$$

왜곡은 다음 목적을 위해 측정한다:

- 보청기가 제시된 사양에 맞게 기능하고 있는지 확인한다. 측정은 보청기를 수리한 이후에 시행하거나, 착용자가 음질에 대하여 불만족하면 시행한다.
- 2개의 다른 보청기의 정확도를 비교한다.
- 보청기가 압축제한이나 정점절단 기능이 있는지 확인한다(이들은 입출력 기능으로는 확인이 불가능하다). -압축제한의 THD는 항상 10% 미만이어야 하고, 반면에 정점절단에서의 THD는 첫 정점절단 이후 급격히 상승한다.
- 상당한 왜곡 없이 보청기를 통하여 전달할 수 있는 가장 높은 입력수준을 결정한다(특히 음악에 중요하다) (Section 10.6.1).

4.1.7 내부소음 *Internal noise*

Chapter 2와 같이 마이크로폰이나 증폭기도 소음을 만든다. 보청기 내부소음은 등가입력소음(equivalent input noise, EIN)으로 표현하여 정량화한다. EIN은 소음의 양으로서 이론적으로 소음이 없는 보청기에서 발생되는 소음이 검사하는 보청기에서 나오는 소음과 같게 하기 위하여 동일한 이득-주파수반응으로 만들어지는 소음이다. 이는 소음이 없는 보청기에 입력되어야 하는 양을 뜻한다. 보청기의 입력과 비교하여 소음을 표현하는 것이 다음의 3가지 이유 때문에 합리적이다. 첫째, 잘 설계된 보청기에서 발생하는 소음의 대부분은 마이크로폰에서 나오고, 나머지 소음 중 대부분은 입력 증폭기에서 발생한다. 둘째로 소음 발생 원인으로 인해 출력 관련 소음(output-referred noise)은 볼륨 조절기의 위치에 따라 현저하게 변화되지만, 입력 관련 소음

유용한 팁: 내부소음 측정(Measuring internal noise)

- 주변 소음이 출력 소음 측정에 영향을 주지 않도록 검사박스 뚜껑을 닫고, 필요하면 퍼티(putty)를 마이크로폰 입구 위에 놓는다 (퍼티를 추가하였을 때 출력 소음이 감소한다면 필요하다).
- 소음 측정을 위한 목적으로 이득을 측정할 때, 보청기가 선형 증폭영역에 있을 만큼 입력수준이 낮아야 한다(이는 매우 낮은 압축 역치 값으로 고정되거나, 비활성화할 수 없는 낮은 레벨 확장기능을 가진 보청기들에 대한 내부소음 측정을 어렵게 만들 수 있다).
- 검사박스는 이러한 측정을 위하여 이상적으로는 검사부스 또는 매우 조용한 장소에 있어야 한다.

(input-referred noise)은 볼륨 조절기와 기타 조절기 컨트롤 위치에 영향을 덜 받는다. 셋째로 소음을 출력 소음으로 나타내면 고이득(high gain) 보청기 착용자가 저이득(low gain) 보청기 착용자보다 내부소음을 잘 인지하지 못해도 고이득 보청기는 항상 낮은 이득 보청기보다 소음이 크게 나오기 때문이다.

EIN은 보청기 출력에서 소음 크기를 측정하고, 이 값으로부터 약한 소리(soft sound)에 대한 보청기 이득을 제외하여 계산한다. 이는 2가지 유형의 측정 방법으로 가능하다. 간단한 측정법으로는 총출력 소음 SPL을 측정하고 여기서 HFA 이득을 뺀다. 이 방법은 각 주파수 범위에서 얼마나 많은 소음이 있는지를 나타내지 않기 때문에 서로 다른 이득-주파수반응을 보이는 2개의 보청기 소음을 서로 비교

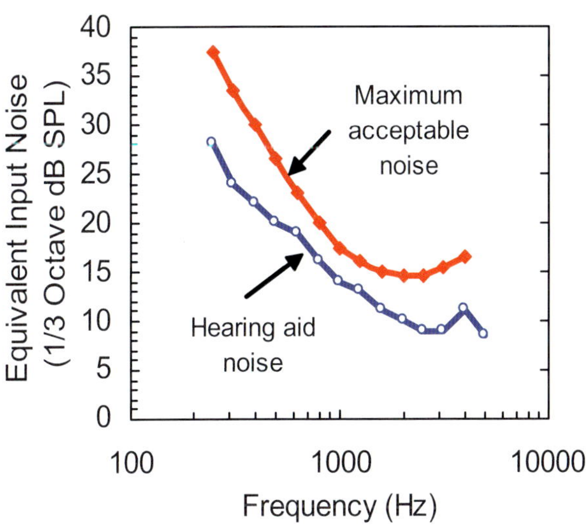

Figure 4.7 Equivalent 1/3-octave input noise of a typical hearing aid as a function of frequency, and maximum acceptable 1/3-octave noise.

하는데 사용할 수는 없다. 그러나 보청기가 사양범위 내에서 작동하는지 확인하는 것은 가능하다.

내부소음을 측정하는 보다 확실한 방법은 출력 신호를 대역(band, 일반적으로 1/3 또는 1 옥타브) 단위로 여과하여 각 대역에 속하는 출력 소음레벨을 측정하는 것이다. 이러한 각 주파수에서의 EIN은 출력레벨에서 각 밴드의 중심주파수 이득을 제외한 값이다. 그 결과는 주파수에 대한 함수로 EIN(사용한 측정 밴드 폭에 대한)의 그래프로 표현된다. 일반적인 보청기에 대한 입력 관련 소음은 Figure 4.7에 있으며, 청취자가 받아들일 수 있는 최대 EIN도 함께 표기되어 있다.[1112]

4.1.8 자기반응 *Magnetic response*

자기유도(magnetic induction) 원리는 Section 2.8과 3.5에 있다. 자기반응(magnetic response) 측정은 검사박스가 자기장을 생성하는 루프를 갖고 있다면 간단하지만, 없으면 측정이 불가능하다. 주의할 점은 다음과 같다:

- 자기 주파수반응을 측정할 볼륨 조절기가 기준 위치(reference position)에 있어야 한다.
- 일반적으로 사용하는 방향으로 보청기 위치를 두어야 한다.

표준 사양은 보청기 자기반응이 31.6mA/m의 강도가 되어야 한다. 보청기 출력은 수직 유도 자기장(vertical inductive field, SPLIV, ANSI S3.22)의 SPL 또는 자기장 안의 SPL(SPLI, IEC60118-0)로 표기된다. 자기-주파수반응의 형태는 음향-주파수반응의 형태와 유사해야 한다. 그러나 코일에는 마이크로폰 헬름홀츠 공명(Helmholtz resonance)

과 일치하는 공명이 없고, 코일 반응은 설계자에 의해 추가적으로 저주파수 차단기능(low cut)이 설정(Section 3.5.3)되어 있을 수 있어 약간의 차이가 있다. 자기반응의 결과는 특정 입력 자기장 세기와 출력 SPL 대비 주파수의 그래프로 표시한다. 입력 및 출력 단위가 다르기 때문에 이득에 대한 개념은 적용되지 않는다.

전화가 이와 같은 자기신호의 중요한 발생원이므로 ANSI S3.22는 전화기에 의해 만들어지는 레벨 및 자기장 내부에서의 모양과 유사한 자기신호를 생성하는 전화 자기장 시뮬레이터(telephone magnetic field simulator)를 지정하였다. 이러한 보청기의 출력은 유도전화 시뮬레이터에 대한 음압레벨(SPL for an inductive telephone simulator, SPLITS)이라고 한다.

ANSI S3.22와 IEC 60118-0은 음향 및 텔레코일 민감도를 비교하는 또 다른 방법을 제시하였다. 등가검사루프민감도(equivalent test loop sensitivity, ETLS)와 상대모의등가전화민감도(relative simulated equivalent telephone sensitivity, RSETS)로 60dB SPL의 음향 입력수준에서 출력 신호(각각 SPLIV, SPLITS)인데 텔레코일의 입력 신호를 출력 신호에서 뺀 값이다. 이는 마이크로폰을 통해 청취할 때와 텔레코일을 통해 청취할 때 음향 출력이 같아지도록 사용자가 얼마나 볼륨 조절기를 변경해야 하는지를 설명하기 위한 것이다. 첫째 용어인 ETLS는 실내 루프(room loop)에 사용되고, RSETS는 전화에 적용된다. ETLS 및 RSETS 값이 0dB에 가까울 때(볼륨을 조절할 필요가 없음)가 가장 좋은 상태이다.[1459] 그러나 자기 입력 신호로 안정적인 출력레벨을 얻기 위해서는 볼륨을 늘려야 하는 경우가 흔하다.[840] 이는 볼륨 조절기가 없는 보청기에서 큰 문제가 된다.

4.1.9 ANSI, ISO, IEC 기준 *ANSI, ISO, and IEC standards*

IEC 및 ANSI 표준들을 자주 언급하였으나, 그들 사이의 유사점과 차이점이 있다. 세계 대부분의 국가는 IEC와 ISO에 의한 국제 기준을 채택하고 있다. IEC 기준은 보청기 및 측정 방법을 포함한 전기 장비를 규정하고 있으나, ISO 기준은 정상 청력역치와 청력검사 방법 등과 같이 사람과 관련된 기준을 규정한다. 미국은 2가지 목적을 모두 만족시키기 위한 ANSI 시스템을 보유하고 있다. Table 4.1과 4.2는 보청기와 직접적인 관련이 있는 몇 가지 기준들이다. 보청기와 관련이 있는 ISO 기준은 ISO12124(2007) 보청기의 실이음향특성측정절차(procedures for the measurement of real ear acoustical characteristics of hearing aids)이고, 이는 환자 귀에서 시행하는 보청기 검사 절차를 규정하고 있다. 이는 향후 IEC 61669에 통합될 것이다.

4.2 실이대커플러차 *Real-Ear to Coupler-Difference, RECD*

보청기가 외이도에 전달하는 SPL과 커플러로 전달하는 SPL 차이를 실이대커플러차(RECD)라고 한다.

$$\text{RECD} = \text{Canal SPL} - \text{Coupler SPL} \qquad \text{.... 4.4.}$$

RECD 개념은 보청기 피팅과 청력검사에 매우 유용하며, 외이도가 매우 작은 소아의 보청기 피팅에 특히 유용하다. 환자의 RECD 정보를 이용하여 이어폰을 삽입하여 측정된 청력역치를 보다 정확하게 해석할 수 있고, 커플러의 보청기를 보다 정확하게 조절하여 환자 귀에서 원하는 성능을 제공하도록 만들 수 있다.

'실제 귀에서의 SPL이 커플러 SPL보다 얼마나 차이가 발생하는가'라는 RECD 개념은 매우 단순해 보이나, RECD의 측정과 적용은 여러 문제로 인하여 복잡하다. 복잡한 가장 중요한 이유는 RECD 측정이 아직 국제적 기준이 정의되지 않아 다른 의미로도 사용되고 있고, 외이도와 커플러의 음향 이외에도 차이를 유발하는 다양한 것들을 모두 'RECD'라고 지칭하기 때문이다.

4.2.1 실이대커플러차에 영향을 주는 요소들 *Factors affecting RECD*

외이도 용적(Ear canal volume)

외이도의 SPL이 커플러의 SPL보다 큰 중요한 이유를 생각해보면 다음과 같다(Section 4.1.1). 잔여외이기 측정 및 청

Table 4.1 Some ANSI standards relevant to hearing aids. Year is the date of the latest revision. Date of subsequent reaffirmations are not shown.

Number	Year	Title	Comment
C63.19	2011	Methods of measurement of compatibility between wireless communications devices and hearing aids	Specifies how to rate emission levels for mobile phones and immunity levels for hearing aids
S3.7	1995	Methods for coupler calibration of earphones	Defines the 2-cc coupler (HA1, HA2, HA3 and HA4) (and also the 6-cc coupler for supra-aural earphones)
S3.13	1987	An artificial headbone for the calibration of audiometer bone vibrators	Specifies the impedance and shape of an artificial mastoid used for measuring boneconduction hearing aids
S3.22	2009	Specification of hearing aid characteristics	Specifies test conditions, procedures and tolerances for coupler measurements, including that a 2-cc coupler be used
S3.25	2009	An occluded ear simulator	Specifies the acoustic characteristics of occluded ear simulators, and shows the mechanical design of a Zwislocki ear simulator and an IEC 2-branch ear simulator
S3.35	2010	Methods of measurement of performence characteristics of hearing aids under simulated real-ear working conditions	Specifies how to use a manikin and ear-simulator to measure aided gain, insertion gain, and directivity index
S3.36	1985	Specification for manikin for simulated in-situ airborne acoustic measurements	Specifies both physical shape and free-field response of manikin
S3.37	1987	Preferred earhook nozzle thread for postauricular hearing aids	Applies only to BTEs with threaded nozzles
S3.42	1992	Testing hearing aids with a broad-band noise signal	Specifies spectrum of noise approximating the speech spectrum and analysis methods using that noise
S3.46	1997	Methods of measurement of real-ear performence characteristics of hearing aids	Defines terms and specifies how to measure hearing aids on patients

력검사를 위한 삽입형 이이폰(insert earphone) 교정을 위해 통상적으로 필요한 표준 2-cc 커플러의 용적보다도 작다. 따라서 리시버가 튜브의 안팎으로 공기를 주기적으로 밀어 넣을 때, 리시버와 튜브는 부피가 더 큰 2-cc 커플러에서 끝날 때보다 튜브가 외이도에서 끝날 때 더 큰 압력을 만든다. 여성의 귀는 평균적으로 남성의 귀보다 작기 때문에 여성 RECDs는 남성 RECDs보다 평균 1~2dB 높다. 실제 귀와 2-cc 커플러의 차이는 실제 귀의 표준 삽입 깊이에서도 발생하나, 이어몰드가 외이도 깊숙이 삽입되면 잔여 용적은 더욱 작아지고, 생성된 SPL은 훨씬 커진다. 따라서 RECD는 적어도 이어몰드로 막을 때 더 커지게 된다.

누출, 환기구, 개방형 피팅(Leakage, vents and open fittings) 이어몰드를 누출 없이 착용하는 경우는 매우 드물다. 누출은 의도적으로 발생할 수도 있고(환기구, Section 5.3), 혹은 우연히 발생할 수도 있다(비의도적인 구멍 누출). 이와는 반대로 커플러와 튜브 연결은 누출 없이 만들기가 쉽다. Section 5.3.1 에서도 언급하겠지만, 누출과 환기구(vent)는 외이도에서 저주파수 소리를 빠져나가게 하고 SPL을 더 작게 만들게 되어, 잘 밀폐된 외이도와 비교해 저주파수의 RECD를 감소시킨다. 누출은 쉽게 커져서 250Hz에서와 심지어는 500Hz에서도 RECD는 음수(negative)가 될 수 있다. 외이도 내에서 팽창하는 폼형태 이어팁(foam ear tip)

Table 4.2 IEC standards relevant to hearing aids. Additional years, where shown, refers to the date of an amendment. Note that parts 1, 2 and 6 of IEC 60118 will soon be withdrawn and their updated contents incorporated into a new 60118-0.

Number	Year	Title	Comment
60 118-0	1983 1994	Hearing aids - Part 0: Measurement of electroacoustical characteristics	Specifies conditions for testing a hearing aids in a sound field, such as in a test box, including that an ear simulator be used
60 118-1	1999	Hearing aids - Part 1: Hearing aids with induction pick-up coil input	How to test telecoil response
60 118-2	1983 1993 1997	Hearing aids - Part 2: Hearing aids with automatic gain control circuits	How to measure I-O curves and attack and release times
60 118-4	2006	Hearing aids - Part 4: Induction loop systems for hearing aid purposes - magnetic field strength	Specifies 100 mA/m long-term level
60 118-5	1983	Hearing aids - Part 5: Nipples for insert earphones	Defines the dimensions of nipples for insert earphones used with body aids
60 118-6	1999	Hearing aids - Characteristics of electrical input circuits for hearing aids	Specifies impedance and sensitivity to ensure compatibility with external devices
60 118-7	2005	Hearing aids - Part 7: Measurement of the performance characteristics of hearing aids for production, supply and delivery quality assurance purposes	Specifies test conditions, procedures and tolerances
60 118-8	2005	Hearing aids - Part 8: Methods of measurement of performance characteristics of hearing aids under simulated in situ working conditions	How to measure a hearing aid mounted on a manikin
60 118-9	1985	Hearing aids - Part 9: Methods of measurement of characteristics of hearing aids with bone vibrator output	How to measure a bone conductor hearing aids
60 118-12	1996	Hearing aids - Part 12: Dimensions of electrical connector systems	Specifies the plugs and sockets that connect to hearing aids
60 118-13	2004	Hearing aids - Part 13: Electromagnetic compatibility (EMC) product standard for hearing aids	Specifies immunity required from mobile phones for bystander compatibility and user compatibility
60 118-14	1998	Hearing aids - Part 14: Specification of a digital interface device	Specifies the interface that allows a computer to program the hearing aid
60 118-15	2009	Methods for characterizing signal processing in hearing aids	Specifies a speech-like signal, set of standard audiograms for pre-setting hearing aids, and signal analysis methods
60 318-4	2010	Electroacoustics - Simulators of human head and ear - Occluded-ear simulator for the measurement of earphones coupled to the ear by ear inserts	Specifies an occluded ear simulator. Standard replaces IEC 711(later 60 711)
60 318-5	2006	Electroacoustics - Simulators of human head and ear - Part 5: 2cm 3coupler for the measurement of hearing aids and earphones coupled to the ear by means of ear inserts	Defines the 2-cc coupler, and methods of coupling to it for different hearing aid styles Standard replaces IEC 126 (later 60 126)
60 318-6	2007	Electroacoustics - Simulators of human head and ear - Mechanical coupler for measurements on bone vibrators	Specifies the impedance and shape of an artificial mastoid used for measuring bone-conduction hearing aids Standard replaces IEC 60 373
61 669	2001	Electroacoustics - Equipment for the measurement of real-ear acoustical characteristics of hearing aids	Equipment for real-ear gain measurement on patients
60 959	1990	Provisional head and torso simulator for acoustic measurements of air conduction hearing aids	Specifies both physical shape and free-field response of a manikin

보다 맞춤 제작한 이어몰드에서 누출이 더 많은데, 이에 따라 250Hz에서 더 작은(또는 음(-)의 값) RECD를 만들 가능성이 높다. Figure 4.8의 실선은 환기구 없는 이어몰드(unvented custom earmolds)에 의한 RECD로, 성인 귀에서 3차례 시행한 실험 결과이다.[1277, 1283, 1286] 주파수가 감소함에 따라 RECD 값이 음(-)의 값이 되는데, 이것은 이어몰드 주변에서 약간의 누출이 있다는 것을 의미한다.

Table 4.3은 일반적으로 누출이 있는 폐쇄형 이어몰드의 RECD 값을 HA1과 HA2의 2-cc 커플러와 비교한 것이다. 마지막 줄은 일반적인 귀 시뮬레이터와 커플러의 차이이다. 이는 첫 번째 줄에 표시된 RECD와는 다른데, 귀 시뮬레이터와 커플러 측정 모두 누출이 없기 때문이다.

개방형 피팅(fitting)은 외이도 공명을 보존하면서 매우 큰 환기구가 있는 형태로 생각할 수 있다. 큰 환기구로 인하여 개방형 피팅에 대한 RECD는 저주파수에서 음의 값을 나타낸다. 보존된 외이도 공명으로 개방형 피팅에서 RECD는 폐쇄된 이어몰드보다 더 큰 값을 갖는데, 외이도 공명주파수 주변(막혀 있지 않은 외이도의 경우 2.7kHz의 평균값을 보임)에서는 특히 높다. 그러나 개방형 피팅은 외이도가 전혀 막혀있지 않은 외이도보다 RECD가 조금 낮게 나타난다. 폐쇄형 피팅보다는 SPL이 높아지며, 이득도 상대적으로 증가하는데, 이는 외이도 공명주파수 주변에서 주로 발생하며, 이런 공명에 의한 변화는 외이도 다른 어느 위치들보다 고막에서 SPL을 크게 만든다. 개방된 외이도의 RECD에 대한 저주파수와 고주파수 효과는 Figure 4.8의 점선에서 확인할 수 있다. 폐쇄형 피팅과 비교한 개방형 피팅이 이득-주파수반응에 미치는 영향은 Section 5.3.1 환기효과(venting effects)에도 있다.

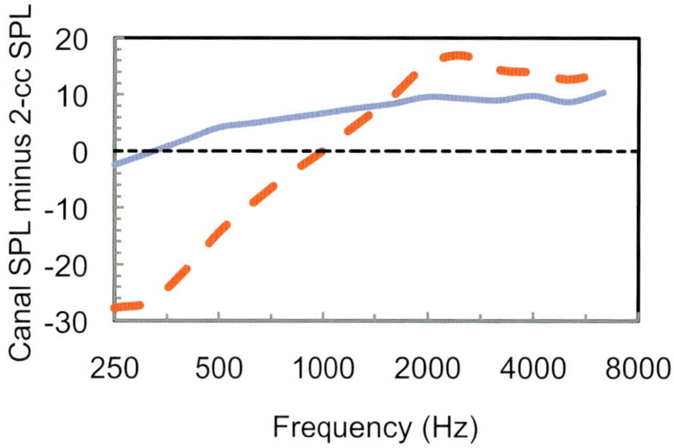

Figure 4.8 RECD: SPL generated in the average adult real ear canal minus SPL generated in an HA1 2-cc coupler. Data for the occluded ear (solid line) are averaged across three experiments.[1277, 1283, 1286] Data for the open canal fitting (dashed line) were measured in KEMAR relative to the SPL in an HA1 2-cc coupler.

튜브(Tubing)

튜브의 직경은 튜브와 외이도 또는 커플러 사이에서 앞, 뒤로 흐르는 공기 진동량에 영향을 준다(이 흐름을 기술적으로 '용적속도(volume velocity)'라고 부른다). RECD를 측정할 때 사용된 튜브 형태가 커플러 부분과 다르면, 이것이 비록 커플러와 외이도 사이에서 원래 존재하는 차이보다 실제 소리 전달 시스템 변화를 잘 반영하여도 고주파수 RECD는 분명히 변하게 된다. 넓게 열린(wide-bore) 이어몰드 시뮬레이터가 청력 측정에 사용되는 실제 보청기 이어몰드 또는 튜빙을 거의 현실적으로 시뮬레이션하지는 못하지만, HA2 2-cc 커플러에서 사용하기 편리하므로 RECD 측

Table 4.3 RECD: SPL generated in the average real ear minus the SPL generated in a 2-cc coupler (dB) for occluded, but typically leaky, earmolds.[1276, 1277, 1283, 1285, 1286] Values in row three are for deeply inserted earmolds or hearing aids.[98, 660] The final row shows the ear simulator to HA1 coupler difference.[204]

	250	500	1 k	1.5 k	2 k	3 k	4 k	6 k
Standard insertion depth, re HA1 coupler	-2.5	4.0	6.5	8.5	10.0	9.0	10.0	10.5
Standard insertion depth, re HA2 coupler	-2.0	4.5	7.0	8.0	7.5	2.5	2.5	5.5
Deep insertion depth, re HA1 coupler	6.0	8.0	10.0	12.5	15.0	19.0	20.0	23.0
Ear simulator to HA1 coupler difference	3.5	3.5	4.5	7.5	8.0	10.0	12.5	14.5

정의 커플러 부분에 튜브가 흔히 사용된다. HA2 커플러의 소리 경로가 넓기 때문에 HA2 커플러에서는 HA1 커플러보다 더 큰 고주파수 SPL이 생성되고, HA2 커플러의 경우 Table 4.3에서와 같이 고주파수에서 RECD 값이 HA1 커플러보다 작다(4kHz에서 약 7dB 정도).

변환기 형식(Transducer type)

모든 경우에 사용된 변환기와 튜빙 시스템이 동일한 용적 속도를 전달하는 경우에만 RECD 값이 커플러에 대한 외이도의 용적 변화(즉, 저항)를 반영하고, 이는 외이도와 커플러가 튜빙 시스템에 존재하는 '부하(load)'의 변화와는 관계가 없다. 음원(리시버 및 튜빙)의 음향 임피던스가 부하(load, 커플러 또는 외이도)의 음향 임피던스보다 훨씬 클 경우에만 음원에서 나오는 용적속도는 실제로 부하에 영향을 받지 않는다. 이런 경우에, RECD는 귀와 커플러의 음향 특성에만 영향을 받고, 그것을 측정하는데 사용되는 음원과는 연관이 없게 된다. 음원 임피던스가 외이도 임피던스를 확실히 초과하지 않는 주파수에서는 커플러에 비교한 외이도의 유효용적(effective volume)의 차이에 의해 예상되는 값보다 RECD는 작을 것이다.

그러나 RECD를 측정하는데 흔히 사용되는 ER3A 삽입형 이어폰과 같은 변환기는 모든 주파수에서 외이도와 커플러보다 훨씬 높은 임피던스를 갖지 않는다.[1286, 1544] BTE 보청기도 변환기로 사용할 수 있지만, 이어후크에 댐퍼(damping)가 없으면 임피던스가 공명주파수 근처에서는 귀 임피던스보다 낮을 수 있다.[1286, 1544] 결과적으로 RECD는 이를 측정하는데 사용되는 변환기에 따라 변한다.[1283, 1285, 1286] RECD는 변환기에 따라 최대 10dB까지 변화한다. 댐퍼가 없는 BTE 보청기에서 이어몰드에 연결된 튜브가 가장 길 때, 그리고 HA2 커플러를 사용할 때는 변환기의 효과가 가장 크다. 따라서 영아 이어몰드보다는 성인 이어몰드에서 문제가 더 크다.

RECD 측정에 적용될 프로그램과 가능한 유사한 방법으로 RECD를 측정해서 이러한 측정 오차를 줄일 수 있다. 예를 들어 ER3A 삽입형 이어폰으로 폼 팁을 통해 측정한 역치 값을 보정하기 위하여 ER3A 삽입형 이어폰을 사용하여 RECD를 측정하고, 실제 귀 부분에 대한 폼 팁에 연결된 채로 청력검사기를 보정하는데 사용되는 동일한 프로그램에 연결하면, 체계적 측정 오류(systematic measurement error)가 발생하지 않는다. 보청기 조정에 이를 적용하려면 환자 자신의 이어몰드와 보청기를 사용하여 RECD를 측정하는 것이 좋다. 후자는 종종 실행 가능하지는 않지만, 보청기를 댐퍼 소리 전달시스템에 연결하여 오류를 최소화할 수 있다. 변환기와 소리 전달 시스템의 특정 조합은 귀에 미치는 오류 가능성이 있음에도 일반적 RECD 과정을 적용하면 실이 SPL(real-ear SPL)을 매우 정확하게 예측할 수 있다.[1211, 1277, 1278, 1280, 1587, 1598]

다양한 외이도 크기, 삽입 깊이, 누출 정도, 중이 임피던스의 조합과 각기 다른 측정 시스템(변환기, 튜브, 이어몰드/이어팁, 커플러)의 상호 작용으로 각 개인마다 RECD 값 범위가 매우 크다. 이러한 RECD 값 차이의 일부는 실제 차이에 의한 것으로 이것이 RECD를 측정하는 이유이다(최소한 유아의 경우). 그리고 일부는 측정 오류인데 RECD의 다양한 측정 방식이 섞여있기 때문이다. 성인 대상의 한 연구에 따르면 RECD에서 최대 40dB의 차이를 보였는데, 이 중 상당수는 측정 오류 때문일 것이다.[1555] 중간 주파수에서 RECD 값 변화는 귀의 등가용적(equivalent volume)에 의해 결정되므로 RECD 값의 40dB 차이는 가장 큰 귀가 가장 작은 귀 용적의 100배에 해당한다는 말이 된다. 만일 측정 오류가 아니라면, 이는 실수로 연구 대상에 코끼리와 쥐처럼 서로 다른 귀가 포함되어야 가능한 것이다.

삽입형 이어폰을 사용하는 상황과 달리 TDH439/49와 같이 귀덮개형 헤드폰(supra-aural)형태의 이어폰은 음원 임피던스가 낮아 외이도 용적은 그 안에 형성된 SPL에 상대적으로 거의 영향을 미치지 않는다. 이어폰 주변으로 누출되는 정도가 각 개인마다 차이가 있어서 저주파수 SPL 차이를 만들고, 각 개인마다 외이도 길이가 다르기 때문에 고주파수 SPL 차이가 있지만, 중간 주파수 SPL은 충분히 예측이 가능하다. 따라서 높은 임피던스(high impedance) 삽입형 이어폰으로 측정된 RECD는 낮은 임피던스(low impedance) 귀덮개형 이어폰으로 측정된 결과와 관련성이 없다. RECD 개념은 여전히 귀덮개형 이어폰에서는 관련성이 있으나, 커플러에 대해서는 차이가 있으며, RECD의 평균값도 다르다. 이어폰의 크기 때문에 RECD 측정은 더 어렵다.

4.2.2 RECD 측정 *Measurement of RECD*

평균 성인의 외이도가 크게 차이가 있다면 RECD를 측정하는 의미가 있다. 이러한 차이가 가장 큰 2가지 대상은 약 5세 미만의 소아와 외이도 수술을 받은 경우이다. RECD를 측정하도록 설계된 실이이득분석기(real-ear gain analyzer)로 쉽게 구할 수 있다. SPL을 기록하는 탐침관 마이크로폰(probe microphone)은 Section 4.3.1과 같이 삽입한다. 오래된 실이이득분석기 중 일부는 측정기의 커플러 부분에 탐침관 튜브(probe tube)를 사용하지만, 최신 장비는 이 부분에 커플러 마이크로폰을 사용한다.

청력역치에 대한 개별적인 외이도 음향 효과를 고려하여 RECD를 측정하려면 개별적인 이어몰드는 일반적으로 사용할 수 없고, 폼(foam) 또는 기타 유연한 외이도 삽입물을 이용하여 측정할 수 있다. Figure 4.9(a)는 실제 귀에서의 측정 방법이고, HA1 커플러가 사용된 경우의 커플러 부분은 Figure 4.9(b)이며, HA2 커플러가 사용된 경우는 Figure 4.9(c)이다.

보청기를 조정할 때 개별 외이도 음향 효과를 고려하여 RECD를 측정하며, 보청기가 이어몰드와 잘 맞는 BTE 보청기인 경우에는 Figure 4.9(d)처럼 실제 환자 이어몰드를 측정에 포함시키는 것이 좋다. Figure 4.9(e)와(f)는 각각 HA1과 HA2 커플러에 대한 측정 값 중 2-cc 커플러 부분이다.

일부 보청기에서만 사용할 수 있는 RECD 측정의 다른 방법은 보청기 프로그래밍에 사용된 소프트웨어와 함께 보청기 자체를 사용하는 것이다. 외이도에 탐침관 튜브를 위치시키고 탐침관 튜브의 다른 쪽 끝을 다음 중 하나에 연

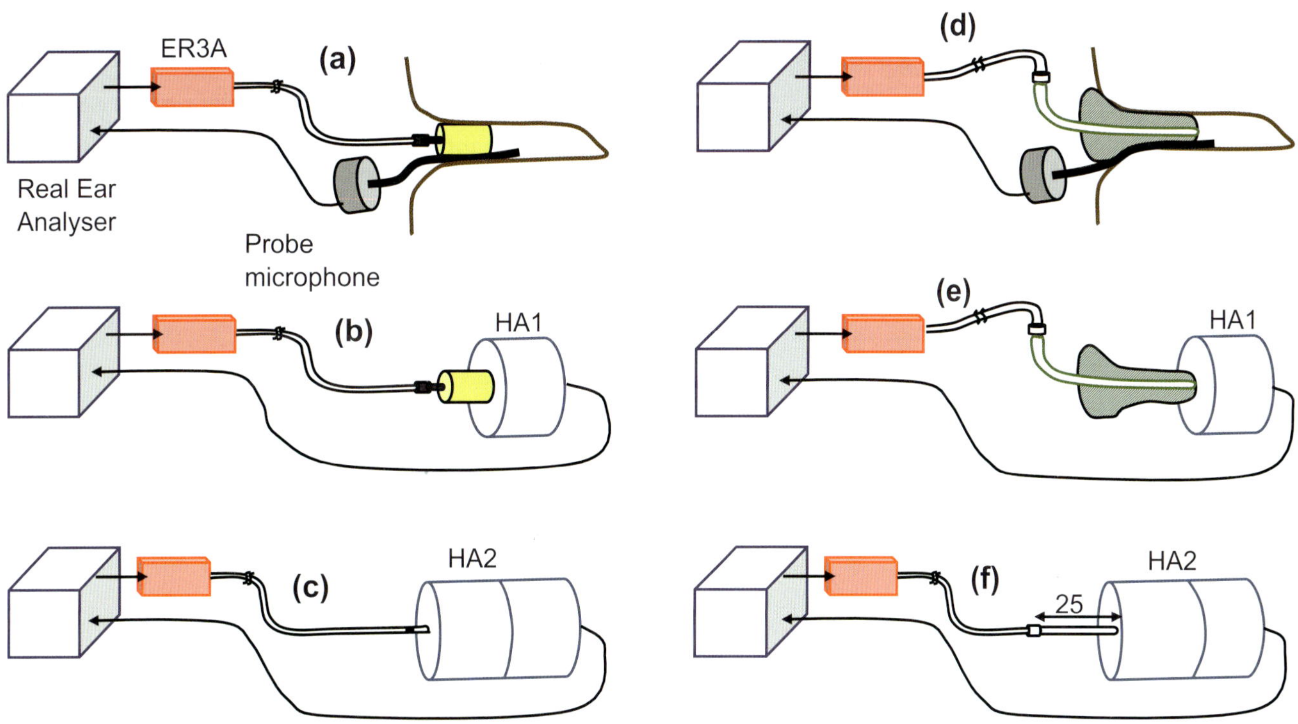

Figure 4.9 Measurement of RECD using a real ear analyser, insert phones (e.g. ER3A), and a probe microphone. For ITEs, or for correction of hearing threshold measurements, the insert phone is connected (a) the patient's ear via a foam tip, and either (b) a HA1 coupler via a foam tip, or (c) directly to a HA2 coupler. For BTEs that will be fit with a custom earmold, the insert phone is connected to (d) the patient's ear by the individual earmold and tubing, and either (e) a HA1 coupler via the individual earmold and tubing, or (f) a HA2 coupler by 25 mm of tubing. Note that the RECD values obtained with a HA1 coupler will be different from those obtained with a HA2 coupler.

결하여 측정할 수 있다:

- ITE 보청기 장착판(faceplate) 내부의 보청기 마이크로폰 또는 BTE 보청기의 케이스[1938]
- BTE 보청기의 직접 음원 입력(direct audio input)에 연결되어 있는 특별한 부트(boot)

2가지 경우 모두 보청기는 자극을 만들어 전달하고, 외이도의 반응을 측정하며, RECD 결과를 이용해 개별 외이도 특성을 고려한 보청기 조정을 할 수 있다. 최종 보청기 반응을 정확히 예측하는 데 있어서 유일한 제한점은 보청기 내에서 전기적으로 생성된 소리가 환기구를 통해 잔여 외이도로 전달되는 것은 개별 귀에서는 측정되지 않는다는 것이다(Section 5.3.1).

환자는 흔히 각 귀에 비슷한 모양의 이어몰드가 있고 비교적 대칭인 외이도가 있기 때문에, 소아와 성인 모두에서 두 귀의 RECD 값은 일반적으로 3dB 이내로 일치한다.[1276, 1279] 시간적 제한이나, 유아의 행동적인 문제로 한쪽 귀에서만 RECD를 측정할 수 있으면, 측정한 RECD를 양측 귀의 RECD 값으로 사용하는 것이 합리적 방법이다.

이는 성인에 비해 큰 RECD를 갖는 영아에서 중요한 가치가 있는데, 측정에 유의해야 한다. RECD 측정과 적용은 개인차보다 큰 오차를 발생시킬 수 있다:

- **고주파수 이득**: 탐침관이 충분히 깊게 위치하지 않았거나, 잘못된 2cc 커플러를 사용한 경우
- **중간 주파수 이득**: 부적절한 변환기를 사용하여 측정한 경우
- **저주파수 이득**: 환기구를 통해 누출되거나, 소리가 환기구를 통해 직접 들어가는 경우

주파수가 높아짐에 따라 탐침관 튜브 위치를 깊고 정확히 위치할 필요성은 실이증폭이득(real-ear aided gain)을 측정하는 것과 같이 RECD 측정에도 역시 중요하다(Section 4.3.1).

4.2.3 RECD와 REDD *RECD and REDD*

RECD 값은 실이다이얼차(real-ear dial difference, REDD)와 매우 밀접하다. REDD 차이는 청력검사기의 다이얼 값(dB HL)과 귀의 SPL 차이이다.

REDD = Canal SPL − Dial HL ... 4.5.

청력검사기와 이어폰을 보정하기 위한 커플러에서의 SPL은 다이얼 값에 기준등가역치 SPL(reference equivalent threshold SPL, RETSPL)을 더한 값으로 이는 일반적으로 헤드폰, 삽입형 이어폰과 커플러에서 사용하는 값이다.

Coupler SPL = Dial HL + RETSPL ... 4.6.

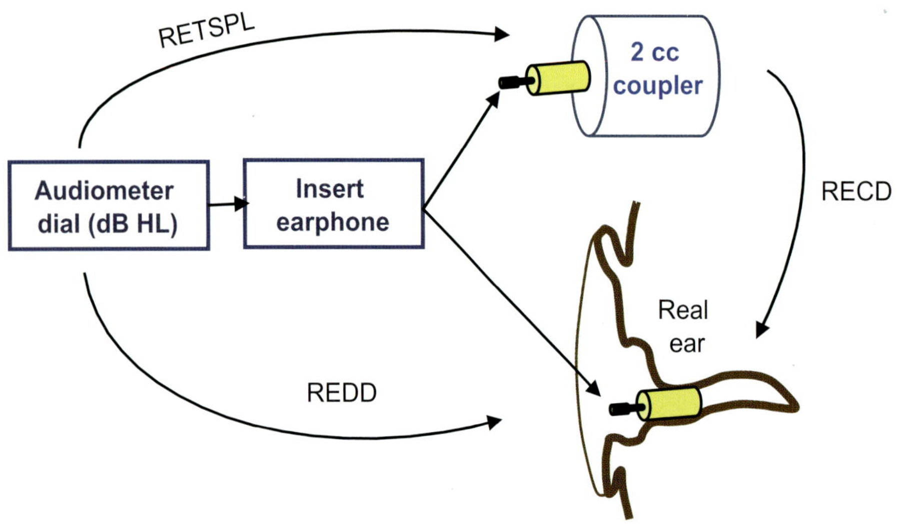

Figure 4.10 Relationship between RETSPL (coupler minus dial), RECD (real ear minus coupler), and REDD (real ear minus dial). After Munro and Lazenby, 2001.

공식 4.4와 4.6을 합하면 다음과 같다.

REDD = RECD + RETSPL ... 4.7,

이러한 상호 관계는 Figure 4.10에 있다. 사용하는 이어폰의 RETSPL 값은 고정되어 있어서 REDD는 환자에서 변화하는 RECD 값 만큼 변화한다.

4.3 실이증폭이득 *Real-Ear Aided Gain*

환자 귀에서 보청기가 실제로 소리를 증폭하는 것이 중요하다. 공식을 이용하여 커플러이득에서 실이이득을 구하는 것은 가능하나, 귀의 크기, 보청기, 이어몰드와 귀의 밀착도, 음원과 환기구 튜브의 크기, 귓바퀴에 대한 마이크로폰 위치로 인하여 예상되는 값은 부정확할 수 있다. 또한 명목상 동일한 보청기 사이에도 작은 차이가 있을 수 있다. 따라서 피팅 소프트웨어가 이득을 5dB 이내로 예측하지 못한다면 개별적인 실이이득을 측정하는 것이 중요하다.

실이이득은 외이도 내부에 놓여진 마이크로폰과 연결된 탐침관 튜브로 측정한다. 기본적으로 실이이득의 2가지 다른 형식이 있다. 첫째는 이 Chapter에서 언급하는 실이증폭이득을 말하며, 다른 것은 다음 Chapter에서 언급할 실이삽입이득(real-ear insertion gain)이다. 보청기 처방을 실이증폭이득이나 삽입이득으로 표현할 수 있는데, 대부분 모두 가능하다. 실이증폭이득을 측정하는 것은 삽입이득을 구하기 위해 필수적인 과정이므로 여기서 언급하는 내용의 많은 부분들 또한 삽입이득과 관련이 있다. 실이이득(real-ear gain)이라는 용어는 일반적 의미로 실이증폭이득과 삽입이득 모두에 사용된다.

실이증폭이득(real-ear aided gain, REAG)은 dB로 표시되고, 고막 근처(A)의 SPL에서 두부 외부의 여러 기준점(reference point)의 SPL을 뺀 값이다. 그리고 Figure 4.11과 같이 이 기준점은 소음이 없는 영역(F)의 레벨 또는 두부 표면에 있는 제어 마이크로폰(control microphone)(C)의 레벨로 다양하게 정의된다. 제어 마이크로폰은 기준 마이크로폰(reference microphone)이라고도 하며, 귀 위 또는 아래에 장착된다. ANSI S3.46은 제어 마이크로폰의 레벨을 음장

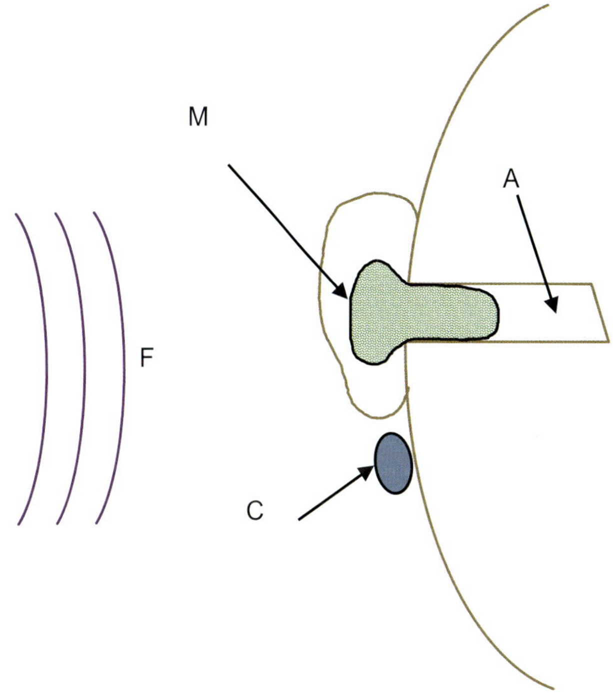

Figure 4.11 Location of SPLs involved in the measurement of real-ear aided gain. F is located in the undisturbed sound field (e.g. with the head absent), C is at the control microphone location on the surface of the head, M is at the hearing aid microphone port, and A is within the residual ear canal close to the eardrum.

기준점(field reference point)으로 정한다. 실이 측정 장비는 제어 마이크로폰의 신호를 이용하여 요구되는 레벨에서의 귀 주변 음량을 필요한 수준으로 조절한다. 이 개념은 검사박스에서 레벨을 제어하는 데 적용하는 것과 동일하다(Section 4.1.2). 따라서 제어 마이크로폰은 두부 표면의 자유 음장(free field)에서의 두부회절효과를 제거한다. 이러한 두부회절효과는 음원이 보청기 착용자의 바로 앞에 위치할 때 최소화된다. 최대 효과는 45°에서 4dB일 때로, 이는 500~1000Hz 범위 내에서 발생한다.[1733] 따라서 측정 장비는 A 위치의 SPL에서 C 위치의 SPL을 뺀 것으로 표시하지만, 이것은 앞쪽에서 오는 소리에 대해서는 A-F와 대략 일치한다.

REAG, 실이증폭반응(real-ear aided response, REAR), 현장이득(in-situ gain), 그리고 실이전달이득(real-ear transmission gain)은 동의어이다. 일부에서는 특정 주파수에서의 이득

이론적 설명: 외이도에서의 정상파(Standing wave in the ear canal)

외이도로 전달되는 에너지(power)의 일부가 고막에 반사되므로, SPL은 외이도 길이에 따라 현저히 변할 수 있다. 잔여 공간의 탐침관 튜브는 실제로 내향(inward-going) 및 외향(outward-going) 파동의 추가를 감지한다. 고막에서의 이러한 파동들은 대부분 같은 위상에서 더해져서, 압력은 이 지점에서 최대가 된다. 반사파가 고막에서 뒤로 이동함에 따라, 입사파와 반사파 사이에 위상 차이가 발생한다(이는 반사파가 더 멀리 이동했기 때문이다). 결과적으로 2개의 파형은 서로 상쇄되면서 합해지는데, 소리 파장의 1/4 정도에 가까워질 정도로 고막에서 떨어지면, 두 개의 파형은 1/2 주기의 위상이 달라져 부분적으로 없어진다. 이 거리는 파장에 따라 달라지므로 Figure 4.12와 같이 주파수에 따라 다르다. 이 위치(노드, node)에 위치한 탐침관 마이크로폰에서는 이 주파수에 대하여 외이도를 따라 이동하는 소리가 거의 없는 것처럼 잘못 나타날 수 있다.

노드 위치는 정확히는 고막으로부터 파장의 1/4이 되는 곳은 아닌데, 이는 파장이 고막에서 반사될 때 일부 위상의 변화가 발생하기 때문이다.[1865a]

SPL 대비 거리 패턴은 항상 같은 위치에 있는 파장처럼 보이기 때문에, 이러한 패턴을 정상파(standing wave)라고 한다. 고막과 정상파의 노드 사이 위치에 따라 파장들은 부분적으로 증가 또는 감소될 수 있지만, 전체 압력은 항상 고막에서의 압력보다는 작다.

입사파 및 반사파가 고막 근처에서 어떻게 결합하는지에 대한 논의에서는 입사파가 시작된 위치에 대한 가정을 필요로 하지 않다는 것이 중요하다. 따라서 고막 근처에서의 SPL의 변화는 보청기가 없을 때와 보청기를 착용할 때 정확히 일치한다. 실제 SPL은 입력 수준과 보청기 이득에 의하여 영향을 받지만, SPL은 또한 외이도의 공명주파수에 대한 소리의 상대적인 주파수에 영향을 받는다.

보다는 전체적인 주파수에 대비한 이득의 그래프를 언급할 때 이득보다는 반응(response)이라는 단어를 사용한다. 일반적으로 반응은 절대적인 소리레벨(dB SPL)로 측정 결과를 표현하나, 이득(gain)은 SPL 사이의 차이인 dB로 결과를 표현한다.

탐침관 마이크로폰은 이득을 표현하는 것이 아니라, 직접 SPL을 측정하는 것이기 때문에 REAG 곡선은 실제로 REAR 측정에 근거한다. 이 둘 간의 관계는 다음으로 정리할 수 있다.

$$\text{REAR} = \text{REAG} + \text{input SPL} \quad \ldots 4.8.$$

공식 4.8에서 입력 값이 순음인 경우는 명확하지만, 입력 값이 광대역(broadband) 자극이면 입력 SPL과 REAR SPL은 모두 정의된 주파수 범위 내의 자극 에너지(power)를 의미한다(대부분 대역폭(bandwidth)의 넓이는 1/3 옥타브)(Section 4.5.7). REAR는 보청기의 특성만을 반영하지 않고, 보청기 이득과 이를 측정하는데 사용하는 자극의 레벨 및 스펙트럼 형태에 의하여 똑같이 영향을 받는다.

4.3.1 REAG 측정을 위한 탐침관 위치 *Positioning the probe for REAG measurement*

REAG 측정은 간단하지만 사용되는 장비에 따라 세부사항은 차이가 있다. 모든 경우에서 탐침관 튜브를 외이도 안에 삽입하여, 보청기가 바른 위치에서 작동하는 동안에 잔여 외이도의 SPL을 감지하도록 한다. 이때 탐침관을 먼저 외이도에 넣고, 이후 보청기 또는 이어몰드를 삽입한다. 조심해야 할 부분은 탐침관 튜브를 정확한 깊이에 위치시키는 것이다. 일단 탐침관 튜브가 보청기나 이어몰드를 지나가기만 하면, 탐침관의 위치는 폐쇄형 이어몰드에서 최대 2kHz까지, 개방형 이어몰드에서 1kHz까지 반응에 영향을 주지 않는다. 이들 주파수까지의 파장은 외이도 크기보다 훨씬 크기 때문에 잔여외이도 내부의 모든 위치에서 SPL은 동일하다. 그러나 주파수가 이들 값보다 커지면 잔여외이도의 정상파(standing wave) 때문에 탐침관 위치가 더욱 중요해진다.

예를 들어 Figure 4.12는 6kHz 주파수에서 외이도의 SPL 변화를 나타낸 것으로, 이는 고막에서의 음압과 관련이 있다. 고막에서 음압을 측정할 때 만약 정상파 현상에 의한 오류가 2dB 이내가 되려면, 고막으로부터 0.1 파장에 해당하는 6mm 이상에서 마이크로폰을 사용하면 안 된다. 주파수가 증가하여 파장이 짧아짐에 따라 탐침관-튜브 끝을 고막에 더 가깝게 위치시켜야 한다(파장의 최대 거리를 동일하게 유지해야 한다). Table 4.4는 정상파로 인한 오차가 1, 2, 3, 4 또는 5dB 이내로 유지되어야 할 경우, 탐침관 튜브가 고막에 얼마나 가까이 위치해야 하는지에 대한 기준이다. REAG를 최대 8kHz까지 측정하면서 오차범위를 1dB 이내로 만들려고 하면, 탐침관 튜브는 고막에서 3mm 이내에 위치시켜야 한다. 3kHz까지 측정하면서 오차범위를 5dB로 하려면 탐침관 튜브는 고막에서 최대 18mm까지 떨어져도 된다. 이는 잔여외이도 내부의 거의 모든 위치에 탐침관을 두어도 가능하다는 의미이다.

고막부터의 최종 거리를 예상할 수 있고(패널 참조), 정확한 고주파수 부분에 특히 관심이 있지만, 탐침관 튜브를 삽입하는 것이 어려우면 Table 4.4를 활용할 수도 있다. 좌측 열은 표에 포함된 각 거리와 각 주파수에 대해 추가해야 하는 보정값을 보여 준다. 고막으로부터 거리가 있는 위치에서 측정된 SPL에 근거하여 보정하고 이후 고막에서의 SPL을 구할 수 있다.

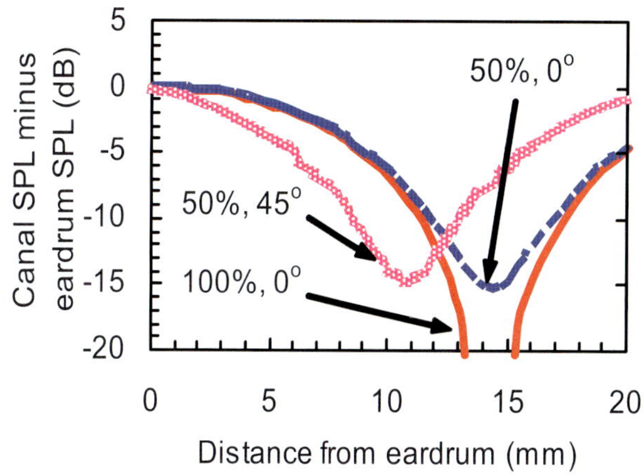

Figure 4.12 Calculated pattern of SPL in the ear canal versus distance from the eardrum at a frequency of 6kHz. The red solid curve is for total reflection from the eardrum with no phase shift at the drum. As examples of the change in pattern caused by less than perfect reflection of sound, the blue dashed line is for 50% power reflected from the drum with no phase shift, and the pink speckled line is for 50% reflected with a 45 degree phase shift at the drum. There is significant inter-person variation in reflectance from the eardrum.[1865a]

Table 4.4 Maximum distance from the eardrum (in mm) if the error induced by standing waves is not to exceed the values shown in the first column. These values, which can be used as a guide to practice, are based on calculations that assume complete reflection from the eardrum (The distances increase insignificantly for partial reflection, but decrease by 25 to 50% for a phase shift of 45° at the eardrum).

Standing wave error (dB)	Frequency (Hz)						
	2 k	3 k	4 k	5 k	6 k	8 k	10 k
1	13	9	6	5	4	3	3
2	18	12	9	7	6	4	4
3	22	14	11	9	7	5	4
4	24	16	12	10	8	6	5
5	27	18	13	11	9	7	5

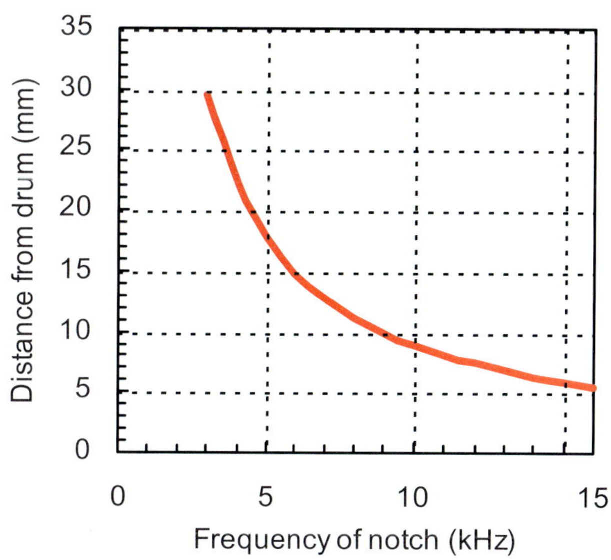

Figure 4.13 Distance from the eardrum at which SPL in the ear canal will be a minimum.

유용한 팁: REAG 측정에 필요한 탐침관 튜브 위치(Positioning the prove tube for REAG measurements)

- 탐침관 튜브 끝에서부터 약 30mm 떨어진 곳을 표시한다.
- 6kHz의 연속 음을 주는 상태에서 탐침관 마이크로폰으로 SPL을 모니터링 하면서 외이도 입구부터 안쪽으로 지속적으로 부드럽게 탐침관을 넣는다. 탐침관을 수 차례 이상 움직이면서 SPL 값이 최소가 되는 위치를 찾는다. SPL이 최소값이 되는 곳에 탐침관을 위치시키면, 탐침관 팁은 고막의 음향 중심에서 15mm가 된다.[1731] (Figure 4.12와 4.13을 비교) 검사자 손이나 환자의 머리가 움직이면 귀에 들어오는 소리의 양에 영향을 미칠 수 있고, 이럴 경우 노드(node) 위치를 잘못 알게 된다.[1741]
- 탐침관 튜브를 고막에서 필요한 거리만큼 이동시킨다. 예를 들어 고막에서 6mm 위치에 팁을 위치시키기 위해서는 9mm를 추가로 집어 넣는다. 추가로 삽입한 정도는 표시한 부분의 움직임에 주목하여 모니터링한다.
- 일부 실이이득분석기는 주파수반응에서 정상파에 의한 절흔(notch) 발생으로 탐침관 배치를 용이하게 만드는 기능이 있다. 그러나 여기에서 설명된 6kHz 방법은 실이이득분석기로 쉽게 사용할 수 있다. 또한 6kHz 방법은 모든 측정이 단일 주파수에서 수행되므로 스피커나 실내 음향에 의한 주파수 스펙트럼의 잘못된 절흔 반응이 만들어지는 것을 방지할 수 있다.
- 쉽게 휘어지는 탐침관 튜브의 팁이 고막에 부드럽게 닿으면 신체적 손상이나, 기계적 힘에 의한 통증은 대개 없지만, 불쾌음량(loudness discomfort)이나 음향 감각(acoustic sensation)에 의한 통증이 발생할 수 있다.
- 외이도 마지막 부분인 고막 근처의 피부는 매우 민감하며, 탐침관이 이 부위를 지날 때는 통증이 있을 수 있다.
- 성인 귀에서 고막제(umbo)부터 6mm의 위치는 평균적으로 외이도 입구에서 18mm 또는 이주간절흔(intertragal notch)에서 29mm에 해당된다.[203, 1542] 위에서 설명한 음향 기술 대신에 이러한 수치를 사용하는 경우에는 삽입하는 동안 고막을 기준으로 탐침관 팁의 위치를 관찰하고, 필요한 경우 탐침관을 짧게 넣는다.

여기에 적용되는 이론은 음파가 외이도 아래로 부드럽게 진행하는 평면파(plane wave)라는 것이 전제 조건이므로 음파는 좁은 음향구에서 더 넓은 외이도로 전환되므로 이어몰드 또는 보청기의 처음 몇 mm에서는 전제 조건과 달라서 부정확할 수 있다.[204] 이어몰드 끝을 지나서 탐침관을 연장할 때의 효과를 측정한 연구에서 고막으로부터 다른 거리에 있는 탐침관에 의해 혼동이 있을 수 있기 때문에 이것이 실제 귀에서 중대한 오류를 일으키는지는 불확실하다.[238, 1588] 보청기가 고막의 약 6mm 이내(즉, 외이도의 제2굴곡을 적어도 몇 mm는 지나서)에 위치하지 않는다면 탐침관 튜브는 이 영역에 놓이지 않는 것이 바람직하다. 심부삽입(deep seated, 깊게 장착된) 보청기에서 탐침관 튜브가 보청기의 안쪽 끝 부분을 지나지 않으면 6kHz까지 정확한 측정이 이루어질 수 없다.[1588] 8kHz까지 정확히 측정하기 위해서는 탐침관 튜브를 고막 가까이까지 연장해서 집어 넣어야 한다.

4.3.2 REAG와 커플러이득, 귀 시뮬레이터 이득과의 관계 *Relationship between REAG, coupler gain and ear simulator gain*

REAG와 보청기 2-cc 커플러 반응의 차이가 개별 보청기 착용자와 평균값 모두에 있는 몇 가지 이유가 있다. 첫째, 최소한 CIC, ITC 그리고 낮은 형태(profile)의 ITE 보청기에서는 특정 검사 자극 레벨에 대한 입력 값이 커플러 측정에 비하여 REAG 측정이 더 크다. 이것은 자유음장(free field)에서 마이크로폰 입력구(M-F, Figure 4.11) 사이에 발생하는 두부회절효과가 제어(control) 마이크로폰에 의해 없어지는 두부 표면(C-F, Figure 4.11)에서 발생하는 회절 효과보다 크기 때문이다.

Table 4.5는 마이크로폰 위치효과(microphone location effects, MLE)로 자유음장에서 마이크로폰 입구까지 2개의 음원 방향에 따른 마이크로폰 위치에 의하여 발생하는 효과이다. 신체형 보청기를 제외하고, 마이크로폰 위치효과는 고주파수 영역에 한정되는데, 소리 파장이 회절효과를 만들어 내는 장애물(머리 부분, 귓바퀴)과 크기가 비슷하기 때문이다. 마이크로폰 위치효과는 귓바퀴 내부가 보청기에 의해 채워지지 않을수록 더 커진다.

REAG가 커플러이득과 차이가 발생하는 둘째 이유는 2-cc 커플러에 연결될 때보다 실제 귀에 착용할 때 보청기 끝이 더 작은 잔여외이도용적에 연결되기 때문이다(Section 4.2). 따라서 RECD는 직접적으로 이런 관계에 영향을 받는다.

셋째 이유는 보청기를 개인의 귀에 착용할 때는 커플러에서 측정할 때와는 다르게 보청기와 연결되기 때문이다. 특히 음향구(sound bore)는 각각 다를 수 있고(BTE 또는 신체형 보청기), 환기구는 커플러 측정에 포함되지 않는다(측정되어서는 안됨).

마지막으로 보청기가 외이도를 막지 않는 경우에 외이도 공명이 보청기의 대역폭 안에서 외이도 음향 임피던스에 영향을 미치기 때문에 귀에서 생성되는 음압(SPL)에 영향을 준다(이 효과는 환기효과(vent effect)로 표현된다).

이러한 차이점은 커플러이득과 REAG는 같은 용적에서 측정하는 것이라는 가정하에 공식 4.9로 요약된다. 이는 또한 보청기가 선형 증폭한다고 가정한다. 커플러이득이 HA1 커플러에서 측정되는 경우 HA1 RECD(Table 4.4)를 사용해야 하고, 커플러이득이 HA2 커플러에서 측정되었다면 HA2 RECD(Table 4.3)를 이용해야 한다.

$$\text{REAG} = \text{coupler gain} + \text{RECD} + \text{MLE} + \text{sound bore effect} + \text{vent effect} \quad \ldots 4.9.$$

음향구효과와 환기효과에 대한 자세한 내용은 Chapter 5에 있다. RECD의 평균값을 가정한다면(Table 4.3), 커플러이득을 기준으로 공식 4.9를 사용하여 REAG를 예측할 수 있다. 그와는 달리 RECD가 개별 보청기 사용자에 대해 측정되었다면, REAG에 대한 보다 정확한 예측이 가능하다. RECD는 평균과 차이가 있을 때 측정한 의미가 있으며, 이러한 차이는 영아와 중이 병변이 있는 경우에 발생한다

Table 4.5 Microphone location effects(MLE) due to body, head, pinna, concha, and canal diffraction and resonance: SPL at the hearing aid microphone port minus SPL in the undisturbed sound field, for two directions of the incoming signal. Body aid data are based on Kuhn & Guernsey(1983), CIC data from Cornelisse & Seewald(1997), and the remainder are based on Storey & Dillon(unpublished).

Aid type	Source	Frequency								
		125	250	500	1 k	2 k	3 k	4 k	6 k	8 k
Body	0°	2	3	5	3	2	1	0	0	0
BTE	0°	-1	0	0	0	3	2	1	1	2
ITE	0°	-1	0	1	1	3	5	7	3	2
ITC	0°	0	1	1	1	5	8	10	2	-2
CIC	0°	0	0	0	1	3	6	8	2	-5
BTE	45°	0	1	1	2	5	5	4	4	3
ITE	45°	0	2	3	3	5	7	9	7	5
ITC	45°	0	2	3	3	6	10	13	8	1
CIC	45°	2	3	3	4	6	10	13	10	0

(Section 4.2, Section 16.4.3).[544, 1914]

'귀 시뮬레이터 이득'과 REAG의 사이의 관계도 비슷한 공식을 이용할 수 있다.

REAG = ear simulator gain + MLE
+ sound bore effect + vent effect ...4.10.

RECD는 공식에서 빠져 있으나 평균과 RECD의 개별적인 차이를 이용하면 '귀 시뮬레이터 이득'으로부터 REAG를 가장 정확하게 예측할 수 있다(Section 11.4).

4.3.3 증폭 측정 오류 확인 *Detecting incorrect aided measurements*

버튼을 눌러서 숫자나 그래프를 얻었다고 하여 모든 물리적인 측정 결과를 믿어서는 안 된다. REAG의 측정도 역시 예외는 아니며, 몇 가지 요인(Section 4.5)이 결과 타당성에 영향을 미칠 수 있다. 측정 결과가 정확한지를 어떻게 알 수 있는가? 다행히 REAG 결과가 어떠해야 하는지 예상할 수 있으며, 환기 상태의 보청기(vented aids, 개방형 보청기 착용 포함하여)에 대해 빠르게 시행할 몇 가지 점검 사항이 있다.

첫째 보청기에 환기구가 있거나, 꽉 끼지 않으면 저주파수 소리는 나머지 외이도 틈으로 외이도 속으로 직접 들어간다. Section 5.3.1과 같이 외이도 내부의 이 소리의 SPL은 두부 외부의 시험 자극 SPL과 같다. 따라서 이득이 너무 높지 않은 경우에는 Figure 4.14와 같이 보청기 반응은 저주파수 영역에서 수평선이 된다. 만약 측정 값이 외이도에서의 dB SPL로 표현되고 스위프 순음이 사용된다면 선의 진폭은 검사 자극 레벨과 같아야 한다. 만약 이득 dB로 표현된다면 어떤 형태의 자극을 주어도 수평선은 0dB이어야 한다(Figure 4.14는 수직축 2개를 보여주지만, 측정 장비는 대개 이들 중에서 하나만 표시한다).

둘째로 첨부 패널에 설명과 같이 환기구를 통해 측정을 반복할 수 있다. 만약 탐침관이 환기구를 다 채우면(즉 직경이 유사한 경우) 저주파수반응은 환기구 크기가 감소함에 따라 같이 감소한다(Section 5.3.1). 만약 보청기나 이어몰드 주변으로 누출이 많거나, 환기구 직경이 탐침관 직경보다 50%이상 크면 탐침관이 밖에 있는 것과 탐침관을 환기구로 넣어서 측정한 때의 반응은 매우 유사하다. 그렇지 않다면 2개 측정 중에서 하나가 잘못된 것이다.

마지막으로 실제적이지는 않으나, 공식 4.9 또는 4.10은 1개 혹은 2개의 주파수에서 측정한 결과 값을 비교하여 적용할 수 있다. 그 차이는 대부분 5dB 미만이고, 10dB 이상은 드물며, 15dB 이상 되어서는 안 된다.[431]

측정 오류의 가장 흔한 원인은 귀지가 탐침관을 막는 것, 외이도 벽으로 탐침관 팁이 밀착되는 것, 이어몰드가 꽉 끼여 탐침관이 과도하게 찌그러지는 것,[1782] 잘못된 순서로 분석기 버튼을 누르는 것들이 있다. 만약 보청기를 실수로 꺼 놓은 상태라면 이것은 즉시 확인할 수 있다. 환기구의 REAG와 누출 경로의 REAG 중 하나만 보아도 알 수 있는데, 일반적으로 저주파수에서의 0dB 이득과 고주파수

유용한 팁: 증폭 측정 결과 점검 사항(Checking the aided measurement)

보청기의 환기구가 탐침관 튜브보다 직경이 크면, REAG 측정은 다음 순서를 따른다.

- 보청기를 그 자리에 둔 상태에서 탐침관 튜브를 외이도 밖으로 조금씩 빼낸다.
- 탐침관 튜브 끝이 귀지에 의해 막히지 않았는지 확인한다.
- 이전과 동일한 깊이까지 탐침관 튜브를 환기구를 통해 집어 넣는다.
- 다시 측정한다.
- 보청기 또는 이어몰드와 탐침관 튜브를 함께 빼내어, 탐침관의 끝이 보청기 또는 이어몰드보다 안쪽에 있는지 확인한다.

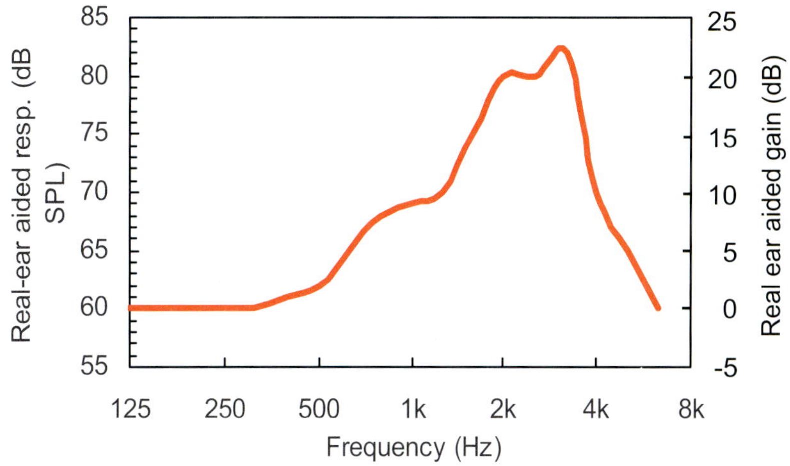

Figure 4.14 Typical REAG display for a vented, low to medium gain hearing aid, measured with a 60dB SPL swept pure tone, displaying the expected low frequency pateau.

에서의 감쇄가 그것이다(Section 5.3.1). 이 측정 값은 실이폐쇄이득(real-ear occluded gain, REOG)이라고 하며, 보청기가 꺼져있을 때 보청기가 귀마개로서 얼마나 잘 기능하는지를 보여 준다.

4.4 삽입이득 *Insertion Gain*

실이이득의 둘째 형태는 실이삽입이득(real-ear insertion gain, REIG)이다. REIG는 귀에 보청기를 착용함으로써 얼마나 많은 소리가 추가적으로 고막에 전달되는지를 말한다. Figure 4.15는 '보청기 착용 상태'와 '보청기 없는 상태'의 그림이다. 삽입이득(IG)은 '보청기를 착용했을 때 고막에서의 SPL(A)'에서 '착용하지 않았을 때의 고막에서의 SPL(U)'을 뺀 값이다.

삽입이득과 REAG의 주요 차이점은 삽입이득은 보청기를 착용하지 않은 상태의 이개 또는 외이도에서 발생하는 공명에 의한 증폭 정도를 고려한다. 보청기를 착용하지 않을 때의 자연스러운 증폭에 의한 이득인 실이공명이득(REUG)은 보청기를 삽입할 때 없어진다(부분 또는 전체적으로 이어몰드가 얼마나 개방되어 있는지에 따라 차이가 있음). 보청기가 보다 많은 신호를 제공하려면 먼저 최소한의 이득이 있어야 한다. 삽입이득은 보청기에서 제공한 REAG에서 보청기가 없는 귀에서 제공하는 REUG를 뺀 값으로 생각할 수 있다.

Figure 4.16의 상단 그림은 성인에서 0°의 소리 방향, 그리고 두부-장착형 제어 마이크로폰이 없는 경우의 일반적인 REUG이다. 또한 가상의 보청기에 대한 REAG를 보여 준다. 3kHz에서 얼마나 많은 '이득'이 보청기를 통해 제공되는지는 정확히 말할 수 없으나, 고막에서의 SPL은 머리 바깥쪽 SPL보다 30dB 더 높기 때문에 REAG는 30dB이다. 그러나 보청기가 없는 외이와 외이도에서도 이 주파수에 대하여 16dB의 이득(REUG)이 있으므로, 순수 보청기의 효과인 삽입이득은 14dB에 불과하다.

이론 요약: 실이이득(real-ear gains)

Figure 4.15와 관련하여 다음 네 가지 공식은 2종류의 실이이득(real ear gain) 사이의 관계를 요약한다.

REUG(실이공명이득) = U − C ... 4.11

REAG(실이증폭이득) = A − C ... 4.12

Insertion gain(삽입이득) = REAG − REUG ... 4.13

결과적으로 보청기를 착용한 경우와 착용하지 않은 경우 C 위치에서 동일하게 측정하기 위해서이다.

Insertion gain(삽입이득) = A − U ... 4.14

REUG와 REAG에 대한 기준점이 C 대신 F로 선택된다면 공식 4.13과 4.14는 바뀌지 않는다.

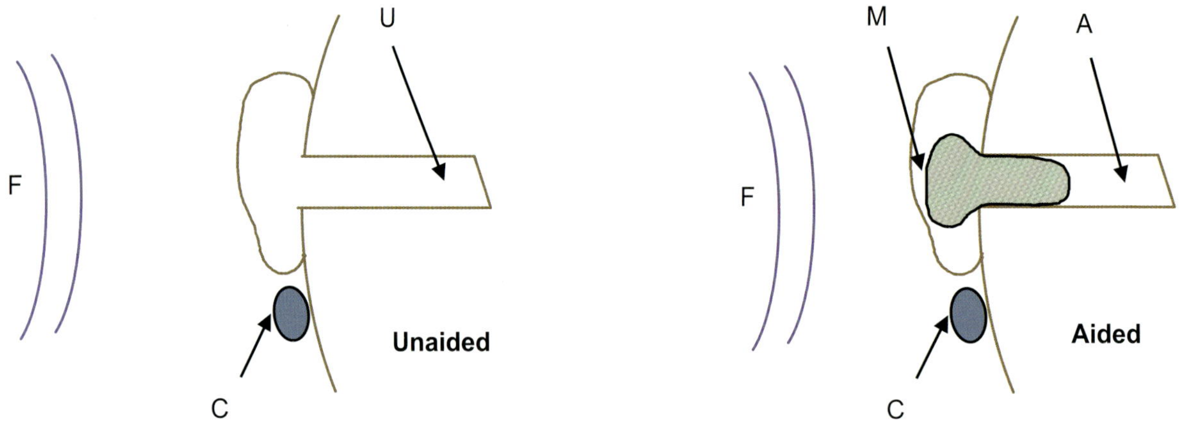

Figure 4.15 Location of SPLs involved in the measurement of insertion gain. F is located in the undisturbed sound field (with the head absent), C is at the control microphone location on the surface of the head, M is at the hearing aid microphone port, A is at the eardrum when aided, and U is the eardrum when unaided.

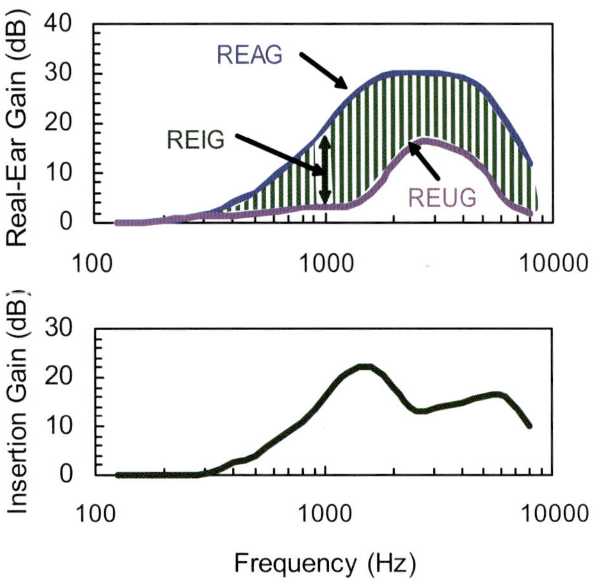

Figure 4.16 Real ear unaided and aided gains (top half). The difference between these curves is the insertion gain, shown as the shaded region in the top half and as the curve in the lower half.

실이이득 측정은 정의에 따라 2단계의 과정을 거친다. 첫째 단계는 보청기를 착용하지 않았을 때의 반응 값을 측정하는 것이고, 둘째 단계는 보청기 착용시 측정된 것으로 기준(base line)이 된다. 실이이득분석기는 흔히 2가지 중간 결과 중 하나 또는 모두를 보여주지만, 최종적으로 실이이득은 이들 2개 측정 값의 차이로 표시된다.

4.4.1 삽입이득 측정을 위한 탐침관 위치 *Positioning the probe for insertion gain measurement*

REAG 측정 때보다 탐침관 위치는 실이이득 측정시의 결과에 미치는 영향이 훨씬 적다. 이는 보청기 삽입으로 고막 위치에서 SPL이 얼마나 증가하는지 중요하지만, 이와 같은 SPL 증가는 외이도의 이어몰드나 보청기 팁 안쪽 모든 지점에서 동일하기 때문이다. 외이도 중간부터 고막 사이에서 발생하는 SPL 증가는 음원에 따라 변하지 않는다. 따라서 고막에서 SPL 증가되는 것을 측정하기 위한 탐침관 튜브는 외이도 중간 지점에 놓는데, 공명이득(unaided gain)과 증폭이득(aided gain)을 측정하는 위치와 동일하다.

4.4.2 삽입이득, 커플러이득 및 귀 시뮬레이터 이득의 관계 *Relationship between insertion gain, coupler gain and ear simulator gain*

삽입이득은 여러 가지 이유로 커플러이득과 차이가 있다. REAG처럼 삽입이득은 커플러이득보다 크다. 이는 삽입이

유용한 팁: 삽입이득 측정을 위한 탐침관 위치(Positioning the probe for insertion gain measurement)

- 과도한 귀지나 외이도 이상 여부를 검사한다.
- 보청기 또는 이어몰드를 귀에 삽입하고 외측면이 귀의 구조물 지표와 관련하여 어디에 위치하는지 확인한다: CIC의 경우 외이도 입구, 다른 더 큰 보청기의 경우 이주 혹은 이주간절흔(intertragal notch) – Figure 4.17(a) 화살표
- 보청기 또는 이어몰드를 제거하고 탐침관을 아래면을 따라 놓는다(외이도 바닥과 이개가 맞닿는 부분). 탐침관 팁은 음장 소리가 들어가지 않게 보청기 혹은 이어몰드 팁을 지나 약 5mm 정도 더 연장되어 있어야 한다.
- 보청기나 이어몰드를 삽입할 때 선택된 귀의 해부학적 지표에 탐침관을 표시하거나, 슬라이딩 표시에 탐침관을 위치시킨다. – Figure 4.17(b)
- 표시된 탐침관 튜브를 선택된 귀의 해부학적 지표에 놓일 때까지 삽입하고 REUG를 측정한다. – Figure 4.17(c)
- 보청기를 삽입하고 탐침관 팁을 같은 위치에 두고 REAG를 측정한다. Figure 4.17(d) 탐침관 팁을 동일한 위치에 둔 상태에서, 보청기 없는 상태 측정(unaided measurement)보다 보청기 있는 상태 측정(aided measurement)에서는 1~3mm 더 깊게 넣어 측정한다. 이것은 보청기가 있으면 외이도 벽을 따라 탐침관이 더 감겨 들어가기 때문이다.[1490]

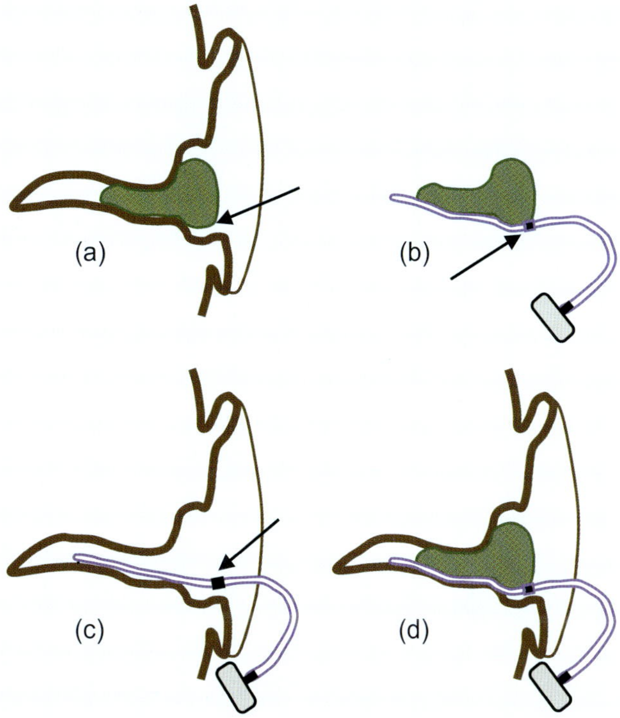

Figure 4.17 Probe positioning for measuring insertion gain: (a) noting a landmark on the ear, (b) marking the probe, (c) measuring the unaided response, (d) measuring the aided response.

득이 두부, 귓바퀴, 이개의 회절효과(예: 마이크로폰 위치 효과)를 갖기 때문이고, 잔여외이도용적이 2-cc 커플러보다 작기 때문(RECD 효과)이다. 그러니 삽입이득은 REUG를 뺀 값이므로 커플러이득보다 작아야 한다. 커플러이득에 대한 이런 서로 다른 조정은 ITE 및 ITC 보청기에서 대략 최대 3kHz까지 서로를 상쇄시키기 때문에 3kHz까지의 삽입이득은 평균 성인의 커플러이득(수 dB 이내)과 동일하다. 다른 유형의 보청기에서는 평균적으로 삽입이득과 커플러이득에는 서로 차이가 있다. 이러한 요인은 다음 공식으로 요약된다.

$$\text{Insertion gain} = \text{coupler gain} + \text{RECD} + \text{MLE} - \text{REUG} + \text{sound bore effect} + \text{vent effect} \quad \ldots 4.15.$$

환기효과와 음향구효과는 각각 Section 5.3.1과 Section 5.4.1에 있다. 환기구가 없고 동일한 음향구에서 측정된 커플러이득과 삽입이득과의 차이는 삽입이득기준커플러반응(coupler response for flat insertion gain, CORFIG)라고 하며, 삽입이득에 대한 커플러반응을 나타낸다.[921]

$$\text{CORFIG} = \text{coupler gain} - \text{insertion gain} \quad \ldots 4.16.$$

공식 4.15와 4.16의 비교는 다음과 같다:

$$\text{CORFIG} = \text{REUG} - \text{RECD} - \text{MLE} \quad \ldots 4.17.$$

이 공식은 삽입이득이 커플러이득과 다른 3가지 요인을 명확하게 보여 준다: 보청기 없는 귀의 이득(unaided ear gain), 외이도와 커플러 사이의 유효용적 차이, 마이크

Table 4.6 Average real-ear unaided gain(REUG) for adult.[1733] Measurements are given for two sound field directions, and with and without the use of a head-mounted control microphone. Use of this microphone removes head diffraction effects but leaves ear diffraction and canal resonance effects in place. 0° corresponds to frontal incidence and 45° is towards the ear being tested.

Source angle	Control microphone present	Frequency (Hz)								
		125	250	500	1 k	2 k	3 k	4 k	6 k	8 k
0°	No	0	1	2	3	12	16	14	4	2
45°	No	0	1	3	5	13	20	18	9	3
0°	Yes	0	0	0	1	12	14	12	3	1
45°	Yes	0	0	0	1	12	17	15	7	2

로폰에 대한 두부회절효과 등이다. RECD와 마이크로폰 위치효과에 따른 평균값은 이미 Table 4.3 및 4.5에 있다. Table 4.6은 소리의 2가지 방향 소리에 대한 REUG의 평균값이다.

각 유형의 보청기에 따른 CORFIG의 평균값은 RECD, 두부회절, REUG의 개별 값과 일치하며 Table 4.7에 있다. CORFIG의 2가지 용도는 다음과 같이 요약할 수 있다:

$$\text{Insertion gain} = \text{coupler gain} - \text{CORFIG} + \text{sound bore effect} + \text{vent effect} \quad \ldots 4.18.$$

$$\text{Coupler gain} = \text{insertion gain} + \text{CORFIG} - \text{sound bore effect} - \text{vent effect} \quad \ldots 4.19.$$

볼륨 조절이 동일한 경우 CORFIG 값은 커플러이득에 대한 삽입이득과 연관이 있다. CORFIG 값은 특정 삽입이득에 대한 동일한 커플러이득을 얻기 위해 사용된다. 커플러이득은 적절한 보청기를 선택하거나, 검사박스에서 보청기를 조정하는데 사용된다. 보청기가 최대볼륨 설정(최대이득, full-on gain)으로 사양(specification)이 지정되었지민, 중간 볼륨으로 조절해서 사용한다면 CORFIG 값에 예비

Table 4.7 CORFIG factors for each type of hearing aid when measured in a 2-cc coupler of the type shown, derived from Tables 4.3, 4.5 and 4.6. All values assume a typically leaky fitting and an earmold of typical length (stopping just short of the second bend). If the mold is deeper than standard, as often occurs for a CIC, CORFIG values will be smaller by an amount that depends on the depth of the mold or aid.

Hearing aid type		250	500	1 k	2 k	3 k	4 k	6 k
Body aid	HA2	0	-7	-7	2	12	11	-1
BTE	HA2	3	-2	-4	1	11	10	-2
BTE	HA1	3	-2	-3	-1	5	3	-7
ITE	HA1	3	-3	-4	-1	2	-3	-9
ITC	HA1	3	-3	-4	-3	-1	-6	-8
CIC	HA1	3	-2	-4	-1	1	-4	-8

이득(reserve gain)을 추가하는 것이 적절하다. 이 예비이득은 사용자가 목표 실이이득이 달성되는 위치에서 볼륨 설정을 올릴 수 있는 양이다. 이것을 요약하면 다음과 같다: 만약,

Coupler gain(최대 볼륨 설정)
= Insertion gain(사용자 볼륨 설정)
+ CORFIG – sound bore effect
– vent effect + reserve gain ... 4.20.

여기서는 귀 시뮬레이터 이득을 다루지는 않는다. 귀 시뮬레어터 이득은 귀 시뮬레이터대커플러차(ear-simulator-to-coupler difference)(Table 4.3)를 커플러이득에 추가하여 2-cc 커플러이득에서 간단히 계산할 수 있다.

4.4.3 삽입이득 측정 오류 확인 *Detecting incorrect insertion gain measurements*

삽입이득 측정 오류는 방지할 수 있지만, 잘못 측정되는 것은 알 수 있어야 한다. 측정은 2단계('보청기 없는 상태(unaided)'와 '착용 상태(aided)')로 수행되기 때문에 각 단계에서 오류를 찾아낼 수 있다. 첫째 '보청기 없는 상태' 측정(unaided measurement)이 어떤 모습이어야 하는지는 확실히 예상할 수 있다. 성인에서 '보청기 없는 상태'는 Figure 4.16의 'unaided 곡선'과 유사해야 한다. 개인에 따라 차이가 있을 수 있으나, 정상적인 외이도를 가진 사람에서 유효한 REUR 곡선은 반드시 다음과 같은 공통된 특징을 갖는다:

- 검사자극(test stimulus) 레벨(dB SPL로 표시되고 스위프 순음으로 측정하는 경우) 또는 0dB(자극이 있는 경우 이득으로 표시되는 경우)에서 저주파수가 평편(평탄)해야 한다.
- 2.2kHz~3.2kHz에서 정점(peak)이 있어야 하며, 이는 저주파수 수평면보다 12~22dB 높아야 한다.

포인트 (b)의 범위는 성인 20명의 평균값을 기준으로 ± 3 표준편차 이내이다.[1732] 외이도 길이가 매우 길거나 매우 짧은 경우 REUG가 이 범위를 벗어나는 경우가 드물게 존재하며, 외이도의 모양이 변경되는 수술(예: 유양돌기 절제술) 이후에도 차이가 있을 수 있다. 이런 경우를 위한 피팅 절차는 Section 10.2.4, 11.4와 16.4.3에 있다. 삽입이득 측정의 둘째 단계는 보청기 증폭반응을 얻는 것이다. 이 측정의 유효성을 검사하는 방법은 Section 4.3.3에서 다루었다.

4.4.4 삽입이득 측정의 정확성 *Accuracy of insertion gain measurements*

단순히 잘못된 것이 아니라면 삽입이득 측정은 얼마나 정확할까? 이것은 다양한 측정 방법으로 반복 측정을 통해 예측할 수 있다.[455, 922] 대부분 주파수 범위에서 단일 측정값과 여러 측정 값의 평균(즉, 실제 값)의 차이는 표준편차가 3dB이다. 즉 전체 주파수에서 측정 값의 95%가 실제 값의 6dB(표준편차 2배) 이내가 된다. 고주파수에 대해서는 정상파(standing wave)의 영향과 보청기가 있을 때와 없을 때 탐침관이 정확히 동일한 위치에 있을 수 없기 때문에 표준편차가 5dB로 증가한다. 일부 탐침관-튜브 시스템은 고주파수 이득을 작게 평가한다. 이러한 과소 평가는 이어몰드나 보청기에 의해 탐침관 튜브가 눌려져서 발생할 수 있고, 보청기가 있을 때나 없을 때 탐침관의 부정확한 위치가 원인이 될 수 있다.[455, 1782]

4.5 실이검사의 실제적 문제 *Practical Issues in Real-Ear Testing*

다음과 같은 실질적 문제는 동일한 정도는 아니나, REAG와 삽입이득 측정에 영향을 준다.

4.5.1 탐침관 보정 *Probe calibration*

탐침관 마이크로폰은 길고 가는 탐침관 튜브의 긴 튜브 특성 때문에 주파수반응이 일정하지 않다. 실이이득검사 장비는 측정할 때 보정 단계를 포함시키거나 메모리에 저장된 보정 값을 적용하여 반응을 조정한다. 흔히 탐침관 마이크로폰은 평편형 반응(flat response)을 갖는 제어 마이크로폰(control microphone)으로 보정된다. 이 보정 단계에서 탐침관 튜브의 팁을 제어 마이크로폰 입구부에 최대한 가깝

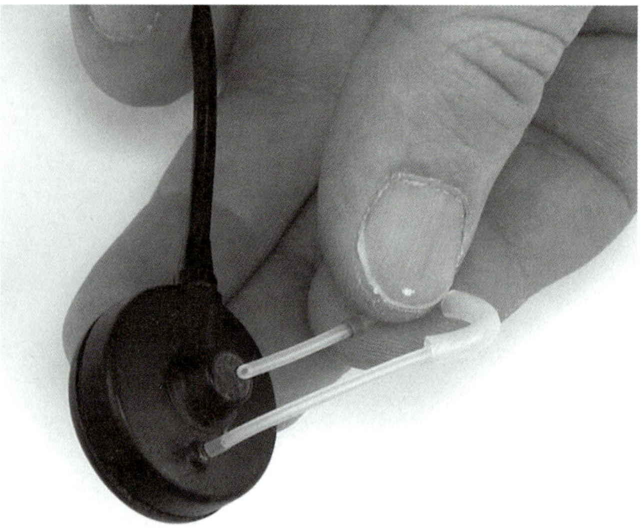

Figure 4.18 Positioning of the probe microphone against the control microphone during calibration.

게 유지해야 하지만, 입구부를 막아서는 안 된다. 만약 측정 시스템에 2개의 마이크로폰을 함께 고정하는 특수 클립이 없으면, 퍼티(putty)나 손가락으로 고정해야 한다. 손가락과 손이 방해가 되지 않아야 하는데, 스피커와 2개의 마이크로폰 사이에 손이 있어서는 안 된다. Figure 4.18은 상업용 분석기의 제어 마이크로폰과 연결되어 있는 탐침관이다.

4.5.2 제어 마이크로폰 *Control microphones*

'기준 마이크로폰(reference microphone)'이라고도 하는 제어 마이크로폰은 검사박스에서 시행하는 측정과 같이 입력 SPL을 원하는 값으로 조절하는데 사용한다. 일반적으로 측정이 실제 진행되는 동안 작동하는 압력을 이용하여 제어 마이크로폰이 보정한다. 만약 보청기 착용자가 REIG 측정 시에 보청기를 끼웠다가 뺐다가 한다면, 제어 마이크로폰은 측정오류를 발생할 수 있는 이러한 움직임을 보상한다. 전혀 움직이지 않는 환자에서 제어 마이크로폰은 REIG 값에는 영향을 주지 않는다.

삽입이득의 장점 중 하나는 측정 값의 차이이다. 즉 모든 주파수에서 '보청기 없는 상태(unaided)'와 '있는 상태(aided)'에서의 측정 값들이 모든 동일하다면(예: 머리 위치, 탐침관 튜브 위치, 자극 레벨 및 탐침관 보정) 어떠한 것도 최종 결과에 영향을 미치지 않으며, 이는 탐침관 마이크로폰이 완전히 보정되지 않은 경우에도 마찬가지이다. 이것 때문에 삽입이득 측정에서 오류가 적게 발생한다. 이러한 장점이 있어도 압력보정 모드(pressure calibration mode)에서 제어 마이크로폰을 사용하는 것이 좋은데, 검사하는 동안 사람이 움직여서 발생하는 오류를 방지할 수 있기 때문이다.

그러나 REAG 또는 REIG 측정 여부와 상관없이 개방형 보청기 피팅에서는 제어 마이크로폰을 꺼야 한다. 개방형 피팅을 사용하면 상당한 양의 소리가 외이도에서 제어 마이크로폰과 보청기 마이크로폰으로 누출될 수 있다.[1022, 1264] 두 지점으로 전파되는 소리가 다르다. 따라서 누출된 소리가 들어오는 소리와 결합되는 것도 달라진다. 또한 보청기 내부에서 피드백 제거 알고리즘은 증폭 이전에 누출 신호를 효과적으로 제거할 수 있지만, 제어 마이크로폰에는 이런 기능이 없기 때문이다.

따라서 보청기에서 증폭된 신호보다 제어 마이크로폰에서 감지한 신호가 커져서 인위적으로 낮은 이득 측정 값이 만들어진다. 이러한 오류는 보청기 이득이 증가함에 따라 커지고, 피팅의 개방도에 따라 증가하며, 제이 마이크로폰이 귀에서 더 멀리 이동하면 감소한다. 이런 오류가 발생하는 것은 개방형 보청기에서만 있는 것은 아니고, 피드백 제거 알고리즘으로 인하여 이득을 얻을 수 있는 모든 종류의 보청기에서는 오류가 발생할 수 있다.[1022]

해결 방법은 '보청기 있는 상태'를 측정할 때에는 제어 마이크로폰을 끄는 것이다. 순서는 제어 마이크로폰을 보정하고, '보청기 없는 상태' 측정을 먼저 시행한 뒤에 제어 마이크로폰을 꺼야 한다. 측정 중에 분석기는 각 주파수 영역에서 원하는 소리 강도를 얻기 위해서 필요한 음향 스피커의 전기 신호 강도를 설정하고 "저장"한다. 그런 다음 환자와 검사자가 같은 위치에서 제어 마이크로폰이 꺼진 상태에서 보청기를 측정한다. 이 동안 분석기는 음향 스피커가 이전과 동일한 소리 강도를 방출하도록 한다.

다른 방법으로는 CROS 보청기 측정(Section 17.1.1 패널 참조)과 마찬가지로 제어 마이크로폰을 활성 상태로 유지하면서 머리의 반대쪽에 놓는 것이다. 하지만 모든 검사 장

유용한 팁: 배경소음으로 인한 손상 확인(Checking for corruption by background noise)

다음 검사는 모두 소음이 측정 정확도에 과도하게 영향을 미치지 않는지를 확인하는데 충분하다. 그러나 첫째 검사만으로는 신호 평균을 이용하는 장비를 사용하여 보청기를 측정하면 결과를 신뢰할 수 없다:

- 측정을 반복하고 모든 미세한 돌출(bumps)과 침하(dips)가 두 번째 반응에서도 나타나는지 확인한다.
- 선형 증폭 보청기로 작동할 때에는 입력 신호레벨을 5dB 감소시킨다. 2개의 곡선이 5dB 떨어져(또는 dB 이득으로 표시되는 경우라면 같음)있고, 모양이 똑같이 부드럽게 나타난다면 배경소음이 2개의 검사 강도에서 모두 문제가 되지 않는다. 비선형 증폭 보청기에서는 압축비(CR)로 나누고 5dB 만큼 감소하여야 한다. 이것은 5(CR-1)/CR dB 만큼 증가하는 이득과 동일하다.

4

비에서 이 문제를 해결하기 위해 시행하는 제어 마이크로폰과 탐침관 마이크로폰을 충분히 분리하는 것이 가능하지는 않다.

4.5.3 귀지 효과 *Effects of wax*

실이이득을 측정할 때 귀지가 가장 크게 영향을 주는 경우는 귀지가 탐침관 튜브의 끝 부분을 채울 때이다. 이 경우 검사 장비는 외이도 신호 강도가 매우 낮다고 잘못 인식하게 된다. 탐침관 튜브에 귀지가 들어가는 것 이외에는 실이이득 측정에 있어 외이도 귀지의 영향은 크지 않다. 귀지가 잔여외이도용적의 상당한 부분을 채우지 않으면 저주파수 실이이득에 큰 영향이 없다. 귀지는 모든 지점의 외이도에서 단면적의 상당부분(예: 1/3)을 채우기 이전에는 고주파수 실이이득에도 별다른 효과를 주지 않는다.

4.5.4 배경소음에 의한 결과이상 *Contamination by background noise*

실이이득 측정 장비는 측정시 필터를 사용하므로 배경소음을 구별할 수 있다. 스위프 순음으로 측정할 때 필터는 자극 주파수를 추적한다. 광대역 자극이면 분석 프로세스(일반적으로 푸리에변환)는 여러 개의 협대역 통과필터가 세트로 기능한다. 일부 장비는 정확한 측정을 위해 평균 신호를 사용한다. 이러한 기술로 실이이득 측정 시스템은 주변 소음을 어느 정도 극복할 수 있으나, 영향을 받지 않는 것은 아니다. 스위프 순음 또는 와블톤(warble tone) 신호는 광대역 테스트 신호보다 배경소음에 훨씬 영향을 덜 받는다. 이는 모든 신호 에너지가 전체 주파수 영역에 분포하지 않고 하나의 좁은 지역에 집중되어 있어서 다른 주파수 영역에 존재하는 소음은 필터로 제거하는 것이 더 쉽기 때문이다.

일부 장비는 각 주파수에서 반복 측정한 결과의 일관성을 모니터링하여, 이 중 배경소음으로 인해 오염된 것으로 판단되는 측정 값을 제외한다. 이런 기능이 있는 장비는 배경소음 수준이 과도할 때 경고 메시지를 표시하거나 측정 시간을 무기한으로 연장할 수 있으나, 일부 장비는 소음으로 손상된 표시를 제공하지 않는다(패널 참조). 실이이득 측정 장비를 가능한 가장 조용한 장소에 두어야 하는데, 검사부스는 스피커가 환자로부터 최소 0.5m 이상 떨어져 있을 정도로 충분히 큰 경우가 이상적이다. 그러나 음향 평가(audiological assessment)할 때 낮은 소음 수준을 유지하는 것이 필수적이지는 않기 때문에 측정 장비가 음향부스(sound booth) 이외의 위치에 있는 것도 가능하다.

장비가 어느 곳에 있든지, 측정이 가능한 최소한의 신호레벨을 확인하고, 이 강도보다 낮은 레벨로 검사하는 것을 피해야 한다. 더 조용한 장소에서는 더 낮은 레벨에서도 검사를 시행할 수 있는데, 이는 특히 비선형 보청기에서 유용하다. 65dB SPL까지 검사할 수 있는 것은 최소한의 검사조건이며, 50dB SPL까지 검사할 수 있는 것이 바람직하다. 광대역 검사신호로 65dB SPL에서 검사할 수 없으면, 더 조용한 위치를 찾고, RECD를 더 높은 수준으로 측정하고, 검사박스에서 보청기를 조정하거나, 와블톤만으로 검사하거나(패널 참조), 또는 더 높은 레벨에서만 검사 하고, 커플

광대역 신호로 실이이득을 측정할 수 없을 때(What to do when you cannot measure real-ear gain with a broadband signal)

대부분의 보청기가 비선형 보청기이므로 광대역 검사신호를 사용하는 것이 가장 좋다. 만약 광대역 신호로 낮은 입력 강도에 대한 실이이득을 측정할 수 없거나, 배경소음으로 높은 입력수준 사용이 제한된다면 다음 방법들을 시행할 수 있다:

- 높은 입력수준(input level)에서만 이득-주파수반응을 확인하고, 피팅 소프트웨어나 검사박스를 이용하여 모든 압축비와 압축역치 값이 올바른지 확인한다.
- 와블톤과 같은 협대역 신호를 사용하는 경우, 이득-주파수반응보다는 실이 I-O곡선을 확인한다.

환자의 RECD 곡선을 측정하고, 보정된 커플러이득(coupler-gain) 목표를 계산하고, 모든 측정과 조정을 검사박스에서 시행한다(Section 11.4).

검사 장비가 없다면 보청기 제조업체의 소프트웨어가 제공한 조정을 적용한 다음, Chapter 12에서 설명된 방법으로 주관적으로 응답을 평가할 수는 있으나, 음향부스(audio booth)와 같은 조용한 장소에서 광대역 측정 기능이 있는 실이이득분석기를 갖추는 것이 이상적이다.

러 측정으로 얻은 낮은 강도에 대한 반응으로 예측하여 해결할 수 있다. 마지막 2가지 방법은 비선형 보청기를 검사하는 데 적용하기는 어렵다. 조용한 장소로 이동하는 것 외에도, 가장 쉬운 방법은 소아 피팅에서와 같이 RECD를 측정하고 검사박스에서 보청기를 조정하는 것이다.

4.5.5 보청기 포화 *Hearing aid saturation*

검사할 때 충분히 높은 레벨을 사용하면 배경소음에 의한 문제를 항상 피할 수 있다. 그러나 너무 높은 검사레벨을 이용하면 보청기가 포화(어떤 방식으로든 제한되지만)되고, 얻어진 결과는 더 낮은 입력 강도에 대한 보청기 성능이 아닐 수 있다. 높은 검사레벨에 의한 보청기 포화와 함께 대부분의 보청기는 넓은 범위의 입력수준(input level)에 대하여 비선형적으로 반응한다. 비선형 보청기가 여러 입력수준에서 어떤 성능을 발휘하는지 알아 보려면 실제로 그 강도로 보청기를 측정해야 한다. 입출력 함수(I-O function)는 보청기의 비선형인 증폭을 분류하는데 특히 유용하고, 일반적으로 커플러를 이용하여 쉽게 측정할 수 있다(Section 4.1.5). 그러나 검사자는 보청기 사용자에게서 이런 성능을 측정하기 이전에 보청기의 특성(검사 박스 측정, 사양 시트 또는 피팅 소프트웨어)을 확실히 알고 있어야 할 것이다.

4.5.6 음향 스피커 방향 *Loudspeaker orientation*

사람들은 모든 방향에서 들어오는 소리를 듣지만, 다른 방향보다 정면에서 오는 소리에 더 관심이 있다. 그렇다면 왜 보청기 실이반응을 정면이 아닌 다른 방위각에서 측정하는 것을 기준으로 하는가?(정면에서 측정한 수평면에서의 각도를 방위각(azithmus)이라고 한다.) 다른 방위각으로부터의 측정이 더 신뢰할 수 있기 때문이다. 0° 또는 45°의 방위각이 환자의 움직임에 의한 오류가 가장 적다는 서로 상충하는 증거가 있지만,[922, 1726] 90°는 사용하지 않는다.[794] 제어 마이크로폰은 보청기 마이크로폰의 위치가 아닌 제어 마이크로폰 자체의 위치로만 검사레벨을 제어하기 때문에 0°~45° 범위의 어느 방향(중요하지 않음)이 선택되어도 오류는 아주 작다.

CIC 보청기에서 보청기를 하지 않은 귀와 보청기의 마이크로폰은 거의 같은 방향성을 가지고 있다. 왜냐하면, 이들 모두 소리가 외이도에 들어간 이후에 소리가 들리기 때문이다. 따라서 검사 중에 탐침관 튜브 또는 머리 움직임이 없다면, 어떤 방위각이 선택되든 삽입이득은 두 경우에서 거의 같다. 마이크로폰이 외이도 내에 없는 다른 형태의 보청기에서는 삽입이득이 방위각에 어느 정도 영향을 받겠으나, 보청기를 기준으로 직선에서 45° 범위 안에서는 방

유용한 팁: 보청기 착용자와 스피커의 위치(Positioning the aid wearer and the loudspeaker)

- 머리에 대하여 어떤 각도로 소리가 전달되어도 환자는 측정하는 동안 반드시 목표 방향을 바라보아야 한다. 만약 각도가 45°라면 각각 2개의 목표가 필요하며, 이런 경우는 양쪽 귀를 검사하는 목적이다.
- 음원으로부터 0.5~0.75m 떨어진 곳에서 검사를 시행한다. 거리가 적절해야 하는데, 거리가 너무 가깝다면 음원과 환자 간의 작은 움직임에도 큰 각도의 변화가 발생한다. 만약 거리가 너무 멀면 실내 반사현상으로 인해 머리 부근에서 정상파(standing wave)가 발생할 수 있다.
- 환자 근처에는 넓은 반사판이 없어야 하며, 벽에서 최소한 0.4m(16인치) 떨어져야 하고, 가능한 멀어야 한다.
- 검사자는 환자 뒤에 있어야 하고 검사 중 도움이 필요하더라도 실내 반사현상에 변화를 주지 않기 위해 같은 자세를 유지 한다.

4

위각을 갖고, 5kHz 이하의 경우에는 삽입이득에 영향을 거의 주지 않는다.

삽입이득이 아닌 REAG의 측정을 위한 이득-주파수반응(gain-frequency response)은 방위각에 따라 달라진다. 전방향성 마이트로폰 보청기에서 두부방해효과(head baffle effect)로 인하여 방위각이 0°가 아닌 60° 이상으로 증가하면 고주파수 이득이 증가한다(주파수와 보청기 유형에 따라 다름). 방향성 보청기에서 두부방해효과 및 마이크로폰 방향성의 효과로 이득 및 반응 형태(response shape)로 인하여 방위각에 부분적으로 의존되게 되며, 방위각이 20°~50° 사이일 때 모든 주파수에서 최대이득이 발생한다. 약 30° 방위각을 가진 뱡향성 보청기를 검사하는 것이 가장 합리적이지만, 보청기 방향성이 측정된 반응에 큰 영향을 미치지 않기 때문에 0°~45° 사이의 방위각을 갖는다면 상관 없다.

4.5.7 신호 특성 측정 *Measurement signal characteristics*

실이이득을 측정하기 위한 신호를 선택할 때 고려할 사항이 2가지가 있다. 첫째는 실제적으로 비선형 보청기를 작동하도록 만드는 신호를 선택해야 한다. 이것은 보청기를 검사박스에서 측정하는 것과 크게 다르지 않으며. 이는 Section 4.1.3에도 내용이 있다. 일부 분석기들은 검사신호로 음성을 이용하는데, 음성은 다른 소리를 이용하는 것보다 실제적으로 보청기의 비선형 신호처리 과정에서 작동하게 만들기 때문에 설정 과정에 도움이 된다.

사용하는 음성으로는 임상가나 환자와 함께 방문한 동반자 또는 환자 자신에 의해 만들어지는 실제 음성을 사용할 수 있다. 이는 청력역치와 증폭하지 않은 어음레벨(speech level)을 함께 제시하면 설득력 있는 상담 도구로 사용할 수 있다.[378] 이러한 장기 어음레벨(long term-level) 스펙트럼 형태로의 입력 신호는 조절하기가 쉽지 않기 때문에 피팅을 검증할 때에 측정된 보청기 출력과 REAR 목표를 비교하여도 문제가 발생할 수 있다. 각기 다른 목소리 스펙트럼과 어음레벨을 갖는 실제 음성으로는 각기 다른 이득-주파수반응을 처방하는 것이기 때문에 불합리하다. 외이도에서 장기(long-term) rms 스펙트럼과 증폭된 어음의 역동범위가 환자의 청력역치와 불쾌레벨(discomfort level)에 부분적으로 맞는다면, 이 결과를 dB SPL로 모두 표현한다면 speech-o-gram, 혹은 speech map이라고 부르고, 이를 이용한 측정방법을 실황어음맵핑(live speech mapping)이라고 한다(Figure 9.3).

어음맵핑(speech map)을 검증(verification)에 이용하는

실황어음맵핑(Live speech mapping)

녹음되지 않는 실황 어음으로 검증하는 것은 좋은 방법은 아니지만, 이를 통해 상담을 부드럽게 진행할 수 있을 뿐 아니라 자주 대화하는 상대를 위한 특별 프로그램을 만들 수 있다. 예를 들어 배우자가 매우 부드럽게 말할 때, 실황어음맵핑은 보청기 사용자가 배우자와 폭넓은 대화를 하기 위한 특별 프로그램을 선택하도록 조정할 수 있다.

경우 단순히 증폭된 음성과 청력역치뿐만 아니라 음성 목표 레벨을 제시하는 것이 필요한데, 그렇지 않으면 가청력(audibility)을 최대로 만들기 위해 이득을 추가시키려 하기 때문이다. 이 경우에 완벽한 가청력을 얻지만(완벽한 이해력이 되지는 못하더라도) 보청기가 너무 시끄러워서 환자는 보청기를 착용하지 않게 될 것이다. 어음맵핑의 상한선이 환자의 불쾌레벨 이하여도, 보청기 증폭이 불쾌한 강도로 느껴질 수 있는데, 불쾌레벨은 한번에 한 주파수에서 측정한 것이고, 어음맵핑은 동시에 여러 주파수 자극에 대한 반응이기 때문이다.

처방보다 높은 출력레벨(output level)은 음량이 매우 커서 보청기 소리를 줄여 달라고 하게 되며, 원래 처방된 강도보다 이해력도 떨어지게 된다. 중등도 난청 이상에서 적절한 음량을 만드는 보청기 이득은 어음맵핑의 하한선이 청력역치 값 아래가 되기도 하는데, 이는 직관적으로 생각하는 것과 반대되는 내용이다. 따라서 증폭된 어음의 적절한 가청력을 판단하기 위해서는 증폭된 어음과 처방된 목표치를 직접적으로 비교할 필요가 있다.

레벨대주파수(level versus frequency)에 표시되는 SPL 레벨은 사용하는 분석기의 신호 주파수 대역폭에 따라 다르다. 일반적으로 옥타브 폭의 1/3 대역으로 나타내는데, 이는 광대역 소리는 그것들의 옥타브 너비의 1/3이 청력역치를 넘으면 그 주파수에서 들을 수 있는 가장 약한 순음의 SPL로 나타나기 때문에 좋은 방법이다. 이러한 접근법은 청력역치가 높아질수록 맞지 않는데, 감각신경성 난청에서 광범위 음향필터(auditory filter)는 대역폭의 합계가 신호 에너지(signal power)가 되기 때문이다. 따라서 speech-o-gram에서 표현되는 가청력은 안내 정도로만 생각해야 한다. 난청이 심할수록 speech-o-gram은 가청력을 과소평가하게 되고, 들리는 소리의 개별 주파수를 분석하는 것이 어려울수록 알아낼 수 있는 정보는 작아진다(Section 1.1.3).

두 번째 측면은 신호레벨(signal level)을 조정하는 신호 형태를 선택하는 것이다. 분석기는 제어 마이크로폰을 사용할 수는 있으나, 제어 마이크로폰의 위치에서만 정확하게 조정할 수 있다. 귓바퀴 주변과 같이 다른 위치에서 얼마나 잘 조정할 수 있는지는 신호 대역폭과 검사 환경에 따라 다르다. 만약 머리 주변에서 정상파(standing wave)를 일으키는 반사작용(실내 벽, 가까운 사물, 실험자의 어깨 등)이 있다면 SPL의 큰 변화가 특히 고주파수에서 발생한다. 반사파가 직접파를 상쇄시켜 최소값(노드, node)를 만들 수 있기 때문에 정상파는 순음에 대하여 가장 확실한 효과를 갖는다.

자극 대역폭이 넓어지면 공간의 한 지점에서 모든 주파수에 대한 최소값이 만들어질 수 없게 되어 음향장(acoustic field)이 부드러워진다.[462] 따라서 신호의 대역폭이 광범위하다면 제어 마이크로폰은 가까운 위치에서의 SPL을 일정하게 유지하는 것에 도움이 된다. 약 1/6~1/3 옥타브 대역폭은 주파수-특이 자극을 유지하면서 부드러운 음향장을 제공하는 절충점이 된다. 이런 대역폭은 와블톤, 협대역 소음 또는 광범위 소음에서 얻을 수 있다. 이런 경우 분석기는 출력 분석에 필요한 대역폭을 생성한다.

4.6 증폭역치검사와 기능이득 *Aided Threshold Testing and Functional Gain*

탐침관-튜브 기구를 사용하기 이전에는 보청기를 사용할 때와 않았을 때의 음장(sound field)에서의 청력역치를 비교하여 보청기 실이이득을 알아내었다. 이들 역치 차이를 기능이득(functional gain)이라고 한다. 아래의 일부 환경을 제외하고 측정 오류가 없다고 할 때, 기능이득(functional gain)은 삽입이득과 동일하다.[455, 1155] 만약 보청기가 비선형 구간에서 작동하고 입력수준이 증폭역치와 같은 상태에서 삽입이득을 측정하였다면 삽입이득과 기능이득은 동일하다. 이들 2가지 이득의 유사성과 차이점은 아래에 요약하였다:

- 삽입이득은 음장레벨(field level)로 보청기를 사용할 때와 사용하지 않을 때 측정 차이와 같고, 고막 SPL에 대하여 미치는 보청기 음향효과이다.
- 기능이득은 고막의 레벨에서 보청기를 사용할 때와 사용하지 않을 때 측정 차이와 같고, 음장 SPL에 대하여 미치는 보청기 음향효과이다.

두 경우 차이점은 삽입된 보청기가 음장에서 고막까지 소리가 전달되는 기능에 미치는 영향이다. 삽입이득과 기능이득이 비슷한 개념이라 할지라도, 이들은 각기 다른 측정 오류를 가지고 있다. 특히 기능이득 측정에 의한 오류 때문에 측정되는 삽입이득과 기능이득이 완전히 일치하지 않는다.

삽입이득은 기능이득에 비해 많은 장점이 있는데, 이는 삽입이득이 아래와 같기 때문이다:

- 더 정확하고,
- 측정하는데 시간이 덜 필요하며,
- 단순한 청력검사 주파수가 아닌 많은 세밀한 간격의 주파수 결과를 볼 수 있으며,
- 입력수준의 범위에서 측정할 수 있다(아래 참조).
- 차폐증폭역치(masked aided threshold)의 영향을 받지 않는다(아래 참조).
- 보청기 착용자가 가만히 앉아 있으면 측정 가능하다.

기능이득 검사의 큰 단점은 각 환자들에게서 오직 하나의 입력수준을 이용하는 것이데, 이는 역치를 얻은 강도이다. 선형 보청기에서는 문제가 되지 않으나, 입력수준에 따라 이득이 변하는 비선형 보청기에서는 문제가 되는데, 각기 다른 입력수준에 따른 이득을 구하는 것이 중요하기 때문이다.

증폭역치(aided threshold)검사(기능이득 검사)의 다른 단점으로는 정상 청력에 가까운 사람들이 특정 주파수에서 증폭역치 결과가 잘못 나오는 것이 흔하다는 점이다. 이런 문제는 소음이 있는 환경이나 보청기 내부소음이 검사신호를 방해하는 경우에 발생한다.[1114] 이로 인하여 보청기의 삽입이득보다 기능이득이 더 작아진다. 이런 경우 대부분의 신호에 대하여 기능이득보다는 삽입이득이 보청기의 가청력 증진을 만든다는 것을 잘 반영한다. 매우 느린 완속 압축 특성을 갖는 보청기로 증폭역치검사를 하면 또 다른 문제가 발생하는데, 이는 느린 반응 속도 때문에 자극에 대한 보청기 이득은 선행하는 자극 레벨에 영향을 받기 때문이다.[1006]

이러한 장점이 있기 때문에 삽입이득(또는 다르게는 REAG 또는 REAR)이 임상적으로는 기능이득을 대체하고 있다. 그러나 일부 환경에서는 음장에서 증폭역치를 측정하는 것이 도움이 될 수 있다. 증폭역치는 너무 활동적이어서 탐침관 튜브를 넣을 수 없는 소아들에게 대안으로 이용할 수 있다(이와 관련하여 Chapter 16을 참조).

또한 증폭역치는 중이, 와우, 그리고 중추청각시스템의 일부를 포함한 청각 체계와 보청기를 함께 확인할 수 있다는 장점이 있다. 증폭역치는 각 주파수에서 들을 수 있는 최소 신호 강도를 확인할 수 있고, 이는 심도 난청의 경우 매우 중요하다. 삽입이득 측정에서 보청기가 50dB의 이득을 갖는 것을 정확히 측정하여도, 보청기 OSPL90이 환자의 청력역치보다 낮다면, 그 주파수에서는 어떠한 음도 들을 수 없다.[1705] 증폭역치 측정으로 이러한 극단적인 문제점을 알 수 있으나, 최적의 OSPL90를 확인하지는 못한다(비록 권장되지는 않지만, 삽입이득은 사체(cadaver)에서도 측정할 수 있고, 즉 높은 레벨의 이득이 반드시 가청력을 보장하는 것은 아니다).

또 하나 부가적인 증폭역치의 장점은 탐침관 튜브를 넣는 것과는 다르게, 그 측정 과정 자체가 피드백을 유발하지 않는다는 것이다(Section 4.7.3). 탐침관 튜브로 인한 피드백은 높은 이득을 갖는 보청기를 외이도 깊숙이 위치시킨 경우 문제가 된다. 심부삽입(deep seated) CIC형 보청기(혹은 다른 형태의 깊게 위치 시킨 것들)의 실이이득을 측정하는 것은 어려운데, 골성 외이도의 비압축성으로 탐침관 튜브를 짓누를 수 있기 때문이다. 이에 대한 2가지 해결 방법은 다음과 같다:

- 탐침관 튜브를 삽입할 수 있는 구멍이 있는 보청기를 주문하여 이를 통해 검사하고 이후 구멍을 채우면 된다. 제한점으로는 보청기에 이를 위한 여유 공간이 있어야 한다. 내부 환기구를 갖는 경우 이용하기 어렵지만, 외부 환기구를 갖는 경우 가능한 방법이다.
- 다른 새로운 방법은 유원과 실내 소음을 감소시키는 목적으로 양측 귀덮개형 헤드폰(circumaural earphone)을 사용하여 보청기의 기능이득을 측정하는 것이다.[98] CIC 보청기의 경우 이렇게 측정된 기능이득과 음장에서의 기능이득이 동일한데, 이것은 CIC 보청기의 이득은 신호의 방위각에 관계없기 때문이다.[1597] 가장 중요한 한계점은 앞서 언급하였듯이, 증폭된 역치가 좋아서 실내 소음 증폭으로 차폐할 수 있고, 비선형 보청기일 경우에는 오직 낮은 입력수준에 대해서만 측정된 이득을 적용할 수 있다는 것이다. 귀덮개형 헤드폰은 주변 소음을 없앨 수 있으며, 완전하지 않은 상황에서도 기

능이득 검사를 할 수 있게 한다.

종합하면 실이이득을 측정할 수 있거나, 보청기 OSPL 90을 선택하고 체계적인 미세조정을 할 수 있다면 기능이득이나 증폭역치를 측정하는 것은 사용하는 시간에 비하여 효과적이지 않다. 증폭역치와 기능이득 측정은 심도 난청, 아주 어린 소아, CIC 보청기에서 적용하는 것이 바람직하다.

4.7 보청기 피드백 *Feedback in Hearing Aids*

4.7.1 피드백 기전 *The feedback mechanism*

보청기에서 휘슬링(whistling) 소리가 나는 피드백 진동(feedback oscillation)은 보청기의 중요한 문제이다. 피드백이라는 용어는 보청기의 출력이 다시 입력이 된다는 뜻으로 다시 입력될 때 도착한 다른 신호들과 함께 증폭된다. 이것은 새로운 신호가 아니라, 이미 마이크로폰, 증폭기, 리시버, 외이의 공간에서 다시 마이크로폰으로 들어가는 완벽한 순환을 거친 신호이다(Figure 4.19). 순환 과정을 한차례 거치면서 신호가 강해진다면, 그 다음과 또 다음에는 더 강해질 것이고 이것이 계속 반복하게 된다.

이 과정은 결국 신호가 너무 커져 보청기 자체가 작동하지 못하게 되면 멈추게 될 것이다. 선형 보청기에서 정점 절단이나 압축제한이 되거나, 비선형 보청기에서는 압축으로 보청기 이득이 감소하게 될 것이다. 이러한 제한이 발생하기 이전까지는 원래 소리 크기에 관계없이 신호가 매번 더 세질 것이다. 사실 원래 신호와 같아질 필요도 없다. 어떤 작은 소리도 이런 무한 과정을 시작할 수 있는데, 이런 작은 소리는 모든 곳에 존재한다.

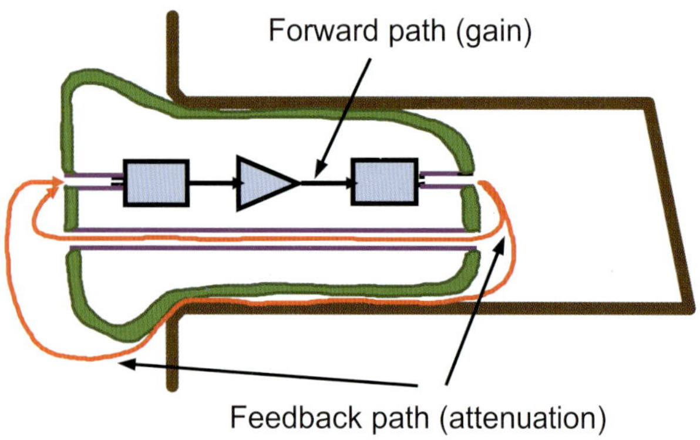

Figure 4.19 The feedback mechanism in hearing aids.

이러한 피드백 과정이 항상 발생하지 않는 이유는 다음과 같다. 소리는 출력으로부터 입력으로의 피드백 과정을 항상 거치고 있다. 들을 수 있는 피드백 휘슬링은 그것이 충분히 피드백 되어야 발생한다. 여기서 사용된 피드백이라는 용어는 충분한 피드백과 증폭이 일어난 결과로 만들어지는 들리는 진동을 의미한다.

이렇게 원치 않는 피드백 진동이 발생하려면 얼마나 피드백 되어야 하는가? 신호가 순환할 때마다 더 커져야만 진동이 발생한다. 외이도에서 다시 마이크로폰으로 되돌아서 들어가는 동안 줄어든 신호의 양보다 보청기를 통해 증폭되는 정도가 클 경우에만 진동이 발생한다. 따라서 보청기의 실이이득(남은 외이도 공간에서의 입력)이 소리의 감쇄(외이도의 잔여 공간에서 마이크로폰으로 들어가는)보다 클 때 피드백 진동이 계속해서 발생하게 된다. 이것을 보청기의 '열린 루프 이득(open-loop gain)'으로 다르게 표현할 수 있으며, 이는 0dB보다 반드시 커야 한다(보청기 증폭기와 변환기를 통한 정방향(forward)과 누출로 인한 역방향의 총 이득이 0dB 이상이 되어야 한다).[714]

예를 들어 보청기로부터의 검사신호가 외이도의 잔여 공간에서 90dB SPL이 만들어지고, 환기구를 통하여 마이크로폰으로 다시 들어가는 강도가 60dB SPL이라고 한다면, 이 보청기의 REAG 30dB 이하에서는 피드백이 없으나, REAG가 30dB 이상이 되면 피드백이 발생하게 된다. 만약 REAG가 31dB라면, 매번 그 순환의 고리를 돌 때마다 1dB씩 강도가 증가한다. 그러나 보청기 밖의 새로운 소리가 원래 있던 소리에 반복적으로 추가된다. 이렇게 합쳐진 신호는 마이크로폰으로 누출되고, 보청기 출력에서 이미 존재하는 다른 진동과 같은 위상에 합쳐지면 신호는 더 커질 수 있다. 보청기의 이러한 위상반응(phase response)은 피드백 진동이 발생하는 두 번째 조건이다. 순환 루프 동안의 전체 지연시간은 피드백 신호 주기의 정수배가 된다. 다르게 말하면, 진동이 발생하려면 전체 순환 루프의 위상변위(phase shift)가 360°의 배수가 되어야 하는데 완전한 1주기가 360°이기 때문이다.

디지털 보청기는 시간지연이 크기 때문에 주파수에 따른 위상변위가 급격히 발생한다. 따라서 피드백 이득 기준(gain criterion)을 충족할 때, 위상기준(phase criterion)에 맞는 주파수가 적어도 1개 이상은 존재한다. 역설적으로 디지털 신호처리 과정은 피드백 기전을 줄이도록 발전해왔지만(Section 8.2.3), 디지털 처리과정이 피드백 진동을 더 쉽게 만들기도 한다. 그러나 피드백 진동을 제외하면 디지털 기술은 이득에 대해 유익한 영향을 준다.

이러한 2가지 조건이 어떤 주파수가 보청기에서 진동을 일으키는지 알아낼 수 있다. 전체 루프가 360°의 정수배가 될 때 위상변위가 생기면서도 또한 보청기의 정방향 이득이 감쇄효과보다 더 큰 특정 주파수에 대해서는 피드백 진동이 발생할 수 있다.

그리고 역방향의 감쇄에 비해 충분한 이득이 있어서 실제 진동을 일으키는지 여부와는 관계없이 어떤 소리가 외이도에서 이미 존재하는 소리와 합쳐져 더 커질 수 있다. 이를 모두 '양성 피드백(positive feedback)'이라 부른다. 양성 피드백은 보청기 이득을 증가시키는 방향으로 작용한다. 사실 피드백이 발생한 보청기는 진동하는 주파수에서 무한한 이득을 얻을 수 있는데, 이는 새로운 입력이 없어도 출력이 발생하기 때문이다. 360°의 순환 루프에서 180°, 540°, 900°의 위상변위는 피드백 소리가 들어오는 소리를 상쇄할 수 있다. 보청기에서 이득효과가 감소하게 되는 것을 '음성 피드백(negative feedback)'이라고 한다. 음성 피드백은 진동을 일으키지 않는다. 양성 피드백은 무엇이든 증가시키는 것이고, 음성 피드백은 무엇이든 감소시킬 때 사용하는 용어로 보청기에서 이에 해당되는 것이 '이득'이다.

보청기 OSPL90이 언급되지 않은 것에 대해 주목할 필요가 있다. 일정 정도의 감쇄효과와 위상변위가 있는 상황에서 피드백 진동 발생 여부는 이득에 달려 있다. 고이득 보청기와 저이득 보청기를 조절하여 같은 이득을 만들면 동일한 정도의 피드백이 발생한다. 고이득 보청기에서는 "소리가 뒤로 세지 않도록 잡아주는" 더 밀착되는 이어몰드가 필요할 것으로 생각할 수 있으나, 실제로 고이득 보청기에서 더 밀착되는 이어몰드는 필요하지 않다. 고이득 보청기가 저이득 보청기에 비해 더 강한 피드백이 발생할 수 있는 것은 OSPL90 효과에 의한 것이고, 이득, 위상 변화, 누출에 대한 감쇄효과들 때문에 피드백 휘슬링 소리가 발생한다.

마이크로폰까지 되돌아가는 소리의 양을 증가시키는 것들은 모두 피드백 진동을 증가시킨다. 흔한 원인들은 다음과 같다:

- 전화기나 모자 채양과 같이 소리 반사체가 보청기 근처에 있는 것. 약 10mm 정도 전화기를 귀에서 떨어뜨리는 것으로도 이런 문제를 피할 수 있다.[1721]
- 말하거나 씹는 것과 같이 외이도의 모양을 변화시켜 이어몰드를 통과하는 소리 통로를 만들 수 있는 모든 현상
- 특히 소아에서 외이도 성장
- 이어몰드가 오래되어 부피가 줄어드는 현상

4

4.7.2 음질에 대한 피드백의 영향 *Effects of feedback on sound quality*

과도한 피드백은 2가지 부작용을 만든다. 첫째는 휘슬링 소리가 실내의 모든 사람이 들을 수 있을 정도로 명백하여도 착용자는 인지하지 못할 수 있다. 이것은 보청기 착용자가 특정 주파수의 청력손실이 매우 심하여 최대출력을 적용해도 들리지 않을 때 일어난다. 이러한 난처한 상황은 피드백 차단기능이 널리 사용되면서 과거에 비하여 매우 드물어졌다(Section 8.2.3). 보청기는 특정 주파수에서 충분한 이득이 있을 때 그 주파수에서 피드백 진동이 발생하며, 그 주파수의 최대출력에서도 환자가 듣지 못한다면 이득이 발생하지 않는다. 보청기 기능이 점점 유연해지면서 이러한 문제를 해결하기 위해 특정 주파수 이득을 낮추는 것이 상대적으로 쉬워졌다.

둘째 문제는 미묘하다. 보청기 이득이 피드백 진동하는 지점 이하로 맞춰져 있을 때에도 '양성 피드백'에 해당되는 주파수에서는 이득을 여전히 증진시키며, '음성 피드백'에 대해서는 이득을 낮추고 있을 것이다. 따라서 피드백은 보청기 반응을 더욱 날카롭게 만들며, 이들 정점이 잠재적인 피드백 주파수가 된다.[357] 이에 해당하는 주파수의 소리가 보청기에 들어갈 때마다 보청기는 신호가 멈춘 뒤 잠시 동안 울리게(rings) 된다(종을 치면 계속 진동하는 것과 같은 기

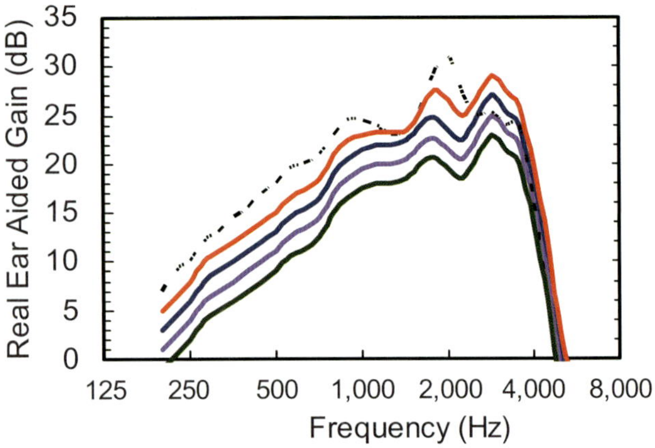

Figure 4.20 Coupler gain of a hearing aid with the volume control adjusted in 2dB steps. One further increase resulted in oscillation.

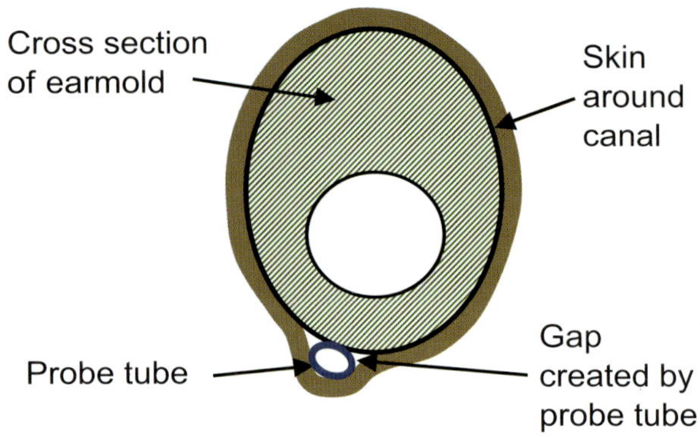

Figure 4.21 Leakage paths created by the insertion of a probe tube between an earmold or shell and the ear canal.

전으로 울림이 발생하는데, 보청기와 좋은 에너지를 갖고 있다가 이후 수초간 점진적으로 에너지를 퍼뜨리는 것이다). 대부분의 사람들이 '아진동 피드백(suboscillatory feedback)'이라고 불리는 이런 울림 현상을 경험하는데, 실내 방송설비로 인해 피드백 진동이 지속될 수 있는 지점까지 도달하게 될 때 이런 음질은 매우 불쾌하다.

피드백 진동이 지속될 수 있는 지점 아래로 보청기 이득을 낮추면 소리 반응이 날카로워지는 것과 울림효과가 급격히 낮아진다(Figure 4.20). 휘슬링 피드백 발생 지점보다 10dB 낮은 곳에서 양성 피드백은 최대 3dB 증가하고, 음성 피드백은 최대 2dB을 감소시킨다. 울림 소리(ringing sound)를 없애기 위해 이득을 얼마나 낮춰야 하는지는 명확하지 않은데, 이는 피드백 없는 보청기 반응이 얼마나 날카로운가에 달렸기 때문이고, 대부분의 경우 이득을 5~6dB 감소시키면 적절하다.

4.7.3 탐침관 튜브 측정과 피드백 *Probe-tube measurements and feedback*

탐침관 튜브도 피드백 현상을 유발할 수 있다. 이어몰드와 외이도 사이에 탐침관을 넣는 것은 탐침관 양측으로 작은 틈을 만든다(Figure 4.21). 이러한 소리 누출은 순환 루프에서 되돌아 오는 소리를 줄이지 못한다. 보청기는 측정하는 동안에도 휘슬링 소리를 만들 수 있으나, 그렇지 않다면 전반적으로 만족스러울 것이다.

탐침관 튜브 주변으로 누출이 없어도 탐침관 벽을 따라 누출이 발생할 수 있다. 탐침관 팁은 잔여외이도에 있으므로 보청기 전체 출력은 탐침관 튜브 내 모든 지점에서 동일하다. 이러한 강한 강도의 음향 신호는 탐침관 벽을 진동시키고 또한 보청기 마이크로폰과 가까운 바깥 공기도 진동시킨다. 이러한 누출 경로는 고출력 보청기와 일부 CIC 보청기에서만 중요하고, 다른 보청기들에서는 이어몰드와 보청기 케이스가 충분히 느슨하게 제작되어 탐침관 튜브에 의한 누출이 중요하지 않다. 피드백이 발생하는 보청기 이득을 측정하려고 시도하면 안 된다. 피드백 진동은 모든 주파수에서의 보청기 작동에 영향을 줄 수 있다.

유용한 팁: 탐침관이 만드는 피드백 회피방법(Avoiding probe-induced feedback)

- 필요한 보청기 이득보다 10dB 낮은 상태에서 이득-주파수반응을 측정한다. 마음 속으로 각 주파수에서 10dB을 더하여 목표 이득과 비교한다.
- 탐침관과 접촉하는 이어몰드/이어쉘의 표면에 두꺼운 윤활젤리(lubricant jelly)를 바른다.

4.8 문제 보청기의 해결 *Troubleshooting Faulty Hearing Aids*

대개 보청기의 중요한 수리는 임상가가 담당하지 않는다. 보청기의 대부분 문제는 사소한 사항으로 누구나 수리가 가능한 정도이다. 또한 문제가 있는 보청기를 가져올 경우 수리를 위해 이를 보청기 제조사에 보내야 하는지, 다른 조치를 취해야 하는지를 결정해야 한다. 이때 고장이 몇 분만에 즉시 수리될 수 있는 것이라면 보청기를 업체까지 보낼 필요가 없을 것이다.

임상가가 보청기의 출력을 듣는 것은 매우 중요하며, 다음의 방법을 통해 알아 낼 수 있다:

- Figure 4.22와 같이 간단한 기구인 청음관(stethoclip, stethoset, stethoset)이 있다. 이를 이용하여 보청기 증폭 여부를 확인할 수 있다. 고이득 보청기를 검사하는 경우 댐퍼를 청음관에 넣으면 정상 청력에서도 편하게 들리는 정도로 보청기 출력을 줄일 수 있다.
- 이어몰드(검사자에 맞춰서 제작된)가 크고 유연하여 연한 컵 모양 끝을 가진 긴 튜브에 부착 될 수 있다.
- 커플러를 통해 보청기와 연결될 수 있는 몇 가지 전자기기들이 있고, 커플러의 출력은 증폭되어 헤드폰으로 출력되는데, 이를 통해 고이득 보청기에서도 편하게 들리는 소리 강도를 쉽게 얻을 수 있다.
- BTE 보청기 끝이 돔 형태이면 직접 보청기를 착용해 볼 수도 있다.
- 대부분의 실이이득분석기에 연결된 헤드폰은 환자 외이도에서 들리는 소리를 들을 수 있게 해준다. 탐침관 마이크로폰이 삽입과 관계없이 환자가 받아들이기 어려운 음질을 정확히 알아낼 수 있다. 이 방법은 환자가 호소하는 소음이나 왜곡 현상에 대해 의구심이 있다면 유용하지 않다.

일부 보청기 회사들은 어떻게 보청기를 개방할 수 있는지와 보청기의 올바른 수리 효과에 대한 강좌를 제공한다. 반면 보청기를 분해하면 보증을 받기 어려운 경우가 있어 보청기 제작사가 보청기 수리를 불가능하게 만드는 경우도 있다.

보청기가 고장 났을 때, 소음, 왜곡, 간섭 등을 명확하게

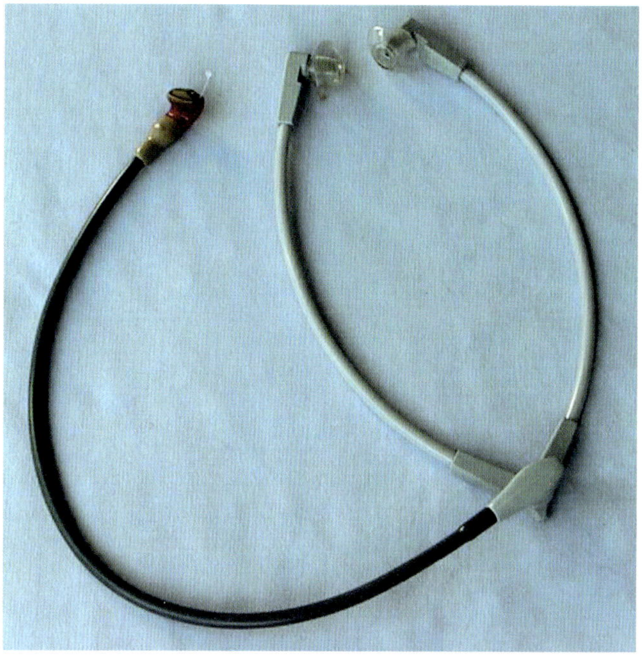

Figure 4.22 A stethoclip attached to a CIC hearing aid.

구별하는 것이 중요하다:

- 소음(Noise): 보청기에서 소음이란, 보청기로 신호가 전달되는 것과 관계없이 발생하는 출력의 일부다. 내부소음은 전적으로 보청기 내부에서 발생하며, 에어컨과 같이 일부 외부소음이 증폭되거나 외부 비음향적 근원으로부터 발생하는 것은 간섭이라고 한다.
- 간섭(Interference): 간섭은 보청기 주변의 자기장이나 정전기 혹은 전자기장에 의해 외부에서 발생하는 소음이다.
- 왜곡(Distortion): 왜곡은 신호가 증폭될 때 발생하는 원하지 않는 출력의 일부이다. 이는 소리가 추가되거나 없어지는 것 보다는 음질이 나빠지는 것을 말한다.

보청기를 설계할 때 다른 전자 장비로 인해 보청기 간섭이 생기는 것을 많이 고려한다. 일부 디지털 휴대전화에 의해 발생하는 신호는 보청기 간섭을 발생시킬 수 있다 (Section 3.11.3).

Table 4.8은 증상 및 보청기 고장 원인에 따라 어떠한 수리를 해야 하는지에 대한 내용이다. 보청기 기능이 단속작동(intermittent operation, 잠시잠시 끊기는)하면 배터리 문제와 변환기와의 연결을 확인해야 한다. 만약 보청기 출력

강도와 질이 낮 동안 감소하고 아침에는 좋은 상태로 돌아가면, 왁스가드(wax guard), 댐퍼, 음향구, receiver screen 등에 귀지가 차있지 않은지 확인해야 한다. 이는 낮 동안의 높은 외이도 습도가 보청기의 마른 귀지와 반응하여 팽창하기 때문에 발생하는데, 이를 열대우림 효과(rainforest effect)라고 한다(Table 4.8 참조).

이전에도 언급하였듯이, 피드백은 그 순환루프의 초기 부분에서 신호 누출을 항상 동반한다. 소리가 누출되는 쪽으로 튜브의 열린 끝을 위치시키면, 청음관으로 피드백의 원인을 찾아낼 수 있다.[1151] Figure 4.23과 Figure 4.24는 각각 ITE/ITC/CIC 보청기와 BTE형 보청기가 어느 부분에서 주로 소리가 누출되는지를 나타내고 있다.

Table 4.8 The audio output from the hearing aid is weak.

Possible cause	Diagnosis	Remedy
Weak battery	Test battery or try a new one	Replace battery
Dirty battery contacts	Visual inspection	Clean with spirits soaked into a cotton bud
Corroded battery contacts	Visual inspection	Clean with abrasive paper, or return to manufacturer
Clogged sound bore or receiver	Visual inspection	Clean with loop
Clogged wax-guard (ITE/ ITC/ CIC)	Visual inspection, plus output restored when wax-guard removed	Replace wax guard
Clogged damper (BTE)	Output restored (and hearing aid feeds back) when earhook is removed	Replace damper
Clogged microphone inlet port	Visual inspection, or thump audible when the aid is tapped	Clean inlet port with a fine pick. Replace tubing if it is perished.
Inadvertent re-programming or de-programming	Check program settings (only applicable to programmable aids)	Re-program. Return to manufacturer if fault re-occurs.
Faulty microphone	Aid works on telecoil or audio input (if present), and internal noise audible at high volume control setting	Send to manufacturer
Faulty amplifier or transducer	No other discernable fault	Send to manufacturer

Table 4.9 There is no audible sound from the hearing aid. Consider all of the items in Table 4.8, plus th following.

Possible cause	Diagnosis	Remedy
Dead battery	Test battery or try a new one	Replace battery
Bent battery contacts	Visual inspection, plus jiggling battery compartment causes intermittent operation	Bend contacts carefully (this may provide a temporary cure only), or send to manufacturer for replacement of contacts
Faulty wiring	No other discernable fault	Send to manufacturer

Table 4.10 The output from the hearing aid is distorted.

Possible cause	Diagnosis	Remedy
Weak battery	Test battery or try a new one	Replace battery
OSPL 90 excessively decreased (if peak clipper)	Problem disappears for low input levels or higher OSPL 90 settings	Increase OSPL 90, or fit a hearing aid with compression limiting and / or wide dynamic range compression
Dirty battery contacts	Noise occurs when battery or battery compartment is moved slightly	Clean contacts with eraser
Faulty transducer or amplifier	No other discernable fault	Send to manufacturer

Table 4.11 The output of the hearing aid is noisy.

Possible cause	Diagnosis	Remedy
Faulty volume control or tone control	Noise increases or decreases markedly when the control is moved slightly	Send to manufacturer for replacement of component
Interference from computer, electric motor, transmitter, mobile phone, car ignition, or other electromagnetic source	Interference noise is present at particular times, or in particular places	Avoid the source of interference, or upgrade hearing aid to one with greater immunity to interference
Hearing aid is switched to the T position!	Hum disappears and signal reappears when switched to M position	Re-instruct user about the function and use of the M-T switch, or disable the T position
Dirty battery contacts	Noise changes when battery or battery compartment is moved slightly	Clean contacts with eraser
Faulty transducer, wiring, or amplifier	No other discernable fault	Send to manufacturer
Faulty microphone	Noise like radio static which increases with changes to gain	Send to manufacturer

Table 4.12 Feedback causes an ITE/ ITC/ CIC The hearing aid to whistle.

Possible cause	Diagnosis	Remedy
Shell improperly inserted	Visual inspection	Re-instruct client on insertion
Shell no longer fits ear snugly (especially for unvented aids)	Whistling stops when thick lubricating jelly is smeared over the canal stalk, or when a Comply™ Soft Wrap or E Λ R Ring™ Seal encircles the canal stalk	Ad build-up material to shell, or re-make shell
Venting insert or plug has fallen out	Visual inspection, compared to record of fitting on file	Insert (and glue in!) a new venting insert or plug
Microphone or earphone has moved and is touching the case or the other tranceducer	Whistling continues when the microphone inlet port is blocked with a finger	Return to manufacturer for re-positioning
Microphone tubing detached from microphone or case	Whistling continues when the microphone inlet port is blocked with a finger	Return to manufacturer for re-attachment
Receiver tubing detached from receiver	Whistling continues when the outlet hole is blocked with a finger	Return to manufacturer for re-attachment
Receiver tubing detached from tip of earshell	Visual inspection; whistling continues when the outlet hole is blocked with a finger	Grip carefully with fine tweezers, reposition, and glue (or return to manufacturer)

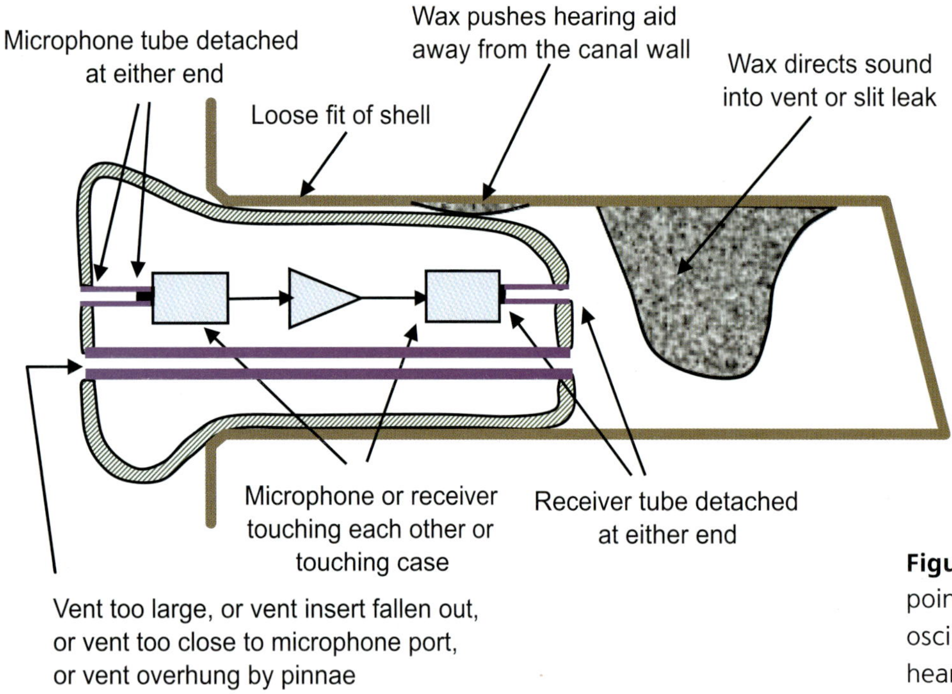

Figure 4.23 Common leakage points, leading to feedback oscillation, in ITE, ITC, and CIC hearing aids.

Table 4.13 Feedback causes a BTE hearing aid to whistle.

Possible cause	Diagnosis	Remedy
Mold improperly inserted	Visual inspection	Re-instruct client on insertion technique and/or modify mold shape
Mold no longer fits ear snugly (especially for unvented aids)	Whistling stops when thick lubricating jelly is smeared over the canal stalk, or when an E-A-R Ring™ Seal or Comply™ Soft Wrap encircles the canal stalk	Re-make mold
Microphone tubing detached from microphone or case	Whistling continues when the microphone inlet port is blocked with a finger	Open case and re-attach tubing, or return to manufacturer for re-attachment
Receiver tubing detached from receiver	Whistling continues when the outlet hole of the aid case is blocked with a finger	Open case and re-attach tubing, or return to manufacturer for re-attachment
Receiver tubing detached from case of hearing aid	Visual inspection; whistling continues when the outlet hole of the aid case is blocked with a finger	Grip carefully with fine tweezers, reposition, and glue, or open and re-glue, or return to manufacturer
Split in earhook or leak at junction of earhook and aid (i.e. hook is too loose)	Visual inspection; whistling continues when finger is placed over tip of earhook	Replace earhook
Split in tubing, or tubing a loose fit on the earhook	Visual inspection; whistling continues when finger is placed over tip of earmold	Replace tubing

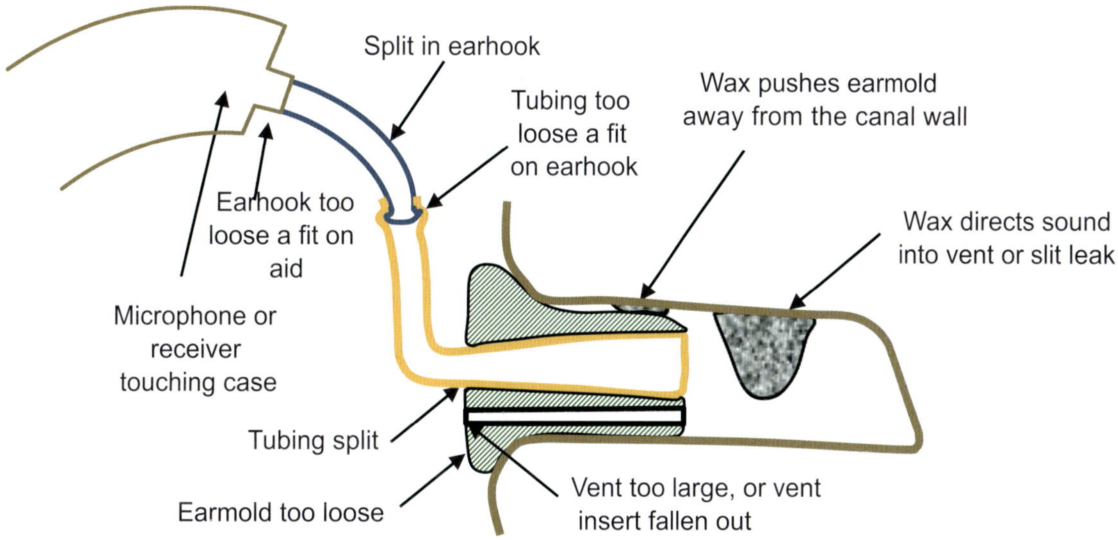

Figure 4.24 Common leakage points, leading to feedback oscillation, in BTE hearing aids.

4.9 결론 *Concluding Comments*

모든 임상가는 보청기 기능을 측정할 수 있어야 한다. 또한 각기 다른 보청기 이득에 대해 알아야 하고, 성능 표시 방법에 익숙해야 한다. 만약 검사박스로 보청기를 자신 있게 측정하지 못한다면, 보청기가 보청기 사양과 동일하게 작동하는지 확인할 방법이 없다. 또한 환자 귀에서 보청기를 정확하게 측정하지 못한다면, 처방 목표에 가깝게 보청기가 잘 조정되었는지 확인하기 어렵다.

보청기 피팅 소프트웨어가 발전하고, 훈련형 보청기(trainable HA)(Section 8.5)가 등장하면서, 보청기 피팅 작업에서 실이이득을 반드시 측정하지 않아도 되는 시기가 도래하고 있으나, 문제해결에 있어서 매우 중요한 도구이다. 보청기 피팅과정에서 환자 개개인 귀에서 측정한 이득과 목표로 예측한 이득이 가깝게 될 때까지 실이이득을 측정하는 것은 중요하다.[2, 4, 449]

각각의 장단점이 있기 때문에 REIG, REAG, REAR 중 어떠한 것을 측정하는 것이 가장 유용하다고 말할 수 없으며(Section 10.2.4), 어느 하나도 다른 것에 비해서 중요한 장점은 없으며, 측정하지 않는 것보다는 하나라도 검사하면 좋다.[449]

외이도에서 SPL을 감지하는 내부 마이크로폰이 장착된 보청기가 곧 시판될 것이다. 이러한 마이크로폰은 몇 가지 기능(능동형 폐쇄 감소(active occlusion reduction), 착용자의 음성탐지, 리시버 오작동 감지 등을 포함하여)을 할 것이다. 이를 이용하면 탐침관 튜브 없이 RECD 측정도 가능할 수 있을 것이다. 또한 2개 마이크로폰으로 입력 SPL과 출력 SPL을 모두 측정하는 것이 가능하게 되어서, 다른 장비 없이도 REAG의 완벽한 측정이 가능해질 것이다. 보청기는 음장 없이도 전기적으로 검사신호를 만들어 낼 수 있을 것이다.

마이크로폰 입구의 한쪽 끝에 탐침관 튜브가 부착되고 다른 한쪽 끝은 외이도를 향하는 통상적인 보청기는 이미 상용화 되어 있다. RECD는 보청기가 소리를 전기적으로 발생시킬 때 측정되며, 이로부터 REAG가 계산된다. 목표 값과의 불일치된 부분을 중점적으로 실이이득 측정을 시작하는 제작 소프트웨어가 이미 사용 가능하며, 이는 보청기 불일치가 최소화되도록 자동 조정한다.

보청기에 대한 측정 값이 잘못 될 수 있다는 사실을 인지하고, 오류가 일어날 가능성을 최소화하는 방법에 대하여 알고, 어떤 것이 정확히 측정되었는가를 이해하고 있을 때에만 보청기는 신뢰성 있고 정확하게 측정될 수 있다.

Chapter Hearing Aids Earmolds, Earshells and Coupling Systems

05 보청기 이어몰드, 이어쉘과 커플링

개요(synopsis)

이어몰드/이어쉘은 보청기를 개인의 귀에 맞도록 만들어 착용할 수 있게 한다. 사전에 제작된(pre-molded) 이어몰드로 피팅하는 것은 표준 크기와 모양을 갖는 보청기를 외이도에 연결하는 또 다른 방법이다. 개인 맞춤형 또는 사전에 제작된 이어몰드는 모두 음향구(sound bore)를 갖고 있으며, 이를 통해 리시버에서 외이도로 소리를 전달한다. 대부분 보청기 피팅은 환기구(vent)라고 하는 두 번째 소리 경로를 가지며, 외부 공기와 외이도 내부 사이를 연결한다. 고이득 보청기(high-gain HA)와 같이 환기구가 없는 경우는 피팅이 막혀있다고 볼 수 있다. 외이도가 횡단면 전체 길이에 비하여 보청기에 의해 크게 채워지지 않으면 개방형 피팅(open fitting, open-canal fitting)이라고 한다. 피팅의 3가지 기능은 물리적으로 보청기를 위치시키며, 증폭된 소리를 외이도에 전달하고, 외이도와 외부 공기 사이의 직접적인 음향 경로를 제어하는 것이다.

이어몰드/이어쉘의 형태는 다양하다. 이 형태는 이것들이 채우는 귓바퀴와 외이도의 넓이에 따라 변하며, 외관, 음향 성능, 편안함 및 보청기 착용의 안정성에 영향을 준다.

원치 않는 보청기의 결과 중에는 폐쇄효과가 있는데, 보청기 착용자의 목소리가 골전도 소리에 의하여 과도하게 증폭되는 것이다. 심한 폐쇄효과를 피하기 위하여 충분한 크기를 가지면서도 피드백 진동을 일으키거나, 충분한 저주파수 이득과 최대출력(maximum output)을 제한하지 않는 환기구를 선택하는 것은 많은 보청기 피팅에서 어려운 문제이다. 경도, 중등도 난청에서 위 조건에 맞는 선택은 대개 얇은 튜브에 연결된 귀걸이형(BTE) 보청기 또는 RITE(receiver in the ear) 보청기 형태의 와이어 연결(미리 제작된, 유연한, 천공된, 돔 모양의 외이도 피팅)을 포함하는 매우 개방된 형태의 피팅이 될 것이다.

환기구나 외부 공기로의 다른 통로가 있는 외이도 피팅에서 발성 주파수 범위를 환기구-전달 주파수 범위(vent-transmitted frequency range), 증폭 주파수 범위(amplified frequency range)와 이들의 중간인 혼합 주파수 범위(mixed frequency range)로 나눌 수 있다. 각 주파수 영역에서 보청기는 매우 다르게 작동한다.

리시버와 외이도를 연결하는 음향구 모양은 보청기의 고주파수 이득과 출력에 영향을 준다. 안쪽으로 갈수록 넓어지는 음향구(horn)는 고주파수 출력을 증가시킨다. 반대로 디자인되거나, 기술 부족의 결과로 만들어진 출구가 좁아지는 음향구는 고주파수 출력을 감소시킨다. 보청기의 주파수 범위 내에서 효과적으로 작동하려면 혼(horn)이 특정 길이 이상이 되어야 한다.

음향구 내부의 댐퍼는 이득-주파수반응의 정점(peak)을 매끄럽게 한다. 댐퍼의 배치와 저항을 주의 깊게 선택하면 이득-주파수반응의 중간 주파수 기울기를 조절할 수 있다.

잘 맞는 이어몰드의 핵심은 정확한 외이도 인상(impression)을 얻는 것이다. 이것은 적절한 재료(중간 점도의 실리콘은 대부분 목적에 적합), 외이도에 충분히 깊게 위치된 외이도 블록 그리고 재료의 부드러운 주입이 중요한 요소이다. 외이도에서 소리가 누출되는 것을 줄이기 위해 꽉 맞는 이어몰드/이어쉘은 다양한 방법으로 얻을 수 있다. 이를 위한 방법으로는 턱을 벌린 상태에서 시행하고, 인상이 굳기 전에 가볍게 두드리며, 점성이 높은 재료를 사용하고, 귀에서 인상을 돋우어서 크게 만드는 것들이 있다.

이어몰드는 다양한 재료로 만들어지는데, 재료 사이의 가장 중요한 차이점은 경도이다. 부드러운 재료는 외이도를 잘 폐쇄시키지만 더 빠르게 변성되며, 삽입하기가 어려울 수 있고, 조정하거나 수리하기는 더 어렵다. 이어몰드/이어쉘은 대개 컴퓨터 제작으로 만들어지며, 이때 귀 인상의 스캔 이미지를 기반으로 레이저가 플라스틱으로 프린팅한다.

이어몰드(BTE), 이어쉘(ITE, ITC, 혹은 CIC), 그리고 사전 제작된 외이도 피팅(얇은 튜브 혹은 RITE BTE) 등을 총칭하여 이어피팅(ear fitting)이라고 한다. 피팅은 3가지 필수 기능을 수행한다:

- 음향구(튜브)는 보청기 리시버로부터 외이도까지의 음향을 연결하여 보청기의 이득-주파수반응에 영향을 준다.
- 외이도의 안쪽 부분과 외부 공기(환기구)에 개방 정도를 조절하여 이득-주파수반응과 보청기의 전기음향적인 편안함에 영향을 준다.
- 귀 안에서 보청기를 편안하게 착용하게 한다.

초기 이어피팅의 형태와 재료는 다양하며, 그 중 일부는 특정 이어몰드 혹은 보청기의 제조사가 독점적으로 사용하였고 일부는 여러 이름으로 불렸다. 다음은 이어피팅을 선택하기 위한 음향구의 음향 특성, 환기 특성 및 보청기 착용 특성으로 구성된 필수적인 조합에 대한 내용이다.

Figure 5.1에서 횡단면으로 표시된 2개의 이어몰드는 완전히 다르다. 이어몰드(a)는 이갑개(concha)를 완전히 채우는 큰 이어몰드이고, 그 내부에 환기구가 있다. 이어몰드(b)는 일부의 이갑개와 외이도를 채우며, CROS 이어몰드 혹은 Janssen 이어몰드라고도 한다. 뚫어서 만든 이어몰드(a)와 외부에 만든 이어몰드(b)는 모두 동일한 길이와 내부 직경을 갖는 음향구를 가지며, 이어몰드(a)가 이어몰드(b)보다 더 밀착되어 있으나 2개의 이어몰드는 보청기의 이득-주파수반응과 OSPL90에 대한 음향 효과가 매우 유사하다.

드릴로 구멍을 내는 것(Figure 5.1a), 외이도를 꽉 채우지 않는 구멍(Figure 5.1b)은 외이도 안쪽 부분과 외부 공기 사이를 연결하게 되는데, 이를 모두 환기구라고 한다. 이러한 방법들은 이어몰드/이어쉘의 이갑개 부분을 관통하고 외이도 부분 내의 영역으로 연결되는 구멍으로 구성된 환기구를 만든다. 반대로 외이도 돔 피팅(canal dome fitting)은 외이도 내의 돔에 여러 개의 구멍을 만들어서 외이도의 나머지 부분이나 이갑개를 막지 않는다. 환기구를 만드는 또 다른 방법은 이어몰드의 외부면을 따라 외이도 팁에서 장착판(faceplate)까지를 갈아 내어 홈을 만드는 것으로, 이를 도랑형 환기구(trench vent) 또는 외부 환기구(external vent)라고 한다.

이어피팅은 폐쇄형, 개방형 또는 혼합형으로 나눌 수 있다. 폐쇄형 이어피팅은 외이도 내부(잔여외이도용적, residual canal volume)와 외부 공기 사이에 의도적인 공기 경로가 없는 피팅이다. 따라서 폐쇄형 피팅은 환기구가 없다. 이런

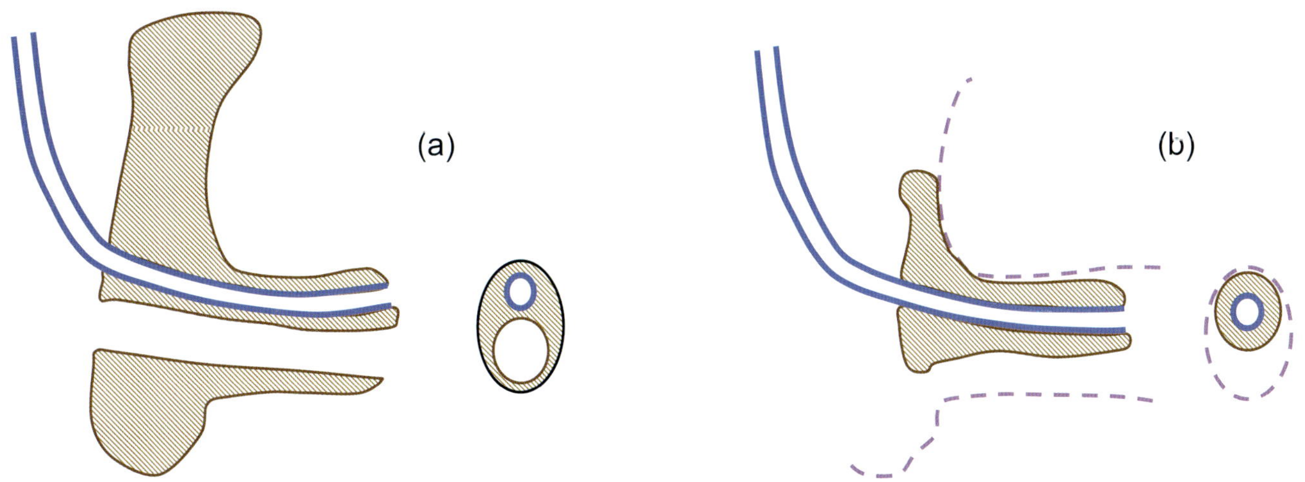

Figure 5.1 Cross Sections of (a) a full concha earmold with a wide vent and (b) a Janssen mold that would have extremely similar acoustical properties, but different retention properties. See also Figure 5.4 for perspective views of these molds.

이어피팅은 적어도 일부분의 길이에 걸쳐 외이도 단면을 완전히 채운다. 폐쇄형 이어피팅에서는 대부분 주변 누출 경로가 있는데, 부정확한 귀 인상, 이어몰드/이어쉘을 만드는 과정에서 발생한 변화, 미리 만들어진 이어몰드로 인한 개인별 차이, 그리고 외이도 크기의 변화 등이 그 원인이다. 이런 누출 경로는 환기구와 유사한 특성을 가지며 때

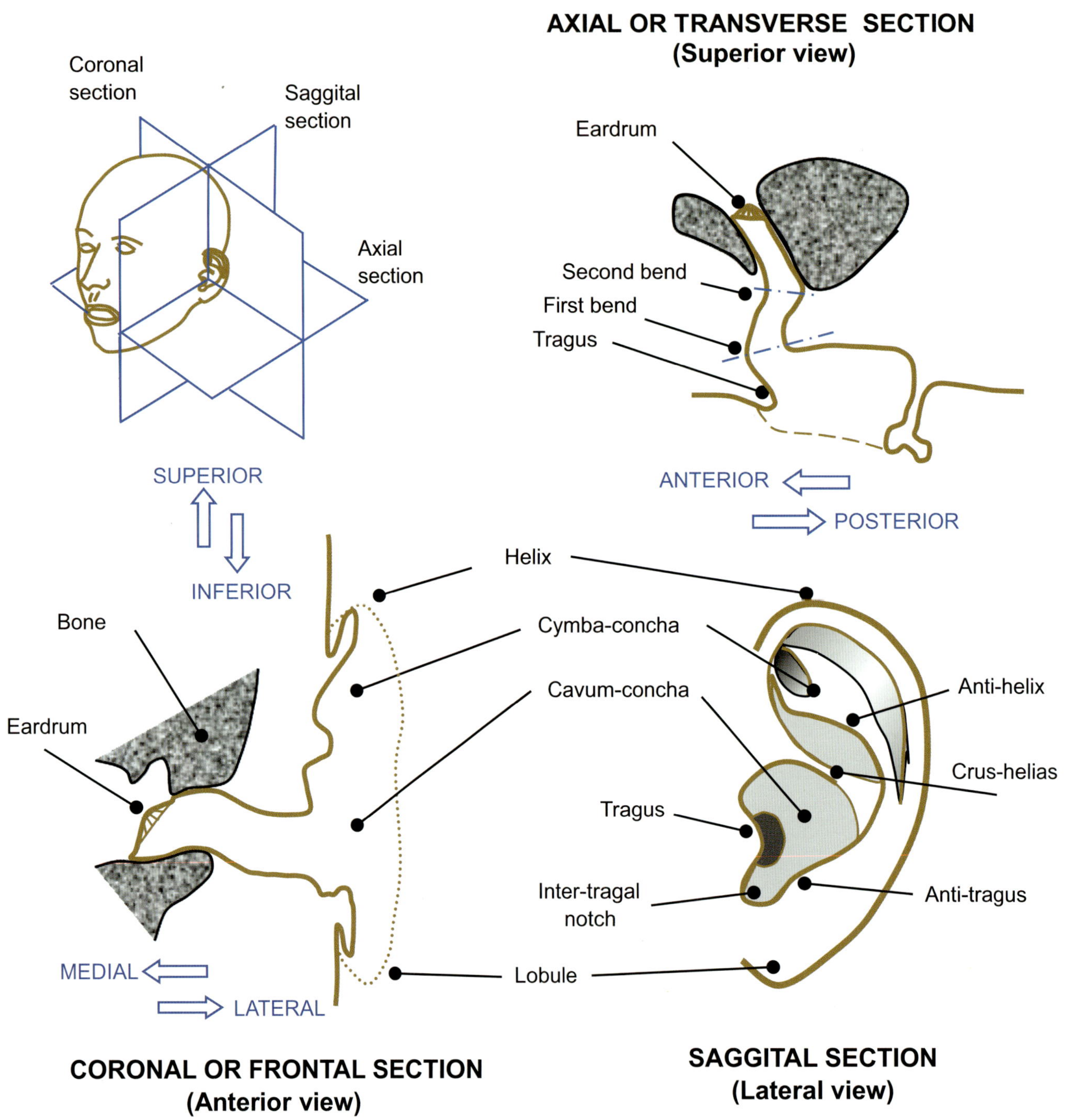

Figure 5.2 Side view and cross Section of the external ear, drawn to average full-size dimensions and typical shape,[1542, 1684] and the names given to various parts of the ear.[1617]

로는 세극누출 환기구(slit-leak vent)라고도 불린다.

개방형 피팅은 전체 길이에 걸쳐 모든 외이도를 거의 완전히 열어 두는 것으로, Figure 1.7, 5.4와 같이 일반적으로 열린 돔 형태로 피팅이 이루어진다. 비폐쇄(non-occluding)라는 표현이 조금 더 일반적이나 사실상 큰 의미는 없다. 일부에서는 환기 경로의 크기와 관계없이 환기구만 있으면 모두 비폐쇄라고도 한다. 일부에서는 이어피팅이 외이도 횡단면 전체에 걸쳐 열려 있는 경우에만 비폐쇄로 기술한다. 또한 일부에서는 보청기 착용자의 주관적인 느낌으로 비폐쇄를 정의하기도 한다(Section 5.3.2). 완전히 폐쇄된 상태부터 완전히 개방된 상태까지의 연속선상에 있으므로 비폐쇄라는 용어가 더 명확하다. 사실상 모든 비폐쇄형 이어피팅은 폐쇄 부분이 매우 작아도 일부분에서는 막혀 있는 상태이다.

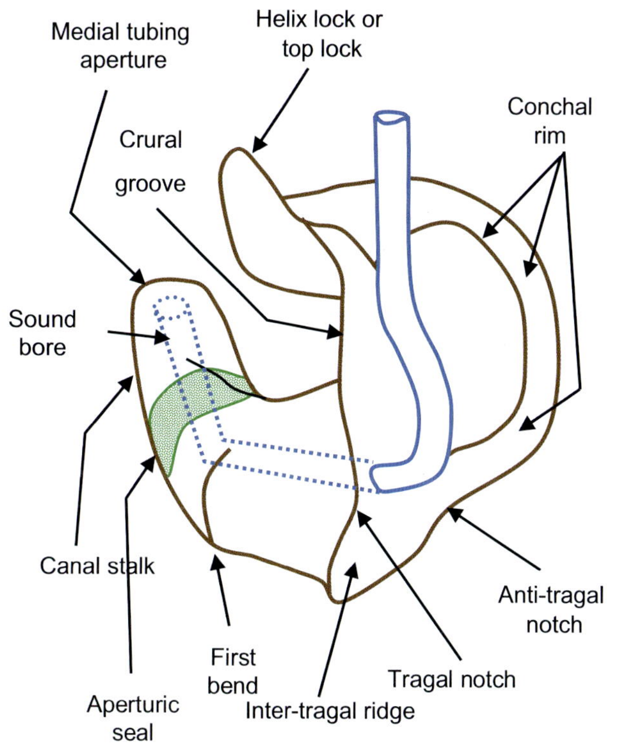

Figure 5.3 Names given to various parts of an earmold or ear shell, based in part on Alvord, Morgan & Cartright (1997).

5.1 이어몰드, 이어쉘, 외이도 피팅 형태 *Earmold, Earshell and Canal Fitting Physical Styles*

이어몰드/이어쉘은 각 형태에 따라 이갑개와 외이도를 채우는 부분이 다르다. 이어몰드/이어쉘 각 부분들은 그것이 위치하는 해당 귀의 해부학적 구조물에 따라 기술된다. 이에 따른 귀 부분의 이름들과 이어몰드 및 이어쉘의 이름들은 Figure 5.2와 5.3에 있다. 외이도 안쪽 절반, 즉 골성 외이도(bony canal)는 뼈를 덮고 있는 0.2mm 두께의 피부로 구성되며,[36] 이 부분은 가해지는 힘에 대하여 매우 민감하다. 외이도 바깥 절반인 연골성 외이도(cartilaginous canal)는 연골을 덮고 있는 피부가 훨씬 더 두껍고 덜 민감하다. 귀지는 땀샘에 의하여 만들어지고 외이도의 연골 부분에만 위치한다. 이어몰드 제조자는 외이도 개구부 바로 안쪽의 외이도 부분을 구멍(aperture)이라고 지칭하며, 이어몰드의 해당 부분은 구멍밀폐(aperturic seal)라고 한다(이는 이어몰드가 이 부분에서 외이도에 가장 쉽게 밀봉되기 때문이다).

이어몰드는 쉽게 알아볼 수 있는 2개의 구부러진 굴곡(bend)을 갖는다. 첫째 굴곡(가장 측면의 bend)은 이어몰드나 인상에서는 뚜렷하게 보이지만 귀를 볼 때는 덜 분명하다. 이주(tragus)의 후방 표면은 외이도의 후벽과 연속적이다. 첫째 굴곡은 외이도 입구가 있다고 생각되는 곳과 일치하는데, 외이도 입구 또는 그 안쪽 수 mm 정도이다. 둘째 굴곡은 연골성 외이도에서 골성 외이도로 이전되기 시작하는 곳이며, 처음에는 후벽에 그리고 이후에는 전벽에 위치한다. 첫째와 둘째 굴곡은 일부 사람들에게서 훨씬 더 급격할 수 있다. 그러나 첫째 굴곡이 급격하게 구부러지면 둘째 굴곡도 많이 꺾이는 경향이 있어서 외이도의 가장 안쪽과 가장 바깥쪽 부분을 횡단면으로 볼 때 서로 평행하게 된다.[1420]

5.1.1 BTE 보청기 이어몰드 형태 *BTE earmold styles*

다양한 형태의 이어몰드를 설명할 때 어려움 중 하나는 이름에 대한 표준화가 부족하다는 것이다. 1976년에 NAEL (American National Association of Earmold Laboratories)에서 몇 가지 표준 이름들이 정해졌지만,[319] 이후로도 많은 새로운 스타일이 고안되고 만들어졌다. 일부 이어몰드는 형태에 따른 이름이 붙여졌고(예: skeleton), 일부는 발명자의 이름을 따서 명명되었으며(예: Janssen), 일부는 혼란스럽게도 다른 응용 프로그램에서 더 자주 사용되었던 프로그램 이름을 따라서 명명되고 있다(예: CROS).

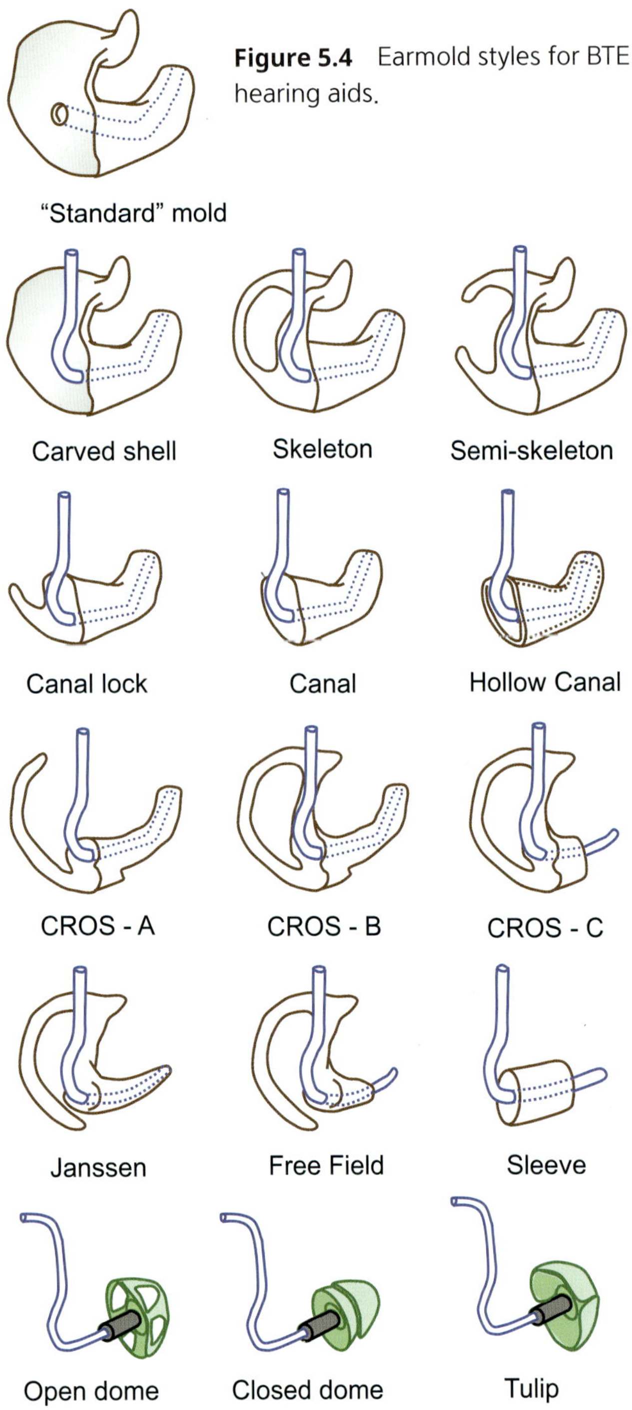

Figure 5.4 Earmold styles for BTE hearing aids.

Figure 5.4는 여러 이어몰드 제조사가 제공하는 다양한 이어몰드 스타일이다. 이것들의 이름은 제조사마다 다를 수 있다. 이 도표에는 음향구의 직경만 차이가 있는 스타일은 포함되어 있지 않다. 표시된 모든 이어몰드 형태에는 길이에 따라 넓어지거나 좁아지는 음향구가 포함될 수 있으므로, 음향구 내부 직경에 따라 새 이름을 지정하는 것은 불필요하고 혼란스러울 수 있다. 음향구 차이에 따른 영향과 일반적으로 사용되는 여러 음향구 형태의 이름은 Section 5.4에 있다. 맨 아래줄은 보청기 제조업체에서 제공하는 미리 제작된(pre-molded) 외이도 피팅으로 일반적으로 얇은 튜브와 함께 사용된다. 이것들은 가장 보편적으로 외이도에 BTE 튜브를 고정시키는 사용법이 되었다.

리시버 이어몰드(receiver mold, 요즘에는 거의 사용되지 않지만 혼란스럽게 표준형(standard) 혹은 일반형(regular) 이어몰드라고 불리기도 하는)는 신체형(body aid) 보청기에서만 사용할 수 있는 유일한 모델로, 버튼 리시버가 이어몰드 표면의 링에 단단히 고정되어 있다. 링에 플라스틱 앵글 조각을 고정하여 BTE 보조 장치로도 사용할 수 있다. 길이가 긴 튜브로 앵글 조각을 보청기 귀고리에 연결한다. 그러나 이를 BTE 보청기에 사용하면 장점(튜빙의 쉬운 교체)보다 단점(음향의 누출, 외관, 고주파수반응이 줄어들 가능성)이 더 크다.

Figure 5.5(a)와 같이 튜브를 쉽게 교체할 수 있는 더 좋은 방법은 이어몰드 안에 튜브가 연결되는 L자 모양의 구

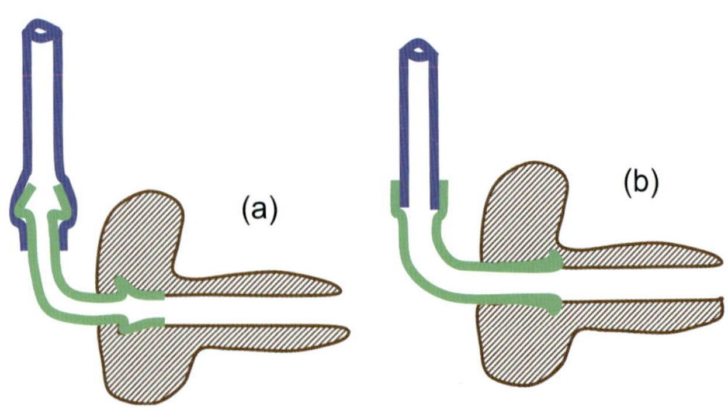

Figure 5.5 Two types of elbows used in BTE earmolds. In (a) the tubing fits around the elbow, which creates some constriction. In (b) the tubing fits inside the elbow.

부러진 부분(elbow)을 장착하는 것이다. 이어몰드 내부의 음향구는 튜브가 아닌 뚫린 구멍으로 이루어져 있다. 보청기의 고주파수반응을 감소시키지 않으려면 L자 모양으로 구부러진 부분(elbow)의 내부 직경이 튜브의 내부 직경과 동일해야 한다. 이러한 특징을 가진 L자 모양으로 구부러진 부분의 특정 브랜드는 Figure 5.5(b)에서와 같이 연속흐름어댑터(continuous flow adapter, CFA)라고 불린다.

Figure 5.4 상위 7개의 이어몰드는 폐쇄형 이어몰드 또는 그것들 안에 환기구를 만들 수 있도록 주문할 수 있다. 나머지 6개의 이어몰드와 개방형 돔은 절대로 완전 폐쇄가 될 수 없는데, 이는 이어몰드가 외이도의 어느 한 지점에서도 전체 횡단면을 채우지 못하기 때문이다.

가장 일반적으로 사용되는 이어피팅은 미리 만들어진 돔형(dome-shaped) 피팅과 얇은 음향구 형태의 피팅이다(Figure 5.4 맨 아래줄). 이들은 부드럽고 굽힐 수 있는 플랜지(flange, 테두리)를 갖고 있고, 직경 범위와 튜브 길이에 맞게 구성된다. 플랜지에 구멍이 있어 외이도를 가능한 개방되도록 설계한 개방형 돔(open dome)과 외이도를 가능한 범위에서 밀폐하도록 설계된 구멍이 없는 폐쇄형 돔(closed dome) 2가지 형태가 있다. 보청기는 외이도 내부에 착용하는 얇은 튜브로 구성된다. 개방형, 폐쇄형 돔 스타일과 매우 유사한 튤립 스타일은 매우 작은 크기의 BTE 보청기와 결합되어 눈에 띄지 않게 만들어 준다. RITE 보청기에도 같은 디자인이 사용되지만, 돔의 중앙 부분에는 플라스틱으로 포장된 리시버가 들어 있어 음향구(sound bore) 길이는 1~2mm에 불과하다. RITE 보청기의 경우 보청기에서 나오는 얇은 튜브 대신 얇은 리시버와 전선으로 연결되므로 결과적으로 잘 보이지 않게 된다.

돔 또는 튤립 이어피팅은 외이도 인상(impression)을 만들 필요가 없어 즉시 착용할 수 있다는 장점이 있다. 적당한 돔 크기 및 튜브 길이를 선택하는 것이 중요한데, 돔의 크기가 너무 크면 불편하고 너무 작으면 빠지거나 움직여서 가려움증을 유발한다. 튜브 길이가 너무 길거나 짧으면 보청기가 귀 뒤에 편안히 자리잡지 못하고, 돔이 외이도 내에 안정적으로 위치하지 못한다. 개방형 돔 이어피팅은 슬리브 이어몰드(sleeve mold)[235] 그리고 환기 구멍이 있는 속이 빈 외이도 이어몰드(vented hollow canal mold)[998]와 같은 기능을 하고, 대부분 이들을 대체하였다. 그러나 후자의 2가지 디자인이 외이도 안에 더 잘 유지될 수 있다.

Figure 5.4 위에 있는 4개의 이어몰드는 귓바퀴 고정장치(helix lock) 부분을 포함한 상태이다. 각 이어몰드는 귓바퀴 잠금 부위 없이 주문할 수 있으며, 착용하기 전에 제거할 수도 있다. 만약 적절한 위치에 귓바퀴 잠금 부위가 있는 이어몰드는 이륜과 대이륜 아래에 완전히 삽입할 수 있고, 이것으로 고정하면 이어몰드가 정위치에 유지되어 보청기 안정성을 최대화할 수 있다. 이어몰드를 바른 위치에 유지하게 도와주는 귓바퀴 잠금 부위는 피드백의 가능성을 약간 감소시킬 수 있다.[1012, 1189] 그러나 많은 경우 귓바퀴 잠금 부위를 꽉 맞도록 넣지 않는데, 이로 인해 이어몰드가 정위치에 있지 못하게 되어서 피드백이 증가한다. 또한 이어몰드의 귓바퀴 잠금 부위의 압박감이 착용의 불편함을 만들 수 있고, 일부에서는 이것이 없을 때 이어몰드를 착용하기 더 쉽다고 한다.[1188] 따라서 일부에서는 귓바퀴 잠금 부위가 없는 형태로 이어몰드를 주문하기도 하며, 반대로 일단 주문하고서 귓바퀴 잠금 부위 문제가 생기면 제거한다.

개별 보청기 착용자에게 이어몰드가 얼마나 개방되어야 하는지를 체계적으로 결정하는 과정이 있다(Section 5.3과 5.7). 외관, 취약성(fragility) 및 착용 특성 정도가 각기 다른 이어몰드 중에서 체계적으로 선택하는 방법은 명확하지 않다(예를 들어 Shell 형태, Skeleton 형태, 반Skeleton 형태, 또는 CROS-A 형태와 CROS-B 형태). 이어쉘 형태를 skeleton 형태로 바꾸려면 이갑개 연골(concha cartilage) 중심 부분을 제거하면 되므로 2가지 형태의 착용 및 폐쇄 특성에는 차이가 없다. 일반적으로 이갑개 중심 부분의 몰드를 많이 제거할수록, 외이도 입구보다 안으로 들어가면서 외이도 내부가 깔대기 모양으로 크기가 더 작을수록, 이어몰드는 귀에 더 단단히 고정되기 어렵다. 그러나 말하거나, 씹거나, 머리를 돌리는 동안 과도하게 귓바퀴가 움직인다면, 이어몰드/이어쉘이 이갑개와 최소한으로만 접촉하면서 외이도에만 이어피팅을 시행하는 것이 최적의 선택이 된다.[841]

어떤 형태의 이어몰드/이어쉘을 선택하여도 이를 유지하는 착용 부위(retention region)가 있어야 한다. 착용 부위는 보청기가 외이도 밖으로 움직일 때 이어몰드와 이어쉘

5

이 피부를 밀어서 위치를 유지하는 부분이다. 이 부분은 외이도, 이주, 대주, 이륜 등이다. 착용 부위가 너무 작거나 배출 운동과 각도가 적절하지 않으면 이어몰드는 귀에서 쉽게 빠져 버린다. 착용 부위가 너무 크거나 과도하게 기울어지면 이어몰드를 삽입하기 어렵다.[1417]

5.1.2 ITE, ITC 또는 CIC 이어쉘 형태 *ITE, ITC, and CIC earshell styles*

보청기용 전자 부품은 이어쉘 내부에 위치하므로 각각의 보청기에서 이를 대체할 이어쉘 형태를 이용할 가능성은 매우 낮다. 너무 새로운 형태의 용어들이긴 하지만, 이륜각(crus of helix) 상부까지 확장된 ITE 보청기는 전이갑개(full-concha) ITE라고 하고, 이륜각(crus-helia) 아래의 전체 공간이 포함된 것은 반이갑개(half-concha) ITE, 이륜각 상부 공간에 맞춰지는 상외이형(cymba-concha ITE)이라고 하며, 이들의 차이점은 Figure 5.6에서 측면 방향에서 잘 확인할 수 있다.

전이갑개(full-concha) 혹은 반이갑개(half-concha) ITE가 이갑개를 측면에서 모두 채우도록 충분한 높이를 갖지 않는 경우에는 '낮은형태 ITE(low-profile ITE)'라고 한다. ITC 보청기가 부분적으로만 이주의 후내벽을 따라 위치하면, 미니외이도(mini-canal) 보청기라고 한다. 미니-외이도 보청기는 '낮은형태 ITC'라고 할 수 있다.

ITE, 낮은형태 ITE, ITC, CIC, 심부삽입 CIC(deep seated CIC) 사이의 구분은 Figure 5.7과 같이 귀의 축 방향을 기준으로 잘 확인할 수 있다. ITE 장착판은(낮거나 높은 측면 형태에서) 이주와 이륜(helix)의 외측면을 포함하는 평면과 거의 평행이다. 이와는 달리 ITC 장착판은 이주의 후내벽에 대하여 거의 직각을 이룬다. CIC 보청기의 장착판은 외이도 입구 혹은 입구 안쪽에 있을 것이다. 고막부터 수 mm 이내까지 깊게 위치하는 일부 보청기들은 고막 주변형

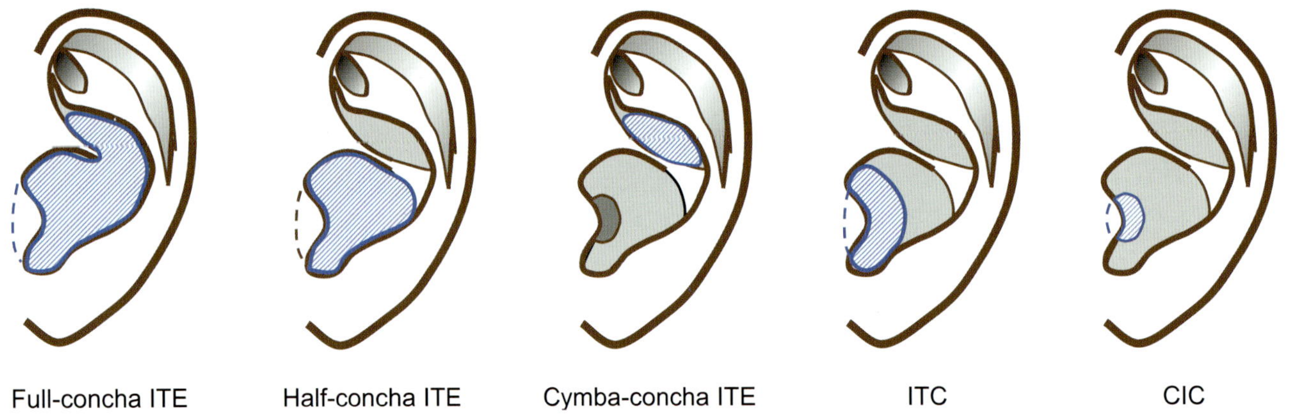

Figure 5.6 Lateral view of different ITE, ITC, and CIC hearing aid styles, with the visible part of faceplate shown hatched.

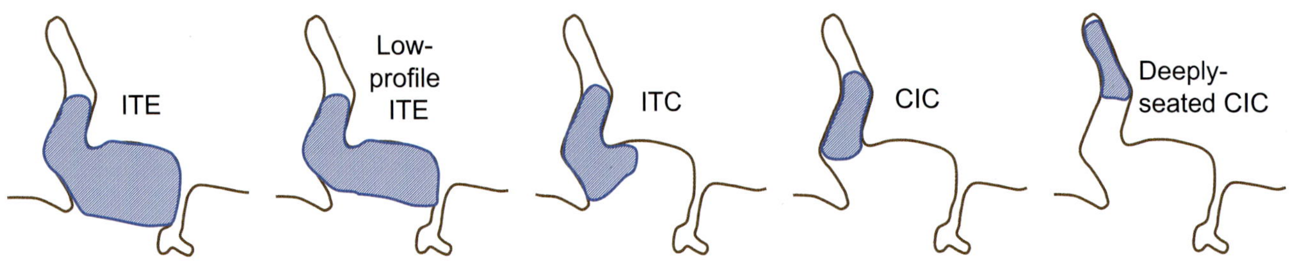

Figure 5.7 Axial view of typical placements for ITE, low-profile ITE, ITC, CIC, and low-profile CIC hearing aids.

(peri-tympanic) 혹은 심부삽입형(deeply-seated)이라고 하나, CIC 이외의 형태에서 이렇게 깊게 위치하는 경우는 드물다. 이런 장치로는 시판되는 보청기 중에서 임상가에 의하여 삽입된 후 수개월 동안 배터리가 소진될 때까지 지속적으로 사용되며, 이후 폐기하고 새로운 보청기를 넣는 형식이 있다. 이런 보청기는 손이 닿지 않는 곳에 위치하기 때문에 보청기 스위치 또는 볼륨 조절을 위한 리모컨이 필요하다.

BTE 이어몰드에 대한 많은 내용은 이어쉘에도 해당된다. 특히 이어쉘은 완전 폐쇄, 부분 폐쇄가 가능하고 일반적으로 이갑개에 위치한 부분이 제거될수록 보청기가 귀에 덜 고정된다. 그러나 이갑개 부분이 적거나 거의 없는 ITC 및 CIC 보청기에서도 인상을 적절히 만들면 귀에 잘 위치시킬 수 있다(Section 5.8).

Figure 5.29(b)와 같이 ITE 또는 ITC 보청기의 환기구 통로가 환기구 내측과 외측 끝 부분에서 이어쉘의 일부를 제거하여 노출시켜서 중심부의 짧고 넓은 환기구 통로만 남겨두는 경우가 있는데, 이러한 스타일을 IROS 환기구 라고 한다.

5.2 이어몰드, 이어쉘, 외이도 착용의 음향학 개요 *Overview of Earmold, Earshell and Canal Fitting Acoustics*

보청기가 귀에 장착되면 보청기의 3가지 중요한 음향 특징에 영향을 주는데, 이득-주파수반응 형태(gain-frequency response shape), 자기 목소리에 대하여 느끼는 지각음성음질(perceived quality of voice)과 피드백 진동 가능성 등이다.

커플링 시스템 또한 3가지 음향적 측면이 있는데, 음향구, 댐퍼, 환기구이다. Figure 5.8과 같이 이들은 각기 다른 주파수 영역에서 주파수반응에 영향을 미친다. 음향구 크기는 중간~고주파수반응에만 영향을 미친다(BTE 보청기의 경우 1kHz 이상, 그리고 ITE/ITC/CIC 보청기의 경우 5kHz 이상). 댐퍼는 다른 범위에도 영향이 있지만, 주로 중간 주파수 영역의 이득-주파수반응 형태에 영향을 준다(BTE 보청기의 경우 800~2500Hz, 그리고 ITE/ITC/CIC 보청기의 경우 1500~3500Hz). 개방형 외이도 이어피팅과 같이 외이도가 충분히 열려 있어서 외이도 공명이 대부분 유지되면 환기구는 전체 주파수 범위에 영향을 주는데, 주로 0~1kHz의 저주파수반응에 대한 효과가 크다.

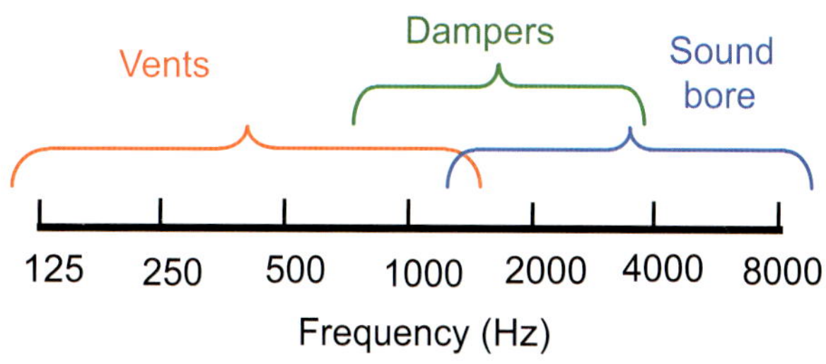

Figure 5.8 Frequency regions affected by each of the components of the hearing aid coupling system.

5.3 환기구 *Venting*

환기구에 관한 내용이 포괄적인 것처럼 보일 수 있지만, 실제 측정에서 발생하는, 설명되지 않는 보청기 반응은 환기구와 누출(leakage) 경로에 의한 것이 많다. 개방형 보청기의 환기효과를 포함하여 보청기 피팅에 있어서 환기구에 대한 이해는 필수사항이다.

환기구 크기는 외이도를 과도하게 폐쇄하지 않고, 피드백을 만들지 않는 조건에서 목표이득(target gain)을 얻기 위하여 선택한다. 그러나 이런 3가지 목표를 완전히 얻을 수 없는 경우가 있다. 자세한 내용은 Section 5.3.1, 5.3.3에 있다. 환기구 크기는 Section 5.3.4의 방향성 마이크로폰 효과, 적응형 소음제거(adaptive noise cancellation)와 압축에도 영향을 미친다.

환기구는 잔여외이도의 공기와 바깥의 공기를 교환하며, 외이도 내부의 습기가 과도하게 축적되는 것을 방지하고, 너무 크지 않은 고막천공을 가진 이들도 보청기를 착용할 수 있도록 한다.[38] 음향질량(acoustic mass)의 개념을 먼저 알면 환기효과를 이해하기가 쉽다. 환기구는 튜브의 벽으로 둘러싸인 공기 기둥이다. 공기는 다른 물질과 마찬가지로 질량이 있기 때문에 관성을 갖는다. 환기구로 소리를 전달하려면, 이러한 관성을 극복해야 한다(그렇지 않으면 공기가 움직이지 않는다). 관성을 극복하는 것은 고주파수

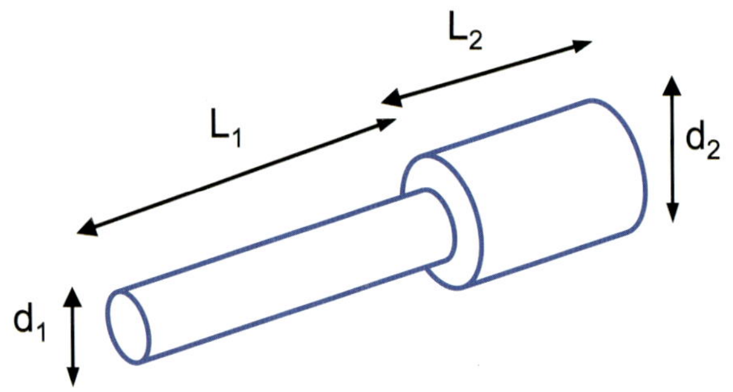

Figure 5.9 A vent made up of two tubes of different lengths and diameters.

보다 저주파수에서 훨씬 쉽고, 큰 질량보다 작은 질량에서 더 쉽다. 펜과 같은 작은 무게를 들고 좌우로 흔드는 것과 설탕 또는 밀가루 봉지를 좌우로 흔들기 위한 것은 힘의 차이가 있고, 빠른 속도(진동, 주파수)로 흔들려면 더 많은 힘이 필요한 것과 동일한 개념이다.

마찬가지로 주파수가 높고 환기구의 음향질량이 클 경우에는 공기 기둥이 많이 움직이지 않아서 많은 소리가 전달되지 않는다. 패널과 같이 환기구가 길고, 좁은 경우 음향질량이 높다.

실제로 환기구는 모든 지점에서 동일한 직경을 가진 튜브는 아니다. 음향질량의 개념은 환기구가 다양한 지름에 따라 어떤 영향이 발생하는지를 이해하는데 도움이 된다. Figure 5.9와 같은 환기구의 경우 총음향질량은 각 부분들의 음향질량의 합계와 같다. 이러한 특별한 경우에는 좁은 부분의 음향질량은 넓은 부분의 음향질량보다 훨씬 커서, 총음향질량은 좁은 부분의 음향질량과 거의 같다. 직경이 2개 이상인 환기구의 음향질량은 실질적으로 한쪽 끝의 환기구는 가변형 크기를 갖고, 반대쪽 끝이 넓은 환기구인 경우에 적용된다.[999]

환기구 크기를 정확히 예측하는 것은 어렵기 때문에 미

이론 이해: 직경과 길이로 환기구의 음향질량 계산(Calculating the acoustic mass of vents from their diameter and length)

임상에서 음향질량을 계산할 필요는 없으나, 매우 간단하여 환기구 크기를 변경하면 이에 따른 영향이 어떻게 변화하는지 이해하는데 도움이 된다. 음향질량은 환기구 공기의 물리적 질량과 같은 것은 아니다. 길이(L, in meters), 단면적(A, in square meters)의 공기 기둥(즉, 환기 튜브)의 음향질량은 다음과 같다.

$$M_a = 1.18(L/A) \quad ...\ 5.1.$$

단위는 kg/m⁴이나, 전기적 관성과 유사하게 Henrys 라고도 불린다. 1.18의 양은 공기 밀도(kg/m³)이다. 환기구는 일반적으로 모양이 원형이기 때문에 계산을 보다 편리하게 할 수 있다. 환기구의 내부 지름을 d(mm), 그리고 길이를 l(mm) 이라고 할 때, 음향질량은 다음과 같이 계산할 수 있다.

$$M_a = 1500l/d^2 \quad ...\ 5.2.$$

환기구가 길어지거나, 좁아지면 환기구 음향질량이 증가한다. 따라서 길이가 긴 환기구는 짧은 환기구보다, 좁은 환기구는 넓은 환기구보다 소리를 적게 내보낸다.

예를 들어서 직경 2mm, 길이 20mm의 환기구는 최종 보정을 하여 8100Henrys의 음향질량을 갖는다. 둘째 예로서 0.7mm 두께의 쉘을 갖는 빈 외이도 이어몰드는 직경 1mm일 때에 음향질량이 2250Henrys에 불과하다.

음향질량을 정확하게 계산하려면 큰 공간으로 열린 환기구의 각 끝 부분에 길이 보정을 추가해야 한다(바깥쪽 끝 또는 안쪽 끝의 잔여 외이도과 같이). 각 끝 부분의 보정은 환기 튜브 지름의 0.4배이다. 따라서 예시의 튜브는 실제로 21.6mm 길이의 튜브처럼 작용하고, 둘째 예시의 튜브는 1.5mm 길이의 튜브처럼 작용한다. 넓이보다 훨씬 길이가 긴 환기구에 대하여 최종 보정 값을 무시할 수 있으나, 만약 그렇지 않다면 최종 보정 값을 고려해야 한다. 환기구가 짧거나, 넓은 경우 특히 주의해야 한다.

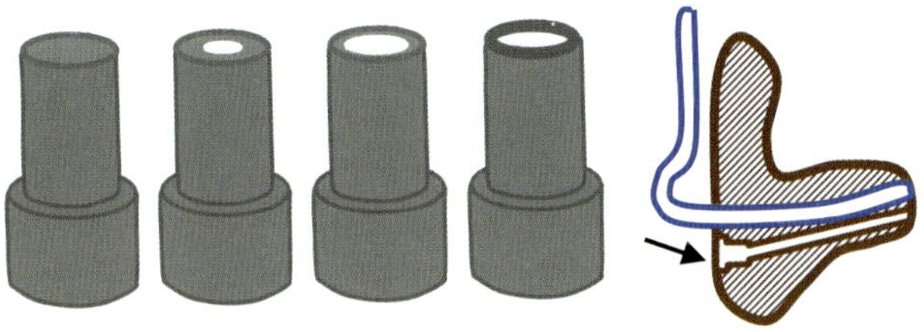

Figure 5.10 The inserts (larger than life-size) from a vent insert system, and the earmold and vent receptacle (approximately life-size) into which they fit. Positive Venting Valve (PVV) and Select-A-Vent (SAV) are two such systems commercially available.

리 예비 착용을 한 후 환기구를 조정할 수도 있다. 이를 위해 드릴을 사용하여 갈아내어 환기구 크기를 넓히거나, 너무 크면 왁스나 플라스틱 재료로 채운 뒤 적정한 크기로 다시 드릴링하여 직경을 줄인다. 교환 가능한 환기구 삽입 플러그(vent insert plug)를 함께 주문하면 보다 빠르고 쉽게 환기구를 수정할 수 있다. 이런 방법은 Figure 5.10에 있고, 환기구의 측면 끝에서 넓어진 원통형 소켓에 연결된 환기 튜브로 만들어지며, 이 부위에 삽입형 '막대(tree)'를 넣어 완성한다. 삽입 플러그들은 모두 동일한 길이(2.5mm)로 구성되나, 내부 직경이 다르고 각각의 삽입 플러그는 환기구의 음향질량을 정해진 만큼만 변경한다:

- 환기구(환기 튜브)의 나머지 부분이 길거나, 얇지 않아서 이로 인한 음향질량이 전체 질량에서 대부분을 차지하고,[336]
- 이어몰드/이어쉘 주변의 누출이 크지 않아서 환기구의 크기가 중요하지 않은 경우이다.

대부분 가장 큰 구멍과 두 번째로 큰 구멍을 가진 삽입 플러그는 거의 동일한 효과를 갖는데(총환기구 질량이 환기 튜브에 의하여 지배되기 때문), 가장 작은 구멍과 두 번째로 작은 구멍을 가진 삽입 플러그는 서로 유사한 효과를 갖는(자연적인 누출이 환기효과를 조절하기 때문) 경우가 흔하다. 삽입 플러그 시스템은 2개 또는 3개의 효과적인 다른 환기구 효과를 얻을 수 있는 쉬운 방법이므로 의미가 있다. 다음 경우에는 환기구의 유연성이 최대로 필요하다:

- 가장 좁은 삽입 플러그를 유용하게 사용하려면 이어몰드를 단단히 조여서 누출을 최소화해야 한다(넓은 삽입 플러그를 사용하면 매우 불편하기도 하며, 적합하지 않을 수 있다).
- 가장 넓은 삽입 플러그가 유용하려면 환기관이 짧고 넓어야 하는데, 외이도가 좁은 경우에는 불가능할 수 있다. BTE용 혼(horn)이나 ITE 용 대형 리시버와 같이 큰 크기의 기기가 외이도에 있어야 한다.

따라서 대략 얼마나 많은 환기가 필요한지 예측할 수 있는 것이 중요하며, 다음 3개의 Section에 이 내용이 있다.

5.3.1 보청기 이득과 OSPL90에 대한 환기구 효과
Effects of vents on hearing aid gain and OSPL90

환기구(누출 및 개방형 피팅 포함)는 보청기의 저주파수 이득과 OSPL90에 영향을 주는데, 이는 외이도에서 저주파수 소리가 외부로 누출될 수 있고, 외부 소리 중에서 저주파수 소리가 보청기 증폭기를 통하지 않고 잔여외이도에 전달될 수 있기 때문이다. 이것들은 환기구의 2가지 개별 효과로서 이와 함께 발생하는 효과는 다음과 같다.

증폭 소리 경로에 대한 환기구 효과(Effects of vents on the amplified sound path)

음향구에서 증폭된 공기 진동이 외이도로 나오면, 외이도 내에는 음압(sound pressure)이 발생한다. 고막에 의하여 감지되는 것이 바로 이 음압이다. 잔여외이도용적(음향구 출구와 고막 사이의 공간)이 작을수록 더 많은 SPL이 만들어진다. 환기구(개방형 외이도를 포함)와 같은 누출 경로가 있는 경우에 만들어진 진동 중 일부는 외이도 내의 음압에 기여하기보다 그 경로를 통해 빠져 나가게 된다. "얼마나 많은 소리가 나가고, 얼마나 남는가?" 빠져 나가는 소리의 비율은 잔여외이도와 중이 임피던스에 대한 상대적인 누출 경로의 임피던스에 따라 결정된다. 음향질량인 환기구 경로는 주파수와 함께 상승하는 임피던스를 갖는다. 반대로 잔여외이도용적은 주로 음향 컴플라이언스(compliance)로 주파수가 증가함에 따라 임피던스가 낮아진다.

이러한 2가지 이유로 환기구는 주파수가 낮아짐에 따라 중요한 누출 경로가 된다. 따라서 환기구는 증폭기와 리시버를 통해 외이도로 전달되는 증폭된 소리에 대한 주파

Table 5.1 Effect of different sized vents, in dB, relative to a tightly sealed earmold or shell, on the gain of the amplified sound path. Note that the vent acoustic masses shown do not allow for the effects of leakage around the mold.[430, 1355, 1816]

Vent size	Vent acoustic mass (Henrys)	Frequency (Hz)								
		250	500	750	1000	1500	2000	3000	4000	6000
Unvented, average fit		-4	-2	-1	-1	1	0	0	0	0
1mm	26,700	-5	-2	-1	-1	1	0	0	1	1
2mm	7,000	-11	-3	-1	-1	1	1	1	1	2
Closed dome		-10	-8	-3	-2	-2	-1	1	-2	0
IROS (ITE/ITC)	4,700	-16	-11	-4	-3	2	4	2	-1	0
3.5mm	2,400	-21	-12	-6	-4	1	2	2	1	1
Janssen (ITE)	2,100	-23	-13	-3	-3	1	6	4	-1	1
Open dome	830	-30	-24	-16	-12	-8	-3	5	0	0

수반응에서 저주파수반응을 낮춘다(low cut).

저주파수 차단 범위는 환기구 크기에 의하여 결정된다(환기구 크기가 음향질량을 결정하기 때문). Figure 5.11은 완전 밀폐된 이어몰드/이어쉘과 서로 다른 크기의 환기구 크기에서 증폭된 소리의 저주파수반응을 차단하는 정도를 비교한 결과이다. 이 결과는 환기구를 선택할 때 유용하며, Table 5.1은 청력측정 주파수에 대한 결과이다. 이 결과는 Kuk, Keenan, Lau(2009) 결과와 일치한다. 환기구 크기가 달라도 음향질량이 같다면 증폭된 소리 경로에 대하여 같은 효과를 갖는다.[998] 소리 전달은 돔의 컴플라이언스 및 질량뿐만 아니라 돔의 가장자리 주변의 누출에 의해서도 영향을 받으므로 폐쇄형 돔에서 음향질량을 계산하는 것은 적절하지 않다.

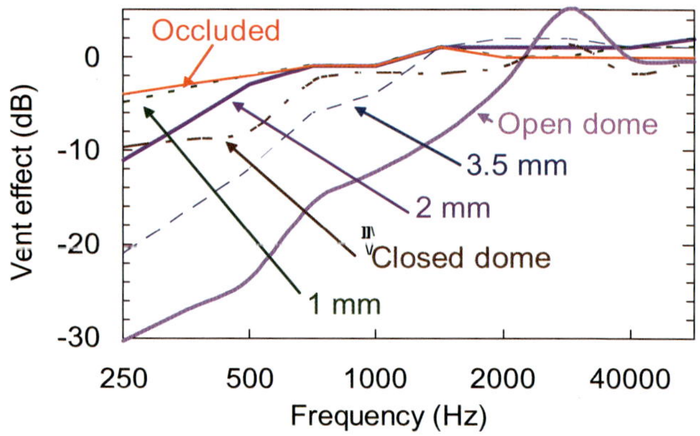

Figure 5.11 Effect of different sized vents on the frequency response of amp⫞lified sound, relative to the response with a tightly fitting earmold or earshell.[430, 431, 1355]

환기구 전달 소리 경로에 대한 환기구 효과(Effects of vents on the vent-transmitted sound path)

환기구는 입구에 전달되는 모든 저주파수 음파(sound wave)도 전달하므로, 머리에 닿는 음파가 환기구를 통해 직접 외이도에 전달하는데, 이 경로는 완전히 비전기식(non-electronic)이다. 환기구가 감쇄시키지 않고서, 외이도로 전달한 소리의 주파수 범위는 전기적으로 증폭된 소리를 감쇄시키는 범위와 같다. 특히 환기구 헬름홀츠 공명주파수(Section 2.2.2)까지는 소리를 줄이지 않고 외이도에 전달한다. 외부에서 외이도로 직접 들어가는 소리에 대하여 환기구는 그 이상의 주파수 소리는 점점 더 많이 감쇄시키므로 보청기가 꺼지면 귀마개와 같은 역할을 하게 된다.

외부 SPL에 대한 상대적인 SPL, 즉 보청기가 꺼진 외이도에서 SPL을 실이폐쇄이득(eal-ear occluded gain, REOG)이

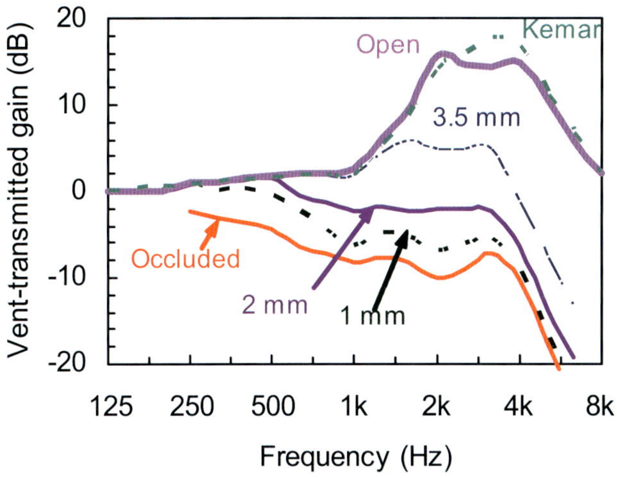

Figure 5.12 REOG of the vent-transmitted sound path for vents of different sizes in an earmold or shell with a mean canal stalk length of 7mm[430, 431] and for an open fitting.[557, 1264, 1937] The dotted blue line shows a typical REUG curve.

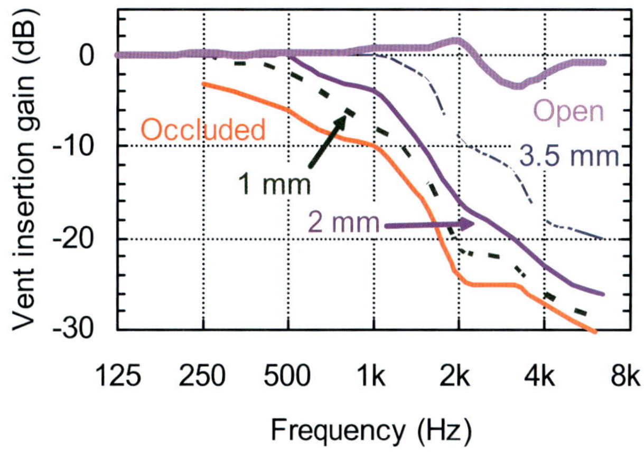

Figure 5.13 Insertion gain of the vent-transmitted sound path (REOIG) for vents of different sizes in an earmold or shell with a mean canal stalk length of 7mm,[430, 431] and for an open fitting.[557, 1264, 1937]

라고 하였다(Section 4.3.3). 이러한 SPL을 만드는 음파는 주로 환기구(및 누출)를 통해 외이도에 도달한다. REOG는 REAG와 동일하지만 증폭된 소리 경로가 아니라 환기구 전달 소리 경로(vent-transmitted sound path)이다. Figure 5.12는 몇 가지 이어몰드 형태에 대한 REOG이며, REUG 곡선의 평균값도 같이 표시되어 있다. 환기구 직경이 증가함에 따라 REOG 곡선은 REUG 곡선과 점차 유사해 진다. 가장 큰 환기구(예: 개방형 피팅)는 REUG을 거의 손상시키지 않는다.[1105, 1264, 1937] 튜브의 끝 부분을 정위치에 고정시키기 위해 사용되는 돔이나 기타 장치의 구멍을 통해서 소리가 이동하여 만들어지는 작은 음향질량이 개방된 외이도(open-canal) 공명을 약간 낮은 주파수로 이동 시킨다.

보청기가 꺼져있을 때 삽입이득과 동등하다는 것을 고려하여야 한다. 실이폐쇄삽입이득(real-ear occluded insertion gain, REOIG)은 귀에 장치가 없는 외이도 SPL에 대비한 보청기가 꺼진 외이도의 SPL이다. REOIG는 단순히 환기구가 전달하는 소리 경로의 삽입이득이다.

REOIG = REOG - REUG ... 5.3

개방형 피팅을 포함한 다양한 환기구 크기에 대한 REOIG는 Figure 5.13에 있다.

개방형 피팅은 전체 주파수 범위에서 0dB REOIG 이득에 가깝다. 이것은 모든 주파수에서 청력이 정상에 가까운 사람들에게 큰 장점이 있는데, 역하강형(reverse sloping) 난청의 경우 개방형 피팅 이외의 이어몰드는 보청기 증폭기 및 리시버의 제한된 대역폭으로 인해 고주파수에서는 귀마개와 같이 작동하게 된다.

또한 REOIG는 삽입손실(insertion loss)이라고도 하는데, 보청기가 순혜택을 제공하기 이전 삽입손실과 동일한 이득(gain)을 제공해야 한다고 잘못 생각하는 경우가 종종 있

고품질 저주파수 소리 실현(Achieving high-quality, low-frequency sound)

환자가 특정 주파수 이하에서는 0dB 이득이 필요한 경우에 어떤 전기 장치도 환기구가 제공할 수 있는 낮은 왜곡의 평편한 주파수반응(flat frequency response)과 같지 않다.

이런 경우 이 주파수 이하의 소리를 감쇄시키는 이어몰드/이어쉘은 다음의 경우에만 사용해야 한다:

- 환기구가 사용되는 경우 필요한 고주파수 이득을 얻을 수 없거나,
- 환자가 저주파수에서 방향성 혜택을 갖는 것이 중요할 때이다.

다. 이것은 매우 부정확하다. 공식 5.3과 같이 삽입손실은 귀에 보청기를 착용하여 들어오는 소리를 차단하는 정도(즉 REOG)와 개방외이도공명(즉 REUG)의 손실에 의해 결정되는데, 이 중에서 개방외이도공명만이 보청기 이득에 의해 보상된다.[1264]

환기구 전달 소리와 증폭 소리 경로의 결합에 대한 환기구 효과(Effects of vents on the combined amplified and vent-transmitted sound paths)

보청기 사용자는 보청기로 증폭되거나, 환기구를 통해 전달되는 소리를 경로에 따라 나누지 않고 함께 듣는다.[911] Figure 5.14와 같이 소리의 2개 경로를 통하여 모두 고막에 도달하며 도착한 소리는 잔여외이도에서 결합된다.

Figure 5.15는 2개 경로가 결합하는 방법의 예시이다.[431] 한 경로의 삽입이득이 다른 경로의 삽입이득보다 10dB 이상 크다면 결합된 경로의 삽입이득은 더 높은 이득을 갖는 경로의 삽입이득과 거의 같게 된다. 이는 낮은 이득을 갖는 경로로 들어온 소리 양은 우월한 경로로 들어온 소리에 비하여 미미하기 때문이다. 외이도의 삽입이득, 보청기 실이증폭이득(real-ear aided gain) 또는 어음 신호의 1/3 옥타브 스펙트럼을 측정할 때에 확실하게 확인되는 반응은 모두가 결합된 반응곡선이다. 그러나 Figure 5.15와 같이 이러한 결합된 반응곡선은 완전히 다른 2개 경로로 만들어지며, 반응을 3가지 개별 영역으로 나누는 것이 유용하다: 환기구 전달영역(vent-transmitted region), 증폭영역(amplified region)과 이들 사이의 혼합영역(mixed region)이다.

개방형 외이도 보청기를 사용할 때 최대 1500Hz까지 확장할 수 있는 환기구 전달영역에서 마이크로폰, 증폭기, 리시버는 수신된 소리에 대해 아무런 영향을 미치지 않는다. 그러나 이전 설명과 같이 증폭영역에서는 환기구가 외이도에서 소리를 누출시켜서 이 부분에서 일부를 감쇄시키는 효과를 갖는다.

혼합영역에서의 최종 결과는 환기구 경로와 증폭경로가 결합하는 방식에 따라 달라지는데, 이들 경로 사이의 위상차(phase difference)에 따라 결정된다. Figure 5.16은 혼합영역에서 이들 경로의 위상차가 직접적으로 어떻게 영향을 주는지를 보여 준다. 2개 경로의 위상차가 180°에 가까

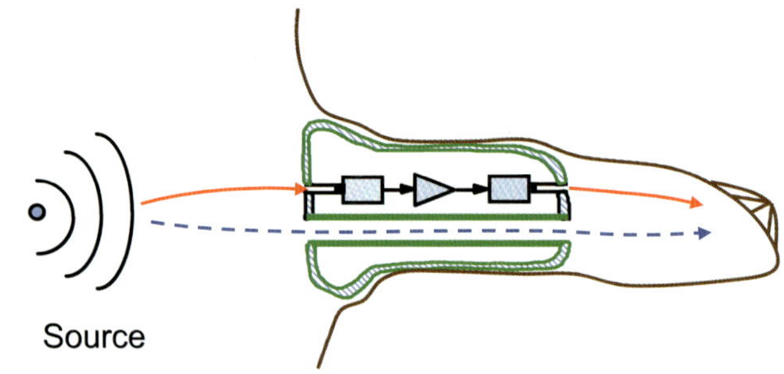

Figure 5.14 Sound travels from a source to the eardrum via the amplified path (solid red line) and the vent or leakage path (dashed blue line). An ITE is shown but the same principle holds for BTE or body aids.

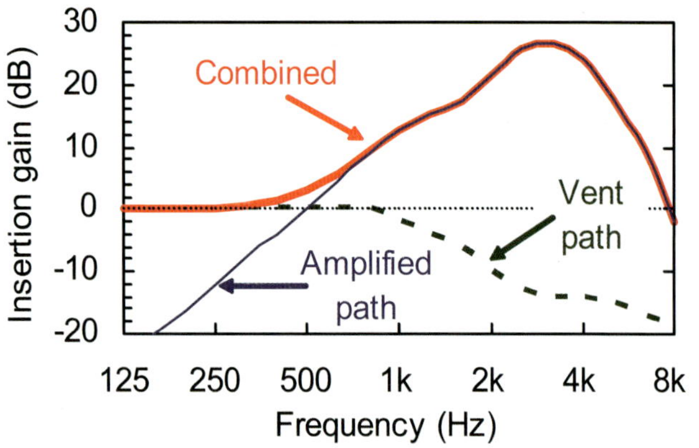

Figure 5.15 Insertion gain of the vent-transmitted path and the amplified path and the way these might combine to form the insertion gain of the complete hearing aid.

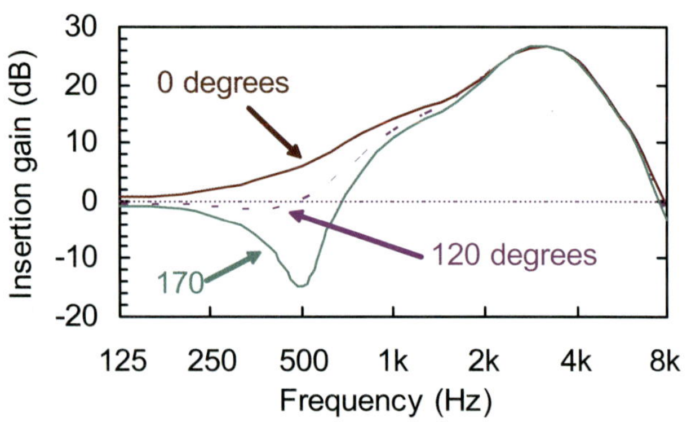

Figure 5.16 Insertion gain of the combined response for phase differences of 0, 120, and 170 degrees between the vent-transmitted and amplified sound paths shown in Figure 5.15 The combined path in Figure 5.15 assumed a phase difference of 90 degrees.

유용한 팁: 실이이득 목표 맞추기(Matching a real-ear gain target)

- 환기구를 추가하거나 넓히면 삽입이득은 0dB로 이동한다(증폭영역에서 저주파수 이득은 감소하나, 보청기가 귀마개처럼 작동했다면 저주파수 이득이 증가할 수 있다).
- 전자식 톤 제어를 변경해도 환기구 전달영역에는 영향을 미치지 않으므로, 톤 제어가 환기구 전달영역이 담당하는 것과 동일한 주파수 범위에만 영향을 준다면 전혀 영향이 없다.
- 전자식 톤 제어를 변경하면 혼합영역에서는 예측할 수 없는 결과가 발생할 수 있고, 그 결과는 2개 소리 경로 사이의 위상관계에 따라 달라진다.

워지면 혼합된 반응에서 침하(dip) 또는 절흔(notch)이 발생한다. 동일한 주파수일 때 2개 경로의 이득(gain)이 거의 정확히 180° 위상차가 있어야 하므로 실제로 깊은 절흔이 10dB 이상인 경우는 거의 없다. 주파수반응의 정점에서는 큰 침하가 발생 가능하지만, 대부분의 작은 침하는 지각에 큰 영향이 없다.[454] 실제로 침하가 뚜렷해지면, 이 부분이 혼합영역의 중간 부분이라는 편리한 표지자가 된다.

디지털 보청기는 3~10msec 범위의 상당한 시간지연이 있기 때문에, 증폭경로와 환기구 전달경로의 상대적인 위상은 혼합영역 전체에서 지속적으로 빠르게 변화한다. 결과적으로 결합된 반응은 Figure 5.17과 같이 2개 경로가 서로 약 10dB 이내의 이득을 갖는 주파수 영역에 대해서는 동일위상 가산(in phase addition)과 상이위상 제거(out-of-phase cancellation)에 각각 상응하는 일련의 정점과 저점(trough)으로 표시된다. 이러한 소리 변화는 여러 주파수에서 빗살 모양이 나타나는 빗형 필터링(comb filtering)이라고 한다. 빗의 '톱니'는 2개 경로의 상대적 지연의 역수로 나누어진다. 이 경우 4msec 시간지연이 발생하는 주파수는 250Hz이다.

환기구는 보청기에서 나오는 소리에 영향을 주기 때문에 보청기 최대출력에도 영향을 준다. 그러나 예를 들어서 OSPL90 조절은 환기구 전달영역에서 최대출력에 대한 영향은 없다.

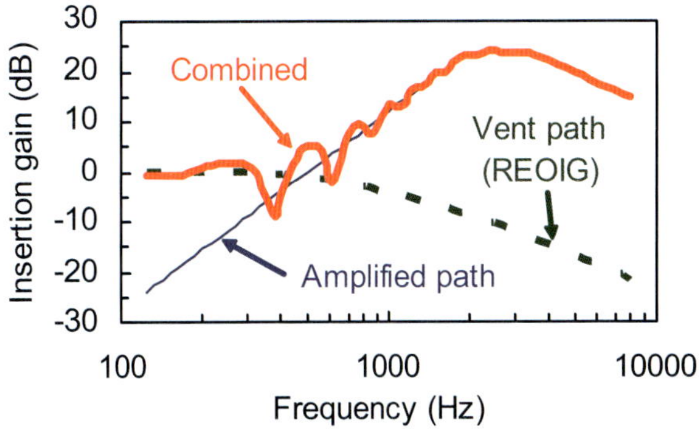

Figure 5.17 Insertion gain of the combined response when sound in the amplified path is delayed by 4 ms with respect to sound in the vent path.

보청기 사용자들이 환기구나 전기적 톤(음조, tone) 차단기능(electric tone cut)으로 얻는 보청기 저주파수반응을 더 선호하는 것에 대하여 서로 다른 결과를 보이는 연구들이 있다. 기존의 전기적 저파수 차단기능은 잘 맞는 이어몰드와 함께 사용하면 저주파수 이득을 감소시켜서 저주파수 이득을 음(-)의 값으로 만들 수 있으나, 환기구는 저주파수 이득을 0dB까지만 줄이고, 모든 더 낮은 저주파수에서도 이득을 0dB로 만든다. 이는 Cox & Alexander(1983)와 Kuk(1991)의 연구와 일치하는 결과이며, 환기되는 보청기가 우수한 음질을 만든다. 그러나 Lundberg 등(1992)은 복잡한 필터를 사용하여 환기구 실제 효과를 더 잘 재현하면 음질 차이가 없음을 발견하였다. 일반적으로 증폭된 소리

REOG 또는 REOIG의 측정(Measuring REOG or REIG)

실이이득(real-ear gain)을 측정하기 위해 탐침관 튜브가 이미 귀에 삽입된 경우, REOG 또는 REOIG 측정은 보청기를 끄고 분석기의 '측정' 버튼을 누르는 정도의 시간만 걸린다. 얼마나 많은 부분의 실이이득곡선이 실제로 환기구를 통해 들어온 소리의 결과인지 즉시 알 수 있으며, 보청기 전기장치 및 변환기의 영향을 받지 않으므로 그 결과는 유용하다. 또한, REOIG의 주파수 범위가 0dB에 가까운 것은(또는 REOG가 0dB 이상) 저주파수-차단(low-cut) 필터링되는 정도, 외이도의 폐쇄 자유도(freedom from occlusion), 피드백 유발 누출량에 대해 큰 영향을 갖는 '개방성'에 대한 좋은 유일한 지표이다.

음질은 왜곡(distortion)에 따라 달라지는데, 신호레벨이 보청기를 포화되게 만드는 레벨을 초과하는지 여부에 따라 결정된다. 왜곡은 환기구가 전달하는 소리에는 전혀 문제가 되지 않는다.

5.3.2 환기, 폐쇄효과 *Venting, occlusion effect*

외이도가 이어몰드/이어쉘로 막혀져 있으면, 저주파수 청력역치가 약 50dB 미만으로 양호하면 자신의 목소리가 드럼이나 터널에서 말하고 있는 것처럼 이상하게 들리거나 울려서 들린다고 자주 호소한다. 이러한 모든 표현은 폐쇄효과(occlusion effect)에 대한 설명이다.

Figure 5.18은 자신이 말할 때 폐쇄되지 않은 외이도에서 측정한 SPL과 폐쇄된 외이도에서 측정한 SPL 증가를 보여 준다. 환기구가 없는 폐쇄형 이어몰드를 착용한 경우이다. 보청기 외이도 길이(canal stalk)는 점차 짧아졌다. 이 측정을 위해 검사자 앞에 기준 마이크로폰(reference microphone)을 두어 목소리 크기에 의한 변화를 제거하였다. 폐쇄효과가 가장 큰 주파수 범위가 315Hz 이므로 이를 중심으로 하는 옥타브의 데이터가 표시된다. 이어몰드의 삽입되는 깊이가 증가하면서 점차적으로 막혀진 보청기 외이도 길이가 증가하게 되고, 따라서 SPL은 빠르게 증가하다가 약간 감소하며, 이후 급격히 감소한다. 보청기의 외이도 길이에 따른 이런 SPL의 유사한 변화가 Mueller(1994)와 Prizanski(1998)에 의해서 보고되었다. 이러한 변화는 보청기의 외이도 길이가 길어지면서 3가지가 변화하기 때문이다:

- 귀에 대한 밀폐 정도가 커지므로, 잔여외이도 내부에서 더 많은 골전도가 생긴다.
- 잔여외이도용적이 감소하여 SPL이 높아진다.
- 폐쇄 소리를 유발하는 연골성 외이도 벽의 진동하는 면적이 감소한다. 그 자체로 SPL이 더 낮아진다. 특히 보청기 외이도 길이(canal stalk) 끝이 연골성 외이도의 끝부분에 다다르면 잔여외이도용적의 감소보다 더 빠르게 진동하는 면적이 작아지는 것이 SPL 감소의 원인이다. 일단 보청기 외이도 길이가 외이도 연골 부분을 채워서 골성 외이도 부분만 남게 되면 폐쇄 소리(occlusion sound)를 효과적으로 만들 수 없게 된다. 골성 외이도를 둘러싼 모든 뼈는 동일 시간에 자극을 받게 되므로 각각의 위상차가 최소화되기 때문이다.

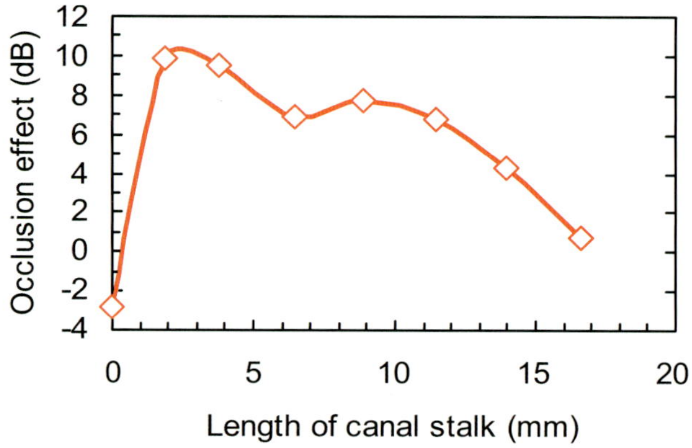

Figure 5.18 Increase in ear canal SPL(relative to no earmold) for the octave centered on 315 Hz when an aid wearer talks. Ear canal length was measured from the ear canal entrance along the center axis of the ear canal. For this person, the transition from cartilaginous to bony canal, as evidenced by the texture of the impression surface, commenced 9 mm into the canal(on the posterior wall, at the second bend) and completed 16 mm into the canal(on the anterior wall).

폐쇄효과에 의한 SPL 감소를 막는 2가지 방법이 있다. 첫째는 환기구로 잔여외이도용적이 열려 증가하게 되는 것으로, 최대로 환기구가 열리는 형태가 개방형 외이도 피팅이다(open-canal fitting).

Figure 5.19에서는 10명을 대상으로 각기 다른 크기의 환기구를 갖는 이어몰드를 착용한 상태에서 말하게 하여 귀에서 생성된 SPL 증가 결과이다. 피험자가 자신의 목소리를 수용할 수 있는 정도는 저주파수 SPL 증가 정도($r = 0.63$)와 함께 환기구 크기와 관계가 있다.

이러한 상관 관계는 폐쇄에 대한 반응 차이의 40% 만을 차지하는데, 이는 외이도 벽의 진동 정도, 환자의 외이도 길이와 용적, 보청기 외이도 길이(canal stalk), 그리고 음질의 변화에 대한 심리 내성에 따른 개인별 차이가 최종 결과에 영향을 주기 때문이다. 유사한 결과가 CIC 및 다양한 이어몰드 스타일과 환기구 모양을 가진 BTE에서도 나타난다. 환기구의 모양과 관계없이 환기구의 음향질량이 감

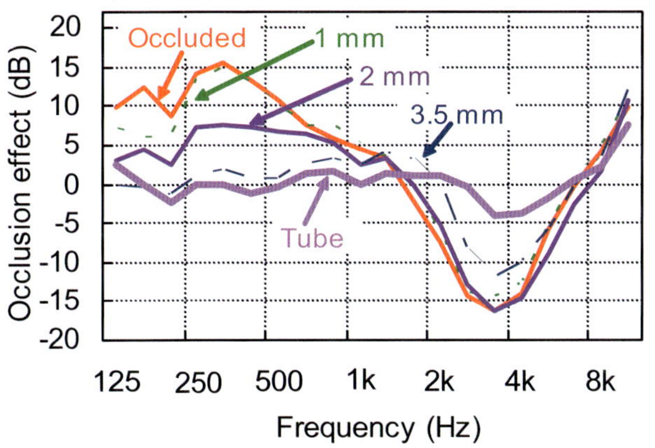

Figure 5.19 The mean increase in SPL(relative to no earmold) in the ear canal for 10 subjects, as they talked while wearing earmolds with vents of different sizes.[1157]

소함에 따라 폐쇄유발 SPL(occlusion induced SPL)이 감소하고, 자신의 목소리 음질도 좋아진다.[902, 997, 998]

폐쇄유발 SPL은 외이도 음향 컴플라이언스(compliance)가 증가함에 따라 증가하는데, 이는 큰 컴플라이언스는 진동하는 외이도 벽 면적이 크거나, 외이도 벽이 더 쉽게 진동하여 더 많은 소리가 외이도로 전달되기 때문이다.[251, 997] 폐쇄감에 대한 지각은 폐쇄되지 않은 귀에서보다 폐쇄된 귀에서 SPL이 증가하는 것과 당연히 밀접하게 관계된다.[902]

직경 1mm의 환기구 효과는 이어몰드 주변의 누출로 발생하는 환기보다 크지 않기 때문에 폐쇄효과를 낮추는 능력 또한 크지 않다. 그러나 직경 3.5mm 환기구는 수 dB SPL이 증가하는 것을 막을 정도의 효과가 있다. 이렇게 SPL 증가가 작아지면 자신의 목소리 음질이 정상이라고 판정한다.[997, 1157] 개방형 피팅은 훨씬 더 개방되어 있어(Figure 5.11~5.13) 사실상 폐쇄유발 소리가 만들어지지 않는다.[902, 998, 1105]

2mm 환기구는 폐쇄 문제를 해결하는데 부분적으로만 효과가 있어서 폐쇄로 증가하는 SPL을 낮추기는 하지만 완전히 없애지는 못한다. 이어몰드/이어쉘을 더 개방할수록 자신의 목소리 음질은 더 좋아질 것이다. 2mm 환기구는 폐쇄 문제를 해결하기 위한 좋은 시작점이지만 자신의 목소리에 만족하기 위해서 3mm까지 환기구를 키워야 한다. 앞서 다루었던 모든 환기구 직경은 연구에서 사용된 것과 유사한 환기구 길이(17mm)와 관련이 있다. 속이 빈 이어몰드(hollow earmold)와 같이 매우 짧은 환기구에서 동일한 음향질량에 따라 동일한 음향 효과를 가지려면 훨씬 더 작은 직경의 환기구가 필요하다.[998]

폐쇄효과는 단순히 하나의 문제만 만들지 않는다. 이어몰드/이어쉘이 연골성 외이도를 모두 채우면 연골성 외이도에서 보청기가 끝나는 경우보다 폐쇄에 의한 소리가 작아진다.[197, 927] 이러한 쉬운 해결 방법을 일부 보청기 착용자에게는 실제로 적용하기에는 어려움이 있다. 첫째로는 Section 5.8.2에서와 같이 인상을 만들 때 특별히 주의해야 한다. 둘째는 이어몰드는 비교적 편하나 이어쉘은 보청기를 삽입하거나 제거하기 어려울 수 있다. 셋째로 이어쉘이 골성 외이도까지 확장되면 장시간 착용이 불편하다.[1882] 이어쉘을 부드러운 팁으로 만들면 더 편안해지는데,[1361] 부드러운 압축 폼(compressible foam)으로 만들면 이를 정기적으로 교체해야 하고, 연성 플라스틱으로 만들면 이어몰드나 보청기 수명이 단축될 수 있다.

보청기 외이도 길이(canal stalk)와 관계없이 이어몰드/이어쉘의 가장 안쪽 부분이 외이도의 벽과 밀착되는 것이 중요하다.[927, 1491] 이어쉘을 제작 단계에서 외부를 많이 덧붙여서 크게 만들면, 입을 벌린 상태의 인상(open-jaw impression)(외이도의 측면, 유연한 부분과 단단히 밀착함)으로 제작하는 것보다 폐쇄 SPL이 적다.[1421] Figure 5.20은 동일한 길이 3개의 이어몰드를 보여 준다. A는 외이도 입구 근처에서는 단단히 밀착되어 있으나, 그보다 안쪽부분은 느슨한데 이는 외이도 내에서 진동으로 유발된 소리를 크게 고막에 전달한다. 그러나 B는 최소 저항 경로가 바깥쪽이

폐쇄효과 경험(Experience the occlusion effect yourself)

1. /ah/, /ee/, /oo/ 모음을 말하면서 각 소리를 동일한 음량으로 맞춘다.
2. 손가락으로 이주를 눌러서 귓구멍을 막는다.
3. 다시 동일한 소리를 말하는데, /ee/, /oo/ 소리는 /ah/ 소리보다 훨씬 큰 것을 확인한다. /ee/, /oo/ 소리는 이전보다 많이 울릴 것이다.

폐쇄효과가 발생하는 이유(Why the occlusion effect occurs)

Figure 5.2에서와 같이 잔여외이도용적은 고막, 이어몰드/이어쉘의 내측, 연골부와 골부를 포함하는 외이도로 경계가 이루어진다. 이들 중 하나가 다른 것들과 연관되어 진동하면 잔여외이도용적이 변하고, 잔여외이도 내에서 강한 음압이 발생한다. 진동을 유발할 수 있는 요인은 말할 때, 성대가 진동할 때 두개골(턱 포함)의 모든 뼈와 거기에 연결된 모든 조직이 이에 연결되어 있다.[1861] 턱뼈는 두개골의 1/5이며, 다른 부분과 느슨하게 연결되어 있어서 두개골의 다른 부분보다 크게 진동하게 된다. 따라서 연골성 외이도의 하벽, 전벽은(턱과 밀접한) 다른 2개의 벽(측두골과 밀접하게 접촉함)보다 쉽게 진동하여 잔여외이도 내부에 소리를 만들기 쉽다. 보청기를 착용하지 않으면 음압이 발생할 수 있는 밀폐된 공간이 없어 문제가 되지 않고, 외이도 벽 진동으로 만들어진 공기 진동은 자연히 외부로 누출된다.

/ee/와 /oo/ 모음에서 폐색효과가 가장 뚜렷해지는 이유는 첫째 포만트(first formant)가 최대 폐쇄효과(300Hz)의 주파수 근처이기 때문에 가장 강하게 나타나고, 이런 모음들은 닫힘 모음이어서 /ah/와 같은 열린 모음보다 성대에서 SPL이 더 높기 때문이다.[927]

어서 진동 유발 소리가 거의 고막에 도달하지 않는다. 이어몰드 C는 중간 정도의 효과를 만든다. 위의 모든 이어몰드에 환기구를 추가하면 어떤 폐쇄효과가 발생하여도 강도는 감소한다.

향후 폐쇄된 이어몰드/이어쉘에서 능동형 폐쇄 제거기능(active occlusion cancellation)(Section 8.5)이 3번째 다른 대안이 될 수 있다.

250~500Hz에서 약 60dB 이상의 청력손실이 있으면 폐쇄효과는 문제되지 않는다. 이런 경우는 상당한 저주파수 증폭이 필요하므로 말할 때 소리가 증가하는 것과 자신이 말할 때 발생하는 높은 입력수준(high input level)도 큰 문제가 되지 않는다. 유일한 문제점은 보청기로 증폭된 소리가 폐쇄효과로 증가되는 것과 합쳐져서(위상관계에 따라 보강 혹은 상쇄), 자신의 목소리에 의한 저주파수의 주파수 반응 형태가 변하는 것이다. 전기적으로 증폭된 소리와 골전도 소리 사이에 위상차가 있으면 저주파수 증폭 증가가 잔여외이도에서 SPL을 낮출 것이다. 이것이 저주파수 이득을 높여서 폐쇄효과를 해결하는 근거이다.[1767] 보청기 착용자는 자신의 목소리에 대한 저주파수 증폭이 적절한지 혹은 부족한지 적절히 구분하지 못하거나, 정확히 표현하

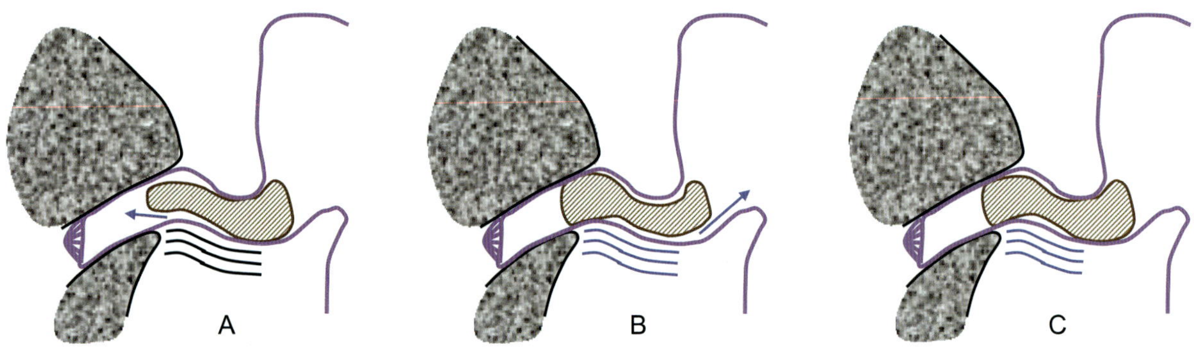

Figure 5.20 Axial view of earmolds or shells that produce a very strong occlusion effect (A), and a very weak occlusion effect (B). The mold or shell shown in (C) will produce a weak occlusion effect and will also have minimal leakage of sound from the hearing aid. In each case, the wavy lines show the vibrating anterior wall and the arrow shows the primary direction in which bone conducted sound will travel once it enters the ear canal. The looseness of fit in each diagram has been exaggerated for clarity.

지 못할 수 있다.[991]

실이이득분석기를 사용하여 말하는 동안 소리 크기를 모니터링하여 골전도만으로 발생하는 것인지 또는 골전도와 증폭이 결합해서 발생하는 것인지 알 수 있다.[1259, 1491] 최종적으로 폐쇄 정도의 수용 여부는 물리적 측정 결과보다는 보청기 착용자의 주관적인 판단에 의해 결정되므로 일반적으로 이러한 검사는 시행하지 않는다.[902] 그러나 환기구 또는 보청기를 심부삽입형 보청기로 폐쇄유발 소리의 대부분이 없어질 것으로 예상되어도, 자신의 목소리로 불편해 한다면 폐쇄 정도를 측정할 필요가 있다. 이어몰드/이어쉘을 깊게 위치시키면 이를 통해 탐침관 튜브를 넣는 구멍을 갖고 있을 때만 측정할 수 있다. 골성 외이도에 불편함을 주지 않고, 보청기와 외이도 벽 사이에 누출의 영향 없이 탐침관을 넣기 어렵다.

지속되는 폐쇄효과에 대한 또 다른 해결 방법은 자신의 음성 변화에 곧 익숙해질 것이라고 안내하는 것이다.[683, 902]

지금까지 '폐쇄효과'는 보청기 착용자가 말하는 동안 외이도에 발생하는 SPL의 증가로 정의되었다. 폐쇄된 이어몰드는 저작과정(씹는 과정), 걷는 동안에도 저주파수 음압을 높이지만, 발생 원인과 해결책은 동일하다. 완전히 막혀진 이어몰드/이어쉘은 환기가 잘 되지 않고 습기가 높아져서 외이도 질환이 발생할 가능성이 높아질 수 있다. 효과적인 환기에 대한 정보는 거의 없다. 한 연구에서 2mm 환기구도 외이도 가려움증과 습기를 감소시키지 못하였다고 하였다.[1107]

5.3.3 피드백 진동에 대한 환기구와 누출 효과
Effects of vents and leaks on feedback oscillation

보청기 마이크로폰에서 나온 뒤에 누출되면서 감소되는 정도가 보청기 이득보다 작으면 피드백 진동이 발생한다(Section 4.7.1). 따라서 피드백 제거 알고리즘이 없으면서도 피드백 진동이 발생하지 않는 최대 삽입이득(insertion gain)을 누출되는 주파수별 신호 강도를 측정해 알 수 있다(Section 8.2.3).

피드백 진동이 없이 가능한 BTE, ITE 및 ITC 보청기에 대한 최대 삽입이득은 Table 5.2, 5.3, 5.4에서 확인할 수 있다(그러나 CIC 보청기에 대해서는 비교 가능한 결과가 없다). 피드백 제거 알고리즘을 이용하면 일반적으로 약 10~15dB의 추가이득을 얻을 수 있다. 만약 이어몰드/이어쉘이 더 개방되면 얻을 수 있는 최대이득은 감소하게 된다. Table 5.2에서 이어쉘과 스켈리톤(skeleton)형태 모두 동일한 최대 삽입이득을 얻는 것이 가능하기 때문에 2가지 형태의 결과가 합쳐져 있다. Kuk(1994), Pirzanski(2000)는 보청기의 이갑개 부피(concha bulk)는 소리 누출에 영향을 주지 않는다고 하였다.

Table 5.2~5.4는 피드백 없이 사용 가능한 최대 크기의 환기구를 선택하는 데 이용할 수 있다. 먼저 3kHz 열의 값과 3kHz 에서의 목표 삽입이득을 비교하는 것이 가장 간단한데, 그 이유는 일반적으로 3kHz가 가장 엄격히 제한되어야 하기 때문이다. 이것은 목표 REAG 곡선이 대부분 3kHz에서 최대값을 갖기 때문이다. 이 주파수에서 REUG 곡선의 최대값을 반영하여 목표 REAG 곡선은 3kHz에서 최대가 된다. 따라서 보청기는 착용자가 보청기 없이 받은 신호보다 더 큰 신호레벨을 전달하기 이전에 최소한 REUG와 동일한 REAG를 만들어야 한다. 낮은 입력수준에서 최대이득이 필요하기 때문에 이런 낮은 레벨에 대한 목표 삽입이득을 보청기에서 가능한 최대이득과 비교해야 한다.

최대 환기구 크기를 선택할 때 상당히 주의해야 한다. 특정 환기구 크기에서 피드백 없이 얻을 수 있는 최대이득이 개인마다 차이가 있다. 환기구가 있는 경우보다는 환기구 없이 이어몰드/이어쉘 주위로 누출될 때 변화가 많아서 개인별 차이가 더 크다. 또한 보청기 이득이 피드백을 유발하는 정도보다 몇 dB 낮게 설정되면 Section 4.7.2과 같이 음질이 좋지 않다. 따라서 사용 가능한 최대이득은 표에 표시된 값보다 약 7dB 더 높고, 피드백 제거 알고리즘이 작동하면 평균적으로 3~8dB 정도의 안전 마진(safety margin)이 있다.

Table 5.2의 맨 아래줄은 개방형 돔 피팅에 대한 자료이다.[994] 이는 외이도 입구에서 7mm 연장된 튜브 피팅한 결과와 유사하다. 저주파수에서 큰 차이가 있는지 확실하지 않으나, 삽입 깊이의 차이가 일치하지 않는 것 일부를 설명할 수 있다. 피드백 이전에 가능한 저주파수 이득도 튜브 삽입 깊이가 길어지면 높아진다.[928]

Table 5.2 Maximum possible insertion gain (in dB) before feedback oscillation, for BTE hearing aids connected to hard acrylic earmolds with vents of different sizes. The data are average results for ten subjects.[430, 994] Higher insertion gains are possible with tight earmolds, soft earmold materials, and feedback cancellation algorithms.

Vent size	Vent acoustic mass (Henrys)	Frequency (Hz)							
		500	750	1000	1500	2000	3000	4000	6000
Occluded average fit		65	66	64	60	56	41	45	50
1mm	26,700	65	64	61	58	52	39	45	47
2mm	7,000	60	60	57	54	49	36	41	48
3.5mm	2,400	51	53	52	48	43	31	35	41
Tube	800	41	43	42	40	34	23	26	37
Open dome	830	55	49	42	39	31	19	27	30

Table 5.3 Maximum possible insertion gain (in dB) before feedback oscillation, for ITE hearing aids containing vents of different sizes.[1816] The occluded tight shells had a special build-up during shell construction. Higher insertion gains are possible with feedback cancellation algorithms.

Vent size	Vent acoustic mass (Henrys)	Frequency (Hz)								
		250	500	750	1000	1500	2000	3000	4000	6000
Occluded tight fit		62	56	56	56	47	41	23	24	12
Occluded average fit		62	54	52	49	44	33	24	22	13
1.5mm	14,200	61	57	54	53	48	37	26	25	15
2mm	8,000	54	50	46	46	42	33	24	23	13
IROS	4,700	44	42	40	38	38	32	19	16	12
Janssen	2,100	42	41	40	39	36	31	17	16	13

Table 5.4 Maximum possible insertion gain (in dB) before feedback oscillation, for ITC hearing aids containing vents of different sizes.[1816] The occluded tight shells had a special build-up during shell construction. Higher insertion gains are possible with feedback cancellation algorithms.

Vent size	Vent acoustic mass (Henrys)	Frequency (Hz)								
		250	500	750	1000	1500	2000	3000	4000	6000
Occluded tight fit		58	52	49	52	45	39	31	33	13
Occluded average fit		52	48	44	45	42	37	23	28	11
1.5mm	14,700	47	47	44	45	39	34	28	31	12
2mm	7,800	44	41	38	38	38	32	21	27	17
IROS	4,500	39	34	31	31	29	26	15	23	7

환기구의 음향질량보다는 환기구 형태(shape)가 피드백 진동에 영향을 주는 것으로 예상된다. 외측 끝이 아닌 내측 끝에서 넓어지는 환기구를 사용하는 것이 좋은데, 외이도에서 빠져 나오는 소리에 대하여 역혼(reverse horn) 형태를 갖는 것인데, 일반적인 혼(horn) 형태에 비하여 마이크로폰으로 누출되는 고주파수 소리를 줄이지만 차이는 6kHz 이상의 주파수로 제한된다.[431] 피드백 진동은 대개 6kHz 미만에서 발생하기 때문에 혼(horn)에 의한 환기구 모양 변화는 피드백 진동에 거의 영향이 없다. 그럼에도 장착판(faceplate)에서 보다 ITC 보청기 내측 면에 더 많은 공간이 있을 수 있다는 점은 역혼 형태의 장점이다. 이런 환기구는 일정한 직경 형식의 환기구보다 외이도를 더 개방할 수 있어서(즉 낮은 음향질량 때문에), 폐쇄 정도가 적고, 피드백 진동 없이 가능한 최대이득이 커진다.[999]

음향질량이 동일하여, 자기 음성에 대해 같은 폐쇄효과를 만드는 2개의 환기구에서 길이가 짧은 환기구가 길이가 긴 환기구보다 피드백 진동을 덜 만든다.[715] 그 이유는 긴 환기구에서 반 파장(half wavelength) 공명이 발생하는 영역은 보청기가 상당한 이득을 갖는 주파수 범위인데, 이러한 파장 공명은 공명주파수와 유사한 소리가 들어가고 환기구로 빠져나가는 것을 높이기 때문이다.

폐쇄효과를 감소시키기 위해 음향질량을 낮게 유지하면서도 고주파수 누출을 감소시키는 효과적인 방법은 공동 환기구(cavity vent)를 사용하는 것이다.[1111] 이는 이어몰드 내의 공동을 포함하는 것으로 내측 및 외측 끝 부분에서 2개의 작은 구멍으로 연결되며, 음향적으로 저주파수 통과필터(low pass) 역할을 한다. 상대적으로 이어몰드가 크면 효과적이지만, 복잡한 제작 기술이 필요하여 거의 사용되지는 않는다.

5.3.4 디지털 신호처리 알고리즘과 환기구의 상호 작용 *Interaction of vents with digital signal processing algorithms*

환기구 방향성(Vents, directivity)

잘 설계된 방향성 마이크로폰은 보청기 전체 대역폭에서 방향성 패턴을 갖는다. 그러나 증폭 소리가 환기구 전달 소리보다 훨씬 큰(우월한) 주파수에 대해서만 사용자에게 방향성을 명확하게 한다. 방향성 마이크로폰의 혜택을 최고로 만들려면 증폭 소리 경로는 가능한 한 낮은 주파수까지 확장되어야 하는데, 환기구가 가능한 작아져야 한다는 의미이다.

방향성은 한쪽 입력구에서 얻은 신호를 다른 쪽 입력구 신호로 제거하는 것이므로, 환기구를 통한 소리는 실질적으로 방향성을 감소시킬 수 있다(Section 7.1.1). 보청기 증폭 전달 소리(aid-transmitted sound)가 환기구 전달 소리(vent-transmitted sound)보다 10dB 더 커도, 환기구로 누출되는 소리는 최대 민감도가 발생하는 방향을 바꿀 수 있으며, 특히 후방 음향에 대한 반응을 크게 높인다.

환기구 전달 소리레벨이 증폭 전달 소리레벨의 5dB 이내가 되면 방향성은 빠르게 소실된다. 광역동범위압축(wide dynamic range compression)은 입력수준이 증가하면 이득을 감소시키므로 높은 입력수준보다 낮은 입력수준에서, 더 넓은 주파수 범위에서 보청기 증폭 소리는 환기구 전달 소리에 대해 우세해진다. 따라서 방향성 마이크로폰에서 사용하는 주파수 범위는 높은 입력수준에 대해서만 작동하게 되어, 가장 필요한 상태인 높은 입력수준에서만 최소한으로 방향성이 가능하다.[101] 간단히 말하면 대부분의 환기구와 일부의 개방형 피팅은 방향성 마이크로폰의 기능을 낮춘다.

환기구와 적응형 소음감소(Vent and adaptive noise reduction)

방향성과 같이 적응형 소음감소기능은 특정 주파수에서 소리에 대한 전기적 감쇄(Section 8.1)로 만들어지므로 보청기 증폭 소리 경로에만 적용된다. 따라서 환기구 전달 소리는 SNR이 아무리 나빠도, 소리가 더 약해질 수 없는 최저 한도를 만든다. 따라서 개방형 피팅은 적응형 소음감소 기능의 효율을 감소시킨다.

환기구와 내부소음(Vent and internal noise)

다른 증폭된 소리와 같이 내부소음레벨은 환기구로 인해 저주파수 레벨이 낮아진다. 정상과 유사한 저주파수 난청에서 가능한 큰 환기구는 보청기 내부소음을 최소화한다.

환기구, 압축기 동작 및 배터리 전류(Vent, compressor action, battery current)

큰 환기구는 보청기에서 확장된 저주파수 영역(extended low frequency)에 대한 증폭 기능을 없애지만 마이크로폰에 도달하는 소리에는 영향을 주지 않기 때문에 보청기 증폭기에 들어있는 압축기에 전달되는 소리에는 영향이 없다. 따라서 듣게된 저주파수 소리가 환기구를 통해 들어온 것이어도 저주파수 소리가 존재하면 압축기에 중요한 영향을 줄 수 있다. 보청기가 단지 2~3개의 압축 채널만 갖고 있어서 압축 채널이 환기구 전달 소리와 보청기 증폭 소리 영역을 모두 포함한다면 좋지 않은 상황이 된다. 다른 단점으로는 출력 신호가 들리지 않는다면 저주파수 소리 신호 처리로 배터리 전류만 소모하는 것이 된다.

2가지 문제를 모두 해결하는 방법은 더 많은 수의 압축 채널을 사용하는 것이다. 환기구 전달 영역에 해당되는 모든 채널 이득을 낮게 설정하여 리시버를 작동하기 위해 사용하는 배터리 전류를 최소화할 수 있다. 개방형 피팅으로만 사용하는 보청기에서는 제작할 때 저주파수 채널을 완전히 끌 수도 있다. 저주파수 채널에 대한 압축 특성을 어떻게 설정하는지에 관계없이 환기구 전달 주파수 영역에 대한 채널이라면 출력에서 압축 효과가 없을 것이다. 혼합된 영역(입력수준에 따라 이득이 변화하는 영역)이라면 효과적인 압축비는 실제 보청기의 압축비보다 작다.

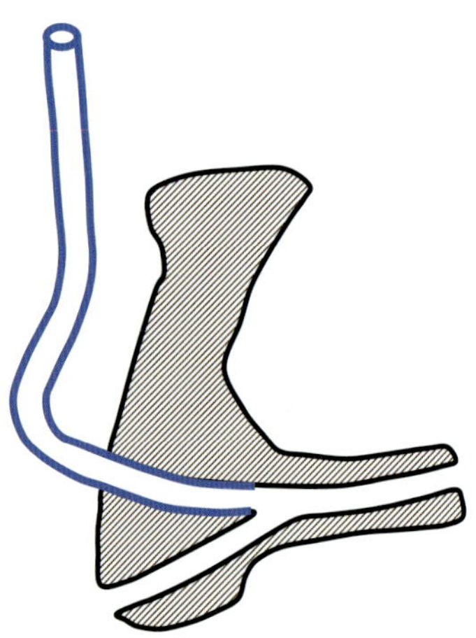

Figure 5.21 Cross Section of a Y-vent (or diagonal vent) in a BTE earmold.

5.3.5 평행 대비 Y 환기구 *Parallel, Y(diagonal) vent*

피드백 진동 유발 외에도 환기구의 가장 큰 어려움 중 하나는 이를 조절하는 것으로, 특히 내측 끝 부분에서 힘들다. Figure 5.21은 공간이 협소한 경우에 환기구를 만드는 방법이다. Figure 5.1에서 보여지는 평행 환기구(parallel vent)와는 달리 Y 환기구, 대각선 환기구, 굽어진 환기구(diagonal, angle vent)라고 불린다. Y 환기구는 2가지의 심각한 문제가 있으므로 다른 방법이 있다면 반드시 피해야 한다.[336] 음향구로 전달되는 고주파수 소리는 음향구가 환기구 튜브와 만나는 Y 교차점에서 부분적으로 반사되고, 이는 고주파수 이득을 감소시키며 고주파수 피드백 진동을 더 쉽게 만든다.

Y 환기구를 꼭 사용해야 하는 경우에는 음향구와 환기구 튜브가 가능한 이어몰드 내측에 가깝게 위치해야 하고, Y-접합 이후의 내측 음향구 직경이 가능한 넓어야 한다. 이는 이 부분의 음향구 임피던스를 감소시키고 환기구로 반사되는 고주파수 에너지 손실을 최소화한다. 물론 크게 만들 수 있는 경우라면 Y형 환기구를 사용하지 않을 수 있을 것이다.

5.3.6 개방형 피팅 요약 *Open canal fitting in summary*

얇은 튜브와 작은 BTE를 조합한 개방형 피팅은 보청기를 눈에 띄지 않게 하는데, 머리카락이 귀의 윗부분까지 내려오는 환자에서는 CIC보다 훨씬 더 신중해야 한다. 개방형 피팅에 대한 음향학적 특성은 Section 4.2.1, Section 4.5.2에도 있다. 여러 단점에도 불구하고 편안함과 눈에 띄지 않는 점이 개방형 피팅의 성공을 만들었다. 다음은 개방형 피팅의 음향학적 특성에 대한 것이며, Mueller, Ricketts(2006) 리뷰에 자세한 내용이 있다.

이득-주파수반응(Gain-frequency response). 개방형 피팅은 보청기가 꺼져 있어도 외이도가 충분히 열린 상태이므로 보청기를 착용하지 않을 때와 거의 동일하게 모든 주파수 소리가 고막에 도달한다. 기술적으로는 환자의 REOG

는 REUG와 거의 동일하며, 모든 주파수에서 REOIG는 0dB에 가깝다. 개방형 피팅은 매우 큰 환기구와 동일하기 때문에 저주파수 SPL을 높이는 데 비효과적이고, 고주파수 증폭도 제한된다. 폐쇄형 피팅에서 증폭기와 리시버를 사용하는 것과 비교하면 개방형 피팅은 공명이 계속 존재하기 때문에 REOG 곡선의 공명주파수(일반적으로 2000~3000Hz) 근처에서 약 3~5dB 이득을 만드나, 낮은 주파수에서는 이득이 훨씬 적고, 고주파수에서는 이득이 거의 동일하다(Figure 5.26). 일부 중간 주파수 영역에서는 외이도에 직접 들어가는 소리는 '증폭'된 소리와 비슷한 크기이므로 2개 경로는 인접한 주파수에서 상호 보강되거나 상쇄되어 정점(peak)과 저점(trough) 반응을 번갈아 만든다. 삽입 깊이는 전반적 이득-주파수반응에는 거의 영향이 없는데, 삽입 깊이는 환기구 전달 저주파수 소리 보다는 보청기 증폭 소리의 저주파수 이득에 중요한 효과를 갖기 때문이다.

자기 음성 폐쇄(Own-voice occlusion). 개방된 외이도는 외이도 벽 진동에 의해 만들어진 소리가 빠져 나갈 수 있어서 자기음성이 과도하게 부풀려지는 폐쇄형 보청기가 갖는 현상이 예방된다.

피드백 진동(Feedback oscillation). 개방된 외이도에서 고주파수 소리도 빠져 나올 수 있어 피드백 진동 없이 가능한 고주파수 이득이 매우 제한된다. 다행히 디지털 보청기에서 사용 가능한 피드백 제거(feedback cancellation)기능으로 사용 가능하게 되었다. 피드백 제거 기능을 이용해도 처방된 고주파수 이득을 얻을 수 없는 경우가 종종 있다. 개방된 외이도의 필요성이 어음이해력(speech intelligibility)에 최적인 고주파수 이득을 얻지 못하는 문제보다 더 중요할 수 있다.

마이크로폰 방향성과 적응형 소음감소(Microphone directivity and adaptive noise reduction). 개방형 피팅의 두 번째 단점은 저주파수 소리가 외이도로 직접 들어가는 소리에 의해 지배되기 때문에 소음에서 가장 강한 저주파수에 대하여 적응형 소음감소 또는 방향성을 얻을 수 없다는 것이다. 향후 마이크로폰이 훨씬 더 효과적인 방향성 기능을 갖게 되면(Section 7.1.4) 이런 높은 방향성에 대한 기능 손실은 큰 단점이 될 것이다. 다행히 폐쇄형 이어몰드의 폐쇄를 감소시키는 새로운 방법이 가능해져(Section 8.5) 현재보다는 개방형 피팅이 덜 사용될 것이다.

보청기 처방목표와 실이이득 측정(Prescription targets and real-ear gain measurement). 소리를 전달하는 방법에 관계없이 특정 난청 정도와 형태에 대하여 원하는 정도로 고막에서 SPL을 높여야 한다. 따라서 개방형 피팅, 폐쇄형 피팅 또는 환기형 이어몰드 사용(또는 두꺼운 튜브, 얇은 튜브, BTE 또는 CIC를 사용)과 관계없이 실이 처방 목표는 동일하다. 물론 동일한 실이이득을 얻기 위한 커플러이득은 각각 다르다. 그렇다고 개방형 피팅과 최소 환기구를 갖는 보청기의 실이이득이 동일해야 하는 것은 아니다. 자기 음성 폐쇄감이 없으면서도 처방된 고주파수 이득을 함께 이루지 못할 때에 처방된 목표이득을 이루는 것보다는 개방형 피팅에 우선 중점을 두어야 한다. 다른 보청기와 같이 실이이득은 REAG 또는 REIG를 측정하여 확인할 수 있다. 단지 필요한 차이점은 보청기가 특히 낮은 이득으로 설정되어 있지 않으면 제어 마이크로폰을 꺼야 한다는 것이다(Section 4.5.2).

외이도 개방 정도에 관계없이 모든 보청기는 이득을 얻기 위해 피드백 제거 기능에 의존하므로 제어 마이크로폰이 꺼진 상태에서 측정해야 한다. 개방형 피팅, 처방 목표와 실이 측정에 대해 잘못된 정보가 많이 있다. 개방된 외이도 공명과 음향학적으로 소리의 입, 출입이 없다면, 실이 처방 목표와 실이 성능을 확인하기 위한 REIG, REAG 또는 REAR 측정도 의미가 없다.

위에서 논의한 대부분에서 개방형 피팅은 오랜 기간 사용되어 온 환기구 보청기와 근본적으로 다르지 않다. 외이도가 더 개방될 수록 몇 가지 사항이 더 발생한다. 환기구 보청기도 동일하게 폐쇄 문제를 최소화하고, 저주파수에 대한 이득을 없애며, 저주파수 방향성과 소음감소를 배제하고, 피드백 진동이 없도록 고주파수 이득을 제한하며, 여러 과정을 거쳐서 신호를 보강하거나 상쇄한다.

Table 5.5 Typical dimensions (length x internal diameter) in mm of sound bore systems in BTE hearing aids. There is also a tube several mm long and about 1mm in diameter inside the hearing aid case for BTEs other than the RITE style.

	Earhook BTE	Thin-tube BTE	RITE BTE
Earhook	20 x 1.3	-	-
Tubing	40 x 1.9	55 x 0.8 + 6 x 1.0	2 x 1.2

5.4 음향구 *Sound Bore: Tubing, Horns, and Constrictions*

음향구는 리시버와 잔여외이도 사이를 연결한다. 이는 다른 형태보다는 BTE 보청기에서 길이가 길어서 이득-주파수반응에 더 효과적이다. BTE 보청기에서 3가지 음향구 시스템이 있다(Table 5.5).

RITE를 제외하고 BTE 음향구 전체 길이는 성인에서 60~85mm 범위이다.[336] 이어후크(earhook) 형태의 BTE에서 이어몰드 자체에 10~20mm 정도의 튜브가 포함된다. RITE, ITE, ITC, CIC 보청기의 음향구는 훨씬 짧고 직경이 1.0~1.5mm, 길이가 2~10mm 정도의 튜브가 일반적이다. Section 2.6.2와 같이 음향구는 공명을 만드는데, 이때 주파수는 음향구 길이에 의해 먼저 결정되나 직경에 의해서도 영향을 받는다.

지금까지 기술된 직경은 모두 내부 직경(inner diameter)으로 튜브를 따라 소리가 통과하는 것에 영향을 주기 때문이다. 튜브의 두께, 즉 외부 직경은 튜브 벽 밖으로 소리가 누출되는 것과 연관된다. 고이득(high gain)보청기에서는 이러한 누출이 문제가 될 수 있어 벽을 더 두껍게 만든 튜브를 사용할 수 있다. 튜브에 일반적으로 사용되는 외경과 내경은 NAEL 분류를 따른다(Table 5.6). 새로운 #13 super thick wall(double wall) 튜브는 #13 standard tube보다 벽을 통한 소리 누출의 감쇄가 2dB 이상이다.[550] 이러한 차이는 작지만 각각의 다른 벽 두께에 따라 일정한 효과를 나타낸다. 튜브와 이어후크 사이의 연결부가 주요 누출 부위로 두꺼운 튜브가 이를 잘 보존할 수 있다면 오랫동안 큰 장점이 될 것이다.

습도가 높은 지역에서는 내습성 튜브를 사용해야 하는데, 튜브는 내부에 물방울을 덜 만드는 다른 종류의 플라스틱으로 만들어지며 일반 튜브보다는 더 딱딱하다.

Table 5.6 Diameters, in mm, of commonly used tubing.[1913]

Tubing type	Inner diameter (mm)	Outer diameter (mm)
#12 Standard	2.16	3.18
#13 Medium	1.93	3.10
#13 Thick wall	1.93	3.31
#13 Super thick	1.93	3.61
#15 Standard	1.50	2.95
#16 Standard	1.35	2.95
Thin-tube	0.80	1.40

5.4.1 음향 혼과 협착 *Acoustic horns, constriction*

음향구 내경을 길이에 따라 변화시키면 보청기 고주파수 반응을 조절할 수 있다. 만약 직경이 커지면(부드럽게 또는 단계적으로) 이것을 음향 혼(acoustic horn)이라고 하고, 작아지면 역혼(inverse horn, reverse horn) 또는 협착(constriction)이라고 한다.

혼(Horns)

음향 혼은 리시버에서 외이도로 전달되는 고주파수의 효율을 증가시켜서 고주파수에 대한 이득과 최대출력을 증

이론: 음향 혼(horn)의 작동법(How acoustic horns work)

혼(horn)은 리시버의 음향 임피던스와 비교하여 매우 낮은 임피던스를 갖는 외이도 사이의 불일치(impedance mismatch) 문제를 해결한다. 만약 리시버와 외이도가 직접 연결되거나 동일한 직경의 튜브로 연결되어 있다면, 외이도로 전달되어야 하는 많은 소리가 오히려 튜브 안쪽 끝 부분에서 반사되어 나오게 된다. 연결하는 튜브 직경을 점차 변화시켜서 높은 임피던스를 갖는 리시버에서 낮은 임피던스의 외이도로 단계적으로 변화하게 하면 반사되는 소리를 적게 만들 수 있다. 이러한 단계적 변화는 튜브 크기와 비슷한 주파수보다 파장이 짧은 고주파수에 대해서만 효과적이다. 음향반사는 약해서 튜브 내부의 정상파(standing wave)에 대해서도 역시 작게 나타난다. 따라서 반응이 덜 뚜렷하게 되어 음질이 향상된다.

혼 효과는 정량적으로 측정할 수 있다. 고주파수에 대한 대략적인 증대효과(approximate boost)는 다음과 같이 계산된다:

$$Boost = 20 * \log_{10}\left[\frac{d_o}{d_i^{\,i}}\right] \text{dB} \qquad \text{... 5.3}$$

따라서 가장 큰 출구 직경의 혼은 고주파수 증대를 최대화한다. 그러나 이러한 고주파수 증대는 혼 차단주파수(horn cut-off frequency, f_h)보다 높은 주파수에서 발생하며, 이 주파수보다 낮을 때는 발생하지 않는다. 직경이 급격히 커지는 연속 혼(continuous horn)에서 차단주파수는 다음과 같은 공식으로 얻을 수 있다: [113]

$$f_h = \frac{c * \log_e(d_o / d_i)}{2\pi l} \text{ Hz} \qquad \text{... 5.4}$$

c는 소리의 속도, $\log_e(ln)$는 자연 로그이다. 따라서 혼이 짧을수록 차단주파수는 높아진다. 예를 들어 내부 직경이 2mm, 외부 직경이 4mm, 길이가 25mm인 경우 혼 차단주파수는 1520Hz이다. 혼에 의한 증대 효과는 이 주파수부터 시작하며, 최대 범위는 1개 옥타브를 넘지 않는다.

만약 혼이 계단 모양의 형태로 만들어졌다면(Figure 5.22), 계단 부분은 추가적 효과를 갖게 되는데, 직경이 변할 때 반사가 발생하기 때문에 정상파는 튜브의 확장 구간에서 발생한다. 이러한 반사로 만들어지는 4분위 파장 공명(quarter-wavelength resonances)은 보청기의 주파수반응 범위를 형성하고 확장하는데 이용할 수 있다. [427, 909, 910]

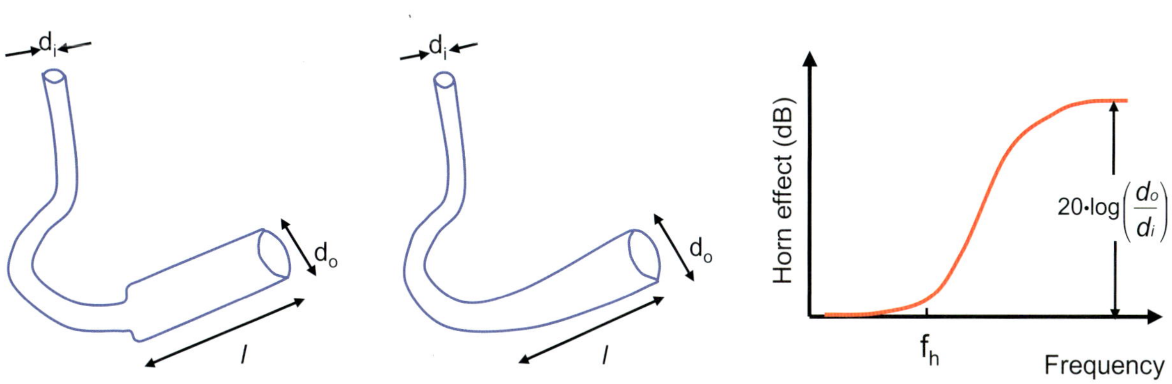

Figure 5.22 Two acoustic horns, one stepped and one continuous, each with inlet diameter di, and outlet diameter do, and the boost (an increase in gain and maximum output) given to the frequency response by the continuous horn.

가시킨다. 이러한 증대는 특정 주파수 이상에서만 가능하며, 혼의 입출구 직경의 비율과 길이에 따라 달라진다. 음향 혼이 짧아질 수록 더 높은 영역의 주파수가 영향을 받는다. BTE 이어몰드의 음향 혼은 ITE 보청기의 그것보다 더 길어서 이에 따른 증대(boost)가 필요한 주파수 영역 넘어서까지 증폭시킬 수 있다. BTE 음향 혼은 일반적으로 3kHz와 그 이상을 증대시키며, ITE는 6kHz 이하에서는 효과가 없다.

음향 혼은 여러 가지 형태로 BTE 이어몰드에 포함되는데, 간단한 방법은 이어몰드 속으로 튜브를 몇 mm 정도 넣는 것이다. 음향 혼의 출구 직경은 이어몰드의 내측 끝에 만든 구멍 크기 정도가 된다. 1개 이상의 단계를 가진 음향 혼이 이런 방식으로 만들 수 있으나, 중요한 2개 문제점이 있다:

- 음향 혼 길이가 항상 이어몰드의 음향구(sound bore) 길이(일반적으로 15~22mm)보다 짧아서 증대 효과가 낮은 주파수까지 충분히 확장되지 않을 수 있다.
- 튜브를 이어몰드에 잘 유지하기 어렵다. 이어몰드의 측면에 접착제를 사용해야 하는데, 시간이 경과하면 일상생활에서 가장 영향을 많이 받는 튜브가 딱딱해지고, 갈라지게 할 수 있다.

이에 대한 방법으로 이어몰드의 바깥쪽 면에 잘 고정된 팔꿈치형 연결 부위(elbow)를 사용하는 것이다. 이는 이어몰드를 교체하지 않아도 튜브를 바꿀 수 있고, 접착제를 이용하지 않아도 되는 장점이 있다.

다른 방법으로 Libby 혼(horn)과 같이 제작된 플라스틱 혼을 이용할 수 있다.[1062] BTE 보청기는 중간 주파수 이득과 처방된 주파수반응에 비하여 고주파수 이득이 충분치 않는 것이 아주 일반적이므로 BTE 보청기에 매우 넓은 혼이 포함되는 것이 좋다. 문제는 이어몰드에 혼을 넣는 것으로 특히 이어몰드에 환기구도 함께 넣어야 하는 경우 어려울 수 있다.

Libby 4mm를 이어몰드 내에 장착하는 2가지 방법이 있다(Figure 5.23). 좌측은 혼이 이어몰드 내로 완전히 삽입되었고, 약 5mm 정도의 직경 구멍이 필요하다. 그러나 우측은 혼의 끝 부분 15mm 정도가 제거되고, 이어몰드의 외측면 끝에 접착제로 붙어 있다. 이어몰드 자체가 혼의 마지막 부분을 형성하므로, 이어몰드 부분에서 단지 4mm 정도의 구멍만 파면 된다. 또한 이 부분은 음향구가 문제되는 부분이지만 모양은 관계없으므로 필요할 때 타원형(oval shape) 출구로도 만들 수 있다.

같은 방법으로 3mm Libby 혼도 완전히 삽입되는 2mm 직경 튜브에 필요한 공간이 필요하다. 이러한 반-튜브 형식(half-tubing) 제작 방법의 단점은 만약 혼이 이어몰드의 외측 면에 접착되어 있다면 튜브를 사용할 수 있는 기간이 짧아지는 점이다.

혼 효과와 4분위 파장 공명은 혼 입출구의 직경 차이에 의한다. 출구 직경이 커지는 것과 관계없이 입구 직경이 #13 튜브에 비해 작아질 수 있다. 이는 Lybarger high-pass 튜브 형태에 기초하는데 - 내경이 0.8mm의 튜브(최근 얇은 튜브와 동일 직경)는 마지막 15mm 부분이 1.93mm 직경의 튜브로 이어후크까지 연결되어 있다. 그러나 좁은 입구 부위의 튜브는 중간 주파수 이득을 낮춘다. 좁은 출구 부위는 영아들을 위한 이어몰드 내부에 혼을 만들 때 좋다.

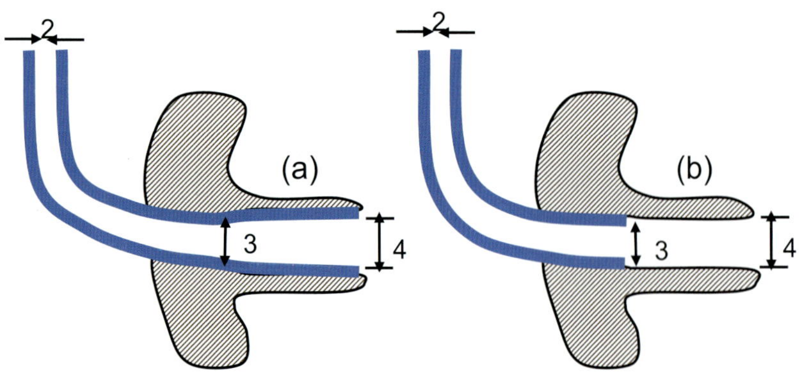

Figure 5.23 A Libby 4mm horn (a) fully inserted into the earmold, and (b) partially inserted, with the mold forming the final Section of the horn. Diameters are in mm.

이어몰드의 내측 끝 부분에 위치한 음향구 마지막 5mm를 점진적으로 넓히기(belling) 또는 드릴로 제거하는 것으로는 4kHz에 대한 증폭이 불가능한데, 이는 만들어진 혼이 매우 짧아 주요 영향은 6kHz 이상에서 나타나기 때문이다. Belling은 다양한 튜브 공명주파수를 증가시키는 특별한 피팅 방법으로서 여러 가지 장단점이 있다. Figure 5.24는 이어몰드 내측면에서 4mm 직경의 구멍을 여러 길이로 만들었을 때의 효과로서 4kHz에서 의미있는 효과를 얻으려면 음향구가 최소한 10mm 길이는 되어야 한다.

일반적인 동일한 직경을 갖는 형태와 달리 내측 말단이 우연히 협착되면 예외가 될 수 있다. 접착제에 의하여 이어몰드 구멍에 고정되면서 협착되는 정도에 따라 고주파수 감쇄 정도와 범위가 영향을 받는다. 혼이 짧으면 상당한 고주파수 증대가 발생하는데, 이는 혼에 의한 것이 아니고, 혼을 추가하면서 내측 말단의 협착이 없어져서 발생하는 것이다. 그러나 혼도 같은 방식으로 영향을 받을 수 있는데, 원래 크기보다 작은 구멍에 혼을 집어 넣어서 협착되면 고주파수 증대가 예상보다 작아진다.[910]

일정한 직경을 갖는 #13 튜브와 달리 다양한 음향 혼으로 만들어지는 이득과 OSPL90 효과이다(Table 5.7). 특정한 영역에서 혼에 의한 전반적인 고주파수 강조는 음향학적 특성에 의하여 일정하게 나타나게 되어 개개인의 귀의 특성이나 보청기 모델에 의존하지 않는다.[429] 그러나 개개인 또는 보청기에 따라 특정 주파수에서의 증대효과가 변

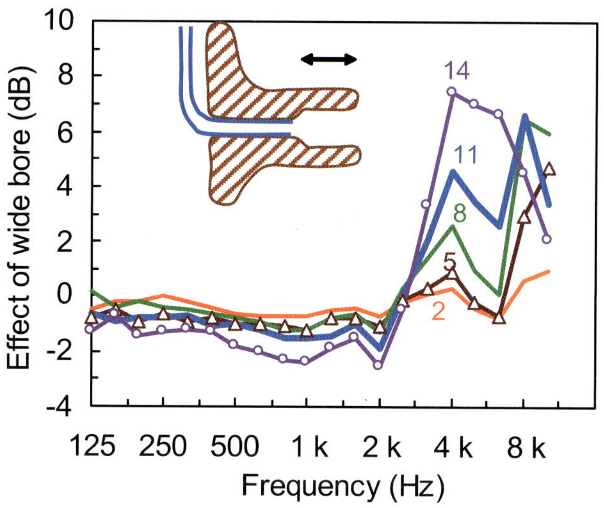

Figure 5.24 The effect of drilling a 4mm diameter hole at the medial end of an earmold, relative to a constant 2mm diameter sound bore. The number next to each curve shows the length, in mm, of the widened bore.

Table 5.7 Effect on gain and OSPL90 (in dB) of various sound bore profiles relative to a #13 (2mm) tube of truly constant diameter, for the same receiver.[428, 429, 1902]

Sound bore	Frequency (Hz)								
	250	500	750	1000	1500	2000	3000	4000	6000
Libby 4mm	-1	-2	-3	-3	-1	-2	6	10	6
Libby 3mm	-1	-1	-2	-2	1	1	5	5	2
CFA #2 horn	0	0	-1	-1	0	-1	4	6	4
CFA #3 stepped bore	0	0	-1	-1	0	-1	4	6	2
Lybarger high-pass tube	2	4	0	-11	-13	-12	-10	-1	-1
6C5	0	1	0	0	0	0	-4	-6	-11
6C10	0	2	0	-2	-1	-5	-10	-12	-17
1.5 LP tube	1	3	0	-9	-10	-9	-10	-10	-12
-12	0	1	4	3	-7	-8	-4	-5	-8
RITC	-1	-4	-5	-7	-10	-6	-3	-6	-6

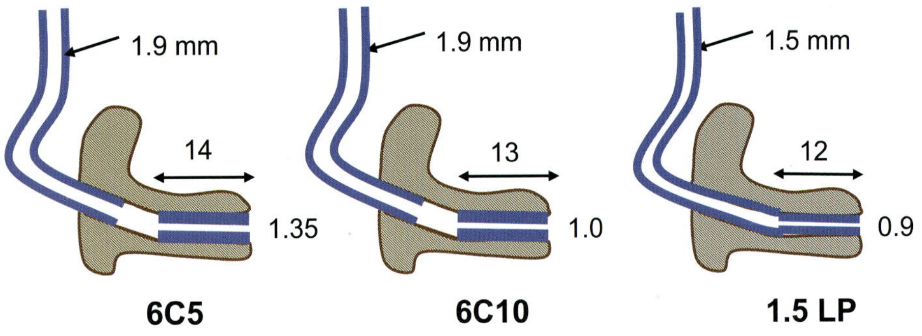

Figure 5.25 The dimensions of the constriction configurations known as 6C5, 6C10, and 1.5 LP.[909]

할 수 있다. 이는 혼이 전체적인 고주파수를 증대시키면서 동시에 공명주파수를 약간씩 변동시키기 때문이다. 저주파수에서 이득이 약간 감소하는 이유는 혼이 보청기와 연결된 전체 부피를 증가시키기 때문이다. Lybarger high-pass 튜브에 대한 자료는 일체형 즉 1개로 제작된 플라스틱으로 측정된 것이다(ER-12HP).

얇은 튜브 음향구를 구매할 수 있다. 넓은(wider) #13 튜브에 비해 일정한 직경(constant diameter)의 얇은 튜브 음향구는 고주파수를 감쇄시킨다(Table 5.7). 얇은 튜브 보청기는 혼을 잘 이용할 수 있으나, 돔에 연결되는 내측 끝 부분의 아주 짧은 길이만 넓어지게 만들 수 있다. 아마도 얇은 튜브 전달 시스템은 개방형 피팅과 함께 사용하기 위해 개발되었던 것인데, 개방형 피팅은 피드백 진동으로 인해 고주파수 이득이 많이 제한되기 때문이다. 현재 편하고 외관상 보기 좋은 얇은 튜브 보청기는 폐쇄형 외이도 피팅과도 함께 사용되고 있다. 따라서 튜브의 혼 버전은 이러한 보청기에서 효과적인 난청의 범위가 넓어졌으며, 이득-주파수 반응의 최대-최소 비율(peak-to-through ratio)을 감소시켜서 음질을 개선하였다. 음향학적으로 이런 효과는 예전부터 사용 가능했던 Lybarger high-pass 튜브와 유사하다.

협착(Constrictions)

협착은 혼과 반대적인 특성이 있어서 외이도에 전달되는 고주파수 에너지(power) 효율을 낮춘다. 이러한 기능은 거의 필요 하지 않은데 청력손실은 주로 고주파수에서 심하게 나타나고, 보청기 리시버가 기본 공명주파수(primary resonance)인 2~3kHz 이상에서는 덜 효과적이며, 다중채널 보청기를 이용하면 특정 주파수 범위에서 쉽게 이득을 줄일 수 있기 때문이다. 음향구를 확장시켜서 얻은 작은 공간을 협착과 결합하면 더 큰 고주파수 차단(high frequency cut) 기능이 가능하다.

Figure 5.25는 협착 형태의 3개 음향구이다. 6C5와 6C10는 동일 형태의 음향구로 6kHz에서 반응 차단(cut) 정도가 5dB와 10dB 것을 특정하여 이름이 만들어졌다.[909] 6C5구성은 3mm 혼이 있는 이어몰드 안에 #16 튜브를 14mm의 깊이로 넣어서 만든다.[911] 6C10 구성은 3mm 혼이 있는 13mm의 #13 튜브에 #19 튜브 13mm 깊이로 넣어서 만든다.[910] 1.5 LP(low-pass)는 하나로 만들어진 튜브(ER-12LP)를 이용한다. 협착에 의한 음향학적 효과는 Table 5.7에 있다.

5.4.2 튜브 삽입 길이 *Tubing insertion depth*

폐쇄형 보청기 또는 최소 환기형 보청기에서 보청기 외이도 길이(canal stalk)를 늘려서 잔여외이도용적이 감소하게 되면서 모든 주파수에서 이득이 상승하게 되는데, 저주파수보다는 고주파수에서 약간 더 많이 증가한다. 개방형 피팅에서 삽입 깊이를 길게 하면 전체 주파수에서 이득을 높이나, 저주파수 영향이 가장 크고, 작동 원리는 완전히 다르다(패널 참조). Figure 5.26은 삽입 깊이에 따른 KEMAR 마네킹 고막에서의 SPL 변화이다. 동일한 리시버와 전기적 출력 상태에서 양측을 측정한 것으로 개방형, 폐쇄형의 돔형 얇은 튜브를 이용한 반응이다:

- 폐쇄형 돔 반응에 비하여 개방형 돔 환기효과는 정확히 옥타브당 12dB 기울기를 갖는 저주파수 차단(low cut) 양상이다.

왜 삽입 깊이는 개방형 피팅에서 외이도 SPL을 변화시키는가?(Why insertion depth changes ear canal SPL in open fittings?)

약 1500Hz 이하에서 환기구 임피던스(튜빙 끝에서 외부 공기까지의 경로)는 잔여외이도 임피던스보다 훨씬 낮아서 환기구 임피던스가 전체 임피던스를 결정하게 되므로 외이도 SPL에 영향을 준다. 삽입 깊이가 길어지면 환기구 길이도 늘어나고, 환기구 임피던스와 외이도 SPL도 따라서 변하게 된다. 고주파수 소리에 대하여 더 깊게 삽입하면 잔여외이도용적이 적은 부피를 갖게 되고 임피던스가 커진다. 그러나 튜브를 고막과 가까이 위치하면 개방된 외이도에 의한 공명기능이 소실되면서 이러한 이득도 상쇄된다. 따라서 외이도 길이를 따라 개방형 공명주파수에 의해서 증가하는 음압도 소실된다.

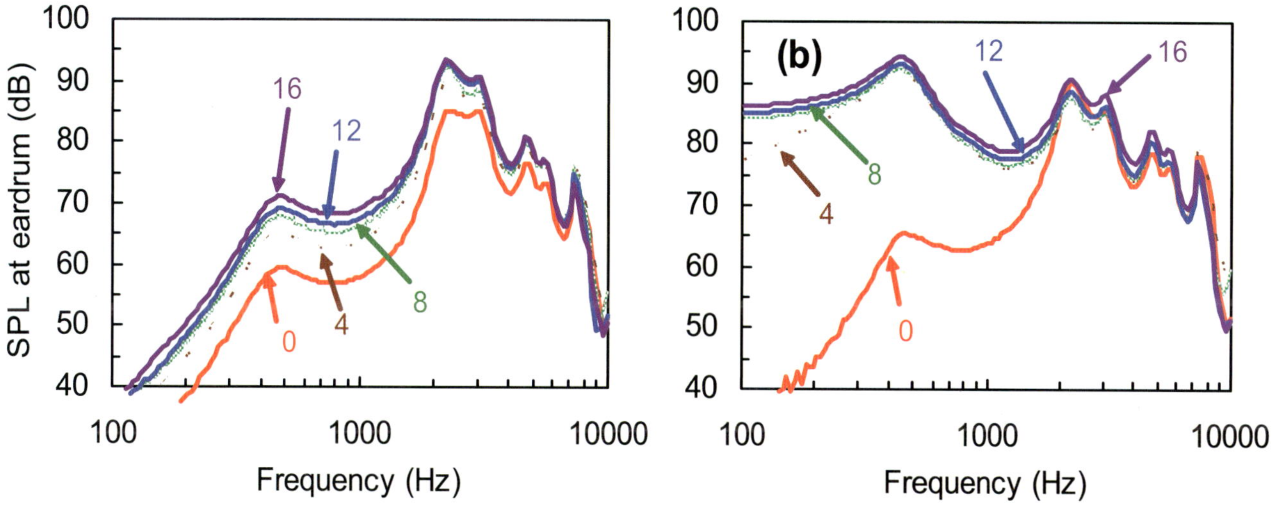

Figure 5.26 Response in an ear simulator of a receiver connected to a thin-tube sound delivery system terminating in (a) an open-dome canal fitting and (b) a closed-dome canal fitting. The numbers in each figure show the insertion depth of the tubing, in mm, past the ear canal entrance. The closed dome did not fully seal the canal for the two shallowest insertions.

- 얇은 튜브 음향구의 높은 음향질량은 첫 번째 공명을 기대했던 파장 공명보다 더 낮게(여기서는 500Hz), 그리고 #13 튜브에서 관찰되는 것보다 더 낮게 관찰된다.
- 개방형 시스템은 외이도 공명주파수 범위인 2~4kHz에서 더 높은 출력을 나타낸다.

5.5 댐퍼 *Dampers*

댐퍼는 음향구 내에서 공명에 상응하는 주파수 이득과 최대출력을 낮추는데 사용된다(Section 2.6.2, 2.7). 댐퍼는 공기 입자가 가장 빨리 흐르는 공명이 발생하는 위치에 있을 때 가장 효과적이다. 파장 공명은 입자 속도가 리시버에 접하는 튜브 끝에서 가장 느리다. BTE에서는 댐퍼가 리시버로부터 이어몰드의 외측 끝쪽으로 이동함에 따라 1, 3, 5kHz의 공명에 대하여 더 효과적으로 기능한다. 반대로 만약 댐퍼가 이어후크 끝이 아니라 리시버 근처에 위치하면, 2kHz 근처의 리시버 공명이 더 효과적으로 차단된다. Figure 5.27은 1500 ohm 댐퍼가 이어몰드 끝(nub)과 이어후크 끝(tip)에 있을 때의 효과를 나타낸다.

Table 5.8은 이어후크 각 끝에 위치한 댐퍼가 다른 임피던스를 갖는 댐퍼에 대한 이득과 OSPL90을 dB로 표기한 것이다.

일부에서는 상당히 부드러운 이득과 목표이득에 가까운 OSPL90 반응을 얻기 위해서 이어후크 양쪽에 댐퍼를 사용할 필요가 있다.

댐퍼를 RITE/ITE/ITC/CIC 보청기 튜브에 설치하기도 하나, 귀지나 습기로 잘 막히기 때문에 자주 교체할 필요가 있다. 어떤 리시버는 출구에 댐퍼가 설치되도록 만들어진다. 이런 경우에서 댐퍼가 막히면 리시버 전체를 교체해야 한다.

댐퍼를 마이크로폰 튜브 내부에 넣어서 보청기의 고주파수반응을 감소시키기도 한다(일반적으로 피드백을 막기 위해서). 이런 다양한 목적을 위해 2.08, 1.78, 1.37, 1.12mm의 직경의 댐퍼를 이용할 수 있다.[1847] 3개의 작은(smaller) 댐퍼는 금속 깔때기(metal ferrule) 댐퍼 스크린에 들어 있지 않다.

댐퍼는 얇은 튜브 음향구에는 현재 사용되지 않는데, 이는 습기로 쉽게 막히고, 얇은 튜브가 본래 댐퍼 기능을 하기 때문이다(얇은 튜브에는 공기의 흐름이 벽을 스쳐 지날 때 일어나는 댐퍼가 작동할 단면 공간이 없다). 그럼에도 Figure 5.26에서와 같이 얇은 튜브에서도 음향구에 의한 공명효과가 나타난다.

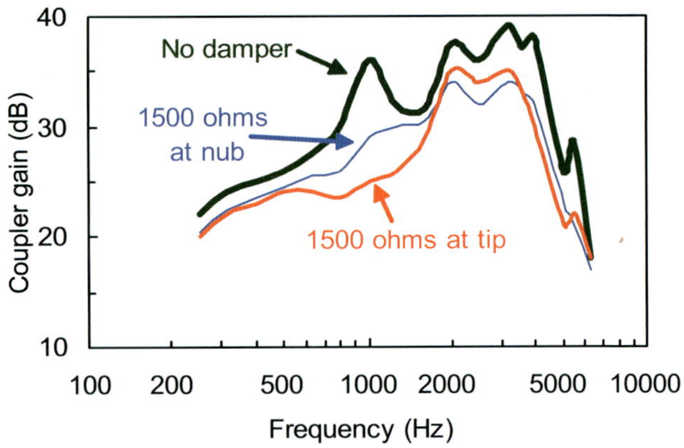

Figure 5.27 Frequency response of a hearing aid with no damper, and with a 1500 ohm damper placed at each end of the earhook

5.6 특수 튜브, 댐퍼, 환기구 *Specific Tubing, Damping and Venting Configurations*

이어몰드 연구실과 보청기 회사들은 튜브, 환기구, 댐퍼를 조합한 새로운 형태의 이어몰드나 소리전달 방법을 제공한다. 이러한 이어몰드와 소리 전달 방법은 특별한 이름과 숫자를 갖는데, 각각의 고유 스타일과 고유의 음향학적 특

Table 5.8 The typical effect of the dampers placed at the nub or tip end of the earhook of a BTE hearing aid. Values shown are averages across several hearing aids; the attenuation varies slightly from hearing aid to hearing aid. The colors are the coding system used by Knowles Inc. Other values available are 1000 ohms (brown), 3300 ohms (orange), and 4700 ohms (yellow).

Damper impedance (ohms)	Damper position	Frequency (Hz)								
		250	500	750	1000	1500	2000	3000	4000	6000
330 (gray)	Nub	0	0	0	-1	-1	-1	-1	0	0
680 (white)	Nub	0	-1	-1	-3	0	-1	-1	0	0
1500 (green)	Nub	-1	-2	-3	-7	-1	-2	-4	-1	-1
2200 (red)	Nub	-1	-1	-2	-6	0	-3	-3	-4	-1
330 (gray)	Tip	0	0	-1	-3	-1	-1	0	-1	0
680 (white)	Tip	0	0	-2	-6	-1	-1	-1	-1	-1
1500 (green)	Tip	-1	-2	-6	-11	-3	-1	-2	-4	-1
2200 (red)	Tip	-3	-4	-9	-16	-4	-1	-1	-5	-1

유용한 팁: 댐퍼를 이용하여 BTE 중간 주파수반응 바꾸기(Shaping a BTE mid-frequency response with dampers)

- 댐퍼 기능이 1kHz에서 최대가 되며, 2kHz에서는 최소한이 되도록 만들기 위해서는 댐퍼를 최대한 이어몰드에 가깝게 위치시켜야 한다. 이어몰드의 내측 끝이 가장 실용적인 위치인데, 이는 댐퍼를 이어몰드 내측 끝에 위치하면 효과는 더 좋지만 귀지와 습기 때문에 쉽게 막혀 피해야 하기 때문이다.
- 2kHz에 최대, 1kHz에 최소 댐퍼 기능이 되도록 하려면 댐퍼를 최대한 리시버에 가깝게 위치시켜야 한다. 보청기 케이스에 부착되는 이어후크 끝이 가장 실용적인 위치이며, 일부 이어후크에서는 이 위치에 결합망(fused mesh)과 소결-철 댐퍼(sintered steel damper)가 들어가도록 설계된다.

징을 고려하기 보다는 음향구의 모양과 크기, 환기 통로의 크기와 댐퍼의 값과 위치를 나타낸다. 완전한 이어몰드의 음향학적 성능은 이들 3가지 요소로 쉽게 이해할 수 있다.

5.7 이어몰드, 이어쉘에 대한 음향학적인 선택과정 *Procedure for Selecting Earmold and Earshell Acoustics*

다음은 보청기를 착용하기 전에 적절한 이어몰드 음향학적 특성을 선택하는 과정이다. 이는 보청기의 다른 부분은 임시적으로 이미 선택되었다는 것을 나타낸다(Chapter 11 참조). 때로는 이 과정을 통해 처음 선택이 좋지 않음을 확인하고서 다른 것으로 바꾸기도 한다.

Step 1: 가능한 큰 환기구 크기를 찾는다. 목표 삽입이득이 계산되고, Table 5.2~5.4에 따라서 피드백 없이 사용될 수 있는 최대 환기구 크기를 찾는다. 비선형 보청기에서는 낮은 입력수준에서 가장 이득이 크기 때문에, 낮은 입력수준에 대한 목표이득을 사용해야 한다. 피드백 제거가 가능하다면 허용량(약 15dB)을 늘리고, 안전마진(safety margin, 약 7dB)을 줄여야 한다.

Step 2: 필요한 최소 환기구 크기를 설정한다. 250~500 Hz 청력역치에 근거하여 폐쇄효과를 극복하는데 필요한 최소 환기구 크기를 정한다. 이에 대한 좋은 연구 자료는 없으나, 일반적으로 저주파수 손실이 50dB보다 이상이면 환기구가 필요 없고, 저주파수 손실이 30dB 이하이면 최소한 2mm의 환기구가 필요한데, 가능한 큰 크기가 좋다. 1mm 환기구는 너무 작아서 폐쇄효과도 있지만, 이와 같이 작은 환기구가 필요하게 되면, 구멍을 내거나 갈아내어 더 쉽게 필요한 환기구를 만들 수 있다.

Step 3: 환기구 크기를 결정한다. Step 1과 2의 조건에서 크기를 결정하는 것은 쉽다. 최대, 최소의 환기구 크기가 같거나 차이가 많지 않기 때문이다. 문제는 저주파수 청력역치가 거의 정상이면서, 고주파수 청력역치가 60~90dB인 경우이다. 이럴 때는 최대 환기구 크기가 최소 필요한 환기구 크기보다 더 작게 된다. 이러한 경우에는 실제로 피팅하기 어렵고, 피드백-차단 알고리즘이 필요하다. 맞추기 어려운 청력역치를 갖는 청력도와 최소 환기구와 최대 환기구 차이가 많은 경우에는 조정 가능한 환기구를 주문하는 것이 유용하다. 유사하게 이어몰드 보다는 외이도 착용할 때에는 피팅의 개방 정도를 선택할 수 있고, 필요하다면 보청기 자체를 바꾸지 않고 피팅을 바꿀 수 있어야 한다. 이러한 Step 3 선택이 개방형 외이도 피팅인 경우 Step 4는 필요하지 않은데, 이 경우 미용적인 면을 고려하여 얇은 튜브 음향구를 이용할 것이며, 이는 혼이나 협착을 고려하지 않아도 되기 때문이다.

Step 4: 환기구 형태(profile)를 선택한다. 이 과정은 BTE 보청기의 이어몰드에 대한 것으로서 RITE/ITE/ITC/CIC 보청기에서는 혼의 기능이 제한적이기 때문이고, 다른 이유로는 이들 보청기에서 음향구 선택권은 제조사에 있기 때문이다. BTE 보청기 음향구는 2~4kHz 옥타브에서 가

유용한 팁: 보청기에 맞을 것인가?(Will it fit?)

음향구와 환기구를 확정하기 이전에 인상(impression)으로 얻은 최대 외이도 내부의 보청기 직경이 음향구와 환기구 직경의 합보다 최소한 2mm 이상 커야 한다.

장 효과적인 반응을 갖기 때문에 주로 이들 주파수를 근거하여 선정한다. 먼저 커플러이득 목표(coupler gain target)(즉 4kHz의 목표에서 2kHz 목표이득을 뺌)의 기울기(dB/옥타브)를 계산한다. 이후 선택한 보청기 커플러이득의 최대 기울기를 계산한다. 만약 목표 기울기가 보청기 기울기보다 더 가파르다면(자주 발생), 혼이 필요하다. 자주 발생하지는 않지만, 2~4kHz의 목표 기울기가 보청기 이득 기울기보다 작은 경우에는 협착이 필요하다. 만약 2개의 기울기가 거의 같다면 #13 튜브가 적절하다.

Table 5.9는 혼이나 협착을 결정하는데 도움이 된다. 2~4kHz 옥타브에서 음향구 형태의 기울기를 간단하게 찾는 것은, 목표 기울기와 선택한 보청기 이득 기울기 사이에 계산된 차이를 선택하면 된다. Table 5.7과 같이 #13 튜브에 비해 Lybargar high-pass 튜브는 고주파수의 증대(boost)보다는 중간 주파수의 억제로 이런 기울기를 얻는다. 또한 1.5LP 튜브는 500Hz~2kHz에서 효과가 발생하고, 2kHz 이상에서 기울기 변화가 없다. 계산 없이 외이도에 들어갈 가장 크기가 큰 혼을 선택하면 대부분 올바른 선택이 된다.

만약 커플러이득 대신 삽입이득에 따라서 보청기와 이어몰드를 선택한다면 음향구를 선택하는데 Table 5.9를 사용할 수 있다. 이런 경우에 선택한 보청기의 목표 삽입이득 기울기와 기대 삽입이득 기울기 사이의 차이에 따라 음향구를 선택한다.

Step 5: **댐퍼를 선택한다.** 댐퍼를 선택하는 것은 보청기 피팅 후에 하는 것이 효율적이다. 첫째 이유로는 Table 5.8에서 주파수에 따른 댐퍼 효과가 정확히 나타나지 않기 때문이고, 둘째로는 특정 주파수에서 댐퍼의 정확한 효과는 그 주파수에서 정점 또는 저점이 나타나는지에 따라 달라지기 때문이다. 셋째로 각 개인의 실이공명반응(real ear unaided response)에 따라서 보청기 삽입이득의 반응에서 정점과 저점이 발생하기 때문이다. 마지막으로 환기구, 음향구와는 달리 댐퍼의 크기는 피팅 과정 중에 금방 바꿀 수 있기 때문이다. 따라서 보청기와 함께 제공되는 표준 댐퍼가 어떤 것이든 관계없이 실이이득을 측정하여 필요하다면 댐퍼를 바꾸면 된다. Table 5.8과 "댐퍼를 이용하여 BTE 중간 주파수 바꾸기" 패널 참조.

Table 5.9 Sound bore profile needed to resolve a discrepancy between a target response slope (calculated as 4 kHz gain minus 2 kHz gain) and the response slope available from the hearing aid in a coupler.

Sound bore profile	2 to 4 kHz slope (dB/octave)
Libby 4 mm horn	12
Libby 3 mm horn	4
CFA #2 horn	7
CFA #3 stepped bore	7
Lybarger high-pass tube	11
#13 glued-tube	-1
6C5	-6
6C10	-7
1.5 LP tube	-1

5.8 귀 인상 *Ear Impression*

이어몰드/이어쉘에 대한 음향학적 효과를 언급하고 있으나, 인상 없이는 이어몰드/이어쉘에 대하여 말할 수 없다. 먼저 인상을 만들기 위한 기술과 재료를 설명한다.

유용한 팁: 댐퍼를 신속하게 변경하는 방법(Changing dampers quickly)

다양한 크기의 댐퍼가 미리 장착된 여분의 이어후크를 이용하면 댐퍼를 빠르고 손상 없이 바꿀 수 있다.

5.8.1 표준 귀 인상 방법 *Standard ear impression techniques*

외이도 확인하기. 귀 인상을 만드는 것은 이경 검사부터 시작한다. 귓바퀴를 뒤로 당기고 고막과 외이도를 관찰하여 인상을 만들기 전에 어떤 기형이 있는지 확인하는 것은 필수사항이다:

- 귀 인상의 정확성을 방해할 정도로 귀지가 많이 있다면 중단해야 한다. 그 양이 얼만큼인지에 대해서는 의견이 다양하지만 중요한 것은 "인상을 정확하게 얻을 수 있는가?" 이다. 고출력 폐쇄형 보청기나 CIC 보청기에서 귀지가 중요하나, 저출력, 환기형, BTE 이어몰드나 전이갑개(full concha) ITE 보청기에서는 귀지의 중요성이 떨어진다.
- 외이 또는 중이에 감염 또는 염증소견이 있거나, 고막이 팽창되거나 천공이 있으면 인상 과정을 중단하고, 우선 이 문제를 의학적으로 해결해야 한다.
- 외이도가 충분히 넓다면(외이도의 바깥쪽에 대하여) 인상을 외이도 깊게 만들지 않아야 하는데, 깊게 넣으면 인상을 제거할 때 어렵다. 일반적으로 외이도는 둘째 굴곡(2nd band)내측 부위에서 전후 방향으로 약간 넓어져 있다.[36] 귀 인상 재료는 제거할 때 약간 수축 될 수 있지만 제한적이다(Section 5.8.3). 개방형 유양돌기절제술로 유양돌기의 병적인 부분을 제거한 사람들의 외이도는 매우 커서, 인상을 시도하기 이전에 이비인후과적으로 깨끗한지 확인해야 한다. 고막을 보호하기 위한 블록을 삽입하기 전에 수술적으로 만들어신 공간에 추가적인 블록을 채워 넣어야 한다.
- 이갑개(concha) 내부의 긴 털은 깍아야 하며, 인상을 왜곡시키거나 인상 안에 끼어서 인상을 제거할 때 어렵지 않도록 해야 한다.

외이도 블록(canal block) 삽입. 외이도 블록은 소량의 솜이나 폼으로 외이도의 단면을 채워서 인상 재료가 필요 이상으로 깊게 들어가는 것을 방지한다. 외이도 블록은 'oto-blocks', 'impression pads', 'eardams' 이라고 한다. 블록은 인상 재료가 흘러 들어가는 것을 막아서, 폭이 점점 가늘어지지 않도록 하며, 인상 재료가 원하는 길이만큼의 외이도 단면을 완전히 채울 수 있게 한다. 블록 제거를 쉽게 하기 위해 튼튼한 실로 블록 주위에 매듭이 만들어지는데, 인상을 얻지 못하고 블록을 제거할 때도 이용된다. 면 또는 폼이 튜브에 대신 붙여지는 경우도 있다(Figure 5.28).

블록은 직접 만들 수도 있고, 편리하고 다양한 크기로 실이 연결된 제품을 구매해 사용할 수도 있다. 적당한 크기가 사용되어야 하는데, 블록 크기가 너무 작으면 인상에 의해 귀 안쪽으로 밀려 들어가고, 블록 주변부로 인상 재료가 흐르게 되며, 너무 크면 외이도 안으로 깊게 들어가지 않아서 불편하다. 바깥쪽과 안쪽의 두께가 얇은 블록은 깊은 외이도 인상을 얻을 때 사용된다. 블록은 발광 플라스틱 막대로 손쉽게 밀어 넣을 수 있는데 이것은 'ear-light' 혹은 oto-light', 'light stick'등으로 불린다. ear-light를 이용할 때 손가락은 머리 반대방향으로 받치고 있어야 한다. 외이도가 갑자기 넓어져서 솜 블록을 깊이 넣는 과정에 지나치게 쑥하고 들어가지 않도록 주의해야 하는데, 이러면 인상을 제거할 때 어려울 수 있다. 블록의 삽입 깊이는 매우 중요하다. 이어몰드와 보청기 제조사는 인상보다 짧게 보청기 외이도 길이(canal stalk)를 갖는 장치를 만들게 되며, 더 길게는 만들지 못한다. 필요로 하는 긴 면(long side)에서 오류가 주로 발생한다. 원하는 최종 제품을 아주 짧은 길이로 만들려는 것이 아니라면, 블록을 둘째 굴곡(2nd bend)을 지난 곳에 위치시켜야 한다. 만약 이어몰드/이어쉘이 인상보다 짧기를 바란다면, 만들어진 인상에 적절한 길이를 표시하면 된다.

주의: 의도하지 않은 결과(Unintended consequences)

- 적절한 크기의 외이도 블록을 선택해야 한다. 인상 재료가 발견하지 못한 고막천공을 통해서 중이에 들어갈 수 있고, 실린지로 넣다가 고막천공을 만들 수도 있다.[958, 1564]
- 비정상적으로 외이도 입구가 작거나 유양동 수술로 인하여 고막 근처의 외이도가 넓어지면, 이곳에 인상 재료가 끼어 고정될 수 있고, 이런 경우 수술 제거가 필요하다.[800, 958]

인상 재료 혼합. 재료들을 제시된 비율로 사용해야 한다. 혼합 정도를 바꾸면 점성이 감소하는 효과(즉, 쉽게 주사기로 넣을 수 있음)가 있거나, 응고 시간도 바뀌지만 이는 완성된 인상에 잘못된 영향을 줄 수 있다. 예를 들어 액체/분말 아크릴에서 과도한 액체성분은 인상을 더 쉽게 녹게 하거나 열에 의한 변성을 쉽게 일으키고 수축되는 정도를 높인다.[14] 재료 혼합은 확실하지만 빠르게 만들어야 한다. 일회용 패드 또는 깨끗한 표면에서 주걱을 이용하여 만드는데 이유는 다음과 같다:

- 반복적으로 인상 화학 성분이 피부를 통해 흡수되면 건강에 해로운 영향이 있다.
- 핸드로션이나 라텍스 장갑을 통해 흘러나온 황 관련 물질이 인상 재료를 오염시킬 수 있다.
- 인상 재료의 온도가 올라가면 경화 시간이 줄어든다.

또한 인상 재료도 주걱으로 주사기에 넣거나, 혼합 패드에 주사기를 뒤집어 대고 밀어야 넣어야 좋다.

외이도 채움. 주사기를 약간 눌러서 인상 재료가 밖으로 나오도록 한다. 이때 귓바퀴를 후상방으로 당겨서 주사기가 가능한 외이도 내부로 들어갈 수 있게 한다. 주사기 입구에 확장 팁을 추가로 끼워 사용하면 상대적으로 길고 좁은 외이도에서 편리하다. 이때는 주사기를 눌러서 주사기 내 물질이 끝에서 최소 6mm까지 닿을 수 있도록 한다. 이후 주사기 밀대를 계속해서 누르면서 주사기 끝을 빼내야 하는데, 비슷한 양으로 유지될 수 있어야 한다. 외이도를 인상 재료로 모두 채운 뒤에는 이갑개를 채우고, 이후 주사기를 기울여서 이갑개 연골의 뒷부분(대주, antitragus), 대이륜각(antihelix)을 따라가며 이륜을 향해 눌러준다. 이갑개정(cymba-concha) 부위가 채워지면, 주사기 끝을 들어 올려서 주사기 끝을 이갑개의 앞쪽을 향해(이주에 가깝게 붙이면서) 낮춰가며 눌러준다. 이갑개 연골 부위가 약간은 넘칠 정도로 완벽히 채워지면 이 과정을 멈춘다. 이어몰드/이어쉘을 제작하기 위해서는 귀의 모든 지표를 확인해야 하는데, 이갑개 전체가 인상 재료로 꽉 차야 가능하다. 이 모든 과정 내내 주사기 내부에 일정한 압력이 가해져야 한다. 또한 인상이 완성된 뒤에 외측 표면을 평편하게 해서 배송하기 쉽도록 해야 한다.

모형 표시. 보청기가 ITE, ITC이거나 방향성 마이크로폰을 사용하는 경우에는 얻은 인상에 얼굴에 맞는 수평선을 표시한다. 이를 통해 보청기 제작자는 2개 마이크로폰 입구부를 일직선에 위치시켜 제작해 정면 방향성을 최대화할 수 있게 된다.

결과 대기. 7~10분 이후(모형을 표시하기 위해 사용된 재료의 종류와 온도에 따라서 다름) 모형의 경화 정도를 확인하기 위해 손톱이나 다른 뾰족한 기구로 살짝 눌러본다. 이때 눌린 자국이 완벽하게 사라질 경우 인상이 완성된 것이며, 외이도의 일부가 많이 구부러지거나 평균 이상으로 긴 경우 인상을 뺄 때 찢어지지 않도록 좀 더 기다려야 한다.

모형 제거. 입을 몇 초간 벌렸다 닫도록 하고, 귓바퀴를 아래, 뒤, 그리고 위로 당긴다. 이러한 움직임을 통해 귀에서 모형을 떼어낼 수 있게 된다. 모형의 이륜 부위를 귀에서 떼어내며 그 뒤 인상 전체를 잡고 귀로부터 잡아당긴다.

외이도 확인. 인상을 제거한 뒤 실제 귀에 인상 재료가 남아있는지를 확인한다.

인상 확인. 접힌 부위, 빈틈, 공기 방울 등이 인상에 들어있는지 확인한다. 이런 흠은 완성품으로 나가기 전에 잘라내야 한다. 보청기 외이도 부분(canal stalk)은 인상 품질에서 가장 중요하며, 의심되면 두 번째 모형을 만들어야 한다. 외이도 블록은 모형에 붙여서 남기며, 블록의 각도를 통해 모형과 외이도가 이루는 각도에 대한 여러 정보를 얻도록 해야 한다. 인상을 외이도에서 꺼낸 뒤에 덧붙여서 모형의 길이를 늘이지 말아야 하는데, 이렇게 하여 인상을 정확하게 만들 수도 없으며, 불편감과 피드백의 원인이 된다.[1420]

표기와 발송. 완성된 인상은 인상 재료 특성에 맞는 포장 방법으로 보내야 한다. 배송 과정에서 발생한 왜곡은 결과물에 영향을 주게 되므로, 직접 보내는 것과 달리 레이저 스캔을 통해 제작사에게 인상 모양을 전송하는 방법도 있다. 인상을 제작사에게 보낼 때에는 상태에 대한 표기와 내용이 포함되며, 외이도 이상 부분에 대한 내용이 기술되어

인상이 골성 외이도까지 도달했는지 확인하는 방법(Has the impression reached the bony canal?)

보청기를 골성 외이도까지 확장시키기 위한 방법은 다음과 같다:

- 둘째 굴곡이 인상에서 확실하지 않으면 다시 시도해야 한다. 인상이 너무 짧다는 의미이다.
- 확대경을 통해 인상을 잘 관찰한다. 골성 외이도 피부는 연골성 부위의 피부보다 부드럽고, 구멍이 없는데 이러한 차이는 잘 만들어진 인상에서 확인할 수 있다.

야 하고, 인상 모양에 대해 필요한 요청 사항도 함께 보내야 한다. 외이도에서 튀어 나온 것에 의하여 인상에 홈이 만들어지면 이를 표시해야 한다(표시가 없으면 인상 과정에 발생한 실수로 생각하게 된다). 턱을 움직일 때 외이도 움직임이 발생하면 이 부위를 표시하거나, 입을 벌려서 인상을 얻고 이 부위를 표기해야 한다.

청소. 감염 조절과 관련된 측정법은 중요한데 이는 실제 귀에서 얻을 수 있는 이득과 관련되기 때문이다. 귀지 자체가 염증을 일으키는 주요 원인은 아니나, 귀지와 함께 출혈 및 다른 체액이 섞일 경우 염증의 원인이 아니라고 말하기 어렵다.[889] 조심해서 외이도를 깨끗하게 만들고, 이때 사용하는 기구를 소독하는 것은 외이도 염증이 의심되거나 시술이 외이도 내 출혈을 일으켰을 때 더욱 중요하다.

5.8.2 CIC 또는 고이득 보청기에서 인상 제작 방법 *Ear impression techniques for CICs and high-gain hearing aids*

CIC와 고이득(high gain) 보청기는 다른 보청기보다는 외이도에 딱 맞는 이어몰드/이어쉘이 필요하다. 이러한 단단한 보청기 착용은 피드백 진동을 막기 위해서 필요하며, CIC 보청기가 외이도에 유지할 수 있게 한다.

CIC 보청기는 외이도 굴곡과 외이도 단면적 크기의 변화, 축에 따른 단면적 형태의 차이에 의하여 외이도에 유지된다. 둘째 굴곡에서 외이도가 넓어지는 것이 특히 중요하다.[1420] 따라서 CIC 보청기 인상은 충분히 깊어서 둘째 굴곡과 이를 5mm 이상까지 넘어서 인상을 만들어야 한다. 외이도 블록이 깊게 삽입되어서 인상 재료가 연골성 외이도 내부를 완전히 채울 수 있고 이를 통해 보다 안정적으로 착용할 수 있게 된다.

CIC보청기, 보다 좁은 범위에서의 ITC 보청기는 외이도에 잘 착용되어서 빠지지 않아야 한다. 턱관절을 움직일 때마다 외이도 모양이 변하기 때문에 이때 보청기 움직임이 발생할 수 있다. 특히 입을 벌릴 때 첫째와 두 번째 굴곡 사이의 전후방 폭이 증가한다. 입을 벌리면 하악 과두(condyle)가 전방으로 이동하면서 외이도 전벽을 당기게 된다.[1360] 상악 및 하악의 송곳니 사이가 25mm가 될 정도로 턱 관절이 열릴 때 외이도의 폭은 10%가 증가한다.[1339] 만약 뒤쪽 치아가 없거나, 잘 맞지 않는 틀니를 사용하거나, 턱관절 장애로 턱이 과도하게 벌어지면 이에 따라 외이도 크기가 일반적인 경우보다 크게 변한다.[652]

외이도 변화가 과도하면 인상을 제작할 때 25mm 두께의 스페이서를 물게 하여 입을 벌린 상태에서 인상이 굳도록 해야 한다.[1418] 두껍게 만들어진 외이도 보청기가 입을 다물 때에는 불편할 것으로 예상되나, 입을 벌린 상태에서 만들어진 CIC 인상을 사용하였을 때가 입을 닫고 만들어진 경우보다 동일하거나, 오히려 더 편하다고 보고되고 있다.[546] Pirzanski(1997)는 보청기 착용 후 생기는 불편감은 보청기가 헐겁게 착용될 때 주로 발생하며, 보청기를 보다 깊게 넣어 착용하거나, 보다 꼭 끼이도록 만들어야 하는데,

CIC 보청기를 위한 인상 방법(CIC impression technique in brief)

- 인상을 외이도 둘째 굴곡(2nd bend)을 지나 5mm까지 만든다.
- 중-상 정도의 점도를 갖는 실리콘 인상 재료를 사용한다 (Otoform A/K, Westone, Silicast, Steramold, Otosil, Dahlberg).[1419]
- 개구(open jaw technique, 턱을 벌리고) 인상을 만드는 방법을 사용한다.

5

이는 피드백 방지하기 위한 행동들 때문에 생기는 것이라고 하였다.

어떤 경우 입을 벌린 상태에서 CIC를 위한 인상을 제작해야 하는가에 대답은 다음과 같다. 이는 외이도 모양이 많이 변할 때 필요한데, 이경으로 외이도의 움직임을 관찰하거나, 손가락을 외이도에 넣어서 움직임의 정도를 느껴서 평가하면 된다.[1153] 과도한 외이도의 움직임은 CIC 보청기를 사용하지 못하게 만들 수 있다.[652] 이에 대한 해결 방법으로는 귓구멍에 가까운 보청기의 바깥쪽은 실제 외이도 크기보다 더 작게 만들고, 움직이지 않는 골성 외이도에 보청기 안쪽은 꽉 끼게 만드는 것이다. 이때 최대한 부드러운 물질로 보청기를 제작하여 불편감이 없도록 해야 한다.

이어몰드/이어쉘을 딱 맞게 하기 위해 지속적으로 인상 모형 크기를 덧붙여 키우는 다른 방법도 있다. 이는 3단계 인상제작 기술로서 서로 다른 점도의 재료를 이용하여 외이도에 딱 맞으면서도 정확하게 모형을 만들 수 있다.[543] 외이도에서 가장 유연하게 움직일 수 있는 구간의 인상 모형을 각 단계에서 가장 크게 만들 수 있다.

입을 벌리고 하는 제작과 3단계 제작 방법은 모두 외이도 입구에서 이어몰드의 전후방 폭이 증가하게 된다.[1110, 1419] 2개의 방법 중에서 어느 것이 더 효과적인지 알려져 있지 않으나, 입을 벌려서 인상을 제작하는 것이 훨씬 빠르다. 3번째 방법으로는 입을 닫아서 인상을 제작하고, 이어몰드나 보청기을 만들 때 입구부 씰(aperturic seal)을 추가로 만드는 방법이다. 이것은 3단계 제작 방법보다 덜 효과적이다. 고출력 보청기에 대한 충분한 감쇄효과가 있지만 제작사가 외이도의 유연성을 알지 못하기 때문이다.[1110]

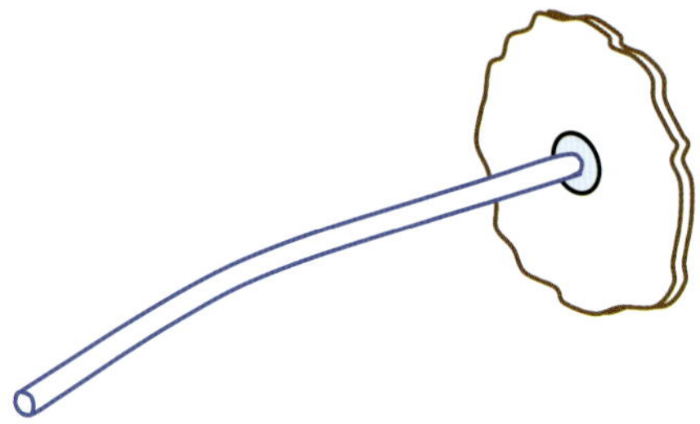

Figure 5.28 A thin cotton block with attached pressure-relief tube, used for taking very deep impressions adjacent to the eardrum.

심부삽입(deep seated) CIC는 반드시 깊은 인상이 필요하며, 솜으로 만든 블록이 고막 바로 앞까지 mm 단위만큼 닿아야 한다. Figure 5.28과 같이 이 목적에 사용하는 솜 블록이 있는데, 빈 플라스틱 튜브 앞에 붙은 상태이며, 블

3단계 모형 제작 방법에 대한 간략한 설명(The three-stage technique in brief)

1. 점도가 낮은 물질을 사용해서 인상 재료를 만들고, 솜 블록까지 확장되는 튜브를 사용한다. 튜브는 인상 모형이 외이도 내부에서 제거될 때 가해지는 압력을 줄여주며 이는 2, 3단계에서 도움을 준다.
2. 중등도 점도를 가지는 재질을 모형의 외이도 보청기 부분(canal stalk)에 바르고, 인상 모형을 귀 안에 삽입하고, 수초간 경미한 압력을 주어서 굳지 않은 상태에서 이것들이 재배치 되도록 한다. 일정 압력을 주어 완전히 막혔는지를 확인하는데 200daPa의 압력을 가한 뒤 5초 동안 새는 것이 없어야 되며, 이후 턱을 움직이는 과정을 반복한다. 만약 공기가 누출되면 2단계를 반복한다.
3. 환자 머리를 옆으로 돌려 베개에 눕힌다. 이때 새로운 솜 블록을 1단계에 삽입된 솜 블록만큼 깊게 넣어야 하며, 외이도 내부를 낮은 점도의 물질로 채우고, 빠르게 모형을 다시 삽입해서 낮은 점도의 물질이 밖으로 배출될 수 있도록 한다. 모형에 남겨진 코팅은 외이도의 구조에 딱 맞게 된다.

이어몰드 제작시 이어몰드에 추가적인 덧붙이지(덧대기) 않도록 해야 하며, 이어몰드를 깎아내어도 안 된다. 자세한 내용은 Fifield, Earnshwa & Smither(1980) 참고. 만약 정확하지 않더라도 보다 빠르게 과정을 진행하고 싶다면 3단계를 생략하면 된다.

요약: 외이도 크기에 딱 맞으면서 동시에 착용시 편안한 이어몰드/이어쉘을 만드는 5가지 방법(Five ways to produce a tightly fitting, but comfortable, earmold or earshell)

- 입을 벌린 상태에서 인상을 만든다.
- 2단계 혹은 3단계 방법으로 인상을 만든다.
- 이어몰드 제작시 특수 제작을 요청한다.
- 점성이 낮은(흐를 정도는 아님) 실리콘 모형 재질을 사용한다.
- 모형이 굳기 전에 모형을 가볍게 두드린다.

각각의 방법들을 비교해보면, 위쪽 방법들이 아래쪽 방법보다 효과적이다.[1110] 5가지 방법을 모두 사용하는 것이 효과적인지는 아직 검증되지 않았고 권장되지도 않는다.

5

록 두께는 2mm이다. 인상 모형을 제거하는 동안 튜브는 모형의 중앙부에 가해지는 압력이 대기압과 같도록 조절해서 통증이 없도록 한다. 솜 블록이 고막에 매우 근접하기 때문에 인상 재료로 인해 고막에 전달되는 압력을 낮게 하기 위해 점도가 낮은 재료를 선택해야 한다. 윤활유를 솜 블록의 중심부에 먼저 발라두면 인상 재료가 굳은 뒤에 제거하기가 쉽다.

5.8.3 외이도 인상 재료 *Ear impression materials*

최소 3가지 정도의 재료가 인상 모형을 제작하기 위해 사용된다. 이때 각각의 경우에서 2가지 재료를 섞어서 화학 반응을 일어나도록 되어 있다:

- 아크릴 재질(ethyl-methacrylate)은 액체와 분말을 더해서 쉬일 수 있으며 대표적인 예는 Audalin™이다.
- 응축 양생(condensated-cured) 실리콘 재질(dimethyl-siloxane)은 2가지 물질 반죽과 섞이며, 대표적인 예로 Otoform-K™, Siliclone™, Blue Silicast™, Micro-sil™가 있다.
- 추가 양생(additional-cured) 실리콘 재질(polyvinylsiloxane, vinyl-polysiloxane)은 2가지 물질 반죽과 섞이며, 대표적인 예로 otoform A/K™, Reprosil™, Pink Silicast™, Silasoft, Mega-sil™, Durasul equal™, Matrics™, Silhouette plus™ 등이 있다.
- 외이도 크기에 딱 맞으면서 동시에 착용시 편안함을 주는 이어몰드/이어쉘을 얻기 위한 인상 재료는 다음과 같은 성질을 가지고 있어야 한다:

점성(Viscosity). 흘러내릴 정도로 낮은 점성을 갖는 물질은 주사기로 주입이 용이하고, 외이도 내부에서 확장되거나 왜곡될 가능성이 낮다. 이런 물질은 CIC 보청기를 위한 모형을 만들 때 추천되고, 결과적으로 현재까지 외이도를 재현하는데 가장 신뢰할 수 있다. 그러나 낮은 점성 재료는 턱 관절 움직임에 의한 외이도 크기 변화를 잘 반영하지 못한다(Section 5.8.2). Pirzanski(1997a)는 보다 꽉 맞는 맞춤이 필요할 때 이런 낮은 점도의 재료는 적절하지 않은데, 이는 외이도의 연골부분에서 충분히 팽창되지 못하기 때문이라고 하였다. 높은 점도 인상 재료는 외이도 내부의 털을 포함하지 않고 밀어내기 때문에 인상을 제거할 때 통증이 덜하다.[1417] 심부삽입 CIC 보청기를 위한 인상 과정에서 골성 외이도에는 점도가 낮은 재료를 사용한 뒤 1분 정도 지나서, 높은 점도의 재료로 나머지 부분을 채우는 방법도 있다.[1685] 2가지 다른 점도의 물질을 혼합하면 골성 외이도 부분을 제외한 연골성 외이도만 팽창하도록 하는 목적인데, 편안함과 피드백에 대한 장점은 입증되지 않았다.

3차원적 안정성(Dimensional stability). 만약 외이도 인상이 제작 이후 수시간 혹은 수일 뒤에 크기가 줄어드는 경우에 이어몰드/이어쉘 제작시 이를 고려하여 보정하지 않는다면 최종 결과물도 작게 만들어질 수밖에 없다. 이러한 보정은 일반적으로 이어몰드를 제작하는 과정에서 이루어지나, 정확성을 높이기 위해서는 수축되는 정도가 최소화되어야 한다. 인상이 만들어진 뒤 첫 48시간 동안 추가 양생 실리콘(additional cured silicone) 재질은 길이가 0.1% 이하로 줄어들며, 이에 반하여 응축 양생 실리콘(condensated-cured silicone)은 0.5%, 아크릴 재질은 2~5%의 길이가 감소한다고 알려져 있다.[14, 1343]

응력완화(Stress relaxation). 인상을 제거하는 과정에서 가해지는 힘 때문에 외이도의 가장 좁은 부위나 굴곡에서 모형은 늘어나거나 압축되거나 뒤틀어질 수 있다. 인상을 뺀 뒤에 원래 형태로 복원되어야 바람직하다. 이런 복원되는 정도를 '응력완화' 효과라고 한다. 실리콘 재질은 이런 특성이 크나, 아크릴 재질은 복원력이 낮다. 인상을 배송하는 과정에서도 힘이 가해질 수 있어 적절하게 포장해야 한다. 다른 경량 재질로 만든 포장 완충재를 이용하면 실리콘 인상을 보호하기에 충분하고, 아크릴 재질이 왜곡되는 힘으로부터 더 효과적으로 보호하기 위하여 인상의 이갑개 부위를 판지에 붙여서 보낸다면 외이도 보청기 부분(canal stalk)을 잘 보호할 수 있다.

인장 강도(Tensile strength). 인상을 제거할 때 찢어지면 문제가 되는데, 인상 재료는 적정한 인장 강도가 필요하다. 인상이 찢어지는 경우는 잘 발생하지 않으나, 외이도 내측이 외측보다 넓거나, 인상 재료가 잘못된 비율로 혼합된 경우에 발생한다.

강도(Hardness). 인상 재질이 더 부드러울수록 굳은 뒤에 제거하기가 편하다. 강도와 인상 재료의 점도와는 다르며, 강도는 물질이 얼마나 쉽게 변형되는지를 의미하며, 점도는 물질이 얼마나 쉽게 흐르는지를 뜻한다.

이형력(Release force). 인상 재료는 외이도의 표면을 미세하게 반영할 수 있도록 제작된다. 이로 인해 인상이 피부에 붙어있게 되어서 인상을 이루는 재질 안에 피부로부터 분리될 수 있도록 만드는 물질을 일부 포함하는데, 이는 완성된 인상 표면에 기름기를 느끼게 한다.

5.9 이어몰드와 이어쉘 *Earmolds and Earshells*

5.9.1 이어몰드와 이어쉘의 구성 *Earmold and earshell construction*

이어몰드/이어쉘을 통칭하여 'otoplastic'이라고 하며, 이는 인상을 기초하여 만들어진다. 이러한 모형은 실제 귀와 역상(negative)로 여겨지며, 이어몰드/이어쉘을 만드는 2가지 방법이 있다. 주조법과 컴퓨터를 이용한 제작법이다:

주조법(Investment method)

얻은 인상을 액체 실리콘이나 다른 물질로 채워진 곳에 두어서 이 주변으로 귀에 대한 양성(positive) 복사본을 만들게 된다. 이러한 양성 복사본은 주조(investment)라고 하며, 완성된 이어몰드/이어쉘은 이것으로부터 만들어진다. 이어몰드는 주조를 액체 물질로 채우고, 자외선 파장을 조사하면서 굳히는 과정을 통해 만들어진다. 공동 형태의 이어쉘 또한 같은 방식으로 만들어지는데, 이어몰드 재질이 완전히 굳기 전에 흘러 나오게 하여 모형 내부 표면을 둘러싸는 이어쉘 모양을 만든다는 것이 차이점이다. ITE/ITC/CIC 보청기의 경우에 제조사는 이어쉘을 원하는 크기로 다듬고, 전자기기 부품을 삽입하고, 장착판을 부착하여 최종적으로 만들어진 모형을 임상가에게 다시 보낸다.

일부에서는 스스로 이어몰드와 이어쉘을 제작하기도 한다. 이어쉘은 자외선 파장에 노출되면서 양생되는 플라스틱 제질로 만들어진다. 전자기기 부품들은 대량 구입되거나, 선이 달린 구성 부품과 함께 장착판의 형태로 제공된다. 유연한 전선으로 연결된 리시버는 장착판을 붙이기 이전에 적절한 위치를 잡게 된다.

컴퓨터 제작(Computer-aided manufacture, CAM)

컴퓨터를 이용한 보청기 제작은 실리콘과 같은 불투명체로 만들어진 표준 인상을 만드는 것에서 시작한다. 주조를 만들지 않고, 인상을 레이저로 스캔하여 3차원적인 여러 표면을 만들어서 최종적으로 귀에 닿는 순간에 맞도록 정교하게 다듬어진다. 맞춤형 기기를 위해서 제작자, 자동화된 프로그램을 위해 컴퓨터 스크린 속 가상현실 안에 보청기의 부품(리시버, 배터리가 붙은 장착판, 마이크로폰, 스위치, 조절기)을 구성한다. 가상현실 속에서 이것이 귀에 잘 맞는지 확인하고, 이를 바탕으로 이어쉘의 겉 표면의 위치가 결정된다. 일반적으로 이어쉘은 가능한 작게 만들어지는데, 이때 리시버를 제외한 모든 부품이 쉘의 크기에 딱 맞게 된다.

이어쉘의 모든 크기가 구체화되면, 이것이 숫자로 전환되어 플라스틱 프린터에 전달된다. 이들 값들에 따라 레이저를 조절하여 광과민성 액체 플라스틱이 이어쉘/이어몰드 형태에 따라 중합되는데, 이러한 과정을 스테레오 리소그래피(stereo lithography)라고 한다.[306] 레이저 소결(laser sintering)이라는 다른 방법은 이어쉘/이어몰드를 나일론 가루를 녹여 만드는 방법으로 꼭 필요한 부분만 이들 가루를 고체화하여 채우는 방식이다. 최종 산물은 2개의 과정 모두 mm보다 더 작은 단위의 하나의 얇은 막으로 만들어진다.[328]

전반적인 컴퓨터 보청기 제작 과정은 CAMISHA(computer aided manufacturing of individual shells for hearing aids)라고 불리는데, 이들 CAMISHA 과정의 장점은:

- 제작 인건비가 낮다.
- 이어쉘이 최종적으로 제작되기 이전에 내부에 들어가는 부품의 전체적인 맞춤을 시각화하여 변환기가 분리된 상태에서도 이어쉘의 크기를 최소화할 수 있다.
- 가상 인상을 프로그램을 통해서 최종 이어쉘 모양으로 조정하는 과정에서 취소 기능이 있어 이전 과정을 다시 반복하지 않아도 된다.
- 일정한 두께의 이어쉘을 만들 수 있어, 이용 가능한 내부 공간을 크게 할 수 있으며, 기계적 강도가 증가한다.
- 필요한 경우 저장된 데이터로부터 다시 보청기를 만들 수 있다.

이런 과정을 통해 보다 정확하게 외이도 재현이 가능하여서 정확한 착용이 가능한 보청기를 만들 수 있는데, CAMISHA 제작 과정 동안 이어쉘의 위치와 두께 제작이 과거 왁스 제작 과정(wax-dipping)보다 조절이 용이하기 때문이다.[328]

지난 10여년 동안 외이도에서 인상을 만들지 않고, 실제 귀에서 직접 레이저 스캐닝 하는 것이 예상되어 왔다. 일부 기술적으로 힘든 부분이 있으나, 거의 실용화 되기 직전인 상황이다.

5.9.2 이어몰드/이어쉘 구성 재질 *Materials for earmolds and earshells*

이어몰드/이어쉘을 구성하는 재질은 여러 단계로 나뉜다. 가장 간단하게 딱딱한 물질과 부드러운 물질이 있으며, 이러한 범주 안에 여러 기본적인 플라스틱이 존재한다. 기본적인 플라스틱에 물리적 특성에 영향을 주는 다양한 혼합물을 조합하여 다양한 변화를 만든다.

Table 5.10에는 가장 흔히 사용되는 기본적인 화합물들이며, 각각의 강도 범위와 장단점들이 있다. 어떤 물질이 쉽게 적용될 수 있는가는 임상에서 사용 빈도를 의미한다. 다른 물질들과 같이 아크릴이 딱딱하기도, 부드러울 수도 있다. 부드러운 아크릴은 소리 누출을 감소시키나,[1344] 단단한 아크릴이 갖는 내구성을 잃게 된다. 단단한 플라스틱으로 된 이어몰드가 더 많은 누수가 있는 것은 이들이 양생과정과 외형을 다듬고 삽입을 편하게 하는 광택 과정에서 크기가 가장 많이 줄어들기 때문이다.[1417] 부드러운 재질로 만들어진 이어몰드/이어쉘(otoplastics)은 단단한 재질로 만들어진 것보다 착용시 더 편하나 이런 점에 대한 실질적인 연구는 없다.

이어몰드/이어쉘은 하나 이상의 재질로 구성되는데, 외이도 보청기 부분(canal stalk)전체 또는 가장 깊은 부분은 부드러운 재질로 만들고, 외측 부분은 딱딱한 재질로 혼합하여 만들어진다. 부드러운 재질이 갖는 장점은 우수한 외이도 착용력, 피드백 감소기능과 착용의 편안함이다. 이것이 내구력을 위해 단단한 재질로 만든 보청기 외측면과 결합된다. 2가지 재질이 합쳐지는 부위에 균열이 발생할 수 있는 단점이 있다.

부드러운 재질이 갖는 장점이 시간 경과에 따라 변형될 수 있다는 것을 함께 고려해야 한다. 착용의 편안함을 얻기 위해서는 실제 귀와 이어몰드/이어쉘 사이에서의 유연성이 있어야 한다. 대다수의 노인과 같이 귀가 충분히 부드럽고 유연하다면 이어몰드/이어쉘에서 특별한 기능이 필요없기 때문에 이런 경우 장점들을 고려한다면 단단한 재질

Table 5.10 Advantages, disadvantages and hardness of different materials used for earmolds and earshells (Source: Microsonic, GN Resound and Westone websites and catalogs).

<table>
<tr><th>Type of material</th><th>Hardness (Shore durometer scale A)</th><th>Advantages</th><th>Disadvantages</th></tr>
<tr><td>ACRYLIC (Poly-methyl-methacrylate)
Hard acrylic, lucite
Super-alerite, heat-cured acrylic
Soft acrylic – see text</td><td>Hard (off scale)</td><td>• Little deterioration or shrinkage with time and use
• Easy to grind, drill, re-tube, glue and buff
• Smooth surface helps insertion and removal
• Easy to clean</td><td>• Will not compress to insert past narrow areas in the canal
• Leaks easily when the ear canal changes shape
• Potential for injury when struck, especially if it shatters</td></tr>
<tr><td>ACRYLIC (Hydroxy- ethyl-methacrylate)</td><td>Hard (off scale)</td><td colspan="2">Advantages and disadvantages as for poly-methyl-methacrylate, but used for ITE/ITC and CIC shells</td></tr>
<tr><td>VINYL (Poly-vinyl-chloride)
Rx, Polysheer, Polysheer II, Ultraflex, Superflex, Polyplus, Satin Soft
Synth-a-flex II, Formaseal</td><td></td><td rowspan="2">• Comfortable when a tight fit is needed for high-gain hearing aids
• Some vinyls (poly-ethyl-methacrylate) soften at body temperatures and harden at room temperatures, helping insertion</td><td rowspan="2">• Shrinks, hardens, and discolors with time, necessitating replacement approximately annually
• Tubing is difficult to replace: removal is difficult and new tube needs toxic solvent or locking devices to retain it
• Softer vinyls need a toxic solvent to polish them – cannot be worn for 24 hours</td></tr>
<tr><td>VINYL (Poly-ethyl-methacrylate)
Vinylflex II, Vinylflex, Marveltex, Marvel Soft, Vinyl Flesh, Formula II, Flexible Plastic</td><td></td></tr>
<tr><td>SILICONE (dimethyl-methyl-hydrogen-siloxane)
M-2000, W-1, MSL-90, JB-1000, Softech, Soft Silicone, MDX</td><td>20-40</td><td rowspan="2">• Comfortable when a tight and/or long canal fit is needed, especially for the softer grades of silicone
• Little shrinkage with time
• Low incidence of allergic reactions</td><td rowspan="2">• Impossible to grind and buff; difficult to drill
• Tubing cannot be glued – a mechanical tubing lock is required</td></tr>
<tr><td>SILICONE (poly- dimethyl-siloxane)
Medi-Sil II, Mediflex, Emplex, Frosted Flex, Bio-por</td><td>50 - 70</td></tr>
<tr><td>RUBBER (ethylene-propylene copolymer)
Microlite, Excelite</td><td></td><td>• Soft, lightweight and floatable
• Used for swim-plugs</td><td></td></tr>
<tr><td>POLY-ETHYLENE</td><td>Hard (off scale)</td><td>• Extremely unlikely to produce an allergic reaction
• Easy to grind, drill, glue and buff</td><td>• Will not compress to insert past narrow areas in the canal
• Leaks easily when the ear canal changes shape
• Noticeable plastic appearance</td></tr>
</table>

이어몰드/이어쉘(otoplastics)의 경도(hardness)(The hardness of otoplastics)

착용의 편안함과 음향학적 성능에 영향을 주는 재질 특성은 경도와 관련이 있다. 경도는 표준 콘(cone) 혹은 공 모양을 표준 힘으로 눌렀을 때 재질에 얼마나 많은 자국이 발생하는가로 측정된다. 단단한 재질에 대해서는 날카로운 모양으로 강한 힘이 사용되며, 부드러운 재질에는 뭉툭한 모양으로 약한 힘이 사용된다. 경도계(durometer)로 측정되며 결과는 0~100까지의 Shore 척도(Shore hardness scale)로 표현되는데, 숫자가 클수록 단단한 세기를 나타내며 누르는 모양과 힘의 조합으로 다양한 측정 지수가 변한다. Scale A는 좀 더 부드러운 재질에 적합하고, Scale D는 단단한 재질에 적합하다. 예를 들어 A scale의 90은 대략 D scale의 39 경도와 비슷하다.

부드러운 재질은 단단한 재질보다 내부적으로 좀 더 유연하다. 더 유연할수록 이어몰드가 구부러진 외이도에 더 쉽게 들어가며, 외이도의 모양이 변할 때에도 더 편안하게 장착된다. 부드러운 재질은 외이도를 잘 밀폐시키는데, 이는 제작 과정에서 표면 광택을 만들지 않기 때문이다.

5

이 더 좋을 것으로 생각된다. 여러 상황에서 어떤 이어몰드 재질을 선택해야 하는지에 대한 충분한 연구 결과는 아직 없다.

ITE/ITC/CIC 보청기에서 비어있는 이어쉘을 사용하는 대신 단단한 이어쉘을 사용하는 방법이 있다.[373] 이들 재질은 매우 부드럽고, 유연한 실리콘으로 만들어지며, 경도 10~35 척도(Shore A scale)로 보청기 구성품을 내부에 장착할 수 있다. 이러한 부드러운 재질은 일반적인 딱딱한 아크릴 장착판과도 결합할 수 있어서 어느 정도의 내구성과 부드러운 재질의 장점을 동시에 얻을 수 있으나, 단단한 재질로만 만드는 것과 같은 내구성은 없다.

일부에서 이어몰드/이어쉘에 대하여 피부 알레르기 반응이 발생할 수 있는데 이는 사용 물질에 대한 알레르기 반응일 수도 있고, 재질과는 관계없이 장시간 외이도 폐쇄에 따른 결과일 수 있다. 알레르기 반응의 흔한 원인은 작은 비율의 이어몰드 제작 과정에서 다합체(polymer)로 양생이 되지 않은 일부의 단합체(monomer) 때문이다.[1174] 이들 문제점에 대한 해결 방법으로:

- 이어몰드/이어쉘을 냉각(cold) 양생법 대신 가열(heat) 양생법을 이용하면 양생되지 않는 단합체의 비율을 감소시킬 수 있다.
- 이어몰드/이어쉘을 알레르기 반응이 적은 화합물로 만드는 것으로 실리콘과 폴리에틸렌 등이 여기에 해당된다.[1676]
- 이어몰드/이어쉘을 도금하는 방법. 일부에서는 금에 대해서도 알레르기가 있어 이를 고려해야 한다.[1356]
- 접촉 알레르기 반응검사를 시행하거나, 사용할 재질을 피부에 붙여 알레르기 반응 여부를 확인할 수 있다.
- 가능하면 좀 더 개방된 몰드를 사용한다(CROS 착용 방식과 같이)(Section 17.1).
- 보청기를 번갈아 양측 귀에 사용한다.
- 모든 방법이 실패하면 골전도나 골도 이식형 보청기를 사용한다.

처음 4가지 방법은 원인이 외이도 폐쇄 때문이라면 효과가 없으며, 마지막 2가지의 방법은 원인이 알레르기 반응이라면 효과가 없다. 처음 5가지 방법은 원인이 귀 안에서 잘 맞지 않는 이어몰드/이어쉘의 물리적인 압력이 원인이라면 해결책이 될 수 없으나, 이 때는 모양을 변경하면 된다. 인상을 만드는 재질에 대한 알레르기 반응도 있다.[1614]

5.9.3 즉석 이어몰드와 보청기 *Instant earmolds and hearing aids*

지금까지 이어몰드는 모두 인상을 제작하고 이후 이를 기반으로 만들었다. 가끔 이어몰드가 즉시 필요할 때가 있는데 고장 수리 기간 동안 임시로 사용하기 위해서, 매우 급하게 필요하거나 전반적인 평가, 피팅 또는 경과를 관찰하는 효율을 높이기 위한 경우이다. 다음은 즉시 사용 가능한 이어몰드/이어쉘을 빠르게 만드는 방법으로 흔히 이용된다:

- 보청기 외이도 부분에 최적화된 형태의 보청기를 사용하며 이는 얇고 구부러진 튜브(2개에서 4개의 다른 길이의 튜브 중 선택)와 이에 부착된 개방형 혹은 폐쇄형의 돔(2개에서 4개의 다른 지름의 돔 중 선택)으로 구성된다.
- 임시 이어몰드는 폼 플러그와 튜브로 만들고 이는 팔꿈치형 연결 부분과 튜브로 구성된다 이들은 기존의 이어몰드보다 누출이 적고, 편안하지만 보청기 삽입이 힘들고 쉽게 더러워진다.[612, 1361]
- 맞춤 이어몰드는 2개의 부분으로 된 실리콘 재질(Insta-mold®)로 인상을 얻고 수분 내로 만들 수 있다. 인상한 결과를 일부 다듬는 과정 이후 최종 이어몰드가 만들어진다. 일반적인 인상과 다른 점은 인상 물질로 이갑개강을 채울 때 최종 이어몰드에서 필요한 정도로만 작업을 해야 하고, 굳기 이전에 외측면을 부드럽게 만들어야 한다. 이 과정은 특수 로션을 바른 촉촉한 손가락을 사용한다. 특수 펀치 기구를 이용하여 인상 내부에 튜브와 환기구 구멍을 만든다.
- 모듈형 조립식 ITE, ITC, CIC 보청기 중에서 적합한 크기를 선택하여 이용할 수 있다. 이들 보청기의 맞춤과 착용시 편안함을 위해 여러 혁신적인 기술이 이용된다:
  - 이갑개강과 보청기 외이도 부분(canal stalk) 방향이 다른 경우 연결 부위(articulation joint)를 통해 조정 가능
  - 보청기 외이도 부분 주변을 둘러싸는 대체 가능한 폼(foam)으로 구성된 외피(sleeve)
  - 외피(sleeve) 안에 조절 가능한 환기구
  - 표준 모듈 주위의 일회용 부드러운 플라스틱 외피(sheath)
  - 부드러운 플랜지(flange) 모양의 선단과 함께 구성된 딱딱한 모듈형의 이어쉘

만약 처음 2가지 방법을 하나라도 사용하면 음향학적 특성 중에서 환기구 효과를 잘 알아야 하는데, 이는 일반적인 이어몰드와 차이가 많다.

5.9.4 이어몰드, 이어쉘 수정과 수리 *Modifying and repairing earmolds and earshells*

이어몰드와 이어쉘을 수정하거나 수리하는 가장 흔한 원인은 다음과 같다:

- 삽입을 쉽게 하는 귓바퀴 잠금(helix lock)을 제거하기 위해
- 삽입을 쉽게 하는 보청기 외이도 부분(canal stalk)을 줄이거나 자르기 위해(Figure 5.20 참고)
- 압력 부분을 없애기 위해 주간릉(inter-tragal ridge), 이갑개륜(conchal rim) 또는 보청기 외이도 부분(canal stalk)에서 일부를 제거하기 위해
- 폐쇄효과를 줄이기 위해
- 환기구를 넓히거나 길이를 줄이기 위해
- 피드백을 줄이기 위해 환기구를 협착시키는 목적으로
- 느슨하거나 딱딱해진 튜브를 교체하기 위해

이어몰드/이어쉘은 적절한 기구와 재료가 있다면 직접 수정할 수 있다. BTE 이어몰드를 위해서 손에 잡을 수 있는 모터 기구가 적합하며, ITE/ITC/CIC 보청기에 사용되는 광택과정을 위해 버핑(buffing, 갈아내는 것), 광택(polishing)용 휠이 필요하다. 이러한 작용을 하는 2가지 휠을 함께 달린 1/4마력 치과용 모터에 장착할 수 있다. 버핑 연마제(buffing compound)는 제작사에서 얻어 사용할 수 있으며, 이는 버핑용 휠에 사용 가능하나 광택용 휠에 사용하면 안 된다. 드릴과 작은 버(burr)는 모터의 반대편에 구성되어 보청기를 양손으로 잡아서 사용할 수 있다. 만약 이런 기구을 이용할 수 없으면, 저-알레르기 투명 합성수지를 사용하여 어느 정도의 광택을 얻을 수 있다. 자세한 사항은 Curran(1990a, 1990b, 1991, 1992)의 실습서를 참고하면 된다. CAMISHA 이어쉘/이어몰드는 레이저 소결(sintering)로 만들어져서 나일론 재질이 쉽게 녹기 때문에 저속의 연마기구를 이용하고, 조심스럽게 다루어야 한다.[328]

환기구 수정(Modifying vents)

이어몰드/이어쉘의 환기구 직경을 크게 만들거나, 길이를 줄이거나 모두 함께 시행하면 폐쇄효과를 줄일 수 있다. 환기구 직경은 드릴이나 갈아내는 방식으로 쉽게 커질 수 있

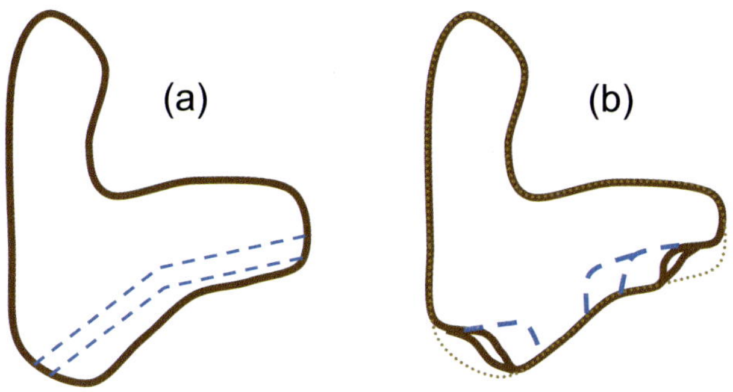

Figure 5.29 An unmodified vent (a) and a shortened vent (b). The dashed lines in (a) indicate the position of the vent. The dashed lines in (b) indicate potential further stages of shortening, and the dotted line indicates the original profile.

다. 환기구 길이는 이어몰드/이어쉘 양측의 끝 부분부터 환기구를 갈아내는 방식으로 줄일 수 있다. Figure 5.29는 음향구에 대한 영향 없이 환기구의 내측을 어떻게 많이 제거할 수 있는지를 보여 준다.

맞춤형 이어쉘을 수정하기 전에 강한 빛을 투과시켜 보청기 부품의 위치와 이어쉘의 두께를 먼저 확인해야 한다. 또한 이어쉘이 단순히 튜브로 만들어진 환기구를 갖는지, 주조형 환기구(poured vent, molded vent)를 가져서 환기구가 단단한 플라스틱 내부에 위치하는지 여부를 확인해야 한다. Figure 5.29와 같은 환기구 길이 감소 방법은 튜브로 만들어진 환기구에는 사용할 수 없기 때문이다. 환기구 길이를 줄이는 작업은 잔여 환기구 길이의 30% 씩을 매번 제거하는 방법으로 진행된다. 만약 환기구 길이가 너무 줄어들어 보청기 피드백이 발생하면, 남은 환기구를 이어쉘 재료를 이용하여 채워야 한다. Table 5.2에서 Table 5.4까지의 내용은 환기구의 추가적인 길이 단축이 피드백 진동을 유발하는지에 여부에 대한 내용이다. 튜브로만 구성된 환기구를 갖는 보청기에서 보청기 외이도 부분(canal stalk)에 도랑형 환기구(trench vent) 갈아내어 만드는 것이 효과적으로 환기구 크기를 늘리는 방법이다.

이어몰드의 재튜빙(Re-tubing earmolds)

BTE 이어몰드에서 튜브를 교체하는 것은 아주 흔하고, 쉽게 할 수도 있다. 드릴을 사용해서 남은 구멍을 넓혀 제거하고, 모터 형태의 리머(reamer)를 사용하거나 접착제나 잔해들을 제거하기 위해 용매가 담긴 튜브 세척제를 이용한다. 삽입을 위해서 새 튜브 끝을 날카롭게 잘라야 하고, 새 튜브가 이어몰드 안에서 너무 꽉 끼지 않는다면, 튜브는 이어몰드 안으로 들어간다(Figure 5.30a). 만약 튜브를 넣는 외측면에서 구멍이 확실하지 않으면 바늘코 플라이어(fine nosed pliers)를 안쪽부터 넣어서 튜브를 당겨야 한다. 만약 튜빙이 너무 꽉 껴서 이어몰드 내부로 넣기 어려우면 Figure 5.30b에서와 같이 얇은 와이어 루프를 통해 당길 수 있다. 환기구가 달린 구부러진 튜브의 외측면이 귓바퀴의 바로 앞쪽 위를 향하는지 확인해야 한다. 만약 튜브가 너무 뒤를 향하면 보청기 착용시 귓바퀴를 앞에서 지나치게 누르고, 너무 앞을 향하면 보청기가 귀에서 떨어지게 된다.

아크릴로 만든 이어몰드에는 튜브를 접착해야 하는데, 접착제를 바르기 위해 튀어나온 튜브를 구부려서 접착제를 지표를 따라 열린 틈 주위로 넣어야 한다. 접착제(cyanoacrylate)를 충분히 튜브 주변에 발라야 귀지 등이 파고 들어갈 틈이 없어진다. 마지막으로 튜브를 잘라내고, 필요에

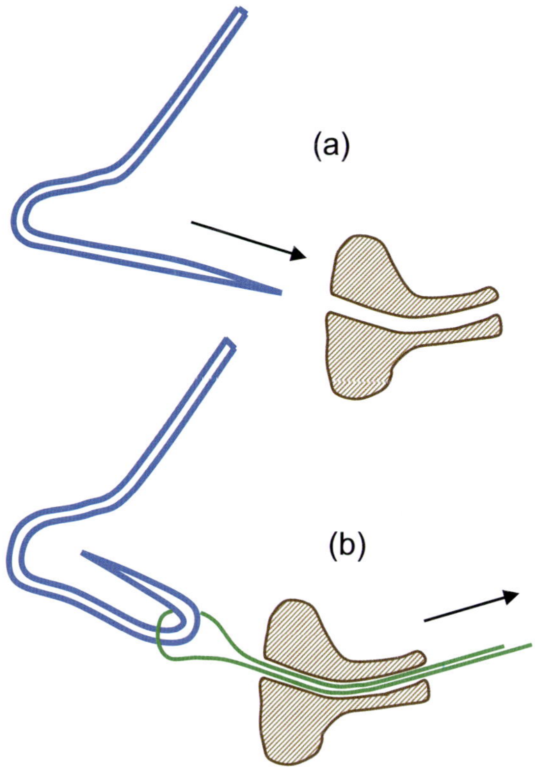

Figure 5.30 Insertion of tubing into an earmold by (a) pushing, or by (b) pulling with a loop of wire.

따라 1~2mm 정도 잡아당긴다. 이어몰드를 귀에 착용하기 전에 접착제가 충분히 말랐는지 확인하며 튜브가 지나치게 느슨할 경우 점도가 높은 시멘트로 빈틈을 막아야 한다.

실리콘으로 만든 이어몰드의 경우 튜브는 기계를 이용해서 위치시켜야 한다. 튜브를 넣기 전에 이음고리(collar)를 밀어 넣어야 하는데, 몇몇 이음고리는 한쪽 방향으로만 넣어야 하고, 이들은 이어몰드에서 튜브를 잡아당길 때 튜브를 붙잡게 되지만, 이로 인해 음향구가 수축되고 고주파수반응이 감소될 수 있다. 다른 형태의 이음고리는 튜브 위로 쉽게 움직일 수 있으나 반드시 접착되어야 한다. 이음고리를 튜브의 바른 위치에 접착시킨 후 튜브와 이음고리를 이어몰드 내부 수 mm 깊이까지 넣는다.

전장 혼(full length horn, Figure 5.23a)도 이어몰드의 내측에서 넣는다는 것을 제외하면 동일한 방법으로 장착하게 된다. 부분적으로 삽입된 혼(Figure 5.23b)은 외측에서 혼을 밀어 넣는 방법으로 쉽게 설치된다. 접착제는 삽입 전에 혼의 내측면 주변에 발라서 넣는데, 혼을 빨리 넣으면 접착제가 잘 미끄러져 들어가게 만들어 준다.

이어쉘 덧대기(Building up earshells)

이어쉘을 갈아내다가 벽이 부서지면 이어쉘 내부의 전자부품들도 노출되므로, 부서진 부분을 이어쉘 재료로 덧대어야 한다. 재료 물질을 이어쉘에 대하여 플라스틱을 빗질하는 형식으로 추가해야한다. 다른 목적으로 이어몰드/이어쉘에 재료를 추가하는 때는 보청기 피드백 진동을 방지하기 위한 경우이다. 만약 보청기 환기구가 막혀 있으며, 피드백이 내부에서 발생하는 것이 아니라면, 이어몰드/이어쉘이 외이도에 보다 꽉 끼게 삽입하여 해결하거나, 아니면 새로운 이어몰드를 만들어야 하기 때문이다(Table 4.12, 4.13). 입구 부위 씰 주위를 덧대어 보강하는 것이 외이도 밀착도를 높이는 좋은 방법이며, 이러한 보강은 외이도 입구로부터 6mm 정도 안쪽으로 중심부를 향해 바르는 듯이 덧대야 하고, 주로 전후 방향으로 덧대는 것이 원칙이다. 보청기 외이도 부분(canal stalk)의 가장 좁은 부분을 약간 넓히는 것이다. 보강하는 다른 종류의 재료를 단단하거나 부드러운 이어몰드를 만들기 위해 사용하기도 한다. 두껍게 보강하려면 점도가 높은 재료를 이용한다.

5.10 결론 *Concluding Comments*

이어몰드/이어쉘에 대한 3가지 중요한 기능을 고려하면 새로운 디자인과 스타일에 대한 특징을 이해할 수 있다. 3가지 중요한 질문은:

- 음향구 지름이 고막과 리시버 사이의 길이에 따라 어떻게 변하며 구멍의 크기는 얼마나 길어야 하는가?
- 환기구 크기가 어느 정도야 하며, 만약 환기구가 없는 경우 이어몰드/이어쉘을 외이도에 어떻게 밀폐시켜야 하는가?
- 이어몰드/이어쉘이 귀 안에서 얼마나 잘 유지되는가, 그리고 보청기를 얼마나 쉽게 넣고 뺄 수 있는가?

위의 질문에 대한 답변을 여기에서 다룬 유사 형태와 비교한다면 새로운 디자인에 대한 특징들은 비교적 정확하게 예상할 수 있다.

이어몰드/이어쉘을 적절히 선택하여 목표 실이이득을 얻는 것의 중요성은 계속해서 줄어들고 있다. 보청기는 유연한 음조(tone)조절기능이 있으며, 개방형 피팅에서 고주파수 이득을 얻는데 제한이 있으나 효율적인 피드백 알고리즘을 통해 원하는 이득을 정확하게 얻을 수 있게 되었다. 고주파수 이득에서 일부 부족한 부분이 있어도, 개방형 피팅은 폐쇄효과가 없으면서도 높아진 편안함은 착용자의 만족감을 높인다. 동시에 폐쇄형 피팅에 비하여 반품률이 낮아졌다.[629] 폐쇄효과를 줄이기 위한 능동형 전자음향학적 방법이 곧 등장할 것이며, 이는 앞서 말한 고주파수 이득을 얻으면서도 동시에 폐쇄효과 제거와 피드백 사이에 발생하는 문제를 줄일 것이다.

이러한 발전에도 환기구 크기를 선택하는 것은 중요하다. 환기구 크기는 폐쇄효과의 단점을 최소화하면서도 편안함을 최대화시킬 수 있도록 충분히 커야 하며, 피드백 진동을 줄이고 SNR을 높일 수 있도록 환기구 크기는 충분히 작아야 한다. 이러한 모든 보청기의 품질은 개방형 피팅과 폐쇄형 피팅 사이의 연장선상에서 결정될 것이며, 이러한 피팅 원칙들은 맞춤형 또는 모듈형 이어몰드, 이어쉘에 관계없이 동일하다. 또한 보청기가 귀에 잘 유지되면서도 탈부착이 용이한 형태가 사용자에 의하여 선택되는 중요한 사항이다.

Chapter 06 Compression Systems in Hearing Aids

보청기 압축 시스템

개요(synopsis)

압축의 주요 기능은 주변 환경 소리레벨 범위를 줄여서 난청인의 역동범위(dynamic range)와 더 잘 일치하도록 만드는 것이다. 이러한 축소기능을 수행하는 압축기(compressor)는 낮은 레벨, 중간 레벨, 또는 높은 레벨에 대하여 큰 역할을 할 수 있다. 일반적으로 광역동범위압축기(wide dynamic range compressor)로 알려져 있으며, 넓은 소리레벨에 걸쳐 이득이 달라진다. 압축기는 입력수준(input level)의 변화에 대하여 수 msec 이내에 반응하거나 점진적으로 반응이 이루어져 수십 sec 이후에 완전히 반응하기도 한다. 다양한 압축 속도는 각각 다른 유형에 적합하다.

입력수준이 변할 때 압축기가 최종적으로 반응하는 정도는 입력-출력도(input-output diagram) 또는 입력-이득도(input-gain diagram)로 잘 표현된다. 압축기가 이득을 변화시키기 시작하는 입력수준인 압축역치(compression threshold)는 도표에서 확실히 확인할 수 있다. 압축비는 입력수준 변화에 따른 출력레벨의 변화를 나타내는 도표의 기울기와 연관된다. 단순 압축 시스템은 입력제어(input controlled)와 출력제어(output controlled)로 나뉘는데, 입력제어는 압축기가 보청기의 볼륨 조절기(volume control) 이전 신호에 의해 조정되는 것이며, 출력제어는 압축기가 볼륨 조절기 이후 신호에 의해 조정된다는 뜻이다. 이 분류는 볼륨 조절기가 없는 보청기에는 적절하지 않으며, 여러 개의 압축기가 순차적으로 있는 보청기에도 맞지 않는 분류이다.

압축 시스템은 보청기에서 다른 압축 변수(compression parameter)를 얻는 구체적인 목적을 달성하기 위해 사용되고 있다. 출력제어 압축제한(output-controlled compression limiting)은 보청기가 불쾌음량을 유발하거나, 신호가 정점절단(peak clipping)되는 것을 막는다. 낮은 압축역치와 고속작동 압축(fast-acting compression) 기능은 약한 어음 음절에 대한 가청력(audibility)을 높이기 위해 사용되고, 완속작동 압축(slow-acting compression)은 상대적 음량을 바꾸지 않으면서, 음성 신호의 전반적인 레벨(overall level)을 변경한다. 중간 압축역치를 적용한 압축은 낮은 레벨의 소리가 압축될 때 발생하는 장단점이 없어서 소음 환경에서 보청기를 더 편안하게 한다. 다중채널 압축(multichannel compression)은 정상인이 듣는 소리 크기와 동일한 음량으로 난청인도 소리를 인식할 수 있게 하는데 이용된다. 또한 각 주파수의 소리 음량보다는 소리의 전반적인 크기를 정상화하여 어음이해력을 최대화하기 위해 사용된다. 압축은 가장 나쁜 SNR을 갖는 주파수 영역에서의 이득을 줄여서 배경소음에 의한 나쁜 효과를 감소시키는데도 사용된다. 이런 이득감소(gain reduction) 방법은 청취 편안함을 높이고, 일부 비정상적인 소음이 있어도 어음이해력을 높일 수 있다. 마지막으로 적용할 수 있는 이론적인 근거와는 관계없이 보청기 착용자가 선호할 압축 변수를 조합하여 압축기능을 사용할 수 있다. 이론적 근거는 다르지만 여러 가지 공통점이 있고, 이것들 중에서 여러 종류 기능을 1개의 보청기에 적용할 수도 있다.

압축이 복잡하지만 장점을 간단 명료하게 다음과 같이 요약할 수 있다. 압축은 이득을 높여서 낮은 레벨에 대한 어음이해력을 갖게 하여 가청력을 높인다. 압축은 높은 레벨의 소리를 더 편하게 바꾸며 소리를 덜 왜곡시킨다. 중간 레벨 환경에서 압축은 잘 맞추어진 선형(linear) 보청기에 비해 상대적인 장점이 거의 없으나 입력수준이 중간 레벨과 달라지면 압축기능이 갖는 장점이 분명해진다. 주요 단점은 피드백 진동 가능성이 높아지고, 낮은 레벨의 불필요한 배경소음이 과도하게 증폭된다는 것이다.

압축이 좋다는 것에는 동의하지만, 가장 좋은 압축 방법에 대해서는 많은 논쟁이 있다. 보청기에 압축을 적용할 수 있는 여러 가지 방법에 대한 내용이다. 모든 압축기능은 선형/정점절단(linear/peak clipping) 증폭에 비하여 여러 장점이 있으나, 단점도 일부 있다.

6.1 압축 주요 기능: 신호 역동범위 감소 *Compression's Major Role: Reducing the Signal's Dynamic Range*

압축의 주요 기능은 환경에서의 신호 역동범위를 줄여서 난청에 의한 제한된 역동범위 안에 들어가게 하는 것이다(Section 1.12, Figure 1.2). 이것은 강한 소리가 약한 소리보다 덜 증폭된다는 의미이다. 압축기는 보청기 내에서 신호레벨이 올라갈 때 자동으로 이득을 줄이는 증폭기이다(Section 2.3.3). 그러나 신호의 역동범위를 줄이기 위해 이득을 변경할 수 있는 여러 방법이 있다.

Figure 6.1은 입력수준이 변할 때 이득을 바꾸는 3가지 방법이다. 좌측 그림은 입력수준이 조금씩 상승하면 이득이 즉각적으로 감소하기 시작한다. 중등도(moderate) 입력수준까지 이득은 충분히 낮아지고, 모든 높은 입력수준에 대하여 선형 증폭된다. 신호의 역동범위에 필요한 압축이 모두 낮은 신호레벨에서 발생하여 이를 낮은 레벨 압축(low level compression)이라고 한다. 이것은 증폭된 이후 낮은 레벨에서는 출력이 서로 더 가깝고, 높은 레벨의 간격은 일정하여 증폭에 의한 영향이 없다. 레벨의 동일한 압축(squashing, compression)은 낮은 레벨 신호에 대한 입-출력 함수(input-output function, I-O curve)의 기울기가 감소하나, 더 높은 레벨 신호에 대한 선형 증폭은 45°의 기울기이다(Section 4.1.5).

반대 방법은 Figure 6.1의 우측 그림으로 낮은 레벨 소리는 선형적으로 증폭되지만, 중등도(moderate) 소리~강한

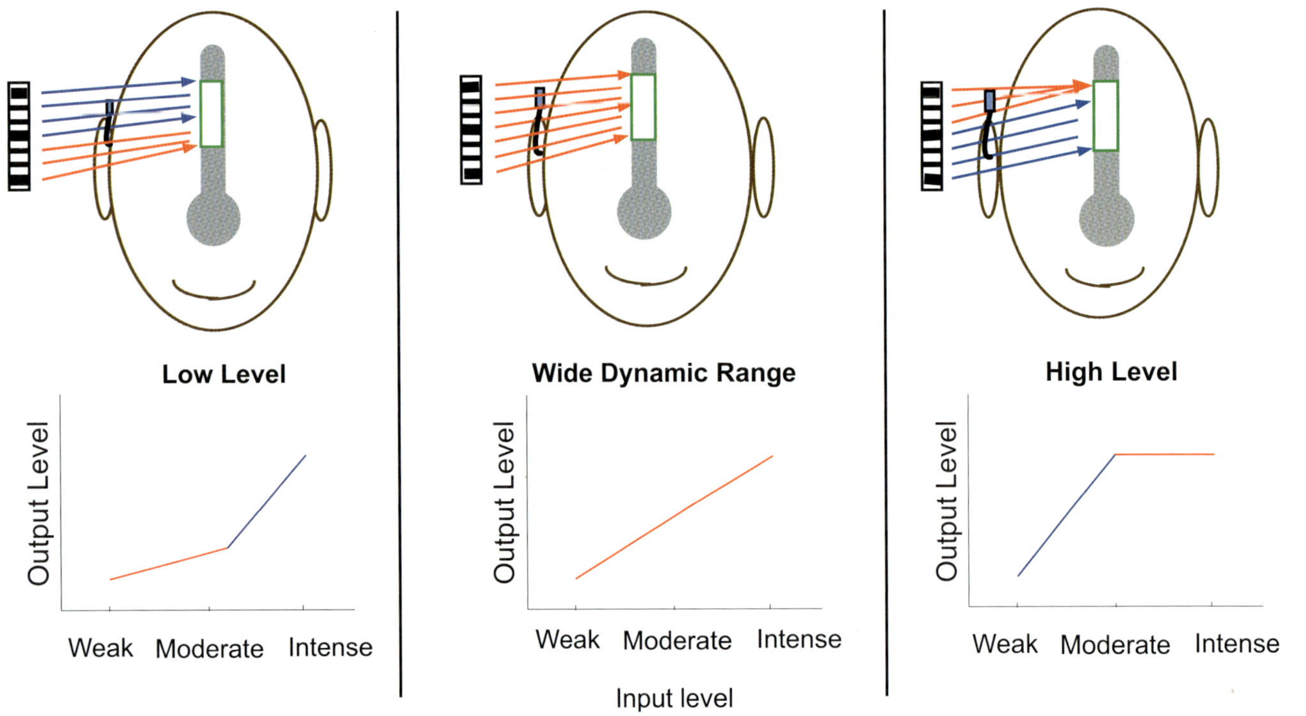

Figure 6.1 Three ways in which the dynamic range of signals can be reduced. In each case, the upper figure shows the spacing of different signal levels before amplification (the left end of the lines) and after amplification (the right end of the lines). The lower figure shows the same relationships, but as an input-output function. In each case compression is occurring in the red region.

소리 입력은 출력이 좁아져서 압축된다. 일반적으로 이것을 높은 레벨 압축(high level compression)이라 한다. 여기에 표시된 경우 모든 높은 레벨의 입력 신호는 아주 작은 범위의 출력으로 압축 변화된다. 출력이 설정된 제한을 초과할 수 없으므로 이 극단적인 경우를 압축제한(compression limiting) 이라고 한다.

중앙 그림은 압축으로 인해 역동범위가 감소할 수 있는 세 번째 방법으로 압축이 넓은 입력수준에 걸쳐 점진적으로 적용되며, 결과적으로 이를 광역동범위압축(wide dynamic range compression, WDRC)이라고 한다. 전체 역동범위가 감소하는 것은 다른 2가지 방법과 동일하나, 점차적인 이득 감소가 넓은 범위의 입력수준에 적용되고, 해당 출력레벨이 서로 가깝게 압축되는 입력레벨은 없다. 마찬가지로 I-O곡선 기울기는 절대로 수평에 가까워지지 않는다.

압축 방법에 큰 차이가 있어도 3가지 압축 방법을 사용하여 상업적으로 성공한 보청기가 있었다는 것은 흥미로운 사실이다. 이것은 압축 방법의 차이가 중요하지 않다는 의미가 아니며, 압축기능에 의한 역동범위 감소가 압축 방식의 차이보다 큰 의미가 있다는 뜻이다. 압축 방법에 따른 상대적 장점 이전에 먼저 압축기 작동 방식을 설명하는 용어를 정의해야 한다.

6.2 압축기의 기본 특성 *Basic Characteristics of a Compressor*

다중압축기를 갖는 보청기가 복잡한 방식으로 작동할 수 있으나, 모든 압축기 작동은 몇 가지 간단한 용어로 설명할 수 있다.

6.2.1 동적 압축 특성: 작동개시시간과 해제시간 *Dynamic compression characteristics: attack and release times*

압축기는 신호레벨의 변화에 따라 이득을 변경하는 것이므로 본질적으로 동적인 장치이다. Figure 6.2는 레벨이 급격하게 증가한 이후 감소하는 입력 파형이다. 출력레벨이 처음 상승하면, 탐지기는 증가된 레벨을 압축기 제어 회로로 전달하기 시작한다. Section 2.3.3과 같이 탐지기는 먼저 파형을 부드러운 제어 신호로 바꾸는데, 이것은 정류(rectification)와 이후 평탄화(smoothing)를 포함한다. 이러한 평탄화 과정의 결과는 신호레벨 증가에 따라 탐지기 출력이 새로운 값으로 점진적으로 증가한다는 것이다. 여기까지 소요되는 시간 동안에 압축기는 증가된 신호레벨의

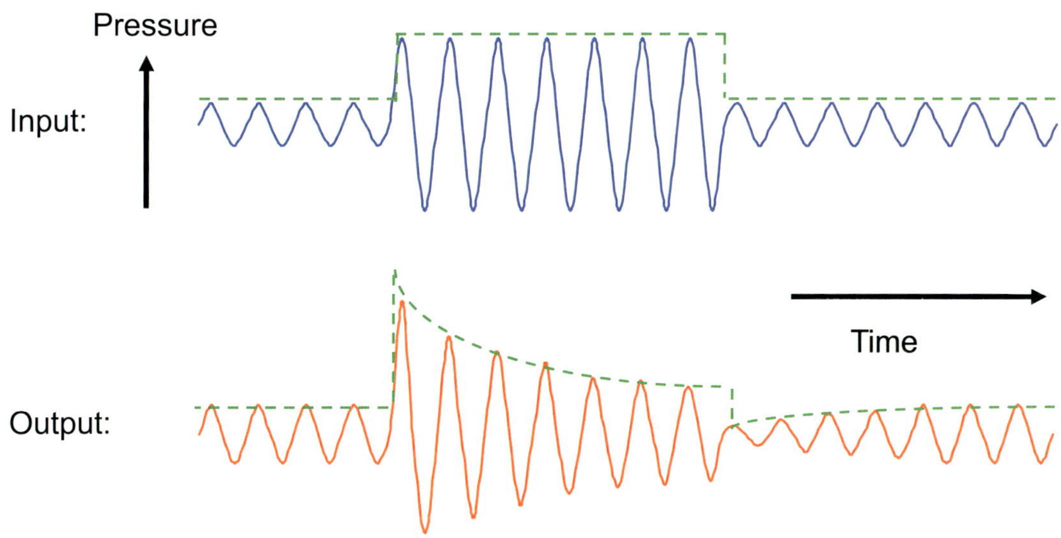

Figure 6.2 Waveforms that are input to a compressor and output from a compressor, showing the attack and release transitions that follow an increase and decrease, respectively, in signal level. The dotted line shows the envelope of the positive half of the sign.

전체 범위를 인식하지 못하기 때문에 증가되는 것을 보상하기 위해 이득을 충분히 낮추지 않는다. 결과적으로 증폭기는 압축기가 새로운 입력수준에 반응할 때까지 압축 없이 증폭하게 되는데, 압축기가 새로운 입력 신호레벨 증가에 대하여 반응하는 데 걸리는 시간을 작동개시시간(attack time)이라고 한다.

출력이 점차 최종값에 가까워지게 되므로, 최종값에 도달하면 이를 임의로 결정해야 한다. 작동개시시간은 보청기 입력레벨이 55dB에서 80dB(IEC 118-2) 또는 55dB에서 90dB(ANSI S3.22)로 증가한 후 출력이 최종레벨의 2dB(IEC 118-2) 또는 3dB(ANSI S3.22) 이내로 안정화되는 데 걸리는 시간으로 정의된다. 결국 압축기가 증가된 입력 신호레벨에 완전히 반응하여 이득이 작동 이전보다 감소한다.

입력 신호레벨이 감소하면 비슷한 상황이 발생한다. 다시 탐지기는 새로운 입력수준에 점진적으로 반응하기 때문에 잠시 동안 압축기는 먼저 있었던 높은 레벨 신호에 대하여 적절한 이득 방식으로 낮아진 레벨 신호를 증폭한다. 제어 신호가 서서히 감소하면서 결과적으로 이득과 출력 신호가 점차 증가한다. 해제시간(release time)은 압축기가 입력수준 감소에 반응하는데 소요되는 시간이다.

작동개시시간과 해제시간을 매우 짧게 만들어서 심지어 즉시 반응할 수도 있으나, 결과는 바람직하지 않다. 해제시간이 증폭되는 신호 주기(예: 일반적인 남성 음성의 경우 10msec)에 비해 너무 짧으면 이득은 매 주기마다 변화하여 압축기가 파형을 왜곡한다. 작동개시시간이 매우 짧고 해제시간이 길면 왜곡이 최소화 된다. 그러나 이런 경우 매우 짧은 소리(예: 클릭음)는 짧은 작동개시시간에 의하여 이득이 감소하고, 이후에 해제시간이 길어서 오랜 시간 동안 이득이 낮아진 채 유지된다. 매우 짧은 소리는 작은 음량 소리를 전달하므로, 매우 짧은 클릭음이 발생할 때 이득은 많이 감소하지 않아도 되고, 짧은 소리가 사라진 이후 너무 오랫동안 이득을 낮게 유지하는 것도 바람직하지 않다. 일반적인 보청기 작동개시시간은 약 5msec이나, 더 많이 길게할 수 있다. 해제시간은 거의 20msec 보다는 짧지 않고, 더 긴 것이 많다.

압축기가 다른 어음 음절의 레벨에 대하여 미치는 영향은 작동개시와 해제시간에 의해 크게 좌우된다. 이것은 파형의 첨단을 통해 그려지는 가상의 선인 신호 엔빌로프(envelope)라는 용어로 가장 잘 이해할 수 있다. 엔빌로프는 파형의 미세 구조가 아닌, 신호레벨을 나타낸다. 파형의 미세 구조가 거의 변하지 않은 상태에서 압축기가 의도적으로 엔빌로프를 변경하기 때문에 압축 효과를 나타낼 때 특히 유용하다. Figure 6.3은 2개의 서로 다른 음량 사이의 신호 엔빌로프이다. 이 모양과 비슷한 엔빌로프는 /fafaf/ 소리를 내어 만들 수 있다(표시된 엔빌로프에는 5개의 음소가 표시되고, 이것을 각각 '음절(phoneme)'이라고 한다). 첫째 엔빌로프는 선형 증폭에 의하여 만들어지는 출력이다.

둘째 엔빌로프는 작동개시 및 해제시간 모두가 음절 지속 시간보다 훨씬 길 때의 출력을 보여 준다. 압축기는 새로운 음소, 음절이 시작될 때마다 이득을 줄이거나 늘리기 시작하지만, 음절이 끝나기 전에 이득이 약간 변화하는 시간이 있다. 압축기는 다음 음절에 적절한 이득을 천천히 설정하기 시작한다. 따라서 이득은 거의 일정하여 선형 증폭에 의한 엔빌로프와 거의 동일하다. 이와 같은 압축기는 신호에 아무런 기능이 없는 것이 아니다. 신호레벨이 이와 같이 동일한 값을 중심으로 변동하는 경우에는 큰 기능이 없으나, 멀리 떨어진 사람이나 약하게 말하는 경우와 같이 입력수준이 낮아지면 감소된 입력수준을 보상하기 위해 압축기가 이득을 증가시킬 수 있다. 이렇게 증가된 이득은 낮은 입력수준 전체의 모든 음절에 적용된다.

셋째 엔빌로프는 작동개시 및 해제시간이 음절 길이와 거의 같을 때이다. 압축기가 이득을 조정함에 따라 각 음절의 레벨이 계속 변화한다. 넷째 엔빌로프는 작동 및 해제시간이 음절보다 훨씬 짧은 경우의 결과를 보여 준다. 압축기의 완전한 효과는 각 음절의 모든 기간 동안 적용되며, 이 경우 음절 사이 음량 차이의 대부분은 제거되지만 전부는 아니다. 압축기가 조정될 때 각 음절의 시작에서 출력의 약간 일부는 과도적인 언더슛(undershoot transient) 또는 오버슛(overshoot transient)이라고 부르는 현상이 나타난다. 표시된 경우 오버슛은 언더슛보다 짧은데, 이는 작동개시시간이 해제시간보다 짧기 때문이다.

오버슛은 소리 식별을 바꿀 수 있는 음성 엔빌로프의 왜곡으로 마찰음(예: z)이 파찰음(예: dj)과 같은 소리로 바

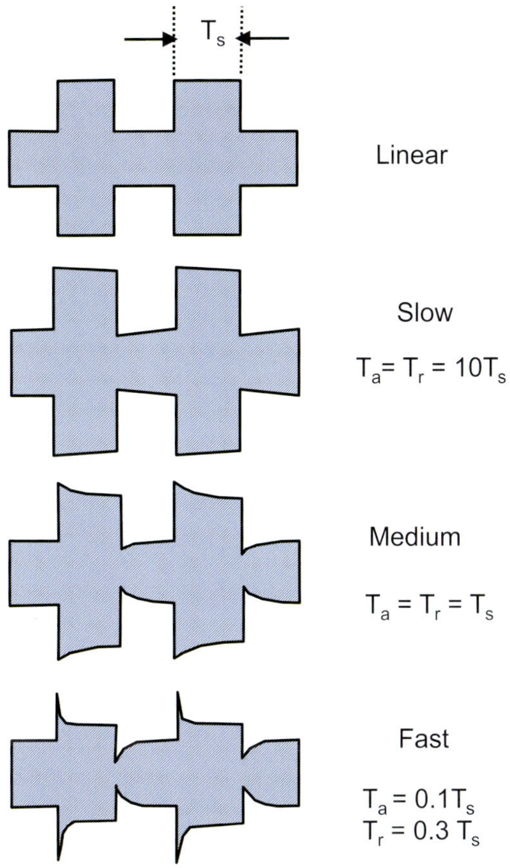

Figure 6.3 Envelopes for the output signal coming from a linear amplifier and compression amplifiers with different attack times (Ta), and release times (Tr) compared to the duration of each syllable (Ts) in the signal.

꿔는 이유이다.[1681]

Figure 6.3에는 없지만 작동개시시간 또는 해제시간이 음절 시간보다 현저히 긴 경우 엔빌로프의 모양은 압축에 거의 양향을 받지 않는데, 음성의 음절은 일반적으로 100~200 msec 길이이다.

압축기가 작동개시, 해제시간을 하나만 갖지는 않는다. 실제로 해제시간과 일부 작동개시시간이 증폭되는 신호에 따라 바뀌어야 하는 충분한 이유가 있다. 빠른 작동개시시간과 해제시간은 강하고 짧은 소리에 대하여 보청기 착용자를 보호하는데 유리하나, 말소리 중에서 일시 멈춤이 있으면, 작동개시시간이 짧아 이득이 빨리 증가하면 음성보다 더 큰 이득이 배경소음에 적용되는 문제가 발생한다. Section 6.3.2에서와 같이 음성 자체에 대한 빠른 이득 변화가 유리한지에 대해서는 논란이 많다.

최신 보청기 중 일부는 적응형 해제시간(adaptive release time)을 이용하고 있다. 짧고 강한 소리(예: 20 msec)에 대해서는 해제시간이 짧고, 강한 소리가 오래 지속되면 해제시간도 길어지는 것이다(예: 1 sec). 적응형 해제시간이 짧은 작동개시시간과 결합되면, 짧고 강한 소리에 대하여 보청기 이득이 급격하게 감소하고, 강한 소리가 중단되면 이득이 빠르게 증가한다. 이러한 빠른 반응은 강한 소리 다음에 들어오는 신호에 대한 가청력에 영향을 주지 않고, 짧고 강한 소리(brief intense sound)에 대해 음량을 과도하게 높이지 않아 귀를 보호한다. 그러나 길고 강한 소리(또는 높은 레벨 음성의 음절과 같은 강렬한 소리가 연속적으로 나옴)는 해제시간을 자동적으로 길게 만든다. 이러한 경우 음절과 음절 사이 동안과 음절에서 음절로 바뀌는 동안에 이득이 크게 증가하지 않게 된다.

적응형 해제시간은 신호에 따라 다른 특성을 가진 단일 탐지기를 사용하거나, 여러 개의 탐지기로 압축기를 제어하거나, 연속으로 여러 압축기를 이용하여 작동할 수 있다. 이러한 모든 시스템은 높은 강도의 어음(high intensity speech)에 대하여 급격한 이득 변동을 만들지 않으면서도 짧고 강한 신호가 발생할 때는 과도한 음량을 방지하여 보호하는 기능을 한다. 다양한 작동개시, 해제시간을 갖는 압축기는 수십 년 동안 방송계에서 사용되어 왔으며,[1622] 이제 보청기에서도 보편화되었다. 고속 및 저속 탐지기의 조합을 사용하는 압축기를 보청기의 입력에서 사용하면, 듀얼 프론트-엔드 압축기(dual front-end compressor)라고 하는데, 적응형 해제시간 압축보다 여러 장점을 갖는다.[1231]

디지털 보청기에서는 압축기 제어에 대한 새로운 가능성이 열리게 되었다. 신호레벨이 증가하기 전에 압축기가 이득을 감소시키면 오버슛은 완전히 피할 수 있다. 압축기가 신호를 예측하는 것이 가능할 수도 있는데, 신호가 수 msec 동안 지연되면, 신호가 압축 증폭기에 도달하기 전에 탐지기가 신호에 완전히 반응할 수 있다.[1516, 1622, 1853] Figure 6.4는 미리보기 압축(look-ahead compression)의 예로 압축기가 피드백 제어 회로가 아닌 피드포워드(feedforward) 제어 회로로 작동할 수 있음을 보여 준다.

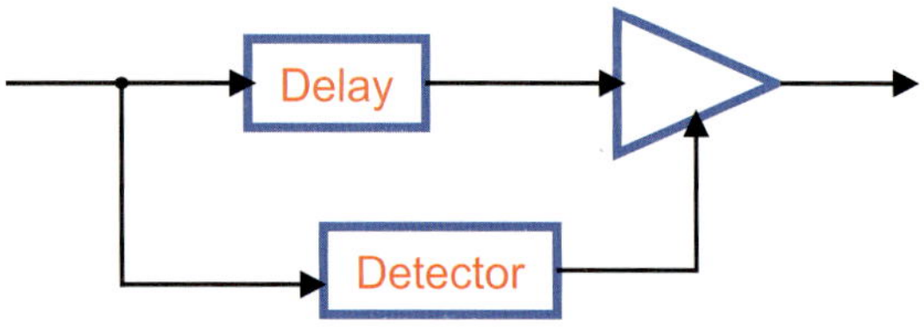

Figure 6.4 A block diagram of a feedforward, look-ahead compression control circuit.

압축의 역동성에는 창의성에 대한 중요한 영역이 있다. 하나의 새로운 응용 프로그램은 음향 상황 변화에 따라 달라지는 신호레벨을 해석하고, 이에 따라서 3가지 시간상수(매우 짧은 것부터 긴 것까지) 중에서 가장 적합한 것을 선택한다.[1347] 또 다른 응용 프로그램은 이득을 순간적으로 (-)에서 (+)로 '0'을 통과하도록 각 파형으로 바꾸고, 다음 몇 msec 이내에 정점(peak)을 미리 결정된 값까지 증폭하는데 필요한 값을 계산하지만, 이득은 다음 (+)에서 (-)로 0을 통과할 때까지 일정하게 유지한다.[847] 따라서 어음의 모든 짧은 부분은 모두 동일한 정점 값(peak value)으로 끝나게 되어서 결과적으로 신호 역동범위가 감소하는 효과가 발생하며, 기존의 보청기에 비해 어음이해력이 증가하나, 이에 대한 음질은 평가되지 않았다.

보청기에서 가능한 적응형 시간상수 적용 프로그램이 인공와우에 사용되었는데, 이것이 적응형 역동범위 최적화 시스템(adaptive dynamic range optimization, ADRO)이다.[139] 이러한 알고리즘은 압축기와 같은 기술인데, 각각의 주파수에서의 이득을 설정하기 위해 여러 시간상수와 여러 규칙과 작동 순서로 구성된다:

1. 불쾌음량수준(loudness discomfort level)을 초과하는 최대 신호레벨을 피하기 위해 이득은 줄인다.
2. 쾌적범위(comfort range)를 초과하는 90% 이상의 상위 어음음량 레벨을 막기 위해 이득은 줄인다.
3. 30% 이하의 하위 어음음량 레벨을 듣기 위하여 이득을 높인다.
4. 피드백 진동과 배경소음의 과도한 증폭을 방지하기 위해 이득은 미리 정해진 최대값을 초과하지 않는다.

규칙 1은 20 msec 정도의 짧은 작동개시시간에서 적용된다. 규칙 2와 3은 작동개시시간, 해제시간이 각각 7 sec, 10 sec 정도로 길 때 적용된다. 좁은 주파수 영역에 대하여 각 순간마다 적용되는 여러 규칙들을 '퍼지 논리(fuzzy logics)'라고 한다.[139] 모든 목적이 이루어지면 이득은 일정하게 유지되어서 선형 증폭기와 동일해진다. 이러한 알고리즘은 압축기능과 적응형 소음감소기능을 혼합한 형태이다(Section 8.1).

작동개시시간, 해제시간은 상호작용하여 보청기 압축기의 출력 신호레벨에 영향을 준다. 극단적인 경우로 매우 짧은 작동개시시간과 매우 긴 해제시간을 조합하면 신호의 최고 레벨 음량과 유사하게 감지할 수 있다. 또 다른 예로 작동개시시간, 해제시간이 모두 동일하면 감지되는 신호의 크기가 신호의 평균값에 가깝게 된다. 이런 레벨은 정점 레벨보다 매우 낮기 때문에, 압축기는 신호가 매우 작다고 생각하여 압축기가 정점레벨을 조절하는 것보다 더 크게 증폭하게 된다. 따라서 작동개시시간을 유지하면서 해제시간을 줄이면 출력레벨을 수 dB 정도 높이게 된다.[517] 압축비가 커질수록, 작동개시시간과 해제시간에 의한 출력레벨 효과가 커진다.

6.2.2 정적 압축 특성 *Static compression characteristics*

작동개시시간과 해제시간는 얼마나 압축기가 빠르게 작동하는지를 말하는데, 입력수준이 증가함에 따라 압축기가 얼마나 이득을 줄이는가에 대한 다른 용어가 필요하다. 이러한 이득 변화를 측정할 때 압축기가 신호 변화에 대하여 완전히 반응하기 위한 시간이 필요하다. 따라서 정적 특성(static characteristics)은 작동개시시간, 해제시간보다 매우 긴 신호에 대하여 적용이 가능하다.

보청기가 압축을 시작하는 SPL을 압축역치(compression threshold)라고 하며, 대부분의 보청기는 압축역치까지는 입력수준에 대하여 선형 증폭한다. 일부 보청기는 아주 작은 입력수준에 대해서까지 선형 증폭하지만, 다른 보청기들은 마찬가지로 확장영역(expansion region)이 있다(Section 4.1.5). 주로 압축역치를 압축이 시작되는 입력 SPL(input SPL)로 정의하나, 특정 상황에서는 압축이 시작하는 출력 SPL(output SPL)로 보는 것이 더 정확할 수 있다. Figure 6.5의 I-O 도표와 같이 압축이 시작하는 것은 매우 점진적이다. 압축역치는 결과값이 더 높은 입력수준에 대하여 선형 증폭에 의한 출력보다 2dB 정도 변하는 지점으로 정의한다.

입력이 충분히 커서 압축이 시작되면 입력수준이 증가함에 따라 이득은 감소한다. 압축비(compression ratio)는 간접적으로 이득이 얼마나 감소하는가를 말하는데, 1dB의 출력레벨을 변하기 위해 필요한 입력수준의 변화이다. Figure 6.5에서 압축비는 ΔI/ΔO이며, I-O곡선의 기울기의 역수이다. 만약 I-O곡선의 기울기가 입력수준에 따라 달라진다면 압축비도 바뀐다. WDRC 보청기의 압축비는 1.5:1~3:1이 대부분이다.

압축역치 이하의 선형 부분에서 입력수준이 1dB증가함에 따라 출력레벨이 1dB 증가한다. 따라서 선형 증폭기의 압축비는 1:1이고, 그 반대는 압축제한(compression limiting)인데, 이는 Figure 6.5의 가장 높은 크기의 입력수준에서 나타난다. 이때 I-O함수 기울기는 거의 0에 가까우며, 이는 압축비가 굉장히 크다는 것을 의미한다. 실제 8:1 이상의 압축비를 압축제한(compression limiting)으로 판단한다. 압축비는 1:1 이상이나, 1:1 이하일 경우도 가능하나 이는 압축기보다는 역동범위 확장기(expander)에 더 해당된다 (Section 4.1.5).

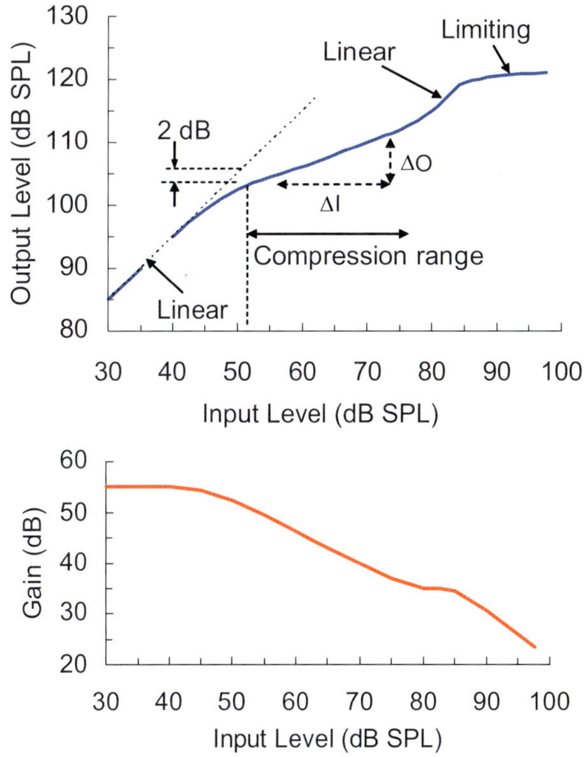

Figure 6.5 Upper: input-output diagram showing the definition of several static compression characteristics. Lower: the graph of gain versus input that corresponds to the I-O curve above it.

Figure 6.5에서의 I-O 함수곡선(function curve)에서 4가지 영역이 있는데, 이 중에서 2개의 영역은 선형 증폭과 일치한다. 이를 설명하기 위해서는 4개 압축비(이 중 2개는 1:1)와 3개 압축역치에 대한 이해가 필요하다. 이러한 곡선은 특정 목적을 위해서 만들어지게 되며 이는 Section 6.3.5에 사세히 있다. 압축이 일어나는 입력 영역을 압축범위(compression range)라고 한다. Figure 6.5의 I-O 함수곡선에서 첫째 압축 영역은 52dB SPL의 압축역치, 3:1의 압축비, 30dB의 압축범위를 갖는다. 둘째 영역은 87dB SPL의 압축역치, 10:1의 압축비, 15dB의 최소 압축범위이다.

I-O 도표를 적용할 때 유용한 또 다른 것은 Figure 6.5 하단의 입력대비이득(input vs. gain) 도표이다. 이들 2곡선이 어떻게 같은 정보를 나타내는지에 대해서 살펴보면:

- 낮은 레벨의 선형 부분에서 이득은 일정하여 입력-이

중요 원칙: 압축기 작동에 대한 사용자 효과와 착용 조절(The effects of user and fitter controls on compressor operation)

- 어떠한 조절기도 피드백 또는 피드포워드 변화 지점에 따른 압축 정도에 영향을 주지 않으며, 최종적인 압축 신호레벨에 영향을 준다. 이러한 조절기의 변화는 I-O곡선을 수직으로 이동하게 한다.
- 신호 변화 지점 이전의 조절은 압축역치를 바꾸며, 결과적으로 신호가 압축되는 양에도 영향을 준다. 이러한 조절기 변화는 I-O 곡선을 수평으로 만든다.

이러한 원칙은 볼륨 조절기(volume control)와 톤 조절기(tone control)에도 적용된다.

득 곡선(input-gain curve)이 수평이다.

- 3:1 압축 부분에서 입력수준이 1dB 증가할 때마다 이득은 dB 당 2/3가 감소하게 된다.
- 다음 선형 부분에서 이득은 일정하다.
- 높은 레벨의 압축제한 부분에서 입력수준이 1dB 증가할 때마다 이득은 1dB 가량 줄어든다.
- 모든 입력수준에서 이득은 출력 SPL에서 입력 SPL를 뺀 값과 같다.

가끔 I-O곡선이 직선 형태가 아닌 곡선 형태로만 구성되어 입력수준이 변함에 따라 기울기(압축비)가 계속 변한다. 이를 곡선형 압축(curvilinear compression)이라고 하며, 이는 각 입력수준에 따라 다른 고정된 압축비를 가지는 압축기와 기능적으로 큰 차이가 없으나, Figure 6.6과 같이 그림으로 표현하는 방법 이외에는 기술하기 어려운 점이 있다. 이러한 곡선형 압축기는 각 입력수준에서의 출력레벨 결과는 2:1의 압축비를 갖고, 높은 레벨 소리에 대해서는 압축제한 기능을 갖는 압축기 결과와 유사하다.

오래 지속되는 신호에 대해서만 정적 특성이 적용될 수 있음을 기억해야 한다. Section 6.2.1에서 설명한 바와 같이 보청기는 음량 변화가 점차 빨라지면 선형 방식으로 작동하게 된다. 따라서 빠르게 변하는 신호에 대해서 효과적인 압축비는 정적 압축비보다 작아야 한다. 연속적으로 높은 레벨과 낮은 레벨로 구성되어 들리는 경우 효과적인 압축비는 입력수준의 변화를 출력레벨의 변화로 나눈 값으로 정의할 수 있다. Figure 6.3에서와 같이 작동개시시간, 해제시간보다 긴 신호라면 효과적인 압축비는 높은 레벨과 낮은 레벨 신호의 길이에 따르게 된다.

음소 및 음절의 길이는 다양하게 변하기 때문에 압축비가 효과적인지 확인하는 방법은 120msec 정도 지속되는 전형적인 음절에 대하여 압축비가 좋은지를 확인하는 것이다. 작동개시시간, 해제시간이 120msec보다 짧을 경우 효과적인 압축비는 정적 압축비(static compression ratio)와 동일하다. 작동개시시간, 해제시간이 120msec보다 더 길면 효과적인 압축비는 1:1이 된다. 따라서 전반적인 어음 레벨의 변화에 근거하여 보청기 이득 변화가 발생하여도, 매우 빠르게 입력수준이 변화하면 보청기는 선형으로 증폭하게 된다. 대부분 보청기의 작동개시시간, 해제시간이 이러한

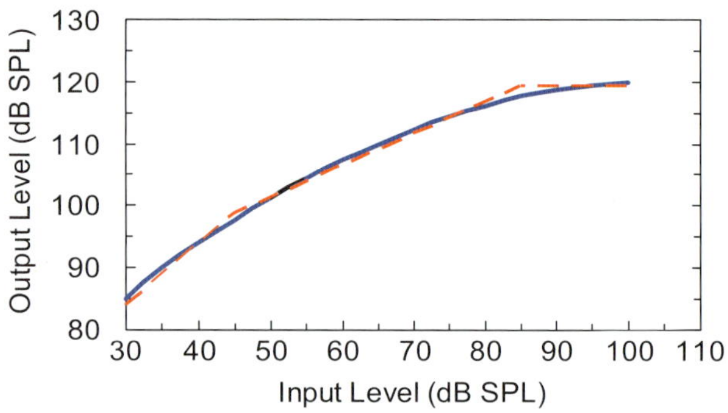

Figure 6.6 Input-output characteristics corresponding to curvilinear compression (blue solid line) and a fixed compression ratio combined with compression limiting (red dashed line).

양쪽 끝 사이에 해당된다. 효과적인 압축비를 명확히 하는 것은 복잡하나, 항상 정적 압축비보다는 작다.[1730, 1854] 정적 압축비와 효과적인 압축비는 모두 유용하다. 정적 압축비는 장기 입력수준의 변화에 따라 장기 출력레벨이 어떻게 변화하는지를 나타내고, 음향 환경이 변화함에 따라 보청기 이득 변화가 어떻게 되는지를 말한다. 대조적으로 효과적인 압축비는 단기간 입력수준이 변화함에 따라 단기간의 출력레벨이 어떻게 변화하는지를 나티내고, 특정 음향 환경에서 시간에 따라 이득이 어떻게 변화하는지를 말한다.

6.2.3 입력 및 출력 조절 *Input and output control*

압축은 특정 SPL에서 시작된다. 만약 사용자가 볼륨을 조절하는 경우 압축의 변화는 신호전달 체계 안에서 압축기에 대한 볼륨 조절기의 위치에 따른다. Figure 6.7은 볼륨 조절기와 압축기의 위치가 서로 다른 형태로 위쪽은 압축기가 볼륨 조절기 앞에 위치하며, 볼륨 조절기는 압축기에 영향을 주지 못하는데, 이는 신호가 볼륨 조절기보다 압축기에 먼저 들어가기 때문이다. 따라서 압축기는 볼륨 조절기와 관계없이 동일한 입력 SPL입력에 따라 작동하며, 압축기가 기능(선형 증폭 또는 압축)한 뒤에 볼륨 조절기는 출력 신호의 크기를 결정한다.

볼륨 조절기에 상응하는 I-O곡선은 Figure 6.7 상단 그

림인데 압축은 볼륨 조절기의 입력부인 F 지점에서 조절되므로 이러한 배열은 입력 조절 압축(input-controlled compression)이라고 하며, 이를 자동 이득 조절(automatic gain control (input), AGCi)이라고 한다.

Figure 6.7 하단 그림은 AGC와 반대되는 방법으로 출력 조절 압축(output-controlled compression, AGCo)이라고 한다. 볼륨 조절기는 압축기에 전달되기 이전의 신호에 영향을 준다. 입력수준이 커서 압축기의 압축 영역에 해당되는 경우(입력수준이 입력 압축역치와 같은 경우) 볼륨 조절기를 줄이면 압축기에 전달되는 신호의 양은 압축역치보다 작아진다. 따라서 이득 감소에 의해 입력 압축역치가 증가한다. 이러한 압축역치 변화는 Figure 6.7의 하단 I-O곡선이다. AGCi와 AGCo에 대한 I-O곡선의 기본적인 원리를 보여주는데, AGCi 보청기의 I-O곡선은 볼륨 조절기에 의하여 위아래로 움직이고, AGCo 보청기의 경우, I-O곡선은 좌우로 이동한다. 또한 AGCi 보청기는 입력에 해당되는 압축역치가 볼륨 조절기와 관계없이 동일하며, AGCo 보청기는 출력에 해당되는 압축역치가 볼륨 조절기와 관계없이 일정하다.

압축기에 대한 볼륨 조절기의 효과를 결정하는 것과 같이 소리 감지기에 대한 볼륨 조절기의 상대적인 위치는 압축기에 미치는 영향을 결정한다. Section 4.1.3과 같이 필터나 톤 조절기 이후의 압축기는 협대역 신호에서 음조(톤, tone) 조절기의 효과를 없앨 수 있다. 또한 압축기 이후의 톤 조절기도 압축의 효과를 부분적으로 없앨 수 있다. 보청기가 복잡해지면서 보청기 내부의 압축기와 조절기 모두가 함께 많아졌다. 따라서 보청기 압축기를 AGCi 또는 AGCo로 표현하는 것은 지나치게 단순화한 것이 된다. 일례로 압축기는 볼륨 조절기에 대해서는 입력을 조절하는 형식이었으나, 음조(톤) 조절기에 대해서는 아닐 수 있다. 따라서 보청기의 작동 원리를 이해하기 위해서는 블록 도해가 필수사항이다.

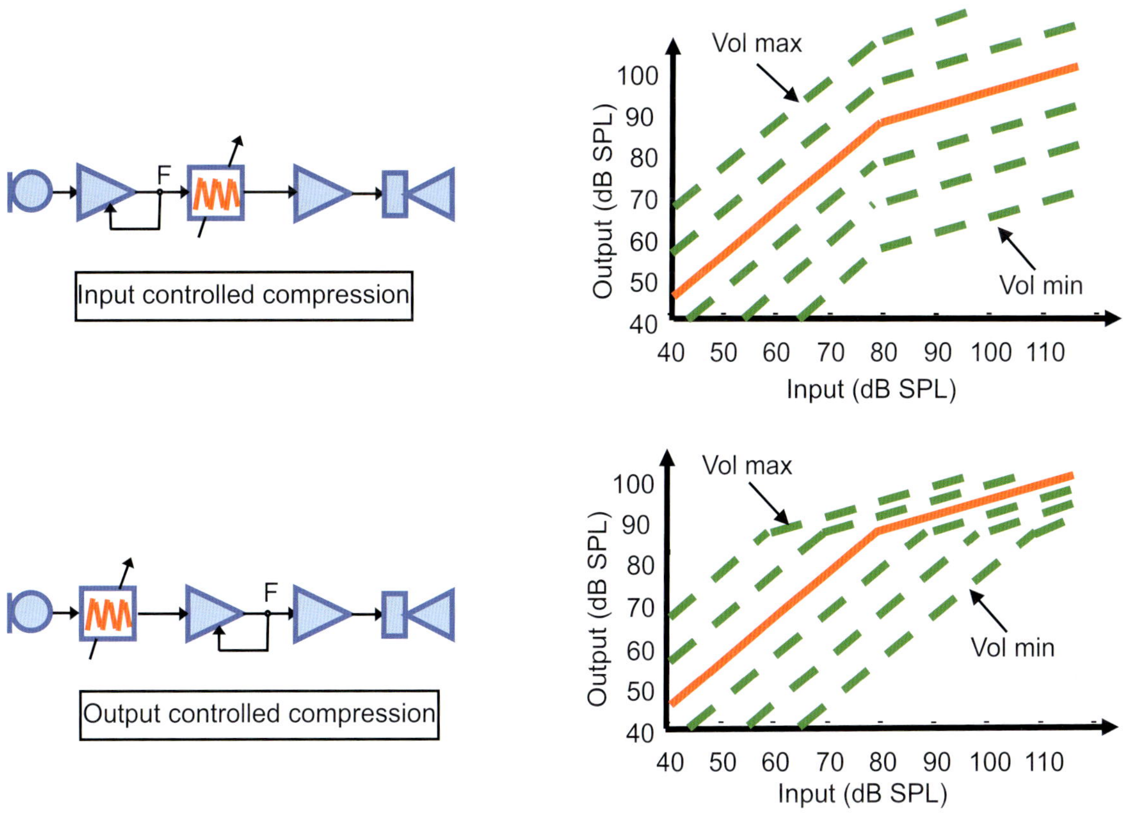

Figure 6.7 Input controlled compression and output controlled compression: their block diagrams and the I-O curves for each as the volume control is adjusted from maximum to minimum positions.

보청기 WDRC 사용이 많아지면서 보청기에 볼륨 조절기가 없는 경우가 흔하다. 이런 보청기에 대해서는 입력 조절(input-controlled)과 출력 조절(output-controlled) 사이의 명확한 차이도 사라지게 되었다.

6.2.4 다중채널 압축 *Multichannel compression*

다중채널 보청기는 입력 신호를 여러 주파수 대역으로 나누고, 각 대역의 신호는 각각의 다른 증폭 채널을 통하게 된다(Section 2.5.1, Figure 2.2). 다중채널 압축 보청기는 각각의 채널에 자신의 압축기를 갖는데, 다른 주파수 영역을 다른 정도로 압축하는 것은 2가지 이유가 있다:

- 압축 양은 청력 저하에 따라 달라지나 청력 저하는 주파수에 따라 다르다.
- 압축 양은 신호레벨에 따라 달라지며, 주위 환경의 신호와 소음은 특정 주파수 영역에서 더 큰 에너지를 갖는다.

다중채널 압축은 주파수에 따른 이러한 압축 변화를 가능하게 한다. 주위 환경에서 가장 크게 압축이 발생하는 경우는 압축비가 크고, 압축역치가 낮을 때이다.

주파수에 따른 청력손실이나, 신호 스펙트럼이 변하지 않아도, 다중채널 압축기가 필요한지에 대한 이론적인 논쟁이 있을 수 있다. 단일채널(single channel) 압축 보청기에서 압축기가 작동하여 이득이 줄어들면 모든 주파수 신호요소는 특정 레벨만큼 감소한다. 다른 주파수에 비하여 강한 신호가 있어서 모든 주파수의 신호까지 감소되는 것은 적절하지 않다. 다중채널 압축은 이러한 문제점을 해결할 수 있으나, 다른 문제점도 만들 수도 있다(Section 6.5).

압축이 채널별로 다르게 일어나도록 만들 수는 있으나, 압축 정도는 주파수에 따라 커지거나 작아질 수 있다. 간단한 분류표가 이를 설명하는데, 고주파수 채널의 압축 정도가 저주파수 채널의 압축 정도에 비해 클 때, 높은 입력수준보다는 낮은 입력수준에서 고주파수 특성이 증가한다. 이러한 특성을 '저레벨 트레블 증가효과' 또는 'TILL(treble increase at low levels)'이라고 한다.[924] 반대의 경우로 저주파수 채널의 압축이 고주파수 채널보다 클 때 높은 입력수준보다는 낮은 입력수준에서 고주파수 특성이 덜하다. 이러한 특성을 '저레벨 베이스 증가효과' 또는 'BILL(bass increase at low level)'이라고 한다.[924] 지난 수십년 동안 다중채널 보청기의 압축이 복잡해짐에 따라 이러한 용어 사용은 감소되고 있다.

6.3 압축사용 근거 *Rationale for Use of Compression*

어떻게 압축기가 작동하도록 만들어진 것에 대해서가 아니라, 압축기가 보청기에 포함되어야 하는 이유에 대한 이론적 근거에 관한 내용이다. 특정한 하나의 이유로 해당 보청기만을 사용해야 하지는 않는 것과 같이 여러 이유를 고려하여 선택하게 된다. Section 6.5에는 압축의 여러 형태의 장단점, 유효성에 대해 요약되어 있다.

6.3.1 불편감, 왜곡 및 손상 방지 *Avoiding discomfort, distortion and damage*

입력수준이 증가함에 따라 보청기 출력이 계속 증가하도록 둘 수는 없다. 최대출력이 제한되어야 하는 2가지 이유가 있으며, 그 중 한 가지는 정점절단보다는 압축제한을 사용해야 하는 이유이다.

첫째로 과도한 강한 신호(excessive intense sound)가 보청기에 들어오면 그에 따른 음량은 불쾌감을 만들게 되므로 보청기 착용자의 불쾌음량레벨(loudness discomfort level)이 보청기 OSPL90이 된다.[445] 둘째로 과도한 강한 신호는 보청기 착용자의 잔청 신경에 손상을 줄 수 있다. 이에 대해서는 Section 10.8에서 다룰 내용이나, OSPL90은 손상을 피하기 위한 가장 중요한 요소 중 하나이다.

이러한 2가지 이유가 최대출력을 제한(보청기 OSPL90을 적절히 설정)해야 하는 이유이며, 정점절단이나 압축제한으로 가능하다. 정점절단은 왜곡을 유발하기 때문에 대부분 압축제한을 사용한다(예외적인 경우는 Section 10.7.2, 왜곡에 대해서는 Section 2.3.2, Section 4.1.6). 압축제한에 의한 엔빌로프 왜곡보다는 정점절단에 의한 파형 왜곡이 더 나쁘다.

보청기 OSPL90 값을 조절하기 위해 압축제한을 사용할 때에는 출력제어 압축기(output controlled compressor)를 이용해야 하는데, 그렇지 않으면 볼륨 조절기 위치에 따라 OSPL90 값이 올라가거나 내려가게 된다. 이런 경우 조용한 곳에서는 볼륨 조절기를 높여서 OSPL90을 높이게 되나, 예측하지 못한 강한 신호가 들어오게 되면 조절이 힘들기 때문이다. 매우 강한 입력수준에 대해서도 출력 SPL이 많이 증가하지 않도록 하려면 높은 압축비가 필요하다. 작동개시시간은 짧아야 하는데, 불쾌음량을 만들지 않도록 하기 위해 빨리 이득 감소가 일어나야 하기 때문이다. 강한 신호 이후의 다음 신호에도 압축에 의한 이득 감소가 만들어지면 안되므로 해제시간도 함께 짧거나, 적응형이 되어야 하지만, 다른 압축기에서와 마찬가지로 작동개시시간, 해제시간이 지나치게 짧아서 파형의 섬세한 부분을 왜곡시켜서도 안 된다.

보청기에 압축제한 기능이 없으면서 입력 신호가 매우 강한 경우에 정점절단이 발생할 것이다. WDRC가 포함된 보청기에서는 정점절단을 유발하는 입력수준은 너무 높아서 거의 일어나지 않는다. 그래도 모든 보청기는 입력 신호가 특정 레벨 이상이 되면 정점절단이 발생하는데, 이는 높은 입력수준이 아니라, 내부 마이크로폰 전증폭기(pre-amplifier) 과부하가 원인이다. 좋은 보청기가 되려면 정점절단이 유발되는 입력수준이 충분히 높아서 환자들이 시끄러운 곳이나 옆 사람이 대화하는 등의 소음이 많은 공간에서 증폭되는 소리의 음질과 이해력에 불만이 없어야 한다.

최대출력을 조절하는 압축(Compression to control maximum output)

- 출력제어 압축기(output controlled compression)
- 압축비 > 8:1
- 작동개시시간 < 15msec, 해제시간 20~100msec 또는 적응형
- 압축역시(출력에 적용되는)기 불쾌감을 피할 수 있도록 낮음
- 단일채널 또는 다중채널

6.3.2 음절간, 음소간 강도 차이 줄이기 *Reducing inter-syllabic and inter-phonemic intensity difference*

가장 강한 어음 소리(most intense speech sound, 일부 모음)는 가장 약한 어음(일부 무성화 자음)보다 약 30dB 강하다. 감소된 역동범위를 갖는 경우는 강한 음량의 말소리가 너무 시끄럽지 않으면서도 가장 약한 말소리를 충분히 들을 수 있도록 음량을 조절하는 것은 쉽지 않다. 역동범위가 어느 정도 유지되어서 강한 음소(phoneme)가 너무 크게 들리지 않으면서 약한 음소들도 들을 수 있더라도, 어음의 약한 부분이 강한 부분에 의하여 차폐될 수 있다(Section 1.1.4). 이러한 현상은 약한 음소가 바로 직전의 강한 음소에 의해 일시적으로 차폐되거나 약한 포먼트가 동시에 발생하는 포먼트에 의해 차폐되는 경우이다.

이러한 문제들에 대한 해결 방법은 약한 음절이나 음소에는 이득을 높이고, 강한 음절이나 음소에는 이득을 낮추는 고속작동 압축기(fast acting compressor)를 사용하는 것으로 이러한 압축을 음절압축(syllabic compression)과 음소압축(phonemic compression)이라고 한다. Figure 6.8(a)는 작은 목소리로 조용히 문장을 말하고 곧이어 큰 소리로 같은 문장을 말했을 때(작은 목소리와 큰 목소리)의 신호 엔빌로프이다. (a)는 압축기로 증폭한 이후의 엔빌로프, (b)는 압축기 작동 이후의 이득을 표시한 것이다. 압축된 출력 신호의 역동범위(빨간색 곡선의 전체 범위)는 선형으로 증폭된 신호의 역동범위(파란색 곡선의 전체 범위)보다 매우 작고 입력 신호보다도 작다.

음절 사이 레벨차를 줄이는 압축(Compression to reduce intersyllabic level differences)

- 입력-제어 압축(input controlled compression)
- 1.5:1 < 압축비 < 3:1
- 작동개시시간 1~10msec, 해제시간 10~50msec
- 압축역치 < 50dB SPL
- 단일채널 또는 다중채널

고속작동 압축기능의 문제점은 다른 음소와 음절 사이의 음량 관계를 바꿀 수 있다는 것이다. 압축 과정의 목적이 음량 관계를 변화시키는 것이므로 이상하게 들릴 수도 있지만, 보청기 착용자들이 상대적인 소리들의 음량 크기로 이를 구분한다면, 상대적인 음량을 바꾸면 어음가청력이 높아져도 일부 말소리에 대한 어음이해력이 감소할 수 있다.[808, 1436] 다른 문제로는 지속적인 강한 소리(sustained intense sound)가 다음에 바로 따라오는 짧은 약한 소리(weak sound)에 대한 압축에 영향을 주는 것이다. 가령 평균 소리 레벨보다 높은 레벨의 소리는 선형 증폭기에 비하여 더 낮은 이득을 초래한다고 할 때, 해제시간이 강한 소리와 약한 소리의 시간 간격보다 짧으면, 짧게 지속되는 약한 소리에 대한 이득도 감소한다. 따라서 이런 약한 소리에 대한 가청력은 선형 증폭기 경우보다 더 낮아진다. 해제시간이 50msec이내이면 이런 문제는 없다.

또한 다른 문제로는 고속작동 압축이 작은 크기의 음소 이득도 증가시킬만큼 빠르다면, 단어들 사이 멈춤(pause) 기간에서도 이득을 증가시키는데, 배경소음이 있는 환경이라면 문제가 될 수 있다. 만약 배경소음이 어음보다 작은 음량이라면 압축기는 소음이 들릴 때 이득을 증가시키고, 어음이 들릴 때는 이득을 감소시킬 수 있는 것이다. 이렇게 어음보다 소음을 증폭하는 것은 어떠한 보청기에서도 나쁜 특성이므로 이러한 고속작동 압축의 단점에 대해서도 생각해야 한다.

해제시간이 100msec~3sec이면 큰 소리 직후에 소음이 커지는 것을 경험할 수 있는데, 이렇게 하나의 큰 소리가 다른 소리의 시작이나 중단에 의해 영향을 받는 것을 'pumping 현상'이라고 한다. 해제시간이 50msec보다 짧으면 말소리가 중단된 시기에 압축에 의해 배경소음이 더 증폭될 수 있지만, 이러한 음량 증가는 매우 순간적으로 이루어지기 때문에 압축에 의한 음량 변화를 보청기 착용자들 대부분이 느끼지 못한다. 다중채널 압축보다는 단일채널 압축에서 'pumping 현상'이 두드러지며, 어음과 배경소음이 서로 다른 방향에서 들어와서 들릴 때 더 분명하다.[915] 보청기 착용자들은 이러한 현상에 대해 'pumping 현상'이라고 표현하지 못할 수도 있다.

음절들 사이의 음량 차이가 발생하는 것을 줄이기 위한

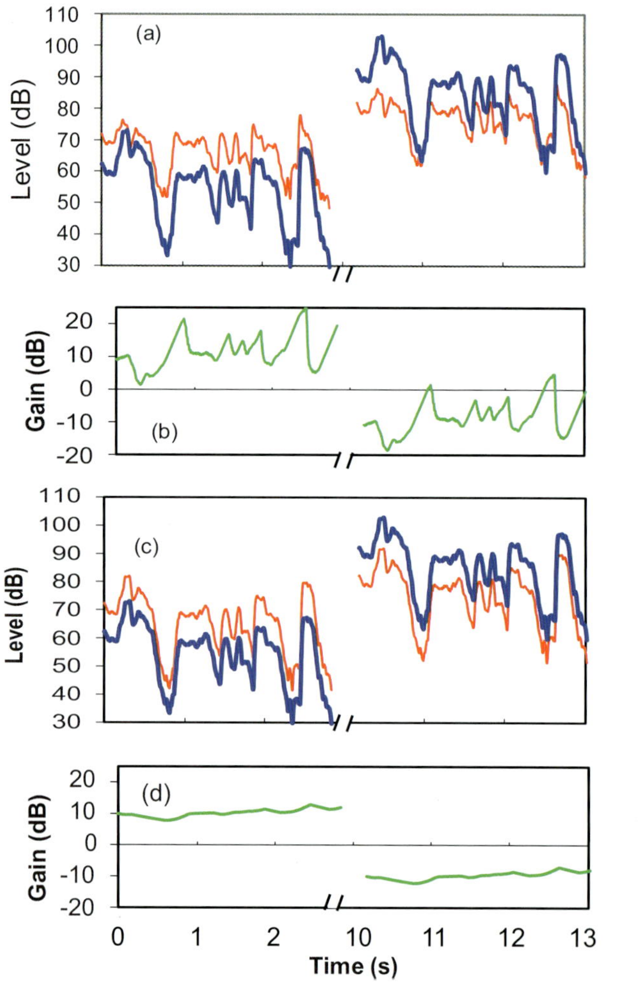

Figure 6.8 (a) Envelope of the signal The yellow flower has a big bud put into the hearing aid at one level (from 0 to 3 s) and then several seconds later at a 30 dB higher level (from 10 to 13 s). The thick blue curve shows the envelope for linear amplification and the thin red curve shows the envelope for a compressor with a 3:1 compression ratio, attack time of 20 ms, and release time of 200 ms.
Part (b) shows the gain applied by the compressor.
Part (c) shows the envelope for linear amplification and for compression when the attack and release times of the compressor were increased to 1000 and 2000 ms respectively.
The corresponding gain is shown in part (d).

압축기는 어음에 사용되는 단기간 입력수준이 변하는 범위에서도 압축기능을 해야 하며, 충분히 낮은 압축역치 값을 가져야 한다. 또한 압축비는 역동범위를 확실히 감소시킬 수 있도록 높아야 하면서도 일부 어음 음량 차이는 유지될 수 있도록 낮아야 한다. 또한 작동개시시간과 해제시간은 각 음소, 음절마다 이득이 다르게 나타날 수 있게 짧아야 하면서도, 파형을 왜곡하지 않을 정도로 길어야 한다. 음소는 음절보다 짧기 때문에 음소 압축의 작동개시시간과 해제시간은 음절 압축의 시간보다 짧아야 한다. 음소 압축은 모음과 자음을 서로 다른 정도로(주로 자음을 더 크게) 증폭하기 때문에 음소 압축은 자음대비모음의 비율을 변화시킨다(Section 8.4).

6.3.3 장기 레벨 차이 줄이기 *Reducing differences in long-term level*

비록 앞부분에서 다룬 고속작동 압축기가 음절간 레벨 차이를 감소시키려는 목적으로 사용되었으나 고속작동 압축기는 Figure 6.8에서와 같이 2가지 효과를 갖는다. 음절간 관계를 변화시킬 뿐 아니라, 약한 말소리와 강한 말소리 사이의 평균 레벨 차이를 30dB에서 10dB로 줄인다. 장기(long-term) 역동범위를 줄이는 압축의 다른 목적이 있으나, 서로 시간적으로 가까운 음절들의 음량 사이의 관계도 변화되지 않아야 하기 때문에 음절들의 일반적인 길이보다 작동개시시간과 해제시간을 훨씬 길게 해야 한다.

Figure 6.8의 (c)와 (d)는 출력 신호의 엔빌로프와 압축기에 의한 이득으로 몇 가지를 관찰할 수 있다. 첫째 고속작동 압축기에서보다 각 문장 기간 동안 이득이 적게 변화한다. 둘째 결과적으로 출력에서 음절간의 음량 관계는 입력에서의 음량 관계와 거의 동일하다. 셋째 첫 번째 문장의 평균 레벨이 다음 문장보다 10dB만큼 낮다는 목적을 이루었다.

이런 압축기를 자동 볼륨 조절기(automatic volume control)라고 한다. 귀에 들어오는 소리레벨 차이에 따라 부분적으로 이를 보상하기 위하여 볼륨 조절기를 사용하는 방법과 매우 유사하게 압축기가 이득을 변화시키기 때문에 '자동 볼륨 조절'이라는 용어는 매우 적절하다. 말하는 사람이 가까이 있거나, 본래 큰 목소리를 갖고 있거나, 주변 소음에 비해서 목소리를 높이는 경우 들어오는 소리의 레벨은 커질 수 있다. 심지어 말하고자 하는 소리는 말로 표현되지 않을 수도 있다. 사람들은 환경에 따라 서로 다른 레벨로 소리를 듣기를 원한다(조용히 속삭이는 소리와 가까이서 들리는 기차 경적소리가 같은 크기나 음량으로 들린다면 삶은 지루해질 것이다).[1649] 따라서 너무 높은 압축비를 갖는 자동 볼륨 조절기능은 바람직하지 않다. 최적의 압축비는 수동으로 볼륨 조절기를 사용하지 않고도 편히 들을 수 있는 보청기 사용자의 역동범위와 들리는 소리의 범위에 달려 있다.

완속작동(slow-acting) 압축기의 가장 큰 문제는 입력수준이 갑자기 변화할 때이다. 가령 보청기 착용자가 조용한 곳에서 작은 말소리를 듣고 있다면 보청기는 스스로 조정하여 이득을 적절히 올리게 되는데, 갑자기 큰 소리가 발생하거나 목소리가 큰 사람이 대화에 들어온다면 작은 목소리에 조정된 높은 이득에 따라 새로운 큰 소리도 증폭될 것이다. 이러한 경우 출력이 과도하게 높아지므로 가급적 압축 제한기(compression limiter)로 출력을 줄여야 한다. 소리 레벨이 갑자기 증가하는 경우는 매우 많은데, 보청기 착용자의 입은 다른 누구의 입보다 보청기에 가깝기 때문이다.

반대로 소리레벨이 갑자기 감소하는 경우도 가능한데, 이것은 수정하기가 어렵다. 여럿이 모여서 이야기하던 도중 갑자기 모두 말을 멈추고 한 사람이 하는 말을 경청하는 경우, 보청기의 자동 볼륨 조절이 방금 전까지의 높은 입력 수준에 맞춰져 낮은 이득을 유지한다면 중요한 정보를 놓칠 수도 있다. 이러한 문제는 대화 사이의 짧은 멈춤 기간 동안 급격한 이득 증가를 만드는데 필요한 시간보다 해제 시간을 길지 않게 만들어서 해결할 수 있다. 상용중인 몇몇 다중채널 보청기는 각 채널마다 분리된 완속작동 압축

> **장기 레벨의 차이를 줄이는 압축(Compression to decrease long-term level difference)**
>
> - 입력-제어 압축(input-controlled compression)
> - 1.5:1 < 압축비 < 4:1
> - 작동개시시간 > 100msec, 해제시간 > 400msec
> - 압축역치 < 50dB SPL
> - 단일채널 또는 다중채널

6

기를 사용한다. 일부 보청기들은 소리레벨에 의해 작동개시시간과 해제시간이 조절되는 기능을 갖추어서 지속되는 대화와 같이 소리레벨의 작은 변화가 있는 경우에 비하여(환경의 변화가 있을 때처럼) 소리레벨의 큰 변화가 있는 경우에 이득이 더 빠르게 변할 수 있다.

6.3.4 소리 편안함 높이기 *Increasing sound comfort*

압축 제한기가 과도한 음량에 관련된 모든 문제를 해결할 수 있을 것이라 생각할 수도 있다. 보청기 착용자들은 많은 시간 동안 불쾌음량레벨(LDL) 근처 신호가 발생하는 것을 싫어하기 때문에 OSPL90을 충분히 낮게 설정하여 불쾌음량을 방지할 수 있는 것은 사실이다. 그러나 단순히 OSPL90을 더 낮춤으로써 문제가 해결되지는 않는데, 이것은 난청 환자에서 줄어든 역동범위를 더 줄이는 것이 되기 때문이다. 이러한 문제는 더 높은 입력수준에 대해서는 압축제한 방법보다는 좀 더 점진적인 압축 방법을 사용하는 것이 해결 방법이 된다.

Figure 6.9는 입력 SPL이 특정 입력 범위 이상일 때 활성화되는 압축기의 I-O 도표이다. 이러한 압축에 대한 정해진 명칭은 없는 상태이나 중간-레벨 압축(medium level compression) 또는 높은-레벨 압축(high-level compression)이라고 할 수 있다.[225] 비교하기 위해서 다른 2개의 I-O곡선이 함께 표시되어 있는데, 3곡선 모두 입력수준 65dB SPL까지는 동일한 출력레벨을 갖는다. 이것들 중에서 중간-레벨 압축은 낮은 레벨의 입력 신호에 대하여 선형 증폭기와 동일한 이득을 만들지만, WDRC 같이 작은 신호는 증폭하지 않는다. WDRC 보청기와 중간-레벨 압축 보청기는 모두 입력수준이 65dB SPL이상에서 단계적으로 이득을 낮추어서 시끄러운 곳에서도 편안함을 얻을 수 있다. 보청기 OSPL90을 보청기 착용자의 LDL에 가깝지만 이보다는 작게 설정하면 선형 보청기에서는 입력수준이 84dB SPL보다 커질 경우 최대출력레벨에 도달하나, 중간-레벨 압축기나 WDRC 경우에는 입력수준이 99dB SPL을 넘어야 최대출력레벨이 된다.

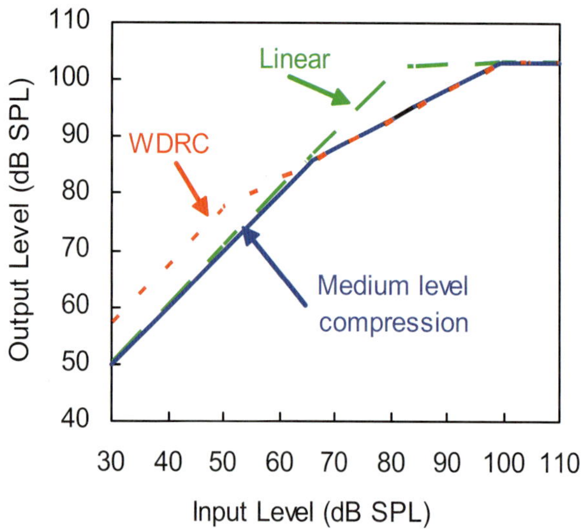

Figure 6.9 Input-output curves for medium level compression, wide dynamic range compression, and linear amplification, all combined with either compression limiting or peak clipping of high level signals.

> **편안함을 증가시키기 위한 압축(Compression to increase comfort)**
>
> - 입력-제어 압축(input-controlled compression)
> - 1.5:1 < 압축비 < 4:1
> - 작동개시시간, 해제시간은 알지 못하며, 중요하지도 않다. 그러나 해제시간이 너무 짧으면 안됨
> - 압축역치: 약 65dB SPL
> - 단일채널 또는 다중채널

따라서 중간-레벨과 높은-레벨의 단계적 압축은 작은 입력 소리에 대한 이득 증가를 변화시키지 않으면서 소음 환경에서의 편안함을 높일 수 있다. 이러한 압축기가 시끄러운 곳에서 어음이해력을 높이지는 않지만 편안함은 높여줄 것이다. 완벽히 설명할 수는 없으나, 출력레벨 감소가 가끔 어음이해력을 높이기도 한다. 높은 레벨 자극에서 이해력이 감소하는 것은 와우의 흥분 확산(spread of excitation, spread of masking)으로 설명할 수 있다.

앞에서 논의된 4가지의 사항들은 모든 음역대에 대하여 1개의 압축기가 작동하는 보청기에 해당된다. 사실 각 4가지 사항들에 대하여 기술된 내용은 다중채널 압축 보청

기에서 각 채널에 동일하게 적용된다. 이에 따라 다음 사항들이 적용될 수 있다:

- 다중채널 압축제한 – 다른 주파수에서 다른 OSPL90을 얻는다.
- 다중채널 음절간 음량 차이 감소 – 한 주파수 영역에서 다른 주파수 영역에 비하여 음절간의 음량 차이를 감소시킨다.[1859]
- 다중채널 자동 볼륨 조절(automatic volume control) – 입력 신호의 음량과 스펙트럼 형태가 장기간에 걸쳐 변화함에 따라 주파수반응의 이득과 형태를 천천히 변화시킨다.
- 다중채널 편안함 조절(comfort control) – 소음 환경에서 다른 영역에 비해 특정 주파수 영역에서 이득을 감소시킨다.

이러한 적용이 타당한 이유는 청각 특성(역치, 쾌적레벨, 불쾌레벨, 역동범위)들은 주파수에 따라 변화하기 때문에 해결 방법도 보청기에 들어오는 신호들을 청각 특성에 맞추도록 해야 한다.

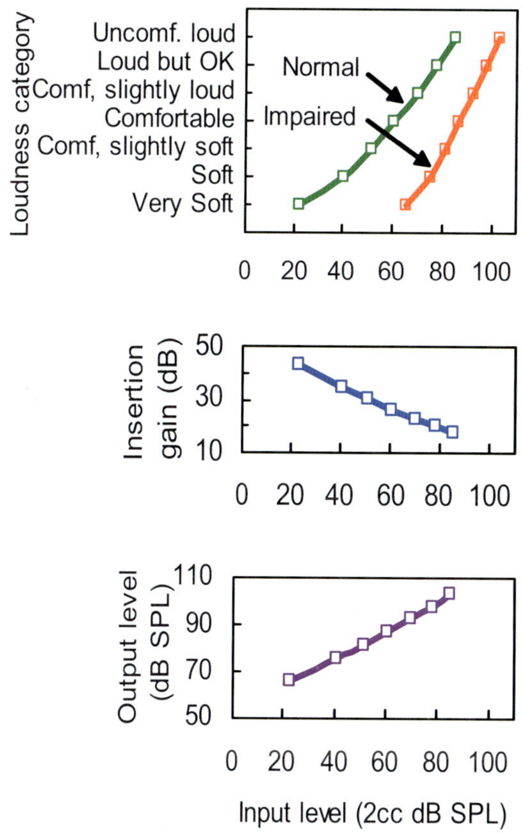

Figure 6.10 (a) Loudness growth curves for normal hearing people and a hearing impaired person with a 50 dB hearing loss. (b) Insertion gain needed for the impaired listener to receive a normal loudness sensation. (c) The corresponding I-O curve.

6.3.5 음량정규화 *Normalizing loudness*

압축 특성을 유도하는 가장 일반적인 접근방법(최적의 접근법은 아니라도)은 음량에 대한 인식을 정규화하는 것이다. Section 1.1.2에서와 같이 감각신경성 난청에서 음량 인식이 바뀔 수 있다. 음량정규화의 원리는 간단하여 특정 입력수준과 주파수에 대하여 정상인이 감지하는 것과 동일한 음량으로 감지하는데 필요한 이득을 보청기에 주는 것이다.

각 입력수준에서 필요한 이득의 양은 다양한 레벨에서의 음량을 표시하는 그래프로부터 예측할 수 있다. 음량은 주관적으로만 측정할 수 있고 이를 측정할 수 있는 여러 방법이 있다. 현재 가장 널리 사용하는 방법은 난청 환자에게 여러 용어 중 하나를 사용하여 음량(음크기)을 점수화하도록 하는 것이다. 이는 '음량범주 척도(categorical scale of loudness)'라고 하며, 각 척도는 약 7개의 레이블(label)을 갖는다. 다양성을 위해 레이블 중간의 반응도 허용한다.

Figure 6.10은 난청인과 정상인에 대하여 SPL에 따른 음량범주를 나타낸 그래프이다.[342] 이러한 곡선은 '음량 성장곡선(loudness growth curve)'이라고 한다. 우선 'very soft' 범주에 해당하는 음량을 내는데 필요한 SPL은 정상에서 23dB SPL이나, 난청에서는 66dB SPL이다. 두 값 사이의 차이인 43dB는 물론 청력역치 소실과 같지만 이는 'extremely soft sound'에 대한 청각 소실로 생각할 수 있다. 이 차이는 난청 환자가 소리를 'very soft'라고 평가하려면 23dB SPL의 입력수준에 필요한 삽입이득(insertion gain) 값이 43dB임을 뜻한다. 이런 관계는 (b)와 같이 삽입이득대 비입력 SPL의 곡선을 만들 수 있게 한다. 입력수준(23dB SPL)과 이득(43dB)을 알면 출력레벨(66dB SPL)을 계산할 수 있기 때문에 (c)와 같은 I-O곡선으로 표시할 수 있다. 이러한 과정을 다른 모든 소리 크기 범주에서 반복하여 곡선을 완성할 수 있다. 예를 들어, 난청인이 'loud but OK' 범주의 소리 크기로 반응하기 위해 98dB SPL은 정상인에서 필요한 78dB보다 20dB이 더 크다. 따라서 입력수준 78dB SPL은 삽입이득으로 20dB이 필요하고 출력이득은 98dB SPL이 된다.

음량정규화를 위해서는 어떤 종류의 압축이 필요할까? 낮은 레벨의 입력에 대해서는 가장 큰 압축비가 필요하다. 이를 낮은-레벨 압축(low-level compression)이라고 부른다. 입력수준이 증가함에 따라 압축비가 1:1에 가까워지지만, 실제로 증폭이 선형이 되는지는 난청인과 정상인의 음량함수가 평행이 되는가의 여부에 달려 있다. 압축 크기는 음량 인식에 의해 결정되고, 음량 인식은 청력역치 손실에 의하며, 역치 손실은 주파수에 따라 다르기 때문에 음량정규화를 위한 압축 크기는 주파수에 따라 당연히 다르게 된다.

저주파수는 거의 정상 청력이며, 고주파수 청력소실이 있으면 고주파수의 낮은 강도(intensity)에 대한 음량인식(loudness perception)은 정상과 매우 차이가 크다. 따라서 이런 소리에 대해서는 가장 큰 이득, 큰 압축비가 필요하다. 평편형 난청(flat hearing loss)을 제외하고 음량정규화는 입력수준에 따라 변하는 이득-주파수형태가 필요하다. 고주파수 난청이 가장 흔한 형태며, 이런 난청에서는 입력수준이 감소함에 따라, 음량정규화로 인해 고주파수 이득이 저주파수 이득보다 빠른 비율로 증가한다. 따라서 음량정규화는 대부분 TILL 반응이 주로 필요하다(평편형 난청, 역하강형(reverse sloping) 난청 제외).

음량정규화하는 가장 일반적인 방법은 Figure 2.2에 표시된 것과 같이 다중채널 보청기 내부에 각 채널별 압축기를 분리하여 배치하는 것이다. 다른 방법으로 보청기가 2개의 채널만 갖기도 하고, 고주파수 채널에만 압축기를 가질 수도 있다. 압축기와 입력수준의 형태를 변경하는 필터를 결합하여 단일채널 보청기라도 레벨-의존적인 주파수반응을 가질 수 있다. 이런 초기 제품 중에 하나가 K-Amp™인데, Figure 6.11과 같이 입력수준이 증가함에 따라 이득과 고주파수 대역통과필터(high pass filter)의 코너 주파수가 동시에 감소한다.

압축기는 빠른 작동개시시간과 해제시간을 사용하여 짧은 소리에 대한 음량정규화를 시행하거나 긴 작동개시시간과 해제시간을 사용하여 각 주파수 영역의 평균 음량을 정규화할 수 있다. 2가지 종류 모두 가능하지만, 고속압축이 음량을 보다 완전한 형태로 정규화한다. 예를 들어 고속압축을 사용하면 난청 환자가 소음 환경에서 진폭의 변동으로 인해 낮은 저점(trough)을 완전한 틈새(gap)로 잘못 인식하지 않게 된다.

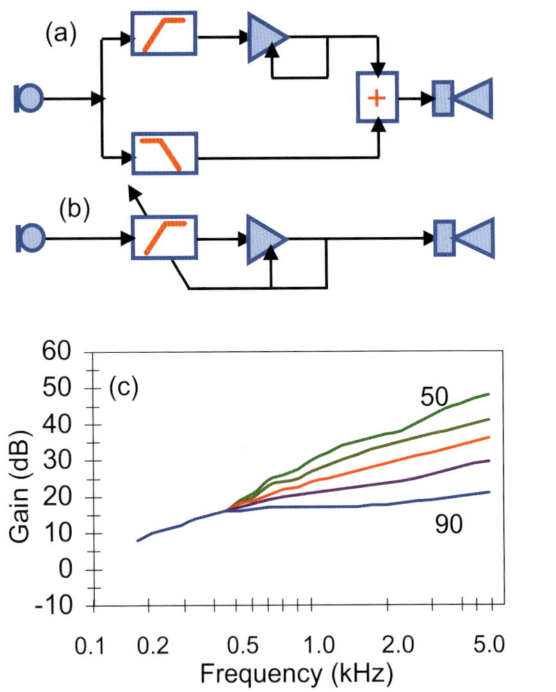

Figure 6.11 Block diagrams of (a) two-channel and (b) single channel processing schemes that can implement approximations of loudness normalisation, and (c) the resulting typical TILL gain-frequency response that increases in slope as the input level decreases from 90 to 50 dB SPL.

음량정규화를 위한 압축(Compression to normalize loudness)

- 볼륨 조절기 없음
- 입력수준 증가에 따라 압축비 감소
- 작동개시시간과 해제시간은 길거나 짧음
- 압축역치는 가능한 가장 낮게
- 다른 주파수에서 다른 압축비가 필요

6.3.6 어음이해력 최대화 *Maximizing intelligibility*

전반적인 음량에 대하여 제한이 있는 다중채널 압축은 각 주파수 영역에 따라 이해력을 최대로 만드는 가청력을 얻도록 할 수 있다. 비록 광대역 소리의 전반적인 음량이 잘 정규화되어도 이런 방식은 특정 주파수 영역에서의 음량은 정규화하지 못할 수 있다. 이에 대한 세부 논의는 보청기 처방에 대한 많은 이해가 필요하며, Chapter 10에서 자세히 다룰 예정이다.

6.3.7 소음감소 *Noise reduction*

배경소음에 의한 간섭 효과는 보청기 사용자에게 가장 큰 문제점 중 하나이다. 당연히 압축은 이러한 소음 영향을 감소시키며, 여기에는 다음과 같은 가정들이 있다:

- 소음은 보통 어음에 비해 저주파수 영역에서 강하다. (많은 소음원, 반사, 장애물 주위 회절, 거리 등의 복합적인 효과에 의해) 따라서 어음의 저주파수 부분이 많이 차폐가 되어 이 영역의 정보를 이용하지 못하게 된다.
- 저주파수 영역의 강한 소음이 고주파수로 상향차폐확산(upward spread of masking)되어 어음의 고주파수 부분도 차폐된다.
- 소음의 저주파수 부분이 소음 음량의 대부분을 차지한다.
- SNR은 일반적으로 주변 환경의 SPL이 낮아짐에 따라 낮아진다.[1399]

결과적으로 소음의 저주파수 부분의 과도한 음량으로 차폐도 발생하고, 소음 상황에서 저주파수 어음 영역의 정보 전달이 어려워진다면, 높은 레벨의 소음 환경에서의 저주파수 이득을 감소시켜서 편안함을 높여야 하며, 이에 따라서 이해력도 좋아질 수 있을 것이다.

Figure 6.12의 (a)는 신호와 소음의 스펙트럼이다. 이것이 평균적으로 수 min 동안의 장기 스펙트럼인지, 혹은 수 msec의 단기 스펙트럼인지 논쟁이 있다. 만약 어음 스펙트럼에서 정보를 얻으려면 소음 스펙트럼 이상의 부분에서만 정보를 얻을 수 있기 때문에 오직 1kHz 이상의 정보만 들리게 될 것이다. 또한 가장 상단부의 점선으로 표시된 소음의 상향차폐확산(upward spread of masking)로으로 차폐가 확장된다면, 전체 어음 스펙트럼이 소음에 의해 차폐될 것이다. 상향차폐확산이 없어도 저주파수 영역은 이러한 환경에서 유용한 정보를 제공할 수 없다. 그럼에도 저주파수 영역은 음량에 대해서는 매우 크게 기여한다. 만약 어떤 환경 내에서 70dB SPL 이상의 음량이 있으면서 특히 저주파수 영역의 소음이 지배적인 경우에는 보청기 착용자는 큰 불편감을 느낀다.

이에 대한 해결 방법은 Figure 6.12(b)와 같이 문제가 되는 저주파수 영역에서의 이득을 감소시키는 것이다. 이런 경우 각 주파수에 따른 이득은 각 주파수의 SNR 값에

중요 원칙: SNR에 대한 압축 효과(The effect of compression on signal-to-noise ratio)

- 짧은 시간 동안 압축기를 통과하는 모든 것(예: 신호와 소음)들이 같은 정도로 증폭되므로 각 주파수에서 동시에 존재하는 신호와 소음에 대한 SNR은 영향을 받지 않는다.
- 각 주파수에 따라 SNR이 변하지 않아도, 압축기(그리고 필터)에 의하여 전반적인 SNR은 개선될 수 있다(Figure 6.12).
- 압축기로 들어가는 신호나 소음이 압축역치 이상이며, 작동개시시간과 해제시간이 충분히 짧고, 신호와 소음이 다른 시간대에 존재한다면 압축기에 의해 신호와 소음은 각기 다른 정도로 증폭된다. 비동시적(non-simultaneous)으로 SNR이 (+)값이면 압축기는 SNR을 낮추고, 비동시적으로 SNR이 (−)값이면, 압축기는 SNR을 높일 것이다.
- 압축기는 비동시적 SNR을 0dB에 가까운 쪽으로 작동하나, 확장(expansion)은 0dB에서 멀어지게 된다.
- 압축기에 의한 실제적인 SNR 변화는 압축비와 작동개시시간/해제시간, 채널의 수, 소음 변동, 입력 SNR에 따라 변한다. 이러한 원칙은 볼륨 조절기(volume control)와 톤 조절기(tone control)에도 적용된다.

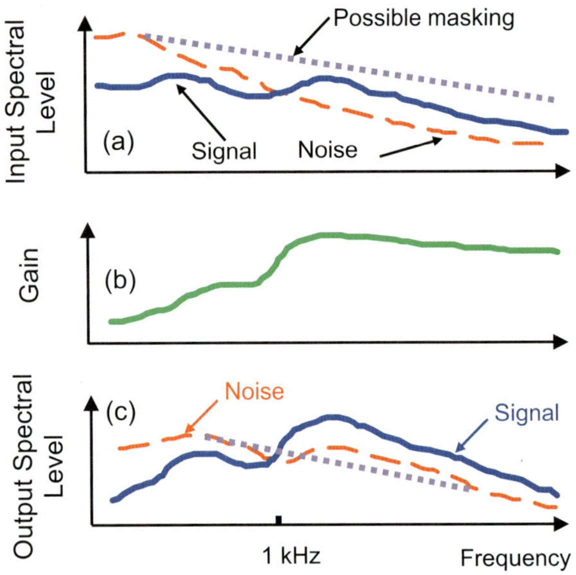

Figure 6.12 (a) Spectrum of the signal and noise input to a noise reduction hearing aid. (b) Gain applied to the signal and noise. (c) Spectrum of the signal and noise at the hearing aid output.

비례하게 된다(Section 8.1.1에 소음감소 알고리즘에 흔히 사용되는 'Wiener filtering'이라고 하는 각 주파수에 따라 이득을 조절하는 특별한 규칙에 대한 내용이 있다). Figure 6.12(c)는 해당하는 출력 스펙트럼(output spectrum)에 대한 그래프이다.

모든 주파수에서 출력 SNR은 입력 SNR과 같은데, 이는 해당 주파수에 있는 신호와 소음 모두가 이득에 의해 증폭되기 때문이다. 1kHz 이상의 정보만을 받아들일 수 있기 때문에 보청기 사용자가 여전히 같은 주파수 영역의 정보만을 추출할 수 있다면, 이러한 처리과정이 도움이 될지 의문이 들 수 있으나, 아마 도움은 될 것이다. 첫째 소음의 음량과 불편감(annoyance)은 상당히 감소할 것이고, 둘째로 상향차폐확산(upward spread of masking) 현상이 없어져 사용할 수 있는 주파수 범위가 감소하지 않기 때문이다.

요약하면 소음감소(noise reduction)는 편안함을 증가시킨다(고정된 이득과 주파수반응을 갖는 보청기에 비하여). 소음감소는 소음 스펙트럼이 신호 스펙트럼과 명확하게 다른 경우 이해력을 증가시킨다(흔히 발생하지는 않음). 이런 예상은 실제적으로도 입증되었다.[453, 535, 1016, 1365] 1명 이상의 대화 소리가 소음으로 작용할 때 들어야 할 신호도 역시 말소리라면 소음과 신호가 유사한 스펙트럼을 갖기 때문에 이것들을 필터링(filtering) 작용으로는 구분할 수 없다(현재 방향성 마이크로폰 이외에는 어떠한 보청기의 전자적 수단으로도 구분할 수 없다).

"소음 환경에서 주파수반응 형태를 전기적으로 조정하는 것보다는 보청기 사용자에게 전체 스펙트럼을 제공하는 것이 더 좋은 방법일 것이다."라는 비판이 소음감소 원리에 대하여 있어 왔다.[912] 이런 방식은 보청기 사용자의 귀와 뇌가 신호를 소음으로부터 분리할 수 있는지 여부에 의존하는 것이나, 난청이 있으면 주파수와 시간에 대한 분해력(resolution)이 낮아 청각장애가 있는 경우 신호를 소음과 구분하기가 더 어렵다.

저주파수 압축은 추가적인 혜택이 있다. 보청기 사용자에게는 마이크로폰을 통해서 자신의 목소리가 타인의 목소리에 비하여 저주파수에서 더 강하며, 전반적 레벨이 높아져 들리게 된다. 따라서 대화 상대방의 일상적인 어음이 보청기 착용자의 역동범위 중간이 되도록 출력을 적정하게 조절하면서 저주파수 압축이 함께 시행된다면 선형 증폭의 경우보다 보청기 사용자는 자신의 음성을 더 적절한 음조(톤, tone)를 느끼게 된다.

소음감소 원리는 완속작동 개시시간과 해제시간으로 가능한데, 이것은 장시간의 신호와 소음 스펙트럼에 따라서 주파수반응이 천천히 변화하게 만드는 것이다. 다른 방식으로는 고속작동 개시시간과 해제시간으로도 가능하며, 이것은 단시간의 신호와 소음 스펙트럼에 따라서 주파수

소음을 줄이기 위한 압축(Compression to decrease noise)

- SNR이 가장 낮은 곳에서 이득 감소(대부분 저주파수)
- 저주파수만 압축하여 일부에서 거의 정확하게 만들 수 있음
- 작동개시시간과 해제시간은 길거나 짧음
- 중등도의 압축역치
- 주로 다중채널 신호전달과정으로 시행

BILL과 TILL: 상호 보완적인 모순(Complementary contradictions)

고주파수 난청에서 음량정규화와 소음감소는 시행하는 일이 상호 모순적인 결론에 도달하게 된다. 레벨이 감소함에 따라 음량정규화는 고주파수 압축에 의한 급격한 반응(steep response)이 필요하고(TILL, Figure 6.11), 반면 소음감소는 저주파수 압축에 의한 평편형 반응(flat response)이 필요하다(BILL, Figure 6.13). 고주파수 난청이 있으면서 저주파수가 강조된 소음을 듣게 된다면, 양측 주장이 어느 정도 맞을지 몰라도, 양측 논리적 근거는 맞지 않게 된다.

음량정규화와 소음감소기능이 고속작동압축으로 시행된다면 음절 사이의 강도차를 줄이려는 점에서 단일채널 WDRC와 거의 유사한 결과를 나타낸다. 2가지 기능이 완속작동 압축으로 시행된다면 자동 볼륨 조절기(automatic volume control)와 매우 유사한 결과를 갖는다.

2개 개념의 공통점은 낮은 입력수준보다는 높은 입력수준에 대하여 전체 주파수에 대하여 평균적으로 낮은 이득을 갖게 하는 것이다.

반응이 빠르게 변화하게 된다.

낮은 레벨 소음에 대한 감소는 확장(expansion)에 의해서도 가능하다(Section 4.1.5). 신호에 대하여 서로 상충하는 효과를 갖는 압축과 확장이 모두 소음을 감소시킨다는 것이 이상하게 느껴질 수 있다. 위의 패널에 기술된 바와 같이 소음이 심한 상황에서 SNR이 (-)의 값을 가지면 압축은 비동시적 SNR을 개선시키는 쪽으로 작용하고, 반대로 소음이 거의 없는 상황 즉 SNR이 (+)의 값을 가질 때에는 확장이 비동시적 SNR을 개선시킨다. 확장은 고속작동 개시시간과 해제시간을 갖는 경우에 주관적, 객관적으로 가장 효과적이다.[1442, 1443] 어음 사이의 100msec 정도의 짧은 멈춤 간격에서도 소음이 감소하지만 어음이 다시 시작되면 이득이 빠르게 증가하여 가청력 손실이 최소화된다.

그러나 확장역치, 확장비 모두 주의 깊게 조절되어야 한다. 너무 높으면 약한 어음(soft speech)의 약한 음소에 대한 가청력과 이해력이 감소하고, 너무 낮으면 낮은 레벨의 소음 음량을 줄이는데 효율적이지 않다. 조용한 장소에서는

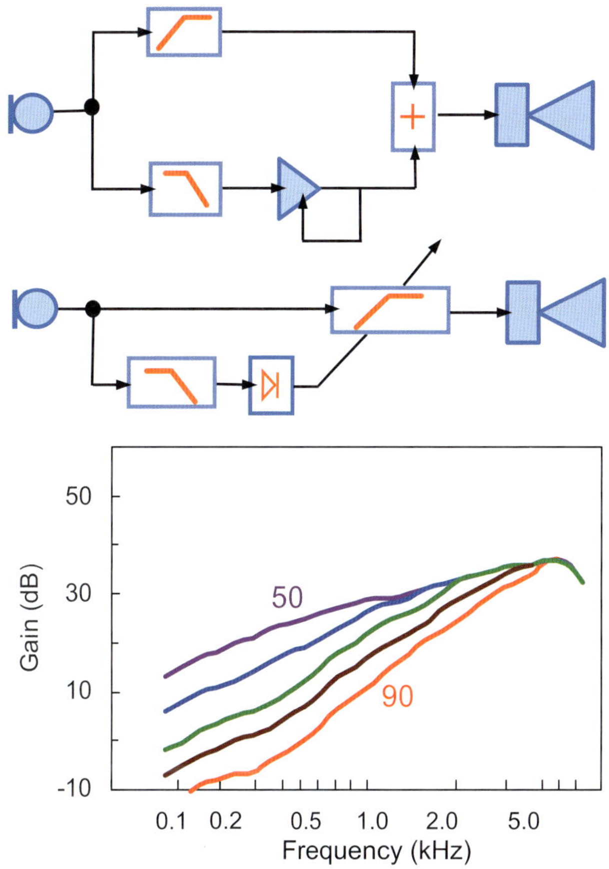

Figure 6.13 Block diagrams of two-channel and single-channel processing schemes that can implement simple noise reduction strategies, and the resulting BILL response that decreases in slope as the input level decreases from 90 to 50 dB SPL.

경도, 중등도 난청의 경우 확장에 의해 소음감소 효과를 얻지만, 보청기 사용자의 청력역치가 양호할수록 확장에 의한 단점이 더 두드러지게 된다.[1441] 확장역치를 보청기 사용자의 청력역치에 따라 결정하거나, 낮은 레벨 어음 존재에 따라 적응형으로 확장을 이용하면 보청기 효과를 향상시킬 수 있다.

6.3.8 경험적 접근 *Empirical approach*

앞의 7개의 원리는 모두 경험보다는 이론적 근거에 기초하고 있다. 다른 방법으로는 여러 가지 형식의 압축방식을 비교하여 보청기 사용자가 가장 선호하는 것을 선택하거나,

가장 뛰어난 어음이해력을 보이는 것을 선택하거나 모두 가능한 방법을 구하는 것이다. 그러나 적합한 압축방식 선택을 위한 기초연구는 충분치 않으며, 결과들도 모순적이다.

예로 한 연구 결과상 고속작동 압축이 고주파수에 비하여 저주파수에서 더 의미가 있고, 특히 저주파수에서 넓은 역동범위를 갖는 경우 더욱 좋다고 하였다.[1084] 다른 연구 결과에서는 고도-심도 난청의 경우 저주파수보다 고주파수 고속작동 압축을 선호한다고 주장하였고,[878] 고도 난청에서는 압축제한을 갖는 선형 증폭보다 다중채널 WDRC가 더 나쁜 결과를 보였다고 하였다.[1679]

현재 경험적 접근과 이론적 접근 모두 동일한 정도의 타당성을 갖는다. 한편으로 청력손실과 실생활 자극에서 여러 가지 압축방식의 효과에 대한 이론적 이해는 불완전한 상황이다. 또 다른 면에서 실험적 접근법은 설계 조건 허용범위 내에서 묻는 질문에만 답변이 된다. 최적의 보청기 처리방식을 찾기 위한 이론적 또는 경험적 접근법은 반드시 옳은 것이라고 받아들이거나, 완전히 잘못된 것으로 생각하여도 안 된다. 사실 보청기가 어떻게 도움을 줄 것이라는 이론적 이해와 결과가 좋다는 경험적 증거를 함께 얻기까지 각 개인에 대한 신호처리 방식이 최선의 형식이라고 확신할 수는 없을 것이다.

6.4 보청기에서 압축기 조합 *Combinations of Compressors in Hearing Aids*

보청기가 1개의 압축기만을 가져야 하거나, 단일 원리에 근거해야 하는 이유는 없다. 일부 원리들은 특히 부분적으로 잘 조화를 이룰 수 있다. 보청기에서 좋은 조합을 이룰 수 있는 예는 다음과 같다:

- 보청기 잔여 회로의 과부하를 막기 위해 매우 높은 입력 신호레벨을 방지하는 입력 압축 제한장치(input compression limiter, 일부 보청기에서 기능을 포함하고 있음)
- 장기 입력수준 크기 변화에 관련된 역동범위를 줄이기 위한 완속작동 압축기 또는 다중채널 구조로 각 채널이 완속작동 압축기로 구성되는 형태
- 파형 왜곡 없이 필요한 최대출력 제한을 넘지 않도록 막아주는 고속작동 출력-제어 압축 제한장치(output-controlled compression limiter, 많은 보청기에서 이 장치를 포함)

앞서 언급한 것과 같이 몇몇 원리는 다른 주파수 영역에서는 다른 압축 정도가 필요하다. 이를 위한 가장 간단한 방법은 Section 6.2.4와 같이 병렬 구조의 다중채널 보청기이다. 얼마나 많은 채널이 필요한가 또는 보청기 안에 채널이 있어야 하는가를 평가할 때 환기구 영향을 반드시 고려해야 한다. 어떤 환기구 혹은 소리 누출구가 있는 보청기는 저주파수, 비전기적, 병렬채널을 갖는 것과 같기 때문이다(Section 5.3.1). 이는 단일채널 보청기도 2채널 보청기처럼 작동하게 한다. 반대로 저주파수 채널에서 비선형 보청기라도 만약 환기구 전달 소리가 전기적으로 증폭된 소리에 비하여 우세해지면 저주파수 채널이 선형 증폭하는 것과 같이 작동하게 된다.

압축 시스템을 비슷한 유형에 따라 분류하려는 많은 시도가 있어왔으나, 어떤 시스템도 압축을 사용할 수 있는 많은 방법에 대한 정의를 내리지 못하였다. 가장 유용한 시스템은 Section 6.2.4에 언급된 TILL-BILL 방식이다. 이 시스템은 간단하지만, 높은 레벨에서 가장 잘 작동하는 압축과 낮은 레벨에서 가장 잘 작동하는 압축을 구분하지 않는다(Figure 6.1). 또한 고속작동, 완속작동, 그리고 적응형 작동개시시간과 해제시간을 구분하지도 않는다. 보다 복잡한 시스템[434]은 낮은 레벨과 높은 레벨의 압축을 구분한다. 압축 보청기를 명확히 기술하는 방법은 블록선도(block diagram)와 압축 속도에 대한 정보를 적는 방법으로 몇몇 주파수에 대한 I-O곡선, 또는 몇몇 다양한 입력수준에 있어 이득-주파수반응(어음과 유사한 신호로 측정된) 등을 기술하는 방법이다.

압축기들을 새로 조합하는 것은 무선 연결방식의 양측 보청기를 통해서도 가능하다. 완전히 독립적인 압축방식을 갖는 양측 보청기에서는 정상적인 양이간레벨차를 감소시키는데, 이는 음원과 가까운 쪽의 신호가 더 강하고, 이에 따라 음원과 먼 쪽의 압축장치보다 신호가 강한 쪽의 압축장치가 더 낮은 이득을 선택하기 때문이다. 결과적으로 발생하는 양이간레벨차(interaural level difference)에 의한

좌우 국소화 기능을 이론적으로 감소시킬 수 있다. 그러나 반사가 없는 조건에서만 압축이 양이 시간차(interaural time difference)에 변화를 주지는 않기 때문에 이러한 양이간레벨차에 의한 좌우 국소화의 기능이 낮아지는 경우는 잘 발생하지 않는다.[887] 그러나 소리 울림이 많아 양이 시간차에 의한 신뢰할 수 있는 정보가 적은 경우 문제가 되는지를 확인해야 하며, 양측 보청기에 공동으로 작동하는 양측 압축 시스템으로 이런 문제점을 피할 수 있다.

6.5 다른 압축 시스템의 장단점 *Benefits and Disadvantages of Different Compression Systems*

다른 압축 시스템 사이의 상대적인 장단점에 대한 내용이다. 압축 시스템이나 원리의 장점은 다음과 같은 항목들과 관련이 있다:

- 비교하는 다른 압축 시스템
- 사용되는 기준 이해력(intelligibility) 또는 음질(quality)
- 신호레벨(signal level)
- 신호 형식(예: 어음, 음악, 주변 환경음), 소음 존재여부와 형식, SNR
- 사용된 주파수반응 형태(frequency response shape)(만약 고주파수 강조가 사용되지 않는다면 압축은 가청력에 좋은 효과를 보임)

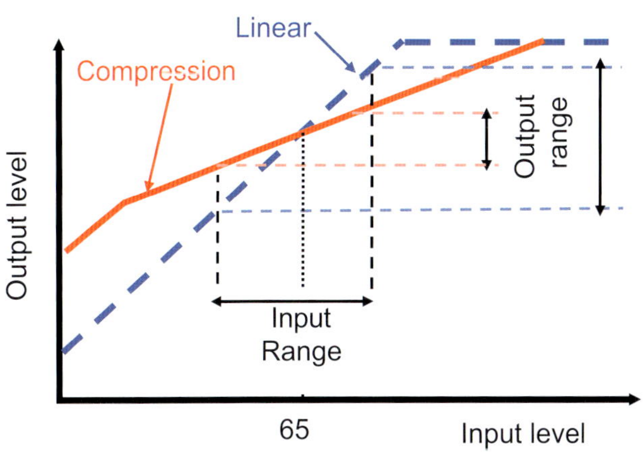

Figure 6.14 Input-output functions for two different hearing aids adjusted to have the same output for a 65 dB SPL input signal.

- 청력손실 특성

압축은 출력 신호의 전반적 레벨에 영향을 주기 때문에 비교할 때 각 시스템에서 볼륨 조절을 어떻게 설정하는지는 중요한 요인 중 하나이다.

모든 증폭 시스템은 평균 65dB SPL의 장기 입력수준을 갖는 입력 신호에 대하여 장기 출력레벨을 같게 만들어서 비교해야 한다. 예를 들어 Figure 6.14는 선형과 2:1 압축비를 갖는 2개의 증폭기의 I-O 함수이다.

6.5.1 선형 증폭에 대한 압축 *Compression relative to linear amplification*

Table 6.1은 각 압축 시스템에서 예상되는 장단점에 대한 내용이다.[434] 이런 예상을 뒷받침하거나 반박할 실험적 증거는 거의 없지만, 이런 장단점들은 이득 변화와 압축에 수반되는 출력레벨의 변화에 의해 필연적이다. 예를 들어서 낮은 압축역치를 갖는 압축기능 보청기와 선형 증폭 보청기가 중등도 입력수준에 대하여 같은 이득을 보인다고 가정할 때, 낮은 레벨의 소리가 양측 보청기로 입력되면, 압축기능 보청기는 더 큰 이득을 갖게 되어 출력된 소리에 대한 가청력이 높아지게 된다. 단점으로는 소리 누출이 크거나 환기구가 크면 피드백의 위험이 높아지는 것인데, 이런 물리적 효과는 필연적이다.

각 압축 원리에 따라서 이해력과 편안함 정도를 예측하는 것은 훨씬 힘든 일이다. 어떤 종류의 압축기를 추가하면 볼륨 조절기를 사용하지 않고도 넓은 범위의 입력 소리를 쾌적범위(comfort range) 안에 넣을 수 있지만, 얼마나 압축해야 최적 상태인지를 예측할 수 있는 이론적 근거는 없다. 대화 사이에 들리게 되는 배경소음이 추가로 증폭되는 것과 대화나 다른 신호의 음질에 부정적 변화가 발생하는 것을 고려하여, 보청기 사용자는 음량 편안함(loudness comfort)과 가청력 증가 사이의 균형을 선택해야 한다. 따라서 다른 시스템들의 장점을 평가하기 위한 경험적 증거를 확인해야 한다.

종합적인 검토[434]를 통해 여러 압축 시스템들의 상대적인 이해력에 대한 결론은 다음과 같다:

1. **제한(Limiting).** 심도 난청의 경우를 제외한다면 보청

기 최대출력을 제한하기 위해 정점절단보다는 압축제한(compression limiting)을 해야 한다.[693] 일부 중등도, 고도 난청에서 압축제한 기능이 정점절단을 하는 것보다 장점이 있다고 말할 수는 없어도, 단점은 없다고 할 수는 있다. 일부에서 정점절단에 의한 명확한 왜곡으로 압축제한이 더 선호된다. 따라서 정점절단으로 추가 SPL을 얻어 혜택을 받는 경우가 아니라면, 모두 압축제한을 사용해야 한다. 이런 예외적인 경우에서는 심각한 청력손실을 가진 경우이므로 인공와우이식을 고려해야 한다.

2. **일반적인 입력수준(Typical input level).** 선형 보청기가 적절하게 처방되었고, 보청기 사용자가 편안한 음량을 얻기 위해 볼륨 조절기를 조정한다면, 어떤 형태의 압축이라도 더 뛰어난 수준의 이해력을 제공할 것이라는 확실한 근거는 없다. 압축이 없어도 어음이 이미 최적 레벨로 맞춰졌다면 완속작동 압축은 어음에 영향을 주지 않는다. 고속작동 WDRC는 어음의 역동범위를 감소시키지만(Figure 6.14), 전반적인 이해력에는 거의 영향이 없거나[1831, 1875] 미미한 변화만을 줄 것이다.[396, 731, 1139, 1362, 1680] 압축은 가청력을 높이나 시간/스펙트럼 대조(temporal/spectral contrast)가 감소하는 것처럼 압축으로 발생하는 혼동은 선형 증폭 때의 혼동과는 다르다.[476, 812] 실례로 다중채널 압축은 자음의 조음 방식(articulation)을 좀 더 쉽게 식별(파열음대비 마찰음)하게 하지만, 조음 위치를 식별하는 것은 더 어렵게 만든다.[1952]

3. **낮은 레벨 입력(Low-level input).** 입력음이 감소하고(더 작은 목소리 또는 먼 곳에서 말을 시작하면) 원래 입력수준보다 압축역치를 낮추는 압축형 보청기는 선형 보청기보다 더 우월한 이해력을 만든다.[396, 773, 811, 812] 이는 압축에 의해 이득이 증가하고, 낮은 레벨 입력에 대한 압축형 보청기의 증가된 가청력 때문이다(Figure 6.14).

> **선형 증폭에 비하여 중간 또는 낮은 압축역치의 실질적 장점(Practical advantages of medium or low compression thresholds over linear amplification)**
>
> - 소음 환경에서 청취시 편안함이 증가함
> - 볼륨 조절의 필요성이 적음

4. **높은 레벨 입력(High-level input).** 입력수준이 원래 레벨보다 더 커지면(압축역치 이상으로), 모든 압축은 청취를 편하게 만든다.[397, 810, 845, 1341] 매우 높은 자극 레벨과 정점절단은 이해력에 부정적인 영향을 주기 때문에 압축은 어음이해력을 높인다(Section 10.7.2). WDRC를 흔하게 사용하게 되면서 보청기가 주변 환경 소리를 원하는 정도보다 크게 증폭하지 않게 되었다.[834] 이러한 모든 장점은 높은 레벨 입력에 대한 압축형 보청기의 낮은 이득에 의해서 만들어진 것이다.

모든 수동 볼륨 조절기의 필요성을 없앨 수는 없으나 3, 4번 장점들에 의해 필요성은 상당히 낮아졌다. 볼륨 조절기를 작동하는데 어려움을 겪는 사람들은 특히 이러한 기능이 갖는 가치에 수긍할 것이다. 고속작동, 완속작동 압축 모두 이러한 장점을 만들며, 압축이 빨리 작동한다면(작동개시시간과 해제시간이 1sec 이내) 압축기는 착용자들이 말을 하면 자동적으로 더 선호하는 낮은 이득으로 변하게 된다.[1010] 충분히 빠르게 압축이 작동한다면 보청기는 일부 음악에서 일어나는 급격하고 큰 변화도 감소시킬 수 있다. 선형 증폭을 이용하면 음악은 흔히 너무 작거나 너무 커지게 된다.

이러한 압축의 장점에 비하여 불리한 점도 있다. 보청기는 듣길 원하는 작은 소리와 듣고 싶지 않은 작은 소리의 차이를 구별할 수 없어, 압축기가 반응할 만큼 소리가 충분히 작고 길게 유지되면 보청기 이득을 증가시킨다. 만약 이런 작은 소리가 소음이라면, 압축 보청기가 선형 보청기보다 소음을 더 느끼게 한다(들리는 소리가 어음 특성이 있는지 여부에 따라 성공적으로 잘 구별할 수 있다면 이러한 단점을 피할 수 있다). 압축기가 자동적으로 이득을 올릴 때 마다 보청기에서 피드백이 점점 더 발생하게 된다. 압축역치의 선택은 Section 10.3.5에 자세한 내용이 있다. 마지막으로 압축이 빠르게 작동하면 소리들 사이의 자연적인 강도 차이를 줄이게 되는데, 난청인은 소리 구별에 이러한 강도차(intensity difference)를 이용하므로 압축이 난청에서 이러한 기능을 어렵게 만들 수 있다.

일부에서는 이러한 압축의 단점이 장점보다 더 중요해서 압축형 보청기보다 선형 증폭 보청기를 선호하고, 더 좋은 수행능력을 보이는 경우도 있다.[598]

Table 6.1 Summary of compression rationales, methods for implementation, and theoretically expected advantages and disadvantages. The advantages and disadvantages are based on the assumption that all systems produce the same output for speech at 65 dB SPL, as shown in Figure 6.14.

Rationale	Implementation	Expected Advantages (re linear amplification)	Expected Disadvantages (re linear amplification)
Discomfort, distortion and damage avoidance	Fast-acting wideband or multi-channel compression limiting	• No discomfort • Little distortion	• Less OSPL90 possible than with peak clipping
Reduction of inter-syllabic intensity differences	Fast-acting wideband or multichannel compression with low compression threshold	• Signal kept in audible range without using volume control for a wider range of overall levels and for soft and weak phonemes	• Decreased SNR for noises occurring within the gaps of speech • Increased chance of feedback • Useful intensity cues may be disrupted
Long-term dynamic range reduction	Slow-acting wideband or multichannel compression with low compression threshold	• Less need to vary volume control • No disruption of intensity cues to different pho-nemes	• Need further compression to avoid discomfort • Increased chance of feedback • Soft phonemes may still be inaudible, and loud sounds may fall outside most comfort- able range
Comfort increase	Slow- or fast- acting wideband or multichannel compression with a medium compression threshold	• Increased comfort in noisy places without having to decrease the volume control	• Decreased SNR for noises occurring within the gaps of speech
Loudness normalization	Slow- or fast- acting multichannel compression, or adaptive high pass filter (frequency response typically steeper at low input levels)	• Signal kept in audible range without using volume control for a wider range of overall levels (and for soft and weak phonemes if compression is fast acting) • Normal tonal balance at all input levels	• Decreased SNR for noises occurring within the gaps of speech • Increased chance of feedback • Intensity cues may be disrupted (if compression is fast acting)
Noise reduction	Slow- or fast-acting compression in low-frequency band, or adaptive high pass filter (frequency response typically steeper at high input levels)	• Less masking and/ or annoyance by low-frequency noise • Signal kept in audible range without using volume control for a wider range of overall levels (and for soft and weak phonemes if compression is fast acting)	• Signal attenuated as well as noise • Abnormal tonal balance • Intensity cues may be disrupted (if compression is fast acting) • Variation of the signal quality as the noise spectrum varies may be objectionable

6

이들은 주로 대개 평편형 난청(flat hearing loss)이나, 넓은 역동범위를 가지며, 제한된 환경에서 보청기를 사용하는 경우이다.[598] 압축비가 증가하고 압축역치가 감소함에 따라 압축 정도(입력수준의 변화에 따라 얼마나 이득이 크게 변화하는지)는 증가한다. 압축은 장점이 있지만 부작용도 있는 것이 사실이므로 압축이 너무 작지도, 크지도 않게 만들어 부작용보다 장점이 최대가 되도록 해야 한다. 만약 압축비가 너무 크면 음질과 이해력이 모두 감소하는데, 이는 주변의 소음이 있을 때 더 두드러진다.[149, 1314, 1527] 압축비가 증가하면 각 압축채널 내부의 비동시적(non-simultaneous) SNR((+)값으로 제공되는)은 점차 악화된다(Section 6.3.7). 소음이 존재할 때 대부분 압축으로 인해 전반적 음질이 가장 나빠지지만, 소음이 있어도 압축이 어음 자체에 영향을 주지는 않는다. 소음은 신호 전반의 역동범위를 감소시키고, 이로 인해 이득 변화가 줄어들고 따라서 압축기에 의해 음성이 변하게 된다.

감각신경성 난청의 정도가 증가할수록 청력 역동범위가 줄어들기 때문에 압축은 보청기에서 중요하다. 난청이 심하고, 역동범위가 적으면 압축으로 가장 많은 혜택을 얻고, 가장 높은 압축비가 필요할 것으로 생각되지만 적어도 고속작동 압축에서는 불편한 점이 있다. 청력손실이 크면 주파수 해상도가 가장 많이 떨어지고(Section 1.1.3) 이는 소리 구별을 엔빌로프의 시간적 정보(temporal cue)에 많이 의존하게 된다.[1525] 그러나 이러한 정보는 고속작동 압축에 의해 가장 많이 영향을 받게 된다. 따라서 여러 연구에서 고도, 심도 난청의 경우 작게 압축하거나, 압축하지 않는 경우에 더 높은 이해력과 좋은 음질은 갖는다고 하였다.[82, 157, 410, 878, 1679] 경도, 중등도 난청에서도 고속작동 압축의 혜택은 역설적으로 손실이 가장 적은 사람에게 더 많이 나타난다.[1362] 이것은 아마도 적은 청력손실은 충분한 스펙트럼 해상도(spectral resolution)를 갖고 있어 빠른 압축으로 높아진 가청력을 이용할 수 있고, 빠른 압축에 의해 떨어지는 강도 정보(intensity cue)에는 덜 의존하기 때문일 것이다.

조절된 실험적 조건으로 시행된 가장 편안한 청취레벨에 대한 여러 실험실 연구에서 압축 효과는 과소 평가되었고, 압축의 장점은 적으며, 잃어버리는 것이 많다고 하였다. 그러나 실생활에서 압축기능의 효과는 이와 같은 연구보다 크고, 효과는 실생활에서 다양한 자극 레벨로 평가해야 한다.

고속작동하며, 높은 압축비를 갖는 다중채널 보청기에 대한 부정적 효과는 의심의 여지가 없지만, 제한된 역동범위를 갖는 고도 난청인들이 모든 청취 환경에서 압축 보청기로 좋은 가청력을 얻기 위해서는 어떤 것이 필요한가에 대한 의문이 남는다. 일반적인 음절보다 긴 시간상수를 갖는 압축기능이 없다면, 환자들은 볼륨 조절기를 수시로 조절하거나, 압축의 장점을 얻기 위해 과도하게 빠른 고속작동에 의한 압축 부작용을 받아들여야 할 것이다. 고속작동 또는 완속작동 압축을 조합하는 것에 대한 초기 연구는 긍정적이지만,[1556] 여러 상황에 대한 더 많은 연구가 필요하다.

특정 환자에서 압축의 특성 변화를 줄 것인지를 결정할 때 새로운 압축에는 적어도 한달 정도의 적응 시간이 필요하다는 점을 반드시 고려해야 한다.[878, 1009] 모든 환자들에게 적응기간이 필요하지만 심도 난청에서는 특히 더 중요하다.

6.5.2 단일채널 압축에 비해 다중채널 압축의 혜택들 *The benefits of multichannel relative to single-channel compression*

단일채널 압축에 비해 다중채널 압축이 어음가청력을 높일 수 있어서 이해력을 더 증가시킬 수 있다(Section 6.3). 그러나 고속작동 다중채널 압축은 다른 음소 사이의 근본적 차이를 줄이기도 한다. 단일채널 압축과 같이 다중채널 압축은 시간에 걸쳐 소리 엔빌로프를 평편(flat)하게 만드는데, 다중채널 압축은 여러 주파수에서 독립적으로 압축하기 때문에 엔빌로프가 더 평편해진다. 압축기는 약한 신호보다는 강한 신호를 덜 증폭하므로 고속작동 다중채널 압축은 스펙트럼의 정점 높이를 낮추고 저점을 올리는 효과를 갖는다. 단일채널 압축과는 다르게 다중채널에서는 스펙트럼 형태가 부분적으로 평편해진다. 스펙트럼 정점과 저점은 어음의 특성을 제공한다. 스펙트럼 평편화(spectal flattening)는 자음 발음의 위치를 식별하기 어렵게 하며,[410,

[1068, 1070] 증가된 가청력의 장점을 상쇄시킨다.

다중채널 압축에 비하여 단일채널 압축은 단점을 갖는다. 우선 단일채널 압축에 의한 이득 변동은 모든 주파수에서 동일한 정도로 발생하고, 이러한 결정도 특정 순간의 어음과 소음이 결합된 가장 강한 주파수 성분에 근거하여 만들어지는 문제가 있다. 다른 주파수에 존재하는 강한 성분 때문에 들리지 않거나 가청력이 없는 약한 소리 성분도 줄어들게 된다.

다른 명백한 단일채널 제한점은 하강형 난청(sloping hearing loss)경우인데, 압축 정도를 청력손실이 많지 않은 주파수와 심한 주파수에서 필요한 정도를 절충해서 결정한다는 점이다. 압축이 어음의 진폭을 바꾸는 정도로 덜 분명하게 배경소음의 진폭도 바꾸게 된다. 그리고 이 변화는 모든 주파수에서 같다. 단일채널 압축기는 이와 같이 신호와 소음을 공통적으로 변조(co-modulation, 공동변조)하는데 이는 주파수 전반에서 나타나 보청기 착용자들이 소음과 어음을 잘 구별할 수 없게 만든다.[1724]

다중채널 압축이 장단점을 모두 갖는 것을 생각하면 단일채널 압축보다 다중채널 압축이 더 좋은 결과를 나타내거나,[907, 1225, 1226] 일부에서는 다중채널 압축이 아무런 장점이 없는 결과를 보이는 것이[1240, 1437, 1887] 당연하다. 정상인에 있어 다중채널 압축은 어음명료도를 감소시키는데, 이는 가청력을 증진시켜주지 않기 때문이며 따라서 부정적인 효과를 상쇄할 다중채널 압축의 장점이 없게 된다. 만약 고속작동 다중채널 압축 보청기에서 높은 압축비(3:1 이상의)가 사용된다면 난청인의 이해력도 감소할 것이다.[206, 410, 478, 1437]

짧은 시간상수, 낮은 압축역치, 그리고 무한대의 압축비를 갖는 극단적인 다중채널 보청기에서는 입력 값이 다를지라도 동일한 출력 스펙트럼을 갖게 될 것이다. 심한 난청으로 역동범위가 심하게 감소되면 위와 같은 압축 방식이 적용되지는 않겠지만, 정상 가청력 회복을 위해 큰 압축비가 필요하다. 만약 이런 경우에 다중채널 압축을 적용하면 이해력에는 나쁜 영향을 줄 것이다.[478, 1070, 1951] 압축비를 낮추면 나쁜 영향(스펙트럼 평편화, spectral flattening)보다는 증가한 채널의 좋은 효과(가청력 증가)를 약간 더 강조할 수 있다.[1952]

다중채널 압축의 긍정적 효과가 부정적인 효과에 비해 강조되는지는 기준 조건에서 얼마나 가청력을 얻을 수 있는지에 따라 다르다. 단일채널 압축으로 편하게 크며(comfortably loud), 적절한 이득-주파수반응 형태를 얻을 수 있는 소리에 대해서 다중채널 압축이 갖는 순수한 장점은 거의 없다. 단일채널 압축에 비해 다중채널 압축의 장점은 매우 낮거나, 높은 입력수준에서 나타나지만, 이런 상태에 대한 연구는 시행되지 않았다(다중채널 압축은 낮은 레벨 대비 높은 레벨에서 각기 다른 이득-주파수반응이 달성되도록 하며 높은 압축비 없이도 가청력을 좋게 하고 동시에 편안함을 느끼는 소리레벨의 범위를 넓게 한다).

다중채널의 장점은 대부분의 환자에서 그렇게 크지 않다. 한 대규모 연구에서 환자들은 다중채널 압축보다는 단일채널 압축을 약간 더 선호하였다.[881] 급속 하강형 청력손실(steep sloping hearing loss)의 경우 실생활에서 단일채널 압축보다 2채널 압축을 더 선호한다. 모든 대상에 대하여 실험실에서 얻어진 어음 점수(speech score)는 단일채널, 2, 4채널에서 큰 차이가 없었다. 압축 채널의 개수 선택에 대한 대체적인 결론은 개수가 중요한 것이 아니라는 것이다.

다중채널 보청기를 선택하는 것은 다중채널 압축을 사용하는 것 이외에도 많은 이유가 있다:

- 다중채널 구조는 이득-주파수반응을 쉽게 또한 유연하게 조절할 수 있는 구조이다.
- 소음감소를 위한 효율적인 방법은 각기 다른 주파수 영역에서 이득을 조절하는 것에 달려 있다. 더 많은 채널을 이용할 수록 어음의 질과 이해력에 큰 영향 없이 소음의 강한 협대역 성분(narrow band component)을 억제할 수 있다.
- 낮은 레벨 소음을 억제하기 위한 확장과 동반되는 pumping effect는 다중채널 확장에서 최소화 된다.[1957]
- 피드백 관리를 위한 일부 구조는 다중채널 압축에 기반한다(Section 8.2.1).

대부분의 경우 다중채널 압축은 단일채널 압축과 비교하여 큰 장점이나 단점은 없다. 고속작동 압축이라면 피해야 하는 3:1 이상의 압축비를 다중채널 압축에서 사용하지 않을 이유가 없다. 급격한 하강형 난청 환자에서 다중채널 압축은 이해력에 대한 큰 장점이 있다. 다른 경우에는 매우 낮은 레벨, 매우 높은 레벨에서 이해력 장점이 있는 것으로 보이나, 이를 확실히 입증하기 위한 추가적인 연구가 필요하다. 다중채널 압축의 전체적인 장점은 착용자가 상당한 듣기 훈련을 해야 나타난다.[1949]

여기서는 다중채널과 단일채널 압축을 비교하여 논의하였다. 낮은 입력수준에서 다중채널과 단일채널 압축기는 선형 증폭기에 비하여 실제로 더 큰 이해력을 줄 수 있으며, 높은 입력수준에 대해서 모두 보다 편안함을 느끼게 된다.[1070]

6.5.3 완속압축 대비 고속압축 *Slow versus fast compression*

전반적인 환자와 환경에 대하여 평균적 음질은 완속작동 압축으로 최대화되고,[597, 682, 1313] 이해력은 고속작동 압축으로 최대화된다.[597, 1846]

그러나 이런 간단한 요약에는 변화가 많다. 해제시간의 중요성과 최고의 음질을 제공하기 위해 해제시간을 길게 하는 것은 증폭된 소리에 따라서 환자에 따라서 결과가 다르다.[356, 1315, 1846]

일부 연구에서 낮은 인지능력(cognition ability)을 가진 환자는 고속작동 압축보다 완속작동 압축에서 더 좋은 어음이해력을 얻고, 반면 높은 인지능력을 가진 환자는 완속작동보다 고속작동 압축에서 더 좋은 어음이해력을 갖는다고 하였다.[598, 1086, 1747] 다른 연구 결과에서 높은 인지능력을 가진 환자에 대한 양상은 동일한 결과이었으나, 낮은 인지능력 환자에 대해서는 아직 더 연구가 필요하다 제안하고 있는데, 실험실에서 측정된 최적 해제시간은 어음 자료 내용의 복잡성에 따라 결정되며, 이것은 내용이 복잡한 경우 의미를 이해하기 위해 모든 단어를 들어야 하기 때문이라고 하였다.[356] 그러나 실생활에서 인지능력과 압축 빠르기의 선호도에는 아무 관련이 없었다.[356] 이해력에 대한 압축 효과가 각 개인마다 상당한 차이가 있기 때문에, 연구 대상의 수가 작으면 이해력에 대한 해제시간의 효과를 일정하게 보여주지 못하는 것으로 생각된다.[1241, 1352]

원칙적으로 시간상수의 차이는 소음레벨이 변동할 때 가장 큰 효과를 가진다. 사실 일부 연구에서 배경소음 변동이 커질수록 완속작동 압축보다 고속작동 압축의 혜택이 더 많다고 하였다.[596] 다른 연구에서는 소음에서 변조 영향이 없다고 하였다.[356] 고속작동 압축은 이득을 높이며, 이는 배경소음에서 소리의 틈새(gap)에서 가청력을 증가시키는데, 높은 인지능력을 갖는 경우 이를 이용할 수 있기 때문이다.[596] 아마도 낮은 인지능력의 경우 낮은 레벨의 신호에서 낮은 소음을 구분하는 것이 잘 안될 것이며, 소음과 신호는 완속작동 압축보다는 고속작동 압축에서 더 많이 증폭되므로 낮은 인지능력으로 인하여 어음에 짧게 노출되는 것에서 의미를 추리하지 못하기 때문일 것이다.

이 영역에 대한 연구의 공통점은 다음과 같다:

- 일부 환자는 고속작동 압축을 선호하고 능력도 개선되나, 다른 경우에는 완속작동 압축으로 더 잘 기능한다.
- 높은 인지능력이 있고 특히 좋은 기억 능력이 있으면 낮은 인지능력을 가진 경우보다 수행능력이 더 좋다.[356, 1538]

이런 다른 결과를 보면, 인지 기능, 어음의 세밀한 구조, SNR, 어음의 문맥 정도, 각 압축의 유형에 따른 청취 경험 정도 등을 포함하여 보청기 기능의 선호도를 결정하는 요소에 대한 추가적인 연구가 필요하다.[356, 559, 1216, 1538] 최적의 압축 속도를 확실하게 즉각적으로 결정하는 것은 불가능하다. 아마도 청취 환경에서 압축 속도가 변하는 방법은 보청기 사용자가 자신에 맞추어 보청기를 훈련하는 과정에서 자신이 선호하는 방법으로 만들어가기 때문이다(Section 8.5).

동일 보청기에 여러 개의 압축기를 넣을 수 있으므로, 고속작동 또는 완속작동 하나를 선택해야 하는 것은 아니다(Section 6.4).[1728] 2가지의 조합이 모든 환자에게 최적인 것처럼 보일 수 있으나 상당한 레벨의 배경소음 변동이 있거나, 어음 레벨이 급격하게 변하는 환경, 또는 인지능력이 높은 경우에는 완속작동 압축보다는 상대적으로 높은 고속작동 압축을 갖는 것이 좋다. 2가지 유형의 압축을 모두 사용하는 이유는 하나만 이용할 때의 단점을 없애서 넓은 범위의 입력수준에 대하여 가청력과 청취의 편안함을 얻을 수 있기 때문이다.

6.6 결론 *Concluding Comments*

선형 증폭에 맞지 않는 입력수준에 대하여 압축이 가청력과 편안함에 긍정적 영향을 준다는 것은 오래된 사실이다. 지난 10년 동안 압축을 최선으로 적용할 수 있는지에 대한 지식이 발전하였다.

이제 높은 인지능력이 있으면 조용한 환경 또는 소음에서 어음을 들을 때 고속작동 압축이 완속작동 압축에 비해 더 좋을 가능성이 많다는 것을 알고 있다. 또한 어음 틈새(gap)의 소음이 증폭되고 엔빌로프 정도가 감소하거나 왜곡되면 다중채널 압축으로 스펙트럼 정보가 감소하면서 발생하는 고속작동 압축에 의한 나쁜 효과도 잘 이해하고 있다. 이러한 모든 변화들이 음질을 악화시키는데, 압축비가 증가하면 더 나빠진다. 단순히 완속작동 압축은 청취 환경의 변화에 너무 느리게 변화하는 자체적인 문제가 있지만, 매우 느린 완속작동 압축이 원인이 아니라 환경이 문제이다. 낮은 입력수준에서 압축(고속작동, 완속작동 모두)의 부정적인 효과인 피드백 진동은 보편화된 피드백 제거기능으로 문제가 덜 되지만 여전히 고려해야 할 사항이다.

이해력과 음질 평가에 대한 압축의 혜택은 일반적으로 대부분 환자에서 긍정적이나 아주 크지는 않다.[397, 597] 압축의 장점은 있지만, 압축 보청기와 선형 증폭 보청기의 차이는 보청기가 없는 것과 있는 것의 차이와 비교하면 혜택 차이가 작다.[775, 1026, 1318, 1607]

여러 발전에도 압축에 대한 추가적인 연구가 필요하다. 고속작동, 완속작동 압축을 잘 조합하여 어음과 어음이 아닌 소리를 구별하고, 각각의 장점을 얻고 단점을 없애도록 해야 한다. 실생활이나 비슷한 조건에서 다양한 환자에게 이러한 시스템의 장점을 평가할 필요가 있다. 그러나 청취 환경이 많이 조절되면(사실 조성된 환경이라도) 거의 모든 증폭 계획은 실험적 조건에서 선택 오류에 의해 다른 것보다 좋게 나타날 수 있다.

압축은 보청기에서 충분히 중요한 부분이다. 요약하면 고속작동 압축제한 기능을 가지며, 고속, 완속, 적응형 또는 이중(dual) 시간상수를 갖는 광대역의 압축이 가능하고, 각 주파수에서 난청에 적절한 압축비를 갖는 형태가 기본 보청기가 될 것이다.

Chapter Directional Microphones and Arrays

07 방향성 마이크로폰과 마이크로폰 배열

개요(synopsis)

음원 근처에 원격 마이크로폰을 놓는 방법을 제외하면 방향성 마이크로폰(공간의 2개 이상의 위치에서 소리를 감지하여 작동)이 소음 환경에서 이해력(intelligibility)을 향상시키는 가장 효과적인 방법이다.

방향성은 가장 일반적으로 1차 차감(first-order subtractive) 방향성 마이크로폰으로 얻어지는데, 이는 1개의 전방향성(omni-directional) 마이크로폰의 출력이 지연되고 다른 마이크로폰의 출력으로부터 차감된다. 2개의 마이크로폰 음향구(sound port) 사이의 실제 간격과 상대적인 내부지연(internal delay)은 이들 마이크로폰들의 극성 민감도(polar sensitivity) 패턴을 주로 결정한다. 또한 머리 자체가 극성 패턴에 영향을 준다. 이러한 차감 방향성 마이크로폰은 본래 주파수반응에서 저주파수를 차단하는데, 흔히 저주파수 강화(low-boost) 특성을 갖는 보청기의 신호처리 기능으로 보상되지만 이는 내부소음을 크게 만든다. 고주파수에 대한 방향성 반응과 저주파수에 대한 전방향성 반응을 결합한 분할대역방향성(split-band directivity)은 이 문제를 피할 수 있게 하지만, 저주파수에서의 소음감소기능은 없다. 마이크로폰이 방향성을 갖는 주파수 범위와 관계없이, 완전한 보청기 피팅(fitting)은 증폭 소리 경로에 의한 이득이 환기구 전달 소리 경로에 의한 이득을 초과하는 모든 주파수 범위에 대해서 방향성을 가져야 한다. 개방형 피팅에서 이것은 어음 주파수 범위의 1/2에 불과하다. 분할대역방향성 기능 또는 개방형 피팅 음향에 의해 얻어지는 고주파수 방향성과 저주파수 전방향성 처리 결과는 정상 청력의 방향성 패턴과 유사하다.

가산 방향성 배열(additive directional array)은 2개 이상의 전방향성 마이크로폰의 출력을 함께 합산하여 방향성을 만든다. 이것은 추가적인 내부소음을 만들지 않으나, 효과적이기 위해서는 마이크로폰이 소리 파장의 1/4 이상 떨어져 있어야 한다. 따라서 보청기에는 적합하지 않으며 휴대용 마이크로폰과 같은 액세서리에 적합하다.

이러한 간단하고 고정된 감산, 가산 방향성 배열 방법은 들어오는 소리의 방향에 대한 고정된 민감도 양상을 갖는다. 이와는 반대로 적응형 배열(adaptive array)은 보청기 착용자와 관련하여 배경소음의 위치에 따라 변화하는 방향성 패턴을 갖는다. 적응형 배열은 2개 이상의 마이크로폰에서 얻은 신호에 대한 결합 방식을 자동으로 변경하여 가까운 곳의 우세한 소음에서 발생하는 방향에 대한 소리 민감도를 최소화한다. 입력 신호를 제공하는 다중마이크로폰(multiple microphone)을 머리의 한쪽 또는 양쪽에 장착할 수 있다.

가장 정교한 방향성 마이크로폰 배열은 소리를 결합하기 이전 각각의 전방향성 마이크로폰의 출력에 대하여 복합적이며, 주파수-의존형(frequency-dependent), 적응형 기능을 강조한 형태이다. 전방향성 마이크로폰 배열과 같이 복합 적응형 마이크로폰 배열은 반향음(reverberant sound)이 낮은 레벨일 때 효과적이다.

방향성 마이크로폰은 보청기 착용자에게 목표 어음(target speech) 또는 우세한(후방) 소음 음원이 실내 임계거리(room critical distance, 반향음과 직접 전달되는 소리가 동일한 강도를 갖는 거리)보다 더 가까울 때 효과적이다. 가까운 전방의 화자 또는 멀리 있는 많은 소음원이 있는 특별한 경우에 신호대잡음비(SNR) 향상 정도는 보청기의 주파수에 대한 평균 방향성 지수(directivity index)와 비슷하다.

방향성 마이크로폰의 단점은 듣고자 하는 소리가 옆이나 뒤에서 발생하면 둔감하게 되는 것이고, 조용한 장소에서는 내부소음이 증가하며, 2개의 보청기가 조정되지 않고 함께 작동하면 소리 국소화(localization) 정확도가 떨어지고, 바람 소리에 대한 민감도가 증가하는 것이다. 이러한 단점은 전방향성 및 방향성 마이크로폰으로 만들어지는 출력에서의 소음레벨과 확실한 SNR에 근거하여 방향성 모드와 전방향성 모드 사이를 지능형으로 자동 또는 수동 스위치를 변화시켜서 최소화할 수 있다.

보청기 착용자는 정상 청력을 가진 사람들보다 더 좋은 SNR이 필요하므로 모두 방향성 마이크로폰의 대상이 된다.

머리 양측 마이크로폰 출력을 결합하는(무선 연결 또는 케이블) 적응형 방향성 배열은 많은 사회생활 환경에서 정상 청력 사람들보다는 경도 난청에서 더 잘 듣게 하는 초방향성(super-directional) 반응을 만든다.

적절하게 조정된 기존의 보청기보다 쾌적레벨(comfort level) 소리에 대한 이해력을 높이는 확실한 2가지 방법이 있다. 첫째는 보청기 마이크로폰(또는 일부 보조 마이크로폰)을 음원 가까이로 옮기는 것이다. 이것은 반향음, 배경소음에 비해 직접 전달되는 소리레벨을 증가시킨다(Section 3.4). 그러나 마이크로폰을 음원에 더욱 가깝게 옮기거나 음원 근처에 원격 마이크로폰을 위치시키는 것이 항상 실용적으로 가능하지는 않다.

둘째 방법으로는 방향성 마이크로폰을 사용하는 것이다. 방향성 마이크로폰은 2개의 음향구(sound port)을 갖는 마이크로폰 1개로 구성되거나, 2개 이상의 마이크로폰의 전기 출력을 결합하여 구성된다(Section 2.2.4). 1개 이상의 음향구를 갖는 마이크로폰 또는 그 이상의 마이크로폰 조합은 방향성 마이크로폰(directional microphone), 마이크로폰 배열(microphone array), 빔 형성 배열(beamforming array) 또는 빔 형성기(beamformer) 등으로 불린다.

여기서는 방향성 기술과 방향성을 정량화하는 방법, 사용자의 혜택과 이에 영향을 미치는 요인에 대한 내용이다.

7.1 방향성 마이크로폰 기술 *Directional Microphone Technology*

7.1.1 1차 차감형 방향성 마이크로폰 *First-order subtractive directional microphone*

보청기에서 널리 사용되는 방향성 마이크로폰은 1차 차감형(first-order subtractive) 방향성 마이크로폰이다. 출력이 2개 신호의 단순 차감에 의해 만들어지기 때문이다. 1차 차감형 방향성 마이크로폰의 블록선도 Figure 7.1과 같다. 음향 방향성 마이크로폰은 음향구로 들어온 소리가 진동판(diaphragm) 반대쪽에 들어온 소리 압력에 의하여 기계적으로 차감된다(Figure 2.6). 2개의 분리된 전방향성(omni-directional) 마이크로폰에서는 후방 마이크로폰 출력이 전기적으로 지연된 후에 각 마이크로폰 전기 출력이 차감된다. 이러한 시간지연과 차감 과정이 다른 방향보다 전방(forward)에 더 민감하게 반응하게 만든다(Section 2.2.4). 기계식 또는 전기식 차감 중에서 어떠한 방법을 이용하여도, 단

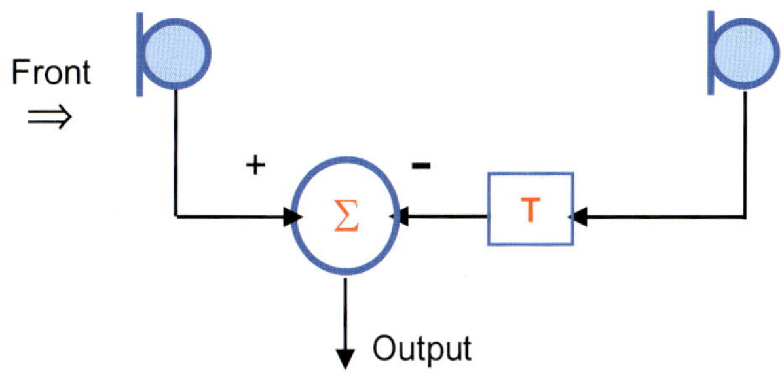

Figure 7.1 Block diagram of a subtractive directional microphone comprised of either a single microphone with two ports, or two separate microphones with one port each. The negative sign next to one of the inputs of the summer indicates that the two signals are subtracted.

순한 1차 차감형 방향성 마이크로폰은 선형(linear) 장치로서 신호를 왜곡시키지 않는다.

음향구 간격, 내부지연 및 극성 패턴(Port spacing, internal delay, polar pattern)

극성 패턴과 이득-주파수반응에 대한 모든 것을 결정하는 2개의 변수가 있는데, 이는 음향구 간격과 내부지연(internal delay)이다. 외부지연(external delay, 앞 또는 뒤에서 직접 들어오는 소리)은 음향구 간격을 소리의 속도로 나누어 계산할 수 있다. 내부지연은 저주파수통과필터(방향성 마이크로폰의 음향 유형은 Figure 2.6)에 필수적인 지연이거나, 전기적 지연(듀얼-전방향성(dual-omni type) 마이크로폰)에 의한다.

내부지연을 외부지연으로 나눈 비율(delay ratio, 지연비율)은 Figure 7.2와 같이 극성 방향성 패턴(polar directivity pattern)이라고도 하는 민감도 패턴(sensitivity pattern) 형태를 결정한다. 지연비율이 1.0에서 0으로 감소함에 따라 모양이 심장형(cardioid)에서 초심장형(super-cardioid) 또는 과다심장형(hyper-cardioid)을 거쳐 8자형태(figure 8)로 변하고, 뒤에서 들어오는 소리에 대한 민감도는 증가(후방에 대한 2차적인 민감도 돌출부, sensitivity lobe)하지만, 측면 소리에 대한 민감도는 감소한다. 8자형태 또는 양방향성 패턴(bi-directional pattern)이라고 하는 극단적인 경우에는 전방 및 후방 돌출부(lobe)는 민감도가 동일하나, 측면에서 오는

소리에 대해서는 반응하지 않는다.

방향성 지수(directivity index, DI)는 평균 민감도 대비 정면 민감도로 정량화되는데, 이는 방향성 마이크로폰이 제공할 수 있는 혜택을 이해하는 데 가장 중요하다(Section 2.2.4, Section 7.2.1). 단일방향성 지수(unidirectional index, UI)는 유사하나 덜 유용한데, 이는 모든 후방 방향(시계방향으로 90°에서 270°까지)에 걸쳐 평균화된 민감도와 모든 정면 방향(270°에서 90°까지)에서 평균화된 민감도의 상대적인 비율이다.

Figure 7.2는 각각의 극성 패턴에 대하여 2차원과 3차원 공간에서 측정한 DI, UI이며, 모두 장애물이 없는 공간에서 측정된 결과이다. 여러 형태의 심장형(cardioid) 중에서 과다심장형(hyper-cardioid)에서 가장 높은 3차원 DI(6.0dB에 해당)를 갖는다. 가장 높은 2차원 DI(4.8dB)는 초심장형(super-cardioid)과 유사한 형태에서 얻어지며, 초심장형에서 가장 높은 3차원 UI(11.6dB)를 갖는다.

Figure 7.2에서 180° 반응에 대한 0° 반응 비율(또는 dB 차이)인 전후 비율(front-back ratio)은 표기되어 있지 않다. 그림에서 많은 정보를 전달하기는 하지만, 180°에서의 반응은 머리에 대한 보청기 위치, 주파수 및 방향 패턴 등 작은 변화에도 큰 영향이 발생하기 때문에 소음이 후방 범위에서 오는 경우 기능을 잘 표현하지 못한다.[1499]

주파수가 높아져 음향구 사이의 거리가 1/2 파장에 가까워질 때까지 이들 방향성 민감도 패턴(sensitivity pattern)들은 주파수에 따라 변화하지 않는다. 예를 들어 심장형 패턴에서 주파수가 소리 속도를 음향구 간격의 2배로 나눈 값과 같아지면, 마이크로폰은 정면에서 나오는 소리에 대한 민감도는 0이 된다. 극성 패턴이 8kHz까지 잘 반응하려면 포트 간격은 약 12mm 미만으로 유지되어야 한다.

그러나 마이크로폰 자체가 너무 시끄러워질 수 있기 때문에, 음향구 간격을 너무 좁게 만들 수 없다. 2개 음향구에서 감지된 압력을 차감하여 마이크로폰이 작동한다. 2개 음향구에서의 소리 위상차(phase difference)에 따라 이런 차이의 정도가 달라지며, 음향구 간격이 음파의 파장에 비교하여 얼마나 큰가에 따라서 결정된다(물론 음파 레벨에 따라서). 짧은 음향구 간격은 마이크로폰 민감도를 감소시키나, 마이크로폰에 의하여 생성된 내부소음은 동일하게 유지되므로 신호와 비교하여 소음이 뚜렷해진다. 이러한 현상은 정면의 신호에 대한 2개 마이크로폰의 이득-주파수 반응이 동일하면 조용한 환경에서 마이크로폰의 소리가

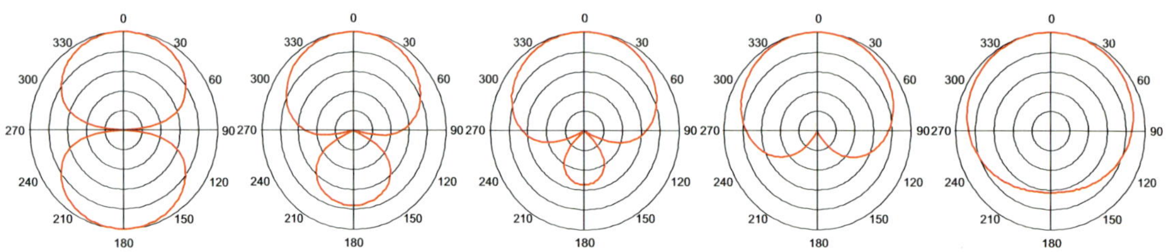

2D DI	3.0	4.6	4.8	4.3	3.0
3D DI	4.8	6.0	5.7	4.8	3.2
2D UI	0.0	7.4	12.1	11.0	5.6
3D UI	0.0	8.5	11.6	8.6	4.4
Delay ratio	0.000	0.333	0.577	1.00	2.00
Name	Figure 8	Hyper-cardioid	Super-cardioid	Cardioid	Useless

Figure 7.2 Theoretical polar sensitivity patterns of subtractive first-order directional microphones when not mounted on the head for various values of the ratio of internal delay to external delay. The table shows the 2D and 3D DIs, and the 2D and 3D unidirectional index, for each pattern. Each concentric circle represents a 5 dB change in sensitivity.

시끄러워지며, 이를 보청기 착용자는 명확히 느끼게 된다.

또한 듀얼-전방향성(dual-omni) 마이크로폰에서 음향구 간격이 짧아지면 불일치 오류가 점점 더 큰 문제가 된다. 불일치 오류와 짧은 음향구 간격으로 인한 높은 내부소음은 장파장(large wavelength)인 저주파수에서 가장 크기 때문에, 매우 짧은 음향구 간격(5mm 정도)은 개방형 외이도 피팅과 같은 고주파수에 대한 보청기에 가장 적합하다. 짧은 음향구 간격과 관련된 높은 내부소음은 보청기 대부분이 보유한 기능인 조용한 상황에서 전방향성 반응으로 자동 전환되면 큰 문제가 되지 않는다.

Figure 7.2에 보이는 깨끗한 극성 패턴은 보청기만을 단독으로 측정한 경우에만 얻을 수 있다. 머리와 귓바퀴는 음향 장애물이므로 전방향성 마이크로폰에서도 방향성이 생긴다. Figure 7.3은 KEMAR의 우측 귀에 장착된 BTE의 전방향성 마이크로폰 극성 패턴이다. 보청기는 정면 우측 약 70° 정도의 소리에 대하여 최대로 민감하다. KEMAR의 우측 귀 뒤에 위치하였을 때 자유대기(free-air)에서 심장형 마이크로폰에 대한 극성 패턴도 Figure 7.3에 표시되어 있다. 머리에 착용한 경우(on-head)의 방향성 패턴(실선)은 자유대기에서의 마이크로폰 방향성(Figure 7.2: 심장형(cardioid) 뒤에서 오는 소리 감쇄)과 머리에 의한 방향성(Figure 7.3의 점선: 좌측 방향의 소리 감쇄)을 모두 반영한다. 가장 민감한 방향은 정면 우측 약 40°이다.

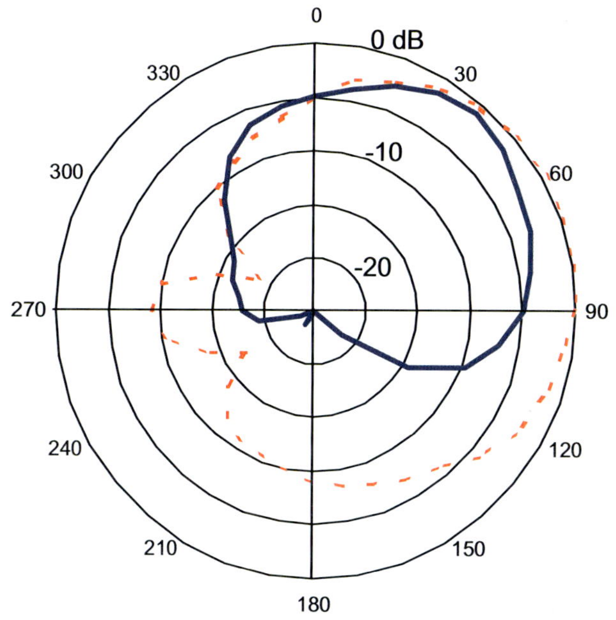

Figure 7.3 Polar directivity pattern, measured at 2 kHz, of an omni-directional microphone on the head (dashed line), and a cardioid directional microphone on the head (solid line), both in a BTE hearing aid. Data adapted from Knowles TB21. Each concentric circle represents a 5 dB change in sensitivity.

주파수가 높아짐에 따라 머리가 방향성을 갖기 때문에 방향성 보청기의 방향성 패턴은 머리에 착용할 때 주파수에 따라 달라진다. 각 주파수에 따른 방향성 패턴이 필요하지만, 전체 주파수에 걸친 평균을 나타내는 단일 패턴도 사용된다. Figure 2.8와 같이 1차 차감 방향성 마이크로폰은 일반적으로 약 4dB의 2차원 방향성 지수(2D DI)를 갖는다. 머리에 착용하면 3차원 DI(3D DI) 값은 Figure 7.2에서의 이론상의 자유대기의 값보다 1~3dB 작다.[468]

보청기 디자인과 이를 착용한 머리는 또 다른 효과를 갖는다. BTE의 음향구를 연결하는 선이 전, 상방을 지향하면 최대 민감도 방향이 수평보다 위에 있게 된다. 1차 마이크로폰 대부분이 방향성 기능을 갖기 때문에 20° 이내와 30°까지도 음향구 방향에 의한 영향이 거의 없다(Figure 7.2). 그러나 BTE의 각도로 음향구 중 1개가 귓바퀴에 의해 가려지면 DI는 감소하게 된다.[1498] BTE와 특히 micro-BTE는 머리에서의 부적절한 방향 패턴을 생성할 가능성을 낮추기 위해 가능한 귓바퀴 앞쪽에 위치해야 한다.

방향성 마이크로폰은 필요한 음향구 간격을 넣을 수 있도록 충분한 크기를 갖는 보청기에서만 이용 가능하다. 최근 BTE와 ITE 보청기에 주로 사용된다. 보청기에서 필요한 음향구 간격을 확보할 공간이 없고, 또한 귓바퀴에 의한 회절(diffraction)이 보청기의 장착판 근처에 복잡한 음장을 형성하므로 방향성 마이크로폰은 CIC 보청기에서 효과적이지 않다.

주파수반응(Frequency response)

주파수가 감소하면 파장이 점차 길어지므로, 주파수가 낮아지면 고정된 음향구 간격은 주파수 파장의 더 작은 부분을 반영하게 된다. 따라서 어느 순간 2개의 음향구 사이의 음압이 비슷해지고, 앞, 뒤 음향구 신호 차이가 줄어든다. 따라서 차감 방향성 마이크로폰은 이득-주파수반응에서 옥타브 당 6dB의 저주파수 레벨을 차단한다(low frequency cut). 전기 필터로 저주파수 이득을 높여서 이를 보상할 수는 있으나, 필터로 저주파수를 높이면 마이크로폰 내부소음이 높아져서 소음이 인식될 수 있고, 불편하게 느껴진다. 과도한 소음을 피하기 위해서 보청기가 저주파수 차단하는 것을 일부만 보상하도록 조정한다. 방향성과 전방향성 패턴 모두를 정면 음향에 대해 동일한 민감도를 갖도록 완전히 보상해도 대부분의 청취 환경에서 방향성 패턴이 더 조용한데, 이것은 다른 방향에서 도달하는 대부분의 소리에 대한 민감도가 낮아지기 때문이다.

40dB 이상의 저주파수 청력역치를 갖는 경우 증폭된 저주파수 소리에 의존하게 되므로,[1581] 이 영역에 대한 보상은 매우 중요하다. 이런 경우 보청기를 통해 저주파수 소리가 전혀 전달되지 않는 개방형 보청기에서 고주파수 영역에 대한 보상은 중요성이 낮다(Section 5.3.1).

큰 음향구 간격은 마이크로폰 민감도를 최대화하고, 내부소음을 최소화할 수 있으나, 음향구 간격이 너무 크게 되면 정면 음향에 대한 주파수반응이 낮아진다. Figure 7.4는 20mm와 8mm 포트 간격에서의 마이크로폰의 주파수반응이다. 음향구 간격이 큰 경우에는 고주파수반응의 최소값이 9kHz에서 발생하고, 작은 음향구 간격에서는 보청기 대역폭보다 훨씬 높은 주파수에서 최소값이 발생한다. 예상한 것과 같이 8mm 음향구 간격이 대부분의 주파수 범위에서는 낮은 민감도를 갖는다.

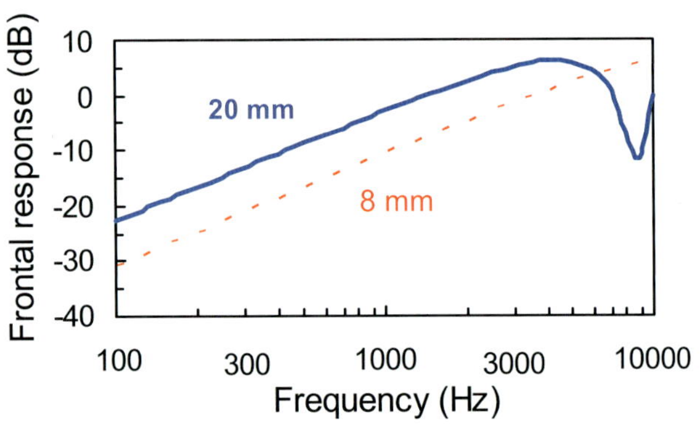

Figure 7.4 Frontal sensitivity of a two-port (or two-microphone) subtractive directional microphone relative to the sensitivity of an equivalent single-port microphone. The parameter shown is the port spacing. The internal delay needed to produce a cardioid polar response has been assumed.

보청기 음향구 간격이 과도하게 크면 시간지연(delay)이 저주파수 통과(low-pass) 필터와 결합하여 음향 방향성을 만드는 것과 같이 고주파수에 대한 정면 민감도가 감소하는 문제를 해결할 수 있다(Figure 2.6). 이러한 필터 기능은 고주파수에 대한 후면 음향구(또는 마이크로폰)의 기능을 효과적으로 줄이거나 없앨 수 있다. 고주파수 정면 민감도에 아무런 문제가 없으며, 이 주파수에서 대한 마이크로폰 방향성에도 문제가 없다.

음향 대비 전기 차감(Acoustic vs. electric subtraction)

방향성 마이크로폰을 갖는 보청기는 거의 전방향성 반응을 선택하여 얻을 수 있으며, 이는 방향성 마이크로폰과 전방향성 마이크로폰을 모두 통합하거나 2개의 전방향성 마이크로폰을 사용한 이후에 출력을 전기적으로 결합하여 만든다.

이 듀얼-전방향성(dual-omni) 방법은 보다 정교한 적응형 방향성을 가능하게 만드는 장점이 있다(Section 7.1.3). 좋은 방향성은 이득과 위상에서 서로 잘 일치하는 2개의 마이크로폰의 이득-주파수반응에 의존한다는 단점이 있다.

잘 일치하는 2개의 마이크로폰을 선택하는 것이 제조사에게는 간단하지만, 습도, 온도, 진동, 및 마이크로폰 음향구 또는 음향구를 덮고 있는 보호 스크린 기공의 파편 축적 등 제조 이후의 복합적인 영향으로 마이크로폰의 반응이 달라진다.[305] 따라서 이득-주파수반응이 불일치하여 2개 마이크로폰의 점진적인 부조화는 방향성을 점차 떨어뜨린다. 예를 들어 1dB 만큼 작은 민감도 불일치나 5° 정도의 작은 위상 불일치는 1kHz에서 방향성 지수를 1/3 감소시키고, 주파수가 1kHz 아래로 감소하면 점차 나쁜 영향을 더 많이 만든다.

마이크로폰 사이의 불일치 문제는 마이크로폰의 장기 평균출력(long-term average output)을 지속적으로 비교하여 많은 보청기에서 전기적으로 최소할 수 있다. 2개의 마이크로폰이 가깝고, 장기 평균출력레벨의 차이가 있다면 이는 마이크로폰에 의해 발생하는 것이므로, Figure 7.5와 같

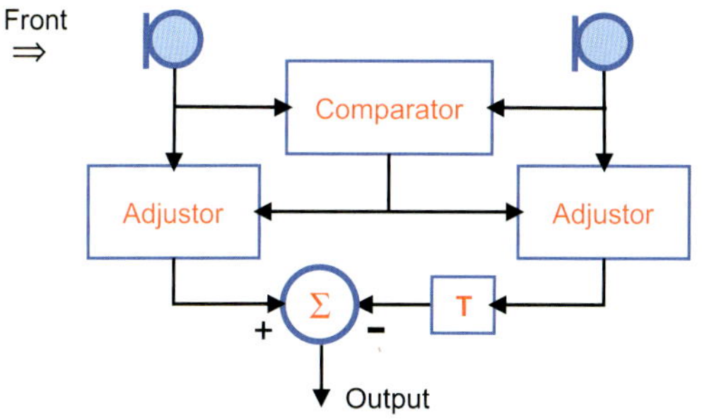

Figure 7.5 Block diagram of a subtractive directional microphone that automatically equalises the sensitivities of the individual omni-directional microphones.

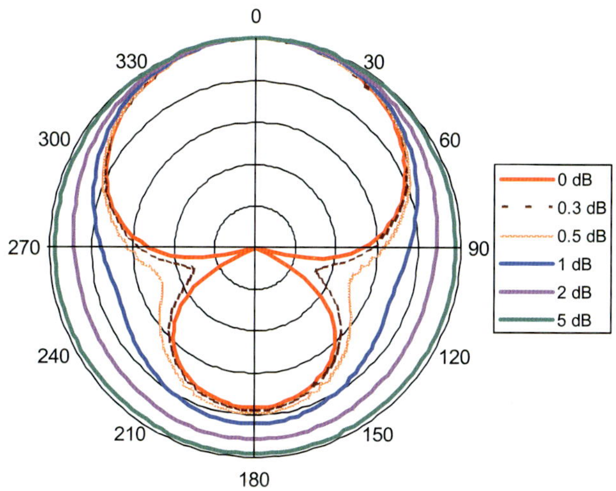

Figure 7.6 Variation of polar pattern with various degrees of sensitivity imbalance in the two microphones. Concentric circles differ in sensitivity by 5 dB.

이 2개의 출력을 차감하기 이전에 한쪽 마이크로폰의 출력을 전기적으로 교정할 수 있다. 이를 정교하게 수정하는 정도가 보청기에 따라 다르다.[305] 모든 주파수에서 이득과 위상을 보정(correction)하는 것이 이상적이나, 일부 오래된 보청기에는 이런 기능이 없다.

방향성 및 전방향성 반응의 결합(Combining directional and omni-directional response)

마이크로폰 불일치는 흔히 좋은 기회를 만든다. Figure 7.6은 2개로 구성되는 마이크로폰에서 저주파수 혹은 중간 주파수에 대한 상대적인 민감도가 변화할 때 자유대기에서의 과도심장형(hyper-cardioid) 마이크로폰의 민감도 패턴이 어떻게 변하는가를 보여 준다. 마이크로폰 사이의 매우 작은 불균형이 있을 때에는 깊은 널(null, 큰 감쇄가 발생하는 각도)을 제거하고, 불균형이 더 커지면 빠르게 패턴을 전방향성 패턴으로 바꾼다. 따라서 의도적인 불균형은 청취 환경이 변화함에 따라 방향성 패턴에서 전방향성 패턴으로 부드럽게 변경하는 데 이용될 수 있다. 일부 보청기들은 전방향성에서 방향성으로 혹은 그 반대로 갑자기 전환할 때 동반되는 음질의 불연속성을 피하기 위해 수 sec에 걸쳐 자동적으로 부드럽게 변화하게 한다.

부드럽게 변화하거나, 스위치로 갑작스런 변화하면서 보청기는 일부 환경에서는 방향성으로 반응하고, 또 다른 경우에는 전방향성으로 반응하도록 자동적으로 선택되는 것이 일반적이다. 보청기는 착용자가 듣고 싶어하는 것을 절대로 예측할 수는 없으나, 만약 한쪽 방향에 우세한 화자가 있고 다른 방향에서 다양한 소리가 발생한다면 보청기 착용자의 관심은 당연히 우세한 화자의 말소리일 것이다. 보청기는 방향성 및 전방향성 신호를 동시에 처리할 수 있고, 더 높고 명확한 SNR을 가진 신호를 선택할 수 있다. 방향성 반응이 가장 적절하다고 판단할 때 보청기가 고려할 수 있는 정보 유형은 다음과 같다:

- 전반적인 소리레벨은 음성 레벨이 올라갔음을 나타낼 만큼 충분히 높다.
- 주요 신호의 뚜렷한 틈새(gap) 동안 측정한 배경 소리레벨이 어느 정도 이상 크다면(일반적으로 60dB SPL), 이는 환경 소음이 있다는 것을 의미하고 방향성 마이크로폰의 내부소음이 들릴 가능성이 낮다는 것을 시사한다.
- 전형적인 음성 속도(4~20Hz)에서 전방향성 마이크로폰의 출력보다 방향성 마이크로폰의 출력은 더 깊은 엔빌로프(envelope) 변동성을 갖게 되며, 이는 전방 어딘가에 화자가 있다는 것을 암시한다.
- 신호가 바람 소리 특성이 아니면서도 바람이 머리, 귓바퀴와 보청기를 통과할 때 발생하는 난류로 인해 혼동되며, 매우 국소화된 음장에서 변화하면 방향성 마이크로폰은 혼란스럽게 된다.[307] 바람 소음은 2개 음향

구에서 저주파수 성분이 서로 일치하지 않는 특성으로 자동 인지될 수 있어, 전방향성 마이크로폰의 저주파수 출력보다 방향성 마이크로폰 출력이 훨씬 커진다(보상). 방향성 마이크로폰의 높아진 저주파수 출력에 의하여 자동적으로 바람 소음을 인지할 수 있게 된다.

Figure 7.6에서 이미 설명한 바와 같이 방향성과 전방향성은 단계별로 선택하는 것이지 하나를 전적(all-or-nothing)으로 선택하는 것이 아니다. 또한 일부 다중채널 보청기는 서로 다른 주파수 채널에서 방향성과 전방향성을 갖도록 독립적으로 선택할 수 있다. 대개 보청기는 고주파수 채널에서 방향성 신호처리를 선택하고 내부소음 및 마이크로폰 불일치의 부정적인 영향이 높은 저주파수 채널에서는 전방향성 신호처리 방법을 선택한다.

이러한 주파수-의존적 조합은 분할밴드(split-band) 방향성, 혹은 분할채널(split-channel) 방향성이라고 한다. 이러한 저주파수 대비 고주파수에 대한 높은 방향성은 보청기를 착용하지 않은 정상 귀의 방향성과 유사한 장점이 있고(Figure 2.8), 전후 방향으로 소리를 국소화할 수 있는 능력이 향상된다.[883] 이러한 정상 귀와의 유사성이 많은 청취 상황에서 보청기가 분할밴드 방향성을 우선적으로 선택하거나 심지어는 항상 유지하도록 만들면 장점이 될 것으로 생각된다. 분할채널 방향성의 단점은 저주파수 음향에 대한 SNR이 증가하지 않는다는 것이다. 따라서 방향성 마이크로폰을 갖는 모든 개방형 피팅은 마이크로폰이 저주파수 소리를 감지하는 방법과 관계없이 효과적으로 분할채널 방향성 기능을 갖는다.

운전자가 뒤쪽 좌석 승객의 말을 듣는 것과 같이, 보청기 착용자가 뒤에 있는 화자의 말을 듣고 싶어하는 상황들이 있다. 이러한 상황에서 전방향성 패턴이 방향성 패턴보다는 좋지만, 뒤쪽을 향하는 방향성 패턴이 승객과 대화할 때는 더 좋다. 이러한 반응은 역-심장형(reverse cardioid) 또는 반-심장형(anti-cardioid) 패턴으로 쉽게 얻을 수 있는데, 마이크로폰의 전방 신호를 지연시키고, 후방 마이크로폰의 신호로부터 차감하는 것이다. Figure 7.1의 앞쪽을 보고 있는 방향성 마이크로폰의 정반대 형태이다. 일부 보청기에는 자동적으로 이러한 역방향 패턴들을 선택하는 기능을 이미 포함하고 있다.

7.1.2 가산 방향성 배열 *Additive directional array*

가산 배열(additive array)은 차감 배열과 다른 원리로 작동한다. 모든 방향에 대한 소리에 대한 민감도를 줄이지만 정면에 대한 민감도를 최소한으로 줄여서 가산 배열은 정면에서 발생한 소리에 대하여 가능한 최대 민감도를 만들고 다른 모든 방향에 대한 민감도는 줄인다. Figure 7.7(a)는 가슴 전체, 머리밴드,[647] 혹은 안경테 전면에 적용할 수 있는 가산 배열 형태이다. 이러한 형태에서 양쪽 머리 끝 2개의 마이크로폰 출력을 추가하여 사용하는 것이 Bi-CROS 보청기(Section 17.1.2)이다.

소리가 정면에 위치하면 모든 마이크로폰은 똑같은 거리에 위치하므로 출력 신호의 서로 위상이 일치한다. 1개의 마이크로폰의 출력을 단순 합산하면 마이크로폰의 개수인 n배 만큼 더 큰 신호가 만들어진다. 수평면의 다른 방향에서 오는 소리는 각 마이크로폰에 도달할 때 차이가 있어 출력 신호에서도 위상차가 발생한다. 이러한 위상 차이에 따른 출력을 합산하면 신호가 상쇄되므로 전체 출력이 정면 신호보다 작게 되어서 배열에 의한 방향성이 만들어진다. 다른 마이크로폰에 비하여 일부 마이크로폰의 출력에 가중치를 주며(모든 출력을 동일하게 합치는 것이 아니라) 다양한 방향성 패턴들이 만들어진다.[1672]

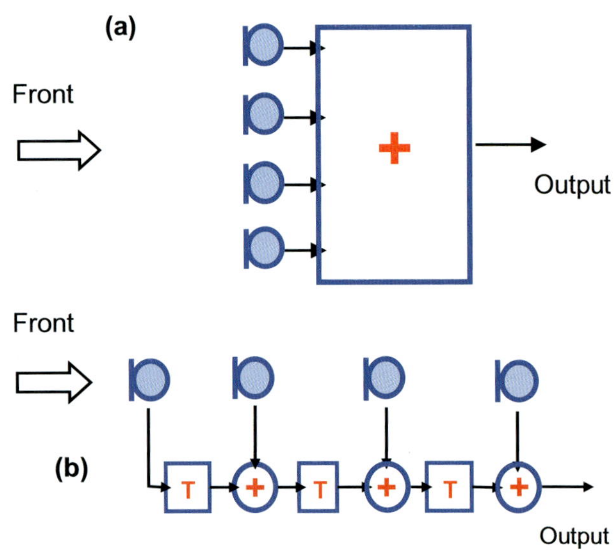

Figure 7.7 Block diagram of two additive directional arrays: (a) Broadside, and (b) End-fire, delay-and-add.

지연 및 가산(delay-and-add)으로 알려진 다른 종류의 가산 배열은 Figure 7.7(b)이다. 마이크로폰의 출력은 T시간만큼 지연된 뒤에 연결된 다른 마이크로폰의 출력에 추가된다. 소리가 처음 마이크로폰에서 다음 마이크로폰의 음향구로 음향적으로 이동하는 시간과 전기 지연시간인 T의 시간이 같으면 소리가 증폭된다. 정면에서 도착한 소리는 먼저 마이크로폰(1)에 도달한 다음 마이크로폰(2)으로 계속 진행한다. 전기적으로 지연된 후에 마이크로폰(1)으로부터의 출력은 마이크로폰(2)으로부터의 출력(이것의 입력은 첫 번째 마이크로폰과 관련하여 음향적으로 지연)과 같은 시간에 가산기(adder)에 도달한다. 결과적으로 2개의 신호는 완벽하게 위상이 일치하여 결합되고, 이러한 과정이 다음 가산기에서 발생하고, 계속 반복된다. 최종 출력 전압은 각 마이크로폰의 전압보다 4배로 커져서 약 12dB 증가한다.

소리가 다른 방향에서 들어오는 경우는 다음과 같다. 측면에서 소리가 들어오면 4개 마이크로폰에 동시에 소리가 도달된다. 전기 지연으로 각 가산기로 들어오는 2개 신호는 서로 위상이 맞지 않아서 이것은 정면에서 오는 소리와 같이 결합하지 않게 되며, 이러한 배열은 정면 소리보다 다른 방향에 대해 덜 민감하게 된다. 전기적 지연 및 가산 신호처리는 보청기와 결합된 휴대용 마이크로폰 액세서리에 적합하다. 영화 제작에 사용되는 대형 붐 마이크로폰은 전기식이 아닌 음향방식으로 작동하지만 효과적으로 지연 및 추가 방향 처리기 역할을 한다.

어떤 형태의 가산 배열에 의해서도 정면 신호들은 항상 같은 위상으로 합산되기 때문에 감산 배열과 달리 내부 마이크로폰 소음을 감소시킨다. 마이크로폰 민감도의 작은 불일치는 성능에 거의 영향을 미치지 않는다. 그러나 이러한 배열은 많이 이용되지 않는다.

가산 배열은 고주파수 소리(배열(array)의 길이가 1/4 파장보다 크거나 또는 1/4 파장에 비슷한 경우)에 대하여만 효과적이다. 이보다 낮은 주파수에 대한 모든 마이크로폰 출력 신호는 소리 방향과 관계없이 위상이 일치한다. 따라서 머리에 착용하는 전통적인 보청기 형태에서는 효과적이지 않다. 예를 들어 음향구 간격이 20mm이어도, 4kHz 이상의 주파수에 대해서만 합리적인 방향성을 얻을 수 있다.

큰 형태의 배열(array)은 1차 차감 방향성 마이크로폰보다 훨씬 효과적이지만, 미용적으로 좋지 않아 헤드밴드, 안경 및 보석과 결합하여 사용하게 된다.[647, 1672] 다른 새로운 형태로는 양측에 여러 음향 방향성 마이크로폰을 한 쌍의 안경의 사이드 프레임을 따라 지연 및 가산 배열로 결합하는 것이다.[1672, 1673] 5개 심장형(cardioid) 패턴의 개별 방향성 마이크로폰으로 구성하면 저주파수 및 중간 주파수에서 방향성을 얻을 수 있고, 지연 및 가산 배열로 중간 및 고주파수에서 방향성을 갖게 된다. 이러한 조합은 총 배열 길이가 100mm이며, 전주파수에 걸쳐 평균적으로 7.5dB의 방향성 지수(DI)를 갖는다. SNR 1dB마다 10% 이해력 개선을 얻을 수 있으므로, 이러한 변화는 거의 아무것도 이해하지 못하는 것과 모든 것을 이해하는 것 만큼의 큰 차이를 만들기에 충분하다(Section 7.3.1). 최신 버전에서는 심장형 패턴을 대신하여 8자 모양 패턴의 개별 마이크로폰을 사용하여, 정면 돌출부(frontal lobe)를 좁혀 DI를 높였으나, 배열에 마이크로폰을 3개만 사용하였다.[1094] 최신 버전은 보청기 텔레코일에 자기(magnetic) 신호를 보내는 부속 마이크로폰을 이용할 수 있다.

종형 배열과 횡형 배열(End-fire and broadside array)

입력 신호를 가산 또는 차감하는지에 관계없이(또는 2가지 방법보다 복잡한 필터링 방법을 사용), 마이크로폰의 물리적 위치에 따라서 배열을 분류할 수 있다. 해군의 전투 용어를 사용하는데, 종형 배열(end-fire array) 마이크로폰은 모두 가장 민감한 방향 라인으로 위치하며, 횡형 배열(broadside array)은 마이크로폰 위치가 가장 민감한 방향에 수직인 라인에 있는 것이다. Figure 7.7(a)는 단순 가산 형태로 횡형 배열이고, Figure 7.7(b)는 지연 및 가산 형태이며, Figure 7.1은 감산 형태의 방향성 마이크로폰 종형 배열 방식이다.

배열의 방향성 지수는 일반적으로 마이크로폰 개수와 배열의 길이가 증가함에 따라 높아진다. 그러나 동일한 개수의 마이크로폰과 배열 길이를 갖는다면 종형 배열이 횡형 배열보다 방향성이 높다.[1690] 그 이유는 이해하기 쉬운데, 종형 배열은 한 방향으로만 최대 민감도를 보이나, 횡형 배열은 최대로 민감한 방향이 3차원적으로는 여러 방향이기 때문이다(예를 들어 앞, 위, 아래, 뒤 등).

7.1.3 복합 방향성 배열 *Complex directional array*

지금까지 마이크로폰의 배열은 2가지로 요약할 수 있다. 첫째로 별도의 출력은 차감 또는 가산에 의해 결합되며, 선택적으로 지연된다. 둘째로는 이들은 고정된 형태의 배열(fixed array)이므로 민감도 패턴이 변하지 않는다. 이러한 배열을 보다 효과적으로 만들 수 있는 몇 가지 방법이 있다. 적응형 배열(adaptive array)은 우세한 소음을 최소화하고, 목표 방향에서 오는 신호를 최대로 얻어내는 형태로 방향성 패턴을 항상 바꾼다.

적응형 지연(Adaptive delay)

가장 단순한 형태의 적응형 배열은 Figure 7.1의 1차 차감 배열로 내부지연 시간이 상황에 따라 적응형으로 변화되어서 후면에서 오는 소리 픽업을 최소화한다(Figure 7.8a). 내부지연(T)은 자동적, 지속적으로 출력 신호에서 최소 전력을 발생시키는 값으로 변한다. 출력 신호의 에너지(power)는 목표(대부분 정면)에서 오는 힘과 원하지 않는 소리의 힘(소음)의 합산이므로 원하지 않는 소리를 최소화할 때 전체 에너지도 최소화된다.

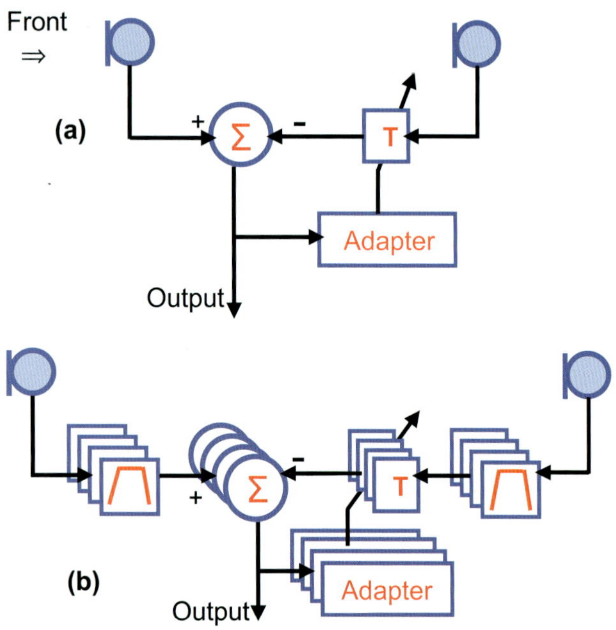

Figure 7.8 (a) A simple adaptive directional microphone with steerable nulls. (b) A multi-channel version where each microphone output is filtered into different frequency channels, enabling a different delay and polar pattern within each channel.

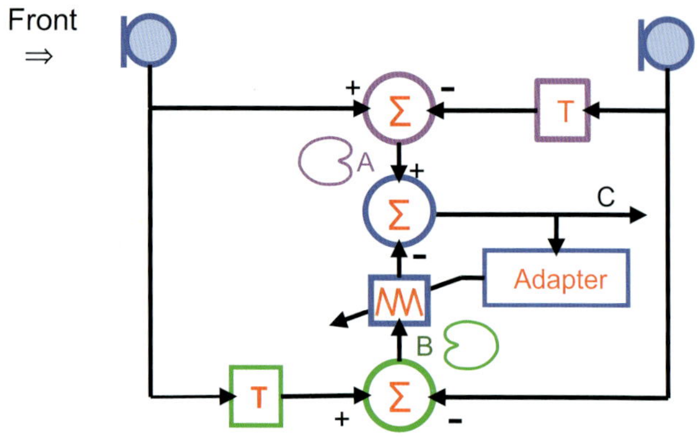

Figure 7.9 The Elko-Pong adaptive array, constructed from a forward-looking (signal A) and rearward-looking (signal B) cardioid, to produce an output (C) with polar pattern that varies in shape as the attenuation applied to signal B is varied.[515a]

Figure 7.2는 내부지연 시간과 지연 비율이 달라지면 가장 낮은 후면 방향에 대해서도 민감도가 변한다는 것을 보여 준다. 후면 방향(90~270°)과 가까운 곳에 방해 음원이 있으면 이러한 소리 음원 방향이 최소값이 되도록 내부지연이 변한다.

Figure 7.9는 Figure 7.2에서 여러 극성 패턴들을 얻기 위한 또 다른 방법이다. 엘코-퐁(Elko-Pong) 방향성 알고리즘으로 불리며, Figure 7.1과 같이 전방에 대한 감산 마이크로폰을 갖는다.[515] 이것은 후방 감산 마이크로폰에 의해 감산이 약화되는 형태이다. 개별 신호 A, B는 심장형(cardioid) 패턴을 갖지만, 후방을 향한 마이크로폰의 심장형 패턴이 완전한 감쇄로부터 감쇄가 전혀 없는 형태까지 바뀌면서, 최종 출력 C의 극성 패턴은 전방 심장형에서 초(super)-심장형 및 과다(hyper)-심장형의 중간 패턴을 포함하여 8자 모양의 패턴으로 부드럽게 변하게 된다. Figure 7.9 알고리즘이 Figure 7.8(a)보다 보청기에서 많이 사용되는데, 이는 지연시간을 변경하는 것보다는 자동적으로 그리고 부드럽게 감쇄를 변경하기가 쉽기 때문이다.

일부 보청기는 신속하게 변하며(약 10 msec 이내) 다른 보청기에서는 천천히 부드럽게 적응하도록 설계되었다

(수 sec).[305] 빠르게 바꾸는 것은 빠른 머리 돌림에도 반응하도록 하며, 느리게 적응하는 것은 급격한 변화에 의한 음질 교란을 예방한다. 적응 속도와 관계없이 SNR이 나쁠수록 가장 정확한 값을 계산한다. 근처에 간섭하는 소음이 1개 이상이 있는 경우, 양쪽 소음을 최적으로 감쇄시키도록 조정하지만 소음원이 1개만 있는 경우에 비해서는 효과적이지 않다. 일부 보청기에서 사용되는 다른 전략으로는 최종 출력 신호를 최소화하는 것보다 출력 신호에서 가장 큰 엔빌로프(envelope) 변조 깊이를 유발하도록 만드는 지연을 선택하는 것이다.[305]

단순 적응형 배열 성능이 제한되는 한 가지 원인은 Figure 7.2에서 표시된 깔끔하고 정확하게 위치한 널(null)은 머리와 같은 장애물이 없는 경우에서만 가능하기 때문이다. 머리는 주파수에 따라 다른 정도로 마이크로폰의 극성 패턴에 영향을 주기 때문에(Figure 7.3) 주파수에 따라 각기 다른 방향에서 널(null)이 발생하게 되어서 소음의 모든 주파수 성분을 한꺼번에 제거할 수 없다. 이에 대한 해결방법은 간단한 지연 방식을 주파수에 따라 다른 정도로 지연하는 복잡한 회로로 바꾸는 것이다. Figure 7.8에서 각 마이크로폰 출력을 4개의 채널에서 필터링하며, 적응형 처리과정은 각 채널 내에서 독립적으로 진행된다. 이러한 방식은 주파수에 따른 두부회절(head diffraction)도 가능하며, 소음 발생원이 여러 개이면서 각기 다른 주파수에서 가장 강한 에너지를 갖는 경우에도 각 소음의 주요 주파수를 손상 없이 독립적으로 감쇄시킬 수 있게 한다.

다음의 경우 적응형 방향성 마이크로폰은 고정형 방향성 마이크로폰보다 소음을 효과적으로 제거한다:

- 가까운 위치의 소음이 다른 소음보다 우세한 경우
- 우세한 소음 방향이 충분히 유지되어 적응 알고리즘이 작동할 수 있는 경우
- 우세한 소음 방향이 고정형(fixed) 방향성 마이크로폰의 방향성 패턴에서 널(null) 방향과 우연하게 일치되지 않는 경우

적응-지연 마이크로폰의 성능을 최대로 제한하는 요소는 잔향(reverberation)이다. 실내 임계거리(Section 3.4)보다 상당히 멀리 떨어진 소음 음원이 1개인 경우에도, 마이크로폰에 도달하는 소음의 힘은 모든 방향에서 동일하기 때문이다. 모든 적응형 알고리즘이 할 수 있는 것은 모든 방향에 대하여 소음을 최대한 감쇄시키는 평균화된 패턴을 선택하는 것이다. 이 형태는 3D DI(Figure 7.2)가 가장 높아야 하므로 과다-심장형 패턴이 된다. 따라서 성능은 고정형 과다-심장형 방향성 마이크로폰 성능과 동일하게 되며, SNR 개선 정도도 그 패턴의 DI와 동일하다.

2차 배열(Second-order array)

2개의 마이크로폰의 출력을 차감하여 방향성 패턴을 생성할 수 있는 경우, 1차 차감 방향성 마이크로폰 출력 신호 2개를 다시 차감하면 초(super)-방향성 패턴을 만들 수 있다. 이러한 2차 차감 프로세스에 의한 방향성 패턴이 Figure 7.10이다. 이 경우 1차 차감형 마이크로폰이 심장형 패턴 반응이면 180°에서 널(null)을 생성하는데, 2차 차감형 반응은 추가적인 시간지연이 없으며, 90°, 270°에서 널을 만든다. 이러한 조합은 측면을 포함하여 전체 후반 반구 주변의 양호한 억제 기능을 하게 만든다. 3D DI는 8.7dB이나,

방향성 마이크로폰 배열 용어(Directional microphone array terminology)

- **종형(end-fire) 배열**은 가장 예민한 방향으로 마이크로폰이 배치되나, 횡형(broadside) 배열은 가장 예민한 방향에 수직인 선상에 위치한다.
- **가산(additive) 배열**은 마이크로폰 입력을 더하여 결합하며, 차감(subtractive) 배열은 뺄셈을 통해 결합한다.
- **고정형(fixed) 배열**은 모든 상황에서 동일한 극성 민감도 패턴을 갖고, 적응형(adaptive) 배열은 주변 음원의 방향 변화와 선택적으로는 잔향 특성에 따라 민감도 패턴이 변한다.

이러한 3가지 구분법은 횡형 배열이 항상 가산적이라는 점을 제외하면 모두 독립적인 고려사항이다.

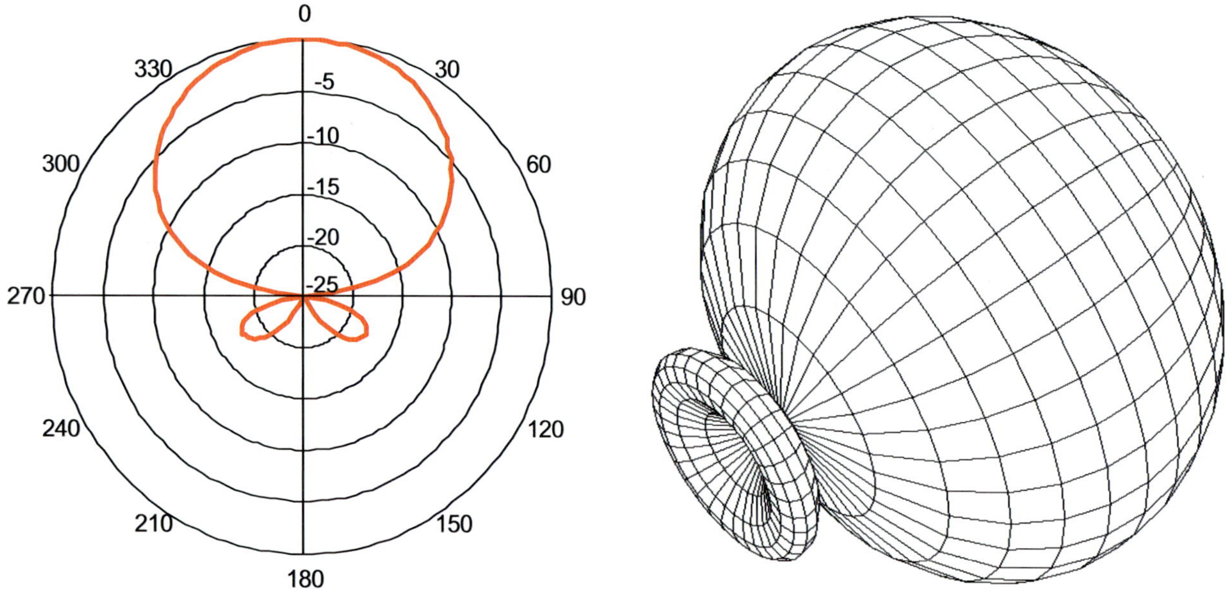

Figure 7.10 Directivity pattern (in two and three dimensions) of a second-order subtractive microphone.

이런 우수한 DI에 대한 문제도 발생하는데, 2차 처리과정으로 인한 내부소음 관련 문제와 마이크로폰 불일치가 일어나기 쉽다는 것이다.

넓은 대역폭을 피팅할 수 있는 2차 차감 배열은 큰 BTE에서도 음향구 간격이 너무 작아 내부 마이크로폰 소음이 과도해질 수 있다. 그래도 짧은 음향구 간격, 내부소음 및 마이크로폰 불일치 등이 문제가 되지 않는 고주파수에서만 이러한 2차 차감 프로세스를 시행하면서 3개의 전방향성 마이크로폰만 이용하여 2차 차감 프로세스를 BTE에서 사용해 왔다. 일반적인 1차 방향성(first-order directivity)은 저주파수를 위해 유지된다. 전체 주파수에 걸쳐 평균 DI가 향상되어서, 머리에 착용할 때 SNR이 1차 방향성보다 1dB 더 높다.[100, 109, 1452]

간격이 매우 큰 음향구를 갖는 휴대용(hand-held) 방향성 마이크로폰에 이용되고 있으며, SNR을 향상시키는 데 효과적이며 현재 시판되고 있다.[1058]

적응형 가중 배열(Adaptive-weight array)

가장 정교하고 효과적인 배열은 필터링하고, 마이크로폰 출력을 모두 합산하여 최종 출력 신호를 만들기 이전에 주파수에 따라 각 마이크로폰 출력의 이득과 위상을 다른 정도로 변화시키는 방법이다. 지금까지 설명한 고정형 차감, 고정형 가산, 가변 지연 및 2차 배열은 일반적인 적응형 가중 배열 또는 빔 형성기(beamformer)의 특수한(혹은 단순) 형식이다.

2개의 마이크로폰만을 갖는 빔 형성기는 특정 주파수에 대하여 한번에 한 방향으로 널(null)을 만들 수 있다. 따라서 동일 주파수 영역의 같은 강도를 갖는 2개의 소음원이 있는 경우에는 모두 제거할 수 없다. 일반적으로 n개의 전방향성 마이크로폰으로 구성된 빔 형성기는 n-1개의 소음원만 제거할 수 있다. 따라서 적응형 빔 형성기의 실제적인 효과를 확인할 때에는 여러 소음원으로 평가하는 것이 중요하다.

가장 정교하고 적응성이 높은 다중마이크로폰 배열의 기본은 Figure 7.11과 같은 Widrow LMS(least mean square, 최소 제곱 평균) 알고리즘이다.[1916] 상단 마이크로폰은 신호와 소음이 혼합된 소리를 픽업한다. 아래쪽 마이크로폰은 오직(혹은 거의) 소음만 감지하도록 배치하는데, 이를 기준 마이크로폰(referred microphone)이라고도 한다. 2개의 마이크로폰으로 들어가는 소음은 동일한 소음원에서 나오지만

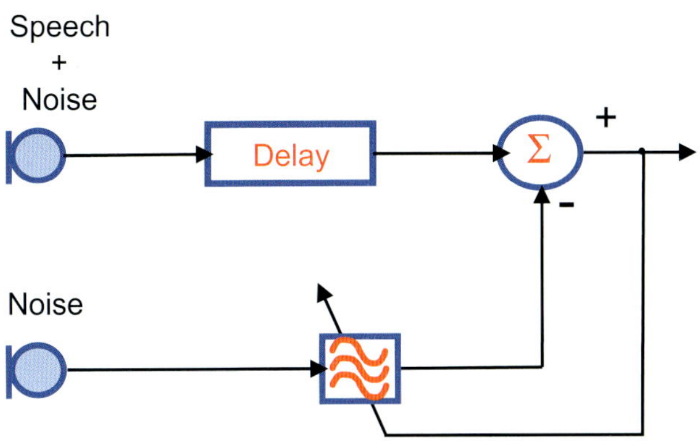

Figure 7.11 The Widrow Least Mean Squares adaptive noise reduction scheme, based on a reference microphone that picks up only the noise.
The fixed delay compensates for the delay inherent in the adaptive filter.

다른 경로로 2개 마이크로폰에 전달되기 때문에 각 마이크로폰에서는 다른 파형을 가지고 있다고 가정할 수 있다. 기준 마이크로폰에서 픽업된 소음이 2개의 마이크로폰의 소음이 얻어진 경로의 차이를 보상하기 위해 필터링 된다면 주요 마이크로폰(main microphone)에서 픽업된 혼합된 신호와 소음에서 이러한 필터링 이후 소음을 제거할 수 있다. 필터링과 소음제거 과정이 완벽히 수행된다면 결국 음성만 남게된다.

필터는 출력 신호 강도를 최소화하는 방식으로 반응을 바꾸어서 이상적인 형태와 유사해진다(LMS라는 용어는 출력 강도는 신호의 제곱에 비례함을 의미). 시스템은 일반적으로 1sec 이내로 반응에 적응한다. 이러한 적응형 필터는 주 신호에서 가중된 소음 신호를 빼기 전에 각 주파수의 소음 기준에 대하여 복합 가중치(complex weight, 이득과 위상을 조정)를 적용하는 것과 같다.

이 가중치를 계산하는 방법은 매우 많다. 일부는 주파수 영역에서 작동하여 각 주파수에 따라 가중치가 결정된다. 다른 방식은 시간 영역에서 작동하며, 각 마이크로폰 출력의 과거 샘플에 적용된 가중치를 통해 각 주파수에서 마이크로폰 출력에서 어떻게 결합할지를 간접적으로 결정한다. 이런 2개 방식 모두 동일한 해결 방안이므로 비슷해지지만, 신호가 시간에 따라 변하고, 머리의 움직임이 소리 방향에 따라 빨리 변할 수 있는 실제 상황에서는 주파수 영역에서의 접근법이 더 빠르고 적정한 결과를 얻게 한다.[1075]

Widrow LMS 시스템에서는 적절한 기준 신호가 가능하다면 SNR을 30dB 이상 높일 수 있다. 그러나 머리에 착용하는 보청기에서 단일마이크로폰을 이용하여 오직 소음만을 감지하는 것은 불가능하다. 기준 마이크로폰에 소음과 함께 일부 신호가 포함되면, 필터는 신호와 소음 모두를 부분적으로 상쇄시키도록 만들게 될 것이다.

Figure 7.12는 머리에 착용하는 보청기에서 소음 기준을 얻을 수 있는 한 방법이다. 방향성 마이크로폰은 음성(정면)과 소음(모든 방향)이 섞인 신호 A를 제공하고, 전방향성 마이크로폰(방향성 마이크로폰과 함께 위치할 수 있음) 역시 음성과 소음의 조합을 픽업하지만 방향성 마이크로폰보다는 낮은 SNR을 갖는다. 전방향성 및 방향성 마이크로폰이 정면의 소리에 대해 동일한 감도와 위상반응을 갖도록 맞춰지고 출력을 차감하면, 정면 신호가 제거되고 신호 B(소음)만 남게된다. Figure 7.11의 Widrow 적응형 소음 감소 체계와 동일한 점선 오른쪽 부분은 SNR을 향상시키기 위해 필요한 필터링과 신호 제거기능을 수행한다.

이러한 적응형 필터링은 시판되는 보청기와 인공와우 이식기에서 특정 상황의 경우 매우 잘 기능한다. 특히 1개의 소음원, 반향이 없고, SNR이 매우 낮은 상황에서 적응형 필터는 특성을 변경하여 목표 방향(대부분 정면)에 대해서는 정상 민감도를 갖고, 배열의 방향성 패턴이 소음 방향에 대해서 거의 완벽한 널(null)을 갖게 한다.[1690] 이러한 좋은 환경에서 SNR은 최대 30dB까지 향상되나,[1404] 실제 환경에서는 이렇게까지 개선되지는 않는다.

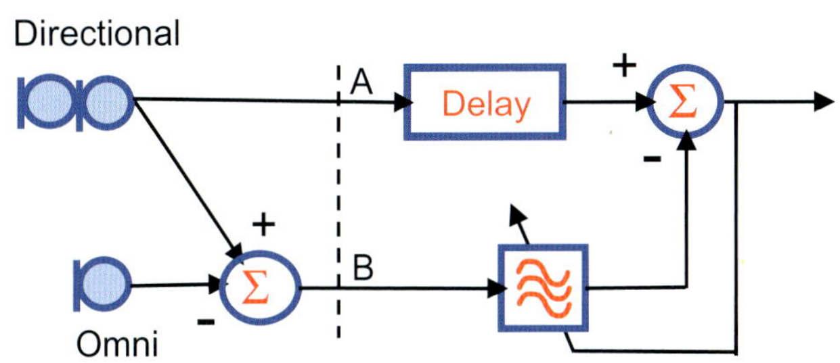

Figure 7.12 An adaptive noise canceller, where the noise reference signal is formed by subtracting the omni-directional microphone output from the directional microphone output.

반향(reverberation)은 적응형 배열의 효율성을 크게 떨어뜨린다. 화자가 매우 가깝지 않다면, 반향은 상당한 음성 에너지가 모든 방향에서 도달하게 만든다. 따라서 소음 기준 신호는 음성, 소음 모두를 포함하게 되며, 이런 혼합된 신호는 필터가 적응하기 어렵게 하여 소음제거효과가 낮아진다. 차감장치는 소음만 아니라 음성 신호의 일부도 함께 제거하여 음성 상태에 영향을 준다. 빔 형성기는 다양한 방법으로 이러한 문제를 최소화할 수 있지만, 완전히 없앨 수는 없다. 이런 변경 방법에는 변동하는 특성(pulsatile nature)과 음성 신호의 전반 레벨에 근거하여 음성/비음성 활성감지기(목소리 활성 감지 장치로 알려져 있기도 함, voice activity detector, VAD)를 이용하는 것이 있다. VAD를 이용하여 음성 신호가 존재하면 적응형 필터를 정지시켜 소음에 의해서만 필터 가중치를 결정하도록 만드는 것이다.[649, 691, 1621, 1833, 1834] 그러나 이런 VAD는 매우 나쁜 SNR 환경과 SNR의 향상이 가장 필요한 나쁜 SNR 환경에서는 작동이 잘 되지 않는 문제가 있다.

또 다른 변경 방법으로는 소음제거기(noise canceller)를 다른 적응형 필터 앞에 위치시켜서 소음으로부터 가능한 많은 음성을 제거할 수 있다.[1848] 이러한 적응형 필터는 음성이 존재할 때에만 적응하는데, 가능한 적은 음성 신호를 갖는 기준 신호(소음)를 만들게 되어서, 주요 적응형 필터(main adaptive filter)가 소음을 더 잘 제거할 수 있게 한다. 최신 버전에서는 처음 적응형 필터가 고정형 필터로 대체되어 나쁜 SNR 상황에서 시스템이 보다 안정되었다. 중등도 반향을 갖는 공간이며, 1m 거리, 90° 방향의 1개 간섭원(interfering source)이 있는 상황에서 SRT(어음청취역치)가 11.3dB 가량 개선되었다.[1931]

반향의 의미는 직접적인 신호가 도달된 이후 일정 기간에 단일 음향 울림이 보청기에 전달되는 것이다. 적응형 필터가 수백 msec 이전에 도착한 음향 신호를 저장하고 조합할 수 있을 정도로 복합하면, 이러한 반향은 제거될 수 있다.[649] 그러나 복합 필터(complex filter)는 적응 시간이 오래 걸린다.

적응형 필터링으로 얻을 수 있는 실질적인 장점과 반향으로 장점이 없어지는 상황의 실례로 Figure 7.13은 머리의 이마 주변에 장착된 3개, 7개의 마이크로폰 배열에 대한 결과이다.[745]

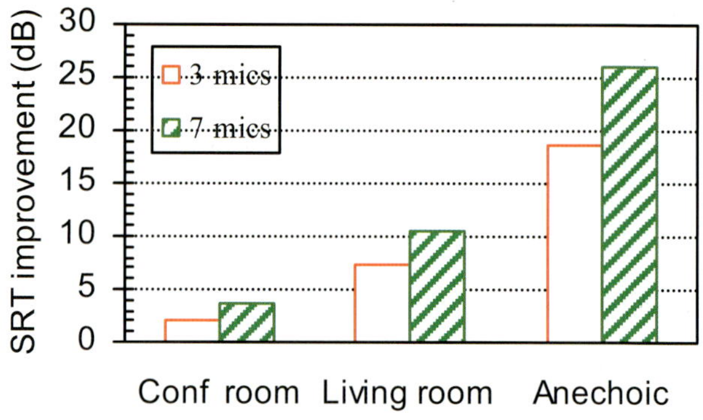

Figure 7.13 Improvement in speech reception threshold for an adaptive array relative to a single microphone. The experiment used frontal speech and a single noise masker at 45 degrees from the front in three simulated environments that differed in the amount of reverberant sound relative to the direct sound. From Hoffman et al. (1994).

적응형 필터링에 필요한 신호와 소음의 다른 조합을 2개 이상 얻을 수 있는 여러 가지 방법이 있는데, 공간 내에서 2개 지점(혹은 그 이상)에 위치한 마이크로폰에서 얻게 되며, 이 위치는 청취자의 두부의 동측 또는 반대측(또는 전방)에 있어도 된다. 한 가지 방법으로는 후방을 향하는 방향성 마이크로폰으로 기준 소음을 얻고, 전방향성 마이크로폰으로 음성과 소음의 혼합 신호를 얻는 방법이다.[1908] 이러한 구성의 장점은 모든 장치를 두부의 한쪽에 동시에 착용할 수 있다.

지금까지 언급된 기술들은 처리과정의 특정 지점에서의 신호 크기를 최소화하도록 적응하게 된다. 정면에서 도착하는 음성 신호에 대한 다른 방향에서 도달하는 신호의 비율을 최대화하는 것을 목표로 한다. 이런 체계는 음원 위치(예: 정면)와 원하는 신호의 성질(예: 음성이므로 진폭의 파동이 존재), 소음(예: 연속적) 중 하나 이상의 조건이 필요하다. 맹검채널분리, 맹검근원분리, 동시채널분리(Blind Channel Separation, Blind Source Separation, or Co-Channel Separation)라고 하는 보다 일반적인 기술은 Figure 7.14와 같이 서로 다른 방향에서 도착하는 모든 유형의 신호를 분리하도록 한다.[844, 1905] 한 가지 필요한 조건은 신호 발생원이

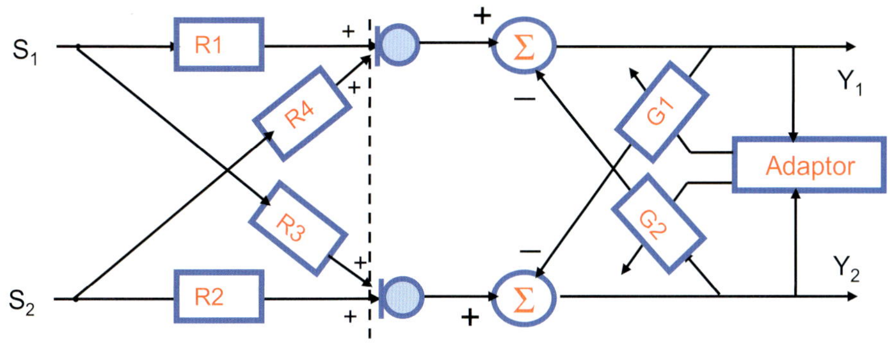

Figure 7.14 Blind source separation of two sources, S1 and S2, occurs when the two adaptive filters, G1 and G2, adapt to the response shapes that compensate for the room transmission characteristics, R1, R2, R3 and R4, from each source to each microphone. Note that everything to the right of the dotted line is in the hearing aid, whereas the blocks to the left are the transfer functions of the transmission paths within the room. When properly adapted, the response of G1 = R3/R1 and G2 = R4/R2. The output Y1 then does not contain any components of S2. The blocks G1 and G2 can alternatively be feed-forward blocks rather than feed-back blocks.

독립적으로 존재해야 한다는 것이다. 이것은 다른 사람 어음이거나 다른 발생원에서 만들어진 소음이어야 가능하다는 의미이다. 적응 과정은 필터를 가능한 최대로 변화시켜서 출력 신호를 독립적으로 만드는 것이다.

맹검근원분리 처리 체계에 대한 입력 신호가 n개의 마이크로폰을 갖고, 신호원에 대한 각각 혼합 신호를 마이크로폰이 픽업한다면, 처리 체계는 잠재적으로 n개의 신호원으로 분리할 수 있다.

가능한 출력 신호 n개 중 어느 것이 최종적으로 보청기 착용자에게 제공될지를 결정하는 방법은 가장 높은 레벨의 자료 또는 가장 전방에 가까운 위치의 자료를 선택하는 방식을 사용한다. 다른 적응형 체계와 같이 이러한 체계는 반향이 있는 경우보다는 없을 때 더 잘 작동한다. 반향이 없으면 적응형 필터는 훨씬 간단해도 되기 때문에 보다 빠르고 정확하게 적응할 수 있다.

적응형 배열과 고정형 배열(Adaptive array vs. fixed array)

많은 소음원이 있으면 고정형 배열보다 적응형 배열이 좋은 성능을 보일 수 없고, 또한 적응형 배열을 제한된 상황에서 이용하면 더 나쁜 결과를 갖는다. 음성 신호가 존재할 때 증폭 특성을 빠르게 변경시키는 적응형 처리과정은 음성 신호를 불쾌한 인공적인 소리로 바꾸게 된다. 음악적 특성을 갖는 소음이 더해지는 빠르게 변화하는 반응 형태로 인지하게 된다(신호의 협대역 성분이 갑자기 증가하거나 감소하기 때문). 이런 인공적인 소리는 적응과정 속도를 느리게 하거나, 음성이 존재한다고 판단될 때에는 기능하지 않도록 만들어서 문제를 최소화할 수 있다. 적응형 배열이 소리가 발생하는 곳을 바로 가리키지 않으면 음성 신호의 특정 주파수가 부적절하게 제거될 수도 있다. 대부분은 착용자가 신호 발생원을 바로 바라보지 않을 때(mis-steering) 발생되지만, 통계 기술로 최소화할 수 있다.[745]

고정형 배열에 비해 적응형 배열이 갖는 장점은 제작시 정확성과 관련이 있다. 일부 고정형 배열(특히 차감형 배열)은 분리된 마이크로폰의 전기음향적 반응이 서로 잘 조화되어야 기능하나, 적응형 배열은 출력 신호를 모니터링하여 조정하므로 마이크로폰 사이에서 발생할 수 있는 불일치를 일부분 보상할 수 있다. 적응형 배열의 단점으로는 보청기에서 더 많은 연산이 필요하다는 것이지만, 최근 이것은 문제가 되지 않는다.

고정형과 적응형 배열을 비교하여 기술했으나 2개 이상의 고정형 배열 출력 신호를 적응형 배열의 입력 신호로 조합하여 사용하는 것이 가능하다.[413, 961, 1848] 반향이 없으면서 음원과 방해전파(소음)가 가까이 함께 있을 때 고정형과 적응형 배열을 조합하여 사용하면 성능은 단독으로 사용하는 것보다 좋다(적응형 마이크로폰에 대한 용어에서 원치 않는 소음을 군사용 레이더 시스템 용어에서와 같이 '방해전파'로 언급). 그러나 소음이 임계거리 이상에서도 상당히 존재하는 반향이 있으면 적응형 처리과정으로 추가적인 장점을 얻을 수 없다.[649] 또한 SNR이 양호하면서 음성이 있을 때는 적응형 처리과정이 SNR을 낮출 수 있다.

7.1.4 양측 방향성 *Bilateral directivity*

대부분 양측에 보청기를 착용한다. 목표 어음이 정면이고, 소음이 모든 방향에서 일정하게 들어오면 각 보청기의 방향성 반응에 의해 방향성 혜택의 대부분이 만들어진다.[106] 그러나 목표 음성과 소음이 비대칭이 되면 한쪽 보청기는 반대편에 비해 더 나은 SNR 상황이 되는데, 이때 더 좋은 SNR 상황의 보청기가 어음이해력이 최대화 되도록 극성 패턴을 바꿀 수 있는지가 중요하다.[1106]

이렇게 유연성 있게 변화하기 위해서는 각 보청기가 적응형 방향성 처리 기능을 가져야 하는데, 머리 양측으로부터 오는 정보를 이용할 기회를 갖는 것은 매우 중요한 기회가 된다.

동기화된 양측 방향성 마이크로폰(Synchronized bilateral directional microphone)

만약 방향성 또는 전방향성을 결정하거나, 어떠한 극성 패턴을 선택할지 또는 복합가중적용(complex weight adaptation) 등에 대하여 양측 각각의 보청기가 독립적으로 결정하면 각 보청기는 때때로 어떤 처리과정을 적용할지에 대해 다른 결론에 도달할 수도 있다. 이것은 큰 문제는 아니다. 이런 경우는 목표 음원이나 다른 중요한 소리가 바로 정면 또는 후면이 아닌 다른 방향에 위치하면 두부회절로 인해 양측의 SNR과 음향 도착 방향이 다르게 되어 발생하게 되는 것이다.

이것이 이상적인 상태는 아니다. 만약 가까운 소음이 있어도 각 귀에서 SNR과 어음이해력이 최대화 되는 것이 유일한 목표라면 최고 결과라고 할 수는 있을 것이다.[1106] 그러나 방향성 처리과정은 신호의 위상을 바꾸기 때문에 각 방향성 마이크로폰이 다른 패턴을 갖게 되면, 양측 귀에서 위상 관계는 보청기 입력보다 출력 상황에서 차이가 더 크게 만들어진다. 결과적으로 보청기 착용자의 소리 국소화 기능을 돕는 양이간 위상 정보(interaural phase cue)는 보청기 착용자의 두부 모양에 의해 만들어지는 것은 아닌 것이 된다. 또한 방향성 패턴이 변할 때마다 위상 관계도 따라 변하기 때문에 보청기 착용자가 새로운 위상 관계에 익숙해지는 것을 매우 어렵게 하고 일부에서는 불가능하다. 이러한 양이간 위상 정보에 대한 혼란은 수평면에서의 소리 국소화의 정확도를 감소시킨다.[887, 1837]

2개 마이크로폰의 극성 패턴이 일치하면 소리 국소화 문제는 최소화된다.[887] 일부 보청기는 보청기 사이를 무선으로 연결하여 양측 반응을 조정하여 결정한다. 양측의 극성 패턴이 일치해야 하는 정도에 대한 충분한 연구는 없으나, 한쪽은 심장형 패턴이고 다른 쪽은 전방향성 반응과 같은 극단적인 차이는 국소화를 방해한다. 특히 양측 보청기의 극성 패턴이 자주 변경되어 착용자가 새로운 이간 정보(interaural cues)에 익숙해지지 못하게 된다.

양측 방향성 처리과정(Bilateral directional processing)

사람의 머리는 상당한 크기의 음향 장벽이므로 한쪽 보청기가 다른 쪽의 보청기와 크게 다른 신호와 소음레벨, 위상, SNR을 갖는 경우가 흔하다. 이런 양쪽 차이는 상당한 정도의 반향도 있고, 소음 환경도 있는 곳에서 이해력(intelligibility)을 높이기 위한 초방향성 마이크로폰을 필요로 하게 되었다. 양측 방향성 처리(bilateral directional processing)라는 용어는 머리 한쪽에 위치한 마이크로폰에 의해 픽업되어 같은 쪽 귀에 노출된 소리들에 대한 방향성 처리 방식이 아니라, 머리 양쪽의 입력 신호를 조합하여 고도의 방향성 빔을 생성하는 처리 방식을 의미하는 것이다.

초기의 예가 Figure 7.15에 있는 Griffiths-Jim 방향성 빔 생성기(beamformer)이다.[654] 점선 우측 부분은(이전에 기술한) Widrow LMS 적응형 소음제거 장치이다. 원하는 신호가 바로 정면에 있고 반향이 거의 없다면 정면 신호용의 2개 마이크로폰 출력이 동일하여 제거되므로, 아래쪽 연쇄 반응인 B 지점에서는 원하는 신호가 거의 없어야 한다. A 지점의 신호는 횡형 가산 배열(broadside additive array)의 출력으로 인식될 수 있어 약한 방향성을 갖는다.

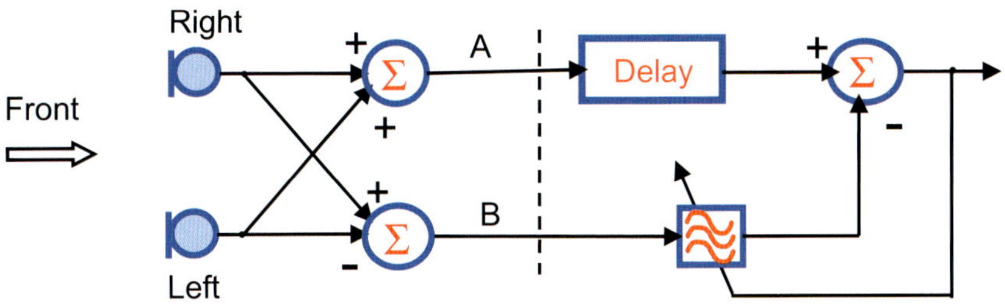

Figure 7.15 A Griffiths-Jim adaptive noise canceller, whereby the two microphone outputs from opposite sides of the head are added in the top chain but subtracted in the bottom chain.

양측 귀에 전방향성이 아닌 방향성 마이크로폰을 사용하면 성능을 향상시킬 수 있다. 이러한 방법에 대한 연구에서 반향이 거의 없을 때에는 SNR이 크게 개선되지만, 반향음 대비 직접음 비율이 감소함에 따라 혜택이 감소한다. SNR이 매우 나쁠 때 혜택이 감소하여 한쪽 적응형 배열과 동일한 수준이 되는 것이 확인되었다.[1833, 1834, 1843]

한쪽 귀의 적응형 배열과 같이 목표 음성이 없을 때에만 필터가 소음을 형성하려고 한다면(Figure 7.15와 같이) 성능은 최대가 될 것이다. 이러한 결정은 음성활성감지기(VAD)를 포함하는 처리과정이 필요하다. 그러나 소음감소 시스템이 가장 필요한 나쁜 SNR의 환경에서는 VAD의 정확성도 떨어진다. 이와 비슷하게 각 마이크로폰(Figure 7.15에 나타내지 않은)이 픽업한 목표 어음의 모양을 변화시키는 필터가 음성이 존재할 때에만 적용해야 하는데, 음성이 약해서 SNR 개선이 가장 필요한 상태에는 VAD가 이를 알아내기 어렵다.

각 보청기에서 픽업된 신호의 좁은 주파수 범위만을 약화시켜서 목표 신호의 방향성에 적합한 일관성이 있고, 위상 차이가 없게 만드는 여러 처리과정들이 있다.[30, 147, 959] 목표 신호는 대개 보청기 착용자의 정면에 있다는 가정하에 이루어지는데, 이런 처리과정은 전방향성 처리과정과 같이 음질과 이해력을 높이고, 반향을 상당히 감소시킨다.

최근에서야 해결된 양측 방향성 빔생성기(beamformer)의 2가지 문제는 다음과 같다:

- 빔생성기는 1개의 출력 신호를 만들고, 이 신호가 좌, 우측에 변화하지 않고 전달된다면, 보청기 착용자는 공간 안의 모든 소리를 머리 중심에서 들려오는 것처럼 듣게 되며, 이는 다른 위치에서 들려오는 것으로 인식될 때보다 원치 않는 소리에 의한 차폐 정도가 커진다.[574] 이렇게 빔생성기에 의한 소리가 모이는 현상은 이해력(intelligibility)이 증가되지 못하게 만든다.
- 보청기 착용자가 항상 목표를 직접 바라보는 것은 아니고, 고도의 방향성 돌출부(lobe)가 표적을 놓치면 방향성에 의한 많은 장점들이 없어지며 음성이 왜곡될 수도 있다.

Figure 7.16은 National Acoustic Laboratories에서 개발된 양측 방향성 처리 방법으로 위의 2가지 문제를 피할 수 있다.[1182] 각 귀의 방향성 마이크로폰(또는 적응형 방향성 배열)은 입력 신호를 제공하고, 빔생성기로 지정된 정면 방향(예: +45°~-45°)에서 나오는 소리는 강조하고, 이 범위를 벗어나는 소리는 약화시키도록 신호를 조합한다. 또한 빔생성기는 주요 신호가 들어오는 방향을 지시하게 된다. 주요 정면 신호의 방향에 따라 두부연관전환기능(head related transfer function, HRTF)(Section 15.1.1)에 의하여 향상된 SNR의 신호를 필터하여 양측에 각각 분리하여 전달한다. 이 필터 방법은 빔생성기가 향하는 신호 방향이 실제로 신호가 들어오는 방향과 같도록 만든다.[75, 1182]

그러나 다른 모든 소리도 동일한 HRTF에 의하여 처리되므로 모든 소리 발생이 이 방향에서 들어오는 것과 같아져서 혼란이 발생할 수 있다.

다른 음원에 대한 다른 공간 정보(spatial cue)는 약화되어서 신호에 추가될 수 있다. 그러나 추가 정보로 SNR의 손실을 상쇄할 수도 있지만, 빔생성기로 얻는 SNR의 개선을 나쁘게 만든다.[1836] 원래 신호가 크게 약화된 상태로 추가되기 이전에 주요 신호가 수 msec만큼 지연된다면, 이로 인한 성능 저하는 최소화될 수 있다.[1182] 선행효과(precedence effect)는 약화된 신호가 주요 신호(main signal)보다 크

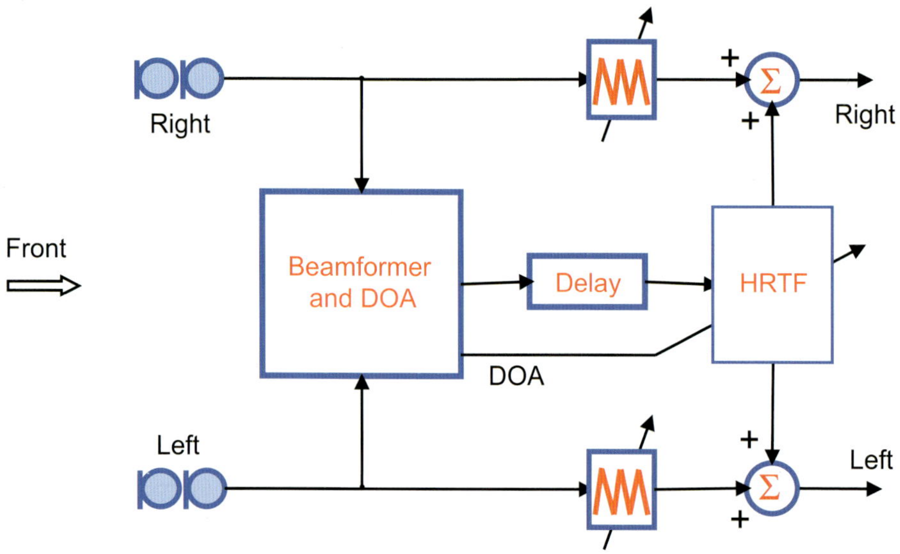

Figure 7.16 A bilateral processing scheme that improves SNR while preserving the apparent location of sources in the room.

DOA = direction of arrival.

HRTF = head-related transfer function.

지 않은 경우에서도 방향을 감지하는 특징이 되는 경우를 말한다. 그러나 주요 신호는 강도가 훨씬 크기 때문에 빔생성기의 높은 이해력을 유지하도록 한다. 이 체계에 대한 예비 조사 결과상 소음이 많은 환경에서 경도~중등도 난청이 있으며 보청기를 사용한 경우가 보조기구 없는 정상인보다 더 잘 듣는 결과를 보였다. 비슷한 이득이 있는 유사한 시스템들이 만들어질 가능성이 있다.

이런 복잡한 양측 방향성 처리과정 시스템은 앞으로 수년 동안 더욱 많이 사용 가능해질 것이다. 이런 시스템이 가능해지려면 광대역, 저전력과 2개 보청기 사이의 양방향 무선 연결이 필요하며, 보청기 내부의 높은 연산 처리능력이 필요하다. 집적 회로(integrated circuit)의 지속적 발전이 2가지 문제를 해결하였고, 수년 이내에 높은 기능의 양측 방향성 마이크로폰이 등장할 것이다.

현재에도 양측 보청기 사이를 무선 신호로 연결하는 단순한 양측 방향성 시스템은 존재한다. 실례로 대화 상대방과 가까운 쪽 보청기의 마이크로폰 입력 신호를 픽업하여 양측 보청기에서 이를 재생산할 수 있다. 이런 기능은 자동차 실내와 같이 대화 상대가 예측 가능한 방향에 있는 경우에 유리하다. 좌, 우측 보청기 신호를 함께 더하여 양쪽 귀로 제공함으로 조금 더 정면에 대한 방향성 빔을 만들기도 한다.

7.2 방향성의 정량화 *Quantifying Directivity*

7.2.1 2D와 3D 방향성 지수 *2D and 3D directivity index*

보청기 착용자 근처에 강한 소음원이 없으면, 반향은 모든 방향으로부터 소음이 거의 동일하게 귀에 도달하도록 한다. 만약 목표 음원이 보청기 착용자와 바로 정면에 있으며, 가까이 위치한다면 마이크로폰은 정면 민감도(frontal sensitivity) 정도로 목표 음원을 픽업하고, 소음에 대해서는 평균적인 민감도 정도로만 받아들일 것이다. 이러한 정면 민감도와 평균 민감도의 비율을 방향성 요인(directivity factor)이라고 하며, dB로 변환하면 방향성 지수(directivity index, DI)가 된다. 따라서 DI는 방향성 마이크로폰이 완전히 전방향성 마이크로폰에 비하여 SNR에 얼마나 영향을 미치는지를 말한다.

3D-DI 무반향 측정(**3D-DI anechoic measurement**): 마이크로폰 또는 전체 보청기의 민감도를 여러 방향에서 측정한다. 여러 방향에서 도달하는 소음 성분은 크기 단위로 합쳐지기 때문에 민감도를 측정할 때 3D 공간에서 다른 방향에 대한 마이크로폰의 에너지 민감도(power sensitivity)를 평균

화하여 조합해야 한다. 만약 샘플링된 방향이 구체(sphere) 주위로 일정한 간격으로 n개라면 3D-DI는 다음과 같이 간단히 계산된다:

$$3D-DI = 10\log_{10}\left[\frac{\textit{Frontal power sensitivity}}{{}^{1}/_{n}\sum \textit{power senstivity}}\right] \quad ...\ 7.1$$

방위각(azimuth)과 입면각(elevation)에 대하여 모든 영역에서 일정한 간격으로 측정하는 대신 구체의 상단과 하단 부분을 과도하게 측정하면, 이를 수정하기 위해 보다 복잡한 공식이 사용된다.[469] 2개의 측정 모두 여러 청취 환경에 대한 마이크로폰 3D-DI를 나타내지만 이러한 측정 모두 시간과 장비가 많이 필요하며 특별한 경우가 아니면 거의 시행되지 않는다.[469] 이를 대신하여 DI는 아래의 3가지 방법 중 하나로 측정된다.

3D-DI 확산음장 측정(diffuse field measurement): 확산음장은 소리 크기가 모든 방향에 동등하게 도달하는 공간을 말한다. 작은 수의 음원으로 생성되며, 반사판(reflection surface)과 반향을 이용하여 공간 전체에 균등하게 소리 크기가 퍼지게 하지만, 진정한 확산음장을 만드는 것은 어렵다. SPL은 기준 전방향성 마이크로폰(reference omni-directional microphone)과 방향성 기능이 있는 보청기로 측정되고, 이들 SPL을 각각 $Omni_{diffuse}$와 $Dir_{diffuse}$라고 한다. 기준 마이크로폰과 방향성 보청기를 유의한 반사가 없는 장소로 옮기고(무반향 공간, 실외 또는 흡음성 환경에서 음원과 아주 가까운 위치), 전방의 1개 음원에 대한 SPL을 2개의 장치로 측정하여 각각의 값을 $Omni_{frontal}$와 $Dir_{frontal}$라고 한다. 3D-DI와 동일한 확산음장 DI는 다음과 같이 계산된다:

$$3D-DI = (Dir_{frontal} - Dir_{diffuse}) - (Omni_{frontal} - Omni_{diffuse}) \quad ...\ 7.2$$

2D-DI 무반향 측정(2D-DI anechoic measurement): 방향성 보청기를 턴테이블에 장착하고, 다른 방위각들에 대한 민감도를 측정한다. 이러한 측정은 무반향 공간이나, 유의한 반사가 없는 장소에서 시행하는데 단일 음원에 대한 반응을 측정한다. Figure 7.2와 같은 극성 패턴은 이와 같은 측정으로 얻어진다. 정면 민감도(frontal sensitivity)를 원주(around circle)의 n개의 방위각에 대한 평균 민감도로 나누고, 비율을 dB로 변환하면 DI가 되지만, 이는 오직 평면에 대한 방향성만을 표현한다. 이러한 2D-DI를 평면 DI(planar DI)라고 한다.[55] 계산식은 공식 7.1과 동일해 보이지만, 분모의 합계가 원주위에서 측정된 방위각만을 포함하고, 구체 주위에서 측정된 방위각과 입면각은 포함되지 않는다:

$$2D-DI = 10\log_{10}\left[\frac{\textit{Frontal power sensitivity}}{{}^{1}/_{n}\sum \textit{power senstivity}}\right] \quad ...\ 7.3$$

2D-DI는 위, 아래보다 수평면으로 더 큰 음압이 도달하는 실제 상황에서 합당하나, 반향이 있는 환경에서는 좋은 추정값이 되지 않는다.

원형 대칭에서 추정한 3D-DI(3D-DI inferred from circular symmetry): 2D-DI 측정하지만, 평면의 위와 아래에서 도달하는 음향 효과를 예측하는 방식으로 평균화한다. 이는 자유공간에 종형 마이크로폰(end-fire microphone)을 매달아 측정하여 얻어지는 결과에 대한 원형 대칭에 따르게 된다. 예를 들어, 정방향의 왼쪽으로 30°에서 측정한 민감도는, 정방향보다 30° 위, 아래 또는 오른쪽에서 측정한 것과 같다고 하는 것이다. 삼각법으로 3D-DI가 sin(θ)/2 식을 통해 각 측정 값의 평균에 가중치를 주어 예측할 수 있다(여기서 θ는 정면에서 벗어난 각도). ANSI S3.35에서는 이러한 방법으로 계산된 DI를 평면 DI(planar DI)라고 한다.

$$3D-DI_{estimated} = 10\log_{10}\left[\frac{\textit{Frontal power sensitivity}}{{}^{\pi}/_{2n}\sum \textit{power senstivity}}\right] \quad ...\ 7.4$$

보청기를 머리에 착용하면 원형 대칭이라는 가정이 합당하지 않은데, 한쪽 면에 머리와 보청기가 조합된 것이 비대칭적이기 때문이다.

이런 정의들 중에서 어떠한 측정 방법을 사용하여도 측정된 DI 값은 오직 보청기가 검사된 환경에서만 맞는다.

보청기를 자유음장에 매달아 검사하면, 자유음장 DI(free-space DI)가 되며, 그것이 머리에 장착된다면(실제이든 모형이든), 이것은 보청기 사용시 DI가 된다. 머리나 몸의 영향 때문에 DI 값이 동일하지 않으나, 자유공간에서 높은 DI 값을 갖는 마이크로폰은 머리에 착용했을 때에도 높은 DI를 갖는다. Figure 7.3에서와 같이 머리에 착용했을 때의 민감도 패턴은 머리의 민감도 패턴과 자유음장에서의 마이크로폰의 민감도 패턴을 모두 반영한다.

3차원 공간에서 여러 방향에 대해 측정하는 데 시간이 오래 걸리고(공식 7.1), 진정한 확산음장을 만들기 어렵고(공식 7.2), 원형 대칭을 가정할 수 없는 경우(공식 7.4), DI는 다음과 같이 얻을 수 있다. 가장 일반적으로 연구자들과 산업분야에서는 2D-DI(공식 7.3)를 측정하고 이를 추가 수정이나 설명 없이 사용하는데, Figure 7.2에서와 같이 자유음장에서 1차 감산 마이크로폰으로 측정하면 2D와 3D-DI는 크기가 거의 비슷하다. 방향성 보청기가 머리에 위치하면 2D와 3D-DI 차이(일반적으로 1dB)는 보다 커지게 된다.[469] 그럼에도 불구하고 높은 2D-DI를 갖는 보청기는 상대적으로 높은 3D-DI를 갖게 되므로 이론적인 근거는 부족하지만 2D-DI에 기초하여 장치를 서로 비교를 하는 것은 합리적이다.

머리에 착용된 보청기는 보통 그것이 착용된 면을 향해 최대의 민감도를 갖고(예를 들어, Figure 7.3), 그리고 보청기 착용자는 대개 화자를 향해 완전히 돌아서지 않는다. 따라서 공식 7.2와 7.3의 정면 민감도(frontal sensitivity)를 대신해 최대 민감도를 보이는 방향일 가능성이 높은 범위(예를 들어, 0~30°)의 민감도 평균값으로 대신해야 한다는 주장도 있다. 이는 머리에 착용된 모든 방향성과 전방향성 마이크로폰으로 만들어진 DI 값이 방향성을 더 많이 갖는 것처럼 보이게 하나, 이미 존재하는 DI 유형만 더 복잡해질 수 있다.

7.2.2 AI-DI

DI는 확산되는 소음 환경에서 SNR이 어떻게 영향을 받는지를 알려주지만, 다른 주파수들에 대하여 다른 DI 값을 갖는 보청기의 DI는 음성에 어떤 의미가 있는지는 다음과 같다. 가장 일반적으로 주파수가 감소하면 방향성도 떨어지는데, 환기구 전달 소리가 점점 더 우세해지기 때문이다. 음향구의 간격이 그 주파수 파장의 절반에 가까워지면 매우 높은 주파수에서도 방향성은 감소하게 된다.

어음이해력(speech intelligibility)에 대한 방향성의 영향은 전체 주파수 DI의 평균으로 평가할 수 있지만, 일부 주파수는 다른 주파수들보다 이해력에 영향이 더 많으므로 중요도에 따라 각 주파수별 DI에 가중치를 두는 것이 합당하다. 적합한 가중치 조합은 조음지수(articulation Index, AI) 방법에 쓰이는 중요 함수를 이용한다(이후에 그 변이를 어음이해도지수(speech intelligibility index)라고 한다).[648] 또 다른 적합한 중요 함수는 잘 알려져 있는 count-the-dots AI 계산 방법이다.[918]

따라서 가중-평균 방향성 지수는 AI-DI로 알려져 있다. 그것은 방향성 마이크로폰을 전방향성 마이크로폰으로 바꿀 때 보청기 SNR이 동일하게 유지된다면 확산소음레벨을 어느 정도나 증가시킬 수 있는지를 알려 준다. 각 옥타브 또는 3옥타브 주파수의 DI 값의 가중치를 사용하지 않은 단순 평균값을 DI-a라고 하는데, 이는 확산소음이 있는 환경에서 가까이 위치한 정면 목표에 대한 SNR 향상을 잘 평가할 수 있다.[1508]

대부분 50% 이해력을 얻는 SNR을 소음하어음청취역치(speech reception threshold in noise, SRT_n)라고 한다. 방향성 마이크로폰이 SNR을 x dB만큼 증가시키면, SRT_n도 역시 x dB만큼 증가(개선)된다. 이는 AI-DI는 보청기 착용자의 특성과 음성 자료에 적합한 가중치를 사용하여 전체 주파수에 대한 SNR 향상을 평균한 것을 나타낸다(Section 7.3.5). SRT_n 향상과 AI-DI이 동등하기 위해서는 어느 주파수에서건 SNR이 SRT_n에 비해 15dB 이상 크지도(왜냐하면 이미 음성은 완전히 들을 수 있기 때문) 15dB 이상 작지도(왜냐하면 음성이 너무 차폐(over masking)하여 SNR의 작은 증가로는 전혀 혜택이 없을 수 있기 때문) 않아야 한다. 만약 이런 조건이 아니라면 AI-DI는 확산소음 환경에서 목표가 가까이 있으면 방향성 마이크로폰의 혜택을 과대 평가하게 된다. 위의 조건에 맞다면, AI-DI 혹은 DI-a의 1dB 증가는 SRT_n 1dB 높이며, 이는 중복성이 높은 문장검사(high redundancy sentence material)에 대한 어음을 10% 더 이

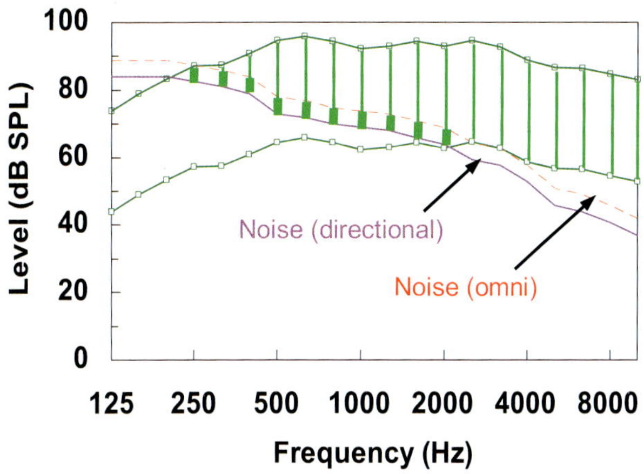

Figure 7.17 The long-term 1/3 octave speech spectrum maximum and minimum levels (green) at the output of a hearing aid, and the output noise spectrum for an omni-directional microphone (red, dashed) and a hypothetical directional microphone (pink, solid) that improves the SNR by 5 dB at all frequencies. The thinly shaded area shows the speech that is audible with the omni-directional microphone and the thick shading shows the additional speech made audible by the directional microphone.

해하는 것과 같다.

Figure 7.17은 방향성 마이크로폰이 모든 주파수에서 5dB의 소음을 감소시키지만, 음성은 오직 250Hz에서 2000Hz 사이에서만 5dB가량 더 들리게 된다. 200Hz 이하와 3000Hz 이상에서는 SNR의 5dB 향상에도 불구하고 어음가청력(speech audibility)에는 변화가 없다(주파수 영역마다 다른 이유 때문에).

방향성 마이크로폰이 SNR과 SRT_n을 직접 변경하는 것과 같이 보청기를 사용하여 음성을 듣는 동안 주관적으로 허용소음레벨(acceptable noise level, ANL)과 최소 SNR을 직접적으로 변경한다.[570]

전방향성 보청기의 AI-DI는 BTE에서 -1dB, ITE/ITC/CIC의 경우 0dB 정도이나, 방향성 보청기의 일반적인 AI-DI는 3~5dB이다. 보청기들의 이러한 차이가 있으므로 머리에 방향성 보청기를 착용할 때는 방향성 마이크로폰의 효과를 확인하기 위해 보청기 사양(specification)을 확인해야 한다.

AI-DI는 모든 상황에서의 방향성 마이크로폰 혜택을 말하는 것은 아니고, 단지 방향성에 대한 혜택을 표현하는 유용한 기준이다. 대화 상대가 매우 가까운 정면에 있고, 소음이 모든 방향에서부터 균일하게 들어오는 경우에만 AI-DI는 마이크로폰이 어음의 SNR을 얼마나 높이는가를 의미한다. 소음이 가깝게 위치하면서 단일방향으로부터 들리는 경우 방향성 마이크로폰은 AI-DI 값이 나타내는 것보다 훨씬 더 크거나 소음을 작은 정도로 억제할 수 있는데, 이런 환경에서는 고정된 민감도 패턴을 갖는 마이크로폰보다 적응형 방향성 마이크로폰이 훨씬 더 효과적이다.

7.3 방향성 혜택 *Directional Benefit*

간단하게 말하면 방향성 마이크로폰에 의한 혜택은 보청기의 방향성, 청취 환경의 반향 특징, 대화자와 소음원 사이의 거리에 따르나, 평가하는데 이용하는 어음자료와는 관계되지 않는다. 보청기 방향성은 피팅의 개방 정도, 보청기 혜택, 그리고 귀에서의 보청기 위치에 따라 결정된다. 한정된 예외 상황(Section 7.3.5)에서는 방향성이 보청기 착용자 특성에 의존하지 않는다. 환경 내에서 적응형 방향성 마이크로폰에 의한 혜택에 SNR이 어느 정도는 영향을 끼치나 고정형 배열 마이크로폰에 대해서는 영향이 없다. 자세한 내용은 다음과 같다.

7.3.1 청취 환경의 영향 *Impact of listening environment*

신호대잡음비(SNR)

만약 전방향성 마이크로폰을 방향성 마이크로폰으로 바꾸었을 때 방향성 마이크로폰의 혜택을 전방향성 마이크로폰과 같은 정도의 이해력(intelligibility)이나 명백한 소음이 있도록 하기 위해 증가할 수 있는 소음의 양으로 정의할 수 있다. 방향성 마이크로폰으로 증가하는 이해력의 퍼센트 대신 SNR 개선의 측면에서 장점을 말하면 더 잘 이해될 수 있는데, 이는 방향성 마이크로폰으로 얻는 혜택이 SNR 향상이기 때문이다.

따라서 고정형 배열의 방향성 마이크로폰은 어떠한 어

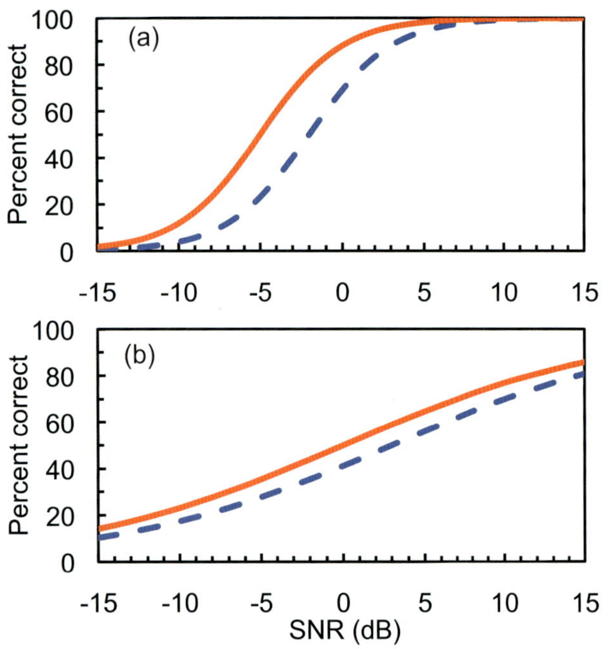

Figure 7.18 Typical psychometric functions for speech intelligibility for (a) high-context sentence material and (b) phonemically scored isolated words. In each case, the dashed blue line shows the function for an omni-directional microphone and the solid red line shows the function that would result if a directional microphone provided a 3 dB improvement in SNR.

음 자료로 혜택을 평가하여도 동일한 정도 SNR이 증가한다.[1932] 이와는 다르게 SNR 향상에 따른 이해력 점수의 영향은 어음과 소음 형식, 난청 정도 등 다른 많은 요인에 의하여 영향을 받는데,[1508] 방향성 마이크로폰 사용으로 이해력 점수가 0% 또는 100%에 가깝게 바뀌었는지를 평가한다.[1876] Figure 7.18은 2가지 다른 유형의 어음 자료에 대한 심리측정함수(psychometric function)이다. 방향성 마이크로폰 혜택이 2개의 경우 모두 다른 SNR 영역에서 차이가 있어 보이지만, 이는 정답 비율이 증가하는 것을 혜택이라고 판단하는 경우에만 해당된다. 실제로 전방향성과 방향성 심리측정함수 모두 전체 SNR에서 3dB 차이가 있다.

그러나 dB 단위로 측정된 적응형 배열 방향성 마이크로폰의 혜택은 기본 SNR(baseline SNR)에 따라 변화할 수 있는데, 이는 자동 적응 반응이 매우 나쁘거나, 높은 SNR에서 부정확해지기 때문이다.

실내 음향과 거리(Room acoustics, distance)

기본 SNR에 전혀 영향이 없는 것과는 대조적으로 실내 음향과 청취 거리는 방향성 혜택의 거의 대부분을 결정한다. Figure 3.2에 임계거리(critical distance)에 대한 설명이 있으며, 이는 직접 전달되는 SPL과 반향음장에서 SPL이 같아지는 음원에서의 거리를 말한다(전체 SPL은 각각의 음장 구성 요소보다 3dB가량 더 높다). 실제로 방향성 마이크로폰 효과에 가장 중요한 것은 청취 상황에서 목표 음원과 소음 발생원이 임계거리보다 얼마나 떨어져 있는지이다. 이것을 설명하기 위해 보청기 착용자로부터 목표 음원과 차폐 소음이 임계거리보다 각각이 가깝거나, 멀리 위치한 극단적인 4개의 조합을 고려할 수 있다.

Figure 7.19는 임계거리에 대하여 목표 음원과 방해하는 소음이 얼마나 떨어져 있는지에 대한 4개 상황을 분류한 것이다. 방향성 마이크로폰은 각 상황에서 다른 정도의 혜택을 만들며, 고정형 극성 패턴에 대한 적응형 방향성 마이크로폰의 상대적 장점도 함께 변화한다.

A. 목표 음원과 소음 발생원 모두 임계거리 내부(Target and noise close). 심장형 패턴부터 과다심장형(hyper-cardioid) 패턴까지 방향성 마이크로폰은 후면의 모든 각도에 대한 민감도보다 정면 민감도가 크기 때문에 혜택이 있으며, 혜택은 AI-DI보다 상당히 높을 것이다. 고정형 패턴에서는 우연히 맞아질 수 있는 후방 또는 측면에서의 단일 소음 발생원에 대한 널(null)보다는 적응형 방향성 마이크로폰에서 소음 발생원에 반응하여 적응하여 널을 만들 수 있으므로 훨씬 더 많은 혜택을 제공할 가능성이 높다.[140, 1500] 그러나 가까운 곳에 여러 소음 발생원이 있거나, 우세한 소음의 방향이 빠르게 변한다면 적응형 방향성 마이크로폰은 고정형 방향성 마이크로폰보다 특별히 좋은 점이 없다.

B. 목표 음원은 임계거리 내부, 소음 발생원은 임계거리 외부(Target close, noise distant). 다수의 소음 발생원이 임계거리 외부에 위치하며 소음이 모든 방향으로부터 거의 일정하게 도달한다. 목표 음원은 정면 민감도, 소음은 확산음장 민감도로 탐지하므로 고정형 방향성 배열은 3차원 AI-DI와 같은 혜택을 얻을 수 있다. 적응형 방향성 배열은 해당 배열에서 가능한 가장 높은 확산음장 DI를 갖는 패턴 정도와 같은 혜택을 제공한다. SRT_n에서의 혜택은 목표 음

원이 임계거리보다 훨씬 가까운 경우(그렇지 않으면 목표음의 일부가 확산음장 민감도로 선택된다), 그리고 모든 주파수에서의 SNR이 극도로 (-)이거나 (+)가 아닌 경우에만 AI-DI와 같다. 따라서 실제적인 SRT_n 혜택은 종종 AI-DI보다 약간 작다.

C. 목표 음원은 임계거리 외부, 소음 발생원은 임계거리 내부(Target distant, noise close). 목표 음원은 확산음장 민감도에 따라 픽업되나, 소음은 이보다 작은 마이크로폰의 후방 민감도로 감지된다. 따라서 고정형 패턴에서는 약간의 혜택이 있고, 적응형 패턴에서는 A와 동일한 이유로 큰 혜택이 있다.

D. 목표 음원은 임계거리 외부, 소음 발생원은 임계거리 외부(Target distant, noise distant). 마이크로폰은 확산음장 민감도에 따라 목표 음원과 소음을 모두 픽업하므로 방향성 마이크로폰 혜택이 없다. 잘해야 목표 음원이 임계거리보다 많이 떨어지지 않아서 방향성 마이크로폰이 직접 전달되는 음에 대비한 반향음 강도 비율(direct to reverberation ratio)을 높이는 정도이다. 마이크로폰 방향성이 매우 높다면 작은 혜택은 있을 것이나, 이런 경우는 1차 방향성 마이크로폰(first-order directional microphone)에서는 가능하지 않다.

여기서 임계거리가 중요한 기준이었으나, 목표 음원 또는 소음 발생원의 위치가 임계거리 이상이 되어도 갑자기 변하는 것은 없다. 오히려 거리가 임계거리 내부에서 외부로 서서히 이동함에 따라 방향성 마이크로폰에 의한 이득도 가까울 때의 혜택에서 먼 거리에서의 혜택으로 변화하는 정도이다. 어느 정도 임계거리 외부에 목표 음원이 있고, 소음 발생원이 매우 멀리 있는 경우 방향성 마이크로폰

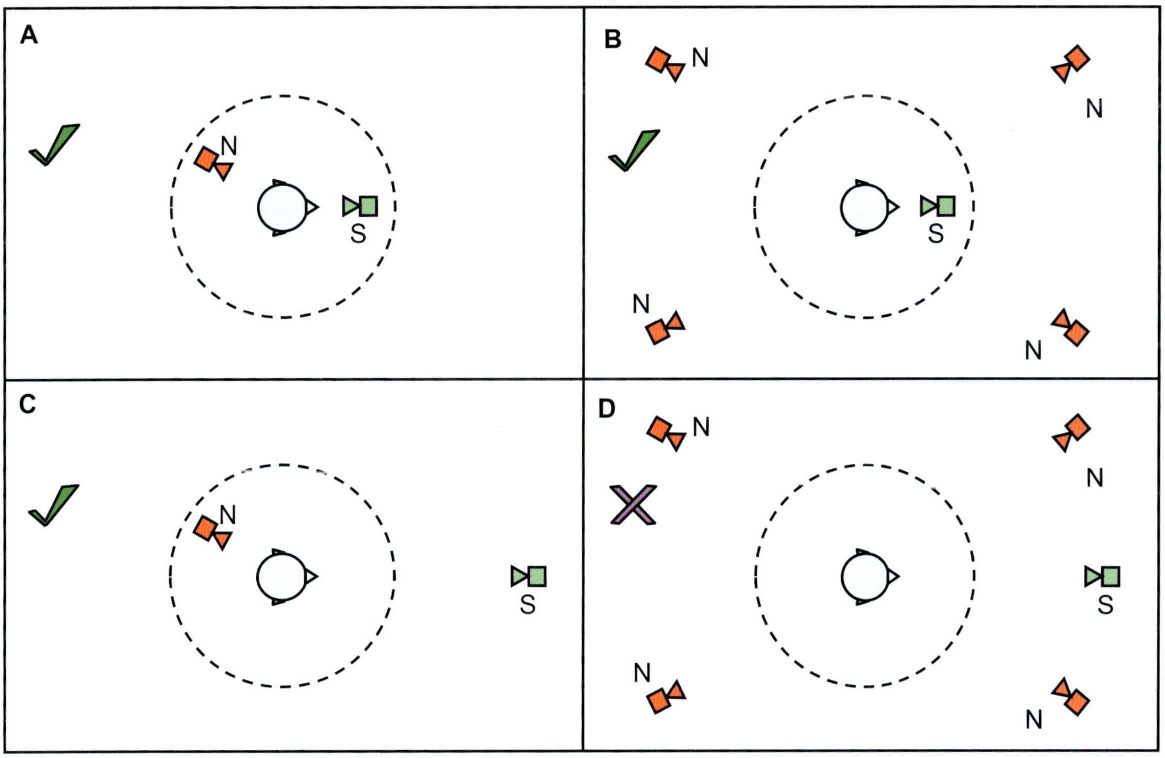

Figure 7.19 Four extreme situations in which the target and background noise source(s) are closer than, or much further away than, the critical distance from the listener. Regions within the critical distance are enclosed within the dashed line. Check marks show the situations in which directional microphones will provide benefit and the cross shows the situation in which directional microphones provide no benefit. S and N refer to the location of the target signal and competing noise, respectively.

에 의한 혜택을 일부 기대할 수 있다.[1753]

방향성 마이크로폰의 또 다른 혜택으로는 임계거리를 효과적으로 증가시켜 직접 전달되는 음에 대비한 반향음 강도 비율(direct to reverberation ratio)을 높이며, 신호를 더 이해할 수 있게 한다. 방향성 마이크로폰을 사용할 때, Section 3.4 임계거리 공식은 다음과 같이 일반화할 수 있다:

$$d_{c,\,effective} = 0.1\sqrt{\frac{Q_s Q_m V}{\pi T_{60}}} \quad \text{... 7.5}$$

Q_s는 음원의 방향성 인자(factor)이고, Q_m은 마이크로폰의 방향성 인자이다. 보청기 착용자가 음원에 더 가깝게 이동하는 것과 같이 반향이 있을 때 방향성 마이크로폰은 효과적으로 반향 음향에 대비한 직접 전달되는 소리 비율을 증가시킨다. 이는 배경소음이 없는 경우에서도 적용되는 방향성 마이크로폰의 장점이다. 음원이(정상적인) 임계거리보다 많이 멀리 있다면, 반향음장(reverberation field)은 직접음장(direct field)보다 훨씬 커서, 방향성 마이크로폰에 의해 직접 전달되는 음의 비율을 많이 높여도 반향에 의해 직접 전달되는 음이 차폐될 수 있다. 레스토랑과 같이 반사가 많이 되는 실내 공간에서의 임계거리는 1m 미만이 되기도 한다.

방향성 마이크로폰의 DI가 높을수록 정상적인 임계거리 밖까지 더 멀리 도달할 수 있고, 방향성 마이크로폰이 혜택을 제공하여 청취할 수 있는 범위가 넓어진다. 이상하게 보일 수 있으나, 반향은 방향성 마이크로폰의 장점을 제한하는 주요 요소이므로 반향을 줄이는 것이 방향성 마이크로폰이 만드는 장점의 하나이다.

7.3.2 임상에서의 객관적 혜택과 실생활에서의 자기보고 혜택 *Objective benefit in the clinic and self-reported benefit in real life*

검사실에서 어음이해력 측정(speech intelligibility measurement)결과에서 예상되는 이득보다 자기보고(self-reported)에 기반해서 평가한 실생활에서의 방향성 마이크로폰의 혜택은 매우 작았다. 이미 논의된 실내 음향적 특성을 고려할 때 이러한 결과는 당연하다.

임상에서의 평가(Evaluation in the clinic). 임상에서의 평가는 약 1m 거리를 갖는 후방의 단일 소음 발생원, 정면의 목표 어음과 매우 낮은 반향 환경에서 주로 검사하게 된다(Figure 7.19A와 유사). 모든 방향성 마이크로폰은 이런 환경에서 잘 작동하며, 적응형 방향성 마이크로폰은 매우 잘 기능한다. SNR이 5~10dB 향상되는 방향성 이득은 일반적인 경우이다.[41, 317, 1106] 단일 소음 발생원을 사용하는 것이 비현실적이므로 대부분 연구는 여러 개의 소음 발생원을 두고 시행하지만, 소음원이 측면과 후면에 위치하며 검사 환경은 반향이 적은 방음실이라는 문제가 있다. 이런 연구에서 SNR이 2.5~5dB 향상되는 방향성 혜택은 흔하다.[100, 106, 164, 317, 1466, 1502, 1504, 1874, 1876] 물론 목표 신호가 후방에 있는 경우 후면을 향하는 패턴도 전방 방향성 패턴처럼 잘 작동한다.[1265]

실생활에서의 평가(Evaluation in real life). 그러나 실생활 환경은 상황 D와 같아서 많은 혜택을 기대하기가 어렵다. 방향성 마이크로폰에 대한 전반적인 주관적 혜택에 대한 조사에서는 일부 환경에서는 많은 장점이 있어도, 혜택이 없는 많은 상황과 역효과를 만드는 경험이 환자의 부정적 인식을 주로 지배하게 된다. 실생활에서 방향성 혜택은 약 1/3에서 얻을 수 있다(일부 연구에서는 1/4~1/2 환경에서 혜택이 있다고 하였다).[140, 323, 1375, 1874] 그러나 최소 1/3이나 대다수 상황에서는 전방향성 또는 방향성에 대한 응답이 서로 우월한 것이 없다고도 한다.[1753, 1874]

1/3의 보청기 착용자는 어떤 상황에서도 방향성과 전방향성 마이크로폰의 차이를 인지할 수 없어서, 보청기를 전방향성과 방향성 모드로 지속적으로 전환하지 않고 기본 설정 값으로 사용한다고 한다.[323, 990, 1375] 그러나 대부분은 특정 상황에서 방향성 또는 전방향성 패턴 중 좋은 패턴을 인지할 수 있다. 방향성 마이크로폰이 좋은 상황은 대화 상대방이 정면 가까이에 있고, 소음은 후면 또는 측면에 위치할 때라는 것을 잘 예상할 수 있다.[323, 1502, 1753, 1874]

대화 상대가 정면 가까이에 있으며, 주요 소음 발생원이 후면이면서 가까이 있을 때의 방향성 마이크로폰의 혜택에 대한 음향학적 특성을 고려할 때 실생활에서 혜택 여부와 관계없이 모든 검사실 평가에서는 동일한 어음이해도(speech intelligibility index)를 보이는 것은 놀라운 일이 아니다.[322] 이는 SNR이 향상될 수 있는 상황에 놓이는 빈도와 몇 dB의 SNR 증가로 혜택의 개선을 감지할 수 있는 능력에 따른다(목표 대화 상대자와 소음 발생원의 강도 레벨과 위치는 상상하는 바와 같이 실생활에서는 수시로 변하므로 보청기 착용자가 방향성과 전방향성 모드의 수행능력 차이를 비교하기란 쉽지 않다).

청취 환경에 따라 방향성 마이크로폰의 혜택이 달라지므로 일부 환자에 대한 연구로 전반적인 선호도를 얻는 것은 어렵다. 그러나 실생활 자기보고 이득에 대한 메타-분석에서 방향성 마이크로폰이 더 유용하다고 하였다.[104]

7.3.3 방향성과 다른 기술들의 상호 작용 *Interaction of directivity with other technologies*

보청기에서 방향성 신호처리는 다른 신호처리 과정보다 우선적으로 시행된다. 이는 결합된 신호와 소음이 압축, 적응형 소음억제, 피드백 제거, 주파수 이동, 또는 다른 기능 등을 처리하기 전에 SNR에 영향을 주며, 후반부에 논의되는 하나의 예외적인 경우를 제외한다면 방향성 신호처리가 만드는 혜택은 다른 기능들과는 독립적으로 존재한다. 일측 보청기와 비교했을 때 양측 보청기의 장점에 더해서 방향성 마이크로폰은 SNR에 대한 장점을 추가로 제공한다.[705]

압축은 방향성 마이크로폰의 장점을 잘못 상쇄할 수 있나. 음원이 앞에서 뒤로 이동함에 따라 방향성 마이크로폰은 소리의 레벨을 감소시킬 것이다. 이때 보청기의 압축기는 소리레벨 감소에 반응하여 이득을 증가시킨다. 그러나 대부분의 실생활에서 가장 중요시되는 소음은 말하는 도중에 존재하는 소음이다. 방향성 마이크로폰에 의해 발생하는 SNR 향상은 압축기 이후의 출력에서도 보존되는데, 이는 어음과 소음이 혼합되어 마이크로폰에 들어와도 압축기는 모두에 동일한 이득을 제공한다. 따라서 방향성 신호처리의 장점은 압축기에 의해 영향을 받지 않는다.[1504]

압축과 방향성 신호처리의 상호작용에 의한 부수적인 혜택도 하나 있다. 보청기가 주요 대화 중에 상대방의 소리가 후면 또는 측면에서 들어올 때 우연히 방향성 모드로 바뀌면 압축기는 정면 방향성에 적용할 이득 감쇄를 부분적으로 취소할 수 있다. 다시 말하면 방향성 신호처리가 잘못 적용되더라도 극성 도표 형태에서 예상할 수 있는 것보다 방향성의 단점이 작을 수 있다는 것이다.

각 소리를 한번에 하나씩 검사할 때에는 압축이 방향성에 미치는 효과를 검사박스에서 방향성 극성 패턴 또는 전후 비율을 측정하면서 구할 수 있는데, 압축기능을 끄거나, 동시에 앞과 뒤의 신호로 자극하는 검사 방법을 이용해야 한다.[1498]

유사하게 청취 편안함(listening comfort)(Section 8.1.2)을 높이는 적응형 소음감소 시스템(adaptive noise reduction system)의 장점은 방향성 마이크로폰으로 증가된 SNR에 영향을 받지 않는다.[164] 이는 방향성 마이크로폰과 소음감소 시스템이 소음을 제거하는데 너무 효과적이어서 다른 알고리즘이 필요하지 않기 때문이다.

방향성 혜택에 영향을 주는 다른 신호처리 방식과 관련된 방법은 환기구 경로 때문에 발생 가능하다. 적응형 소음감소 시스템 기능이 보청기 이득을 감소시킬 경우, 환기구 경로에 대하여 우세한 증폭된 소리 경로의 주파수 영역도 함께 감소한다. 따라서 SNR을 증가시키는 방향성 마이크로폰의 주파수 범위도 감소하게 된다. 이것이 소음감소 시스템을 사용하지 말아야 한다는 의미는 아니다.

방향성 마이크로폰은 머리 근처에 있는 음장과 상호 작용하고, 방향성 마이크로폰은 다음에 오는 처리과정에 영향을 받지 않으므로, 여기에서 논의되는 방향성 마이크로폰은 모든 영역에서 보청기에 비해 SNR의 증가가 더욱 요구되는 인공와우이식과 관련이 있다.

7.3.4 방향성의 단점 *Disadvantage of directivity*

방향성 마이크로폰은 여러 상황에서 단점이 장점보다 많다. 이러한 단점의 대부분은 이미 앞서 소개되었으나 아래에 간단히 내용이 있다:

후면 또는 측면에서의 목표 소리(Target sound to the rear or side). 방향성 마이크로폰의 최대 단점은 후면 또는 측면에서 들리는 소리를 감쇄한다는 방향성 마이크로폰의 원래 목적과 맞물려 있기 때문에 불가피하다. 후면 또는 측면 소리를 듣고자 한다면 방향성 마이크로폰은 전방향성 패턴에 비해 기능이 떨어진다. 배경소음이 있으면 방향성 마이크로폰은 SNR을 감소시키고, 목표 발생원이 조용하면 방향성 마이크로폰은 소리레벨을 낮춘다. 만약 음원의 크기가 이미 작은 경우라면(예: 60dB SPL 이하), 소리레벨을 더 줄여서 가청력은 감소하고, 어음의 경우 이해력이 더 떨어진다.[1000, 1502]

저주파수 제거 반응, 또는 내부소음의 증가(Low-cut response, increased internal noise). 차감형 방향성 마이크로폰은 기능상 저주파수 제거기능이 존재하므로, 방향성 반응은 저주파수를 차단하고(충분히 보상되지 않으면), 큰 내부소음을 갖게되어(차단된 것이 보상되지 않으면) 어느 정도 2가지 단점(부분적으로 보상되면)을 갖는다. 이러한 단점은 배경소음이 낮은 레벨에서 명확해지므로, 이런 상황에서는 자동 방향성 마이크로폰이 항상 전방향성으로 자동 변환된다.

국소화의 감소(Reduced localization). 2개의 보청기가 서로 조화되지 않게 조정되면 방향성 마이크로폰은 좌우 위치 정확도를 낮춘다. 그러나 전후 국소화를 개선시키는 모든 방향성 마이크로폰의 (+)값을 갖는 DI를 고려하면 이런 문제는 미미하다. 동기화된 2개 보청기에 의한 방향성 혜택은 국소화에 부정적인 영향은 없다. 분할대역 방향성(split-band directivity) 또한 국소화에 부정적인 영향이 없도록 도와준다.

바람 소음(Wind noise). 방향성 마이크로폰은 전방향성 마이크로폰보다 바람 소리에 더 민감하다.

종합하면 보청기에서 전방향성인 것보다 모든 상황에서 방향성이 항상 적절하지는 않다.[1000, 1460, 1502] 가장 일반적인 해결 방법은 서로 다른 환경에서 보청기가 방향성 반응과 전방향성 반응 사이에서 전환하는 것이다. 이러한 전환은 자동, 수동 또는 혼합형 방법이 있다. 변화하는 청취 상황에 따라 방향성과 전방향성 사이를 수동 전환할 수 없거나 불가능한 일부의 경우에는 자동 전환 방식이 필요하다. 자동 전환이 사용되는 경우에는 소음 대비 정적(quiet) 상황에 근거하는 것 이상으로 작동해야 하며, 소음 환경에서라도 목표 신호가 정면이 아닌 다른 곳에서 들어오는 경우에도 반응해야 한다. Section 7.1.1에 언급한 바와 같이 자동 전환은 다른 주파수 영역에 대해서는 다른 선택을 할 수 있도록 한다.

다른 방법은 한쪽 보청기를 항상 방향성으로 설정하고, 다른 쪽 보청기는 항상 전방향성으로 설정하는 것이다. 이러한 조합이 양측 모두 항상 전방향성 기능을 하는 것보다 좋은 결과를 가지며 더 선호된다.[106, 323, 764]

7.3.5 방향성 마이크로폰의 대상자 *Candidate for directional microphone*

보청기를 착용하는 사람은 모두 방향성 마이크로폰으로 좋은 혜택을 얻을 수 있다. 난청인과 정상인 모두 SNR이 너무 낮아 말을 이해할 수 없는 경우를 경험한다. 일상 생활에서 이러한 어려운 상황은 SNR 손실과 난청 정도가 증가함에 따라 많아진다. 이런 일부의 어려운 상황에서 목표 소리 또는 우세한 소음이 충분히 가까이 위치하면 방향성 마이크로폰, 특히 적응형 방향성 기능이 혜택을 만든다. 목표와 소음 발생원의 실제적 위치가 방향성 마이크로폰이 객관적으로 SNR을 향상시킬 수 있는 곳에 있으면, 정상인부터 경도 또는 심도 난청과 관계없이 모두 개선 효과를 얻을 수 있으며, 이런 효과는 보청기를 처음 사용하거나 장시간 사용자 사이에 차이가 없다.[42, 989] 방향성 마이크로폰의 단점이 장점보다 크게 되는 경우 전방향성으로 수동 또는 자동으로 전환될 수 있다면, 소아를 포함한 모든 보청기 착용자에서 방향성 마이크로폰을 사용하지 않을 이유가 없다(Section 16.4.4).

방향성 혜택은 보청기 착용자의 특성과 크게 관계가 없다.[1565] 이에 대해 주의할 한 가지는 일부 주파수에서 청력 손실이 너무 커서 음성을 충분히 증폭하여 소리를 들을 수 있어도 해당 주파수에서 중요한 정보를 추출할 수 없는 일부 환자의 경우이다.[293] 전방향성 마이크로폰에 대비한 방향성 마이크로폰의 잠재적인 혜택은 중요한 주파수 범위에서 전방향성보다 DI가 더 크게 하여 말을 더 많이 알아들을 수 있게 하며, 보청기 사용자가 들리는 어음에서 더 많이 정보를 얻도록 하는 것이다.

혜택을 추산하기 위해 전체 주파수에 대한 DI를 평균할 때, 보청기 사용자가 정보를 추출할 수 있는 주파수 범위가 포함되어야 한다. 청력도가 저주파수에서는 정상 청력에 가깝지만 고주파수에서 심한 청력소실을 갖는 경우에는 주파수 범위가 더 제한된다. 그러나 저주파수에서 중등도 난청이 있고, 고주파수는 고도 난청이면 같은 크기로 들리는 고주파수 음성 영역보다 저주파수 영역의 어음에서 더 많이 정보를 얻는다(Section 10.3.4). 따라서 이런 경우에는 고주파수 방향성이 저주파수 방향성보다 혜택의 크기가 적은 것을 고려할 때, 일반적인 AI-DI 보다는 주파수별 가중치를 두는 것이 소음 환경에서의 혜택을 예측하는데 더 적합할 것이다.

모든 환자에게 도움이 된다는 것이 방향성 기술로 모두 같은 정도의 혜택을 얻는다는 것은 의미하지 않는다. 저주파수가 경도 난청이면 개방형 보청기를 사용할 것이나, 이 경우 환기구 전달음은 약 1000Hz 이하의 모든 DI를 없애며, 약 2000Hz까지는 DI에 나쁜 영향을 준다. 이런 경우의 AI-DI는 더 큰 난청에서 사용되는 폐쇄형 보청기의 동일한 마이크로폰의 AI-DI보다 훨씬 작아진다.[1001] 따라서 개방형 피팅으로 얻는 혜택은 더 작아지고 방향성 마이크로폰의 혜택이 있다고 느끼는 청취 환경도 작아질 것이다. 그래도 대화 상대방이 가까이 있을 때에는 약간의 혜택은 얻을 것이다.[1826]

7.3.6 임상에서 방향성 마이크로폰의 평가 *Evaluation of directional microphones in the clinic*

방향성 마이크로폰은 청취 상황에 따라 일부에서는 긍정적인 효과가 있으나, 다른 상황에서는 효과가 없거나 오히려 부정적인 효과를 만들 수 있다. 따라서 방향성 마이크로폰의 '실제' 상황에서의 혜택을 임상 진료과정에서 한 가지 검사로는 평가할 수는 없다. 방향성 마이크로폰과 전방향성 마이크로폰을 사용하여 소음에서의 SRT_n를 측정하는 등의 평가는 검사 상황과 같은 환경에서의 혜택만을 알려 준다. 이런 검사를 주로 시행하는 방음부스에서의 환경은 일반적으로 반향시간이 약 0.2sec, 약 0.6m의 임계거리, 임계거리 정도에 위치한 스피커, 소수(또는 1개) 소음 스피커를 사용하는데, 약 5dB SNR 개선 혜택을 보이지만 현실에는 이런 상황이 불가능하다.

임상에서 할 수 있는 평가방법은 검사박스에서 방향성 마이크로폰이 예상대로 작동하는지 확인하는 것 외에 다른 방법이 없을 것이다(Section 4.1.2). 수동으로 방향성을 전환하는 경우에 대해 조언하고, 방향성의 최대 혜택을 얻을 수 있게 청취 상황을 조절하도록 조언하는 것이 더 중요하다. 보청기 착용자(또는 임상가)가 방향성 마이크로폰의 혜택을 확인하고 싶은 경우에는 후면에 1개의 소음 스피커를 위치시킨 상태에서 어음검사(speech test)를 시행한다.

7.4 결론 *Concluding Comments*

보청기 사용자의 가장 큰 문제는 시끄러운 곳에서 말소리를 이해하는 것이다.[950, 1179] 또한 보청기를 착용하고서 조용한 장소보다 시끄러운 장소에서 더 자주 대화하게 된다.[1874] 이에 대한 가장 좋은 해결 방법은 방향성 마이크로폰 보청기를 양측에 착용하는 것이다. 그러나 현재의 방향성 마이크로폰은 방향성 기능이 매우 제한적이다. 이를 통한 혜택(폐쇄형 보청기에서 어음과 확산 소음이 가까운 위치에 있으면 약 4dB SNR 향상)은 의미가 있으나, 임계거리가 멀어지고, 반향이 있으면 자주 방향성 혜택의 일부를 감소시킨다. 개방형 피팅과 저이득(low gain) 보청기의 환기구는 이상적인 실내 음향 조건에서도 얻을 수 있는 방향성 기능의 최대 혜택을 낮춘다.

임상 진료는 항상 가능한 근거에 기반해야 한다. 음향조건이 방향성 마이크로폰 혜택에 도움이 될 때 실질적인 효용성은 의심의 여지가 없다. 이와는 반대로 보청기 사용자가 만나는 다양한 상황에 대한 방향성 마이크로폰의 평균적인 효과는 실제로는 매우 작아서, 일부 사용자에게는 전방향성 보청기와 방향성 보청기를 구별할 수 없을 정도이다. 그러나 도움이 될 것으로 예상되는 일부의 실내 음향 환경에서는 앞선 보청기 사용자들도 평균적으로 방향성 마이크로폰의 혜택이 있다고 자기보고(self-report)하였다. 방향성 신호처리에 의한 단점이 많은 경우에는 자동(또는 수동)으로 전방향성 마이크로폰으로 전환이 될 수 있으므로 모든 보청기 사용자들에게 방향성 마이크로폰을 처방하지 않을 이유가 없다.

자동 전환은 매우 정확할 필요가 없으며, 많은 상황(대부분은 아님)에서 방향성과 전방향성 마이크로폰의 반응에 의한 혜택 차이가 없다.[1753, 1874] 대화 상대가 가깝고 정면이면서 우세한 소음 발생원이 가깝고 후방에 있거나, 소음이 멀리 있다면 SNR 혜택은 음향학적으로 발생할 수밖에 없기 때문에 자동 전환은 프로그램 사이에 차이가 없다고 느끼거나, 방향성으로 전환을 하지 않는 사용자 모두에게도 도움이 된다. 전방향성이 더 유리한 상황에 비하여 방향성 마이크로폰이 유리한 상황이 더 많을 것이다.[1753] 전방향성 마이크로폰으로 기본 설정하고, 방향성 마이크로폰을 포함하는 '소음 프로그램'을 선택하는 것보다는 최대로 보청기 기능을 조절하고자 하는 경우에만 자동 전환 기능을 차단할 수 있는 옵션을 갖춘 자동 조절 방향성 마이크로폰이 사용자에게 더 많은 장점을 제공할 것이다.

향후 고성능 양측 방향성 처리과정이 가능할 것이다. 제한된 청취 환경이지만, 기존의 방향성 마이크로폰만으로 경도~중등도 난청에서는 소음 환경에서 정상과 같이 동일하게 들을 수 있다.[109, 1106] 보청기는 장애를 표현하는 것으로 여겨지며, 소음 환경에서 어음을 이해하기 힘들다는 것을 표시한다. 최근 연구되고 있는 초방향성(super-directivity) 양이 배열(binaural array) 기능을 착용할 수 있게 되면, 보청기는 정상보다도 탁월한 청력을 주는 생체 공학 기기가 될 것이다.

이러한 이미지 변화는 보청기 보급률에 큰 영향을 줄 것이다. 정상 청력을 가져도 청력 향상을 위하여 보청기를 사용할 수 있고, 휴대전화, 음악 플레이어 및 노트북의 오디오 인터페이스에 쉽게 연결될 수 있기 때문이다. 반향과 임계거리 문제는 여전히 초방향성 보청기 기능을 약화시키지만, 앞으로는 현재보다 훨씬 다양한 청취 환경에서 방향성 이득을 얻을 수 있을 것이다.

고방향성(high-directivity) 양측 보청기를 사용하는 것은 보청기 설계자와 임상가 모두에게 큰 도전이 될 것이다. 방향성이 매우 높고, 이것이 부적절한 상황에서는 방향성 기능이 심각한 어려움을 유발하는 것과 같이 방향성 혜택이 필요할 때 기능하지 못하면 큰 손실을 만들 수 있다. 미래의 과제는 필요한 때 보청기가 방향을 바꾸어 보청기 착용자가 듣고자 하는 방향으로 향하는 방향성 빔을 만드는 방법을 찾는 것이다. 모든 청취 환경에 따라 방향성을 자동으로 조정할 수 있게 만드는 초방향성 마이크로폰이 향후 수년간 보청기 엔지니어의 숙제가 될 것이다.

Chapter 08 Advanced Signal Processing Schemes

첨단 신호처리 체계

개요(synopsis)

위너 필터링(Wiener filtering)과 스펙트럼 차감(spectral subtraction) 같은 적응형 소음감소 체계는 SNR이 악화됨에 따라 각 주파수 영역에서 이득을 점차 낮춘다. 일반적으로 이들 방식은 소리 편안함(sound comfort)과 전반적인 SNR을 높이지만, 좁은 주파수 대역의 SNR은 변경하지 않는다. 따라서 일반적으로는 어음이해력(speech intelligibility)이 개선되지는 않는다. 소음감소 방식의 다른 형태는 저주파수를 제거하여 바람소리를 감소시키는 방법과 파형 변화 속도를 제한하여 순간적인 충격 소음을 감소시키는 방법이 포함된다.

여러 가지 전기적 방법으로 피드백 진동을 감소시킬 수 있다. 간단한 방법으로는 진동이 발생할 가능성이 있는 주파수의 입력수준과 이득을 감소시키는 것이다. 둘째 기술로는 보청기의 위상반응을 바꾸어서 피드백 진동에 필요한 위상 변화(phase shift)가 진동을 유발할 정도의 이득이 있는 주파수에서는 발생하지 않도록 하는 것이다. 셋째 기술은 내부에 음성 피드백(negative feedback) 경로를 추가하는 것으로, 이어몰드/이어쉘 주위의 소리 누출을 제거하는데 필요한 이득 및 위상반응을 유지하도록 지속적으로 작동하게 만든다. 마지막 기술은 출력 주파수를 입력 주파수와 다르게 만드는 것이다. 대부분 여러 기술들을 조합하여 사용한다.

주파수 하강(frequency lowering) 방법으로 어음의 고주파수 성분에 대한 가청력을 높일 수 있다. 이것은 주파수 전위(transposition)에 의해 가능하다. 즉 해당 스펙트럼의 일정 부분(section)을 낮은 주파수로 움직여서 이미 존재하는 낮은 주파수 범위에 이 스펙트럼을 중첩시킨다. 다른 방법으로 주파수 압축(frequency compression)을 이용하여 넓은 주파수 범위를 좁은(그리고 더 낮은) 주파수 범위로 압축하는 방법이다. 주파수 전위 및 주파수 압축은 모두 고주파수 소리에 대한 가청력을 개선할 수 있으나, 주파수가 낮게 변화(shift)된 어음의 구성 요소가 원래 낮은 주파수 범위에 존재하는 우세한 어음 구성 요소에 대한 인지를 방해할 수 있기 때문에 더 높은 이해력을 보장하지는 못한다. 주파수 하강, 주파수 변환(frequency transformation)으로 가능한 영역과 이득 특성은 범위가 넓다. 크게 바뀐 스펙트럼에 적응할 때까지 최상의 조합을 찾는 것은 더 어렵고, 성공 여부를 평가하는 방법이 현재까지 명확하지 않아 어렵다.

현재까지 실험적으로 어음 특징을 향상시키기 위한 이론적으로 가능한 여러 방법이 시도되었다. 이런 방법에는 어음 스펙트럼의 정점(peak)과 저점(trough)을 과장하는 방법, 자음이 있을 때마다 증폭 정도를 높이는 방법, 소리가 시작할 때 진폭을 증가시키는 방법, 특정 소리 지속시간을 늘리거나 줄이는 방법, 몇 개의 빠르게 변하는 순음으로 어음을 단순화하는 방법, 자동 어음인식기(automatic speech recognizer)의 출력에 근거하여 깨끗한 어음을 재합성(resynthesizing)하는 방법들이 있다. 그러나 지금까지 자료에 따르면 이러한 기술로는 어음이해력이 기존 증폭 방식보다 향상되지 않아, 상용 보청기에 이러한 처리 기능을 포함시키려는 시도가 거의 없었다.

다양한 다른 신호처리 알고리즘은 이미 상용 보청기에 구현되었거나 쉽게 구현될 수 있다. 다른 어음과 겹치지 않는 반향 에너지를 제거하여 더욱 선명한 음질을 만들 수 있는데, 보청기는 청취 환경을 자동으로 분류하며 보청기에서 각 유형의 환경에 따라 사전 프로그래밍(pre-program)된 증폭 특성을 선택한다. 데이터 자동기록(data logging) 시스템은 어떤 빈도로 각각 다른 환경에 있었는지, 또한 각 환경에서 사용자가 보청기를 어떻게 조정했는가를 기록한다. 이러한 훈련 가능한 보청기(trainable hearing aids)는 보청기 사용자가 조정하면서 배우고, 각각의 다양한 청취 환경에 따라 보청기를 조정할 방법을 추론할 수 있다. 따라서 미세조정(fine tuning)은 임상가가 아닌 보청기와 사용자가 함께 만들어 가는 것이다. 외이도가 보청기로 완전히 막혔음에도 능동형 폐쇄감소(active occlusion reduction) 처리과정으로 개방형 보청기와 같은 소리를 만들 수도 있다. 또한 능동형 폐쇄감소 시스템은 환기구 전달 소리(vent-transmitted sound)를 상쇄시켜 방향성 마이크로폰이 전체 주파수 범위에서 작동할 수 있게 하여 효율성을 높인다.

여기에서는 보청기의 몇 가지 첨단 신호처리 방법에 대한 내용을 다룬다. 일부는 지난 수년 동안 상용 보청기에서 사용되었으며, 다른 일부는 앞으로 수년 이내에 사용 가능하게 될 것이다.

8.1 적응형 소음감소 *Adaptive Noise Reduction*

1개 이상의 마이크로폰을 사용하는 방법 이외에는 소음을 제거하여 어음이해력을 개선하지 못하는 것은 아직까지 해결되지 못한 아주 어려운 문제이다. Levitt(1997)가 언급한 바와 같이:

> "이 문제에 대한 우리의 이해가 제한적이어서 해결 방법을 찾는데 실패했을 뿐만 아니라, 소음 상황에서 어음이해력을 상당한 정도로 높이는 방법이 있을지 조차도 모른다."

그러나 소음은 여러 방법으로 감소시킬 수 있어서, 이는 청취 편안함(listening comfort)을 개선하고, 청취노력(listening effort)을 줄였다. 적응형 소음감소(adaptive noise reduction) 기술은 소음억제(noise suppression), 미세 스케일 소음제거(fine scale noise cancelling), 단일마이크로폰 소음감소(single-microphone noise reduction)와 디지털 소음감소(digital noise reduction)라고 다양하게 표현된다. 디지털 소음감소가 가장 보편화되었으나, 대부분의 보청기가 디지털 신호처리 방식인 시대이기 때문에 디지털이라는 용어가 적절하지는 않다.

8.1.1 적응형 소음감소 기술 *Adaptive noise reduction technology*

적응형 소음감소의 직접 목표는 어음에 비하여 소음의 증폭을 작게 만드는 것이다. 이는 어음에 비해 소음에서 특히 강한 분절음(segment, 주파수 영역, 적절한 순간(moment in time) 또는 모두)을 식별하고, SNR이 높은 다른 분절음보다 이 부분에 대한 증폭을 작게 만들어 가능하다. 목적이 달성되면 보청기 사용자는 소음을 덜 괴롭게 느끼게 되지만, 어음이해력은 증가하지도 감소하지도 않는다. 소음감소에 대한 내용은 Section 6.3.7의 소음감소를 위한 압축에 기술되어 있다. 소음이 강한 주파수 영역 또는 순간적으로 증폭 레벨을 줄이면 소음의 특성(saliency)이 감소하게 되고, 다른 주파수 또는 바로 다음에 연결되는 어음 분절음을 차폐할 가능성도 최소화된다.[875] 한번에 1개의 주파수 영역에서 이득을 줄이면 당연히 그 순간 해당 주파수 영역의 어음과 소음레벨이 함께 감소한다. 따라서 해당 분절음의 SNR은 바뀌지 않게 되는데, 이는 소음감소 기술이 어음이해력에 영향이 없는 기본적인 이유이다.

소음감소기능을 위하여 보청기는 어음을 감지하고, 특정 시간, 주파수에 따른 어음과 소음레벨을 평가하며, 필요하면 각 주파수 영역에 대한 이득 감소 정도와 속도를 결정해야 한다.

어음과 소음 감지(Detecting speech and noise)

어음은 연속적인 성대의 개폐 작용으로 만들어지는데, 성대에서 발생하는 주기적인 진동의 레벨(스펙트럼)과 성도(vocal tract) 공기 흐름을 제한하여 만들어지는 난기류를 조절하는 과정을 거친다. 이러한 어음 진폭의 변화, 변조(modulation)는 어음을 감지하는데 이용되는 주요 특성이다. 어음의 진폭(엔빌로프, envelope)은 대략적으로 음절과 단어가 생성되는 것에 따라 3~6Hz 범위에서 변화하는 주파수와 함께 증가하고 감소한다. 대부분의 소음은 이렇게 변화하지 않기 때문에 3~6Hz 범위의 엔빌로프 에너지(power)가 다른 주파수의 엔빌로프 에너지보다 충분히 크다면 이를 어음으로 판단할 수 있다. 어음 에너지가 가장 클 때, 여러 주파수에서 에너지도 역시 동시에 커지게 되며, 1개 이상의 보청기 채널에서 이런 3~6Hz 범위의 변동이 감지된다. 이러한 공조(co-modulation)는 어음을 인지하는 두 번째 정보(cue)이다.

세 번째 정보는 어음의 미세구조에 의한다. 성대가 열릴 때마다 넓은 주파수 범위에서 파열 에너지가 발생하고 이러한 파열은 음조(pitch) 속도로 반복된다(남성의 경우 약 100Hz, 소아는 약 400Hz의 음조(어음 높낮이)). 이러한 전형적인 음조 속도로 만들어지는 어음 파열은 보청기의 다중주파수 채널에서 동기화되고, 어음이 실제로 존재한다는 추가 정보를 제공한다.[305]

보청기들은 이러한 어음 특성을 조합하여 이용하거

나, 시간별 진폭 분포 또는 스펙트럼 형태의 변화율과 같은 어음의 다른 더 세밀한 통계적 특성을 이용하도록 구성된 어음/비어음 감지기(speech/non-speech detector) 또는 VAD(voice activity detector)를 갖는다.

어음 및 소음레벨의 추정(Estimating speech and noise levels)

어음 검출에 이용한 변조는 각 채널(즉 주파수 영역)에서의 SNR을 추정하는데도 사용할 수 있다. Figure 8.1은 소음이 있는 환경에서의 어음 신호 엔빌로프이다. 각 단어 사이 부분이 55dB SPL 정도로 상대적으로 일정한 레벨을 갖는다. 이는 지속적인 배경소음을 의미하고, 엔빌로프의 최고 레벨은 각 어음의 최대 레벨을 표시하게 된다. 전기 감지기(electrical detector)는 엔빌로프의 최대 및 최소값과 이들 사이의 차이 값인 신호 변조심도(modulation depth)를 추적한다. 이러한 작동은 보청기의 각 채널에서 개별적으로 수행되므로 각 주파수 대역의 변조 깊이를 알 수 있다.

수 sec에 걸쳐 최대 및 최소값이 평균화되면 장기 SNR(long-term SNR)을 추정할 수 있다. 순간(near-instantaneous) 최대값을 이용하면 빠르게 변하는 단기 SNR (short-term SNR)을 추정할 수 있다.

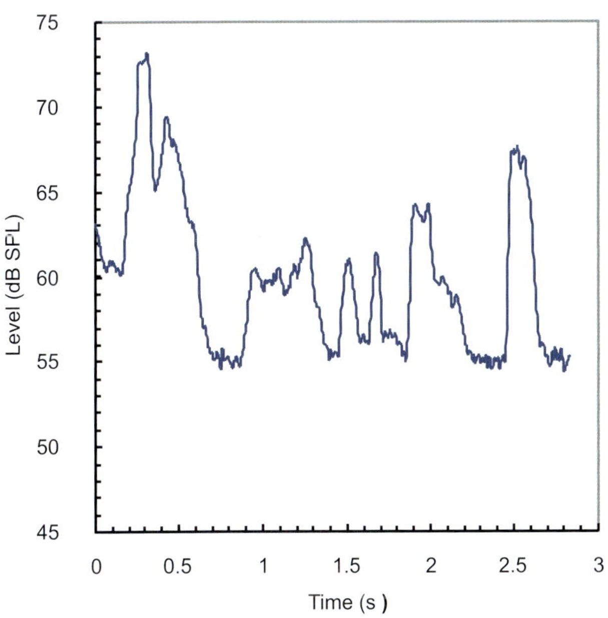

Figure 8.1 Envelope of the sentence, The yellow flower has a big bud, in the presence of background noise with a steady level of 55 dB SPL.

SNR은 평균 어음 레벨과 평균 소음레벨의 차이이지만, 변조심도는 엔빌로프 최고값과 소음 평균 레벨 사이의 차이를 말하므로 SNR은 변조심도보다 일반적으로 약 10dB 작다. 변조심도와 SNR의 정확한 차이는 어음 엔빌로프(speech envelop)가 감지되는 시간상수(time constant)에 따라 달라지는데, 특정한 시간상수에서는 변조심도가 1dB 증가하면 SNR도 약 1dB 따라서 증가한다.

SNR을 추정하기 위해서 이러한 변조심도를 이용하는 방법은 원하는 신호가 단일 화자에서 만들어지고 소음이 음절 또는 단어 속도에서 변동이 거의 없거나 다화자소음(babble)인 경우 잘 작동한다. 그러나 원하는 신호가 변동이 작고(일부 음악과 같이), 심하게 변동하는 소음(근처에 있는 단일 화자와 같이)이 있으면 보청기는 SNR을 부정확하게 추정한다.

어음 존재 여부를 인지하는 것과 추정하여 얻어지는 SNR에 대한 정보는 보청기에서 적응형 소음감소기능을 조절할 뿐만 아니라, 가장 적절한 마이크로폰 형태(방향성 대비 전방향성 또는 가장 적합한 극성 패턴)를 자동적으로 선택하는데 이용된다.

8

이득 감소 알고리즘(Gain reduction algorithms)

적응형 소음감소(adaptive noise reduction) 기능을 수행하는 방법은 여러 가지가 있으나, 대부분의 시스템은 여러 위너-필터링(Wiener filtering) 또는 스펙트럼 차감(spectral subtraction) 방식을 사용한다.

위너-필터는 각 주파수에 대한 보청기 이득이 특별한 방식으로 해당 주파수에서의 SNR에 따라 달라지게 한다. 특별히 이득은 다음과 같이 신호 에너지(power)를 신호 에너지와 소음 에너지의 합으로 나눈 것과 같다:

$$W(f) = \frac{s(f)}{s(f) + n(f)} \quad \text{... 8.1}$$

여기서 s(f)는 신호의 에너지 스펙트럼이고, n(f)는 소음 에너지 스펙트럼이다. 위너-필터는 모든 가능한 필터 모양을 연산으로 표시할 수 있으며, 필터 출력의 파형(소음은 제거하면서)을 가능하면 입력 파형과 유사한 신호로 만든다. 그러나 이러한 필터에도 문제가 있다. 어떤 주파수에

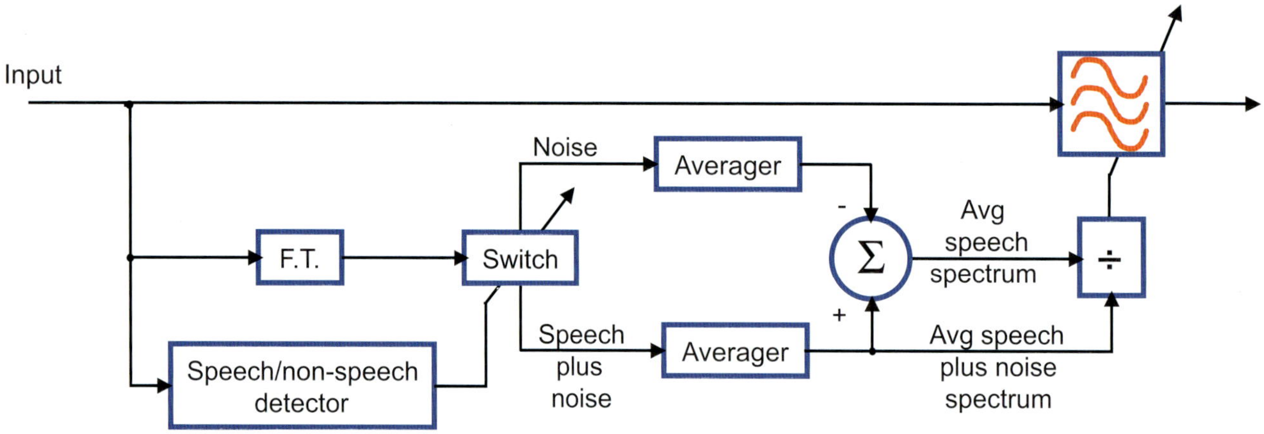

Figure 8.2 A Wiener Filter incorporating a Fourier Transform (F.T) to calculate the spectrum of the combined speech and noise. A speech/non-speech detector classifies the spectrum as noise or speech plus noise, and thus enables the average spectral power of the speech to be estimated.

서도 배경소음으로 인하여 신호의 에너지를 인지할 수 없으면 필터의 이득을 계산할 수 없다는 문제점이다. 전방향성이든 방향성이든 마이크로폰은 보청기 신호처리기에 신호를 전달하기 때문에 보청기가 알 수 있는 것은 각 주파수에서 신호와 소음을 합한 순간 에너지(power)이다.

해결 방법은 앞에서 이미 나온 신호 에너지(power)를 추정하는 것이다. 어음이 없는 경우와 어음과 소음이 동시에 있는 경우의 스펙트럼 에너지(앞선 단시간 또는 장시간 평균하여)를 추정할 수 있다면, 2개 차이로 어음만의 에너지를 추정할 수 있다. Figure 8.2는 이러한 원리를 이용하는 위너-필터의 블록선도이다. 필터는 각 주파수의 SNR을 반영하는 신호에 의해 제어된다.

위너-필터의 본질적인 특성은 SNR이 나빠지면 이득도 감소하는 것이다. 공식 8.2는 W(*f*)가 SNR에 확실히 의존한다는 것을 보여주기 위해 쉽게 바꿀 수 있다.

$$W(f) = \frac{snr(f)}{snr(f) + 1} \quad \text{... 8.2}$$

여기서 snr(*f*)는 각 주파수 *f*에서의 SNR인데(일반적으로 참조하는 dB이 아님), 신호 에너지(signal power) 대비 소음 에너지(noise power)의 비율이다.

Figure 8.3은 SNR에 따른 2가지 이득 변화이다. 실선은 공식 8.2에 따라 계산된 이득이 감소하는 것이며, 파선은 보청기에서 자주 사용되는 형태와 유사한 값이다. 이득에 대한 정확한 결과는 제조사에 따라서 다르고, 보청기에서 소음감소 설정을 변경할 때마다 바뀐다(예: '강' 또는 '보통'). 따라서 매우 낮은 SNR(6~24dB까지 이득 감소)에서 이득이 얼마나 줄어드는지, 또한 최대이득(full gain)이 적용되기 위해서는 SNR이 얼마나 좋아야 하는지에 따라 달라진다.[305, 475]

변조심도(modulation depth)로 SNR을 추정하여 적응형 소음감소기능을 이루는 신호처리 과정은 복잡하지 않다

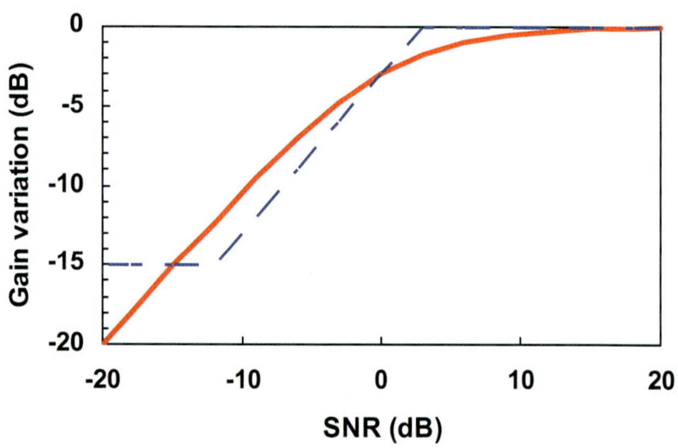

Figure 8.3 Attenuation provided by noise reduction systems for different SNRs. Solid line shows the Wiener Filter gain reduction of equation 8.2, and the dashed line shows the type of straight-line approximation used in many hearing aids.

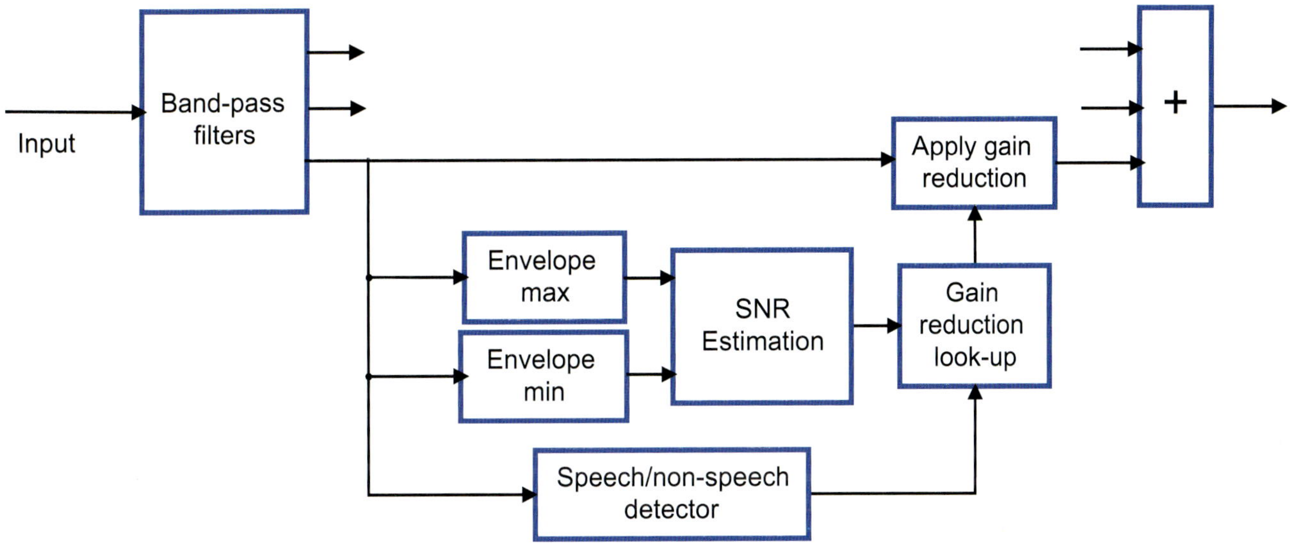

Figure 8.4 An adaptive noise reduction system that calculates the gain reduction based on the modulation of the envelope in each channel of the hearing aid. Processing is shown for just one channel. The speech/ non-speech detector that determines whether adaptive noise reduction is enabled is likely to receive input from several channels.

(Figure 8.4). 사용된 특정 이득 감소 규칙(예: Figure 8.3의 파란색 파선)에 따라 소음이 감소되는 결과는 위너-필터링과 매우 유사할 수 있다.

그러나 SNR 상황에 따라 얼마나 이득을 줄여야 하는지에 대한 연구는 부족하여, 일반적으로 '강도(strength)'조절 장치를 만들어 이를 임상적으로 조정하도록 하고 있다(임상적으로 시행착오를 통해 알아내야만 한다). 그래도 최선의 이득 변화는 중요하다. 한 연구 결과에서는 전체 소음 범위를 대상으로 하면 SNR 대비 주파수 전체 형태 2dB마다 이득-주파수반응(gain-frequency response)이 1dB씩 변화하는 것을 평균적인 보청기 사용자들이 선호하였다고 한다.[867] 그러나 좋아하는 소음감소 정도는 개인마다 차이가 있다.[1956]

이득을 감소시켜도 어음가청력(speech audibility)이나, 어음이해력을 줄이지 않아야 하는 것이 중요하다.[1482] 원칙적으로 이득 감소는 가장 높은 입력수준에서 가장 크고, 청력손실이 가장 큰 부분에서는 제일 작아야 한다. 소음레벨이 작아지는 정도가 청각역치까지 되지 않도록 소음감소 크기를 정해야 하고(소음감소가 작동한 이후) 삽입이득을 아래의 공식보다 크게 만들어야 위의 조건을 이룰 수 있다.

$$REIG > MAF + HL - N \qquad \text{... 8.3}$$

여기에서 MAF는 정상 최소청취음장(minimal audible field), HL는 난청, N은 청취자의 청각 필터 대역폭과 동등한 대역에서 측정된 소음이다. 근사값으로 경도 난청에서는 1/3 옥타브 대역폭을, 고도 난청에서는 옥타브 대역폭까지 넓혀서 사용한다. 공식 8.3을 적용하면 종종 REIG가 (-)값으로 나타날 수 있다. 작은 환기구가 있는 귀마개(earplug)를 사용하면 고주파수에서 (-)값을 갖는 삽입이득(즉, 귀마개) 값을 얻을 수 있지만(가장 자주 요구되는), 저주파수에서는 능동형 폐쇄감소 처리(active occlusion reduction processing)(Section 8.5)와 같은 능동형 소음제거(active noise cancellation) 기능이 없으면 삽입이득이 (-)값이 되지 않는다.

경도, 중등도의 어음과 소음레벨 환경이면서 고도 난청이면 공식 8.3에 따라서 특정 주파수에서 이득을 올리기 위해서는 소음감소 알고리즘이 필요하다. 일부 보청기는 어음가청력을 최대화하기 위해 필요하면 일부 주파수에서 이득을 증가시키는 기능을 갖고 있다.

적응형 소음감소로 각 배경소음에 대한 이득-주파수반

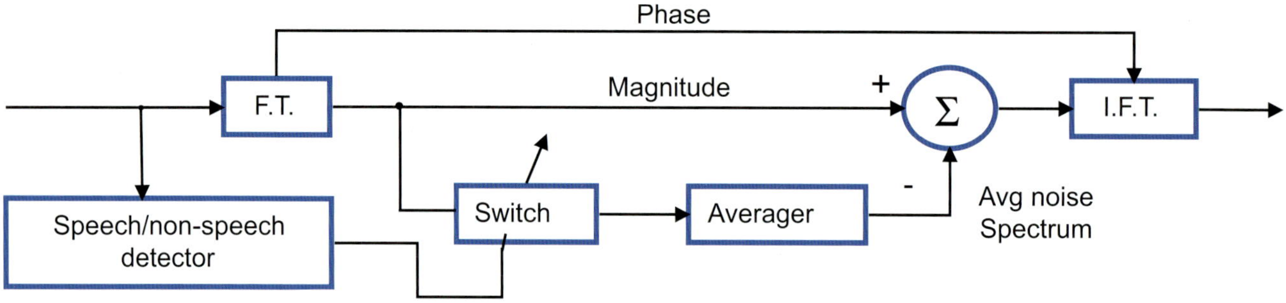

Figure 8.5 A Spectral Subtraction noise reduction system incorporating a Fourier Transform to calculate the power spectrum, a speech/non-speech detector to enable the average spectral power of the noise to be estimated, and an Inverse Fourier Transform to turn the corrected spectrum back into a waveform.

응을 최적화하는 것이 심한 난청에서 가장 중요할 수 있다. 이는 소음에 의한 차폐확산(spread of masking) 가능성이 커지고, 제한된 역동범위(dynamic range)에 소리를 피팅하기가 매우 어렵기 때문이다.[367] SNR, 청력손실 및 입력레벨이 변함에 따라 단계적으로 다양하게 이득을 감소시키는 것은 정교한 접근방법이 필요한데, 어음가청력을 감소시키지 않으면서도 적응형 소음감소에 의한 효과를 얻어야 하기 때문이다.[1007]

위너-필터 이외의 방법으로는 스펙트럼 차감(spectral subtraction)이 있다. 소음 스펙트럼 크기(진폭)를 어음과 소음이 합쳐진 스펙트럼 크기에서 차감한다. 2가지 크기를 정확히 알게 된다면 바로 그 차이가 바로 어음 스펙트럼 크기이다. 마이크로폰이 어음과 소음을 결합하여 인식한 뒤에 소음 스펙트럼을 알아내는 것이 이 시스템의 중요한 문제점이다.

해결 방법은 위너-필터와 같이 시간적으로 직전 몇 순간의 소음 스펙트럼을 평균화하여 현재의 소음 스펙트럼을 추정하는 것이다. 물론 소음이 언제 발생했는지 알 수 있어야만 이런 선행 스펙트럼(preceding spectrum)을 측정할 수 있다. 따라서 스펙트럼 차감 시스템도 Figure 8.5와 같이 어음/비어음 감지기(speech/non-speech detector)가 필요하다. 이러한 처리과정으로 어음과 소음이 합쳐진 신호의 크기가 조정될 수 있다. 어음의 위상만을 예측하는 방법이 없으므로, 최종 역-푸리에변환(inverse Fourier transform)에서는 일반적으로 원래 어음과 소음이 합쳐진 위상을 사용한다. 스펙트럼 차감 처리과정이 완벽하게 작동되면 출력 스펙트럼 크기는 어음 스펙트럼 크기와 동일하지만 소음에 의한 위상(phase) 스펙트럼 손상은 남는다. 이런 부작용은 어음 음질에 나쁜 영향을 주지만 어떤 소음도 제거하지 않는 것보다는 보청기 사용자에게 도움이 된다.

스펙트럼 차감(소음을 추정하기 위해 동일한 방법을 사용하는 위너-필터)에 대한 더 큰 문제는 소음 스펙트럼 추정이 선행하는 수 sec(또는 몇 분의 1sec) 동안의 소음 특성에 기초한다는 것이다. 어음과 같이 배경소음도 짧은 시간 내에 그 특성이 완전히 바뀐다. 따라서 이런 2가지 소음감소 기능은 소음이 더 이상 존재하지 않는 상황에서도 소음을 제거하려고 한다. 이와 함께 방금 시작된 새로운 소음이나 방금 특성이 바뀐 소음에 대해서는 알지 못하기 때문에 아무런 기능도 할 수 없다. 2개의 시스템 모두 변동 없는 소음(기술적으로 고정소음, stationary noise)에 적합하다. 여기에는 기계 소음, 에어컨 소음, 먼 거리의 교통 소음 등이 있으며, 다화자소음(babble)도 어느 정도 여기에 포함된다. 위너-필터 또는 스펙트럼 차감을 사용하면 단일 경쟁화자(competing talker)에 의한 소음 효과를 줄이는 것이 특히 어려울 수 있다.

위너-필터와 스펙트럼 차감은 다른 원리에 의한 것으로 생각할 수 있으나, 소음 신호에 대한 유사한 효과를 갖는다. SNR이 가장 나쁜 주파수에 대해 이득을 가장 많이 감소시키며, 소음이 거의 없을 때 신호를 변경하지 않는 것은 2개 시스템 모두 동일하다. 사실 각 기능은 입력 신호에 대하여 연산적으로 동일한 효과를 갖는다.[1066] 각 체계의 정확한 음향 효과는 실행되는 세부 사항에 따라 다르다.

중요한 세부 사항 중에는 신호 및 소음 에너지(power)를 결정하는 주파수 해상도(frequency resolution)이다. 매우 좁은 대역(narrow bandwidth)이 사용되면 모음과 같이 지속적이며 주기적인 소리의 배진동 주파수(harmonic frequency)에서 SNR이 최대가 된다. 이에 따라서 각 배진동 주파수에서 높은 이득을 갖고, 배진동들 사이 중간 지점에서는 이득이 크게 감소하는 필터링된 형태를 보인다. 교대로 나타나는 뾰족한 모양(spike shape) 때문에 이러한 필터를 빗-필터(comb filter)라 한다. 빗형 필터는 소음을 제거하는 데 매우 효과적이나 포먼트(formant) 전환과 같이 어음의 요소가 급격하게 변화하면 어음 신호를 왜곡할 수 있다. 빗-필터는 어음의 기본 주파수(fundamental frequency)에 대하여 필터 모양을 적용하는 것과 같은 다른 기술로 만들 수 있다.[1074] 그러나 소음은 기본 주파수를 추출하는 정확도에 나쁜 영향을 주기 때문에 필터링이 가장 필요할 시기에 빗-필터는 부적절한 주파수를 통과시키는 문제가 있다.[1956a]

다른 중요한 사항으로는 이득 감소가 발생하는 주파수 범위이다. 일부 보청기는 전체 스펙트럼에서 이득 감소를 만드나, 다른 경우는 저주파수 이득만 감소시키기도 한다. 일부에서는 중간 주파수(mid-frequency) 이외의 다른 주파수에서 얻는 이득을 줄이기도 한다.[99] 중간 주파수 대역이 어음이해력에 가장 크게 관여하므로, 이 부분의 주파수 이득을 감소시키지 않거나 감소되는 정도를 제한하는데, 이런 기능을 갖는 보청기는 중간 주파수의 어음이해력을 실수로 감소시킬 위험이 적다.

소음감소 역학(Noise reduction dynamics)

적응형 소음감소 시스템은 수 msec마다 이득 감소를 변화하도록 만들 수도 있고, 소음에 반응하기까지 수 sec가 필요하게 하여 수 sec 동안 점차 이득이 바뀌도록 만들 수도 있다. 이들 모두 각각의 장단점이 있다.

개시시간(onset time)은 소음 시작부터 이득이 최종값의 3dB 이내로 감소할 때까지의 시간으로 수 sec에서 30sec 이상까지 다양하다.[99]

유사하게 상쇄시간(offset time)은 소음이 멈추고 조용한 상황 이득의 3dB 이내로 복구된 때까지의 시간으로 5msec에서 수 sec까지 다양하다.[1263]

스펙트럼 차감은 짧은 어음 분절에 대하여 분석된 것에 따라 차감이 개별적으로 이루어지므로 본질적으로 매우 신속히 작동한다. 보청기 분석 프레임은 일반적으로 4~8msec 정도이다. 그러나 위너-필터링은 각 주파수 영역의 이득이 수 msec마다 변하게 만들거나, 일부러 이득 변동률을 느리게 하여 이득이 유의하게 바뀔 때까지 수 sec가 걸리게 할 수도 있다. 이러한 완속접근 방식(slower approach)은 청취 환경의 변화에 대응하기 위한 것이다.

고속작동(fast-acting) 소음감소의 장점은 소음이 우세한 주파수 영역의 소음을 감소시킬 뿐만 아니라, 어음의 단어와 음절 사이에 위치한 소음도 줄일 수 있다는 것이다. 고속작동 소음감소의 단점은 이득의 빠른 변화로 어음의 음질을 왜곡하는 것이다. 따라서 고속작동 소음감소는 어음을 편안하게 만들며 이해력을 높이는 큰 기능이 있으나, 특히 어음 감지기(speech detector)가 낮은 레벨의 어음 구성 요소를 소음으로 잘못 판단하면 인공적인 소음이 만들어지는 큰 위험이 내재되어 있다. 4sec 개시시간보다 16sec 개시시간 시스템이 선호도가 더 높은 연구 결과도 있다.

8.1.2 적응형 소음감소 혜택 *Adaptive noise reduction benefit*

적응형 소음감소 시스템은 보청기 출력에서 신호와 소리가 객관적으로 측정될 때 전반적인 SNR값이 향상될 것으로 예측할 수 있다. Figure 6.12에서 출력의 SNR이 입력때보다 훨씬 더 커지는 결과를 확인할 수 있다. 그러나 이렇게 증가된 SNR이 일반적인 어음이해력을 높이지는 않는다.[102, 164, 385, 1045, 1047, 1050, 1066, 1080, 1266, 1317, 1348, 1510, 1875, 1956]

이러한 이유는 Section 6.3.7에 있다. 근본적으로 보청기가 1개의 마이크로폰 입력구를 가지며, 소음과 신호가 동시에 동일 주파수에서 발생한다면 이들을 분리할 방법은 없다. 이론적으로 소음 환경에서의 이해력 개선은 단일 입력에 의한 경우 신호 전달 과정에서 신호와 소음의 주파수 또는 시간 차이에 따라 나뉘어지는 것에 의존하며, 난청인에 의하여 결정되지 않는다. 이는 주파수별, 시간별 분별력(discrimination ability)이 가장 낮다는 점 때문에 고도, 심도

8

난청에서 실현 가능해 보이기는 하지만, 이해력 개선에 대한 해결 방법을 찾는 일은 이미 많은 연구자들이 기피하고 있는 실정이다. 소음이 좁은 주파수 대역에 한정된다면 적응형 소음감소기능은 이해력을 상당히 높일 수 있는데, 이런 좁은 주파수 대역의 증폭 감소 기능은 소음에 의한 차폐를 감소시키기 때문이다.[320, 1482, 1484, 1841] 지금까지 광대역 소음에 대한 적응형 소음감소기능이 실제적으로 이해력을 유의하게 높인다는 연구는 매우 적다.[170, 1001]

적응형 소음감소기능의 혜택이 있어도 어음이해력이 증가하지 않지만(각 주파수에서의 SNR이 영향 받지 않기 때문에), 착용 편안함, 불편함, 청취 편리함, 음질, 전반적인 선호도 때문에 적응형 소음감소기능은 항상 선호된다(광대역 SNR이 증가하므로).[102, 164, 385, 1266, 1510, 1955] 적응형 소음감소기능이 가능하면 보청기 착용자는 보청기 입력수준에서 배경소음이 수 dB 증가하여도 받아들일 수 있는데, 입력수준에서의 SNR이 감소한다는 것은 소음감소기능에 의하여 어음 대비 인지되는 소음레벨을 낮춘다.[385, 1266]

이러한 소음감소기능에 의한 장점은 개인별 허용소음레벨(acceptable noise level, ANL) 검사로 확인할 수 있고 (Section 9.1.5),[1296] 입력 SNR을 얼마나 조정해야 소음감소기능이 작동할 때와 기능을 없앴을 때와 같아지는지를 확인하여 알 수 있다.[385] 고정소음(steady noise)이나 어음과는 다른 장기 스펙트럼 형태를 갖는 소음에 대한 소음감소기능은 주관적 SNR을 가장 많이 높인다. 다화자소음(babble)에서 적응형 소음감소기능에 의한 SNR 개선이 가장 작은데, 이는 소음이 어음과 매우 유사한 스펙트럼을 갖기 때문이다. 이는 청취 임무(편안함, 선호됨, 소음이 있는)와는 관계없는 조건에서 어음이해력을 작게만 줄이는 스펙트럼 차감 시스템은 주관적으로 느끼는 SNR을 개선을 만드는데, 교통 소음(traffic noise)에 대하여 9dB이며, 다화자소음(babble noise)에 있어 4dB이다.[385] SNR이 개선되는 정확한 정도는 소음감소 알고리즘에 따라 달라진다.

어음이해력이 개선될 것이라고 기대할 수는 없으나, 보청기에 의해 상당한 레벨의 배경소음이 감지되면 항상 적응형 소음감소기능이 작동되도록 해야 하며, 이는 감지되는 소음을 항상 줄일 수 있을 것으로 예상되기 때문이다. 이 기능은 소리를 듣는 것을 편하게 만드는데, 이는 매우 중요한 결과이다. 또한 소음 환경에서도 오래 대화할 수 있게 하며, 소음 환경에서 부딪히는 많은 필요를 잘 처리하여 인지 기능을 편하게 만든다. 적응형 소음감소는 기억 기능 또는 소음 환경에서 청취하며 빠르게 반응하는 것과 같은 2차적인 업무를 보다 잘할 수 있도록 한다. 이와 같이 동시에 여러 일을 쉽게할 수 있는 것은 청취노력(listening effort)을 줄이며, 이는 향후 중요한 연구 영역이다.[1547]

적응형 소음감소 알고리즘과 적응형 마이크로폰 배열이 각각 따로 발전하였고, 대부분의 보청기 내부에서는 연속하여 독립적으로 작동하나, 이들이 상호 작용하도록 보청기 설계자들이 만들기 시작했다. 이렇게 통합하여 기능할 때의 장점은 소음이 실제적인 경우 마이크로폰이 얼마나 신호를 얻어야 하는지를 함께 예측할 수 있다는 것이며, 1개의 기능으로 SNR에 대한 혜택을 얻을 수 있다면 통합하여 작동하면 소리를 어떻게 처리해야 할지를 잘 판단할 수 있게 된다.

8.1.3 충격 소음감소 *Impulse noise reduction*

어음은 사람의 성도에서 만들어진다. 성도가 변화하는 정도에 한계가 있으므로, 어음 파형의 즉각적인 압력 변화에도 한계가 있다. 망치가 못을 때리는 소리와 같은 일부 소리 음원은 이런 제한이 없으므로, 충격 소리는 시간에 따라 아주 빠르게 소리 압력이 변하게 된다.

기능이 좋은 보청기는 신호가 어음이라고 하기에는 압력 변화가 너무 빠르면 이를 인지하고, 이에 대해서는 일부러 소리가 급격하게 올라가거나 떨어지지 않도록 작동한다. 이러한 충격 소리 평탄화(impulsive sound smoothing) 또는 일시적 음량 감소(transient loudness reduction) 기능은 음량을 줄이게 되어, 동시에 존재하는 어음에 대해서는 어떤 영향을 주지 않으면서 충격 소리만을 줄일 수는 없지만, 불쾌감은 줄일 수 있다. 이러한 충격 소리 평탄화 알고리즘은 충격 소리가 있는 동안 어음 파형을 바꿀 것이나, 큰 강도의 충격 소리가 어음을 차폐하므로 이 시기의 어음 파형은 특별한 신호처리 과정 없이도 사용자에게는 들리지 않게 된다. 따라서 충격 소리 평탄화 기능은 증가된 음량을 편하게 만들면서도 어음이해력에는 영향을 주지 않는다.

8.2 피드백 감소 *Feedback Reduction*

피드백 진동 원인은 Section 4.7.1에 자세히 기술되어 있다. 피드백 문제를 해결하는데 사용되는 여러 전기적 검사 방법에 대한 내용이다. 다음 방법들 모두가 도움이 될 수 있으나, 어떠한 것도 피드백 진동을 완전히 없애지 못한다. 인상, 이어몰드/이어쉘을 정교하게 만드는 것은 항상 중요하다. 그러나 폐쇄감 문제를 없앨 수 있도록 보청기는 개방되어야 하며, 동시에 피드백 진동이 유발되지 않도록 충분히 폐쇄되어야 하는데 피드백 경로 제거(path cancellation)는 이것을 동시에 얻을 수 있는 쉬운 방법이고, 이것으로 충분한 이득을 줄 수 있기 때문에 보청기 피팅에 있어 중요하다.

8.2.1 이득-주파수반응 조절에 의한 피드백 감소 *Feedback reduction by gain-frequency response control*

특정 주파수에서 피드백 진동이 일어나기 위해서는 마이크로폰 입력구부터 외이도까지 발생하는 이득이 해당 주파수에서 외이도부터 마이크로폰까지 전달되는 도중에 감쇄되는 정도보다 반드시 커야 한다. 또한 동일 주파수에서 전체 루프(loop)를 통한 위상 변화(phase shift) 이동은 주기의 진정수(integral number)와 매우 가까워야 한다(Section 4.7.1). 피드백 진동을 방지하는 한 가지 방법은 이러한 조건에 맞는 모든 주파수 이득을 줄이는 것으로 여러 가지 방법으로 가능하다.

가장 간단한 방법은 보청기 착용자가 볼륨 조절기 또는 피팅 이득조절기(fitter gain control)를 필요한 지점 이하로 낮추는 것이다. 이는 확실히 만족스럽지는 않은데, 음량, 가청력, 이해력을 부적절하게 만들기 때문이다. 이보다 좋은 방법으로는 피드백 진동이 가능한 주파수에서만 이득을 감소시키는 것이다. 이런 주파수 영역은 이득-주파수곡선의 정점 또는 그 주변이므로 다른 부위의 이득을 감소시키지 않으면서 정점 부위에서만 이득을 줄이면 장점이 많다. 음향관(sound tube)에서의 음향 댐퍼(acoustic damper)는 이러한 기준에 특별히 잘 맞는다(Section 5.5). 그러나 음향

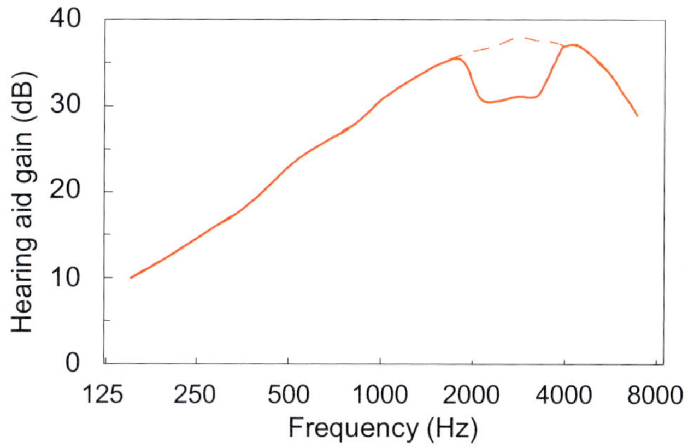

Figure 8.6 The gain-frequency response of a (hypothetical) four-channel hearing aid, where feedback oscillation has been avoided by decreasing the gain of the band from 2 kHz to 4 kHz (solid line) from the original response (dashed line).

댐퍼가 일부 다른 공명주파수 영역의 이득을 감소시키지 않으면서 항상 피드백 진동을 만드는 특정 정점을 차단할 수는 없다.

다중채널 보청기는 한 개 주파수 영역의 이득을 줄이는 확실한 방법을 갖고 있다. 보청기가 여러 병렬 채널을 갖지 않는다면, 이득-주파수반응에 대한 조절은 섬세하지 못하게 될 것이다. 만약 보청기 채널의 개수가 제한적이라면, 불필요하게 넓은 주파수 영역대에서 이득이 감소하게 되며, 결과적으로 가청력을 부적절하게 만든다. Figure 8.6은 4개 채널 보청기 이득-주파수반응으로 피드백으로 한 개의 대역(band)에서 이득이 감소한 반응 형태이다.

많은 경우 피드백은 일상적인 보청기 조정값 이상으로 볼륨 조절이 설정되었을 때와 이득에 대하여 광역동범위압축 효과로 입력수준(input level)이 낮은 경우에 발생한다. 이런 특정한 상황에서만 협대역 이득을 낮출 필요가 있다. 따라서 보청기는 피드백 진동이 일어나는 특정 주파수 영역의 최대이득을 제한하면 피드백 진동을 방지할 수 있다(제한 정도는 이어몰드/이어쉘이 외이도에 맞는 정도(tightness of fit)에 의해 결정된다). 피드백이 문제가 아니면, 최대 이득-주파수반응으로 증폭해도 된다. 전반적인 이득이 증가하면 피드백 진동이 발생하는 주파수 영역의 이득은 수동 또는 자동적으로 안전 값(safe value) 아래로 낮춰지

게 된다.

이러한 안전 값은 다음에 의하여 결정된다:

- 보청기를 피팅할 때 결정되는데, 임상가는 피드백 진동 없이 가능한 최대이득을 선택하여 결정하거나, 피드백 진동이 소실될 때까지 압축역치(낮은 입력수준에 대한 이득)를 높여서 결정한다.
- 피팅시 피팅 시스템에 의해서 결정할 수 있는데, 이는 실시간 시스템 내부에서 피드백을 검사하여 얻게 되며, 피드백 진동을 검사로 감지할 때까지 각 채널의 이득을 높여가면서 결정한다.
- 보청기를 착용할 때마다 보청기가 스스로 결정하는 것으로, 이는 보청기가 그 해당 채널에서 피드백 진동을 감지할 때마다 이득을 줄이나, 피드백이 없으면 처방된 증폭을 최대로 만드는 방법이다.

디지털 필터(Figure 2.15)는 이득-주파수반응 형태를 보다 정교하게 조절할 수 있다. 한번 피드백 진동이 유발할 수 있는 주파수가 확인되면 좁은 노치(narrow notch)를 이들 주파수 주변에 이득-주파수곡선에 추가하는 것이다. 장내 방송설비는 이런 기술을 효과적으로 오래 사용해왔는데, 이는 가청력을 과도하게 감소시키지 않으면서도 피드백 진동을 제거할 수 있다.

그러나 피드백이 발생하는 주파수는 항상 고정되어 있지 않다. 정확한 위상반응(phase response)이 있는 주파수에서는 모두 피드백이 발생할 수 있다. 만약 이어몰드가 외이도에서 조금 움직이거나, 턱을 움직이거나, 모자를 쓰고, 귀 주변으로 손을 가까이 한다거나, 벽에 서있을 때, 포옹할 때에도 소리 누출 특성이 변해서 피드백 진동 주파수는 변하게 된다. 이는 노치(notch)가 다른 주파수에서도 필요하다는 의미가 된다. 피드백 진동은 노치가 충분히 넓고, 발생 가능한 주파수를 모두 포함하도록 많은 때에는 피드백을 완전히 막을 수 있으나, 이렇게 되면 어떠한 주파수에서도 이득이 거의 남지 않게 된다.

보청기 사용자에게 이득이 감소한다는 것은 손실을 의미하며, 이득 감소가 적응형인 경우에는 손실 정도가 최소화되는데 이것은 피드백 진동이 감지될 때만 작동하기 때문이다. 많은 보청기는 출력 값을 모니터링하여 피드백 진동 여부를 확인하고, 진동 주파수를 측정한다. 이에 따라 자동적으로 이득-주파수반응을 조정하여 피드백 진동이 지속되는 것을 막는다. 이러한 자동 또는 적응형 이득 감소 시스템은 '탐색 및 파괴 피드백 조절(search and destroy feedback control)'로 불린다.

> **전기적 피드백 조절을 사용하는 이유**(Reasons for using electronic feedback control)
>
> 효과적인 전기적 피드백 조절은 다음과 같은 상황에서 유익하다:
>
> - **더 많은 이득이 필요한 경우.** 고도, 심도 난청에서 보청기를 착용하는 경우와 피드백이 없는 크기의 보청기보다 더 작은 크기의 보청기를 원하는 경우에 유용하다.
> - **개방형 이어몰드/이어쉘의 경우.** 특히 저주파수에서 경도 난청이며, 고주파수에서 고도 난청인 경우에 유용하다.

8.2.2 위상 조절에 의한 피드백 감소 *Feedback reduction by phase control*

위에는 문제가 되는 주파수의 이득을 감소시키는 여러 방법에 대한 내용이었다. 이들 중 일부 방법은 의도하지 않게 증폭기의 위상반응을 바꾼다. 우연히 이런 위상 변화가 피드백 진동을 막을 수도 있으나, 더 악화시킬 수도 있다. 원칙적으로 피드백 진동의 가능성을 줄이기 위해서 위상 자체를 의도적으로 조정할 수 있다. 이러한 기술이 디지털 보청기에서 효과적이지는 않으나, 피드백 발생기전에 대한 이해를 높이며, 능동형 폐쇄 제거(active occlusion cancellation)에 대한 원리를 이해하는 데 도움이 된다(Section 8.5).

위상 조절의 목적은 이득이 충분히 커서 피드백 진동을 만드는 모든 주파수를 회로의 피드백 루프(feedback loop) 동안에 위상반응으로 피드백을 만드는 것이 아니라, 없앨 수 있도록 하는 것이다.

Figure 8.7은 이득-주파수반응과 아날로그형 ITE 보청기에서 피드백 루프에 따른 위상-주파수반응(phase-frequency response)이다. 이런 반응은 증폭기와 리시버 사이의

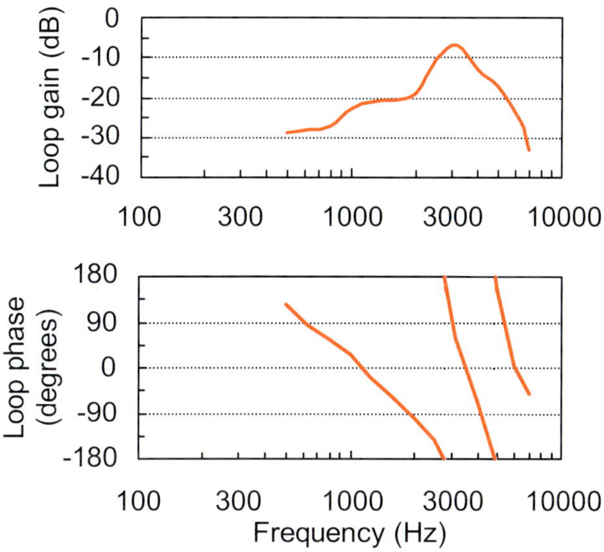

Figure 8.7 Gain-frequency and phase-frequency response of the complete feedback loop for an ITE hearing aid. Redrawn from Hellgren et al. (1999).

연결을 끊고서 검사신호를 리시버에 전달하여 측정한다. 이러한 검사신호는 리시버로부터 생성되어 누출 경로로 마이크로폰으로 다시 돌아온 뒤에 증폭기를 거쳐서 마지막으로 리시버에 정상적으로 연결된 부분까지 전달된다. 이 지점에 도달하는 검사신호의 크기와 위상은 전체 피드백 루프의 반응을 나타낸다. 1200, 3500, 6000Hz에서 위상은 '0'이며, 따라서 피드백 진동은 이들 주파수 어디에서도 쉽게 발생할 수 있다. 이들 중에서 어느 주파수가 루프 이득에 의존하는지는 다음과 같다. 측정이 이루어지는 볼륨 조절 설정에서 모든 주파수에서 루프 이득은 (-)이어야 한다. 만약에 볼륨 조절 값을 높여야 하면, 모든 피드백 주파수 중에서 루프 이득이 3500Hz에서 처음으로 (+)가 될 것이며, 이 주파수가 가장 문제가 되는 주파수이다.

3500Hz에서 위상반응을 조정하여 0°보다 180°에 가깝게 바뀌면 피드백 진동은 이곳에서 더 이상 발생하지 않는다. 위상반응은 전대역 통과필터(all-pass filter)를 추가함으로써 조정될 수 있다(all-pass filter는 모든 주파수 대역에서 이득은 동일하나, 일부 또는 전체 주파수에서의 위상에 영향을 준다). 물론 문제 주파수를 조절하여 이득이 몇 dB 증가하게 되면 다른 주파수가 문제가 될 수 있고, 여기에서도 위상을 조정해야 한다. 주파수에 따라서 위상이 매우 빠르게 변화하지만, 디지털 보청기는 신호체계에서 갖는 지연이 있기 때문에 모든 주파수에서 위상을 교정하는 것은 불가능하다. 따라서 이득 조정(gain adjustment) 방법과 같이 이러한 방법도 피드백 진동 없이 가능한 추가이득만을 허용해야 하는데, 매우 제한적이다.

보청기 설계자들은 아날로그 보청기에서 가장 기본적인 위상 조절 방법을 이전부터 이용해 왔다. 가능한 경우 이어폰에 반대로 연결하여 180°의 위상반응에 추가하고, 적어도 음조 조절(tone control)을 설정하여 전체 시간의 50% 이상을 피드백 진동 없이 더 많은 이득을 얻을 수 있도록 하였다. 그러나 디지털 보청기에서 더 길어진 시간지연은 주파수에 따라 위상을 급변하게 만들며, 이는 피드백 조절을 위해서는 위상을 비효과적인 방법으로 조절하게 한다. 그래도 디지털 기술은 보다 새롭고 좋은 기술의 영역을 열었다.

8.2.3 피드백 경로 제거로 피드백 감소 *Feedback reduction by feedback path cancellation*

디지털 보청기에서 가장 효과적이고 널리 사용되는 기술은 피드백 경로 제거(feedback path cancellation) 방법으로 보청기 내부에 의도적으로 2차적인 피드백 경로를 만드는 것이다. Figure 8.8과 같이 외부 누출 경로에 의한 영향을 없애도록 내부 경로가 정확한 이득과 위상으로 반응을 한다. 이는 이득과 외부 누출 경로를 막아 왔으며 만약 특정 주파수에서 2개의 피드백 경로로 신호가 누출되고, 동일한 레벨과 동일한 위상을 갖는다면 이들의 합은 '0'이 되면서 소실되어 피드백이 나타나지 않을 것이다. 피드백이 없으면 피드백에 의한 진동도 따라서 없어진다.

이것은 완벽한 해결책처럼 생각되나, 다른 방법과 같이 최대안정이득(maximum stable gain, MSG)을 특정 정도까지만 높일 수 있다. 이런 피드백 제거 알고리즘으로 인한 MSG 증가는 추가안정이득(added stable gain, ASG)이라고 말한다. 내부 경로가 외부 누출 경로에 일치함에 따라 ASG 값도 함께 더 커진다. 실생활에서 높은 ASG를 얻기 위해서 시간에 따라 누출 경로 특성이 변화하는 것도 허용되어야 한다. 이를 위해서 2가지 방법이 있다.

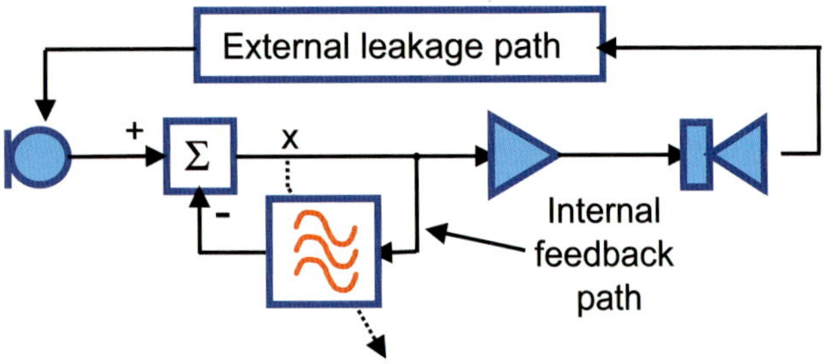

Figure 8.8 Internal feedback path added to cancel the effects of the external, unintentional leakage path. The filter adapts so that it minimizes the evidence of feedback at point x.

현재는 사용하지 않는 첫째 방법은 증폭기 연결이 손상되었는지에 관계없이 외부 피드백 경로의 특성을 정확하게 측정하기 위해서 검사신호(test signal)를 직접 추가하는 것이다.[503] 이 방법은 피드백이 시작되기 이전에 이득을 약 10 dB 증가시킨다.[502] 단점으로는 고도 난청 이외의 다른 난청을 갖는 보청기 착용자에게는 이런 검사신호가 들린다는 것이다.

Figure 8.8은 현재 사용하는 방법이다. 이는 특정한 시간 이상으로 지속되는 1개의 주파수 신호(피드백 진동 또는 피드백 이전단계의 아진동 울림(sub-oscillation ringing))는 모두 자동적으로 적응하여 최소화한다.[518] 여러 방법을 조합하여 사용하는 것이 흔히 이용된다. 보청기는 피팅 과정에서 자동적으로 외부 누출 신호를 측정하고 이에 의하여 내부 제거 경로를 초기화한다. 안정적인 보청기도 흔히 갑작스럽게 피드백 진동 또는 아진동 울림이 발생될 수 있어 이러한 상황에 대처하기 위해서는 알고리즘에 지속적인 측정 기능이 있어야 한다. 이런 상황은 외이도 내부에서의 이어몰드 이동, 귀 주변에 반사면이 있거나 낮은 레벨의 배경 소음이 있는 경우로 모두 보청기 이득을 높이기 때문이다.

이득-주파수반응 조절에 대한 피드백 경로 제거기능의 장점은 정확한 피드백 경로 제거는 보청기의 어떠한 이득도 감소시키지 않는 것이다. 정상적으로 보청기가 피드백 진동하려면, 외부 누출에 의한 양성 피드백(positive feedback)은 이득을 증가시킨다(Section 4.7.2). 내부의 음성 피드백(negative feedback) 경로는 상응하는 이득 감소를 만들어서 2개가 합쳐지면 어떤 형태의 피드백도 없었을 때와 같이 모든 주파수에서 동일한 이득 값을 갖게 된다. 다른 장점으로는 보청기가 지속적으로 피드백 진동하기 이전에 피드백 제거 기능이 작동할 수 있다는 것이다. 출력 신호 측정은 피드백 이전단계의 진동과 울림을 감지하여 제거할 수 있다(Section 4.7.2).

피드백 제거 기능은 단점도 갖는다. 누출 경로가 변하면 이에 따라 필터가 적응될 수 있는데, 필터가 적응하는 수 sec 동안 음질이 왜곡될 수 있다. 이 동안 순간적으로 피드백 진동이 들릴 수 있다. 또 다른 단점으로는 다른 주기적 신호(휘슬링, 많은 악기 소리)를 피드백 제거 기능이 없앨 수 있다. 피드백 제거에 의한 소리 왜곡을 최소화하기 위해 보청기에 여러 강조장치(enhancements)들이 추가되어 왔다:

- 보청기에서 음악 프로그램이 선택될 때 피드백 제거 알고리즘은 기능을 하지 않거나 적응 비율(rate of adaptation)이 떨어진다.
- 보청기의 전방 경로(forward path)는 작은 주파수 이동(small frequency shift) 또는 빨리 변하는 위상반응을 포함할 수 있다. 이들 모두는 보청기가 내부의 피드백과 외부 신호를 구별할 수 있도록 돕는다.
- 보청기는 머리 양쪽에서 들어오는 2개의 보청기 레벨을 비교하는 것이 효과적이기는 하지만, 보청기의 2개의 마이크로폰 입력구에서 들어오는 소리레벨을 비교할 수 있다. 외부 신호는 피드백 진동이 있는 경우보다는 마이크로폰 단계의 레벨과 더욱 유사하게 된다.

피드백 제거는 이득 감소 피드백 조절(gain reduction feedback control)보다 더 많은 계산이 필요하다. 더 많은 연산은 더 많은 배터리 소모를 필요로 하지만 현재의 보청기에서는 덜 중요한 내용이 되었다.

전체적으로 피드백 경로 제거의 장점은 상당히 크다. 보청기는 압축이 최대이득을 만드는 조용한 환경에서 더 쉽게 피드백 진동을 만든다. 그러나 이런 조용한 환경은 보청기 착용자가 보청기 이득을 최소한으로 줄일 여유가 있는 상황이다. 따라서 피드백 제거에 의한 추가적인 이득은 조용한 상황에서의 실질적인 이해력을 높인다고 할 수 있다. 유사하게 전화기를 귀에 가까이 대는 것은 일반적으로 상당한 이득 감소가 필요하다. 피드백 제거는 보청기 이득을 감소시켜야 하는 정도를 줄여서 이득을 유지하게 하여 결과적으로 전화기를 통한 어음이해력을 높인다.[1028]

피드백 경로 제거기능을 실험적으로 적용하면 20dB 정도의 ASG가 가능하나,[518, 568] 상용 보청기에서는 이보다 작은 적은 ASG(5~20dB)를 얻을 수 있다. 보청기와 사용자에 따라 이런 ASG는 크게 차이가 난다.[568, 657]

일부 보청기 설계에서는 가능한 최대로 ASG 값을 얻는 것을 우선 만들고, 신호 왜곡 가능성 또는 누출 경로 변화에 대하여 느린 반응이 일어나 수 sec 동안 피드백이 발생할 수 있는 위험성을 감수한다. 다른 경우는 빠른 반응 또는 최소한의 소리 왜곡을 강조하여, 큰 ASG 값을 얻지 못한다. 실내 반향(room reverberation)은 매우 긴 지연이 있기 때문에 ASG의 한계가 있다.[855] 공간 안에서 움직이는 모든 순간에 피드백 경로가 변하면, 만약 내부 필터가 정확하게 따라갈 수 있는 경우 이에 따라 변해야 하고, 외부 누출 신호도 제거해야 한다. 유사하게 인공적인 소음 없이 얻을 수 있는 ASG도 보청기의 다른 적응형 신호처리 과정이 있으면 영향을 받는다. 예를 들어 외부 피드백 경로 특성이 변화하면 매 순간 방향성 마이크로폰 특성도 적응하여 바뀌게 된다. 따라서 피드백 제거 시스템의 유효성을 판단할 때 ASG 이외의 다른 부분도 고려해야 하는 여러 기준이 있다.[993]

8.2.4 주파수 이동을 통한 피드백 감소 *Feedback reduction by frequency shifting*

피드백 진동은 음향 신호가 피드백 루프를 순환하는 매 순간마다 소리가 커지면 발생한다. 주파수 이동은 증폭기에서 나오는 신호가 들어왔던 음향 신호와는 다른 주파수로 나가게 하는 방법으로 피드백을 감소시킨다. 마이크로폰으로 돌아오는 누출된 신호는 원래의 입력과는 다른 주파수이므로 2개의 신호는 서로 위상이 일치할 수 없어서 효과적으로 진폭이 높아질 수 없다. 결과적으로 피드백이 발생될 가능성이 상당히 낮아지게 된다.

항상 그렇듯이 단점도 있어서, 피드백 진동이 없으면서도 큰 이득을 얻으려면 주파수 이동이 커야 한다. 이는 출력 음질을 변화시키고, 주파수 이동을 저주파수 영역에 적용하면 음조(pitch)가 바뀐다. 이 방법은 원래 장내 방송설비에 사용하기 위해 개발되었고,[1572] 보청기에서는 잠시 평가되었다.[97] 보청기에서 가능한 여러 주파수 이동 알고리즘이 있으며, 이러한 피드백 감소 방법을 더욱 보편적으로 사용하게 되었다.

8.2.5 피드백 감소 방법에 대한 여러 조합 *Feedback reduction systems in combination*

보청기에서 피드백 조절 방법을 1개 이상 사용하는 경우가 많으며, 이것은 바람직하다. 정확하지만 천천히 작용하는 피드백 제거 시스템은 큰 ASG를 만드나, 보청기 착용자가 모자를 착용하면 새로운 내부 필터 특성을 계산하기 위해서는 10sec 정도의 시간이 필요하다. 이 시간 동안 고속작동 적응형 시스템(fast-acting adaptive system)은 피드백 진동을 감지하고, 1sec 이내로 적절한 주파수에서 이득을 줄인다. 따라서 보청기 착용자는 매우 작은 휘슬링 울림을 느끼게 되며, 완속작동 시스템이 바뀐 외부 피드백 경로를 평가를 마치면 이득 감소는 더 이상 필요 없게 된다. 주파수 하강(frequency lowering) 기능을 포함하면 피드백 제거 알고리즘은 보다 적극적인 방식으로 작동할 수 있다.

피드백 진동이 발생하면(이득의 감소, 위상 조절, 피드백 제거를 통한) 적응형 피드백 감소 시스템의 결과로 피드백 진동 주파수가 빠르게 변하게 되는데, 이를 주파수 도약(frequency hopping)이라고 한다. 이런 현상은 피드백 감소 시스템이 진동이 발생할 수 있는 모든 주파수를 동시에 처리할 수 있는 능력이 없으면 일어난다. 기능이 부족한 시스템은 실제 존재하는 피드백 진동 주파수에 적응한 이후 또 다시 다른 주파수에서 피드백 진동이 발생하면, 이에 따라 적응하게 된다. 경험이 있는 보청기 착용자가 새로운 보청기를 착용할 때에는 이런 변화하는 피드백 진동 소리인 와블톤(진동하는 소리, warble tone)이 들리는지를 질문해야 한다.

결론적으로 디지털 보청기의 장점은 피드백 경로 제거와 같이 효과적인 피드백 감소 방법에 사용할 수 있나. 개방형 보청기 피팅에서 필요한 정도로 고주파수 이득을 주지 못하도록 피드백이 제한되는 경우가 많기는 하지만, 이제는 피드백 진동이 보청기에서 큰 문제는 아니다. 더 많은 이득을 얻고, 적은 폐쇄감을 느끼며, 피드백 진동에 의한 곤란한 상황이 적어지게 되었고, 이런 혜택을 동시에 얻을 수 있게 되었다. 주파수 감소 체계(frequency reduction scheme)의 유효성을 평가할 때에는 체계가 작동될 때 음질에 영향을 주는 더해진 안정이득이 음색(tone)을 바꾸는지를 함께 고려해야 한다. 피드백 감소에 대한 자세한 내용은 Agnew(1996)와 Chung(2004)이 기술하였다.

8.3 주파수 하강 *Frequency Lowering*

대부분의 난청은 저주파수보다는 고주파수에서 청력손실이 더 크다. 이들 중 일부는 고주파수 난청이 매우 커서 어음의 고주파수 부분에서는 유용한 정보를 얻을 수가 없다(Section 10.3.4). 난청에 의한 왜곡(Section 1.1) 정도 때문에 가청이 가능할 정도로 충분히 어음을 증폭한 경우에도 이런 상황이 발생할 수 있다.[293, 747] 특히 이들 중 일부에서는 과도한 고주파수 증폭이 중, 저주파수 어음 신호의 정보를 얻는 기능을 감소시킬 수 있다.[293, 747]

고주파수에만 있는 어음 정보에 접근할 기회가 필요한 이들에게는 이들 정보를 분석할 수 있는 다른 주파수 영역으로 낮추어야 한다.[96, 829] 이것이 주파수 하강의 기본 원리이다. 주파수 하강은 Figure 8.9와 같이 스펙트럼을 바꿀 수 있다. 주파수 이동(frequency shifting)이라는 용어 또한 사용되지만, 주파수 이동은 언제나 낮은 주파수로 이동하기 때문에 주파수 하강이 더 정확한 용어이다.

하향 이동(downward shifting)은 많은 연산 규칙에 따라야 하며, 이것들도 신호전달 기술 영역에서 얻어진다.

8.3.1 주파수 하강 규칙 *Frequency lowering rules*

간단한 방법은 주파수 전이(frequency transposition)라고 하는 것으로 특정 Hz 만큼을 모든 주파수에서 줄이는 것이다. 모든 정보를 원래보다 2kHz 낮추어 전달할 수 있다. 이런 경우의 문제점은 0~2kHz 사이의 입력 에너지(power)는 이 방법으로는 낮출 수 없다는 것으로, 이 부분은 원래 영역에 남아 있어야 한다. 2kHz의 위, 아래에 상당한 에너지를 갖는 마찰음(fricatives)은 결과적으로 혼란스럽고 애매한 소리가 된다. 1kHz 출력 구성이 1kHz 또는 3kHz에서 입력된 소리에서 유래된 것인지 알 수가 없다. 전체 범위의 입력 음향 에너지에 대하여 출력 스펙트럼은 다른 입력 주파수 범위의 혼합체가 되기 때문이다. 한 주파수 영역에서 만들어진 포만트와 같은 소리는 다른 주파수 영역에서 유래된 어음 성분 때문에 이해하기 힘들어진다는 중요한 특성이 있다. 그래도 심각한 고주파수 난청에서는 주파수 전이가 어음의 명료도(clarity)를 높인다고 생각된다.[1850] 이동하지 않는 주파수 범위에 주요 에너지가 있는 소리를 지각(perception)하는 것은 주파수 하강 기능에 의해 영향 받지 않기 때문이다.[1517]

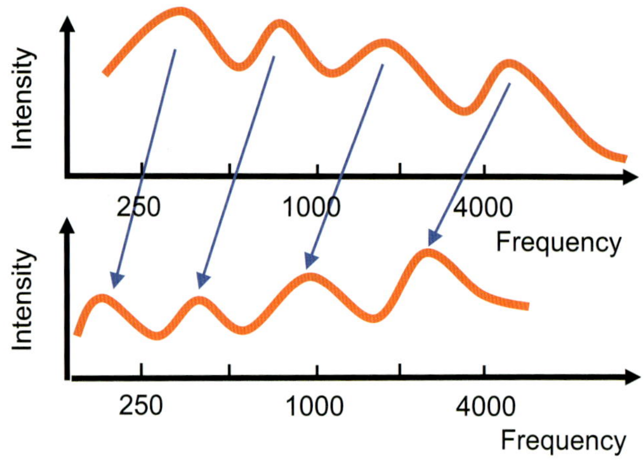

Figure 8.9 Input and output spectra for a frequency lowering scheme in which the output frequency equals half the input frequency. The amplifier also provides some high-frequency pre-emphasis. The arrows show the reduction in frequency of each formant.

수정되지 않은 소리와 전이된 소리가 동일 주파수 영역을 공유하는 문제를 최소화하는 방법으로는 입력 스펙트럼에서 고주파수 부분이 우세한 경우에만 주파수 전이를 시행하는 것인데, 이를 조건부 주파수 전이(conditional frequency transposition) 또는 역동어음재부호화(dynamic speech recoding)라고 한다. 그러면 전이된 에너지는 그것이 가장 필요한 소리일 때에만 사용 가능해질 것이며, 저주파수 소리가 존재할 때는 어떤 부작용도 만들지 않을 것이다.[1450] 조건부 주파수 전이는 비음과 반모음(semi-vowel)의 이해력을 악화시키지 않으면서도 어음의 멈춤, 마찰음(fricatives)과 파찰음(affricatives)에 대한 이해력을 높일 수 있다.[1450]

전이와 다른 방법으로는 출력 스펙트럼에서 중복되지 않는 장점을 갖는 주파수 압축(frequency compression) 방법이 있다. 출력 주파수가 입력 주파수의 일정 비율로 작아질 때, 이를 선형 주파수 압축(linear frequency compression)이라고 한다.[1804]

주파수 압축의 변형이 있는데 출력 주파수가 입력 주파수의 일정 거듭제곱과 같아질 때 이를 거듭제곱 주파수 압축(power frequency compression)이라고 한다. 주파수 압축이란 용어가 2가지 경우 모두에서 합당한데, 이는 입력의 주파수 범위가 출력에서는 작은 주파수 범위로 압축되기 때문이다. 진폭 압축(amplitude compression)과는 다른 것이다(Chapter 6).

Figure 8.9의 주파수 이동(frequency shift)은 선형 주파수 압축의 결과로 모든 출력 주파수는 해당 입력 주파수의 1/2과 같다. 주파수 압축은 명확해서, 모든 출력 주파수는 이에 해당되는 입력 주파수가 있다.

주파수 압축이 전체 주파수 영역에 적용될 때에 기대하지 않는 효과가 나타난다. 비록 선형 주파수 압축이 주파수 사이 간격이 정확한 비율로 유지되어서 모음의 본질적 특성과 어음이 어음 같이 인식될 수는 있도록 하지만, 주파수 압축비율(frequency compression ratio)에 의하여 기본 주파수(fundamental frequency)가 감소한다. 주파수 전이로 소아 목소리가 성인 여자 목소리와 같아지고, 성인 여자의 목소리가 남자 목소리와 같이 변하게 된다.[1804] 거듭제곱 주파수 압축에서는 주파수 비율도 유지되지 않으므로, 모든 어음이 부자연스럽고, 조화되지 않은 음질을 띄게 된다.

음조(pitch) 정보는 1.5kHz 이하의 저주파수에 위치하므로, 주파수 압축이 1.5kHz 이상에서만 적용되면 기본 주파수는 변하지 않는다. 또한 1.5kHz 이상의 배진동(harmonics)은 청각 시스템에서 청력 체계가 분해되지 않기 때문에 주파수 하강으로 고주파수 배진동이 더 이상 정배수가 되지 않아도 어음은 배진동 음색(harmonic tonal quality)을 유지하게 된다. 단지 고주파수를 낮추어 하강하는 것은 비선형 주파수 압축(non-linear frequency compression)이라고 하는데, 압축되는 정도가 주파수에 따라서 다르다. 하강하는 입력 주파수 이상의 주파수를 전이 주파수(轉移, transition frequency), 차단 주파수(cut-off frequency), 주파수 압축역치(frequency compression threshold), 또는 개시 주파수(start frequency)라고도 한다. 비선형 주파수 압축도 입력 주파수와 출력 주파수가 상호 1:1로 연결되며, 이해력을 높이는 것으로 밝혀졌다.[626, 1633] 현재까지 이에 대한 평가는 조용한 환경 또는 매우 높은 SNR 상황에서의 어음에 대한 검사 결과이다.

각각의 주파수 맵핑 체계(mapping scheme, 도표화 도식)에 대한 실례는 Figure 8.10에 있다. 각각의 도식에서와 같이 6kHz 입력 신호는 4kHz의 출력 주파수로 낮추어진다. 동일한 맵핑 도식이 선형과 로그 단위 주파수 축으로 표기되어 있는데, 축 단위 표기에 따라 형태가 많이 변화한다. Figure 8.10에서와 같이 일정한 용어 적용 방식은 없는 상태이다.

8.3.2 주파수 하강 기술 *Frequency lowering techniques*

변조(Modulation)

주파수 하강의 초기 간단한 기술은 소리를 정점절단과 같이 소리를 왜곡한다. 주파수 확산(spread of frequency)은 조절할 수 없는 방식으로 발생하지만, 결과적으로 변조 사이의 왜곡된 결과는 입력 신호 주파수로부터 멀리 떨어진 주파수에서 발생한다.[829]

보다 정교한 변조 방법은 필터로 주파수 범위를 선정하고, 필터된 신호를 순음(pure tone) 증가(진폭 변조, amplitude modulation)(Section 3.6.1)시키고, 변조로 만들어진 측대역(sideband)을 필터링하여 선택하는 것을 포함한다. 한 예로 4~8kHz를 4kHz 순음으로 증폭하는데, 4kHz를 0~4kHz 범위로 낮추는 과정이다.[1850] 변조는 선형 주파수 전이에 적합한데, Figure 8.10(a)와 같다.

완속재생(Slow playback)

만약 신호가 원래 녹음된 것보다 느린 속도로 재생된다면 모든 주파수는 동일한 비율로 감소될 것이다(선형 주파수 압축). 완속재생은 디지털 처리과정으로 쉽게 가능하다. 한 가지 확실한 문제는 처리된 신호가 점점 늦어짐에 따라 다

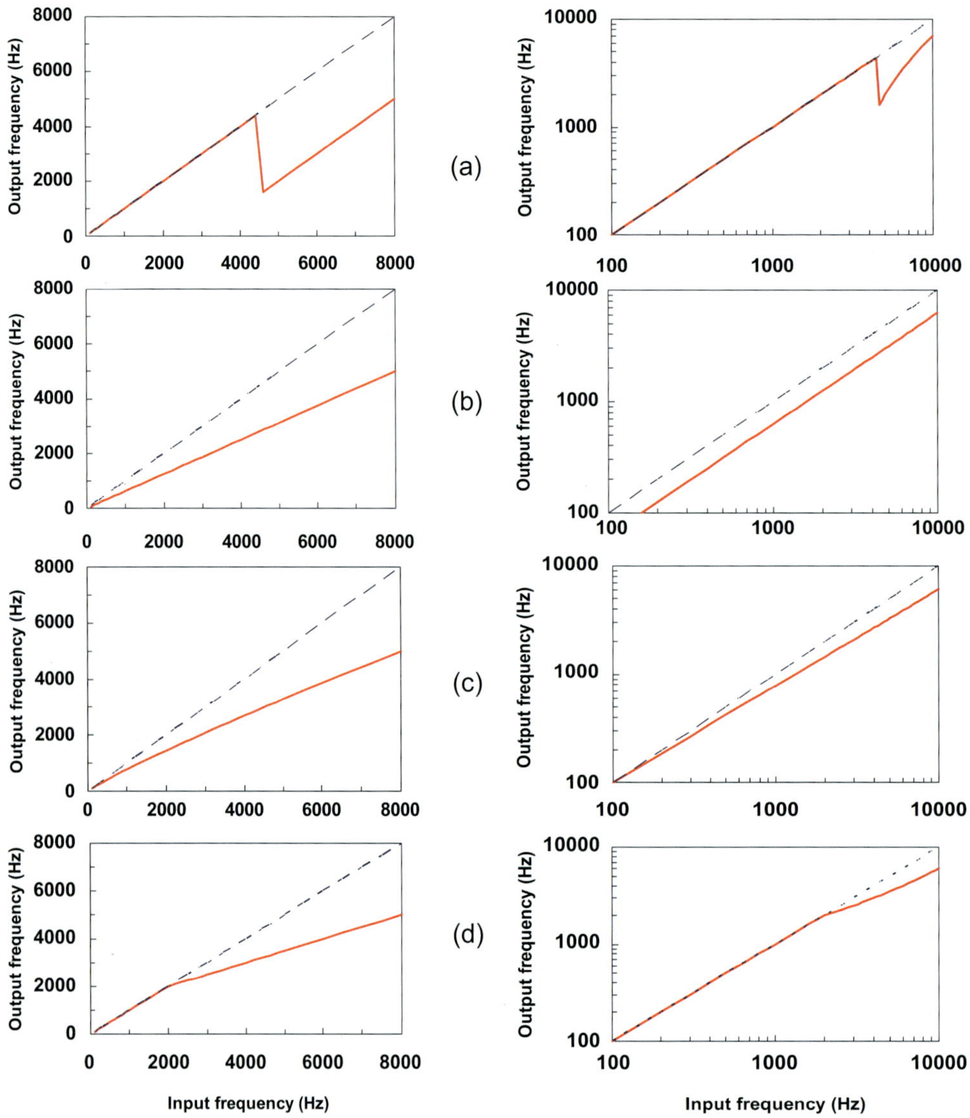

Figure 8.10 Relationship between input and output frequency in various frequency-lowering schemes. (a) transposition, (b) linear frequency compression, (c) power frequency compression, (d) non-linear frequency compression. Each scheme is plotted on linear frequency axes (left) and logarithmic frequency axes (right). In each case the diagonal dashed line shows no frequency lowering.

른 일을 하지 않으면 계속해서 점차 더 뒤로 늦어지게 된다. 이에 대한 해결 방법은 동일 기간에 대한 원본과 느려진 신호를 충분히 삭제하는 것이다. 전체 음성 음조 기간(pitch period)(소아 어음에서는 어음분절이 2.5msec, 성인 남성에서는 10msec)을 삭제하는 것이 이상적인데, 이는 파형이 연속적이고 소음이 없기 때문이다. 그러나 특정 상황에서의 어음보다는 조용한 환경의 어음에 대하여 정확하게 삭제할 수 있다.

어음 변조기(Speech vocoder)

어음 변조기에서는 어음은 길게 늘어선 주변 협대역으로 필터되고, 이후 각 밴드에서 레벨이 감지된다. 각 협대역 필터 주파수에서 소음, 순음의 협대역 레벨을 변조하여 재생 어음 레벨이 만들어진다. 주파수 하강 어음변조기(frequency lowering speech vocoder)는 신호 변조가 유발된 원래 중심 대역보다 낮은 대역으로 소음 또는 순음을 낮추도록 만들어진다.[1450] 주파수 하강 어음변조기는 재생할 때

주파수 하강 피팅(Fitting frequency lowering devices)

- 청력역치가 80dB 이상인 경우 모든 주파수에서 주파수 하강을 위한 설정을 시작한다.
- 일부 보청기 사용자는 선택한 압축 정도에 의하여 처음에는 음질에 대한 거부 반응이 있을 수 있다. 가능하면 청력재활 프로그램(aural rehabilitation program)을 하도록 권장하여, 체계적으로 어음에 대한 새로운 지각을 얻도록 한다.[1003, 996]
- 2주 사용한 뒤에 주파수 하강을 미세조정한다. 개시 주파수(starting frequency)와 차단 주파수(cut-off frequency)는 높게 설정하고, 주파수 이동과 주파수 압축비는 가장 작게 만들어서, /s/ 발음과 /ʃ/ 발음의 구별할 수 있도록 한다. 환자의 반응, 실황 어음매핑(live speech-mapping) 결과에 따라 조정을 진행한다.
- 1.5kHz 이하의 신호는 항상 그 자리에 남겨 둔다.

이러한 지침들은 이 영역의 경험에 바탕을 둔 것이나, 연구 결과는 많지 않다.

사용되는 소음, 순음 대역에 대한 원하는 주파수를 선택하기 위해서 출력과 입력 주파수 사이의 연산 관계에 따라 만들어진다. 주파수 하강 위상변조기(frequency lowering phase vocoder)는 각 채널에 들어오는 신호의 진폭만이 아니라, 위상까지도 측정해야 하므로 더 정교한 형태이다. 위상 변화율(change rate of phase)은 해당 채널에서가 아니라, 낮은 주파수에서 재생되는 신호의 정확한 주파수를 결정하기 위해서 사용된다.[1633]

8.3.3 상용화된 주파수 하강 체계 *Commercially available frequency lowering scheme*

AVR Communication(Trans Sonic, Impa CT)에서 제작하는 보청기 시리즈는 선형 주파수 하강방식과 완속재생하는 방식을 함께 이용한다. 주파수 하강은 고주파수에 우세한 소리가 있는 조건에서만 이들 주파수를 낮춘다.[406] 고주파수에 우세한 소리(dominant sound)는 모든 무성 자음(unvoiced consonants)을 포함하고, 저주파수에 우세한 소리는 모든 모음이 이에 속한다. Widex(Inteo, Passion, Mind, Clear)에서 생산되는 보청기들은 개시 주파수(start frequency) 이상의 처음 1~2개 옥타브를 전이(transposition)하는 방식으로 주파수를 낮춘다. 이런 영역의 우세한 스펙트럼 정점(dominant spectrum peak)은 한 옥타브 낮아지며, 즉각적으로 주변 스펙트럼 소리들은 우세한 주파수가 하강된 것과 동일한 정도의 Hz만큼 낮춰진다.[1004] Phonak(Naida, Audeo, Nios, Exelia Art)에서 생산되는 보청기는 비선형 주파수 압축 방식을 이용하는데, 각 FFT 분석 단위의 진폭을 이용하여 낮은 주파수에서 출력을 재생산하는 방법이다. 이는 Simpson(2005)이 언급한 신호처리 방식과 동일하다.

8.3.4 주파수 하강, 어음이해력과 대상 *Frequency lowering, speech intelligibility, candidacy*

다양한 주파수 하강방식이 어음이해력에 미치는 영향에 대한 많은 조사가 있다(Simpson, 2009). 결과는 매우 복잡해서 혜택이 있는 경우도, 없는 경우도 있었으며, 일부 대상에서는 큰 혜택이 있다고 하였다. 이는 연구 대상이 되는 난청 형태, 신호처리 과정의 형태와 혜택을 평가하는 방식이 다양하였기 때문이다.

주파수 하강이 확실히 어음이해력을 개선할 수는 있으나 누구에게서 가장 적합한지, 어떤 하강 정도와 형태가 좋은 것인지, 주파수 하강 방법을 어떻게 최적화할지에 대해서는 예측하지 못하고 있다. 주파수 하강은 어음이해력을 낮추기 보다는 높이는 경우가 대부분이고, 주파수 하강 기능 없이는 나쁜 어음이해력을 개선할 수 없는 상황에서 가장 큰 혜택을 얻는다.[66]

주파수 하강 혜택을 보장하기 어려운 것은 쉽게 이해할 수 있다. 어떤 방법을 사용하여도 일부 음역대를 정상적으로 차지하는 스펙트럼이 작은 대역으로 좁아질 수밖에 없기 때문이다. 이렇게 좁아진 대역 스펙트럼에서 정보를 얻어내기 위한 청각시스템은 신호처리가 되지 않은 소리를 분석하는 것보다 더 정확한 주파수 분해능력이 필요하다. 그러나 보청기 대상자는 일반인 보다는 주파수 분해능력이 떨어진다. 따라서 주파수 하강은 이해력을 높일 수도 있지만, 낮출 수도 있다. 나쁜 영향은 시간이 경과하면서 개선되기는 한다.[995] 주파수 하강은 특정 고주파수 음소(phoneme) 식별력(identification ability)을 높일 수 있으나, 동시에 다른 자음에 대한 식별력을 낮출 수 있다.[1634]

선형 주파수 압축에서 입력 주파수보다 20% 낮은 출력 주파수로 중등도 주파수 하강을 시행하면 더 많이 주파수 하강을 하는 것보다 혜택이 많았으며, 하강 정도가 더 커지면 혜택보다는 단점이 많아진다.[1804]

Figure 8.11과 같은 하강형 청력도를 갖는 보청기 착용자는 주파수 하강의 이상적인 대상자이다. 6kHz 이상의 입력 대역을 듣고 사용하기 위해서 1~6kHz 대역을 1~2kHz 대역으로 압축해야 한다. 이런 압축(압축지수 5)은 1kHz까지의 음성 음조(voice pitch) 정보에 혼란을 주지 않기 위한 것이며, 보청기 착용자가 청각 정보를 분석할 능력 손상이 심각한 2kHz 이상의 영역에 하강된 어음을 전달하지 않도록 하는 의미가 있다. 결과적으로 스펙트럼 정보가 압축되어서 하강된 스펙트럼에 도움을 주기도 하지만 어음이해력을 간섭, 방해하기도 한다.[618, 1164, 1634] 또한 급격하게 변하는 1~2kHz 청력역치는 보청기 착용자의 이 영역에 대한 압축된 정보를 분석하는 능력에 문제가 있다. 그래도 주파수 전이(frequency transposition)는 Figure 8.11과 같은 청력도를 갖는 소아는 혜택을 얻을 수 있지만, 2달 동안의 경험이 필요하다.[66]

Figure 8.11의 실선 그래프는 이전보다 약한 하강형 청력도이고, 이런 경우 고주파수를 사용할 수 있다. 청력역치가 80dB 이상인 부분인 1~6kHz 부분을 1~3kHz 영역으로 압축하게 되며, 압축지수(compression factor)는 단지 2.5이다. 같은 선형 주파수 압축을 통해 얻는 결과는 점진적으로 하강형 청력도를 갖는 경우는 급격한 하강형 난청으로 고주파수 난청 정도가 심도인 경우에 비하여 좋은 결과를 갖는다.[1633, 1634]

지금까지 언급된 특성을 통해 다른 주파수 하강 체계의 이득과 난청 특성의 형태에 따라 얻는 혜택을 유추할 수 있을 것이다.

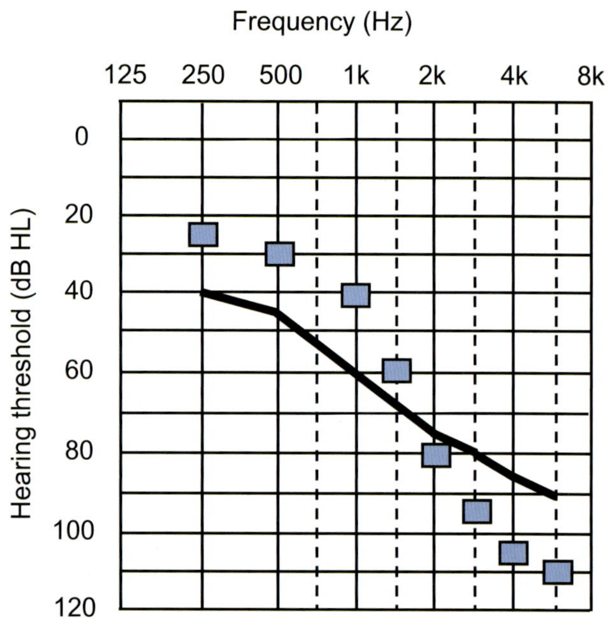

Figure 8.11 Two audiograms that might be considered for amplification with frequency lowering. Success is less likely for the steeper audiogram (rectangles) than for the shallower one (solid line).

적응(Adaptation)

주파수 하강 체계의 큰 잠재적 어려움은 어음과 다른 소리도 모두를 다르게 만드는 것이다. 이러한 처리형태에 적응하고 최대 혜택을 얻기까지 시간이 필요하다.[66, 996, 1450] 소아는 주파수 하강에 의해 만들어지는 변경된 신호 정보를 사용하는 것에 어른보다 더 잘 적응하는 경향이 있다.[1632] 단순히 다른 자음을 구별하는 것보다는 지속되는 대화 중에서 소리를 구별하기 위해서는 많은 청취 경험이 필요하다. 새로운 신호 정보에 적응을 촉진하고 가속화하는 훈련은 가능하지만 아직 시행되지는 않았다.

주파수 하강 변수(Frequency lowering parameters)

한가지 피팅 전략 중에서 특정 값을 넘는 청취역치에 대해서는 모든 주파수를 하강시키는 것이다.[1002, 1633] 비슷한 방법으로 와우 사영역(dead region)의 큰 청력역치 부분의 주파수를 사영역의 아래쪽 끝 부분 대역으로 하강하는 것이 있다.[1517, 1518] 이것은 가청 대역보다 많이 높은 주파수의 정보를 아래로 전위(transpose)하는 것이 가청 대역에 인접한 높은 주파수 대역의 정보를 위치 이동하는 것보다 혜택이 많다.[1857] 이는 전위된 고주파수 신호와 변경되지 않은 저주파수 신호 사이의 상관도가 낮을수록 전이된 신호에 의한 부가적인 정보가 더 커진다. 셋째 방법은 /s/와 /ʃ/ 마찰음에 대한 가청력을 확실히 얻을 수 있도록 주파수를 낮추거나, 크게 압축하여 서로 구별이 어렵지 않도록 하는 방법이다.[626, 1002]

그러나 전이가 가능한 주파수, 주파수 하강 정도, 출력 주파수의 관련된 입력 주파수의 연산 함수, 주파수 하강 방법, 주파수 하강된 소리에 대한 증폭, 그리고 신호처리되지 않은 소리에 대한 증폭 등의 범위가 너무 넓어서, 개인에 따라 주파수 하강 기술을 최적화하는 것이 실질적으로는 불가능하다.

주파수 하강의 성과 측정(Outcome measure)

주파수 하강이 /s/와 같은 고주파수 자음을 인지할 수 있어서, 단수명사와 복수명사를 구별하는 능력이 늘어난다는 것은 밝히기 쉽다(영어의 경우). 그러나 이러한 혜택은 감지된 고주파수 자음들을 서로 잘 구별하게 되었다는 의미는 아니다.[1487, 1517] 체계와 주파수 하강의 변수에 따라서 일부 자음과 모음의 식별에 관여하는 주파수를 하강하는 경우에는 성과가 좋을 수 있다. 그러나 기능적 혜택을 평가하기 위해 사용되는 어음검사의 특성에 따라 다른 성과가 나올 수 있다. 다른 화자들을 포함하여 각기 다른 주파수 하강 체계에 대한 다른 수준의 어음이해력과 주변 소음의 양상이 어떤 효과를 만드는지에 대한 연구는 상대적으로 없다. 따라서 주파수 하강 기술에 대한 심층적인 평가가 반드시 필요하다:[995]

- 고주파수 어음과 환경 소리를 인지하는 능력
- 여성 화자가 발음하는 적절히 높은 마찰음과 같이 넓은 범위의 자음을 식별하는 능력(Section 16.4.1), 그러나 고주파수 자음에 국한된 것은 아님
- 조용하거나 소음 환경에서 인지하고 식별하는 능력
- 어음을 만드는 것에 대한 효과
- 수개월 동안 여러 능력들의 변화

혼란 변수(Confounding factors)

일부 기기에서는 주파수 하강 기능과 함께 저주파수 이득 또는 고주파수 이득과 같이 증폭 특성도 함께 바뀌기 때문에 이러한 변화 효과를 분리해서 평가하지 않으면 주파수 하강에 의한 성과가 좋은지 나쁜지를 구별할 수 없게 된다.[995, 1165, 1633]

고주파수 소리를 처리하는 청각 피질의 기회가 없어지고, 시간이 지속되면, 고주파수를 처리하는 능력도 함께 소실된다는 주파수 하강에 반대하는 논쟁이 있다. 그러나 난청이 있는 와우에서도 자극 확산(excitation spread)이 있어 모든 주파수 영역에서 자극이 만들어지므로 주장하는 바와 같이 능력이 낮아질 수는 없을 것이다. 만약 와우의 고주파수 영역이 더 높은 주파수 하강에 의하여 자극된다면 이 문제는 더 없을 것이다.

주파수 하강은 Section 8.2.4의 피드백 감소 방법에 사용하는 주파수 이동의 극단적 형태이다. 그러므로 주파수 하강의 부수적인 혜택은 피드백 진동 발생 가능성이 낮고 이로 인하여 더 크고 일정한 이득을 얻을 수 있다는 것이다. 사실 고이득(high-gain) 보청기 사용자들에게 주파수 하강에 의한 이득을 평가하기는 어려운데, 이는 간접적으로 혜택을 높게 만들 수 있고, 가청력을 높일 수 있기 때문이다.

향후 진행될 연구들에 의하여 주파수 하강으로 가능한 혜택에 대한 지식이 증대될 것이며, 각 개인에게 잘 적용하는 방법도 알게 될 것이다.

8.4 어음 정보 강조 *Speech Cue Enhancement*

감각신경성 난청에서 주파수 하강과 같이 어음 자체 이해력을 높이기 위해 사용된 여러 실험적 알고리즘이 있다. 어떠한 음을 판별하는데 도움을 주는 어음의 음향석 특징을 원리적으로 감지하고 강조하면서 그 소리를 쉽게 인지

(recognition)하도록 만드는 것이다. 사실 실제 기기에서 이해력을 증가시키는 것은 주파수 형태와 압축에 의한 것 이외에는 아직 이루어지지는 않았다.

스펙트럼 형태 강조(Enhancement of spectral shape)

어음에서 현저한 스펙트럼 정점을 인지하기 위한 다양한 시도들이 있었고(주로 포먼트), 이들은 스펙트럼 사이의 골짜기(valley)보다 스펙트럼 정점을 더 크게 증폭하였다.[27, 70, 71, 199, 457, 562, 1099, 1636, 1729, 1842] 이를 스펙트럼 대조강조(spectral contrast enhancement) 또는 스펙트럼 첨예화(spectral sharpening)라고 다양하게 불린다. 결과적으로 포먼트 구조가 더 날카롭고, Figure 8.12에서와 같이 스펙트럼에서 포먼트 위치를 더 쉽게 알 수 있게 된다. 음향심리학(psychoacoustic) 연구에서 더 깊은 스펙트럼 골짜기로 둘러싸인 작게 강조된 스펙트럼 정점은 난청인이 정점을 감지하는 데 도움을 준다고 하였다.[426]

그러나 어음이해력 개선은 작거나 없다. 이는 스펙트럼 정점을 인지하는 것이 덜 중요한 것이 아니라, 전기적 신호처리 과정에서 주파수별 스펙트럼 형태가 희미해져서 소음 상황에서의 이해력이 나빠지는 것이다.[71, 1775, 1776] 이것은 아마도 스펙트럼 향상 연구에 참여한 난청인의 주파수 분해능력이 나빠서 신호처리로 향상된 어음이 마치 처리 과정 없이 전달되는 어음과 같이 모호하고 불분명하게 와우와 나머지 청각 시스템에 전달된 것 같다. 사실 정상 청력에서는 확연한 차이가 있는 신호처리한 것과 아닌 것을 심한 난청인에게 대응비교검사(paired-comparison listening task)를 하여도, 차이를 인지하지 못한다는 보고도 있다.[547] 그러나 차이가 인식될 수 있으면 청취 경험으로 혜택을 높일 가능성이 있다.[70]

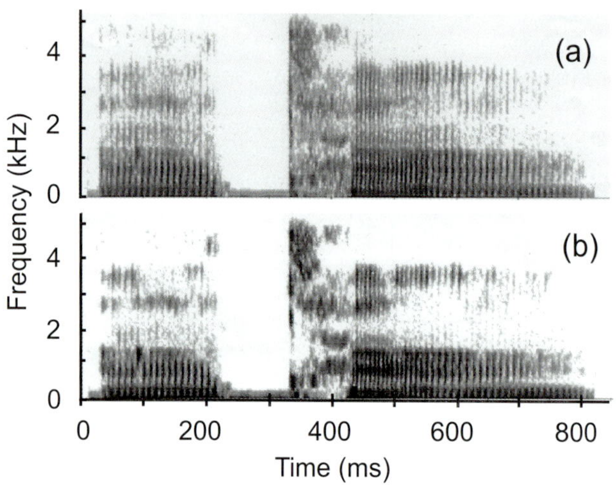

Figure 8.12 Spectrograms of the syllable /ata/ (a) unprocessed and (b) spectrally enhanced, showing more pronounced formants.[547]

스펙트럼 향상의 극단적인 형태는 사인파 모델링(sinusoidal modeling)이고, 이는 우세한 대부분의 스펙트럼 정점을 적절한 주파수, 진폭과 위상을 가진 순음(pure tone)으로 대체하는 것이다.[857, 1805] 이 방법은 주변 소음을 낮추는데 매우 효과적이지만 이해력을 증가시킨다는 결과는 없다. 사인파 모델링은 아래 언급될 내용인 어음 단순화(speech simplification)의 한 형태로 볼 수 있다.

자음대비모음 비율 강조(Enhancement of consonant-to-vowel ratio)

모음 레벨에 대한 자음 레벨의 비율을 자음대비모음 비율(consonant-to-vowel ratio)이라고 한다. 신호처리되지 않은 어음에서는 이 비율은 (-)의 값이다. 자음의 증폭을 증가시키고 모음은 높이지 않게 만들어서 이 비율을 높일 수 있다(즉 자음 레벨이 모음 레벨과 더 비슷하게 된다). 이러한 방법으로 자음대비모음 비율을 높이는 것은 어음음량(speech loudness)에는 영향이 없으나, 어음이해력을 높인다.[575, 891, 1209, 1210, 1492] 그러나 모음 레벨을 줄여서 자음대비모음 비율을 높이면 대부분 어음이해력이 개선되지 않은데, 이는 중요한 것이 자음의 절대 레벨이고, 모음에 대비한 상대적 레벨은 아니라는 것을 의미한다.[1543]

신호처리된 어음의 증가된 일부 자음 레벨은 처리 이전의 어음보다 이해력을 높게 만든다는 것은 당연하다. 또한 처리되지 않은 어음보다 더 알아듣기 쉽게 만드는 것도 당연하다. 그러나 선형적인 고주파수 강조(linear high-frequency emphasis)와 빠른 시간상수를 갖는 WDRC는 모두 각각 모음 레벨에 대하여 상대적으로 약한 자음 레벨을 증가시킨다.[517, 729, 1462] WDRC와 고주파수 강조를 포함하는 일반적인 보청기보다 특정 자음을 목적으로 하는 더 복잡한 신호처리가 더 유의하게 좋은 결과를 보인다는 것은 아직 입증되지 않았다. 다른 고려할 사항은 환경소음 보다는 보청기 착용자의 청력역치에 의하여 자음 가청력이 제한 받는 환경에서만 이런 신호처리 방법에 의한 장점이 있다는 것이다.

일시적 강조(Transient enhancement)

강도(intensity)를 강조하는 것은 강도의 변화율과도 관계가 있다. 정확히 인지되는 자음으로 지각되기 위해서는 부근의 모음에 비하여 상대적으로 낮은 레벨의 많은 자음은 빠른 강도 변화(intensity change, 흔히 스펙트럼의 변화도 동반)를 가져야 한다. 만약 강도의 급격한 변동이 더 확실하다면 이해력을 더 높일 잠재성이 있다.

이러한 강조는 자동 전기회로를 이용하여 얻을 수 있는데, 입력 신호 강도가 급격히 변하는 상황(파열음(plosive)동안이나 파찰음(affricate)을 시작하는 동안)이면 이득을 증가시키고, 입력 신호 강도가 일정한 경우(모음 동안)에는 이득을 줄이는 것이다.[1185] 결과적으로 어음은 모든 파열음이 크게 강조되어 발성된 것처럼 인지된다. 상대적으로 간단한 선형 고주파수 강조(enhancement),[428] 또는 보다 일반적인 압축(이들 모두 또한 대부분 동일한 자음을 강조한다)[1755]에 비하여 이러한 향상이 이해력을 더 높인다는 것을 실험 결과로는 입증하지 못하고 있다. 한 가지 잠재적인 문제는 빠른 시작 이후 일정한 레벨로 유지되는 자음(예: /ʃ/)은 강조된 시작 강도를 갖게 되어서 유사한 스펙트럼을 갖는 파찰음(예: /tʃ/)과 같게 될 수 있다.[428] 따라서 ship이라는 단어는 chip으로 들리게 된다.

일시적 강조는 청신경병증을 가진 보청기 사용자에게 특히 유용한데, 이들은 시간별 해상도(temporal resolution)가 현저하게 감소되어 있기 때문이다.[1960] 이런 부족한 기능으로 음소 사이의 경계와 음소 자체를 알아내기가 어려우며, 일시적 강조 기능은 이러한 음소 경계를 명확하게 만들어 줄 수 있다. 청신경병증 현상과 같이 시간적으로 선명하지 않은 소리에 노출된 정상인 모두에 있어 일시적 강조 기능은 좋은 결과를 나타냈다.[1305, 1306] 그러나 기준 조건(reference condition)이 고주파수 강조도 WDRC 도 아니었기 때문에 이러한 기본 보청기 특징으로 얼마나 혜택을 얻을 수 있는지는 명확하지 않다.

일시적 강조기능을 포함한 보청기가 시판되었으나, 현재는 제작되지 않는다. 이런 체계는 앞으로 다른 제품에서 다시 만들어질 것이 확실하다. 비록 단순한 압축보다 얼마나 혜택이 많은지에 대해서는 모르고 있지만, 일시적 강조처리는 인공와우이식에서도 유익할 것이다.[614]

기간 강조(Enhancement of duration)

또 변경할 수 있는 특성은 모음 길이이다. 유성-자음(voiced consonant)에 선행하는 모음은 무성-자음보다 선행하는 모음보다 길이가 긴 경향이 있다. 선행하는 모음 길이의 이러한 차이가 정상인에 있어 무성-자음과 유성-자음을 구별하는 정보 중 하나이다. 길이에 대한 지각은 난청에 영향을 거의 받지 않기 때문에 스펙트럼 차이가 명확하지 않은 난청에서 모음 길이는 특히 중요한 정보가 된다.[1493] 자연적인 길이의 차이를 과장하면 난청 환자들이 자음 발음을 더 잘 알아듣게 할 수 있다.[1493] 그러나 어떻게 이런 처리가 실시간으로 이러한 신호처리가 시행되는지 상상하기 어렵다(즉 어음 신호의 전달과 동시에). 모음 길이가 짧은지 긴지에 대한 결정은 모음이 끝나기 전에 이루어져야 하며, 최종 자음이 보청기에 도달하기 전에는 이루어져야 한다. Montgomery와 Edge(1988)는 자음 시간을 늘렸으나, 어음이해력이 증가되는 경우가 거의 없었다고 하였다.

모음 길이를 수정하는 방법과 다르게 모음과 이행시간(transition time)을 길게 만든 실험에서 난청이 있으면 이들을 인지하는데 긴 시간이 필요했다.[1310] 이와 같이 시간을 연장하는 방법은 입력 이후 출력까지의 시간을 차츰 길게 만든다. 어음 사이의 간격을 짧게 하는 것으로 이 문제를 해결할 수 있고, 출력이 입력을 '따라잡게(catch up)' 된다. 이 방법은 일부 난청인에서만 어음이해력을 높이지만,[1310] 청력손실을 가상한 정상인에게서는 이해력이 낮아졌다.[1311] 이 체계로 인한 시각과 청각 신호 사이의 불일치에 의한 부정적 영향은 아직까지 평가되지 않았다.

어음 단순화(Speech simplification)

만약 소음이 있는 상황에서 심도 난청인이 어음 신호에 있는 많은 복잡한 정보(cue)를 인지 하지 못한다면, 정보를 적게 만들어서 어음을 더 많이 이해하도록 만들 수 있을 것이다. 어음 신호 단순화(speech simplification)는 어음 패턴 처리(speech pattern processing)과정 이후의 개념이다. 극단적인 경우로는 어음 신호를 어음의 시간 동안 단일 순음 파동이 있는 상태, 없는 상태(on and off)로 대체할 수 있다. 순음은 어음의 기본 주파수(fundamental frequency)와 동일한 주파수이다.[1526] 어음에서 추출하여, 간단한 방식으로 제공되는 다른 특징들은 어음 엔빌로프의 진폭과 소리 없는 자극을 포함한다.[537] 기본 주파수 하나만 있는 경우보다는 이러한 부가적인 특징이 있을 때 어음식별(speech identification)이 더 잘 된다.[538] 간단하게 만들어진 어음 코드(code)는 고도 난청에서 자기 목소리에 대한 기본 주파수를 조절하는데 도움을 준다.[77]

어음 단순화의 혜택은 최소한의 주파수 선택능력(frequency selectivity)이 남아 있는 고도 난청 환자에게만 가능하다.[537] 어음 단순화 전략의 적응증이 되는 경우는 인공와우이식술 대상이기도 하고, 어음 단순화 보청기를 사용하는 것보다는 인공와우이식술이 효과가 더 좋을 것으로 예상된다.

재합성을 이용한 강조(Enhancement by re-synthesis)

어음의 특별한 기능을 사용하는 극단적인 방법으로는 어음을 인지하고, 이를 명료하고, 잘 발음된, 소음 없도록 재합성하는 보청기이다(그리고 선택 사항으로 다른 언어도 지원하는). 이런 방법에도 역시 많은 문제점이 있다. 난청 환자들과 같이 자동어음인식기(automatic voice recognizer)는 소음 환경에서 잘 작동되지 않고 특이한 억양(accent)이 있으면 문제가 있다. 또한 어음합성기(speech synthesizer)는 실제 신호의 많은 특징들을 전달할 수 있어 감정을 전달하고, 실제로 말하는 것과 같아야 한다. 난청 환자들은 종종 독순(lip reading) 정보를 이용하므로, 어음인식기와 어음합성기는 어음 신호가 도착한 40 msec 이내로 출력 되어야 한다.[1167, 1744] 전세계의 언어로 번역되는 것은 말할 것도 없고, 이상적인 상태(조용한 상태에서 익숙한 말소리)를 제외하고는 어음인식기 기능을 갖는 보청기는 현재 실현되기 어려운 상태이다.

8.5 다른 신호처리 체계 *Other Signal Processing Schemes*

디지털 신호처리는 다른 여러 체계들을 이용할 수 있고, 이들 중 일부는 상용화되었으며 일부는 연구 중이다.

반향 감소와 울림 감소(De-reverberation and echo reduction)

정상 청력과 난청 모두에 대하여 반향은 어음이해력에 매우 나쁜 영향을 준다. 각 음소(phoneme)에서 발생한 반향은 다음 음소(들)의 에너지(power)를 차폐하는데, 특히 선행하는 음소보다 이후에 들어오는 음소의 강도가 약할 때 더욱 그렇다. 각 소리 이후의 반향은 소리를 상쇄(offset)하는 경우 소리를 불분명하게 만들고 어음을 분할하기 어렵게 만든다.

다른 소리와 중복되는 경우에도 반향을 확실히 감소 처리하는 것은 기술적으로 가능하다. 그러나 이는 반향을 일으키는 모든 반사 경로를 포함하여 모든 소리 발생부터 도달하는 과정의 전기음향학적 신호 전달의 특징을 알아야 하기 때문에 실현되기 어렵다. 연속되는 소리와 겹쳐지지 않는 반향은 시간이 지나면서 점진적으로 강도가 약해지는 특징이 있어 인지될 수 있다. 한번 인지되면 이것의 세기는 보통보다 더 빠르게 감소시킬 수 있다. 이는 감소된 반향을 감소시키며 어음의 음질을 높일 수 있다.

환경 분류(Environmental classification)

가장 최신 보청기는 미리 설정된 여러 청취 환경 중에서 현재 청취 환경을 자동 분류한다. 대개 설정된 청취 환경은 조용한 곳의 어음, 소음 상황의 어음, 음악을 포함한다. 소음도 형태에 따라 분류될 수 있고, 대부분 큰 바람소리와 다른 소리로 나뉜다. 전반적인 레벨, 스펙트럼 형태, 변조의 깊이와 비율(modulation depth and rate), 그리고 채널들 간의 공동변조 등의 다양한 변수로 분류가 이루어진다(Section 8.1.1).

이러한 분류에 따라 방향성 마이크로폰, 적응형 소음감소, 바람 소음감소(저주파수 차단)를 포함한 보청기의 여러 기능을 켜고, 끄는데 사용할 수 있다. 특정 기능 사용 여부를 바꾸는 것은 음질을 변화시키나, 만약 보청기 주변의 환경이 크게 변하지 않았는데도 음질이 변하면 보청기 착용자를 괴롭게 할 것이다.

환경 분류는 정확성을 갖는 과학적인 것과는 달라서 청취 환경은 완전히 나눠지지 않고, 모든 상황이 각 환경의 연속선상에 있을 수밖에 없다. 결과적으로 환경 분류는 조심스럽게 접근해야 하며, 수 sec 또는 수십 sec에 걸쳐 분석해서 환경을 판단해야 하고, 이후에도 보청기 특성 변화를 불필요하게 변화시키지 않도록 하기 위해 기능을 점진적으로 바꾸어야 한다.

다른 방법으로는 환경 분류가 설정된 상황에 명확히 일치하지 않으면 가능한 환경들의 중간 값으로 증폭 특성을 사용하는 보청기가 있다. 이런 방법은 모든 실제 환경을 연속선상에서 분석하는 것이나, 이상적인 환경 설정과 실제 환경 사이가 얼마나 일치하는지를 판단하여 간접적으로 기능하는 것이다.

자동 전화 감지(Automatic telephone detection)

특별히 중요한 청취 환경은 전화 통화하는 상황이다. 강한 외부 정자기장(static magnetic field)이 보청기에 도달하면 이것은 쉽게 인지하게 된다. 이상적으로 전화기를 귀에 댈 때마다 보청기의 전화 코일로 자동 변경하게 된다. 그러나 전화기가 항상 충분히 정자기장을 만들지 못하고, 전화 이외에 다른 기기들도 강력한 자기장을 만들어 낼 수 있다.

전화기에 부착된 작은 원형 자석에 의한 자동 감지가 더 정확하게 기능한다.[1939] 전화기가 가까이 위치하는 것을 보청기 사이의 무선 연결(wireless connection)로도 인식할 수 있다(Section 3.2). 이론적으로 보청기는 전화기 존재를 피드백 경로의 변화로 감지할 수 있다.

실내 루프(room loop)가 정자기장을 만들지 않고, 음향 피드백 경로의 변화를 유도하지 않으므로, 보청기가 텔레코일(telecoil)로 자동 선택된 상황에서 실내 루프로 듣기 위해서는 보청기에 자석이 달려있어야 한다.

데이터 자동기록(로깅, Data logging)

보청기를 사용한 청취 환경에 대한 정보를 저장할 수 있는데, 각 청취 환경의 비율, 각 상황에서 보청기 조절 여부와 보청기 자체적인 조절 또는 능동적 신호처리 특성이 기록될 수 있다. 가장 중요한 보청기의 총 사용시간과 일상 사용 패턴을 알려 준다. 보청기를 피팅하고 다시 만날 때 모든 데이터를 얻어서 음질에 대한 이야기 하는 것을 해석하는데 도움을 받을 수 있다. 이런 데이터는 보청기를 조절하기 어려운 상황을 도와 주어서, 보청기 수용률(acceptance)을 높일 수 있다. 또한 저장된 정보를 보여주고, 설명하여 보청기 사용시의 특별한 경험에서 정보를 얻어낼 수도 있다.[1256] 그러나 일부 임상가들은 보청기 사용에 대한 자세한 내용이 저장된다는 것을 알리기 싫어한다.

다음은 저장된 데이터를 사용할 수 있는 방법이다:

- 특정 상황에서 볼륨을 지속적으로 올리거나 내리는 데이터가 있으면, 이에 따라 볼륨을 영구적으로 바꿀 수 있다.
- 만약 보청기 조절하는 것이 힘들다면, 저장된 데이터는 실제로 보청기를 사용하는지를 알려 줄 수 있다.
- 만약 배터리가 빨리 닳는다고 한다면, 매일 사용 패턴으로 보청기를 귀에서 뺀 뒤에 전원을 끄는지 여부와 너무 오래된 배터리로 인하여 용량이 작아졌는지를 확인할 수 있다.
- 청취 프로그램 선택이 적절한지를 보청기를 착용한 상황에서 사용된 저장된 프로그램을 비교하여 확인할 수 있다.
- 좌, 우측 보청기 사용에 큰 차이가 있다면 이는 한쪽 보청기의 조정과 편안함에 문제가 있을 수 있다.
- 만약 실제 상황에서 특별한 문제가 있다면, 짧은 기간 상황에 따라 저장된 상황기록에 의해 문제가 된 음향적 문제를 알 수 있다.

일부 피팅 시스템 소프트웨어는 저장된 데이터를 자동으로 분석하고, 발견된 문제에 대한 특정 피팅 변화를 권고한다.

훈련 가능한 보청기(Trainable hearing aids)

원래 임상에서는 보청기 음질에 대한 사용자 평가에 따라 보청기 미세조정이 이루어진다. 이러한 사용자 평가는 제한된 소리(흔히 임상가 목소리에 의하여)와 경험에 의해 이루어진다. 더 많은 경우 보청기를 사용한 첫 일주일 동안의

8

사용자 경험에 기초한다.

여기에는 2가지 문제점이 있는데, 첫 번째로 보청기 사용이 처음이라면 증폭된 소리에 대한 경험이 늘어날수록 소리에 대한 반응이 변하기 때문이다. 둘째 문제로는 만약 보청기를 적절히 조절하기 위해서는 사용자에게 가장 불편한 입력 소리의 음향학적 특성을 예상하고, 증폭의 어떤 부분을 바꾸어야 하는지를 사용자 반응에 근거하여 해석할 수 있으며, 이를 해결하기 위해 바꾸어야 할 전기음향학적 변수를 알아야 할 뿐만 아니라 얼마나 바꾸어야 할지도 알아야 한다. 여기에 더하여 음질, 음량, 자연스러움과 다른 청취 환경에서의 명료함에 만족한다면, 이들 환경에서 보청기 사용에 영향을 주는 전기음향학적 변수는 가급적 작게 바꾸어야 한다. 역설적으로 보청기를 조절할 수 있는 부분이 늘어나면, 보청기를 잘못 조절될 수 있는 경우도 많아진다. 각 환경을 경험하기 이전에는 보청기를 조절한 것에 대한 결과를 알 수 없고, 문제가 발생할 때까지는 해결되었는지 확인할 수도 없다.

이에 해결 방법은 훈련 가능한(trainable) 보청기 혹은 자기 학습(self-learning) 보청기이다.[463, 1955] 훈련 가능한 보청기를 이용하면 사용자들은 조절 또는 증폭에 변화를 주는 것만 아니라 향후 사용할 방법을 보청기에 저장할 수 있다. 간단한 훈련 가능한 보청기는 사용자가 선호하는 컨트롤의 위치를 전체 사용 시간에 걸쳐 기억하고 평균을 낸다. 이후 보청기를 다시 켜면, 이전에 좋아하였던 평균화된 증폭 특성(예: 이득)에 따라 반응한다.

이미 가장 정교한 훈련 가능한 보청기들은 선호하는 컨트롤 위치를 기억하는 것만이 아니라, 그 컨트롤이 적용된 음향 환경의 일부 상황까지 기억한다(Figure 8.13). 어느 정도의 훈련 경험이 있으면 각기 다른 상황에서 더 선호하는 컨트롤 위치를 추론할 수 있다. 저장된 자료에 의하여 훈련 가능한 보청기는 임상가, 피팅 소프트웨어에 의하여 이루어지는 앞서 언급한 일련의 과정을 자동적으로 시행할 수 있다.

일부 보청기는 자기 학습에 대하여 계산하고, 이후 환경 범주(예를 들어 조용한 곳의 어음, 소음 속의 어음, 소음 단독, 음악 환경)에 따라 결과를 계산한다. 소리는 본질적으로 범주로 나눌 수 없지만, 보다 좋은 방법은 보청기가 1개 이상의 증폭 특성과 1개 이상의 환경 사이의 관계를 알아내기 위해서 훈련 환경을 사용하는 것이다.

간단한 예로서 사용자가 조절하는 것이 볼륨 조절기이고, 보청기는 단지 환경 SPL만 측정하며, 보청기를 6번 조정하고 난 뒤 얻는 데이터는 Figure 8.14에 다이아몬드로 표현될 수 있다. 이런 경우 보청기는 데이터에 근거하여 2개 부분의 선형 피팅 관계를 얻을 수 있다. 얻은 결과에 의하면 보청기는 압축역치가 55dB SPL, 압축역치 이하의 이득은 25dB, 압축비는 2:1이다. 만약 이득-주파수반응의 기울기로 표시된 음색(tone) 조절기를 조정할 수 있다면, 이와 유사한 변수는 보청기의 저주파수 채널 또는 고주파수 채널에 대한 결과를 얻을 수 있을 것이다.

사용자가 1개 이상을 조절할 수 있도록 하는 것이 가능한가에 대해서는 선호하는 음색의 질(tonal quality)과 음량(loudness)을 얻기 위해서 최대 2개 기능을 조절하는 것을

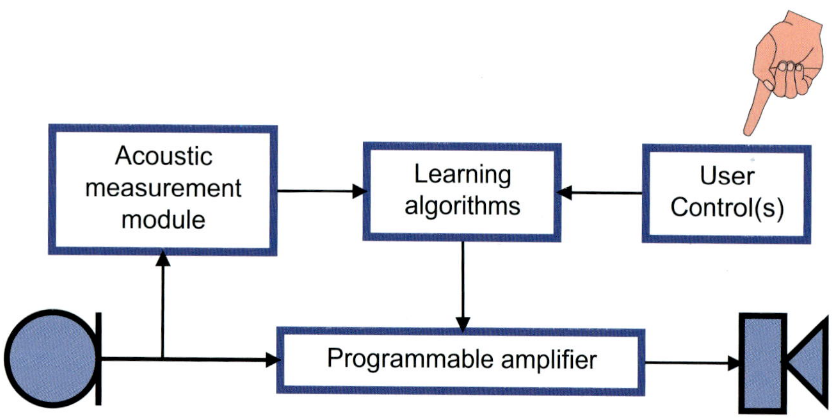

Figure 8.13 Block diagram of the trainable, or self-learning, hearing aid.

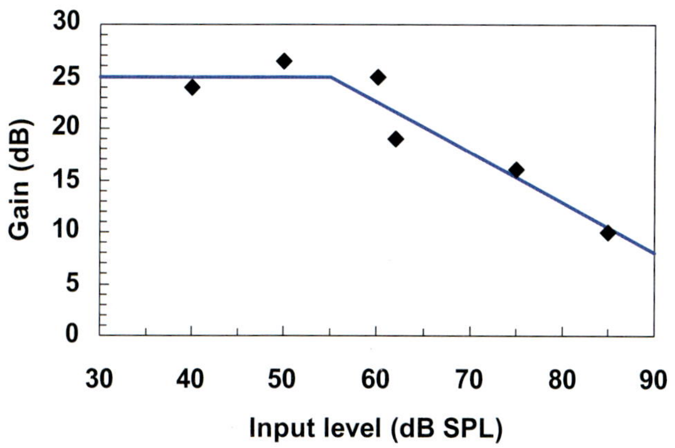

Figure 8.14 Data resulting from the client's adjustment of the hearing aid in different listening situations (diamonds), and the relationship the hearing aid has inferred between preferred gain and input level (solid line).

좋아하지만, 일부 사용자는 3개까지도 일정하게 조절할 수 있다고 한다.[474, 869] 이러한 조정은 무선 조절기로도 가능하고, 다른 환경에 대한 2가지 기능 중에서 선택하는 단일 스위치 방법으로도 가능하다.[1955] 다른 방법으로 환경에 따라 다른 조절 방법이 가능하도록 할 수 있다(예를 들어 조용한 환경에서의 증폭 정도 조절기능을 사용하고, 소음 환경에서는 적응형 소음감소 처리 조절기능을 이용한다).[1030]

만약 보청기가 전반적인 레벨보다 증폭 특성을 더 정교하게 측정할 수 있다면 선호하는 증폭 특성과 환경 간의 관계는 쉽고, 정확하게 알 수 있다. 여기에는 스펙트럼 형태, SNR, 주파수에 따른 SNR의 변화, 그리고 우세한 어음 신호가 도착하는 방향성이 포함된다.

능동형 폐쇄감소(Active occlusion reduction)

보청기 사용자 자신의 목소리는 폐쇄된 외이도에서 과도한 저주파수 소리를 만든다(Section 5.3.2). 이에 대한 신호처리 방법은 외이도 폐쇄로 만들어진 소리를 감지하여 역상으로 바꾸고, 이렇게 바뀐 음파를 다시 외이도 내부의 리시버로 넣어 출력하는 것이다.[1184] 원래 소리와 재차 추가된 소리는 극성이 반대이므로 서로 감쇄되어 각각의 소리보다 더 낮은 SPL를 갖게 된다. 이는 비행기에서 많이 사용되는 능동형 소음감소 헤드셋 원리와 동일하다.

Figure 8.15는 필수 구성으로 외이도에서 음압을 감지하는 부가적인 마이크로폰, 내부 음성 피드백 루프(negative feedback loop)와 여러 필터가 필요하다. 필터 A와 B는 루프에 포함되어야 한다. 루프를 통해서 주파수 범위의 이득에 대한 어음 피드백을 만드는 2개의 내부로 향하는(inward-looking) 변환기가 필요하다. 음성(negative) 피드백 루프는 루프 내부로 들어오는 모든 신호를 감소 시킨다. 이것은 외이도에서 루프로 들어오는 폐쇄로 만들어진 소리에 대하여 반드시 필요한 것이지만, 외부 마이크로폰으로 증폭하려는 소리에 대해 필요한 것이 아니다. 필터 C는 순환

8

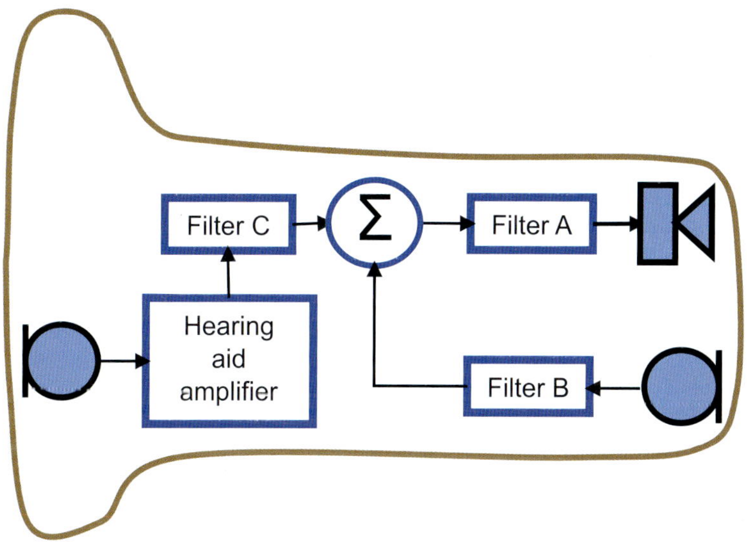

Figure 8.15 Active occlusion reduction system, shown inside an ITC hearing aid, but also able to be implemented as an RITC hearing aid.

루프가 만드는 감쇄효과 정도와 동일한 이득을 발생시킨다. 이는 보청기의 나머지 부분에 대하여 전체 시스템을 일정하게 만든다(transparency). 이것은 80 Hz~1kHz 주파수의 폐쇄음을 감소시키며, 가장 큰 폐쇄 주파수인 300Hz에서 최대 약 15dB 정도 폐쇄음이 줄어든다.[1184]

능동형 폐쇄감소는 수동형(큰 환기구와 개방형 피팅)에 비하여 많은 장점이 있다:

- 환기구를 없거나 작은 환기구를 갖는 이어몰드에서는 소리 누출이 크게 감소하는데, 이는 피드백 진동 없이 고주파수 이득을 높일 수 있다.
- 능동형 폐쇄감소는 환기구로 들어오는 소리를 포함하여 외이도로 들어오는 모든 소리를 감소시킨다. 결과적으로 증폭된 음은 낮은 저주파수까지 환기구로 전달된 소리에 대하여 우세해 진다. 이는 환기구 전달 소리에 비하여 우세한 증폭된 소리의 한정된 주파수에서 이루어진다는 의미보다는 더 넓은 주파수 범위에서 방향성 마이크로폰과 적응형 소음감소 시스템이 작동할 수 있도록 만들어 준다. 소음은 주로 고주파수보다는 저주파수에서 흔히 크기 때문에 상당한 혜택이 된다.

능동형 폐쇄감소 또한 단점이 있다:

- 추가 마이크로폰(extra microphone)으로 인해 외이도에 추가적인 공간이 필요하여 보청기를 약간 더 크게 만들게 되는데, 매우 작은 외이도를 가진 경우에는 사용하지 못한다.
- 추가 마이크로폰 입력구가 외이도에 열리게 되는데, 이는 보청기 내부로 귀지나 습기가 추가로 들어갈 수 있게 하며, 문제가 될 수도 있다. 따라서 효과적인 귀지 방지막(wax barrier)이 필요하다.
- 피드백 순환 루프에 의한 시간지연을 피하기 위해 높은 속도로 가동하는 추가적인 신호처리는 배터리를 더 많이 사용하여 사용시간을 단축시킨다. 그러나 이런 문제는 IC회로 시대에는 덜 중요한 문제이다.

자기 목소리 감지(Own voice detection)

증폭 특성을 적절하게 조절하기 위한 몇 가지 신호처리 체계는 SNR 평가에 의존한다는 것을 앞서 살펴 보았다. 보청기와 입이 가까이 위치하며, 입에 대한 귀의 상대적 위치가 입력수준을 특별히 높이기 때문에 보청기 착용자가 발성하면 저주파수가 우세해진다. 만일 다른 사람의 말을 듣고 알아들을 수 있도록 최적으로 증폭하도록 조절하는 것이 보청기 역할이라면, 이런 신호처리 알고리즘은 잘못된 정보를 만들 수 있다. 보청기는 우세한 높은 레벨의 저주파수를 사용하게 되고, 입은 양쪽 귀 가운데 위치하므로 양측 보청기에 동일한 입력 신호를 주게 되어서 이런 신호가 보청기 착용자에서 발생한 소리인지 다른 사람에서 만들어진 소리인지를 정확하게 구분할 수가 없다. 능동형 폐쇄감소 기능을 가진 보청기에서는 추가 내장 마이크로폰이 자기 목소리를 쉽고 더 정확하게 인지하도록 만드는 추가적인 정보를 제공할 수 있다.

자기-확인 보청기(Self-checking hearing aids)

외이도 내부에서 소리를 감지하는 추가 마이크로폰은 보청기가 적절히 작동하는지 확인하는 기능으로 이용할 수 있다. 전기적인 문제, 귀지에 의한 리시버 차단, 또는 매우 잘못 피팅된 이어몰드 등은 모두 입력음과 보청기 내부의 증폭 특징 프로그램에 의해 만들어져야 할 소리와는 다른 소리를 만든다. 예상하는 소리와 실제 소리를 자동 비교하는 것은 보청기에 문제가 있고, 서비스를 받아야 하는지를 소리로 알릴 수 있다.

예측 대역의 확장(Predictive bandwidth extension)

고주파수에서 큰 에너지가 있는 어음(예: 4~8kHz)은 8kHz가 넘는 고주파수에서도 큰 에너지를 갖는 경우가 많다. 보청기는 12kHz까지 대역을 인공적으로 확장하기 위해 이런 관계를 이용하는데, 이런 확장된 범위 이상의 가청 소리를 출력하도록 사용된 리시버가 기능을 제공한다. 향상된 어음이해력, 자연스러움, 소리 국소화(localization) 능력은 확장된 범위의 주파수 소리를 감지하고 분석할 수 있는 능력이 충분한 사용자에서 가능하다. 이런 알고리즘은 경도 난청이 있는 경우에 가장 적절하다.

자기-피팅 보청기(Self-fitting hearing aids)

보청기에 완벽한 자동 청력검사기가 들어간다면 보청기만으로 청력역치를 측정하고, 적절한 실이반응에 따라 적합

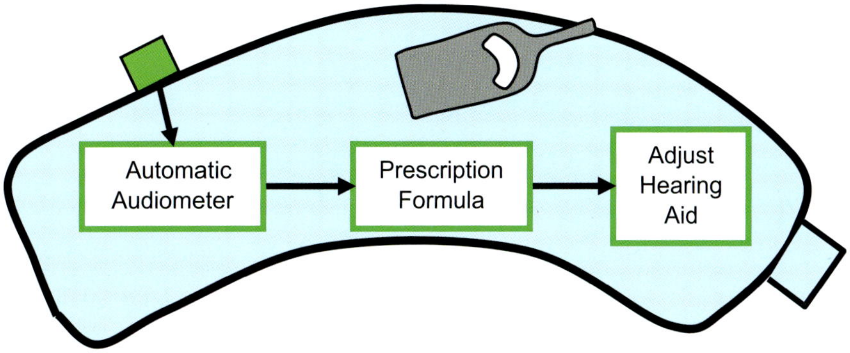

Figure 8.16 Key components of a self-fitting hearing aid, including a sound level meter to monitor the noise level in the environment during the automatic audiometry.

하게 보청기를 설정하고, 이러한 반응에 적합하도록 일치하게 조절할 수 있을 것이다. Figure 8.16은 임상에서 익숙하게 시행되는 과정과 유사하다. 이에 대한 초기 연구에서 자동 청력역치 측정과 자동 보청기 조절은 모두 임상가에 의한 것만큼 정확하였다.[879, 1355]

중요한 문제점은 측정된 역치를 의미없게 만들 정도의 소음 환경에서 청력역치 검사가 시행될 수 있다는 것이다. 보청기 마이크로폰을 사용하면 보청기는 검사 중에 소음 정도와 소음 스펙트럼을 모니터링할 수 있어, 측정된 소음이 청력역치와 너무 가깝다면 조용한 곳으로 이동하여 검사하는 것을 제안할 수 있다. 이와 같이 피팅에 필요한 하드웨어와 연결이 필요하지 않는 장치는 보청기 임상가가 부족한 개발도상국에서 주로 적용될 수 있을 것이다. 만약 보청기가 훈련 가능한 알고리즘을 포함한다면 미세조정도 가능할 것이다.

8.6 결론 *Concluding Comments*

새로운 처리 계획을 평가하는데 주요한 어려움 중 하나가 익숙함과 연습 효과를 고려하는 것이다. 소리 처리과정이 크게 바뀌게 되면, 보청기 사용자는 어음을 인식하기 위해 바뀌거나 새로운 정보를 사용하기 위하여 체계적이며 상당한 청취훈련이 필요하다. 폭 넓은 청취 경험을 실험적으로는 만들기 어렵다. 점차 복잡한 방식으로 소리를 처리하는 착용 가능한 기기들을 만들 수 있게 되었다. 그러나 보청기 신호처리 과정에 도움이 되는지를 확인하기 위해 착용자에게 매일 보청기가 낯선 소리를 만들지는 않는지 묻는 것이 합리적일까?

이런 딜레마를 최소화하는 한 가지 방법은 최소한의 연습 이후에 먼저 분별력(discrimination ability, 대비되는 소리를 구별하는 능력)을 시험하는 것이다. 만약 혼동되는 소리에 대한 변별력이 높아진다면 익숙해질 수 있는지 확인하고(일상에서 사용하는 것) 훈련한 이후에 어음이해력 또는 어음식별력(identification) 검사를 진행하는 것이 합리적이다.

앞서 다루었던 주파수 하강과 같은 일부 신호처리 알고리즘은 각 대상자에게서 정확히 조절해야 한다. 청력손실 범위에 따라 주파수 하강 변수를 변화시키는 효과에 대한 심도 있는 연구들이 중요할 것이며, 이는 점차 상용화 되는 이 기술을 잘 사용할 수 있도록 할 것이다. 주파수 하강으로 만들어진 어음 정보의 적절한 감각수준(sensation level)은 아직 연구 중이다. 주파수 하강의 장단점이 나뉘고, 순수 혜택이 극대화 될 수 있도록 이 같은 연구는 조용하거나 소음 환경에서 각기 다른 어음 정보에 대해 혼동되는 이상적인 내용을 기반으로 측정되어야 한다.

각 상황에서 이루어지는 소음감소는 보청기 착용자의 난청 정도와 방해하는 소음레벨에 따라 변화하겠지만, 적응형 소음감소기능은 일부 청취 환경에서는 항상 유용하다. 비록 적응형 소음감소기능이 오랫동안 보청기에 적용되었으나, 소음보다는 청력역치에 의해 가청 어음이 제한된 경우에 이득 증가를 주파수에 따라 얼마나 주어야 하는지를 포함하여 적응형 소음감소기능을 가장 효과적으로 이용하는 방법에 대한 연구가 필요하다.

상용화된 새로운 신호처리 체계가 가치 있는지를 어떻게 평가할 수 있을까? 이상적으로는 근거 중심 결정(evidence based decision)에 의해 이루어질 것이다.[340] 기존의 증폭 과정과 비교하여 새로운 계획 처리 체계를 이용한 참가자들에게서 높은 어음인식 점수를 얻고, 일반적인 청취 환경에서 그 음질을 선호하는 결과에 의해 만들어 질 것이다. 최소한의 기준 조건(reference condition)은 반드시 각 대상자에서 적절한 이득-주파수반응이 가능하고, 압축기능이 있어야 한다. 실험에서 맹검(blind) 조건은 필수적이며(대상자가 새로운 처리 형태라는 것을 모르게 하기 위해), 이중 맹검 조건이면 이상적이다(연구자, 대상자에게 모두 영향이 없도록). 그러나 각 기능의 효과를 평가하는 근거를 얻기 이전에 모든 기기들이 쉽게 상용화되고 있다.

신호처리 알고리즘에 대한 이야기를 끝내기 이전에 어음이해력을 높이는 다른 방법에 대하여 신호처리 알고리즘의 효용성을 검토하는 것은 의미있는 일이다(즉 Chapter 6 각기 다른 형태의 압축, Chapter 7 방향성 마이크로폰, Chapter 8 소음감소, 피드백 감소, 전이(transposition) 그리고 어음 특성 향상 체계). 어음이해력을 가장 많이 높이는 방법은 소리가 들어오기 이전에 모든 소음과 반향을 제거하는 것이다. 이를 위해 가장 좋은 방법은 화자 입술 바로 앞에 마이크로폰을 위치시켜서 충분한 증폭, 주파수 형태, 압축 과정으로 모든 주파수에서 어음을 들리고 편안하도록 만드는 것이다. 결과적으로 화자에게 마이크로폰이 있는 FM 시스템, 다른 무선 전송 시스템이 어음이해력을 가장 많이 높일 수 있다.

많이 효과적이지 않지만, 여전히 가치 있는 다른 해결 방법은 소음과 반향을 감소시키는(제거가 아니라) 방향성 마이크로폰을 사용하는 것이다. 상용화가 가능하게 된다면 이것들의 중간 상태는 양측 초방향성 마이크로폰 배열이 될 것이다. 이런 모든 해결 방법들은 더 복잡한 신호처리 과정(어음 정보 향상, 주파수 하강, 적응형 소음감소)과 함께 사용될 수 있고, 1개만 사용하는 것보다 동시에 사용하면 더 많은 혜택을 얻을 수 있을 것이다.

훈련 가능한 보청기는 임상에서 큰 영향을 줄 수 있을 것이다. 첫째로 보청기가 어떤 조절이 필요한지 직접 알려주게 되어서 보청기를 처음 피팅하고 수주 이후 미세조정하는 업무가 편리해질 것이다. 둘째로 만약 사용자가 원하는 증폭 특성으로 직접 보청기를 설정할 수 있다면, 이들에게는 비슷한 난청 정도와 생활 방식에 평균적인 목표가 달성되는지 확인하기 위해 사용하는 시간이 필요하지 않다. 스스로 보청기를 미세조정하는 대상에게는 오히려 피팅 소프트웨어에서 자동으로 제공된 처방 목표가 적절한 출발점이 될 것이다. 출발점은 반드시 합리적인 피팅 상황이어야 한다. 그 이유는 첫째 지속적으로 사용하고 훈련할 충분히 긍정적인 초기 경험이 필요하기 때문이다. 둘째 환자가 원하는 설정이면서도 최종 미세조정까지 걸리는 시간은 처음 설정에 의하여 결정되기 때문이다.[474, 876, 1261] 훈련 가능한 보청기를 사용하려는 인식이나 물리적 능력이 없거나, 동기 부여가 없는 사람들에게는 이런 과정에 의해 변한 것이 없을 것이나, 현재 보청기 착용자의 대략 절반은 자신의 보청기를 이용하여 훈련할 수 있을 것으로 보인다.[869]

처음 보청기를 착용한 사람들이 그들의 개인적인 선호에 맞춰 보청기를 훈련하는 것은 상당한 '소유권'을 느끼게 할 것이다. 이러한 가능성과 어떻게 조절하는지, 증폭 특성은 어떠해야 하는지 그리고 청취 환경에 대한 조사가 앞으로 더 필요하다.

Chapter 09 Assessing Candidacy for Hearing Aids

보청기 대상자 선정

개요(synopsis)

보청기를 시도할지에 대한 결정은 최종적으로 환자에 의해 이루어지나, 많은 환자들은 보청기 사용에 대한 확신을 가지기 어려워서 임상가에게 자신이 보청기 대상이 되는지 확인하게 된다. 보청기 대상자를 선정할 때는 순음 청력역치 이외에도 많은 요소를 고려해야 한다.

보청기에 대한 최초 동기는 환자가 계속 보청기를 사용할지 여부를 결정하는 것이 주요 요인이다. 이 동기는 환자가 보청기에 기대하는 모든 장점과 예상 가능한 단점을 모두 반영하며, 이러한 긍정적이면서도 부정적인 면을 갖는 환자의 기대가 현실적인지 여부와는 관계가 없다. 환자가 기대하는 장점은 그들이 느끼는 장애(disability) 정도에 영향을 받는다. 장애는 다양한 상황에서 청력으로 인해 얼마나 힘든지를 나타내는 활동제한(activity limitation)과 난청으로 인해 개인이 활동에 참여할 수 없는 정도를 나타내는 참여제한(participation limitation)을 포함한다. 환자가 기대하는 장단점은 다른 사람이 보청기에 대해 환자에게 말하는 내용에 영향을 받는다. 단점은 잠재적으로 보청기를 착용한 환자 본인의 자아상(self-image)의 영향을 포함한다. 임상가는 환자 기대를 확인하고, 비현실적으로 낮거나 높은 경우에는 이를 수정해야 한다. 보청기는 조용한 환경과 소음 환경 모두에서 도움이 되지만, 조용한 환경에서 더 많이 도움이 되기 때문에 환자가 조용한 곳에서 청력을 필요로 할 때 보청기가 더 가치 있고 사용하기도 쉽다.

보청기를 원하지 않는 난청인을 만났을 때, 임상가는 환자가 다른 사람과 비교했을 때의 청력손실 또는 그로 인한 어려움을 알지 못하는지를 파악해야 하며, 환자가 난청은 인정하지만 보청기 착용을 원치 않는 것인지 알아내야 한다. 후자의 경우라면 환자가 보청기 착용을 원치 않는 이유도 찾아내야 한다.

보청기 관리의 어려움은 보청기 사용에 큰 영향을 끼칠 수 있으므로, 임상가는 보청기 종류를 결정할 때 조작의 어려움을 고려해야 한다. 이명이 있는 사람들은 보청기 사용으로 이명으로 인한 문제가 줄어들기 때문에, 이명은 보청기 대상자(candidacy)에게 긍정적인 영향을 준다. 중추 청각처리장애(central auditory processing disorder)와 극단적인 노령은 보청기 대상자 선정에 영향을 줄 수 있지만, 보청기 권고에 확실히 영향을 미칠 만큼의 정도는 아니다. 보청기가 장애인을 표시하는 낙인(stigma)의 의미가 적다고 생각하는 사람들은 더 많이 보청기를 맞추게 되고, 말을 듣는 동안 소음 존재를 더 쉽게 받아들이는 사람들은 보청기를 사용할 가능성이 더 크다. 또한 몇 가지 개인 성향이 보청기를 구입하여 사용하고, 이를 통해 더 많은 보청기 혜택(benefit)을 얻는 것과 관련되어 있다.

고도, 심도 난청에서는 보청기보다 인공와우이식으로 더 큰 혜택을 얻을 수 있다. 어떤 기기가 좋을지에 대한 가장 유용한 지표는 수년간 익숙해져서 본인에게 잘 맞는 보청기를 착용한 상태에서 시행한 어음 점수(speech score)이다. 영아에서는 이것이 불가능하므로 인공와우이식 결정은 주로 보청기 착용과 보청기 미착용 상태에서의 청력역치를 기반으로 한다(의학적 또는 심리학적 금기 사항이 없는 경우). 인공와우이식과 보청기를 다른 귀에 각각 사용하는 이형청각(bimodal hearing)은 일반적으로 보완적 정보(complementary cue)를 제공한다.

진동촉각(vibrotactile) 또는 전기촉각(electrotactile) 보청기는 일반적인 보청기에서 유용한 청각 자극을 받기에는 너무 심한 청력손실이 있는 사람들에게 유용한 대안이며, 인공와우이식을 바라지 않거나, 의학적 또는 심리학적 이유로 인공와우이식이 적합하지 않는 사람에게 유용하다. 시각 정보(visual information)와 촉각 정보를 통합하는 훈련은 필수적이다.

헤드폰을 착용한 상태에서 어음점수가 임의로 결정된 기준 이하로 떨어져도 보청기를 보류해서는 안 된다. 그러나 문제의 원인이 해결될 때까지 보청기 피팅을 지연해야 하는 여러 가지 청력과 의학적 요인이 있다.

따라서 임상가는 보청기 대상 선정에 영향을 줄 수 있는 많은 요인을 고려해야 하며, 그 중 어느 것도 나머지 요인을 무시할 수 있을 만큼 큰 영향을 미치지는 않는다.

보청기를 맞출지, 그만 두어야 할지 그것이 문제이다. 더 정확하게 말하면, 임상가는 결과가 불확실한 환자에게 언제 보청기를 사용하도록 권유할 것인가? 그리고 어떤 경우 현재 상황에서는 보청기로 혜택을 얻지 못할 것이라고 조언해야 하는가? 보청기 사용 여부에 대한 최종 결정은 환자의 몫(또는 환자와 가까운 사람의 몫)이지만, 환자가 전혀 확신이 없는 경우 임상가는 그 결정에 큰 영향을 미칠 수 있다. 임상가에게 어려운 부분은 어떤 방법으로 얼마나 강력하게 권장해야 하는지를 판단하는 것이다.

난청은 매우 흔해서, 성인 인구의 약 10~16%는 청력에 문제가 있다고 한다.[947, 1923] 난청에 대한 판단을 검사로 한다면, 성인 인구의 16%는 더 양호한 귀에서 4개 주파수 평균 25dB HL 이상의 청력손실을 보인다.[402, 1923] 물론 더 양호한 귀의 25dB HL은 임의의 기준이다. 만약 기준을 10dB 높은 35dB HL라 하면 난청 비율은 절반인 8%로 감소하며, 55dB HL까지 10dB씩 증가할 때마다 난청 인구 비율이 1/2씩 줄어든다.[402, 1923] 보청기를 구매한 30,000명의 청력검사에서 10dB이 증가할 때마다 난청의 비율이 절반으로 줄어드는 패턴은 110dB HL까지 계속된다.[440]

그러나 난청인 대부분은 보청기를 구입하지 않는다. 여러 연구결과에 따르면 난청이 있다고 고려되거나 객관적으로 난청이 확인된 사람들 중 14~31% 만이 보청기를 소유하고 있다고 한다.[68, 269, 398, 724, 947, 1448, 1711, 1716] 즉 난청이 있는 사람의 5명 중 4명이 보청기를 시도하지도 않는다(최소한 최근에 시도). 난청인(다른 방식으로 정의된)에서 보청기를 소유한 사람의 비율을 보청기 보급률(penetration rate)이라고 부른다.

당연히 보청기 보급률은 난청 정도에 따라 증가한다.[269, 398, 955] 양호한 귀의 4개 주파수 평균 청력손실이 약 40dB HL을 초과하면 보청기 보급률은 50%에 도달한다.[269, 398] 보급률이 연령에 따라 달라지는지에 대한 상반되는 정보가 있다. 자기보고 어려움(self-reported difficulty)에 근거한 난청에서 노인은 젊은 성인(동일한 자기평가 청력장애(self-rated hearing disability)를 갖는)에 비하여 보청기를 소유할 가능성이 훨씬 높다. 그러나 난청을 청력검사 역치에 근거하면, 젊은 성인과 노인(동일 정도의 순음청력손실)에서 보청기 보급률은 같다.[269, 398] 이런 명백하게 반대되는 결론은 동일한 청력역치에 대하여 노인이 젊은 성인에 비해 기능 장애를 덜 호소하기 때문으로 추정된다.[643, 767, 1093, 1658]

보청기 보유율(hearing aid ownership)은 국가마다 다르다: 선진국에서 보청기 비용 대부분을 개인이 부담하면 보청기 보유율은 인구의 약 2%이고, 정부가 지원하면 보청기 보유율은 약 4%이다.[61, 84, 953, 1443, 1711] 개발 도상국에서의 보청기 보유율은 매우 낮다. 인구 중 보청기를 구매하고 실제로 사용하는 사람의 비율은 보청기 비용이 무료인지와 관련이 없다.[1711, 1819] 비용이 많이 드는 것이 보청기를 구입하지 않는 주요 이유이지만,[955] 보청기가 무료인 국가에서도 보급률이 낮은 것은 결코 비용만이 중요 이유는 아니라는 것을 의미한다.

난청이 있으나, 보청기가 없는 사람은 모두 보청기의 대상자가 되는가? 보청기를 착용할 기회가 주어졌을 때 그들 중 일부는 보청기 혜택이 있음을 알고, 계속해서 사용하였다.[401, 1716] 그러나 일부 사람들은 현실적이고 심리적인 단점이 보청기 혜택보다 중요하다고 판단한다. 보청기를 착용한 적이 없는 많은 난청인은 보청기를 착용하면 어음을 더 잘 이해할 수 있지만(특정 청취 환경에서),[399] 스스로 보청기를 필요로 하지 않는다고 생각해도 보청기 대상자가 될 수 있다. Kochkin(1997)은 자기보고 측정(self-report measure)에 근거하여 적어도 현재 보청기를 보유하고 있는 사람의 2배 이상이 보청기 혜택을 누릴 수 있다고 하였다.

현재 수준의 보청기 기능에서 보청기가 없는 난청 환자 5명 중 4명 이상이 보청기의 대상자가 될 수 있다고 긍정적으로 볼 수는 없다. 보청기를 구입하기 위해 어떠한 조치도 하지 않은 난청 환자를 찾는 것은 쉬운 일이다. 기술적으로 많은 사람들에게 효율적으로 선별 검사를 시행하기 위한 질문 방법이 있다. 보청기 대상자를 찾는 적절한 방법으로는 설문지, 전화를 통한 자동 검사, 인터넷 기반 검사와 미리 설정된 소리레벨을 방출하는 매우 저렴한 휴대용 장치가 있다.[324, 1162, 1656, 1933] 보청기 대상자를 발견하더라도 난청 환자들 대부분은 보청기를 시도하는 것도 거부한다.[663, 1528, 1835, 1933] 또한 보청기를 이미 갖고 있는 경우에서도 상당한 비율이 보청기를 전혀 사용하지 않는다.

보청기 보유자를 대상으로 실시한 설문조사에 따르면 보청기를 전혀 사용하지 않는 사람의 비율은 1%,[441,

[1820] 3%,[122] 4%,[1693] 5%,[1869] 6%,[173] 8%,[447] 11%,[953] 12%,[1393] 20%,[171] 21%,[438] 24%,[269] 25%[1089] 및 29%[1448]로 매우 다양하다. 더 많은 비율의 보청기 보유자는 좀처럼 보청기를 사용하지 않는다. 설문 응답률이 높을 때(Section 14.6), 보청기를 사용하지 않는 비율이 높은 경우는 다음과 같다: 새로운 사용자만 설문조사를 시행한 경우, 피팅을 직접 시행하지 않은 다른 사람을 설문조사한 경우, 전체 인구가 조사되었을 때(지난 1년 또는 2년간 보청기를 시작한 사람들보다), 보청기가 무료로 제공될 때, 보청기를 공급하고 피팅하는 사람들에게 보청기 피팅이 재정적 보상을 제공할 때.

대규모 전향적 연구가 가능할 때까지 어느 정도의 인구가 보청기를 사용하고 혜택을 얻을 수 있을지 알 수 없다. 보청기 혜택을 얻는 비율은 당시의 기술 수준에 따르는 것이 사실이다. 보청기를 찾지 않은 사람들 대다수는 보청기를 주어도 받아들이지 않을 것이다. 전체 인구에서 보청기가 필요한 비율도 알지 못하며, 보청기가 도움이 될 환자를 판단하기 어려운 경우도 많다.

보청기 혜택을 얻을 수 있는지에 대한 질문에는 크게 2가지 측면이 있다: 첫째 질문은 "충분히 청력이 나쁜가?", "너무 청력이 나쁜가?"인데, 청력검사 결과만으로 답변할 수 없다. 둘째 질문은 "보청기, 인공와우이식, 인공와우이식/보청기 혼합기기, 인공중이, 이식형 골전도 보청기, 심지어 촉각보청기 중에서 어느 것이 더 도움이 되는가?" 이 Chapter에서는 보청기를 추천할지를 결정하는 과정에서 고려해야 할 요소들에 대한 설명이다.

결정에 영향을 주는 요소가 많이 있고, 결정이 적절한지를 측정하는 방법과 각 개인에 따라 어떻게 가중해야 하는지를 모르기 때문에 이 단계에서는 순전히 정량적으로 접근하는 것이 불가능하다. 피팅 이전에 쉽게 측정할 수 있는 다양한 요소를 통계적으로 결합하여 보청기 혜택을 예측하려는 몇 가지 시도가 있었다. 여기에는 청력역치, 연령, 자기보고 청력 어려움, 교육 수준, 인지능력, 시각 능력, 전반적 건강상태, 보청기 크기, 배경소음에 대한 반응과 보청기에 대한 기대가 포함된다. 그러나 보청기 성공은 다양한 잠재적인 예측인자와 개별적 또는 종합적으로 연관되어 있으나, 어떤 조합도 신뢰할 수 있을 정도로 충분한 정확도를 갖고 보청기 대상자를 선정하지 못한다.[272, 438, 767, 938, 1274, 1539]

순전히 정량적 판단이 가능하지는 않지만, 환자와 임상가 사이의 상호 관계가 중요하다는 것을 고려할 때, 가능하다면 정량적으로 접근하는 것이 좋다고 생각된다. 불확실하고 불명확한 인간지향적인 결정에 만족할 수 없다면 새로운 방법을 찾아야 할 것이다. 중등도, 중등고도 난청을 제외하면 보청기를 시도하기 이전에는 보청기가 최선이라고 확실히 판단할 수 없다.

첫째 부분은 성인 환자에 대한 내용이다. 대부분의 요소가 소아에도 적용되나, 주장과 증거가 성인과는 다르다. 물론 여기에서는 보청기를 이전에 착용한 적이 없거나 몇 년 동안 시도하지 않은 환자를 대상으로 한다. 잘 피팅된 최신 보청기를 시도하였지만 이후 몇 년간 사용하지 않은 경우에 난청 정도, 보청기의 필요성, 보청기에 대한 태도, 보청기 기술이 변하지 않았다면 보청기를 사용하지 않는 이유를 물어서 알 수 있을 것이다. 그러나 보청기에 실망한 이유와 보청기를 유용하다고 판단한 이유를 확인하는 것은 의미가 있다. 소리를 증폭하는 방법이 빠르게 발전하고 있기 때문이다.

상담실로 들어오는 모든 이가 보청기 대상자인지 여부가 미리 지정되지 않았으며, 임상가가 환자를 어떤 범주에 넣어야 할지를 결정해야 한다. 난청이 있는 사람이 보청기로부터 혜택을 받지 못하게 하는 요인이 어떤 것인지, 그렇다면 이러한 요소를 바꾸기 위해 무엇을 할 수 있는지를 고려한다면 환자는 최선의 도움을 받을 수 있다.

9.1 보청기가 필요한 난청의 하한선에 영향을 미치는 요인 *Factors Affecting the Lower Limit of Aidable Hearing Loss*

난청 정도에 따라 보청기 혜택을 얻는 사람들과 아닌 사람들을 구분하려는 시도가 있었으나, 놀랍게도 이러한 시도는 성공하지 못했다. 극단적으로 고도 난청에서는 보청기로 상당한 혜택을 얻고, 정상인에서는 아무런 이득이 없다. 그렇다면 왜 보청기로부터 혜택을 얻을 수 있는 사람과 없는 사람을 구분할 수 있는 난청의 정도를 찾을 수는 없는 것인가?

9

9.1.1 태도와 동기 *Attitude and motivation*

이에 대한 답변은 이러한 중간 상태의 난청보다는 다른 요인이 더 많은 영향을 미친다. 가장 중요한 요인은 보청기에 대한 태도와 이를 사용하고자 하는 동기이다. 태도와 동기는 실제 다양한 긍정적 요인과 부정적인 요소가 축적된 결과이다. 이러한 요인에는 다음이 포함된다:

- **손실 인식(Acknowledgment of loss)**: "청각 기능이 정상이 아니라는 것을 깨닫고(지식적으로) 받아들일 수 있습니까(감정적으로)?" 즉 환자가 청각손실(hearing impairment)이 있다는 사실을 완전히 인정하는지에 대한 것이다. 예를 들어 환자가 다른 사람들이 중얼거리면서 말한다고 주장한다면 그런 문제 "원인"인 청력손실에 대한 인식이 부족하거나, 이를 받아들일 뜻이 없다는 것을 반영한다.
- **의사소통 필요(Communication needs)**: "효과적으로 기능을 수행하는 데 필요한 것보다는 덜 명확하게 듣는 상황이 얼마나 자주 있습니까?" 또는 "너무 많은 집중력이 필요해 피로가 빨리 오는 상황이 얼마나 자주 있습니까?", "이전에 청각장애(hearing disability)로 인한 활동제한이 얼마나 많이 있었습니까?", "더 중요한 것은 얼마나 많이 청각장애를 인지합니까?"
- **결과(Consequences)**: "청각장애가 원하는 활동을 할 수 없게 합니까?" 또는 "삶에 대해 부정적인 느낌을 갖게 합니까?" 즉 "과거에 청각불리(hearing handicap)로 참여제한이 얼마나 있었습니까?" 더 중요한 것은 환자가 얼마나 제한 받는다고 느끼는가? 손실(impairment), 장애(disability) 및, 불리(handicap)의 차이에 대해서는 Hickson, Scarinci(2007)에 있다.
- **자아상(Self-image)**: "보청기를 착용하면 다른 사람들이 어떤 식으로든 부정적으로 보게 될 것이라고 생각합니까?" 또는 "보청기 착용을 생각하면 자기 자신에 대해 부정적으로 생각하게 됩니까?" 의사소통 장애를 겪고 있다는 것을 받아들이는 일부 환자는 청력 문제로 인한 사회적 무능력의 자아상을 선호할 수도 있다.[792] 손실을 인정하지 않으면 그들의 자아상은 더 잘 보존될 수 있다.
- **기대되는 혜택(Expected benefit)**: 환자는 다른 보청기 착용자, 이전 보청기 착용자, 의료 관계자에게서 들은 내용 또는 보청기를 착용하는 다른 사람들의 관찰을 통해 얻은 내용을 토대로 보청기가 얼마나 유익할 것인지를 예상하게 된다.
- **두려움 혹은 불확실성(Fear or uncertainty)**: "보청기를 작동하는 방법을 이해하는 데 어려움을 겪거나, 그것을 조작할 수 있을 만큼 손재주를 가지지 못할 것으로 예상하는가?", "청력 저하를 노화, 사회적 능력 감소 또는 노쇠와 동일시하고 보청기를 퇴보로 판단하여 보청기 사용을 거부하는가?"
- **비용(Costs)**: "보청기 착용의 혜택에 비해 인식된 비용(재정적 비용, 불편함, 자아상에 미치는 영향)의 합계는 어떻게 되는가?"[565, 619] 고려해야 할 혜택은 특정 상황에서 어음이해력은 쉽게 측정되지 않으며, 다른 사람들과의 관계가 이전보다 쉬워지거나 미래 고용 전망이나 활동 참여가 향상되거나, 고립, 혼란 및 피로가 감소하는 것이다.
- **타인의 영향(Influence of others)**: "청력재활을 요청하도록 권장되거나, 강요 받았습니까?" 모든 보청기 대상자 중 거의 절반이 보청기를 취득하는 것에 대하여 가족으로부터 긍정적인 영향을 받는다.[173, 486, 946, 1357] 또한 더 이상 청력재활 방법을 찾지 않는 사람들도 의료 관계자, 의료 전문가에게서 조언을 들어 도움 받는다.[943, 945] 장기간 점진적으로 진행된 고주파수 난청의 경우에서 흔히 가족에 의해 보청기 착용이 시도된다. 이들은 손실 정도를 인식하는 기회가 적었고(청력손실이 점진적으로 진행, 저주파수 청력은 보존되므로), 의사소통 필요성이 최소한이기 때문에 자신의 청력이 정상이라고 믿게 된다.
- **청각손실(Hearing impairment)**: 생리학적 청각손실에 의한 손실(impairment), 활동제한(activity limitation), 참여제한(participation restriction)은 환자 스스로 판단하는 정도와는 매우 차이가 많다. 주파수 선택성, 시간 해상도(temporal resolution), 공간 처리 능력(spatial processing ability) 저하는 청력검사로 나타나는 감각 손실과는 부분적으로만 연관된다. 순음청력검사는 생리학적 손실

환자의 동기수준을 결정(Determining motivation to obtain help)

보청기 착용에 대한 환자의 태도를 이해하기 위한 다양한 내용의 6가지 도구가 있다. 많은 임상가들은 환자와의 대화에서 다음과 같은 주요 주제를 다루지 않는다면 보청기에 대한 환자 태도와 동기를 알기 어렵다.

Saunders(1997)는 보청기 대상자의 동기를 빠르게 판단하기 위해서 중요한 2개의 질문을 하라고 하였다.

- "청력 검사를 받으러 온 이유는 무엇입니까?" 이것은 듣는 것과 관련된 어려움과 함께 친구 혹은 가족으로부터 설득과 관련한 답변을 얻기 위함이다.
- "이런 방문에서 무엇을 기대합니까?" 환자는 자신의 청력이 정상임을 증명할 수 있는지 또는 보청기와 관계없이 청력에 대한 도움을 구하려는 것일 수도 있다.

이미 난청이 있으며, 도움이 필요하다는 것을 알고 있는 경우에는 자연스럽게 둘째 질문으로 도움이 필요한 상황에 대해 묻는다(다음 패널 참조).

WANT. Wishes and Needs Tool(WANT)는 동기 부여를 반영하고 피팅의 성공[438]과 관련된 2개의 다른 간단한 질문으로 구성된다.

- "전반적으로(보청기를 사용하지 않을 때) 청취하는데 얼마나 어려운가?"
- "보청기를 구입하는 데 얼마나 관심이 있습니까?" 이 질문은 환자에게 난청에 대한 정보와 보청기 혜택에 대한 정보를 제공한 후 묻게 된다.

HASP. HASP의 첫 번째 하위 척도(subscale)(Section 9.1.13)은 동기 부여에 대한 5개 질문으로 구성되며, 얻는 점수는 많은 환자 그룹의 백분위 점수와 비교할 수 있다.[801]

ALHQ. Attitudes Towards Loss of Hearing Questionnaire(ALHQ, 청력손실 설문지에 대한 태도)는 22개 질문으로 구성되며, 각 질문에 대한 점수를 제공한다:[1551]

- 청력손실에 대한 불인정 – 환자가 스스로 문제가 있다고 생각합니까?
- 부정적인 연상 – 낙인과 관련된 걱정
- 부정적인 극복 전략 – 의사소통의 두려움과 회피
- 손재주와 시력 – 작은 물체의 취급 용이성에 영향을 줌
- 청력 관련 자기존중 – 자신감에 영향을 주는 청력손실이 있는지

SPHA. Self-Perception of Hearing Ability(SPHA, 청각 능력의 자기-지각)[1383]은 환자에게 다음과 같이 질문한다:

"1에서 10까지, 1은 최악이고 10은 최고일 때, 전반적인 청력을 어떻게 평가합니까?"

6 이하라고 답변하는 응답자들 중 보청기를 구입하지 않은 경우가 많았다. 1 또는 2점인 거의 모든 사람들이 보청기를 구입하고, 9 또는 10점인 사람은 거의 보청기를 구입하지 않았다.

HARQ. Hearing Attitudes in Rehabilitation Questionnaire(HARQ, 재활 설문지의 청력 태도)[183, 676]는 장애에 대한 태도, 손실 관련된 낙인, 손실 최소화, 보청기 관련 낙인, 보청기 획득, 다른 사람들로부터의 압박 및 기대 등 40개 질문으로 구성된다.

9

의 전반적인 상태를 나타내는 좋은 지표이고, 활동제한과는 중간 정도의 관련성을 갖지만, 참여제한에 대해서는 연관성이 낮다.

다른 사람들의 요청에 의해 진료실을 찾는 것이 보청기 사용 성공의 확실한 기준은 아니다. 오히려 청력재활을 찾는 원래 이유(자발성 vs. 타인의 강요)와 보청기 사용, 만족, 혜택과는 아무런 관계가 없는 것으로 나타났다.[171, 592, 732, 1921]

환자에게 영향을 미치는 여러 요인들이 어떻게 구성되었든지 환자 자신의 청력 어려움(difficulty)에 대한 인식과 이를 해결하기 위한 스스로의 동기가 최종적으로 보청기 착용 여부와 크게 연관되어 있다.[188, 438, 525, 592, 730, 1061, 1811]

보청기를 극도로 거부하는 것부터 매우 열정적으로 사용하는 경우까지 환자의 태도는 매우 다양하다. Goldstein, Stephens(1981)은 이런 보청기에 대한 4가지 태도 유형을 나누었으며, 환자의 부정적인 태도가 솔직하게 표현될 수 있어야 하고, 이런 성향을 임상적으로 알아낼 수 있어야 한다고 하였다. 이전 패널에는 이에 도움이 되는 방법에 대한 내용이 있다.

만약 환자의 태도와 동기가 중요하다면, 이것들은 변화될 수 있을까? 만약 앞서 말한 모든 것에 대하여 환자가 비현실적인 믿음을 갖는다고 하여도, 판단 과정은 합리적이어서 이것에 의해 보청기 획득(acquisition)에 대한 환자의 전반적인 태도가 결정된다.[955] 따라서 바탕을 이루는 환자의 확신이 바뀔 때에만 보청기에 대한 환자의 태도가 바뀌게 된다. 건강에 대한 선택이 어떻게 이루어지는가에 대한 개념은 건강신념모델(Health Belief Model)로 알려져 있다.[464] Figure 9.1은 건강신념모델을 보청기 획득에 적용한 것이다: 저울의 중심에 가장 가까이 있는 3가지에 대한 환자의 긍정적 또는 부정적 견해와 각 요소에 대한 비중에 따라 보청기 획득에 대한 환자의 결정은 쉽게 바뀌게 된다.

그러나 보청기 피팅 이전의 적절한 상담으로 보청기에 대한 태도가 영향을 받는지에 대한 연구는 거의 없다. Noble(1999)은 문제의 원인은 다른 사람들의 행동 탓이 아니라, 청각손실에 따른 자신의 어려움이 원인이라는 것을 상담을 통해 환자가 받아들일 수 있다고 하였다. 환자의 걱정을 이해하고, 보청기 피팅 전후에 정보를 주고 교육하는데 사용하는 시간은 이후 환자의 보청기 사용 시간을 증가시킨다.[188] 환자의 비현실적이고 도움이 되지 않는 신념에 대해서는 어떻게 대처해야 하는지는 Section 9.1.1에 여러 실

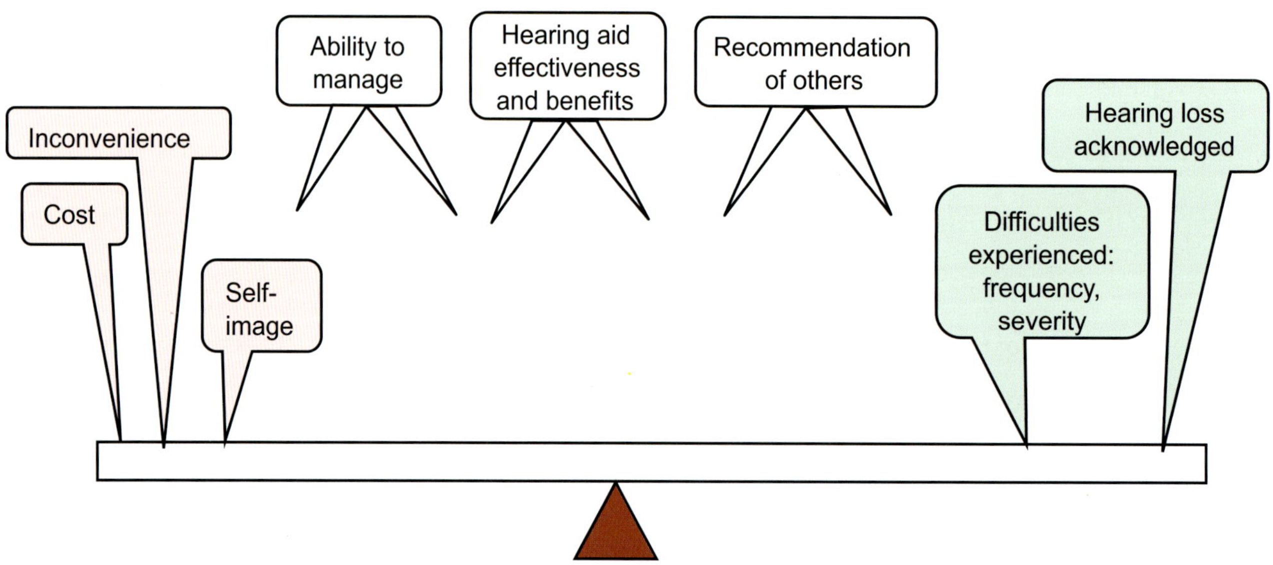

Figure 9.1 Visual representation of the Health Belief Model. Factors on the right may encourage a person to acquire hearing aids, whereas factors on the left are more likely to discourage take-up. Which way the balance tips may depend on the patient's views of the three factors in the middle.

례가 있다. 먼저 보청기 사용과 이것으로 도움을 받을 가능성이 있는 사람들이 여러 가지 요인에 의해 어떻게 영향을 받는지를 검토할 것이다.

9.1.2 순음 청력손실과 청력도 형태 *Pure tone loss and audiogram configuration*

보청기로 얻는 혜택(benefit), 청각손실이 있는 경우 보청기를 사용하는 비율, 보청기 하루 사용 시간 모두는 순음 청력손실의 정도에 따라 같이 증가한다.[122, 269, 398, 533, 630, 1178, 1448, 1528, 1819] 그러나 경도, 중등도 난청에서 청력손실 정도는 보청기 사용과 보청기로 인한 혜택 받는 정도와는 연관성이 없으며, 청력손실이 이를 예측하지 못한다.[185, 269, 438, 448, 452, 732, 788, 1895] Figure 9.2는 경도 난청에서 보청기 사용은 많지 않고, 보청기를 보유하여도 많은 경우가 사용을 그만둔다는 것을 보여 준다.

청력손실의 형태가 보청기 사용에 미치는 영향은 불분명하다. 한 연구 결과에서 평편형(flat) 청력도의 경우가 하강형(slope) 청력도보다 보청기를 더 많이 사용하였으나,[1370] 다른 연구에서는 그런 경향이 없었다.[52, 788] 비록 모든 주파수가 청력에 중요하지만, 저주파수 역치가 고주파수 역치에 비하여 청각장애(hearing disability)와 깊은 연관성이 있다.[126]

500, 1000, 2000Hz의 3개 주파수 평균 손실이 각각 25, 30, 35dB HL 미만이면 보청기 혜택을 얻지 못하지만, 그 이상의 청력손실이 있으면 보청기 혜택이 많을 것이라고 오랫동안 예상되어 왔다.[662, 947] 그러나 순음 청력손실 정도가 보청기 혜택 여부를 알 수 있는 지표라는 근거자료는 없고, 순음 청력손실 정도가 신뢰할 수 없는 지표라는 근거는 많다:

- 500Hz와 1000Hz 청력역치가 모두 20dB HL 이하이고, 2000Hz 청력역치가35dB HL이하인 98명에서 보청기를 6개월 사용하고 나서 85%는 보청기가 가치가 있다고 하였다.[95] 이들 모두의 3개 주파수의 평균 청력손실

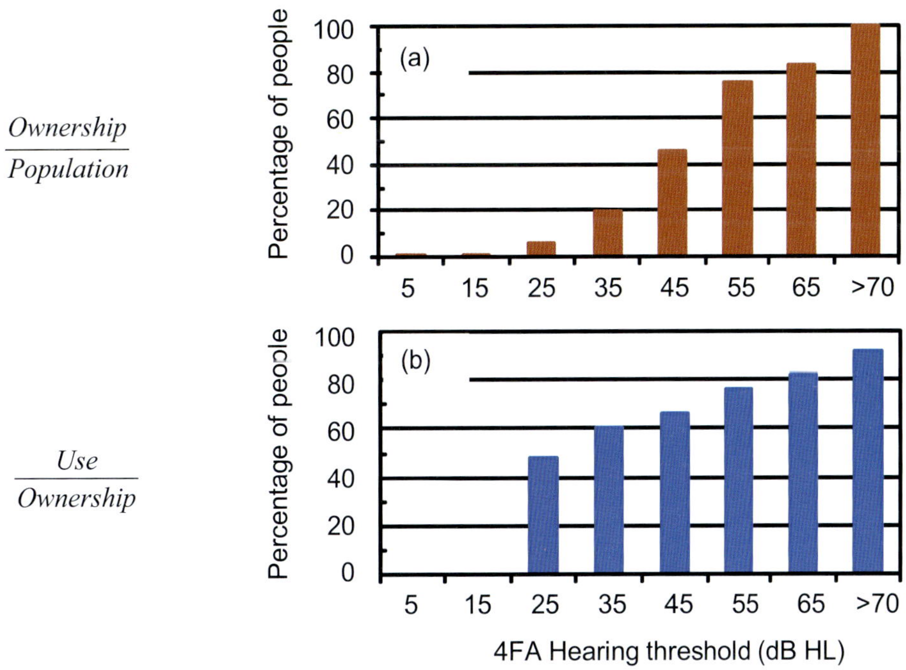

Figure 9.2 Part (a) shows the proportion of a population who have obtained hearing aids, by degree of hearing loss in the better ear. Part (b) shows those people who use their hearing aids as a proportion of those who have obtained hearing aids. The data are from a population survey of people over the age of 50 years in the Blue Mountains region of Australia.[692]

은 25dB 이하였다.

- 2kHz까지 정상 혹은 거의 정상에 가까운(near normal) 청력역치를 갖는 경우가 2kHz 청력역치가 52dB HL인 경우보다 보청기 혜택이 더 많았다.[1534]
- 보청기가 제공되었을 때 보청기 사용 의향이 있는 경우의 청력손실이 보청기 사용 거부한 경우의 청력손실보다 크지 않았다. 이와는 달리 보청기 사용 의향이 있는 경우의 자기-보고 장애(self-reported disability) 정도는 거부한 경우보다 청력손실이 더 컸다.[1718]

적어도 양측 경도, 중등도 난청의 경우에서 순음 청력역치를 보청기 대상자 선정기준으로 사용하려면 난청 정도가 심한 쪽 청력역치를 이용해야 더 잘 예측할 수 있다.[395] Haggard, Gatehouse(1993)는 두 귀의 청력을 모두 고려해야 한다고 하였다. 또한 역학적인 목적으로 보청기 사용 후보자에 대한 2가지 기준(즉 양호한 귀의 4개 주파수 평균 청력손실이 35dB 이상, 나쁜 쪽 귀의 청력손실이 45dB 이상이면서 양측 청력 차이가 15~35dB)을 제시하였다. 그러나 보청기가 필요한지를 결정하는데 이런 기준을 사용하지 말라고 하였다.

보청기 대상자 선정기준으로의 청력역치와 관련된 또 다른 문제는 청력손실에 적용할 수 있는 보청기 기술이 있는지에 대한 것이다.[666] 2kHz까지 청력역치가 0dB HL이고, 3~8kHz에서 25dB의 청력손실이 있다면 이들이 보청기 혜택을 얻을 수 있다고 생각하기 어려울 것이다. 왜 보청기 혜택이 없을까? 저주파수 소음에 의해 차폐되는 약한 어음(soft speech)과 중간 레벨 어음(medium-level speech)에 대해서는 장애 정도가 작을 것이다. 제한된 상황에서만 장애를 줄이는 혜택과 착용하면서 발생하는 단점과 비교할 필요가 있다. 이러한 단점에는 외모, 비용, 내부소음의 가청, 폐쇄효과 또는 피드백 진동의 가능성, 보조기기 착용의 일반적인 불편을 포함된다.

지나치게 높지 않은 비용으로 적당한 외형을 가지며, 어떤 폐쇄효과 또는 피드백 진동도 없이, 높은 음질의 소리를 제공할 수 있는 보청기가 있고, 단점이 적다면 보청기 혜택이 적어도 환자는 이를 매우 가치 있다고 생각할 것이다. 일반적으로 보청기에 대한 청력역치 기준을 정할 때 기술적으로 가능한 해결 방법을 함께 고려해야 한다. 흔치 않은 청력손실 형태에서도 가능한 보청기 성능의 유연성이 빠

급속 하강형 난청에 관련된 특별한 문제들(Special issues with a ski-slope hearing loss)

- 저주파수 청력이 좋은 사람들은 특히 자신의 청력에는 문제가 없다고(부적절하게) 생각하며, 주변 사람에 의해 끌려왔다고 생각할 가능성이 높다. 난청이 점진적으로 발생한 경우에 특히 그렇다. 이런 경우의 태도와 동기에 대해 평가하고 조정하는 상담이 매우 중요하다(Section 9.1.14).
- 급속 하강형(ski-slope) 난청에서 고주파수 청력손실이 가장 큰 부분에 대한 보청기 혜택은 가장 적다. 이것은 청력손실이 너무 크면 가청신호로부터 유용한 정보를 추출해내는 능력이 감소하는 것과 관련이 있기 때문이다(Section 10.2.5). 20~80dB HL 정도로 청력손실이 있는 주파수 범위가 넓어질수록, 보청기 혜택이 커진다. 그러나 보청기 착용 성공 여부를 예측할 수 있는 단일 인자(옥타브에 있어서)는 없다.
- 폐쇄효과는 보청기 피팅에서 다루어져야 하는 문제이며, 개방형 피팅에서부터 폐쇄형 피팅과 폐쇄 제거기능(occlusion cancellation)까지 중요하다.
- 고주파수 이득만을 주는 보청기는 명료도(clarity)를 높이나, 음량(loudness)에 대한 영향은 거의 없다. 음량에 대한 고주파수의 작은 효과에 대한 설명해야 하며, 어음검사에서 명료도에 대한 고주파수 효과를 입증해야 환자가 보청기가 효과적이라고 믿게 된다.
- 급속 하강형 난청에 대한 보청기 피팅의 추가 정보는 Harford, Curran(1997), Sullivan(1992)에 있다.

르게 늘어나고 있다.

감각신경성, 전음성 난청 여부에 따라 보청기 혜택이 달라진다. 낮은 레벨 또는 중간 레벨 환경에서 보청기 없는 전음성 난청에서의 어음인지력(speech recognition ability)은 동일 정도의 감각신경성 난청보다 떨어진다.[254] 그러나 어음인지력 측면에서 전음성 난청은 감각신경성 난청보다 보청기 혜택이 더 많다. 이런 전음성 난청에서의 큰 혜택은 보청기가 없는 경우 어음인지력이 상대적으로 낮고, 보청기 사용으로 수치 개선이 많은 것이 부분적 이유이며, 감각신경성 난청에 존재하는 와우와 후미로 손상이 전음성 난청에는 없는 것이 또 다른 이유이다(Section 1.1). 전음성 난청에서 보청기를 사용하기 이전에 반드시 이 문제를 수술적으로 교정하는 것을 고려해야 한다.

즉 순음 청력손실이 보청기 대상자에 대한 비교적 명확한 예측인자로 생각되어도, 정상 청력(혜택 없음)이나 고도 난청의 경우(상당한 혜택)를 제외하면 보청기 혜택을 예측하는 단독 지표로서 순음 청력손실은 신뢰도가 낮다. 중간 위치인 경도, 중등도 난청에서는 청력역치를 추가 질문을 시작하는 시작점으로 사용하는 것이 좋다.

중등도 난청의 경우 대부분의 청취 상황에서 어음 신호의 일부를 듣지 못한다. 만약 그들이 불편하지 않아서 보청기가 필요 없다고 한다면, 그 이유를 확인해야 한다. 청각손실이 점진적으로 진행하였기 때문에 이를 인지하지 못한 것일까? 그들이 실제로 가지고 있을 것으로 예상되는 장애를 부정하고 있는가? 장애로 인한 영향을 최소화하기 위해 삶의 방식이 조정된 것과 관계가 있는가? 그렇다면 바뀌어진 그들의 삶에 대해 행복한가? 반대로 거의 정상 청력을 가진 누군가가 절실히 보청기를 원한다면, 그 정도의 청력손실을 갖는 사람이 놓칠 수 있는 작은 양의 어음 정보가 그들이 해결하려는 문제들과 일치하는가? 그들의 보청기에 대한 기대는 현실적인가? 또한 필요한 것이 전기음향기기로 만족시킬 수는 있는 형태인가?

9.1.3 어음식별력 *Speech identification ability*

조용한 곳에서 어음식별력(speech identification)이 떨어지면 좋은 경우에 비하여 당연히 보청기를 더 많이 사용할 것이다.[1448] 그러나 높은 어음점수(speech score)를 갖고 있어도 그들의 청력이 보청기 혜택을 얻을 만큼 좋다는 것을 말하는 것은 아니다.

반대로 소음 환경에서 어음청취역치(speech reception threshold, 예를 들어서 높은 SRTn 값: 일정 기준의 이해력 점수(intelligibility score)를 얻기 위해 필요한 SNR 값)가 최악이면 보청기 증폭 혜택이 가장 작다고 한다.[1880] 그러나 나이가 들면서 보청기 혜택은 감소하고, SRTn 손실은 증가하기 때문에 나이 증가에 따른 다른 영향이 SRTn와 보청기 혜택 사이의 관계에 영향을 줄 가능성이 있다.[1880]

개인의 어음식별력으로 보청기 대상자를 예측하는 것은 효과적이지 않은데, 이는 어음점수는 어음 레벨, 소음레벨, 반향, 음원 공간적 배열과 거리, 어음 자료의 난이도 같은 검사 조건에 따라 크게 변화하기 때문이다. 어음검사를 시행한 상황에서만 보청기 사용에 문제가 없다고 결론 내릴 수 있다. 대부분의 사람들이 만나는 다양한 상황에서 어음이해력을 높일 수 있는지를 예측하는 것은 매우 어려운 일이다.

보청기 피팅 이전 어음이해력이 조용하거나 소음 환경에서 보청기로 얻는 혜택이나 만족감과 관련이 있다는 어떤 증거도 없다.

9.1.4 자기-보고 장애 *Self-reported disability*

당연히 보청기를 요청하는 경우는 관심이 없는 경우보다는 자신의 청각장애를 더 인지하고 있을 가능성이 많다(활동제한, 참여제한).[173, 717, 1019, 1448] 또한 처음 자기 보고에서 장애가 크다고 말한다면 보청기로 도움을 받았다고 할 가능성이 높다.[95, 438, 852, 938, 1274] 보청기 증폭의 필요성을 실제로 받아들이지 않는 일부에서는 양측 난청이 있음에도 한쪽만 보청기를 사용하여 자신의 불편한 심리를 나타낼 수 있다.[616]

보청기 대상자를 결정하는 방법으로 보청기 미착용 상태에서 장애(disability)를 평가하는 설문을 시행하는 것이다. 활동제한을 평가하는 Abbreviated Profile of Hearing Aid Benefit(APHAB)[364]의 보청기 미착용 상태의 점수는 순음 청력역치만이 아니라,[349] 청력재활 이후 최종적인 활동제한과 연관이 있는 것으로 나타났다. APHAB에 대한 세부 사항은 Section 14.3.2에 있다. 이와 같이 참여제한(participation limitation)을 평가하는 Hearing Handicap Inventory for the Elderly(HHIE)[1851]의 보청기 미착용 상태의 점수는 최종적인 참여제한과 연관이 있다. 이들 설문 모두가 환자에게 도움이 필요한지를 판단할 때 이용할 수 있다.

순음 청력손실 정도에 비교하여 자기-보고 장애가 낮다면 청각장애에 대한 환자 스스로 부정확한 평가하였거나, 불인정하려는 환자의 마음이 반영되었을 가능성이 높다.[1553] 설문지에 나타난 장애 정도와 순음 청력손실 차이가 크다면 추가로 질문을 통해 보청기 피팅을 적절하게 만드는데 도움이 되는 정보를 얻을 수 있다. 설문지의 일부 항목에서 설명된 상황에 대한 논의로부터 시작할 수 있다. 이것은 질문에 대한 환자 반응과 청력손실에 기초한 예상되는 상태와 크게 다를 때 특히 유용하다. 장애가 심하지 않다는 환자 스스로의 평가를 "나의 청력은 보청기를 필요로 할 만큼 나쁘지 않다"라는 말로 요약하려고 한다.

심한 시력장애(vision disability)는 어음읽기(speech reading, 예: 독순(lip-reading)) 능력을 저하시킨다. 청취가 쉽지 않은 시끄러운 장소, 시력 손실과 동반된 심각한 청력손실의 경우는 청각장애를 높여서 보청기의 필요성을 증가시킨다.[523] 또한 시력장애는 보청기를 관리하는 것을 더 어렵게 만든다.

9.1.5 허용소음 *Acceptance of noise*

보청기는 모든 소리를 증폭시킨다: 배경소음을 과도하게 증폭하는 것이 보청기 착용자가 갖는 가장 보편적인 불만 사항이다. 보청기 혜택을 APHAB 방법으로 측정할 때 혐오척도(aversiveness scale) 점수는 보청기를 착용하면 환경음으로 인하여 불편감이 보청기가 없을 때보다 크다. 더 높은 SNR 어음보다 매우 나쁜 SNR의 어음을 듣고자 할 때 보청기를 사용할 가능성이 높다.[1295, 1296, 1301]

어음을 받아들일 수 있는 SNR과 이를 평가하기 위해 개발된 것이 허용소음레벨(acceptable noise level, ANL) 검사이다. 검사는 우선 환자가 적응할 수 있는 최대쾌적레벨(most comfortable level, MCL)에서 시작한다. 다음으로 다화자소음(babble)과 같은 소음을 추가하고, 원래의 어음 신호로 이야기가 말해지는 동안 환자가 받아들이거나 참을 수 있는 최고 수준으로 소음이 조정된다. 이렇게 선택된 수준의 소음을 배경소음레벨(background noise level, BNL)이라고 한다.

ANL은 MCL에서 BNL을 뺀 값으로 환자가 받아들일 수 있는 가장 나쁜 SNR이다. 7dB 미만의 작은 ANL 값을 갖는 사람들은 보청기의 전 시간(full-time) 사용자가 될 가능성이 높다(듣고자 하는 신호레벨만큼 가까이 증폭된 소음도 기꺼이 참기 때문). 반대로 13dB을 초과하는 큰 ANL을

문제점 수정에 대한 평가: 표준화 자기-보고 설문지(Assessing the problem to be fixed: Self-report standardized questionnaires)

환자에게 보청기가 필요한지가 불분명하면 활동제한(예: APHAB의 보청기 미착용 상태의 점수)을 평가하거나, 참여제한(예: HHIE)을 평가하는 설문지를 시행하는 것이 효과적이다. 설문지만으로도 청력손실이 자신의 삶에 얼마나 많은 영향을 주는지를 스스로 알게 한다. 채점하여(하면서) 추가 정보를 얻을 수 있다. Cox(1997)은 다음과 같이 제안했다:

- 보청기 없이 어음을 듣는 것에 상대적으로 큰 문제가 있고, 강한 소리(intense sound)에는 상대적으로 문제가 작다면 환자들은 보청기로 상당한 혜택을 얻을 가능성이 높다. 이것은 APHAB의 의사소통 용이성(EC), 반향, 배경소음(BN) 등 하위척도(subscale)에 대한 보청기 미착용 상태의 점수가 각각 58, 75, 74점 이상이면서, 혐오(Aversiveness) 척도에 대한 점수가 24점 미만인 것으로 바꿀 수 있다.
- 보청기 없이 어음을 듣는 것은 상대적으로 작은 문제가 있지만, 큰 소음(loud noise)에는 당황하게 된다면 특히 선형 보청기로는 혜택을 얻지 못할 가능성이 높다.

갖는 사람들은 보청기를 보다 적게 사용하거나 사용하지 않을 수 있는데, 이것은 너무 많은 상황에서 증폭된 소음이 불쾌하기 때문이다.[1296, 1301] 물론 보청기에서 허용되는 불확실한 넓은 중간 구역(ANL이 7~13dB 사이)이 존재한다.

이들 연구에서 전-시간(full-time) 보청기 사용자는 청력에 도움이 필요할 때마다(하루에 수시간 정도뿐이라도) 보청기를 사용하는 사람들로 정의하였고, 부분-시간(part-time) 사용자는 그들의 청력 도움이 필요한 경우 오직 일부(하루에 많은 시간을 차지하더라도)에서만 이용하는 사람들로 정의하였다. 따라서 어떤 경우에는 전-시간 사용자보다 부분 시간 사용자가 하루에 더 많은 시간 보청기를 사용할 수 있다. 그럼에도 ANL값은 하루에 보청기가 사용되는 시간과는 상관 관계가 있다.[1296]

ANL은 음장 또는 헤드폰으로 모든 주파수를 동일한 정도로 증폭하여 검사하거나, 청력도에 따라 설정된 주파수에 따라 증폭을 달리하여 측정할 수 있다. 어떤 형태의 소음을 사용하는가와 관계없이 상대적으로 높거나 낮은 ANL값을 갖는 환자들로 분류되지만, ANL은 사용된 경쟁 신호(어음 형태 소음(speech-shaped noise)이나 다화자 소음)에 의해 어느 정도 영향을 받는다.[572] 일부 연구에서는 증폭허용소음레벨(aided-ANL) 값은 공명허용소음레벨(unaided-ANL) 값과 같다고 하였지만,[1266, 1296] 다른 연구에서는 unaided-ANL보다 작다고 하였다.[19] 특히 어음과 소음이 공간적으로 나뉘어 있을 때나,[19] 어음이 전방에 있고 소음이 후방에 있으면서 방향성 마이크로폰이 있는 보청기의 경우,[570] 또는 적응형 소음감소기능이 있는 경우[1266]에 aided-ANL은 unaided-ANL보다 작을 가능성이 높다.

ANL은 성별, 청력역치, 불쾌음량레벨(LDL), 음향반사역치, 이음향방사의 반대 방향 억제와 관련이 없으며, 오직 나이와 소음 환경에서의 어음이해력점수(speech intelligibility score)와는 상관 관계가 적다.[19, 687, 1296, 1299] 남성이 여성보다 MCL과 BNL이 높아도,[1522] 성별에 따른 ANL 차이가 없다. 그러나 NAL-NL2 공식(Section 10.4.6)에 의해 남성에서 큰 이득을 처방하는 것은 남성에서 높다는 결과와 일치한다. MCL은 성인이 소아보다 높지만, 정상 성인과 소아의 ANL은 동일하다.[1247] 주의력 결핍/과다 활동 질환(hyperactivity disorder)을 대상으로 한 연구에서 치료제로 사용하는 자극제에 의해 ANL 값이 감소된다고 하였다.[573]

흥미롭게도 낮은 ANL(소음을 더 많이 허용하는)을 갖는 사람들은 청성뇌간반응에서 제5파형의 정점이 낮고, 중간지연반응(middle latency response)에서 낮은 진폭의 Na-Pa 정점을 갖는데, 제1파형과 제3파형의 진폭에는 차이가 없다.[688] 이것은 어음과 관련된 소음을 더 많이 허용할 수 있는 사람은 그들의 상위 뇌간(supra brainstem)의 구심성(상행성) 흥분이 덜 되고, 원심성(하행성) 경로에 의한 관심 없는 소리는 효과적으로 잘 억제하기 때문일 것으로 예상된다. 개인별 중추성 ANL 차이의 원인은 단이 측정(monotic measurement, 한쪽 귀의 어음과 동시에 소음을 제시)한 ANL과 양이 측정(dichotic measurement, 어음과 소음이 반대쪽 귀에 제시)된 ANL값이 동일하지 않다는 것과 일치한다.[687]

9.1.6 청취 환경, 요구, 기대 *Listening environment, needs and expectations*

보청기는 소음과 반향이 많은 장소에서 큰 어음(loud speech)을 들을 때보다 조용한 장소에서 작은 어음(soft speech)을 들을 때 훨씬 많은 혜택을 준다.[364, 441, 1159] 그 이유는 아래 예를 보면 쉽게 이해할 수 있는데, Figure 9.3(a)는 조용한 환경에서 전반적인 레벨(overall level) 55dB SPL인 장기 어음스펙트럼(long-term speech spectrum, LTSS)이다. 또한 난청으로 청력역치가 250Hz에서 30dB이며, 8kHz에서 50dB까지 점진적으로 증가하는 경우와 정상 청력역치를 갖는 경우인데, 난청의 경우 어음신호의 대부분이 역치 아래에 위치하는 것이 명확하다. Figure 9.3(b)는 배경소음 레벨이 80dB SPL인 소음 환경에서 85dB SPL의 어음 신호의 LTSS이다. 어음의 많은 부분을 들을 수 없지만, 대부분의 주파수에서 가청력은 환자 청력손실 때문이 아니라 배경소음에 의해 제한되고 있다.

실제 상황일 수 있는 이런 2개의 상황에서 보청기는 무슨 일을 할까? 조용한 환경에서 보청기가 충분한 이득을 갖는다면, 전체 30dB 범위의 어음은 모든 주파수에서 들릴 수 있고, 어음이해력(speech intelligibility)도 많이 높아진다. 소음 환경에서는 5kHz 미만의 모든 주파수에 대한 경우는 다르다. 보청기는 어음과 함께 소음도 함께 증폭하기 때문

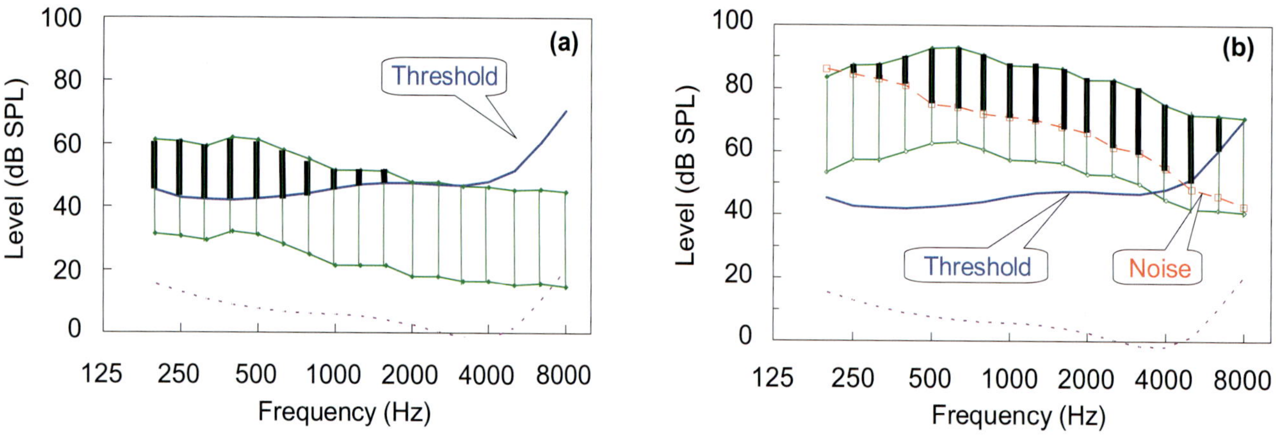

Figure 9.3 The long-term 1/3 octave speech spectrum for (a) speech at 55 dB SPL in a quiet place, and (b) speech at 85 dB SPL in a noisy place. Each speech spectrum includes the 30 dB dynamic range from the weakest useful elements of speech to the most intense elements (shown as the vertical lines). The portion of the speech range that is audible above noise and hearing thresholds is thickly shaded. The normal threshold of hearing is shown as the lower violet dotted line.

에 이 주파수 범위에 이득을 주어도 어음을 더 들을 수는 없다. 따라서 보청기 사용자는 소음 환경보다는 조용할 때 보청기 사용에 대하여 크게 만족하게 된다.[1179] 이러한 소음 환경에서는 적절하지 못한 보청기 혜택이 보청기 구매를 꺼리게 하고, 구매하더라도 반품하게 만든다.[955]

이것은 보청기 대상자에게 어떤 영향을 줄까? 주로 조용한 곳에서 약한 레벨(soft level)의 어음을 좀 더 명확하게 듣고자 한다면 보청기는 매우 유용할 것이다. 연령과 청력손실이 높을수록 조용한 곳에서의 어음이해력 향상은 중요한 필요사항이다.[1180] 청력손실이 클수록 조용한 환경에서의 보청기 혜택도 커질 것이다.[363]

이와는 반대로 연령과 청력손실이 낮을수록 소음 환경에서의 어음이해력 향상이 중요 요구 사항이 된다.[1180] 매우 시끄러운 장소에서 더 잘 듣고자 하는 것이 보청기에 대한 요구 사항이라면 청력손실 정도와 관계없이 보청기 혜택은 낮을 가능성이 많다. 실제 상황은 양쪽 극단적인 상황의 중간 정도일 것이다. 흔히 배경소음은 저주파수 가청력을 제한하고, 청력역치는 고주파수 가청력을 제한할 것이다. 따라서 실제 보청기는 소음 환경에서 작동하는 것보다는 더 많은 혜택을 제공할 수 있고, 조용한 환경에서 작동하는 것보다는 못한 혜택을 줄 것이다. 보청기가 환자에게 혜택을 주는 상황이 많을수록 사용자의 만족도는 커지게 된다.[942, 945] 사회적으로 활동적인 사용자들은 다양한 환경에서 보청기를 사용하므로 보다 더 큰 혜택과 만족감을 얻는다.[1178]

보청기를 이전에 사용하지 않은 사람은 조용한 환경에서와 같이 소음 환경에서도 보청기가 잘 작동하리라 예상한다(실제는 아니지만).[1578] 일반적으로 전체 청취 환경에서 보청기가 얼마나 어음명료도(speech clarity)를 높이는지에 대하여 환자는 실제보다 좀 더 높게 예상하는 경향이 있다.[345, 1578] 또한 보청기의 부정적인 부분 즉 피드백 진동, 배경소음 증폭에 대해서는 과소 평가한다.[133] 일부 연구에서 보청기에 대하여 가능한 최고의 기대를 갖는 환자에서 보청기 사용과 혜택이 가장 많다고 하였다.[345, 823, 1554, 1963] 그러나 보청기 피팅 이전의 기대와 최종 보청기 혜택, 만족은 긍정적인 관계가 항상 존재하지 않는다.[1177, 1349] 보청기 피팅 이전 실제 수행능력이 낮을 것으로 환자가 기대하고 예측하면 보청기에 대한 만족도가 낮을 가능성이 많다(이러한 차이를 부정적 기대불일치(negative disconfirmation)라고 함).[1929] 따라서 전반적으로 보청기에 대하여 비현실적인 기대를 갖는 경우 보청기를 시도할 것인지에 대한 결정을 하기 이전에 이를 확인하는 것이 중요하며, 이런 보청기에

청취 필요와 예상을 평가하기(Determining listening needs and expectations): COSI™

환자가 얼마나 더 잘 듣고 싶어하는지를 평가하는 유일한 방법은 직접 묻는 것이다. 이에 대한 체계적인 방법으로 Client oriented scale of improvement(COSI)[448]가 있다. 이 방법은 Section 14.4에 제시된 대로 빈칸을 사용하며, 환자가 어렵다고 생각하는 부분에 대한 내용을 기록하는 것이다. 이런 기록되는 상황은 종종 환자의 병력청취 시간 동안 같이 이루어진다. 만약 빈칸이 있다면 인터뷰 동안 중요한 사항이 빠진 것을 암시한다.

환자들이 어려운 환경을 특정하고자 할 때 어려운 청취 환경의 실례를 들어 질문하는 것은 의미가 있다. 서로 다른 5개 상황들이 재활 프로그램 제공을 결정하는데 중요한 부분이다. 처음 2가지 상황은 특히 더욱 중요하며, 환자들은 나중에 다시 동일한 상황에 대해 어려운 정도를 정하게 될 것이다.[1250] Chapter 14에서 확인하겠지만, 처음 인터뷰에서 언급된 상황들은 마지막에 재활 혜택이라는 관점에서 다시 평가된다. 이런 평가를 충분히 의미 있게 하기 위해서 처음에 언급한 필요(need)를 가능한 구체적으로 기록해야 한다. 예를 들면 "손녀의 목소리를 듣는 것이 집에서 대화를 하는 것보다 더 특별하다.", 또는 "토요일 모임에서 Sam과 Lou의 말소리를 듣는 것이 소음 환경에서 청력을 갖는 것보다 더 중요하다." 같은 것이다.

환자의 청취 문제가 있는 상황을 판단하는 것은 각 상황에서 보청기에 대한 환자의 기대로 연결된다. 종종 처음 면담(약속)에서 환자는 보청기에 대하여 비현실적으로 높거나(특히 소음 환경), 낮은(특히 조용한 환경) 기대를 한다.[982] 임상가는 환자의 기대치를 조절하여 보청기 혜택에 대한 실질적이고, 개인적이며 전반적인 평가가 가능하도록 만들어야 한다.

McKenna(1987)는 기대를 평가하는 매우 특별한 방법을 제시하였다. 환자에게 청력재활이 필요한 상황에서 얼마나 듣기를 원하는지에 대해 질문하고, 만약 기대치가 비현실적이라면 임상가와 환자가 원하는 정도를 임상가의 판단에 따라 실현 가능한 정도로 목표를 조정하는 것이다. 목표가 달성되면 청력재활 프로그램을 끝낼 수 있고, 계획한 목표들이 불가능하다는 것이 확실해지면 임상가, 환자 모두가 이를 알게 된다는 부수적인 장점이 있다.

이런 목표 설정은 호주의 NAL 보청기 클리닉을 통해 실행되었고, Goal Attainment Scaling(GAS)[451, 452]라고 한다. 일부 임상가는 현실적인 목표에 대한 형식적인 협상이 유용하다고 생각하나, 다른 임상가들은 이에 대해 반대 의견을 갖는다. 이런 방법은 COSI 방법으로 대체되었다. Patient expectation worksheet[1380]은 본질적으로 GAS와 유사하나 환자와 임상가가 생각하는 수행능력 수준을 각각 따로 기록한다는 차이점이 있다.

Stephens(1999)는 환자에게 첫 번째 인터뷰 이전에 정보를 먼저 보내고, 환자가 보청기에 대해 어떻게 생각하는지에 대해 질문하게 하였다. 이런 방법이 COSI의 필수사항은 아니지만, 진행을 쉽게 한다.

대한 기대는 변할 수 있고, 이들은 가능한 최고 정보에 근거하여 결정을 해야 한다.[1554] 이러한 과정은 상담이나 녹음 재생 또는 컴퓨터로 여러 환경에서의 가능한 소리 음질을 제시하여 가능하다.[1554]

다른 환경에서 다른 혜택이 발생하는 것에 대하여 논의하기 이전에 2가지 단서조항을 반드시 추가해야 한다. 난청을 갖는 모든 사람은 정상에 비해 조용한 환경이나 소음이 많은 환경에서 모두 듣는 어려움이 있기 때문에 보청기 대상자가 한 가지 상황에서 청취가 어렵다면 다른 환경에서는 그런 문제가 없는지를 찾는 질문이 필요하다. 그런 경우 다른 상황의 어려움과 현재 논의하는 상황의 중요성 모두가 보청기에 대한 전반적인 혜택에 영향을 미치게 된다. 보청기 도움이 필요한 상황을 평가하는 것만이 아니라, 그런 상황을 얼마나 자주 경험하게 되는지를 함께 고려해야 한다. 환자가 다른 사람들과 접촉이 많을수록 보청기 장점이 단점보다 커질 것이다(난청이 활동을 위축시키지 않는다면).[1178] 혼자서만 지내고, 큰 소리의 TV와 라디오가 있다면 보청기는 필요 없다.

둘째 조건은 보청기에 방향성 마이크로폰이 포함되거나 기능을 하는 듀얼 마이크로폰(dual microphone)이 있다면 소음 환경에서도 보청기 혜택은 상당할 것이다. 소음과 원하는 신호가 다른 방향에서 들어온다면 보청기 없는 경우보다는 방향성 마이크로폰을 이용하여 나쁜 SNR 환경에서도 대화할 수 있다. 이런 방향성 마이크로폰은 감지되는 소음을 줄이고 SNR을 높이지만, 방향성 기능은 청취 환경에 따라 달라진다(Section 7.3.1). 따라서 기술은 보청기 혜택과 보청기 대상자에 영향을 준다. 경도 난청 대부분은 개방형 피팅으로 얻을 수 있는 외이도 폐쇄감이 없는 것과 신체적 편안함을 선호한다. Section 7.3.5에서와 같이 보청기에서 저주파수는 방향성에 영향을 주지 않는다. 이러한 방향성 마이크로폰은 개방형 피팅으로 영향 받지 않을 정도로 높은 주파수와 청력역치보다는 소음이 가청력을 제한하는 충분히 낮은 저주파수에 대하여 도움을 준다. Figure 9.3에서 이는 1500 Hz에서 4000 Hz 사이의 주파수 범위에만 해당된다.

경도, 중등도 난청에서 전방향성과 방향성 마이크로폰 보청기 혜택은 어음이해지수(speech intelligibility index, SII) 계산 방법[54]으로 구할 수 있는데, 다른 소음레벨을 갖는 전형적인 환경에서의 어음레벨[1399] 또는 전형적인 소음 스펙트럼(noise spectrum)을 가정하여 구한다.[863] Figure 9.4는 정상 청력, 전방향성과 방향성 마이크로폰 사용한 경우, 보청기가 없는 경우의 SII의 결과이다.[443] 가장 큰 소음 환경에서 청력손실이 있으면 정상인에 비하여 어려움이 절대적으로 커진다.[1178] 그러나 가장 큰 소음 환경에서는 전방향성, 방향성 마이크로폰 모두 보청기에 도움이 안 된다.[1178] 입력수준(input level)이 증가하면 보청기 이득은 감소하게 되는데, 이는 방향성 마이크로폰이 SNR을 높일 수 있는 주파수 영역에 대해서도 이득을 낮추기 때문이다.[101] 소음 환경에서 가장 필요한 보청기가 역설적으로 조용할 때에 가장 도움이 된다. 비록 이러한 결론이 이론적 계산이지만 실험 결과와 기존 데이터에 근거한 모델과 일치한다.[1001, 1435]

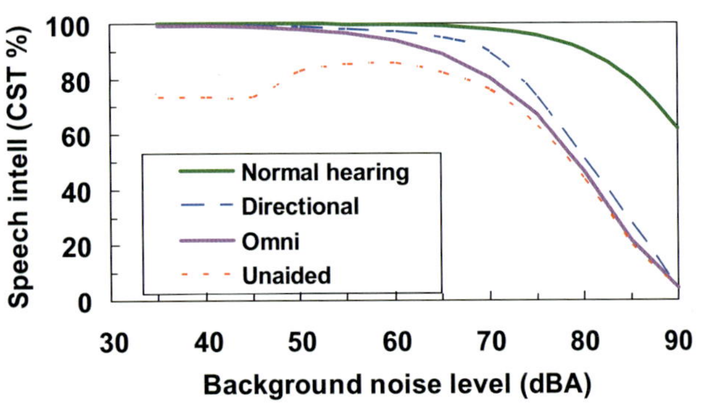

Figure 9.4 Predicted speech intelligibility (for Connected Speech Test) for a patient with a mild-moderate hearing loss (30 dB at 500 to 1000 Hz, sloping to 60 dB HL at 4 kHz), unaided and with hearing aids meeting the NAL-NL2 prescription. Microphone directivity is assumed to improve SNR by 3 dB over the frequency range for which insertion gain exceeds 3 dB.

9.1.7 낙인효과와 미용 문제들 *Stigma and cosmetic concerns*

흔히 보청기 모습과 가시성에 대하여 사용자는 고려를 많이 하는데, 이것은 보청기가 자신과 타인에게 나타내는 요소로 믿기 때문이다.

인지되는 나이(Perceived age)

보청기를 착용하면 늙어 보인다고 많은 사람들이 생각한다. 이는 매우 타당한 고려 사항으로 보청기는 실제 많은 노인이 착용하고, 많은 중년의 사람들은 보청기를 노인과 연관 짓는다.[576] 보청기가 사람들이 늙게 보이게 만드는지에 대한 여러 연구가 있으며, 사진으로 판단하였을 때, 보청기는 1년 이내로 더 늙어 보이게 만들기는 하지만, 실제 나이와 차이는 유의하지 않다.[1269] 또한 동료 평가에서 노인 보청기 착용은 부정적으로 생각되지 않는다고 하였다.[391, 532] 젊은 성인들은 보청기를 노화로 생각하지 않으며, 보청기가 뚜렷하게 인식된다고 생각하지 않았다.[310]

동일한 자기-보고 장애를 갖는 노인들이 젊은 성인들보다 보청기 구매 의사가 더 많다는 것을 고려할 때, Kochkin은 노화와 관련된 보청기 낙인효과가 보청기의 제한된 보급률의 주요 이유라고 하였다.[955] 그렇지만 앞선 연구는 외부 낙인효과(external stigma)는 실제로 강력한 현상은 아니라고 하였다. 환자들은 보청기를 착용하고 난 뒤에야 이를 깨닫는다. 한 연구에서 26%의 보청기 대상자들은 보청기를 착용하면 더 늙어 보인다고 하였으나,[1754] 보청기를 실제 6개월 착용한 뒤에는 단지 10%만 더 늙어 보인다는 생각을 유지했다. 이런 결과와 같이 보청기 자체에 대한 낙인효과는 보다는 난청에 의한 낙인효과가 더 컸다.[532]

보청기 사용자들은 보청기를 이용하지 않는 경우보다 실제로 더 긍정적인 자아상(self-image)을 갖는데,[190] 이는 보청기가 자아상에 직접 긍정적인 영향(주관적인 보청기의 높은 능률(efficacy)때문에)을 주었는지, 아니면 더 긍정적인 자아상을 갖는 사람들이 보청기를 더 많이 착용하는지는 확실하지 않다. 보청기 대상자들에게 보청기를 착용하고 나면 부정적으로 보이지 않을 것이라고 안심시켜야 한다. 실제로 보청기를 착용하면 아닐 때에 비하여 다른 사람에게 난청이 오히려 덜 알려진다고 생각하게 되었다고 하였다.[1754]

크기 문제(Size matters)

일부 사람들은 눈에 두드러지는 공짜 보청기보다는 덜 눈에 띈다면 비용을 지불할 것이며,[190] 크기가 큰 보청기 보다는 CIC 보청기에 더 많은 돈을 지불하려고 할 것이다.[10] 보청기를 착용한 적이 없는 난청인에게 보청기 사진을 보여주면 보청기 크기가 감소할수록 보청기에 비용을 더 지불할 의사가 있다고 하였다.[944] 가격을 제외하여 판단하도록 하면 과거 BTE 보청기보다도 CIC보청기를 2배 더 많이 구입할 의사가 있다고 하였다. 그러나 얇은 튜브를 갖는 mini BTE도 거의 CIC만큼 보이지 않는다(Section 11.1).[830] 외부 모습에 대한 걱정은 모든 연령대에서 동일하지만, 젊은 환자보다 노인 환자에서는 보청기 외부 모습에 대해 불만족을 덜 나타낸다.[721]

많은 환자에서 적절하게 작고, 적절한 색상의 보청기를 선택하여 미용적인 문제를 극복할 수 있다(아쉽게도 작은 크기를 강조하는 보청기 광고가 보청기는 가시성이 낮아야 한다는 믿음을 강화한다). 더 큰 이득이나 출력(power)이 필요하거나, CIC, ITC 또는 micro BTE 같은 작은 보청기를 조작하지 못하는 경우에는 난청을 숨기는 것의 중요성에 비교한 보청기 혜택을 다시 평가하도록 권장할 수 있다(Section 9.1.14). 외이도 깊게 위치시키며, 장기간 착용하는 심부삽입(deep seated) CIC(Lyric®, Phonak)는 조작의 어려움이나 가시성에 대한 한 가지 해결 방법이다.

알려지지 않은 걱정(Unspoken concerns)

일부 환자들은 외부 모습에 대한 걱정은 자신들의 허영심을 표현하는 것으로 생각하여, 보청기 외형, 가시성에 대한 어떠한 의견도 말하려 하지 않는다. 따라서 임상가는 외부 모습에 관심이 없다고 하여도, 이에 대한 걱정이 있음을 고려해야 한다. 그들이 보청기 외부 모습에 걱정이 많은 경우 적절히 상담되지 않으면 보청기를 착용하지 않으려고 한다.[188]

요약하면 보청기는 보청기 착용자가 늙어 보이게 만들지만, 이런 효과는 매우 작을 것이다. 중요한 문제는 보청기가 사용자 외형에 얼마나 영향을 줄지에 대해 걱정하는지 여부와 얼마나 많이 걱정하는지에 달려 있다. 환자의 스스로가 생각하는 자아상에 대한 내부 낙인효과(internal stigma)가 실제로 고려되어야 할 문제이다.

9.1.8 조작과 관리 *Manipulation and management*

보청기를 작동시키는 것은 많은 이들에게는 매우 어려운 일이고, 세밀히 안내하지 않으면 조작의 어려움은 보청기를 사용하지 않도록 만든다. 조작의 어려움은 손가락이나 팔의 나쁜 유연성과 떨어진 촉각 능력 때문에 발생한다. 낮은 인지기능도 보청기를 적절하게 조작하지 못하게 만든다.[1089] 작은 보청기 크기는 배터리를 넣거나, 볼륨을 조절하거나, 스위치를 켜고 끄는 것을 어렵게 만든다. 귀를 직접 볼 수 없기 때문에 보청기를 삽입하는 것은 배우기 힘들다. 만약 이런 일들이 지나치게 복잡하다면 환자는 착용 시도 조차도 하지 않는데, 이는 손가락 움직임이 떨어지는 환자에서 흔하다.[778] 보청기 삽입의 어려움은 보청기 사용 감소를 만들며, 최소한 BTE 보청기에서는 이어몰드를 삽입하기 어려운 것이 보청기 사용을 그만두게 하는 주요 요인이다.[187]

일반적으로 60세 이상에서는 보청기 관리의 어려움이 증가하지만,[422, 721, 804, 1387, 1717] 나이가 이를 예측하는 절대적인 요소가 아님을 보여주는 경우도 매우 많다. 어려움이 있어도 환자들은 보청기 착용을 계속할 것이다. 비록 관리의 어려움이 있다고 하지만, 90세 이상의 대다수가 보청기를 규칙적으로 사용한다고 한다.[1089, 1387, 1389]

보청기 관리의 편리함이 환자의 보청기 사용과 매우 밀접한 관계가 있기 때문에 보청기 선택과 환자의 지도는 매우 중요한 사안이다.[90, 122, 565, 730, 778, 1017, 1176, 1911] 환자 나이가 더 많을수록 관리의 편리함이 보청기 선택의 중요한 요소로 고려된다.[1176] 일부 환자 특히 요양원에 있는 경우에는 보청기 관리하지 못하는 것이 중요한 문제가 되어 보청기 자체를 사용하지 못하게 된다. 이런 경우에 1개 이상의 청각보조기기(ALD, TV 시청을 위한 적외선 또는 무선 주파수 기기, 헤드폰으로 소리를 들을 수 있는 신체형 또는 휴대용 소리증폭기 등)를 고려할 수 있다. 조절할 수 있는 부분이 많고 확실한 기능이 커지면 사용자 본인과 간병인이 쉽게 보청기를 많이 사용하게 될 것이다.[1042] Section 11.1는 보청기 관리의 문제점을 최소화하기 위한 보청기를 선택할 때 고려할 내용이다.

반면 일부 환자는 보청기를 잘 관리하지 못할까 두려워하기도 한다. 임상가 지도가 필요하지만 필요한 것은 실제적으로 경험하는 것 뿐이다. 보청기 관리에 대한 환자 스스로 느낌인 자기-효능감(self-efficacy)에 대한 것은 설문지(measure of audiologic rehabilitation self-efficacy for hearing aids, MARS-HA)로 평가할 수 있는데, 설문지는 이런 것이 문제가 되는 경우 진단하고 정량화하는데 이용된다.

비록 낮은 인지능력이 보청기 관리를 어렵게 만드나, 낮은 인지능력이 있으면 보청기 사용이 더욱 필요하다. 인지능력이 뛰어나면 보청기 없이도 난청에 대처하는 방법을 잘 찾을 수 있을 것이다. 보청기를 선택하는데 있어 보청기를 조작하는데 어려움의 모든 것을 반드시 고려해야 한다 (Chapter 11).

보청기 관리능력 확인(Checking for ability to manage the hearing aid)

- 보청기 선택을 끝내기 이전에 피팅을 고려하고 있는 형태와 크기의 보청기를 환자에게 건네준다.
- 보청기 크기에 대한 환자의 반응을 평가한다.
- 배터리를 교환하고, 전원을 키고, 끄는 방법을 보여 준다. 환자가 직접 시도하여 얼마나 쉽게 하는지를 평가한다. 처음에 실패했다고 배울 수 없는 것은 아니지만, 초기에 성공하면 잘 사용할 수 있다고 안심해도 된다.

9.1.9 연령 *Age*

유아, 노인에 관계없이 연령 그 자체는 보청기 대상자에 직접적인 영향을 주지 않는다.[938] 이미 언급한 모든 인자들(조작의 어려움, 미용적인 선호도, 청각 필요(need), 청력손상)이 작용하며, 간접적으로 보청기 대상자에게도 영향을 준다. 노화가 진행하면 청각신호처리 질환(auditory processing disorder)이 증가하고(Section 9.1.11), 소음 환경에서 더 높은 SNR이 필요하며(Section 9.1.3), 이것들 모두가 보청기 혜택의 가능성을 줄인다.[707, 1880] 일부 연구에서 보청기 사용과 연령은 관계없다고 하였으나,[185, 767] 보청기를 보유한 사람 중에서 매일 사용하면서 혜택을 얻는 경우는 초기 노인(young elderly)보다 늙은 노인(old elderly)이 적다.[1688, 1752, 1880] 보청기에 대한 만족은 나이가 많아질수록 감소하게 된다.[767]

나이가 많아지면서 질병 자체의 발생 빈도가 증가한다. 난청이 있으면 난청보다 다른 건강문제를 더 긴박하게 받아들이고, 한번에 한 가지씩만 처리가 가능하다고 느낀다. 의사소통이 편해짐에 따라 그들의 다른 문제들도 더욱 쉽게 처리할 수 있을 것이다. 치매 유병률은 연령이 증가함에 따라 같이 증가하지만, 적어도 경증, 중등도 치매는 보청기 사용이 불가능하지 않으며, 모든 것을 감안할 때 치매 환자가 보청기를 착용하는 것이 간병인 부담을 높이지 않는다.[32]

최초 보청기 착용을 일찍(예: 70세 이하) 시작할수록 지속적인 보청기 사용자가 될 가능성이 높아진다.[25, 182, 187] 고령(예: 80세 이상)이 되면 보청기 조작에 필요한 새로운 일을 배우기 어려우나, 일찍 기술을 습득하면 고령이 되어서도 잘 유지한다.[955] 그러나 보청기에 쉽게 적응할 수 있는 젊은 사람들은 보청기를 잘 시도하지 않으려 한다.[182]

9.1.10 성격 *Personality*

여러 성격 관련 특성은 청력재활을 이용하는 비율, 보청기를 통한 재활에 대한 자기-보고 혜택(self-reported benefit)의 정도와 상당히 관련되어 있다.

내적 통제성(Internal locus of control): 자신에게 일어나는 일을 조절할 수 있다고 느끼는 사람은 일들이 그들에게 그냥 일어나는 것이라고 느끼는 사람(외적 통제성, external locus of control)보다는 보청기를 취득하고 사용할 가능성이 높다.[350, 588, 592] 학습된 무기력감(learned helplessness)과 외적 통제성은 밀접하게 관련되어 있다.[1638] 이런 경우의 성격은 흔히 "아무리 해도 상황을 바꿀 수 없어서 어떤 일도 의미가 없다."라고 말한다. 따라서 상담의 중점은 그들 스스로 더 잘 듣도록 만들 수 있다는 것을 자각하도록 도와주는 것이다. 자신의 삶이 타인에 의해 영향을 받는다고 생각하는 사람들은 보청기를 사용에 관계없이 큰 소리(loud sound)를 부정적으로 받아들인다.[348]

외향성(Extroversion): 외향적 성격을 갖는 경우 보청기 혜택을 더 많이 얻는다고 알려져 있으며, 내향적 성격보다는 보청기로 활동제한, 참여제한이 작아진다.[348, 351]

친화성(Agreeableness): 환자의 성격이 의심이 적으며, 평화롭고, 사람을 잘 믿으며, 따뜻하고, 배려하는 환자들은 비록 청력재활 서비스가 비용이 들지만 타인들이 자기를 도우려 한다는 것을 믿기 때문에 보청기를 더 많이 보유하게 된다. 반면에 의심이 많고, 재빠르며, 의존적인 경우는 도움을 주려는 의도를 불신하거나, 다른 사람에게 전달받은 보청기 관련 부정적 이야기에 대한 극복해야 할 장벽이 있다.[350] 이러한 환자들에게는 신뢰를 쌓는 것이 임상에서 중요한 일이다. 보청기를 보유하지 않은 난청인의 24%는 임상가에 대한 신뢰 부족이 보청기에 대한 그들의 결정에 영향을 주었다고 하였다.[955] 친화성이 좋으면 다른 사람을 바라보는 방식이 긍정적인 것과 같이, 보청기를 착용하는 사람들을 긍정적으로 믿게 된다.[351] 이런 의미에서 이들은 보다 좋은 보청기 대상자가 된다.

강박증(Obsession): 집착이 강한 환자들은 보청기 만족도나 혜택이 낮다고 한다.[592]

개방성(Openness): 개방적인 사람(다양성을 추구하고, 호기심이 많으며, 통찰력이 있으며, 넓은 마음을 갖고, 분석적인) 들은 보청기를 덜 사용하게 되는데, 아마도 그들의 열린 마음으로 난청이 유발하는 문제를 작게 받아들여서 보청기가 필요하지 않게 되기 때문일 것이다.[350] 그들의 열린 마음에 대해서는 축하 받아야 하지만, 이러한 환자들에게는 보청기가 의사소통을 보완해 줄 수 있다는 점을 다시 알려주어야 한다. 덜 개방적인 사람들은 청취 환경의 어려운 경험에 집중하여 실제적인 문제 해결 방식의 정보를 받고 싶어한다.

신경증 성향(Neuroticism): 신경증 성향이 높은 경우(걱정이 많고, 좌절 경험, 낙심, 열등감, 놀림에 민감)는 난청으로 인한 장애 정도가 심하여도, 보청기를 보유하지 않을 가능성이 크다.[350, 351] 보청기를 사용해도 신경증 성향을 작게 갖는 경우보다 큰 장애를 호소할 것이다. 아마도 이러한 사람들은 청력 저하와 보청기를 단점으로 생각하여 이로 인한 난처함과 수치심을 피하려고 할 것이다.[350] Section 9.1.7의 낙인효과에 대한 정보는 이들에게 도움이 될 수 있다.

위에서 언급한 성품 특성과 재활 혜택 사이의 상관 관계는 보청기 대상자를 배제하기 위한 의미가 아니다. 그러나 이런 성격 특성(personality characteristics)이 명백하다면, 이것은 환자들에게 제공하려는 정보 및 전달 방법을 결정할 때와 최종적으로 보청기를 추천, 비추천할 때 고려하는 여러 요소들 중 하나가 된다. 보청기 피팅 이전에 얻을 수 있는 많은 정보(경험하는 장애, 보청기에 대한 기대, 큰 소리에 대한 혐오감(aversiveness))들이 성격 특성을 반영하므로, 이를 확인하기 위해 특별히 시간을 쓸 필요는 없다.[351]

9.1.11 중추 청각처리장애 *Central auditory processing disorders*

나이가 들수록 청력 저하로 인해 중추 청각처리 기능도 저하될 가능성이 높아진다.[631] 청력 저하는 경쟁신호(competing signal)의 방해에 특히 취약하게 된다. 일부 연구에서 청각처리장애(양이이음어음검사(dichotic speech test) 증거에 따른)가 있으면 보청기 사용, 혜택, 수행능력 또는 만족도를 감소시킨다고 하였다.[301, 623, 1686, 1688] 반대로 정상 청력역치나 중추성 합병증이 있으면 보청기 하나만으로 효과를 보이는 경우도 있는데, 이는 양측 귀 사이에서 벌어지는 부작용이 감소하기 때문이다(양이 간섭, binaural interference) (Section 15.4.2).[1624] 하지만 다른 연구에서는 전혀 상관 관계가 없다고 하였다.[983] 청각신호처리장애가 보청기에 미치는 영향은 다양한 질환이 존재하고, 성과를 측정하는 다양한 방법들을 이용하기 때문에 다양한 결론이 있을 수 있다.

중추 청각처리장애의 한 형태가 감각신경성 난청에서도 존재할 것으로 생각된다. 공간 청각처리장애(spatial processing disorder)(Section 1.1.6)는 난청 환자들의 SNR 부족의 상당한 원인이 된다.

청각처리장애에서도 보청기를 피팅해야 한다. 중추 청각처리장애는 일부 환자에서 보청기 혜택이 거의 없는 이유의 근거가 되며, 일측 또는 양측 보청기를 착용해야 하는지에 대하여 영향을 준다.

나이가 들수록 중추 청각처리 결함이 증가하므로 시간이 경과함에 따라 보청기 효과가 작아질 가능성이 있다. 이러한 현상이 발생하면 보청기의 전기음향학적 수행능력이 변하지 않아도 보청기 출력이 왜곡되었다고 불평할 수 있다.[1689] 이런 문제에 대한 자료는 거의 없으나, 중추처리 기능의 결함이 증가하는 것은 보청기 효율성을 감소하게 만들 수 있다는 것을 염두에 두어야 한다. 특히 기존 보청기에 만족하다가 갑자기 불만을 갖게 되는 상황이 이에 해당될 것이다. 의사소통 능력과 보청기 대상자에 대한 영향에 대한 중추 청각처리장애의 효과에 대한 내용은 Stach, Loisell, Jerger(1991)의 연구에 자세히 있다.

원하지 않는 신호와 소음을 감소시키는 무선 시스템(Section 3.6)은 중추 청각처리 문제에 대한 가능한 해결 방법이 될 수 있다. 비록 사용과 물류문제(logistical problem)가 관련된 있으나, 이런 결함이 있는 환자들은 무선 시스템을 일상적으로 사용하려 할 것이다.[1687] 보다 편리한 해결 방법은 방향성 마이크로폰이며, 보청기 형태 또는 고도 방향성(high directionality)을 갖는 휴대용(hand-held) 마이크로폰 형태도 가능하다. 정상 순음 청력역치이어서 조용할 때에는 양호한 어음명료도(speech discrimination)를 갖지만 소음 환경에서는 비정상적으로 낮은 명료도를 보인다면, 그 원인이 무엇이든지 무선 시스템 적용을 고려해야 한다.

9.1.12 이명 *Tinnitus*

난청이 있으면 이명도 함께 있을 수 있다. 외부 소리 증폭은 심리적 효과를 포함하여 이명의 부정적인 효과를 줄인다.[558, 710, 1599] 일부 또는 전체 이명을 소리 증폭이 차폐할 수 있으나, 항상 차폐가 가능하다고 말할 수는 없으며, 보청기로 이명 관련 문제를 줄이는 효과는 상대적으로 작다.[1186, 1750, 1751] 이명을 가장 잘 차폐시키는 소리는 고주파수 소리이다. 따라서 어음이해력과 이명 차폐를 위해 필요한 증폭을 함께 제공하는 개방형 보청기 착용은 효과적인 방법이다. 이명재훈련(tinnitus retraining therapy), 깨어있는 시간에는 개방형 보청기, 잠잘 때에는 소음발생기(noise maker), 소리강조(sound enrichment)를 조합하는 것은 경도 난청 또는 하강형 난청에서 이명을 상당히 감소시킨다고 한다.[416]

보청기 내부소음원(internal noise source)을 선택적으로 사용할 수 있는 보청기가 이전보다 보편화되어서 이명 차폐가 우연히 발생하는 보청기 내부소음 또는 환경소음에 의존하지 않게 되었다.

소리 증폭에 의한 차폐 기능 때문에 이명이 있는 경우 보청기를 받아들일 가능성이 높아지게 되어 보청기 대상자를 평가할 때 긍정적인 요소로 여겨진다.[1718] 그러나 이명이 있는 환자가 보청기를 사용하면 소리에 대해서 높은 불쾌감을 느끼는 빈도가 많다고 알려져 있다.[49] 이명 치료의 다른 형태로 보청기 사용이 불가능하지는 않다.

9.1.13 조합된 인자 *Factors in combination*

어려운 청력도(예를 들어, 하강형 난청)에서 보청기를 사용하지 못하는 것은 아니다. 보청기 조작의 어려움, 시끄러운 곳에서만 필요하다는 믿음, 낮은 어음이해력, 보청기 모양에 대한 걱정, 관절염이 있는 손가락 등의 요소만 아니라 보청기에 대한 꺼리는 태도가 있어도 불가능하지 않다. 그러나 하나의 문제만 있는 사람보다 모든 문제를 갖는다면 유용한 보청기를 찾기 어려울 것이다. 임상가는 각 환자에서 성공적 보청기 사용을 방해하는 모든 잠재적 장애요소를 확인하고, 극복할 수 있는 장애요소는 극복(기술적인 해결 방법을 사용하거나 환자의 믿음을 수정하도록 도와서)하도록 하며, 보청기 혜택과 대비한 나머지 어려움을 가늠해야 한다. 이후 보청기 사용 여부에 대한 책임 있는 권고를 할 수 있다.

일반적으로 잠재적인 장애요소들은 환자와의 대화로 확인할 수 있다. 보조적으로 환자가 설문지를 작성하면 알 수 있다. 설문지는 시간을 절약해 주며, 환자가 평가 면담(약속, appointment)이전에 자신의 태도를 깊이 생각하게 만들어서 시간을 효율적으로 사용할 수 있도록 한다. 통계적으로 잘 만들어진 설문지에는 HASP(hearing aid selection profile)[801]가 있다. 이는 환자의 점수와 제시된 백분위 점수를 비교하여 평가된 부분 중에서 어느 것이 보청기의 성공적인 사용에 장애가 될 수 있는지를 빠르게 제시한다. 이런 경우 다음 상담 내용은 문제를 최소화하는 보청기 형태와 특성을 선택하거나, 어떤 이유로 이번에는 보청기 피팅을 진행하지 않도록 환자와 함께 결정하는 것이다.

Figure 9.5는 보청기 성공률을 백분위로 표시한 것으로 보청기 기술에 대한 걱정과 작은 기기를 조작하는 어려움으로 성공이 제한될 수 있는 환자의 결과이다. 이것은 보청기에 대한 설명의 수준(매우 단순하게)과 보청기 선택에 있어 사용자 조작 특성을 반영할 수 있도록 한다.

임상가는 환자가 정보에 근거한 결정을 하도록 필요한 모든 정보를 주어야 한다. “보청기가 도움이 되는지 명확하지 않으면 임상가는 어떤 인상을 주어야 하는가?” 환자가 초기에 보청기 착용에 대한 어려움을 극복하지 못할 것 같은 임상가의 부정적이거나 불확실한 태도는 문제가 발

요약: 보청기의 구입 및 사용의 잠재적인 장애물(Potential obstacles to the acquisition and use of hearing aids)

1. 환자가 장애(disability)를 거의 또는 전혀 인식하지 못함
2. 환자가 불리(handicap)를 거의 또는 전혀 경험하지 못함
3. 청각장애가 고령, 낮은 사회적 능력, 정신장애와 관련 있다는 낙인(stigma) 인식
4. 보청기가 거의 도움을 주지 못하거나 음질이 좋지 않다는 믿음
5. 청각손실, 장애, 불리가 노화에 의해 불가피하게 온다는 수동적 수용(passive acceptance)
6. 문제에 대해 할 수 있는 것이 없다는 믿음 또는 다른 이들의 행동에 대한 문제 속성
7. 친구, 친척, 보건전문가에 의한 위에 언급된 내용에 대한 믿음의 강화
8. 작은 물건에 대한 낮은 조작 능력
9. 낮은 인지기능
10. 다른 건강 문제
11. 경도 난청, 제한된 상황에서만 보청기가 가청력을 높이는 경우
12. 소음에 대한 민감성
13. 재정 문제

첫 6개 항목은 올바른지 여부와 관계없이 행동에 영향을 미치는 믿음이다. 실험적으로 처음 5개 믿음이 보청기 보유 여부를 구분할 수 있는 것으로 밝혀졌다.[173]

9

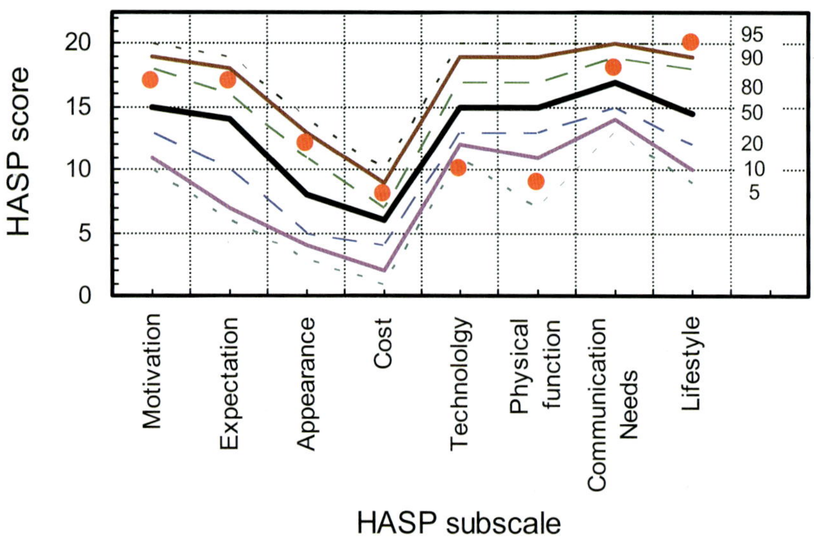

Figure 9.5 Scores for the 5th through 95th percentiles for the Hearing Aid Selection Profile (HASP). Scores for one hypothetical patient are shown as filled red circles.

생할 때 더욱 상황을 어렵게 만든다. 또한 아무 문제 없이 많은 도움을 받을 것이라고 극찬하는 것도 좋지 않은데, 이는 비현실적인 높은 기대를 갖게 하여 어려움이 있을 때 더 크게 인식되게 할 것이다.

윤리적이면서도 희망적으로 요약한다면 "보청기가 어음을 이해하기 쉽게 만드는 많은 상황이 있으나 극복해야 할 몇 가지 어려움이 있고, 보청기 도움이 적거나 안될 수도 있다."라고 설명해야 한다. 또한 장점이 단점보다 더 중요한지는 환자가 결정해야 하며, 이런 결정은 보청기를 시도해야만 확실하게 판단할 수 있다.

9.1.14 보청기 사용에 거부감이 있는 환자 상담: 예시 *Counseling the unwilling patient: some examples*

순음 청력손실이 심하여 여러 상황에서 명확히 듣지 못하지만 보청기 사용에 거부감이 있는 환자를 자주 만나게 된다. 예를 들어 한 남성이 그의 부인에 이끌려서 클리닉에 왔으며, 그의 부인은 남편이 대화를 따라가지 못하는 문제와 TV 볼륨소리를 올리는 것이 힘들다고 하였다(이웃들도 역시 TV 소리가 너무 크다고 생각함). 그러나 그는 말이 또렷하지 않은 경우를 제외하고는 대부분 사람들의 말은 이해한다고 했다. 그는 TV를 이해하는 것에는 문제 없으며, 단지 아내가 원하여 끌려왔다고 주장한다. 다음에 무슨 일을 해야 할까?(청력도는 이미 확인했다고 가정)

보청기 혜택을 알리려는 모든 시도는 그에게는 의미가 없다. 환자 스스로 자신의 문제를 인정하지 않으며, 따라서 해결 방법도 필요 없다고 생각하기 때문이다. 이런 시도는 단지 의미 없는 면담일 뿐이다. 2명의 끈질긴 사람 때문에 마지못해 따랐지만, 이후에 재활훈련을 방해하고, 자신의 삶을 통제하며, 보청기 도움이 필요 없다고 주장할 기회는 많다.[183]

그 남성은 보청기 사용을 꺼려하는 이유가 있으며, 이를 먼저 알아내지 않으면 이후 과정 진행이 어려울 것이다. 그 원인은 오직 그에게서만 찾을 수 있고, 이런 장애물은 3가지 유형이 있다.

인지 부족으로 인한 거부감(Unwillingness due to lack of awareness)

그 남성은 단지 자신이 얼마나 다른 사람들보다 어음을 이해하지 못하며, TV를 크게 틀고 있는지 모르고 있을 뿐이다. 이 경우는 가장 쉬운 경우로 임상에서 다루는 최소한의 공통 이유일 것이다. 다음은 청력감소를 잘 인식할 수 있게 도와주는 방법이다:

- 청력도를 보여주고 설명한다.
- 그에게 대화를 잘못 알아듣는 상황을 물어보고, 다른

사람들도 같은 문제가 있는 것처럼 보였는지를 생각하게 한다(이것은 환자 중심(patient-centered) 접근방법이다. 상호 작용이 환자 자신의 경험을 중심으로 이루어지며, 진단과 관계없고 의미 없는 정보들도 환자에게 전달된다).

- 그는 잘 들을 수 없으나, 그의 부인이나 정상인은 잘 들을 수 있는 레벨의 단어를 음장에서 들려주면서 따라하게 하면서 청각장애를 보여 준다.
- 각 단어나 문장을 제시한 이후 카드 또는 컴퓨터 화면으로 정답을 보여 주어서 얼마나 잘못 듣고 있는지 알게 한다.[1792]

청력손실을 받아 들이는 것에 대한 거부감(Unwillingness to accept hearing loss)

대화가 어렵다는 것을 인식하고 있으나, 청력이 나빠졌다는 것을 받아들이기 힘들어 거부감을 가질 수 있다. 그의 이런 행동 과정은 다음과 같은 이유이다.

난청을 노화(aging) 또는 노쇠(senility)와 연관하여 생각하고 있을 것이다. 그는 건강이 악화된 사람의 난청을 보았을 수 있으며, 그에게 있어 난청이 다른 종류의 기능 악화를 나타내는 것으로 느낄 수 있다. 청각구조가 작동하는 방법, 어떻게 기능이 나빠지는 과정과 청각구조의 상태가 정신 기능, 기타 건강 문제와 어떻게 관련이 없다는 것과 같은 기본적인 정보를 제공하면서 적절한 상담이 시작된다. 청각구조의 좋은 그래프나 모델은 그의 육체적, 정식적 상태에 대한 전반적인 걱정을 실질적이고 기초적인 생리현상으로 옮기도록 도와준다.

아마도 특정 상황에서 잘 듣지 못한다는 것을 의식하고 있었을 수 있다(예: 조용한 곳에서 중간 또는 큰 어음, moderate or loud speech). 항상 잘 이해할 수는 없지만, 어음은 모두 들을 수 있다고 할 것이다. 또한 배우자가 그에게 하는 말은 들을 수 있기 때문에 필요할 때에는 들을 수 있다고 인식하게 되어 자신의 청력은 괜찮다고 결론을 내렸을 것이다:

- 적절한 상담은 소음 상황에서 청취 능력과 난청과 연관된 부분적 어음 정보 손실(loss of speech cue)에 대한 기본적 정보를 제시하는 것부터 시작한다. 다시 말하지만, 그의 청력도에 겹쳐서 보여줄 수 있는 투명한 오버레이와 같은 그래픽이 도움이 된다. Figure 9.6은 이런 그래픽의 실례이다. 세로축을 위로 올려서 더 작은 소리(softer speech) 처럼 만든다. 일부 보청기 제작사는 이런 것을 가능하게 하는 소프트웨어를 제공하며, 이것은 보청기로 가청력이 높아지는 것을 보여줄 수 있다. 실황어음맵핑(live speech mapping)(Section 4.5.7)을 사용하여 더 극적으로 보여줄 수 있다. 그가 어려움을 겪어 왔지만 그것을 그의 청각구조 문제로 돌리지 않았던 상황을 지적하면 임상가에 대해 신뢰를 갖게 될 것이다. 이런 상황은 다른 방에서 청취, 조용한 곳에서 작게 말하는(softly spoken) 어음 청취, 다양한 배경소음 상황에서 청취하는 것들이다.
- 시험용 보청기(demonstration hearing aids)를 사용 여부에 따라 작은 또는 중간레벨(weak to moderate level) 단어에 대한 소리 증폭의 혜택을 시현할 수 있다. 시험용 보청기는 튜브가 연결된 BTE 보청기 또는 청음관(stethoclip)이 장착된 ITE/ITC 보청기를 이용할 수도 있고, 적

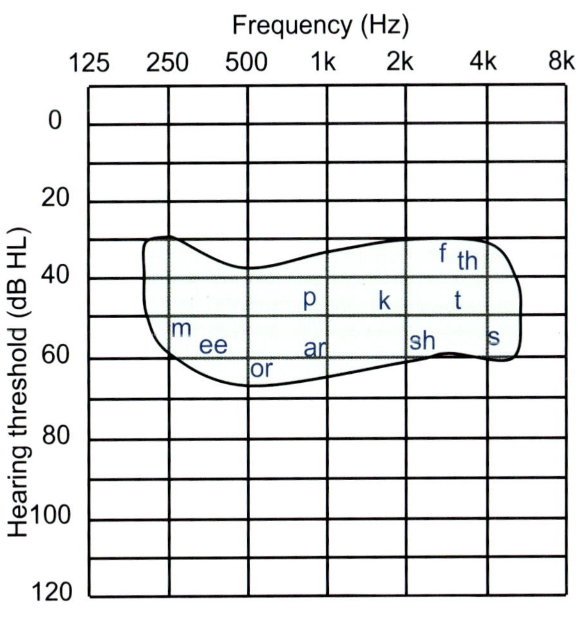

Figure 9.6 The speech spectrum, including a 30 dB dynamic range at each frequency, for speech at a long-term level of 65 dB SPL. The approximate locations of the spectral centre of a few speech sounds are indicated.

9

합한 소프트웨어가 있는 시뮬레이션 보청기(simulated hearing aids)를 사용할 수 있다. 보청기 이득, 출력, 반응 형태가 전반적으로 부적절하지는 않아야 하고, 의도한 것과 반대 효과가 나타나지 않도록 주의해야 한다. 그러나 보청기 반응을 정확하게 처방할 필요할 필요는 없다.

난청을 수치심 또는 죄의식과 연결할 수 있다. 마음 속으로 난청을 받아들이는 것이 결함에 대한 수치심이나 대화 문제의 원인으로의 죄의식 감정을 환자에게 요구하는 것이 될 수 있다.[792] 스스로를 난청이 있는 전인간(whole person)으로서 자신의 정체성을 세우는데 다른 난청인이 참여하면 도움이 된다. 다른 난청인의 참여는 소속감을 회복시키며 의사소통의 어려움은 자신을 비난해야 하는 것이 아니라, 난청의 결과라는 것을 깨닫도록 한다.[792]

보청기 또는 다른 재활활동에 대한 거부감(Unwillingness to try hearing aids and/or other rehabilitation activity)

대상자는 난청이 있고, 특정 상황에서 청력문제가 있다는 것을 인정하지만, 이에 대해서 여전히 어떤 일도 하지 않으려 할 수 있다. 그는 보청기를 보유하고 사용하는 것의 단점이 장점보다 크다고 믿는다. 대상자의 생각을 바꾸기 위해서 먼저 보청기 사용의 혜택과 손실에 대한 평가를 바꾸도록 해야 한다. 수용할 수 있는 방법으로 대상자의 견해를 이해하는 상태에서 임상적 중요성을 다시 이해해야 한다. 환자 자신이 이해되어야 제공되는 정보에 근거하여 자신의 견해를 바꿀 수 있고, 임상가는 이후 행동을 제안할 수 있다.

보청기가 도움이 많이 되지 못할 것이라고 대상자가 생각하고 있다면, 아마도 다른 사람들의 이야기 또는 그가 다른 사람을 관찰한 결과에 영향을 받았을 것이다:

- 일부 경우에는 보청기가 많은 도움을 줄 수 없다는 것을 인정하고, 이것은 교정 가능한 것이고, 지난 몇 년 동안 보청기가 많이 개선 되었다고 말할 수 있다.
- 대상자에게 APHAB(abbreviated profile of hearing aids benefit)[364] 설문지의 보청기 착용하지 않은(unaided) 결과 또는 HHIE(Hearing Handicap Inventory)[1851]을 작성해달라고 요청할 수 있다. 이들 설문지 점수가 낮을수록 대상자가 평균적으로 얻을 수 있는 혜택이 커지고(Section 9.1.4), 이에 대하여 같이 논의할 수 있다.
- 전반적인 혜택에 대해 논의하는 대신 대상자에게 중요한 특정 상황에서의 어려움에 대하여 물어본다. 또한 그와 같은 상황에서 대화에 어려움 없이 이해하는 것을 상상하도록 한다(상황에 합당한 예상을 제공).

보청기가 도움된다는 것을 받아들여도, 대상자의 청각장애가 다른 사람들에게 보이는 것을 선호하지 않을 수 있다. 이는 환자가 다른 사람에게 자신의 기능 손실을 드러내는 것이므로 환자의 삶에서 한 가지 스트레스가 될 수 있어 다루기 어려운 문제이다:

- 만약 자신의 기능 손실을 드러내는 것이 비웃음이나 당혹스러움을 초래할 것이라고 생각한다면, 오직 한 사람에게 자신의 난청을 밝히고 어떻게 반응하는지 메모하라고 할 수 있다(대부분 그 반응은 부정적이지 않다). 점차 대상자는 자신의 난청을 알리는 사회적 범위를 넓힐 수 있다고 느낄 것이다. 대상자가 원한다면 임상가나 자발적으로 구성된 난청 환자 모임은 그의 장애를 알리는데 매우 협력적인 환경을 제공할 수 있다(Section 13.14.4).
- 대상자가 실수하거나 잘못 알아듣는 것을 다른 사람이 이미 알아챘다고 생각하는지를 물어본다.
- 대상자는 보청기를 착용했을 경우보다 없는 경우의 결과에 실제로 더 행복한지를 물어본다.
- 그에게 현재 사용 가능한 작은 크기의 보청기를 보여줄 수 있다.

대상자는 상당한 비용을 사용할 만큼 자신의 문제가 중요하다고 생각하지 않을 수 있다. 보청기를 사용하지 않는 다른 원인으로는 자신의 거부감이나 말 못할 이유가 있을 수 있다:

- 배우자는 대상자의 청력손실에 의한 결과를 이해하도록 도와 줄 수 있다. 예를 들어 대상자가 모임에서 대화를 이해하지 못하면 배우자가 어떻게 느끼는지 말하는 것은 매우 적절하다. 배우자는 모임에서 대상자에게 말을 전달하고, 자신이 대신 말하면서 어떻게 느끼는지도 말할 수 있다.
- 만약 중요 상대방(significant other person)이 없다면 청력

손실이 있는 다른 가족의 경험을 이야기하고, 이런 경험 중 어느 것이 대상자의 상황에 맞는지를 묻는다.

- 임상가는 정보에 근거한 결정을 내릴 수 있도록 대상자의 신념과 관련된 최상의 정보를 알려야 한다. 균형 잡힌 정보가 되기 위해 매우 시끄러운 상황에서는 보청기의 도움은 매우 제한된다는 내용도 포함되어야 한다.
- 보청기 사용의 장단점을 가늠할 수 있게 돕기 위해서, 보청기에 따르는 혜택과 비용을 패널 칸에 쓰도록 한다. 이것을 기입하게 하는 것만으로 대상자에게 변화된 관점을 줄 수 있다. 만약 그렇지 않더라도, 항목 중 하나라도 잘 찾지 못했던 믿음을 나타낼 수 있고, 추가적 논의를 시작할 수도 있다.

환자의 태도/동기부여와 보청기 혜택 사이는 긴밀한 연관이 있기 때문에 보청기 피팅 이전의 마지막 상담에 이르러도 환자가 여전히 보청기가 필요하지 않거나, 원하지 않는다고 생각하면 보청기를 계속 강요하는 것은 좋지 않다. 부정적인 경험은 결과적으로 청력이 악화되거나, 도움이 필요한 경우에 도움 받으러 찾아오지 못하게 만들 수 있다. 보청기를 착용하지 않고 자신의 믿음대로 행동하는 환자들은 이러한 불만족스러운 경험을 다른 사람들에게 알리게 되어 청력 개선을 위한 다른 사람들의 판단에 영향을 줄 수 있다.

청력손실이 있다고 받아들이는 환자들은 삶의 질에 대한 난청의 나쁜 영향을 한동안 기억한다. 여기에는 청력손실로 의사소통의 어려운 상황과 육체적, 정신적으로 특정 활동을 포기하는 상황이 포함된다. 어떤 환자는 '난청과 함께 살기(Living with Hearing loss) 프로그램'에 참여할 수도 있는데, 프로그램은 생활에서의 청력손실의 영향을 논의한다.[976]

여기에서 논의한 3가지 문제에 대하여 즉석 피팅 보청기(instant-fit hearing aids)로 시험 착용하는 것은 환자에게 새로운 직접적인 정보를 제공한다. 이런 시험 착용은 클리닉에서 몇 분 동안, 주위 공간에서 몇 시간 동안, 또는 환자가 좋아하는 곳에서 며칠 동안 착용할 수 있다. 소리가 명확히 들리는 경험은 청력 문제, 난청, 보청기의 장단점에 대한 환자의 믿음을 재평가하게 할 수 있다.

환자가 현재는 보청기가 필요하다고 생각하지 않는 점을 임상가가 인정하고, 청력손실이 증가하거나 그들의 필요성이 변화하면 그들의 평가가 바뀔 수 있다는 점을 지적하면서 면담(약속)을 마칠 수도 있다. 환자가 문제에 대하여 행동이 필요하지 않다는 현재의 견해를 공개적으로 인정하는 것은 향후 몇개월 동안 환자가 그 견해를 변경하는데 도움이 되는 최선의 방법이 될 수 있다.[311] 환자에게 6~12개월 이내에 재평가하도록 권장한다.[976]

일부 사람들은 환자의 문제 인식을 고취하는 것에 윤리

보청기 구매 여부에 따른 혜택과 비용을 상담하는 방법(A counseling tool to weigh up benefits and costs of acquiring, or not acquiring, hearing aids.)[794a]

Benefits of no action	Costs of no action
The potential benefits of taking action	The potential costs of taking action

적인 문제가 있다고 한다. 청력손실과 흔히 관련된 문제를 환자가 인식하지 못하는데도 이를 조사하여 환자에게 피해만 주는 것처럼 보일 수도 있다.

9.2 보청기가 필요한 청력손실의 상한선 *The Upper Limit of Aidable Hearing Loss*

인공와우이식으로 모든 난청은 보조기기 혜택을 받을 수 있게 되었다. 고도, 심도 난청에서는 이제 다음과 같은 사항을 포함한 다양한 조합을 고려해야 한다:

- 일측 또는 양측 인공와우이식
- 한쪽 귀에 인공와우이식, 반대쪽 귀에는 보청기를 착용하는 이형 피팅(bimodal fitting)
- 한쪽 귀에 인공와우이식과 보청기로 구성되는 하이브리드 피팅(hybrid fitting), 반대쪽 귀에는 인공와우이식, 보청기, 또는 아무것도 시행하지 않음
- 일측 또는 양측 보청기
- 촉각 보청기(드물기는 하지만 인공와우이식을 능가하는 성능을 보임)

문제는 환자에게 어떤 기기를 사용해야 한다고 제안하는 것이 아니라, 어떤 종류의 기기를 권해야 하는지를 결정하는 것이다. 이 부분에서는 보청기 대상자의 낮은 어음식별점수(speech identification score)의 영향과 보청기, 인공와우이식, 촉각보청기, 이형 피팅(bimodal fitting, 하이브리드 피팅 포함)의 상대적 수행능력을 간략히 검토할 것이다.

9.2.1 낮은 어음식별력 *Poor speech identification ability*

헤드폰을 사용하여 얻은 단어인지도(word recognition score)가 50% 미만이면 보청기에 의한 혜택은 독순(lip reading), 자신의 목소리 확인, 환경 소리 감지에 도움되는 정도로만 제한된다.[744] 헤드폰으로 얻은 어음식별점수(speech identification score)가 보청기 혜택 여부에 대한 좋은 지표가 아닌 몇 가지 이유가 있다.

보청기는 단지 소리를 증폭만 하지 않는다. 그것은 청력검사기(audiometer)에서의 일정한 주파수반응과 상대적으로 어음 스펙트럼(speech spectrum)의 모양을 변경한다. 개별적으로 처방된 보청기에 의한 어음점수(speech score)는 대부분 주파수 형태(configuration)를 수정하지 않고 얻는 어음점수보다 훨씬 클 수 있다.[304, 1405]

평편형 주파수반응(flat frequency response)에서 얻을 수 있는 최대 점수조차도 일상 검사에서는 발견되지 않을 수 있다. 어음식별점수는 내재된 무작위적(inherent random) 요소가 있다. 예를 들어 참 값(true score, 대단위 항목으로 검사한 값)인 50% 점수를 50개 항목에서 검사하면 전체의 5%는 64% 이상이거나 36% 미만이다.[664, 1781] 어음검사에 사용된 항목의 수가 감소하면 검사와 재검사에서의 점수 차이가 넓어진다. 어음식별점수는 어음을 제시하는 레벨에 따라 달라진다. 가능한 최고 점수를 주는 레벨을 확인하는 유일한 방법은 여러 레벨로 검사하는 것뿐이다. 시간적 제한으로 많은 수의 항목을 이용하여 다양한 레벨로 검사하는 것은 불가능하다. 여러 레벨로 검사하고, 결과를 표시하여 심리분석학적 평가로 부드러운 곡선을 그리면 신뢰도(reliability)를 높일 수 있다. 그래도 상당한 불확실성이 최대 점수 이상으로 유지된다.

위의 2가지 문제는 많은 시간을 들여서 여러 번 환자에게 적절한 이득-주파수반응을 갖는 증폭 시스템으로 검사하여 교정될 수 있다. 보다 근본적인 문제는 보청기 대상자를 구별하는 최적지점(cut-off value) 점수를 결정하는 것이다. 어떤 특정 점수가 유용할 수 있다고 생각할 수 없다. 일부 심도 난청에서는 보청기가 독순을 도와주고, 환경 소리를 인식할 수 있기 때문에 스트레스, 긴장, 불안감이 줄어든다.[531] 반응을 선택(response choices)하는 음절 수에 차이가 있는 폐쇄형 검사(closed set test)와 같이 검사 자료가 특히 쉬운 경우가 아니라면, 어음검사에서 위와 같은 환자들에게 점수를 매길 수 없다. 일반적으로 어떤 최적지점 점수를 선택하여도 이는 사용하는 어음자료의 종류에 따라 달라진다.

이와 관련된 문제로 보청기가 제공하는 어음이해력 증가는 사용하는 어음, 소음의 레벨에 따라 크게 변화한다. 모든 상황에서 사용할 수 있는 이해력 증가가 헤드폰을 이용한 검사에서 얻는 최고 점수로 예측되어야 할 논리적 이유는 없다.

보청기가 어느 상황에서도 도움이 되지 않는 경우에는 헤드폰으로 평편한 주파수반응으로 얻은 어음식별점수를 기반으로 결론을 내릴 때 신중해야 하지만, 모든 임상가가 이에 동의하지는 않을 것이다.

9.2.2 보청기 혹은 인공와우이식? *Hearing aids or cochlear implants?*

인공와우이식 수행능력에 영향을 주는 요인들(Factors affecting CI performance)

인공와우이식 이전에 반드시 고려하여야 할 몇 가지 사항들이 있다(패널 참조). 보청기로 달성할 수 있는 능력 이상으로 인공와우이식이 어음식별력(speech identification ability)을 제공할 것이라고 기대할 수 있는 조건이어야 한다. 인공와우이식으로 광범위 어음식별능력을 얻을 수 있으므로, 이러한 기대는 보장된 성과(outcome) 보다는 가능성(probability) 자체로 보아야 한다. 인공와우이식 이후 양호한 수행능력(performance)을 갖는 경우는 다음과 같다:

- 단기간 내에 고도 또는 심도 난청이 발생한 경우[472, 638, 1814]
- 소아의 경우 어려서 시행할수록 좋은데, 생후 1년 이전이 선호되는 시기이다(소아에서 인공와우이식 대상은 Chapter 16).[294, 423]
- 언어를 획득하는 시기에 청력이 있었던 경우
- 인공와우이식 이전에 청력손실 정도가 작고, 보청기를 사용하면 최고의 어음이해력 점수를 갖는 경우[472, 638, 1692]
- 청력재활에 의지가 있는 경우(혹은 가족이 동기가 있는 경우)

그럼에도 불구하고 인공와우이식 성과는 예측하지 못하게 다양성을 갖는다.[138, 141, 142, 332, 585, 1807]

청력역치로 인공와우이식 대상 예측(Predicting cochlear implant candidacy from hearing thresholds)

동일 정도의 난청에 대하여 보청기를 사용하여도 환자들 사이에서 어음식별능력은 크게 차이가 난다. 보청기, 인공와우이식 수행능력의 불확실성 때문에 인공와우이식과 보청기 중에서 어느 쪽이 더 좋을지를 청력역치만으로 예측하기는 매우 어렵다.

그럼에도 다양한 정도의 난청에 대하여 보청기로 가능한 어음이해력에 비해 인공와우이식으로 얼마나 평균적으로 이를 더욱 높일 수 있는지 예측할 수 있다. 3~4개 평균 주파수 청력역치가 80~85dB인 환자들은 보청기를 착용하였을 때보다 인공와우이식을 받으면 대부분 더 좋은 어음이해력을 갖는다.[617, 680, 1199] 물론 '평균' 인공와우이식의 결과가 '평균' 보청기 사용자들보다 더 결과가 좋다는 것을 의미한다. 그러나 양측 군의 수행능력 결과는 상당히 중복되며, 인공와우이식이 80~85dB 난청을 갖는 모든 성인에서 더 향상된 어음이해력을 얻을 수 있다고 보장하는 것은 결코 아니다.

보청기 어음 점수로 개선을 예측하기(Predicting improvement from hearing aid speech scores)

만약 보청기로의 실제 어음 수행능력(speech performance)을 이미 알고 있다면, 인공와우이식 혜택은 더 잘 예측할 수 있다. 난청이 장기간 지속된 성인에서 보청기로 최선의 수행능력과 어음식별능력을 얻기 위해서는 미세조절을 위한 다수의 보청기 피팅 과정이 필요할 것이다. 이러한 좋은 결과는 항상 가능하지 않으며, 인공와우이식 이전에 먼저 보청기 착용을 시도할 수 있다. 성인 인공와우이식의 일반적인 기준은 조용한 환경에서 보청기를 착용하고 측정한 개방형 문장 점수(open set sentence score)가 수술할 귀에서 50% 미만인 경우이다.

9

그러나 이 기준은 간단하지만 중요한 요인인 심도 난청의 기간은 포함하지 않는다. Figure 9.7에서 나타낸 각 선은 인공와우이식 이후 개방형 문장어음이해력점수(open-set sentence speech intelligibility score)가 더 개선될 가능성을 수평축으로 보여 준다.[1813] 예를 들어 심도 난청 기간이 10년이고, 보청기를 사용한 개방형 문장검사에서 33% 단어만을 이해한다면 인공와우이식으로 80% 점수로 올라갈 가능성이 있다는 것이다.

Figure 9.7 결과는 과도하게 보수적인데(즉 인공와우이식 혜택 가능성을 과소평가), 그 이유는 다음과 같다:

- 인공와우이식 이후 수행능력은 지속적으로 개선되고

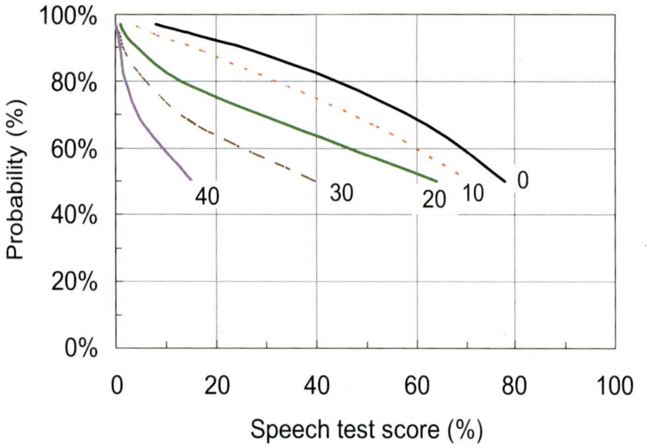

Figure 9.7 Probability of implanted adults exceeding the speech score for the BKB sentence test (from which the better known HINT test was derived) on the horizontal axis.[1813] Each line applies to a different duration of deafness prior to implantation, as indicated by the number of years shown next to each line.

있으나, Figure 9.7의 결과는 분석되기 최대 15년 이전에 시행한 인공와우이식의 수행능력을 기초로 만들어졌다.

- 이제는 많은 사람들이 반대쪽 귀에 보청기를 착용하는데, 이런 이형 피팅(bimodal fitting)에 의한 결과가 각각 하나만 사용한 경우보다 더 좋다(Section 9.2.3).[281, 617]
- 통계적으로 인공와우이식 이후의 수행능력은 인공와우이식 이전에 보청기에 의한 수행능력과는 관계가 없다고 하지만, 이식 이전에 높은 점수를 받은 경우 수술 이후 높은 점수를 받는 경향이 있다.[332, 1813, 1975]

꾸준히 진행되는 난청에서 어음이해력이 더욱 악화되고, 시간이 경과함에 따라 와우의 점진적 변화가 이루어진 이후 수술을 더 어렵게 만드는 경우에 대해서는 좀 더 포괄적인 인공와우이식 기준이 있다.

앞선 논의의 제한점은 인공와우이식 결과를 오직 어음식별수행능력(speech identification performance)에만 중점을 둔 점이다. 언어습득전(prelingual) 전농상태인 성인에서는 인공와우이식술 이후 개방형검사 점수가 높아지지 않는 경우가 흔하다. 그럼에도 많은 경우 성공적으로 인공와우이식을 사용한다. 그들이 인공와우이식을 통해 얻는 혜택은 다음과 같다:[1974]

- 정기적으로 기기를 사용한다.
- 인공와우이식 기기에 만족한다.
- 자신의 목소리를 모니터 하는데 도움이 된다.
- 위 사항으로 개인의 자립과 고용을 촉진하다.
- 환경 소리를 감지하고 인식하게 만드는데, 이는 사용자에게 더 안전한 느낌을 준다.[267, 1915]

9.2.3 보청기와 인공와우이식: 이형 자극 하이브리드/전기음향적 자극 *Hearing aids and cochlear implants: bimodal and hybrid / electroacoustic stimulation*

인공와우이식은 저주파수보다는 중간 또는 고주파수 소리를 더 효과적으로 전달한다. 또한 미세 시간 패턴(fine time pattern)과 소리의 음조(pitch, 음높이)에 대한 정보보다는 소리의 스펙트럼 모양의 정보를 더 효과적으로 전달한다. 정확하게 음조를 전달하지 못하는 이유는 완전히 모르나, 아마도 개별 전극이 저주파수의 신경세포(neuron)를 자극하지 못하는 것과 연관이 있을 것이다. 이와는 달리 보청기는 고주파수의 스펙트럼 모양의 정보보다는 음조와 다른 저주파수 정보를 전달할 수 있는데, 이것은 잔존 청력 대부분 저주파수에 있기 때문이다. 결론적으로 보청기와 인공와우이식은 상호 보완적으로 정보를 제공한다. 보청기와 인공와우이식을 같은 귀 또는 서로 반대쪽 귀에 적용할 수 있다.

이형 자극(Bimodal stimulation)

보청기와 인공와우이식을 반대쪽 귀에 시행할 때 이는 이형 피팅(bimodal fitting)이라고 한다. 거의 모든 경우에서 인공와우이식은 보청기보다 현저하게 더 좋은 어음이해력을 제공한다. 그럼에도 인공와우이식 하나만 사용하는 것보다는 보청기와 인공와우이식을 함께 사용할 때 소음 상황에서 더 좋은 어음이해력을 갖는다.[278, 280, 281, 285, 291, 681, 1248, 1451] 인공와우이식과 보청기를 함께 사용할 때의 부가적인 혜택은 인공와우이식 이후 수개월 동안 증가한다.[1087]

보청기의 주요 역할은 저주파수의 정보를 제공하는 것이다.[1205, 1473] 사실 보청기에서 만든 과도한 중, 고주파수 출력은 인공와우이식에 의해 제공되는 정보와 충돌하여 어음이해력을 감소시킬 수 있다.[1205] 만약 보청기가 잘 맞게 피팅되고, 인공와우이식에 의한 음량보다 보청기 음량이 크지 않다면 어음이해력이 감소하는 경우는 거의 발생하지 않는다.[280] 원하는 화자가 보청기 근처에 위치하고 인공와우이식 쪽에 소음원이 있어서 보청기의 SNR이 높아지는 때 이형 피팅의 혜택이 최대가 된다(Section 15.3.1). 보청기는 인공와우이식이 제공하는 정보의 범위를 넘어서는 보완적인 주파수 범위를 제공할 뿐만 아니라, 보청기 마이크로폰이 인공와우이식 마이크로폰보다 더 선명한 신호를 수신하기 때문에 혜택을 제공할 수 있다.

보청기는 어음이해력을 높이며, 평균적으로 소리 국소화 정확도를 높인다.[278, 280, 281, 285, 291, 1451, 1808] 그러나 대개 소리 국소화 정확도는 정상보다는 많이 떨어지며, 혜택의 정도는 개인마다 차이가 있다.[491, 1593] 각기 다른 주파수 범위에서 각각의 기기가 최선으로 작동할 때에도 정상인들이 저주파수에 의존하는 이간시간 정보(inter-aural timing cue)가 인공와우이식 처리과정에서 사라지고, 또한 정상인

인공와우이식술 대상(Cochlear implant candidacy)

다음 인공와우이식 대상의 적합성에 대한 고려사항은 널리 사용되며, 거의 유일한 지침이다. 국가별, 이식 센터별, 기기 회사에 따라 인공와우이식 기준이 다르다. 이식기준은 이식기기의 성능이 향상됨에 따라 변화하고 있는데,[392] 하이브리드 기기가 보편화되고 있어, 청력손실이 이전보다 적은 경우에 대한 경험이 축적되고 있기 때문이다. 보청기 적합성과 같이 인공와우이식도 다양한 요소들이 성과에 영향을 준다. 각 기준을 분리하여 인공와우이식 대상 여부를 판단하는 것이 아니라, 다음 사항들 모두를 함께 고려해야 한다.

성인과 소아

- 와우 골화(cochlear ossification), 와우 결여(cochlear absence), 만성중이염, 후미로난청(retrocochlear hearing loss)등과 같은 의학적 금기 사항은 없다. 난청의 원인이 인공와우이식을 결정하는 가장 주요 고려사항이다.

성인

- 언어습득후(post-lingual) 난청. 즉 언어를 습득하고 말을 배우고 난 뒤에 심도 난청이 발생한 경우. 일부 잔청을 적절히 사용할 수 있는 경우는 인공와우이식의 예외가 된다.
- 최적의 보청기를 사용하여도 65dB SPL(SPL-A 가중 60dB 정도 또는 45dB HL) 강도로 개방형 문장인지도(sentence recognition score)가 50% 이하인 경우
- 양측 보청기를 사용하였을 때 개방형 문장인지도(sentence recognition score)가 60% 이하일 때. 이는 개방형단음절 단어(open-set monosyllabic words)에서 30%이하 점수와 동일하다.[617]
- 동기부여가 되고 감정적으로 안정되며, 현실적인 기대를 갖는 대상자로 여러 번의 평가, 맵핑, 그리고 재활훈련 과성에 삼여할 의사가 있는 경우

소아

- 생후 6개월 이상
- 소아기(older children)에서는 대화에서 말소리가 변화된 경우(vocalization of varied sounds)
- 적절한 재활을 포함하는 청각과 구어 교육(oral education) 프로그램에 대한 기대가 가능한 경우
- 보청기로는 어음 정보(speech cue)에 충분히 접근할 수 없는 경우. 예를 들어 전반적인 음량(overall loudness) 70dB SPL의 어음에서 역동범위가 30dB인 경우일 때, 2kHz 이상에서는 보청기를 사용해도 청력역치가 역동범위 밖인 경우
- 협력적이고 동기부여가 되는 현실적인 기대를 갖는 가족(나이가 된다면 환자)

들이 주로 고주파수에 의존하는 이간레벨차(inter-aural level difference)를 보청기를 사용하는 고도 난청에서는 듣지 못하기 때문에 소리 국소화 능력이 떨어지는 것은 당연하다. 확실히 이형 자극(bimodal stimulation)을 사용하는 경우에는 어음이해력을 높이는 이간시간차(inter-aural time difference)를 이용하지 못한다.[290]

보청기만을 이용할 때에도 어음이해력점수(speech intelligibility score)가 높다면, 인공와우이식과 보청기를 함께 사용할 때 보청기 혜택이 더 커진다.[1248, 1451, 1808] 따라서 보청기 착용하는 귀의 청력손실 정도가 보청기의 혜택 정도에 영향을 준다고 할 수 있다.[281] 그러나 보청기를 사용하는 귀의 청력역치 범위 모두에 걸쳐 시행된 분석에서 보청기 혜택은 청력손실 정도와는 관계가 없는 것으로 나타났다. 보청기 자체만으로는 실질적으로 어음이해력이 없어도 보청기의 보조적인 저주파수 정보(cue)가 소음 상황에서 어음이해력을 높이고, 멜로디를 인지할 수 있게 되어서 인공와우이식 단독보다는 어음이해력을 높일 수 있다.[964] 이형 자극에서 유발피질반응(evoked cortical response)의 잠복기가 짧아지므로 보청기를 추가하여 얻는 혜택은 객관적으로도 입증 가능하다.[799, 1548]

하이브리드 또는 전기음향적 자극(Hybrid or electroacoustic stimulation)

보청기와 인공와우이식을 같은 귀에 시행할 때 이러한 조합을 하이브리드(hybrid)라고 하며, 전기음향학적 자극을 준다. 하이브리드 장치에서 특정 최적(cut-off) 주파수 위쪽의 소리 신호 요소는 인공와우이식를 통해서 전달하고, 아래쪽 주파수의 신호는 보청기를 이용하여 전달한다. 하이브리드 장치는 급속 하강형(steep sloping) 청력도를 갖는 환자에 적합한데, 저주파수는 경도~중등도 난청으로 보청기를 통해 음조(pitch) 지각을 포함하는 저주파수 소리를 잘 전달할 수 있으며, 고주파수의 고도, 심도 난청은 인공와우이식을 이용할 수 있기 때문이다. 최적 주파수를 선택하는 방법은 70dB HL에 해당하는 청력도 주파수를 선택하는 것이다. 인공와우이식은 저주파수 신호 요소를 전달하지 않기 때문에 와우의 저주파수 부분까지 깊게 장치전극을 넣을 필요가 없다. 몇 개의 전극만 있는 짧은 전극선(electrode array)을 사용할 수도 있고, 일반적으로 사용되는 전극선을 사용한 이후에 고주파수에 해당되는 와우의 기저부(basal part)에 위치한 전극만을 이용할 수 있다. 정상 청력 귀와 같이 해당 주파수 범위가 필요한 신호를 받을 수 있도록 설계된다면 하이브리드 기기에 의한 어음이해력은 최상이 될 것이다.[86]

하이브리드 장치는 인공와우이식으로 더 좋은 성과를 가져올 수 있는 난청의 영역을 넓게 하였다. 주요 한계는 와우에 구멍을 내기 위한 드릴링 또는 전극을 삽입하는 것이 손상을 일으켜 저주파수의 난청을 크게 만들 수 있다는 점이다. 이에 따른 청력역치의 증가는 대략 5~15dB 정도이다.[583, 584, 897] 그러나 청력역치 증가가 매우 크게 발생하기도 하며, 때로는 수술 후 1~2년 뒤에 갑자기 청력이 악화되기도 한다. 저주파수 청력역치 변화가 인공와우이식 동안 또는 이후에 발생할 수 있기 때문에 인공와우이식 전극선 길이를 선택하는 것에 딜레마가 있다. 짧은 전극선은 와우의 저주파수에 해당하는 와우 손상 기회를 최소화하지만, 만약 저주파수 청력역치가 크게 나빠진다면, 그때는 긴 전극선만이 저주파수에 대한 정보를 전달할 수 있기 때문이다.

가장 중요한 전기음향학적 자극의 장점 중 하나는 보청기가 그 어떤 인공와우이식이 제공하는 것보다 더 좋은 소리의 음조를 지각할 수 있다는 것이다. 이런 이유들 때문에 하이브리드 기기는 각각의 기기들 단독으로 사용하는 경우보다 소음 환경에서 더 나은 어음이해력을 제공한다.[193, 583, 584, 898] 인공와우이식 단독보다 하이브리드로 개선된 음조 지각은 특히 음악 지각(music perception)을 가능하게 한다.[615]

하이브리드 또는 전기음향학적 자극(Hybrid, or electro-acoustic, stimulation in brief)

- 와우 내로 짧게 전극을 넣는 인공와우이식은 와우의 고주파수 부분에 전기 신호를 보내어 어음의 고주파수를 전달한다.
- 보청기가 보내는 음향학적 진동으로 와우의 저주파수 영역에 어음의 저주파수 신호를 전달한다.

인공와우이식 단독과 이형 피팅(bimodal fitting)에 의한 어음이해력 개선은 최소 2년 동안 진행된다.[583] 한쪽 귀에 하이브리드 기기를 사용하고 다른 쪽 귀에 보청기, 인공와우이식 또는 다른 하이브리드 기기를 함께 사용할 수도 있다.

9.2.4 보청기 또는 촉각 보조기? *Hearing aids or tactile aids?*

일부 경우에서는 난청이 너무 심하여 보청기에서 진동밖에 느끼지 못하기도 한다. 그들은 시간 강도(time-intensity) 정보를 받는 것은 가능하나, 스펙트럼 정보는 적거나 얻지 못하다. 이런 경우에 진동촉각(vibrotactile) 또는 전기촉각(elctrotactile) 보조기를 사용한다면 정확하게 어음 정보를 지각할 수 있다.[1431] 이들 기기는 음향적 자극을 주기 위해 설계된 보청기가 우연히 만들어 내는 것 이상으로 촉각으로 어음 정보를 전달할 수 있다. 상용화된 모든 촉각 보조기는 자극으로 진동을 이용한다. 일부 연구에서 보조적으로 전기자극을 이용하여 피부 아래의 신경 다발을 자극하는 소량의 전기 방출을 이용한다. 만약 전기 특성들을 적절히 조절하면 전기자극은 촉각으로 느껴질 수 있다.[333]

비록 촉각 보조기가 독순(lip-reading)에 도움이 되는 정보를 줄 수 있겠지만, 평균적으로 인공와우이식보다는 전달하는 정보의 양이 훨씬 적다.[29, 257, 600, 601, 1198, 1514, 1641] 반드시 인공와우이식이 촉각 보조기보다 양호한 어음이해력을 보이지는 않으나, 대부분의 경우 더 좋은 결과를 보인다.[1367]

진동촉각 보조기는 억양과 강세와 같은 상-분절 정보(supra-segmental cue)를 주로 제공한다. 간단한 단일자극-촉각 보조기는 자음이 소리가 나는지, 그리고 자음이 멈추었는지 아니면 지속적으로 발성되는지를 알린다.[1429] 이런 것들은 독순만으로는 알 수가 없다.[1432] 다중자극-촉각 보조기는 모음의 포만트 주파수와 같이 더 섬세한 정보를 제공할 수 있다.[143, 333] 상-분절 정보를 지각하기는 더 어렵다고 알려져 있다.[258, 1425] 그러나 이와 같은 결과는 보조기와 훈련 정도에 따라 많이 달라진다.

시각적 정보인 독순과 촉각 정보를 통합하는 것은 어렵다. 촉각 정보가 시각 정보에 더해졌을 때 초기에는 개선이 없는 경우도 많고, 단독 시각정보(visual information)에 비하여 점수가 감소하는 경우도 드물지 않다.[120, 1098] 그러나 훈련은 성능에 상당한 영향을 주며 훈련이 끝나고 나면 새로운 능력이 유지 된다. 인공와우이식, 보청기를 이용하는 고도, 심도 난청 환자에서도 훈련이 필요하나 촉각 보조기에서는 훈련의 필요성이 더 크다.

어음인지(speech recognition)에 촉각 보조기가 도움이 되는지에 대한 것이 주요 논의사항이었으나, 촉각 보조기는 사용자의 어음 생성을 모니터하고, 이를 훈련하는 것을 도와준다.[581, 1368, 1423, 1907] 촉각 보조기는 특히 특별한 시간 패턴(temporal pattern)을 갖는 사람들에게 환경 소리를 분별하도록 도움을 준다.[1486]

따라서 촉각 보조기가 독순을 보조하고 어음 생성을 도와주는 정보를 만든다고 할 수 있다. 장치가 제공된 뒤 수주 혹은 수개월의 적절한 훈련을 받을 수 없다면 촉각 보조기를 사용하는 것은 좋지 않다. 훈련이 가능하고, 보청기로부터 거의 혜택을 받지 못하거나, 인공와우이식이 예정되지 않은 경우, 이식이 적절하지 않은 경우에는 촉각 보조기가 추천될 수 있다. 다중채널 촉각 보조기는 단일 자극 기기보다 더 많은 정보를 제공하지만 더 많은 훈련이 필요하다. 촉각 보조기에 대한 더 세부적인 정보는 Plant, Spens(1991), 훈련 프로그램에 대하여서는 Plant(1994, 1996)에 있다.

9.3 보청기 피팅의 의학적으로 관련된 금기사항 *Medically Related Contraindications to Hearing Aid Fitting*

환자에 대한 의학적 평가가 일시적 또는 영구적으로 보청기 피팅 과정을 중지시킨다. 이러한 요인들은 다음과 같다:

- 갑자기 발생한 난청
- 급격히 진행하는 난청
- 귀의 통증
- 갑자기 발생한 이명 또는 일측성 이명
- 알지 못하는 이유로 인한 일측 또는 비대칭성 난청 (asymmetrical hearing loss)
- 현훈(어지럼)

- 두통
- 전음성 난청(어떠한 원인이든)
- 외이도염 또는 중이염(외이나 중이의 염증/ 진물)
- 외이도 단면적 25% 이상을 차지하는 귀지(임상가가 귀지 제거 훈련을 받지 않았다면), 또는 외이도의 이물질(foreign body)
- 외이도 폐쇄 또는 외이도의 기형

물론 의학적인 치료 이후 보청기를 피팅 하는가는 의학적 진단, 치료, 그리고 성과에 달려있는데, 의사의 권고 그리고 환자의 바램에 달려 있다.

9.4 결론 *Concluding Comments*

여기에서는 보청기 대상자에 영향을 주는 인자들을 체계적으로 고찰하였다. 그러나 결국 보청기를 권고할지에 대한 결정은 임상가의 정성적인 판단을 필요로 한다. 보청기 임상가의 업무는 각 개인에게 적절한 모든 인자들을 잘 알려주는 것이다.

Hétu(1996)는 재활이나 난청 조차도 수긍하지 않는 것은 다른 사람들에게는 확실하겠지만, 아주 비합리적인 부정은 아니라고 하였다. 많은 난청 환자들에게 난청을 받아들이는 것은 망가진 자기정체성(self-identity)을 받아 들이는 것과 같으며, 이는 사랑하는 사람이나 동료와의 의사소통 문제에 따르는 손실감, 죄책감을 유발하게 한다. 많은 경우 그들 스스로를 난청 환자로 보이도록 만드는 것보다 의사소통의 어려움과 사회적 소외를 견디는 것을 덜 고통스러워 한다. 이와 같은 느낌을 바꾸도록 도와주는 것이 임상가들이 보청기를 처방하고 조정하는 것보다 더 어려운 일이지만, 환자가 어떠한 청력재활을 원할 때까지는 기술적인 해결책을 추구하는 것은 의미가 없다. 환자가 대화 상대방과 마찬가지로 개선된 대화에 대한 동일한 필요를 느끼고 행동하도록 환자를 도와주는 여러 상담 방법의 효용성에 대한 연구가 매우 필요하다.

기술이 제공하는 객관적인 혜택에 따라 보청기 대상자가 달라진다. 난청 환자들은 보청기를 통해 일부 소음 환경에서 혜택을 받을 수 있으나, 여전히 대부분의 소음 환경에서는 정상인보다 불편하다. 따라서 보청기는 장애를 나타내는 것과 같으며, 어려운 청취 환경에서 정상인처럼 잘 대처하지 못한다. 소음 환경에서 이러한 보청기의 제한된 효용성은 많은 난청인들에게 보청기를 시도조차 하지 않으려는 부정적인 느낌을 갖게 한다. 보청기에 대한 부정적인 소문은 보청기를 사용하지 않는 사람들의 19%에서 보청기를 절대 시도하지 않으려는 중요한 이유가 된다.[955] 양이 초방향성 마이크로폰(super-directional microphone)(Section 7.1.4)으로 정상인보다 소음 환경에서 더 잘 듣게 되는 미래 보청기가 나오면, 보청기에 대한 부정적인 고정관념이 긍정적으로 변하여서 현재는 보청기 대상자가 아닌 많은 사람들이 갑자기 대상자가 될 것이다.

기술적 개선이 유일한 문제는 아니다. 사회적으로 이용 가능한 보청기 전략(Chapter 12) 또는 배제, 회피와 같은 사회적 좌절기전과 같이 다른 보완적인 대처방법과 비교한 보청기의 상대적인 효율성에 따라 보청기의 대상자가 변하게 된다.

환자의 필요, 동기, 태도에 관한 문제에 대한 내용을 다루었다. 반면 ANL은 서로 다르게 작동하는 보완적인 분야(domain)이다. ANL은 측정하는 데 수 min만 필요하고, 누가 보청기의 대상자가 되는지, 만약 적절하게 효과적인 소음감소 방법(무선 시스템 혹은 미래의 고도 방향성 마이크로폰)이 있다면 누가 대상자가 되는지 결정하는 데 도움을 준다. ANL 측정과 태도, 동기는 각각의 잠재적인 보청기 대상자를 예측하는데 중요한 역할을 한다. 보청기 대상자를 예측하는데 그것들을 종합하여 효용성을 평가하는 것이 매우 필요할 것이다.

보청기 대상자에 있어서 극단적인 불확실성이 있다. 양측 난청 환자에서 한쪽에만 인공와우이식을 한 경우 다른 쪽에도 청력재활 기기가 필요하다는 것은 확실하다. 몇몇 예외적인 경우가 있겠지만,[1073, 1204] 2번째 기기를 보청기, 인공와우이식, 하이브리드 중에서 어느 것을 선택할지에 대해서 아직까지 명확한 기준이 없다. 정확하게는 말하면 더 선호하게 만드는 난청의 특성을 알지 못하고 있기 때문이다. 다만 2번째 인공와우이식은 첫 번째 것보다 혜택이 매우 적다는 것은 알려져 있다.[1743]

Chapter 10 Prescribing Hearing Aid Amplification

보청기 증폭 처방

개요(synopsis)

보청기 증폭은 개개인의 특성과 연결된 공식으로 목표 증폭(target amplification)에 따라 처방된다. 가장 흔히 사용되는 처방공식은 청력역치에 기초하지만, 일부 처방 방법 초청력역치 강도 조정(supra-threshold loudness adjustment)에 근거한다.

선형 보청기(linear hearing aids)에 대해 잘 알려진 처방은 POGO, NAL, DSL 등이 있다. 이 모든 것은 이득 값을 청력역치만에 근거하여 처방한다. 이런 공식은 모두 다양한 1/2 이득법(half gain rule)을 포함하나, 공식에 변화가 많아 처방 결과의 차이가 많은데, 특히 하강형 난청(sloping hearing loss)에 대한 결과에 차이가 많다.

비선형 보청기(non-linear hearing aids)에 사용 가능한 모든 처방과정은 초청력역치 소리에 대한 음량정규화(normalizing the loudness of supra-threshold sounds)를 어느 정도 포함한다. 일부 처방과정(LGOB, IHAFF, DSLm, curvilinear, CAM-REST 그리고 FIG 6)은 모든 주파수에서 음량(loudness)을 정규화(normalization)되게 하며, 최소한 보청기 압축역치를 초과하는 소리레벨에 대해서는 음량정규화를 적용하도록 한다. 다른 처방과정들은 동일한 소리 강도를 주도록 정규화를 목적으로 하지만 방법이 다르다. ScalAdapt는 저주파수 소리를 감소하며, CAM2와 NAL-NL2는 전반적인 음량(overall loudness)만을 정상화 시킨다. CAM2는 강도를 만드는 다양한 주파수 영역의 기여도를 동일하게 만드는 반면, NAL-NL2는 최대로 계산된 어음이해도(speech intelligibility)를 만드는 전체 주파수에 걸친 감각수준(sensation level)을 목표로 한다. 모든 공식이 새롭게 개정되면서 그들의 처방이 서로 많이 비슷해졌으나, 여전히 큰 차이점이 있다.

각각에 대해 여러 정보가 있음에도 현재 해결되지 않은 처방과 관련된 문제들이 있다. 보청기 사용자의 선호도와 보청기를 통한 수행능력이 시간 경과에 따라 얼마나 변하는지에 대한 의문점이 있다. 물리적 양이 아니라 지각(perception) 관점에서 어느 정도의 소리 강도를 선호하는지 모르고 있다. 와우 사영역(dead region)에 대한 검사를 일괄적으로 해야 하는가? 난청이 얼마나 악화되어야 보청기 사용이 불가능한 것인가? 신호레벨이 감소함에 따라 얼마나 레벨이 감소되어야 보청기 이득을 증가시킬 수 있는가? 얼마나 보청기 증폭 처방 목표와 일치해야 하는가? 고속과 완속 압축의 최상의 조합은 어떠한가?

불쾌음량(loudness discomfort)에 이르지 않으면서도, 보청기가 포화되지 않도록 최대출력(OSPL90)을 처방해야 한다. 많은 처방과정에서 목표 OSPL90은 LDL 수치와 같은 것으로 추정하나, 다른 처방의 목표 OSPL 90은 청력역치로부터 예측되며 개개인의 LDL 수치 바로 위, 아래 정도가 된다. 경도, 중증도 난청에서 허용 음질(acceptable sound quality)은 압축 제한(compression limiting)으로 최대출력을 조절하는 것보다는, 정점절단으로 최대출력을 조절하는 것에 더 가깝다. 그러나 많은 심도 난청의 경우는 정점절단으로 얻어지는 추가적인 SPL로 인한 혜택이 있다.

전음성 또는 혼합성 난청은 동일한 감각신경성 난청보다 큰 이득의 OSPL90 값이 필요하다. 다양한 이유가 있으나, 전음성 난청을 보상해야 하는 이득 값은 전음성 난청을 만들어 소리를 감쇄시키는 값보다는 작을 것이다. 따라서 OSPL90 값에서도 마찬가지이다.

다중메모리 보청기(multi-memory hearing aids)는 각 기억장치에 서로 다른 처방을 전달할 수 있다. 이런 변형은 처음 기억장치에 처방된 기본 반응에 대한 변이로 처방된다. 이러한 변이는 특정 청력 범주에 최적화 하기 위해 계획되거나, 음악과 같이 다른 형태의 신호를 듣기 위해 만들어진다. 다중메모리 보청기로 도움을 가장 많이 받는 경우는 여러 환경에서 보청기를 착용하면서, 55dB 이상의 고주파수 영역 난청을 가지며, 저주파수 이득은 0dB 이상 필요한 상태이다.

환자가 필요로 하는 것보다 이득이나 OSPL90 값 모두가 더 크지 않아야 하는데, 보청기에 의해 높은 강도의 음향 노출은 난청을 악화시키기 때문이다. 보청기에 의한 일시적 또는 영구적 소음성 난청 위험성은 심도 난청에서 가장 크지만, 비선형 증폭으로 위험성을 최소화할 수 있다.

10.1 처방 접근방법의 일반 개념과 처방의 역사 *General Concepts Behind a Prescriptive Approach and a Brief History*

난청은 정도, 형태 및 형식(type)에 따라 매우 다양하다. 따라서 각 난청에 적합한 보청기가 선택되어야 하고, 그 증폭 특성은 필요에 맞게 조정되어야 한다. 이를 시행하는 실제적인 과정은 처방과정(prescription procedure)에 의하여 이루어진다. 보청기 피팅 처방과정은 환자의 여러 특성들을 측정하는 것과 피팅 이후 측정한 결과에서 필요한 증폭 특성들을 계산하는 것으로 구성된다. 이를 위해서는 측정된 환자 특성과 필요한 증폭 특성 사이의 관계에 대한 이해 또는 추정이 필요하다.[212] 필요한 증폭을 흔히 목표증폭(target amplification) 또는 처방 목표(prescription target)라고 한다. 측정된 환자 특성에는 항상 청력역치가 포함되고, 측정되는 환자의 유일한 특성일 경우가 대부분이다.

처방 접근은 순수한 평가 접근(evaluative approach)과 대조되며, 이런 접근방법은 여러 보청기나 여러 반응 형태를 무작위적으로 선택하여 난청 환자에 직접 적용한 다음 가장 좋은 것을 찾는 것이다. 이런 방법은 완전히 비현실적인데, 수많은 잠재적 증폭 특성을 평가해야 하기 때문이다. 1950년~1960년대에서도 여러 기준에 대한 보청기의 수행능력을 체계적인 카할트 평가방법(Cahart evaluation)으로 비교할 때, 모호하게 정의된 처방 접근방법으로 평가할 보청기가 선택되었다.[248] 예를 들어 고도 난청 환자에게 낮은 이득, 낮은 출력의 보청기는 평가 대상이 되지 않을 것이다. 사실 모든 보청기 선택과 피팅은 처방과 최종 결과에 대한 평가의 조합으로 구성된다. 조심스럽게 처방하고, 보청기를 선택하며, 조정하여 어떤 목표에 맞추고자 할 때, 실제 소리가 어떻게 들리는지에 대해 물어보는 것이 일반적이다. 이런 질문은 매우 초보적인 평가방법이다. 만약 반응이 형편없다면 임상가는 더 조사해야 하고, 어쩌면 조심스럽게 일치시킨 처방에서 떠나서 증폭 특성을 변경해야 할 수도 있다. 보다 정교한 평가방법과 미세조정(fine-tuning)은 Chapter 12에 있다.

처방 선택과정의 역사는 길다. 1935년에 Knudsen과 Jones는 각 주파수에서 필요한 이득은 동일 주파수에서의 청력역치에서 상수를 뺀 값으로 해야 한다고 제안하였다. 이것의 이득-주파수곡선은 청력손실 형태의 역상(뒤집힌 모양)과 같아서 이를 청력도의 거울반사(mirroring of audiogram)라고 하였다. 이런 과정에 의하여 청력손실이 1dB가 증가할수록 보상을 위해 추가로 1dB이 필요하다. 감각신경성 난청에서 정상적인 음량지각(normal loudness perception)을 회복하기 위해 필요한 이득은 환자가 역치에서 들을 때 발생하는 역치 손실(threshold loss)과 같다. 높은 레벨 강도까지 이런 정도의 이득은 과도한 분량이다(Figure 10.1). 따라서 거울반사(mirroring)는 과도하게 이득을 만들게 되며, 난청이 최대인 주파수에서 더욱 많은 이득을 주게 된다.

청력역치 보다는 개인별 최대쾌적레벨(most comfortable level, MCL)을 얻기 위해 필요한 이득에 근거하여 다음 단계 발전이 이루어졌다. Watson과 Knudsen(1940)은 어음 에너지는 들을 수 있으면서도 쾌적하도록 충분히 증폭되어야 한다고 제안하였다. 그들의 특수 공식은 MCL값을 포함하였으나, 주파수별 어음 에너지의 차이를 고려하지 않았다. 이후 Lybarger(1944)는 전체 주파수에서 평균화되고, 환자들에 의해 선택된 보청기 이득 값은 청력역치 소실의 약 1/2 정도라는 매우 중요한 관찰을 하였다. 이는 1/2 이득법(half gain rule)으로 불리며 이후 여러 처방과정의 기반을 이루었다.

2가지 이론(MCL까지 어음을 높이는 것과, 1/2 이득법)은 실제로 동전의 양면과도 같다. 경도, 중등도 감각신경성 난청에서 불쾌역치(discomfort threshold)는 정상인의 불쾌역치와 다르지 않다(Figure 10.1). MCL은 청력역치와 불쾌역치의 중간 정도이므로, 난청이 1dB 증가함에 따라 MCL은 0.5dB 증가하게 된다. 이것은 이득이 청력손실의 1/2에 해당되는지에 대한 설명이 된다. 물론 목표가 어음 레벨을 MCL까지 올린다는 것이고, 각 주파수에서 어음 강도(intensity)를 고려할 수 없다면, 각 주파수에 필요한 이득을 예측할 수 없다. 저주파수 성분이 고주파수 성분보다 강하므로 1/2 이득법을 변경해야 하고, 이에 따라 저주파수 이득을 조금 줄이거나, 고주파수 이득을 조금 늘려야 한다. 보다 자세한 내용은 Section 10.2.1에 있다.

1/2 이득법은 고도, 심도 난청에서는 더 많이 변경되어야 한다. 불쾌역치도 청력역치가 60dB 이상이면 정상인 경

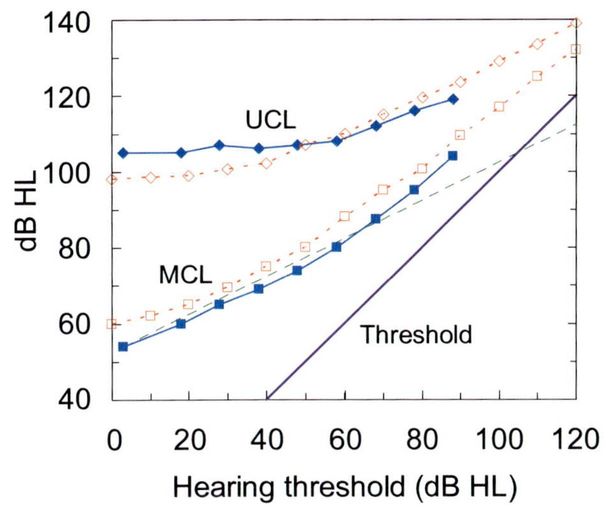

Figure 10.1 Uncomfortable listening level and most comfortable level for people with sensorineural hearing loss, averaged across 0.5, 1, 2, and 4 kHz. Data shown with filled blue symbols are from Schwartz et al.(1988) and those with open red symbols are from Pascoe (1988). The dashed green line has a slope of 0.5, illustrating the rejlationship between MCL and the half-gain rule.

우보다 증가하게 되는데, MCL은 청력역치와 불쾌역치의 중간에 계속 위치하기 때문이다. 이것은 MCL이 청력역치 손실의 절반 이상으로 올라갔다는 뜻이므로 이득은 청력 손실의 1/2 이상이 되어야 한다.

70년 전만 해도 유용한 처방의 근거를 제공하는 2개의 청각학적 속성만이 알려졌었다. 하나는 초역치 음량지각(supra-threshold loudness perception, MCL과 같이)을 측정하는 것이있고, 다른 속성은 청력역치를 측정하는 것이다. 청력역치와 불쾌역치를 측정하는 것과 같은 일부 과정에서는 이들 사이의 관계는 명확하나, 개인별 역동범위를 양분한 결과를 MCL로 추정하여 MCL을 얻기도 한다.[1890]

1990년대 초반까지의 보청기는 넓은 입력수준(input level)에 대하여 동일한 정도의 이득을 제공하였다. Section 10.4에서와 같이 이득 처방을 청력역치 또는 음량지각(loudness perception)에 따라 이분법적으로 시행하는 것은 최근의 비선형 보청기까지 존재하였으며, 이는 입력수준이 증가하면 이득을 감소시키는 것이다. 청력역치에 근거한 처방과정(threshold-based procedure)이 가장 일반적인데, 이는 청력역치 측정이 쉽고, 소아와 인지력이 감소된 성인에서도 측정이 가능하기 때문이다. 또한 이 방법에 의한 결과가 음량 기반 처방과정(loudness-based procedure) 못지않게 결과가 좋기 때문이다.

MCL, 불쾌역치, 전체음량척도(entire loudness scale)에 기반한 이득 처방과정은 다음과 같다:

- Shapiro[1609]
- CID(central institute for the deaf)[1392, 16343]
- LGOB(loudness growth in half octave bands)[31, 1439]
- IHAFF/Contour(independent hearing aid fitting forum)[361, 1829]
- ScalAdapt[906] DSL[i/o](desired sensation level input-ouput, curvilinear compression version)[327]

청력역치에 기반한 이득 처방과정은 다음과 같다:

- NAL(national acoustic laboratories),[236] NAL-R(revised),[224] NAL-RP(revised-profound)[234]
- Berger[116]
- POGO and POGOII(prescription of gain and output)[1163, 1579]
- FIG6[919]
- CAMREST,[1214] CAMEQ,[1221, 1232] CAM2[1234]
- NAL-NL1(NAL non-linear),[226, 435] NAL-NL2[446]

일부 처방과정은 사용자가 청력역치 또는 청력역치와 불쾌청취레벨(uncomfortable listening level) 조합에 기반한 이득-주파수 처방을 선택할 수 있게 한다:

- MSU(Memphis State University)[360]
- DSL[i/o],[327] DSLm[i/o][1583]

선형 보청기에서는 OSPL90이 더 중요함에도 불구하고 이득 처방이 최대출력 처방(OSPL90)보다 더 많은 주목을 받았다. 비선형 보청기에서는 최대출력을 제한하는 것이 선형 보청기에서 보다는 중요도가 낮은데, 선형 보청기에서는 제한(limit)으로 이득 감소가 발생하는 것과는 나르게, 비선형 보청기에서는 낮은 입력수준부터 점차 커지는 압축 형태로 제한이 이루어지기 때문이다. 또한 OSPL90

10

보청기 처방과정의 본질에 대한 이해(Understanding the nature of prescription procedures)

청력역치 또는 음량(loudness) 자료에 기반하는 것을 제외하면 여기에서 나오는 보청기 처방과정은 여러 가지 방법에서 다르다. 새로운 처방과정에 대하여 항상 필수적인 4가지 질문은 다음과 같다:

1. 어떤 형태의 환자 자료에 기반으로 만들어진 것인가? 가장 흔하게 사용되는 것은 청력역치이거나 특정 음량 단계(ratings)을 얻기 위해 필요한 레벨이다.
2. 어떤 형태의 증폭 특성으로 처방되는가? 선형 보청기에서는 이득 또는 최대출력(maximum output, OSPL90)이고, 비선형 보청기에서 여러 입력수준에 따른 이득이거나, 각 주파수의 압축비와 같이 이들 이득에서 얻어지는 다른 특성이 되기도 한다.
3. 선택과정의 목적은 무엇이며, 환자 자료와 증폭 특성 사이의 연관성을 위해 어떠한 가정에 근거하여 만들어졌는가?
4. 처방 공식에 의한 증폭으로 사용자가 좋아하거나, 보청기가 잘 기능하거나, 수용율이 높은 것과 같은 근거가 있는가?

은 비선형 보청기에 특화된 많은 출력곡선(다른 입력에 대한) 중 하나이다.

좋은 반응을 위한 보청기 처방은 간단한 문제로 여겨지나, 처방공식은 수십년 동안 변화해 왔다. 난청과 보청기 이득 사이의 간단한 관계를 쉽게 찾을 수는 없는데 그 이유는:

- 최적의 이득-주파수곡선은 아마도 입력 신호의 종류, 신호레벨과 스펙트럼 형태에 따라 영향 받는데, 많은 연구가 이러한 변수를 반영하지 못하는 선형 보청기로 시행되었다.
- 최적의 이득-주파수곡선은 청력역치에 의해서는 예측할 수 없는 초역치 음량지각과 주파수 분해능력(frequency resolution)에 의해 영향을 받을 수 있고, 그 외의 모르는 요소에 의해 영향 받는다. 알려지지 않은 여러 요소의 영향을 받는다.
- 최적의 이득-주파수곡선은 이전 수개월 또는 수년 동안 익숙해진 청각 입력의 본질(nature)에 의존한다.[474, 1581]
- 특정한 시간 및 특정한 입력수준의 어음을 청취하는 개인에 있어서, 최적의 이득-주파수곡선이 오직 하나만은 아니다. 오히려 최대 어음이해도(maximum speech intelligibility), 쾌적함, 다른 소리의 지각 속성,[865] 듣고자 하는 소리의 형식[1013] 중에서 환자가 원하는 것에 따라서 최적의 곡선이 달라진다.

보다 자세한 처방 기술과 평가 과정에 대한 검토는 Byrne(1983)와 Hawkins(1984)에 있다. 보청기 이득과 OSPL90에 대한 많이 사용하는 최신의 처방과정에 대한 자세한 내용은 이 Chapter 후반부에 있다.

보청기 처방법(prescription rule)은 여러 종류의 공식을 포함한다. 처방 방법을 선택하면, 처방하는 이득을 계산할 수 있어야 한다. 옛날에는 도표, 계산자를 이용해서 계산되었으나, 이제는 공식이 보청기 제작사에서 보청기를 조정하기 위한 목적으로 만든 소프트웨어 안에 포함되어 있다. 임상가가 이미 나와 있는 여러 보청기 처방과정의 공식이나, 제작사 고유의 공식을 선택할 수 있도록 주요 보청기 제작사들은 소프트웨어를 제공한다. 그러나 가장 최신의 인기 있는 보청기 처방과정(NAL-NL1, NAL-NL2, DSL[i/o], CAMEQ)이 모두 가능한 독립된 컴퓨터 프로그램이 따로 있다. 실이이득분석기(real-ear gain analyzer)도 이런 잘 알려진 처방공식을 포함하고 있어서, 측정된 실이이득(real ear gain)을 원래 만들려고 하였던 목표 이득-주파수곡선(target gain-frequency curve)과 비교할 수 있다.

여기에서 중요한 것은 실이이득인데, 실이증폭이득(real-ear aided gain, REAG, Section 4.3)과 실이삽입이득(real-ear insertion gain, REIG, Section 4.4)으로 구성된다. REAG 처방은 소리가 들어오는 환경의 SPL보다 고막에서 얼마나 SPL이 커야 하는지이며, 대조적으로 삽입이득(insertion gain, IG)은 보청기가 없을 때보다 보청기를 착용할 때 얼마나 더 신호를 고막에 주어야 하는지를 말한다. 어떤 형식의 이득도 실이공명이득(real-ear unaided gain)을 더하거나, 차감하여 서로 변환이 가능하다. 실이이득이 어떻게 계산되더라도 2cc 커플러이득(2cc coupler gain)이나, 귀 시뮬레이터(simulator)이득, 또는 실이증폭반응(REAR) 사이 전환은 Section 4.3.2와 4.4.2에서와 같이 가능하고, 자세한 방법은 Section 11.4에 있다.

10.2 선형 증폭을 위한 이득과 주파수반응 처방 *Gain and Frequency Response Prescription for Linear Amplification*

출력이 너무 커서 보청기에 의하여 제한될 때까지 선형 보청기는 모든 입력수준에 대하여 동일한 이득-주파수곡선을 갖는다. 다음은 3가지 방법의 개념과 감각신경성 난청에 적용할 때 흔히 사용하는 계산법에 대한 내용이다. 선형으로 반응하는 보청기는 거의 없고, 이러한 공식도 거의 사용되지 않으나, 기반한 원리는 비선형 처방공식 원리에 적절하다. 패널 공식의 IGi는 i주파수에서의 삽입이득이고, Ki는 해당 주파수에서의 부가적인 피팅 상수(fitting constant)이며, Hi는 해당 주파수의 청력역치이다.

10.2.1 POGO

원래 POGO(prescription of gain and output)[1163]는 1/2 이득법을 정확히 적용하나, 추가적으로 저주파수를 차단하는 방법이다. 서주파수 차단(low cut)은 저주파수 한경소음에 의한 상향 차폐확산(upward spread of masking)을 감소하기 위한 것이다. 대부분의 어음 강도는 저주파수에 있고, 매우 낮은 저주파수에는 중요한 어음 정도가 더 작기 때문에 저주파수 차단하는 것이 타당하다. 명시된 저주파수 차단 정도는 개발자의 경험에 기반하여 만들어졌다. 각 주파수의 삽입이득은 이들 주파수 청력손실의 1/2에 패널에 제시된 상수를 더한 값과 같다. POGO는 80dB까지의 난청에 사용하도록 만들어졌다.

1988년 고도, 심도 난청에서는 추가적인 이득을 주는 처방이 추가되었다.[1579] 이를 'POGO II'라고 하는데, 65dB 이하 난청에서의 이득은 POGO와 동일하게 처방된다. 그러나 65dB 이상의 난청에 대해서는 청력 저하 1dB에 대하여 1dB의 이득이 증가하도록 되어 있다. POGO II에서 추가로 처방되는 보청기 이득은 고도와 심도 난청이 있는 경우 낮은 감각수준(low sensation level)으로 어음을 듣는 것을 선호한다는 관찰에 기반을 두고 있다. 감각수준은 청력역치가 증가하여도 작고 일정 수준으로 유지되지만, 이득은 청력역치가 증가하면 따라서 증가해야 한다.

POGO 공식(POGO formulae)

POGO 공식

$IG_i = 0.5^*H_i + K_i$

Freq	250	500	1k	2k	4k
k_i (dB)	-10	-5	0	0	0

POGO II 공식

$IG_i = 0.5^*H_i + K_i$, for $H_i \le 65$

$IG_i = 0.5^*H_i + K_i + 0.5^*(H_i - 65)$, for $H_i > 65$

10.2.2 NAL

NAL(National Acoustic Laboratories of Australia)은 처음 1976년 만들어졌고,[236] 이후로 개정되어왔다. 처음부터 NAL의 목표는 보청기 사용자에서 선호되는 청취레벨(listening level)에서 어음이해도(speech intelligibility)를 최대화 하는 것으로 어음의 모든 대역이 동일한 음량(loudness)으로 지각될 때 최대 어음이해도가 된다고 가정하였다. 만약 한 주파수 대역이 다른 부분보다 크다면 어음이 너무 커져서 볼륨을 줄이게 될 것이다. 볼륨 조절기의 설정을 낮춘 결과는 다른 모든 주파수 영역에서의 음량을 감소시키게 되어서, 최적의 어음이해도를 만들기에는 너무 낮은 소리레벨이 된다. 이런 논리는 어음이해도를 예측하는 어음이해도 지수(speech intelligibility index, SII) 방법에 대한 문맥에서 살이해될 수 있다(청력역치와 배경소음 이상의 어음 스펙트럼 부분에 대한 설명인 Figure 9.3).

10

NAL 공식(NAL formulae)

NAL-R 공식

$$H3FA = (H_{500} + H_{1k} + H_{2k})/3$$
$$X = 0.15H_{3FA}$$
$$IG_i = X + 0.31H_i + k_i$$

Freq(Hz)	250	500	1k	2k	3k	4k	6k
k_i (dB)	-17	-8	1	-1	-2	-2	-2

NAL-RP 공식

$$X = 0.15H_{3FA} \quad \text{for } H_{3FA} \le 60$$
$$X = 0.15H_{3FA} + 0.2(H_{3FA} - 60) \quad \text{for } H_{3FA} > 60$$
$$IG_i = X + 0.31H_i + k_i + PC$$

보정에 의해 PC 값(dB)은 위의 공식을 통해 계산되며, 다음의 주파수 및 2kHz의 청력역치를 가진다.

	Frequency (Hz)						
H_{2kHz}	250	500	1k	2k	3k	4k	6k
≤ 90	0	0	0	0	0	0	0
95	4	3	0	-2	-2	-2	-2
100	6	4	0	-3	-3	-3	-3
105	8	5	0	-5	-5	-5	-5
110	11	7	0	-6	-6	-6	-6
115	13	8	0	-8	-8	-8	-8
120	15	9	0	-9	-9	-9	-9

1976년 NAL은 다음과 같이 만들어졌다. 경험적 관찰에서 1kHz에서의 선호되는 삽입이득은 청력역치의 46%였다(1/2 이득법의 작은 변형).[229] 모든 주파수에서 추가적인 청력손실 1dB에 따라 추가로 0.46dB 이득이 필요하다고 예상할 수 있다. 1kHz에 대하여 다른 주파수에서 얼마나 이득이 필요한가를 추정하기 위해서 2가지 추가 자료가 사용되었다. 각 주파수 이득은 장기 평균어음스펙트럼(LTASS) 형태의 거울상(mirror image) 정도로 조정하여서, 어음 강도가 가장 큰 주파수(저주파수)에서는 작은 이득이 주어지도록 하였고, 마지막으로 이득을 조정하여 정상 청력에서 어음을 MCL까지 높여서 60phon(폰) 동일음량곡선(equal loudness contour)이 되도록 조정되었다. 비록 1976년의 NAL 공식은 더 이상 사용되지 않으나, 기초를 이해하는 것이 중요하고 원래 NAL 개념은 아직도 의의가 있다. 이득-주파수곡선은 정상 동일음량곡선 형태와 같고, 어음스펙트럼을 빼고, 청력역치 곡선보다 0.46배를 더한 것이다. 1976년 NAL 공식은 선형 보청기에 사용하는 기본형 POGO공식, Cambridge공식과 매우 유사하다.[1228]

NAL로 처방되는 이득 형식은 삽입이득이다(초기 기능이득(functional gain)과 동일). 처음 NAL에서도 역시 커플러이득(coupler gain)은 목표 삽입이득(target insertion gain)을 얻기 위해 필요하다고 공식에 기술되어 있다. 이런 커플러이득은 15dB의 예비이득(reserve gain)을 포함하는 것을 목적으로 하는데, 보청기 커플러 검사는 최대 볼륨조절 상태에서 시행하나, 중간 볼륨조절 상태에서 주로 착용하기 때문이다.

1980년대 초반 Byrne은 NAL 기본형 공식을 광범위하게 평가하였는데,[214, 215] NAL의 목표(모든 주파수에서 동일음량)가 맞는다는 것을 확인하였다. 그러나 급속 하강형 난청(steep sloping HL)에서는 NAL 공식에 의하여 동일음량을 얻을 수 없었다. 평가 자료는 동일음량을 위해 필요한 이득-주파수곡선과 청력도(audiogram)의 형태를 연결시키기 위해 사용되었다. dB/octave로 측정되는 이득-주파수곡선의 형태는 청력도 형태의 0.31배 정도만 변하였다. NAL-R로 개정된 공식에서는 이를 반영하여 3개 주파수평균이득(three-frequency average gain)은 1/2 이득법(실제로는 0.46)에 잘 부합하게 되었다.

고도, 심도 난청의 성인과 소아에서 선호하는 이득과 주파수반응이 어떠한지를 추가적으로 조사하였다.[233, 234] NAL-R 처방과 비교할 때 이들에게는 추가이득과 작은 고주파수 강조(high frequency emphasis)가 필요했다. 3개 주파수 평균청력역치가 60dB 이상이면 필요한 이득이 66% 증가하였으나, 이보다 작을 때는 46% 비율의 이득 증가만이 필요했다.

어음이해노를 최내화하기 위한 추가적인 저주파수 강조(additional low-frequency emphasis)는 2kHz 청력역치를 근거로 예측할 수 있다(이는 고주파수 강조는 감소시키는 것과 동일효과가 있음). 반응 기울기(response slope)는 2kHz 청력역치가 90dB 이상이면 고주파수 강조를 점차 덜해도 된다(Section 10.3.4). 이런 변화를 반영하는 공식은 NAL-PR(revised, profound) 공식으로 알려져 있다.

NAL-PR 공식은 조용한 곳과 소음 환경에서 어음이해도, 음질에 대한 주관적 선호도에 기초한 것으로 경도 난청부터 심도 난청까지를 대상으로 하며, 경험적 근거와 잘 맞는다.

10.2.3 DSL

DSL(desired sensation level) 공식은 들을 수 있고, 쾌적하게 각 주파수 영역에서 소리를 전달하는 것을 목표로 한다.[1600, 1601] 이는 NAL-RP 및 POGO 방식과 3가지 차이점이 있다.

첫째로 처방되는 목표가 실이삽입이득(REIG)이 아니라, 실이증폭이득(REAG)이다. 둘째로는 DSL 과정은 영아와 어린 소아에서도 편리하고, 평균보정계수(average correction factor)를 사용하지 않아도 되는 측정 방법과 잘 통합되었다. DSL은 일정하게 모든 측정된 단위를 외이도의 SPL을 참조하였으므로 증폭어음레벨(aided speech level), 청력역치와 불쾌음량레벨(discomfort loudness level)을 최대한 정확하게 비교할 수 있다.

셋째로 DSL과정은 쾌적한 음량(comfort loud)으로 들릴 수 있도록 하는 것이지만, 각 주파수 영역의 어음음량을 동일하게 만들고자 하는 것은 아니다. 모든 난청에 대하여 DSL은 목표(희망) 감각수준(target (desired) sensation level)을 명시한다(Figure 10.2). 청력역치가 증가하면 목표 감각수준이 감소한다. 심도 난청에서는 청력역치와 불쾌역치 사이의 동적범위가 작기 때문으로 이러한 목표 감각수준을 낮추어야 한다.

DSL의 목표 감각수준은 다음과 같이 얻어지고, 수정된다:[1594]

- 심도 난청에 대해서는 목표 감각수준은 실험적으로 얻은 최적의 감각수준에 근거한다.[524, 1653]
- 경도~고도 난청에 대해서는 어음 대역(band of speech)의 목표 감각수준은 순음으로 측정된 MCL보다 1 표준편차만큼 아래에 위치하도록 한다.
- 정상 청력에 대한 목표 감각수준은 보청기 증폭 없이 청취할 때의 정상 청력인이 경험하는 수준이다.

DSL 과정은 목표 감각수준을 사용하여 목표 실이증폭이득(REAG)을 계산한다. 청력역치(고막에서 dB SPL)에 목표 감각수준을 더하고, 70dB SPL 레벨의 어음에 대한 단기 최대어음레벨(short term maximum speech level)을 뺀 값이 각 주파수에서 REAG와 같다. 최신 선형 버전의 DSL을 실시하는 소프트웨어(version 3)는 다른 처방도 시행할 수 있고,

DSL

The target Real-Ear Aided Gain values (in dB) used in DSL 4.0 as a function of threshold and frequency.

	Frequency (Hz)								
dB HL	250	500	750	1000	1500	2000	3000	4000	6000
0	0	2	3	3	5	12	16	14	8
5	3	4	5	5	8	15	18	17	11
10	5	6	7	8	10	17	20	19	14
15	7	8	10	10	13	19	23	21	17
20	9	11	12	13	15	22	25	24	20
25	12	13	14	15	18	24	28	27	23
30	14	15	17	18	20	27	30	29	26
35	17	18	19	21	23	30	33	32	29
40	20	20	22	24	26	33	36	35	32
45	22	23	25	27	29	36	39	38	36
50	25	26	28	30	32	39	42	41	39
55	29	29	31	33	35	42	45	45	43
60	32	32	34	36	38	46	48	48	46
65	36	35	37	40	42	49	52	51	50
70	39	38	40	43	45	52	55	55	54
75	43	42	43	46	48	56	59	58	58
80	47	45	47	50	52	59	62	62	61
85	51	48	50	53	55	63	66	65	65
90	55	52	54	57	59	66	69	69	69
95	59	55	57	60	62	70	73	73	
100	62	59	61	64	66	73	76	76	
105		62	64	68	70	77	80	80	
110		66	68	71	73	80	83	84	

From Seewald (private communication, by permission).

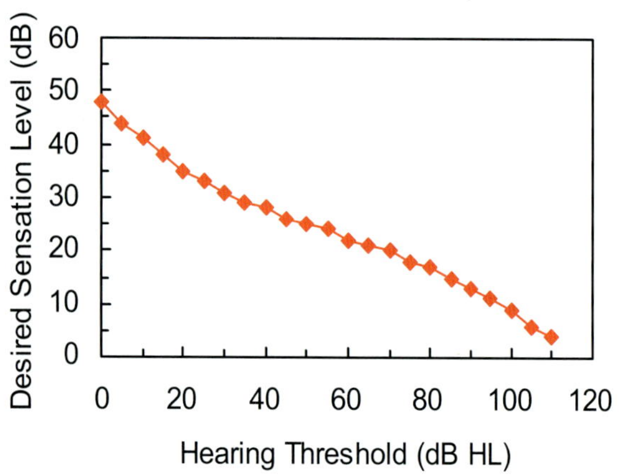

Figure 10.2 Sensation level targets for the Desired Sensation Level method as a function of hearing threshold, at 1 kHz. Values are very similar at other frequencies.

처방을 검증할 수도 있다. 역치 평가는 다른 변환기효과로 확인할 수 있고, 개별 RECD 값, OSPL90 처방, 청력역치와 불쾌역치에 대한 처방된 어음레벨을 측정하여 이를 그래프로 표시할 수 있다.

10.2.4 실례와 비교: POGO II, NAL-RP, DSL

3가지 보청기 처방과정은 각각 다른 공식을 사용하고, 다른 원칙에 기반하므로 당연히 청력 상실에 대한 처방이 크게 다르다. 여기에서는 2개의 다른 청력도의 각 처방과정에 의한 목표 삽입이득에 대한 내용이다.

중등도, 평편형 난청(Moderate, flat loss). Figure 10.3은 청력도와 3가지 보청기 처방에 의한 삽입이득이다. NAL-RP는 저주파수와 고주파수 모두에서 다른 과정보다 이득이 작다.

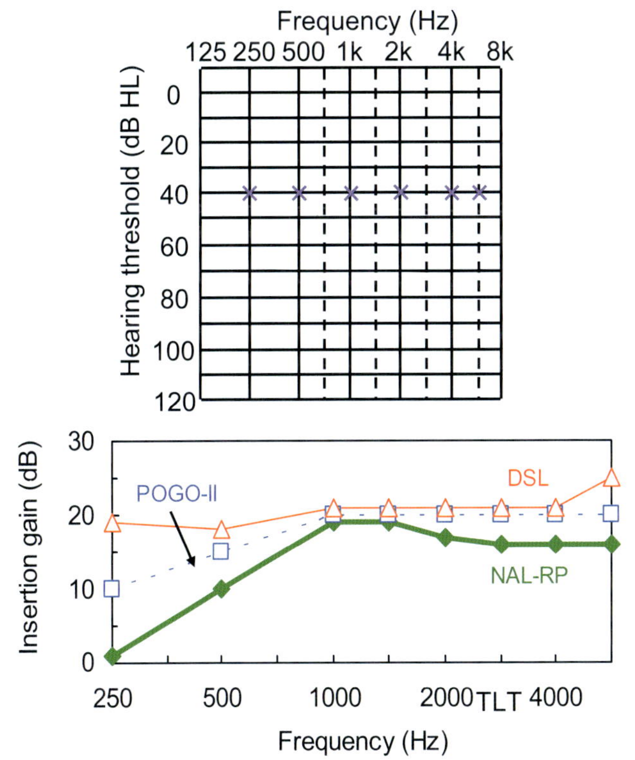

Figure 10.3 Audiogram of a moderate, flat sensorineural hearing loss and insertion gains prescribed by the DSL (triangles), POGO-II (squares) and the NAL-RP (diamonds) procedures.

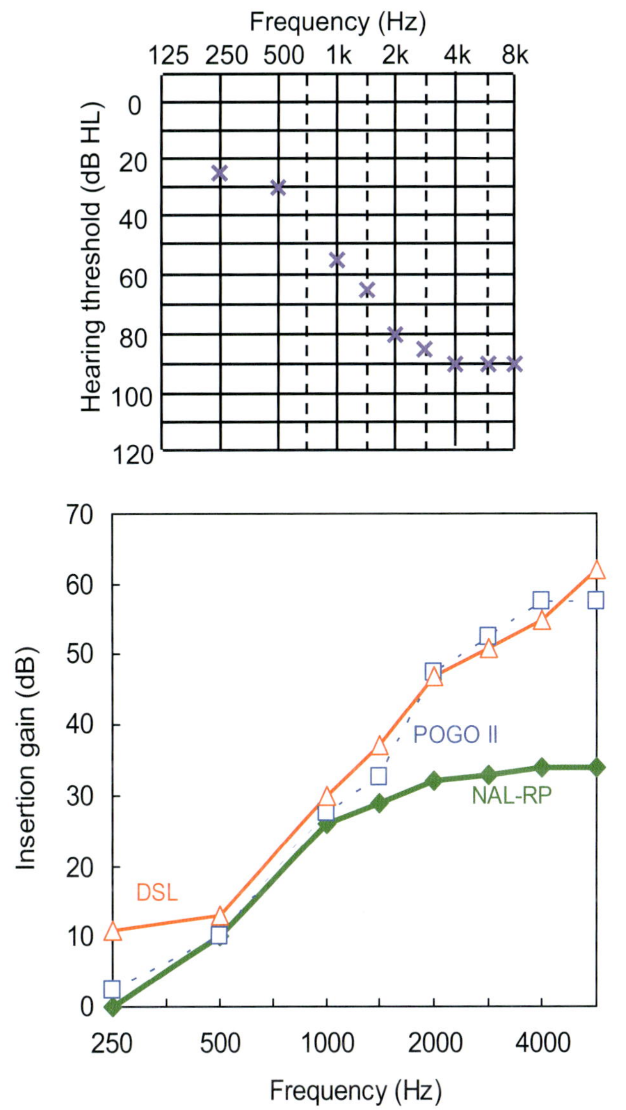

Figure 10.4 Same as Figure 10.3, but for a moderate, steeply sloping sensorineural hearing loss.

중등도, 급속 하강형 난청(Moderate, steeply sloping loss). Figure 10.4에서 3가지 처방 결과는 1kHz까지 매우 비슷하지만, DSL과 POGO-II 처방의 평균이득(average gain)은 NAL-RP보다 상당히 높으며, 주파수반응 형태도 NAL-RP 처방보다 상당히 기울어져 있어 청력도와 비슷하다.

각 보청기 처방의 차이점은 두드러지고 중요하다. 이러한 차이는 평균이득 차이와 주파수반응 형태의 차이가 합해져서 발생하는 것으로 생각된다. 볼륨 조절기가 있는 보청기를 사용하는 성인에게는 부적절하게 처방된 평균이득은 심각한 문제가 아닌데, 환자 스스로 볼륨 조절기를 조정하여 처방 오류를 보상할 수 있기 때문이다. 볼륨 조절을 변경할 수 없는 매우 어린 아이들과 볼륨 조절기가 없는 보청기를 사용하는 성인에서는 정확한 평균이득을 처방하는 것이 중요하다. 그러나 보청기 사용자 대부분은 주파수반응 형태를 변경할 수 없고, 혹시 변경 기능이 있고, 볼륨 조절기를 변경할 수 있는 능력이 있어도 주파수반응 형태는 조정하려 하지 않는다. 이들 3가지 처방과정이 청력도에 대해 만드는 처방 결과 차이를 고려한다면, 이러한 과정들 중 적어도 한 가지는 최적의 평균이득이나, 주파수반응이 아닌 것이 된다.

처방 목표 간의 차이가 위의 예와 같이 크다면, 왜 3가지 과정 중 최적의 경우(optimal)가 임상적으로 어느 것도 명확하지 않은가에 대한 의문이 든다. 이에 대한 한 가지 이유는 실제 보청기를 사용하는 환자는 어떤 처방공식을 사용해도 동일한 이득-주파수반응을 얻기 때문이다.

개방된 귀(Open-ear) 특성을 유지해야 하는가? 목표 삽입이득 또는 목표 실이증폭이득?(Should we preserve individual open-ear characteristics-insertion gain targets or real-ear aided gain targets?)

REAG 목표에 대하여 동일 정도의 난청의 경우에는 공명 외이도(unaided ear canal)에 제공하는 이득에 관계없이 자유 음장에서 고막까지 동일한 이득을 처방 받는다. 삽입이득 목표를 사용하는 경우에는 동일한 정도의 난청에 대해서는 증폭이 없는 상태 고막에서의 SPL과 대비하여 고막에서 동일한 SPL 증가를 처방 받는다.

보청기는 증폭이 없을 때보다 더 많은 신호를 제공하는 것이고, 이것이 바로 삽입이득(IG)을 측정하는 것이므로 IG 접근법이 더 좋다고 주장할 수 있다. 이와는 다르게 보청기를 착용하면 보청기가 없을 때 고막에서 얻었던 SPL은 중요하지 않다고 주장한다.

모든 처방과정의 형식는 평균 REUG를 더하거나, 빼서 다른 것으로 변환할 수 있다. REUG 곡선이 평균에 가까운 경우에는 처방된 목표이득의 형식은 처방되는 증폭에 거의 영향을 주지 않는다(비록 선정된 특정 공식이 그럴 수도 있으나). 따라서 어떤 처방 방법을 사용하는지는 중요하지 않다.[262, 1376]

REUG 곡선이 평균과 약간 다른 경우에는 평균 REUG 곡선을 포함하는 증폭 특성보다는 자신의 REUG 곡선을 포함하는 증폭 특성을 더 선호할 가능성이 높은데, 이것이 IG 처방이 더 선호되는 이유이다.[1376]

REUG 곡선이 평균과 크게 다르면, REIG 목표 또는 REAG 목표를 선택하는 것에 따른 영향이 크다. 유양동절제술로 외이도가 변하면 이에 해당된다. 수술로 커진 외이도는 2.7kHz 부근에서 예상되는 파장 공명 대신에 1~2Hz 범위에서 헬름홀츠 공명(Helmholtz resonance)을 만든다. 이런 부자연스런 공명이 유지되는 상태에서의 보청기 피팅은 적절하지 않다.[921] 이 경우에는 REAG 목표가 가장 적합하다. 큰 고막천공이 있는 경우에는 그 영향으로 골짜기로 나뉜 2개의 정점(peak)이 있는 REUG 곡선을 갖는데, 이 경우에도 REAG 목표가 적합하다.[1251] 평균과 많이 다른 REUG 특성을 갖는 성인에서는 평균 REUG에 기반한 증폭 특성을 선호하게 되며, REAG 처방이 더 좋다.[1376]

특이한 REUG 특징을 가진 셋째 경우는 약 3세 미만의 소아이다. 출생시에 유아의 외이도 파장 공명은 6kHz 정도인데, 성장으로 외이도가 길어짐에 따라 성인의 공명주파수로 낮아진다.[984] 높은 공명주파수로 어떤 이득이 있는지, 또는 높은 공명주파수가 짧은 외이도에서 피할 수 없는 결과인지도 불분명하다. 작은 머리에 의한 짧은 외이도를 갖는 소아에서는 다르다는 주장은 의미가 있기 때문에 이들에게는 REAG 목표가 더 적합할 것이다.

요약하면 소아, 외이도가 변형되거나 수술적으로 변경된 사람에게는 REAG 목표를 선택하고, 그 이외의 경우에는 IG 목표를 고르는 것이 더 적합하다. 이렇게 구분하는 것이 편리한데, 소아에서는 REAG(Section 16.4.3) 측정이 쉽고, 성인에서는 IG 측정이 더 쉽기 때문이다(정확한 결과를 얻기 위한 탐침관 마이크로폰을 위치시키는 것이 쉽기 때문이다, Section 4.4.1). 평균 REUG 특성과 비슷한 성인에서는 어떤 형식의 실이이득을 목표로 선택해도 결과에 차이가 없다.

보청기 처방 방법과 관련된 실제적 문제(Practical issues associated with the methods)

- NAL-RP 공식(NAL 처방의 모든 버전과 같이)은 조용한 환경과 소음에서의 어음이해도와 소리 음질을 극대화 하는 것에 기반을 둔다. 그러나 다른 대부분의 처방과정보다 NAL-RP 처방 결과는 하강형(sloping) 난청을 가진 사람에게 작은 고주파수 이득이 필요하다. 이는 목표를 보다 쉽게 달성하고, 피드백 진동을 덜 일으킬 수 있다.
- DSL 과정의 일부로 개발된 측정 과정은 특히 유아에게 유리하다(Section 16.2). 이런 우수한 측정 방법은 다른 처방공식에도 적용할 수 있다(Section 16.4.3).

NAL-RP 처방 방법을 사용했을 때, 3kHz와 4kHz에서 측정된 삽입이득이 목표이득보다 작은 경우가 많은데, 이는 2~4kHz에서 대부분의 보청기가 갖는 제한된 이득 기울기(restricted gain slope) 범위 때문이거나, 더 큰 이득을 만들 수 있지만 피드백 진동으로 고주파수 이득을 제한하기 때문이다. 이런 경우 고주파수 이득 기울기를 NAL-RP보다 더 크게 가파른 다른 공식으로 대체할 수 있는데, 바꾸어도 결과는 더 경사지게 피팅이 되지 않는다. 따라서 처방과정에 따른 큰 차이가 임상적으로는 거의 나타나지 않는다.

임상 및 연구적으로 널리 적용되었기 때문에 NAL-RP 선택과정은 다른 처방과정보다 많이 평가되었다. NAL-R 처방과정 직후에 실험적으로 성인에서 사용하는 경우에 고주파수 차단(high frequency cut)을 적용하지 않음에도 다른 4개의 이득-주파수형태를 선호한 경우는 드물었다.[220] 주파수에 걸쳐 평균을 계산한 처방이득이 선호이득(preferred gain)과 밀접하게 일치하였다. 동일한 청력도를 가진 나이가 많은 소아에 대한 연구에서 NAL-RP 방법이 선호반응기울기 또는 선호평균이득(preferred average gain)을 과소 평가하지도, 과대 평가하지도 않았다.[283, 1667] 다중메모리 보청기에 대한 요구 사항을 조사한 다른 연구에서도 NAL-R 또는 NAL-RP 처방이 맞는다는 결과를 보였다.[864, 886]

그러나 가청력(audibility)에 대한 연구에서 다른 이득-주파수반응이 어음이해도를 높이는 것으로 일부 해석될 수 있는 결과를 보였다. NAL-RP 처방보다 가청력을 좋게 처방하는 것은 쉽게 가능하며, 이런 높은 가청력은 직접 높은 SII 값을 만든다.[779, 1038, 1453] 이것은 일부 또는 전체 주파수에서 더 많은 이득을 주어서 간단히 가능한데, 이에 따른 더 강한 음량이 있어도 잘 인식하지 못한다. 매우 높은 어음이해지수(SII) 값이 조건(모든 주파수에서 어음을 잘 듣게 하여 얻은)은 일반적으로 NAL-R 처방으로 얻은 것보다 높아진 값에 상응하는 정도로 어음이해도 점수가 높지 않고, 일부에서는 이해도가 나쁘기도 하는데, 소리 음질이 나쁠 때는 확실히 좋아지지 않는다.[1038, 1483] 명료도 점수를 얻지 못하며, 때로는 점수가 낮아지고 명확히 음질이 떨어질 수 있다. 만일 보청기 사용자가 볼륨 조절기를 조정하여 선호 음량으로 조정하는 경우의 어음이해도는 NAL-RP 처방보다 나빠질 수 있다.[1738]

NAL-RP 처방에 대한 메타분석에서 일부 연구는 평균적으로 착용자가 선호하는 전반적인 이득(overall gain)을 NAL-RP 처방이 제공하고, 다른 일부 연구에서는 NAL-RP 처방보다 작은 이득을 착용자들이 선호한다고 하였다.[318, 1255] NAL-RP에서 처방한 것보다 더 많은 이득을 원하는 결과는 한 연구의 한 그룹의 성인에 대한 연구에서만 있었다.[1013] 균형적이며, 평균적인 관점에서 NAL-RP은 적절한 주파수반응 형태보다는 몇 dB 정도 높게 이득을 처방하는 것처럼 보인다.

NAL-RP 처방에 대한 다른 긍정적인 판단에 대한 3가지 주의할 점이 있다. 첫째로 연구 대상자는 NAL-RP 처방보다 큰 고주파수 강조(high-frequency emphasis)에 익숙하지 않다는 것이다(흔히 심지어 4kHz의 NAL-RP 이득목표도 사용하던 보청기에서 얻지 못하였을 것이다). 따라서 검사하기 이전에 고주파수 강조에 충분한 경험이 있다면 이를 선호하고 이득을 얻을 수 있을 가능성이 있다. 과거에는 착용 가능한 보청기 한계로 원하는 반응을 얻을 수 없었다. 다중밴드 보청기(multi-band hearing aids)와 효과적인 피드백 제거 알고리즘이 이러한 연구를 가능하게 한다.

둘째로 NAL-RP 반응 형태가 항상 최적이 아니다. NAL-RP 반응이 주관적, 객관적으로 더 나은 어음이해도를 제공하여도 NAL-RP 처방보다는 작은 고주파수 강조에서 쾌적함(pleasantness)이 더 큰 경우가 흔하다.[1038, 1125] NAL-R 반응에 대한 원래 검증에서도 더 즐거운 반응을 선택하는 기준인 경우에는 고주파수 차단 반응에 많은 대상자가 똑같이 만족한다.[220]

셋째로 고주파수 소리에 대한 가청력은 고주파수 이득보다는 오히려 보청기의 고주파수 최대출력에 의하여 제한되기도 한다. 보청기를 포화시키지 않고도 가능하다면, 추가 고주파수 이득은 가치가 있다. 그러나 고도, 심도 난청에서 고주파수 증폭의 낮은 가치는 고주파수 왜곡에 의해 만들어진 것이 아니라는 일부 연구 결과가 있기 때문에, 고주파수를 더 높이면 가치 있는 이득이 있을 가능성은 낮아 보인다.

10.3 처방에서 어려운 문제 *Difficult Issues in Prescription*

비선형 보청기 처방에 대한 여러 접근법과 공식을 설명하기 전에 비선형 처방에 영향을 미치는 몇 가지 문제를 고려해야 하고, 그 중 대부분은 선형 처방을 이용한 연구에 의해 알려진 것이다.

10.3.1 이득 및 주파수반응에 대한 순응 및 적응 *Acclimatization and adaption to gain and frequency response*

증폭된 소리를 듣는 것은 청취 능력을 점진적으로 장기간에 걸쳐 바꿀 수 있다. 동일한 단어가 다른 방식으로 사용되기도 하지만, 이런 일반적인 현상은 순응(acclimatization)이라고 한다. 한 가지 의미는 청취 경험이 어음을 이해하는 능력에 미치는 영향과 관련이 있다. 이 부분에 대한 순응의 내용은 Section 14.7에 있다.

성인에서 첫째 보청기 피팅 이후 발생하는 또 다른 변화는 시간이 경과함에 따라 선호하는 이득 정도가 점차 증가한다는 것이다. 청력손실은 보통 서서히 발생하므로 환자의 청각처리 시스템은 손상된 와우관이 중추 신경계로 전달하는 낮은 수준의 자극에 익숙해져 있다. 보청기를 처음 착용하면 와우관에서의 출력이 갑자기 증가한다. 아마도 받아들일 수 있는 정도보다 더 큰 음량(loudness)이 전달된다. 시간이 지남에 따라 청각처리 시스템은 증가된 와우관의 출력에 재조정되므로,[1363] 환자는 조금 더 증폭하기를 원하게 되고, 낮은 어음레벨을 갖는 환경에서도 더 높은 어음이해도를 갖는 것이 가능해진다. 이런 순응의 부분을 이득에 대한 적응(adaptation to gain)이라고 한다.

청력손실이 클수록 당연히 보청기 착용시 음량 증가가 커지게 되고, 보청기 사용 처음 몇 년 동안의 이득에 대한 적응도 커지게 된다. 경도 난청에서 보청기에 의한 음량의 변화는 매우 작아서 이득에 대한 적응이 측정할 수 없을 정도이다.[883] 고도 난청에서 첫 보청기(선진국에서는 흔하지 않은 상황)를 사용하게 되면, 다음 3년 동안 선호이득(preferred gain)이 거의 10dB 증가할 것으로 예상할 수 있다.[883] 적응에 대하여 청력손실이 미치는 영향에는 2가지 결과가 있다. 첫째로 대부분의 연구가 경도, 중등도 난청을 대상으로 하였으므로, 예상되는 적응 정도는 평균적으로 작고, 그 차이는 미미하였다.[318, 1138] 둘째로 보청기 처방공식에 있어서 이득적응(gain adaptation)에 대한 허용치는 청력손실 정도에 따라 달라져야 한다. 이것은 적응이 공식에 포함되고, 임상가에 의해 적용되는지(환자의 일부 경험을 얻은 후 보청기를 조정해야 하는지) 또는 신호처리 과정의 체계(scheme)로 보청기에 내장되어 피팅 후 몇 주 또는 몇 달 동안 자동적으로 이득을 증가시키는지에 따라 다르게 적용된다.

적응의 또 다른 양상은 증폭된 소리에 대한 경험이 늘어감에 따라 환자에게 최적 이득-주파수반응의 형태(선호도, 어음이해도 또는 2가지 모두의 관점에서)가 변경될 수 있다는 것이다. 주로 고주파수 난청에서 뚜렷한 고주파수 강조 기능이 있는 보청기를 사용하면 저주파수 가청력의 작은 증가보다는 고주파수 가청력의 크게 증가된 것에 적응하기 위해 더 많은 시간이 필요하다. 이것은 앞에서 설명한 청력손실 의존적 적응을 따르는 것처럼 보인다. 그러한 추론은 많은 임상가들에 의해 사실이라고 믿어지고 있으며,

아마 진실일지도 모르지만, 피팅 이후 주파수반응(frequency response) 선호도가 변화하는 것에 대한 연구 조사에서는 시간에 따른 큰 차이가 없었다.[883, 1138]

10.3.2 선호음량 *Preferred loudness*

비선형 보청기에 대한 모든 처방과정에는 같은 소리를 듣는 정상 청력인이 듣는 소리 크기와 같고, 더 크지 않게 소리를 증폭시키는 것이 포함된다. 그러나 이것은 난청이 있어도 정상 음량으로 소리를 지각하기 좋아할 것이라는 가정에 근거한 것이다. 난청인에 대한 보청기 착용시 선호음량(지각에 대한 것이며, 정확한 측정이 어려움)을 조사한 연구는 매우 소수이고, 결정적인 결과를 얻지 못했다. 난청에 대하여 음량 조절이 가능하도록 하여 음량을 계산할 때,[1227, 1229] 보청기 착용자는 실험실이나 실제 생활에서 모두 정상적인 소리 크기보다 보청기에서는 작은 것을 선호하는 것처럼 나타났다.[1647, 1649] 보청기 착용자에게 NAL-NL1(전체 음량을 정상보다 크게 하지 않는 것을 목표로 함)에서 처방된 이득으로 듣는 동안 음량(loudness) 범주(category)를 지정하도록 하면, 정상보다는 큰 음량등급(rating)으로 판정하였다.[1648, 1649] 실험 결과를 분석하고 NAL-NL1 유래된 것을 사용한 음량 모델에서 난청인에 대한 음량을 과소평가하고 있다는 결과는 이전 결과와 서로 일치한다.

난청인의 선호음량에 대해서는 어느 정도 불확실하여도, 선호이득 정도(amount of gain)에 대해서는 많이 알고 있다. 많은 실험에서 NAL-RP 및 NAL-NL1 처방이 기본 반응으로 사용되었으므로, 적이도 일반적인 입력수준이라면 2가지 처방과 관련하여 성인이 선호하는 이득에 대해서는 상당한 확신을 가질 수 있다. 실험에 대한 전반적인 검토 결과에서 평균적으로 난청 성인은 NAL-RP와 NAL-N1으로 처방된 것보다 약 3~4dB의 작은 이득을 선호한다.[318, 1255]

10.3.3 사영역 *Dead regions*

Section 1.1.5와 같이 소리의 전기적인 표현을 뇌간으로 보내는 1차적인 기능은 내유모세포(inner hair cell)이다. 와우관의 특정 영역에서 기능하는 내유모세포가 없거나, 연결되는 청신경(auditory nerve)이 없으면 이 부분을 사영역(dead region)이라고 한다. 결과적으로 해당 주파수 영역의 신호 에너지(power)를 신경 신호로 변환하지 못하는 와우관 부분(보통 와우관의 해당 지역에서 정상적으로 공명하는)이 있을 것이다. 해당 주파수 영역의 에너지가 충분히 증폭되면 와우관의 다른 부분에서 여전히 감지될 수 있지만, 와우관의 다른 부분들이 자신의 주파수 영역의 신호 구성 요소 정보만이 아니라, 사영역에 의해 정상적으로 전달될 수 있는 주파수 구성 정보도 전달하므로 뇌간에 보내진 메시지는 혼란스러울 것이다.

흥미롭게도 약간 더 낮거나, 높은 주파수보다 사영역 안의 주파수에 대해 더 좋은 주파수 식별(discrimination, 명료도)을 갖는다. 이것은 더 이상 기능하지 않는 와우관의 영역에 의해 정상적으로 자극 받는 청각 피질의 뉴런에 의해 발생될 수 있다. 가까이 있는 신경이 대신 신호를 전송하는 것이 아니라 신경섬유가 재연결되어 가능한 것으로 생각된다.[935, 1166]

사영역 주변의 기능하는 주파수 영역에서 흘러 넘치는 신호를 분석할 수 있는 풍부한 뇌의 능력이 있음에도 불구하고, 사영역에서의 증폭은 작동하는 내유모세포가 있을 때 보다는 어음이해도에 대한 영향이 작다. 2번의 실험에서 증폭 확장의 가치가 얼마나 큰지에 대해서는 상당한 개인차가 있기는 하지만, 고주파수 사영역의 하한선을 지나서 약 1옥타브 이상 증폭을 확장시켜도 조용한 곳이나, 소음 환경에서 어음이해도를 더 향상시키지 못하는 것으로 나타났다.[69, 1858] 또 다른 실험은 이런 양상이 소음 환경에서는 동일하다는 것을 확인했지만, 증폭이 전체 어음 주파수 범위까지 확장되면 조용한 환경에서는 어음이해도가 극대화되었다.[1108]

사영역(청력손실 및 처방된 이득 모두가 큰 경향이 있는)에서 너무 멀리까지 증폭하지 않도록 선택하면 피드백 진동 문제를 피하면서 피팅을 단순화할 수 있고, 일부 경우에서는 어음이해도를 약간 향상시킬 수도 있다.[69] 사영역 내의 증폭에 대한 많은 연구가 가장 일반적인 형태인 고주파수 사영역에서 이루어졌으나, 사영역은 저주파수 또는 중간 주파수에도 있으며, 다양한 청력도 형태에서 발생한다.[1215, 1454] 평균적으로 청력도 차이가 상대적으로 작아도 사영역이 있으면, 없는 경우에 비하여 소음 환경에서 어음지각역치(speech perception threshold)가 나쁘다.[1454]

내유모세포 기능이 일부 제한되어 있어도 실질적으로는 사영역으로 간주될 수 있다. 만약 일부 영역의 내유모세포가 아주 큰 기저막 진동(basilar membrane vibration)이 필요하게 되면, 그 영역의 특징 주파수(characteristic frequency) 소리가 와우관의 다른 부분에서 가장 쉽게 감지되게 되는데, 이런 경우 해당 부분은 실질적으로 사영역이 된다: 충분하게 증폭된 입력은 해당 부위의 내유모세포가 신경 반응을 만들지만, 와우관의 다른 곳의 신경이 항상 동일한 자극에 대해 더 강한 신경 신호(neural firing)를 만든다.[1215]

사영역은 심리음향조율곡선(psychoacoustic tuning curve), TEN 검사를 이용하여 찾을 수 있다.

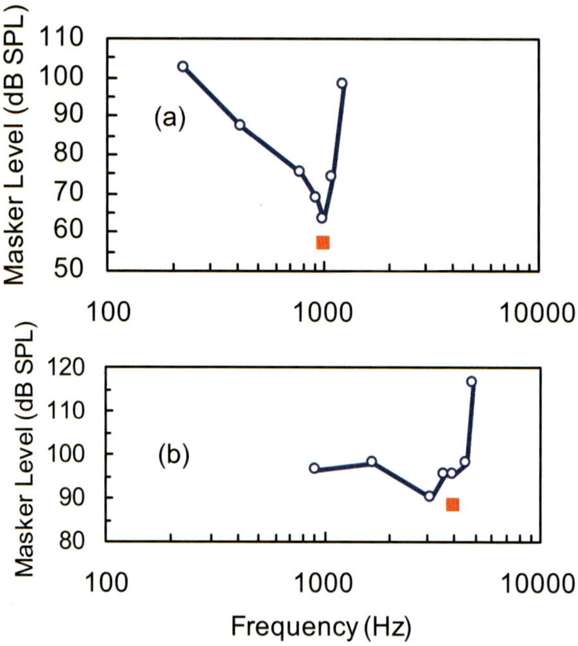

Figure 10.5 The psychoacoustic tuning curve for a person with (a) a threshold of 40 dB HL at 1000 Hz, and (b) a threshold of 70 dB HL at 4000 Hz. The square shows the frequency and level of the signal.

심리음향조율곡선(Psychoacoustic tuning curves)

심리음향조율곡선(PTC)은 작은 감각수준(sensation level)으로 주어진 순음을 차폐하는 가장 작은 레벨의 협대역 소리(narrow-band sound)를 여러 주파수에서 찾아 만들어지는데, 조용한 상태의 청력역치보다 약 10dB 높다. 와우의 해당 부위가 순음에 반응하도록 조정된 기능을 하는 유모세포를 가지고 있다면, 순음을 가장 쉽게 가려주는 차폐기(masker)는 순음과 동일한 중심 주파수(center frequency)를 갖게 된다. 그러나 와우관 일부에 사영역이 있다면, 와우관의 다른 부분에서 생성된 신경 신호에 의하여 순음이 들리게 된다(이러한 신경 자극의 형태는 오프-주파수 청취(off-frequency listening), 또는 오프-플레이스 청취(off-place listening)로 불린다).[832, 1215] 이러면 순음을 가장 잘 차폐할 수 있는 부위는 다른 주파수에 있게 된다. Figure 10.5(a)는 와우관에서 1kHz 신호 주파수에 대한 PTC이고, 사영역은 없다. 표시된 각 차폐기는 1kHz 신호를 차폐할 수 있다. 조율 곡선(tuning curve)의 팁 부분도 1kHz인데, 이 신호는 다른 차폐기 주파수보다 낮은 레벨에서도 차폐가 가능하다는 것이다.

Figure 10.5(b)는 4kHz에서 사영역을 나타내는 PTC이다. 4kHz 신호가 4kHz가 아닌, 3.15kHz에서 차폐기(masker)에 의해 더 쉽게 차폐되고 있으며, 이는 4kHz 신호는 와우관의 3.15kHz 영역에서 만들어진 신경 신호를 기반으로 감지하고 있음을 의미한다.

그러나 PTC는 부정확한 결과를 만들 수 있다. 순음과 협대역 차폐음(narrowband masking sound)이 비슷하면(동일하지는 않은) 2개의 소리가 훨씬 낮은 주파수에서 비트 또는 조합 톤(combination tone)을 만들고, 이를 피검자가 감지할 수 있다.[218] 이러한 허위음(spurious sound) 감지는 신호 주파수가 사영역 내에 있더라도 신호 주파수 또는 그 근처에서 PTC에 팁을 형성할 수 있다.[1215] PTC는 각 신호 주파수에 대해 여러 차폐 주파수에서의 차폐역치(masking threshold)를 구하여 얻기 때문에, 일반적으로 임상에서 가능한 것보다는 측정 시간이 길게 필요하다. 차폐기 주파수를 지속적으로 스위핑하는 빠른 방법조차도 주파수마다 10분이 소요되며 익숙해져야 하고 연습 시간이 필요하다.[936]

TEN 테스트(TEN test)

광대역 차폐음(broadband masking sound)이 순음 신호와 동시에 주어지면, 신호 주변 주파수 영역에서 차폐음 에너지(power)가 조용한 곳의 역치 값을 초과하는 경우 순음역치도 증가하게 된다. 순음이 정상 위치에서 감지된다면, 차폐된 역치는 해당 주파수 주변의 청각 필터(auditory filter, Section 1.2.1)에 있는 광대역 소음의 에너지(power)와 유사할 것이다. 그러나 와우관의 해당 부분에 작동하는 IHCs이 없어서, 청력 민감도가 더 높은 와우관의 다른 장소에서 순음이 확인된다면, 광대역 차폐 소음을 추가하는 효과는 무엇인가? 차폐된 순음 청력역치는 차폐 소음의 국소적 에너지보다 훨씬 크고, 조용한 상태 청력역치보다 훨씬 더 클 것이다. 정상 청력인에게 모든 주파수에서 동일한 차폐역치값을 만드는 소음을 청력역치등가소음(threshold equelizating noise, TEN) 이라고 한다.[1235] 우연히도, 차폐역치가 조용한 상태의 역치를 초과해야 하는 최소량과 사영역(dead region)으로 진단되기 위해 차폐역치가 각 주파수 영역 내에서 차폐기의 에너지를 초과해야 하는 최소량은 모두 10dB 이다.[1235]

이후 보다 편리한 형태이며, 잘 이름 지어진, TEN 테스트는 등가차폐를 dB SPL이 아닌 dB HL로 만든다.[1233] 이러한 개선으로 TEN 소음이 있는 상태에서 청력을 다시 측정하고, 조용한 상태에서 측정한 원래의 청력도와 새로운 차폐역치를 비교하여 검사를 시행할 수 있게 되었다. 양쪽 청력도 모두 2dB의 단계 크기(step size)가 권장된다. 최신 버전의 차폐 소음은 대역폭이 보다 제한되어 있고, 낮은 파고율(crest factor)을 갖게 되어, 검사 중에 음량 불쾌감을 덜 만들게 되었다(Section 4.1.3). 그럼에도 실제로 검사를 시행하는 것에 어려움이 있다. 심도 난청 또는 심한 고도 난청인을 검사할 때 음량 불쾌감으로 결과를 얻지 못할 수 있고, 10dB 기준은 근사값(최적 기준은 연령 또는 청력손실에 따라 달라질 수 있다)이다. 특히 역치를 측정할 때 단계 크기가 5dB인 경우는 차폐역치와 조용한 상태에서 역치 사이의 측정된 차이의 측정 오류는 수 dB 정도가 된다.[1215]

보청기를 처방하기 전에 사영역에 대한 검사가 필요한가는 다음의 3가지 이유 때문에 확실하지 않다.

첫째, 일부 실험은 PTC로 측정한 사영역과 TEN 검사로 측정한 사영역이 적절히 일치하였으나,[785, 936, 1235] 다른 실험에서는 매우 불완전한 관계를 보였다.[292, 1746] 그러나 이러한 차이는 PTC를 시행할 때 부적절한 자극을 선택한 것이 원인일 수 있다.

둘째, 사영역에 대한 검사의 의미는 사영역에 대한 검사가 없을 때 어떤 처방이 될 것인지에 확실히 달려 있다.

각 주파수 영역에서 얻어지는 가청력의 장점이 해당 영역의 난청 정도에 따라 변하지 않는다고 가정한다면, 청력손실이 심한 모든 주파수에 큰 보청기 이득을 주도록 처방할 것이다. 일부 주파수가 사영역이라면, 증폭은 잘해도 낭비하는 것이고, 최악의 경우에는 진동을 유발하고 어음이해도를 낮출 것이다.

그 대신에 얼마나 더 가청력을 얻을 수 있는지에 관계없이, 주파수 영역의 손실이 클수록 해당 영역이 어음이해도에 미치는 영향이 작다고 가정할 수 있다. 이런 경우 손실이 가장 큰 주파수 영역은 첫번째와 같이 많은 이득을 처방하지 않을 것이고, 아마도 어떤 수준에서의 어음도 가청할 수 없을 것이다. 주파수 영역에서 기능하는 IHC가 없다는 것(사영역의 존재)을 알아도 처방에는 큰 변화가 없다.

청력손실 정도와 사영역의 존재가 1:1로 일치하지는 않지만, 난청이 증가함에 따라 사영역이 있을 가능성이 크게 증가한다는 것은 확실하다.[69, 292] 청력역치가 70dB HL을 초과하면, 4kHz에서 사영역이 있을 가능성이 더 높다.[3] 결과적으로 청력손실이 증가함에 따라 주파수 영역의 유용성이 감소하는 모든 처방은 이미 사영역의 효과를 보청기 처방에 일부 허용하고 있는 것이다.

셋째, 비록 고도 난청이 있는 주파수 영역에서는 증폭 처방의 유효성이 낮다는 것이 명확하지 않아도, 경험이 풍부한 경우에는 이런 주파수에 대해서는 증폭하지 않고, 사용하기에는 난청이 너무 심하다고 판단할 수 있다. 한 연구에 따르면, 옳건 그르건, 청력도만에 근거할 때 경험 많은 임상가는 약 90dB HL 이상의 난청은 보청기 효용성이 없다고 판단한다고 하였다.[1745] 연구자(임상가가 아닌)가 사영역의 범위를 알고 있는 청력도에 적용했을 때, 증폭 상한선은 사영역 가장자리(edge of dead region)에서 거의 1개 옥타브까지 범위로 제한하여 예측한 상한선과 거의 차이가 없었다. 또한 90dB 규칙에 의한 어음이해도는 사영역 가장자리에 근거하여 얻은 어음이해도보다 동일하거나 더 좋았다.[1745]

측정 과정의 잠재적 문제, 필요한 검사 시간, 검사 결과의 낮은 효용성 때문에 대부분의 처방공식은 필수 입력으

10

로 사영역 검사는 필요하지 않다. 그러나 CAM 2 처방(Section 10.4.7)은 사영역이 없는 주파수에서만 적용되도록 고안된 것이다. 증폭 필요조건(amplification requirement)에 대한 사영역의 영향은 타당하고 증거도 있다. 따라서 다른 주파수 영역에 대한 사영역 지식은 앞으로 더 많은 범위에서 처방공식으로 사용될 가능성이 있다.

10.3.4 고도 난청, 효과적인 가청력과 고주파수 증폭 *Severe hearing loss, effective audibility and high-frequency amplification*

주파수가 2kHz 이상으로 점차 높아짐에 따라 환자는 말할 것도 없고, 임상가와 보청기 엔지니어를 힘들게 하는 몇 가지 사항이 있다. 어음 강도(speech intensity)가 약해지고 청력손실이 증가한다(그렇지 않는 경우보다 더 자주). 이들 모두가 가청력을 위해 더 높은 보청기 이득이 필요하다는 의미이다. 약 10kHz까지 어음 정보가 존재하지만, 주파수가 증가함에 따라 1/3 옥타브 대역마다 어음 정보량이 감소한다.[54] 청력손실이 주파수와 함께 증가하면 어음 정보가 감소하는 것과 함께 들을 수는 있어도 정보를 사용하는 능력이 떨어진다면 더 심각해진다. 또한 높은 이득은 피드백 진동을 유발할 가능성이 높다.

고주파수 영역에 사영역이 없다면 최적의 고주파수 증폭은 어떠한가는 간단히 답변할 수 없다. 몇 가지 연결된 사안들이 있다:

- 어느 주파수까지 청취가 가능하도록 해야하나?
- 이 범위 내에서 감각수준은 주파수에 따라 어떻게 다른가?
- 이 2가지 질문에 대한 답변은 입력수준과 난청에 따라 어떻게 달라지나?

대역이 하나의 높은 주파수에서 더 높은 주파수로 증가함에 따라 어음이해도 및 환자의 선호도가 어떻게 변하는지를 평가한 여러 연구가 있다. 증폭영역을 확장하는 것이 가치가 있다는 다양한 결과가 있는데, 1.8kHz(음질에 대하여),[1740] 3kHz,[833] 3.2kHz,[43] 3.6kHz,[19, 1289] 4kHz,[1801] ≥4kHz,[1440] 4.5kHz(개인에 맞추어지지 않은 주파수반응이 사용될 때),[747, 765] 5kHz(급속 하강형 청력도),[1506] ≥5.6kHz,[765, 1635, 1802] ≥6kHz,[753, 1642, 1740] ≥7.5kHz(사영역이 없는 경우, 소리의 공간적 분리, 마찰음 인지에 대하여, 또는 선명도가 좋지만 불쾌한 경우),[69, 577, 1223, 1224, 1858] 그리고 ≥9kHz(평편하고 완만한 하강형 청력도).[1506] 일부 경우에서 증폭 대역이 최적 한도를 넘어서까지 넓혀지면 어음이해도 또는 환자의 선호도가 실제 감소하지만, 이는 일부에서만 발생하고 전체 결과에서는 나빠지지 않았다.

이런 결과는 다른 방식으로 해석될 수 있는데, 최대 능력을 얻을 수 있는 최저 대역폭(lowest bandwidth)을 기록하는 대신에 이와 같은 주파수 상한선(upper frequency limit)에 해당하는 평균 청력손실을 기록할 수 있을 것이다. 이 기준에서는 청력역치가 약 75dB HL에 도달할 때까지 증폭을 확장해야 한다. 가장 좋은 상한선(best upper limit)은 모든 비교 대상 중에서 가장 크기 때문에 이것은 과소평가 될 수 밖에 없다.

위와는 다른 최적 주파수 상한선을 제시하는 많은 이유가 있다:

- 고주파수 청력손실이 커질수록 확장된 고주파수의 반응 가치가 작아진다.[1506]
- 개별 음성에서 나타나는 고유 정보(unique information)가 고주파수에서 클수록 최적 대역폭(optimal bandwidth)은 더 넓어진다. 예를 들면 4kHz 이상의 가청력은 남성보다는 여성의 발성 중 마찰음을 인지하는데 더 중요해 보인다.[1701, 1702] 매우 높은 고주파수의 가청력 부족은 난청 유아가 마찰음 발성을 늦게 시작하는 것과 관련이 있다.[1704]
- 음성 스펙트럼에 대비하여 소음 스펙트럼 형태는 더 높은 주파수에 대한 상한선에 영향을 미친다. 주파수가 높아짐에 따라 SNR이 증가하면, 주파수가 높아짐에 따라 SNR이 감소하는 경우보다는 주파수 제한을 확장하는 것은 가치가 있다.[833] 달리 말하면, 소음에 의하여 차폐된 경우와 같이 저주파수 어음 정보를 이용하지 못하는 경우에는 고주파수 어음 정보가 더 중요해 진다.[765] 음악이 자극음인 경우에는 매우 높은(그리고 매우 낮은) 주파수 성분의 가치가 높아진다.[1243] 이와 같이 검사가 고주파수인 마찰음으로 구성되면 다양한 어음을 사용하는 것보다 확장된 고주파수반응이 더 중요하

게 보일 것이다.[577]

- 음성과 소음 사이의 공간 분리(spatial separation)는 일반적으로 어음이해도를 높이는데, 고주파수 정보가 이런 역할을 한다. 따라서 목표 소리가 경쟁하는 소리와 공간적으로 분리되었을 때는 더 넓은 대역폭이 더욱 중요할 것이다.[1223]
- 확장된 대역폭에서 제공하는 감각수준은 결과에 영향을 미친다. 8kHz까지 증폭을 확장하여 얻는 작은 감각수준을 선호하고 기능이 좋아지거나, 제공되는 고주파수 감각수준을 가진 8kHz 대역폭이 주파수별 균형 음량(balanced loudness across frequency)을 갖는 4kHz 대역폭에 비하여 너무 커서 고주파수 부분이 우세한 경우에는 제한된 대역폭(more restricted bandwidth)을 선택하게 되며, 이것으로 더 잘 기능을 수행할 수 있다. 이와 같이 Horwitz(2008)는 개별화된 NAL-R 이득-주파수 반응에 대역폭을 확장하는 것을 적용할 때 가치가 있으나, 중간 주파수와 고주파수의 더 큰 증폭을 대체하는 방법으로 대역폭을 확장하는 것에는 의미가 없다고 하였다. 일반적으로, 보청기가 과도하게 만드는 레벨(presentation level)은 어음이해도를 나쁘게 하는데,[481, 482] 특히 과도한 고주파수 자극은 더 낮은 주파수 정보를 가릴 수 있다(하향 차폐확산, downward spread of masking).[1640] 난청이 심해지면 감각수준이 증가함에 따라 음량 증가가 급격하게 증가한다. 반대로 난청인은 넓은 대역폭에 대한 이득이 충분하여 가청력이 높아지지 않는다면 광대역폭(wide bandwidth)에 의해서도 기능이 좋아시시 않을 것이다.[564]
- 고주파수 부분에 사영역이 있는 대상자를 많이 포함하는 여러 연구가 시행되어 왔는데, 사영역의 중요성을 알기 이전에 고주파수 증폭에 관한 많은 연구가 시행되었다.
- 높은 주파수까지의 대역폭은 평편형 난청에서 선호되며, 낮은 주파수까지의 대역폭은 급속 하강형 난청에서 선호되는 경향이 있다.[1506] 이것은 2가지 관점에서 이해할 수 있다. 첫째, 급속 하강형 난청에서는 고주파수에서 사영역이 존재할 가능성이 높아서 고주파수 증폭 혜택을 얻지 못한다. 둘째로 사영역이 없어도 하강형 난청에서는 난청이 덜 심한 저주파수 신호보다 난청이 심한 고주파수 신호에서 정보를 얻어낼 수 없다. 결과적으로 하강형 난청에서는 저주파수 가청력에 비하여 고주파수 가청력이 훨씬 낮다.

다양한 청력도를 대상으로 다른 차단 주파수를 가진 저주파수 통과(low-pas) 및 고주파수 통과(high-pass) 필터링 음성을 이용하여 주파수 영역의 상대적 중요성이 조사되었다.[292] 가청력과 각 주파수 영역의 중요도에 기초하여 예측된 어음이해도(즉, 어음이해도지수(speech intelligibility index) 사용)와 측정한 어음이해도를 상호 비교하여 정보를 들어서 이용할 수 있도록 하기 위해 다양한 난청에서의 필요한 능력을 계산할 수 있다.

Figure 10.6은 정상 청력과 비교하여 적어도 평균적으로 난청이 있는 경우 얻을 수 있는 가능한 최대정보비율(maximum percentage of information)이다. 난청이 증가하면 정보를 얻어내는 능력이 감소하고, 청력역치가 66dB HL에 도달하게 되면 좋은 가청력을 얻을 수 있어도 정보를 얻는 최대 능력이 절반 가까이 감소한다.[292] 모든 주파수에 동일하게 적용된 모음-자음-모음 테스트(vowel-consonant-vowel) 자료와 문장 테스트 자료에서 동일한 결과가 얻어졌다.

이러한 결과를 얻은 모델은 매우 낮은 감각수준에서 난청은 정보를 얻어내는 능력에 대한 영향이 최소한이라는 것을 보여 준다. 다른 연구들에서도 난청인들은 그들의 청력역치 바로 위에 있는 어음을 잘 사용한다고 하였다.[747,

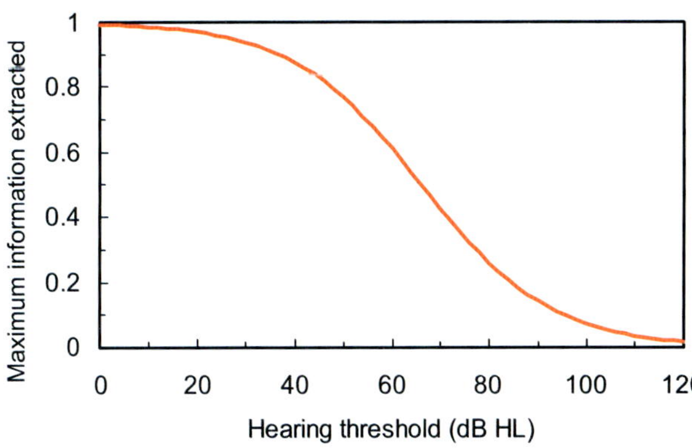

Figure 10.6 The proportion of information that hearing-impaired people with different degrees of hearing loss can extract when optimal audibility has been achieved.

고주파수 증폭에 대한 요약(High-frequency amplification in a nutshell)

다음 요약은 검토된 연구 결과와 일치하는 것으로 보인다:

- 어음의 고주파수 정보는 약 10kHz까지 가치 있고, 특히 마찰음, 여성 화자에 대하여 의미가 있다.
- 난청이 심할수록 가청 어음에서 정보를 얻는 정도가 점차 감소한다. 감각수준이 증가함에 따라 정상인 대비 난청인에서의 부족함이 더 커진다. 이러한 부족함 정도는 모든 주파수에서 같지만 고주파수 난청 정도가 심하기 때문에 고주파수에서 더 흔히 나쁜 영향을 만든다.
- 과도한 고주파 감각수준은 어음이해도를 감소시킬 수 있지만, 대부분은 어음이해도에 영향을 주지 않으면서 추가 음량(additional loudness)과 나쁜 말소리 음질을 만든다.
- 과도한 고주파 증폭은 과도한 대역폭 보다는 과도한 이득, 즉 과도한 감각수준에 의해 만들어진다. 가청력 이상이 되도록 대역폭은 항상 가능한 넓혀야 한다(알려진 사영역의 경우 예외 가능).
- 다른 주파수 영역의 중요성과 난청이 정보를 추출하는 능력에 주는 영향을 주기 때문에 보청기 처방과정은 넓은 대역폭과 감각수준을 제공할 수 있도록 해야 한다.

[1701] 하지만 감각수준이 높아짐에 따라 일반인은 점점 더 많은 정보를 얻을 수 있으나, 난청인은 Figure 10.6에서와 같이 정보 비율이 제한된다.[292] 그래프의 결과는 평균이므로 개개인에 따라 정보를 얻어내는 능력에는 약간의 차이가 있을 수 있다. 평균보다 능력이 떨어지는 경우에는 사영역을 갖는 경우가 많을 것으로 추측할 수 있다.

이런 결과들은 다른 연구들의 결과와도 일치한다. 난청은 가청 어음에서 얻어내는 정보의 양을 감소시키나, 이는 주파수별로 따로 발생한다.[763~765] 저주파수보다는 고주파수에서 정보를 얻어내는 능력이 더 많이 감소한다. 이는 동일한 난청에서 저주파수보다 고주파수에서 정보 추출 능력을 더 많이 떨어지는 것보다는, 청력역치가 대개는 고주파수에서 더 높기 대문이다. 실제로 난청에서 고주파수 정보를 사용하는 능력이 감소했다는 것을 제시한 이전 결과들의 재분석(그러나 이제 Figure 10.6과 같은 분석방법을 사용)은 감소된 능력은 주파수 자체가 아니라 각 주파수의 난청 정도에 따른 다르다는 것을 나타낸다.

Figure 10.6은 NAL-RP 처방을 만든 연구 결과를 설명한다(Section 10.2.2). 특징적으로 고주파수 청력역치가 고도-심도 난청 범위로 이동함에 따라 고주파수의 정보 추출이 점차 비효율적이 되고, 고주파수에 대한 가청력을 얻는 것의 가치도 떨어진다. 고주파수 가청력이 감소하면, 전체 음량도 감소하고, 저주파수는 동일한 전체 음량을 가지고 더 큰 가청력을 줄 수 있게된다. 이런 현상이 NAL-RP 공식의 '심도 보정(profound correction)' 값에 반영되었다. 따라서 허용된 음량이 덜 효과적인 고주파수에서 '낭비' 되었다면 어음이해도는 그렇지 않은 경우에 비하여 더 크다.

소리가 들려도 손상된 귀에서 신호 정보를 추출하는 능력이 저하되는 것을 난청 탈감각화(hearing loss desensitization)라고 한다.[293, 1396, 1737] 동일한 개념은 어음 감각수준에 판단되는 물리적 가청력보다는 오히려 어음에 대한 효과적인 가청력(effective audibility)에 의하여 얻을 수 있다. 어음 신호에 대한 효과적인 가청력은 난청인이 어음 신호에서 얻는 것과 같은 어음이해도를 정상인에게 만드는 어음에 대한 감각수준이다.

어느 주파수라도 청력역치가 고도, 심도 난청이라면, 난청 탈감각화를 고려하지 않고 어음이해도지수(SII)로 어음이해도를 예측하면 과도하게 높은 결과가 나온다. 청력역치가 가장 큰 부분의 어음가청력을 높이는 것이 speech-o-gram(Section 4.5.7)에서는 좋게 보일 수 있다. 단순 어음이해도지수(simple speech intelligibility index)는 어음이 더 이해될 수 있을 것이라고 예상하지만 난청 탈감각화는 이것이 사실이 아니라는 것을 의미한다.[1483] 난청 탈감각화를 어음이해도지수 모델에서 정의한 것과 같이 감각수준의 왜곡과 혼돈해서는 안 된다.[54] 정상인도 높은 수준으로 신호를 듣지 않으면 신호에서 정보를 얻을 수 없다. 고도, 심도 난청의 경우에는 선택의 여지가 없어서 높은 SPL에서 청취할 수 있거나, 아니면 아무것도 듣지 못한다. 탈감각화는 고도 난청 또는 높은 단계의 중등도 난청이면 만나게 되는 또 다른 어려움이다.

어음이해도를 극대화하기 위해 고주파수 범위에 대해 작지만 긍정적인 감각수준이 필요하다는 것은 몇 가지 문제를 유발한다. 입력수준이 넓은 범위에서 변화할 때에도 작은 감각수준을 유지하려면, 매우 높은 압축비율이 필요하다. 만약 이것이 다중채널 보청기에서 고속작동 압축(fast-acting compression) 방식으로 이루어진다면, 스펙트럼 형태의 손실은 어음이해도를 낮추어 압축없이 가능한 동일한 가청력의 어음이해도보다도 낮게 된다(Section 6.5.2). 이에 대한 유일한 방법은 최소한 보청기에서 완속작동 압축(slow-acting compression)을 사용하는 것이다. 그럼에도 매우 높은 압축비율을 사용하지 않는다면, 'soft' 입력수준에 대한 아주 높은 고주파수(very high frequency) 가청력을 얻는 것은 장점보다 단점이 많을 것이다. 넓은 영역 입력수준에 대한 고주파수에서의 작은 감각수준을 갖는 음질의 영향에 대해서는 아직 알려지지 않았으며 추가적인 연구가 필요하다.

10.3.5 압축역치 처방 *Prescribing compression thresholds*

Section 6.2.2와 같이 압축역치는 입력수준이 증가함에 따라 보청기 이득을 감소시키기 시작하는 입력수준을 말한다. 대부분의 보청기는 다중채널 압축기능이 있기 때문에 압축역치를 표기할 때 주의해야 한다. 압축역치는 일부 또는 모든 채널에서 압축이 시작되는 특정 스펙트럼 형태를 갖는 광대역 신호의 전반적인 레벨(overall level)이나, 어느 채널이라도 압축이 시작되는 신호레벨로 표현될 수 있다. 채널 수가 많을수록 각 채널 주파수가 더 좁아지고, 채널 내 압축역치는 전반적인 광대역 압축역치에 비하여 더 작아진다. 예를 들어 NAL-NL1과 NAL-NL2 처방에서의 압축역치는 각 채널이 압축을 시작하는 강도인 전반적인 레벨로 52dB SPL 어음 강도에 기반을 두고 있다. 18 채널 보청기는 각 채널이 1/3 옥타브 넓이를 가지며, 250Hz 채널에서는 46dB SPL, 4kHz 채널에서는 32dB SPL의 압축역치를 갖는다.

보청기에 의해 음량이 완전히 정규화(normalized)(Section 10.4)되려면 정상 청력역치 이상의 입력수준에 대해서는 압축이 필요하다. 즉 압축역치가 약 5~10dB SPL이어야 한다. 이것은 비실용적인데, 낮은 레벨 소리(low level sound)에 대한 이득은 청력소실된 상태와 동일할 것이다. 이를 위해서는 청력소실이 절반 또는 그 이하인 경우에 필

10

압축을 키고 끄기: 중요하지 않은 문제(Going in and out of compression: a non-issue)

압축역치는 일반적인 어음레벨 아래와 위에서도 잘 작동해야 한다고 흔히 말한다. 중간 레벨의 압축역치(mid-level compression threshold)는 어음에 대하여 압축이 왔다갔다하면서 음질에 나쁜 영향을 줄 것이라는 주장이 있다. 이런 주장은 압축에 대한 오해이지만 한번 사용해 본 일부 압축기의 부작용으로 인하여 만들어진 것이다.

압축이 음질에 영향을 주는 것은 사실이나, 그러나 나쁘게 들리는 것은 빨리 변하는 이득에 따른 다양한 효과이다. 음질이 변하는 것은 이득 변화가 얼마나 많은지와 얼마나 빨리 변하는지에 달려 있다. 고정된 압축비를 갖고, 고정된 개시시간(attack time)과 해제시간(release time)이라면 일부 어음은 압축역치 이상이고, 일부는 아래에 있는 경우에는 모든 어음이 모두 압축역치 위 또는 아래에 있는 경우보다 이득의 변하는 크기가 매우 클 것이다.

어음이 압축역치 위, 아래로 있을 때 추가로 들리는 효과로 압축이 시작되면 클릭음을 듣게 되는데, 이는 압축기를 잘못 설계한 경우만 발생할 수 있다. 그러나 디지털 보청기에서는 이런 극단적인 경우는 거의 없다.

요한 이득을 얻는 선형 보청기보다도 이어몰드/이어쉘이 매우 강하게 밀폐된 상태이어야 한다. 이러면 보청기 착용 불편감과 착용자 자신의 목소리 음질에 악영향(폐쇄효과, occlusion effect)(Section 5.3.2)이 나타날 수 있다. 피드백 없이 높은 이득을 얻을 수 있어도, 장점이 없는데, 그 정도로 조용한 주변 환경은 거의 없기 때문이다. 실생활에서 결코 발생하지 않는 낮은 입력수준에서의 높은 이득을 '무의미한 이득(empty gain)'이라 한다.[919]

압축역치는 얼마나 낮아야 하는가? 낮은 역치의 장단점은 쉽게 설명할 수 있으나, 가장 최적역치(optimal threshold)는 압축의 다른 측면에 따라 달라진다. 압축역치가 낮아짐에 따라 압축에 의한 좋은 점이 더 많이 나타나게 된다: 대부분이 듣고자 하는 어음과 다른 소리의 'soft'한 강도를 더 들을 수 있게 한다. 그러나 압축의 단점도 점차 증가한다: 사람들이 듣고 싶지 않은 'softer'한 소음은 더 높은 입력수준의 어음보다 더 많이 증폭되고, 피드백 진동이 더 잘 발생한다. 특히 매우 낮은 압축역치를 갖는 고속작동 압축(fast-acting compression)은 어음 소리(speech sound) 사이의 틈새(gap)에서 발생하는 낮은 배경소음을 어음보다 더 많이 증폭하여 소음이 많아지게 한다. 이론적으로 고속작동 압축에서 최적의 압축역치는 완속작동 압축에서의 경우보다 높다.

압축역치를 처방할 근거가 현재 부족하다. 압축비율이 2:1의 단일채널, 고속작동 압축 보청기를 이용하여 선호 압축역치를 평가한 결과, 대부분의 사람들은 약 60~65dB SPL 광대역 압축역치를 선호하였다.[81, 461] 초완속 작동(very slow acting) 다중채널 압축기 보청기로 평가한 결과는 1/3 옥타브의 폭의 채널 내에서 협대역 압축역치(narrowband threshold) 20dB SPL은 훨씬 높은 50dB SPL 협대역 압축역치보다 더 선호되었다.[682]

NAL-NL에서 광대역 압축역치를 52dB SPL로 설정한 이유는 일반적으로 만나는 어음레벨(speech level) 범위의 최하점이기 때문이다.[1339] 그러나 완속작동 압축과 함께 사용하면 이 역치보다 낮은 값이 더 적합하다. 보청기 처방공식에 있어 압축역치에 대한 확실한 것이 없다는 것을 고려한다면, 보청기 사용자가 그들의 일반적인 생활 환경에서 보청기를 시도한 이후 압축역치를 설정하는 것이 중요할 것이다(Chapter 12).

고도, 심도 난청에서는 중등도 난청에 비하여 압축이 작은 것이 적절해 보인다(Section 6.5.1). 난청 정도가 심할수록 압축역치를 높이거나, 압축비율을 낮추어서 압축이 덜 발생하도록 만든다. 압축비율을 낮추는 방법은 NAL-NL2에서도 사용된다. 실제 거의 모든 보청기 처방과정에서는 난청 정도에 따라 압축역치가 변하지 않는 것 같다. 압축역치는 측정된 청각 특성(hearing characteristics)에 따라 개별적으로 보청기를 처방하는데 사용되는 변수가 현재는 아니다.

10.3.6 정확한 처방의 필요 *Need for accuracy in prescription*

보청기는 얼마나 처방과 가깝게 조정해야 할까? 이것은 보청기 처방과정 개발자에게는 항상 주어지는 질문이며, 이에 대한 정확한 답변도 없다. 여러 보청기 처방이 서로 다른 권장사항을 제시하므로 보청기가 어느 정도 일치하는가는 중요하지 않다. 이러한 논쟁은 비합리적인데 특정 증폭 특성이 환자에게 최고로 완벽히 맞는 경우가 있다면, 다른 처방은 다른 특성을 만들기 때문에 다른 처방 구성이 똑같이 좋을 수가 없다. 모든 보청기 처방은 평균이득(average gain), 반응 형태(response shape), 압축비, 압축역치가 확실히 다르다.[868]

보청기 증폭 처방과정에서 3가지 중요한 목표가 있다: 가능한 최고의 어음이해도를 만드는 것, 환자가 받아들일 수 있는 정도의 전반적인 음량(overall loudness), 환자가 선호하는 음조의 음질(tonal quality)을 제공하는 것.

어음이해도는 주로 청력역치 이상의 들을 수 있는 신호의 양과 배경소음에 의해 영향을 받는다. 대부분의 경우 거의 모든 주파수에서 SNR를 결정하는 것은 배경소음이다. 이러한 상황에서 일반적인 대화 레벨의 음성 입력이라면 이득-주파수반응은 각 주파수에서의 가청력에 영향을 주지 않으면서(따라서 일부 제한이 있더라도) 바뀌기 때문에 어음이해도에는 영향이 없다. 따라서 배경소음으로 차폐되는 어음 구성 요소에서도 같은 가청력을 만든다면 보청기 처방공식과 일치시키는 것은 어음이해도를 최고로 만드는데 중요한 것이 아니다.[26, 1832] 그러나 처방공식의 범위가 같은 어음이해도를 만들어도, 더 좁을 때 범위가 선명도, 음질의 쾌적함(pleasantness)과 음조의 음질 때문에 훨씬 선호된다.[1832] 일반적으로 전체 주파수에 걸친 3dB 이상의 제곱 평균(root mean square, RMS) 개선이 있어야, 그런 이득-주파수반응을 선호하게 된다. 여러 연구에서 NAL-RP 처방과 보청기 이득의 차이가 많을수록 보청기 효율성이 낮다고 평가하였다.[82, 90, 375]

대부분의 보청기 처방공식은 일반적인 입력수준(약 60~65dB SPL)의 음성을 증폭하여 편안한 전반적인 음량을 만든다. 증폭된 어음이 위치해야 하는 청력역치와 불쾌역치 사이인 역동범위가 어느 정도 유지되는 경도 또는 중등도 난청에서는 적어도 전반적인 이득은 대단히 중요하지는 않다. 그러나 낮거나, 높은 입력수준 모두가 역동범위의 중간에 위치할 수는 없다(이렇지 않으면 환자는 다른 환경에서 전반적인 음량의 변화를 인식하지 못한다). 이렇게 낮거나, 높은 입력수준은 오류를 만들 가능성이 높아진다: 만약 이득이 너무 작으면, soft 어음은 음성으로 인식할 수 있도록 들리지 않고, 이득이 너무 크면 loud 어음(또는 다른 loud 신호)이 불쾌함을 유발하게 될 것이다. 따라서 넓은 범위의 입력수준에서도 정확한 음량을 만드는 것은 보청기 처방에 있어 필요한 사항이다. 처음 단계에서 보청기를 정확하게 처방하면 보청기를 조정하기 위해 방문하는 횟수를 줄일 수 있다.

좋은 경험적 증거에 의해 타당성이 뒷받침되는 공식에 의해 설정된 목표와 비교하여 측정된 성능이 250Hz~4kHz에서 5dB 이내이면 미세조정을 위해 추가로 시간을 들일 필요가 없다는 것이 저자의 생각이다. 일부에서는 최대 10dB까지의 차이도 괜찮지만, 목표 값과 일치할수록 음량, 음질, 이해도의 더 좋은 조합을 얻을 가능성이 크다. 불일치 형태도 고려해야 되는데, 한 주파수에서 목표보다 6dB 높고 나머지 옥타브 주파수에서 목표보다 2dB 높은 이득을 갖는 것은 보청기에 볼륨 조절기가 있다면 큰 일이 아니다. 볼륨 조절기 설정을 낮추어서 모든 이득을 목표 값의 2dB 이내로 만들 수 있기 때문이다. 이와는 달리 한 주파수에서 목표보다 5dB 이상이고, 한 옥타브 떨어진 주파수에서 목표보다 5dB 낮은 이득의 경우에는 조정할 필요가 있다. 가능하면 10dB/octave의 반응 기울기(response slope)를 갖는 목표와의 불일치는 바람직하지 않다.

처방 목표와 보청기를 일치시키는 것은 훈련 가능한 보청기(trainable hearing aids)의 출현으로 영향을 많이 받을 것이다(Section 8.5). 환자 스스로 보청기의 훈련 알고리즘으로 원하는 보청기의 미세조정을 할 수 있다면, 목표를 맞추기 위해서 보청기를 주의해서 조정할 의미가 없다. 이럴 때 필요한 것은 훈련 알고리즘으로 최적의 반응에 보청기가 맞추어질 수 있다는 것과 초기 경험이 너무 나쁘지 않아서 시작할 수만 있으면 된다. 보청기 제조사 소프트웨어에 의하여 목표에 자동 조정되는 것은 종종 정확도가 떨어지나,[1650] 보청기로 훈련하기에는 충분하다. 그러나 훈련 가능한 보청기를 잘 활용하는 데 필요한 인지(cognition)능력과 조작능력이 모든 사람에게 있지 않다는 문제가 있다.

10.4 비선형 증폭에서의 이득, 주파수반응과 입출력함수 *Gain, Frequency Response, and Input-Output Functions for Non-Linear Amplification*

비선형 보청기 처방방식은 여러 입력수준에 대한 이득-주파수반응을 규정하는 것이다. 일반적으로 평균이득(average gain)과 주파수반응 형태는 입력수준에 따라 달라진다. 다르게 보면 비선형 보청기 처방은 여러 주파수에 대한 입출력(I-O)곡선을 명시하는 것으로 바라 볼 수 있다. 다중채널 보청기에는 많은 주파수 채널이 있기 때문에 최소한 채널만큼의 I-O곡선을 지정할 필요가 있다(Figure 2.2의 3채널 보청기와 같이).

원칙적으로 충분한 주파수와 레벨이 사용되면 서로 다른 주파수에서의 일련의 I-O곡선(set of I-O curves)의 모든 정보는 다양한 입력수준에 대한 일련의 이득-주파수반응이 이미 포함되어 있다. 2개의 도표 모두 유용하다: 필요한 압축비(compression ratio)와 압축역치는 일련의 I-O곡선에서 가장 쉽게 읽을 수 있으며, 필요한 필터 특성은 일련의 이득-주파수반응에서 쉽게 읽을 수 있다. 필터는 다중채널 보청기에서의 개별 채널을 형성하며, 각 채널 내에서 주파수반응을 형성하는 데 사용될 수 있다. 다른 방법으로는 주

10

파수와 입력수준에 따라서 다른 정도의 이득을 제공하는 필터는 매우 동일한 방법으로 신호를 형성할 수 있지만, 이것들은 채널을 나누지도 않고 그들의 출력을 재결합하지도 않는다.

이득-주파수곡선 또는 I-O곡선의 포괄적인 구성이 처방되는 경우에 각 주파수의 압축비와 압축역치도 또한 명시된다. 이런 보청기 처방방식은 압축기의 반응시간(response time)을 나타내지 않는다. 압축 속도에 대한 보청기 처방은 Section 6.5.3에 있다.

선형 반응에서 다루었던 주제들을 비선형 증폭에 적용할 수 있으나, 여러 문제를 만나게 될 것이다. 선형 증폭 특성에 대한 지식은 비선형 처방을 평가하는데 유용한데, 특히 전형적인 중간 입력수준(mid-level input)에 대한 평가에 유용하다.[217] NAL-NL2 방식과 NAL-RP 방식은 서로 다른 방법으로 만들어졌지만, 중간 입력수준에 대해서는 매우 유사한 결과를 갖는다. 실제로 원래 NAL-RP 선택과정은 65dB SPL 또는 70dB SPL 입력수준에 대한 비선형 보청기 증폭에 적용할 수 있도록 되어 있다.[1827] 임상가 또는 보청기 설계자가 선택한 압축에 따라 이런 강도보다 높거나 낮은 입력수준에 대한 반응이 달라진다. 그런 이유는 Section 6.4에서 개략적으로 설명된 반대 결과를 만드는 소음감소 또는 음량정규화(loudness normalization)이다. 그러나 비선형 증폭 방식이 가능하다면 이런 접근방법은 필요하지 않다.

다음은 여러 보청기 처방과정의 배경이 되는 논리에 대한 내용이다. 이것들은 모두 정상인이 청취하는 것과 동일하게 소리에 대하여 느끼는 것과 같은 음량 감각을 난청인에게 주는 것을 목표로 하는데, 세부 사항은 상당한 차이가 있다.

음량정규화(loudness normalization) 원리는 Section 6.3.5에 있다. 다음 보청기 처방 방법 중 처음 3개는 환자가 다른 소리의 음량을 주관적으로 평가해야 하고, 나머지는 청력역치만을 근거로 이득을 처방한다.

10.4.1 LGOB

비선형 증폭을 사용하여 정상적인 음량지각을 회복한다는 생각은 최소한 35년이 되었다.[1859] 그러나 최초의 음량정규화를 이루기 위한 임상적으로 가능한 처방 방법은 Loudness Growth in half-Octave Bands(LGOB) 처방과정이다.[31, 1439] 이 과정에서 난청인이 7개 음량 단위로 협대역 소음의 음량을 분류한다. 각 음량범주(loudness category)에 해당하는 평균 레벨(average level)을 정상인에게 동일한 음량범주를 만드는데 필요한 레벨과 비교하게 된다. Figure 6.10와 같이 각 입력수준에 대한 음량을 정규화하기 위해 필요한 이득이 추정된다.

LGOB

소음의 1/2옥타브 대역(band)의 3개의 소리가 무작위적인 주파수에서 청력역치와 불쾌역치 사이의 강도로 주어진다. 검사는 250Hz에서 4kHz까지 옥타브 주파수에서 시행되고, 환자는 다음 단계를 이용하여 음량을 평가한다:

7. Too loud
6. Very loud
5. Loud
4. OK
3. Soft
2. Very soft
1. Not audible

각 단계마다 동일한 반응이 2회 나타날 때까지 자극이 계속된다.

10.4.2 IHAFF/Contour

1990년대 중반 조정 가능한 광역동범위압축(wide dynamic range compression, WDRC)을 사용하여 모든 보청기에 적용할 수 있는 실질적인 보청기 처방과정이 필요하다고 주장한 그룹이 있었다. 이 그룹은 IHAFF(Independent hearing aid fitting forum)라고 불리며 이들이 각 주파수의 음량을 정규화하기 위해 음량척도를 사용할 것을 고안하였다. 사용된 특정 음량척도를 사용하여 Contour Test라고 한다(패널 참조).

IHAFF, Contour, VIOLA

Contour검사는 IHAFF 음량정규화(loudness normalization) 처방과 함께 사용되는 음량척도화(loudness scaling) 과정이다.[352] 파동 와블톤(pulsed warble tone)을 청력역치보다 5dB 단위로 올리면서 자극이 'uncomfortably loud'하다고 느낄 때까지 제시한다. 각 레벨에서 환자는 다음의 7개 범주 중에서 음량을 가장 잘 나타내는 것을 찾는다:

7. Uncomfortably loud
6. Loud, but O.K.
5. Comfortable, but slightly loud
4. Comfortable
3. Comfortable, but slightly soft
2. Soft
1. Very soft

3~4회 검사를 시행하여 평균값을 구하며, 한쪽 귀에서 검사할 때 주파수마다 약 5 분이 소요된다.[361]

VIOLA(Visual input/output locator algorithm)라는 소프트웨어 프로그램은 Contour 검사의 결과를 기반으로 입-출력곡선을 계산하는 작업을 단순화한다. 각 주파수에서 2개의 압축역치와 2개의 압축비를 갖는 입-출력곡선을 만들 수 있다. 이것은 입력수준이 높아짐에 따라 압축비가 높은 경우(곡선 압축, curvilinear compression) 또는 압축비가 감소하는(낮은 레벨 압축, low level compression) 압축비를 갖는 보청기에서 처방할 때 유용하다.

IHAFF/Contour 처방과정에서 VIOLA 소프트웨어 프로그램은 음량척도를 시행하는 각 주파수에서의 입출력함수(I-O function)를 3곳에서 구하여 음량정규화 결과를 제공한다. 이 3곳은 전체 어음 신호(complete speech signal)가 정상인에게서 음량을 soft, average, loud로 각각 분류되도록 하는데 필요한 수준일 때 어음의 1/3 옥타브 대역 음량을 정규화(normalization)하는데 필요한 출력레벨을 나타낸다.[361, 1829] 실제 적용된 어음 레벨과 처방과정을 만드는데 근거가 된 어음 스펙트럼의 형태는 처방된 I-O곡선 형태에 영향을 주지 않고, 오히려 배경이 되는 연속 I-O곡

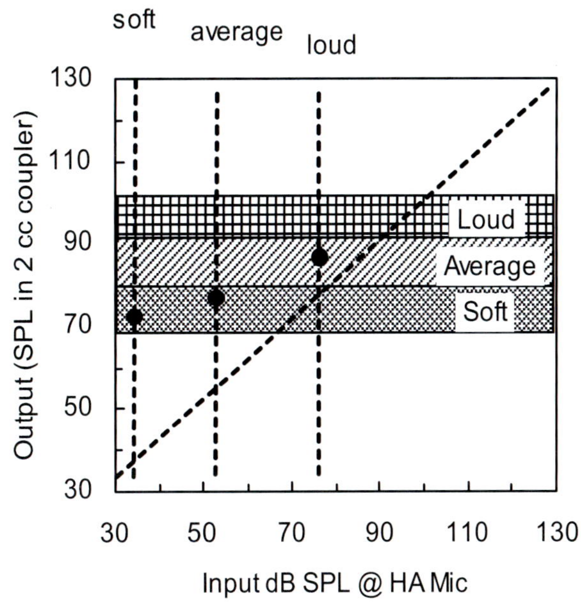

Figure 10.7 An example of the three-point I-O curve, for a frequency of 2 kHz, prescribed by the VIOLA software on the basis of the IHAFF procedure.

선상에서 3곳의 목표를 정확히 보여 준다. Figure 10.7은 VIOLA로 처방된 I-O 목표 그래프의 실례이다. 커플러로 보청기를 간단히 조정하기 위해서 이 그래프의 출력 척도(scale)는 2-cc 커플러에서의 SPL로 표현된다.

모든 음량정규화 과정과 같이 I-O 목표 그래프에서 압축역치는 알 수 없는데, 완전한 음량정규화는 정상 청력의 역치와 같은 입력수준까지 압축을 낮게 유지해야 하기 때문이다. 그러나 IHAFF에서는'soft speech'가 압축역치에 해당될 수 있도록 압축역치를 선택하도록 권장하고 있다.[1829]

10.4.3 ScalAdapt

앞에서 논의한 음량 표준화에 대하여 보청기 처방과정에서는 3단계로 진행된다:

- 환자의 음량척도(loudness scale)를 측정한다.
- 각 입력수준에서 음량정규화하기 위한 이득을 계산한다.
- 보청기가 이득 목표와 일치하도록 조정한다.

ScalAdapt는 이런 3단계를 하나로 조합한 것이다.[906] 보청기를 설정된 역치-근거 과정(threshold-based procedure)에

ScalAdapt

보청기를 착용한 상태에서 다중채널 보청기에 있는 개별 채널의 중심 주파수(center frequency)에서 3번째 옥타브 잡음이 2번 주어진다.

정상인이 동일한 자극 수준에 대해 부여하는 등급의 한 범주(one category of the rating)에 환자 반응이 연속하는 2개의 등급이 속할 때까지 보청기 변수를 맞추어 조정한다.

이 과정은 피팅 보청기 변수를 적절하도록 조절하는데, 낮고, 중간, 높은 레벨 자극에 대한 반응을 조합하여 반복 시행한다.

저주파수는 의도적으로 정상보다 soft하게 만든다.

따라 미리 조정한다. 보청기를 착용하여 11개 척도(11-point scale)를 이용하여 음량척도화(loudness scaling)를 시행한다. 각 입력수준에 해당하는 음량을 구하지 않고, 환자가 원하는 음량등급(loudness rating)까지 보청기의 일부 특성을 맞추어 조정한다. 이런 권장 등급(desired rating)은 정상인이 동일 입력수준을 보청기 증폭 없이 청취할 때의 등급이다.

예를 들어 정상 청력에서 특정 주파수의 60dB SPL 소리를 comfort하게 평가하면, 난청에서도 해당 주파수의 60dB SPL 소리를 comfort하게 평가하도록 보청기 이득을 조정하는 것이다. 보청기 변수는 맞춰서 조정하는데: 만약 음량등급이 목표와 다르면 이득이나 다른 압축 변수를 옳은 방향으로 조정한다. 사용된 입력수준(따라서 목표 음량 범주, target loudness category), 검사 순서와 조정하는 증폭 변수는 각 보청기에서 조정할 수 있도록 필터링과 압축 특성이 적절해야 한다. 그렇지 않으면 한 단계에서의 조정이 이전 단계에서 만든 다른 입력수준에 대한 음량정규화를 우연히 취소할 수 있기 때문이다. Kiessling(1996)은 3채널 보청기에 적용하는 과정을 소개하였으나, 모든 보청기에도 이 개념을 적용할 수 있어야 한다.

과정이 매우 효율적이고 직접적인 것 같은데, 음량 측정은 처방된 음량 목표 근처에 집중하고, 음량척도화가 완성되면, 보청기 조정도 끝나게 된다. 이후 광대역 자극(wide-band stimulation)으로 음량을 측정하고, 이런 자극(주파수 대역에 걸친 음량 합산이므로)에 대해 음량정규화가 되지 않았으면, 즉시 동일한 맞춤 과정을 통해 조정할 수 있다. 환자가 착용한 상태에서 보청기 음량등급을 조정하는 것은 측정하는 음량척도에 사용하거나, 보청기 반응 측정에 사용되는 변환기에서 발생하는 보정(calibration) 문제를 없게 만든다.

이 과정의 문제점은 정확한 이론에 근거를 두지 않는다는 것이다(Section 10.4.8). Kiessling은 자신의 경험에서 음량 목표가 저주파수에서는 음량정규화와는 경험적으로 차이가 있다고 하였다. 완벽하게 음량정규화를 만들면 상향 차폐확산(upward spread of masking)을 유발하며, 저주파수 목표를 일반인이 인지하는 것보다 2단계 낮은 음량범주에 속하게 만든다고 하였다.

10.4.4 FIG6

FIG6 과정은 적어도 중간과 높은 수준의 입력 신호에 대해 음량을 정규화하는데 필요한 이득을 규정한다. 이전과는 다르게 FIG6는 개인별 음량에 근거하지 않는다. 유사한 청력역치 손실(threshold loss)을 갖는 많은 대상의 사람들에서 얻은 평균적인 음량 측정 결과를 사용한다. 따라서 청력역치만 있으면 필요한 이득을 계산할 수 있다.

Fig6 공식

40dB SPL에서 입력수준(input level):

$IG_i = 0$	$H_i < 20$dB HL
$IG_i = H_i - 20$	$20 \le H_i \le 60$dB HL
$IG_i = 0.5*H_i + 10$	$H_i > 60$dB HL

65dB SPL에서 입력수준(input level):

$IG_i = 0$	$H_i < 20$dB HL
$IG_i = 0.6*(H_i - 20)$	$20 \le H_i \le 60$dB HL
$IG_i = 0.8*H_i - 23$	$H_i > 60$dB HL

95dB SPL에서 입력수준(input level):

$IG_i = 0$	$H_i \le 40$dB HL
$IG_i = 0.1*(H_i - 40)$	$H_i > 40$dB HL

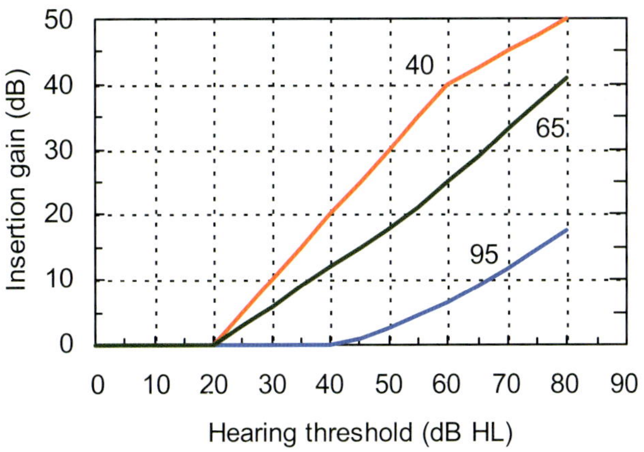

Figure 10.8 Insertion gain prescribed by the FIG6 method at any frequency as a function of hearing threshold, for each of the three input levels 40, 65, and 95 dB SPL.

FIG6는 기초 데이터가 처음 기술된 논문의 figure 6에서 그 이름이 유래되었다.[919] 이득은 입력 신호 40, 65, 95dB SPL에 대해서 직접 정해지고, 다른 입력수준에 대해서는 각 구간의 중간 값(interpolation)을 사용한다.

낮은 수준(40dB SPL)의 입력 신호에 대해서는 경도 또는 중등 난청에서 정상 청력역치보다 20dB 높은 증폭역치를 갖도록 이득을 처방한다. 아무리 많은 이득을 주어도, 배경소음은 soft 소리를 감지하는 것을 방해하므로 대부분의 상황에서 이것 이상으로 이득을 주어도 의미가 없다.[919] 청력손실의 처음 20dB를 제외하고는 청각역치 이상의 청력소실의 추가 dB에 대하여 추가 dB 이득을 주어 보상한다. 이러한 규칙은 청력역치가 60dB HL을 초과하면, 1/2 이득법(half-gain rule)을 완화하여 적용하게 되는데, 높은 이득으로 인한 피드백 진동 발생을 예방하기 위함이다.[913]

일반적 입력수준 신호(65dB SPL)에 대해서는 청력역치 정도에 따라 처방하는 이득의 크기는 Pascoe(1988)의 자료를 근거로 하는데, 정상 청력에서 MCL 이상이 되도록 만들기 위한 값과 난청에서 MCL을 높이기 위한 값이 동일하도록 한다. 이 정도의 삽입이득이 있으면 정상에서 comfort하게 느끼는 협대역의 소리가 난청인 경우에도 comfort하게 느끼게 될 것이다.

높은 수준(95dB SPL)의 입력 신호에 대한 이득은 알려진 평균 음량 자료에 기초하여 정상에서와 같이 난청에서도 소리를 loud하게 만들기 위해 필요한 신호를 증폭하기 위한 정도이다.[1070, 1097]

Killon은 이전 단락에서 언급한 자료를 여러 공식으로 표기했다(패널 참조).[913] 음량을 정규화하는데 필요한 이득은 청력역치와 입력수준에 따르기 때문에 모든 주파수에서 동일한 공식이 적용된다. FIG6 과정은 Figure 10.8과 같이 계산기나 그래프에서 사용하기 쉽다.

10.4.5 DSL[i/o]과 DSLm[i/o]

비선형 보청기에 대한 DSL, The Desired Sensation Level 처방은 1995년에 처음 비선형 버전이 등장한 이후 경험과 새로운 데이터에 근거하여 몇 가지가 수정되었다. 첫번째 비선형 버전(DSL[i/o])은 실제로 2개의 과정으로 구성되고, 각각 고유의 이론에 근거하고 있다.[327] 하나의 과정은 DSL[i/o] linear이라고 불리며, linear은 I-O곡선이 넓은 범위의 입력수준에서 직선이라는 의미이다. 즉 압축비(compression ratio)는 Figure 10.9와 같이 광역동범위압축(WDRC) 영역 내에서 일정한데, 선형 증폭과 혼동해서는

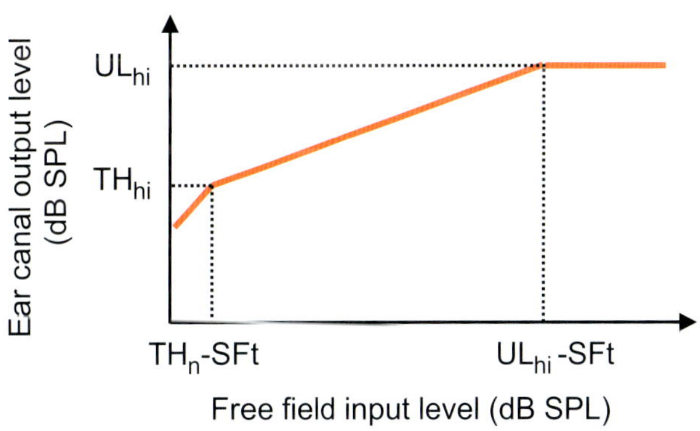

Figure 10.9 The DSL[i/o] method, showing which input levels are mapped to which output levels, using the terminology from Cornelisse et al. (1995). UL stands for upper level of comfortable listening, and TH stands for threshold, where both are expressed in dB SPL in the ear canal. The subscripts n and hi stand for normal and hearing impaired respectively. SFt is the sound field transform from free field SPL to ear canal SPL for the unaided ear for the frequency in question, and is synonymous with REUG.

10

안 된다. DSL[i/o] linear 과정은 각 주파수에서 확장된 역동범위(extended dynamic range)를 난청인의 역동범위에 맞추기에 충분히 큰 압축비를 사용한다. 이런 확장된 역동범위는 정상인의 청력역치부터 난청인의 불쾌레벨(uncomfortable level)까지이다. 따라서 음량정규화를 위한 압축비보다 더 큰 압축비를 갖도록 처방한다. Figure 10.9는 DSL linear 공식의 기본 개념이다. 난청인에 있어 comfort의 상한선은 역치(DSL 3.1 방법을 통하여 Real-Ear Saturated Response 추천)[1600]를 이용해 추정하거나, 개인별로 측정할 수 있다.

비선형 보청기에 대한 다른 최초의 DSL 처방과정은 음량을 정규화하는 것을 목표로 한다는 점에서 보다 일반적이다. 이 처방과정은 DSL curvilinear라고 하며, I-O 함수는 압축 영역에서 곡선이 되기 때문이다. 이 과정에서 정상 청력역치 소리는 난청인의 역치 레벨로 증폭되고, 정상 청력 불쾌레벨의 소리는 난청인에게서 예측되는 불쾌레벨로 증폭된다. 그러나 I-O곡선 사이의 형태는 난청인에서 음량이 증가하는 비율에 대한 정상인에서의 음량 증가 비율에 따라 결정된다. 자극 레벨에 대한 음량범주(loudness category)를 맞추기 위한 공식에서 자극 레벨을 올리는 지수에 의해 이런 증가 비율이 결정된다.

2개의 버전 모두 DSL 소프트웨어 버전 4에서 구동된다. 시간이 지남에 따라 DSL Curvilinear가 주로 사용되고 있으나, DSL 과정은 특히 소아를 대상으로 만들어졌으므로 개인별 음량 증가 함수(loudness growth function)를 측정하는 것이 실용적이지 않다. 이에 지수가 고정되고, 역치만을 근거로 하여 적용되고 있다.

DSL[i/o]는 이후에 DSLm[i/o]로 개정되었고, 'm'은 'multi-stage'를 의미한다. DSLm[i/o]는 다음과 같이 구성된다: 최고 레벨에서는 제한, 중간 레벨에서는 광역동범위 압축(WDRC), 압축역치 이하에서는 선형 증폭(linear amplification), 가장 낮은 입력수준에서는(선택) 확장(expansion). DSLm[i/o]는 DSL[i/o]와 다음과 같은 것에 차이가 있다:[1583]

- 압축역치는 정상 청력역치에서 상당히 높은 값으로 올려졌으며, 난청 정도가 경도에서 심도로 증가하면 협대역 레벨의 압축역치는 30dB에서 70dB SPL로 증가한다.
- 낮은 레벨의 소음이 있을 때 압축역치를 더 높여서 이득을 감소시킨다.
- 어음과 같은 광대역 신호에 대한 전체 주파수에서의 음량 합계(loudness summation)와 어음의 파고율(crest factor)을 고려한 최대출력이 명시된다.
- 전음성 난청을 위한 이득을 추가로 증가시켰다. 전체 주파수에 걸친 평균 전음성 난청 부분의 25% 만큼 불쾌 수준(discomfort level) 증가가 예측된다는 것에 근거하여 이득을 높인다(Section 10.5). 동일한 기도 청력역치를 갖는 감각신경성 난청과 비교하여 전음성 난청에서의 이득 증가는 높은 입력수준일 때 가장 커지고, 낮은 입력수준에서는 없어진다.
- 성인에 대한 이득 처방은 중간 입력수준에서는 7dB 줄이기(하지만 높은 입력수준에서는 더 작게, 낮은 입력수준에 대해서는 더 많이) 때문에 소아 처방보다는 성인 압축비가 낮다. 이것은 소아 난청보다 성인 난청에서는 선호하는 청취레벨(listening level)이 낮고,[1583] DSL[i/o]에서 처방된 이득보다 성인에서는 작은 이득을 선호한다는 증거들에 근거한다.[26, 1069, 1220, 1385] 이상하게도 정상을 대상으로 한 연구에서 정상 청력 성인은 정상 청력 소아보다 더 높은 청취레벨을 선호하였다.[1247] 이해도가 문제가 아닌 경우, 난청 성인과 난청 소아는 좋아하는 음량이 아니라, 얼마나 명료하게 듣고 싶은지에 따라 선호하는 청취레벨이 결정되는 것으로 보인다.
- 양이 피팅을 위한 이득은 3dB 감소시킨다.

정리하면 DSLm[i/o]은 각 주파수에 대한 음량을 정규화하도록 고안되었으나, 다음과 같은 예외적인 경우가 있다:

- 제한이 불쾌음량(loudness discomfort)을 방지하는 높은 입력수준
- 입력이 어음이 아닌 상황의 낮은 입력수준
- 음량정규화 과정으로 예상되는 이득보다 더 낮은 이득을 선호하는 성인

Figure 10.10은 1kHz에서 50dB 난청이 있는 경우에 대한 DSLm[i/o]와 DSL[i/o]를 비교한 것이다. DSLm[i/o]은 대부분의 제조사 소프트웨어에 포함되어 있다.

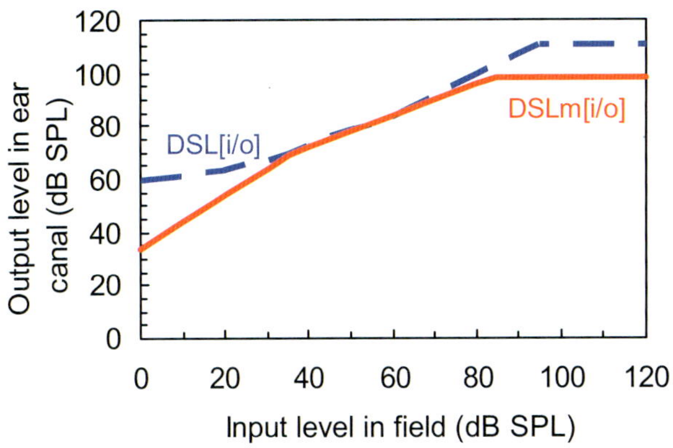

Figure 10.10 The I-O curve for a 50 dB HL hearing loss for the DSL[i/o] and DSLm[i/o] procedures, based on Scollie et al. (2005).

10.4.6 NAL-NL1과 NAL-NL2

이전 방법과 다르게 NAL-NL1(non-linear, version 1)과 개정판(NAL-NL2)은 각 주파수에서 정상적인 음량 복원을 시도하지 않는다. 이에 대한 이론은 정상에서 인지하는 이상으로 전체 어음음량(speech loudness)을 높이지 않아야, 어음이해도(speech intelligibility)를 최대로 만들 수 있다는 것이다.[435] 이를 위하여 각 입력수준에 대한 이득-주파수반응을 유도하기 위해서 2개의 이론 모델이 사용되었다.

첫째 모델은 난청 탈감각화(hearing loss desensitization)효과에 적용하기 위해 높은 SPL에서의 청취효과를 고려한 SII 방법(SII method)을 수정한 것이다. 본질적으로 청력 저하는 가청력감소만이 아니라, 어음이 들려도 이것에서 유용한 정보를 얻어내는 능력도 함께 감소한다(Section 10.3).

둘째 모델은 감각신경성 난청의 영향을 다시 고려하면서 음량을 계산하는 방법이다. 이 2개의 모델 모두에서 필

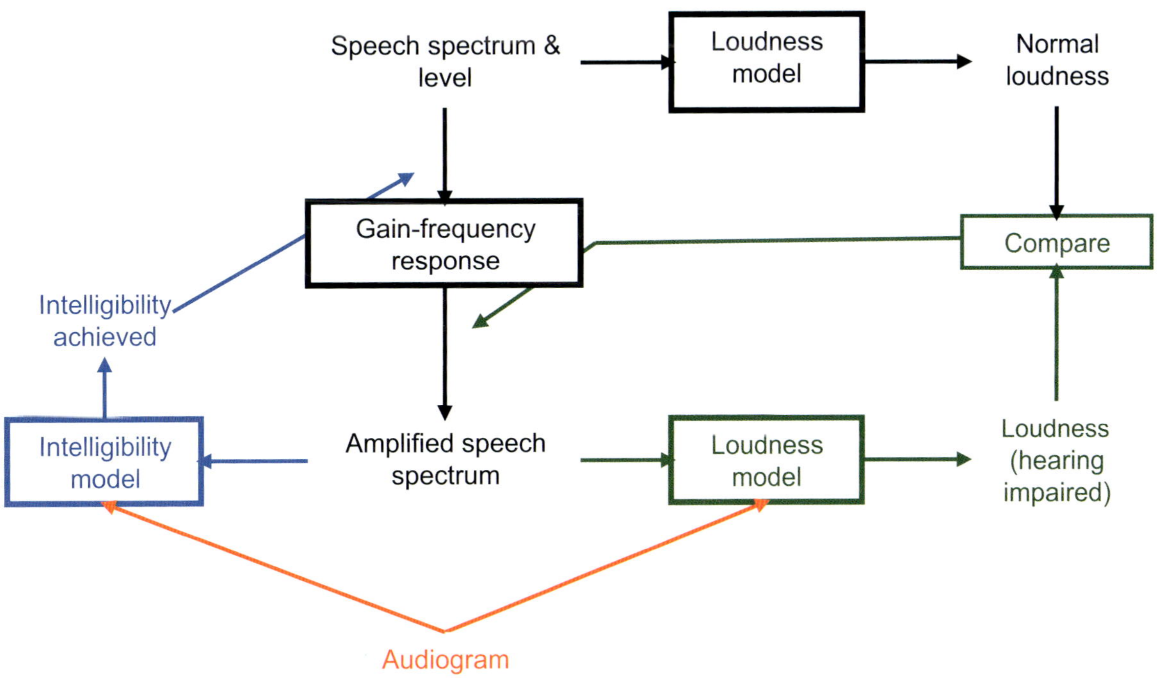

Figure 10.11 The NAL-NL derivation process. The loop on the left (shown in blue) varies the gain-frequency response to maximize speech intelligibility, but subject to the overall loudness not exceeding that for a normal-hearing person listening to the same speech, as calculated by the loop on the right (shown in green). We can think of this as the left loop turning up the gain one frequency at a time, but the right loop turning down the volume control whenever the overall loudness is greater than normal. Both the intelligibility model and the loudness model are adjusted to match the audiogram for which the gain-frequency response is being calculated.

요한 입력수준은 청력역치와 증폭 이후 귀에 전달되는 어음 스펙트럼 레벨(speech spectrum level)이다.

특정 입력수준의 어음에 대하여 계산된 어음이해도가 최대화 될 때까지 각 주파수 이득은 고속 컴퓨터 내에서 체계적으로 변화하지만, 동일한 입력수준에서 정상인이 어음을 청취하기 위해 계산된 음량을 얼마나 초과해야 하는지를 산정하지 않았다(Figure 10.11). 이것은 감각신경성 난청의 광범위한 범위와 형태를 포함하는 많은 청력 검사에 대하여 반복적으로 이뤄졌고, 각 입력수준에 대한 최적의 이득을 찾았다. 매우 시간이 많이 걸리는 과정이므로 단일 입력수준에서 단일 청력도를 사용하는 경우에도 방정식을 사용하여 최적이득을 맞추었다. NAL-NL2에서 이 방정식은 청력도, 입력수준과 그들이 만든 최적의 이득 조합에 신경 네트워크를 적용하여 만들어졌다. 이 방정식은 모든 상황에 최적화되어서 모든 청력도에 적용할 수 있다. NAL-nonlinear이라는 컴퓨터 프로그램에 포함되어 있고, 보청기 제작사에서 제공하는 피팅 소프트웨어와 실이이득 분석기에도 기능이 있다.

비록 시작된 원리는 어음이해도를 최대로 만드는 것이었지만, 대부분의 난청에서 모든 중간 주파수 3옥타브 대역이 거의 동일음량(equal loudness)을 갖게 된다. 입력수준이 증가하면 동일음량으로 증폭되는 주파수 범위도 넓어진다. 초기 NAL linear에서는 동일음량이 중요한 가정이었으나, non-linear 과정에서는 어음이해도를 최대화한 결과로 나타났다.

혼합성 난청에서 필요한 증폭은 감각신경성 난청(즉 골도역치)에 전음성 난청(즉 기도골도차, air-bone gap)의 75%를 해당하는 이득을 더하여 계산한다.

NAL-NL2는 NAL-NL1과 다음 부분들이 다르다:

- 가장 최신의 음량 모델을 사용한다.[1229]
- 난청인이 가청 어음(audible speech)에서 정보를 얻는 능력에 대한 보다 광범위한 자료로 SII 모델이 수정되었다(Section 10.3.4).[292]
- 여자보다는 남자에게 약간 더 높은 이득을 처방한다.[872]
- 착용 경험이 있는 보청기 사용자에게는 처음 사용하는 경우보다 더 높은 이득을 처방한다.[883]
- 특히 심한 고도 난청 또는 심도 난청과 고속작동 압축(fast-acting compression)을 사용하는 경우 높은 수준, 낮은 수준에 최적화된 이득을 조정하여 과도하게 높은 압축비를 갖지 않게 한다.[410, 878]
- 소아에 대한 이득은 중간 입력수준에 대해서는 성인보다 5dB 높고, 낮은 입력수준에서는 이보다는 높이고, 높은 입력수준에 대해서는 이보다 작게 조정한다(Section 16.4.1).
- 양이 피팅(binaural fitting)은 한쪽 피팅보다 이득을 작게 한다. NAL-NL1에서는 입력수준 증가에 따라 이득에

NAL-NL2

NAL-NL2는 125Hz에서 8000Hz 사이의 각 표준 옥타브 주파수에서 삽입이득을 규정하는 복잡한 방정식에 기반한다. 각 주파수에서 이득은 해당 주파수에서의 청력감소만 아니라, 다른 모든 주파수의 손실도 반영한다.

그렇지 않으면 보청기는 실이증폭이득(real-ear aided gain, REAG)으로 처방할 수 있다. 성인 평균 REUG에 삽입이득 목표(insertion gain target)를 더한 삽입이득에서 REAG가 추론된다(Section 4.4).

보청기 처방은 특정 주파수에서 I-O곡선 또는 커플러이득-주파수반응으로 나타낼 수 있다. 이것들은 흔히 순음으로 측정되므로, 순음과 어음 신호 사이의 파고율(crest factor)과 대역폭 차이를 고려하여 NAL non-linear 소프트웨어가 만들어진다. 광대역 신호에 대해서는 아니나, 순음에 대한 처방은 보청기의 채널 수에 따라 처방이 달라진다.

커플러이득 처방에서 다양한 환기구 형태(vent configuration)와 튜브 형태에 따른 음향학적 효과를 고려해야 한다. 다중채널 보청기에서 NAL-nonlinear 소프트웨어는 교차주파수(crossover frequency, 여러 개로 나누어서 주파수를 담당하는 것), 압축역치와 50, 65, 80dB SPL 입력수준에 대한 이득을 권장한다.

서 차이가 있지만, NAL-NL2에서는 이러한 차이가 작다(smaller correction)(Section 15.8).

- 비성조언어(non-tonal language, 예: 영어)와 성조언어(tonal language, 예: 중국어)에서 다르게 되는데, 성조언어는 음조 정보(pitch cue)가 있는 낮은 주파수에 음성 정보가 더 많이 포함하므로 최적의 이득-주파수반응은 고주파수에 비해 저주파수에서 약간 더 많은 이득을 갖는다.

10.4.7 CAMREST, CAMEQ, CAMEQ2-HF

NAL-NL1과 NAL-NL2 처방을 얻기 위해 사용된 동일음량이 연속되는 처방공식에 음량모델을 만든 개발자에 의하여 동일한 음량모델로 만들어졌다. Cambridge 공식이라고 불리는 첫째 모델은 선형 보청기에 적용할 수 있다. 64dB SPL 어음을 증폭하기 위해 필요한 이득-주파수반응을 계산하여 신호 성분의 음량을 각 청각 필터 대역 이내인 500~4000Hz까지의 모든 주파수에서 동일하도록 만들었다.[1228] 이를 특정음량(specific loudness)이라고 한다. 이것은 NAL과 NAL-R 처방과 같은 이론에 바탕을 두고 있으나,[224] 보다 정교한 방식으로 적용된다. 경도 및 중등도의 난청에서는 이런 이론적 근거는 보청기 처방에 대한 합당한 배경을 제공한다.[215] 결과적으로 Cambridge 처방은 첫번째 NAL(1976) 처방과 거의 구별되지 않는다.[236]

이 방법은 이후 다른 입력수준에 적용되어서 다중채널 비선형 보청기에 대한 처방을 만들었다. 동일 입력수준의 음성을 인지하기 위해 정상인에 필요한 총음량(total loudness)과 처방된 총음량이 같아야 한다는 제한이 있다.[1221, 1232] 이에 따른 처방공식은 CAMEQ, Cambridge 음량동등화(loudness equalization)라고 알려졌다. 보청기가 낮거나, 높은 압축역치를 갖는지에 따라서 매우 낮은 입력수준과 매우 높은 입력수준에 대해 다른 이론적 근거를 사용하는 다른 버전의 공식을 사용할 수 있다.

모든 주파수에서 정상과 동일한 음량을 갖도록 하는 것과 같이 특정 음량인 65dB와 85dB SPL 어음의 특정 음량 패턴을 정규화(normalization)하는 것에 대한 이론적 근거를 조정하도록 더 개선된 Cambridge 공식이 CAMREST(Cambridge restoration of loudness)이다.[1214]

마지막으로 CAMEQ에서 사용하는 동일한 원리를 이용하여 최대 10kHz까지 처방하는 최신 버전이 만들어졌다.[1234] CAMEQ2-HF는 500~4000Hz에서 평편한 특정 음량 패턴을 제공한다. 초기 버전과 달리, 이것은 6~10kHz의 가청력 정도를 조절할 수 있다. 특히 최종 부분 가청력이 정상인이 경험할 수 있는 것보다 더 큰 특정 음량을 만들지 않는다면, 어음의 평균제곱레벨(rms level)을 난청역치까지 증폭한다. 복잡한 명칭인 CAMEQ2-HF는 나중에 CAM2로 단순화 되었으며, 새로 보청기 사용하는 경우에 이득을 낮추는 것을 포함하였다. 신규 사용자에 대한 이득 감소가 구체화되었고, 독립된 컴퓨터 프로그램으로 사용 가능하다.

10.4.8 처방들 비교 *Comparison of procedures*

앞에서 논의된 비선형 처방을 4개의 범주로 나눌 수 있다:

음량척도화(scaling)에 의한 음량정규화(loudness normalization by loudness scaling): LGOB, IHAFF/Contour, ScalAdapt는 한번에 한 주파수씩 음량에 대한 환자의 판단에 의해 협대역 소리 정규화를 시도한다.

10

청력역치에 근거한 음량정규화(Loudness normalization based on hearing threshold): FIG6, DSL[i/o], DSLm[i/o], CAMREST는 음량을 넓은 범위의 입력수준에 대하여 정규화하는데, 청력역치로부터 필요한 이득 양을 예측한다.

음량동등화(Loudness equalization): CAMEQ, CAM2은 전주파수에 걸쳐 음량을 동일하게 만들며, 같은 소리에 대하여 정상인이 감지하는 것과 동일하게 총음량(total loudness)을 제한한다. 청력역치로부터 필요한 이득의 양을 예측한다.

이해도 최대화(Intelligibility maximization): NAL-NL1, NAL-NL2는 어음이해도를 최대로 시도하는 것으로 같은 소리에 대하여 정상인이 감지하는 것과 동일하게 총음량(total loudness)을 제한한다. 결과적으로 매우 낮거나, 매우 높은 주파수와 심한 난청이 있는 주파수를 제외하면 이들에 의해 발생되는 음량 패턴은 음량동등화 처방과 비슷하다.

일반적으로 음량을 균등하게 하거나 어음명료도를 최대화하려는 것보다 정상 음량을 회복하기 위해 이득-주파수반응은 500Hz에서 더 많은 이득이 필요하다. 정상인은 500Hz보다 낮거나, 높은 주파수보다 500Hz 영역을 크게 감지하므로 추가적인 이득이 500Hz에 필요하다.

처방들 사이의 차이점(Differences in prescription)

많은 난청에서 각 처방들 사이의 차이점이 확실해 진다. 첫번째로 Figure 10.12는 동일한 40dB 난청에 대한 4개의 비선형 과정으로 처방된 삽입이득이다. 입력 신호 스펙트럼(FIG6)에 관계없이 음량정규화에 기반한 보청기 처방은 평편형 난청(flat hearing loss)에 대하여 모든 입력수준 모두 완전히 같은 삽입이득을 처방한다. DSLm[i/o]는 음량정규화를 목적으로 하면서도, 어음의 저주파수 강조(low frequency emphasis)를 사용하여 약간 올라간 반응 형태가 되도록 처방한다. CAM2도 음량정규화를 목적하므로, DSLm[i/o]와 매우 비슷하나, 평균이득이 더 크다. 어음이해도를 최대화하는 목적인 NAL-NL2는 저주파수 신호에 대하여 최소한의 이득을 처방하는데, 더 높은 입력수준이면 저주파수 어음의 이해도에 중요도가 더 낮기 때문이다. 음량판정(loudness judgement)에 근거하였기 때문에 ScalAdapt 처방이 표시되지 않았지만, NAL-NL1과 매우 유사할 것인데, 이는 ScalAdapt가 250~500Hz의 음량을 정상보다 낮게 만들려는 의도가 있기 때문이다.

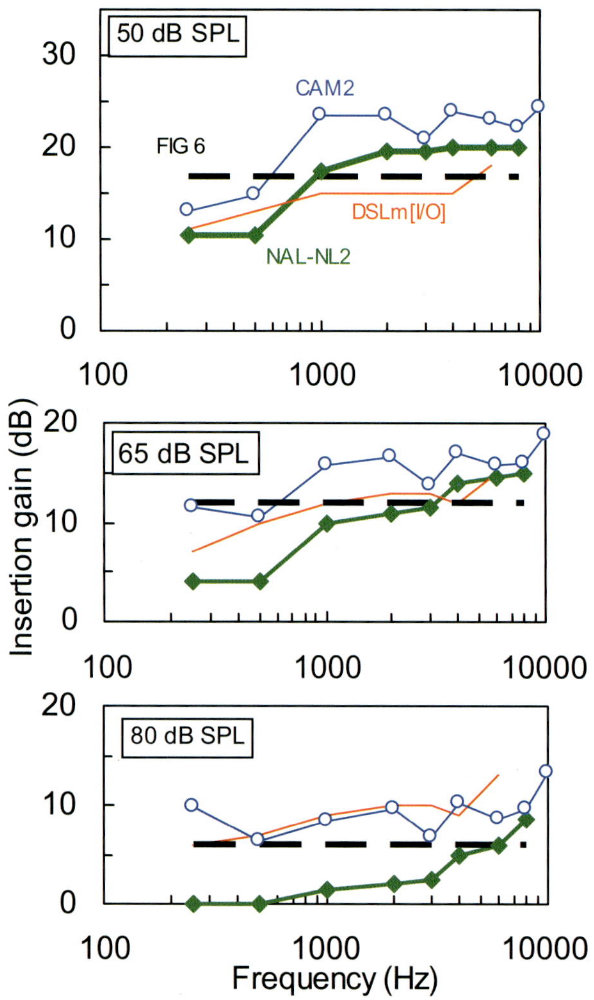

Figure 10.12 Insertion gain at input levels of 50, 65, and 80 dB SPL prescribed for an adult with a flat 40 dB hearing loss by four prescription procedures. A broadband signal with spectrum shape equal to the long-term spectrum of speech has been assumed.

Figure 10.13은 두 번째 실례이다. 급속 하강형(steep sloping) 난청에 처방된 삽입이득이다. 주파수와 입력수준에 관계없이 처방은 2~23dB 차이를 갖는다. 같은 음량 모델(loudness model)에 기반하므로 CAM2와 NAL2는 다른 2개의 과정들보다 작은 고주파수 가청력을 보이는데(특히 중간 입력수준에 대하여), 이와 같은 하강형 난청의 심한 고주파수 역치 증가는 작은 감각수준의 증가도 음량에는 많은 영향을 미치기 때문이다. NAL-NL2에서 감소된 고주파수 이득은 고주파수 어음에서 정보를 얻는 능력이 감소한다는 것에 기반을 두고 있어서, NAL-NL2에 의한 이득은 이들 주파수에서 정상적인 음량을 회복하기에 부족하다. 이 영역의 음량 기여도(loudness contribution)는 감소 되었고, 따라서 다른 주파수 음량을 아마도 유용하게 더 증가시킬 수 있다. 낮은 입력수준에서 NAl-NL2는 손실이 가장 크거나, 이해도에 가장 중요도가 낮은 어음에 대한 주파수에 대해서는 가청력을 얻으려고 하지 않으나, CAM2는 모든 주파수의 넓은 입력수준에 대한 모든 주파수의 가청력을 유지하고자 한다.

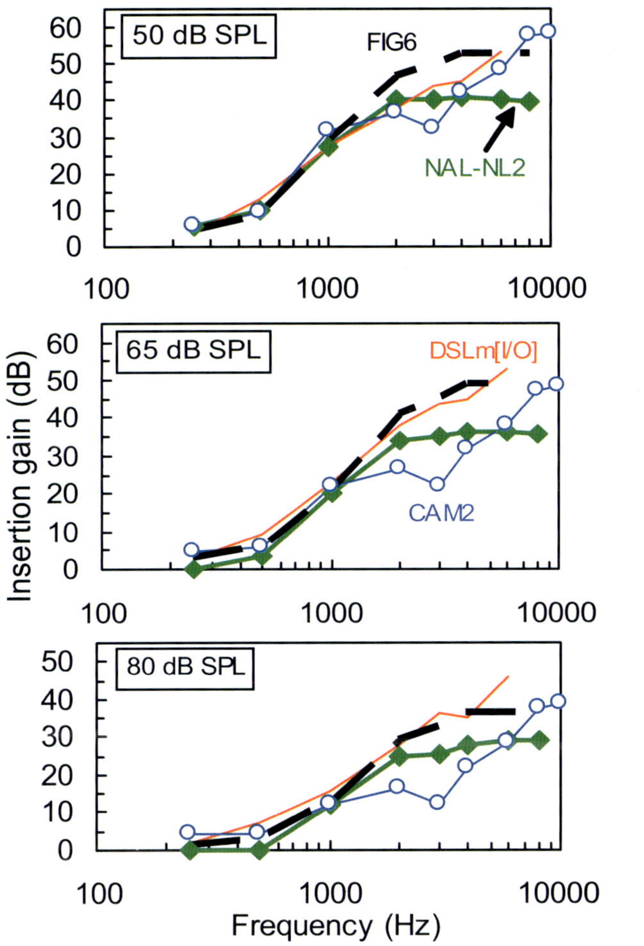

Figure 10.13 Same as Figure 10.12, except it is for the sloping hearing loss shown in Figure 10.4.

실험적 비교와 평가(Experimental comparison and evaluation)

처방을 비교 평가하는 것은 처방이 나온 뒤 수년 동안 불가능하다. NAL-NL1, DSL[i/o], CAMEQ에 대한 평가는 풍부하나, 나중에 나온 NAL-NL2, DSLm[i/o], CAM2에 대한 평가는 부족하다. 심지어 처음 나온 처방에 대한 평가도 종합적이지 않다. 어떤 이득-주파수반응 형태가 더 좋은가와 같은 어려운 질문보다는 대부분의 연구는 다른 입력수준에서의 전체 음량이 작은지, 큰지, 적당한지를 평가하는 것에 중점을 두고 있다.

다양한 평가들은 다음과 같다:

- NAL-NL1은 성인 대상들이 선호하는 평균이득보다 전체 주파수에서 몇 dB 높다(NAL-NL2는 NAL-NL1보다 전반적인 이득(overall gain)을 낮게 처방한다).[872] 음량정규화(IHAFF)에 근거한 처방보다 어음이해도 최대화에 기반한 처방(NAL-NL1)이 선호되며 소음 환경에서 높은 어음이해도를 보인다.[880, 882]
- DSL[i/o]은 NAL-NL1보다 높은 평균이득을 처방한다. 당연히 DSL[i/o]는 성인이 선호하는 것보다 높은 이득을 처방한다(DSLm[i/o]는 DSL[i/o]보다 낮은 전반적인 이득을 처방한다).[26, 1069, 1220, 1385, 1699]
- 선형 증폭보다 DSL[i/o]에 맞춘 WDRC 증폭을 하면 증폭된 소리가 쾌적범위(comfort range)에 놓일 수 있는 입력수준의 범위가 더 넓다. 어음이해도는 낮은 입력수준에서 더 잘 보존된다.[773, 810, 811]
- CAMEQ는 성인에서 선호되는 전반적인 이득(overall gain)으로 처방한다.[26, 1220]
- CAM2는 5kHz이상의 어음 성분을 듣게 하며,[577] 실제 생활에서 만족스러운 음량등급(satisfactory loudness rating)와 음질을 만든다.[1222]
- CAM2에 의해 처방된 고주파수 이득의 정도로 쾌적함(pleasantness)은 최적화 된다.[1224]

역치와 초역치 측정(Threshold versus supra-threshold measurements)

비선형적 보청기 처방과정이 청력만으로 가능한지, 초역치(supra-threshold) 음량판정도 필요한지에 대한 부분은 논란이 많은 사항이다. FIG6, DSLm[i/o], NAL-NL2, CAM2 방법들은 입력 데이터로 청력역치만 필요하기 때문에 음량판정(loudness judgement)이 필요한 처방 방법에 비하여 빠르다는 장점이 있다. 음량을 기반으로 한 처방 방법들은 일부 노인과 어린 소아에서 사용하기에는 전혀 적절하지 않다. 비선형 증폭을 처방하는데 초역치 음량판정을 사용하는 것에 대한 찬반 논쟁이 더 진행될 수 있다.

실용성 측면 이외에 개인별 음량척도를 사용할지에 대한 판단은 음량지각(loudness perception)에 대한 개인별 차이의 중요성에 달려 있다. 동일 청력역치를 갖는 두 사람에서 다른 음량증가곡선(loudness growth curve)을 가질 수 있

역치 또는 음량 기반한 처방과정 선택(Choosing a threshold-based or loudness-based procedure?)

역치 기반 처방(Threshold based procedure) **주장**

- 빠름
- 모든 환자에 가능
- 일부 역치에 의해 음량을 예측 가능
- 전반적으로 커지는 세상 소리 환경에서 음량(가청도의 반대적 개념)의 중요도에 대한 증거가 없음
- 협대역 검사 자극으로 검사부스에서 시행된 음량정규화는 실제 환경에서의 광대역 자극을 통한 정상 음량을 얻지 못함
- 정상 음량(normal loudness)은 측정 대상과 측정 방법에 따라 다를 수 있음

음량에 기반한 처방(Loudness base procedure) **주장**

- 동일 청력도에서도 같은 소리에 대하여 다른 음량으로 인지함
- 정상 음량은 의미 있는 목표이며, 가청력과 이해도를 얻는 방법
- 전반적인 음량(overall loudness)에 대한 정확한 처방은 볼륨 조절기가 없는 경우 중요

으나, 이것의 중요성은 확실하지 않다. 정상인에서도 서로 다른 음량증가곡선을 가질 수 있다. 이들 2명의 정상인이 동일한 와우 손상이 있어 동일하게 청력역치가 증가하여도, 그들은 청력 저하 이전에 다른 음량증가곡선을 가진 것과 같이 난청 이후에도 음량을 서로 다르게 인지하게 될 것이다. 만약 그렇다면 이런 사람들에게서 가장 적절한 '정상 음량(normal loudness)' 목표는 어떻게 되어야 하는가?[512]

음량지각(loudness perception)의 다양성은 음량에 대한 인지능력에 근본적 차이가 있다기 보다는 지시사항이나 음량범주에 대한 오해와 다른 무작위적인 원인에 의하여 발생한다. 다른 척도화 방법(scaling method)을 비교하면 동일인에게서도 사용하는 방법에 따라 음량증가곡선의 기울기가 다르다.[809, 906]

음량척도화(loudness scaling)를 사용하려면, 신뢰성이 높

어음 음량정규화의 복잡성(Complexities in normalizing the loudness of speech)

주파수에 따라 난청 정도의 차이가 있으므로, 음량증가 특성은 협대역 신호로 측정해야 한다. 검사 소리에 대한 정규화(normalization)가 되어 있어도, 검사 자극과 어음 사이의 차이가 있기 때문에 어음에 대한 음량정규화가 어렵다.

- 대역폭(bandwidth)에 걸쳐진 음량을 합산하는 방식을 사용하는 정상인과 같이 난청인이 동일한 방식으로 합산하지 않는다면, 사용하는 대역폭의 차이가 음량정규화를 어렵게 한다.
- 신호 역학(signal dynamics)의 어떠한 차이도 음량정규화를 불확실하게 한다. 어음과 검사음의 대역(band)은 반드시 그들의 rms 크기, 최대 레벨 들에 따라서 비교가 되어야 하는지가 명확하지 않고, 압축기의 개시, 해제시간에 어떤 영향을 미칠 것인가도 확실하지 않다.

이들 대역폭과 신호 역학의 정도에 대해서는 아직 잘 모른다. 정상 음량의 필요성이 잘 알려져 있지 않기 대문에 광대역 어음 자극에 의한 결과도 알 수 없다. 만약 피팅이 개인별 음량척도에 따라 이루어지면, 자극 형태 차이로 만들어진 음량의 차이로 발생하는 오류는 ScalAdapt 과정을 통한 2단계 접근방법으로 최소화 될 수 있다. 협대역 자극으로 초기 음량척도 측정과 조정 이후에 연속적인 문장으로 1개 또는 2개의 단계에 대한 최종 척도 측정과 조정을 시행한다.

고 가장 효과적인 방법을 사용해야 한다. 20대에 비하여 60~70대에서 검사 재현성이 낮지만, 음량척도화 검사는 많은 노인 환자에서도 확실히 가능하다.[903] 협대역 자극을 이용한 음량정규화에 사용할 수 있는 7단계의 음량척도에는 최소 3가지의 과정이 있다(LGOB, IHAFF, 제작사 고유 방법). 이러한 방법에 대한 소요 시간과 음량척도화의 일관성에 대한 정량적 비교 결과가 있다.[905] IHAFF 방법은 주파수당 평균 42회의 자극, LGOB 방법은 평균 18회 자극, 제작사 검사방법은 약 20회의 자극이 필요하다. 음량 자료에 대한 개별 자료의 산포도(scatter gram)에서 다른 2개의 방식보다 LGOB의 일관성이 낮았다. IHAFF 방법은 상승법(ascending method)으로 검사를 하며 제작사 방법은 일부 무작위, 일부 상승법으로 검사하나, 무작위 강도로 검사를 시행하는 LGOB 방법이 일관성을 갖는 이유이다. 제작사 검사 방식이 일관성과 효율성에 있어서 최적의 조합이라고 생각된다.

음량척도를 이용하여 보청기를 피팅하는 경우는 매우 드물다. 편리성과 시간에 근거한 역치 방식의 선택은 제한된 연구 결과와 일치한다. Wesselkamp(2001)는 음량척도화에 의한 음량정규화와 DSL[i/o]에 의한 음량정규화 사이에는 차이가 없다고 하였다. Keidser과 Grant(2001)는 NAL-NL1에 의한 이해도 최대화는 상당히 높은 어음이해도를 얻으며, 이는 IHAFF/Contour 방법을 이용한 음량정규화보다 NAL-NL1이 더 선호되었다고 하였다.

10.5 전음성, 혼합성 난청에 대한 고려 *Allowing for Conductive and Mixed Hearing Loss*

여기서 다루는 내용은 감각신경성 난청에도 적용할 수 있다. 전음성 난청과 혼합성 난청의 전음성 부분은 중이에서 주파수에 따른 소리 감쇄를 만든다. 전음성 난청만 있으면 청력역치, MCL, LDL은 모두 동일한 정도 상승하고,[1885] 상승 정도는 중이에서 발생하는 소리 감쇄 정도와 동일하다. 혼합성 난청에서는 전음성 부분이 청력역치, MCL, LDL을 모두 증가시킬 것이라고 예측하는 것은 합리적이다. 각 주파수에서 전음성 부분의 크기는 청력도에서 기도골도 차이를 통하여 알 수 있다.

이에 전음성 난청에서 각 주파수의 삽입이득은 해당 주파수의 전음성 손실과 같게 처방되어야 한다. 이런 정도의 증폭으로 와우에 정상 입력이 가능해 진다. 유사하게 혼합성 난청에서는 감각신경성 부분의 손실에 대한 처방을 하고, 이후 전음성 부분의 손실만큼 추가이득을 처방한다.

이런 과정이 논리적인 진행 과정으로 보이나, 현대 기술을 적용하면 아마도 합리적이지 않다. 과거 혼합성 난청에서 보청기를 처방할 때 평균적인 이득은 전체 손실의 1/2에 전음성 부분의 1/4을 더한 값이었다.[1095] 간단한 계산식에 따르면 1/4 이득법은 감각신경성 손실의 절반에 전도성 성분의 3/4을 더한 값이 평균적인 이득과 동일하다는 것이다. 이는 경험에 따라 전음성 성분의 100%가 아닌 75%만

10

이경화증 난청(Otosclerotic hearing loss)

감각신경성 손실이 없는 상황에서도 이경화증은 등골의 경화 혹은 유착으로 골전도 역치에 영향을 줄 수 있다.[249, 792] 이런 효과를 고려하여, 감각신경성 혹은 전도성 성분의 손실에 대해 처방할 때 골전도 역치는 Table 10.1을 참고하여 처방 증폭을 줄여야 한다.

Table 10.1 Corrections to be subtracted from bone conduction thresholds prior to calculation of the sensorineural and conductive portions of the loss.[249, 792] The values have been derived by averaging across studies. The 3 kHz figure has been interpolated.

	Correction (dB)					
Frequency	250	500	1000	2000	3000	4000
Correction	-17	-8	1	-1	-2	-2

보상이 필요하다는 것이다. 이에 대해서 몇 가지 이유가 있다.

첫째, 이득이 보청기를 과도하게 제한할 때 추가적 이득을 얻을 수 없는데, 이런 제한은 원치 않는 청각효과(auditory effect)를 만들기 때문이다(Section 10.7). 따라서, 최적이득(optimum gain)은 가능한 OSPL90 값에 의존한다.[1884] 전음성 혹은 혼합성 난청에서 충분히 높은 OSPL90을 제공하는 것이 불가능하다면, 최적이득은 이론상 예상하는 것보다 낮을 것이다. 이것을 달리 말하면, 순수한 전음성 난청에서도 기기의 한계로 제공할 수 있는 역동범위(dynamic range)가 감소한다는 것이다.

둘째, 음향반사(acoustic reflex)에 의하여 정상 귀에 들어오는 높은 레벨의 저주파수 소리는 중이 근육에 의해 감소된다. 전음성 난청에서 이러한 음향반사는 보통 소실된다.[1351] 낮은 레벨 소리에 대한 청력감소보다 높은 레벨 소리에 대한 저주파수 청력감소가 작다. 따라서 높은 레벨의 저주파수 소리를 와우로 정상적으로 입력시키기 위해 필요한 이득은 청력역치가 높아지는 것보다 작다.

셋째, 정상화가 최선은 아니다. 정상인에서 일부 어려운 청취 환경에서는 평편형 주파수반응(flat frequency response) 이외의 반응을 선호한다.[1467, 1886] 유사하게 일부 큰 소리를 정상 감각수준보다 낮게 듣기를 원할 수 있다. 보청기가 적절한 OSPL90을 갖고 있어도 특별히 소음 환경에서는 전음성 성분에 의해 감쇄되는 정도보다는 낮게 보상되는 것을 선호할 수 있다.

여기 내용은 이득으로 보상될 전음성 손실 비율(proportion)에 대한 내용이나 고정된 비율로 생각하면 옳지 않다. 처음 손실의 20dB는 무시할 수 있으나, 이후의 손실은 모두 보상되어야 한다. 다른 방법으로 낮은 입력수준에서 전음성 난청에 대한 완전 보상은 적절할 수 있으나(정상보다 낮은 감각수준으로 듣기를 원하지 않은 경우), 높은 입력수준에 대해서는 보상하는 정도(증폭 정도)를 줄여야 한다. 요약하면, 청력손실 자체가 근본적으로 선형이지만, 비선형 증폭이 전음성 난청에 더욱 적합하다. OSPL90이 불쾌역치보다 낮아서 역동범위(dynamic range)가 정상보다 작다면 비선형 증폭이 적절한데, 이는 역동범위가 감소한 감각신경성 난청 경우와 같다.

전음성 난청에 적합한 처방이 불확실한 현실이지만, 전음성 성분의 난청 형태는 평편하거나, 기울기가 낮다는 것이 다행이다.[1883] 모든 입력수준에 대하여 동일한 이득이 필요한 것은 아니나, 모든 주파수에서 비슷한 수준의 크기로 이득을 주는 것이 합리적 고려가 될 것이다. 이런 손실을 보상하기 위해 불필요한 추가이득을 주면, 보청기 착용자는 볼륨을 줄여서 이를 간단히 조절한다.

처방 목적으로 순수한 전음성 난청을 혼합성 난청이면서 감각신경성 부분이 '0'인 것으로 생각할 수 있을 것이다. 많은 처방방식에서 평편형 난청 10dB에 제공되는 삽입이득은 단순한 평편한 삽입이득이 아니다. 정상인도 모든 주파수에서 0dB의 이득을 반드시 선호하지 않는다는 사실과 같다.[1467, 1886]

10.6 다중메모리 보청기의 선택 사항 *Selecting Options for Multi-Memory Hearing Aids*

지금까지 이 Chapter에서 다룬 대부분의 내용은 개인에게 가장 잘 맞는 이득-주파수반응(gain-frequency response)을 선택하는 것에 대한 것이다. 대부분의 경우 이런 유일한 반응은 존재하지 않는데, 그 이유는 서로 다른 환경에서 보청기 착용자마다 다른 이득-주파수반응을 선호할 수 있기 때문이다. 비선형(non-linear) 보청기는 다른 입력수준에서 다

요약: 이득 처방에서 전음성 성분 고려(Allowing for a conductive component when prescribing gain)

- 어떤 방식을 사용하여도 난청의 감각신경성 성분에 대한 이득을 우선 처방한다.
- 다음으로 해당 주파수의 전음성 성분 75%의 추가적 이득을 처방한다. 비선형 보청기에서는 낮은 입력수준 신호(low input level of signal)에 대해서는 전음성 부분의 100%를 추가이득으로 주고, 높은 입력수준 신호에 대한 추가이득은 전음성 부분의 50%로 줄 수 있다고 하나, 이에 대한 연구 결과는 없다.

른 이득-주파수반응을 보인다. 심지어 특정 보청기 착용자는 환경에서 신호나 소음의 유형에 따라 즉각적인 다른 반응을 선호하기도 한다. 많은 보청기들은 다양한 메모리 또는 프로그램을 보유하고 있다(Section 3.3.2). 이는 각각의 청취 환경에서 보청기 착용자가 최적의 반응을 선택할 수 있도록 해준다.

보청기가 다양한 결정을 스스로 할 수 있게 되어서 최근 다중메모리(multi-memory) 보청기의 필요성이 감소하고 있다. 첫째, 대부분의 보청기들은 SNR이 특히 낮은 주파수 대역에서 이득을 감소하는 적응형 소음감소(adaptive noise reduction) 기능을 갖추고 있다(Section 8.1). 이는 특정 주파수 대역에서 이득이 감소하거나, 다른 압축 특성을 보일 수 있는 프로그램을 수동적으로 선택할 필요가 감소한다. 둘째, 많은 보청기들이 주위 환경에 스스로 맞추어 자동적으로 프로그램을 변경하거나 처리과정을 선택하거나 해제할 수 있다. 이러한 자동 선택기능은 방향성 마이크로폰, 적응형 소음감소, 텔레코일 입력(telecoil input), 피드백 제거(feedback cancellation), 직접 음원 입력(direct audio input)의 기능 작동 여부를 조절한다. 보청기 주위 환경은 소리의 방향을 포함한 청각 입력(acoustic input), 기타 보청기를 포함한 무선 입력(wireless input), 자기 입력(magnetic input), 직접 전기 입력(direct electrical input)을 포함한다.

보청기들이 아무리 똑똑하여도 아직은 오로지 외부의 물리적인 신호만 인지할 수 있으며 보청기 착용자의 기분, 목표, 태도 등은 인지할 수 없다. 보청기 착용자의 청취 기준(listening criterion)에 대해 알지 못한다. 다중메모리 보청기의 기능은 보청기 착용자로 하여금 각각 다른 시간대에 다른 목표를 완수하도록 하는 것이다. 예를 들면 모든 보청기 착용자들이 주위 환경을 관찰하고자 할 때에는 듣기에 기분 좋으며, 너무 크지 않고(not too loud), 피곤하지 않은(not too tiring), 소리를 전달할 수 있는 프로그램을 제공하는 것이다. 이는 보청기 착용자가 어려운 청취 환경에서 모든 단어를 듣도록 하는 프로그램과는 반대가 된다.

현재 연구 중인 응용 가능한 다중메모리 보청기의 적응증은 화자의 얼굴을 보면서 소리읽기(speech reading, 독순(lip-reading))가 가능한 위치에 보청기 착용자가 있는지 여부에 따라서 저주파수 대비 고주파수 강조(low vs. high frequency emphasis)를 조절하는 것이다. 소리읽기(speech reading)에서 얻는 정보는 조음의 위치를 파악하여 가능하며, 주로 고주파수에서 이루어진다. 소리에만 의존하는 경우에 비하여 소리 읽기가 가능할 때에는 주로 음성과 조음 정보 양식을 전달하는 저주파수가 더 중요해진다. 보청기는 화자를 볼 수 없기 때문에 자동적으로 선택하는 것은 불가능하다.

다중메모리 보청기의 다른 사용은 환자에서 최적의 유일한 전반적 프로그램(the best single overall program)을 찾는 것에 도움을 주는 것이다(Section 12.2.6).

다중메모리 보청기들은 메니에르병 제2기와 같이 청력소실의 정도가 가변적인 환자에서 더욱 중요하다. 2개 또는 그 이상의 프로그램들이 청력손실의 정도에 따라 다양하게 적응 될 수 있다. 이런 환자 스스로 이동형 기기를 활용하여 청력손실의 정도를 측정하게 할 수 있으며, 역치가 극단적으로 변할 때마다 보청기를 스스로 재설정하게 할 수 있다. 자기 조정(self-re-program) 형식의 보청기(Section 8.5)는 이를 가능하게 한다.

다중메모리 연구는 선형 기본반응(linear baseline response)에서 가장 넓게 이루어졌다. 이런 상세한 연구들은 Keidser, Dillon & Byrne(1996)에서 찾아볼 수 있다. 현재는 널리 적용 가능하며, 적응형 소음감소에서 사용되고 있으나, 임상적으로는 적당하지 않다. 기본반응은 매우 타당한데, 각 난청 환자에서 개별화되어 선택되며 보청기 프로그램 중 하나에 포함된다. 다른 반응(수동, 자동으로 선택)은 기본반응의 변형이다(예: 저주파수 차단(low-tone cut) 또는 단일 신호처리 특성의 선택). 다른 난청 형태(configuration)를 갖는 두 사람은 같은 청각 환경에 있고, 같은 청취 기준(listening criterion)을 가져도, 기본반응이 다를 수 있기 때문에 다른 증폭 특성(characteristics)으로 처방받게 된다.

10.6.1 음악 프로그램 *Music programs*

음악은 다양한 프로그램이 필요한 이유이다. 음악은 넓은 대역폭(bandwidth), 어음과는 달리 매우 가변적인 시간에 따라 달라지는 장기 어음스펙트럼 형태(long-term spectral shape), 넓은 역동범위(특히 클래식 음악), 매우 높은 rms 크

10

기, 그리고 높은 정점 레벨(peak level)을 갖는다. 따라서 작은 크기의 왜곡도 음색 음질(tonal quality) 차이로 쉽게 인지하게 된다. 음악가들은 악기와 가까이 위치해 있기 때문에 거의 대부분 높은 정점 레벨의 소리에 노출된다. 하지만 청중들도 실내 증폭기 유무에 관계없이 높은 소리 크기에 노출된다.

악기에서 발생된 높은 정점 SPL은 보청기의 입력 단계에 쉽게 과부하를 만들 수 있고, 이는 특징적인 비선형 왜곡을 유발한다. 보청기에서 입력수준이 95dB SPL을 넘어설 때 과부하가 발생하는 일은 흔하다.[266] 큰 음악 소리(loud music sound)에서 나타나는 왜곡은 105dB SPL에 도달할 때까지 과부하가 나타나지 않는 보청기와 비교할 때 특히 음질이 낮아지게 된다.[266] 그러나 단순히 프로그램만 바꿔서 높은 최대 입력수준을 선택하게 하는 보청기는 현재 없다. 왜곡 없이 높은 입력수준을 받아들일 수 있는 보청기의 능력을 실험하는 방법은 Chasin(2006) 연구에서 찾아볼 수 있다.

뚜렷한 정점과 저점(troughs)이 없는 부드러운 이득-주파수반응은 특히 음악을 들을 때 도움이 된다. 악기의 음조(pitch)가 변할 때에도 그들의 음색을 유지할 수 있게 도와주기 때문이다. 이를 위해 음악 프로그램에서 디지털 필터를 사용하는 것이 가능하다. 높은 입력수준이 음악의 특성임을 고려할 때 평균이득이 감소할 수 있다는 가능성은 문제가 되지 않는다.

음악 프로그램들은 보청기가 제공할 수 있는 가장 넓은 대역폭(bandwidth)을 일반적으로 갖지만, 급속도로 청력이 악화되는 사람에게 음악에서 확장된 고주파수반응(extended high frequency response)은 적절하지 않은 것 같다.[1506]

몇몇 다른 증폭 특성들이 음악 프로그램을 위해 제안되었으나, 이에 대한 유효성은 연구된 바 없으며 모두 단점을 만들 수 있다:[266]

- 압축역치(compression threshold)를 올리거나, 압축비(compression ratio)를 줄여서, 또는 함께 사용하여 압축 정도(compression amount)를 감소시킨다.
- 단일채널을 사용하거나, 주파수에 따른 압축 변수(compression parameter)의 변동을 최소화하여 시간에 따른 이득-주파수반응의 다양성을 최소화한다.
- 적응형 소음감소기능과 피드백 취소(feedback cancellation) 알고리즘을 작동하지 못하게 한다.

정상 프로그램에서 어음을 위해 설정된 것과 동일한 WDRC 설정을 갖는 음악 프로그램에는 문제가 없는 것으로 보인다. 사실 음악 감상에 있어 WDRC는 선형 증폭(정점절단 또는 압축제한을 통해 제한)보다 선호된다.[397]

다음은 다른 환경에서 다른 프로그램으로 보청기가 처방할 때 환자들이 어떤 혜택을 얻는지를 임상가들이 확인할 수 있는 방법에 대한 내용이다.

10.6.2 다중메모리 보청기의 대상 *Candidates for multi-memory hearing aids*

다중메모리 보청기는 모든 사람을 위한 것이 아니다. 자동전환(auto-switching) 보청기가 시판되기 전에도 서로 다른 청취 조건에서 서로 다른 프로그램을 선택할 환자 비율은 0~81%까지 다양했다.[875] 단일 상황(TV 청취 등)에서만 보청기를 사용하는 경우에서는 다중메모리 보청기가 도움이 되지 않는다. 만약 여러 상황에서 보청기를 착용하지만, 이 모든 상황에서 청취 조건이 동일하다면 역시 다중메모리 보청기가 도움이 되지 않을 수 있다. 다양한 청취 조건에서 보청기를 사용하지만 최소한 일부 환경에서는 보청기 성능에 만족하지 못하는 경우에 여러 프로그램 사용하는 것을 선호할 수 있다.[875, 1014]

다중메모리 보청기의 사용에 있어 다른 2개의 명확하지 않은 문제가 있다. 첫째, 고주파수 난청(평균 2, 3, 4kHz에서)이 55dB 이상이면 55dB 미만인 경우보다 여러 프로그램을 사용할 가능성이 더 높다.[874] 심한 청력손실이 있으면 역동범위가 제한되고, 나쁜 주파수 해상도(poor frequency resolution)가 그 원인이 될 수 있다. 역동범위가 크면 각 주파수 영역의 감각수준(sensation level)은 중요하지 않은데, 입력 스펙트럼 형태와 레벨이 변화하여서, 결과적으로 출력 신호가 바뀌어도 어음이해도나 편안함(comfort)에는 거의 영향이 없다. 반대로 청력손실이 많고, 어떤 주파수 영역이라도 부적절한 감각수준이 있으면 가청력이 나빠지고, 다른 영역이 특정 영역을 차폐(masking)하거나 과도한 음량을 만든다. 장기 입력 신호 또는 소음의 스펙트럼이 변하면 증폭 특성도 따라서 변해야 한다. 자동 보청기가 적절하게 이를 시행하지 못하면, 다중메모리 보청기 사용을 강하게 주장할 수 있다.

둘째, 500Hz 기본 반응(baseline response)에서 목표이득이 0dB에 가깝다면 다중메모리 보청기의 좋은 대상자는 아니다.[864] 그 이유는 이들이 착용하는 보청기의 이중 전달 경로(dual transmission paths)에 있다. 보청기 환기구로 소리가 단순히 외이도로 들어가는 것을 허용하여 0dB의 저주파수 이득을 가장 쉽게 만들 수 있음을 이야기하였다(Secion 5.3.1). 환기구 전달 소리 경로가 중요한 경로가 되면, 저주파수 소리는 어떤 프로그램이 선택되었는지(심지어는 보청기 작동 여부와 관계없이) 영향을 받지 않는다. 이런 경우 서로 다른 프로그램은 중간 주파수와 고주파수에서만 그리고 제공하는 증폭과 압축에서 차이가 발생한다. 보청기 볼륨 조절기를 조정하는 것은 이와 같이 새로운 프로그램을 선택하는 것과 유사하게 증폭을 바꾼다. 따라서 보청기가 이미 볼륨 조절기를 갖는다는 것은 다중프로그램(multiple program)이 갖는 장점을 줄인다.

10.7 OSPL90 처방 *Prescribing OSPL90*

Section 4.1.4에서와 같이 OSPL90은 보청기가 만들 수 있는 최대 SPL(커플러 또는 귀 시뮬레이터(ear simulator)에서 측정됨)이다. 실이(real-ear)에서 측정할 때 대응되는 용어는 실이포화반응(real-ear saturation response, RESR)이다.

보청기 만족도, 보청기 반품 또는 보청기 사용 중지의 이유를 묻는 설문에서 큰 소리(loud sound)가 너무 크게 들린다는(too loud) 불만이 많다.[953] 이러한 불만이 일반적인 소리레벨(typical level)이 너무 크게 들리게 된 것인지(과도한 이득 처방이 원인), 원하는 어음 소리에 비하여 원하지 않은 주위 배경소음이 너무 큰 것인지(환자의 SNR 손실이 원인), 또는 보청기 자체의 높은 최대출력(maximum ouput)에 의한 것인지 확실하지는 않다. 일부는 마지막 원인에 의한 것이므로 과도하게 높은 OSPL90 가능성이 많다.

OSPL90은 사용하는 문맥에 따라 특정 주파수, 모든 주파수에 적용될 수도 있고, 가장 큰 OSPL90을 갖는 주파수, 또는 특정 스펙트럼 모양의 광대역 소리의 전반적 레벨(overall level)로 적용될 수도 있다. 부적절한 OSPL90 곡선은 부적절한 이득곡선(gain curve)보다 더 많이 보청기를 사용하지 못하게 만들 수 있다. 그러나 OSPL90의 처방과정의 유효성에 대한 연구는 거의 없다.

10.7.1 일반적인 원리: 불쾌, 손상, 왜곡 회피 *General principles: avoiding discomfort, damage and distortion*

적절히 처방된 OSPL90 곡선을 갖는 보청기를 만드는 것은 쉽다:

- 보청기에서 초과된 음량이 보청기 착용자 불쾌감의 원인이 되어서는 안 된다. 이것은 보청기가 소리를 크게 만드는 것이지만, 소리를 불편할 정도로 크게 만든다면, 특히 돌발적으로 발생하는 소리를 불편하게 만들 정도라면 보청기를 사용하기 쉽지 않을 것이다. 다른 방법으로 보청기 착용자가 볼륨 조절기를 낮추어서 출력 소리를 감소시킬 수 있는데, 이것은 입력수준이 작아지면 보청기 효과를 떨어지게 만든다. 정상인도 때로는 음량 불쾌감을 경험하지만, 이런 경우에 보청기를 탓할 수는 없다.
- 보청기는 착용자의 잔청에 추가 손상을 일으킬 정도로 강한 소리를 만들지 않아야 한다. 추가 손상 가능성은 OSPL90 이상이면 가능성이 있고, Section 10.8에 내용이 있다.
- OSPL90은 보청기 착용자가 실제로 필요로 하는 소리보다 더 크지 않을 것이다. 필요한 것보다 OSPL90이 크다면, 보청기는 아마도 배터리 수명을 줄이지 않으면서 더 작은 리시버, 또는 더 작은 배터리로 만들어졌을 것이다.

지금까지 OSPL90을 너무 높게 만들지 않는 이유들을 언급했으며, 만약 OSPL90이 너무 낮으면 아래와 같은 몇 가지 부작용이 발생할 것이다:

- 어음이해도가 감소될 수 있다.
- 음질이 수용할 수 없을 정도로 낮을 수 있다. 특히 정점절단을 통해 제한이 발생하고 보청기 사용자의 청력이 경도 또는 중등도 난청인 경우에 생길 수 있다.
- 보청기 착용자는 정상인이 즐기는 모든 범위의 음량감각(loudness sensation)을 즐길 수 없다.
- 보청기 착용자는 볼륨 조절기를 올려서 부적절한 음량 또는 선명도(clarity)를 보상하려고 할 것이다. 이러면 불행히도 보청기를 더 포화시켜 결과적으로 주요 신호(예: 어음)의 크기는 많이 높이지 않으면서, 어음 중간에 배경소음 크기만 증가할 것이다. 정점절단의 경우 왜곡이 증가한다.
- 극단적인 경우에 주파수 범위 안에서 OSPL90가 청력역치보다 낮으면 보청기 착용자는 주파수 범위 내에서 아무 것도 듣지 못한다.

간단히 말해서 보청기 착용자를 위한 최적의 OSPL90은 불편함, 손상 및 낭비되는 출력을 피할 수 있을 만큼 충분히 낮아야 하지만, 어음에 대하여 부적절한 음량, 나쁜 왜곡 및 강도 정보(intensity cue) 소실 등이 없도록 충분히 높아야 한다.

10.7.2 제한의 형태: 압축 또는 정점절단 *Type of limiting: compression or peak clipping*

OSPL90은 압축제한 또는 정점절단으로 조절된다. Section 2.3.3과 Section 6.3.1에서와 같이 압축제한은 정점절단보다 왜곡이 적다(왜곡은 신호에 새롭고, 청취 가능한 주파수를 유발하는 것으로 정의된다). 정점절단은 정상 청력, 경도와 중등도 난청의 대부분의 사람들, 고도 난청의 많은 사람들, 심도 난청의 일부에서는 바람직하지 않다.[1700, 1734, 1769]

심도 난청이 있으면 당연히 주파수 선택성(frequency selectivity)이 감소되므로 다른 경도~고도 난청에 비하여 왜곡(distortion)을 덜 감지될 수 있다. Figure 10.14와 같이 절단된 신호(clipped signal)보다는 정점절단 파형은 시간적 관점에서 더 극단적인 값이다. 결과적으로 평균 에너지(power)와 rms SPL은 더 커진다. 따라서 정점절단 보청기는 동일 리시버와 증폭기를 갖는 압축제한 보청기보다 항상 더 큰 OSPL90을 만든다. 순음(pure tone)으로 측정했을 때 정점절단 보청기는 압축제한 보청기보다 약 3dB 더 높은 출력을 만들 수 있다. 그러나 어음 신호(speech signal)는 파고율(crest factor)이 높아서, OSPL90의 차이는 약 9dB이 된다.[407] 일부 심도 난청에서는 정점절단으로 커진 왜곡을 보상을 위한 것보다 OSPL90을 더 많이 증가시켰다.

고주파수 소리가 보청기에 들어올 때 상호변조왜곡(intermodulation distortion)이 저주파수 왜곡을 만드는데, 이런 왜곡이 혜택이 된다고 제안되었다. 따라서 보청기 착용자는 저주파수 왜곡으로 고주파수 소리의 존재를 감지할 수 있는데, 주파수 하강 보청기(Section 8.3)에서 더 발생할 것이다. 이 주장에 대한 증거는 아직 부족하고 모순되는데, 이것이 목표라면 가청력을 제공하기 위해 고안된 주파수 하강(frequency lowering technique) 기술을 사용하는 것이 더 좋을 것이다.

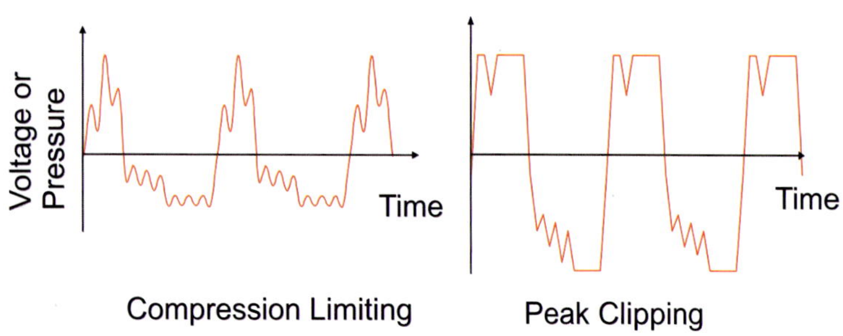

Figure 10.14 A speech waveform after passing through a peak clipper and a compression limiter, where both types of limiter can pass the same peak signal level without clipping.

10.7.3 OSPL90 처방과정 *OSPL90 prescription procedures*

지금까지 많은 OSPL90 선택과정이 공식화되었으나, 단 하나의 과정(NAL-SSPL)만 체계적으로 평가되어 믿을 만한 결과를 만들었다.[1456, 1734] 결과적으로 다른 과정과 일부 관련된 문제에 대하여 간략히 소개하고, 이 과정에 대해 상세히 기술할 것이다. 대부분의 연구는 선형 보청기의 맥락에서 수행되었다. 다중채널 압축이 OSPL90 처방에 미치는 영향은 Section 10.7.5에서 언급될 것이다.

OSPL90을 선택하는 대부분의 과정은 불쾌감 회피에 중점을 둔다. 보청기 사용자의 불쾌음량레벨(loudness discomfort level, LDL)과 같거나 그보다 작은 OSPL90을 설정하는 것에 기초한 몇 가지 과정이 있다. 이러한 과정의 이면에 있는 이론적 근거는 OSPL90은 불쾌감을 유발하지 않아야 한다는 것이다. 또한 불쾌감이 없으면서도 최대한 높게 OSPL90을 설정하면 OSPL90이 낮아서 발생하는 불충분한 음량이나 과도한 포화상태가 될 가능성을 최소화한다. 예를 들어, POGO[1163]에서는 주파수에 따라 가장 높은 OSPL90이 500, 1000 및 2000Hz에서 LDL의 평균과 동일하도록 권장한다. 보정 차이(differences in calibration)를 고려하여 POGO는 2cc 커플러 OSPL90을 dB HL로 표시된 3개의 주파수 평균 LDL보다 4dB 낮게 설정하도록 권장한다. 일부 실험 결과(선형 보청기에서)는 OSPL90이 LDL 값을 초과하는 보청기를 착용하는 환자가 LDL보다 낮게 설정된 보청기를 착용하는 경우에 비하여 음량 불쾌감을 더 많이 호소한다고 하였다.[445, 1284] 이와는 달리 다른 결과에서는 실제 환경에서의 음량 불쾌감과 LDL의 측정값 사이에는 연관성이 낮다고 하였다.[545, 866]

개별적으로 측정된 LDL을 기반으로 한 과정의 문제는 청력역치 검사는 신뢰도가 있으나, LDL 측정 결과는 안정적이고 유효하지 않다는 것이다.[1258] 많은 검사 이후의 평균값 신뢰도는 검사를 시행할 때 환자에게 주어지는 안내와 사용된 심리물리학적 과정(psychophysical procedure)에 의하여 영향을 받는다.[105, 609, 704] Hawkins(1987)는 신뢰성 있는 결과를 얻기 위해서는 환자는 측정 목적을 이해해야 하며, 목표 음량의 위, 아래를 모두 포함하는 레이블(label)이 있어야 한다고 하였다. 청력역치는 얻을 수는 있지만, 고령

압축제한 또는 정점절단 처방 원칙(Principles for prescribing compression limiting or peak clipping)

- 경도, 중등도 난청에서는 정점절단을 사용하지 않아야 한다. 이들은 어떤 처방을 선택해도 상관 없겠으나, 2가지를 경험해 본다면 아주 극소수만이 정점절단을 좋아할 것이고, 대부분은 압축제한을 선호할 것이다.
- 고도 난청에서 선택은 덜 중요하다: 많은 비율의 환자는 무엇을 선택하는지 상관하지 않겠으나, 극히 일부 사람들만 정점절단을 좋아하기 때문에 항상 압축제한을 처방한다.
- 심도 난청에서는 최대 볼륨조절 설정을 선호하는 경향이 있고, 소리가 충분히 크게 들리지 않는다고 불평할 때 정점절단을 사용해야 한다. 그렇지 않다면 압축제한을 사용한다. 대부분의 사람들에 있어 2개의 옵션에 따른 반응 차이는 거의 없다.
- 음량에 만족하는지 표현하지 못할 정도로 너무 어린 소아에 심도 난청이 있으면 선택하기가 어렵다. 이런 소아는 대개 최대 OSPL90 설정을 하는 가장 강력한 보청기를 사용하지 않는다. OSPL90이 최대치보다 낮고, 잔존 청력으로 어음 스펙트럼 정보(speech spectral cues)를 사용할 수 있으면, 정점절단보다는 압축제한으로 OSPL90을 줄이는 것이 가장 바람직하다(정점절단은 다중채널 압축제한(multi-channel compression limiting)보다 이런 정보를 손상시키며, WDRC보다도 훨씬 더 많이 저하시킨다).
- 난청 정도가 어떠해도 보청기의 입력수준이 일반적인 입력수준(예: WDRC) 이상으로 증가하면 이득도 점차 감소되는 압축 형태를 갖는데, 보청기는 거의 그들의 출력을 제한하지 않는다(no output limitation). 압축비(compression ratio)가 충분히 높고, 개시시간(attack time)은 충분히 짧고, 압축역치가 충분히 낮다면 제한 형태(type of compression)는 중요하지 않다.

의 노인이나 어린 소아에서 LDL을 측정 못할 수도 있다. 그러나 실제 보청기 사용 경험에 따라 LDL이 증가한다.[168, 1287] 그러나 이것은 현실 상황에서 시끄러운 소리에 대한 반응의 변화보다는 임상 시험에 대한 친숙함이 늘어나서 발생하는 것이다.[228]

LDL을 측정하지 않고 청력역치로부터 예측할 수도 있다. 오랜 권장사항으로는 각 주파수에서 OSPL90가 100dB SPL과 청력손실의 1/4을 합친 것이다.[359, 1150] 또한 보정 차이는 적절한 교정계수(correction factors)를 고려할 수 있다. 그러나 불행히도 LDL은 청력역치로 정확하게 예측할 수 없다. 일부 연구에서 청력역치가 증가하면 평균적으로 LDL이 증가하나, 측정된 LDL은 예측값과 최대 30dB 차이가 발생하기도 하였다.[105, 445, 454, 846, 1393, 1610] 물론 LDL의 개인별 차이의 일부는 LDL과 청력역치와의 관계가 없

평균 교정계수 없는 OSPL90과 LDL 관계(Relating OSPL90 to LDL without using average correction factors)

처방과 피팅 과정의 일부로 LDL이 측정되는 경우 LDL과 보청기 최대출력(maximum output)을 직접 비교하는 4가지 정확한 방법이 있다.

1. 2cc 커플러로 교정된 삽입형 소리전달 장치(insert transducer)로 LDL을 측정한다.[208, 358, 445, 695]
2. LDL 자극하는 동안 탐침관(probe) 튜브로 외이도 SPL을 측정한다.[700, 776, 1958]
3. 개인별 실이대커플러차(real ear to coupler difference, RECD)를 측정하고, 2cc 커플러 SPL로 표시되는 LDL을 외이도 SPL로 표시된 LDL로 변환시킨다.
4. 피팅 소프트웨어를 조절하여 보청기를 신호원(signal source)으로 사용하여 LDL을 측정한다.

첫째 방법은 ITE / ITC / CIC 보청기를 피팅할 것이면, ER3A 튜브 폰(tube phone)을 사용할 수 있다. 삽입 폰(insert phone)의 끝은 보청기 끝 부분이 외이도에 위치할 동일 지점에 놓여야 한다. 외이도에서 보청기가 자리 잡을 위치를 적절하게 판단하는 것은 매우 어려울 수 있다. 튜브 폰으로 생성된 SPL은 유효 잔여외이도용적(effective ear canal volume)이 1/2이 되거나, 2배가 될 때마다 6dB씩 변하기 때문에 중요한데, 보청기에서는 2번째 굴곡(bend)을 넘지 않으면 오차가 크지 않다. 심부삽입형 보청기의 경우에는 결과를 신중히 검토해야 한다.

BTE 피팅에서 튜브 폰을 개인 이어몰드 튜브에 연결할 수 있다. 이것은 튜브 폰을 외이도에 정확히 위치시켜야 하는 문제가 없으며, 동시에 개별 이어몰드의 튜브 및 환기구 특성을 고려할 수 있다. 튜브 폰이 HA2 2cc 커플러(25mm 길이의 튜브로 완성 됨)에서 dB SPL로 교정되면, 2cc OSPL90을 측정된 LDL과 동일하게 설정하는 것과 관련된 보정 오류(calibration error)가 사실상 없다(LDL 측정 자체에 상당한 오차가 있을 수는 있다).

둘째 대안으로 외이도의 SPL은 LDL 측정 이전, 중간, 이후 탐침관 튜브 마이크로폰으로 모니터링 한다. 외이도 SPL이 모니터링 되는 동안 실이포화반응(real ear saturation response, RESR)이 조정(adjust)되면 개별 보정 오류는 크게 사라진다.

셋째 대안은 실제로 이전의 2가지 방법을 결합한 것이다. LDL은 2cc 커플러로 보정(calibration)된 변환기로 측정되기 때문에 RECD이지만 최종 결과는 커플러 SPL보다는 외이도 SPL로 표현된다.

넷째 대안은 보청기의 환기관과 튜브 효과를 적절히 고려할 뿐 아니라 모든 보정 문제를 피해야 한다.

4가지 접근 방식 모두 정확하고 개별화되어 있지만, 사용되는 전반적인 선택 및 검증 전략에 따라 편의성과 시간 효율성이 다를 수 있다. 이 패널의 정보는 LDL을 측정해야 하는 것이 아니라 OSPL90과 LDL을 비교하는 방법에 대한 제안으로 보아야 한다.

다기보다는 LDL 측정이 부정확했기 때문일 것이다.

LDL과 OSPL90에 대한 둘째 어려움은 OSPL90이 2cc 커플러에서 dB SPL로 표시되나, LDL은 일반적으로 6cc 커플러에서 교정된 헤드폰으로 측정되는 차이가 있다는 것이다. 적절한 평균 교정계수(correction factor)를 사용할 수는 있지만 개인별 결과에 평균 교정계수를 이용하면 LDL을 추정하는 데 오류가 있을 수 있다. 패널은 평균 교정계수를 사용하지 않고 LDL을 얻는 여러 방법에 대한 내용이다.

OSPL90을 기반으로 하는 LDL에서의 셋째 어려움은 OSPL90이 모든 가능한 소리에 불쾌감을 주지 않도록 충분히 낮아야 한다는 것이다. 일반적으로 음량은 자극 대역폭(stimulus bandwidth)과 함께 증가하므로 협대역(narrow-band) 소리가 모든 주파수에서 LDL 미만이어도, 광대역(broadband) 소리는 LDL을 초과할 수 있다.[110, 1888] 동일 주파수에서 왜곡되지 않은 협대역 소리이면서 LDL 미만인 SPL에서도 보청기(왜곡 대역폭이 효과적으로 늘어남)가 포화됨으로 인해 협대역 소리도 왜곡되면서 LDL을 초과할 수 있다.[561]

마지막으로 OSPL90이 LDL만큼 높아야 할 논리적인 이유는 없다. 일부에서는 받아 허용(acceptable)OSPL90의 범위에 대해 생각해야 한다고 제안한다.[116, 1734] 최대허용OSPL90(maximum acceptable OSPL90)은 LDL과 동일하거나 약간 작다. 최소허용OSPL90(minimum acceptable OSPL90)은 청력역치보다 적어도 35dB 이상 증폭될 필요가 있다는 것,[216] 약간 큰 어음(slightly loud speech)은 보청기에서 제한이 걸리면 안 된다는 가정에서 추정할 수 있다.

NAL-SSPL 과정은 이 후자의 접근 방식을 채택하고 정량화한다.[460] 최소허용OSPL90의 제한(limitation)은 75dB SPL의 장기 rms 레벨(long-term rms level) 음성이 보청기에 입력될 때 약간의 제한만 발생하는 것으로 가정되었다. 이 계산을 수행하기 위해 난청인의 NAL-RP 이득선택공식(gain selection formula)(선형 보청기에 적합, WDRC 보청기에 필요한 것보다 OSPL90이 높음)에 의해 예측된 이득의 양을 사용한다고 가정한다. 최대허용OSPL90은 청력역치로부터 추정된 LDL과 같다. 최적 OSPL90(optimal OSPL90)은 불쾌감과 포화 상태(saturation)라는 2개의 제한 사이의 중간에 있다고 가정할 수 있다. 실제 상황에서 중간 값이 사용 가능한 유일한 값이므로, 청력역치(패널 참조)에 의해 직접 산출된다.

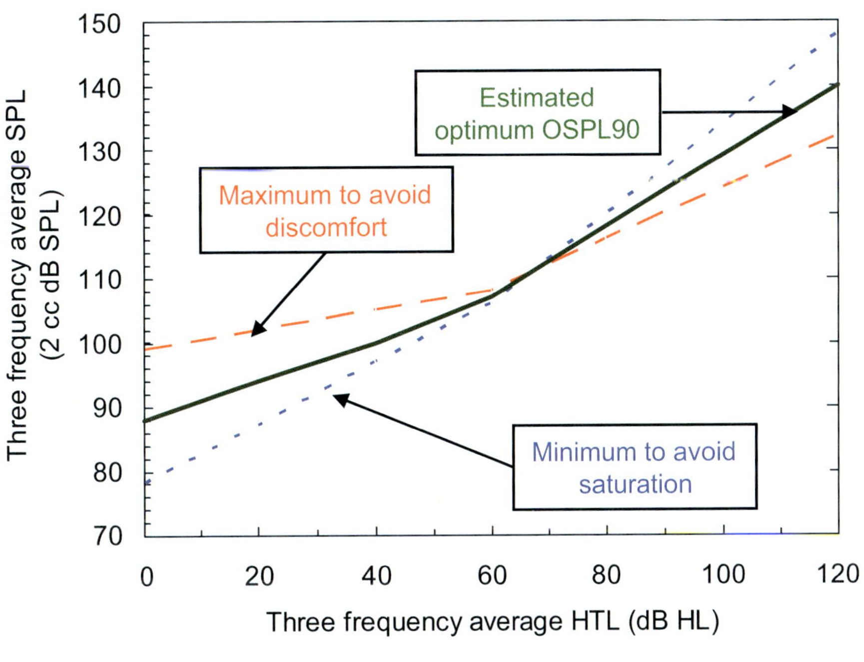

Figure 10.15 The NAL SSPL selection procedure, based on values midway between the OSPL90 needed to avoid discomfort and the OSPL90 needed to avoid excessive saturation.

NAL-SSPL 선택과정(NAL-SSPL selection procedure)

OSPL90 곡선 모양을 제어할 수 없는 보청기의 경우 3개의 주파수 평균 OSPL90(평균 500, 1000 및 2000Hz 역치)은 3개의 주파수 평균 청력소실을 기준으로 처방된다(Figure 10.15 또는 Table 10.2).

Table 10.2 2cc 커플러 SPL에서 3개의 주파수 평균 OSPL90 처방에 대한 NAL-SSPL 선택과정

3FA loss (dB HL)	3FA OSPL90	3FA (dB HL)	3FA OSPL90	3FA loss (dB HL)	3FA OSPL90	3FA loss (dB HL)	3FA OSPL90
0	89	30	98	60	107	90	123
5	90	35	99	65	109	95	126
10	92	40	101	70	112	100	128
15	93	45	102	75	115	105	131
20	95	50	104	80	118	110	134
25	96	55	105	85	120	115	136

이들 값은 500, 1000 및 2000Hz 3개의 주파수에 걸쳐 전체 사람을 대상으로 평균화된 RECD를 더해서 외이도의 SPL로 변환될 수 있다. 이 평균은 6dB이므로 NAL-SSPL 과정은 Table 10.2 또는 Figure 10.15의 결과보다 6dB 높은 값을 채택하여 실이 선택과정(real-ear selection procedure)으로 사용할 수 있다. 이러한 실이 값(real-ear value)은 보청기의 종류나 성인 또는 유아에 관계없이 적용된다. 반대로 2cc 커플러 SPL 값은 평균 성인 크기의 귀에 장착된 BTE, ITE 및 ITC 보청기에만 적용할 수 있다. 잔여외이도용적이 적은 환자는 평균 성인보다 더 적은 2cc OSPL90이 필요하다. 이를 수행하는 방법은 Section 11.4에 있다.

Figure 10.15에서와 같이 경도, 중등도 난청에서 넓은 범위의 허용OSPL90(acceptable OSPL90)이 있다. 고도 난청과 특히 심도 난청에서 추정되는 최대허용OSPL90은 예상되는 최소허용OSPL90보다 작다. 즉 보청기의 불쾌감과 포화 상태를 동시에 피하는 OSPL90 설정은 적어도 선형 보청기에서는 불가능할 수 있다는 의미이다. 2개의 제한(limitation)도 역시 추정 값이므로 처방 과정에서 최적 OSPL90은 2개 사이의 중간에 위치한다.

단일채널(single channel) 보청기를 사용하여 NAL-SSPL 과정을 평가한 결과에서 평균적으로 OSPL90을 너무 높지도 낮지도 않게 만든 경우가 경험적으로 가장 좋은 것으로 나타났다.[1734] 그러나 약 20%의 경우는 처방과정에 의한 OSPL90이 개별 대상자의 허용OSPL90 값 범위 밖에 있었다. 2채널 보청기를 사용한 두 번째 평가에서도 고주파수 채널에서 허용OSPL90 범위의 중간점을 약간 과소 평가했지만, 예측된 OSPL90과 경험적으로 최적으로 밝혀진 OSPL90은 매우 일치하였다.[1456]

이들 연구는 개별 LDL을 신중하게 측정하고 이에 대한 지식이 최적의 OSPL90을 예측하는 정확도를 향상시켰는지를 평가했다. 이들 연구 결론은 역치-기반 처방(threshold-based prescription)을 사용하면 개별 LDL 측정으로 피팅 정확도가 크게 높아지지 않는다고 하였다. 절약된 임상시간은 피팅 후 OSPL90의 적합성 평가에 더 활용될 수 있다. OSPL90 평가방법은 Section 11.7에 있다.

보청기 피팅 전에 LDL을 측정하는 청각사(audiologist) 60%는 이 결론에 모두 합의하지 않았다.[1147] OSPL90이 LDL에 거의 일치하고(그리고 약간 아래) 난청 정도에 따라 측정된 LDL 값의 넓은 범위가 실제라면(즉 지침이나 다른

측정 오류에 대한 다른 해석으로 인한 것이 아니라면), 보청기를 착용하기 전에 모든 환자에게 LDL을 측정해야 한다는 결론을 내리는 것이 합리적이다. 위에서 언급 한 2개의 연구는 보청기 피팅 이전에 LDL을 측정하는 중요성에 대한 의견이 일치하지 않는다.

Chapter 15에도 있지만 두 귀로 청취하는 경우에서의 LDL은 한 귀로 청취하는 경우의 LDL보다 0~6dB 낮다. dB양이 불확실하고 NAL-SSPL 처방의 평가가 양측 보청기에서 시행되므로 반드시 작은 교정(correction)이 있어야 할 것이나, 처방과정에서 양측에 따른 교정은 원칙상 없다.

10.7.4 다른 주파수에서 OSPL90 처방 *Prescribing OSLP90 at different frequencies*

보청기를 이득-주파수반응(gain-frequency response)과 독립적이 되도록 다양한 OSPL90-주파수반응을 갖도록 만드는 것은 가능하며, 이러한 선택은 다중채널 보청기에서 훨씬 쉽다.

주파수에 따라 OSPL90이 달라질 수 있는 보청기에서 OSPL90을 처방하기 전에 OSPL90이 다중채널 보청기 내부의 각각의 채널에서 독립적으로 조절되는지 여부(예를 들어 Figure 10.16a) 또는 신호 전체 대역폭에 걸쳐 작동하는 압축 또는 정점절단에 의해 OSPL90이 조절될 수 있는지 여부(Figure 10.16a)를 확인하는 것이 필수적이다. 각 채널에서 독립적으로 조절이 가능한 보청기에 대한 출력(power)과 음량 합산된 효과가 고려되어야 한다.

예를 들어 보청기의 한 채널이 그 자체로는 LDL을 만들기 어려운 협대역의 소리를 내고 있다고 가정할 때, 만약 모든 채널이 동시에 이 같은 신호를 내면 어떤 일이 일어날까? 첫째, 전체 SPL은 각 채널의 그 어떠한 SPL보다 더 크다. 둘째, 합쳐진 소리는 어떤 개별 채널보다 넓은 대역폭을 가지고 있어서, 합쳐진 소리는 SPL 증가에 근거하여 예상한 것보다 더 크다. 따라서 합쳐진 소리는 불쾌감을 쉽게 유발한다. 채널이 더 많이 있을수록, 소리의 합산은 더 커진다. 이를 보완하기 위해서 협대역 신호로 측정된 OSPL90은 단채널 제한(limitation)에서 필요한 것보다 상대적으로 더 감소시켜야 한다. 보통 단일채널에서는 필요하지 않지만 다중채널 보청기는 OSPL90에서 이와 같은 감소가 필요하고, OSPL90의 감소 여부를 결정하기 이전에 보청기 블록도(block diagram)를 주의 깊게 검사해야 한다.

10

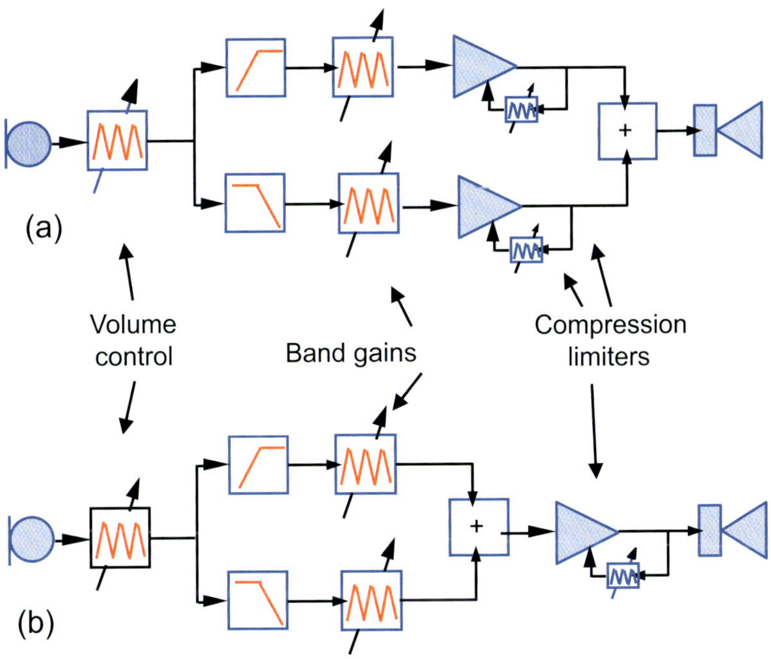

Figure 10.16 A multi-channel hearing aid in which limiting occurs (a) independently in each channel, and, (b) on the wideband signal after the channels have been recombined.

이론 배경: 주파수 특이적 OSPL90 선택 공식(Frequency-specific OSPL90 selection formula)

첫째 불쾌음량레벨(LDL)을 청력역치에서 추정한다. 둘째 보청기 포화(saturation)를 피하기 위해 필요한 각 주파수에서의 최소 SPL(minimum SPL)을 Dillon, Storey(1998)에 기반하여 추정하는데, 차이점은 3개의 주파수 평균값이 아닌, 각 주파수 이득이 사용된다. 각 주파수에서의 이득은 NAL-RP 방법에서 다른 주파수에서의 청력역치에 기반하므로, 각 청력손실 정도에 대한 이득은 700개 청력도(audiograms)의 자료로부터 추정되었다.[1113]

이들 삽입이득은 실이포화반응(RESR)이라는 최대출력 처방의 결과를 내도록, 실이증폭이득(REAG)으로 변환되었다. 최적의 RESR은 보청기 포화를 회피하기 위한 최소 RESR과 LDL을 회피하기 위한 최대 RESR 사이의 중간점으로 산정되었다.

최대출력(maximum output)이 각 채널에 따라 제한되는 다중채널 보청기에서 RESR은 여기에서 제시한 이유 때문에 감소되어야 한다. Bentler, Pavlovic(1989)과 Bentler, Nelson(2001)의 자료에서 서로 다른 주파수에서 n개의 음량소리에 의한 LDL을 피하기 위해서는 단독으로 LDL을 유발하는 소리에 비하여 각 주파수의 음량레벨이 4+13log(n)정도 감소되어야 한다고 하였다. 유사하게 보청기 포화를 피하기 위한 최대출력은 각 채널마다 클 필요는 없는데, 각 채널은 출력 에너지(output power)의 일부분만을 담당하기 때문이다. 만약 증폭 이후 광대역 소리의 에너지(power)가 n개 채널 사이에서 고르게 분산된다면, 최소허용(acceptable)OSPL90에서 감소 정도는 10log(n)이다.

다중채널 보청기에서 감소된 RESR 값은 감소된 최대값과 허용 가능한 최소값 사이의 중간 정도로 계산될 것이다. 그러나 어음에서 전체 주파수에 걸쳐 균일하게 분포된 에너지(power)를 갖는 넓은 스펙트럼이 유지되지 않는다. 어느 한 시점에서 큰 어음(loud speech)은 단지 일부 보청기의 채널을 최대값으로 유도하기만 한다. 최적(optimal) RESR에서 감소시킬 정도는 최악의 경우에 산출된 값의 1/2로 추정된다(Table 10.4).

Table 10.3 RESR (dB SPL) versus hearing threshold (dB HL). For hearing aids where the maximum output is limited independently in separate channels, the RESR (or OSPL90) should be decreased by the amount shown in Table 10.4.

HTL	250	500	1k	2k	4k
0	95	96	95	98	100
5	95	97	96	100	101
10	96	97	98	101	102
15	96	98	99	102	103
20	96	99	101	104	104
25	97	101	102	105	106
30	97	102	104	107	107
35	98	103	105	108	108
40	99	105	107	109	109
45	100	106	108	111	110
50	101	108	110	112	112
55	103	109	111	113	113
60	104	110	113	115	114
65	107	114	115	117	117
70	111	117	118	120	119
75	115	120	121	122	122
80	118	124	123	125	124
85	122	127	126	128	127
90	125	131	128	130	129
95	129	134	131	133	132
100	132	137	134	135	135
105	136	141	136	138	137
110	139	144	139	141	140
115	143	147	142	143	142
120	147	151	144	146	145

Table 10.4 Reduction that should be made to RESR values for multi-channel hearing aids with independent limiting in each channel.

Number of channels	Reduction (dB)
1	0
2	3
4	4
8	6
16	8

주파수 특이 최대출력 처방(Prescribing frequency-specific maximum output)

- 각 주파수에서 손실 중에서 감각신경성 부분에 해당하는 실이포화반응(RESR)을 Table 10.3에서 찾는다.
- 각 채널에서 독립적으로 제한할 수 있는 보청기의 경우 Table 10.4 값을 감소시킨다.
- 전음성 또는 혼합성 난청에서 마지막 RESR을 부여하기 위해 각 주파수의 전음성 부분의 87.5%를 더한다(Section 10.7.6).
- 2cc 커플러 SPL의 처방을 나타내기 위해, RESR 값에서 개인 또는 평균 RECD값(Table 4.4)을 뺀다.

10.7.5 비선형 보청기의 OSPL90 *OSPL90 for non-linear hearing aids*

대부분의 보청기 형태인 비선형 보청기에서 입력수준이 높아지면 이득이 감소하는데, 선형 보청기보다 정확하게 OSPL90을 선정할 필요가 적다. 만약 높은 입력수준에서 이득이 적절하게 감소하면 보청기는 착용자가 겪을 수 있는 모든 입력수준에서 LDL을 만들지 않을 것이다. Killion(1995)은 경도 혹은 중등도 난청에서는 정상적인 음량지각(loudness perception)을 위해 제공하는 이득의 크기를 제한할 필요가 없다고 하였다. 그러나 보청기는 제한 없이 출력레벨(output level)을 만들 수 없기 때문에 어느 정도의 제한은 필수적이다. 과도하게 OSPL90이 높지 않다면 보청기 착용자들이 큰 소리에 대해서 불편해 하는 것과 정상인이 불편해하는 것은 같다.[871] 정상인은 큰 소리에 대해 불평하고 보청기 착용자들은 보청기를 비난한다는 것이 다를 것이다. 가능한 음질을 손해보지 않으면서 LDL을 피하는 것이 가장 바람직하다.

처방되는 OSPL90에 비선형적인 이득이 얼마나 영향을 주는지는 상당히 분명하다. Figure 10.15에 따르면 비선형 이득에서는 LDL을 피하기 위해 최대출력에 영향은 주지 않으나, 높은 입력수준이 들어올 때 보청기 포화를 피하기 위해 이득을 최소한으로 낮춘다. 그러므로 추정되는 최적(optimal) OSPL90은 약간 감소한다. 비선형 보청기에 특별하게 고안된 방법이 없을 때 실질적인 해결책은 앞에 있던 선형 보청기의 OSPL90 처방을 사용하는 것이다.

10.7.6 전음성과 혼합성 난청에서 OSPL90 *OSPL90 for conductive and mixed losses*

10

전음성 난청이 역치, 불쾌감(discomfort), 이득 그리고 증폭 요구(amplification requirements)에 주는 전반적인 영향은 Section 10.5에 나와 있다. 혼합성 난청 환자가 있다면 난청의 감각신경성 부분에 대한 이득과 OSPL90을 먼저 처방한다. 이후 난청의 전음성 부분은 2가지 방법으로 OSPL90에 영향을 줄 것이다. 첫째 전음성 손실의 75%에 대한 추

전음성과 혼합성 난청에 대한 OSPL90, RESR 처방(Prescribing OSPL90 or RESR for conductive and mixed losses)

1. 이경화증(otosclerosis)에서 골전도 역치를 교정(correction)한다(Table 10.1).
2. 난청의 감각신경성 부분은 골전도 역치에서 구하고, 전음성 부분은 기도골도 차이와 같다. 주파수 사이의 기도골도 차이를 부드럽게 하는 것이 합리적이며, 기도골도 차이를 측정할 수 없는 주파수에 대한 결과는 측정한 결과에 따라 추정한다.
3. Figure 10.15, Table 10.2(3개 주파수 평균 OSPL90), Table 10.3(주파수에 따른(frequency-dependent) RESR)을 이용하여 OSPL90, RESR은 난청의 감각신경성 부분에 기반하여 처방한다.
4. OSPL90과 RESR을 난청의 전음성 부분의 0.875 배만큼 더해 높인다(그러나 실제로 이렇게까지 정확하지 않으며, 기도골도 차이의 90%만큼 더하면 충분하다).

가적인 이득이 각 주파수에 더해질 것이다. 이는 보청기 포화를 피하기 위해 필요한 최소(minimum) OSPL90의 양만큼 증가할 것이다. 둘째 전음성 손상의 100%까지 불쾌 레벨(discomfort level)이 증가할 것이다.

만약 NAL-SSPL 선택과정 배경 원리에 따른다면 최적 OSPL90의 상승 정도는 보청기 포화를 피하기 위한 상승과 LDL을 피하기 위해 필요한 상승 사이의 중간 값이 될 것이다. 따라서 전음성 난청 부분에서 가능한 OSPL90에서 요구되는 상승 정도는 전음성 부분의 87.5%에 해당한다(즉, 기도골도 차이).

10.8 과도한 증폭과 이에 따른 청력손실 *Excessive Amplification and Subsequent Hearing Loss*

보청기는 소리를 증폭시키므로 기존 난청에 소음성 난청을 추가할 수 있다. 보청기가 더 심한 난청의 원인이 되지는 2개 요소에 달려 있다.

첫째, 소음성 난청에 대한 취약성은 각 개인의 난청 정도에 달려 있다. 예를 들어 정상인에게 영구역치변동(permanent threshold shift, PTS)의 원인이 되는 소음은 고도 난청의 사람에게는 적은 역치 변동을 일으킨다. 그러나 본질적으로 난청 환자들은 이미 대부분의 내이세포와 그들의 시냅스 또는 와우 내의 외유모세포의 손실이 있으므로, 소음 노출은 잔존 내·외유모세포에 많은 영향을 준다. 정상인에서 소음 노출이 일시역치변동(transient threshold shift, TTS)과 PTS를 일으키는 정도를 계산하는 방법은 통계적 관점에서 계산할 수 있다. 선행 난청과 추가 난청은 이론적으로 계산될 수 있다(패널 참조). 알려진 입력수준에서 보청기가 유발하는 소음성 난청은 측정되는 것만큼 정확하게 예측할 수 있다.[1120]

소음성 난청에 영향을 주는 둘째 요인은 보청기 착용자들의 일일 소음량(daily noise dose)이다. 이것은 보청기 출력레벨과 이 상태가 유지되는 시간에 따라 결정된다. 왜냐하면 입력수준은 시간에 따라 변동하고, 출력레벨도 바뀌기 때문에 이를 하나의 숫자로 나타내기에는 명확하지 않다. 얼마나 PTS 또는 TTS가 발생되는지 예측하고자 하면, 단기 rms 레벨(short term rms level: 음레벨측정기(sound level meter)의 고속평균시간(fast average time)을 이용하여 각각 측정된)의 평균값이 이 변동하는 입력수준의 소리를 가장 잘 나타내는 것일 것이다.[1120]

언제든지 보청기 출력레벨은 다음 3가지에 달려 있다. 첫째, 이득이 증가하면 출력레벨도 역시 증가한다. 둘째, 보청기에 전달되는 입력수준이 커지면 출력레벨도 커진다. 물론 출력이 최대출력 한계보다 작은 경우에서만 맞는 이야기이다. 입력수준과 이득이 합해서 보청기를 포화시킬 수 있게 되면 출력레벨은 보청기 OSPL90에 의해 일차적으로 정해진다(더 정확히는 RESR에 의해). Mac-

이론 배경: 난청 환자에서 소음성 난청을 예측하기(Predicting noise-induced loss for a hearing-impaired person)

큰 소리에 노출된 후 난청 환자에서 발생한 난청은 그 난청이 모두 와우에서 그들의 등가흥분레벨(equivalent excitation level)로 표현될 때, 정상인이 경험할 손실과 난청 환자가 이미 가지고 있는 손실의 합계로 산정할 수 있다. 이 변형은 수정멱법칙(modified power law)으로 불리우며, 각 단계는 다음과 같다:[780, 1115]

- 난청 환자의 초기 청력 저하는 등가내부흥분레벨(equivalent internal excitation level)로 전환된다.
- 정상인의 소음성 난청은 내부흥분레벨로 전환된다.
- 이들 흥분레벨을 더한다.
- 이 총흥분레벨(total excitation level)을 외부 소리레벨로 재변화시킨다. 그리고 마지막으로,
- 이 소리레벨을 소음에 노출된 청력 저하 환자가 갖는 청력역치로 다시 나타낸다.

rae(1994b) 학령기 소아를 대상으로 시행한 연구에서 소음량(noise dose)은 OSPL90보다는 대부분 입력수준과 이득의 조합으로 정해지므로 보청기 출력은 거의 최대값에 도달하지 않았다. 보청기 안정성이 OSPL90에 의해서만 결정된다고 잘못 가정하고 있기 때문에 이런 발견은 매우 중요하다. 그러나 Macrae(1994a)는 OSPL90 또한 안정성에 영향을 준다고 하였다. 이는 보청기 최대출력이 종종 합리적으로 도달되는 피팅에서만 발생할 것이다.

PTS는 무증상(asymptomatic) TTS와 거의 동일한 값까지 커질 것이다.[985, 1120] PTS 성장비율은 소음 노출의 양에 달려 있다. 먼저 TTS가 '안전 한계(safety limits)'라고 하는 특정 양을 넘어서면 10년 이내 PTS의 최종값에 도달하게 되기까지 PTS가 급격히 쌓이기 시작할 것이다(Macrae, 1994a).[21] 정상인의 '안전 한계'는 50dB의 TTS 정도이다.[1118, 1894] 수정멱법칙(modified power law)은 청력손실이 크면 이 '안전 한계'가 급격하게 감소하고, 100dB HL의 청력역치에 대해서는 '안전 한계'가 단지 2dB이다. 둘째로 만약 TTS가 '안전 한계'보다 훨씬 작으면 PTS가 최종값에 도달하기까지 소음 노출에 수십 년이 걸릴 수 있다.

TTS와 PTS는 보청기 착용하는 경우 항상 가능성이 있다. 1kHz에서 NAL-RP에 의한 추천 값보다 15dB 이상의 이득을 사용하면, 최소한 선형 보청기에서는 처음 청력역치가 50dB HL인 사람에서 3dB의 TTS를 일으키기 충분하다.[1119] 이 사례에서 평균 입력수준이 61dB SPL이라고 가정하고, 만약 평균 입력수준 크기가 이것보다 더 유의하게 크면 NAL-RP 과정에 의한 처방은 보수적인 경우에도 이득이 TTS 혹은 PTS가 될 수 있다. TTS가 3dB 처럼 작아도 가능하다면 어떠한 TTS도 피해야 한다. TTS는 즉각적인 결과가 있으며, PTS 전단계이기도 하다. TTS가 발생하면서 대화 능력을 낮추는데, TTS가 발생하면 이러한 3dB 만큼 청력 저하가 증가한 것처럼 듣게 되기 때문이다.[1120]

보청기 유발 난청의 위험과 악화되는 정도는 난청이 증가하면 더 커지는데, 난청이 심할수록 더 많은 증폭이 필요하기 때문이다. 3개 주파수(500, 1000, 200Hz) 평균값이 60dB 이하인 난청에서는 NAL-RP 방법을 사용할 때와 같은 이득으로는 보청기 유발 난청은 문제가 되지 않는다.[1117] 그러나 NAL-RP 방법에서 권고되는 정도의 이득인 경우에도, 역치가 100dB HL이상 증가하면 안전하지 않을 수 있다.[1117] 이득 증가를 필요로 하는 청력손실은 추가이득을 요구하게 되어서 결과적으로 점차 악화하는 경향을 갖게 되어 결국에는 더 심한 난청이 된다. 청력 저하가 커지는 것이 작고, 천천히 진행하여 시간상 수년이 소요되지만, 특히 소아와 젊은 성인에서는 매우 주의해야 한다. 그러나 만약 심도 난청에서 만족할만한 감각수준을 보청기로 얻

10

실제 과정: 보청기 유발 난청 회피(Avoiding hearing aid induced hearing loss)

- 최적 어음이해도(optimal speech intelligibility)를 위해 필요 이상의 이득이나 OSPL90을 처방하지 않는다. 이는 볼륨 조절을 하기에 너무 어린 소아 또는 볼륨 조절기가 없는 보청기를 사용하는 경우에 특히 중요하다.
- 높은 소음레벨 환경에 장시간 노출되는 것을 피하도록 권고한다.
- 일반적인 입력수준이 높은 입력수준으로 높아지면 평균적인 이득이 감소하는 비선형 보청기를 처방한다(이득은 낮은 입력수준에서부터 전형적인 입력수준까지 다양하게 바뀔 수 있다. 그러나 낮은 입력수준에 대한 보청기 착용자의 행동이 소음 유발 난청에 영향을 미칠 가능성은 낮다).
- 주기적으로 오랜 기간 동안 청력역치를 모니터링한다.
- TTS가 의심되면 24시간 보청기를 착용하지 않고 청력역치를 측정하고, 8시간 보청기를 사용한 이후 다시 측정하여 일시적인 청력역치 변동인지를 확인한다(학령기 아이들은 월요일 아침에 첫 번째 측정을 하고 늦은 월요일 오후가 가장 편리하다). TTS를 유발하지 않고 적절한 감각수준을 달성하기 어려우면, 환자들로 하여금 다른 대체 보청기(alternative hearing aids)를 청력 검사 사이에 착용하여 청력이 회복될 시간을 보장한다.

는다면 어느 정도의 추가적인 PTS가 보청기로 인해 발생할 수 있다는 것을 받아들여야 한다.[1116] 다행히도 적어도 청력도를 고려하면 이런 심도 난청은 인공와우이식술의 대상이 되므로 추가 난청이 발생하는 상황은 덜 발생한다(Section 9.2).

마지막으로 선형 보청기에서는 안전 계산이 모두 가능해졌고, 비선형 보청기에서는 입력수준 증가에 따른 이득을 감소시키는 기능에 의해 이런 문제에서 더 안전하다. 소음 환경에서 이득을 줄이는 적응형 소음감소(adaptive noise reduction) 기능은 보청기에서 안전을 보장하는 특성으로 생각할 수 있다.

보청기가 난청을 악화시키지 않는다는 것을 확신하지 못하면, 그런 손상 발생 여부를 확인하는 것이 중요하다. TTS를 확인하는 것이다. 만약 보청기 없이 24시간을 지낸 뒤 하루를 보청기 사용한 다음 청력이 더 나쁘다면, TTS가 일어나고 있으며, 어떤 조치가 없으면 PTS가 곧이어 발생할 것을 의미한다. 수개월 또는 수년에 걸친 주기적인 청력검사는 손상을 탐지하는데도 사용할 수 있다. 그러나 영구적인 손상이 발견하기 이전에 이미 발생하였으므로 다른 이유로 진행된 난청과 구별하기 어렵다. 따라서 TTS를 탐지하여 과도한 증폭을 찾아내는 것이 더 좋다. 비록 내유모세포 시냅스가 여전히 손실되고 초역치(supra-threshold) 명료도(discrimination ability) 정확도에 영향을 주어도, TTS를 찾아내고, 바로잡는 것이 충분히 빠르다면 PTS로 진행하는 영구적인 추가 난청은 피할 수 있다.

10.9 결론 *Concluding Comments*

적절한 선택과정의 영향은 과소평가 되어서는 안 된다. NAL 과정이 처음 소개 되었을 때(일부 임상가들의 막연한 판단과 평가과정을 대체하는), 배터리 사용이 전국적으로 약 51%까지 증가하며 이슈화되었다.[1818, 1819] 보청기 개수와 형태는 변하지 않았으므로, 이러한 배터리 사용 증가는 보청기 사용 증가에 의한 것이다. 일부 서비스 제공이 변화되었으나, 이는 중요한 요인은 아닌 것으로 판단된다.

이 Chapter에서 일부 처방에 대해서는 언급하지 않았다. 일부 보청기 제조사들은 자신들만의 보청기를 위한 피팅 소프트웨어를 포함하는 처방과정을 갖는다. 이런 처방과정의 유도 방식, 공식, 그리고 이들 술기를 뒷받침할 증거를 얻을 수 없었기 때문이다.

보청기 처방공식을 사용하는 경우 임상가는 처방을 조심히 확인할 필요가 있고, 환자의 난청 특성과 이를 비교해야 한다. 많은 처방과정은 어떤 주파수에서 난청이 증가하면 그 주파수에 대한 이득을 제한 없이 처방하기도 한다. Figure 10.17과 같이 다이아몬드로 나타난 환자의 청력도에 대해서는 2kHz 이상에서는 증폭할 의미가 없다. 이 경우 증폭된 고주파수 소리는 전반적인 음량(loudness)은 올리지만, 어음이해도(speech intelligibility)나 음질에는 거의 기여하지 못할 것이다. 또한 2kHz 이상의 가청력을 얻기 위한 큰 이득은 피드백 진동을 유발할 수 있고, 일반적인 경우보다 더 꽉 끼는 이어몰드가 필요하게 된다. 특정 주파수에서 이득을 주어도 어음이해도(speech intelligibility)에 어떤 유용한 도움도 되지 않을 것이면 임상가는 피드백 진동을 최소화하기 위해 이들 주파수의 이득을 더 낮추도록 설명해야 한다.

Figure 10.17에서 사각형 청력도를 보이는 경우 비록 2kHz과 그 이상에서 동일한 역치를 보여도 4kHz 또는 그 이상으로 증폭을 확장하는 것은 가치가 있을 수 있다. 이

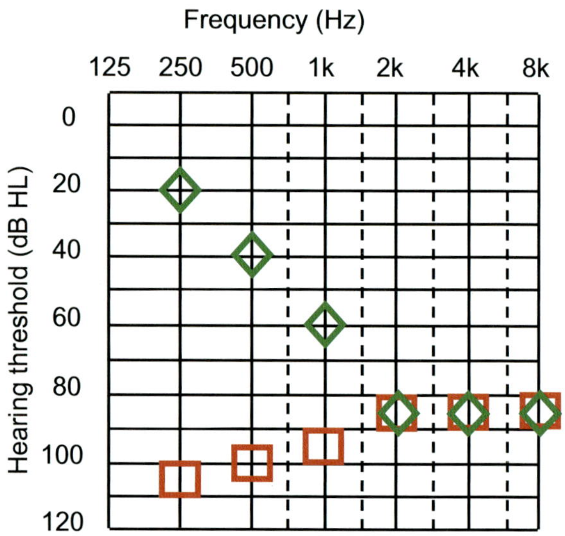

Figure 10.17 Two audiograms with identical losses from 2 to 8 kHz, but different upper frequency limits of aidable hearing.

런 경우에는 낮은 주파수 영역에서 모든 어음 정보를 얻지 못할 것이므로 3, 4kHz 영역에서 얻는 작지만 추가 정보는 의미가 있기 때문이다. NAL-RP와 NAL-NL2 방법은 그들의 계산 공식 내에서 이러한 요인을 고려하였으나, 다른 방법들은 그렇지 않다.

유사하게 일부 사례에서 소프트웨어 압축비가 4 이상이 되면, 이런 높은 압축비는 이상적이지 않다는 경고를 줄 수 있으나, 일부 비선형 공식은 압축비가 4 또는 그 이상으로 처방되기도 한다. 경험적으로 특히 고속작동 다중채널 압축 보청기(fast-acting multi-channel compression HA)에서는 높은 압축비가 낮은 어음이해도(speech intelligibility)와 연관된다.[410, 1327, 1437] Chapter 6에서 언급하였듯이 높은 압축비를 갖는 다중채널 압축은 공간적 신호의 가용성을 감소시키고, 이로 인하여 가청력(audibility)은 높여도 어음이해도(speech intelligibility)는 감소시킨다.

보청기 처방을 위한 입력으로써 LDL 검사의 역할은 완전히 분명하지 않다. 확인한 바와 같이 LDL에 대해 상대적으로 OSPL90을 설정하는 것이 중요하다는 증거들이 있다. 하지만 청력역치에 기반한 처방은 대부분 환자에서 허용(acceptable) OSPL90의 범위에서 OSPL90을 예측하는데, 심지어 선형 보청기에서도 가능하다. 모든 또는 대다수의 환자에게서 WDRC을 적용하면 OSPL90이 덜 중요하게 된다. 따라서 처방에 앞서 LDL을 측정하는 것 보다는 처방된 보청기를 맞춘 이후 보청기의 최대출력을 평가하는데 시간을 사용하는 것이 좋을 것이다. 이 주제에 대하여 보다 많은 연구가 필요하다.[866]

여기서 다룬 처방과정을 돌아보면, 처방은 어음이해도와 음량을 고려하여 거의 대부분이 만들어졌다는 것이 확실하다. 여기에는 소리 국소화(localization), 쾌적(comfort), 즐거움과 자연스러움과 같은 청각 이상의 많은 것이 있다.[218] 각기 다른 처방의 면들을 설명하는 것이 일반적이게 되었으나, 아직까지 처방 내의 이러한 면을 정량적으로 계획하는 것은 불가능하다. 충분히 연구되지 않은 다른 분야는 최적 처방에서의 시각 정보(visual cue)에 대한 효과이다. 독순(lip-reading)은 일차적으로 고주파수 단서를 전달하므로, 독순이 불가능하면 보다 고주파수에 치우친 증폭 강조(emphasis)를 하는 것이 최적의 상태를 만들 것이다.[1873]

보청기 처방과정은 단지 새로운 보청기 피팅의 시작점이다. 일부 경우(많아지기를 희망하지만)에는 처방이 결승선이 될 수도 있다. 다른 경우에는 임상가에 의한 미세조정이 필요하다. 점차 환자들은 보청기 훈련(또는 학습(learning)이라고 불리는) 알고리즘을 통해 책임감을 갖게 될 것이다(Section 8.5).

마지막으로 새로운 기술과 새로운 피팅 과정은 함께 지속적으로 개발되어야 한다. 기술적인 진보는 증폭 특성의 결과가 난청 환자 개별 필요에 적절히 맞춰질 수 있지 않으면 소용이 없다. 새로운 발전과 함께 처리과정의 특성이 개별 보청기 착용자에게 처방할 필요가 있는지, 또는 단지 환경과 상호작용하고 영구적으로 활성화되거나 혹은 보청기에 의해 자동으로 적절한 시간에 활성화될지에 대한 물음이 필요하다.[901] 이에 대한 결론은 분명하지 않다. 예를 들어 적응형 소음감소 알고리즘의 특징은 지금까지 개인적 상황에 따라 처방하는 것과 차이가 크다. 대부분은 일반적으로 어느 정도의 이득 감소가 가능하게 만들어지고, 이것을 환자에게 가장 잘 맞도록 시도하는 정도이다. 이런 상황은 1940년대의 다른 여러 보청기를 시험적으로 비교하는 것과 비슷한 것이다. Section 8.1.1에서 논의하였지만, 최적의 적응형 소음감소기능의 설정은 분명히 어음과 소음레벨에 대한 청력역치에 따라 결정되어야 하고, 개인에 따라 다르게 처방되어야 할 것이다.

Chapter 11 Selecting, Adjusting and Verifying Hearing Aids

보청기 선택, 조절 및 검증

개요(synopsis)

임상가와 환자가 보청기를 선택할 때에는 우선 CIC, ITC, ITE, BTE-RITE, BTE-RITA(표준 튜브와 이어몰드, 또는 얇은 튜브와 이어몰드 또는 임시 피팅 돔(instant-fit dome) 포함), 안경형, 신체형(body style) 보청기 중 적절한 종류가 무엇인지, 그리고 이들의 하위 구성품 중 가장 적절한 품목이 무엇인지 결정하게 된다. 이후에는 귓속으로 삽입 편의성(ease of insertion), 조작 편의성(ease of control manipulation), 가시성(visibility), 이득의 정도, 바람 소리에 대한 민감성, 방향성, 신뢰성(reliability), 전화기와의 호환성, 청소 편의성, 폐쇄효과와 피드백 감소, 한번 방문으로 착용과 평가가 동시에 가능한지, 가격 측면에서 장점 등을 고려하여 적절한 기기를 선택하게 된다. 각 요소에 대한 중요도는 개인에 따라 매우 다양하다. 예를 들면, 음량 조절, 텔레코일(telecoil) 및 스위치, 직접 음원 입력, 방향성 마이크로폰과 같은 구체적인 기능의 필요성은 개개인의 선호도에 따라 결정되어야 한다. 이러한 개인에 따른 요구 사항은 보청기 종류 선택에도 영향을 미친다. 대다수의 환자에서 BTE 보청기는 다른 형태에 비해 더 많은 장점이 있다.

이후 환자에 맞는 신호처리 옵션을 선택해야 한다. 보청기가 충분한 최대출력을 제공할 수 있는 경우에는 압축제한(compression limiting)은 정점절단(peak clipping)보다 더 적절한 조절 방식이다. 압축제한에 더하여 넓은 입력 음압에 대한 저비율 압축은 대부분의 환자에게 적합하다. 이러한 저비율 압축은 단일 또는 다중채널에 관계없이, 그리고 고속 또는 완속 압축 방식에 관계없이 장점이 있다. 다중채널 압축은 고음역의 급속 하강형 난청을 가진 환자에게 보다 높은 어음이해도와 편안한 청취를 제공하며, 적응형 소음감소(adaptive noise reduction) 및 피드백 억제와 같은 다른 기능을 용이하게 한다. 적응형 소음감소기능의 장점은 다양한 환경에서 보청기를 착용하고, 광범위한 주파수에 걸쳐 증폭이 필요한 환자에게 편안한 청취를 제공한다는 점이 특징이다. 동일한 고려 사항이 다중메모리 보청기에도 적용되지만, 유일한 차이점은 보청기보다는 환자가 직접 청취 환경에 적합한 보청기 반응변수를 선택한다는 것이다. 피드백 제거(feedback cancellation)는 고도 또는 심도 난청 환자, 고주파수에서 심한 청력 저하가 있지만 저주파수에서는 청력이 거의 정상인 환자, 개방형 외이도 기기(open canal device)로 피팅한 환자, 텔레코일 입력을 사용하지 않고 전화기를 사용하기 원하는 환자에게 가장 유익하다. 이런 조합은 거의 모든 대상에게 유용하다. 주파수 하강법(frequency lowering)은 일부 환자에게 유익하지만, 어떤 환자에게 좋을지 예측하기 어렵다. 보청기 사용에 대해 교육이 가능한 환자라면 보청기 미세조절(fine tuning)에 있어서도 환자의 책임 있는 역할이 가능하다.

보청기 피팅 소프트웨어는 처방된 목표 이득-주파수반응에 대한 일차적인 근사값을 제공한다. 소프트웨어는 이어몰드/이어쉘 또는 돔 피팅(dome fitting)이 적절한 음향학적 구조를 가지도록 조정하여야 한다. 이러한 근사값은 개별 환자의 실이커플러차(RECD)를 적용하여 더욱 정확해질 수 있다. 이와 같은 사전 계산을 통해 정확도가 커지는 것은 아마도 최종 실이이득을 측정하기 어려운 유아를 위한 보청기에 대해서만 가치가 있을 것이다. 환자에 따라 조절이 필요한 신호처리 방식의 선택은 적절한 처방을 통해 이루어져야 한다. 보청기가 개인(또는 적어도 연령에 맞는)의 RECD를 사용하는 커플러를 이용해 조절되지 않는 경우에 실이이득의 측정은 필수적이다.

완벽하게 정밀한 OSPL90을 처방하기는 어렵기 때문에 환자가 진료실을 떠나기 전에 최대출력의 적합성을 주관적으로 평가해야 한다. 보청기가 입력음을 불편할 정도로 증폭시키지 않게 하기 위해 환자에게 다양한 높은 음압의 소리를 들려주어야 한다. 하지만 최대출력은 환자가 높은 음압의 입력음을 큰 소리로 경험할 수 있을 만큼 커야 한다. 이는 높은 음압의 어음을 들려준 후 환자에게 주관적인 소리 크기를 표현하도록 하여 평가할 수 있다.

여기에서는 이전에 소개한 많은 정보를 이용하여 보청기를 선택하고 조절하는 방법에 대한 단계별 지침을 제공한다. 첫째 보청기 종류를 선택하는 방법에 대해서 알아보고, 둘째로 사용에 적합하도록 각 기능을 선택하는 방법에 대한 정보를 제공하고자 한다. 마지막으로 처방된 보청기 성능을 효율적으로 달성하는 방법을 논의한다. 보청기 종류와 그 기능의 선택은 환자 필요와 능력을 고려하여 이루어진다. 필요사항은 간단한 질문을 통해 평가될 수 있지만, 보다 체계적인 접근을 통해 더 많은 유용한 정보를 알아낼 수 있다. 체계적인 평가를 위해서는 Client Oriented Scale of Improvement(COSI)의 goal setting 항목, Goal Attainment Scaling(GAS), Glasgow Hearing Aid Benefit Profile(GHABP), Patient Expectation Worksheet(PEW)(Section 9.1.6의 Panel을 참조), Hearing Demand, Ability and Need Profile은 보다 더 체계적인 정보를 제공하며, 일반적으로 경험하는 다양한 청취 환경에서 충족되지 못하는 청각적 필요 사항과 청각보조기기가 유용한 상황에 대한 정보를 제공한다.[1374]

그러나 처음 보청기를 착용하는 사람이든, 새로운 보청기를 구입하는 이미 익숙한 사람이든 간에 청각 요구 사항에 대한 분석은 필수적이다. 청취가 어렵고 그 결과 더 잘 들을 필요가 있는 상황에 대해서 환자의 자발적인 반응에 의존하여 평가하는 개방형 결정 방식이 실제로는 의미가 없는 여러 청취 상황에 대한 긴 목록에 대한 평점에 근거한 방식보다 효율적일 수 있다.

11.1 보청기 종류의 선택 *Selecting Hearing Aid Style*: CIC, ITC, ITE, BTE, 안경형, 신체형

보청기 종류를 선택할 때 고려해야 할 많은 요소가 있다. 서로 각 보청기 종류에 따른 상대적 장점은 Table 11.1에 요약되어 있다. 안경형 및 신체형(body style) 보청기는 이

Table 11.1 Relative advantages of different hearing aid styles. Greater advantages relative to the other styles are indicated by a greater number of check marks. Some of the relative advantages indicated are based on the opinion of a small number of clinicians and the relative advantages shown may not apply to all brands and models or for all clients.

Factor	CIC	ITC	ITE	BTE/ mold	BTE/ dome/ RITA	BTE/ dome/ RITE	Spec-tacle	Body
Ease of insertion and removal	√√	√√	√		√	√	√	√
Ease of manipulating on-aid controls		√	√√	√√√	√√	√√	√√√	√√√
Invisibility	√√√	√√	√	√	√√	√√		
High gain and maximum output			√	√√		√	√√	√√√
Bandwidth and frequency response shape	√√√	√√√	√√√	√√	√√	√√√	√√	
Insensitivity to wind noise	√√√	√√	√√					
Directivity (for omni-directional mics)	√√√	√√	√					
Directivity (for directional mics)		√	√√√	√√√	√√	√√	√√√	
Reliability				√√√	√√√		√√√	√√√
Compatibility with telephones	√√	√	√	√√√	√√	√√	√√√	√
Ease of cleaning				√√√	√√√		√√√	√√√
Avoidance of occlusion		√	√√	√√	√√√	√√√	√√	√√
Avoidance of feedback			√	√√√			√√√	√√√
Same day assess and fit					√√√	√√√		
Cost		√	√	√√	√√	√√	√√	√√

리뷰에 포함되어 있지만 거의 사용되지는 않는다. 안경형 보청기를 사용하는 한정된 경우도 대부분은 BTE 보청기에 안경형 어댑터를 연결하여 사용하는 경우이다. BTE/dome/RITA 스타일은 얇은 튜브를 갖는 micro BTE이고, BTE/dome/RITE 스타일은 연결선이 얇은 micro BTE이다. 두 종류 모두 돔이라고 불리는 즉석 맞춤(instant-fit) 팁에 연결되어 있다.

관리의 편의성은 보청기 피팅 성공에 큰 영향을 미친다.[90,122,187,730] 고령의 사용자일수록 편리한 관리가 더 중요해진다.[1180,1181] 따라서 Table 11.1의 첫째, 둘째 항목과 이어지는 설명은 많은 환자에게 매우 중요하다.

편리한 삽입 및 제거(Ease of insertion and removal)

ITE, ITC 및 CIC 보청기는 단일 패키지로 구성되어 있고 안경을 방해하지 않기 때문에 삽입 및 제거가 가장 쉽다고 보고되어 왔다.[190, 1793, 1817] 그러나 이어몰드에 귓바퀴 고정장치(helix lock)가 없는 BTE 보청기는 귓바퀴 고정부분이 있는 ITE 보청기보다 쉽게 삽입할 수 있다.[1188, 1717] 일부 사용자에서 귓바퀴 고정장치가 삽입(완전히 삽입되었을 때 더 안전하지만)을 어렵게 하기 때문에 전이개강(full-concha) ITE 보청기가 ITC 및 CIC 보청기보다 삽입하기 더 어렵다. 제거 끈(string)이 있는 CIC는 상대적으로 삽입과 제거가 쉽다. 심부삽입형의 장기 착용 CIC는 임상가가 삽입을 책임지고, 배터리 수명이 소모된 경우에만 제거가 필요하기 때문에 환자에게 삽입과 제거에 어려움을 주지 않는다.

사용자 조작의 편의성(Ease of on-aid user control manipulation)

CIC가 귀에 있는 경우, 특히 깊숙이 삽입된 경우에는 보청기를 착용한 사람이 이를 조작하기 어렵다. 만약 연장된 손잡이가 볼륨 조절기에 부착되어 있다면 이득 조정이 쉬워지지만, CIC의 외관상의 장점을 저하시킨다. 신체형(body style), 안경형, BTE 보청기의 조절기는 크기가 크고 찾기 쉽도록 위치하기 때문에 조작하기 더 쉽다. ITE와 ITC의 볼륨 조절기에 크기 조절 및 사용 편의성을 높이기 위해 Add-on cap을 주문하기도 하지만 약간의 비용이 든다. 압축을 통한 자동 이득 제어가 가능하거나 리모콘을 통한 이득 조절이 가능한 경우, 볼륨 조절의 편의성은 문제가 되지 않는다. 환자가 직접 미세조절을 시행하거나 배터리를 교체하는 과정의 어려움을 관찰하여 조절 장치의 선택과 보청기의 크기 및 종류를 선택하는 데 이용할 수 있다.

낮은 가시성(Invisibility)

일반적으로 CIC 보청기는 외부에서 잘 보이지 않고, 특히 심부삽입형 CIC 보청기는 완전히 눈에 띄지 않는다. 외이도 안의 돔에서 끝나는 얇은 튜브 또는 연결 와이어가 있는 mini BTE는 특히 뒤에서 보았을 때 보청기를 가리는 모발을 가진 환자에서 거의 보이지 않는다. 리시버가 케이스에 들어갈 필요가 없기 때문에 RITE 형식의 BTE 케이스는 RITA 형식의 BTE 케이스보다 더 작을 수 있으며, 나머지는 동일하다. 그러나 텔레코일(telecoil), 스위치 및 음원 입력 단자를 제거하고 size 10 배터리를 사용함으로써 많은 회사에서는 매우 작은 RITA-BTE를 생산한다. 일부 제조사는 개방형 보청기의 저주파수 채널을 비활성화하여 배터리 전류를 줄여 작은 배터리를 사용하기 쉽게 하고 합리적인 배터리 수명을 유지한다.[1257] 약 1kHz 미만에 대한 증폭을 없애는 것은 개방형 피팅(open fitting)으로 조절되는 보청기에서만 가능하다.

고이득과 최대출력(High gain and maximum output)

보청기 마이크로폰이 외이도 입구(소리가 주로 누출되는 곳)에서 멀어질수록 피드백 없이 더 큰 이득을 얻을 수 있다. 리시버와 배터리가 커질수록, 보청기가 커지는데, 따라서 OSPL90이 더 커질 수 있다. 특히 저주파수에서 이러한 경향이 뚜렷하게 나타난다. 효과적인 피드백 제거(feedback cancellation) 기능이 작동하는 개방형 피팅 BTE 보청기는 보고된 바에 따르면 약 30dB의 고주파수 삽입이득을 얻을 수 있다고 하였다.[994, 1257] NAL-NL2 처방 규칙을 뒤집어 적용하면 30dB 고주파수 삽입이득은 60dB HL까지의 고주파수 손실에 대한 처방과 일치한다. 또한 약 80dB까지의 고주파수 손실은 65dB 이상의 입력수준(input level)에 대해서만 처방이 적합하다. 따라서 보청기는 soft 입력수준에 대해서는 적정한 수준보다 작다.

돔 형태(dome style)(즉, 맞춤형이 아님) 외이도 장치(canal pieces)는 충분한 저주파수 이득을 달성하기에 부적합하다. 개방형 돔(open dome)은 250Hz에서 어떠한 저주파수 이득도 달성할 수 없으며, 500Hz에서 얻을 수 있는 이득도 크게 제한된다. 특히 이중 플린지 돔(double flange)이 있는 폐쇄형 돔(closed dome)에서는 약간의 저주파수 이득이 가능하지만, 불행히도 폐쇄형 돔(closed dome) 주변의 누출량은 매우 다양하므로 저주파수 이득이 필요한 경우 맞춤형보다 훨씬 덜 만족스럽게 된다.[1355, 1773] 즉 폐쇄형 돔(또는 다른 모양의 즉석-맞춤 팁)이 개방형 돔보다 더욱 외이도를 폐쇄시킬 수 있더라도 맞춤형 이어몰드로 얻을 수 있는 만큼은 아니다. 50dB SPL 이상의 모든 입력수준에 대한 NAL-NL2 처방과 맞추길 원한다면 25dB 이상의 저주파수 손실을 보상하기 위한 저주파수 이득이 필요하고, 65dB SPL 이상의 입력수준에 대한 처방과 맞추길 원한다면 저주파수 손실에 대한 보상이 30dB 이상이 되어야 한다.

대역폭 및 주파수반응(Bandwidth and frequency response shape)

BTE 중에서 RITE 보청기의 튜브 공명(tubing resonance)이 없고, 특히 댐핑(damping)이 없으면, RITA 형식에 비해 매우 높은 주파수에서의 이득과 OSPL90이 약간 높아질 수 있고, 중간 및 고주파수 전체에 걸쳐 부드러운 주파수반응을 얻을 수 있다. 전기필터(electric filter)는 튜브로 인해 발생하는 정점과 저점(dip)을 제거할 수 있지만, 주파수들에 걸쳐 평균하였을 때 OSPL90이 감소되는 한계가 있다. RITE 형식 특유의 부드러운 주파수반응으로 얻어지는 음질의 장점은 RITE 형식에 대한 주관적인 선호도를 증가시킬 수 있지만,[39] 외이도 외부에 리시버가 위치해야만 하는 RITA 형식의 높은 신뢰도와 교환되어 얻어지는 것이다.

얇은 튜브 BTE는 더 넓은 #13 tube로 소리를 전달하는 BTE보다 약간 낮은 고주파수반응을 보이며, #13 tube에 고주파수 혼(horn)을 사용하면 이러한 차이는 더 현저해진다.

바람 소리의 영향 억제(Insensitivity to wind noise)

대부분의 바람 소리는 머리와 귓바퀴에 의해 발생하는 와류에서 기인한다.[458] CIC 보청기는 마이크로폰이 귓바퀴와 머리의 난기류 생성 부분에서 멀리 떨어져 있기 때문에 다른 보청기 유형에 비해 바람 소리가 적게 들린다. CIC 마이크로폰은 직접적인 바람의 흐름으로부터는 보호 받지만, 특정 각도에서는 이주(tragus)에 의해 만들어진 형성된 난기류가 이개(concha)로 들어가서 CIC 마이크로폰으로 전달되므로 CIC조차도 바람소리에 일부 영향을 받는다. BTE 및 안경형 보청기는 귓바퀴에 의해 만들어진 와류에 크게 영향을 받는다. 방향성 마이크로폰이 있는 보청기는 바람 소리에 매우 민감하다.

많은 보청기가 바람 소리를 감지하면 자동적으로 저주파수 차단을 실행하여 제거하지만, 이 경우 저주파수 어음도 함께 차단된다. 발전된 양이 신호처리 체계가 상품화된다면, 어음 정보 손실을 최소한으로 줄이면서 바람으로 발생하는 소음을 상당히 감소시킬 것이다.

방향성(Directivity)

BTE, ITE 및 크기가 큰 ITC 보청기는 방향성 마이크로폰이 들어갈 만큼 크기가 큰 유일한 보청기 종류이며, 그 결과 머리의 측면과 후면에서 오는 소리를 차단하는데 가장 적합하다. 다중마이크로폰 배열을 장착한 안경형 보청기, 그리고 궁극적인 양이 신호처리 보청기(Section 7.1.4)가 잠재적으로 최상의 성능을 갖지만, 이들에 대해서는 아직 연구에만 국한되어 있으며 액세서리 장치를 제외하고는 상업적으로 이용되고 있지 않다.[1182, 1672]

만일 전방향성 마이크로폰만을 고려한다면, CIC 보청기가 최고의 방향성을 가지며, 그 다음은 ITC 보청기이다. 그 이유는 이러한 보청기는 머리, 귓바퀴, 이개의 소리 수집 및 소리 감쇄 특성을 최대한 활용하기 때문이다. Micro BTE는 때때로 귓바퀴의 너무 뒤에 있어서 방향성 마이크로폰의 기능이 덜 효과적이다. Micro BTE는 종종 개방형 기기(open type device)로 연결되기 때문에 주파수들을 평균화하면 방향성이 급격하게 감소한다(Section 5.3.4, Section 7.3.5).

신뢰도(Reliability)

습기와 귀지는 신뢰도에 가장 부정적인 영향을 미친다. 리시버가 외이도 안에 장착된 형태의 보청기(CIC, ITC, ITE,

BTE/RITE)는 가장 신뢰도가 떨어지는데, 귀지와 습기가 리시버의 수명을 감소시키기 때문이다. 귀지로 인해 막히는 증상은 'wax guard'로 줄일 수 있다. RITE BTE 형식의 리시버가 RITA BTE 형식의 리시버보다 더 자주 손상되지만, RITE BTE 형식은 쉽게 교체할 수 있다는 장점이 있다. 그 다음으로 가장 신뢰도 유지가 어려운 부분이 스위치나 볼륨 조절기, 배터리 접촉 부위와 같이 움직이거나 전기적 접촉이 이루어지는 부위들이다. 나노 코팅과 방수기능은 습기를 줄여 결과적으로 신뢰도를 높일 수 있다.

전화기와의 호환성(Telephone compatibility)

보청기는 전화기로부터 전달되는 소리 또는 자기장 신호를 받아들일 수 있다. Non-micro BTE와 안경 형태의 보청기의 경우, 텔레코일 모드(telecoil mode)가 쉽게 선택되고 사용된다. 신체형(body style) 보청기에서 신체에 착용되는 부분이 휴대폰 부근에 위치하는데, 이로 인해 사용시 제한이 있게 된다. ITE와 ITC 보청기에서는 텔레코일 선택 스위치(telecoil selector switch)(telecoil만을 선택하거나 혹은 프로그램에 대한 스위치로 작동하는)가 장착판을 더 복잡하게 하여, 조절하기 어렵게 만든다. 이러한 문제는 보청기가 리모콘을 통한 조절기능을 가지고 있거나, 강한 자기장 신호를 만났을 때 텔레코일 입력을 자동 선택함으로써 해결할 수 있다.

보청기를 착용하고 통화하는 많은 경우 전화기에서 수신되는 음향 신호가 보청기를 통해 증폭될 수 있도록 전화기를 귀 윗부분에 위치시켜 통화할 수 있다. 이를 통해 환자는 텔레코일 방식을 선택하지 않아도 되지만, 근접하여 위치하는 전화기가 보청기에서 피드백 진동을 유발하지 않을 때에만 사용 가능하다. 보청기의 피드백 제거 기능을 이용하거나, 전화기 리시버에 장착되는 음향 댐퍼(acoustic damper)로 이러한 문제를 피할 수 있다.

훌륭한 호환성은 전화기에서 발생하는 블루투스 신호를 수신하는 무선 리시버가 보청기 내부에 장착되었을 때에 완성된다(Section 3.11).

청진기와의 호환성(Stethoscope compatibility)

이와 유사하게 난청을 가진 의료인도 피드백 진동이 없는 CIC를 착용할 경우 청진기 사용이 가능할 수 있다. 단, 이어쉘을 통과하는 음향 신호의 과도한 이득이나 누출이 있는 경우 다른 대안으로는 다음과 같은 것이 있다:

- 보청기를 제거하고, 음향 증폭되는 청진기를 사용한다.
- 귀와 보청기에 동시에 장착될 수 있는 귀덮개형(supra-aural) 혹은 귀마개형(peri-aural) 이어폰이 출력 장치로 구성되는 음향 증폭이 되는 청진기를 사용한다.
- 음향 증폭이 되는 청진기의 소리를 보청기 음향 신호 입력 또는 텔레코일 입력을 통해서, 보청기에 무선으로 전달할 수 있는 스트리밍 인터페이스를 이용하여 전달한다.

이러한 방법은 모두 단점을 가지고 있으며, 심한 난청으로 대화할 때 보청기 착용이 필요한지, 저주파수 또는 고주파수 청진음을 듣는 데 보청기가 필요한지 여부가 선택할 때 중요한 요소이다.

청소의 편의성(Ease of cleaning)

만성중이염 환자에서 ITE, ITC, CIC 그리고 BTE/RITE 타입은 보청기가 깨끗하게 청소되기 어렵기 때문에 적합하지 않다. BTE/RITA 혹은 안경형 보청기는 특히 큰 환기구가 설치되어 있다면(completely open style 포함) 적합할 것이다. 이러한 보청기는 이어몰드나 튜브에 대한 청소가 가능하다. 또한 먼지와 수분을 막는 코팅이 되어 있는 보청기는 깨끗하게 관리하기 쉽다.

외이 폐쇄효과와 피드백 회피(Avoidance of occlusion and feedback)

심한 고주파수 난청과 정상 저주파수 청력역치를 갖는 환자는 보청기를 적절히 피팅하기 어렵다. 이러한 저주파수 청취를 위해서는 크기가 큰 환기구나 폐쇄를 최소화할 개방형 피팅이 필요하지만, 처방 목표를 충족시킬 고주파수 이득은 피드백 감소 기능을 사용하더라도 피드백 진동을 피하기 어렵다. 이러한 문제는 환기 배출구(vent outlet)와 마이크로폰 입력 부위까지의 거리가 증가될 때에 감소될 수 있다.

그러므로 ITE, ITC 혹은 CIC 보청기보다 BTE 보청기에서 문제 해결이 쉽다. CIC 보청기에서 보청기의 내측 말단부가 골성 외이도에 위치하기 때문에 폐쇄 작용이 문제가 되지 않는다는 주장도 있지만, 깊이 자리잡는 이어몰드/이어쉘은 모든 보청기에서 사용될 수 있기 때문에 CIC 보청기만의 특별한 장점으로 생각되지는 않는다. 그러나 깊이 위치하는 보청기들은 부드러운 팁을 갖고 있어도 불편함을 유발하며 만족도를 낮게 한다.[1882]

방문 당일에 동시에 시행되는 평가와 피팅(Same-day assess and fit)

방문 당일 주문제작 이어몰드(custome earmold)의 장착이 필요하지 않은 BTE 보청기는 1회 방문으로 환자의 청력과 요구 사항에 대해서 평가하고 즉시 장착할 수 있다. 만약 환자가 청력 평가 이후 바로 보청기 착용을 희망한다면 이러한 형태의 방문은 임상가와 환자 모두에게 매우 효율적이다. 대규모 연구에 따르면 당일 평가와 착용을 시행한 환자 중 28%에서 피드백 진동의 문제가 있지만, 보청기를 처음 착용하는 환자의 81%에서 당일 평가와 착용이 가능하다고 보고되었다.[1654] 주문 제작이 필요하지 않은(non-custom) 이어몰드가 적합한 사람의 비율은 청력역치와 환자의 나이가 증가함에 따라 줄어드는데, 그럼에도 85세 이상 환자의 절반 가량에서 가능한 것으로 나타났다. 임상가는 당일 평가가 가능하도록 여러 개의 기기를 보유하고 있어야 한다. 외이도 부분(ear canal piece)은 개방형 또는 폐쇄형 돔 형태(open or closed dome style)로 사용될 수 있으며, 일회용 플라스틱폼(plastic foam disposable tip)은 유연한 폐쇄형 실리콘 돔(flexible silicon closed dome)보다 음향학적으로 더 큰 폐쇄효과를 나타낼 것이다.

평가 시간의 길이와 관계없이 중요한 문제점은 환자가 클리닉을 떠나기 전에 발견되어야 하고, 발견되면 조절되어야 한다. 만약 환자가 이미 청력 검사를 받았다면, 그 결과를 통해 피팅을 진행할 수 있다. 선별(screening) 과정에서 환자의 보청기에 대한 생각을 알 수 있다면, 신뢰할 수 있는 척도가 될 것이다.

비용(Cost)

일반적으로 CIC 보청기는 다른 종류의 보청기에 비해 가격이 비싸다. 이는 피팅 과정에 더 많은 노력이 필요하고, 반품율이 높기 때문이다. BTE 보청기는 다른 제품보다 생산 가격이 저렴하며, 가격 결정 과정에 왜곡이 없다면 소비자 가격도 저렴할 것이다.

배터리 크기(Battery size)

작은 크기의 보청기는 큰 배터리를 사용할 수 없으며, 배터리 크기가 줄어들수록 조작이 어렵고, 수명도 줄어들 것이다.

각 요소들 간의 결합(Factors in combination)

각각의 보청기 종류에 따른 장점은 환자 개인의 요구와 만족도, 다룰 수 있는 능력에 따라 결정되어야 한다. 예를 들어 고이득(high gain)이 가능한 보청기는 환자가 높은 이득을 원하지 않을 때 더 이상의 장점이 될 수 없다. 따라서 Table 11.1의 항목을 단순히 체크하는 것은 비논리적이다. 그러나 난청을 가진 환자 대부분이 노인이며, 많은 노인들이 시력과 촉각이 감소되어 작은 물체를 조작하는 것이 어렵다는 사실을 주목해야 한다. 환자들이 실제 다양한 종류의 보청기를 다룰 때 느끼는 어려움과 각각의 보청기에 대한 만족도는 유의한 연관성이 있다.[90, 187]

선택할 때에 상충하는 요소에 대한 타협이 필요한 경우

11

관리에 관한 문제를 최소화하기 위한 선택들(Selecting to minimize management problems)

다음은 보청기를 조작하는데 어려움이 있는 환자들에게 적합한 선택 사항들이다:

- 광범위 압축이 가능하며 볼륨 조절이 되지 않는 보청기를 선택한다.
- 환자에게 미용적인 측면에서 수용 가능한 가장 큰 형태의 보청기와 배터리를 선택하며, BTE 보다는 반이갑개(half-concha) ITE 형태를 선택한다.
- 정신적 잠재력은 좋지만 신체적 능력은 떨어지는 환자는 리모콘을 통한 조절이 가능한 보청기를 고려한다.
- 시력이 안 좋은 환자에서는 모든 조절 스위치와 배터리 입구는 촉각을 통해 쉽게 찾을 수 있어야 하다.

가 있다. 예를 들어 만약 환자가 귀 속에 착용된 보청기가 외부에서 보이지 않기를 바라고, 환자의 자신의 음성이 정상적으로 들리기를 바란다면, 개방형 돔 형태의 외이도 부분(open dome canal piece)을 장착한 micro BTE가 이러한 목표를 달성할 수 있을 것이다. 만약 환자가 저주파수에서 30dB 정도의 난청이 있을 경우, 저주파수에서의 이득은 불필요하며, 만약 고주파수에서 80dB 정도의 난청이 있다면 고주파수 이득도 불필요할 것이다. 보청기를 착용하지 않을 경우 어떠한 효과도 얻을 수 없기 때문에 보청기로 가능한 최상의 기능을 모두 얻으려 하기 보다는 환자가 받아들일 만한 요소를 우선 고려하여 보청기 효과를 얻는 일이 현명할 것이다.

편안한 청취를 위해 최적의 고주파수 이득보다는 낮은 이득을 제공하는 것과 자연스러운 자신의 음성을 청취하는 일은 상당한 타협을 필요로 한다. 개방형 피팅의 경우는 폐쇄형 피팅에 비해 목표이득(target gain)을 더 적게 설정해야 된다는 논리적인 근거는 없지만, 음향학적인 측면에서는 최적이득(optimal gain)보다 이득을 낮게 설정하는 것이 좋다고 받아들여질 만하다.

각 요소들 간의 타협이 보청기 성능에 비해 외관상의 문제나 편의성만을 중시하는 방향으로 이루어지지는 않는다. 경도의 평편형 혹은 완만한 하강형 난청에서는 개방형 피팅을 통한 폐쇄효과의 제거를 선호할 수 있지만, 이러한 환자들에게도 가장 중요한 청각학적 요구는 조용한 환경보다는 소음 환경에서의 향상된 어음변별력일 것이다(Section 9.1.6). 소음 환경에서의 어음변별력 향상은 가능한 광범위 주파수에 걸쳐 방향성 피팅을 시행함으로 가능한데, 개방형 피팅으로는 쉽게 이루기 어렵다.

안경형 보청기에는 Table 11.1에서는 기술되지 않는 중요한 단점들이 있다. 안경형 보청기의 어댑터(adapter)를 안경 틀에 맞추기 위해서는 안과 의사와 이비인후과 의사의 협진이 필요하다. 또한 안경형 보청기 혹은 안경이 부서진다면 2개의 장비 수리가 모두 이루어질 때까지 사용할 수 없는 단점이 있다.

이 부분에서 기술된 상대적인 장점들은 일반적인 것으로 개별적인 모델이나 개별적인 제조사에 따라 분명히 예외가 있을 수 있다.

11.2 보청기 세부 사항 선택하기 *Selecting Hearing Aids Features*

다음에 제시되는 사항들은 보청기를 최종적으로 선택하기 전에 고려되어야 한다. 추가적인 신호처리에 대한 특징은 Section 8.4과 8.5에 있다.

볼륨 조절(Volume control)

다양한 형태의 압축은 같은 정도는 아니더라도 볼륨 조절의 필요성을 감소시킨다. 많은 환자들은 볼륨 조절을 하지 않아도 되는 점에 매우 만족한다. 높은 압축비와 낮은 압축역치를 가지는 광역동범위압축(wide dynamic range compression, WDRC) 기능이 가능한 많은 경우에 수동 볼륨 조절은 필요하지 않을 수 있다. 하지만 불행하게도 WDRC 보청기를 사용하는 환자들 동수에서 음량을 직접 올리거나 낮추는 경우가 있었다고 하였다. 물론 일부 환자에서는 볼륨 조절을 하기 어려운 경우가 있고, 볼륨 조절을 드물게 사용하는 환자에서는 볼륨 조절기가 있는 모델을 선택하지 않으려 할 것이다.

Kochkin(2003)은 볼륨 조절과 보청기 만족도 사이의 복잡한 상관 관계에 대해 기술하였고, 다음의 환자군에서는 볼륨 조절을 통해서 혜택을 얻을 수 있다고 결론지었다:

- WDRC를 사용해도 특정 상황에서는 허용음량(acceptable loudness)을 얻지 못하는 사람들
- 심리적으로 보청기를 조절하고자 하는 욕구가 큰 사람들
- 볼륨 조절에 익숙한 경험이 있는 보청기 착용자들(아마도 위의 2가지 항목 중 어느 하나에 해당되는 사람들)

볼륨 조절기는 보청기가 귀 안에 장착되거나 빠질 때 우연히 조작되는 경우가 있어(rocker switch의 경우는 돌려서 조절하는 장치에 비해 우연히 움직이게 될 확률이 낮음) 문제가 될 수 있다. 어떤 환자에게 이러한 조치가 필요한지에 대해 예측하는 효과적인 방법은 없다. 안전한 방법은 다음과 같은 경우가 아니라면, 수동 볼륨 조절기능이 전기적인 방법으로 잠길 수 있도록 하여 해결할 수 있을 것이다:

- 보청기 조절 능력이 제한될 것으로 예측되는 환자
- 환자가 이전에 사용한 경험이 있는 완전 자동 조절 보청기에 만족했던 경우

- 보청기가 매우 작아서 볼륨 조절 장치를 포함하는 것이 실용적이지 않은 경우

실질적인 피팅 없이도 볼륨 조절을 통한 장점을 제공하는 다른 방법은 이전의 저장된 실행 방식들 중 적절한 방식을 버튼으로 선택하는 것이다. 각각의 버튼은 다음 단계의 저장 메모리로 넘어가게 하며, 이는 볼륨 조절기능이 없는 것을 어느 정도 보완할 수 있을 것이다. 만약 보청기 착용자가 리모콘을 사용한다면 볼륨 조절 필요성은 상당히 줄어들 것이다.

텔레코일(Telecoil)

텔레코일(Section 2.8)은 고도, 심도 난청 환자에서 필수적이다. 텔레코일은 중등도 난청 환자들에게도 전화기 사용을 도와준다. 경도 난청 환자들은 보청기 없이도 직접 통화가 가능하거나, 효과적인 피드백 제거(feedback cancellation)가 가능하다면 보청기에 음향 커플링(acoustic coupling)을 통해 통화할 수 있다. 모든 난청 환자에서 텔레코일이 실내 루프와 연결되어 작동하면 소음과 반향의 감소에 도움이 된다.

단점은 텔레코일을 설치하기 위해 크기가 증가되어야 한다는 것이다. 만약 텔레코일 설치를 위해 스위치가 추가되는 경우에는 ITE 나 ITC의 장착판 혹은 micro BTE의 경우에는 단점이 생긴다. 환자가 적절한 조작 버튼을 찾아 정확히 작동하는 일을 방해할 수 있다.

이런 단점들은 실질적인 장점들과 비교되어야 한다. 흔히 고도 난청 환자에서는 텔레코일을 사용하고, 경도 난청에서는 사용하지 않는다. 텔레코일 자동 선택이 가능한 보청기, 특히 머리를 무선으로 가로질러 연결시킴으로 전화기와의 거리를 결정하여 텔레코일 기능 실행 여부를 선택하는 보청기에서는 별도의 선택 버튼 없이 이를 사용할 수 있게 해 준다.

직접 음원 입력 혹은 무선 입력(Direct audio input or wireless input)

직접 음원 입력은 특별히 다음과 같은 경우에서 유용한데:

- SNR을 향상시키기 위해 보청기와 전기적으로 결합된 무선 수신장비를 사용하는 환자들이다. 소아만 아니라 성인들도 이러한 무선 수신장비를 통해 장점을 얻을 수 있지만 FM 시스템과 보청기가 동시에 사용될 때에는 두 장비가 동시에 잘 조절될 때에만 높은 신호대잡음비(SNR)가 달성될 수 있다.
- 보청기와 연결된 휴대용 방향성 마이크로폰을 쓰는 환자들이다. 대부분 이런 장비를 사용하는 사람은 고도 난청 환자이다. 이 경우 SNR 증가는 매우 크다. 이 같은 마이크로폰은 머리에 착용하는 마이크로폰보다 우수한 방향성을 제공하며, 음원에 가깝게 위치시킬 수도 있다.
- 소음과 반향이 많은 곳에서 TV 시청을 하는 환자에게 유용하다. TV에 가깝게 위치하는 마이크로폰이나 TV 음향 출력에 연결되는 보청기를 사용하면 역시 SNR를 상당히 증가시키며 실질적으로 소리의 반향을 줄일 수 있다.

그러나 점차적으로 보청기들이 음향 신호를 발생시키는 다양한 기기와 연결되는 무선 스트리밍(wireless streaming) 기능을 갖추고 있기 때문에 보청기에 음향 입력 단자를 설치할 필요성을 줄어들고 있다.

방향성 마이크로폰(Directional microphones)

방향성 마이크로폰은 Chapter 7에서 기술한대로, SNR에 상당한 개선을 준다. 항상 활성화되어 있는 방향성 마이크로폰을 포함하는 보청기를 주문할 수 있으나, 대다수의 방향성 마이크로폰을 가진 보청기는 방향성 모드와 전방향성 모드(omni-directional mode)가 상호 전환되거나 자동적으로 바뀔 수 있다. 전환이 가능한 방향성 마이크로폰을 선택하지 않는 유일한 경우는 환자가 외부에서 눈에 적게 띄는 보청기(CIC 또는 ITC)를 원할 때이다. 비록 큰 ITC 보청기에 제한된 방향성을 가진 방향성 마이크로폰을 설치할 수 있을지라도, 효과적인 방향성 마이크로폰을 장착하는 것은 불가능하다.

방향성 마이크로폰은 다음의 단점을 갖는다. 수동 또는 자동으로 전환되는 방향성 마이크로폰이 영구적인 방향성 마이크로폰보다 더 나은 이유이다:

- 방향성 마이크로폰은 바람 소리에 대해 전방향성 마이크로폰보다 더 취약하다. 따라서 이들은 야외 활동이

11

많은 환자들에게는 불리하다.

- 일부 상황에서 환자들이 항상 음원을 파악하는 것이 불가능하다. 차를 운전하면서 승객의 이야기를 듣거나, 차를 피하는 행인, 교실에서 뒤에 있는 사람과 이야기 하는 어린이 등이 이러한 예에 포함된다. 이런 상황에서는 방향성 마이크로폰이 전면보다는 다른 방향으로 최대 민감도를 조정한 경우를 제외하면, 전방향성 마이크로폰을 사용하였을 때 어음과 환경의 소리가 더 선명하고 잘 들리게 된다. 대안으로는 비대칭적인 피팅(즉 한쪽 귀에만 방향성을 준 경우)은 후방으로부터의 소리가 들릴 때 발생하는 단점을 피하거나 최소화할 수 있다. 독립된 1개의 보청기 작동에 대하여 최대 민감도를 보이는 방향은 오직 거의 전면이거나 혹은 거의 후방이 될 것이다. 원론적으로 진정한 양이청취의 장점을 구현하는 보청기를 구성하기 위해서는 원하는 어떤 방향에 대해서도 최대 민감도가 가능해야 한다.

실내 대화 환경에서 화자가 꽤 떨어져 있는 경우 보청기 착용자는 화자의 직접 음장(direct field) 외부에 위치하게 되어서 방향성 마이크로폰을 사용하여도 장점을 얻지 못한다. 이와 같은 청취 환경이 사용자가 보청기를 필요로 하는 기본적인 상황이라면(영구적 혹은 전환되는), 방향성 마이크로폰은 어떠한 장점도 주지 못한다(Section 7.3.1).

환자가 가진 청력감소의 2가지 특성이 방향성을 달성하는 데에 필요한 주파수 범위를 제한하며, 따라서 방향성 마이크로폰의 유용성을 제한시킨다:

- 특히 고도~심도 난청 환자는 방향성 마이크로폰을 가지고 있는 보청기가 제공하는 것보다 더 평편형(flat) 주파수반응이 필요하다. 평편형 주파수반응을 얻는 것은 큰 문제가 되지 않지만, 저주파수에서 이득을 증가시키면서 내부소음을 줄이는 것은 방향성 마이크로폰보다는 전방향성 마이크로폰으로 얻기 수월하다. 이러한 환자들에서 방향성은 고주파수 영역에 제한될 수 있다. 즉 분할밴드 방향성(split-band directivity).
- 환자는 제한된 주파수 범위 이상에서만 증폭이 필요할 수 있다(예를 들어 1500 Hz 이상). 이런 경우에는 증폭된 소리가 환기구 전달 소리에 비해 압도적으로 큰 주파수 범위에서만 보청기 방향성을 갖게 된다.

때로 소음하어음검사(speech-in-noise test)는 환자가 방향성 마이크로폰을 필요로 하는지 여부를 결정하기 전에 SNR 결손을 확인하는데 이용된다(즉 SRT_n 정상 값보다 높음). 그러나 난청을 가진 모든 사람은 SNR이 안 좋은 상황에서 어음을 이해하는데 어려움을 겪는다. 사실 이는 정상 청력을 가진 경우에도 동일하다. 청취 음향 환경(거리, 방향, 반향)이 허락한다면, 방향성 마이크로폰은 음향의 SNR을 향상시키므로 방향성 마이크로폰이 불필요하다는 어음검사 결과는 없다. 오직 조용한 환경에서만 듣는 환자가 있다면 유일한 예외가 될 수 있다. 환자 요구에 대한 평가의 일환으로 환자의 SNR 결손을 측정하는 것은 논쟁의 대상이 아니다. 이와 같은 측정은 SNR 결손이 상당하여 방향성 마이크로폰을 사용한다 하더라도 꽤 많은 SNR 결손이 남아 있을 수 있는 경우를 선별하는데 도움이 된다. 이 같은 결과는 여건이 된다면 무선 시스템의 사용을 제안하는 근거가 될 수 있다.

압축제한 대비 정점절단(Compression limiting versus peak clipping)

정점절단은 오직 다음과 같은 상황에서만 압축제한에 대하여 우선적으로 선택될 수 있다:

- 가능한 최대 OSPL90이 필요한 심도 난청 환자. 환자가 볼륨을 최대로 하여 사용하기를 희망한다면, 더 많은 이득 또는 더 큰 OSPL90 또는 2가지 모두가 혜택이 될 수 있다. 아니면 2가지 모두에서 장점을 얻을 것이다. 특히 어음 신호에 대해서 더 큰 최대출력은 정점절단과 함께 가능하다(Section 10.7.2).
- 압축제한 보청기에서 필요한 OSPL90을 달성하기 위해 더 큰 보청기를 맞춘 환자들, 그러나 큰 보청기를 착용하기 원치 않는 환자들, 예를 들어 정점절단 ITC 혹은 압축제한 BTE로 적절한 OSPL90을 달성하는 것은 가능하다. 많은 환자들이 소리 왜곡이 적은 BTE에 비해서 ITC의 크기와 외관에서의 장점을 더 선호한다. 반대로 또 다른 환자들은 음질이 외관에서 얻는 장점보다 더 중요할 수 있다.

광역동범위압축(WDRC) 기능을 가진 보청기에서는 정점절단 혹은 압축제한 선택의 중요성이 떨어진다는 점을 알아야 한다(Section 10.7.5). 수주 이내에 대부분에서는 변경을 선호하게 되지만, 정점절단에 익숙한 환자들은 압축제한 방식으로의 변경을 처음에는 선호하지 않을 수 있다.

광역동범위압축(Wide dynamic range compression)

낮은 압축비를 가진 WDRC가 모든 보청기에서 사용 가능해야 한다는 충분한 증거가 있다(Section 6.5). 일부 환자에서는 선형 증폭에 비해서 WDRC를 이용하였을 때에 더 큰 장점을 얻지 못하기도 하지만, 이러한 환자들을 확실하게 미리 예측할 방법은 아직 없다. 하지만 WDRC는 다양한 대화 환경에서 보청기가 필요하거나 하강형(sloping) 청력저하와 함께 높은 인지능력을 가지고 있는 경우에 가장 큰 도움을 줄 수 있을 것으로 보인다. 처음부터 WDRC 방식의 일종을 모든 사람들에게 선택하도록 하는 것이 안전할 것이다. 심도 난청 환자에서는 높은 압축역치 그리고/또는 낮은 압축비가 필수적일 수 있다(Section 6.5.1).

다중채널 압축(Multichannel compression)

1개 이상의 채널에 대한 압축으로부터 얻는 부가적 이익에 대한 증거는 명확하지 않다(Section 6.5.2). 그러나 다중채널 압축은 중등도 또는 급속 하강형(steeply sloping) 난청을 가진 환자들에게 부가적인 이익을 줄 수 있는데, 이는 각 채널에 대해 각기 다른 정도의 압축을 사용할 수 있기 때문이다. 2kHz의 역치가 500Hz의 역치보다 25dB 높은 환자가 다중채널 압축이 가능한 기준이 된다. 이들에게는 TILL 반응 보청기가 가장 도움이 될 것이다(Section 6.2.4). 평편형(flat) 난청 환자들에서 미약하게 단일채널 압축이 더 선호되지만, 이 문제에 대해서는 더 많은 연구 결과가 필요하다.

하지만 실질적으로 다중채널은 적응형 소음감소(adaptive noise suppression)과 적응형 마이크로폰 방향성을 시행하는 가장 흔한 방법이고, 압축 역시 이들과 같은 채널로 시행될 것으로 보인다. 만약 압축비가 3:1보다 작을 경우(혹은 아마도 2:1) 다중채널 압축은 누구에게도 손해가 되지 않을 것이다.

고속 또는 완속 압축(Fast-or slow-acting compression)

현재 판매 중인 대부분의 향상된 성능을 가진 다중채널 보청기는 매우 빠르게 작동하는 압축기능을 가지고 있고, 일부는 매우 느린 압축을 가지고 있다. 또한 일부는 빠른 압축과 느린 압축기능이 조합되어 있고, 또 다른 일부는 개시시간(attack time)과 해제시간(release time)을 프로그램할 수 있다. 어떻게 하면 환자 개개인에 맞는 압축 속도를 선택할 수 있을까? 현재까지는 환자 개개인에 맞는 최적의 압축 형태를 처방하는 체계적인 방법은 없다. 하지만 빠르게 변하는 시각 패턴들 중에서 목표 시퀀스(target sequence)를 찾아내는 능력으로 평가하였을 때 높은 인지능력을 가진 환자들이나, 음압이 빠르고 크게 변화하는 대화 환경에서 보청기를 자주 사용해야 하는 환자들에게는 고속 압축기능이 최적이라는 지침은 있다. 완속 압축기능은 서로 다른 평균 음압의 청취 환경이나, 음압이 천천히 변하는 청취 환경에서 보청기를 사용하는 환자들에게 도움이 될 수 있다.

높은 압축률에서 비롯되는 단점을 최소화하면서 전체적인 압축률을 높이기 위해 1개 보청기 내에 2가지 속도의 압축 방식이 모두 필요하다. 한 종류의 압축 속도가 주로 사용되고, 환자가 Section 6.3.2 또는 6.3.3에서 각각 제시했던 고속 또는 완속 압축에 의한 단점 중 어느 것이라도 호소한다면, 이는 해당 압축 형태와 관련된 압축률을 감소시켜야 하는 지표가 될 수 있다.

적응형 소음감소(Adaptive noise reduction)

SNR이 가장 낮은 주파수에서의 이득을 자동으로 감소시키는 증폭 방식은 다양한 소음 환경에서 보청기를 착용하는 사람들에게 선호될 것으로 보인다. 이러한 방식에서 편안함의 장점은 보청기 착용자가 일상에서 마주하는 다양한 스펙트럼의 소음에서 높아져야 한다.

적응형 소음감소의 장점은 높은 주파수에서만 증폭을 필요로 하는 사람들 보다는 모든 주파수에서 증폭이 필요한 사람들에게 훨씬 클 수 있다. 만약 보청기의 저주파수 이득이 환기구 전달(vent-transmitted sounds)에 의한 경우라면, 적응형 소음감소의 효과는 고주파수에만 한정될 수 있고 이는 적응형 소음감소기능을 덜 효과적으로 만든다.

다중메모리(Multiple memories)

다중메모리 보청기(multi-memory hearing aids)의 적용 대상자에 대한 이슈는 적응형 소음감소와 매우 흡사하다. 다중메모리 보청기의 장점은 광범위한 주파수에서 증폭이 필요하나, 다양한 청취 환경에서 정기적으로 보청기를 착용하고, 고주파수에서 심하게 제한된 역동범위(dynamic range)를 갖는 환자들에게 가장 뚜렷하다(Section 10.6.2). 이러한 공통점은 다중메모리 증폭(multi-memory amplification)과 적응형 소음감소는 모두 음향 환경에 따른 증폭 특성의 변화를 목적으로 하고, 2가지 방식 모두 이득이 0dB보다 큰 주파수들에서 유용한 이득 변화를 얻을 수 있다는 유사한 특성 때문이다.

덧붙여서, 다중메모리는 텔레코일 연결이나 마이크로폰의 방향성을 변화시키는 데에 이용될 수 있다. 환경에 따른 메모리들 간의 자동 변환(Section 8.5)은 많은 환자들에서 적용될 수 있다.

환경 탐지기능이 완벽하지는 못하지만, 실제로는 환경에 뚜렷한 변화가 없는 경우에 프로그램과 이에 따른 음질이 변하는 경우가 발생해도 많은 환자들에게는 큰 문제가 되지 않는다.

피드백 관리 체계(Feedback management schemes)

피드백 진동으로 어려움을 겪었던 사람들이나, 피드백이 문제가 될 것으로 생각되는 순음 청력역치를 가진 사람들에서 피드백 관리(가급적 피드백 상쇄를 통한)는 중요하다(Section 8.2.3). 피드백 관리 과정은 다음의 환자들에게 가장 장점이 있다:

- 심도 난청 환자
- 저주파수에서는 좋은 청력을 가지고 있고, 고주파수에서는 나쁘기는 하지만, 들을만한 청력을 가진 환자
- 개방형(open-canal) 보청기를 착용한 환자, 혹은
- 마이크로폰 세팅에서 전화기를 사용하는 환자

만약 보청기가 진동하거나 울리는 경우에는 피드백 제거 기능을 사용하는 것이 도움이 될 수 있다. 진동이나 울림이 문제가 되지 않는다면 피드백 제거는 부정적인 효과를 일으키지는 않지만, 음악 소리에 대해서는 예외가 될 수 있다.

주파수 하강(Frequency lowering)

어떤 환자들에게 주파수 하강(frequency lowering)(즉, 주파수 변위 혹은 주파수 압축)이 필요한지는 불분명하다(Section 8.3.4). 주파수 하강은 고주파수에 한정되어 시행되고, 주파수 하강의 정도가 작기 때문에 부정적 영향을 줄 가능성은 떨어진다. 적어도 이를 통해서 피드백 진동 없이 높은 이득을 달성할 수 있다. 3~6kHz 주변의 주파수에 대해서 특정 레벨의 어음이 적어도 부분적으로라도 들리지 않는 환자 또는 사영역을 가지고 있는 환자에게 주파수 하강 방법은 손해가 되지 않을 것으로 보이지만, 주파수 하강을 적용할 수 있는 잠재적인 대상은 이들에 국한되지 않는다. 주파수 하강은 이러한 기준을 충족하는 환자들에게 반드시 도움이 되지는 않을 수 있으며, 특히 소음이 있는 청취 환경에서는 더욱 그러하다.

훈련 가능성(Trainability)

많은 환자들은 실제 청취 상황에서 개인 선호에 따라 그들의 보청기를 훈련하는 기회를 갖는 것을 굉장히 만족스러워한다. 일부에서 조작 능력이 떨어지거나, 최적의 소리가 달성되도록 보청기를 조절하는 개념을 이해하기 힘들거나, 조절을 통한 변화를 청각적으로 들을 수 있는 인지능력 또는 지각능력 부족으로 불가능할 수도 있다.

11.3 보청기 선택과 조정 *Hearing Aid Selection and Adjustment*

필요한 기능을 고려하고, 다음 단계에서는 제조사, 모델, 보청기 처방공식(prescription formula)을 선택하고, 처방 목표에 맞추어 청력을 조절한다. 여기에서 제시하는 방법은 성인 환자와 6세 이상의 소아 환자에게 적용 가능하다.

이 중 많은 방법이 소아와 영아들에게도 적용 가능하며, Chapter 16에서 이들을 위한 더욱 효과적인 변형 방법을 다룰 예정이다. 대부분의 처방공식은 그 처방이 REIG, REAG, REAR, CG 목표 중 하나로 표현되도록 한다. 보청기를 선택하고 처음 조절하는 방식이 한개만 있는 것은 아니다. 그러나 일부 방법들은 다른 방법에 비해 시간이 절약된다. 여기에서는 REIG 방식을 성인과 청소년, REAG와

CG를 결합한 방식을 6세 이하 환자에서 추천한다(Section 10.2.4).

Figure 11.1은 음질에 대한 환자의 의견을 명백히 하기 전에 프로그램 가능한 보청기를 선택하고 조정하는 12단계를 나타낸다. 이 단계들에 대해서는 다음에 기술되어 있다. 조정하는 도구는 개인 컴퓨터에 설치되어 있는 NOAH 소프트웨어를 사용하였음을 전제로 한다(Section 3.3.1). 단일 제조사의 프로그램 기기를 사용해도 다음 단계들은 유사한 결과를 보일 것이다:

1단계: 청력 데이터를 입력. 청력 데이터에는 최소한 보청기를 착용할 쪽의 순음 청력역치가 포함되어야 한다. 보청기 피팅에 반드시 필요하지는 않은 다른 청력 데이터들에는 환자 개인 정보, 불쾌레벨(discomfort level), 쾌적레벨(most comfortable level), 음량척도(loudness scale), 어음인지점수(speech identification score), 음향반사(acoustic reflex data), 임피던스 검사(tympanometric data) 등이 있다. NOAH 프로그램에서는 이러한 데이터들이 환자 모듈(client module), 청력검사 모듈(audiometry module) 내에 입력된다. 대부분의 처방과정들은 오직 역치 정보만을 사용하지만, 이후에 환자를 정확히 확인하기 위해 충분한 데이터를 입력시키는 것이 좋다. 청력 데이터를 저장하여 놓으면 보청기 피팅 시간을 단축시킬 수 있다. NOAH 프로그램은 각 단계에서 보청기 선택과 조정에 관한 정보를 저장한다. 이러한 정보는 보청기 피팅에 대한 중요한 이력을 제공한다. 보청기 피팅 과정에서의 역할과 별도로 NOAH 데이터베이스는 단독으로 환자 정보 저장 장치의 역할을 한다.

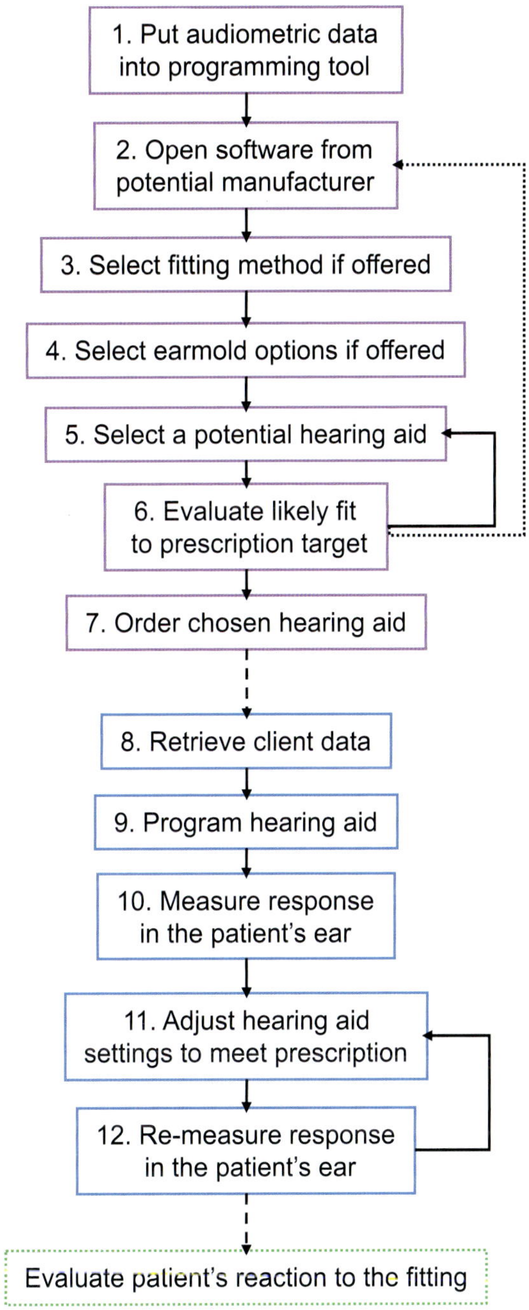

Figure 11.1 Twelve steps for selecting and adjusting programmable hearing aids.

2단계: 제조사 소프트웨어를 실행. 환자에게 맞는 특정 보청기 제조사를 선택하는 구조화된 방식은 없다. 주요 제조사들은 대부분의 환자들에게 다른 회사의 제품들과 동등하게 잘 맞는 폭 넓은 선택을 제공한다. 제조사 선택에 우선적으로 고려해야 할 사항은 다음과 같다:

- 신뢰성 있고, 시기 적절한 판매와 수리 이력
- 특정 제조사와 소프트웨어에 대한 친숙도. 특히 비슷한 청각적인 요구와 청력 형태를 가진 다른 환자에게 좋은 결과를 보였던 보청기에 대해서는 더 중요함
- 특정 환자에서 요구되는 기능 조합에 대하여 해당 보청기에서의 구현 가능성
- 동일 판매자에게 한달 이내에 필수 판매량을 구입하였을 때 할인 받을 수 있을지 여부

자동 조정과 환자에 의한 보청기 조정(Automated and patient controlled adjustment of hearing aids)

보청기 제조사의 피팅 소프트웨어에서 사용하려는 처방과정을 제공한다면 처방 목표를 이루기 위한 보청기 선택과 조정과정은 매우 간단하다. 보청기를 연결(적절하게, 특히 환기구)하면 소프트웨어는 환자의 청력도에 따른 선택된 처방과정으로 목표반응(target response)에 일치하도록 보청기를 조정한다.

피팅 소프트웨어에 실이분석기(real-ear measurement)가 포함되어 있으면 자동적으로 실이반응을 측정하고 결과에 따라 보청기를 조정할 것이다.(Step 11) 이후 처방에 가장 근접할 때까지 반복하여 조정한다. 훈련 가능한 보청기이면 보청기와 환자가 함께 필요한 미세조정을 모두 담당하게 된다. 모두 자동화되어도 보청기 피팅에는 직접 사람이 해야 하는 많은 일들이 있으니, 걱정하지 않아도 된다.

3단계: 피팅 방식 선택. 대부분의 제조사들은 NAL-NL2, DSLm[i/o], CAM2, FIG6 등 보편적인 피팅 방법을 사용한다. 일부 제조사의 경우 고유한 피팅 방법을 사용하는 경우도 있으며, 2가지 모두를 사용하는 제조사도 있다(각각의 피팅 방법에 대해서는 Section 10.2.4 및 10.4.8 참조). 일부 피팅 방법에서 이득은 보청기 착용이 양쪽, 한쪽에 따라 다르게 나타난다(Section 15.8). 따라서 피팅할 때 이를 확인해야 한다.

4단계: 이어몰드/이어쉘 선택. 일부 제조사의 소프트웨어는 환기구와 음향구(sound bore, BTE 보청기의 경우)의 크기를 자동으로 추천한다. 다른 방식으로는 사용자가 이어몰드/이어쉘의 형태를 지정하도록 하는 경우도 있으며, 소프트웨어에 따라 개별적인 이어몰드/이어쉘의 선택을 허용하지 않을 수도 있다. 만약 이어몰드/이어쉘 형태를 선택할 수 있다면, Section 5.7에 요약된 절차에 따라 먼저 어떤 것을 선택할지 결정한다. 적절한 환기구 크기를 결정하는 것은 중요하다. 2mm 이상의 환기구를 사용하는 경우에는 피팅 소프트웨어가 커플러이득(coupler-gain)을 계산할 때 오차가 커질 수 있기 때문이다. 이는 실이이득 목표를 설정하는 필수적인 과정이다. 오차가 크면 잘못된 보청기를 선택하게 될 수 있으며, 보청기를 조절할 때 저주파수 이득이 비정상적으로 증폭된 형태로 조절될 가능성이 높다.

5단계: 보청기 종류의 선택. 대부분의 소프트웨어에서 원하는 보청기 사양을 선택할 수 있으며, 선택 방법은 제조사에 따라 다르다. 사용자가 BTE, ITE 등 원하는 보청기 형태와 보청기 제품군을 지정해야 하는 경우도 있고, 보청기 형태와 원하는 기능(텔레코일 호환성, 방향성, 소리 크기 조절) 등을 선택하면, 적합한 보청기의 목록이 다각도로 제공되어 선택하게 하는 소프트웨어도 있다.

6단계: 처방 적합성 평가. 보청기를 선택한 이후, 대부분의 소프트웨어 프로그램들은 보청기가 처방 목표에 얼마나 부합하는지를 그래프로 표시해준다. 그래프는 1개 이상의 입력수준에 대한 이득-주파수반응 또는 출력-주파수로 제공되며, 1개 이상의 주파수에 대한 입-출력곡선으로 제공되는 경우도 있다. 보청기가 처방된 목표이득을 충분히 달성할 수 없다면, 최종 결정을 내리기 전에 2단계로 다시 돌아가서 다른 보청기나 다른 제조사의 보청기를 시도해 보는 것이 필요하다.

7단계: 선택한 보청기 주문. 대부분의 소프트웨어는 프로그램 상에서 선택한 보청기를 주문하거나, 주문에 필요한 내용을 출력할 수 있다. 필요한 정보는 개별 보청기와 제조사에 따라 다르다. 모델 번호 또는 타입으로 상품을 특정할 수 없는 경우, 필요한 정보는 다음과 같다:

- 배터리 유형(덮개형, 스윙형)
- 배터리 크기
- 텔레코일 및 스위치
- 볼륨 조절 add-on cap
- 탈착식 핸들
- 마이크로폰 방향

- 환기구 크기, 조정 옵션
- 음향구 크기, 이어몰드 재질

8단계: 환자 데이터 검색. 보청기가 도착하여 환자에게 피팅할 때에는 NOAH에 저장된 환자 데이터를 활용한다.

9단계: 보청기 프로그래밍. 제조사의 소프트웨어는 HiPro나 NOAH와 링크된 인터페이스를 이용해, 보청기의 초기 상태를 처방에 근접하도록 조정할 것이다.

10단계: 실이반응 측정. 실이 측정기의 탐침관 마이크로폰으로 실제 귀에서의 보청기 반응을 측정해야 한다. 측정 방법은 삽입이득, 실이증폭이득(real-ear aided gain), 실이 SPL, 실이입-출력곡선 등 처방 목표의 특성에 따라 달라진다. 비선형 보청기에서 이득-주파수반응은 광대역 자극을 통해 측정해야 한다. 적응형 소음감소가 가능한 보청기에서는 어음 유사 영역의 자극을 통해 측정하며, 적응형 소음감소기능이 꺼져 있는 상태에서는 장기 어음스펙트럼(long-term spectrum of speech)과 동일한 주파수 구조를 갖는 고정소음(stationary noise)을 이용해 측정할 수 있다.

측정 결과가 처방 목표와 동일한 화면 선상에 표시된다면 가장 편리하다. 실이 측정기가 NOAH로 측정결과를 전송할 수 있는 경우에는 제조사 소프트웨어 내부 화면에서 표시될 수 있다. 자동으로 전송되지 않으면 실이 측정기에 청력 정보나 처방 목표를 따로 불러오거나 직접 기입해 넣어야 하는 경우도 있다. 측정 결과와 처방 목표를 각각 다른 컴퓨터 화면에 띄워 놓고 비교하는 방법도 있겠지만, 시간이 많이 걸릴 것이다. 실이 측정기 화면에 직접 화이트보드 마커를 이용해 처방 목표를 그려 비교하는 방법도 있다(지워지지 않으면 매주 실이 측정기를 새로 사야 하기 때문에, 반드시 지워지는 마커를 사용해야 한다).

11단계: 처방에 맞도록 보청기 설정 조정. 10단계의 측정에서 목표와 실이반응이 큰 차이를 보인다면(Section 10.3.6 참조), 차이를 최소화하기 위해 보청기 설정이 변경되어야 한다. 실이 측정기가 NOAH를 통해 제조사의 소프트웨어로 결과값을 보낼 수 있다면, 제조사의 소프트웨어가 이러한 조정과 아래 12단계의 과정을 자동적으로 시행할 것이다.

12단계: 환자 귀의 반응을 재측정. 보청기를 조정하고서 보청기 반응을 다시 측정하여 최종적으로 측정된 반응이 Section 10.3.6에서 다룬 목표에 충분히 근접한지 확인해야 한다. 처방 목표를 정밀하게 달성한 이후, 음질의 다른 모든 요소에 대한 환자의 반응이 고려되어야 한다. 이에 대해서는 Section 11.7(최대출력)과 Chapter 12(이외의 요소)에서 다룬다.

11.4 귀 크기와 모양을 고려한 커플러 처방 *Allowing for Individual Ear Size and Shape in the Coupler Prescription*

실이이득을 측정할 수 있는 경우에는 환자 외이의 크기나 음향적 특성 변화에 따른 효과를 고려할 필요가 없다. 이러한 효과들은 실이이득에 포함되어 있다. 하지만 커플러 반응을 이용해 실이이득을 확인하려면 환자 귀의 음향적 특성을 고려해야 한다. 환자의 실이삽입이득(real-ear insertion gain, REIG)을 구하려면 커플러이득(coupler gain)과 함께 환자의 실이커플러차(real-ear to coupler difference, RECD)와 실이공명이득(real-ear unaided gain, REUG)에 대한 고려가 필요하다(공식 4.15 또는 공식 4.17 참조). 실이증폭이득(real-ear aided gain, REAG)을 구할 때에는 커플러이득과 RECD만 고려하면 된다(공식 4.9 참조).

결과적으로 커플러를 이용해 조정된 보청기에 환자 귀의 특성에 따른 보정값을 반영하면, 실이 목표를 정확하게 달성할 수 있다. DSLm[i/o], NAL-NL2 등 몇몇 피팅 소프트웨어는 이 기능을 지원한다. 이러한 보정을 위해서는 환자 귀의 특성을 정확히 측정하고, 그 값을 프로그램의 정확한 위치에 입력할 수 있어야 한다. 만약 지원하는 프로그램이 없는 경우에는 공식 11.1~3을 이용해 커플러 처방을 조정할 수 있다. 공식을 귀 시뮬레이터에서 활용하려면 공식에서 커플러 대신 귀 시뮬레이터를 대입하면 된다.

Section 10.2.4에서와 같이, 수술 후 비전형적인 REUG를 보이는 환자에서는 보청기 피팅 시 REUG 값을 사용하

커플러 처방 조정(Customizing the coupler prescription)

소프트웨어에서 환자 귀의 특성을 고려해서 커플러 반응을 보정하고자 하는 경우에는 다음 공식을 활용할 수 있다.

REAG 목표를 맞추려는 경우,

맞춤 커플러이득 = 표준 커플러이득 + 평균 RECD − 개별 RECD 11.1

REIG 목표를 맞추려는 경우,

맞춤 커플러이득 = 표준 커플러이득 + 평균 RECD − 개별 RECD + 개별 REUG − 평균 REUG 11.2

Real-ear saturation response(RESR) 목표를 맞추려는 경우,

맞춤 커플러 OSPL90 = 표준 커플러 OSPL90 + 평균 RECD − 개별 RECD 11.3

HA1, HA2 커플러를 이용한 RECD 평균값: Table 4.4 참조

HA1, HA2 커플러를 이용한 REUG 평균값: Table 4.7 참조

는 것이 적합하지 않다. 하지만 REIG로 목표값을 설정하는 경우에는 REUG를 사용하게 될 수 있다. 이에 대한 해결 방법은 REIG 대신 REAG를 목표값으로 설정하는 것이다. 만약 목표 REAG를 사용할 수 없는 경우에는 REIG 값에 평균 REUG 값을 더하여 REAG 목표값으로 바꾸어야 한다. REUG 평균값은 Table 4.7에 제시되어 있다.

처방 목표의 계산 목적으로 개개인의 RECD 또는 REUG를 측정하는 것은 다음 경우에만 의미가 있다:

- 평균적인 처방 이득에 부분적으로만 맞추기 위해, 간단한 교정으로 보청기를 피팅하려고 하는 경우(프로그램 가능한 보청기의 경우 거의 해당되지 않음)
- 환자가 도착하기 전에 미리 보청기를 정확하게 피팅해서 소요 시간을 줄이는 것이 중요할 때
- 정식 피팅 전에 미리 여러 개의 보청기를 피팅해서 비교하고자 할 때
- 유아의 경우(RECD만)(Chapter 16 참조)

상기 상황 이외에는 RECD 또는 REUG의 측정은 의미가 없다. 왜냐하면 보청기는 개별 RECD나 REAG에 상관없이 탐침관 마이크로폰을 이용해 실이반응을 측정하는 동안 목표 REIG나 REAG를 신속하게 맞출 수 있기 때문이다. 또한 대부분 개별 RECD 반응은 평균 RECD 반응에 비례하는 경향이 있기 때문에 개별 반응에 따라 이득만 조정해 주면 된다.

11.5 실이이득의 검증 *Verifying and Achieving the Prescribed Real-Ear Response*

처방된 실이이득 값이 제대로 구현되었는지 검증해야 한다. 비록 처방이 모든 고객에게 완벽하지는 않지만, 좋은 처방은 미세조정을 할 수 있는 최선의 출발점을 제공하고 미세조정이 필요한 환자의 수를 최소화 한다. 대부분의 제조사 소프트웨어는 보청기의 초기 조정을 자동으로 처방 목표에 가깝게 해주지만, 때로는 정확도가 매우 낮을 수도 있다 .이런 경우 임상가의 검증으로 개선될 수 있다. 그러므로 소프트웨어가 예측한 실이반응이 얼마나 목표에 가까운지 보는 것으로 피팅 정확성을 검증하는 것은 적절하지 않다.

성인 환자의 검증 방법으로는 2가지가 있다. 첫째 방법이 보다 일반적이고 직관적이며, 적응형 소음감소 알고리즘이 있는 보청기의 경우 더 현실적인 결과를 제공하는 방법이다:

- 50, 65, 80dB SPL에서 실이이득을 측정한 후, 이를 해당 음압의 증폭 목표와 비교한다. 적절한 일치도를 보인다면, 이 구간의 음압에서 큰 오차가 있을 가능성은 낮다.
- 입-출력곡선을 통해 압축 특성을 설정할 수 있다. 다중채널 보청기에서 각각의 채널은 1개의 입-출력곡선을

사용한다. 입-출력곡선이 적절하다면, 단일 이득-주파수반응을 측정하여 검증할 수 있다. 이는 65dB SPL 등의 약한 자극을 주면서 이루어져야 한다. 그러나 일부 보청기에서 압축기 이득이 주변 채널들의 신호레벨에 영향을 받아서, 협대역 자극으로 측정한 값이 실제 사용할 때의 값과 차이가 있을 수 있음을 알아야 한다.

유아에서 개별 측정 또는 예측된 RECD를 사용하여 계산된 커플러이득 목표와 측정 결과를 비교하여 확인하는 것이 좋다(Section 16.5).

비선형 보청기는 광대역 자극으로 측정해야 한다.(Section 4.1.3, Section 4.5.7) 일부 보청기에서는 지속적인 광대역 검사신호를 감소시켜야 하는 소음으로 잘못 인식해서 문제가 되기도 한다. 문제 해결을 위해 어음과 같은 특성을 갖는 복잡한 검사신호를 사용하여, 보청기가 이를 원하는 신호로 인식하게 만들 수 있다. 보청기의 소음감소 알고리즘을 비활성화하여 해결할 수도 있다.

이득-주파수특성을 검증하기 위해 행동검사를 하는 것이 의미가 있을까? 모든 연령대의 환자에서 보청기를 착용하여 순음 청력역치 검사를 할 수 있지만, 대개는 유아가 그 대상이 되므로 해당 내용은 Chapter 16에서 다루기로 한다. 실이 측정이 불가능한 경우, 어음검사를 통해 보청기의 효과를 평가할 수 있다. Ling Six-Sound test는 검사자가 "mm", "oo", "ah", "ee", "sh", "ss"와 같은 소리를 낼 때, 환자가 눈을 감고 따라 말하는 검사이다. 검사음은 아주 낮은 주파수("mm")부터 아주 높은 주파수("ss")의 소리까지 포함한다. 보청기 처방공식이 어음인식을 목적으로 만들어지기 때문에, 환자가 부드럽게 제시되는 검사 어음들을 듣고서 구분할 수 있다면 광범위한 의미의 피팅이 이루어진 것으로 생각할 수 있다.

11.6 신호처리 기능 검증 *Verifying Signal Processing Features*

보청기의 신호처리 기능이 피팅 소프트웨어에 예상하지 않는 방식으로 작동하는 빈도에 대해서는 알려진 바 없다. 방향성 마이크로폰이 후방을 가리키거나, 듀얼 마이크로폰의 민감도가 불일치하여 방향성을 구분할 수 없는 것과 같은 마이크로폰 연결 문제가 분명히 있을 것이다. 신중한 임상가는 비록 세밀한 측정은 어렵더라도, 대략적으로 신호처리 알고리즘이 예상한 대로 이루어지고 있는지 확인하고 싶을 것이다. 일부 보청기에서는 특정 청취 환경에서 특정한 신호처리 기능이 자동적으로 선택된다.

이러한 장치를 검사하기 위해서는 보청기가 특정 청취 환경을 인식할 수 있을 정도로 충분한 시간 동안 신호음을 제공하여 원하는 신호처리 기능이 선택되도록 유도해야 한다. 이 과정은 30초 이상이 걸릴 수도 있다.

방향성 마이크로폰(Directional microphones). 방향성 마이크로폰의 이득-주파수반응은 검사부스 안에서 스피커(loudspeaker) 쪽과 반대쪽으로 보청기를 놓아 평가할 수 있다. 주파수별로 평균한 2개의 이득 차이는 보청기의 전후비(front-back ratio)를 압축비로 나눈 값과 거의 일치한다(Section 7.11). 검사부스가 없는 경우에도, 임상가는 청진기클립(stetoclip)을 사용하여 간단히 평가할 수 있다. 보청기를 연속 소음(continuous noise)이나 다중화자(babble) 소음을 발생시키는 스피커 근처에 놓고, 보청기 방향은 스피커와 반대쪽으로 위치시켜 평가한다. 이때 보청기가 발생시키는 출력음은 보청기가 스피커 쪽을 향할 때 더 커야 한다. 간단한 방법으로 임상가가 보청기를 입 앞에서 회전시키면서 "shhh" 소리를 내어서 검사할 수도 있다. 환자의 앞쪽에서는 어음을, 뒤쪽에서는 소음을 들려주며 시행하는 소음환경하 어음 검사는 시간이 많이 걸리지만, 환자 상담에 도움을 줄 수 있는 유용한 방법이다(Section 7.3.6).

적응형 소음감소(Adaptive noise reduction). 적응형 소음감소는 고정소음(steady noise, 변조되지 않은 소음)이나 이와 유사한 주파수 특성을 가지며 어음의 전형적인 역학을 보이는 변조음을 이용해 이득-주파수반응을 측정함으로써 평가할 수 있다. 실제 대화도 검사에 활용할 수 있다. 적응형 소음감소 알고리즘이 작동할 때, 변조되지 않은 큰 소리의 소음은 같은 기간 동안 제공된 변조된 신호음보다 낮은 이득을 보여야 한다. 소음감소는 검사부스에서 측정하거나 보청기의 출력을 청진기클립을 통해 직접 들어 판정할 수 있다. 보청기 적응형 소음감소는 소음이 감지된 후에 수 sec에서 수십 sec 이후 작동되며, 소음감소는 시간에 따라 매우 서서히 이루어지므로, 평가는 적응형 소음감소 알고리즘이 완전히 작동된 이후에 이루어져야 한다.

주파수 하강법(Frequency lowering). 주파수를 감소시키는 목적은 마찰음의 탐지 및 인식을 가능하게 하기 위함이다. 주파수 감소 설정의 효과 여부는 환자가 검사자가 발음하는 /s/와 /ʃ/를 듣고 구별할 수 있는지 판단함으로써 평가할 수 있다. 구별하지 못하면 주파수가 충분히 낮아지지 않았거나 낮아진 주파수 영역에서 이득이 충분하지 않음을 의미한다. 그러나 주파수가 과도하게 낮아졌거나 낮아진 주파수 영역의 이득이 너무 크면 확인할 수 있는 방법은 없다.

충격 소음감소(Impulse noise reduction). 충격 소음감소가 올바르게 되고 있는지 확인하는 가장 쉬운 방법은 숟가락으로 컵을 치는 것과 같이 쉽게 재현할 수 있는 충격 소음을 사용하여 평가하는 것이다.

11.7 OSPL90의 미세조정 및 평가 *Evaluating and Fine-Tuning OSPL90*

보청기 최대출력 음량의 크기를 인지할 수 있는 모든 환자들에서 주관적으로 평가되어야 한다. 과도한 OSPL90은 보청기에 대한 첫 느낌을 매우 부정적으로 만들 수 있으므로 최대출력 평가는 피팅에서 반드시 필요하다. 최대출력은 진료실에서 환자에게 강한 소리를 들려주어 평가한다. 음향 커플링에 관계된 여러 요소, 즉 환기구, 댐퍼, 음향구의 특성은 보청기 이득과 마찬가지로 최대출력에도 같은 영향을 줄 수 있다.

90dB SPL입력에 대한 출력레벨은 출력제한 압축기(output limiting compressor) 또는 정점절단에 의해 제어되거나, WDRC로 제어될 수 있다. 예를 들어 Figure 4.6(a)에서 OSPL90은 제한기(limiter)에 의해 조절된다. 그러나 출력제한 레벨이 100dB에서 110dB로 증가되면, 90dB SPL에 대한 출력, 약 104dB SPL은 WRDC에 의해 조정된다. 이 경우에 제한 설정을 6dB 이상 낮추지 않는다면(110dB→104dB), OSPL90에는 영향을 주지 않는다. 또한 OSPL90은 한계 설정을 아무리 올려도 증가하지 않는다. 따라서 OSPL90 변경이 필요할 때는 검사박스나 실이 측정기, 제조사 소프트웨어를 통해 일반적인 입력수준에 대한 증폭에 영향을 주지 않으면서 OSPL90을 효과적으로 변경할 수 있는 방법을 찾아야 한다.

그러나 진료시 불편함이 없었다고 해서 반드시 실제 생활에서 불편함이 없는 것은 아니고,[866] 그 반대의 경우도 있다.[545] 따라서 피팅 후 첫 재방문할 때 생활하며 겪었던 강한(intense) 소리에 대한 보청기 반응을 질문하여 최대출력이 적절한지에 대해 평가해야 한다(Panel 참조).

환자가 처음에 너무 시끄럽다고 느꼈던 소리에 대해 곧 익숙해질 것이라고 속단하는 것은 바람직하지 않다. 보청기 사용 후 느끼는 큰 소리에 대한 불편감이 지속적으로 증가하는지에 대해서는 결론이 나지 않은 상태이다.[168, 228, 1258, 1287] 처음 보청기를 꼈을 때 큰 소리로 인해 불편감을 느낀다면, 보청기를 계속 착용하여 큰 소리로 인한 불

90dB SPL 실이 측정시 주의 사항(Caution: Real-ear measurements at 90dB SPL)

OSPL90이 너무 높으면, 90dB SPL 소리를 들려줄 때 보청기에 대한 환자의 첫 느낌을 부정적으로 만들 수 있다. 이러한 가능성을 줄이기 위해,

- 먼저 70dB와 80dB SPL에서 검사를 시행한다.
- 소리가 클 수도 있지만, 큰 소리로 인해 문제가 생기지 않음을 설명한다.
- 환자가 신호하면 곧바로 검사를 멈출 것임을 재차 안내한다.

보청기 최대출력 평가(Evaluating hearing aid maximum output)

첫째, 소리가 불편감을 유발하지 않는지 확인한다.

1. 80~90dB SPL크기의 순음과 와블톤을 들려준다. 고주파수/저주파수 대역의 몇몇 복합음을 들려줄 수도 있다. 이러한 소리는 임상가가 직접 만들어 들려줄 수도 있다. 정확한 크기는 중요하지 않으며, 보청기 설정을 포화시킬 만큼 큰 소리이면 된다. 이에 해당하는 소리는 수저로 컵을 치는 소리, 손뼉 치는 소리, 땅콩이나 볼트가 들어 있는 금속 캔을 흔들기, 환자 옆에서 크게 말하거나, 녹음된 대화를 틀어주는 등의 방법으로 만들 수 있다. 각각의 경우, 환자에게 충분히 크지만 불편하지 않은 정도의 소리 크기를 결정하도록 설명해야 한다.
2. 충분히 설명하고, 큰 소리를 낼 때 환자가 이를 볼 수 있도록 하여 놀라지 않도록 한다. Section 10.4에서 주어진 음량척도를 사용하여, 환자가 소리의 크기를 평가하도록 한다. 소리가 나는 동안 환자 반응을 주의 깊게 살핀다. 추가 질문이나 지시를 통해, 환자 평가와 반응에 모순점은 없는지 확인한다. 예를 들어, '단순히 큰 소리(only loud)'로 평가한 환자에서 무의식적인 눈살 찌푸림이나 눈 깜빡임이 관찰되는 경우나 '불편할 정도로 큰 소리(uncomfortably loud)'로 평가한 환자가 아무런 불편감 없이 얘기하는 경우가 이에 해당한다. 스위프(sweep)소리, 충격 소음, 박수소리, 대화 등 어떤 소리에 대해서도 '불편할 정도로 큰 소리'가 있어서는 안 되며, '크지만 괜찮음(loud but OK)'나 '매우 큼(very loud)'으로 평가되어야 한다.
3. 양측 피팅의 경우 2개 보청기를 모두 켠 상태에서 검사를 진행해야 한다. 물론 양쪽을 개별적으로 평가해야 하는 경우도 있다.
4. 이미 보청기를 사용해 오던 환자라면 소리가 너무 커서 불편했거나, 방해가 되었거나, 보청기를 없애고 싶었거나, 두통을 유발했던 적이 있는지 묻는다.

둘째, 최대출력이 충분히 큰지 확인한다.

1. 약 80dB SPL에서 지속적으로 이어지는 대화를 들려주고, 충분히 크게 들리는지(최소 'loud' 이상) 확인한다(실제로는 위의 1단계와 동시에 수행됨).
2. 이미 보청기를 사용해 오던 환자라면, 상대방이 말을 멈출 때 주변 소음의 크기가 갑자기 크게 들리거나, 각각 다른 크기의 소리로 들려야 할 것들이 똑같이 크게 들린 적이 있는지 물어본다(물론, 이러한 현상들은 WDRC에서 지나치게 압축률이 높았을 때 나타나는 현상일 수 있다).

편감이 더 증가하기 전에 보청기는 이미 버려졌을지도 모른다.

11.8 결론 *Concluding Comments*

이 Chapter의 후반부에는 실이이득을 보청기 목표에 맞추고 보청기가 전기음향학적으로 잘 작동할 수 있도록 하는 과정들에 대해 설명한다. 한 가지 방법이 정답이라고 할 수는 없다. 하지만 어떤 방법은 다른 방법들보다 시간이 많이 걸리기도 하며, 불필요하거나 효과적이지 않은 단계가 수행되는 것을 방지하기 위해 표준적인 방법을 검토할 필요가 있다.

마지막으로 보청기의 처방 목표를 맞추는 것은 전체 재활 과정의 중간 목표일 뿐이라는 것을 기억해야 한다. 보청기의 궁극적인 목표는 좋은 음질과 적절한 크기를 통해 최대로 깨끗한 대화 품질을 제공하는 것이다. 이는 미세조정과 문제해결(troubleshooting)을 통해 가능하며, 이에 대해서는 다음 Chapter에서 다룰 것이다.

Chapter 12 Problem Solving and Fine-tuning

문제 해결 및 미세조절

개요(synopsis)

보청기 사용자들은 보청기를 착용한지 1~2주 후부터 전기학적, 물리학적인 여러 문제를 호소하게 되어, 이에 따른 미세조절(fine-tuning)을 포함한 보청기 피팅이 필요하다. 보청기 삽입, 제거, 조절, 배터리 교환 등에서 문제가 있을 때에는 보청기 사용 관련 재교육이 필요하다. 이것으로 해결되지 않을 때에는 다시 맞추거나 다른 종류의 보청기로 바꾸어야 한다. 이어몰드/이어쉘 또는 보청기 케이스로 인한 불편을 호소할 때에도 물리적 변경이 필요하다.

피드백 진동(feedback oscillation)은 특정 주파수에서 이득을 낮추거나, 환기구 크기를 줄이거나 이어몰드/이어쉘을 정확히 맞게 만들거나, 좀 더 효과적인 피드백 제거(feedback cancellation) 기능이나 관리 알고리즘이 있는 보청기로 바꾸는 등으로 해결이 가능하다.

보청기 사용시 자기 목소리(own voice)가 다르게 들린다는 호소가 많다. 가장 흔한 이유는 외이도가 물리적으로 폐쇄되어 발생하므로 환기구를 만들거나, 더 크게 만들거나, 개방형 피팅(open-fitting)을 사용하여 해결할 수 있다. 피드백 진동은 이어몰드/이어쉘을 골성 외이도(bony ear canal)까지 확장하면 해결할 수 있다. 또한 자기 목소리가 다르게 느껴지는 것은 높은 레벨 소리에 대한 이득-주파수반응(gain-frequency response)을 전기적으로 바꾸어 해결할 수 있다.

보청기 사용자가 어음의 명확도 또는 음량(loudness), 주변 소음의 음량에 불만이 있으면, 소리의 청각학적 특성이 그러한 문제를 유발할 수 있다는 것을 인지해야 한다. 임상가의 첫째 목적은 저주파수 또는 고주파수에 대한 이득, 낮은, 중간, 또는 높은 음량에 대한 이득을 확인하고 조절하는 것이다. 그렇게 해야 적절한 보청기 조절이 가능하다.

체계적인 미세조절은 다음의 2가지 방법 중 하나로 가능하다. 첫 번째는 대응비교(paired comparisons) 방법으로 보청기 사용자는 2개의 증폭 특성 중에서 적절한 하나를 선택하여 이용한다. 여러 특성들이 짝을 이루어서 서로 비교하는 과정을 거치며, 앞선 비교과정에서 선호하는 것을 기준으로 다음의 대응비교가 이루어진다.

두 번째는 음질 절대 단계화(absolute rating of sound quality)로 가장 좋은 증폭 특성이 가장 높은 순위를 가진다. 이러한 절대 단계화를 통해 선택된 보청기 조절은 적절하게 변경 가능하며, 사용자의 순위에 따라 적절하게 조절 가능하다.

이러한 대응비교방법과 우선순위방법은 보청기 사용자가 지속적으로 소리를 들으며 선호나 순위에 대한 의견을 들어 가능하다. 불만을 조사하여 흔히 접하는 배경소음에 자료를 추가할 수 있다. 대응비교방법이 조건 간의 차이가 적을 때에도 더 민감한 방법이다.

이러한 미세조절은 보청기 사용자가 보청기 처방에 불만족스러울 때 뿐만 아니라, 모든 사용자에게 필요한 과정이다.

이번 Chapter에서는 보청기 사용자의 불편사항과 선호에 따라 임상가가 보청기를 조절하는 여러 기술들에 대한 내용을 다룬다. 그러한 조정(adjustment)은 때로 기존의 처방된 보청기의 증폭 특성을 바꾸는 것도 포함한다. 이러한 방법 중 일부는 보청기를 맞출 때 적용할 수도 있으나 대부분 보청기를 1~2주 사용하며 호소하는 불편을 해결하는 방법으로 적용된다.

이 장이 보청기의 증폭 특성을 미세조절(fine-tuning)하는 것에 초점을 맞추고 있지만, 임상가는 때로 듣고 말하는 모든 것에 대한 불편과 선호하는 것을 해결해 주어야 한다는 점을 기억해야 한다. 보청기 사용자의 불편사항을 모두 포함하고 이외 추가적 정보(Chapter 9, Chapter 13)에 대해서도 모두 알고 있어야 보청기 사용자의 기대에 부응할 수 있다. 이것에 의하여 주요한 문제를 정상과 같이 인지될 수 있기를 바라는 환자의 기대를 바꿀 수 있다. 따라서 임상가는 보청기만이 아니라 환자도 미세조정할 수 있어야 한다.

12.1 일상 문제 해결 *Solving Common Problems*

보청기를 피팅하고 보청기 처방 목표가 기준을 만족한 이후 보청기 문제 해결의 시간이 시작된다. 일부 사용자에서는 보청기로 충분한 혜택(benefit)을 얻은 이후 많은 문제가 해결될 수 있으나, 다른 경우에서는 최초 선택이 환자의 능력과 기대를 잘 고려하여 아무 문제가 없을 수도 있다. 여기에서는 몇 가지 일상 문제와 그에 따른 해결책에 대한 내용이다.

12.1.1 관리 문제 *Management difficulties*

보청기 사용자는 보청기를 끼고 빼는 것, 켜고 끄는 것, 소리 크기를 조절하고 배터리를 바꾸는 것에 문제를 느낄 수 있다. 이러한 문제들 중 어떤 것이든 먼저 할 일은 더 훈련하는 것이다. 어떤 경우에는 보청기 사용자 대신 그 일을 할 수 있는 보호자를 훈련하는 것이 더 좋은 방법이 될 수 있다. 요양시설 직원 훈련은 단기간에는 효과가 있으나, 직원이 바뀌면 다시 훈련되어야 하는 문제가 있다.

몇 가지 특별한 방법은 다음과 같다. 모든 경우에 첫 단계는 사용자가 보청기를 조작하는 것을 자세히 관찰하여 어떤 것을 수행하는 데 있어 무엇을 하기 어려워하는지 확인하는 것이다.

보청기 이어몰드/이어쉘 삽입 문제(Difficulty inserting an earmold or earshell)

선택사항들:

- 사용자가 보청기를 매번 다르게 잡거나, 부적절한 방법으로 잡는다면, 보청기나 이어몰드의 특정 부위를 특별한 방법으로 잡도록 교육해야 한다. 잡는 방법을 몇 단계로 세분화하여 사용자의 언어로 써놓는 것도 방법이다.
- 사용자가 이어몰드의 귓바퀴 고정장치(helix-lock) 부분이나 ITE 보청기를 이개정(cymba concha)에 잘 넣지 못하면 귓바퀴 고정장치 전체를 제거할 수 있다.
- 이와 비슷하게 사용자가 BTE 보청기 이어몰드를 대이륜(anti-helix) 밑으로 넣지 못하면(Figure 5.3) 스켈리톤(skeleton)이어몰드를 반-스켈리톤(semi-skeleton)으로 바꾸는 등 이어몰드의 귓바퀴 둘레 일부를 제거할 수 있다.
- 이어몰드/이어쉘이 너무 딱 맞거나 굴곡이 있다면, 사용자가 좀 더 익숙해지고 보청기가 귀 모양에 맞을 때까지 매번 수성 윤활유(lubricant)를 사용할 수 있다. 다른 방법으로 피드백 진동이 없을 것 같으면 이어몰드/이어쉘을 일부 제거할 수 있다(밀폐 개구부(aperture seal)를 제외하고).
- 사용자가 보청기나 이어몰드를 착용할 때, 반대편 손으로는 귓바퀴를 위로 또는 바깥으로 잡아 당기는 것이 도움이 된다.

보청기 위치, 조절기 사용 문제(Difficulty locating or using a control)

재훈련이 성공적이지 못했다면, 보청기는 아래와 같은 방법들로 변형되거나 대체될 수 있다:

- ITE이나 ITC 보청기의 볼륨 조절기는 add-on caps으

12

로 만들 수 있다.

- 사용자가 보청기 조절의 각 부분(예를 들어 프로그램 스위치와 볼륨 조절 스위치)을 촉각으로 혼동할 수 있다면, 더 중요한 한 가지 조절 부분이 작동되기 위해 다른 조절 부분은 없앨 수 있다. 몇 가지 조절 부분은 절단기(electrical wire cutters)로 깨끗하게 제거할 수 있다.
- 볼륨 조절 횟수를 줄이거나 없애기 위해 압축비(compression ratio)을 높일 수 있으나, 이러한 경우 음질이 나빠질 수 있다.
- 리모콘이 추가될 수 있으며, 이러한 경우 다른 보청기 모델에 대해서는 피팅이 필요할 수 있다.

보청기 제거 문제(Difficulty removing a hearing aid)

선택사항들:

- 사용자가 보청기나 이어몰드를 잡을 수 없다면 제거를 위한 손잡이나 줄을 추가하거나 다른 형태의 보청기를 사용할 수 있다.
- 사용자가 보청기를 잡을 수 있으나, 적절히 손을 비트는 동작을 할 수 없어 제거할 수 없다면, 이어몰드/이어쉘의 일부분을 제거하고 유연한 돔 형태 피팅(dome-type ear fitting)을 사용할 수 있다.

배터리 교환 문제(Difficulty changing the battery)

선택사항들:

- 배터리 충전 슬롯의 한쪽을 다른 색으로 칠하여 배터리 교환시 혼동되는 문제를 줄인다.
- 배터리 부분을 열 때 기구를 이용한다.
- 배터리를 집을 때 자석 기구(magnetic tool)을 이용한다.
- 쉽게 열고 볼 수 있게 더 큰 배터리를 갖는 보청기로 재차 피팅하거나, 배터리 부분이 큰 보청기로 재피팅한다.
- 사용자에게 배터리의 양극을 구분하는 데 있어 시각적인 것보다 촉각으로 구분하도록 교육한다. 제거 탭도 이러한 방법으로 교육한다.
- 내장된(built-in) 재충전 배터리가 있는 보청기로 피팅한다.

12.1.2 이어몰드/이어쉘 불편감 *Earmold or earshell discomfort*

이어몰드/이어쉘, 그리고 BTE 보청기는 모두 특정 부분에 과도한 압력이 작용하여 외이 불편감을 유발할 수 있다. 사용자에게 어느 부분이 아픈지 묻거나, 이경이나 눈으로 관찰하여 염증 여부를 관찰할 수 있다. 이러한 진단은 사용자가 보청기를 진찰 이전에 착용한 시간이 길수록 쉽다. 해결 방법은 문제가 되는 해당 부분을 갈아낸 후 광택을 내는 것이다.

CIC 보청기에서 너무 헐거우면 불편감이 초래될 수 있다. 불편감은 사용자가 보청기를 원래 위치보다 과하게 밀어 넣거나, 빠지지 않게 넣거나, 피드백을 막으려고 귓속으로 꽉 넣고 있는 과정에 발생한다.[1153] Martin, Pirzanski(1998)는 이러한 불편감을 신발에 비유하였는데, 그들이 너무 크거나 작으면 아프다는 것이다. 이것이 불편감의 문

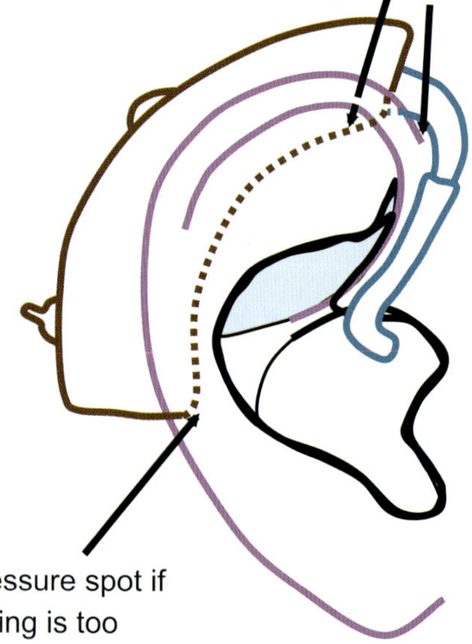

Figure 12.1 Excessive pressure caused by earmold tubing being cut too short or too long.

제라면, 보청기 유지(retention) 문제의 하나로 보아야 한다.

BTE 보청기에서 부적절하게 자른 튜브 길이가 과도한 압력을 줄 수 있다(Figure 12.1). 압력이 걸리는 부위는 사용자가 이어몰드를 완전히 삽입하지 않아서 발생할 수 있다. 가장 흔한 이유는 귓바퀴 고정장치(helix lock)를 적절하게 집어 넣지 못해서 발생한다.

보청기 착용 부위의 전체적인 염증은 알러지 반응으로 유발될 수 있으나 드물다(Section 5.9.2). 해결책은 사용자에게 알러지를 유발시키지 않을 것으로 예측되는 다른 물질로 이어몰드/이어쉘을 다시 제작하거나, 알러지가 없을 것으로 예상되는 물질로 코팅하는 것이다. 또 다른 흔치 않은 문제는 사용자가 쓰던 보청기를 다른 쪽 귀에 착용하거나 다른 사람이 사용하는 것이다. 이러한 문제는 보청기나 이어몰드/이어쉘이 제작되는 과정 중이나 피팅하는 과정 중에 발생할 수 있다.

12.1.3 불완전한 이어몰드와 이어쉘 유지 *Poor earmold or earshell retention*

보청기 중 특히 CIC, ITC 보청기는 때때로 귀에서 빠질 수 있다. 보청기 사용자가 말하는 동안 턱 움직임, 하품, 씹는 동안 외이도벽이 움직여서 보청기가 귀 밖으로 빠질 수 있다. 그 해결책은 다음과 같다:

- 보청기 자체를 외이도 내부에 잘 고정되도록 다시 만든다. 예를 들어 ITC 보청기는 CIC 보청기 대신 사용할 수 있으며, 낮은 형태(low profile) ITE 보청기는 ITC 보청기 대신 시용할 수 있다.
- 이어몰드/이어쉘의 외이도 부분, 귓바퀴 고정장치(helix lock)를 다시 제작한다. 얇은 테(thin rim) 형태의 귓바퀴 고정장치를 CIC, ITC 보청기에 추가할 수도 있다.
- 중등도 점성의 인상(impression) 물질로 다시 이어몰드/이어쉘을 제작하는데, 보청기 사용자가 입을 벌려서 외이도의 유연한 부분의 폭(width)이 최대가 되도록 한 상태에서 인상을 얻는다(Section 5.8.2). 보청기가 깊게 삽입되지 않더라도 인상은 둘째 굴곡(bend)까지 얻어야 한다.

12.1.4 자기 음성의 음질과 폐쇄효과 *Own voice quality and occlusion*

보청기 사용자들은 본인 음성의 질에 대한 평가로 동굴, 터널이나 통 안에 있는 것처럼 울려서 들린다거나, 감기에 걸리거나, 귀가 막힌 것 같은 느낌이 든다고 호소한다. 대부분의 보청기 사용자들은 강조하는 범위가 다른 양상(저주파수/고주파수 강조가 불충분하거나 과도하다는 등)에 대해 명확하게 기술하기 어렵기 때문에, 사용자 자신의 목소리에 대한 부정적 평가의 모든 것을 사용자가 증폭되는 방식에 대해 좋아하지 않는다고 결론낼 수 있다. 사용자에게 다른 사람의 음성이 좋게 들리지 않는다면 우선 문제를 해결해야 하는데, 이것이 자기 음성에 대한 문제도 해결할 수 있다(Section 12.1.6, Section 12.2).

다른 사람 음성이 미세하게 들린다면, 사용자 자기 음성은 다음의 몇 가지 이유로 불쾌하게 들릴 수 있다.

이어몰드/이어쉘이 과도하게 외이도를 압박할 때(The earmold/earshell is excessively blocking the ear canal)

연골성 외이도를 막는 것은 외이도벽을 진동시키고, 막혀 있는 다른 외이도 부분에서 높은 소리레벨을 생성시킬 수 있다(Section 5.3.2). 저주파수 소리에 대해서는 열린 외이도에서 일어나므로 고막에서 SPL이 30dB 이상(대개 15dB 이상) 가능하다. 문제는 다음 방법들로 진단하고 해결할 수 있다:

- 환기구의 크기를 증가시키고, 또는 길이를 줄인다(환기구가 음질에 미치는 영향에 대해서)(Section 5.3). 개방형 환기구의 극단적 예로 개방형 돔(open dome)형태로 제작하여 폐쇄효과에 의한 저주파수 소리 발생을 막을 수 있다.
- 보청기 외이도 부분(stalk)이 골성 외이도까지 확장되도록 이어몰드/이어쉘을 만들 수 있다. 이러한 문제와 관련된 어려움은 보청기 삽입과 제거와 관련된 어려움이나 불편함도 증가하는 것이다. 적어도 이어몰드/이어쉘의 끝 부분을 부드러운 물질로 제작할 수 있다. 부드러운 물질은 외관이나 청결에서 딱딱한 물질보다 더

12

빨리 나빠지므로 이어몰드/이어쉘의 사용 기간이 줄어드는 단점이 있다. 일회용의 soft-tip을 이용할 수 있다. 부드러우면서 통기성이 없는 물질이 좋다. 확장한 부분이 외이도 벽과 잘 접촉하지 않는다면 골성 외이도 부분까지 이어몰드/이어쉘을 확장시킬 의미가 없다. 실제 접촉이 잘 안 되면 진동을 줄이지 못하고 잔여외이도용적을 줄이므로 폐쇄효과로 발생하는 소리의 레벨을 증가시킬 수 있다.

- 폐쇄효과로 발생하는 소리를 전기적으로 제거(electrical cancellation)하는 것이 가까운 미래에 가능할 것이다 (Section 8.5).

보청기 사용자가 말할 때 소리가 왜곡될 때(The hearing aid is distorting when the patient speaks)

입과 귀가 가까이 위치하기 때문에 사용자가 말할 때 특히 큰소리로 말하면, 보청기에 들어가는 입력수준이 커진다. 사용자 자기 음성의 질을 사용자가 듣도록 검사할 수 있으며, 임상가의 육성이나 녹음된 말소리 등 다른 사람의 큰 말소리를 듣게 하고 그 음질을 평가하도록 하여 소리 왜곡을 파악할 수 있다. 귀에서 80~85dB SPL의 소리는 자신의 음성 레벨을 대표할 수 있다. 또는 높은 입력수준(예: 85dB SPL)에 대한 왜곡을 검사박스에서 측정할 수 있다. 왜곡이 문제라면 해결 방법은 높은 입력수준에 대하여 왜곡시키지 않는 보청기를 사용하는 것이다(Section 10.6.1).

보청기 착용자는 다른 사람들이 원하는 것보다 자신의 목소리를 들을 때 더 작은 이득을 선호할 가능성이 있지만,[1010] WDRC 보청기에서는 이것이 자동적으로 이루어져야 한다. WDRC 압축은 다른 사람의 음성(일반적으로 약 65dB SPL)보다 보청기 착용자의 음성(일반적으로 약 80dB SPL)에 대한 이득이 낮다. 자신의 목소리에 미치는 영향 외에도 과도한 왜곡을 갖는 보청기로 인하여 음악의 음질, 다른 사람들의 목소리의 자연스러움(naturalness)이 없다고 불만을 가질 수 있다.[813] 자신의 목소리에 대한 높은 레벨의 음성 왜곡을 개선하기 위해서는 OSPL90의 증가와 WDRC 압축비를 조정할 수 있다.

보청기 증폭기는 저주파수 소리를 과도하게 증폭한다 (The hearing aid amplifier is excessively amplifying low-frequency sounds)

입을 통한 고주파수 소리는 측면보다 앞으로 퍼진다. 또한 저주파수 소리는 고주파수보다 장애물(머리) 주위를 더 쉽게 건너간다. 따라서 보청기 착용자의 목소리 스펙트럼은 다른 사람의 목소리보다 자신의 귀 주변에서는 낮은 주파수가 더 큰 비중을 갖는다.[326] 이러한 저음 강화(bass boost)는 모든 사람에게 발생하지만, 보청기가 저주파수를 과도하게 증폭하는 경우와 결합되면 다른 사람의 목소리 음질이 그렇게 나쁘지 않아도, 보청기 사용자가 듣는 목소리 음질은 나쁠 수 있다.[1015] 이 문제는 큰 소리에 대한 보청기의 저주파수 이득을 줄이면 문제가 해결되는 것으로 진단할 수 있지만, 다른 소리를 증폭하는데 가장 적합한 처리 방식과 충돌할 수 있다. 보청기가 개방형 피팅을 사용하면 보청기가 어떻게 변경되어도 보청기는 저주파수에서 0dB 이득을 갖기 때문에 저주파수 이득은 고려하지 않아도 된다.

환자는 자신의 목소리가 어떻게 들리는지 잊는다(The patient has forgotten what his or her own voice should sound like)

주파수 의존적인 청력손실은 보청기 비사용자가 듣는 모든 소리의 음색 음질(tonal quality)에 영향을 줄 수 있으므로 새로 보청기를 착용하는 경우 자신의 목소리가 어떻게 들릴지 잊어 버릴 수 있다. 이것은 자기 목소리에 익숙해지게 될 것이라고, 자꾸 반복하여 안내하는 타당한 근거이다. 저자는 이런 설명은 자신의 음성 불만에 대한 믿기 힘든 이유라고 생각되지만, 이에 대한 자료는 없다.

12.1.5 피드백 진동 *Feedback oscillation*

보청기 사용자가 다음의 경우일 때 피드백 진동은 발생할 수 있다:

- 휘슬링(whistling)소리가 나지 않으면서, 원하는 레벨로 볼륨을 높일 수 없을 때

- 씹거나, 말하거나, 모자를 쓰거나, 손이나 전화기를 귀 가까이 둘 때 휘파람소리가 날 때
- 보청기가 어떤 소리가 있을 때마다 울림 소음(ringing noise)이 발생할 때: 이것은 아진동 피드백(sub-oscillatory feedback) 또는 피드백 제거(feedback cancellation)가 작동하는 효과이다(Section 4.7.2).
- 조용한 환경에 있을 때에는 보청기에서 휘슬링 소리가 나다가 소음이 발생했을 때에도 멈출 때: 이것은 조용한 환경에서 WDRC가 이득을 증가시킬 때 발생한다.
- 보청기가 더 이상 작동하지 않거나 약해졌을 때: 이것은 고주파수에 대한 고도/심도 난청의 보청기 사용자가 피드백 진동 자체를 들을 수 없지만 피드백 진동이 유발한 이득 감소를 느낄 때 발생한다.

위의 문제들 모두 소리가 외이도에서 마이크로폰으로 소리가 유출되기 때문에 발생한다(Section 4.7). Table 4.13과 Table 4.14에 연령에 따른 유출 원인을 어떻게 진단하는지 알 수 있다. 보청기가 잘못되지 않았다면, 다음 해결책 중에서 하나를 시도할 수 있다. 모든 것은 잠재적인 단점을 가지며, 처음 3가지를 제외한 모든 시도는 추가적 면담(약속)과 비용을 필요로 한다.

- 실이증폭이득(real-ear aided gain, REAG) 곡선에서 과도한 정점을 보이지 않는지를 확인한다. 과도한 정점이 없다면 가장 쉬우면서도 BTE 보청기에 필수적인 댐퍼(damper, 완충장치)를 만들다.

  단점: REAG 곡선에서의 정점은 원하는 삽입이득곡선(REIG)을 얻기 위해서 필수적일 수 있다.
- 보청기에 환기구가 있다면 다른 물질을 삽입하거나, 막아서 환기구의 크기를 줄인다. 또는 개방형 돔(open dome)을 폐쇄형 돔(closed dome)으로 바꾼다.

  단점: 폐쇄효과를 유발하거나 악화시킬 수 있다. 환기구 직경을 줄여서 증가된 저주파수 이득을 상쇄하기 위해 보청기 저주파수 이득을 감소시켜야 한다.
- 보청기 고주파수 이득을 감소시키거나, 다중채널 비선형 보청기의 경우 고주파수 압축비를 낮추거나, 해당 채널의 고주파수 압축역치(compression threshold)를 높인다(Section 8.2.1). 몇 가지 보청기 피팅 소프트웨어는

변경 효과를 명확히 설명(Clarifying the effects of changes)

보청기의 전기음향 또는 물리적 피팅을 변경한 후에는 "더 좋은가?" 하는 질문을 하지 않는다. 많은 환자들은 임상가에게 도움을 받으므로 그들이 좋아하는 것을 위해서 변경의 효과가 확실하지 않아도 "좋다."라고 대답할 수 있다. 대신, 더 균형 잡힌 질문을 한다.

예)

- 이것이 더 좋습니까? 더 나쁩니까?
- 이렇게 하면 달라지나요?
- 2가지 소리를 낼 것인데, 어느 것이 좋은지 알려주세요.

결과적으로 임상가는 보청기가 미세조정을 할 때마다 작은 실험을 하고 있는 것이며, 모든 실험에서와 같이 결과를 신뢰할 수 있도록 만드는 절차가 필요하다. 부적절한 미세조정은 이로 인한 문제점을 해결하기 위해서 추가 면담(약속)이 필요하게 만든다.

음질에 대한 보청기 착용자의 평가로 문제를 해결하기보다는 그들이 말한 것 또는 요청한 것의 영향을 받는 것에 장점이 있다. 어떤 보청기가 다른 것보다 좋다고 들었던 환자는 보청기가 동일하더라도 둘 중 하나가 더 좋다고 이야기한다.[108, 406] 확신을 갖는 임상가에 의한 미세조정과 이에 대한 보청기 착용자의 동의가 좋아졌다는 인식을 만들기 위해 필요한 전부일 수도 있다. 그러나 이러한 방법을 믿고 적용하기에는 위약 효과(placebo effect)의 유용성에 대해서 더 많은 연구가 필요하다.

어느 채널에 문제가 있는지를 밝힐 수 있다.

단점: 특히 부드러운 소리에 대하여 어음이해력과 소리 음질을 저하시킬 수 있다.

- 이어몰드/이어쉘과 외이도 벽 사이의 유출을 줄이기 위해 이어몰드/이어쉘을 다시 만들거나 다시 코팅한다. 재차 제작하는 경우에는 턱을 벌린 상황에서 인상을 제작한다.

  단점: 추가적 시간과 비용이 들며, 폐쇄효과 발생 가능성, 이어몰드/이어쉘에 의한 불편 가능성, 다시 만들어도 개선되지 않을 가능성이 있다.
- 더 효과적인 피드백 제거 알고리즘을 가진 보청기로 바꾸거나(Section 8.2.3), 가능하다면 현재 보청기에서의 알고리즘 기능을 강화한다. 제조사에 따라 알고리즘의 효율에는 큰 차이가 있다고 보고되며, 대개 제조사가 당시에는 최고의 시스템을 갖추고 있다. 일시적 피드백 유사한 소리는 과활성화된 피드백 감소(over-active feedback reduction) 시스템에 의한 것일 수 있다. 다른 방법으로 보청기를 피드백 감소 효과가 있도록 주파수 하강(frequency lowering) 보청기로 바꾼다.

  단점: 추가 시간과 비용이 필요하고, 교체한 보청기가 효과가 없을 가능성도 있다.
- 보청기를 피드백 진동을 발생시키는 입력수준이나 주파수에 대한 이득을 줄여서 피드백을 줄인다(Section 8.2.1).

  단점: 추가 시간과 비용이 필요하고, 교체한 보청기가 효과가 없을 가능성도 있다. 입력수준을 줄이면 고주파수 이득이 감소되어 낮은 입력수준에 대한 어음이해도가 저하될 수 있다.

폐쇄효과를 방지하고 동시에 피드백 진동을 줄이는데 충분하도록 환기구 크기를 늘려야 하므로, 보청기 처방 목표(어음 명료도의 개선)에 맞추어 고주파수 이득을 충분하게 설정하는 것은 기술적으로 보청기 피팅에 있어서 가장 어려운 부분이다. 저주파수 청력은 정상이면서, 고주파수 청력은 심각하지만 증폭 가능한 경우의 보청기 문제는 오로지 피드백 제거 알고리즘의 효율성이 증가함에 따라 적합한 해결이 가능하게 되었다.

12.1.6 음조(음색) 음질 *Tonal quality*

보청기 사용자들은 어음과 소리에 대해 여러 방식으로 표현한다(소음과 원하지 않는 소리에 대한 반응은 다음 Chapter에 기술). 과도한 고주파수 증폭이나, 불충분한 저주파수 증폭(그들이 원하는 것에 비해서)은 거친(harsh), 날카로운(shrill), 쇠 소리 같은(metallic), 또는 매우 작은(tiny) 등으로 표현된다. 과도한 저주파수 증폭이나, 불충분한 고주파수 증폭은 뭉개진(muffled), 불명확한(unclear), 둔한(dull), 울리는(boomy) 등으로 표현된다. 보청기 사용자들은 불충분하기 보다는 과도한 고주파수 강조(high frequency emphasis)에 대해 더 불편함을 호소하며,[220, 867, 872] 이는 아마도 더 많은 사용자가 보청기를 사용하지 않을 때 고주파수 가청력(audibility)이 부족하기 때문이다. 고주파수와 저주파수 사이의 이득 비율을 조절하여 이러한 불편함을 해결하는 것은 3가지 요인이 복합적으로 작용한다.

첫째 합병증은 과도한 정점을 보이는 날카로운 이득곡선(peaky gain curve)에서 고주파수-저주파수 이득의 전체 비율이 적정해도 비슷한 불편함을 호소한다. 이에 대한 해결 방법은 처음부터 그것이 다시 발생하지 않도록 하는 것이다. 보청기 피팅과 검증(verification)은 실이이득 측정을 포함해야 하는데, 정점반응(peaky response)이 있으면 측정에서 확인할 수 있다. 정점반응은 필터링과 댐퍼를 적절히 조합을 통해 즉시 처리해야 한다. 표준 튜브 BTE 보청기 피팅에 대한 댐퍼 삽입은 소리 튜브(sound tube), 대부분의 이어후크(earhooks)에 위치시킬 수 있으므로 처리가 쉽다(Section 5.5). ITE, ITC, CIC 리시버에도 댐퍼를 추가할 수 있으나, 보청기를 제작할 때 추가하는 것이 가장 쉽다.

둘째 합병증은 낮은 레벨 또는 높은 레벨 소리에 대하여, 또는 모든 입력수준 소리에 대하여 음색 음질(tonal quality)이 불만스러울 수 있다는 것이다. 이런 문제는 적절한 질문과 이에 따른 조정(adjustment) 절차를 선택해 쉽게 해결할 수 있다(Chapter 12의 Two-step 패널 참조).

셋째 합병증은 해결하기에는 조금 까다로운 문제이다. 부드러운 방식(smooth manner)으로 처방된 주파수반응에서도 보청기 사용자가 보청기에서 날카로운 소리가 난다

보청기 조절을 어떻게 해야 문제를 해결할 수 있는가?(Which hearing aid control will solve the problem?) – 문제 해결을 위한 2단계

환자가 보고한 문제를 해결하기 위한 올바른 보청기 조절 방법을 선택하고 올바른 방향으로 시행하는 것은 매우 어려울 수 있다. 다음과 같은 방법으로 문제를 쉽게 하는 2가지 단계로 나눌 수 있다.

1. 원하는 변화를 간단하게 표현. 문제를 충분히 이해할 때까지 보청기 착용자에게 질문하여 다음과 같이 말할 수 있어야 한다. "저주파수, 높은 수준으로 적용되는 이득을 줄이려 한다." 특정한 경우 저주파수라는 단어는 고주파수일 수도 있고, 전혀 아닐 수도 있다. 즉 모든 주파수에서 이득을 변경하는 경우일 수 있다. 이와 비슷하게 높은 레벨(high level)의 단어는 중간 레벨(medium level) 또는 낮은 레벨(low level)이거나 아닐 수도 있다. 마음 속으로 다음의 Table을 그린다. 당신의 유일한 목적은 이득을 어떻게 조절할지 결정하는 것이다. 이것은 어떤 이득은 정확해서 바뀌지 않아야 한다는 것을 결정한다는 것이다. 보청기 사용자가 목표하는 어떤 이득이 문제가 되는 소리인지를 설명할 수 없다면, 추가 정보를 얻기 위해 소리를 주어 검사해야 할 것이다. 이 소리는 낮은, 중간, 높은 강도(low, medium, high intensity)의 소리나 배경소음이 될 수 있다. 적합한 소음은 다양한 CD 또는 소프트웨어를 이용한다. 이 단계는 환자의 보청기가 무엇이든 관계없고, 보청기의 조절기나 채널 수에 관계없다.

Low-frequency, high-level gain	High-frequency, high-level gain
Low-frequency, mid-level gain	High-frequency, mid-level gain
Low-frequency, low-level gain	High-frequency, low-level gain

2. 원하는 변화의 방향과 조정하는 것을 확인. 이 단계에서 환자의 문제보다는 특정 보청기의 복잡성에 집중한다. 보청기 조절에 저주파수, 높은 레벨 이득(low-frequency, high-level gain)이 아니면 위의 Table에 있는 각 이득에 각 조절(예: 압축비, 압축역치, 이득, 불쾌음량레벨(UCL))이 미치는 영향을 이해해야 한다. 그러나 조절은 보청기에 따라 다르기 때문에 사용하는 보청기의 유형별로 위의 사항을 알아야 한다. 이러한 점은 보청기의 사양서(specification) 또는 보청기를 검사박스에서 측정하여 알 수 있고, 이후 순서대로 각 조절기를 변경한다. 각 조절에 의해 바뀌는 일부 입-출력곡선(I-O curve)을 스케치하는 것이 도움이 된다. 예를 들어, Figure 12.2는 압축비 조절이 바뀔 때 I-O곡선이 변경되는 2가지 형태이다. 한쪽 보청기에서는 낮은 레벨(low-level) 이득은 일정하게 유지되나, 다른 보청기에서는 높은 레벨(high-level) 이득이 일정하게 유지된다. 점차적으로 피팅 소프트웨어에는 압축비, 압축역치가 아닌 위의 Table과 같이 표기되므로 이런 두 번째 단계는 시행하지 않아도 된다.

실례. 그릇 부딪히는 소리가 너무 크지만 다른 소리는 만족하는 경우라면, 첫째 단계에서는 고주파수, 높은 레벨 이득(high-frequency, high level gain)은 낮추지만, 중간 레벨의 이득을 모든 주파수에서 조정하지 않도록 추정할 수 있다(대화 어음은 편안한 강도이면서 음색 음질에 문제가 없으므로). 8채널 보청기이며, 각 채널은 40dB SPL과 같이 고정된 압축역치를 갖는 독립된 압축비를 기능을 갖는다고 가정하고, 중간 레벨 이득은 변경하지 않으나, 높은 레벨 이득을 바꾸려고 하면 고주파수 채널의 압축비를 변경해야 한다. 이를 조절하면 I-O곡선의 변곡점(pivot)이 낮은, 중간, 높은 레벨의 입력에 따라 달라지게 되어서 고주파수 소리에 대한 전반적인 이득(overall gain)도 또한 조절해야 한다. 중간 레벨 이득은 변하지 않았으나, 높은 레벨 이득만 낮추는 목적을 이루었어도, 낮은 레벨 이득도 따라서 증가된 것을 확인할 수 있다. 이런 낮은 레벨 이득을 환자가 감당할 수 있기를 바래야 한다. 그렇지 않으면, 고주파수에 적용되는 낮은, 중간, 높은 레벨 이득을 조정하여 가능한 절충점을 찾아야 한다.

일부 소프트웨어는 단순히 "교통 소음이 너무 크다."와 같은 옵션을 선택하면 이에 따라서 보청기를 자동 조정한다. 이것은 보청기 제작사만이 보청기 조절의 효과를 알면 된다는 장점이 있으나, 단점으로는 보청기에서 어떤 일이 일어나는지 몰라서 다른 소리나 상황에서 잘못된 영향을 만들 수 있다.

12

고 불만스러워 한다면, 이는 사용자가 사용된 보청기 처방 과정보다 더 좋은 방법이 있다는 것을 알고 있기 때문일까? 아니면 사용자가 수년동안 듣지 못했던 고주파수 소리에 대해 익숙하지 않기 때문일까? 모두 맞다. 이전에는 듣지 못하던 고주파수 정보에 대해 완전히 학습(learning)하기까지 수개월이 소요된다.[591] 이것을 순응효과(acclimatization effect)라고 한다(Chapter 14.7).

초기에 보청기 사용자들은 잘 듣지 못하는 주파수에 대해 가장 큰 이득을 갖도록 증폭 특성을 선택하는 경향이 있다.[1897] 고주파수에서 청력감소가 있는 보청기 사용자들은 최초 피팅 때보다 4주 이후 다음 피팅에서 고주파수 강조를 덜 선호한다.[1520] 그러나 장기간에 걸친 연구에서 24주의 보청기 청취 경험(listening experience) 이후에는 고주파수 이득에 대한 선호 정도는 바뀌지 않는다고 하였으며,[1282] 따라서 초기에 싫어하는 반응을 선호한다고 말할 수는 없다.

절충안으로 보청기 사용자에게 그들이 선호하는 반응과 그들에게 최선이라고 판단되는 반응 사이의 중간을 제공하는 방법이 있다. 이런 목적은 보청기 사용자가 수용할 수 없는 소리 음질에 놓이지 않고 점차 새로운 반응에 적응되도록 하기 위함이다. 이것이 가장 좋은 해결책인지에 대한 연구는 없으나, 매우 합리적인 접근방법이라 생각된다. 보청기 사용자가 매일 보청기를 착용하고, 1달 내에 선호하는 것에 대해 변화가 없다면, 그들이 선호하는 반응으로 제공하는 것이 합리적이다. 이러한 고려는 정점절단 보청기에 익숙한 경우에 압축제한으로 변경하거나, 선형 증폭에 익숙한 경우에 WDRC로 변경하려는 사용자들에게도 비슷하게 적용될 수 있다. 실제 처음에는 압축제한 보청기를 싫어해도 1~2주 사용한 이후에는 정점절단보다 압축제한을 선호하는 경우가 많다.[407]

훈련 가능한 보청기(trainable hearing aids)는 이러한 딜레마에 대한 해결책을 제공한다. 보청기 사용자는 고주파수 강조(high frequency emphasis) 정도에 대해 직접적으로 훈련받을 수 있다. 청취 경험 이후 그들이 선호하는 증폭 특성이 보청기 없거나, 과거 제한된 대역폭 보청기를 사용하는 것보다는 고주파수 청취력을 높이는 방향으로 바뀐다면, 그들은 점차 고주파수 강조를 선호하는 것으로 바뀌게 되면서 고주파수 강조로 바뀌어 간다.

이러한 훈련은 일상적인 청취 상황에서도 사용자에 의해 직접 조정이 필요하므로 보청기가 어느 때나 조절될 수 있고, 사용자의 선호가 바뀌면 수개월 후에도 재훈련될 수 있다. 미세조정의 이런 측면에 대한 역할이 환자에게 넘어가기 때문에 따로 보청기 클리닉에 방문할 필요가 없다.[1580] 일부 임상가들은 보청기 사용자들은 항상 이전 보청기와 비슷한 반응을 선호하여 나은 해결 방법을 꺼린다고 한다. 그러나 현재 좋아하는 것은 과거의 경험에 완전히 의존하는 것처럼 보이지 않으며, 미래의 결정은 현재 경험에 영향받지 않는다. 일부 훈련 가능한 보청기는 임상가들이 보청기 사용자에게 최적이라고 판단되지 않는 반응을 사용자가 훈련 받을 수 있도록 제공한다.

또 다른 가능한 해결 방법은 일부 보청기에서 가능한데, 수개월의 피팅 과정 내에 자동적, 그리고 점진적으로 이득을 증가시키는 것이다. 더 일반적으로 이득-주파수반응의 형태(shape of gain-frequency response)가 올라간다. 이러한 자동 적응(automatic adaptation) 보청기는 낮은 레벨 소리에 대한 이득 또는 고주파수 강조의 정도를 점차로 증가시키도록 프로그래밍되어 있어 고주파수를 듣지 못해서 약한 소리에 대해 가청력이 없는 사용자들이 익숙한 상태에서 최선이라고 믿어지는 상태까지 부드럽게 변화하도록 한다. 훈련 가능한 보청기 알고리즘과 자동 순응(automatic acclimatization) 알고리즘을 같은 보청기에서 적용하지 못할 이유도 없다.

12.1.7 소음, 명료도, 음량 *Noise, clarity, loudness*

보청기 사용자들에 의한 가장 많은 불만 사항은 소음 및 과도한/불충분한 음량(loudness)이다. 이것은 여러 원인에 의해 만들어지며, 각 원인에 따라 다른 해결책이 필요하다. 교정하기 이전에 같은 문제에 대하여 자세히 질문하는 것이 필수사항이다. 소음의 과도한 증폭, 부적절한 언어 명료도 및 부적절한 음량은 각각 다른 현상이지만, 이러한 문제들이 여기서 함께 다루어지는 것은 하나의 문제가 다른 것에 영향을 주기 때문이다. 이러한 전체적인 그림을 어떤 조치를 시작하기 이전에 고려해야 한다.

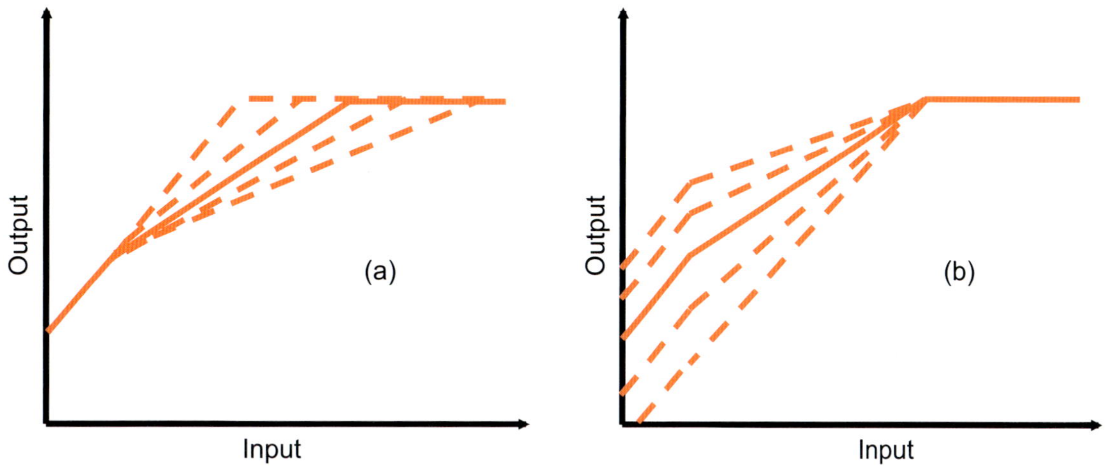

Figure 12.2 Variation of the I–O curve as the compression ratio control is varied for two different hearing aids.

보청기 사용자가 약한 소리의 음량(loudness of weak sound), 중간 레벨 소리(medium level sound) 또는 강한 소리(intense sound) 중에서 어느 것에 불편한지를 알아야 하며, 어음과 다른 다른 소리 등을 포함하여 괴롭히는 소리가 환자가 듣고자 하는 소리인지를 확인하는 것이 필수적이다. 주위 환경에 따라 프로그램이 자동적으로 변환되는 보청기에서는 안 좋은 소리 음질을 발생시키는 프로그램이 어떤 것인지를 알아야 한다. 아래에는 일반적, 중간 레벨(mid-level)의 어음에 대해 보청기가 사용자에게 편하게 맞도록 조정한다고 가정한다.

조용한 장소에서도 보청기가 시끄러울 때(The hearing aid is noisy in quiet places)

이런 불만은 보청기 내부소음이 증폭되어 조용한 장소에서도 청취 가능하게 된 것을 의미한다. 또한 환경 소음이 증폭되고 사용자가 이것이 현재 주변에 존재하는 소음이며 정상 청력인 사람들에게도 들리는 것인데 이를 잘못 인지하여 발생하기도 한다. 스스로 보청기를 들을 때, 손가락으로 마이크로폰을 막을 때 소음 크기가 변하는지 아닌지 평가한다. 이것은 소음 발생이 보청기 내부인지 주변 환경인지를 판단하기 위한 과정이다.

환경에 있는 낮은 레벨의 소리(low-level sound) **증폭이 문제의 원인이라면,** 사용자에게 소음의 이유를 설명하고, 정상인도 해당 소리를 듣고, 이것은 삶의 풍요로움(richness of life)의 일부라고 말한다. 또한 사용자가 소리가 그 곳에 있음을 인지하게 되면 덜 크게, 덜 거슬리게 들린다는 것을 설명한다.[1262] 사용자가 원한다면 음량을 줄일 수 있다는 것을 알도록 하지만, 많은 사람들은 대개 이러한 소리 듣기를 원한다고 말한다. Mueller, Powers(2001)는 원하지 않는 것을 들어야 한다는 것을 보청기 사용자에게 알릴 것을 권고한다. 지속적으로 보청기를 사용해도 불만이 지속된다면, 압축역치를 높이거나 압축비을 줄여서 낮은 레벨 소리(low level sound)에 대한 보청기 이득을 감소시키는 것이 필요하다. 많은 제조사들의 피팅 소프트웨어에서는 낮은 레벨 소리에 대한 이득에 영향을 주고, 다른 주파수 부위에 영향을 주는 조정이 가능하다. 이런 조정은 Figure 12.2(b)에서와 같이 출력레벨의 변화를 유발하거나 압축역치를 바꾸기도 한다.

문제가 내부소음(internal noise)**이라면,** 보청기를 검사 박스에 넣고 소음을 측정해볼 수 있다(직접적 측정은 아님, Section 4.1.7 참조). 보청기가 사양서에 맞는다면, 낮은 레벨(low-level) 이득을 줄이거나(압축역치를 증가시켜서), 가능하다면 낮은 레벨 스퀠치(확장)를 도입한다. 그 단점은 사용자가 원하는 약한 어음(soft speech)과 같이 낮은 레벨 소리를 듣지 못한다는 것이며, 이러한 성질을 가진 더 비싼 보청기가 필요하게 된다. 내부소음은 사용자가 정상과 비슷한 청력역치를 보이는 주파수에서 주로 발생한다. 낮은 주파수의 내부소음은 개방형 착용 보청기에서는 환기효과

(venting effect)가 보청기 출력 중에서 낮은 주파수 소음을 줄이므로 문제가 되지 않는다. 보청기 사용자가 이명이 있다면 청취 가능한 내부소음은 부작용보다는 오히려 도움이 될 수 있다. 이런 내부소음레벨은 낮은 레벨 이득을 높이면 커지므로 이를 이용할 수 있다.

조용한 장소에서 약한 어음이 이해되지 않을 때(Soft speech in quiet places cannot be understood)

이에 대한 해결 방법은 낮은 레벨 소리에 대해 이득을 높이는 것이다. 하지만 피드백이 증가하거나 듣기를 원하지 않는 소리까지 증폭될 수 있는 문제 가능성이 있다. 모든 채널에서 이득을 증가시켜야 할 수 있으며, 또는 저주파수/고주파수 채널에서만 이득을 증가시키는 것으로 충분할 수도 있다. 추가이득이 필요한 주파수 범위 확인은 저주파수 정보에 의존하는 어음 소리의 가청력(moon 또는 boom)과 고주파수 정보에 의존하는 소리(/sh/, /s/)에 대한 가청력을 평가하여 결정할 수 있다. 전반적 어음레벨이 낮은 정도인 45dB SPL 크기가 사용된다. 보청기 사용자가 심도 난청이 있고, 시각정보(visual cue) 없이도 낮은 레벨 어음(low-level speech)을 이해하고자 한다면 기대를 낮추는 상담이 필요하다.

소음이 보청기를 통해 너무 크게 들릴 때(The hearing aid is sometimes too loud when noises occur)

이와 유사한 불만 사항이 있을 때는 특히 주의 깊은 질문이 필요하다.

소음이 불쾌감을 만들어 즉시 보청기 볼륨을 줄이거나 보청기를 끄게 되면, 보청기 OSPL90을 감소시켜야 한다. 이것은 전기적으로 바꾸거나, BTE 보청기의 경우 댐핑을 증가시켜 가능한데, 댐핑은 이득을 감소시킬 수 있다. 불편하다고 느껴지는 음량은 특정한 고주파수 에너지를 가지는 소리(도자기나 식기 부딪히는 소리, 종이 갈리는 소리, 브레이크 끼익하는 소리, 화장실 물 내리는 소리 등)이거나, 또는 낮은 주파수 소리(교통 소음 또는 문 쾅 닫는 소리)에만 국한될 수 있는데 비교적 넓은 범위의 스펙트럼 소리가 불쾌감을 만들 수 있다. 문제가 단지 일정 주파수 부위에서 발생한다면, 보청기에서 가능하다면 해당 부위의 OSPL90을 줄이는 것이 필요하다. 실이이득분석기(real-ear analyzer)에서 90dB SPL 순음 스위프(sweep) 자극으로 어느 주파수 부위가 보청기 사용자에게 과도한 음량을 만드는지를 빠르게 확인할 수 있다. OSPL90의 평가는 Chapter 11.7에 있다. 보청기에서 조정이 가능하다면 아래와 같은 특별한 조정이 바람직하다.

보청기 사용자가 소음을 견딜 수 있으나, 그것이 그렇게 크고 자주 있지는 않았으면 좋겠다고 한다면, 입력-출력 특성(input-output characteristics)에 대한 변화가 상황을 빨리 개선시킬 수 있다. 약 65dB SPL 이상의 입력수준에 대한 압축비를 높인다. 이것은 낮은 레벨 소리에 대한 압축비도 높여야 한다는 의미이다. 그러나 출력레벨이 65dB SPL 근처의 어음 신호에 대해서도 편하게 느껴져야 한다. 다중채널 보청기에서는 압축 정도를 모든 채널에서 높여야 한다. 채널마다 다른 압축비을 적용하는 합리적인 보청기 처방방식에서 시작하여 전체를 같이 압축비를 올리는 것도 합리적이다. 예를 들어 모든 압축비를 50% 증가시킬 때 너무 큰 소리의 소음이 고주파수 또는 저주파에서 우세하면 문제가 되는 해당 채널의 압축비만 높이는 것이 합리적으로 보인다.

정상인도 일부 소리에 대해서는 불쾌하고 괴로울 수 있으며, 난청에 의한 작아진 음량에 익숙해질 것이라고 상담한다. 적절한 OSPL90과 적응형 소음감소 알고리즘을 가진 보청기라면 정상 청력을 가진 사람들이 경험하는 것보다 큰 소리에 대한 불편감을 더 느끼지 않을 것이다.[1379] 이러한 괴로움(annoyance)의 정도는 보청기 사용자가 적응하지 못할 정도로 더 크다는 것을 의미한다.

환경소음이 어음이해를 방해할 때(Background noise makes it hard to understand speech)

첫 불만 사항이 음량이 아니고, 주변 소음의 영향으로 어음이해가 어렵거나 알아듣기 위해 많은 노력이 필요하다는 경우에는 다른 해결 방법이 필요하다.

주변 소음이 어음과 다른 스펙트럼을 갖는다면, 적응형 소음감소기능으로 해결 가능하며, 보청기의 해당 기능을 높여 해결한다. 대부분의 보청기는 적응형 소음감소 기능이 있으나, 없다면 압축을 바꾸거나 이득 관련 인자

(parameter)를 바꿀 수 있다. 주변 소음이 저주파수(교통 소음, 대부분은 반향, 일부는 기계 소음)로 이루어졌다면, 저주파수 압축 정도를 높이거나, 간단히 저주파수 차단(low-frequency cut) 필터를 적용할 수 있다. 주변 소음이 고주파수(도자기나 식기 부딪히는 소리, 종이 갈리는 소리, 브레이크 끼익하는 소리, 화장실 물 내리는 소리 등)로 이루어졌다면, TILL 반응을 위해 고주파수 압축 정도를 높이거나, 간단히 고주파수 차단(high-frequency cut) 필터를 적용할 수 있다.

대부분의 경우가 이에 해당하는데 주위 소음이 어음과 비슷한 스펙트럼을 가진다면, 효과적인 방향성 마이크로폰을 사용하거나 무선 전달시스템을 가진 원격 마이크로폰(remote microphone)을 사용해야 충분히 음량과 음색 음질(tonal quality)을 갖는 어음 청취가 가능하다.

떨어진 사람의 말소리가 가까이 있는 사람의 말소리보다 알아듣기 쉬울 때(People in the distance are easier to understand than people nearby)

가까이 있는 사람의 높은 어음 레벨은 과도한 압축이나 왜곡을 유발할 수 있다. 이것이 원인이면 최대출력을 높이고, 정점절단을 압축제한으로 바꾼다. 이와 다르게 더 멀리 있는 사람의 소리가 과도하게 낮은 압축역치(excessively low compression threshold)와 과도한 압축비로 인하여 너무 큰 이득을 만들 수도 있는데, 이런 경우에는 해결 방법은 원인을 조정하는 것이다.[813] 셋째로는 해결 방법이 없는 경우로 일부 사람의 목소리가 쇠 깎는 소리와 같다고 하는 경우인데 이때는 다른 사람 소리를 듣거나 그냥 견딜 수밖에 없다.

소음 크기가 커졌다 작아졌다 할 때(Noises levels rise and fall intermittently)

200 msec에서 2 sec까지의 해제시간을 갖는 압축은 어음 사이의 틈새(gap)에서 이득이 점차 증가하여 주변 소음이 커지거나, 강한 소리 이후에 이득이 감소할 수 있다. 기술적으로 이러한 가청 소음의 증가와 감소는 소음 펌핑(noise pumping)이라고 하며, 일부 보청기 사용자들도 이러한 용어를 사용한다.[813] 이에 대해 고속작동 압축(순간적으로 레벨을 높일 수 있도록) 또는 완속작동 압축(짧은 간격에서는 레벨의 증가가 작으며, 긴 간격에서는 레벨 증가의 변화가 천천히 일어나서 변화를 인지하지 못하도록)으로 해결할 수 있다.

> **2개 이상 채널의 조절**(Handling more than two channels)
>
> 저주파수에 비하여 고주파수를 식별하는 것이 상대적으로 쉽기 때문에 이에 대한 처리과정에 대해서 집중하였다. 많은 보청기가 3개 이상의 채널을 갖고 있는데, 모든 중간 주파수 채널은 양 끝단의 저주파수 채널과 고주파수 채널에 대한 조정의 중간 정도로 설정된다. 많은(최대 20개) 채널이 있는 고급형 보청기에서는 넓게 간격을 둔 주파수에 대한 조정이 가능하며, 소프트웨어가 나머지 채널 각각에 대한 설정을 적절하게 사이(interpolate) 또는 외부에 놓이도록(extrapolate) 조정할 수 있다.

12.2 체계적 미세조절 과정 *Systematic Fine-Tuning Procedures*

지금까지는 환자의 불만 사항에 맞도록 보청기 특성을 조절하는 방법이었으나, 이후에는 얼마나 변경해야 하는지에 대한 내용이다. 여기는 최초 보청기 처방을 개선하는 여러 체계적인 방법에 대한 내용이다. 체계적 미세조절 과정을 모든 보청기 사용자에게 사용할 수 있으나, 문제가 있는 경우에만 사용할 수도 있다. 처방된 보청기를 일상적으로 미세조절을 시행해야 하는 이유는 어떤 처방 절차도 완벽할 수 없으며, 일부 사용자는 나쁜 음질에도 불평을 잘 하지 않기 때문이다. 또한 이전에 보청기를 사용한 적이 없다면 새로운 보청기가 더 좋은 음질을 만들 수 있다는 것을 알지 못하여 불만을 갖지 않게 된다. 새로운 보청기의 소리 음질이 충분히 좋아도 보청기 특성 중 몇 가지를 조절하면 더욱 훌륭하게 만들 수 있기 때문이다.

반대로 음질이나 명료도에 불만이 있으면 더 좋은 소리를 만들지 못하는 이유가 기기나 보청기 설정이 아니라 보청기 사용자의 와우관 문제일 수 있다. 체계적 미세조절은 최대 효과를 만들었다는 확신을 갖기 위해 필요하다.

여기에서는 우선 대응비교(paired comparisons) 방법과 절대 단계화(absolute rating)를 포함하는 기본 방법에 대해 살펴보고 이후 이를 보청기 피팅에 어떻게 적용하는지를 알아볼 것이다. 이것들은 차이가 있는 각 반응 중에서 선택하거나, 어떤 특별한 증폭 조절을 위해 가장 최선의 설정을 선택할 수 있다(Section 12.2.4).

12.2.1 대응비교 *Paired comparisons*

다른 반응 특성 2가지를 연속하여 듣고 지각효과(perceptual effect)는 비슷하면서도 더 좋은 한 가지를 선택한다. 이러한 과정을 대응비교(paired comparison)라고 하며, 환자에게는 2가지 조건 중 어느 것이 더 좋은지 선택하라고 한다. 이러한 반응기준(response criterion)을 보다 명확하게 할 수 있다: 이해도(intelligibility), 편안함(comfort), 자연스러움(naturalness), 쾌적(pleasantness), 소음 상황에서도 적은 괴롭힘(annoyance) 또는 소리의 다른 관점에서 어느 조건이 더 좋은지를 판단하게 된다. 많은 경우에 다른 반응기준(response criterion)에 대해서는 다른 반응 특성이 더 좋게 나타날 수 있다.

임상에서는 항상 시간 제한이 있기 때문에 1개 이상의 기준을 사용하기 어렵다. 대응비교방법은 특별한 문제가 있는 경우 적용할 수 있는데, 이에 맞는 반응기준을 선택해야 한다. 한 예로 보청기 사용자가 소음 환경에서의 소리가 불편(discomfort)하다면, 기준은 편안함(comfort)이 되어야 한다. 또는 약한 소리(soft sound)에 대한 어음이해력이 문제라면 더 쉽게 단어를 알아들을 수 있는지(어음이해도, 명료도(clarity))가 기준이 된다. 문제를 특정할 수 없거나, 여러 개의 문제가 있다면 환자가 우선적으로 조정하고 싶은 반응기준을 묻는다.

사용자가 선호반응 특성(preferred response characteristics)을 선택할 때 어떤 자극을 사용하는지는 또 다른 중요한 결정사항이다. 반응기준과 더불어 선택하는 자극도 문제를 만드는 상황에 대하여 적절해야 한다. 보청기 사용자가 특정 주변소음에 대해 불만이 있는데도 조용한 곳에서 어음을 이용한 자극은 의미가 없기 때문이다. 여러 소음을 녹음한 소프트웨어나 CD를 이용할 수 있다. 명료도(clarity)나 어음의 음색음질(tonal quality)에 대하여 만족하지 못한다면 여러 어음 자극(speech stimulus)을 이용한 대응비교를 해야 한다. 최소 시간으로 대응비교방법을 사용하기 위해서 어음이 지속적으로 제시되어야 하는데, 이런 기본 자극을 연속담화(continuous discourse)라고 한다. 많은 보청기 사용자는 소음이 어음과 동시에 있을 때 불만이 있는데, 이때는 선택된 소음과 함께 연속담화 자극을 사용한다.

여러 종류의 소음 자료를 이용하기 어렵다면, 다음의 5가지 종류의 자극으로 환자가 보고하는 많은 문제에 대하여 보청기를 평가할 수 있을 것이다:

- 조용한 환경에서 50, 65, 80dB SPL의 연속담화 소리
- 조용한 환경에서 3명이 각각 55, 65, 75dB SPL 강도로 서로 번갈아 대화를 주고 받는 소리
- 80dB SPL의 고주파수 충격음(impact sound)을 포함하는 주변 소음(도자기나 식기 부딪히는 소리 등)에서 80dB SPL 강도의 연속담화 소리
- 70dB SPL의 다중발화(babble) 소음에서 80dB SPL의 연속담화 소리
- 80dB SPL의 저주파수 소리가 우세한 주변소음(교통 소음 등)에서 80dB SPL의 연속담화 소리

이런 자극은 어음과 소음을 서로 다른 채널에 녹음이 되어 있으면 편리하고, 필요한 경우 자극을 위의 경우보다 크거나 작게 SNRs을 바꿀 수 있다.

이러한 대응비교는 보청기의 다른 메모리를 이용하여 비교할 수 있도록 프로그램할 수 있다. 사용자는 더 좋은 것을 결정할 때까지 메모리 사이를 변경할 수 있다. 사용자가 2개의 자극 중에서 하나를 선택하는데 대개 10~30sec가 필요하고, 때로는 1min 정도가 소요되기도 한다. 검사하는 동안 배경소음의 특성이 변하지 않으면 쉽고 빠르게 대응비교가 가능하다.

이것과는 다르게 시간에 따라 변수를 바꿀 수 있는데, 임상가는 어느 반응이 A/B 중 어느 것을 선택하는지, 손가락 1개 또는 2개를 들어 올리게 하여 보청기 사용자의 반응을 확인할 수 있다. 프로그램이 바뀌는 타이밍을 조절할 수 있으며, 보청기 사용자가가 변수를 바꿀 때를 조절할 수도 있다. 2개 자극 사이에 조용한 1~2sec 이상의 간격을 두지 않고 제시하면 자극들 간의 비교가 가장 정확해진다. 반

응이 적응형 특성(adaptive characteristics)을 포함하고 이것들이 수 sec 또는 수십 sec의 시간이 필요한 경우 소프트웨어가 이런 적응할 시간을 두고 바뀌지 않는다면 대응비교의 가치는 제한될 것이다.

마지막으로 대응비교방법을 사용자가 인지한 바와 같이 음절, 단어, 문장을 반복하도록 하는 전통적인 어음인지(speech recognition) 방법과 비교할 때 그 가치가 있다. 어음이해도와 대응비교방법으로 측정된 어음이해도는 서로 연관성이 있으나 다른 보청기를 착용한 상태에서 어음인지 능력(speech identification ability)에 약간의 차이가 존재한다면 대응비교방법은 여러 대안 중 적절한 방법을 가장 빠르게 찾도록 도와준다.[578, 1038, 1125, 1739] 또한 대응비교방법은 어음이해도만이 아니라 소리의 다른 특성들에 대해서도 사용할 수 있다. 이런 방법의 단점은 어떤 종류의 소리에 대해 사용자가 잘못 이해하는지를 확인할 수 없고, 이것은 임상보다는 연구 분야에서 제한점으로 작용한다.

12.2.2 음질 절대 단계화 *Absolute rating of sound quality*

대응비교방법의 한 가지 단점은 오직 2가지 소리를 비교하여 선호하는 한 가지를 선택하는 것이므로 음질이 얼마나 나쁜지 또는 좋은지를 알 수 없다. 또한 증폭 체계(amplification scheme)을 다른 것과 비교할 때에도 대응비교로는 얼마나 좋은지 확인할 수 없다. 다른 단점은 여러 증폭 체계가 있다면 이를 위해서는 2개씩 여러 번 대응비교과정을 실시해야 최적의 조건을 찾을 수 있다는 것이다.

이러한 단점은 음질 절대 단계화(absolute rating of sound quality) 방법으로 해결할 수 있다. 보청기 사용자는 각 소리의 크기나 음질에 대해 절대적 평가를 거쳐서 최적의 소리를 찾는다. Figure 12.3과 같은 간단한 척도(scale)를 이용하여 평가를 한다. 사용자는 인지하는 보청기 음질과 일치하는 곳에 표시를 하거나 해당되는 위치를 말한다. 각 증폭에 대한 척도와 이전 상황에 대한 척도를 비교하여 선택할 수 있다.

이런 방법은 여러 검사 동안 사용자의 인지척도(perception scale)를 바꾸는 경우가 적다. 정확도를 높이기 위해 각 증폭 조건은 여러 번에 걸쳐 무작위로 제시된다. 그러나 이런 과정은 시간이 많이 필요하므로 임상 상황보다는 연구 분야에 많이 적용되는데, 10개 이하의 조건을 검사한다면 각 조건에 대해서 수 차례 소리를 제시해야 한다.

음질 절대 단계화는 5~6개 이상의 조건이고, 다른 조건보다 일부 조건이 더 좋을 것으로 예상되는 경우에 유용한데, 절대 단계화로 순위가 낮은 증폭 조건은 버릴 수 있다. 4개 이하의 조건이 비슷한 척도(scale)를 보인다면, 이후 대응비교로 가장 선호하는 한 가지 조건을 찾게 된다.

실제 생활에서 보청기를 착용할 때 한 가지 증폭 조건에 대해서만 절대 척도를 평가하는 것이 흔하다. 그 판단은 음색 음질(tonal quality)에 대한 것일 수 있고, 다른 일반적인 APHAB 또는 COSI(Section 14.4)와 같은 자기-보고 척도(self-report scale)를 사용한 보청기 수행능력에 대한 것일 수 있다. 이것으로 다른 보청기와 비교하거나, 보청기의 다른 설정을 비교한다면 민감도와 신뢰도가 낮다.[1455] 비교는 보청기를 사용하며 몇 주 동안 사용한 이후 개별적 기준에 따른 것이므로 이런 절대순위가 당연히 부적합할 수밖에 없다. 이에 비하여 2가지 다른 증폭 특성을 동일한 청취 상황에서 보청기 설정을 바꾸어가면서 시행하는 대응비교는 더 민감하고 믿을 만하다.[1455]

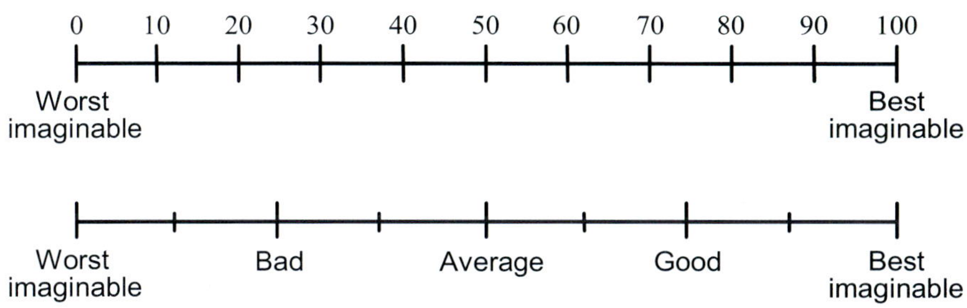

Figure 12.3 Two response scales used for obtaining absolute ratings of sound quality.

12

여러 조건들에 대하여 절대적인 판단(absolute judgment)을 하는 것은 어음이해도 검사보다 민감하고 믿을 수 있다.[1472] 대응비교는 임상상황에서 특히 각 조건들의 차이가 작을 때에는 더 좋은 조건을 찾기 위해 시행되는 절대 단계화나 어음이해도 검사보다 더 높은 민감도를 갖는다.[506, 1739]

원칙적으로 소프트웨어 기반의 미세조절 시스템은 대응비교와 절대 단계화의 장점을 결합한 형태이다. 소프트웨어에 의해 몇 가지 프로그램이 제시되고, 보청기 사용자는 각각을 듣고 선택하여 절대 순위를 평가한다. 이전에 평가한 순위를 보여주면서 다시 검사를 시행하면 다른 프로그램에 비해 더 좋은지, 나쁜지를 명쾌하게 결정할 수 있다.

12.2.3 대응비교를 통한 체계적 선택 *Systematic selection by paired comparisons*

1개의 반응이 아닌 2개의 다른 반응을 비교하려면 Section 12.2.1 과정을 이용하면 된다. 2개 이상의 반응이 존재한다면 최선의 반응을 찾기 위해서 어떻게 해야 하는가? 사용할 방법을 비교하는 반응의 개수와 다른 방법보다 좋다고 생각되는 반응(처방과정에서 의미 있게 결정한)이 있는지에 따라 다르다. 다음은 일부 처방에 가장 잘 일치하는 반응인 기준반응(baseline response)이 있다고 가정하는 방법이다. 대응비교를 이용하지 않는다면, 가장 최선이라고 판단되는 과정으로 처방한다. 최고 반응(best response)을 얻기 위해 여러 비교를 구성하는데 있어 다음 3가지 방법이 있다. 비교하려는 n개의 반응이 있다면:

기준에 대한 비교(Comparison to the baseline). 각 반응은 순서대로 기준반응에 대응하여 비교한다. 개별적으로 시도한 결과에 대하여 확신이 없으므로 기준반응에 대한 n-1 조건을 몇 차례 시행하여 비교한다. 10회 반복하는 것이 이상적이나, 현실적으로는 4회 정도 반복하여, 총 4(n-1) 비교를 한다. 기준에 4회의 다른 반응을 추가하기 위해, 16회 반복을 의미하며, 평균 8분이 소요된다. 기준반응이 평균적으로 우수하다고 생각되면 기준반응보다 선호되지 않는 대체 반응에 대해서는 4회 반복할 필요는 없다. 그러나 1개 이상의 반응이 기준반응보다 좋고 선호된다면, 이들 중 하나를 선택하기 위해 추가로 비교할 필요가 있다. 이러한 가능성은 다른 반응의 수를 증가시키게 된다. 이러한 이유로 전체 비교 시간이 길어지기 때문에 기준반응에 대한 비교는 단지 4개 이하 정도의 반응에 대해서만 사용하기 적절하다.

리그전(Round Robin). 각 반응을 서로 비교하여, 가장 선호된 반응이 선택되면 사용자의 보청기에 적용된다. 신뢰 있는 결과를 얻기 위해서는 각 반응이 10회에 걸쳐 비교 시도(preference trial)되어야 한다. 전체 절차가 10분 이내로 이루어져야 하므로 4개의 반응이 적당하다. 이러한 리그전은 특히 작은 수의 반응에 적합하며, 특히 더 선호하는 반응이 없다고 여겨질 때 유용하다. 이는 1개의 보청기 저장장치에 기본반응을 결정하였고, 다른 저장장치들에 넣을 반응을 대응비교할 때 이용한다.

승자 진출전(Tournament). 반응은 2개씩 짝지어져 구성되며, 각 대응비교는 3회씩 이루어진다. 승자는 3회 중 2회 이상 선호되었을 때이고, 승자가 다음 대응비교에 들어가고, 하나의 승자만 남을 때까지 계속된다(Figure 12.4). 2(n-1)과 3(n-1)회의(대답의 일관성에 따라) 비교로 구성된다. 10분 이내로 시행되려면, 각 반응의 수는 8개 이하이어야 한다. 다른 반응보다 좋을 것으로 예상되는 반응이 없는 경우에 특히 적당하다. 대응비교를 잘 구성해야 하고,

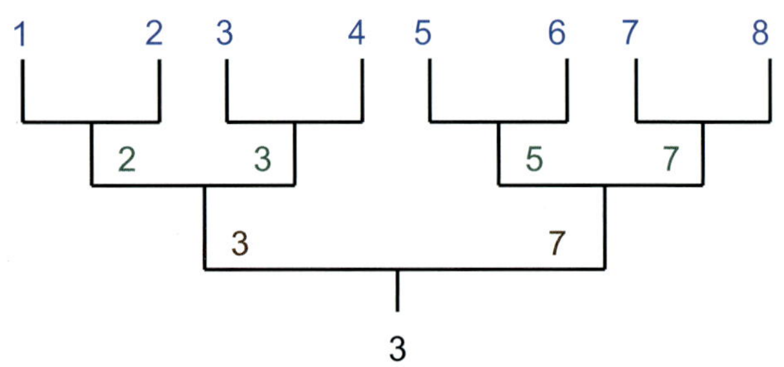

Figure 12.4 A tournament strategy for eight responses, with response number 3 being the eventual winner.

진행되는 과정을 알고 있어야 한다.

이러한 3회의 대응비교에서 어떤 다른(대체) 반응이 있어야 한다고 결정할 수 있을까? 어떻게 바꾸어야 하는지 규칙은 없으나 몇 가지 원칙이 있다:

- 대체 반응(alternative response)은 잠재적 승자가 될 가능성이 있어야 한다. 기준반응보다 나쁠 것이라고 생각되면 시간만 낭비하는 것이다.
- 처방을 정확하게 만든다는 확신이 있는 증폭 변수(amplification parameter)들로만 만들어진 대체 반응들로 구성한다.
- 너무 극단적이지 않고 사용할 수 있으며 명확하게 들을 수 있는 변수를 선택한다.
- 다양한 대체 반응들은 하나의 증폭 변수(예를 들어 압축비 등)에서 다를 수 있으며, 잠재적으로 여러 증폭 변수들에 대해서도 다를 수 있다.
- 대체 반응은 현실 가능한 증폭 특성이어야 한다. 하나의 변수(예를 들어 압축역치)가 바뀌면 전형적인 입력 수준에 대한 이득도 변하게 되므로, 다른 변수(예를 들어 전반적인 이득)도 보상하기 위해 따라서 바뀐다. 보청기 사용자가 일반적인 조건에서 프로그램을 사용하지 않을 것이면 대응비교로 최종 승자가 되는 조건을 찾는 의미가 없다(매우 조용하거나 매우 시끄러운 경우와 같이 특정 상황에서만 사용되는 2번째 메모리를 위해 프로그램을 선택하고자 한다면 예외).

어떤 전략(strategy)을 이용하여도 각 대응비교 판단은 다음의 3가지 종류가 가능하다:

- **의무 선택(Forced choice)**: 2가지 조건 중 특별히 차이가 없다 하더라도 한 가지를 반드시 선택하게 한다. 사람들은 작은 차이를 감지하는 자신의 능력에 대해 과소평가하는 경향이 있다. 충분히 반복하면 선택이 일관성이 있고, 신뢰성을 갖게 된다.
- **동일 반응 제시(No-difference responses)**: 사용자가 어떤 차이도 느낄 수 없는 동일한 반응인 경우이다. 차이가 없는 것을 확인하는 것은 대응비교방법의 검사, 재검사 신뢰도(test-retest reliability)를 높일 수 있다.[1467]
- **선호 강도(Strength of preference)**: 사용자에게 어떤 반응이 더 좋은지 묻지 않고, 얼마나 더 선호되는지(slightly better, better, much better 등으로)를 묻는다. 많이 좋아하는 것에 점수를 더 줄 수 있다. 선호 강도의 판정이 가능할 수도 없을 수도 있으며, 차이가 없을 수도 있다(allow, not allow, no-difference).

여러 반응을 사용한 대응비교방법에는 논리적 어려움이 있다. 보청기 사용자는 임상가가 비교하는 2개의 프로그램을 적절히 조정할 때까지는 각각을 비교할 수 없다. 각 쌍(pair)을 비교하기 이전에 여러 개의 조정을 바꾸는데 시간이 많이 소요된다. 따라서 하나의 반응에 대해서 다음 과정에서 1개 이상을 조절해야 할 필요가 있다면 모든 반응을 각 비교과정을 시작할 때 한꺼번에 설정하고 이를 보청기 내부 메모리 또는 피팅 소프트웨어에 저장해 두어야 한다. 임상에서 미리 저장한 개수 이상의 반응을 비교하려고 시도하면 안 되는데, 다음과 같은 특별히 예외적인 경우가 있다.

일부 보청기 제조사들은 임상가나 보청기 사용자가 몇 가지 증폭 특성들을 쉽게 바꿀 수 있도록 하여 쉽게 대응비교를 가능하게 하였다. 이런 증폭 특성 변경은 한 가지 또는 여러 변수를 한꺼번에 바꿀 수도 있다. 한 번의 시도에서 여러 다양한 대체 반응이 컴퓨터 화면에서 다른 위치에 나타나고, 사용자가 마우스나 화면 터치를 통해 가장 적절한 1개의 소리 반응을 선택하게 할 수 있다.[9] 결과적으로 프로그램은 충분히 넓은 범위의 소리를 제시할 수 있어서 실제 생활에서도 좋은 결과를 제공할 수 있다.

12

12.2.4 대응비교에 의한 적응형 변수 조정 *Adaptive parameter adjustment by paired comparisons*

대응비교방법의 특별한 적용은 하나의 증폭 변수를 얼마나 변경하는지를 결정하는 것이다. 예를 들어 압축비를 높여야 하는 경우 얼마나 증가시켜야 하는가? 보청기는 사용자에게 적합하지 않을 것으로 생각되는 많은 값들을 선택할 수 있다. 그런 많은 값 중 어떤 선택을 해야 하는가? 이러한 질문에 대해 어떤 설정 값이 최선인지 모르기 때문에 이를 올리거나, 낮추면 음질의 일부가 나빠질 수 있다.

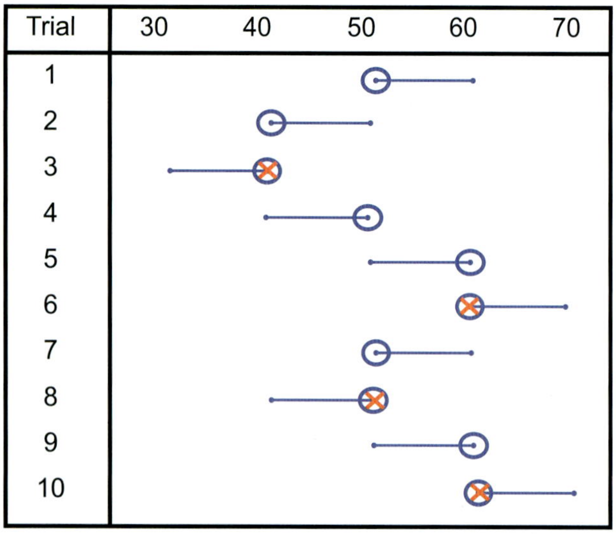

Figure 12.5 Worksheet for adaptive paired comparisons of different compression thresholds. Circles show the winner of each trial, and red crosses mark the reversals.

대응비교방법은 가장 최선의 설정을 찾기 위해 적응형(adaptive)으로 이용된다. 2가지 조정에 대한 설정을 비교하면서 시작되고, 각각을 비교한 이후 선호되지 않은 설정은 다른 값에 의해 대체된다. 사용자가 약한 어음(soft speech)을 이해하는 데 어려움이 있고, 단일채널 보청기의 압축비를 낮추는 것이 효과적이며, 압축역치를 30~70dB SPL 사이로 설정해야 하는 경우에 변화하는 정도를 결정하는 방법은 청력역치 검사와 같이 각 단계 크기(step size)를 선정해서 시행해야 한다. 다만 청력역치 검사와 달리 상승법과 하강법에 대해 다른 단계 크기를 적용할 필요는 없다. 예를 들어 10dB의 단계의 크기를 적용한다.

Figure 12.5는 시도하는 과정에 대한 것이다. 현재 압축역치가 60dB SPL이고, 첫째 비교가 낮은 압축역치와 같다고 가정한다. 50dB의 역치가 선호되며(원으로 표시됨) 다음 시행에서는 이 값을 더 낮은 역치와 비교한다. 시도(trial) 3, 6, 8 및 10의 승자는 X로 표시된다. 역전(reversal)이 발생했을 때 의미가 있다. 비교는 4번의 역전이 있을 때까지 계속된다. 이러한 역전의 값을 평균하여 최종 설정 값을 얻는데, 이 경우에는 52.5dB SPL이다. 역전 횟수가 많을수록 과정의 정확도가 높아지지만 시간이 오래 걸린다.*

이 방법을 사용하는 핵심은 단계 크기를 현명하게 선택하는 것이다. 단계 크기는 음질에 지각할 만한 차이를 만들 정도로 충분히 커야 하나, 너무 작으면 역전이 무작위적으로 발생하고, 많은 횟수의 시도가 없다면 그 결과는 사용하지 않는 무작위의 의미 없는 숫자가 되어 버린다. 오히려 단계의 크기를 크게 만들어서 실수하는 것이 좋다. 크기가 너무 크면 경우 4회 역전 횟수가 거의 없으며, 가치가 있는 것으로 판단되면 첫 번째 시험에서 발견된 결과보다 작은 단계의 크기로 추가 시험을 수행할 수 있다.

환자가 비교하는 2개(pair)의 소리 차이를 지각하지 못하면 다음 중 하나를 해야 한다:

- 단계 크기가 너무 작다-단계 크기를 올린다.
- 자극 수준 또는 유형이 작업에 부적합하다-변경한다. 또는,
- 조절하는 것이 중요하지 않아서, 조정 과정(adjustment process)을 중단하고 더 가치 있는 일을 한다.

조정(adjustment)이 고주파수 강조와 같이 수 sec 이내에 효과가 있도록 음질에 영향을 미치게 되면, 여기서 설명한 대로 대안이 되는 반응을 제시하기보다 환자가 원하는 설정으로 직접 조절하는 것이 더 효과적일 수 있다.

Section 12.2.3과 같이 어떤 조절기가 변경될 때 보청기 반응이 어떻게 변하는지를 정확히 알아야 한다. 압축역치를 바꾸면 중간 레벨(mid-level) 소리 이득이 동일하게 유지되도록 전반적인 이득 또는 압축비가 적절하게 같이 바뀌어야 한다. 이는 임상가에게 적응형 대응비교방법(adaptive paired-comparison)의 복잡성을 크게 높인다. 다행히도 원하지 않는 효과를 보완하지 않으면서도 조절을 변경할 수 있는 경우가 많다. 대응비교는 보청기를 조정하는 매우 효율적인 방법이다.

* 역전(reversal) 값을 제안한대로 평균 낸 경우에는 역전의 수를 짝수로 사용해야 한다. 홀수의 역전을 사용할 수 있지만 역전 값 자체가 아니라 역전 간의 중간 점을 평균해야 한다. 그렇지 않으면 평균값이 잘못된다.

한 번의 대응비교로 2개의 매개 변수를 효율적으로 조절하기 위한 단순 절차(simplex procedure)[1316]가 있지만, 임상에서 사용하기에 너무 많은 시간이 소요된다.

12.2.5 음질의 절대 단계화에 의한 적응형 미세조정 *Adaptive fine-tuning by absolute rating of quality*

2가지 반응 중 선호하는 것에 따라 보청기 반응을 적응형으로 변화시킬 수 있으므로 음량 또는 음질 절대화 단계에 따라 반응을 적응형으로 바꿀 수 있다. Cambridge 대학 그룹은 다중채널 보청기의 이득-주파수반응 및 압축 특성을 조정하는 유용한 절차를 설명하고,[1219] 이를 이후 개정하였다.[1238] Camadapt라고 하는 이 과정의 목적은 다음과 같다:

1. 80dB 또는 85dB SPL의 강한 어음(intense speech)은 'loud'로 판단되어야 한다.
2. 약한 어음(weak speech)은 50dB 또는 60dB SPL에서 'quiet'로 판단해야 한다.
3. 강한 어음(intense speech)이나 음악은 선호되는 음색 음질(tonal quality)을 가져야 한다.
4. 약한 어음(weak speech)이나 음악은 선호되는 음색 음질(tonal quality)을 가져야 한다.

과정의 원래 버전(original version)은 85dB의 강한 어음과 60dB SPL의 약한 어음(weak speech)을 음량과 음색 음질을 판단하는데 모두 사용한다. 음색 음질(tonal quality)은 주파수반응 기울기의 정도를 찾아 조정하여, 강한 어음은 쨍쨍거리거나 울리지 않고, 약한 어음이 날카롭지도 않고, 웅얼거리지도 않는다.*

이러한 과정의 변형(variation)은 소리 크기 판단을 위해 80dB SPL에서의 강한 어음이나 50dB SPL에서의 약한 어음을 사용한다. 음색 음질에 대한 판단은 사용자가 80dB SPL와 50dB SPL의 재즈 트리오(피아노, 더블 베이스, 드럼)의 음악을 듣는 동안 이루어진다. 음색 음질에 대한 절대적 판단 대신에 사용자는 저주파수에서 고주파수까지 기울기가 다른 이득-주파수반응 사이에서 대응비교를 할 수 있다.

Table 12.1 Gain adjustment for weak and intense speech, in response to the loudness ratings shown.

Loudness rating	Gain change at all frequencies for intense speech (presented at 80 or 85 dB SPL)	Gain change at all frequencies for weak speech (presented at 50 or 60 dB SPL)
7. Uncomfortably loud	-4 dB	-4 dB
6. Very loud	-2 dB	-4 dB
5. Loud	0 dB	-4 dB
4. Comfortable	2 dB	-2 dB
3. Quiet	4 dB	0 dB
2. Very quiet	4 dB	2 dB
1. Can't hear	4 dB	4 dB

* 저음에서 고주파수의 밸런스가 부적절할 때 각 크기에서 사용한다.[1219]

이득 조정(gain adjustment)을 위해서 사용자는 Table 12.1의 첫 번째 세로줄에 나타냈듯이 음량척도(loudness scale)를 평가할 수 있다. 사용자의 순위에 반응하여, 보청기를 Table의 다른 부분처럼 조정할 수 있다. 주파수반응곡선 조정을 위해 환자는 다음으로 평가할 수 있다:

- 'uncomfortably tinny(작은)'부터 'uncomfortably boomy(울리는)'까지 또는 어음 기반 과정에서는 'shrill(불편하게 날카로운)'부터 'uncomfortably muffled(웅얼거리는)'의 7개 단계로 평가하거나,
- 음악의 경우 음질, 명료도, 베이스와 심벌즈 간의 균형 등에 대해 선호를 평가한다(음악 기반 과정).

이러한 과정은 4가지 목표를 달성할 때 끝난다. 이런 과정이 최소 시간에 수행되려면 한 과정에서 이루어진 조정이 이전 단계에서 달성한 목적을 취소하지 않아야 한다. 이러한 과정은 수동으로 이루어지나, 각 보청기에 따라 각각 제공되는 피팅 소프트웨어 내의 조정을 위한 프로그램을 이용하면 보다 쉽게 가능하다.

이 과정이 보청기에 대한 미세조정 과정이어도, 피팅 과정에서 가장 초기의 조정 방법으로 사용할 수 있다. 처방이 최적 상태와 비슷한 상태에서 적용되어도 한 귀에 10 min 정도가 소요된다. 결과적으로 이런 과정을 처방 시부터 적용하는 것이 가장 효율적이다. 여기에서 기술한 보청기 처방 이후 적응형 조정 과정과 초기 청력역치에 의한 처방과정을 조합하면 가장 적합한 다중채널 압축 보청기를 만들 수 있다. 적응 과정에서 처방하는 것과는 다르게 초기 보청기 처방을 위해 음량증가곡선(loudness growth curve)을 측정하는데 시간을 소모하는 것은 합리적이지 않다.

이러한 과정의 목적은 매우 적절하며 조정 과정은 효율적인 신체정신적 과정이 필요하다. 입력수준으로 강한(intense) 어음, 약한(weak) 어음을 사용하고, 특정 음량척도(loudness scale)를 사용하는 것은 검사자의 재량에 달려있는데, 사용하는 기준에 따라 결과가 조금은 달라진다. 음량척도에 대한 입력 값을 찾는 적절한 방법은 정상 청력에서 만든 음량척도를 참조하는 것으로 주파수 특이적(frequency specific) 음량정규화(loudness normalization)로 얻는다(Section 10.4.1, Section 10.4.2). 그러나 목표로서 정상 레벨은 특정 음량척도와 측정 과정에 따라 달라진다. 개별 음량척도 또는 청력역치에 기반한 조정 과정이어도 음량정규화보다는 일반적으로는 적응형 과정으로 보청기를 조정하기를 선호한다.[1129] 평균적으로 교정된 과정으로 얻은 이득-주파수반응은 최소한 개방형 보청기에서 청력역치에 근거한 CAMEQ 처방과 매우 유사하다.[1238]

12.2.6 다중메모리 또는 훈련 가능한 보청기에 대한 자가 미세조정 *Fine-tuning at home with multi-memory or trainable hearing aids*

보청기 클리닉에서 시행하는 보청기 미세조정에는 2가지 제한점이 있다. 한 가지는 시간이 많이 든다는 것이고, 둘째는 타당성이다. 보청기 사용자는 여러 반응들 중에서 가장 선호하는 하나를 선택하기 때문에 신뢰할 수 있으나, 이것이 실제 생활에서도 최선의 결과를 얻을 수 있는지 미세조정 과정에서 적절하게 반응이 주어지고, 적절하게 선택하는가에 달려 있다. 다중메모리(multi-memory) 보청기 또는 훈련 가능한 보청기를 이용하면 이러한 미세조정 절차가 환자의 주변 환경, 특히 집에서도 가능하게 되며 위에서 말한 문제를 해결할 수 있다.

3개 메모리를 갖는 보청기(1개는 처방 과정에 따른 증폭 특성을 가진 프로그램이 저장됨)를 피팅한 사용자를 가정해 보자. 현재까지 지식으로는 낮은 또는 높은 압축역치 중 어느 것이 더 혜택이 되는지 모른다. 면담(약속) 마지막에 1개의 메모리에는 낮은 압축역치를 저장하고, 다른 1개는 높은 압축역치를 저장하여 사용자가 이것들을 바꿀 수 있도록 하면 몇 주 이내에 사용자에게 어느 것이 더 혜택이 많은지를 결정할 수 있을 것이다. 이 단계에서 원하지 않는 프로그램은 삭제하고, 더 유용한 기능을(교통 소음을 들을 때 낮은 소리를 삭제하는 등) 그 부분에 넣을 수 있다.

이것이 미세조절의 마지막 단계가 될 수 있다. 몇 가지 경우에 사용자는 어떤 환경에서는 특정 프로그램이 좋으며, 다른 환경에서는 다른 프로그램이 좋다고 말할 수 있

다. 2개 프로그램을 모두 유지하며 다중메모리 기능의 유용성을 확인시키고 환경에 따라 어떻게 프로그램을 바꿀지를 교육할 수 있다.

집에서 미세조절을 지속하는 것의 제한점은 다음과 같다: 몇 가지 제한적인 반응만이 비교되며, 그 중 선호되는 반응으로 바꾸기 위해서는 보청기 클리닉에 방문하는 것이 필요하다. 이것은 다른 이유로 방문이 필요하거나 쉽게 방문 날짜를 정할 수 있을 때 유용하다.

훈련 가능한 보청기(Section 8.5 참조)를 이용하여 집에서 미세조정을 하는 것은 보청기 클리닉에 방문하는 시간을 줄이고 시험 자극의 타당도를 높일 수 있다. 보청기가 자동적으로 훈련 받은 결과를 입력하므로 1개 이상의 변수가 동시에 또는 순차적으로 조정될 수 있다. 데이터 자동기록(로깅)(Section 8.5)은 임상가가 보청기 클리닉 밖에서의 보청기 조정(사용자가 다른 환경에서 볼륨 조절기를 조정하는 것에 대한)에 대한 사용자의 패턴을 인식할 수 있게 한다.

보청기가 디지털, 무선화되는 급속한 발전을 거듭하며, 어떻게 처방해야 할지 확신할 수 없고, 신뢰할 만하며, 타당한 방법으로 경험적으로 조정할 수 없는 증폭 특성들이 항상 존재하게 되었다. 따라서 자가 미세조정의 역할은 전화나 인터넷을 통한(이른바 원격 청각학, tele-audiology) 보청기의 원격조정과 설정의 모니터링과 함께 지속될 것이다.

12.3 결론: 미세조절 관련 전망 *Concluding Comments: Fine-tuning in Perspective*

모든 임상가는 보청기 사용자가 호소하는 불만 사항에 대하여 미세조정을 할 수 있어야 한다. 가장 효과적인 방법으로 이를 수행하는 것은 비용과 임상가나 보청기 사용자의 불만을 최소화하는 것이다. 2가지 가장 중요한 기술은 무엇을 문제로 느끼는가를 사용자에게 정확하게 질문하고, 원하는 목적을 달성하기 위해 보청기를 적절하게 조정하는 것이다.

체계적 미세조절 절차의 범위는 더 어려운 질문이다. 일부 임상가들은 Section 12.2에 기술된 체계적 절차를 수행할 시간이 없다고 한다. 이러한 과정은 바쁘게 돌아가는 클리닉에서는 적용되기 어려우나, 체계적 미세조절을 위한 5~10분은 결국은 더 많은 시간을 아낄 수 있다. 목표 지향적이고 체계적인 미세조절은 음질에 불만족하여 다시 여러 번 클리닉에 방문하는 것을 방지할 수 있다.

얼마나 많은 보청기 사용자가 보청기 처방 이후에 미세조절 과정을 통해 만족하게 될 때까지 모든 보청기 피팅에 적용해야 할지, 아니면 문제를 호소하는 경우에만 미세조정을 해야 할지는 알 수 없다. 증폭된 소리에 대해 사용자의 불만을 듣고 이해하여 미세조절 과정을 적용하는 것 이외에는 보청기가 최적화되어 사용될 방법이 없다.

Chapter Patient Education and Counseling for Hearing Aid Wearers

13 보청기 사용자를 위한 환자 교육과 상담

개요(synopsis)

청각장애인은 환자 교육, 의사소통 교육과 상담으로 보청기 관련한 혜택(benefit)을 얻을 수 있다. 이런 활동은 환자에게 난청 관련 정보를 제공하고, 새 보청기를 작동하고 관리하는 데 필요한 능력을 개발하고 청취 기술(listening skill)을 향상시키며, 청력 및 의사소통과 관련하여 환자의 신념, 감정 및 행동을 변화시키는 목적이 있다. 올바른 교육과 상담은 보청기를 충분히 사용할 가능성을 높이며 의사소통의 어려움을 최소화할 수 있다.

환자 각자에 맞는 다양한 형태의 보청기와 성능들을 이해하도록 돕는 것은 어렵다. 각각의 혜택과 비용(서비스 유지비용, 보증 및 시험 착용 기간 등)을 적절하고 단순하게 전달해야 한다.

처음 보청기를 사용하는 경우에는 증폭된 새로운 소리 세상을 경험하므로, 점진적으로 청취 경험 범위를 늘려가는 것에 대한 지침이 필요하다. 가장 좋은 경험을 먼저 제공하고, 소리에 압도당하는 것을 피하는 것이 목적이다. 환자들은 한동안 듣지 못했던 어음과 주변의 다른 소리들을 알아듣는 데에 자신들의 두뇌가 적응할 시간이 필요하다는 것을 알아야 한다.

새로운 보청기 사용자에 대한 교육에서 중요 부분은 오히려 보청기와는 아무 관련이 없다. 다양한 청각 방법과 전략(hearing tactics, strategies)이 청취가 어려운 상황에서도 난청인이 더 많은 것을 이해하는데 도움을 줄 수 있다. 첫째 청각전략(strategies)은 청취자에게 화자와 주변을 주의 깊게 관찰하도록 요구하는 것이다. 둘째는 청취자가 어떤 식으로든 대화 방식을 변경하도록 하는 것이다. 마지막은 청취자가 청각관련 장애물을 제거하거나 최소화하기 위해 환경을 변화시키는 것이다. 가족 구성원 또는 그 외의 주요 대화 상대자가 이런 주제를 다루는 교육에 참여하는 것이 환자에게 도움이 될 것이다.

일상 생활에서 벗어난 일련의 규칙보다는 개별적 환자 중심의 문제 해결 방법으로 이런 내용을 배운다면 더 쉽게 이해하고 학습할 수 있을 것이다. 의사소통 훈련은 이런 청각전략 사용에 대한 훈련과 어음 청취 연습(합성 훈련)을 추가하거나, 어려운 청취 환경에서 어음을 구성하는 기본 소리들에 대한 연습(분석 훈련)으로 구성된다. 최근에는 컴퓨터 또는 DVD를 이용하여 집에서 이런 의사소통 훈련을 할 수 있는 패키지들도 개발되어 있다.

환자의 잔청(residual hearing) 보호에 관해 안내도 받아야 하며, 임상에서 받을 수 있는 것 이상의 지원(동료 그룹 또는 다른 전문가)을 받는 곳도 알아야 한다. 보청기는 모든 청각 문제를 해결할 수 없으므로, 도움 받을 수 있는 다른 청각보조기기(assistive listening device)에 대해서도 알고 있어야 한다.

사람들 각자의 학습 방법이 다르다는 것을 임상가는 알아야 한다. 따라서 동일한 내용이라도 다른 환자에게는 다른 방법으로 교육해야 하고, 이를 위하여 교육에 있어서 유연한 자세를 개발해야 한다.

언제 어떻게 정보를 제시하고 어떤 절차를 수행해야 하는지에 대해 임상가는 유연해야 한다. 그럼에도 필요하다면 변형이 가능한 표준 프로그램(standard program)을 고려하는 것이 유용하다. 여기에서는 보청기 평가, 피팅 그리고 이후 면담(약속)의 활동 전반에 대한 내용이다. 개별 면담(약속) 이후 소그룹으로 추가 면담하는 것이 매우 권장된다.

상담의 정의는 "다른 사람의 판단이나 행동에 대하여 직접적으로 조언(advice), 의견(opinion) 또는 지시(instruction)하는 것"이다. 어떤 극단적 상담은 환자가 난청과 그에 따른 결과에 대해 느끼는 바를 바꾸는 목적으로 시행되기도 하는데, 임상가가 포함되지 않을 수도 있다. 이런 활동을 개인 조정 상담(personal adjustment counseling)이라고 한다. 다른 극단적인 경우의 상담은 보청기를 작동하는 방법에 대한 자세한 지침과 같은 사실 정보를 제공하는 것으로 구성된다. 그러한 실제적 정보 제공을 정보 상담(information counseling) 또는 내용 상담(content counseling)이라고 부른다. 다른 의학 분야에서는 사실 정보(factual information)를 환자에게 제공하는 것을 환자 교육(patient education)이라고 하는 경우도 있다. 이런 후자의 개념적 용어가 청각학에서는 점점 더 보편화되고 있고, 여기에서는 이 용어를 사용할 것이다. 상담(counseling)이란 용어는 환자의 신념, 감정 또는 행동을 수정하는 것을 주요 목적으로 하는 업무를 말한다.

물론 많은 상호 작용에는 교육과 상담의 요소를 함께 갖는다. 난청의 심각한 정도와 특징, 난청이 사람들에게 미치는 영향에 대해 조언하는 것은 사실적인 정보의 흐름이지만, 많은 환자들은 자신에 대해 다른 느낌을 갖는다.

여기서는 '환자 교육'에 중점을 두었는데, 이는 상담보다 환자 교육이 더 중요하기 때문이 아니라, 책의 제목 및 목적과 더 밀접하게 관련되어 있기 때문이며, 난청수용(acceptance of hearing loss)과 재활 필요성을 얻기 위한 목적의 상담 내용을 이미 Chapter 9에서 다루었기 때문이다. 그러나 난청이 만드는 스트레스와 감정적 어려움이 환자 생각을 압도할 수 있기 때문에 난청에 대한 인지, 수용, 토의한 이후에야 정보를 효과적으로 제공하고, 관련된 기술을 가르치는 어떤 형태의 재활이라도 시작할 수가 있다. 감정적으로 불편한 상황이 해결되지 않았다면 상담을 조정하거나, 다른 전문가에게 의뢰해야 한다.

보청기 제공(provision of hearing aids)과 관련된 교육 및 상담에는 몇 가지 구체적인 목표가 있다:

1. 환자가 자신의 난청 상태, 결과, 가능한 치료 방법(기기와 과정)을 이해(understand)하였는지 확인한다.
2. 환자가 난청과 이로 인해 필연적으로 삶의 행복을 제한하는 부정적 감정이 발생함을 인정(acknowledge)하도록 돕는다.
3. 환자가 어떤 형태의 재활에도 참여하지 못하게 방해하는 장애물들을 극복(overcome obstacles)하도록 돕는다.
4. 보청기 사용(use of hearing aids) 또는 다른 청각보조기기 사용에 대해 환자에게 가르치고 격려한다.
5. 환자가 청취와 의사소통 전략(strategies)의 형태로 추가적인 의사소통 기술(communication skill)을 습득하게 돕는다. 이들 중 일부는 환자의 강한 자기주장에 의해 조정할 필요가 있다.
6. 어음이해(speech understanding)에 대한 지각 훈련(perceptual training)을 제공한다. 이 훈련은 청각, 시각 또는 청각-시각 표현 모드에서 음성 분석과 합성음성 훈련을 포함한다.

위의 '2'와 '3'항목은 Chapter 9에 있으며, 여기서는 자신의 청취 능력을 향상시키려는 환자를 만난 임상가의 상황을 가정할 것이다. 어떤 정보를 주어야 하고, 무엇을 하도록 해야 하며, 어떤 때가 가장 좋은 시기인지에 대한 내용이다.

다음은 환자에게 필요한 정보 유형들과 면담(약속) 일정에 따라 어떻게 이런 정보를 전달해야 하는지에 대한 내용이다. 환자에 따라서 어떻게 정보를 구성해야 하는지와 환자가 중요한 정보를 얻지 못하거나 가르쳐준 중요한 기술을 학습하지 못하면 나중에 그 과정을 반복하거나 학습과정을 바꾸어야 한다. 따라서 면담(약속)의 실제 내용은 유연해야 한다.

유연성이 필요한 또 다른 이유는 일부 환자는 가능한 모든 것을 알고 싶어하고, 다른 환자들은 꼭 해야 할 것에 대한 말만 듣고, 가능한 최소한의 설명만 추가되기를 원한다. 설명하는 것 이상을 원하는 사람들은 대부분 추가로 질문하기 때문에 이런 사람은 면담 과정에서 쉽게 알 수 있다. 말하는 것을 다 이해하지 못하는 환자는 그렇게 추가 질문을 하지 않을 것이다. 가끔 임상가는 환자가 말하는 것을 이해하고 있는지를 확인하기 위한 질문을 하는 것도 좋은 의사소통 전략(communication strategies)이다. 또한 환자와 눈을 마주치고, 비언어적 신체언어(body language)를 통한 의사표현을 확인하는 것은 면담을 원활히 진행하는 데 도움을 줄 것이다.

난청 환자와 의사소통하는 것은 어렵지 않다. 조용한 낮은반향(low reverberation) 환경에서 알려진 주제에 대해 명확하게 말하는 임상가와 직접 마주보면서 진행하는 의사소통은 일반적으로 경도, 일부 중등도 난청에서는 많이 문제가 되지 않는다. 고도, 심도 난청 환자들은 이미 보청기를 갖고 있을 것이고, 재피팅(re-fitting) 이전 어떤 면담(약속) 중에도 보청기를 착용하도록 권장해야 한다. 중증 또는 심한 청력손실을 가진 사람이 보청기를 가지고 있지 않고, 일시적인 도움이 필요한 경우, 청력검사기(audiometer)의 토크 오버 장치(talk-over facility), 귀덮개형(supra-aural) 또는 귀마개형(circum-aural) 헤드폰과 연결된 청각보조기기(assistive listening device, ALD) 등을 사용할 수 있다.

13.1 난청에 대한 이해 *Understanding Hearing Loss*

대부분의 환자들은 그들의 청각 능력과 난청 상태에 대해 알고 싶어한다. 환자 청력에 대한 균형 잡힌 설명을 위해서는 그들의 청각능력(capability, 잔청에 대하여)과 손실(loss)에 대한 개념 모두를 설명해야 한다. 만약 환자가 자신의 청력에 대한 다음 4가지 다른 측면에 대해 폭넓게 이해한다면, 청력손실을 이해하고 다른 중요한 사람들과 소통하는데 도움이 될 것이다:

- 적절한 벽보(wall chart) 또는 유인물로 시각화된 청력손실의 위치(외이, 중이, 내이, 뇌)
- 환자들의 청력도에 근거한 청력손실 정도(degree), 난청

환자 교육과 상담의 혜택에 대한 증거(Evidence for the benefit of patient education and counseling)

환자 교육과 상담(이 패널에서 상담으로 통칭)은 환자가 보청기를 사용하는 정도에 영향을 준다. BTE 보청기를 사용한 연구에서 피팅 전후 심층적 상담이 아니어도, 교육과 상담은 하루 평균 보청기 사용시간을 3.8시간에서 5.3시간으로 높였다.[181] 다른 연구에서는 피팅 이후 2주간의 상담으로 보청기 사용시간을 하루 평균 3.9시간에서 6.3시간으로 높였다.[1891] 적절한 상담을 받지 못한 경우는 보청기를 전혀 사용하지 않을 가능성이 훨씬 높아진다. 한 가지 중요한 이유는 환자가 이어몰드/이어쉘을 삽입하도록 충분히 교육받지 못하면, 보청기를 사용할 수 없기 때문이다.[187] 환자 집에서 자원 봉사자가 보청기 사용법을 교육해도 보청기 사용이 증가할 수 있다.[852]

보청기 사용과 관계없는 상담도 도움이 되는데, 청력감소, 청각전략(strategies), 의사소통 기술과 보청기 피팅에 대한 정보를 받은 환자는 아닌 경우에 비하여 청각장애(disability),[51, 1646] 청각불리(handicap)[12, 1646]가 더 적다고 보고되었다. 지각훈련(perceptual training)은 어음을 더 많이 이해할 수 있도록 한다.[1877] 그러나 이러한 효과는 개별 음소(phoneme)를 구분하는 능력이 증가하는 것보다 문맥(context) 사용이 증가하는 것으로 보인다.[579, 1537]

보청기 피팅 이전 상담의 중요성에 대한 명백히 상충되는 결론을 갖는 연구도 있다. Brooks(1979)는 집에서 시행한 피팅 전후 상담은 보청기를 조작하는 수행능력을 높이고, 청각불리를 낮춘다고 하였다. 이 연구의 대조군은 오직 2회의 면담만을 했는데, 첫 방문에서 청력도를 측정하고, 귀 인상(impression)을 얻었으며, 다음 방문에서 보청기를 피팅한 경우이다. 이러한 최소한의 환자 접촉과 비교하여 피팅 전후 추가 상담하는 것은 효과적일 것이다. 피팅 이전 상담은 포괄적으로 진행된다.[192] 그것은 의사소통 장애 평가, 태도와 기대의 변경, 사회 활동이 위축되는 환자들의 경향을 바꾸기 위한 논의, 난청 및 청각전략에 대한 정보 제공과 피팅 이후 상담 필요성에 대한 평가를 포함한다.

이와는 반대로 Norman, George & McCarthy(1994)는 동일 목적으로 피팅 이전에 시행한 상담이 보청기 만족도, 사용 또는 혜택을 크게 높이지 않는다고 하였다. 대조군이 이전 대조군과 같이 상담이 전혀 없었는지 여부는 확실하지 않다. 상담 내용이 보청기 관리와 다른 청취 환경에서의 보청기 효과에 대한 것과 같은 단순한 것이어도, 이미 보청기를 착용한 경험이 있는 이들에게 도움이 된다. 환자의 태도, 동기 부여 및 보청기 선택과 관련된 문제는 피팅 이전에 해결되어 있어야 효과적이다.

의 형태(configuration, 평편형, 하강형 등), 그리고 향후 변화에 대한 예상

- 어음이 있다는 것을 쉽게 들을 수 있다고 생각되는 때에도 예상되는 장애(disability) 또는 활동제한(activity limitation), 그들이 듣기에 어려움을 겪고 있다고 생각하는 상황이나, 실제로 어음분별력검사(speech discrimination test)에서의 실수, 부분적 어려움을 겪을 가능성 있는 어음 소리 등과 같은 상황(Figure 9.6)에 대한 질문을 통해 확인할 수 있다. 난청의 형태와 이것이 어음분별력에 미치는 영향에 대한 정보는 난청을 실제로 받아들일 수 있도록 도움을 준다.
- 자주 나타나는 불리(handicap) 또는 참여제한(participation restriction)에 의한 결과(활동위축, 정서적 반응, 다른 가족 구성원에 대한 영향)

위의 내용들은 환자가 보여주는 관심과 이해에 따라 적극적으로 조절되어야 한다. 일부 환자는 청력검사로 그에 따른 기능상실을 확인함으로 스트레스를 받거나 우울하게 된다. 이런 이유 등으로 인하여 일부는 많은 정보를 받아들이지 못할 수 있다. 너무 많은 정보를 제공하면 효율성이 떨어지거나, 스트레스가 높아지기도 한다. 언어적 및 비언어적인 환자의 반응을 세심히 모니터링하는 것이 필수적이다.

13.2 보청기 구입 *Acquiring Hearing Aid*

청력손실과 그 결과에 대한 논의는 대부분 1개 또는 2개의 보청기를 구입하는 치료 방법에 대한 논의로 자연스럽게 연결된다. 환자가 보청기 혜택을 받을 수 있는지 여부(Chapter 9)를 논의한 후 보청기 구매의사가 있다면, 다음과 같은 사항이 고려되어야 한다.

보청기 형태(Hearing aid style)

어떤 형태의 보청기를 좋아하는지 환자에게 묻기 이전에 각 형태의 장점을 먼저 설명하는 것이 현명하다. 그렇지 않으면, 임상가는 환자가 결정을 내리는데 도움을 주기보다는 환자의 결정을 바꾸기 위해서만 정보를 제시해야만 하기 때문이다(물론, 면담(약속) 이전에 환자가 이미 보청기 형태를 결정했을 수도 있다).

환자가 여러 형태의 보청기를 실제적으로 다룰 수 있는지도 고려해야 한다.

보청기를 착용하였을 때 환자의 사진을 보여주거나 임상가 귀를 모델로 하여 어떻게 보이는지 보여주어야 한다. 얇은 튜브 또는 얇은 전선 BTE를 착용하면, 책상에서 볼 때보다 더 긍정적으로 인식된다. 일부 임상가는 면담 시작부터 보청기를 착용하다가, 다른 형태의 보청기 외관에 대

부적절한 보청기 형태 선호도에 대한 대처(Handling preferences for an inappropriate style)

환자가 효과적이지 않은 형태의 보청기를 원할 때 어떻게 해야 하는가? (부적절한 이득(gain), 출력(power) 또는 조작의 편의성(ease of manipulation)의 이유로) 이에 대해 다음과 같은 의견이 있다:

- 보청기가 효과적이지 않을 것이라는 것을 합리적으로 확신할 수 있다면, 보청기를 다른 곳에서 구매할지라도 적합하지 않다는 것을 정중히 환자에게 알린다.
- 보청기 형태가 적당하지 않다고 생각되고, 이런 결론에 대해 약간의 의문이 있는 상태에서 환자가 그 형태의 보청기를 매우 원한다면 의문의 근거를 구체적으로 설명한다. 환자가 자신의 선택을 고집하면 그 형태의 보청기를 피팅하고, 이후 처방된 보청기 형태가 가장 권장하는 유형이 아니라는 것을 환자에게 서면으로 확인 받는 것이 중요하다.[1762]

첫째 방법의 근거는 원칙적으로 비효율적인 보청기를 판매하지 않겠다는 것도 환자의 선호도를 바꿀 수 있기 때문이다. 보청기를 판매하지 못하여도 이는 보청기 반품을 피할 수 있고, 피팅 시간을 낭비하지 않는 장점이 있다. 또한 이곳에서 좋지 않은 보청기를 구매했다고 주변 사람들에게 말하지 않을 것이다. 둘째 방법은 환자의 동기가 보청기 성공에 매우 강한 요소이기 때문에 환자의 선호도를 받아들이는 것이나, 서면으로 확인하는 과정으로 향후 발생할 수 있는 오해를 피하는 목적이 있다.

13

하여 대화가 이르면 착용한 보청기를 지적하기도 한다.[830] 이 방식의 한 가지 장점은 청력 평가(hearing assessment) 이후 보청기를 구입하기로 한 상태라면, 즉시 보청기를 제공하여 추가적인 면담을 하지 않을 수 있고, 비용도 절감하는 효과가 있다.

보청기 기술 및 비용(Hearing aid technology and cost)

임상가는 각기 다른 수준의 기술에 대한 그 장단점을 잘 숙지하고 있어야 하며, 복잡한 기술에 대한 지식과 함께 각 보청기 수행능력(performance)의 가치를 개별 환자에서 평가할 수 있어야 한다. 이런 일을 환자가 이해할 수 있는 방식으로 하는 것은 쉽지 않다. 그러나 환자는 보청기가 얼마나 정교해야 하는지(또는 얼마나 비싼지)에 대한 정보에 근거하여 결정을 내릴 수 있는 지식을 가져야 한다.

가능한 보청기 형태에 따라서 특정 클리닉에서 판매되는 모델과 브랜드에 따라서 항상 정교함, 가격, 혜택이 높아지는 순서로 모델을 보여주는 표를 만들 수 있다. 보청기 형태와 기술에 대한 정보는 가로(rows), 다양한 기술에 대해서는 세로(columns)로 조합하여 표를 만든다.[377] 그러나 어디서나 가능한 보청기 형태와 기술을 고려하여 구분하면 단순하게 만들 수 있을 것이다.

대부분의 환자는 비용과 복잡한 기술로 얻는 혜택 사이에서 균형을 찾으려고 할 것이다. 전체 비용을 제한하려는 이유가 금액의 한도를 제한하려는 것인지, 같은 금액이라도 좋은 성능을 원하기 때문인지, 아니면 단순히 돈이 없는 것인지를 알아야 환자가 결정하는 것을 도와줄 수 있다.[132] 환자가 얻을 수 있는 재정 지원 형태를 알고 있다면, 이에 대한 정보를 제공하기 쉽다.

보청기 예상수명(대략 3~6년)을 알게 되면 환자가 비용을 전반적으로 판단하는 데 도움이 된다. 배터리 및 평균 유지 보수 비용을 포함한 보청기에 들어가는 전체 비용을 보청기의 예상수명 동안 하루 평균 비용으로 계산하여 알려 줄 수도 있다.[1762]

책임과 권리(Responsibilities and rights)

환자에게 보청기와 관련 서비스 비용, 보청기 보상 기간, 제공되는 서비스 계획, 배터리 비용 등을 알려야 한다. 환자는 보청기 지불기한, 반품기간, 환불 범위에 대해서도 알아야 한다.

법적으로 환자는 공공 장소에서 효과적인 의사소통을 할 수 있는 권리가 보장되어 있다. 세부 사항은 나라마다 다르지만, 임상가는 이에 대한 권리를 알리는 자료를 제공해야 하고, 이를 최대한 활용하는 방법에 대해서도 자세히 설명해야 한다(예: 청각보조기기(ALD)를 극장 매표소에서 요청하는 것).

13.3 보청기 사용 *Using Hearing Aids*

보청기 삽입 방법, 보청기 켜기/끄기, 볼륨 조절기 작동방법, 다른 조절기 조작방법, 보청기 제거 및 배터리 교체 등은 환자 교육의 필수 부분이다. 이 기술이 숙달(착용자 또는 필요시 도우미에 의해) 되지 않으면 보청기 사용은 불가능하다. 80세 이상의 환자는 평균적으로 습득하는데 더 오랜 시간이 걸린다.[804] 교육 방법은 형태에 따라 다르나, 첫 번째 면담(약속)에서 이런 기술을 습득하지 못하면 재교육하는 것과 유사하다. 몇 가지 제안 사항은 Section 12.1.1에 있다.

배터리를 얼마나 사용할 수 있는지 알아야 한다. 일부 환자는 자신의 배터리 검사기(battery tester)로 배터리를 평가할 수 있기를 원한다. 보청기 의존도가 높으면 수명이 끝나갈 때에는 특히 여분의 배터리를 휴대해야 한다. 익숙한 보청기 사용자는 예상되는 배터리 교체시기를 간단히 캘린더에 배터리 태그로 표시한다.[1899]

사실상 모든 환자가 소음 환경에서의 어음이해(speech understanding)를 높이고 싶어하고, 방향성 마이크로폰이 소음 환경에서 도움이 되는 중요한 기능이므로 환자는 2가지 사항을 알아야 한다:

- 보청기 기능을 시작하는 것이 완전 자동형식이 아니어서, 사용자가 직접 작동 여부를 결정해야 하면 어떻게 작동시킬지를 환자가 알아야 한다(소음 프로그램을 선택하여).
- 소음감소 프로그램이 가장 효과적인 상황(정면의 가까운 화자 또는 후면의 가까운 소음원)(Section 7.3.1). 환자가 이런 사항 중에서 적어도 하나만이라도 충족시키기

위해 자신이 어느 곳에 있어야 하는지를 알고 있는 것은 중요하다. 이런 지식이 없으면 방향성 마이크로폰이 효과적인 환경에서도 작동할 수 있고, 아닐 수도 있다.[323, 1753] 방향성 마이크로폰과 전방향성 마이크로폰을 환자 스스로 변경하는 것을 결정하지 못한다면 경험적으로 배우기는 매우 어렵다.

배터리를 삼키는 것과 관련된 안전 문제도 다루어야 한다(Section 16.10).

13.4 소리와 보청기에 대한 새로운 경험에 적응 *Adjusting to New Experiences with Sound and Hearing Aids*

보청기를 착용하면 익숙하지 않은 소리가 들리기 시작하는데, 주로 고주파수 영역이다. 조용한 상황에서 시작하여 매일 짧은 시간 동안 보청기를 착용하는 등 서서히 청취 경험을 쌓아가면서 진행될 수 있다.

점진적으로 변화하는 것이 몇 가지 이유로 유리하다. 처음에는 보청기에 의한 가장 좋은 경험이 보청기 사용을 촉진할 수 있다. 이후 더 많은 소리와 새로운 음색 음질(tone quality)에 익숙해지면서 보청기에 자신감을 갖게 된다. 환자는 보청기가 가장 효과적인 상황을 본능적으로 알지 못하므로 알려 주어야 한다. 실제로 환자들은 보청기가 가장 유용하지 않은 상황(배경소음이 많은 곳)에서 보청기를 사용하려고 할 것이다(Section 9.1.6). 다음은 환자에게 보청기 사용에 대해 첫째 주에 대한 안내 내용인 Situations To Experience and Practice(STEP) 양식이다.

서서히 청취 경험을 높여야 하는 둘째 이유는 특정 청취 프로그램(specific listening program)을 따르기 위해서는 환자의 보청기 사용 태도가 긍정적인 영향을 주기 때문에 서서히 적응해야 한다. 행동이 신념에 영향을 미칠 수 있다는 것은 잘 정립된 심리학 개념이다.[510, 541] 특히 환자가 보청기 사용을 특정 방식으로 했을 때 성공된다는 것이 조건화되면, 그대로 행동할 가능성이 높다. 결국 보청기 사용 행동이 보청기가 의미 있다고 자신을 합리화시킬 것이다. 이런 신념은 보청기를 더 많이 사용하도록 한다. 이것은 소용없는 기기를 받아들이도록 하는 것이 아니라, 보청기를 최대한 활용하며 어려운 시간을 극복하도록 도와주는 방법이다.

점진적으로 적응해야 하는 셋째 이유는 청취 상황마다 모든 상황이 다르다는 것을 환자에게 강조하기 위한 것이다. 어떤 상황에서 보청기가 도움되지 않는다는 것을 알게 되면, 환자는 모든 상황에서도 동일하다고 일반화하여 보청기가 전혀 쓸모 없다고 생각하게 되는데, 점진적으로 적응하면 이런 가능성을 낮출 수 있다. 넷째 이유는 소리와 아무 관계가 없다. 잘 맞는 경우라도 이어몰드/이어쉘은

STEP 양식 사용(Using the STEP form)

- 매일 점차적으로 청취 경험을 높여야 하며, 매일 수시간 동안 만나는 소음 상황에 대해서도 점진적으로 늘려가야 한다는 것을 설명한다.
- 들리는 모든 소리를 인식하기 위해서 다시 학습(learning)해야 한다는 것을 설명한다.
- 다른 학습과 같이 청각 학습도 환자의 노력과 적용(application)이 필요하다는 것을 강조한다.
- 각 상황에 대한 환자의 반응에 관심이 있고, 보청기가 얼마나 도움이 되는지와 경험하는 문제를 기록하려고 한다는 것을 알린다.
- 목록에 있는 환자가 특히 잘 듣고자 하는 상황을 확인한다. 이것은 COSI 평가의 초기 단계(Section 9.1.6)를 통해 확실하게 알 수 있을 것이다. 특정 상황은 표준 상황의 예시나 마지막 2줄의 빈칸에 구체적으로 기록 될 수 있다. 빈칸에 적는 경우에는 처음 의도한 표준 상황을 표기할 필요가 있다.

경험하고 연습할 청취상황(Situations to experience and practice)

소리와 함께 새로운 경험에 오신 것을 환영합니다. 더 어려운 상황으로 진행하기 전에 집 주변의 특정 상황에서 연습하면 새로운 보청기를 최대한 활용할 수 있습니다. 또한 첫 주 동안 하루에 2시간 이상 보청기를 사용하지 마십시오. 실제로는 모든 면에서 편안함을 느끼지 못할 수 있습니다. 그러나 매일 30분 이상 사용하십시오.

다음 상황에서 보청기를 대략적인 순서로 착용하십시오. 편안하게 느낄 수 있는 적당한 속도로 느리게 또는 빠르게 진행하십시오. 각 상황에서 보청기를 사용한 이후, 그 보청기의 유용성과 발생한 모든 문제를 기록하십시오. 앞으로 몇 주 동안 보청기를 착용하십시오.

1. 집에서 상대방의 얼굴을 볼 수 있을 때 상대의 말을 듣기

의견: ______________________________

____

2. 집에서 TV 또는 라디오 청취하기

의견: ______________________________

____

3. 집안을 돌아다니면서, 당신이 들을 수 있는 모든 소리를 인식하려고 노력하기

의견: ______________________________

____

4. 집에서 상대방의 얼굴을 보지 않는 상태로 다른 사람의 말을 듣기

의견: ______________________________

____

5. 음악 듣기

의견: ______________________________

____

6. 신문이나 책에서 큰소리로 읽는 동안 자신의 목소리 듣기

의견: ______________________________

____

(계속)

7. 조용한 곳에서 2명 또는 3명과 대화하기

의견: ______________________________

____

8. 바깥을 돌아다니면서, 들을 수 있는 모든 소리를 인식하려고 노력하기

의견: ______________________________

____

9. 시끄러운 곳에서 다른 사람과 쇼핑하거나 이야기해 보기

의견: ______________________________

____

10. 시끄러운 곳에서 2~3명과 대화하기

의견: ______________________________

____

11. 대규모 식당이나 시끄러운 식당에서의 대화

의견: ______________________________

____

12. 특별 상황 1

의견: ______________________________

____

13. 특별 상황 2

의견: ______________________________

____

Source: Dillon – Hearing Aids – Boomerang Press

13

처음 착용할 때 불편한(마치 새 신을 착용할 때와 같이) 자극을 유발할 수 있다. 점차적으로 매일 사용량을 늘리면 청각 자극에 익숙해진다. 이는 골성 외이도까지 들어가는 모든 보청기에서 특히 중요하다.

점진적으로 보청기에 노출되는 것의 혜택은 환자가 보청기를 착용한 1~2주 동안 자신의 경험에 대하여 상담할 때 가장 잘 알 수 있다. 이 정보에 따라 청각전략(Section 13.6)의 필요성을 제시할 수 있고, 보청기를 조정하여 혜택은 늘리고, 단점은 줄일 수 있다. STEP 양식에는 환자가 각 상황에서 소리 경험을 기록할 수 있는 공간이 있는데, 각 상황에서 경험한 것을 많이 말하지 않으려는 환자에게 유용하다.

스웨덴에서 사용하는 'Active Fitting' 프로그램은 점진적 소리 노출과 환자가 임상가와 이에 대해 논의하는 여러 번의 면담으로 구성된다. 환자가 집에서 'Try Your Hearing Aid'라는 일정 기간 동안의 일기를 작성하여 3번의 훈련기간과 5번의 면담(약속)으로 구성되는데, 이것이 보청기 사용 및 보청기 만족도를 높이는 것으로 알려졌다.[530] 임상가의 신념이 없으면 환자는 프로그램이 중요하다고 생각하지 않기 때문에 이런 청취 프로그램(listening program)이 중요하다는 임상가의 태도가 제일 중요하다.

적절한 기대감을 갖는 것은 언제나 중요하다. 처음 보청기를 착용하는 경우 보청기를 시작하기 이전에 과거 수년 동안 듣지 못하던 배경 소리를 듣게될 것을 알아야 한다. 정상인은 이 소리를 들을 수 있지만, 환풍기 소리와 같이 의미 없는 소리는 무시할 수 있다. 보청기를 처음 착용하면 이러한 의식하지 않아도 되는 소리를 무시하기가 쉽지 않다. 환자에게 이러한 배경 소리를 듣고, 무의식적으로 듣고 무시할 때까지는 시간이 필요하다는 것을 설명해야 한다. 낮은 압축역치(low compression threshold)를 갖는 WDRC를 이용하여 낮은 레벨 소리에 대해 증폭을 많이 하는 경우에 이러한 조언이 특히 중요하다.

정상인도 때로는 소리 음량이 괴롭거나 불쾌하다고 느끼는 경우가 있다. 보청기를 착용한 이후 필연적으로 APHAB의 혐오 척도(aversiveness scale, AV)(Section 14.3.2)가 증가되는 것으로 판단할 수 있듯이, 괴롭히는 큰 소리의 횟수가 늘어날 수밖에 없다. 그러나 괴로움이 증가하는 정도는 정상인과 비슷한 정도이다.[1379] 따라서 보청기로 인하여 큰 소리(loud sound)에 더 자주 괴롭게 될 것이고, 이것은 정상 청력인 경우에도 겪게 되는 것을 미리 알리는 것이 처음 보청기를 사용하는 사람에게 도움이 된다(그럼에도 불구하고 개별적 WDRC, OSPL90 처방 및 평가, 방향성 마이크로폰, 적응형 소음감소기능을 이용하여 괴로움을 최소화하기 위해서 가능한 모든 일은 해야 한다).

물론 환자에게 이 소리에 익숙해지기까지 시간이 필요하다는 것을 말한다고 좋은 결과가 보장되는 것은 아니다. 환자가 이후 면담(약속)에서 이런 소리에 대해 불만을 이야기하면, 이런 소리를 듣는 것이 정상적인 것이라고 재차 안내할 것인지 아니면 보청기를 조정하여 덜 듣도록 할 것인지를 결정해야 한다(Section 12.1.7).

환자가 점차적으로 소리에 노출되는지 여부와 관계없이 보청기가 제공하는 소리에 익숙해지고 최대 효과를 얻으려면 몇 개월이 걸릴 수도 있다. 보청기를 통해 듣는 소리에 익숙해지면 새로운 신경 경로가 형성되어야 하는데, 이 과정은 'brain rewiring' 또는 순응(acclimatization)이라고 할 수 있다.[595] 환자에게 이를 미리 알리면, 보청기가 처음에는 도움이 되지 않아도 실망하지 않는다. Section 14.7에 순응에 대한 내용이 있다.

보청기를 충분히 조절한 후에도 청취경험이 환자의 기대에 훨씬 못 미칠 수 있다. 환자 나이가 많거나(Section 9.1.11), 와우관 왜곡(cochlea distortions)(Section 1.1.6)에 의한 청각처리(auditory processing) 시스템 기능이 손상된 경우에 어려운 청취 환경에서 기대하는 것보다 음질이 나쁘고, 어음이해력도 낮을 것이다. 이에 대한 사전 정보가 없다면 청력손실 이전, 청각처리 시스템의 쇠퇴 이전의 시절과 같이 잘 들을 수 있을 것이라고 잘못된 기대를 하게 된다. 이러한 잘못된 기대를 예방하기 위해 환자는 어려운 상황에서 정상 청력을 가진 사람들보다 어음을 이해하기가 어려울 가능성이 높다는 것을 알아야 한다. 난청인은 청취노력(listening effort) 없이는 어음이해가 부족하기 때문에, 어려운 환경에서는 정상인보다 의사소통이 어려울 것이며 이런 추가적인 청취노력으로 인해 피곤해질 것이다. 악화되는 정도는 환자마다 차이가 있을 것이나 보청기가 없으면 음질, 어음이해력, 피로(tiredness)도 더 나빠질 것이다.

13.5 보청기 관리 *Care of Hearing Aids*

환자는 보청기를 관리하는 방법을 반드시 알아야 한다. 패널에는 해야 할 일과 피해야 할 일이 나와 있으나, 명백한 내용이 있다. 이러한 주의사항이 모든 환자에게 동일하게 해당되지 않을 수 있다. 목록을 복사하여 환자에게 줄 수 있다. 일부 환자에서 셋째 요소인 3mm 깊이를 변경할 필요가 있다. 개인 맞춤형 보청기에서 리시버에 손상을 주지 않고 청소 도구를 넣을 수 있는 깊이는 보청기 뒤에 밝은 빛을 비추면서 확인할 수 있는 경우가 있다.

습기와 귀지로 인한 고장으로 보청기를 자주 맡겨야 하는 경우에는 제습(dehumidifying) 상황에서 보청기를 밤새 보관하면 도움이 된다.

온도 조절, 공기 흐름, 건조제, 탈취제 및 전자파 방사의 다양한 기능이 조합된 보관용기(storage device)를 사용할 수 있다. 열과 낮은 습도 기능이 결합되면 보청기의 모든 귀지를 건조시켜 쉽게 제거할 수 있다. 배터리는 보청기를 제습기에 넣기 전에 빼 두어야 하고(배터리 화학 물질이 건조되지 않도록) 배터리 삽입 부위 입구를 개방해야 한다.

13.6 청각전략 *Hearing Strategies*

청각방법(hearing tactics) 또는 청취전략(listening strategies)이라고 알려진 청각전략(hearing strategies)은 어음 이해(speech understanding)정도를 높이기 위해 사용하는 모든 방법을 말한다.[1862, 1863] 환자는 보청기와 ADL을 별도로 또는 함께 이용하는 청각전략을 사용할 수 있다. 정상인들도 어려운 청취 상황에서는 청각전략을 사용한다. 난청인은 소리들을 구분하는 능력이 줄어들어 있으므로 가능한 많은 환경에서 효과적으로 듣기 위해서는 청각전략을 사용해야 한다. 장시간 제대로 듣지 못하면 허세를 부리거나, 대화를 독점하는 것과 같은 잘못된 청각전략과 행동이 발생한다.[48]

따라서 난청이 있으면 모두 건설적인 청각전략을 세우도록 교육 받아야 하고, 기억하기 위하여 일부 배부하는 자료(take-home)를 얻을 수 있어야 한다. 이미 난청인들은 몇 가지 청각전략을 알고 있을 것이나, 아직 알지 못하는 더 많은 방법이 있다.[542] 이에 대하여 간단한 교육만 받아도 받지 않은 경우와 비교하여 장애(disability)와 불리(handicap)가 작아진다고 한다.[1892] 사실 청각전략을 효과적으로 사용

보청기 잘 관리하기(Treating hearing aids kindly)

피할 일	해야 할 일
X 세척하지 마십시오.	√ 티슈와 스폰지를 사용하여 가끔 닦아 주십시오.
X 샤워나 목욕 또는 수영장에서 착용하지 마십시오. 우발적인 사고가 발생시 보청기를 오븐이나 전자레인지로 건조시키지 마십시오.	√ 때때로 BTE의 이어몰드를 보청기에서 분리해서 따뜻한 비눗물로 이어몰드를 세척해 주십시오. 튜브를 건소시키기 위해 공기를 불어내는 블로어(blower)가 없으면, 하루 정도 기다립니다.
X 보청기 구멍 안 3mm 이상으로는 어떤 것도 넣지 마십시오.	√ 브러쉬, 루프, 픽업 또는 내장된 왁스가드(wax guard)를 작동시키거나 기울여 귀지를 끝 부분에서 빼내십시오.
X 헤어 스프레이는 사용하지 마십시오.	√ 상자나 다른 보관용기에 밤새 보관하십시오.
X 햇볕이 비치는 차량 안에 두지 마십시오.	√ 보청기를 하루 이상 보관해야 하면 배터리를 제거하십시오.

13

하면 장애, 불리가 감소하여 일부 환경에서는 보청기가 필요 없을 수 있다.[48]

청각전략은 관찰(observation)과 관련된 것들, 사회적 상호 작용을 다루는 것들, 그리고 물리적 환경을 다루는 것을 포함하는 것 3가지로 나뉜다.[542] 특정 상황에서는 물리적 또는 사회적 이유로 불가능할 수 있어서 여러 청각전략을 사용할 수 있는 것이 좋다.

13.6.1 화자와 주변 관찰 *Observing the talker and surroundings*

독순(Lip reading)

화자의 입술을 보면 상당한 정보를 얻을 수 있다.[136] 정상인을 포함하여 대부분의 사람들은 불리한 청취 환경에서 자연스럽게, 또는 무의식적으로 입술을 바라본다. 그러나 대부분 독순(lip reading)의 유용성을 충분히 활용하는 경우는 적다. 따라서 재활 프로그램의 일부로 이에 대한 가치를 알리는 것이 중요하다. 시간이 있다면 뉴스와 같이 '카메라를 바라보고 말하는 화자(talking head)'의 비디오 테이프를 재생하면서 소리만 듣는 경우와 화면을 보면서 소리를 듣는 것을 비교하여 독순의 높은 가치를 입증할 수 있다. 이러한 시도의 난이도는 TV 볼륨 조절을 조절하여 변화를 줄 수 있다.

독순하기 위해서는 화자의 입술을 볼 수 있어야 한다. 이를 위하여 말하는 화자의 입 앞에 있는 손을 움직이거나 치워달라고 부탁할 수 있다. 환자가 이것을 무례하다고 여겨질 것이라고 생각한다면 이에 대한 조언이 필요하다. "말할 때는 손으로 입을 가리지 말고, 나를 쳐다봐 주세요."라고 말하는 것보다는, "당신이 말하는 것을 정확히 볼 수 있으면 당신을 더 잘 이해할 수 있어요."라고 말하는 긍정적 말이 환자와 상대방 모두에게 친절해 보일 것이다. 물론 더 직접적인 다른 방법이 가끔은 필요하다.

대화 중 눈 마주침을 중요하게 생각하는 경우, 화자는 그들이 눈과 입술을 함께 쳐다본다는 것을 인식하지 못한다는 점을 알려주어야 한다.

비언어적 신호(Non-verbal signals)

정보를 전달하는 것은 화자의 입술만이 아니라, 얼굴 표정(facial gesture, 예: 미소 짓는 것, 깜짝 놀란 것, 눈을 찡그리는 것, 찌푸리는 것)은 모두 화자 메시지의 중요한 부분을 전달하기 때문에 이를 이해하면 듣지 못한 단어를 더 쉽게 채워 넣을 수 있다. 또한 신체 움직임(body gesture) 또는 신체 모양은 메시지를 자주 강화시킨다. 화자의 입술, 얼굴, 신체에서 얻는 풍부한 정보에 대해 조언해야 한다. 이런 종합적인 비언어적 신호를 결합하는 것을 '어음 읽기(speech reading)'이라고 한다. 모든 방법이 유용한데, 다양하게 얻을 수 있는 정보 종류가 있다는 것과 이들을 종합하면 어음 이해를 더 많이 할 수 있다는 것을 알려 주어야 한다.

이론 배경: 왜 독순이 의미 있는가?(Why lip-reading is so valuable?)

독순(lip reading)으로 얻는 정보 형태는 난청인에게 특히 유용하다. 가장 눈에 띄는 정보는 자음(양순음, 치조음, 경구개음과 같이 입술, 치아와 입 내부의 여러 곳)의 조음(articulation) 또는 수축(constriction)하는 장소를 확인하는 것이다. 어음에 대한 장소 정보(place cue)는 난청인에게는 청각만으로 정확히 감지하지 못하는 매우 어려운 정보 신호이다. 따라서 독순은 귀로 얻는 정보를 보완한다.

예를 들어서 쉽게 혼동되는 소리인 /p/, /t/ 또는 /k/를 말할 때, 시각 정보가 해당 소리를 /p/, /b/, /m/ 등으로 구별하여 정보를 전달할 수 있다. 청각과 시각이 일치하는 소리는 유일하게 /p/ 소리이다. 하나의 정보만을 이용 가능하면(문맥상의 정보가 없으면서) 정확하게 지각할 수 있는 경우가 1/3이지만, 2가지 형태의 지각을 결합하면 확률을 높일 수 있다. 이런 예에서는 실수가 발생하지 않는다. 일반적으로 일부 실수가 있겠지만, 청각만을 이용하는 경우보다 실수가 많이 줄어든다.

연령에 따라 독순 능력이 떨어지나 소리 정보와 시각 정보를 통합하는 기능은 떨어지지 않는다.

빈칸 채우기(Filling in gaps)

이해하지 못한 단어는 주제, 화자, 얼굴 표정 또는 물리적 환경으로 종종 추측할 수 있다. 일부에서는 이렇게 추측하는 것을 꺼려하지만 가능한 모든 증거에 기반하여 놓친 단어를 추측하는 것은 유용할 수 있다고 알려야 한다. 추측한 것의 정확도에 대하여 확신이 들지 않으면 환자는 아래에 설명된 방법으로 이를 화자에게 확인할 수 있다. 일부 환자에게는 추측하여 빈칸을 채우도록 더 권장해야 하고, 다른 사람들에게는 더 자주 추측한 것을 화자에게 확인하도록 해야 한다.

13.6.2 사회적 상호 작용 변경 *Manipulating social interactions*

다음의 모든 방법은 난청인에게 다른 사람들과 상호 작용하는 방식을 변하도록 요구한다. 우리도 어려서부터 의사소통의 일반적인 규칙을 배우게 되는데, 청각전략은 이런 규칙을 일부 변경하며, 이를 자연스럽게 사용할 수 있게 되기 위해서는 연습과 확신이 필요하다.

어떤 난청인(의식적으로 또는 무의식적으로)이 사용하는 청각전략은 하나도 듣지 않고 항상 이야기 하는 것이다. 이런 방식을 이용하고 있다고 의심이 든다면, 이런 청각전략은 대화 상대방과 부정적인 결과를 만든다는 것을 알려주고, 긍정적인 결과를 유도하는 다른 방법을 찾도록 해야 한다.

명확한 말하기(Clear speaking)

어떤 사람의 말은 쉽게 이해할 수 있고, 더 명확하게 말하면 누구나 쉽게 이해할 수 있다.[1411] 결과적으로 명확한 어음은 일반적인 어음보다 소음과 반향 환경에서도 잘 들린다.[1397] 명확한 어음은 여러 면에서 대화 어음과는 다르다:[1412, 1652]

- 말하기 속도를 낮춘다. 이는 어음이 완전히 발음 될 때 길어지며, 말 사이의 멈춤을 명확하게 넣거나, 멈춤을 길게 하기 때문이다. 그럼에도 어음 발성을 일부 바꾸기는 하지만, 평균 속도를 낮추지 않고도 어음의 명확성을 높일 수 있다.[974, 975]
- 모음이 완전히 형성되어 포만트 주파수(formant frequency)가 확대된다.
- 단어에서 파열(burst)을 멈추어 마지막 자음이 발음되게 한다.
- 자음 정지의 상대적 강도가 더 크다.
- 증가된 음조(pitch) 범위

다행히 명확한 화자가 되기 위해 음성학을 공부할 필요는 없다. 어려운 환경에서 의사소통하는 것처럼 보다 명확하게 말하도록 부탁만 해도 어음의 선명도(clarity)는 높아진다.[237] 말하기 속도, 조음(articulation), 일시 정지(pausing), 핵심 단어 강조(stressing key words)에 대하여 알고, 예를 들기와 피드백 방법을 사용하면 더 명확하게 말하고 이런 상태를 유지할 수 있다.[237] 능숙한 단계까지 10~15분 정도의 연습이 필요하고, 한번 배우면 효과는 추가로 배우지 않아도 몇주~몇달 동안 유지된다.[1577] 명확하게 말하는 것의 효과에 대해서는 의심할 바가 없지만, 가족 구성원들이 얼마나 협조할 수 있는지는 불확실하다.

항상 가족 구성원에게 직접 만나거나 연락할 수는 없기 때문에 가족 구성원들의 명확한 발성을 유지하기 위해서 환자에게 원칙에 대해 설명하여, 환자 스스로 의사소통 상대방에게 위협적이지 않은 방법으로 부탁하도록 한다. 자신에게는 보다 명확한 발성이 중요하다는 것을 알리는 방법이 대화 상대방에게 그들의 발성이 정상 이하라는 암시를 주지 않도록 해야 한다.

노인들에게 명확한 말하기로 얻는 혜택의 일부는 느린 발성 속도에 의존하는데, 뇌가 듣고 있는 것을 처리하는 더 많은 시간을 소비하기 때문이다. 이런 부분에 대한 대부분의 연구가 영어로 수행되었으나, 적어도 명확한 말하기의 혜택은 다른 언어에도 동일하게 적용된다(말하기와 관련된 모든 생리적 과정에 대부분 적용 가능).[1552]

배경소음에서 어음강도(speech intensity)가 높아지면 SNR이 향상되므로 어음이해력이 좋아진다. 대부분의 소리를 지르는 것(shouting)은 역효과를 만든다고 조언하지만, 소음 환경에서는 적절한 어음이해력을 높이는 유일한 방법이고, 이는 소음이 심하면 정상인도 소리를 지르기 때문이다. SNR이 좋은 환경에서는 화자가 소리를 크게 내지 않아도 되는데, 보청기의 볼륨 조절기(있을 경우)를 더 높이면 되기 때문이다. WDRC 또는 압축제한 기능이 있는 최신의 보청기에서는 선형/정점절단 보청기에서 이전보다는 소리 지르기에 의한 문제가 없지만, 이는 최후의 방법으로 사용해야 한다.

청취자 관심 얻기(Gaining the listener's attention)

어음읽기(speech-reading)의 중요성 때문에 난청인은 말의 첫마디부터 정확히 어음읽기의 기회가 있다면 최대로 잘 들을 수 있다. 이는 청취자가 첫째 단어부터 화자를 바라보는 경우에만 가능하다. 대화 상대방은 대화하기 전에 주의를 끄는 것이 필요하다. 나쁜 청취 환경에서는 몸에 손을 대는 방법이 있으나, 대부분 이름을 부르고, 잠시 멈추었다가 이야기하는 것으로도 가능하다. 단체 회의와 같이 여러 사람이 모인 경우에는 소리 국소화(sound localization) 기능이 낮은 난청인은 누가 말하는지 신속하게 파악하기가 어려울 수 있다. 회의에서 한번에 한 사람만 말을 하고, 지명한 이후에만 말하는 규칙이 있으면, 난청인도 처음부터 말을 쉽게 청각적, 시각적으로 따라갈 수 있다(그리고 다른 모든 사람들도 역시 질서 있는 회의에 만족할 것이다).

주제 알기(Knowing the topic)

대화의 주제를 알면 단어를 듣지 못하거나, 부분만 들어도 정확히 추측하는 것이 훨씬 쉽다. 난청인이 다른 사람과 대화를 시작할 때 특히 기존 대화에 참여할 때 가장 먼저 해야 할 일은 주제를 찾는 것이다. 다른 사람들의 대화에 참여하여 주제가 무엇인지 먼저 묻게 하기 위해서, 수줍어하거나 겸손한 환자들은 많은 격려가 필요하다. 더 쉬운 다른 방법은 친구를 옆에 두고, 그에게 주제가 무엇인지 물어보는 것이다. 당연한 것처럼 보일지 모르지만 난청인에게는 주제를 파악하는 것이 중요하며, 때때로 이를 위한 유일한 방법이 누군가에게 확실하게 물어보는 것일 수 있다.

복구 전략(Repair strategies)

대화를 따라가기 힘든 경우가 매우 흔하다. 핵심 단어, 구절을 놓치면 진행중인 대화를 최소한으로 방해하면서 놓친 정보를 얻어야 한다. 이런 문제는 모든 사람에게서 가능하나, 난청인에서 흔하다. 반복적으로 '뭐라고'를 말하는 것이 항상 사회적으로 받아 들여지는 것은 아니며 다음과 같은 다른 전략(strategies)만큼 유익하지도 않다:

- 듣지 못한 단어를 질문하는 억양과 얼굴표정으로 질문하는 듯 그 단어를 다시 말한다.
- 들었던 것과 듣지 못한 것을 확인하는 질문한다. 예시: "어떤 기분으로 그가 들어 왔다고 했어?"
- 듣는 사람이 정확성을 확인하기 위하여 들었다고 생각하도록 다시 단어나 문구를 반복한다.
- 마지막 문장이나 이전 문장을 다른 방식으로 말하도록 요청한다.
- 모든 것이 실패하면, 핵심 단어의 철자를 불러달라고 요청한다.이 기술들은 모두 청취자가 대화의 대부분 이해하고 있다는 것을 알려주고 놓친 정보를 얻는데 필요한 시간을 최소화한다.

피드백 주기(Giving feedback)

끊임없이 상대방에게 피드백을 전달하면(특히 일대일 대화에서), 말하는 사람은 추가적으로 요청하지 않아도 의사를 가장 잘 전달하는 방법을 빠르게 배우게 된다. 피드백은 웃음, 끄덕임, 음~~, 예~~, 아하!, 찡그림, 당혹스러움의 표정들이다. 화자는 이에 따라서 말하기의 선명도, 속도, 음성 레벨(voice level) 및 표현의 복잡성을 바꾸어 적응할 수 있다.

난청 공개(Disclosing the hearing loss)

마지막으로 난청이 있음을 공개하면 이전에 설명한 바와 같이 상대방이 잘 조정할 것이다. 이렇게 난청을 공개하는 것은 일부에게는 매우 심각한 것이므로 환자와 이를 상의하고 적절한 지원과 안내를 제공한다.

13.6.3 환경 조작 *Manipulating the environment*

조명(Lighting)

상대방을 관찰하는 것이 어음이해력을 높이는데 필수적이므로 나쁜 환경에서 좋은 조명은 중요하다. 때때로 대화 상대방에게 자리를 옮겨 달라고 부탁할 필요가 있음을 알려야 한다. 흔히 문제가 되는 상황은 대화 상대방의 등 뒤에 창문이나 전등이 있는 때인데, 상대방의 입술과 얼굴은 어두워지고, 배경은 환해지는 2가지 악조건 때문이다.

위치선정(Positioning)

쉬운 청취(listening)를 결정하는 가장 중요한 것은 위치이다! 시각 정보와 별개로 여기에는 여러 이유가 있다. 화자와 가까우면 신호레벨(signal level)이 높아져 SNR이 향상되고, 반향되는 비율도 같이 좋아진다. 이 비율 모두가 어음이해력에 중요하고,[1079] 대화 상대방이 다른 방에 있으면 이들 비율 모두가 매우 나빠진다. 서로 다른 방에서 의사소통을 하려는 오랜 습관이 있으면 이를 극복하는 것은 어렵기 때문에 정상 청력에도 어려운 의사소통 방식이라는 것을 환자에게 반드시 알려야 한다. 방에 단 둘이 있거나, 수백 명이 있어도 대화 상대방과 가까이 위치해야 한다(모두가 화자에게 가까워지려고 하면 어려운 문제가 된다).

위치와 관련된 다른 문제는 한쪽이 더 잘 들리고, 반대쪽이 덜 들리는 경우에도 발생한다. 사람의 머리는 약 1.5kHz 이상의 주파수에 대해 효과적인 장애물이다. 이것은 좋은 쪽에 도착하는 고주파수 소리는 증폭되나, 반대쪽의 고주파수 소리는 약화된다(Section 15.2.1). 따라서 고주파수의 SNR은 화자와 가까운 쪽 귀에서 훨씬 좋다. 최대 어음이해력을 위해서는 화자가 좋은 청력 쪽에 있도록 환자 스스로 방향을 정해야 한다. 지배적인 소음원이 있으면, 나쁜 청력 쪽을 이에 향하게 하면 가장 높은 이해도를 얻게 된다. 즉 환자는 화자와 소음 사이에 있어야 하며, 두부차단(head-baffle)효과의 장점은 있지만, 어음읽기가 불가능하지 않은 위치가 좋다.

소음 최소화(Minimizing noise)

소음레벨(noise level)을 줄이면 어음을 이해하기 훨씬 쉬워지는데 방법에는 다음이 포함된다:

- TV, 라디오를 끄거나 소리 줄이기
- 문 닫기
- 조용한 장소로 이동하여 이야기하기

반향 최소화(Minimizing reverberation)

가정에서는 부드러운 가구(두꺼운 커튼, 라운지 의자 및 두꺼운 파일 카펫)를 실내에 추가하면 반향이 줄어들어 어음이해력이 높아진다. 가능하면 대화에 유리한 이런 가구가 있는 장소를 선택해야 한다. 가구의 소리 흡수율이 높고 방이 커질수록, 화자가 멀리 떨어져 있을수록, 반향에 의한 나쁜 영향을 피해야 한다.

음원 조정(Adjusting the source)

음원이 전자기기(TV, 라디오, CD, 공용방송시스템)인 경우에는 기기의 볼륨 조절기를 조정하면 이해력과 소리의 자연스러움을 높일 수 있다. 보청기가 최적의 상태가 아니거나, 보청기를 사용하지 않거나, 보청기의 고주파수 이득이 부족하면 전자기기 고음 부스트(treble boost)가 이해력에 도움이 된다. 보청기로 음악을 좋게 들으려면 저음 부스트(bass boost)(개방형 피팅이 아닌 경우)와 가능한 경우 고음 부스트를 함께 이용하면 도움이 된다. 이를 어떻게 조절해야 하는지에 대해서는 연구가 미미하다.

환경에 대한 이러한 모든 조정(조명, 위치, 소음, 반향, 음조 음질(tonal quality))은 쉽게 말할 수는 있으나, 일부는 이루기 어려울 수 있다. 물리적 제한이 없어도 환경을 변경하는 것이 대화 상대방에게 불편함을 줄 수 있다고 느낄 수

요약: 청각전략(Hearing strategies in summary)

- 화자를 관찰한다 – 입술, 얼굴, 몸
- 주제 찾기
- 명확하게 말하기
- 화자에게 자신의 주의를 끌도록 부탁하기
- 빈번한 피드백 제공
- 구체적으로 질문하기
- 대화 내용을 추측하고, 반복하여 확인하기
- 화자와 가까운 위치하기
- 소음 제거
- 중요한 다른 사람들과 명확하게 말하기에 대해 논의하기

있다. 이에 대한 철저한 논의 과정으로 환자가 이 문제를 어떻게 생각 하는지를 알 수 있고, 의사소통에 대한 자신의 권리와 다른 사람의 권리 사이에서 균형을 이루도록 할 것이다.

보편적으로 이러한 환경의 변화로 환자가 얻게 되는 장점은 의사소통 상대방이 받는 단점(있는 경우)보다 훨씬 크다. 사실 난청인을 돕는 환경 변경은 다른 이들의 편리함을 돕는 것보다 훨씬 쉽다. 여러 변형을 시도하고 환자 자신에게 가장 적합한 것이 무엇인지 찾아내도록 격려하는 것이 중요하다.

13.6.4 청각전략 교육 *Teaching hearing strategies*

청각전략은 짧게 중요한 것에 대해 교육할 수 있으나, 개별적인 문제해결 방식으로 교육하는 것이 바람직하다.[735, 978, 1893] 환자의 주의를 이끄는 방법은 그들에게 중요한 일부 문제되는 상황을 파악하고, 각 상황에 적절한 청각전략 목록을 만드는 것이다. 예를 들어 TV를 시청할 때 부부는 다음과 같은 방법을 실행하도록 결정할 수 있다. 서로 가까이 앉아서 서로의 얼굴을 볼 수 있도록 조명을 다시 배열하고, 더 부드러운 가구를 놓으며, 필요한 경우 방향성 마이크로폰 보청기를 사용하는 것이다. 다른 모든 것이 실패하면 말하기 전에 리모콘으로 TV 소리를 낮춘다. 환자 COSI에 나열된 상황(Section 9.1.6, Section 14.4)을 출발점으로 삼을 수 있다.

개별 문제를 이용한 청각전략은 환자가 가능한 자세하게 상황을 설명하는 것으로 시작한다. 임상가가 직접 방법을 제안하거나, 시간이 있다면 환자 스스로 방법을 세우도록 돕는 질문을 하게 된다. 성인 학습원리와 일치하는 후자의 접근방법은 환자가 이해하고, 유지하며, 해결책에 전념할 가능성이 높다.

청각전략은 그룹 토의(Section 13.14.4)를 위한 이상적인 주제인데, 청각전략은 사회적 및 관계적 적용에 대한 좋은 토론의 기회가 되기 때문이다. 다른 사람들의 협조를 얻는 것을 포함하는 경우, 그룹 모임은 환자가 협력을 요청할 수 있는 기회를 제공한다.

13.7 가족과 친구 참여 *Involving Families and Friends*

지금까지의 논의는 환자에게 중점을 두었지만, 환자와 가족 모두가 교육과 상담에 참여하면 많은 도움이 된다. 배우자, 부모, 자녀 또는 친구와 같은 중요 상대방(significant others, SO)이 이런 활동의 모든 단계에 함께 참여하면 장점이 있다.

후보군(Candidacy)

첫 번째 면담(약속)에서 환자가 난청의 어려움을 과소평가하면, SO가 임상가와 환자에 도움이 되는 추가 견해를 줄 수 있다. 환자의 난청에 대한 과소평가는 SO와 맞을 수도 있고, 아닐 수도 있다.

난청에 의한 장애 이해(Understanding the disability caused by hearing loss)

SO는 환자의 어려움을 무시할 수 있다(원할 때 들을 수 있다). 환자가 어음이 존재한다는 것을 쉽게 알 수는 있으나 구분하지 못하는 것은 고주파수 난청 때문이라고, SO에게 임상가가 설명하면 환자는 고마워한다. CD 또는 일부 제조사 소프트웨어로 난청 시뮬레이션을 하면 난청으로 인한 문제를 이해하지 못하는 SO에게 도움이 된다.[967, 1213]

보청기를 사용해도 이해하는데 어려움이 있다는 사실을 가까운 이들이 이해하고 있다는 것을 환자가 알면 정서적으로 좋다. 환자들은 자주 아무도 자신을 이해해주지 못한다고 호소한다.[1018] 가족 구성원이 환자가 의사소통을 위해 하는 노력을 이해한다면, 나쁜 청취 환경에서는 짧게 대화를 할 것이다.

불쾌한 청취 환경의 원인(소음, 다중 화자, 반향, 거리, 억양(accent), 말하는 속도, 익숙치 않은 주제, 불량한 조명 및 발화자의 급격한 변화)에 대해 설명하면 SO와 환자는 발생 원인을 더 잘 인식하고 어떤 방식으로든 해결할 수 있다.

청각전략(Hearing strategies)

Section 13.6에서 다룬 대부분의 내용은 주변 사람의 도움이 필요하다. 주변 사람이 직접 임상가에게 직접 무엇이 필요한지 듣게 되면, 환자가 적절한 협력을 얻기가 훨씬 쉬워지고 새로운 행동 패턴이 유지될 가능성도 커진다.

보청기 사용법 배우기(Learning to use hearing aids)

SO는 보청기를 삽입, 제거 및 작동 방법을 환자에게 안내하는 것을 관찰할 것이다. 또한 SO는 환자의 귀를 볼 수 있으므로, 환자가 집에서 이 기술을 습득하는데 상당한 도움을 줄 수 있다. 환자가 기억을 매우 잘 못하거나, 보청기를 다루는데 서툴다면, 환자 대신 SO에게 보청기 사용 방법을 가르칠 수 있다.

후속 질문(Follow-up questioning)

SO는 보청기가 얼마나 많이 사용되었는지, 어떤 어려움이 있었는지에 대해 질문할 때 환자가 더 정직하게 대답할 수 있도록 만든다. 데이터 자동기록(로깅)도 사용에 대한 정보를 제공하지만, 사람만이 혜택, 어려움에 대한 정보를 제공해 줄 수 있다.

전반적인 격려(Overall encouragement)

SO는 환자가 보청기 사용법을 배울 때 다양한 형태로 격려할 수 있다. 초기에 제공된 음질을 받아들일 수 없는 경우에 임상가는 보청기를 조정하면 된다고 환자에게 알리지만, 이것을 SO가 알고 있다면 환자가 보청기를 포기할 의도를 갖고 부적절한 음질 상태로 사용하지 않도록 도움을 주며, 환자에게 보청기를 조정하도록 격려할 것이다.

정보 보존(Information retention)

환자는 면담(약속) 중 제공된 정보의 일부만 기억하는데, 이는 환자에게 스트레스가 될 수 있다. 환자가 보청기 오리엔테이션 면담에서 주어진 정보의 74%만 기억한다고 한다.[1483] SO는 보청기에 대한 정보가 더 많이 기억될 기회를 높이며, 일부는 나중에 SO에 의해 환자에게 전달될 가능성도 있다.

제3자 장애(Third-party disability)

환자는 난청 문제로 고통 받는 가족 중 유일한 사람이 아니다. 환자의 난청으로 SO도 이런 다양한 고통을 받을 수 있는데, 이것을 제3자 장애라고 한다. 여러 가지 형태로 나타날 수 있는데:

- 환자가 참여하기를 원하지 않기 때문에 사회 활동 참여가 감소
- 오해하거나 반응하지 않을 때의 고민, 반복해야 할 때 생기는 좌절 등으로 인한 배우자 사이의 대화가 감소

자신감 쌓기: 성공이 성공을 이끈다(Confidence building: success breeds success)

청각훈련의 주요 목표는 훈련 중인 사람들에게 자신감을 주는 것이다. 이를 위한 핵심은 난청인이 훈련 받은 모든 임무에서 성공할 수 있도록 하며, 할 수 있다는 것을 보여주고, 할 수 없는 것을 강화하지 않는 것이다. 훈련은 환자가 확실히 할 수 있는 작업으로 시작하며, 임무가 큰 도전이 되는 정도까지 어려운 정도(difficulty)가 급속히 증가하지만 할 수 있는 수준이어야 한다. 이것을 조절하기 위해 여러 가지를 변경할 수 있다.[588a]

- 문장 구성에 맞고, 의미론적으로 합당하며 쉬운 내용의 문맥은 차츰 줄이고, 익숙한 이야기에서부터 생소한 이야기, 단락, 문장, 구절 및 단어, 음절로 변경하면 어려워진다.
- 조용한 환경에서 자료를 제공하거나, 백색소음(white noise), 다중 화자(multi-talker), 단일경쟁화자(single competing talker)를 포함하는 익숙하지 않는 배경소음을 다양하게 만들어 자료를 제공할 수 있다. SNR도 변경할 수 있다.
- 상황 문맥의 제공 여부, 화자의 얼굴을 보여주기 여부에 따라 각 상황의 어려운 정도를 바꿔가며 진행할 수 있다.

13

- 환자의 이해를 위한 노력이 개인의 중요성에 비해 너무 지루하기 때문에 작지만 흥미로운 의견을 전달하지 않는 것
- 사회적인 환경 속에서 나직하게 말하거나, 다른 친밀감을 위한 소통의 중단
- TV 또는 라디오의 높은 볼륨에서 성가심
- SO는 계속해서 사회적 환경과 전화 모두에서 다른 사람들과의 의사소통에 대한 책임을 져야 하기 때문에 부담감이 있음. 사회적 환경에서 SO는 다양한 방식으로 난청인을 보호하기 위해 대화를 전달하거나, 대화를 조절해야 할 필요성을 느낄 수 있음.
- 난청인 본인보다 더 많이 적응해야 한다는 생각에 괴로움
- 환자가 부적절하게 반응하거나 사회 환경에서 그만 두는 것에 대한 당황
- 다른 모든 영향의 결과로서 악화되는 관계

청각재활을 시작하기 위해 환자에게 SO가 줄 수 있는 동기부여효과,[1357] SO가 재활 자체에 미칠 수 있는 지원효과,[1569] 이들 문제의 상호 연관성을 고려할 때, SO에게 조언과 감사의 뜻을 전하는 것이 합리적이다. SO는 재활 과정에 직접 참여하여 혜택을 얻을 수 있다.[793] 특히 그룹 재활 프로그램(Section 13.14.4)에 SO, 배우자가 함께 참여하는 것이 가장 경제적이고 효과적이다. 물론 청각재활 과정에서 SO 개입 여부와는 관계없이, 환자의 장애(disability)와 불리(handicap)의 감소로 SO의 어려움도 줄어들 것이다.[1693]

SO와 함께 모든 면담(약속)을 하면 많은 장점도 있지만, 일부 환자는 혼자 참여하여 결정하기를 선호할 수 있다. 환자(전화 또는 우편)와 사전 연락하여 환자가 모든 면담(약속)에 가족이나 친구를 동반하도록 권장하는 것이 좋은 방법이다.

13.8 청각훈련 *Auditory Training*

난청은 전형적으로 고주파수 어음에 대한 접근을 제한한다. 대뇌피질(cerebral cortex)의 기능이 여전히 청취할 수 있는 부분에 집중하도록 하는 여러 방법이 있다. 환자가 청각을 회복시키는 보청기를 최대한 활용하려면 이런 're-wiring' 되는 과정이 필요한데, 특히 저주파수 소음 환경에서 어음을 이해하는 체계적인 훈련이 도움이 된다.[1930]

특히 고도 또는 심도 난청에서는 기능 상실의 어려움으로 인하여 수년 동안 활동과 의사소통 경험이 점차 제한될 수 있다. 완전히 사회로 복귀하기 위해서는 새로운 능력을 학습하고, 자신감도 있어야 한다.

환자는 사회 상황에서 기능을 상실하고 회복하지 못할 것이라고 믿게 되었을 수도 있는데, 이는 의사소통에 대한 자기-효능감(self-efficacy) 감소 때문에 나타난다.[979]

청각훈련(auditory training)의 역할은 2가지 유형의 변화를 촉진시키는 것인데, 즉 분석(analytic)과 합성(synthetic) 청각훈련 유형이다:

분석형 어음지각훈련(Analytic speech perception training)은 어음을 제시하여 이를 식별하도록 하거나, 2가지 소리가 동일한지 다른지를 구분하게 한 뒤에 정답을 피드백하면서 시행된다. 분석형 훈련은 음절(syllable) 패턴이나, 음절이나 단어의 음소(phoneme)를 구별하는 능력을 높이는 것에 집중한다. 목표 소리는 들을 수 있지만 어떤 이유로 사용하지 못하는 어음 정보(speech cue)를 사용하는 방법을 배우도록 돕는 것이다. 이러한 상황이 가능한 이유는 환자가 최근에 보청기 사용을 시작하여 아직 새로 듣게 된 신호를 사용하는 능력은 아직은 회복하지 못했다는 것이 이유이다. 분석형 어음지각훈련에서 대개 어음 자료는 한번에 한 음절 또는 한 단어로 표시되므로 환자는 연습 중인 소리 특성에 집중할 수 있다. 자료는 전체 문장으로도 제시할 수 있다. 분석형 어음지각훈련을 지각어음훈련(perceptual speech training)이라고도 하며, 소아에서 어음지각과 어음생산 기술을 높이기 위한 방법으로 일반적으로 사용된다.

합성형 의사소통훈련(Synthetic communication training)은 환자들과 대화하거나, 대화를 듣게 하며, 이야기를 청취하는 자연스러운 방식으로 어음을 제시한다. 합성형 훈련은 환자들이 모든 소리를 정확하게 지각하지 못하여도 올바른 내용을 이해했는지가 중요하다. '합성형(synthetic)'이라는 용어는 듣는 사람이 내용을 바르게 해석하기 위해 이용 가능한 정보 조각들을 합성(synthetic, 즉 조합(combine))한다는 의미이다. 훈련에서 가장 중요한 부분은 Section 13.6의 내용인 청각전략들의 일부 또는 전체를 환자가 이

용하도록 학습하는 것이다. 또한 환자는 그들이 지각한 대화와 잘못 지각한 내용을 피드백하여 문맥에 대하여 연습할 수 있게 한다. 합성형 의사소통훈련은 능동형 청취훈련(active listening training)이라고도 불린다.[997] 이는 말은 청취자가 내용 메시지 또는 반응적 듣기(reflective listening)를 이해하였다는 것을 화자에게 알려야 한다는 것이지만, 물론 다른 청각전략에도 사용한다.

합성형 의사소통훈련과 청각전략은 상당한 부분이 유사하다. 또한 합성형 훈련과 분석형 훈련 사이에도 공통적인 부분이 있다(예를 들어 훈련을 위해 문장 길이로 훈련이 제시될 때). 분석형과 합성형 훈련은 모두 청각훈련만으로도 시행할 수 있으나, 시각 정보(visual cue)도 함께 보완적으로 줄 수 있다. 그러나 시각 정보가 제외된다면, 시각 정보가 있을 때에 합성형 의사소통훈련의 부분으로 학습할 많은 청각전략도 역시 제외될 것이다.

분석형과 합성형 훈련의 목적은 다르다. 분석형 훈련의 목적은 주로 상향식(bottom-up) 청각 처리과정을 사용하여 개개인의 어음 소리에 대한 올바른 지각능력을 향상시키는 것이다. 이 목적이 달성되었는지에 대한 증거는 일치하지 않는다.[980, 1760, 1877] 분석형 훈련과 관련되어 해결되지 않은 문제점은 높아진 수행능력(performance, 훈련 재료로 측정할 수 있는)이 다른 소리, 다른 화자(talker), 다른 배경 소음에 대하여 수행능력이 일반화될 수 있는지, 훈련 이후 능력이 지속(최소한 수개월)되는지에 대한 부분이다.[202] 일반화는 청각 대뇌피질[1797]과 뇌간[1644] 모두에서 일어날 수 있고, 소리에 대한 전기생리학적인 반응의 변화로 청각처리 시스템이 변화되는 증거가 일부 확인되었다.

반대로 합성형 훈련의 목적은 대화에서 환자들의 행동을 바꾸고, 대화 상황에서 그들의 자신감을 높이며, 불완전한 정보를 사용할 때 그들이 주로 하향식(top-down) 청각 처리과정을 사용하도록 하는 것에 있다. 이들 목적을 달성하는 것은 확실히 가능하다.[980, 1760] 이들 2가지 훈련 모두 시간이 필요하다. 분석형 훈련은 자동화 될 수 있는 가능성이 있다(다음 Section). 그러나 합성형 훈련은 종종 사람과 상호 작용하여 수정하므로 자동화 가능성이 낮다. 합성형 훈련의 일부는 소그룹으로 진행하여 비용을 줄일 수 있다. 분석형과 합성형 훈련의 방대한 자료들은 각각 Plant(1994)와 Plant(1996)가 정리하였다.

향후 인공와우이식 시술자를 대상으로 성공적으로 시도된, 신경 연결을 끊거나 만들 수 있는 약제가 분석형 훈련이 도움을 줄 수 있을 것으로 보인다.[1786]

13.9 자가 컴퓨터 기반 청각훈련 *Computer-Based Auditory Training at Home*

컴퓨터를 이용하여 교육하거나 상담하는 것을 부정적으로 생각하는 사람들이 있지만, 여기에서 설명하는 많은 활동(특히 청각전략과 청각훈련)들은 컴퓨터 프로그램을 이용하여 환자들과 상호 작용하거나, 수동적으로 컴퓨터, DVD/TV 등을 시청하면서 진행된다. 자가기반(activity at home) 훈련은 교육이나 상담에서 많은 시간을 경제적으로 활용할 수 있게 한다. 당연히 이러한 방식이 정보를 전달하거나 청각능력을 증진시키는데 있어 난청에 대한 감정 반응과 이와 수반된 문제를 수정하는 것보다 더 효율적이다.[971] 컴퓨터 기반 훈련은 상대적으로 반복 가능하고, 강화하기 쉽고, 즉각적인 피드백을 주며,[1281] 도전적이지만 달성 가능한 문제에 적응시키고, 동기부여를 유지하기 위해 과정을 기록하고 보여 준다. 이 모든 것이 성공적인 훈련을 위한 중요한 요소라고 생각된다.

집에서 시행하는 자가 컴퓨터 기반 청각훈련은 SNR에서 몇 dB 정도의 증진을 가져오는 것과 같이 어음지각(speech perception)을 높인다.[1051, 1765, 1930] 이는 실생활에서 상당한 혜택을 제공하는 매우 큰 장점이다(물론 측정된 혜택이 일반화되어 실생활에서 제공된다). 이는 방향성 마이크로폰으로 인한 보청기 혜택 크기와 같은 정도이다(Section 7.3.1).

난청의 정도, 장애(disability)/불리(handicap)가 심할수록 평균적으로 자가 컴퓨터 기반 청각훈련에서 더 많이 도움을 받는 것으로 보인다.[718] 자가 청각훈련의 대상자는 보청기가 필요한 경우와 비슷하다. 이에 대하여 동기부여가 잘 되는 사람이 프로그램을 잘 완수하고, 혜택을 얻을 것이다. 노인 환자들이 프로그램을 더 잘 마치는 것으로 보이는데, 더 많은 여유 시간이 있기 때문일 것이다.[718] 자가 청각훈련은 조기에 종료하는 경우가 더 많은데, 임상가는 환자들

이 프로그램이 완료하는 것을 극대화하도록 동기부여 하는 방법(tactics)을 사용해야 한다.[1766]

현재 상용화된 몇 가지 컴퓨터 기반 청각훈련 프로그램은 다음과 같다:

- Listening and Communication Enhancement(LACE)[1765]는 다화자 소음(babble), 경쟁 화자(competing talker), 시간-압축적 어음, 그리고 종료기술(closure skill, 문맥에서 빠진 단어를 추론함) 상황에서 어음지각하는 것을 포함하는 임무를 한다. 이것은 또한 청각전략에 대한 정보를 제공한다.
- Seeing and Hearing Speech[1603]는 청각-시각 어음읽기(speech reading) 훈련에 중점을 두었다.
- Conversation Made Easy[1806]는 어음읽기 훈련과 청각전략에 중점을 두었다.
- Read My Quips[1046]는 동기부여를 유지하기 위해 유머가 있는 말을 이용하여 소음 환경에서 어음읽기 훈련을 하는 데 중점을 두었다.

환자가 기술적인 지원을 다른 곳에서 받지 못한다면, 진행되는 훈련에 임상가가 직접 관여하지 않아도 청각훈련 컴퓨터 프로그램을 사용하는 것에 대하여 임상가는 기술적인 지원을 할 수 있다.

13.10 보청기 유발 난청을 회피 *Avoiding Hearing Aid-Induced Hearing Loss*

보청기 착용에 따른 추가 소음 노출로 추가 난청의 위험이 있다는 점을 환자가 인지해야 한다(심하게 경고하는 것은 아님). 환자에게 제공된 이득과 OSPL90이 책임 있게 처방되었고, 환자들이 심도 난청 상태가 아니며, 보청기가 중간~높은 입력수준에 대하여 WDRC 기능을 갖는다면 추가 난청의 위험성은 매우 미미하다(Section 10.8). 그럼에도 장기간 큰 소음(loud noise)에 노출되지 않아야 하며, 어음이해력이 중요하지 않으면 매우 큰 소음 환경에서는 청각보호구(hearing protection)를 착용하도록 교육해야 한다. 보청기 SSPL보다 소음레벨(noise level)이 크면 보청기가 청각보호구로 작동할 수도 있다.

13.11 청각보조기기 *Assistive Listening Devices*

평가하는 면담(약속)에서 임상가는 보청기에 만족 여부만을 평가하기 보다는 1개 이상의 청각보조기기(ALDs)(Section 3.10)가 필요하지 않은지를 고려해야 한다. COSI는 이와 같은 필요를 확인하는 것을 목표로 한다. 대다수의 경우 오직 보청기로만 충족할 수 있는 것들이 있다.[451] 그러나 흔히 보청기가 완전히 필요를 만족시킬 수 있는지 초기 단계에서는 불분명할 수 있다.

따라서 보청기가 환자들의 필요를 잘 충족시키는지 평가할 때까지 보청기가 권고되었으나, 다른 기기들에 대한 결정이 보류된 상황이 있을 수 있다. 그러므로 미리 상의된 바가 없다면, ALD에 대한 필요성은 보청기 피팅 후 추적관찰 과정에서 다뤄져야 할 것이다.

일부 사례에서는 ALD만 필요한 것이 분명할 수 있다. 가장 흔한 사례가 TV에서 나오는 어음을 더 분명하게 만들어줄 기기가 매우 필요한 경우이다. 이 경우에 일부 비용만으로 TV에 ALD를 연결하고, TV 스피커에 맞는 마이크로폰을 구성하면 최적의 보청기보다 더 선명한 어음을 만들어 낼 것이다.

ALD를 사용하는 경우에는 이를 사용할 수 있는 상황을 확인하는 것과 마이크로폰을 놓을 위치에 대하여 상당한 설명이 필요하다. ALD는 어음이해(speech understanding)에 대하여 큰 개선을 만들 수 있으나, 성공적인 사용을 위한 많은 잠재적인 방해(기술적인 반감, 미용적인 측면, 조작의 어려움, 물리적 불편, 사용방법을 알지 못하는 것)가 있으며 이들 모두를 확인하고 해결하기 위해 적절한 논의가 필요하다.[153, 1042] ALD가 전달하는 신호들이 보청기가 만들어 내는 것과 적절한 레벨로 어울리게 만드는 것이 임상가의 역할이다(Section 3.6.4와 3.11).

13.12 상담 지원 *Counseling Support*

난청에 따른 감정적인 결과를 다루도록 환자를 상담하는 것은 기술적 범위에 속하며, 여기와 Chapter 9에 내용이 있다. 그러나 일부 환자에서는 요구가 명백하게 임상가의 범위를 넘어서고, 주어진 시간 내에 처리할 수 없을 수도 있다. 이런 상황에서 임상가는 환자를 개인적으로 관계가 있는 사람이나, 가족 상담사에게 의뢰하여 최선의 서비스를 제공할 수 있다.

만약 이런 감정적인 문제(예를 들어 난청이 자존감(self-worth), 자아상(self-concept) 혹은 인간관계(relationships)에 미치는 영향)가 재활을 불가능하거나, 성공적인 재활을 지연한다고 생각되지만 환자가 이에 대한 논의를 피하다면, 자기-평가 장애조사(self-assessment handicap inventory)(Section 9.1.4와 14.3)를 함께 작성하는 것이 환자의 대화를 이끌어내는 덜 부담스러운 방법이 된다.[519] 조사 항목들은 깊은 논의를 제공하므로 환자로 하여금 답변하도록 만든다.

환자들을 의뢰하면 더 실제적으로 혜택을 얻을 수 있다:

- 동료 지지 그룹
- 전화 중계 서비스
- 교육 서비스

13.13 다른 성격과의 상호작용 *Interacting with Different Personality Styles*

지금까지 교육과 상담의 내용을 다루었고, 이를 전달하는 방식을 다루지는 않았다. 임상가는 가르치고 질문하는 방법으로 환자에게 편안한 방법을 이용하려고 한다. Sweetow(1999a)는 상담 형태와 방법에 대한 총괄적인 정리를 하였다. 만약 의도된 것이라면 이를 더 효과적으로 환자가 흡수하고, 태도와 행동을 가장 잘 변화시켜 줄 방법으로 정보가 전달되어야 할 것이다.

어떤 경우는 배우는 것을 볼 때, 어떤 이들은 들을 때, 또한 다른 이들은 행동할 때 더 잘 학습할 수 있기 때문에 쉽게 습득하는 방법에 대한 개인별로 큰 차이가 있다는 것을 알아야 한다. 한 가지 방식으로 교육받던 환자가 다른 방식으로만 배우려고 하는데, 다른 방법을 임상가가 제공할 수 없다면 문제가 발생한다. 만약 지식과 기술을 정확하게 전달하려고 하지만 시간이 제한되어 있다면, 탄력적으로 접근하는 것이 필수적이다. 이런 융통성이 환자 중심 치료의 본질이고, 이를 통한 혜택은 보건의료의 다른 영역에서도 잘 알려져 있다.[1025]

사람들이 세상을 어떻게 바라보는지는 모두 다르며, 이러한 차이를 표현하는 방식도 역시 다양하다. 널리 사용되는 정신학적 프로파일 방법이 Myers-Briggs Type Indicator(MBTI)이다.[1293] MBTI 측정 결과는 다음 4개 차원(dimension)으로 나눈다:

- 내향적-외향적(introversion-extraversion)
- 감각적-직관적(sensing-intuition)
- 사고적-감정적(thinking-feeling)
- 판단적-인지적(judging-perceiving)

각 관점의 우세한 결과에 따라, 사람들은 ISTJ 또는 ESFJ 등과 같은 16개 유형 중 한 가지로 분류된다. 각 16개 유형의 개성은 요약되어 있고, 선택되고 선호할 가능성이 있는 직업 같은 것과 연관되어 있다. Traynor와 Buckles(1997)는 이들 유형들은 요약하고, 환자 개성에 대한 이해는 적절한 방법으로 환자에게 접근하도록 도와줄 수 있다고 하였다. 이와 같은 지식은 점진적으로 면담(약속)이 진행되는 도중에 적절한 방법을 알게 되기보다는 환자가 선호하는 방식을 미리 알면 첫째 면담부터 즉시 도움을 줄 수 있다고 하였다.[1796]

예를 들어서 S 특성은 사실에 반응하나, N 특성의 사람은 무언가를 해야 하는 이유와 논리적인 주장을 선호한다. EJ 조합을 가진 경우에는 길게 생각하지 않고서 불쑥 그들이 직면한 문제점을 말하며, 즉각적으로 그것들을 어떻게 다뤄야 하는지 결정하기를 원할 것이다. 반면에 IP 조합은 그들이 어려움에 반응하고 그들 스스로 어렵다는 인식하기에 충분한 시간을 가졌다고 생각하지 않으면, 그들에게 어려움에 대해 말하도록 격려할 필요가 있다. EFJ 조합에서는 특히 그들의 보청기 사용법을 배울 때 격려와 칭찬이 필요하고, 또 이에 잘 반응하는 경향이 있다.

다른 유명한 프로파일 방법은 Merrill-Reid Social Style Inventory이다. 이는 사람들을 그들의 점수에 따라 2개 차원(dimension)으로 분류하였다. 첫째 차원에서는 빠른 진행에 주장이 강한 사람(다른 사람에게 말하는 것을 선호하는 사람)과 느린 진행에 협력적인 사람(다른 사람에게 물으면서 상호작용하는 사람)이 대비된다. 둘째 차원은 반응적이

13

고, 감정적인 특성과 침착하고 절제된 특성이 대비된다. 이 2개 차원이 4가지 그룹으로 분류된다: 자기-주장적이고 절제된 driver, 자기-주장적이고 반응적인 expressive(표현력 있는), 질문하며 절제된 analytic(분석적인), 그리고 질문하며 반응적인 amiable(쾌활한).

다양한 사람들의 반응 유형을 분류하는 많은 4차원 분류 방법들이 있다. 이런 다양성을 설명하기 위한 어떤 시스템을 사용하던지 환자들이 선호하는 방식으로 정보를 그들에게 제공한다면 환자들은 잘 반응하고 보청기 구매에 대한 결정을 빠르게 내릴 것이다.[1936] 환자들이 선호하는 것을 알기 위해서는 직접적인 질문과 임상가의 직관이 필요한데, 환자에게 정보를 전달하고 이를 환자와 연결하려는 임상가의 유연성이 필요하다.

환자 개성에 맞는 설명 양식을 갖추는 것은 모든 환자들에게 같은 방식으로 표준화되어 쏟아내듯이 전달하는 것과 반대된다. 반면에 환자들이 편안하다고 느끼는 개성의 범위를 너무 벗어나서 바꾸려는 임상가는 진실되어 보이지 않을 수 있다. 그럼에도 대부분의 환자들이 이해하기를 원하는 최소한의 정보가 있고, 이를 최적으로 얻기 위해서 시행하는 업무의 일부이다. 환자들을 위하여 간단히 요약해 놓은 선택관련 정보(예를 들어 보청기, ALD, 대화 프로그램)는 환자들이 얻고자 하는 더 심도 있는 정보 유형을 유도하기 위해 제시될 수 있다.[1023, 1024]

적절한 재활 이전에 환자 개성에 대한 정보를 얻기 위해(그리고 환자에게 제시하기 위해) 환자의 시간을 사용해야 하는가? 미래에는 거의 그렇지 않을 것이고, 지금 당장은 확실히 아니다. 태도, 동기부여, 장애 그리고 재활에 대한 정보를 나누기에 가장 효과적인 수단과 개성과의 연관성을 조사한 기초 연구는 아직 이루어지지 않았다. 형식적으로 평가된 환자의 개성은 많은 환자들에게는 시간낭비가 되고, 잘해야 관계없고, 나쁜 경우에는 방해만 된다.

그러나 환자들은 모두 다른 접근방법에 가장 잘 반응하고, 개별 환자들을 어떻게 다루어야 하는지를 찾아야 한다는 것을 임상가는 잘 알고 있어야 한다. 환자에게 묻는 질문과 그들의 진술은 그들이 선호하는 정보의 유형에 대하여 알게 한다. 만약 환자가 고가 보청기의 효용성의 증거를

말하기 좋아하는 환자를 대하기(Handling talkative patients)

말하기 좋아하는 환자에게 얼마나 말하도록 두어야 하는지는 임상가가 직면한 딜레마이다. 한편 환자들의 청력과 관련된 환자들의 요구 사항을 찾아내는 것이 필수적이다. 또 다른 관점에서 일부 환자들은 표면적으로 관련 없는 것들에 대해 끊임없이 말하고 있고, 임상가는 제한된 시간에 얼마나 중요한 것들이 이루어졌거나, 논의되었는지를 알고 있다. 긍정적인 방법으로 환자에게 솔직한 것이 더 유용하다. 당신이 그들에게 당신은 그들의 손녀가 파티에서 무엇을 입는지에 관심이 없다고 말하는 것보다는(언어 혹은 비언어적으로) 얼마나 그들이 파티에서 들을 수 있는지에 대해 정말로 관심이 있다는 것을 알려 준다. 대화를 이끌어가는데 어려운 점은 임상가가 듣는 것을 별로 좋아하지 않을 수 있다고 걱정하는 것이다. 관심을 가지고 들어줄 수 있다는 포용력을 환자에게 보여주기 이전에는 자신의 속마음을 보여주지 않을 수 있다.

사용할 수 있는 중요한 방법은 인정 많은 모습과 적극적으로 듣는 기술이다. 적극적인 청취(active listening)는 환자들이 사용한 단어나 혹은 같은 중심 내용을 전달하는 단어를 사용하여 그들 말의 핵심을 환자에게 재전달하는 것을 포함한다. 환자가 감정을 전달하려 하면, 재전달하는 것도 역시 그렇게 되어야 한다.

만약 당신이 선호하는 주제로 대화를 계속 이끌려고 하여도 환자가 지속적으로 잡담을 한다면 환자는 당신의 반응에서 포용력을 찾지 못하였거나, 환자들에게 중요한 점에 붙들려 있을 것이다. 이런 경우 환자들은 종종 면담(약속) 끝에서 문을 반쯤 열고 나갈 때까지 문제가 되는 사항을 말하는 것에 편안함을 느끼지 못한다.

흥미롭게도 적극적인 청취는 ‘non-talker’의 마음을 열기에도 훌륭한 방법이다.

요구하는 경우에 고가 보청기 작동방법과 같이 엉뚱한 답변을 하지 말아야 한다. 만약 환자가 당신이 그들에게 요청하는 것이 옳지 않다고 생각되는 것이었다고 말한다면, 그들에게 논리보다는 당신이 제의한 행동이 왜 그들에게 최선인지에 대한 주장을 생각하면서 환자의 이유를 찾아야 한다. 유사하게 시각적 성향(visual orientation)을 가진 사람들은 당신이 말한 것을 보고 있다고 말할 것이다.

어떠한 유형의 상호작용이 사용되어도, 문서화된 정보 제공과 함께 이것들은 보충적으로 제공되는 것이어야 한다. 몇 번의 면담(약속) 동안 환자들은 많은 다양한 정보를 받아야 한다. 환자들이 반드시 알아야 할 필수적인 내용은 대화와 함께 문서로도 제공되어야 한다. 다른 분야의 보건 관련 연구에서 글과 그림으로 보완될 때 확실히 기억되는 정보도 증가한다고 한다.[246, 771]

13.14 면담(약속) 구성 *Structuring Appointments*

여기서는 3회의 면담(약속)과 한번의 원격 추적(follow-up) 면담으로 구성되는 서비스 계획(protocol)에서 유용하게 사용할 수 있는 몇몇 활동들이 있다. 이는 엄격하게 해석되지 않아야 한다. 일부 환자들은 보청기 구매 또는 보청기 형태, 보청기 수행 수준을 선택하기 이전에 2회의 평가 면담(약속)이 필요하다. 그러나 일부 환자는 한번의 면담(약속)에서 평가와 피팅이 가능하기도 하다. 기술적인 원인이나 인적 요인에 의하여 피팅이 원활히 진행되지 않으면 2회의 피팅 면담(약속)이 필요할 수 있다. 많은 경우 특별한 문제로 추가적인 추적 면담(약속)이 필요하다. 많은 사람은 한 번에 어떤 것을 받아들이기는 어렵고, 정보가 반복해서 알려져야 하기 때문이다.

특별히 개별적인 것에 대해서는 다음의 제안을 일부 변경해야 할 필요가 있다. 시간적인 압박과 다른 어려움 때문에 모든 항목을 시행하지 못한다면 문서화된 정보로 제공할 것은 어떤 부분인지, 어떤 항목은 제외할 것인지, 추후 면담으로 연기해야 할까를 판단해야 한다. 특정 시점에 환자가 얼마나 많은 것을 얻어야 하는가는 임상가 평가의 일부로서 높은 융통성 안에서 임상가는 어떻게 그리고 어떤 것을 달성할지에 대한 분명한 목표를 가져야 한다.

또한 일부 임상가들은 객관적인 과정(procedure)을 선호하고, 다른 임상가들은 환자와의 관계를 선호할 것이다. 그러나 만약 이들 중 어느 한쪽으로 치우친다면 좋은 성과(outcome)를 얻기 힘들다.

가정 방문(Home visits)

- Brooks(1981)는 면담(약속) 중 적어도 한번은 환자의 집에서 시행할 것을 강하게 권장하였고, 이것의 장점은 다음과 같다:
- 피팅 선후에 환자가 더 편안하고, 어려움에 더 솔직해진다.
- 임상가는 청각보조기기(ALD)의 필요성을 더 정확하게 평가할 수 있다.
- 가장 효과적인 대화 방법을 추측하면서 가정에서 환자와 다른 사람이 대화하는 패턴을 더 쉽게 평가할 수 있다.

그러나 이와 같은 가정 방문은 시간이 많이 들며, 이동형 측정장치(portable equipment)가 이러한 어려움을 줄여주어도, 방문측정(예: 청력검사, 실이이득검사)하는 것이 어렵고 불가능할 수 있다.

- Vuorialho 등(2006)은 요구되는 부가적인 도움을 제공하기 위한 가정방문(초기 피팅 6개월 이후)이 환자들이 보청기 착용을 높이고, 삶의 질을 높이는 결과를 갖는다고 하였다(피팅 12개월에 측정, 가정 방문 상담이 제공되기 바로 전에 상대적으로 만들어진 측정과 비교).[1867] 가정 방문에는 추가 비용이 발생함에도 가정 방문 없이 보청기 피팅을 시행하는 비용과 비교하여 비용 대비 효율성(부가적인 일반 보청기 착용자 당 비용으로 계산)이 높았다.

13.14.1 평가 면담(약속) *The assessment appointments*

- 환자(혹은 환자 대신의 누군가)가 면담을 시작하는 이유에 대해 확인
- 병력 청취(난청 가족력, 난청 원인, 직업력, 소음 노출력, 이명, 어지럼, 불균형, 약을 포함한 간략한 병력, 의뢰자, 융통성과 조작능력, 시력)
- 청력 요구(hearing needs, 예를 들어 COSI를 통해)를 결정
- 이경 검사 시행
- 귀지 제거
- 청력 측정, 각 환자에 적절한 검사를 시행
- 검사 결과와 청력손실의 의미를 설명
- 기대(expectation)를 파악하고, 필요하면 수정
- 보청기 장점과 한계를 포함한 청각재활 방법에 대해 논의
- 적용 가능하다면 의사소통 훈련(communication training)과 그룹 면담의 선택을 포함한 피팅과 추적 프로그램에 대해 설명
- 보청기 형태와 기능 특성 선택
- 필요하면 귀 인상(ear impression) 제작
- 필요하면 문서화된 보고서 작성

13.14.2 피팅 면담(약속) *The fitting appointments*

- 아직 완료되지 않은 경우 보청기를 프로그램 또는 조정
- 편안하고 쉽게 삽입할 수 있도록 이어몰드/이어쉘을 변형하거나 적절한 길이의 얇은 튜브와 적절한 직경의 돔(dome)을 선택
- 보청기를 착용하고, 편안한 볼륨으로 조절하고, 그리고 계속 켜두기
- 환자에게 배터리 교체, 보청기 삽입 및 제거, 좌우 보청기 구분, 볼륨 조절기 작동, 그리고 스위치 또는 배터리 도어의 작동 방법에 대하여 설명. 필요시 T-스위치에 대해 안내
- 실이이득(real-ear gain)을 측정, 처방 목표를 충족하도록 보청기 조절
- 음질(환자의 목소리 포함) 평가와 필요한 경우 미세조정
- 최대출력(maximum output)을 평가하고, 필요한 경우 미세조정
- 귀지 관리를 포함하여, 보청기를 관리하는 방법을 환자에게 교육
- 필요시 T-스위치의 작동을 포함하여 보청기를 전화기와 함께 사용하는 방법을 설명. 녹음된 메시지 서비스 듣는 것이 유용
- 방향성 마이크로폰을 활성화하기 위해 환자가 소음 프로그램을 선택해야 하면, 방향성 마이크로폰이 도움이 되는 상황과 아닌 상황에 대한 설명(피팅 약속에서 너무 많은 필수 정보로 환자가 힘들어 하면 다음 기회로 연기)
- 배터리를 제공하고 예상 배터리 수명과 비용을 안내
- STEP 형식의 제공을 포함하여 보청기의 단계적 사용에 관하여 환자에게 조언하고, 조용한 상황과 소음 환경에서의 보청기 혜택에 대해 상기시킴. 다음 면담에서 보청기에서 사용한 정보를 얻을 수 있으나, 각 상황에서 보청기를 얼마나 유용하게 사용하였는지 환자들에게서 직접 듣고 싶어한다는 것을 미리 설명

이러한 작업을 수행하는 가장 효율적인 순서(특히 실이이득 측정의 순서)에 대해 논란이 있다. 환자 자신의 목소리를 평가할 때 환기구를 확대해야 하거나, 폐쇄형 돔을 개방형 돔으로 교체하는 경우, 실이이득 결과에 차이가 있으며, 측정이 이미 끝났으면 다시 측정해야 한다. 반대로 실이 측정을 나중에 시행하면, 반응이 목표와 차이가 있어 환자가 음질에 이의를 제기할 수 있다. 일부 임상가는 검사박스 또는 컴퓨터 화면에서 시뮬레이션된 반응을 통해 보청기가 적절하게 조정했다고 판단되면, 실이 측정을 다음 면담 때까지 늦춘다. 그러나 실이이득 검사를 연기하는 것은 권장되지 않는데, Section 13.13에서와 같이 각 환자에 맞는 수준의 지침이 다르기 때문이다.

처음 보청기 사용자에게 새로운 보청기로 적어도 몇 분 정도 들을 때까지는 음질에 대하여 질문해서는 안 된다. 그들이 청취하는 동안 보청기를 조작하는 방법과 같은 유용한 정보를 설명하는 것이 가장 효율적이다. 복제 보청기(duplicate hearing aids)가 있으면 편리하다.

13.14.3 추적 면담(약속) *The follow-up appointments*

- 환자에게 보청기와 관련된 사용, 혜택, 문제점의 정도 확인
- 가능한 경우 데이터 자동기록(로깅)을 통해 사용 패턴 확인
- 사용된 볼륨 조절 설정(적절한 경우), 음량(loudness)의 적절성, 음질과 소음의 발생 등에 대하여 묻기
- 자신 목소리의 음질, 휘슬링 소리(whistling), 그리고 시끄러운 소음 등에 대한 문제 묻기
- 필요한 경우 증폭 특성을 미세조절
- 환자에게 보청기를 제거하고, 배터리를 교체하고, 보청기를 삽입하고, 스위치를 켜고, 그리고 볼륨 조절기를 조정하게 하여, 보청기 관리 능력 확인(이것은 환자의 능력을 검사하는 것처럼 보이지 않아도 가능)
- 관찰한 결과 위의 수행과정에 문제가 없다고 확신하지 않는 경우에는 보청기 삽입과 제거의 편의성, 배터리 교체의 편의성 및 볼륨 조절기 조정의 편의성에 대하여 묻기
- 외이도를 검사하여 자극의 징후와 신체적 편안함 확인
- 배터리 사용량에 대해 질문하거나 기록된 데이터 확인(사용 자료 확인), 배터리 수명 및 배터리 검사기에 대한 정보 제공(해당하는 경우)
- 보청기 상태를 체크하고, 보청기 청소에 대하여 묻기
- 환자의 원래 문제를 해결하는데 보청기가 도움이 되었는지 묻고, 남아있는 어려움에 대해 묻기(예: COSI 등을 통해)
- 환자가 전화를 사용할 수 있는지 확인(필요한 경우, T-스위치를 있거나 없이)
- ALD 필요성을 평가하고 적절한 정보와 시연 제공
- 적절한 청각전략을 가르치고, 환자가 가져갈 자료 제공
- 수리, 보증, 사후관리 서비스, 서비스 요금, 배터리 구입 및 소비자 지원 그룹 등에 대한 정보 제공
- 추가적인 추적 면담(약속)에 대한 필요성을 평가. 보청기에 대한 성과가 확실하지 않은 경우 1~4주 이내에 추가적인 면담을 예약하고, 앞으로 언제든지 추적 면담이 필요한 상황에 대한 조언을 시행
- 마지막 면담(약속) 이후 1~3개월에 어떤 수준에서든 메일, 전화 등의 추적 조사하여 보청기 혜택, 사용, 만족도 및 문제 등을 평가하고, 임상가가 해결할 수 있는 문제인 경우 추가 면담(약속) 잡기

피팅 이후 수회에 걸쳐 보청기 혹은 의사소통에 문제를 겪고 있지 않은지 물어보는 것은 중요하다. 문제를 겪고 있는 사람들이 도움을 청할 것이라고 기대할 수도 있지만, 대부분은 아니다. 피팅 이후 3개월에 시행한 설문조사에서 48% 환자가 보청기에 1개 이상의 문제가 있다고 보고하였다.[646, 850] 문제를 보고한 사람들 중 1/4 이하만이 추가적인 면담(약속)을 잡겠다고 표시하였다.[441] 피팅 12개월 이후 다른 조사에서 환자의 86%가 적어도 1개 이상의 문제에 대한 도움이 필요하다고 하였다.[1370] 이 연구에서 대상자들은 보청기 관련 재활 프로그램 동안 임상가에게 평균적으로 4회 방문하였다.

어떠한 문제가 있는지 확인하기 위하여 접촉을 시작하는 것이 임상가 책임은 아니라고 주장할 수도 있다. 왜 그렇게 접촉을 시작하지 않는 것인지를 알지 못한다면 위험한 주장인데, 실제로 우리는 이를 알지 못한다. 또한 보청기에 대해 어떤 불만이라도 갖는 경우 그들은 주변 사람에게 청각재활을 하지 말라고 광고하고 있을 것이고, 이는 모두에게 불이익을 준다. 안타깝게도 보청기를 사용하지 않는 경우가 너무 흔하다(Chapter 9).

13.14.4 그룹의 힘 *The power of groups*

지금까지 임상가는 한번에 1명의 환자를 다루고 있다고 가정하였다. 각 환자에 대한 전반적인 재활 프로그램 내에 1개 이상의 그룹 면담(약속)을 포함하는 것은 많은 장점이 있다. 일반적으로 개별 면담(약속)에서 수행되는 일부 작업은 그룹에서도 비슷하게 또는 더 잘 될 수도 있지만, 그룹 면담은 개별 면담을 대체하는 것이 아니라 보완하는 것이다.

그룹에서 혜택을 얻을 가능성이 높고 참석할 의사가 가장 높은 환자는 보청기를 새로 피팅한 사람, 고도~심도 난청, 청력 상실로 인해 심한 불리(handicap)가 있다고 강하게 느끼는 경우이다. 그러나 숙련된 보청기 착용자도 혜택을

13

받을 수 있으며,[1453] 청각방법(hearing tactics)에 중점을 둔 활동은 보청기를 착용하지 않는 난청인에게도 유용하다. 난청인의 정기적 대화 상대방도 참여할 수 있다면 도움이 된다.[192, 735, 736, 1453] Abrahamson(1997)은 그룹이 적어도 3쌍 또는 5명이 되어야 한다고 했지만, 편안하게 앉을 수 있다면 20명까지도 가능하다.

그룹을 형성하는 이유(Reasons for forming a group)

그룹으로 여러 환자를 보는 것이 좋은 여러 가지 이유:

- 일부 활동(패널 참조)들은 그룹으로 보다 효율적으로 시행될 수 있고, 이는 양측 모두에게 비용 절감 효과가 있다. 다른 면에서 동일한 비용으로 재활 활동을 더 많이 할 수 있어 재활 효과가 높아진다.
- 일부 환자에게는 비슷한 감정과 경험을 겪고 있는 사람들의 그룹에 참여하는 것이 매우 긍정적이다. 이를 이해하는 것은 어렵지 않은데:
    - 그룹토의는 난청을 받아들이는 것을 포함한 감정을 정당화한다. 대부분의 사람들은 다른 사람들이 동일 상황에 직면할 때 같은 문제, 반응 및 감정을 가지고 있음을 알면 안심하게 된다. 왜 이런 감정을 느껴야 하는지, 왜 문제가 일어났는지에 대하여 걱정하는 대신에 이런 상황과 감정을 해결하기 위해 움직이게 된다.
    - 그룹의 다른 사람들이 때때로 이미 느끼고 있으나, 이해하지 못하고, 표현하지 못했던 막연한 우려를 분석하거나 말하게 되어서 문제를 더 쉽게 다룰 수 있게 된다.
    - 동일한 문제에 대해 사람들은 흔히 다른 해결 방법을 찾는다. 다른 방법들을 찾아보고, 그들이 일하는 것을 직접 보는 것은 환자 또는 의사소통 상대방의 마음에 새로운 가능성들을 만들 수 있다.
- 소비자 그룹은 그룹에서만 얻을 수 있는 혜택을 이해시키고, 이를 이용할 수 있도록 해준다.[1530]
- 보청기가 소음 환경에서 환자가 원하는 청각의 명확도(clarity)를 제공하지 않으면, 환자는 그들의 난청 자체보다는 보청기 자체에서 발생 원인을 찾게 된다. 환자가 난청이 문제라는 이야기를 듣게 될 때 비슷한 환자에게서 같은 경험을 전해 들으면 임상가가 말하는 것에 대해 확신이 생긴다.[7] 이것은 또한 배우자들이 보청기를 구입한다고, 청각 문제가 해결되지는 않는다는 이야기를 들을 수도 있다.
- 이런 여러 이유로 재활은 더욱 성공적이 되며, 환자들은 더 만족하게 된다.[978] 그룹 재활의 효과에 대한 연구결과에서 그룹 재활은 단기적으로는 불리(hearing handicap)의 감소, 의사소통 전략(strategies)의 향상, 보청기 사용 증가 등의 결과를 가져온다고 하였다.[697] 장기적인 혜택이 있는지에 대한 증거는 아직 불분명하다.[296, 697, 734, 736, 848] 그룹 활동 범위, 측정할 수 있는 성과(outcome) 유형의 범위와 같이 유효한 장기간 측정을 어렵게 만드는 대상군의 편차가 있어서 장기적인 혜택에 대하여 간단하게 "있다", "없다"고 말하기 힘들다.
- 임상가는 일상 변화를 이해하며, 개별 면담(약속)보다는 청력 문제에 대한 더 깊은 통찰력을 얻을 수 있게 된다.

그룹의 가치는 그룹 자체 또는 그룹 면담의 내용과 관련이 없을 수 있다. Ross(1987)는 독순 수업을 받은 경험에서 수업이 독순 능력을 향상시키지는 못했지만, "그룹 경험에 내재된 부수적인 무언가"에 의하여 많은 혜택을 받았다고 하였다. 이런 자기성찰에 대한 실험근거도 있다. 어음읽기(speech-reading) 훈련은 독순 능력에 변화를 주지 못했지만, 참가자들은 다른 사람과의 대화에서 자신감이 높아졌다고 하였고,[135] 보청기 사용 정도는 그룹 훈련의 분량에 따라 증가하였다.[1083] 이것은 그룹 훈련의 내용이 반드시 부적절하다고 말하는 것은 아니며, 예를 들면 합성형 의사소통훈련을 포함하여 청각전략에 사용된 시간이 분석형 의사소통훈련에 사용된 시간보다 더 유용하다고 말하는 것과 같다.[980]

환자가 자신의 행동을 수정하도록 격려할 목적으로 하는 훈련(특히 주변 사람들의 의사소통 행동을 수정하려는 것을 포함)은 그룹 면담(약속)에 특히 적합하다. 그룹은 안전하고 지지적이며 고무적인 환경에서 새로운 행동 패턴을 시도할 기회를 제공한다. 예를 들면 다중화자의 소음 환경을 만들고, 청취자와 다른 쪽을 바라보면서 말하는 상황을 만들어서 말하는 사람에게 행동을 고치도록 부탁하는 연습을 할 수 있다. 예의 바르게 요청하는 것은 모든 사람이 쉽게 얻을 수 있는 것이 아니고, 마치 새로운 기술처럼 연습되고 강화해야 하는 것이다.

그룹은 환자가 보청기를 받은 후에 주로 형성된다. 그러나 보청기를 갖기 이전과 보청기를 갖는다는 것을 생각하기도 전에도 그룹이 만들어 질 수 있다. 이런 그룹들에 참여하면 보청기를 구입할 가능성이 커지며, 분명히 보청기를 반납할 가능성도 매우 적다.[467] 피팅 이전(pre-fitting) 그룹에 성공적인 보청기 사용자를 "모델"로 포함시킬 수 있다. 그는 보청기를 관리하는 능력을 의심하는 사람들이 유사한 사람들(예를 들어, 같은 연령, 성별, 민족 또는 사회경제적 그룹)이 보청기 사용에 성공적으로 적응을 할 수 있다는 것을 보여주는 것이다. 그리고 성공적인 보청기 착용자의 관점은 많은 격려를 줄 수 있다.

그룹 형성의 문제점들(Problems in forming groups)

그룹에게 이러한 모든 장점들이 있는데도 자주 사용되지 않는 몇 가지 이유가 있다:

- **면담(약속) 실행 계획(Appointment logistics).** 여러 명에게 상호 편리한 시간을 찾는 일이 어려운데, 피팅 이전(pre-fitting) 그룹에서 가장 어렵다. 대규모 그룹 연습은 동일한 단계의 재활을 동시에 경험할 수 있는 환자들의 수가 충분해야 가능할 것이다. 피팅 이후(post-fitting) 그룹에서는 시간을 정하는 것이 수월한데, 약속을 피팅

그룹 내에서 할 일(Things to do in groups)

- **청력 및 청력손실에 대한 설명:** 해부, 빈도, 강도, 청력도, 음성 명확도(clarity)에 미치는 영향
- **청력손실의 결과:** 난청의 정서적, 사회적인 결과에 대한 논의와 공유
- **보청기 및 ALDs:** 보청기가 무엇인지, 다양한 상황에서의 효과(즉 현실적인 기대감 유발), ALDs에 대한 설명 및 시연, 텔레코일의 설명과 시연, 관리 및 유지, 양이와 양측 청력의 장점
- **청각방법과 전략**(hearing tactics and strategies)**:** Section 13.6의 모든 내용과 참가자들이 제시한 문제들의 공동 해결 포함

첫째와 셋째 주제는 임상가가 정보를 제공하고, 그룹의 감정적인 혜택은 둘째와 넷째 주제에 대한 논의에서 나타날 가능성이 높다.

마지막 주제는 특히 그룹에 적합한데, 이 주제는 근본적으로 사람 사이의 상호작용을 포함하기 때문이다. 전문 지식이 없는 참가자가 그룹의 다른 구성원의 생각에 참여하는 상호작용은 유용하다. 교훈적이고, 일방적인, 교육보다는 문제 해결에 대한 논의 과정은 실생활에 적용 가능하도록 만든다.[1922]

문제 해결은 능동형 의사소통 교육(active communication education, ACE) 그룹 프로그램의 개념으로 이는 그 안에서 자신의 실제 의사소통 문제를 분석하고 해결하도록 하는 것이다. 프로그램은 참여자의 의사소통 문제들을 확인(즉 필요(need) 분석)하면서 시작된다. 최우선 문제들에 대한 가능한 해결 방법을 고안하고, 이를 시행하기 위해 필요한 변경된 행동들을 시행한다.[728, 733] 이 방법은 보청기 착용자, 비착용자, 다른 중요 상대방(SO)에게 확실한 혜택이 있음이 확인되었다.[734, 736] 환자가 스스로 문제를 파악하고, 해결 방법을 찾도록 돕는 개념이 ACE의 근본적인 원리이지만, 개별 또는 그룹 단위로 상담하여 생산적인 목표를 이루는 것이다.[311] 이는 일부 전문가가 중요하다고 말해서가 아니라, 자신의 흥미를 끌고 자신과 관련이 있는 것을 배울 때 사람들이 가장 잘 배운다는 원칙에 근거한다.

그룹 재활 과정을 수행하는 방법에 대한 자세한 내용을 제공하는 다양한 참고 자료가 있다.[6, 7, 311, 733, 978, 979, 1041, 1208, 1898, 1980] 이 참고 문헌 중 일부는 유용한 유인물도 포함된다.

13

이후 미리 정할 수 있고, 평가 면담(약속) 이후에 정할 수 있기 때문이다.

- **방(Room).** 클리닉에 내부에 그룹을 운영하기 위해 모든 사람을 한번에 수용할 수 있는 큰 방이 있으면 좋다(또는 대여). 특히 피팅 이전 그룹에게는 양호한 음향환경(즉 낮은 반향)이어야 한다. 일부 참가자는 FM 시스템과 같은 ALD가 필요할 수 있다.
- **불확실성(Uncertainty).** 개인이 아닌, 그룹을 상대하는 것은 다른 기술(다른 종류의 자신감)이 필요하다. 일부 임상가는 이것을 시도하지 않으려 하는데, 좋은 방법은 다른 임상가 환자들을 함께 모아서 공동으로 그룹을 운영하는 것이다. 2명의 임상가가 함께 운영하는 것이 실제로 훨씬 쉬운데, 한 임상가가 진행하는 동안 다른 임상가는 관찰하고 생각할 수 있는 충분한 시간을 가질 수 있기 때문이다.
- **인지된 비자발성(Perceived unwillingness).** 일부 임상가는 환자 중에서 소수가 그룹에 참여할 의향이 있다고 하지만, 다른 임상가들은 대부분의 환자가 참여하기를 원한다고 한다. 환자의 참여의지는 임상가의 묻는 방법에 따라 크게 결정된다. May & Upfold(1984)는 그룹 참여를 열심히 권유하고, 그룹 면담(약속)이 일상적인 서비스 구조로 제공된다면, 중간 연령(median age) 80세에서 87%가 참여하였다. 그룹 참여율은 개인 면담(약속)과 동일하였다. 참여하지 않는 경우는 자신의 난청을 받아 들이지 못하는 사람이 많았다.[792]
- **명확한 비용(Apparent cost).** 그룹 면담(약속)에 필요한 시간은 어떻게 하든지 비용이 필요하다는 것이다. 개별 면담(약속)을 하지 않아도 되는 시간, 높아진 만족도, 감소한 반품 비율을 고려할 때, 그룹 면담(약속)에서 비용이 더 필요한 것은 아니다.[8] 따라서 그룹 면담(약속)에 참석하는 것에 동의한 환자들에게 비용을 할인해 주는 것이 비용을 추가로 청구하는 것보다 효율적일 수 있다. 피팅 이후(post-fitting) 그룹 면담(약속)에 참여한 사람들은 아닌 경우에 비하여 보청기 반품 비율이 훨씬 낮다고 하였다.[1350]

그룹 활동 구성(Structuring group activities)

그룹 토의 주제들은 설정된 교과 과정에 따라 진행될 수 있으나, 이와는 달리 전체 그룹이 각 구성원들이 직면한 어려운 의사소통 상황의 개선 방법이라는 단일 주제를 다룰 수도 있다. 결국 그룹은 대부분의 청각전략과 다른 주제들도 같이 다루게 될 것이다. 이것들을 절충해서 개별적으로 어려운 상황 해결을 한 가지 그룹 주제로 정할 수도 있다.

그룹 면담(약속) 목적이 임상가가 그룹 구성원들에게 지식을 전달하는 것이 아니라면, 참가자들 사이의 의사소통을 원활하게 하고, 정보 교환이라는 그룹 활동의 필수적인 부분이라는 것을 강화하기 위하여 참가자들은 원형으로 앉아야 한다.

13.15 결론 *Concluding Comments*

여기에서 설명하는 교육 및 상담에 대한 접근방법은 서비스 제공의 의료모델(medical model)보다는 재활모델(rehabilitative model)과 일치한다. 재활모델에서 환자가 진단, 치료받는 것보다는 환자 자신의 문제를 해결하는 데에 환자가 적극적으로 참여하는 것이다.[536, 1930] 재활모델에서 환자 특성(즉 청력만이 아님)은 진행하는 재활 형태에 영향을 미칠 수 있다. 일반적으로 재활모델을 통한 치료는 의료모델보다 더 효과적이며, 환자가 치료를 잘 따르는 결과까지 있다.[526] 임상가와 환자가 함께 문제를 관리하는 당사자이므로 이런 접근방법은 현재 의료 서비스 전반에 걸쳐 협동형 자기-관리(cooperative self-management)라고 표현된다.

이 Chapter에서는 환자에게 말해야 하고, 할 일과 가능한 순서까지 기술하였다. 그러나 지속적으로 환자의 상태에 맞추는 것이 필수적이다. 교육과 상담 과정에서 듣는 것은 지시하는 것만큼이나 중요하다. 환자의 의견, 행동, 그리고 반응(언어적 및 비언어적)은 임상가의 행동이 필요하다.[1762]

예를 들어 임상가는 정보에 대한 요구와 감정적인 반응에 대한 요구를 잘 구별할 수 있어야 하고, 각각에 따라 적절히 대응할 수 있어야 한다. 이런 기술은 견습 임상가에게 가르칠 수 있다.[521] 만약 형식적으로 이미 만들어진 질문과 답변을 쏟아내면서 반응하거나 딱딱하게 일한다면, 환자는 자신의 이야기를 듣지 않는다고 생각한다.[519] 이러면 환자는 솔직하지 않을 수도 있고, 부적절하고 반복적으로 말하는 것처럼 보이게 된다. 유능한 임상가는 환자에게 최대한의 도움을 주기 위해서 기술만이 아니라 훌륭한 의사소통 능력과 상담기술도 함께 가져야 한다.

언제 추적 관찰을 중단해도 되는지 알기 어려울 수 있다. 추가적인 또는 연장된 면담(약속)이 비용을 초래하지만, 환자가 영원히 보청기를 사용하지 않는 것보다는 보청기를 이용하고 혜택을 얻는 것이 추가적인 비용보다는 훨씬 중요할 것이다.[148, 1867] 환자의 상당 부분이 작동 방법에 대한 혼란 때문에 보청기를 사용하지 않기 때문에 추적 관찰은 의미가 있다.[1089]

자가 훈련이 가능한 컴퓨터 기반 청각훈련 프로그램은 비용이 저렴하고, 환자의 신경 변화에 대한 이해를 높일 수 있다. 이것은 과거에는 비용 문제, 관심 부족으로 감소되었던 청각훈련을 회복할 수 있는 기반을 마련하였다.

Chapter 14 Assessing the Outcomes of Hearing Rehabilitation

청각재활 평가

개요(synopsis)

청각재활 성과(outcome, 환자 삶의 변화 등)를 측정하는 것은 임상가와 환자 모두에게 도움이 된다. 이러한 성과를 체계적으로 측정하는 것은 임상가의 진료, 과정, 기기가 의도한 목적을 달성했는지를 알 수 있도록 한다. 일부 측정은 개별 재활 프로그램을 어떻게 구성해야 하며, 언제 끝내야 하는지를 판단할 수 있게 한다.

성과 평가(outcome assessment)는 객관적인 어음인지검사(speech recognition test, 측정 상태에 따라 성과가 많이 변함), 주관적인 자기보고(self-report) 또는 중요 상대방(significant other person, SO)에 의한 보고에 기반한다. 어음검사 점수(speech test score)는 특정 상황에서 어음을 이해하는 능력이 증가함을 보여주나, 자기보고에 의한 측정은 재활 효과에 대한 환자의 관점을 더 일반적으로 반영한다. 많은 자기보고 측정은 다양한 청취 환경에 대한 성과를 따로 평가할 수 있도록 하위척도(sub-scale)를 갖는다. 정의되는 보청기 혜택 영역(domain)의 성과를 평가하는 것은 장애(활동제한(activity limitation)과 참여제한(participation restriction)으로 구성)이 감소하는 것, 기기 사용, 삶의 질, 청취노력, 자기 만족도(satisfaction)로 정의된다.

혜택을 평가하는 자기보고 측정은 여러 종류로 구분될 수 있다. 첫째 방법은 환자에게 재활 혜택에 대하여 평가하도록 직접 묻는 것이다. 다른 방법은 재활 프로그램 전후 환자 관점에서 장애(disability)를 평가하는 것이다. 점수 변화로 재활 효과가 측정되며, 재활 전후 얻은 측정 결과는 보다 완벽한 관점에서 장애 상태(status of disability)와 변화를 알린다. 이런 차이를 측정하는 것은 혜택을 직접 평가하는 것보다 부정확한데, 이는 재활 전후의 점수를 뺀 것이기 때문이다.

둘째로 자기보고 측정은 서로 구성이 달라서 모든 사람에게 동일한 항목부터 개인별로 다른 항목까지 다루는 범위가 다양하다. 모든 사람에게 적용할 수 있는 표준화된 항목을 사용한다면 환자들 사이에서 결과를 비교할 수 있다. 그러나 개인별로 선택된 항목이면 설문지는 더 짧아지고 환자 인터뷰 내용에 더 쉽게 통합되며, 개별 환자에 더 관련성이 있다.

자기보고에는 4가지 종류의 측정 방법이 있다: 혜택에 대해 직접적으로 평가한 표준 설문지(예: HAPI), 재활 전후 장애를 비교하는 표준 설문지(예: HHIE, APHAB), 혜택을 직접적으로 평가한 개별 설문지(예: COSI), 재활 전후 장애를 비교한 개별 설문지(예: GAS)

또한 보청기 사용(hearing aids usage, 최근에는 데이터 자동 기록(로깅)으로 객관적으로 측정할 수 있음)은 대부분의 자기보고 측정에서 사용하는 항목이고, 만족도를 평가하는 유일한 방법이다. 여러 영역을 다루는 측정법이 있는 반면 하나의 영역(이득(gain), 기기사용, 만족도)만을 다루는 측정법도 있다. 하나의 포괄적 설문(GHABP)은 모두 3개의 분야를 포함하는데, 표준 측정, 개별 측정과 청각재활 전후의 장애를 직접 비교하여 혜택을 평가한다. 각 영역마다 한 개의 질문만을 사용하여 7개 영역을 평가할 수 있는 매우 단순하면서도 널리 사용되는 설문은 International outcomes inventory for hearing aids(IOI-HA)이다.

삶의 질을 바꾸는 것보다 보청기에 의한 문제로부터 자유로워지는 것을 목적으로 하는 것이 훨씬 합당한 관점이다. 이에 따라 일부 설문은 보청기를 사용하면서 겪는 문제를 평가하는 것으로 구성되어 있다.

보청기 피팅이 끝난 이후에는 언제라도 성과를 평가할 수 있으나, 피팅 이후 6주가 경과해야 혜택의 정도가 안정된다. 난청은 우울증을 증가시키는 것과 같이 여러 면에서 삶의 질을 떨어뜨린다. 보청기 사용은 삶의 질과 건강이 일반적으로 개선되는 것과 관련이 있다. 그러나 인과관계 정도를 규명하기가 어렵기 때문에 전반적인 건강에 대한 성과를 측정하기 위하여 청각재활 성과를 평가하는 것은 비효율적이다.

Raleigh에 따르면 "만약 어떤 것을 측정할 수 없다면, 이에 대해 거의 모르는 것과 같다."고 하였다. 보청기 피팅의 성과 측정은 제공한 서비스와 기기가 환자의 삶에 어떠한 영향을 미치는지에 대하여 매우 중요한 정보를 준다. 청각재활 효과에 대한 측정방법을 검토한 바와 같이 보청기 자체가 청각재활 프로그램의 주요 요소이지만 전체는 아니다. 따라서 청각재활 성과는 재활 프로그램의 모든 요소에 의해 영향을 받는다. 임상에서 재활 프로그램 효과를 확인하는 여러 이유가 있다:

- 특정 재활과정(rehabilitation process), 기기 또는 전체 재활 프로그램이 다른 것보다 환자에게 도움이 되는지를 밝힐 필요가 있다. 재활과정은 임상가가 환자에게 이어몰드 끼는 법을 알려주는 것과 같이 일상적인 것부터 어려운 청취 환경에 대한 적절한 반응을 받아들이도록 하여 환자를 돕는 것까지 복잡한 내용을 포함한다.
- 임상가는 환자에게 충분히 도움이 되었는지를 평가하고 싶어한다. 성과 평가에 따라 다음 예약을 잡아야 하는지, 어떤 전략이 필요한지를 알 수 있다.
- 의료서비스에 대한 비용을 제공하는 제3자(정부 또는 보험회사)는 청각재활이 환자에게 도움이 된다는 증거를 얻는 조건에서 비용을 지불할 수 있을 것이다. 전체 난청인 평균에서도 개별적으로도 청각재활이 상당한 혜택을 주어야 할 것이다.

14.1 성과 영역 *Outcome Domains*

성과를 어떻게 정의할 수 있을까? 일반적으로 성과는 환자에게 제공되는 기기나 서비스의 결과로 발생하는 환자의 삶의 변화를 의미한다. 다음은 평가하고자 하는 성과의 일부분이다:

활동제한 감소(Decreased activity limitation): 환자가 그들 주변의 소리를 더 잘 들으며, 다양한 환경에서 어음을 더 많이 이해하도록 한다. WHO는 이러한 활동제한을 'disability(장애)'라고 정의하였다.

참여제한 감소(Decreased participation restriction): 환자가 사회적, 직업적 그리고 여가 활동에 참여 여부를 선택하는 것이 난청에 의해 제한되지 않는다. WHO는 이런 참여제한에 대해 'handicap(제한)'이라고 정의하였다.

청취노력 감소(Decreased listening effort): 난청이 있으면 많은 상황에서 대화를 나누는 것이 피곤하다. 보청기가 청취하는데 필요한 노력을 줄여주기를 기대하며, 이는 실제 가능하지만 청취노력에 대해서는 상대적으로 연구가 덜 되어 있다.[678] 현재 적응형 소음감소 시스템이 청취노력에 대하여 장점이 있다는 것이 객관적으로 입증된 유일한 경우이다.[1547]

감정적 결과 감소(Decreased emotional consequences): 난청은 흔히 부정적 감정(Section 14.8.2)을 유도하며, 보청기를 사용하여 이런 감정을 감소시키거나 없애기를 기대한다.

사용(Use): 청각에 문제가 있는 모든 환경에서 제공한 보청기를 사용할 수 있는지를 평가할 수 있다.

삶의 질(Quality of life): 삶의 질은 의사 소통의 원활함을 포함하는 여러 가지에 의해 영향 받는 매우 일반적인 개념이므로, 보청기 사용은 삶의 질을 전반적으로 높일 것으로 기대한다.

만족도(Satisfaction): 환자는 시간과 비용을 지불하고, 청각재활에 참여하는데 따르는 감정적인 스트레스를 겪는다. 환자와 환자 가족 모두 이런 과정과 결과에 만족할 수 있어야 한다.

이러한 앞의 5가지 성과를 재활 혜택(benefit)이라고 말할 것이다. 보청기 사용은 그 자체가 목표가 아니라 결과에 도달하는 중요한 수단으로 여겨져야 한다. 혜택에 따라 만족도가 영향을 받지만, 환자의 기대감, 비용 그리고 심리적 대가, 직면한 문제, 모든 의사소통의 문제에 의해서도 만족도는 변한다. 앞으로 보게 되겠지만 이런 모든 성과는 설문지(questionnaire)와 자기보고(self-report) 방식으로 평가된다. 혜택이 어음식별검사(speech identification test)로 어떻게 평가되는지 확인한 이후에 자기평가(self-assessment)에 대하여 검토할 것이다.

14.2 어음이해력 검사 *Speech Understanding Tests*

난청에서 도움을 구하는 가장 큰 이유는 어음을 더 분명하게(clearly) 듣기 위해서이다.[451] 어음검사(speech test)는 보청기가 없을 때보다 사용할 때 얼마나 분명하게 이해할 수 있는지를 측정하는 직접적이며 객관적인 방법이다. 현재 선택할 수 있는 여러 어음검사들이 있다. 이런 어음검사에는 문맥 정보(전후 사정, context)가 많고, 반응대안(response alternatives)과 대조(contrast)되는 것이 많아서 매우 쉬운 검사로부터 문맥 정보가 거의 또는 전혀 없어 어려운 어음검사까지 다양하다.

어음검사 결과는 필요한 만큼 많은 항목을 갖고 있어서 쉽게 반복할 수 있어야 한다.[664, 1781] 컴퓨터 기반으로 단어를 제시하고 채점하는 기술은 적절한 시간 안에 단어에 대한 점수, 문장에 대한 점수가 아닌 음소(phoneme) 단위로 채점이 가능하도록 한다.[603] 음소 점수(phoneme score) 채점은 검사 시간 1분당 채점되는 항목의 수가 최대가 되도록 하는데, 결과적으로 가능한 검사 시간에서 어음점수(speech score)에 대한 신뢰도를 최대화할 수 있다. 따라서 어음검사는 보청기 혜택을 평가하는 좋은 수단이고, 특히 어음을 이해하는 것과 관련되어 예상되는 활동제한의 감소를 평가할 수 있다.

14.2.1 혜택을 평가하기 위한 어음검사의 한계 *Limitation of speech tests to assess benefits*

어음검사는 상당한 장점이 있음에도 보청기가 환자에게 주는 전반적인 혜택을 입증하기 위해서는 효율적이지도, 충분하지도 않은 방법이다. 이런 이유에 대해서는 중요한 한 가지 이유와 여러 사소한 다른 이유가 있다.

측정 조건에 대한 의존성(Dependence on measurement conditions)

보청기가 제공하는 혜택의 정도는 주로 음향 환경과 배경 소음의 레벨에 달라진다. 이에 대한 자세한 사항은 Section 9.1.6에 있으나, 간단히 말하면 보청기는 신호레벨(signal level)이 낮고, 환자의 청력역치가 가청력(audibility)을 제한하는 경우에 가장 효과적이다. 배경소음에 의하여 가청력이 제한되는 환경에서 보청기 효과가 가장 떨어진다. 이와 같이 보청기는 목표 자극(target stimuli)과 검사에 이용한 경쟁 소리(competing sound)에 따라 큰 혜택을 주기도 하고, 거의 혜택을 주지 못하기도 한다. 검사 결과가 임상가에 의해 선택된 측정 조건에 따라 바뀐다면 어음검사는 일반적인 보청기 혜택의 지표가 될 수 없다.

여러 조건에서 측정하고, 결과를 단순히 합산하거나 평균해도 이 문제는 남는다. 동일한 난청, 동일한 청각처리능력(auditory processing ability), 동일한 보청기 피팅을 시행한 2명의 환자는 보청기 혜택이 얼마나 많은지에 대하여 매우 다른 관점을 가질 수 있다. 소음, 반향이 많은 장소에서 대부분의 시간을 보내는 경우와 조용한 환경에서 작게 말하는 상황(softly spoken situation)에서 많은 시간을 보내는 경우는 보청기 혜택을 다르게 평가하게 되는 것이 당연하다. 혜택에 대한 객관적인 측정과 자기보고 사이에는 중간 정도의 상관 관계가 있다는 것도 당연하다. 시각 정보(visual cue)는 어음을 이해하는 것을 검사하는 환경에서는 활용이 거의 불가능하지만 실제환경에서는 흔히 이용된다. 이런 차이가 임상 측정 결과로 실제환경의 수행능력을 예측하기 어렵게 만드는 요소이다.

다른 측정 방법에 대한 효율성(Efficiency relative to other means of measurements)

보청기는 가청력을 높여서 어음식별력(speech identification ability)을 높이는 역할을 한다. 보청기가 증가시킬 수 있는 가청력의 정도는 어음 레벨(speech level)과 스펙트럼, 배경 소음의 레벨과 스펙트럼, 각 주파수에서의 청력역치, 각 주파수에서의 보청기의 실이이득에 따라 달라진다. 이것들이 모두 음향 혹은 전기음향학적 변수들이다. Speech intelligibility index(SII, 어음이해지수)는 보청기 없는 상태에서의 이해력에 근거하여 보청기를 사용할 때의 어음이해력을 예측하도록 하는 것이다.[432] Figure 14.1은 한 대상자의 한 가지 어음검사 결과의 예이다.

만약 보청기 없는 상태에서의 어음수행능력-강도 함수(speech performance-intensity function)를 알게 된다면, 청력역치와 다른 전기음향적 측정에 근거한 보청기 사용시의 함수(aided function)를 예측할 수 있다. 경도, 중증도난청에서 보청기 없는 상태의 개별 어음이해력을 알지 못해도 SII를 이용하면 상당히 정확한 어음이해력을 예측할 수 있다.[1124, 1125]

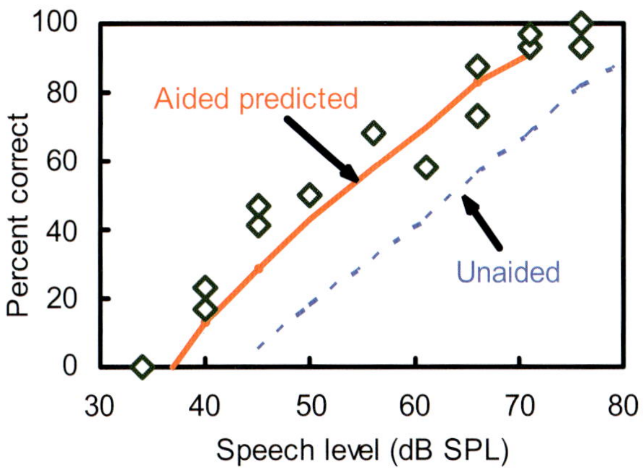

Figure 14.1 Data for one subject showing the aided speech performance (diamonds) and the aided performance that was predicted (solid red line). Predictions were based on the insertion gain, the background noise present, and the unaided performance (dotted blue line).

이러한 예측을 반드시 해야 한다는 것은 아니다. 전기음향적 측정으로 예측할 수 있어도, 보청기 사용 전후의 어음수행능력(speech performance)의 비교는 새롭지 않다. 따라서 보청기 사용 전후의 어음이해력을 측정하는 것보다 삽입이득곡선이 빠르고 쉽게 얻을 수 있다. 또한 삽입이득곡선은 즉각 활용이 가능한데, 보청기 처방에 대하여 과도한 정점 또는 저점과 같이 부족한 부분이 명확해지고, 이에 따라 무엇을 수정할지도 확실해지기 때문이다. 일반적인 어음검사도 보청기 혜택이 전혀 없다는 것은 말해줄 수 있으나, 결과를 개선하기 위해 보청기의 어떤 특성을 바꾸어야 하는지를 알려주지 못한다. 보청기를 사용한 이후 어음을 이해하는 정도에서 낮은 점수를 얻는다면, 이는 잘못된 보청기 피팅에 따른 결과일 수도 있지만, 환자의 청각신호처리 과정 또는 인지능력에 문제가 있을 때에도 동일하게 점수가 낮을 수 있다.

다양한 레벨(level)로 표기하는 어음검사는 수행능력-강도 함수(performance-intensity function)로 표현할 수 있다(Figure 14.1). 이 함수는 특정 기준보다 어음점수(speech score)를 높이기 위한 어음레벨(speech level)의 범위를 임상가가 판단할 수 있게 한다. 심하게 어음레벨 범위가 좁다면 보청기가 충분한 압축기능을 갖는지 확인해야 한다. 이런 방법은 좋은 점도 있지만, 어려운 점들이 매우 많다: 적당한 어음점수는 얼마일 것인가? 얼마나 넓은 범위의 입력 수준에서 어느 정도 이상의 점수를 얻어야 하는가? 보청기 압축비가 너무 높아서 음질이 왜곡되는 압축비를 어떻게 판단해야 할 것인가? 이런 일이 있다면 넓은 압축비에 의한 어음이해력의 장점을 음질의 단점과 비교하여 어떻게 따져보아야 할 것인가? 요약하면 수행능력-강도 함수를 측정하는 것은 수많은 질문을 만들지만 해답은 주지 못한다.

어음에 대한 신뢰도(Reliance on speech)

어음검사는 여러 혜택을 측정하지는 않는다. 보청기는 주변 소리를 감지하고 인식하게 하여 착용자에게 안정감(security)을 준다.[531] 특히 보청기는 고도, 심도 난청 환자에서는 자기 목소리의 크기와 음질을 모니터링할 수 있도록 한다.

14.2.2 혜택 평가에 대한 어음검사의 역할 *Role of speech testing in evaluating benefit*

어음검사는 보청기 혜택을 평가하는데 전혀 도움이 되지 않는다는 의미는 아니다. 실제로 다음과 같은 측면에서는 매우 유용하다:

- 만약 특정한 음향 조건을 확인하고 시뮬레이션(simulation)을 할 수 있다면, 어음검사는 이런 환경에서 어음이해력을 높이기 위해 보청기를 얼마나 변경해야 하는지를 확실히 평가할 수 있을 것이다. CD나 컴퓨터로 다양한 어음과 소음을 저장하고 쉽게 사용할 수 있다면 특정 환자에 적절한 환경을 진료환경에서 재현할 수 있다. 실제로 알려진 환경을 시뮬레이션하는 것은 상대적으로 쉬우나 무엇을 할지 결정하는 것은 어렵다. 이는 얻어지는 결론이 정확한 어음과 소음의 스펙트럼, 레벨, 적절한 반향, 사용하는 문장의 적절한 문맥(context)에 크게 의존하기 때문이다.
- 지각(perceiving)하기 어려운 어음소리 형태를 식별하는 것은 보청기가 줄 수 있는 혜택의 형태를 평가하는데 유용하다. 한 가지 예로 Ling six-sound test(/a, i, u, m, ʃ, s/)는 적어도 한 주파수 영역에서 상대적으로 강도(intensity)가 큰 소리에 대한 가청력과 인지력(recogni-

tion)을 평가할 수 있다. 이 결과는 검사한 전반적인 레벨(overall level)로 제시된 어음에만 적용된다.[341]

- 환자나 가족들에게 어음검사는 믿을만한 보청기의 혜택을 보여줄 수 있다. 보청기 혜택에 대한 확신이 없을 때 유용하다.
- 환자와 관계된 이들에게 어음을 이해하는데 있어서 시각 정보(visual cues)의 중요성을 보여줄 수 있다. 일반적인 경우보다는 시각 정보의 중요성을 입증하는 방법으로 더 많이 사용한다.
- 한쪽 또는 양쪽 보청기가 필요한지를 결정하거나, 보청기를 착용할 귀를 선택하는데 어음검사가 도움을 줄 수 있다(Chapter 15).
- 어음검사로 보청기를 착용한 환자가 특정 상황에서 대화하는 것이 어려운 정도를 예측할 수 있다. 의사소통 재활훈련(communication training), 청각보조기기(ALD) 또는 인공와우이식 중에서 환자에게 필요한 것이 무엇인지를 판단하는데 도움을 준다.
- 어음지각훈련(speech perception training)하는 경우 훈련 레벨(어음 형태, 음소, 초분절음소(supra-segmental phoneme, 강세와 높낮이) 등)을 어음검사로 결정할 수 있다.

정리하면 어음식별검사(speech identification test)는 만약 특정 환경에서 측정되는 점수에 관심이 있고, 이러한 환경이 검사실에서 시뮬레이션 가능하다면 보청기 혜택을 측정하는 좋은 방법이다. 그러나 여러 환경이거나, 특정할 수 없고, 재현하기 어려운 환경이라면 보청기 혜택 또는 의사소통에 대한 효과를 평가하기 위해서는 다른 방법을 사용해야 한다.

14.3 혜택 평가를 위한 자기보고 설문지 *Self-Report Questionnaires for Assessing Benefit*

14.3.1 설문지 방법 *Questionnaire methodology*

보청기 혜택을 평가하는 다른 방법은 환자에게 설문지로 보청기가 얼마나 도움이 되는지를 물어서 확인하는 것이다. 설문지의 각 항목은 그들의 청력 또는 특별한 환경에서 의사소통의 편리함에 대하여 등급을 나누도록 묻는다. 각 상황은 다음과 같이 표현될 수 있는데: “당신이 번잡한 상점에서 점원과 얘기를 하고 있다.” 또한 간단한 그림을 이용하면 환자가 표현하고자 하는 상황을 찾는데 도움이 될 것이다.[973] 각 항목에 대한 많은 반응대안(response alternatives)이 있을 수 있는데, 이는 3개(Hearing Handicap Inventory for the Elderly)[1851]에서 11개(Gothenburg Profile)[1512]까지 다양하다. 보청기 혜택을 측정하는 설문지에서 얻은 정보를 활용하는 데에는 다음 2가지가 있다:

직접적인 변화 측정(Direct change measure). 지정된 환경에서 보청기 혜택의 정도를 평가하도록 직접 물어보는 것이다. 반응은 부정적인 평가부터 긍정적인 평가까지 변하는

자기보고 항목과 반응의 예(Examples of self-report items and response choices)

Abbreviated Profile of Hearing Aid Benefit (APHAB)[364]
나는 집에서 가족 중 한사람과 대화할 때 어렵다.
[Always, Almost always, Generally, Half-the-time, Occasionally, Seldom, Never]

Hearing Handicap Inventory for the Elderly (HHIE)[1851]
청력문제가 여러 사람들과 만나는 것을 피하게 만드나요?
[Yes, Sometimes, No]

Hearing Aid Performance Inventory (HAPI)[1872]
당신은 은행에서 은행원에게 말하고 있습니다.
[Hinders, No help, Very little help, Helpful, Very helpful]

단어 혹은 구절의 조합으로 구성된다. 보청기 혜택을 직접 적으로 평가하는 설문지는 한번만 평가되어야 하고, 이것은 반드시 보청기를 사용하거나, 관련된 재활 활동을 시행한 이후 시행되어야 한다. Hearing Aid Performance Inventory(HAPI)는 이런 방법의 한 가지 예이다. 아래 HAPI의 예에서와 같이 매우 특수한 의사소통 상황이 기술되고, 환자는 이러한 상황에서 보청기의 helpfulness(유용성)에 대해 언급하도록 질문 받게 된다. 이렇게 하여 상대적인 변화에 대한, 이 경우에서는 'helpfulness'라고 표현된 상황에 대한 직접 측정이 이루어진다. 각 단계(rate)는 점수로 주어지며(예: 1~5점) 모든 항목의 점수들은 합산되거나, 평균으로 계산되어 보청기 혜택의 최종 측정 결과를 만든다.

상태 측정(State measures). 보청기 혜택을 직접 평가하는 다른 방법은 지정된 환경에서 환자들이 얼마나 잘 듣는지 혹은 얼마나 어려운 상황을 잘 모면할 수 있는지에 대해 물어보는 것이다. 이 경우 환자들은 보청기를 착용했을 때와 착용하지 않았을 때 모두 2번 질문 받는다. 반응 선택(response options)은 일반적으로 청력에 있어서 심한 어려움(extreme difficulty)부터 전혀 어려움이 없는 단계(no difficulty)까지 변화하는 단어 또는 구절로 구성된다. 설문지의 '보청기 없는 상태(unaided administration)'는 보청기를 착용하지 않았을 때 얼마나 잘 들을 수 있는지에 대해 기술하는 것이다. 이는 청각장애(disability)의 기준 측정(baseline measure) 값을 제공한다. 이후 두 번째 동일 항목에 대하여 대답하는데, 이때는 보청기를 착용할 때 얼마나 잘 듣는지에 대해 기술하게 되어 있다(보청기 착용 상태(aided administration)). 각 설문은 점수화되며, 보청기 혜택은 보청기 착용 전후 점수 차이로 정의할 수 있다. Abbreviated Profile of Hearing Aid Benefit(APHAB)과 Hearing Handicap Inventory of the Elderly(HHIE)는 이런 방법의 예이다.

첫 번째 시행은 보청기를 받기 전이나, 보청기를 받고 난 뒤 수주 또는 수개월 후에 할 수 있다. 시행 시기는 앞당기거나 늦출 수 있다. 만약 보청기를 제공하기 이전 보청기 없는 상태에서 설문지 조사를 했다면, 착용 이후의 조사는 환자가 보청기 혜택에 대해 평가할 수 있도록 경험이 축적되기까지 수주에서 수개월 늦추어야 한다(Section 14.7). 만약 처음 검사와 두 번째 검사 사이에 환자의 일반적인 감정 차이가 있으면(부정적, 긍정적) 이는 점수에 차이를 유발한다. 보청기를 사용한 첫날 환자가 설문지를 모두 작성하는 것이 이런 문제를 줄일 수 있는 방법이다. 그러나 보청기 없는 상태에서의 설문지 작성이 지연되면 새로운 문제가 생기는데, 하루 종일 보청기를 사용하는 환자는 보청기가 없는 상태에서 얼마나 불편했었는지를 기억하기 어렵기 때문이다.

평가방법의 전반적인 형식(직접적인 변화 측정(direct change measure) 또는 상태 측정(state measure)) 중 무엇이든 사용할 수 있으나, 각 방법은 모두 장단점을 갖는다:

- '보청기 없는 상태'와 '보청기 착용 상태'에 대한 상태 측정(state measure)은 직접적인 변화 측정보다는 보청기 혜택을 덜 정확하게 측정한다.[448, 593] 설문지를 보청기 착용 상태와 보청기가 없는 상태로 나누어서 시행하면 각 점수를 차감하여 혜택을 구할 수 있다. 그러나 무작위적인 오류(random error)가 더해지면서 결과는 측정되는 혜택에 비하여 오류 요소가 상당히 클 수 있다.
- 직접적인 변화 측정은 전체 양상을 보여주지 않는다. 어려운 정도가 크지 않은 청취 환경에서의 작은 보청기 혜택은 문제가 되지 않지만, 청취 환경의 어려움이 크다면 작은 혜택은 문제가 될 수 있다. 직접적인 변화 측정은 이런 2개의 극단적인 상황들을 구분할 수 없다.
- 상태 측정(state measurement) 방법을 시행하는 경우 일부는 자신의 장애를 과대/과소 평가할 수 있다.[1550] 다행히도 이런 비관적 또는 낙관적 견해는 보청기 혜택을 평가하는데 영향이 없으며, 이는 '보청기 없는 상태'와 '보청기 착용 상태' 모두에서 청각장애의 상태를 모두 추정하기 때문이다.[1552]
- 이론적으로 가장 좋은 조정은 2종류의 질문을 조합하는 것인데, 첫 번째는 보청기 혜택을 직접 평가하고, 두 번째는 최초 장애를 평가하거나, 청각재활 프로그램 이후 잔존하는 장애를 평가하는 것이다. 이런 상황은 환자가 '보청기 없는 상태'와 '보청기 착용 상태'에 대한 평가를 비교할 수 있을 때 적절한데, '보청기 없는 상태'에 대한 이전 설문지 결과를 보면서 환자가 '보청기 착

14

용 상태' 설문지의 응답을 바꿀 수 있기 때문이다.[337] 이러한 방법을 시행하는 의도는 '보청기 없는 상태'에 대한 척도(scale)을 평가한 것을 확인하여 같은 방식으로 '보청기 착용 상태'의 척도를 평가하도록 하는 것인데, 보청기 혜택의 직접적인 평가를 반영한다고 볼 수 있다. 절대적, 상대적 방법으로 동시에 응답하는 환자의 반응 정도와 정확도에 대한 효과는 아직 정량화되지 않았다.

어떠한 접근법을 사용했는지에 관계없이, 설문지의 항목들은 보청기 혜택의 다양한 면을 검사할 수 있는 하위척도로 분류될 수 있다. 예를 들어 어떤 하위척도는 조용한 환경에서의 청취와 연관되어 있고, 다른 것은 소음 환경에서 청취하는 것과 관련되어 있다.

비록 여기에서 재활에 따른 환자 자신의 지각(perception) 변화를 다루었으나, 이 개념은 환자와 계속 만나는 주변 사람들의 응답으로 쉽게 일반화될 수 있는데, 대부분 환자의 배우자[300, 1378] 이거나 혹은 친구가 되기도 하며, 아이들에게는 보호자나 선생님이 된다. 환자의 난청은 주변의 의사소통 상대방에게도 나쁜 효과를 주는데: 불만, 짜증, 다른 사람과의 대화 중개자로 끊임없이 책임을 져야하는 스트레스, 대화에서 무시한 죄책감, 큰 TV와 라디오 소리의 괴로움, 사회 활동의 제한 등이 있다.[184]

설문지 구성, 신뢰도, 타당도, 적용에 대한 이해: 관련 인자, 하위척도, 내적 합치도, 항목-총합 상관 관계, 검사-재검사 차이, 그리고 효과크기(Understanding the construction, reliability, validity and application of questionnaires: Factors, subscales, internal consistency, item-total correlation, test-retest difference and effect size)

설문 항목들은 흔히 하위척도(subscale)로 분류된다. 이런 분류는 질문 항목의 명확한 내용에 근거하거나, 많은 환자에 대한 결과를 통계적으로 분석하고, 이에 따라 항목을 인자 분석(factor analysis) 또는 주성분 분석(principal component analysis)으로 분류하는 것이다. 이 기술은 각 항목에 대한 대답이 서로 다른 항목과 어떤 상관 관계로 연결되는지를 검사하며, 여러 항목들 사이에 높은 상관 관계를 갖는 공통된 기저인자(underlying factor)를 찾는 것이다. 이런 항목들은 이런 공통인자(common factor)에 의해 좌우된다고 볼 수 있으며, 이들 항목 분류들은 하위척도를 구성한다. 간단히 말하면 만약 환자가 하나의 항목에 높은 점수를 준다면, 환자는 같은 하위척도의 다른 항목에 대해서도 높은 점수를 주게 될 것이다. 관련인자와 하위척도의 의미는 하위척도를 구성하는 항목들을 검사하고 각 항목들이 공통적으로 언급하는 내용에 의해 결정된다.

하위척도에서 여러 항목들을 사용하는 이유는 하위척도와 전체척도(entire scale)의 정확성을 높이기 위해서이다. 정확도를 표현하는 한 가지 방법은 하위척도 또는 척도의 내적 합치도 또는 수렴(internal consistency, convergence)이다. Cronbach alpha라고 불리는 통계에 의해 이런 특성이 예측된다. 이는 평균적으로 2개의 임의로 나뉘어진 항목에서 얻게 되는 관련성과 같다. 만약 척도의 1/2 항목이 다른 1/2 항목의 총점과 매우 유사하다면, 각 2개의 절반은 일정하지 않은 결과를 내지 않을 것이라고 확신할 수 있다. 따라서 2개의 1/2을 합하면 총합척도(total scale)가 되는데 반복적으로 같은 결과를 내어야 한다. 좋은 하위척도는 달라 보이는 여러 항목으로 구성되나, 사실은 매우 높은 내적 합치도를 가지며 따라서 동일한 근거 현상에 대한 여러 평가를 가능하게 한다.

이러한 하위척도를 만드는 한 가지 방법은 나머지 항목과 무엇인가 다르게 측정되는 모든 항목을 제거하는 것이다. 이것은 한 항목의 점수와 다른 나머지 모든 항목의 전체 점수 사이의 상관 관계를 계산하여 얻을 수 있다. 낮은 항목-총합 상관 관계(item-total correlation)를 갖는 항목은 삭제한다. 이런 항목의 내용은 다른 나머지 항목의 내용과는 다른 개념을 포함하는 것이 일반적이다.

단계와 하위단계의 타당도(validity)는 몇 가지 개념을 포함한다.

- 측정하고자 목적하는 것을 주관적으로 측정하고 있다면, 측정은 액면 타당도(face validity)를 갖는다고 한다.
- 조사하는 조건 단계에서 일반적으로 영향 받는 감정, 행동의 종류를 충분히 다루는 항목을 갖는다면, 측정은 내용 타당도(content validity)를 갖는다고 한다.

(계속)

- 동일한 속성을 측정하도록 되어 있는 다른 측정과 연관성이 매우 크다면, 측정은 수렴 타당도(convergent validity)를 갖는다고 한다.
- 동일하지 않으면서도 연관된 구성을 측정하도록 되어 있는 다른 측정과 연관성이 매우 크다면 기준 타당도(criterion validity)를 갖는다고 한다. 만약 동시에 2개의 다른 측정이 시행되면서도 상호 연관성이 클 때, 이를 동시 타당도(concurrent validity)라고 하며, 다른 측정이 미래에 시행되고 처음 측정과 연관성이 크다면 처음 측정은 예측 타당도(predictive validity)를 갖는다고 한다.
- 다른 것을 측정하도록 되어 있는 다른 측정과 연관성이 너무 크지 않다면, 측정은 판별 타당도(discrimination validity)를 갖는다고 한다.

2개의 다른 바람직한 통계적 특성은 관련성(relevance)과 환자간 가변성(inter-patient variability)이다. 만약 상당한 비율의 환자가 주어진 상황이 적절하지 않다고 여기면 이런 항목을 포함하자는 의견은 없을 것이다. 이런 문제에 대한 한 가지 해결 방법은 Section 14.4에 있다. 그렇지 않다면 설문지는 각 항목의 관련성을 직접 물어보는 질문들을 포함할 수 있다. 이와 비슷하게 거의 대부분 환자가 동일한 단계(rating)라고 대답한다면 질문은 예측값(predictive value)이 거의 없을 것이다.

어떠한 측정법이라도 설문지 신뢰도는 환자군에서 얻은 점수와 같은 환자군, 같은 설문지를 대상으로 재검사하여 얻은 점수의 상관 관계를 계산하여 얻을 수 있다. 검사에 참여하는 환자들은 이러한 검사-재검사 상관 관계에 매우 깊은 영향을 준다. 예를 들어 청력역치에 대한 검사-재검사 차이 상관 관계는 정상 청력만을 대상으로 한다면 매우 낮을 것이다. 검사-재검사 간의 분명한 변이(variation)가 있다면 표본(sample) 환자들의 진정한 차이와 비슷할 것이다. 이와는 달리 정상~심도 난청 범위를 갖는 다양한 대상들을 포함한다면, 검사-재검사 차이의 상관 관계는 매우 높을 것이다. 그러나 청력검사는 모두 동일하다! 특정 검사 대상군에만 적용되는 검사-재검사 차이의 상관 관계를 갖는 측정은 매우 주의하여 해석해야 한다.

보다 확실하고 유용한 측정은 검사-재검사 차이의 표준편차이다. 이는 차이가 기회 변이(chance of variation)에 의해 예상되는 검사-재검사 차이의 분포를 가질 것을 나타낸다. 2개의 점수가 검사-재검사 표준편차의 2배 이상 떨어져 있다면 2개의 점수는 95% 신뢰구간에서 서로 다를 것이다. 설문지에서 기대할 수 있는 검사-재검사 차이는 질문 항목만이 아니라, 적용하는 방법과도 관계가 있다는 것에 주의해야 한다. 예를 들어 어떤 검사에서 실제로 중요한 차이가 되려면 임상가가 작성하는 것보다는 자기보고 방법으로 작성될 때 2배 이상 커져야 한다.[1903]

능력, 활동 또는 감정에 대한 조건(난청) 또는 치료 방법(보청기)의 효과를 이해하기 위해 설문지를 흔히 사용한다. 조건 또는 치료 효과는 치료를 받는 군과 받지 않은 군을 비교하거나, 치료 전후 동일 군을 비교하여 얻을 수 있다. 두 점수간의 유의도 검정(significance testing)은 조건/치료와 설문지에서 다루는 성과 사이에 신뢰할만한 관계가 얼마나 되는지, 관찰된 차이가 우연히 발견된 것은 아닌지를 알려 준다. 조건/치료와 성과 사이의 관계가 매우 약해도 여러 참여자가 있는 경우에서는 통계적으로 의미있는 결과를 가질 수 있다.

이와 대조적으로 효과크기(effect size)는 설문지를 통해 조건/치료의 효과가 측정되는 삶에 대한 관점에서의 참여자들 사이에 얼마나 관여하는지를 알려 준다. Cohen's d라고 불리는 유용한 효과크기 측정은 각 군의 조건/치료에 대한 표준편차 점수 결과이지만, 동일 대상에 다른 측정 시점의 표준편차 점수 결과를 비교하여 산술평균(mean) 변화로 계산된다. 다른 군 또는 다른 측정 시점에서의 표준편차를 먼저 모아야 한다.[313] 값 d=0.2, 0.5, 0.8은 각각 작은, 중간, 큰 규모로 여겨진다. 효과크기는 설문지, 조건/치료, 연구대상에 대한 불변하는 특성은 아니며, 오히려 특정 설문지, 특정 조건/치료가 일부 특성을 가지는 집단에 미치는 효과를 보여 준다. 그럼에도 설문지는 특정 조건/치료에 대해 민감하거나 둔감하다고 말할 수 없다.

자기보고 설문지에 대한 자세한 심리분석학적 설명은 Demorest & walden(1984) 연구에서 확인할 수 있다.

당연히 설문지는 중요한 다른 사람의 관점에서 난청에 의한 결과와 청각재활의 효과를 평가하기 위해 발달되었다.[184, 1329, 1558, 1693] 이론적으로 중요 상대방(significant others, SO)을 위한 설문지는 환자의 장애, 재활의 효과에 대한 그들의 의견을 평가하는 것이나, 환자의 장애, 재활 효과가 그들에게 미치는 영향도 함께 평가하도록 되어 있다. 이를 '제3자 장애(third-party disability)'라고 한다.[1557, 1559] 이는 환자의 관점이 아니라, SO 관점에서 판단한다는 것이 다르다.

치매 환자에 대한 성과 측정은 환자 간병인을 통하는 것이 유일한 방법이다. 환자 간병인의 기록과 환자가 보청기 피팅 이후 부정적 또는 긍정적으로 행동하는 횟수를 산정하는 것을 포함하는 한 가지 정량적인 방법이 있다.[496, 1377, 1378] 난청으로 인한 행동은 보청기 피팅 이후 즉시 변화할 것으로 생각할 수 없다. Durrant(2005)에 의하면 알츠하이머 환자에서 보청기 피팅 이후 수일에서 수주에 걸쳐 부정적인 행동(건망증, 되묻기)이 감소한다고 하였다.

14.3.2 실제적 자기보고 측정 *Practical self-report measures*

보청기 없는 상태와 보청기 착용 상태 설문지(Unaided and aided questionnaires)

환자에게 '보청기 없는 상태'와 '보청기 착용 상태'를 나누어 측정하고자 한다면 이에 대한 표준화된 설문지가 있다. 이에 사용하는 모든 설문지는 보청기 혜택 점수(benefit score)로 장애를 평가한다. 모든 정량적 설문지는 심리측정(psychometric) 특성을 갖는다. '보청기 없는 상태'와 '보청기 착용 상태'에 관련된 설문지는 Table 14.1에 있다. 이것들은 성인에 적합하며, Section 16.6.4에는 소아에 적합한 측정 방법이 소개되어 있다.

APHAB 측정은 내용의 반은 '보청기 없는 상태'이며, 반은 '보청기 착용 상태'이며 Table 14.1에 있다. 각 1/2의 내용은 동일하다. 내용은 동일하지만 길이가 긴 원래 설문지(PHAB)보다는 짧은 버전인 APHAB가 임상에 사용하기 적합하다. APHAB 설문지는 다음의 4개의 하위척도로 나뉘어 채점된다: 의사 소통의 편의성(ease of communication, EC), 반향(reverberation, RV), 배경소음(background noise, BN), 소리에 대한 혐오감(aversiveness, AV). 처음 3개는 일상 환경에서 어음이해의 개선을 평가하는 것이며, 마지막은 매우 강한 소리(intense sound)에 대한 부정적 반응을 평가하는 것이다. 대부분 마지막 하위척도 항목이 보청기의 부정적 면을 나타낸다. 강한 소리에 대하여 환자가 보청기를 착용할 때가 더 불쾌하다는 것을 알게 되는 것이다. 특별히 점수가 낮은 항목이 있으면 매우 강한 소리를 제한(limitation)하거나, 압축비를 조절해야 한다.

하위척도를 이용하는 모든 설문지의 딜레마는 대부분 특별한 정보는 하위척도의 점수에서 알 수 있고, 전체 점수는 더 많은 항목을 포함하므로 신뢰성 있는 정보를 준다는 것이다. APHAB의 처음 3개의 항목은 마지막 항목인 aversiveness(AV)와는 다른 것을 평가하는 것이므로, 처음 3개 항목을 어음이해 혜택(speech understanding benefit)라는 전반적인 하나의 영역으로 평가하기도 한다.[364] Table 14.2는 APHAB 하위척도와 전반적인 혜택(global benefit combination)에 대한 몇몇 통계이다.

여기에서 중요한 차이(critical difference)의 정의는 서로 다른 기기의 차이가 10% 이상은 되어야 하는데, 이는 우연히도 발생하는 개연성(probability)을 고려한 것이다.

HHIE는 무작위 대조시험(randomized controlled trials)[1946]을 포함한 여러 연구에서 보청기 피팅과 관련된 혜택을 증명하고 정량화하기 위해 사용된다. 보청기 피팅 이후 HHIE 점수가 흔히 20~30점(100점 만점)이 감소한다. HHIE는 2개의 하위척도(emotion scale, social scale)를 갖는데, 각각은 측정되는 점수를 감소시키는데 동일하게 작용한다.

최근 설문지는 양이 청각신호처리(binaural auditory processing)에 중점을 두고 있는데, 이는 한쪽 귀보다 양쪽 귀로 청취할 때 얻는 장점이 있는 상황에 중점을 두고 있다. Speech, spatial and qualities of hearing scale(SSQ)[559]과 Spatial hearing questionnaires(SHQ)[1809] 모두 일측 보청기보다는 양측 보청기에 의한 혜택을 평가하는데 적합하다.

직접변화(Direct change) 설문지

Table 14.3과 같이 보청기에 대한 직접적인 평가방법을 원한다면 선택사항이 많지 않다. SHAPI와 SHAPIE 설문지

Table 14.1 Questionnaires assessing hearing disability.

	Questionnaire	Authors	Year	No of items
HHS	Hearing Handicap Scale	High et al.	1964	20
HMS	Hearing Measurement Scale	Noble & Atherley	1970	42
SHI	Social Hearing Handicap Index	Ewertsen & Birk-Nielson	1973	21
DS	Denver Scale of Communication Function	Alpiner et al.	1974	25
WISH	Weighted Index of Social Hearing Handicap	Brooks	1979	19
HPI	Hearing Performance Inventory	Giolas et al.	1979	158
HHIE	Hearing Handicap Inventory for the Elderly	Ventry & Weinstein	1982	25
QDS	Quantified Denver Scale of Communication Function	Schow & Nerbonne	1980	20
RHPI	Revised Hearing Performance Inventory	Lamb, Owens & Schubert	1983	90
HHIE-S	Hearing Handicap Inventory for the Elderly - Screening	Ventry & Weinstein	1983	10
CPHI	Communication Profile for the Hearing Impaired	Demorest & Erdman	1987	145
PIPSL	Performance Inventory for Profound and Severe Loss	Owens & Raggio	1988	74
SAC	Self Assessment of Communication	Schow et al.	1989	10
PHAP	Profile of Hearing Aid Performance	Cox & Gilmore	1990	66
OI	Oldenburg Inventory	Holube & Kollmeier	1991	21
PHAB	Profile of Hearing Aid Benefit	Cox et al.	1991	66
HHIA	Hearing Handicap Inventory for Adults	Newman et al.	1990	25
APHAB	Abbreviated profile of Hearing Aid Benefit	Cox & Alexander	1995	24
HCA	Hearing Coping Assessment	Andersson et al.	1995	21
AIADH	Amsterdam Inventory for Auditory Disability & Handicap	Kramer et al.	1995	60
GP	Gothenburg Profile	Ringdahl et al.	1998	20
GHABP	Glasgow Hearing Aid Benefit Profile	Gatehouse	1999	28-56
SSQ	Speech, Spatial and Qualities of Hearing Scale	Gatehouse & Noble	2004	50
QDS-m	Quantified Denver Scale – modified for significant others	Stark & Hickson	2004	20
EAR	Effectiveness of Auditory Rehabilitation	Yueh et al.	2005	20
SOS-	Significant Other Scale for Hearing Disability HEAR	Scarinci, Worrall & Hickson	2009	27
SHQ	Spatial Hearing Questionnaire	Tyler, Perreau & Ji	2009	24

Table 14.2 Statistics for the APHAB scale and subscales. Large numbers for the unaided and aided scores indicate a lot of difficulty in hearing, whereas large numbers for the benefit scores indicate that the hearing aid provides substantial benefit.[364]

Scale / Subscale	No of items	Median problems	Median unaided aided problems	Median benefit	Critical difference for aided score change (p=0.1)
Ease of Communication	6	65	16	41	22
Reverberation	6	81	33	39	18
Background Noise	6	81	37	35	22
Aversiveness of Sounds	6	17	60	-25	31
Global score (avg of EC+BN+RV)	18	73	31	37	14

APHAB(Abbreviated profile of hearing aid benefit)의 적용

- 보청기 혜택에 대한 예측이 가능하며, Section 9.1.4에 제시되어 있다.
- 보청기를 사용하는 다른 환자에 비해 어느 정도의 혜택을 얻을 수 있는지, 보청기 착용 여부에 따라 정상인에 비해 얼마나 어려움이 있는지를 환자에게 알려 준다. 만약 보청기를 계속 사용하는 것에 의문을 갖는다면, APHAB는 보청기 사용 여부, 변경 여부를 판단하는데 도움을 줄 것이다.
- 여러 형태의 보청기에 의한 상대적인 혜택을 APHAB를 사용해서 평가할 수 있으나, 통계적 유의성이 있기 위해서는 큰 차이가 필요하기 때문에 여러 사람에 대한 평균적인 비교가 아니면, APHAB가 이런 목적에는 합당하지 않다.
- 배경소음(BN)에 있어 특히 낮은 점수는 방향성 마이크로폰, 무선 전송 시스템의 필요성을 시사한다.
- 혐오(AV)에서 크게 점수가 낮다면 낮은 SSPL이 필요하고, 중간레벨과 높은레벨의 입력 신호에 대한 높은 압축비가 필요하다는 의미이다.

는 원본 HAPI 설문지의 축약 형태이다. 보청기 혜택 평가에 대한 민감도(sensitivity)와 신뢰도(reliability)를 평가하는 과정[448]에서 SHAPIE의 점수가 HHIE 또는 변형된 PHAB 버전에서 얻는 점수보다는 전반적으로 좋은 상관 관계를 보인다. 다른 평가에서는 Effectiveness of auditory rehabilitation(EAR)[1945] 점수가 HHIE 또는 APHAB보다 새로운 보청기 피팅 효과에 민감하였다. 이러한 차이는 SHAPIE와 EAR의 일부 질문들이 직접변화(direct change)를 평가하는 것이나, PHAB, APHAB, HHIE는 보청기 사용 유무에 따른 점수를 차감하여 결과를 얻기 때문일 것이다.

Table 14.3의 2개의 설문지(HAUQ, HAR)는 매우 작은 항목만으로 구성되어 보청기 혜택을 측정하는데, 이들은 모두 보청기 사용과 관련된 추가적인 질문을 포함하고 있다. EAR은 일부 설문지에서만 포함한 내용인 미용(cosmetic appearance), 신뢰성(reliability), 편리성(convenience)을 포함하는 영역(domain)에 대한 질문도 포함한다.

APHAB 사용법(Using APHAB)

- APHAB 설문지는 인쇄된 형태[338]나 직접 적용 가능한 소프트웨어 프로그램으로 사용될 수 있다. 이런 모든 것은 인쇄 형태나 소프트웨어 프로그램 사용과 관계없이 환자 반응을 채점할 수 있다.
- 환자에게 척도(scale)에 나오는 'always'는 쉽게 청취할 수 있거나, 반대로 아주 듣기 어려운 상황임을 설명해야 한다. 이는 설문지 항목에 대해 보다 주의 깊게 바라보게 하지만, 일부 노인에게는 설문지를 모두 완성하기 힘들게 할 수도 있다.
- 보청기 피팅 이전에 '보청기 없는 상태'에 대한 설문지를 작성한다.
- 보청기 피팅 수주 이후 '보청기 착용 상태'에 대한 설문을 작성한다. 환자가 원한다면 이전 '보청기 없는 상태' 설문지를 보고 변경할 수 있도록 한다.
- 환자에게 보청기를 착용할 때 얼마나 잘 들을 수 있는지에 대한 정확한 평가를 위해 최적의 상태로 보청기를 맞추게 된다는 것을 설명한다.

이 내용은 Cox(1997)에 의한 것으로 추가 설명이나 적용은 웹사이트 및 자료에서 찾을 수 있다.

Table 14.3 Questionnaires directly assessing improvement in hearing disability.

	Questionnaire	Authors	Year	No of items
HAPI	Hearing Aid Performance Inventory	Walden, Demorest & Hepler	1984	64
HAUQ	Hearing Aid Users' Questionnaire	Forster & Tomlin	1988	6
HAR	Hearing Aid Review	Brooks	1990	5
SHAPI	Shortened Hearing Aid Performance Inventory	Schum	1992, 1993	38
SHAPIE	Shortened Hearing Aid Performance Inventory for the Elderly	Dillon	1994	25
GHABP	Glasgow Hearing Aid Benefit Profile	Gatehouse	1999	28-56
EAR	Effectiveness of Auditory Rehabilitation	Yueh et al	2005	20

14.4 필요와 목표 일치 *Meeting Needs and Goals*

자기보고 설문지는 매우 유용하며, 최근 들어 많이 이용되는데, 특히 APHAB나 SSQ와 같은 설문지가 사용되고 있다. EAR은 보청기를 평가하는데 매우 큰 강점이 있지만, 4가지 큰 문제점도 있다:

- 본인에게 합당하지 않은 상황을 설명하는 항목이 많으면 일부 환자는 설문지를 끝까지 작성하기를 싫어한다.
- 일부 임상가는 설문지 사용을 꺼리며, 자기보고 설문지를 채점하기를 싫어한다.
- 만약 환자가 1~2가지의 특별한 상황에서 더 깨끗하게 듣고 싶어하며, 이런 상황에서 보내는 시간이 많다면 표준화된 설문지로는 재활을 개선하기 위해 필요한 정보를 얻지 못한다.
- 일부 환자, 특히 노인들은 복잡한 질문을 이해하기 어려워한다.

이 문제에 대한 해결 방법은 환자에게 직접 설문지를 만들도록 하는 것이다. 청취가 어려운 환경이나 더 선명(clear)하게 듣고 싶은 환경에 대하여 개방형으로 환자에게 질문하는 것이다.[80] 청각재활 과정이 거의 끝나갈 때 성과는 각각의 상황에서 평가된다. 따라서 상황은 환자에게 꼭 맞을 수밖에 없으며, 재활 과정의 시작 단계에서 환자에서 얻은 정보는 청각재활 프로그램을 잘 구성하도록 도움을 주고, 피팅하는 보청기 형태에 대한 정보를 준다. 그러나 이런 방법의 단점으로는 환자 개인 또는 연구대상들 간의 결과를 상호 비교하기 어렵다는 것이다.

대부분의 임상가는 설문지를 시행하는 것보다 구조화된 인터뷰 평가방법을 좋아한다. 그러나 일부 평가방법은 설문지에 더 가깝다. 환자는 보청기로 얼마나 혜택을 많이 얻는지 질문 받을 수 있다(direct assessment benefit). 보청기가 없을 때 각 상황에서 얼마나 잘 들을 수 있었는지, 보청기 착용 이후에 얼마나 좋아졌는지를 묻는 방법도 있다. 설문지를 이용한 방법과 같이 보청기 혜택은 두 점수의 차이이다.

2가지 방법 모두 흔히 사용되고 있는 방법이다. McKenna(1987)는 정신과에서 사용되던 Goal Attainment Scaling(GAS) 방법을 적용하였다(Section 9.1.6).[930] 처음 인터뷰에서 모든 청취 환경에 대한 2가지 정보를 얻는데, 그 상황에서 얼마나 잘 듣는지, 재활이 성공적일 때 얼마나 잘 듣기를 원하는지를 묻는다. '기대 청력(desired hearing ability)'은 인터뷰 과정에서 임상가와 환자가 서로 조정하여 결정한다. 청각재활 프로그램의 끝에서는 각 상황에서 얼마나 잘 듣게 되었는지 질문한다. 환자의 대답을 최초 청력과 비교하여 개선 정도를 평가할 수 있고, '기대 청력'과 비교하여 추가적인 청각재활이 필요한지를 결정한다.

이 방법은 '보청기 없는 상태'와 '보청기 착용 상태'에 대한 설문지 방법과 유사한 장단점을 갖는다. 최초와 마지막의 장애를 평가해야 하고 보청기 혜택은 매우 유사한 단계로 구성되는 결과의 차이로 구해지기 때문에 부정확하다는 것이다. 다른 단점도 있다. 일부 임상가는 환자와 관계가 잘 형성되지 않은 처음 면담에서 GAS을 사용하는 것을 싫어하는데, 이는 각 환경에 대한 어려움을 정량화하고 목표를 설정하는 것이 지루한 과정이기 때문이다.[448]

이러한 어려움은 Client oriented scale of improvement (COSI)로 해결할 수 있다.[448] 전반적인 개념은 유사하다: 임상가는 처음 인터뷰에서 개인별로 중요 청취 환경을 확인하지만, 이를 정량화하지는 않는다. 정량화는 최종적으로 시행하는데, 만약 COSI 결과를 숫자로 나타낸다면 대규모의 경도~중증도 난청에서 얻은 점수와 비교할 수 있다.

Figure 14.2는 다른 COSI 점수 변화를 갖는 환자 비율이다. 많은 환자들은 그들이 지정한 모든 상황에서 'much better(5점)'으로 표시하고 있다. 이런 높은 점수에 대한 편향(skewing, 오류) 때문에 COSI는 평균 이상의 혜택을 갖는 환자에게는 부적절하고, 낮은 보청기 혜택을 보이는 환자를 찾는데 더 적합하다.

환자가 다른 상황보다 더 중요하다고 지정하는 항목들을 찾는 것은 문제를 해결하는 데 일부 도움이 된다. 환자가 자신과 관계없는 상황을 지정하지는 않겠으나, 지정하는 상황은 청취 필요 정도와 각 상황의 중요도에 따라 달라진다. 그 이유는 아래와 같다:

- 특정 상황에서 보다 많은 시간을 사용한다.
- 다른 상황보다 특정 상황에서 더 많은 어려움을 겪는다.
- 다른 상황보다 특정 상황에서 말로 표현되는 모든 것을 이해하는 것이 더 중요하다.

물론 이러한 것들에 대해 환자에게 직접 질문하는 것도 가능하다. Dillon, James & Ginis(1997)는 환자 각자가 지정한 상황에 대하여 중요도를 환자가 나누도록 하였으나, 이것으로 COSI 점수의 타당도(validity)를 높이지는 못했다.

Gatehous(1994, 1999)는 Glasgow hearing aid benefit profile(GHABP)라는 중요도와 관련성을 공식적인 방법으로 평가하는 기준을 만들었다. "얼마나 자주 이런 상황에 놓이는가?", "얼마나 상황이 어려운가?", "얼마나 이로 인해 참여제한을 받는가?"를 환자들에게 질문한다. 청각재활을 한 이후에 "얼마나 보청기를 사용하는가?", "얼마나 보청기가 도움이 되는가?", "보청기를 사용해도 얼마나 불편함이 남는가?", "얼마나 보청기에 만족하는가?"를 다시 질문한다. 이는 분명히 많은 정보를 주지만, 7가지 질문에 대해 대답을 정량화하려면 상당히 많은 분량의 설문지가 된다. 이런 7가지 질문은 표준 상황과 환자가 지정한 상황 각각 4개 환경에서 적용된다. 이는 총 56가지의 질문으로 구성되고, 만약 제시된 상황이 환자가 경험하지 않은 상황이라면, 이에 대한 남은 질문에 대한 답변은 하지 않게 되어, 질문 개수가 줄어든다.

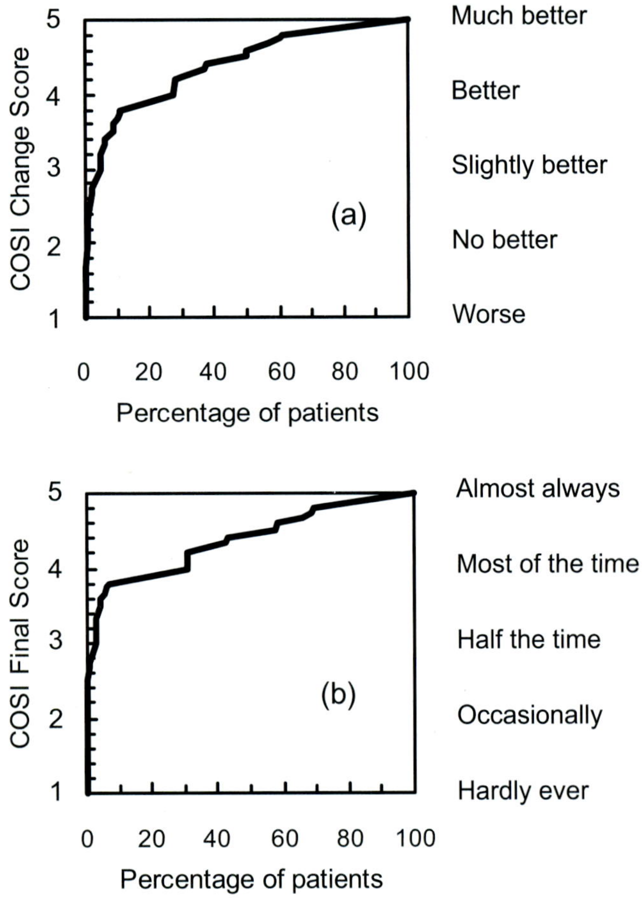

Figure 14.2 Proportion of patients who obtain less than, or equal to, (a) the COSI change score, and (b) the COSI final score.

4개 표준 상황(standard situation)은 아래와 같다:

- 다른 사람들과 TV를 시청하는 상황
- 조용한 환경에서 대화하는 상황
- 바쁜 길거리나 가게에서 대화하는 상황
- 여러 사람들과 모여서 함께 대화하는 상황

NAL COSI
CLIENT ORIENTED SCALE OF IMPROVEMENT

Name : ____________________ **Category.** **New** ______
Audiologist : ____________________ **Return** ______
Date : **1. Needs Established** ______
2. Outcome Assessed ______

SPECIFIC NEEDS

Indicate Order of Significance

Specific Needs	Worse	No Difference	Slightly Better	Better	Much Better	CATEGORY	Hardly Ever	Occasionally	Half the Time	Most of Time	Almost Always
☐											
☐											
☐											
☐											
☐											

The Worse to Much Better columns fall under **Degree of Change**. The Hardly Ever to Almost Always columns fall under **Final Ability (with hearing aid)**: Person can hear 10% 25% 50% 75% 95%.

Categories

1. Conversation with 1 or 2 in quiet
2. Conversation with 1 or 2 in noise
3. Conversation with group in quiet
4. Conversation with group in noise
5. Television/Radio @ normal volume
6. Familiar speaker on phone
7. Unfamiliar speaker on phone
8. Hearing phone ring from another room
9. Hear front door bell or knock
10. Hear traffic
11. Increased social contact
12. Feel embarrassed or stupid
13. Feeling left out
14. Feeling upset or angry
15. Church or meeting
16. Other

COSI의 시행(Administering COSI)

- 처음 면담에서 환자가 보다 명확하게 듣고 싶어하는 상황에 대해 확인하고 기록한다. 더 자세한 내용은 Section 9.1.6에 있다.
- 만약 일부 청취 환경에서 다른 환경과 달리 다른 피팅 전략이 필요하다면, 환자 필요에 따른 우선 순위와 중요도를 찾는 것이 중요하다.
- 청각재활 프로그램이 완성되었다고 생각되면, 각 상황을 다시 읽으면서 환자에게 "이제 그 상황에서 얼마나 선명하게 들을 수 있는가?", "이제 그 상황에서 얼마나 잘 듣는가?"를 질문한다. 이들에 대한 반응척도(response scale)는 이 Section에서 제시되는 COSI 형식으로 보여질 수 있다. 우유부단한 환자에 대해서는 결정하지 못하는 2개 범주 사이 중간에 체크로 표시한다.
- 환자에게 청각재활 프로그램이 완벽하게 끝났다고 판단할 정도인지에 대하여 평가하도록 한다.
- 만약 결과를 숫자로 표현하고 싶다면, 각각의 섹션의 가장 좌측에 1점을 매기고, 2점은 두 번째 칸에 배치하는 방식으로 총 5점까지 점수를 매긴다. 환자가 열거한 필요들에 대해서 점수를 평균한다. 결과는 1점에서 5점까지 매겨지며 총 2개의 점수로 나타날 것이다. 첫째 점수는 청각재활의 보청기 혜택으로 변화 정도(degree change)이고, 둘째 점수는 환자의 최종 청취 능력(listening ability, final ability)을 표기이다. 양쪽 점수를 산술 평균한다. 이를 Figure 14.2에 나타난 정상 자료와 비교할 수 있다.

만약 해당 환경에서의 정상 자료와 결과를 비교하고 싶다면,[441] COSI 설문지 하단에 제시된 16개 표준화 범주 중에서 하나로 환자의 각 필요를 분류한다.

GHABP는 12~14개까지 표준화 상황과 개인별로 지정된 4개 상황을 포함하는 길이가 긴 버전의 설문지이다.[392] 개인별로 지정된 상황을 포함하는 GHABP의 최종 버전은 질적 재활(quality of rehabilitation)에 대한 차이를 설문지가 보다 민감하게 평가하도록 만들어졌다.[593] GHABP는 Table 14.1과 14.3에 있는데, 이는 직접 변화(direct change)와 상태 질문(state question)을 모두 포함한다. Humes(2009)은 정확해 보이나, 의미 없는 정량적 표현보다는 GHABP점수를 3가지(below average/average/above average)로 나누었는데, 이것이 더 유용하다고 하였다. 중앙값(median)은 그들의 논문과 Gatehouse(1999)에서 사용 가능하다.

14.5 사용, 문제, 만족도 평가 *Assessing Usage, Problem, Satisfaction*

보청기 사용(Use of hearing aids)

여기에서는 보청기 혜택 즉 장애 감소에 대하여 주로 기술할 것이다. 이미 친숙하지만 다른 형태의 성과도 있다. 환자가 보청기를 착용한다는 것은 목적이 아니고, 방법이지만, 보청기 착용 자체도 중요한 성과 중에 하나이다. 보청기를 착용한다고 하여도, 얼마나 보청기 혜택을 받을지 추정할 수는 없으나, 착용하지 않는다면 혜택이 전혀 없다. 따라서 환자에 의해 표현되는 필요(need)보다 적거나, 사용되지 않는다면 이는 무엇인가 문제가 있다는 신호이다.

그러나 보청기를 하루나 주중에 매우 적은 시간만 착용하더라도 상당한 혜택이 있다고 보고되기도 한다. 보청기 사용에 유능하기 때문에 하루에 거의 1시간도 사용하지 않아도 주기적으로 보청기를 사용하고 이를 통해 혜택을 얻는 경우가 여기에 해당된다.[1370]

Chapter 9에서 언급한 바와 같이 상당히 많은 비율인 1~29% 환자가 보청기 사용을 완전히 그만 두었다. 보다 더 많은 비율인 거의 사용하지 않는 경우(주당 1회 이하)가 있으므로 보청기로 상당한 혜택을 얻는다고 생각하기는 어렵다.

보청기 착용 여부는 보청기를 보유하고, 수주가 지난 다음, 매일 또는 매주 얼마나 사용했는지를 물어서 쉽게 알 수 있다. 완벽하게 정확한 대답을 얻지 못할 수도 있다. 만약 환자와 관계 형성이 잘 되었다면, 이들은 임상가에게 보청기를 거의 사용하지 않았다고 대답하며 임상가를 실망시키고 싶지 않을 것이다. 또한 보청기를 정기적으로 사용하지 못하면 실패라고 판단될 것으로 생각하여, 이를 임상가에게 알리고 싶지 않을 것이다. 데이터 자동기록(로깅) 보청기는 사용 시간을 객관적으로 평가하는 쉬운 방법이다. 일부 연구에서 객관적인 측정 방법을 사용하여 보청기 피팅 이후 설문조사에서 보고하는 사용시간이 실제보다 과장된다고 하였다.[185, 667, 774, 1127, 1770] 그러나 보청기 사용 시간을 과장하는 정도가 자기보고(self-report) 방법에서 의미가 없는 정도는 아니고, 객관적 결과와 잘 일치하고는 있다.

환자에게 보청기가 어떤 상황에서 유용했는지, 보청기 착용이 유용하지 않은 상황은 어떤 경우였는지를 물으면 보청기 사용을 과장하는 경우를 최소화할 수 있다(이런 질문은 환자가 보청기를 사용하지 않았다고 말하는 것도 가능하다는 것을 깨닫게 할 것이다). 이후 다음과 같이 질문할 수 있다: 하루 평균 얼마나 많은 시간 보청기를 착용하는가? 이들은 시간을 대략적으로 계산해서 대답하거나 다음과 같은 범주를 통해 표현할 수 있다:

- 하루 8시간 이상
- 하루 4~8시간
- 하루 1~4시간
- 하루 1시간 이하
- 일주일에 1시간 이상이지만 하루 1시간 이하
- 일주일에 1시간 이하

Hearing aid user's questionnaires(HAUQ)에서도 반응선택(response choices)이 객관식으로 제공되며,[441, 560] 이를 통해 보청기를 얼마나 사용했는지를 구별할 수 있고, 너무 짧은 경우에는 원인이 무엇인지를 알아보는 추가 질문을 할 수 있다. Hearing aid review(HAR) 설문지는 사용시간, 보청기 혜택, 만족도에 대한 3가지 질문을 포함한다.[189]

다른 방법으로는 환자가 특정 상황에서 어느 정도 비율로 보청기를 사용하는지를 질문을 받게 되는데, 이는 GHABP와 같은 방법이다.[593]

보청기와 관련된 문제 감지(Detecting problems with the hearing aids)

보청기 사용에 문제가 없기를 모두가 바란다(휘슬링(whistling)소리, 이어몰드의 불편함 등). 일부에서는 보청기 사용에 아무런 문제가 없다면 청각재활 성과로 이용할 수 없다고 주장되기도 한다. 그럼에도 보청기에 의한 문제를 없애는 것이 보청기 혜택을 얻게 하는 중요한 방법이다. 보청기에 의한 문제는 보청기 혜택, 사용 정도, 만족도와 반비례한다.[441, 949, 772] Chapter 12는 이런 전형적인 문제를 해결하는 방법에 대한 내용이다. 그러나 문제가 해결되기 이전에 먼저 이를 알아야 한다. 임상가가 환자에게 전형적으로 발생하는 문제에 대해 분명하게 묻는다면 문제들 대부분을 알아낼 수 있다.

보청기 관련 문제들의 존재 여부를 평가하는 설문지를 합리적으로 구성하기는 쉽다. 그런 설문지들은 다음과 같은 일련의 간단한 질문을 포함한다. "당신의 귀에 보청기를 착용하는데 문제가 있습니까?" 그러나 환자가 의도한 방식으로 각 문제를 해석하게 하려면 정확한 문구가 중요하

환자에게 명확하게 물어야 하는 문제(Problems to specifically ask each patient about)

- 자신 음성의 음질(own voice quality)
- 휘슬링 소리(whistling)
- 이어몰드/이어쉘의 불편함
- 보청기 착용과 꺼내기
- 조절기 작동(operation of controls)
- 배터리 교환
- 음량 불쾌감(loudness discomfort)
- 부적절한 어음음량(inappropriate speech loudness)
- 부적절한 배경소음 음량(inappropriate background noise loudness)
- 음질(sound quality)
- 전화기 사용(telephone use)
- 보청기 내부소음(internal aid noise)
- 양쪽 귀의 음량 균형(loudness balance between ears)

문제점을 개별적으로 확인하고자 할 때(전화 또는 우편 평가와 반대로) 일부 문제들은 환자에게 직접 묻기보다는 환자를 관찰해도 확인할 수 있다.

다. 보청기의 문제를 다루는 3가지 설문지에는 HAUQ,[441] EAR,[1945] Hearing Aid Problems Checklists(HAPC)[772]가 있다. 환자의 보청기 사용 능력은 Practical Hearing Aids Skills Test(PHAST)를 이용하여 측정할 수 있다.[422]

보청기에 대한 만족도(Satisfaction with hearing aids)

환자가 보청기에 얼마나 만족하는지를 측정하는 것은 매우 흔한 것으로, 이것이 왜 중요한지는 쉽게 예상할 수 있다. 만족도라는 것은 보청기가 다양한 상황에서 얼마나 많은 도움이 되는지(혹은 거의 되지 않는지), 환자가 그들의 보청기에 얼마나 만족하는지, 그리고 보청기를 사용하는 것이 얼마나 편리한지(혹은 어려운지), 그리고 보청기를 구입하고 착용하는데 필요한 재정적 및 정신적 비용 등에 대하여 표현하는 것이며, 이 모든 것에 대해 환자가 갖는 기대와 비교하여 표현된다. 만족도는 또한 경험, 성격 및 태도, 보청기의 유형 및 사용, 보청기를 사용하는 상황, 음질, 그리고 보청기 사용할 때의 문제점 등과 관련이 있는 것으로 알려져 있다.[351, 1928]

이런 모든 복잡한 요소들을 고려할 때 한 가지 간단한 질문을 하는 것이 합리적이라는 것은 놀라운 일이다. "당신은 보청기에 얼마나 만족합니까?" 이 질문에 대한 대답은 훨씬 더 복잡한 보청기 혜택 측정과 상당히 연관되어 있다.[448] 다음의 패널은 2개의 단일 설문지이다. Hearing Aid Review(HAR)는 10점 척도를 갖는데, 합리적인 검사-재검사 신뢰도를 갖는 것으로 나타났다.[189] 비록 패널 내에 표시된 5점 버전은 천장효과(ceiling effect) 영향을 덜 받지만, HAUQ 설문지에는 4점 척도가 사용된다. 그러나 보청기의 효과에 대한 요약만으로 만족도를 측정하는 것은 2가지 문제점이 있다.

첫째 문제는 상대성에 대한 것이다: 환자는 가장 적합한 보청기가 어떠한 것인지, 심지어는 완벽한 보청기가 어떠한 것인지를 알지 못한다. Ross & Levitt(1997)은 이 문제에 대하여 다음과 같이 표현했다. "당신은 무엇과 비교하여 만족합니까?" 그들의 요약은 왜 만족을 달성하는 것이 임상가의 주요 목표가 되어서는 안 되는지를 간결하게 설명한다. "보청기는 단지 기분이 나아지게 하는 것이 아니라, 사람들이 더 잘 듣는 것을 돕는 것이다."

다양한 보청기들을 순차적으로 비교한 연구에서 보청

2가지 간편 만족도 설문지(Two simple satisfaction questionnaires)

아래의 2가지 설문지로 만족도를 간단히 측정할 수 있다. 두 번째인 시각-아날로그 척도(Visual analog scale, VAS)는 만족도의 작은 차이에 더 민감할 수 있지만,[448] 첫 번째 설문지에 대한 대답이 더 해석하기 용이하다.

1. 전반적으로 보청기에 얼마나 만족하십니까?
   a) 매우 만족
   b) 만족
   c) 만족 및 불만족 모두 아님
   d) 불만족
   e) 매우 불만족

2. 보청기에 대해 전반적으로 얼마나 0~100 단계에서 만족하십니까? 0점은 당신이 전혀 만족하지 않는다는 것이고, 100점은 완전히 만족한다는 것을 의미합니다. 어떠한 숫자 사이에 표시(혹은 위치에 해당하는 부분)하고, 그것은 당신이 느끼는 만족도를 말합니다.

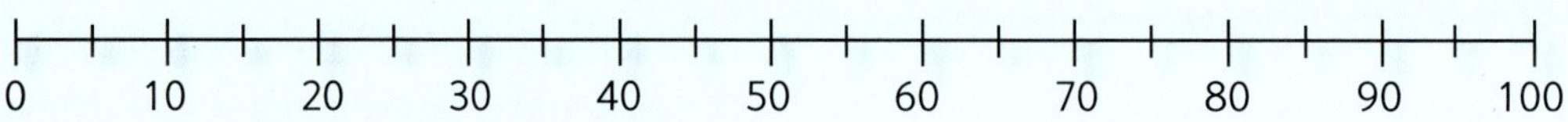

기가 예전에 경험한 것보다 훨씬 좋고 "완벽하다" 라고 말하고서는 이후 반응에서 "나중에 착용한 보청기가 훨씬 더 좋다."라고 말하는 것이 흔한 일이다. 이와는 달리 일부 환자는 청력이 정상적인 기능으로(혹은 그 이상) 회복할 것이라는 너무 높은 기대를 갖고 있어서, 청각 능력을 상당히 높이는 최상의 보청기 피팅으로도 만족할지 못하는 경우도 있다. 그들의 만족도를 결정하는 요인은 보청기 착용 이전에 그들의 기대를 얼마나 잘 조절했는지가 될 것이다.

상대적인 방법으로 만족도가 사용되면 이런 제한점이 적용되지 않는다. 환자가 2가지 보청기 유형 중 어느 것에 더 만족하는지를 조사하면, 환자가 만족하는 구성 요소에 대한 그들의 기준을 어떻게 설정하는지는 중요하지 않다. 이것은 임상에서 가능한 해결책이 아니며, 오랜 기간 동안 환자에게 여러 유형의 보청기 혹은 일련의 성능 특성을 시험하게 하는 것은 과도한 비용이 소요되기 때문이다.

둘째 문제는 만족도의 전반적 단계(overall rating)가 즉각적으로 어떠한 유용한 정보도 알려주지 않는다는 것이다. 환자가 단지 약간만 만족한다고 한다면, 이 대답은 불만 원인에 대하여는 아무것도 밝히지 못한다. 그러나 최소한 1개 이상의 질문으로 만족도를 항상 측정하는 것이 중요하다. '매우 만족' 미만의 답변(또는 당신이 사용하는 설문지에서 상응하는 것)은 후속 질문할 기회를 주며, 그 질문에 대한 답변은 해결 가능한 불만의 원인을 나타낼 수 있다. 후속 질문은 다음과 같은 개방형 질문일 수 있다. "보청기의 어느 부분이 만족스럽지 않습니까?", 그리고 "보청기의 어떤 부분에 가장 만족하십니까?"

보청기에 대한 만족도는 최근에 와서 많이 좋아졌지만 아직도 완벽하지 않다.[942, 953, 1791] 전반적 만족도는 환자가 경험하는 상황에서 보청기가 어음이해력을 높이는 정도와 가장 관련이 있으나, 다른 많은 유형의 요인들(예: 명확성, 자연스러움, 풍부한 소리(sound richness), 적합성 및 편안함, 판매자 상담, 사용 편의성, 품질보증, 돈의 가치, 기대치, 신뢰성, 배터리 수명, 그리고 환자 성격 등)도 전반적인 만족도와 연관이 있다.[351, 942, 953, 1928]

Cox & Alexander(1999)는 만족도의 구성 요소를 더 잘 이해할 수 있는 간단한 설문지를 제시하였다. 환자들과의 구조화된 인터뷰를 통해 만족도에 영향을 미치는 요소들은 6가지 영역으로 분류된다:

- 미용 및 자아상(self-image)
- 음질 및 음향
- 혜택
- 편안함과 사용 편의성
- 비용
- 서비스

Cox & Alexander는 이런 범주에 대한 25개 질문을 고안하고, 문제들의 통계학적 특성들에 따라(Section 14.3.1) 15가지 항목을 선택하여 Satisfaction with Amplification in Daily Life scale(SADL)을 만들었다. SADL의 항목들은 4개의 하위척도(sub-scale)로 구분된다:

- **긍정적 효과**(Positive effect) – 의사소통 장애 감소, 향상된 자신감, 개선된 음질 및 가치에 대한 긍정적인 평가 등을 포함
- **서비스 및 비용**(Service and cost) – 신뢰성, 임상가 능숙도 및 비용 등을 포함
- **부정적 효과**(Negative effect) – 배경 소리, 피드백 및 전화에 대한 보청기의 유용성 등 포함
- **개인 이미지**(Personal imaging) – 외모와 다른 사람들의 분명한 반응

SADL은 체계적인 방법으로 전반적인 만족도가 낮은 이유를 찾고, 수정하기 위한 관점들을 함께 제시한다. 이는 훨씬 긴 설문지에서 얻은 만족도 점수를 이용하지만, 만족이라는 단어를 사용하지 않고 이를 가능하게 만들었다.[777] SALD와 상응하는 결과를 산출하는 다른 방법으로는 Dynamic Assessment of Hearing Aids(DAHA)라는 컴퓨터 기반 방법이 있다.[309] 이는 컴퓨터 화면에서 환자가 직접 표시한 시각-아날로그 척도(VAS)를 이용한다.

물론 환자에게 왜 만족하지 못하는지를 묻는 것도 또 다른 방법이다. 그러나 Cox & Alexander는 이러한 개방형 질문에 대한 한번의 부정적인 대답은 다른 문제들은 감출 수 있다고 하였다. 하나의 하위척도(sub-scale)가 다른 하위척도보다 훨씬 낮은 점수를 가지면 임상가는 불만의 이유들에 대하여 더욱 확신할 수 있게 된다.

14.6 The International Outcomes Inventory for Hearing Aids(IOI-HA)

1999년에 성과(outcome) 측정에 관심이 있는 국제 과학자 그룹은 덴마크의 Eriksholm에 있는 한 곳에 모여서, 새로운 연구마다 새로운 설문지를 만들 필요성을 없애는(그리고 새로운 머리글자약자(acronym)를 배우는 학생들을 위해) 짧고, 단순한 성과측정 방법을 내놓을 때까지 나오지 않을 것이라고 했다. 이들은 급증하는 설문지 조사에 대한 부담을 주는데 가장 책임이 있었다.

그들의 결과로 제작된 것이 International Outcomes Inventory for Hearing Aids(IOI-HA)이다.[335] 이 설문지는 사용 영역(usage domain), 혜택(benefit, 활동제한의 변화), 잔여활동제한(residual activity limitation), 만족도, 잔여참여제한(residual participation restriction), 타인에게 미치는 잔여영향(residual impact on others)과 삶의 질(quality of life) 변화를 다루고 있다. 최소한 21개 언어[355]로 번역된 7개의 질문이 첨부된 패널에 있다.

IOI-HA는 매우 짧아서(각 영역마다 질문 1개) 과도한 길이 때문에 사용하지 못할 핑계가 되지 않는다. 이들은 연구들을 비교하고 및 국가들 사이의 보청기 효과(effectiveness)를 용이하게 비교하기 위한 연구도 함께하도록 요청받았다.

IOI-HA에 대한 후속 요인 분석에서 질문이 2가지 요소로 나뉘며, 각 요소의 항목에 대한 점수를 평균하여 2개의 하위척도가 형성되고 있다.[346, 456, 725, 972, 1709, 1856] 항목 2, 4, 7은 보청기에 의한 변화를 측정하고, 사용량을 측정하는 항목 1과 함께 첫째 요소에 속한다. 항목 3, 5, 6은 잔존하는 어려움을 측정하고 둘째 요소에 속한다. 다양한 정도의 난청 환자에서 자기보고(self-report)의 어려움이 있는 경우에 IOI를 적용하면 항목을 2개 요소로 만들어 조사를 안정적으로 만든 이유를 이해하기 쉽다. 평균적으로 난청 정

The International Outcomes Inventory for Hearing Aids(IOI–HA)

1. 지난 2주 동안 현재 보청기를 얼마나 사용했는지 생각한다. 평균 하루에 보청기를 몇 시간이나 사용하는가?
   [None, < 1hr/day, 1~4hr/day, 4~81hr/day, >81hr/day]
2. 현재 보청기를 착용하기 전에 가장 잘 듣고 싶었던 상황을 생각한다. 지난 2주 동안 보청기가 그 상황에서 얼마나 도움이 되었는가?
   [Not at all, slightly, moderately, quite a lot, very much better]
3. 가장 잘 듣고 싶었던 상황에 대해 다시 생각한다. 보청기를 사용할 때 그 상황에 어느 정도의 어려움을 여전히 가지고 있는가?
   [Very much, quite a lot, moderate, slight, no difficulty]
4. 모든 것을 고려할 때 현재 보청기가 사용할 만한 가치가 있는가?
   [Not at all, slightly, moderately, quite a lot, very much worth it]
5. 지난 2주 동안 현재 보청기를 착용한 상태에서, 당신이 할 수 있는 일에 난청이 얼마나 영향을 주는가?
   [Very much, quite a lot, moderate, slight, not at all affected]
6. 지난 2주 동안 현재 보청기를 착용한 상태에서, 얼마나 당신의 난청에 의해 다른 사람들이 어려움을 겪고 있다고 생각합니까?
   [Very much, quite a lot, moderate, slight, not at all bothered]
7. 모든 것을 고려할 때 현재 보청기가 당신의 삶의 즐거움을 얼마나 바꾸었습니까?
   [Worse, no change, slightly better, quite a lot better, very much better]

도가 작고 어려움이 적은 경우보다는 더 큰 난청과 어려움을 가진 환자들이 보청기를 더 많이 사용하고,[1177] 보청기가 더 도움이 된다고 생각한다. 그러나 이들은 보청기를 사용하여도 난청이 작은 사람들보다 큰 잔여 어려움을 겪는다. 결과적으로 난청으로 인해 하위척도 (1) 점수는 증가하지만, 하위척도 (2) 점수는 감소한다.[347, 456]

- 양호한 귀의 청력손실이 10dB 증가할 때마다 하위척도 (1) 점수는 0.1점씩 증가한다.
- 양호한 귀의 청력손실이 10dB 증가할 때마다 하위척도 (2) 점수는 0.07점씩 감소한다.

하위척도 (1)과 (2)는 각각 전반적인 혜택과 잔여어려움에서의 자유도(freedom from residual difficulties)를 각각 측정한다고 생각할 수 있다.

IOI-HA는 현재 보청기 효과를 조사하는 많은 연구에서 사용되고 있다. Figure 14.3은 여러 국가의 실험 결과이다. 각 질문은 1~5 척도(scale)로 표시되며, 5는 최상의 보청기 성과를 나타낸다. 어떤 연구나 국가 사이의 비교도 자료가 측정된 집단 사이의 차이를 고려해야 한다. 결과에 영향을 주는 차이는 난청, 나이, 응답률, 환자가 보청기 착용 경험이 있는지 여부,[439] 그리고 질문이 환자를 보는 임상가 또는 제3자에 의해 관리되는지 여부를 포함한다. Figure 14.3에서 환자를 보아온 임상가가 설문조사를 직접 실시하여 가장 높은 점수를 보인 연구(Stephens, 2002)를 제외하고는 모든 설문지가 환자에게 우편으로 발송이 되어 작성되었다. 두 번째로 높은 점수의 연구(Heuemann, 2005)는 모든 연구들 중 가장 낮은 응답률을 가졌다.

Figure 14.4는 주로 다양한 형태의 다중채널 압축기능을 갖는 보청기를 착용한[2] 379명의 환자에서 관찰된 평균 IOI-HA 점수 분포이다.[456] 4.09의 중간 점수가 최고 점수 5.0보다 어느 정도 낮으면서도 최저 점수인 1.0보다 훨씬 높기 때문에 IOI-HA는 전형적인 성과보다 많이 좋거나, 많이 나쁜 경우를 확인하는데 적합하다.

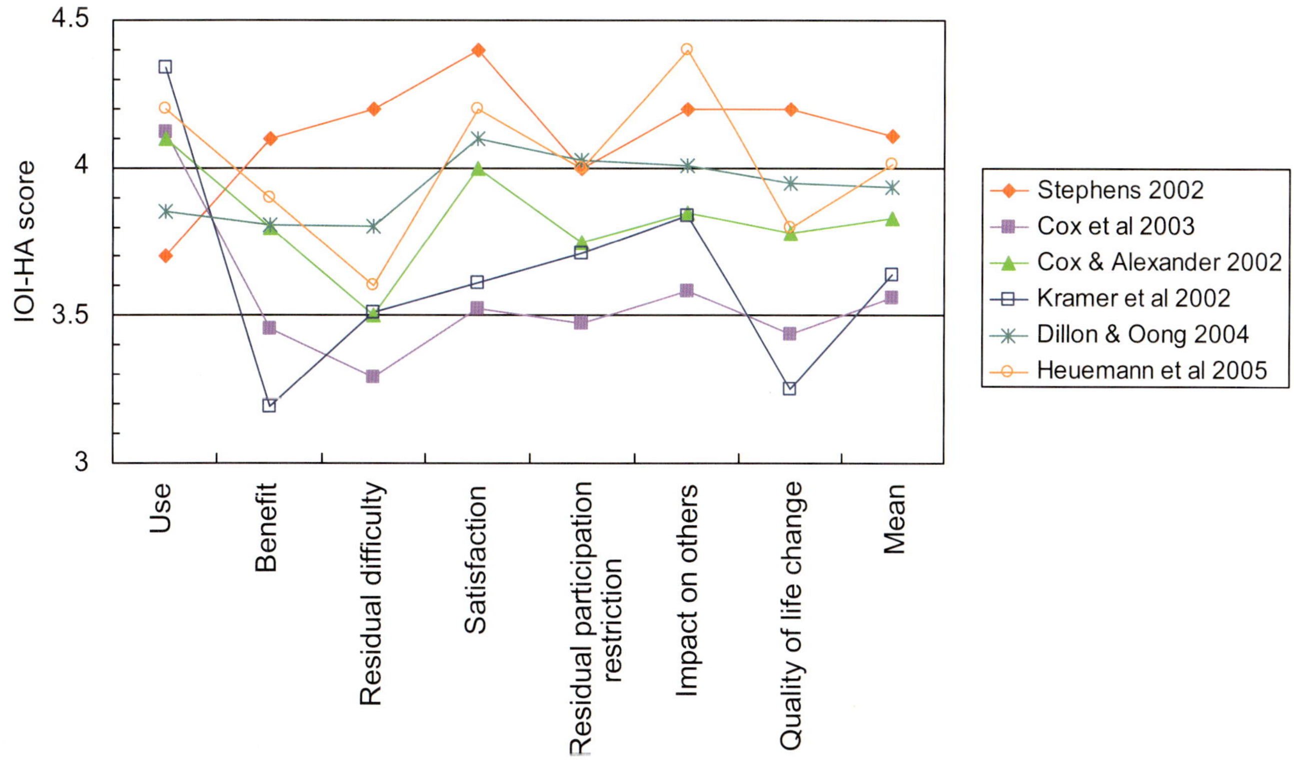

Figure 14.3 Data from several countries and studies on the IOI-HA. Responses for all questions are scaled from 1 to 5, with 5 representing the best outcomes.

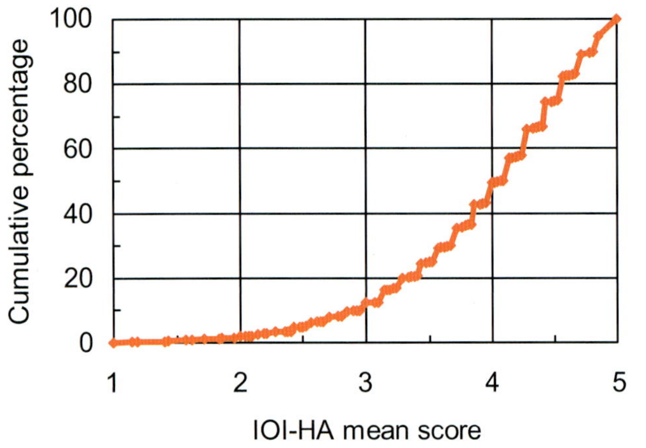

Figure 14.4 Percentage of people achieving less than or equal to the mean IOI-HA scores shown on the horizontal axis.

IOI-HA는 더 많은 설문지를 만드는 것을 막지 못했다. 그것은 파생형을 만들어 냈다.[1329] IOI-HA-SO는 보청기가 SO에게 미치는 영향을 측정하며, IOI-AI는 ALD, 청각 전략(hearing strategies) 또는 수술과 같은 보청기 이외의 효과를 측정한다.

14.7 피팅 후 시간에 따른 효과의 변화 *Changes in Outcomes with Time after Fitting*

성과를 언제 평가해야 하는가? 대답은 간단해 보일 수 있다: 마지막 면담(약속)이 끝났을 때이나, 이를 선택하여도 피팅 이후의 마지막 면담을 선택하는 것은 주로 임상가에 의해 결정된다. 반면에 피팅 이후 성과 평가를 빨리 시행하기를 원하는데, 평가 이후 중요한 문제를 빨리 해결할 수 있기 때문이다. 이와는 달리 일부 문제의 경우 환자가 보청기를 충분히 경험할 때까지는 나타나지 않을 수도 있다. 또한 보청기 사용 경험이 충분해질 때까지 보청기가 제공하는 모든 장점을 환자가 인정하지 못할 수도 있다.

실험적으로 모든 유형의 성과는 보청기 피팅 이후 적어도 처음 몇 주 동안 변화하는 것처럼 보인다. 오래 전 1939년에 Berry는 조정 과정(adjustment process)으로 피팅 이후 수개월 동안 어음식별(speech identification) 기능이 증가한다고 하였다. Watson과 Knudsen(1940)은 한 사람에서 보청기 피팅 이후 3개월 동안 어음인식이 40% p가 증가하였다고 하였다. 그들은 이 과정을 적응(accommodation)이라고 하였다. 피팅 후 처음 몇 달 동안 발생하는 어음식별능력 변화는 현재 순응(acclimatization)이라고 한다.[591, 766]

그러나 많은 조사 결과에서 평균 증가되는 어음인식 정도는 단지 몇 % p에 불과했기 때문에 일반적으로 개별 환자에서 의미를 발견하기에는 너무 작았다.[1803] 순응기간은 1개월 정도로 짧을 수 있지만,[1009] 어음이해력의 증가 정도와 이것이 발생하는 시간에 따른 변화는 선형 증폭[1950]보다는 익숙하지 않은 신호처리 방식(예: 다중채널 압축 또는 주파수 하강)에서 시간이 더 많이 필요할 가능성이 크다.

보청기 피팅 이후 몇 주, 몇 달 동안 자기보고된 성과가 다르다. 객관적으로 측정된 어음이해력과 APHAB 점수를 사용하여 측정한 차기보고에서의 혜택은 피팅 후 2주부터 3개월까지 증가하였다.[343]

피팅 이후 몇 주 동안 일부 효과 측정에 후광(halo) 또는 허니문 효과가 있을 수 있다. 피팅 후 2주째에는 피팅 후 12개월보다 만족도가 높다.[777, 1171] 장애의 부정적인 감정 측면(HHIE 점수에 근거한)은 피팅 후 3개월보다 피팅 후 3주가 적다.[1129, 1771] Noble(1999)은 피팅 직후의 나쁜 의사소통 능력은 집에서 긴장을 유발하여 재활하지 않게 만들며, 집에서 대화하는데 보청기 혜택도 사라지게 될 것이라고 가정하였다. 더 많은 시간이 지나면 보청기가 최소한의 혜택만을 주는 상황을 알게 되므로, 재활 이전에 보고된 수준은 아니더라도 자기보고된 장애 정도가 증가하고 만족도는 떨어진다고 하였다.[1171] 보청기를 하루 4시간 이상 사용하는 환자에서 피팅 후 1주에서 성과 변화는 긍정적일 가능성이 높지만, 보청기를 하루 4시간 미만 사용하면 시간 경과에 따라서 보청기 성과 변화는 부정적이 될 것이다.[1856]

보청기 착용 경험이 있는 경우 향상된 증폭 특성으로 피팅하면 더 좋은 보청기에 대한 기대로 허니문 기간을 기대할 수 있다. 그러나 오래된 보청기에 비해 새 보청기에서 상대적으로 높은 혜택은 피팅 4주 이후 측정한 정도가 1년까지 유지된다.[62]

시간 경과에 따른 성과 변화에 대한 여러 연구를 비교하면 피팅 후 약 6주 정도에서 결과가 안정됨을 보인다:

- 만족도, 불리(handicap) 감소(HHIE 점수), 목표 달성(GAS 점수), 청취 능력의 변화(COSI 점수)는 모두 피팅 후 6주와 피팅 후 3개월 때 차이가 없었다.[448, 452]
- 불리(handicap) 감소(HHIE 점수)와 의사소통 기능(communication function, Denver scale of Communication 점수)은 피팅 후 6주와 피팅 후 4개월이 거의 차이가 없다.[1273]
- 만족도, 사용량, 보청기를 사용한 어음이해(aided speech understanding)는 피팅 후 4주, 6개월, 1년, 2년, 3년에 거의 차이가 없었다. 개별적으로 크게 변화하기도 했지만 일부의 경우이고, 대부분은 만족도나 이익은 오랜 시간에 걸쳐 점차 감소하였다.[776, 777]
- 피팅하고 4주 이후 평균 이상 또는 평균 이하의 사용량과 만족도를 가진 환자들은 각각 피팅 후 2년이 경과해도 동일하게 평균 이상이거나 평균 이하일 가능성이 있다.[777]
- 3개월 후 측정한 불리(handicap) 감소는 피팅 후 1년 이후 다양한 시기에 측정해도 변하지 않는다.[1129, 1275, 1771]
- 비슷한 결과로 객관적으로 측정된 혜택(어음이해력)과 주관적으로 측정된 혜택(PHAB 점수)은 피팅 후 6주와 피팅 후 1년 때 결과가 동일하였다.[1748]
- 첫 해 동안 보청기 사용 변화에 관한 상충되는 증거가 있다. Mulrow, Tuley & Aguilar(1992b)는 보청기 사용시간이 매일 감소한다고 하였으나, Brooks(1981)는 사용시간이 증가한다고 하였다.
- 수년에 걸쳐 여러 변화가 가능하다. 사용량은 피팅 후 4년 동안 안정적으로 유지될 수도 있고,[722] 보청기가 도움이 되는 상황에 대하여 환자가 보다 잘 결정하는 경우에는 아마도 약간 감소할 것이다.[101] 처음 1년 내에 보청기를 거의 사용하지 않은 일부 환자는 아마도 청력이 악화됨에 따라 10년 후에는 조금 더 정규적인 보청기 사용자가 될 수 있다.[182]

측정 결과가 안정화되는 시간은 측정만이 아니라, 환자의 성격에 따라 다르다. Cox(2003)는 매우 신경질적인(high-neuroticism) 환자에서는 3주에서 3개월까지 혜택이 감소하였으나, 덜 신경질적인(low-neuroticism) 환자의 경우에는 변하지 않았다. 이와는 달리 만족도는 두 군의 환자 모두에서 동일하였고, 변하지도 않았다.

기기와 서비스에 대한 비용 지불이 좋은 성과를 보여준다는 보고도 있는데, 일반적인 30일 시험착용(trial)보다 45일 또는 60일 시험착용에서 큰 장점이 있었다. 대부분 환자가 2주 이내에 보청기 사용을 계속할 것인지에 대해 결정하나, 소수에서는 피팅 후 8주에도 결정을 내리지 못한다.[1811] 30일 이상의 기간은 혜택이 안정화되는데 필요한 시간이다. 그러나 성과 측정 시점을 꼭 한번만 선택할 이유는 없다:

- 혜택에 중점을 두는 한 가지 측정(예: APHAB 또는 COSI)은 정기 면담(약속)의 끝에서 시행할 수 있고, 이 시기는 일부 국가에서 환자가 보청기를 무상 반품이 가능한 30일 기간 이내가 될 것이다.
- 다른 측정(예: HAUQ 또는 EAR)은 피팅 후 6~12주에 새로 생긴 문제를 발견하고 처리하기 위해 시행할 수 있다. HAUQ, EAR은 또한 간단히 혜택과 만족도를 측정하는데, HAUQ는 추가적으로 사용량을 함께 측정한다. 또한 Hearing Aid Review(HAR)[189]는 이득, 만족도 및 사용량을 측정하지만 보청기와 관련된 문제는 평가하지 않는다. 마지막 점검은 우편 또는 전화로 시행하여 관리 비용을 최소화할 수 있는데, HAUQ와 HAR는 모두 이런 적용이 가능하다.

14

결론: 시간 경과에 따른 보청기 성과 변화(Changes in outcomes with time)

종합하면, 피팅 후 6주에 자기보고에 따른 결과에서 보청기 사용과 혜택은 상당히 안정적이나, 이후 몇 달 또는 몇 년 동안 작은 변화가 발생할 수 있다. 따라서 피팅 후 처음 몇 주는 실제적인 이유로 평가하기에 가장 편리한 시간이기는 하나, 가장 좋은 시간은 아니다.

14.8 건강관련 삶의 질에 미치는 난청과 보청기의 효과 *Impact of Hearing Loss and Hearing Aids on Health-Related Quality of Life*

어음을 더 잘 이해하고, 다른 소리를 확인할 수 있도록 하는 것이 더 많은 혜택이 발생하는 기본 구조이지만, 보청기 효과는 그 이상으로 확장될 수 있다. 넓은 의미의 보청기 혜택은 Section 14.8.1에서와 같이, 낮아진 건강관련 삶의 질(health-related quality of life)과 연관이 있기 때문이다. 건강관련 삶의 질 대신에 사용할 수 있는 용어로는 주관적인 웰빙(subjective well-being), 건강 상태(health state), 건강 상황(health status), 웰빙(well-being) 등이 있다.[11] 보청기가 어떠한 방식으로 삶의 질을 높일 수 있게 하는지는 Section 14.8.2에서 다시 다룰 것이다.

14.8.1 건강관련 삶의 질에 대한 청력손실의 영향 *Effect of hearing loss on health-related quality of life*

누구도 난청으로 인한 건강 문제, 삶의 질 악화 문제를 확인하기 위해 무작위대조군 시험을 하지 않지만, 난청이 광범위한 건강 문제와 관련이 있다는 것을 여러 관찰 연구에서 확인할 수 있다. 실험에서 주어진 통계적 접근방법으로 난청이 건강에 역효과를 나타낸다거나 이러한 역효과가 난청을 유발한다거나, 몇몇의 조절이 되지 않는 인자(factor)(연령, 교정되지 않는다면, 심혈관계 기능)가 난청과 건강의 나쁜 효과를 일으킬 수 있는데, 이러한 3가지 이유들의 조합이 근거가 있는지 유추할 수 있다.

치료되지 않은 난청은 통계적으로 다음과 같은 연관성을 갖는다:

- 우울증,[56, 247, 1791] 우울한 증상의 유병률은 청력 및 시각장애를 같이 동반하는 환자에서 더 증가함[1088]
- 타인과의 소통이 양적 질적으로 감소된 것, 심리적 소외, 외로움 증가,[56, 386, 904] 시력저하를 동반하는 환자에서 이로 인한 사회적 소외(social isolation)[802]
- 감소된 자기만족의 느낌(self-sufficiency)[56, 247]
- 높은 사망률[56, 737]
- 난청을 동반하는 환자에서 알츠하이머병[1066]과 같은 질환을 포함하는 연령을 보정해도 낮은 인지기능[60, 644, 1066, 1812]
- 육체적, 심리사회적 웰빙의 전반적인 감소(Sickness impact profile(SIP)을 통해 측정)[127]
- 건강 서비스 접근이 제한되어 난청과 직접적으로는 관련 없는 건강 문제를 일으킴(주로 고도~심도 난청의 경우에 해당)[1810]

청력손실로 인한 감소된 의사 소통은 또한 분노, 불안, 감소된 안전감(self-security), 고난, 당황, 탈진(exhaustion), 추가적인 난청에 대한 두려움, 불안정, 짜증, 외로움, 편집증, 소속감 상실, 친밀감 상실, 이동 제한, 슬픔과 실업 등을 유발한다.[635, 723, 1720, 1799]

14.8.2 건강관련 삶의 질에 대한 보청기의 효과 *Effect of hearing aids on health-related quality of life*

건강관련 삶의 질에 대한 보청기의 치료 효과는 그 자체만으로 흥미로운 내용이다. 이는 또한 앞서 언급된 건강 문제가 청력손실로 인해 발생하는지를 분명하게 하는 방법을 제시한다. 만약 난청 환자를 보청기, 재활 서비스, 청각방법(hearing tactics)을 포함하는 치료군과 대조군으로 나누면, 두 그룹 사이의 건강관련 삶의 질 차이는 난청의 부정적인 효과를 뒤집는 치료 결과를 나타낼 것이다.

그러나 보청기와 관련한 무작위대조군 실험은 거의 없다. Murlow(1990)는 보청기를 통한 치료가 우울증을 줄이고, 사회적, 감정적, 의사소통, 인지기능을 개선시킨다고 하였다. 이러한 혜택은 보청기 피팅 4개월 이후 측정에서 잘 확인되며, 피팅 이후 12개월째에도 여전히 존재하였다.[1273, 1275] 그러나 다른 무작위대조군 연구에서 보청기가 장애(disability)를 감소시키기는 하지만, 보청기 피팅 후 6개월째 측정에서 우울감 감소는 없다고 하였다.[1790]

무작위대조군 연구의 대안으로 원인적 영향을 확인하는 종단연구(longitudinal study)로 보청기 치료 전후 건강관련 삶의 질을 측정할 수 있다. Crandell(1980)은 SIP로 측정한 일반적인 웰빙 정도를 보청기를 통해 증가할 수 있다고 하였다. 이러한 개선은 피팅 이후 3개월째 확인되었으며, 피팅 이후 6개월에도 유지되었다. 종단연구에서 발견되는 다른 간접적 혜택으로는 작업 기억의 개선, 감각적 및 사회적 기쁨, 사회적 상호관계, 각성도(alertness), 여가 생활, 학습 능력, 그리고 심리사회적 웰빙이 있다. 보청기 사용은 불안, 우울 및 편집증 등을 감소시킨다.[500, 837, 1036]

난청 환자와 가족에게 보청기 사용으로 얼마나 삶이 개선되었는지 역으로 회고하여 대답하도록 하는 유사종단연구(quasi-longitudinal study)에서 건강관련 삶의 질에 대하여 보청기 효과가 있다는 작은 증거가 있었다. 큰 비율의 많은 보청기 착용자와 더 많은 가족 구성원들에서 보청기 착용으로 인해 그들의 관계, 감정적인 느낌, 참여, 독립성이 긍정적으로 변화하였다고 하였다.[956]

결과적으로 보청기 혜택에 대한 약한 근거를 갖는 형태는 일부 보청기 착용자에 관한 건강관련 측면을 보청기 착용을 하지 않는 유사한 난청인과 같은 측면에서 비교하는 것이다. 많은 연구 결과에서 보청기를 착용하면 사용하지 않은 경우에 비하여 수많은 건강관련 삶의 질이 더 좋아졌다. 보청기를 사용하는 사람은 좋은 기분과 적은 우울감, 사회적 활동에 대한 적극적 참여, 유연한 상호 간의 관계, 자기충족감, 삶에 대한 만족감, 감정적인 안정감, 삶에 대한 큰 조절, 건강, 감소된 분노/욕구 불만, 감소된 편집증, 감소된 불안감, 낮은 자아 비판, 줄어든 내향성을 보이며, 가장 중요한 것은 사망률이 감소된다는 것이다.[56, 172, 689, 956] 보청기 착용자는 또한 더 양호한 인지기능을 가진다.[1066]

물론 청가재활이 건강 성과를 전반적으로 높인다는 의미 있는 연관성이 입증된 바는 없다. 또한 보다 잘 적응하고 건강한 환자들은 더욱 재활훈련을 열심히 할 것이다. 특별히 난청만 아니라 중요한 건강 문제를 함께 갖게 되면 난청에 주의하기 보다는 중요한 건강 문제에 집중하게 된다. 이런 문제로 보청기를 착용하지 않은 경우도 불가피하게 연구에 포함되므로 보청기가 없는 경우의 삶의 질을 더 낮출 것이나, 난청 자체가 삶의 질에 대한 평가 점수에는 큰 영향을 주지 않는다.

건강 정책을 만드는 사람은 보청기가 건강 관련 삶의 질에 미치는 영향을 평가하려는 큰 필요를 갖고 있으며, 다른 질병이나 상해 등의 치료와 비교하여 보청기의 효용(utility)을 평가하려고 한다. 비용대비효용은 공공기금을 보청기 치료에 지출할 논리적 판단 근거가 된다.

다양한 건강 문제의 역효과 혹은 다양한 치료법 효과를 비교하거나 정량화하기 위한 포괄적인 시도들이 이루어지고 있다. SIP 이외의 다른 시도들은 다음과 같다:

- Mental outcomes study short form 36(SF36)은 8가지 차원(dimension)을 평가하는데, 육체적 기능, 통증, 전반적인 건강 기능, 활력, 사회적 기능, 감정 효과, 정신적 건강 등이 이에 속한다.
- World health organization disability assessment scale II (WHO-DAS II)는 6가지 관점을 통해 건강관련 삶의 질을 평가하며(의사소통, 이동성, 자기관리(self-care), 대인관계, 삶의 활동성, 사회 참여도), 이 중 의사소통 관점이 보청기 치료에 의해 가장 많이 영향을 받는다.[1161]
- Health Utilities Index Mark 3(HUI 3)은 시력, 청력, 언어, 재주(dexterity), 보행, 감정, 인지능력과 통증의 분야(domain)로 평가된다.
- 유로 삶의 질(EuroQol)은 5가지 차원의 질문을 포함하며 이동성, 자기관리, 일반적인 활동을 수행하는 능력, 통증/불편감, 불안/우울감으로 구성된다. 이런 EuroQol 방법은 또한 하나의 VAS로 평가되며 이는 이들이 느끼는 감정을 0부터 100까지 점수를 표시된다.

Abram(2005)은 이러한 측정과 청력과 어떻게 연관되어 있는지에 대해 보다 자세히 검토하였다. 다양한 포괄적인 측정법들이 특정 질병이 있는 사람에게 각 질병이 어느 정도의 비율로 건강에서 영향을 주는지, 특정 치료법이 어느 정도의 비율로 건강을 회복하는가와 같은 효용 가치(utility value)를 목표로 한다. 그러나 건강관련 삶의 질을 하나로 정의하는 유용한 설문지는 없다. 따라서 다양한 측정 방법은 활동제한 또는 참여제한에 대한 다양한 형태의 손실(impairment)에 대한 면을 강조하게 된다.

가장 많이 사용되는 항목은 SF36과 좀 더 간소화 버전인 SF-6D인데, 의사소통 문제보다는 신체적 건강 문제에 더 많이 영향을 받는다. 따라서 청력손실은 SF나 EQ-5D로 측정할 때에는 작은 문제(효용이 적은)로 나타나며, 의

건강관련 삶의 질의 측정 용어(Terms of Health-related quality of life)

효용(Utility)은 개인이 갖는 완전한 건강과 웰빙의 비율을 말하며, 0은 사망, 1은 완전한 건강과 웰빙을 의미한다. 어떤 건강관련 상태도 일정 정도 효용을 줄이며, 어떤 치료도 일정 정도 효용을 높인다. HUI 3에서 다른 부분은 완전히 건강한 심도 난청 환자의 효용은 0.61이다.

Quality Adjusted Life Years(QALYs)는 치료가 환자에게 완전한 건강을 제공하는 등가년수(equivalent number of years)를 말한다. 예를 들어 효용을 0.2만큼 높이는 치료가 있고, 10년의 여명이 있다면, 그 사람에게는 2QALYs를 제공한다고 말한다.

시간 거래(Time tradeoff), 표준화 도박(Standard gamble), VAS(Visual analog scale)는 건강 상태의 효용 감소 또는 치료로 효용이 높아지는 것을 계산하는 방식. 자세한 내용은 Abrams, Chisolm, McArdle(2005)을 참조.

사소통이 강조된 HUI 3로 측정하면 효용이 큰 것으로 나타나게 된다.[85] 따라서 SF나 EQ-5D를 통해 측정할 때 보청기에 의한 치료 가치가 낮아 보일 것이라고 추측할 수 있다. 이미 여러 연구를 통해 SF나 EQ-5D 측정에서 보청기가 보편적인 건강관련 삶의 질에 미치는 영향은 낮다고 하였으나, HIEE와 같이 청력을 특정하여 측정하는 방법에서는 매우 혜택이 많은 것으로 나타났다.[297, 755, 838, 1693, 1868]

요약하면 다양한 질환이나 치료에 대한 상대적인 순위는 선택된 측정법에 따라 달라지고, HUI 3과 WHO-DAS II 측정 방법은 포괄적이기는 하지만 SF 또는 EQ-5D 방법에 비해 난청과 그에 대한 치료에 더 민감한 결과를 나타낸다.[1161]

다양한 치료법의 가치를 비교하는 또 다른 방법은 환자가 갖고 있거나, 갖고 있다고 상상하는 건강관련 문제에 대하여 얼마나 비용을 지불할 것인지를 물어서 다양한 치료 방법의 가치를 평가하는 방법이 있다. 이런 질문은 치료 이전에 시행할 수도 있고, 건강 문제가 있다면 치료 이후에 시행할 수도 있다. 보청기 피팅 이후 재향군인에게 보청기에 대하여 지불할 용의가 있는 금액을 조사한 결과 보청기당 US $ 982 였다.[295] 개인별로 지정한 금액은 APHAB 설문지로 측정한 혜택과 관련이 있었다.

청각재활과 일반적인 정신적, 신체적 건강은 연관 관계가 있지만, 건강관련 삶의 질로 개인별 청각재활의 결과를 평가하는 임상가는 일반적인 건강과 웰빙에 영향을 주는 다른 문제에 대해서는 둔감하다.[124, 297, 1273] 통합적인 측정 방법은 개인의 삶에 영향을 미치는 여러 면을 고려하였기 때문에 이것이 개별 환자에서 보청기가 제공하는 변화를 유의하게 입증하기는 어렵다. 청력에 특화된 삶의 질 측정 방법은 큰 차이가 나타날 것이다.[297] 그러나 보청기의 성과를 말할 때, 일반적인 건강과 웰빙에 대한 보청기 혜택을 간과하지 말아야 한다. 또한 보청기 착용이 예상되는 경우에 보청기 혜택이 단순히 보다 잘 듣게 하는 것 이상이라고 말하는 것이 적절할 것이다.[956]

난청, 보청기 치료가 일반적인 웰빙에 미치는 영향을 확인하고 정량화하는 무작위대조군 연구와 종단 연구가 필요하다. 특히 난청으로 인한 효용 감소와 다른 건강 문제로 인한 효용 감소의 근거를 확실하게 비교하여, 청력의 중요성에 합당하고 청각재활에 대한 지원이 이루어질 수 있도록 연구가 진행되어야 할 것이다. 비록 청력에 대하여 EQ-5D 설문이 덜 민감하여도 보청기를 통한 치료 비용-혜택 비율(cost-benefit ratio)을 다른 질환과 비교하여 비용 대비 QALY를 제공할 수 있을 것이다.[839]

14.9 결론 *Concluding Comments*

정기적으로 성과를 측정해야 하는지, 측정한다면 어떤 방법을 일반적으로 사용해야 하는가? 만약 제3의 집단에서 보청기 혜택과 관련한 증거가 필요하다면, 여기서 설명된 몇 가지 공식적인 측정 방법을 사용해야 한다.

만약 성과 측정을 위한 외부의 요구가 없다면 어떨까? 성과는 여러 가지 측면을 갖고 있다. 환자가 보청기를 착용한다면 보청기로 여러 혜택을 얻는지, 만족 여부, 해결할 잔존 문제 여부를 임상가는 확인해야 한다. 이런 사항은 설문지나 공식화된 과정 없이도 어느 정도 가능하나, 체계화된 과정을 활용하면 이런 사항 확인과 함께 정확한 평가를 시행할 수 있을 것이다. 정립되고 측정 방법을 통일하여 사용한다면 시간적 측면, 개별 환자의 측면, 병원 내부 또는 다른 병원 측면에서 결과를 비교할 수 있게 될 것이다.

또한 공식적인 과정(APHAB, COSI, EAR, GHABP, HAUQ, HHIE, SADL, SHAPIE, SSQ 혹은 다른 용어들)을 이용하면 임상가는 환자에게 물어야 하는 항목을 빠뜨리지 않을 수 있을 것이다. 임상가는 공식적인 과정을 이용하지 않아도 이런 종류의 질문을 계속해야 한다. 각각의 설문지는 다른 설문지 관점과는 다른 측면을 제공하지만 일부는 유사하다:

- APHAB는 보청기가 일부 상황에서 더 효율적인지와 매우 강한 소리(intense sound)에 역효과가 있는지를 알려 준다.
- COSI는 환자가 도움을 필요로 하는 특정 청력 문제를 확인하고 해결하는 데 중요한 것을 알려 준다.
- GHABP는 환자가 특정 상황에서 느낄 수 있는 장애, 혜택, 사용, 만족도에 대한 전반적인 양상을 제공한다.
- HAUQ는 모든 피팅의 기계적, 전기음향학적인 측면이 적절하게 다뤄졌는지에 대한 중요한 정보를 알려주고, 보청기 사용과 만족도에 대해 간단한 1개의 항목을 평가한다.
- HHIE는 보청기와 청각재활이 얼마나 환자의 일상 생활과 감정에 영향을 주는지를 보여 준다.
- SADL은 환자가 완전히 만족하지 못하는 이유를 분석할 수 있도록 한다.
- SHAPIE는 장애(disability) 감소 정도를 확인하는 데 상대적으로 민감하지만, 임상적 사용보다는 연구나 대조 평가에 더 적합하다.
- SSQ는 2개의 보청기를 통해 소리를 듣는 혜택(소리 국소화, 이해)에 상대적으로 민감하다.

요약하자면, 어떤 방식을 사용하던지 다음의 항목에 대해 확인하는 것이 중요하다:

- 장애 변화를 통해 알 수 있는 혜택(APHAB, COSI, EAR, GHABP, HAUQ, HHIE, SHAPIE)
- 보청기 수행능력(APHAB, COSI, EAR, GHABP, HHIE, 또는 어음인지검사)
- 활용도
- 보청기와 관련된 여러 문제(EAR, HAUQ, HAPC)
- 만족도(전반적 단계로서의 만족도, 만약 점수가 낮으면 비공식적인 설문지 또는 SADL로 평가)

개방형 질문(open-set format)이면 환자가 자신의 어려움에 대해 언급하는 것이고, 표준화 질문(standardized format)에서는 환자가 특정 영역에 대한 참여제한이 있었는지를 확인하게 되며, 이는 추가정보를 제공할 것이다.[1710]

IOI-HA는 보청기와 관련된 문제들을 제외한 분야(domain)를 다루며, 추가적으로 삶의 질, 타인에 대한 잔존효과(residual effect to others), 삶의 변화 정도를 평가한다. 많은 연구 결과, 각 분야는 다른 분야의 측정과 불완전하지만 유의하게 상호 연결되어 있다.[772] 이런 결과는 COSI와 같이 가장 비정형화된 항목을 포함하는데, IOI-HA와는 중간 정도로 연관되어 있다.[1709] 물론 불완전한 관계는 각 측정 방법에 있어 무작위 측정 오차에 의한 것이지만, 결과에 있어 한쪽에서는 높은 점수, 다른 쪽에서는 낮은 점수가 나오면 피팅, 환자에 대한 교육, 보청기 기술로 가능한 수행능력과 비교한 환자의 기대에 대하여 논의할 필요가 있다.[189]

피팅 후 6주 기간에서 성과 변화가 일어날 가능성 때문에 피팅 전에 이를 측정하는 것은 안 된다. 피팅 직후와 장시간 경과한 이후 성과 결과는 상관 관계가 충분히 높아서 일찍 검사한다고 성공적인 성과와 실패 사이를 오해하는 일은 거의 없다. 이와 같이 충분히 많은 대상에 적용된다면 시행 방법(서면 vs. 전화 vs. 면접(임상가 또는 제 3자))에 따라 유의한 차이가 발생할 수 있으나,[1339, 1903] 그 차이는 매우 작아서 임상가는 사용하는 방법에 신경 쓸 필요가 없다.

환자 성격이 자기보고된 성과에 영향을 준다는 사실은 Section 9.1.10에 있으며, 이는 임상에서 고려할 사항은 아니다. 성격 자체가 보청기가 제공할 수 있는 혜택에 영향을 주는지 환자들이 보청기 설문지에 답하는 방식에 영향을 주는지는 확실하지 않다. 단지 환자 관점은 그들의 성격에 의해 영향을 받기 때문에 환자들이 말하는 내용을 무시하는 것은 부적절하다. 이런 관점을 실생활에 적용할 수 있다면 대화 자체는 매우 간결해질 것이다.

성과 측정은 환자 관점으로부터 현재의 위치와 갈 방향을 결정하도록 한다. 이러한 환자의 관점은 세상을 바꿀 것 같은 기술 혁신이 동반될 때 쉽게 간과된다.[1386] 진화된 기술의 보청기는 더 좋은 성과를 만들 수 있다는 것을 기억할 필요가 있다.[108] 이러한 결과를 통해 자기보고 측정의 민감도를 실제 플라시보효과(placebo effect)에 맞춰 설명하는 것이 옳은지, 혹은 모든 자기보고 측정이 우리가 기대하는 것과 달리 단순한 믿음에 의해 영향을 받는지를 입증할 필요가 있다.

Chapter Binaural and Bilateral Considerations in Hearing Aid Fitting

15 양이 보청기와 양측 보청기 피팅에서 고려할 사항

개요(synopsis)

양측으로 소리를 듣는 것은 소리가 발생한 위치를 파악할 수 있게 하고 소음 환경에서 어음이해력(speech intelligibility)을 높인다. 양측 보청기 피팅(bilateral fitting)은 편측 보청기 피팅(unilateral fitting)에 비해 양이청(binaural hearing)을 가능하게 하여 소리 인지능력을 높인다. 따라서 양측 보청기 착용은 경도나 중등도 난청일 때보다는 고도 난청일 때 더 중요하다.

소리에 대한 수평 국소화(위치 감지)는 양쪽에 도착하는 소리의 크기와 시간, 그리고 이에 따라 위상 차이로 인해 일어난다. 이는 보청기를 착용할 때 약간의 변화는 있지만 동일하게 발생한다. 대부분의 양이 보청기 사용자들은 적응이 되면 어느 정도 좌, 우로 수평 소리 국소화가 가능해진다. 수직 국소화, 전후 방향의 국소화는 귓바퀴에 의한 고주파수에 의존하므로 난청에서는 매우 급격히 떨어지고 이는 보청기로 잘 좋아지지 않는다.

두부회절(head diffraction)은 어음과 소음이 서로 다른 방향에서 올 때 신호대잡음비(SNR)가 반대쪽 귀보다 높게 나타나는 것이다. 또한 청각 기관은 어음과 소음의 서로 다른 특성을 이용해 소음 일부를 효과적으로 제거한다. 이러한 능력을 양이 스퀠치(binaural squelch)라고 한다. 또한 양쪽 귀로 듣는 것이 한쪽 귀로 듣는 것보다 어음이해력이 높은데 이를 양이 잉여(binaural redundancy)라고 한다.

양이 보청기는 보청기를 사용하지 않을 때보다 소음 환경에서 어음이해력을 높인다. 양측 귀의 어음가청력을 증가시키기 위한 전제 조건은 더 좋은 SNR을 가진 귀를 이용하는 것과 양이 스퀠치와 양이 잉여 능력이다. 양이 보청기 피팅은 여러 장점이 있는데, 음질 향상, 양측 이명 억제, 그리고 한쪽의 보청기가 고장 또는 배터리가 방전된 경우에 많이 편리하다. 편측 보청기만 사용하는 경우 보청기가 착용되지 않은 쪽에는 장기간 청각 자극이 주어지지 않아 어음신호전달능력이 감소하는 지연성 청각박탈(late-onset auditory deprivation)현상이 발생하는 문제를 양이 보청기는 방지할 수 있다.

양이 보청기 피팅의 또 다른 장점은 비대칭적 청력역치를 가지고 있는 환자에게 적용될 수 있는데, 만약 보청기를 한쪽만 사용할 수 있는 경우에는 약 60dB HL에 가장 가까운 역치를 가진 귀에 착용하는 것이 추천된다.

양이 보청기의 단점은 비용이 추가로 소요되며, 바람소음(wind noise)에 더 취약하고, 노인의 경우 조금 더 이용하기 어려운 점이다. 일부 환자에서는 양이 보청기가 심각한 청력 손실을 의미한다고 생각하여 이를 꺼린다. 또 다른 환자에서는 양이 간섭(binaural interference) 현상으로 어음식별능력(speech identification ability)이 일측 보청기를 착용한 경우보다 양이 보청기에서 더 나쁠 수 있다. 이러한 양이 간섭현상은 양쪽 와우 기능 차이, 양측 대뇌반구 차이, 또는 한쪽 대뇌피질의 대뇌 반구에서 반대쪽으로의 정보 이동 과정에서 발생하는 왜곡 등이 원인이다.

어음이해도검사(speech intelligibility test)의 변동성 때문에 양측 보청기 장점을 입증하거나 양이 간섭을 확인하기 위해서는 적절한 조건에서 검사해야 한다. 양측 보청기 장점을 가장 잘 증명하기 위해서는 어음과 소음이 발생하는 스퍼커의 위치가 두부회절효과와 양이 스퀠치효과를 극대화시키는 위치에 있어야 한다. 양이 간섭현상을 감지하기 위해서는 2가지 효과가 가장 작아지는 어음과 전방 1개의 스피커에서 나오는 소음이 있어야 한다. 2개의 경우 모두 급격한 수행능력-강도함수(performance-intensity functions)를 바탕으로 어음검사가 시행되어야 한다. 이는 양측과 일측 보청기 중 어느 방법으로 더 많이 혜택을 받을 수 있을지 예측하는 데에 이용된다.

양쪽 귀로 듣는 것에는 많은 장점들이 있기 때문에 배경소음이나 반향(reverberation)이 있는 상황에서 어음을 더 잘 이해할 수 있게 한다. 소리 위치를 국소화하는 능력도 양쪽 귀로 동시에 소리를 들을 수 있어야 가능하다. 그러므로 한쪽 귀의 청력손실은 많은 청취 환경에서 심각한 청력문제로 이어진다.[314] 중등도 이상의 양측 난청에서 한쪽만 보청기를 착용하면 같은 문제가 발생하게 된다. 시끄럽거나 울림이 많은 환경에서 소리를 듣고 있을 때, 정상인도 한쪽 귀를 막으면 이전에는 듣지 못하였던 소음이 갑자기 확실히 들리게 되고, 소음 속에서 신호를 듣고 이해하기 어렵게 되고, 위치를 판단하는 것도 힘들어지는 현상이 발생한다.

한쪽 귀로만 듣는 것에 문제가 있음에도 "몇 개의 보청기를 가져야 하는가?" 하는 질문은 모든 사람에서 보청기 2개를 사용하여 해결할 수 있는 간단한 문제가 아니다.

모든 임상적 결정에 필요한 요소들은 다음과 같다:

- 1개 또는 2개의 보청기가 권장되는가?
- 동의하지 않는 환자에서 다른 방식으로 환자의 결정을 바꾸려는 노력이 얼마나 중요한가?
- 1개의 보청기를 사용할 경우에는 어느 쪽에 착용해야 하는가?

양쪽 귀에 보청기를 착용하는 것을 단이 피팅(착용, monaural fitting)과는 구분하여 양이 피팅(binaural fitting)이라고 한다. Noble & Byrne(1991)에 있는 용어를 따라 양측 피팅(착용, bilateral fitting)과 편측 피팅(unilateral fitting)이라고도 사용되는데, 정확한 용어를 사용하는 것이 실제 상황을 이해하는 데 도움이 된다:

- 한쪽 귀에만 보청기를 착용한 환자(최소한 경도나 중등도의 청력손실이 있는 경우)에서 양쪽 귀로 많은 소리를 들을 수 있어서 양이(binaural)로 소리를 듣는다.
- 양쪽 귀에 보청기를 착용한 사람도 한쪽 귀로는 소리를 듣지 못할 수 있어서, 한쪽 귀로 들리는 소리가 반대쪽에서 들리는 소리를 방해하는 것이 가능하다.

이러한 간단한 예가 단이 피팅이 언제나 단이청(monaural hearing) 상태를 의미하는 것이 아니며, 양측 피팅이 반드시 양쪽 귀로 소리를 듣게 되어서 긍정적인 영향을 미친다는 것을 의미하는 것도 아니다. 여기에서는 이러한 의미에서 양이 장점(binaural advantage)은 한쪽 귀가 아닌 양쪽 귀로 듣는 것이 장점을 주는 경우에 사용될 것이다. 양측 장점(bilateral advantage)은 1개보다는 2개의 보청기를 통해 듣는 것의 장점을 말한다.

> **용어정리**
>
> **양이 자극**(binaural stimulation): 소리가 양측 귀에 전달되는 것
>
> **단이 자극**(monaural stimulation): 소리가 편측 귀에 전달되는 것
>
> **양측 착용**(bilateral fitting): 보청기를 양측 귀에 착용하는 것
>
> **편측 착용**(unilateral fitting): 보청기를 한쪽 귀에 착용하는 것
>
> **동일청취**(diotic): 양측 귀에 동일한 소리가 전달되는 것
>
> **이분청취**(dichotic): 각각의 귀에 다른 소리가 전달되는 것

최근 양측 보청기 피팅이 편측 보청기 피팅보다 매우 일반적이다. 2004년 미국의 경우 82%가 양이 보청기였다.[61, 954] 10년 전의 경우 65%였으며, 20년 전에는 25%였다.[946] 2004년 자료에 따르면 전세계적으로 10~75%가 양측 피팅(착용)하는 것으로 예상된다.[61]

이러한 양측 피팅(착용)의 큰 변화는 처방에 대한 것이 아니라 특정 시간과 공간에서 실제 현상을 반영한 것이라고 할 수 있다.보청기 2개를 받는 사람들 모두가 2개를 착용하는 것은 아니며, 4000명 이상의 설문조사에서 48%의 환자만이 양측 귀에 착용한다고 하였다. 이들 중에서 대부분(94%)은 보청기를 3달 이상 사용하는 경우였다. 그러나 양측 피팅을 시행한 사용자 중에서 20%만이 보청기를 1개만 사용한다고 하였다.[441]

한쪽보다 양쪽 귀에 보청기를 착용하는 것이 동일한 상황에서 더 좋은 효과가 있다는 증거가 지난 30년간 많이 제시되었다. 이에 대한 내용은 Bryne(1980, 1981), Ross(1980)와 Noble(2006)에 있다. 그럼에도 보청기를 양쪽에 착용하는 것은 비용, 자아상(self-image), 청취욕구(listening need), 보청기 관리능력, 양이 간섭을 고려할 때 모든 청력손상 환자에게 있어서 최선의 선택은 아니다. 따라서 양쪽

귀에 보청기를 사용하는 것이 한쪽에만 사용하는 것에 비해 갖는 장점과 한계를 이해하는 것이 중요하다.

다음은 정상인과 난청인 모두에게 한쪽 귀가 아닌 양쪽 귀로 듣는 것의 장점과 작용기전에 대한 내용, 보청기를 한쪽 또는 양쪽 사용할 것인지에 대한 임상적 결정, 그리고 양측 장점을 평가하는 방법에 대한 내용이다.

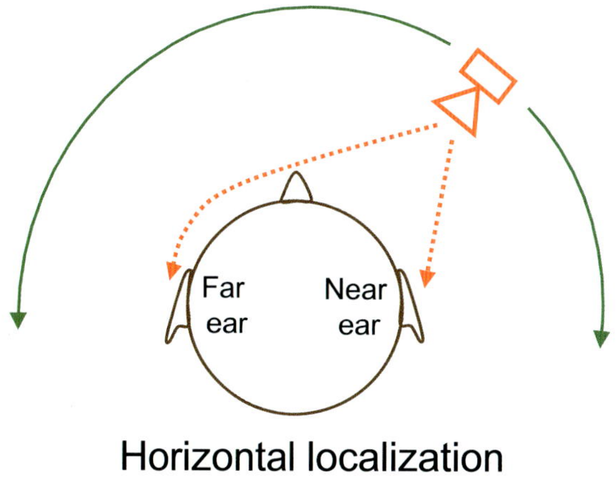

Figure 15.1 Variation of the source direction in the horizontal plane.

15.1 소리 국소화에 대한 양이효과 *Binaural Effects in Localization*

15.1.1 정상 청각에서 국소화 *Localization cues in normal hearing*

수평 국소화(horizontal localization), 수직 국소화(vertical localization), 전후 국소화(front-back localization), 외부화(externalization), 거리 지각(distance perception)들 모두가 소리에 대한 국소화에 포함되나, 이들 중 거리 감각은 다른 것들만큼 자세히 연구되지 않았다. 거리 지각은 소리 감각, 반향, 잔향(echo), 전반적인 소리레벨(overall level), 전반적인 소리의 스펙트럼 형태(spectral shape)에 의존한다.[1953] 다른 차원에서 소리 국소화를 위한 방법으로는 양쪽 귀의 차이를 분석하는 양이 정보(binaural cues)와 각각 귀에 의한 단이 정보(monaural cues) 2가지에 의하여 가능하다.

수평 국소화(Horizontal (left-right) to localization)는 양쪽 귀 사이의 시간, 강도 차이에 의한다. 소리는 음원에서 멀리 있는 귀보다 가까운 귀에 더 빨리 도착한다(Figure 15.1). 이러한 도착 시간 차이는 이간시간차(interaural time difference)라고 하는데, 머리의 크기와 소리의 속도에 의해 결정된다. 정면에서 발생하는 소리의 경우 이간시간차는 0이며, 정면을 기준으로 90° 각도가 되면 약 0.7msec이 된다(Figure 15.2).* 도달 시간이 지연되면 위상지연(phase delay)도 함께 발생하기 때문에 이간시간차는 이간위상차(interaural phase difference)를 유발한다.

빨리 시작하고, 없어지지 않고 오래 지속되는 소리에 대해서는 주파수가 증가함에 따라 위상 정보(phase cue)는 애매해진다. 측면에서 발생하는 소리에서 주파수가 높아서 한번이라도 위상변화(phase shift)가 주기의 1/2 이상이 되면 여러 음원 방향은 동일한 이간위상차를 만든다. 이것은 주파수가 약 700Hz보다 높은 경우에 발생하며, 신경 반응은 낮은 주파수 대역의 소리파형에 있어서만 동기화가 많이 된다. 따라서 이간위상차는 낮은 주파수 소리에 대해서만 정보 신호를 강하게 한다. 이간시간차는 이와 달리 소리

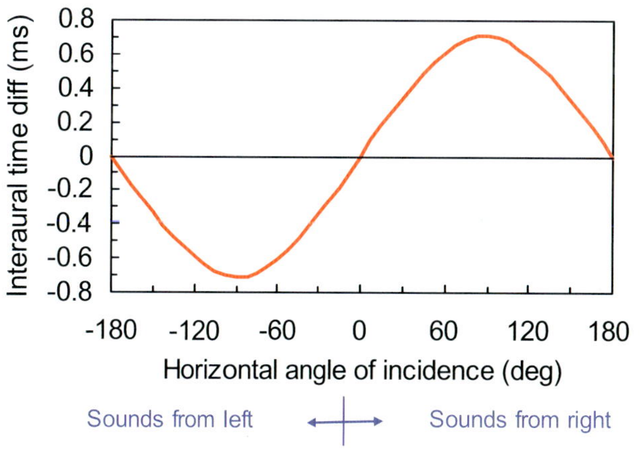

Figure 15.2 Interaural time difference for low-frequency sounds as a function of direction measured from directly in front. Data are the average of measurements on people and on a manikin.[987]

* 두부 주변으로 소리 회절이 복잡하여 고주파수 소리에 대한 이간시간차는 저주파수 소리의 2/3정도이다.

의 엔빌로프(envelope)로 존재하므로, 모든 주파수 대역을 통해 전달될 수 있으나,[719] 시간차에 따른 정보 신호는 낮은 주파수(최대 약 1500Hz) 소리에 의해 주로 일어난다.[1217, 1942, 1944, 1967]

머리는 소리 전달의 장애물로 작용하여 양쪽 귀 사이의 레벨 차이(level difference)를 유발한다. 두부회절(head diffraction)은 두부에 의한 방해로 음원 반대쪽 소리 감쇄가 유발되며 이는 보통 두부음영(head shadow)이라고 불린다. 두부회절은 소리가 오는 방향의 귀에서 소리를 증가시키는데, 이러한 2가지 효과는 높은 주파수 소리에 있어서 가장 크다(Section 1.2.1). 따라서 이간레벨차는 높은 주파수에서 더욱 분명해진다.

이간레벨차가 각 방향과 소리 주파수에 따라 어떻게 변하는지를 보여 준다(Figure 15.3). 소리의 레벨차 정보는 약 1500Hz 이상의 높은 주파수에서 가장 유용하다. 수평 국소화 정확도는 시간과 레벨 차이에 의한 정보가 가장 약한 1500Hz에서 가장 나쁘다.[1196] 수평 국소화는 정면 음원에 대해서는 800Hz근처의 주파수에서 가장 정확하다. 이러한 조건 아래에서 사람은 단지 10μsec 이간시간차에 해당하는 1°만큼의 작은 방향 차이를 감지할 수 있고, 1500Hz에서는 약 3°까지 증가한다.[1196]

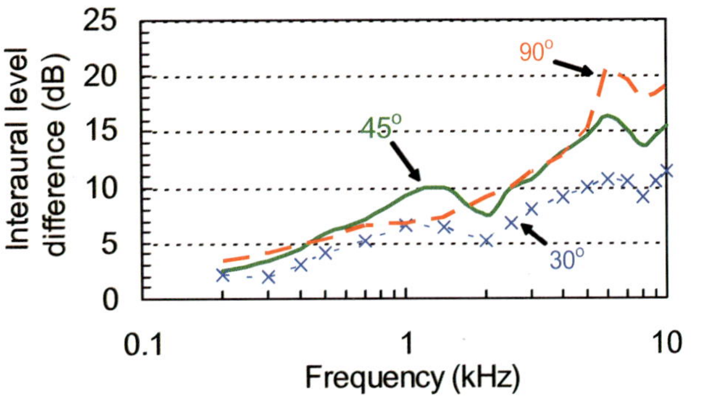

Figure 15.3 Interaural level difference for three source directions in the horizontal plane. Data are calculated from Shaw(1974). Interaural level differences are zero for frontally incident sound.

이간시간차와 이간레벨차의 상대적인 중요성은 헤드폰으로 다른 시간차와 레벨차 정보를 주면서 확인할 수 있는데, 이들 정보들은 상호적인 관계이다. 낮은 주파수 소리에 대해서는 시간차 정보가 중요하고, 높은 주파수 소리에는 레벨차 정보가 더 중요하다. 복잡한 광대역 소리에서는 신호의 1500Hz 이하 부분에서 전달되는 시간차 정보가 중요하다.[1545, 1919, 1967]

양쪽 귀는 머리의 앞, 뒤 사이에 거의 가운데에 위치하기 때문에, 정면 방향으로 오는 모든 소리 신호에 대해 거의 같은 이간레벨과 이간신호차 정보를 갖고, 뒤에서 오는 신호에 대해서도 마찬가지로 동일하다. 전후구분(front-back differentiation)에 대해서는 부분적으로 소리의 스펙트럼 균형(spectral balance)에 의한다고만 알려져 있다. 이론적으로 6~16kHz 대역 고주파수 소리가 정면에서 도착할 때 귓바퀴는 이를 증폭시키나, 뒤쪽에서 올 때에는 감쇄시킨다.[1021, 1291, 1292]

전후혼란(front-back confusions)은 정상인이 느끼는 가장 흔한 종류의 혼란이다. 좋은 청력에서도 연령이 증가함에 따라 전후혼란의 빈도가 높아지지만, 일부 또는 경도 난청도 전후혼란의 원인일 수 있다.[5, 1128] 전후혼란이 단지 정확히 앞과 뒤에서 오는 소리에 대해서만 적용되는 것이 아니고, 전방의 우측 30°에서 오는 소리를 후방 우측 30°에서 들어오는 것으로 쉽게 착각하는 것에도 적용된다.

수직면을 고려하면 서로 헛갈릴 수 있는 방향은 각 귀의 방향의 원뿔형이 되어서 이를 혼란원추(cone of confusion)라고도 한다(Figure 15.4). 비록 충분하지는 않지만 정상 청력의 경우에는 수직 국소화와 전후 국소화를 종합하여 혼란원추 주변에서 방향을 구별한다.

특히 소리 신호의 처음 msec 동안 인지되는 방향에 강한 영향을 받기 때문에 이후 들어오는 잔향이나 반사음은 무시하게 된다.[145] 이를 선행효과(precedence effect)라고 하며, 다른 이름으로 first wave-front법칙, 하스효과(Haas effect)라고도 한다.

요약하면 수평 국소화는 소리의 저주파수가 양쪽 귀에서 선명하게 들릴 때에 좌, 우 구분이 명확히 가능하다. 고주파수 소리에 대한 인지력은 좌, 우 구분에 보조적 역할을

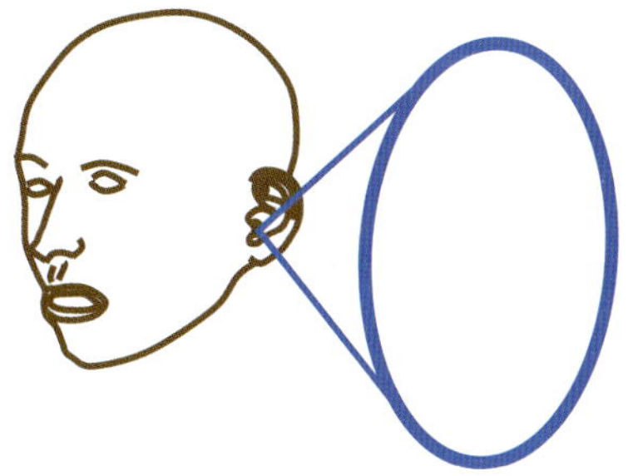

Figure 15.4 A cone of confusion for localization. Any direction for which sounds have to pass through the perimeter of the thick blue circle to reach the ear canal are easily confused with each other, particularly if the audibility of high-frequency sounds is restricted.

하며, 전후 국소화를 가능하게 한다. 이러한 소리 국소화는 조용할 때보다 배경소음이 있을 때 덜 정확하나, 이에 대해서는 많은 연구가 필요하다.

Figure 15.5와 같이 이간 정보가 없도록 정중앙에서 소리가 발생할 때에도 외이도로 들어오는 소리에 앞서 먼저 귓바퀴에서 발생하는 반사와 공명에 의해 수직 국소화가 가능하다.[207, 712, 1521, 1618, 1896] 이러한 반사는 머리에 대한 음원의 상대적 위치가 상승함에 따라 특정 주파수의 감쇄를 발생하며, 이는 소리의 스펙트럼의 정점 또는 절흔(notches)을 만들기 때문이다. 개인별 귓바퀴의 크기에 일부 영향을 받는데, 국소화 정보는 모두 4kHz 이상의 높은 주파수 대역에서 발생하고, 반사와 공명을 만드는 소리 파장이 귓바퀴의 크기와 비교하여 충분히 작기 때문이다.[1021] 사람은 수직 방향으로 3°만큼의 작은 차이가 있어도 이를 감지할 수 있다.[1402] 수직 국소화는 한 개 귀로도 가능하나, 양쪽 귀로 들을 때 중추에서 이를 결합할 수 있어서 능력이 다소 좋아진다.[746] 양쪽 귀를 사용하여 얻을 수 있는 부가적인 혜택은 높은 주파수 소리를 잡아내는데 영향을 주는 양측의 다른 귓바퀴 모양에 따른 비대칭에 의해 가능하다.[253] 머리 정중앙이 아닌 음원에 대해서는 귓바퀴 효과, 이간시간차, 이간레벨차에 의하여 국소화할 수 있다.

외재화(externalization)는 소리가 머리 외부 공간의 한 지점에서 발생하는 것을 인지하는 것이다. 외재화를 위해서는 음원 방향에 맞는 스펙트럼 형태(spectral shape)의 특징을 갖는 소리가 양쪽 귀에 들려야 한다.[495] 방해물이 없는 자유음장(free field)에서의 음압(SPL)이 외이도 내부로의 음압으로 변화되는 것을 두부연관전환함수(head related transfer function, HRTF)라고 불린다. HRTF는 머리와 귓바퀴에 의한 음향적 장해 효과와 귓바퀴의 방향의존적인 공명에 의한다. 적절한 반향(reverberation)과 머리를 움직임에 의한 HRTF의 변화도 소리 외재화에 기여한다.[495, 1917] 사람은 개인별 자신의 HRTF에 익숙하지만, 소리가 다른 사람의 HRTF가 겹쳐지면 외재화를 더 잘할 수 있다.[495] 따라서 마이크로폰이 설치된 사람 머리 모양(dummy head)의 녹음 장치를 통해 귀 부분에서 녹음하고, 적절한 주파수반응을 가진 헤드폰으로 이를 재생하면 소리를 손쉽게 외재화할 수 있다.

또한 머리 움직임에 따라 다르게 발생하는 모호한 신호들을 구분함으로써 국소화에 도움을 받을 수 있다.[1401, 1889] 소리가 충분히 길게 지속된다면 다양한 방향으로 머리를 움직임으로써, 일측 농 상태(unilateral deafness)인 경우에서도 수평 국소화에 도움이 된다.

소리 국소화는 모든 사람에게 중요하며, 특히 이를 통해 주변 세상을 머리 속에 재구성하는 시각장애인에게는 매우 중요하다. 더 자세한 국소화 정보와 신경전달 과정에 대한 리뷰들이 있다.[252, 659, 1195, 1918]

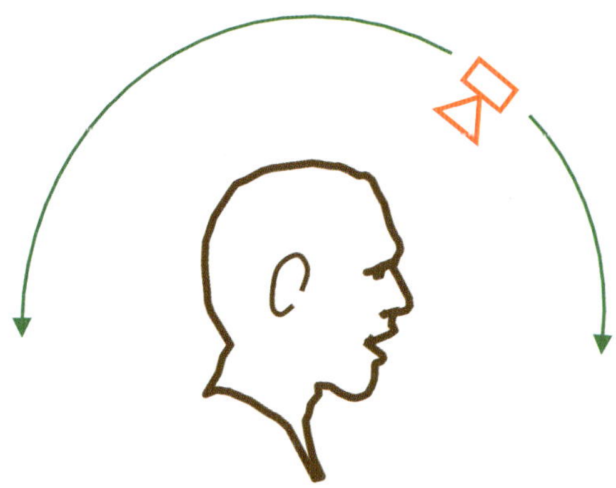

Figure 15.5 Variation of the source direction in the vertical plane.

15

15.1.2 소리 국소화에 대한 청력손실의 영향 *Effects of hearing loss on localization*

일반적으로 난청이 있을 때 소리 국소화에 대한 불만은 많지 않지만, 잘 인지하고는 있다. 특히 고도 난청인 경우 국소화에 많은 어려움이 있다.[230] 이는 청력손실로 인한 가장 큰 2개의 문제 중에 하나이다.[851] 특히 난청의 경우 거리나 움직임을 파악하는 소리 국소화의 역동적인 점에서 정상에 비하여 큰 어려움이 있다.[599]

소리 국소화 문제는 소음 상황에서 청력손실에 의해 발생하는 가장 큰 문제의 원인이다. 소그룹 내에서 화자가 빨리 바뀌면 말하는 사람을 빨리 찾지 못하는 문제가 일어난다.[230] 국소화 감각은 또한 다른 방향으로부터 오는 소리를 구분할 수 있는 특성을 갖도록 돕는다.[83] 다른 음원 소리를 구분하지 못하면 청취해야 하는 것인지, 무시해도 될 것인지 구별하지 못하게 되어서 단지 혼란스러운 배경소음이 될 뿐이다. 들어야 하는 말소리와 경쟁하는 소리가 다른 방향에서 올 때 난청인은 정상인보다 훨씬 높은 SNR이 필요하다.[492, 604, 628, 1142, 1400] 청력손실에 의한 국소화 정확성 문제는 조용한 상황에서 소리가 제시될 때보다 배경소음이 있는 상황에서 더 크다.[129, 1076]

보청기를 처음 착용할 때 소리 국소화에 문제가 많이 발생하는데(Section 15.3.2), 이는 보청기가 어음보다는 소음을 증폭하는 것처럼 느낄 수 있기 때문이다. 손상된 국소화와 공간적으로 분리된 소음 상황이 유발하는 손상된 어음이해력 사이의 관계는 아직 정확히 연구되지 않았다. 경도, 중증도 난청에서 동시에 발생하는 소리를 국소화하는 능력 감소보다는 차폐음(masker)[628]에 의한 어음이해력 감소가 더 크다는 여러 보고가 있다.[232, 1335]

소리 국소화 능력의 감소는 주변 환경으로부터 고립된 느낌을 형성하고 잠정적으로 불안한 감정을 만드는데 기여한다.[529] 주변 소리에 대한 국소화 장애는 청각장애인에게는 단순한 어려움만이 아니라, 위험도 초래할 수 있다.

청력손실은 전후혼란을 유발하여, 단지 앞쪽 또는 뒤쪽 정도만 추측이 가능한 정도만 될 수 있다.[884] 고주파수 정보로 전후 방향을 구분하므로 난청에서 이런 전후혼란은 흔히 발생할 수 있다. 일상 생활에서 청력 장애가 있으면 머리를 돌림(head turning)에 의해서만 전후 구분 정도만 할 수 있다(예를 들어서 머리를 오른쪽으로 돌리면 바로 앞에서 오는 소리가 왼쪽 귀에서 더 크고 빠르게 들릴 것이며, 뒤쪽의 음원은 이간차(interaural differences)에서 반대 현상이 발생한다).

1500 Hz 이하의 저주파수 감각신경성 난청이 증가하면 수평 국소화 기능은 점진적으로 감소한다(전후 국소화를 고려하지 않은 상황에서).[1334, 1335] 그러나 양쪽 귀가 들을 수 있다면, 저주파수 청력역치가 50 dB HL이 될 때까지는 영향이 미미하다.[232] 신호들의 중요하고 강한 부분이 저주파수 영역에 있기 때문에 청력손실이 적고 신경적인 반응은 자극에 대하여 위상이 고정된 상태(phase locked)로 유지되어서, 이간시간차 정보는 남아있게 된다.

새 소리 같이 주로 고주파수 에너지를 주로 갖는 소리에 대한 청력손실은 이간시간차 정보를 크게 감소시키나, 이간레벨차 정보는 감소가 덜하다.[1290] 따라서 경도, 중증도 난청에서의 나빠진 국소화 문제는 한쪽 귀에서는 들리지 않을 정도로 강도가 낮거나,[230] 전후혼란에 의하여 발생하는 것이다. 따라서 국소화를 위한 가청력이 적정하려면 소리 강도가 청력역치보다 10 dB 이상이 되어야 한다.[1133]

감각신경성 난청에 비하여 전음성 난청에서 소리 국소화 능력이 많이 감소한다.[494, 1334] 전음성 난청이 증가할수록 공기전도나 중이전도보다는 골전도에 의하여 와우 청신경이 활성화된다. 공기전도에 비하여 골전도에서 이간감쇄(interaural attenuation)가 훨씬 작기 때문에 와우에서 발생하는 이간시간차, 이간레벨차는 전음성 난청에서 매우 작아진다.[1334, 1965]

골전도가 공기전도에 비하여 매우 작지만, 2가지 경로로부터 오는 소리의 조합은 와우에서 조합된 신호의 이간위상차(interaural phase differences)를 크게 방해할 수 있다.

한쪽 귀에 귀마개를 착용하여 한쪽 귀에 들리는 소리가 작아지면 수평 국소화가 크게 감소하는데 수평 국소화는 양측 신호의 차이에 의하여 가장 먼저 결정되기 때문이다. 수일~수주가 경과하면 한쪽 귀에서 작게 들리는 현상에 적응하게 되는데, 내적 기준을 조정하여 다시 이간레벨차 정보를 이용하게 되어 소리를 정확히 국소화하게 된다.[88, 555] 한쪽 귀를 막아서 일부러 만든 소리 감쇄를 제거하면, 정상 국소화 능력이 돌아오는 데에는 수일이 걸린다.[555] 앞쪽과 뒤쪽의 음원을 구분하는 능력은 이간차가 아닌 소리 스펙트럼 형태에 기반하므로 이는 한쪽 귀를 막는 처음부터 보존된다.

다른 양이 현상(binaural phenomenon)은 소리에 대한 비대칭적 감각으로 발생한다. 양이 비트(binaural beats)*는 한쪽 귀가 다른 쪽 귀에 비해 50dB 이상 클 때에 발생할 수 있다.[1787] 따라서 소리를 양쪽 귀에서 들을 수 있다면, 비대칭적 청력손실일 때 조차도 양호한 수평 국소화가 가능하다.

수평과는 달리 수직 국소화(vertical localization)는 청력손실이 있으면 크게 나빠진다.[230, 232, 1476] 대부분의 사람들이 갖는 청력손실은 고주파수 영역이며, 이 영역은 소리 강도가 낮아서 주파수 분해능력(frequency resolution)이 가장 나쁘다. 결과적으로 고주파수 부분의 소리는 보통 들을 수 없다. 고주파수 부분을 들을 수 있어도, 소리에서 중요한 정점(peak)과 저점(trough)을 감지하는 능력이 감각신경성 난청에서는 감소한다.[230] 정중앙이 아닌 수직면에서의 수직 국소화 능력은 한쪽 귀가 정상이며 다른 귀가 막혀있을 때에는 조금만 감소하는데,[711, 746, 1358] 이는 스펙트럼 정보를 정상 귀로부터 얻을 수 있기 때문이다.

청력손실로 인해 거리를 감지하는데 문제가 발생할 수 있는데,[599, 1338] 특히 전반적인 레벨(overall level)에 대한 정보가 없기 때문에 직접 들리는 소리와 반향의 비율에 의지하여 거리를 가늠할 때 이러한 거리 지각(distance perception) 기능이 떨어진다.[23] 광역동범위압축(WDRC) 보청기는 거리 지각에 부정적인 영향을 주지 않는다.[22]

한쪽 귀 보청기에 비해 양쪽 귀 보청기가 소리 국소화에 대하여 갖는 장점은 Section 15.3.2에 있다. Byrne, Noble(1998)은 국소화에 대한 청력손실과 보청기의 영향에 대한 더 자세한 검토를 하였다.

15.2 소리 감지와 인식에 대한 양이효과 *Binaural Effects in Detection and Recognition*

소음이 있거나, 소리 반향이 있는 환경에서 한쪽 귀보다는 양쪽 귀로 더 정확하게 어음을 이해할 수 있다. 비슷한 크기의 여러 어음 중에서 한 사람의 어음을 듣기 위해서 양쪽 귀로 정보를 취합하는 능력은 칵테일파티효과(cocktail party effect)라고 한다(파티 종류에 상관없이 한쪽 귀에 귀마개를 착용했을 때 이러한 효과를 느낄 수 있다).[273, 1943]

귀 1개보다는 2개의 귀로 어음을 더 쉽게 이해할 수 있는 3가지 이유가 있다. 첫째 두부회절효과로 이는 순수한 음향적 현상이다. 둘째로는 양이 스퀠치(binaural squelch)라고 하는데, 이는 뇌가 양측 귀에 도착하는 신호들 간의 차이를 이용한다.[250] 마지막으로 양이 잉여(binaural redundancy)이다. 이는 양측 귀의 신호를 뇌가 종합하는 능력으로 양쪽 귀의 신호가 다를 필요는 없다.[690]

15.2.1 두부회절효과 *Head diffraction effects*

Figure 15.6은 수평면에서 5가지 다른 방향에서 고막으로 들어오는 소리에 대한 두부회절효과이다(3kHz에 해당되는 두부회절효과는 다른 방향과 멀리 있는 쪽에 도착하는 소리에 대해서도 양호한 효과가 있는데, 이유는 외이도 공명의 효과를 포함하기 때문이다).

양쪽 귀로 들을 수 있는 사람은 더 좋은 SNR을 가진 귀에 집중하기 때문에 두부회절효과에 의해 혜택을 보고, 이러한 장점을 좋은-귀 효과(better-ear effect)라고 한다. 특히 어음에 대한 이런 효과는 어음인지지수(Speech Intelligibility Index)에 중요한 영향을 주는 주파수에서의 SNR 개선을 측정함으로써 예측할 수 있다.[648] 예를 들어 Figure 15.7의 방향(orientation)에 있어서 가중평균신호대잡음비(weighted-average SNR)는 오른쪽 귀에서 9dB 증가하고, 왼쪽 귀에서 8dB 감소하여, 음원에 더 가까운 귀는 방해 없는 환경보

15

* 양이비트(binaural beats)는 양측 귀에 들어오는 소리의 주파수 차이가 매우 작을 때 발생하며, 1500Hz 이하의 소리에서 주파수 차이가 40Hz 이하로 작을 때 발생하는 청각혼란 현상.

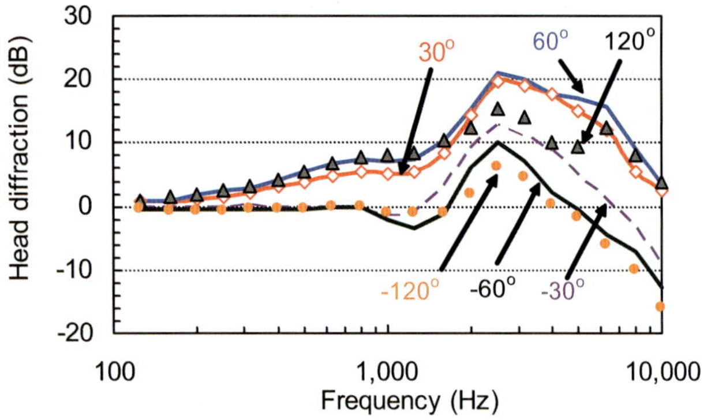

Figure 15.6 Head diffraction effects from the undisturbed field to the eardrum for five source directions in the horizontal plane, with positive angles representing sound arriving from the side of the ear in question. Data are from Shaw (1974).

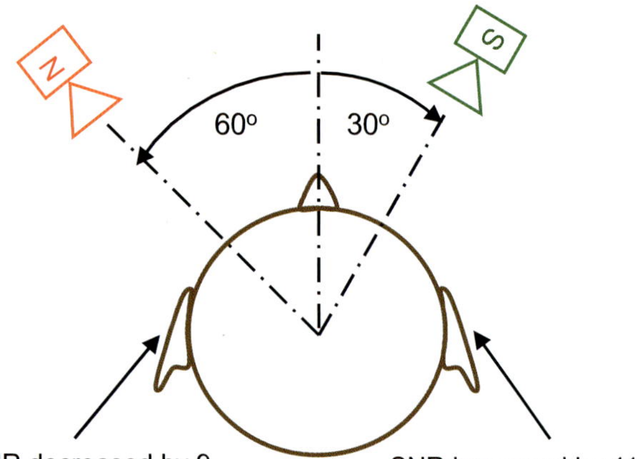

Figure 15.7 Effect of head diffraction on the SNR at each ear, relative to the SNR in the undisturbed field. The SNR at the right ear is thus 20 dB better than at the left ear at 3 kHz, and 17 dB better when averaged across frequency.

다 SNR 9dB이 높으며, 먼 쪽 귀보다는 17dB 더 높게 된다.

일측 난청에서 좋은 귀가 소음 상황에 있고, 그 반대쪽은 음원 방향일 때 두부회절효과는 불리하게 작용한다.

한쪽에서는 이해하기 쉽게 들리나, 다른 쪽에서는 전혀 이해할 수 없게 들리면 두부회절효과의 크기는 매우 크다. 일반적인 환경에서는 두부회절효과가 크지 않다. 이는 첫째 방 안에서 소리는 반향(reverberation)되기 때문에 귀에 도착할 때가 되어서는 어음과 소음의 강도 차이가 감소하기 때문이다. 음원에서 충분히 떨어지면 반향된 소리가 직접 전달되는 소리를 압도하게 되어서 서로가 혼합 및 분산되기 때문이다. 울림이 심한 공간에서 어음과 소음으로부터 모두 멀리 떨어져 있으면 두부회절효과는 어느 쪽 귀에서나 SNR에 영향을 미치지 않을 것이다. 둘째로 전체 주파수 대역에서 SNR이 충분히 크다면 어음이해력에 대한 두부회절효과는 작을 것이다. 그럼에도 두부회절효과는 많은 실제 생활에서 어음을 이해하는데 상당히 중요하다.

마이크로폰 위치효과(microphone location effects) 때문에 보청기를 사용할 때 약간의 차이가 있을 수 있으나, 두부회절효과는 순전히 물리적인 효과이므로 각 주파수의 SNR 변화에 의한 효과는 정상인과 난청 모두 동일하다. 그러나 하강형 고주파수 난청(sloping high frequency hearing loss)에서는 두부회절효과로 인한 혜택이 정상보다는 더 작다.[479] 이러한 경우에는 두부회절효과가 적은 저주파수 정보에 더 의존하기 때문이다. 또한 고주파에서 SNR이 높아져도 어음의 고주파수 부분을 듣지 못하면 혜택이 발생하지 않는다.[178, 479] 이 상황은 난청이 있으나 보청기를 착용하지 않는 경우에 주로 일어난다.

SNR에 대한 두부회절효과(Head diffraction changes SNR)

두부회절효과[두부증가(head boost), 두부음영(head shadow)을 포함하는]가 각 귀 SNR을 변화시키는 것에 대한 내용이다. 어음이 우측 30°에서 발생하고 소음이 좌측 60°에서 발생한다면 양측은 직각이 된다(Figure 15.7). 3kHz에서 외이도와 두부는 우측 귀에서 어음을 19dB 증가시키나, 소음은 두부음영에 의해 단지 8dB만 증가한다. 따라서 SNR은 우측 귀에서 11dB이 증가하게 되는데, 좌측 귀는 반대가 되어 어음은 11dB 증가하나 소음은 20dB 증가하여 결과적으로 SNR이 9dB 악화된다.

15.2.2 소음에서의 양이 스퀠치 *Binaural squelch in noise*

더 양호한 SNR을 가진 귀에 집중하여 소음 효과를 최소화할 수 있는지에 대하여 이야기하였으나, 사실 뇌와 귀는 이것보다 더 많은 기능을 할 수 있다. 청각체계는 양쪽 와우의 신호들을 조합하여 목표 신호들을 내적이고 중심적으로 표현하여 각각의 귀보다도 더 높은 SNR을 갖게 한다.

청각체계는 나쁜 SNR을 가진 귀의 소음으로 좋은 SNR을 가진 귀의 소음을 제거하는 것으로 생각할 수 있다. 이에 대한 생리학적 사실이 확실하지는 않으나, 이는 Figure 7.10, 7.11에 있는 전기적 적응형 소음감소 체계(adaptive noise-reduction schemes)에 의한 입력과 결과를 통해 알 수 있다.

예를 들어 소음이 바로 정면에서 도착하면 양쪽 귀에서 같은 진폭과 위상을 갖게 되고, 순음 신호가 오른쪽에서 들어오면 신호는 왼쪽 귀보다 오른쪽 귀에서 더 큰 진폭을 갖게 된다. 이후 뇌에서 오른쪽 귀의 전체 파형에서 왼쪽 귀의 전체 파형을 없애면 오른쪽 파형은 소음을 전혀 가지고 있지 않을 것이다(Figure 15.8). 오른쪽 귀보다 왼쪽 귀에서의 신호(이 예에서는 약 10dB)가 훨씬 작기 때문에 변화된 신호 차이는 오른쪽 귀 신호에서는 거의 차이가 없을 것이다.

청각체계가 한쪽 귀의 소리 파형을 다른 쪽 귀의 파형에서 완전히 없앨 수는 없다. 그러나 완전하지는 않지만 청각체계는 양쪽 귀 소리 파형을 조합하여 소음의 효과를 크게 줄일 수 있다. 또한 이는 적응성이 매우 높아서 각각의 소음과 신호가 동시에 양측 귀로 들어가지 않아도 소음을 억제할 수 있다. SNR의 이간레벨차 또는 이간위상차, 이간시간차가 어느 정도 존재할 때에 따라 소음이 억제되는 차이를 양이차폐레벨차(binaural masking level difference, BMLD나 MLD)라고 한다. 또한 이는 양이이해도레벨차(binaural intelligibility level difference, BILD)라고 불린다. 이간레벨차와 이간시간차는 모두 BILD에 영향을 미친다.[580]

BMLD는 일반적으로는 차폐 소음하에서 양쪽 귀에 500Hz 순음 또는 강강격이음절어(spondee words)를 주어 측정한다. 신호와 소음을 같은 위상으로 양쪽 귀에 전달하는 경우가 기본 상황이다(S_0N_0 condition). 이후 신호와 소음의 위상을 하나씩 변경하고, 한쪽은 정상 소리를 반대쪽은 위상이 뒤집힌 소리(phase-inverted)를 전달하는데, 위상 변화 정도에 따라 180°나 π 라디안(radians)이 되는데, 신호 위상이 바뀌면 $S_\pi N_0$으로, 소음 위상이 변환되면 S_0N_π로 표기한다. MLD는 상기한 순음 또는 이음절어에 대한 S_0N_0 상황에서의 SNR 값에서 위상이 반대(phase-inverted)된 상태의 SNR 값을 빼서 계산한다.

500Hz 순음에 대한 BMLD는 정상 성인에서 9~13dB이나, 차폐 소음 종류에 따라 다르며, 주파수가 500Hz 이상으로 증가하면 이는 감소한다.[480, 1764, 1925] 이처럼 주파수 증가에 따라 BMLD가 감소하는 이유는 파형의 세밀한 부분에 대한 표현이 양이 상호작용(binaural interaction)을 위

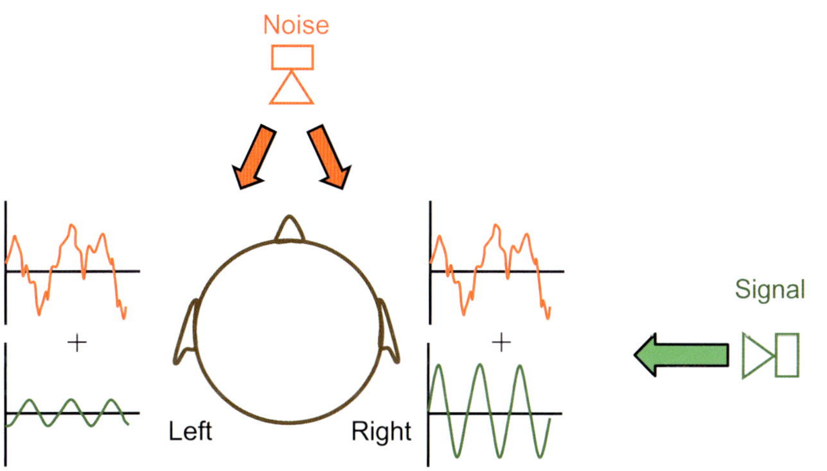

Figure 15.8 Waveforms at the left and right ears when noise arrives from directly in front and a signal (in this case a pure tone) arrives from one side.

한 청각체계 내부에서 일어나기 때문이며, 파형에 위상이 고정되는(phase-locked) 신경 자극의 정확도는 주파수가 증가함에 따라 감소하기 때문이다.[1217] 어음형태의 소음 환경에서 강강격이음절어에 대한 BMLD는 약 5dB 또는 그 이하이다.[480]

Zurek(1993)은 순음에 대한 MLD 크기는 임의 소음(random noise) 또는 다화자소음(multiple talker babble, 여러 사람에 의한 와글와글한 소리)에 대한 BILD 값을 예측하는 데 이용할 수 있고, 2개의 효과는 같은 기전에 의해 발생한다고 하였다. 그러나 정상 청력역치이나 교실에서 듣는 것이 어려운 소아의 경우는 소음 차폐기 순음에 대한 BMLD는 정상이라도 공간적으로 떨어진 어음 차폐 조건에서는 비정상적인 BILD가 있기 때문이며, 이것들은 완전히 동일한 기전은 아니다.[242, 245]

따라서 다른 방위각(azimuth)에서 발생한 어음혼란 차폐시의 BILD와 신호나 소음의 위상을 변환하여 측정한 BMLD의 관계는 아직 완전히 밝혀지지 않았다. BMLD 사이의 관계는 아직 완전히 이해할 수 없다. 이에 대한 가설로 공간적으로 떨어진 음원에 대한 양쪽 귀의 장점은 중추신경계는 SNR이 높은 귀로 들어오는 신호의 각 주파수나 시간별의 작은 분절을 선택하고, 이후 이러한 요소들로부터 신호를 완전히 재조합한다는 것이다.

양쪽 귀 사이의 진폭과 위상차는 BILD의 필수요소인데, 이는 목표 어음이 차폐 소음과 다른 방향에서 올 때는 항상 발생한다. 어음과 소음이 다른 각도에서 올 때 어음을 더 편리하게 이해할 수 있는 정도를 차폐에 대한 공간적 해제(spatial release from masking, SRM)이라고 한다. 목표 신호에 대한 이간차(interaural differences)와 소음에 대한 이간차가 다를 때 어음이해력을 높이기 위한 양이 청력의 장점을 보는 방법이 SRM과 BILD이다.

SRM 값은 소음과 어음을 나누는 각도가 커짐에 따라 증가한다.[1141] 공간적 정보 이외에는 어음과 소음을 구분하는데 이용할 수 있는 다른 정보가 없기 때문에, 최대 SRM은 듣는 사람이 목표가 어디에 있는지를 알거나, 소음이 목표 음성을 방해하거나, 비슷한 음성 특성일 때 가능하다.[57, 244, 895, 1141, 1337] 어음과 경쟁 소리가 비슷한 특성을 가질 때, 공간적 정보로 얻는 혜택과 관계없이 어음과 소음을 구분하는 데 어려움이 커지는데, 이를 정보차폐(informational masking)*라고 한다.

BILD와 SRM은 특정 상황에서 매우 커진다. 전방의 어음에 대하여 −90°와 +90°에서 반향 없는 2개의 경쟁 어음 신호로 차폐되는 경우, 젊은 정상 성인에서의 값은 약 13dB이다.[240, 241, 1141] 다른 차폐방법과 방향을 사용하면 그 값은 더 작다. 더 좋은 SNR을 갖는 귀에 소음을 주는 것과 비교할 때, 연속적인 소음으로 차폐를 하면 모든 방향에서의 BILD는 평균 약 2dB이다. 또한 두부회절에 의한 혜택이 SNR에 3dB이므로, 한쪽 귀로 듣는 것에 비하여 양쪽 귀로 청취하는 것은 약 5dB이다.

두부회절에 의한 혜택(benefit)은 어음의 고주파수 부분에서 크고, 이간시간차에 의한 혜택은 저주파수 부분에서 크다. 따라서 어음이해력를 검사할 때 저주파수 정보가 많은 강강격이음절어 검사, 고주파수 정보가 많은 무의미 단음절어 검사(nonsense-syllable test)에 따라 이들의 상대적 중요성이 달라진다.

난청이 있으면 BMLD, BILD, SRM은 존재하나 그 크기가 감소되어 있다.[494, 1142, 1364, 1691] 청력손실 정도가 커질수록 그리고 청력손실 비대칭성이 증가할수록 그 값은 크게 감소한다.[628, 674, 816, 1142] 이러한 감소는 고주파수 소리가 역치 아래로 떨어질 때 두부회절에 의한 SNR 혜택이 없어지고, 양이 상호작용에 의한 양이 스켈치 기능이 감소하기 때문이다.[178, 628] 신경 자극은 양이 스켈치에 의존하기 때문에 청력감소는 이것의 시간적인 정확성도 감소시킬 수 있다.

양쪽으로 들릴 때에는 양쪽 청각기능이 서로 차이가 있어도 양이 스켈치가 가능하다.[178] 그러나 BILD와 SRM은 한쪽 귀가 들리지 않으면 발생하지 않는다.[1141] 청력이 손

* 정보차폐(informational masking)는 광범위하게 사용되어서, 한 가지로 정의할 수 없다. 이는 신호와 차폐음이 동시에 같은 방향에서 같은 주파수로 발생할 때 유발되는 것이 아니다. 정보차폐는 소리에 청취 가능한 특정 차폐음이 포함될 때에 차폐음으로 인하여 소리를 듣지 못하게 되는 경우를 말한다. 정보차폐는 동시에 그리고 동일한 주파수 대역을 갖는 차폐인 에너지 차폐와 반대되는 개념의 차폐다.

상되어 보청기를 착용하고 훈련하면 SRM을 이용하는 능력이 증가할 수 있다.[1309]

양이 스켈치는 반향 영향과 반향과 소음이 결합된 부정적인 영향을 부분적으로 억제한다.[705, 957, 1206, 1297, 1298, 1300, 1433] 소리 반사는 배경소음의 성질과 비슷하므로 이러한 결과는 당연하다. 반향이 양이효과 그 자체로 소실됨에도 불구하고, 어음과 소음의 이간시간차, 이간레벨차가 감소하기 때문에 반향은 소음이 억제되는 정도만큼 감소될 것이다.[1104, 1141, 1143, 1298, 1433]

15.2.3 양이 잉여 *Binaural redundancy*

양이 잉여(binaural redundancy)는 양쪽 귀에 신호와 소음 조합이 동일하게 전달될 때, 양쪽 귀로 듣게 되어서 발생하는 작은 장점으로 이러한 현상은 양이 합산(diotic summation)이나 양이 중복(duplication)이라고 한다.[403, 408, 1236, 1694]

청력손상이 있을 때 소음을 주면 청력역치가 증가하는 것을 보면 양이로 동일청취(diotic listening)하는 장점이 있다는 것은 당연한 것이다. 양쪽 귀 안에서 내적으로 소음을 억제하는 것, 또는 뇌가 양쪽 귀에 감지된 표면적으로 동일한 소리를 조합할 때 결정을 내리는 능력이 좋아지는 것을 양이 잉여라고 할 수 있다. 이것은 각각의 소리에 대한 뇌의 2가지 모습을 보는 것과 같다. 양이 잉여는 SNR을 1~2dB 개선한다.[176, 366, 1104, 1433]

양이 잉여는 조용한 상태에서 어음분별력(speech discrimination)을 더 좋게 한다.[849, 1143] 심각한 청력손상과 명백한 중추적 문제가 있을 때에도 양이 잉여의 혜택을 얻을 수 있다(양이 잉여의 중요한 예외적 경우는 Section 15.4.2).[408, 849]

양이 스켈치보다 양이 잉여는 양쪽 귀의 상호 작용 필요성이 낮다. 양이 잉여에 의한 이득이 3dB 정도인 청력손실의 경우 정상에서는 쉽게 구분할 수 있는 것을 못하는 경우가 있는데, 양쪽에 소리가 달리 제시되면(dichotically presenting sound) 양이로 이를 구분하지 못하는 것이다.[365*]

선천적 또는 언어습득 이전에 양쪽 청력이 심각하게 손상된 청소년에서 양이 잉여와 양이 스켈치 기능이 가능한 조건에서도 양측을 사용하는 장점을 얻지 못하는 것이 확인되었다.[656]

나이가 더 많은 어린이들에 대한 연구에서 실험 조건이 양이 잉여와 양이 스켈치가 작용하도록 했음에도 불구하고, 어떠한 양측 사용의 장점도 얻지 못했다.[656] 그러나 고도, 심도 선천성 난청에 있어 양이 상호작용에 대한 일관적 결론을 내기에는 아직 연구가 부족하다.

15.2.4 양이 음량합산 *Binaural loudness summation*

정상인은 한쪽 귀로 들을 때보다 양쪽 귀로 들을 때 소리의 음량(loudness)이 더 크게 들린다. 비록 음량 증가되는 정도가 동일하지는 않으나, 모든 단계에서 발생한다.

- 역치 영역에서, 양이 음량합산(binaural loudness summation)은 한쪽 귀보다 2~3dB 소리의 크기가 증가한다.[421, 1619]
- 쾌적 레벨(comfortable level)에서 양이 음량합산은 대개 4~6dB이고, 일부 연구에서는 10dB 정도까지 증가한다.[222, 303, 668]
- 매우 높은 레벨(very high level)인 경우, 양이 음량합산은 일부 연구에서는 6dB 정도로 보고되었으나, 대부분 10dB이다.[797, 1561]

종합하면 양이 음량합산은 역치 근처에서 약 3dB 이하이나, 높은 입력수준에서는 6~10dB까지 증가한다.

양이청취 대신 단이 청취(monoaural listening)를 할 때 동일 강도로 듣기 위해서는 소리 강도가 2배가 되어야 한다고 하였다. 만약 단이 청취에 비하여 2배로 소리가 커지는 것이라면, 급격한 음량성장곡선(loudness growth curve)** 이

* 양이 잉여는 양이 스켈치의 한 부분으로, 양이 스켈치는 양이 동시자극에 대하여 단이 자극에서 상대적 개선되는 정도를 말한다. 양이 스켈치의 조건은 양이 동시자극 조건으로 양이청취에 의한 이득의 한 가지 구성 요소이다.

** 음량성장곡선(loudness growth curve)은 높은 음압레벨보다는 작은 음압레벨에서 많이 증가하므로, 높은 음압레벨 보다는 청력역치 근처에서 양이 음량합산 dB이 작다

발생하므로 난청이 있는 경우에서도 약간 작은 정도의 강도합산은 있을 것이다. 그러나 음량은 측정 방식에 따라 다른데, 최근 결과에서 만약 미리 녹음된 자료가 헤드폰을 통해 제공되는 소리가 아닌 눈에 보이는 실제 말하는 사람에 의한 소리이거나, 음장환경에서 들리는 소리에 대한 양이 청취는 단이 청취 강도의 2배보다 훨씬 작다.[353, 522]

실험연구에서 양이 음량합산은 정상보다는 청력이 손실된 경우 더 작다.[421, 673, 702, 1137] 난청이 있으면 양이 음량합산은 단이 청취에 비하여 중간 강도에서는 약 4dB, 낮은 강도에서는 이보다 조금 작고, 큰 강도에서는 조금 더 클 것이다. 개인차, 청력손상 정도, 측정 방식에 따라 차이가 있어 결과 값을 예측하기는 어렵다.[522, 1137]

역치 부근에서 3dB 변화는 최적의 조합으로 얻을 수 있는 정도이다. 각각은 같은 신호를 감지하지만, 그 신호는 그것들이 탐지할 수 있는 가장 약한 신호를 결정하는 자신의 독립적인 내부소음도 포함할 것이다. 그러므로 이런 작은 음량을 탐지하고 평가하는 개선된 능력은 단지 앞 Section의 양이 잉여 장점과는 다른 점이 있다.

양이 음량합산이 불쾌음량레벨(loudness discomfort level, LDL)에도 적용될 것이라 예상할 수도 있겠으나, 실험 결과는 그렇지 않다. LDL을 측정하는 방법에 따르면 양이 음량합산은 0~6dB만큼 LDL을 감소 시킨다.[107, 668, 702, 1712] 불쾌음량은 소리 강도 이외의 다른 요소들에 의해 영향 받을 수 있기 때문에 가능하다. 양이 자극은 불쾌음량에 영향을 주지 않으면서 단이 자극보다 더 크게 들을 수 있게 한다.

양이 자극은 보청기 피팅 과정에서 음량합산에 대한 많은 영향을 주나, 양이 음량합산 자체만으로는 한쪽 보청기에 대비하여 양측 보청기의 장점을 높이지도 낮추지도 않을 것이다(Section 15.8).

15.3 양측 피팅(착용)의 장점 *Advantages of Bilateral Fitting*

어려운 질문에 대한 답은 어떻게 묻는가에 따라 달라지나, 양측 피팅(착용) 장단점에 대해서는 그렇지 않다. 객관적 평가는 측정 조건에 따라 결과가 달라지는데, 자기보고 평가(self-report evaluation)에 있어서는 설문지에서 검사하는 청각 지각(auditory perception)의 분야에 따라 결과가 달라진다.

다음 Section은 잠정적인 양측 착용의 장점과 이에 대한 경험적 증거들이다.

15.3.1 어음이해력 *Speech intelligibility*

여러 상황에서 대부분은 1개가 아닌 2개의 보청기로 더 정확하게 어음을 이해할 수 있다. 이는 1개의 귀보다는 2개의 귀로 듣는 것이 더 좋은 3가지 이유 때문이다. 필수적으로 보청기는 소리를 들을 수 있게 하여, 동일 정도는 아닐지라도 정상인에서와 같이 양이 기능을 얻을 수 있게 한다. 물론 일부에서는 장점이 없을 수도 있다.

두부회절효과(Head diffraction effects)

어음과 소음 방향이 다르면 SNR은 한쪽 귀보다 반대쪽 귀에서 더 클 것이다. SNR이 양호한 귀에 보청기를 착용하지 않으면, 이러한 SNR을 이용하지 못할 것이다.[539]

두부회절효과에 의한 양측 장점(bilateral advantage)은 보청기가 없으면 어음의 고주파 부분이 들리지 않기 때문이다. 따라서 고주파수 영역의 청력손실이 경미하거나, 보청기를 착용해도 인지도에 변화가 없는 사람에게는 이러한 양측 장점은 매우 작을 것이다. 이외에는 두부회절효과에 의한 이해력에 있어서 양측 착용에 따른 장점 즉 SNR 변화는 두부의 크기에 의해서만 영향을 받는다. 그러나 어음이해력에 대한 혜택은 하강형 고주파수 청력손실(sloping high tone loss)에서 보청기를 사용하는 경우 예측되는 SNR 변화에 근거한 것보다는 더 적은데, 이들의 경우 어음이해력은 이론적으로 저주파수 정보에 더 의존하기 때문이다(Section 10.3.4).[19, 479]

한쪽 보청기만 사용하는 경우에도 보청기를 착용한 쪽이 더 양호한 SNR을 가질 수 있도록 몸의 위치를 바꿀 수는 있으나, 항상 가능한 것은 아니다. 특히 저녁 식탁에서와 같이 여러 사람이 번갈아 가며 말하는 변화가 많은 상황에서는 불가능하다.

양이 스퀠치(Binaural squelch)

양이 스퀠치에 의해 생기는 양측 장점은 보청기가 없는 경우 어음과 소음의 저주파수 부분이 모두 들리지 않는 대상자나 상황에서 발생할 수 있다. Makides(1982a)는 어음 탐지역치(detection threshold)보다 어음이 20dB 이상이면 스퀠치에 영향을 준다고 하였으며, 이후 연구에서도 결과는 동일하였다.[1143] 한쪽만 난청이 있으면서 어음과 소음의 저주파수 영역이 양측 귀에서 역치보다 충분히 크다면, 양이 스퀠치는 양측 장점을 많이 만들 수 없다. 따라서 양이 스퀠치에 의한 양측 장점은 저주파수대 청력손실이 경도이면 없거나 매우 작을 것이고, 양이 스퀠치에 의한 양측 장점은 청력역치가 증가하면 나타나게 될 것이다.

이간레벨차(interaural level differences)는 양이 스퀠치에 영향을 주고,[580] 이는 이론적으로 고주파수에 의해 전달되므로, 고주파수 청력역치는 보청기의 양이 스퀠치효과에 약간의 영향을 준다.

양이 잉여(Binaural redundancy)

양이 잉여는 소리가 양쪽 귀로 들을 수 있을 때만 일어난다. 양측 장점은 양측 보청기를 착용하여 양쪽 모두 들을 수 있게 되는 경우에 가능한데, 한쪽 보청기만 착용하여 반대쪽은 들을 수 없는 경우에는 불가능하다. 이러한 조건에도 불구하고 양이 잉여가 모든 환자에게 존재할 것이라고 할 수는 없는데, 나이가 많은 경우 양이 잉여의 반대개념인 양이 간섭(binaural interference) 현상이 많은 경우에 있기 때문이다(Section 15.4.2).

연구 증거(Experimental evidence)

두부회절, 양이 스퀠치, 양이 잉여에 의한 예측은 어음이해력에 대한 연구 결과와 일치한다. Ross(1980)가 조사한 19개 연구 중에서 15개가 어음에 대한 양측 이득이 있고, 4개는 차이가 없었으나, 일측 착용이 좋다는 연구는 없었다. 일부 연구는 일측 난청에서 보청기를 착용하지 않은 귀를 막음으로써 양측 이득을 더 좋게 만들었으나, 이런 연구는 실제로 양쪽 귀에 보청기를 착용하는 것(양측 장점, bilateral advantage)보다는 2개 귀의 장점(양이 장점, bilateral advantage)을 증명하는 것이다. 다른 연구는 어음과 소음을 1개의 스피커로 전달하여 양쪽 귀로 듣는 것으로, 공간적인 정보가 없도록 하여 양측 장점(bilateral advantage)에 반대되게 측정하였다. 최근의 더 많은 실험 연구에서는 소음 환경에서의 어음이해력은 한쪽 보청기보다 양쪽 보청기를 착용하는 경우 장점이 있다고 하였다.[940, 1143]

소음 환경에서 우수한 양측 장점이 있다는 연구 결과에도 불구하고, 실제상황에 대한 많은 양측 보청기 사용자 설문조사에서는 조용한 환경에서는 2개의 보청기를 사용하지만, 소음 환경에서는 사용하지 않거나 1개만 사용한다고 하였다.[180, 186, 209, 308, 465, 1571]

매우 시끄러운 장소의 어음, 소음레벨이 너무 크기 때문

요약: 난청 정도에 따른 어음이해력에 대한 양측 장점(Bilateral advantage for speech intelligibility for different degree of hearing loss)

어음이해력에 대한 양측 이득은 고도 난청에서 매우 크고, 경도 난청에서는 가장 작다.

- 고도 난청에서 보청기를 사용하지 않는 경우 모든 주파수에서 유용한 정보를 얻는 것이 모든 상황에서 가능하지 않을 것이다.[539] 고도 난청에 대한 양측 장점은 양쪽 귀 사이의 비대칭성 난청인 경우에도 적용된다.[408]
- 경도 난청에서 보청기를 사용하지 않아도 소음 환경에서 신호가 청력역치 이상이므로 잘 들리게 되어서 보청기 없이도 어음을 이해할 수 있다. 신호레벨이 낮다면 양측 이득을 얻을 가능성이 있으나, 그런 환경의 SNR은 커서 한쪽 보청기로 얻는 어음이해력은 충분하다. 따라서 상당한 양측 장점이 가능한 상황은 어음이 보청기가 없는 쪽에서 소리가 들어올 때와 보청기를 사용하는 쪽에서 소음이 과도한 경우만이다.

에 두 번째 보청기로 듣고자 하는 신호를 못 듣는 것은 가장 도움이 필요한 상황에서 이를 사용하지 못하는 것이므로 매우 안타까운 점이다(Section 9.1.6). 따라서 양측 장점 효과가 매우 시끄러운 장소에서는 최소화 된다.

시끄러운 장소에서의 양측 장점에 대한 부정적인 결과는 경도 난청 환자에게 가장 영향이 크다. 양측이 비슷하게 중등도 또는 그 이상의 난청이 있으면 조용한 장소 정도의 양측 장점을 시끄러운 장소에서도 얻을 수 있기 때문이다.[1134]

1970~1980년에 시행된 많은 연구에서 시끄러운 장소에서 한쪽 보청기를 제거한다는 것은 당연한 것으로, 당시의 보청기는 선형 증폭기로 정점절단 기능을 갖고 있어 시끄러운 장소에서 크게 왜곡된 소리를 만들 수밖에 없었으며, 미관도 나빴고, 물리적으로도 불편했다. 이런 상황에서 한쪽이나 양쪽 보청기를 제거하는 것은 이해할 수 있다.[1032] 그러나 소음이 있는 경우 왜곡이 심한 보청기를 통해 듣는 것보다는 양질의 보청기로 강한 신호 크기로 들을 수만 있다면 보청기 2개를 사용하고 싶을 것이다.[1302]

왜곡 현상이 작고 양질의 보청기를 위해 무엇이 필요한 것일까? 소음이 너무 커서 청력역치를 증가시키지 않는다면, 이보다 작은 소음 환경에서의 단순한 증폭은 어음이해력을 개선하지 못할 것이다. 이러한 환경에서는 단이 착용하는 것이 보청기 없는 것보다 장점이 없는 것과 같이 양측보청기를 착용하는 장점도 없을 것이다(Figure 9.3, 9.4). 방향성 마이크로폰이 유리한 음향 환경이라면 보청기가 없는 것보다 한쪽 보청기를 착용하는 것이 유리할 것이나, 두 번째 방향성 마이크로폰이 있는 보청기를 사용해도 추가적으로 어음이해력이 개선되지는 않을 것이다.[106]

사용자 설문조사에 근거한 실생활 연구보다 실험 연구에서 양측 보청기 착용이 소음 환경에서 어음이해력을 좋게 만드는 이유는 2가지가 있다. 첫째로 소음 환경에서 어음이해력이 매우 모호한 용어이기 때문이다. 실험 연구는 대부분 60~70dB SPL 레벨의 소리와 동일한 레벨의 소음을 사용하는데, 실제 시끄러운 장소에서 보청기를 사용할 때는 이것보다 훨씬 높은 레벨이다. 둘째로 실험 연구에서 연구 대상이 목표 어음을 향하도록 특정 방향으로 유도하나, 실생활에서는 그들의 보청기가 착용된 귀에서의 SNR을 최대화하는 쪽으로 그들의 위치를 바꾸기 때문인데 가끔은 불편할 수도 있다.

양측 혜택(bilateral benefit)은 잔향(echo)이 없는 환경뿐만 아니라, 반향이 있을 때에도 장점이 있다.[1352] 실생활에서 2개의 보청기를 사용하는 경우 얻게 되는 혜택은 Section 15.7에 있다.

양측 장점에 대한 신호처리 방법 효과(Effects of signal processing schemes on bilateral advantage)

중등도 이상의 난청에서 한쪽만 보청기를 착용하는 것에 비해 양측 보청기를 착용하는 것은 언어 생활에서 많은 장점이 있다. 이는 방향성 마이크로폰에 의한 장점에 추가되는 것으로 이것은 방향성 마이크로폰이 소리 위상(phase)을 바꾸는 것만큼 좋다.[705] FM 시스템이 보청기에 입력 값을 모노(monophonic signal)로 제공하면 두부회절효과나 양이 스퀠치에 의한 장점을 기대할 수 없다. 양이 잉여에 따른 작은 수준의 양측 장점은 기대할 수 있을 것이다. 양측 장점에 대한 여러 증거들이 있다.[699, 1059]

양쪽 귀에 각각 다른 압축방식이 사용되면 양이 스퀠치 효과에 영향을 미칠 수 있다. 대부분 다른 압축방식에 의한 방해는 없는데 그 이유는 양이 스퀠치가 시간차, 위상차에 의존하고 압축에 따른 영향은 없기 때문이다. 많은 연구에서 광대역압축방식 또는 선형 증폭방식 보청기에 관계없이 양이 장점이 있다는 것을 알게 되었다.[1236] 그럼에도 보통 개시시간(attack time)과 해제시간(release time)이 다른 압축기를 양측 보청기에 사용하지는 않는데, 강도차에 의한 정보 혼란을 불필요하게 발생시키기 때문이다.

이와 비슷하게 양쪽 신호처리 방식이 다른 디지털 보청기도 사용하지 않는데, 이는 다른 신호처리 지연의 차이에 의한 이간시간차 혼란이 발생하기 때문이다. 비대칭성 난청(asymmetrical hearing loss)의 경우 양쪽에 다른 압축비(compression ratio), 압축역치(compression threshold)를 사용하는 것이 필요한데, 이러한 경우에는 그대로 사용하여도 문제되지 않는다. 비대칭성 난청은 이미 정상적인 이간감각 수준(interaural sensation level)이 방해되어 있고, 일부 상쇄되기 때문이다.

15.3.2 소리 국소화 *Localization*

평편형 또는 완만한 하강형(sloping) 중등도 난청과 그 이상의 난청에서도 양측 보청기 사용은 소리 국소화에 도움이 된다. 양측 보청기 사용의 장점은 강한 소리보다는 약한 소리에 있어 더 크다. 청력손실의 음향심리학적(psychoacoustic) 특성을 이해한다면 보청기가 소리 국소화에 어떤 영향을 주는지 이해하기 쉽다.

수평 국소화(Horizontal localization)

듣지 못하면 소리를 국소화할 수 없다. 양쪽 보청기 사용은 한쪽에 보청기를 착용할 때나 착용해도 들리지 않는 한쪽 보청기에 비하여 항상 더 좋은 소리 국소화가 가능하다. 그래서 국소화에 대한 양측 보청기(bilateral hearing aids)의 장점은 중등도, 고도 난청이 있는 경우에 많고 경도 난청에서는 적다.[232] 평균 45dB HL(four-frequency average loss) 난청에서 보청기를 착용하지 않는 경우, 한쪽 보청기만 착용한 경우, 양측 모두 보청기 착용한 경우를 소음 환경하에서 소리 국소화와 어음이해력을 동시에 측정하였다.[940] 비록 보청기 착용하지 않은 경우보다 양측 보청기를 착용한 경우에서 소리 국소화가 더 양호하지는 않았으나, 어음이해력, 국소화 모두 양측 보청기가 한쪽 보청기보다 좋았다. 이는 양측 중등도 난청에서 한쪽에만 보청기를 사용하는 것은 보청기를 사용하지 않는 것보다 국소화를 더 나쁘게 만드는 것으로, 한쪽 보청기만 사용하는 경우와 비대칭성 난청은 소리 음원 방향에 대하여 혼란이 발생하여 소리 국소화가 양호하지 않다.[1631]

청력손실 정도와 관계없이 자극 레벨이 감소할수록 소리 국소화에 대한 양측 보청기 장점은 증가한다.[420] 중등도 난청에서의 양측 보청기 착용은 실제환경에서 소리 국소화에 도움이 된다는 보고와 안된다는 보고가 함께 있다.[1338, 1469] 장점이 있는 경우는 약한 소리에 대해서이다. 이런 경우는 2번째 보청기가 두부회절로 발생한 SNR 변화를 이용하여 어음이해력을 높이는 것과 동일한 상황이다(Section 15.3.1).

경도 난청에서 보청기를 사용하면 소리 국소화가 더 나빠질 수 있는데, 이는 다음과 같은 이유가 있다:[230]

- 연구 대상들이 착용하는 보청기에 익숙하지 않은 원인(평소 한쪽 보청기 착용하는데 양측을 사용하게 되는 경우, 아니면 실제 생활에서 경험하지 못한 보청기를 사용하는 경우)[1333]
- 귀의 해부학적 특성을 사용하지 못하여 국소화 정보를 받지 못하는 보청기(CIC 이외의 보청기)나 방향성 마이크로폰이 국소화 특성을 반영하지 못하는 곳에 설치된

이론배경: 양이 시간과 위상 정보에 대한 보청기 영향(The effect of hearing aids on interaural time and phase cues)

보청기는 이간시간차 정보를 변경하므로 위상 정보도 함께 바뀌게 된다. 부청기 내부의 튜브, 변환기와 필터(tone control)에서 모두 지연이 발생한다. 변환기는 주파수에 따라 다른 정도의 시간지연을 만드는데, 디지털 신호처리는 msec 단위에서 소리를 지연시킨다. 양측 귀에 의해 만들어지는 이간시간차와 비교할 때 이 정도의 지연은 상당한 크기이다.

저주파수와 중간 주파수 소리는 2개 경로로 고막에 전달되는데, 보청기를 통해 증폭된 방법과 보청기 주변으로 새어 들어오거나, 환기구로 직접 전달되는 방법이다. 이처럼 다른 경로로 전달된 소리는 고막에서 위상변화를 만들어 이간위상 정보를 바꾸게 된다. 전달경로의 작은 차이도 위상반응을 크게 만드는데, 턱을 움직일 때마다 변하는 특징이 있다. 보청기 증폭 경로도 압축기 또는 음량조절기를 조정할 때마다 특성이 변하게 된다. 보청기를 착용하는 즉시 소리 국소화 기능이 떨어지는 것은 당연한 현상이다. 비록 국소화 감각은 적응할 수 있으나, 이간위상차의 변화에는 완전히 적응할 수 없다.

개방형 보청기에서 이간시간과 이간위상 정보 신호는 최소한 500Hz까지(보청기의 이득에 따라서 1000Hz) 보청기에 의한 영향이 없을 것으로 생각된다.

경우

- 보청기가 더 복잡한 저주파수반응을 만드는 경우. 정상적인 저주파수 정보는 개방된 이어몰드를 사용할 때 최대한 유지된다.[232]

보청기가 제공하는 국소화 정보에 익숙해지면 BTE, ITE, ITC 보청기에 따른 소리 국소화의 차이점(전후혼란을 제외)은 작다.[130, 1033, 1366] 이는 모든 양측 보청기가 이간시간차와 이간레벨차를 보존할 수 있기 때문이다.

난청이 있을 때는 전후혼란(front-back confusion)은 항상 발생하는 것으로, 한쪽 보청기나 양측 보청기를 착용해도 존재한다.[884, 887, 940] 전후방향에 대한 정보는 매우 높은 주파수 범위에 있으며, 난청이 있으면 이 주파수 범위의 선택성(selectivity)이 결여되거나 보청기로 충분히 들리지 않기도 하며, 보청기 마이크로폰이 전후 신호 정보(front-back cue)를 잡지 못하는 곳에 위치하기 때문이다(예를 들어 귓바퀴에 위치하는 BTE 보청기의 전방향성 마이크로폰). ITE, ITE, CIC 보청기에서 전후혼란이 BTE보청기보다 작지만, 정상인 보다는 훨씬 크기 때문에 마이크로폰의 위치가 유일한 원인은 아니다.[130, 383, 1800, 1912] 보청기 사용자들은 CIC 보청기를 사용할 때 다른 보청기보다 소리 국소화에 더 만족한다.[945, 1260]

만약 마이크로폰이 고주파수 영역에 대해서만 방향성을 갖는다면 이를 사용하면 전후혼란을 감소시킬 수 있다.[884, 887] 고주파수 방향성(high frequency directivity)은 후방보다는 전방 소리의 고주파수를 강조(예를 들면 brilliance)하는 것으로, 이는 정상인에게 귓바퀴가 만드는 음질의 변화와 유사하다.

전음성 난청에서 보청기는 수평 국소화 능력을 많이 개선시킨다. 이것은 아마도 보청기로 더 잘 들리게 되는 것과 함께 공기전도로 전달되는 소리 비율을 높여 와우관에서 이간시간차, 이간레벨차를 높이기 때문일 것이다.[231] 이어몰드에 사용된 재질의 탄탄함도 국소화에 영향을 미치나, 아직까지 어떤 재질이 가장 효과적이라고 말할 만큼 잘 알려져 있지 않다.[231]

보청기의 변환기(transducer), 전자 장치 그리고 튜브가 소리의 전달을 지연시킨다(Section 2.4.5). 주파수에 따라 지연되는 정도가 다르며, 보청기를 끼면 외이와 외이도 형태에 의한 지연을 일부 없애게 된다. 따라서 보청기 착용으로 시간반응과 이에 따른 위상반응이 변화하게 되며 보청기 없는 것에 익숙한 이에게는 매우 다른 느낌을 준다. 더 중요한 것으로 양측 보청기를 착용할 때, 양쪽 위상반응이 서로 잘 맞지 않아서 이간시간차가 비정상적이면 더욱 그렇다. 따라서 보청기를 첫 착용할 때에 이간시간차 정보가 변화하여 소리 국소화 능력은 크게 감소한다.

보청기 필터는 주파수 의존적 위상변화를 만들어 보청기 없는 귀의 위상반응(phase response)을 고막에서 거의 회복할 수 있도록 할 수 있다(모든 주파수에서의 피할 수 없는 고정된 지연을 제외하면).[929, 1845] 그 결과 이간시간차는 거의 정상화된다.

이런 위상보존(phase-preserving) 기능이 있는 보청기를 처음 착용하면 다른 보청기들에서 생기는 소리 국소화 문제를 크게 줄일 수 있다.[473] 위상보존 보청기를 16주 이상 착용하면 국소화 정확도가 많이 개선되는데, 이런 기능이 없으면 더 오랜 시간이 필요하다. 소리 국소화의 정확도를

순응: 언제 소리 국소화 검사가 가능한가?(Acclimatization: When can localization be measured?)

보청기는 언제나 소리 국소화 정보를 바꾼다. 이전에 보청기를 사용한 경험이 없을 때, 보청기의 종류나 착용 형식(fitting configuration, 한쪽 또는 양측)을 바꾸면 국소화 기능이 많이 감소한다.[1333] 소리 국소화는 이간시간차와 이간레벨차에 의존한다는 증거가 많다.[228] 순응은 수시간 이내에 시작되며 수일에서 수주 동안 지속된다.[88, 555, 726, 803] 따라서 보청기를 처음 조절할 때 소리 국소화 능력을 평가하는 것은 어렵다. 즉 이런 국소화 능력을 평가하는 것은 피팅과 재활 프로그램을 시행하면서 평가하는 것이 가능하지만 항상 필요하지는 않다.

높이기 위한 새로운 정보를 배우는 시간이 필요하기 때문에 16주 이내에는 큰 차이가 없어서 보청기 없는 상태와 비슷하다.

위상정합(위상동기, phase matching)은 소음 환경에서 어음이해력을 높인다. 위상보존 보청기는 이런 기능이 없는 보청기에 비하여 16주째 어음이해력이 유의하게 양호하였다.[473] 양이 스켈치 기능이 가능하다면 모든 주파수 영역에서 이간시간차가 일정할 때 가장 잘 작동할 수 있다. SSQ(Speech, Spatial & Qualities) 설문조사 중 공간관련 영역에서 위상보존 보청기를 사용하면 소리 국소화는 초기에 개선되고 최종적으로 어음이해력이 좋아지는 결과를 보였다고 하였다. 소리 국소화와 어음이해력 개선이 보청기가 없는 쪽에 위상반응(phase response)이 맞추어져 발생하는 것인지, 양측 보청기로 위상반응이 동일하게 맞추어져서 이루어지는 것인지는 아직 불명확하다.

보청기 신호처리 체계가 더 복잡해지면서 향후 신호처리 방법이 보청기 위상반응을 신호에 맞추어서 그리고 각 귀에 따라 다르게 변화하도록 만들게 될 것이다. 이러한 신호처리 방법은 수평 국소화에 나쁜 영향을 미칠 것이다.[230] 이런 예는 적응형 방향성 보청기에서 발생하는데, 양측 귀에서 다르게 작동하면 이간위상차 변화를 유발하여 결과적으로 수평 국소화에 좋지 않은 영향을 준다.[887, 1837]

양측 보청기가 독립적으로 작동하고, 압축방식이 짧은 개시시간(attack time)을 갖게 되면 더욱 이간레벨차가 감소한다.[887, 1290] 그러나 이러한 경우 이간시간차 정보에는 영향이 없어 대부분의 소리에 대한 부정적 영향은 적다. 새소리처럼 고주파수에만 에너지가 있는 소리에 대한 국소화는 정상인보다 난청인에서는 이간레벨차에 의존한다. 따라서 고속 압축방식(fast compression)은 이런 종류의 소리 국소화에 영향을 끼친다.[1290]

양측 보청기 사이 이득(gain)의 부조화도 유사한 영향을 보인다. 양측 보청기 볼륨을 독립적으로 잘못 조절하여 균형이 깨지면, 고주파수 소리에 대한 국소화 기능이 감소한다.[870] 따라서 이러한 부분 때문에 연동된 양측 보청기(bilaterally linked hearing aids)의 장점이 있다. 양측 보청기의 이득이 동일한 정도로 변화하도록 압축하여 동일한 볼륨 조절이 만들어지기 때문이다. 국소화는 고주파수 영역의 이간시간차에 의존하기 때문에, 전체 광역대 소리에 대해서는 이러한 연동된 양측 보청기의 장점은 많지 않다.[870, 887]

수직 국소화(Vertical localization)

ITE나 BTE 보청기 이어몰드를 착용하면 수직 국소화 정보를 얻는 귓바퀴 모양효과가 없어져, 수직 국소화 기능이 거의 소실된다. CIC 보청기는 마이크로폰의 입구가 외이도 바로 안쪽에 위치하므로, 적어도 10kHz 정도로 높은 영역까지의 수직 국소화 정보를 얻을 수 있다.[1175, 1191, 1615] 그러나 사용자가 이러한 소리를 수직 국소화 정보로 이용할 수 있는가는 다른 문제이다. 수직 국소화 정보는 모두 5kHz 이상의 소리로서 보청기가 5~12kHz 범위까지 충분히 증폭할 수 있으며, 사용자의 주파수 분해능력이 충분하여 이 영역의 스펙트럼의 형태를 인지할 수 있을 때만 가능하기 때문이다.

ITC 보청기의 경우 귓바퀴의 일부가 개방된 상태이지만 소리를 감지하는 보청기 마이크로폰의 입구가 외이도 입구보다는 바깥쪽에 있기 때문에 ITE와 CIC 보청기의 중간 정도의 수직 국소화 기능을 갖는다. 특이하게도 이런 경우의 수직 국소화 정보는 사용자가 필요한 경우 익숙해지면 이용할 수 있다.

BTE, ITE, ITC 보청기에서 수직 국소화가 좋아지지 않고 나빠진다는 보고도 있다.[130, 1332] 최소 8kHz까지 높은 대역폭을 가진 CIC 보청기로 정상 청력을 가지면 수직 국소화를 잘 하는 것처럼 보여도, 정상 또는 보청기 없는 경우와 비교하면 여전히 일부는 나쁜 상태이다.[383, 1637]

정상과 유사한 고주파수 청력역치를 가진 극히 일부의 사용자에서 개방형 보청기의 이어몰드는 수직 국소화, 소리의 자연스러움과 외부화(externalization) 기능을 보존할 수 있다.[235]

15

15.3.3 음질 *Sound quality*

양이청취(binaural listening)는 단이 청취에 비하여 음질이 우수하다. 이러한 장점은 명확도(clarity), 소리의 풍성함, 공간감, 그리고 전반적인 음질과 같은 수많은 속성에서 찾아볼 수 있다.[76] 사람들은 보통 한쪽 보다는 양쪽 귀로 들을 때 소리에 대한 명료도(discrimination)가 높아져서, 양쪽을 이용하면 작은 소리 강도(intensity)[674, 675, 825, 1536]와 작은 주파수[825, 1413] 차이를 더 잘 구분할 수 있다. 정점절단의 부정적 효과는 단이 청취보다는 양이청취에서 더 확실해진다(양측 보청기의 단점처럼 보일 수 있으나, 사실은 나쁜 품질의 보청기를 이용할 때만 그렇다).[1302] 한쪽으로 듣는 것에 비해 양이청취하는 경우 어음이해력과 음질에 대한 소리 반향의 나쁜 효과는 더 적다.

그러나 이런 결론을 얻은 연구에서 단이 청취는 한쪽 귀에만 소리 자극하며 얻은 것이다. 따라서 심도 난청으로 보청기를 착용한다고 하더라도, 실제적으로 단이 청취가 되는 경우를 제외하고는 양측 보청기가 한쪽보다 우수하다고 일반화할 수는 없다. 경도 난청인 경우에는 양측 보청기가 음질에 긍정적인 효과를 주며, 양쪽 소리 음량 균형이 맞는 것이 확실히 중요하다고 보고된다.[165, 527]

15.3.4 지연성 청각박탈 방지효과 *Avoiding late-onset auditory deprivation*

순음역치와 어음인지역치(speech recognition threshold) 모두 비슷한 양측성 난청에서 한쪽만 보청기를 착용하면 반대쪽 귀에서는 소리를 이해하는 능력이 수년에 걸쳐 감소하였다.[1625] 이러한 현상을 지연성 청각박탈(late-onset auditory deprivation)이라고 한다. 지연성 청각박탈효과는 한쪽에만 보청기를 착용한 환자의 일부에서 나타나며, 양측 보청기의 경우에는 매우 드물고, 발생하여도 다른 원인일 가능성이 있다.[783]

보청기를 착용하지 않은 귀의 청각박탈은 중년과 노령의 경우뿐 아니라 소아에서도 발생한다.[607, 694, 782, 1567] 소아에서 성장에 따른 성숙은 보청기가 없을 때 발생하는 청각박탈 결과를 상쇄한다. 또한 소아에서 어음명료도 점수(speech discrimination score) 증가 정도가 보청기를 사용하는 경우에 비하여 사용하지 않으면 더 적다.[694] 보청기를 착용하지 않은 쪽 어음인지(speech recognition)가 감소하나, 보청기를 사용하는 쪽은 일부에서 어음인지 기능이 조금 증가하였는데, 이를 순응(acclimatization)이라고 한다(Section 14.7).[151, 589]

청각박탈과 청각순응 모두 청각시스템의 가소성(plasticity)에 의한 결과이다. 청각계에 입력 신호가 변하면 신경 재편(neural reorganization)이 일어나는데, 일측 보청기 피팅 9개월 후에 한쪽 귀 소리에 대한 대뇌피질 활동의 변화가 기능적 뇌자공명영상(functional magnetic response imaging, fMRI)에서 확인되었다.[790] 그리고 한쪽 귀에 돌발성난청이 발생한 이후 청력이 있는 반대쪽 대뇌반구의 전기생리학적 기능이 즉시 증가하는 변화가 있었다.[1444] 동물의 뇌신경 가소성에 대한 여러 생리적 연구에 대한 Neuman(1996)의 보고가 있다.

청각박탈이 발생하는 정확한 시간은 모르지만, 빠르게는 보청기를 착용하고 1년 이후 다수에서 발생하는 것이 확인되었다.[1627] 개인차가 있어서 기능이 감소하는 시기는 7개월~8년이었다.[605, 783, 784] 처음 수년 동안에는 시간 경과에 따라 기능이 감소하나, 그 이후에는 기능이 추가적으로 더 악화되지는 않았다.[608]

청각기능 감소 정도는 개인차가 있다. 경도, 중등도, 고도 난청에 대한 연구에서 보청기를 착용한 귀의 어음명료도가 3% 감소하였으나, 보청기가 없는 경우 7% 감소하였다.[608] 청력손상 정도가 언급되지 않은 다른 연구에서는 보청기를 착용하지 않는 쪽에서 기능 감소가 없었다고 하였으나,[1675] 심도 난청에 대해 시행한 연구의 경우 40%가 감소했다는 보고도 있다.[151] 양측 난청이 비슷한 전음성 난청을 대상으로 한 다른 연구에서는 어음인지도(speech recognition score)가 보청기 착용한 쪽과 착용하지 않은 쪽에서 평균적으로 30% 차이가 있다고 하였다.[425]

청각박탈효과는 중등도~고도 난청에서 잘 발생한다.[1312] 또한 3개 주파수 평균(three-frequency average) 35dB 정도인 난청이 심하지 않은 경우에서도 청각박탈은 발생한다.[608, 784] 여러 연구에서 청각박탈 정도는 순음청력 손실 정도에 비례하여 증가하였다.[783] 이는 청력손실이 많을 수록 보청기를 착용한 쪽과 아닌 쪽에서 대뇌로 보내는 정보신호의 차이가 큰 것이 원인으로 생각된다.

보청기를 착용하지 않는 것에 의한 현상을 청각박탈이라고 말하고, 이는 단순한 자극의 부족함보다는 복잡하다:

- 동일한 어음이해력을 보이는 양측 난청에서 보청기를 착용하지 않고 살아갈 때, 어음이해력은 더 감소하지 않는다(노화에 따른 점차적인 기능 감소에 이외에).[608]
- 보청기 착용 이전에는 양측 청력역치 차이가 적어도, 양호한 쪽의 어음인지(speech recognition) 능력은 보청기 착용 이후 매우 많이 개선되기 때문에 잘 들리는 쪽의 기능이 더 좋아진다.[759]
- 양측이 비슷한 난청인 경우에 비하여 한쪽에만 난청이 있는 경우에는 난청 정도가 같을지라도 어음인지는 한쪽 난청이 있는 경우에 더 불량하다.[759, 1244]
- 전향적 연구에 따르면 비대칭적인 양측 난청에서 보청기를 착용하지 않은 심한 난청쪽의 어음인지는 2년에 걸쳐 감소하였다. 반면에 양호한 귀에서는 감소하지 않았으며, 동일 기간 동안 나쁜 쪽 귀에 보청기를 사용하였을 때에는 기능이 감소하지 않았다.[1628]

청각박탈에 관련된 연구들에서 처음에 한쪽이 미세하게 나빠도 반대쪽 청력의 어음이해력이 우세(dominant)할 수 있음을 보여주었다. 이러한 초기의 미세한 차이는 비대칭성 양측 난청일 수도 있고, 한쪽만 보청기를 착용하는 경우일 수도 있다. 이것은 마치 대뇌가 반대쪽 귀에서 양호한 신호가 올 때에는 상대적으로 나쁜 신호를 보내오는 귀에 집중하지 않는 것과 같다.

청각열등(auditory inferiority, auditory inactivity,[425] lazy ear)은 아마도 청각박탈보다 더 정확한 용어이다. 와우에서의 출력이 부적절한 것이 원인이기 때문에 박탈이라는 단어는 여전히 적절하다. 보청기가 없는 귀의 청각박탈 정도는 보청기를 착용하는 쪽 청력손실의 정도에 영향을 받는다. 청각박탈은 보청기를 사용하는 귀에서 충분한 신호를 보내서 뇌가 반대쪽 귀에 집중하지 않도록 할 때 일어난다.

보청기를 사용하지 않는 귀의 와우관에서 발생되는 신호가 왜곡되지 않더라도 청각박탈이 발생할 수 있다. Dieroff(1993)는 양측이 비슷한 전음성 난청에서 헤드폰을 통한 어음인지도를 확인하였고, 보청기를 착용한 귀보다 보청기를 착용하지 않는 귀에서 어음인지도가 평균 33% p 더 낮았다. 이는 간단히 와우 이전 단계에서 신호가 작으면 청각박탈이 발생하기 충분하다는 것을 암시한다.

양측에서 모두 보청기를 사용할 경우 보청기를 착용하지 않은 쪽의 기능은 회복 가능하지만, 항상 기능이 회복되는 것은 아니다.[151, 605, 1312, 1626, 1629] 많이 회복된 결과를 보였던 연구도 있는데, Broothroyd(1993)는 양측 보청기를 처음 시작하는 것과 다시 시작하는 경우에서 모두 40% p 정도 귀의 어음인지능력을 높였다고 증례 보고하였다.

청각 능력이 회복될 때, 부분적인 것일 수 있다.[605, 754] 수개월~수년 동안 양측 보청기를 사용한 이후에 회복이 가능하다. 청각박탈이 빨리 발생하면, 청각회복도 빨리 발생하는데, 이는 다른 경우보다 청각시스템의 가소성이 크기 때문이라고 생각되었던 증례가 있었으나, 이에 대해서는 더 많은 연구가 필요하다.[605] 두 번째 보청기를 사용하면 이미 적응한 한쪽 보청기만을 사용할 때에 비하여 합성된 소리의 음질이 더 좋지 않아서 상당히 많은 경우 두 번째 보청기를 포기한다.[784]

보청기를 사용한 쪽과 아닌 쪽은 어음 이외의 소리에 대해서도 차이가 있다. 강한 소리(intense sound)에 대해서는 보청기를 사용한 경우가 강도 분별력(intensity discrimination)이 양호하였고, 약한 소리에 대해서는 보청기 착용하지 않은 경우가 양호하였다.[1519] 이는 각각의 상태가 가장 예민한 감각수준(sensation level)에서 가장 잘 기능하는 것으로 생각된다. 한쪽에만 보청기를 착용한 경우에 불쾌

청각박탈의 위험성을 최소화하는 방법(Minimizing the risk of auditory deprivation)

1. 양측 보청기를 처방하고 사용을 권장한다.
2. 한쪽만 보청기를 사용하고자 하면 하루 또는 일주일 단위로 양쪽을 번갈아 사용하도록 한다.[694]
3. 한쪽 보청기만 사용하는 경우 매년 어음분별력을 확인한다.

위의 모든 방법은 한쪽 보청기만 착용하고 관찰하지 않는 것에 비하여 추가 비용이 든다.

음량레벨(loudness discomfort level, LDL)은 시간이 지남에 따라 보청기를 사용한 쪽은 증가하나, 아닌 쪽에서는 감소한다.[679] 그러나 양측 보청기를 착용하여도 이 LDL은 변하지 않는다.[679] 이 현상은 귀와 대뇌가 소리를 분석하는 방식이 그들이 익숙한 소리의 특성에 따라 영향을 받는다는 결론에 이르게 한다.

15.3.5 이명 억제 *Suppression of tinnitus*

보청기 사용은 이명을 차폐하거나 억제할 수 있다. 이명은 보통 양측성이기 때문에 양측 보청기가 한쪽 보청기보다 이명을 잘 차폐하는 것은 당연하다.[191, 527] 한 연구에서 한쪽 보청기 착용은 13%에서 이명을 감소시켰으나, 양측 보청기는 66%에서 이명을 감소시켰다.[191] 그러나 보청기가 드물게는 이명을 악화시킬 수도 있다.

15.3.6 기타 장점들 *Miscellaneous advantages*

양측 보청기의 한 가지 실용적인 장점은 고도, 심도 난청에서 한쪽 보청기가 손상되는 경우에도 1개의 보청기가 남아 있다는 것이다.

환자가 보청기를 수리하는 동안 환자가 대여받을 수 있는 대여 보청기(loaner aid)는:

- BTE 보청기로만 제공될 수 있으나, 일부 모듈형 ITC 보청기도 가능하다.
- 피팅에 임상 시간이 필요하다.
- 익숙하지 않은 증폭 특성을 갖고 있으며, 조작 방식이 다르다.
- 보청기 클리닉에 방문해야만 사용할 수 있다.

영구적이면서 개별적으로 맞춰진 또 여분의 보청기를 갖는 것은 좋은 선택방법이다.

양측 보청기는 한쪽 보청기에 비해 이득(gain)을 더 적게 주어도 된다(Section 15.8). 특정한 음량을 얻기 위한 보청기 이득의 감소는 LDL을 피하기 위한 포화음압수준(SSPL) 감소보다 더 작다. 따라서 양측 보청기 사용으로 포화되는 경우가 적어지며, 일측 보청기에 비해 더 작은 정도로 포화되어서 입력수준의 소리가 높을 때 장점이 된다. 또한 높은 레벨로 제시되는 소리는 어음이해력에 나쁜 영향을 주기 때문에(Section 10.3.4와 10.4.6) 한쪽 보청기에 비해 양측 보청기는 이득이 낮아도 되므로 약간의 장점이 있다. 보청기가 더 낮은 이득 특성을 갖는다면 피드백 문제가 감소한다. 양측 보청기의 낮은 이득 특성에 의한 모든 장점들은 상대적으로 작다.

만성 삼출성중이염 환자가 양측 보청기를 사용할 때, 외이도에 있는 보청기가 문제를 악화시킨다면, 좌우를 번갈아 사용할 수 있다. 이런 경우에는 이어몰드는 가능한 개방형(open type)이 좋다.

마지막으로 한쪽 보청기와 다르게 양측 보청기에서는 2개의 보청기를 모두 사용할 수도 있고, 특정 상황에서는 선택하는 쪽에만 보청기를 사용할 수도 있다.

15.4 양측 착용의 단점 *Disadvantage of Bilateral Fittings*

15.4.1 비용 *Cost*

두 번째 보청기와 배터리의 구매에 대한 추가적인 비용은 중요한 단점이 된다. 보청기 비용을 직접 감당해야 한다면, 비용이 보청기의 사용을 제한할 수 있다.[955] 보청기가 무료인 의료전달체계(service delivery system)에서 양측 보청기는 정부나 보험자에게 추가 비용을 지출하게 한다. 이들에게는 추가 비용은 중요한 사안이므로, 정부나 보험자가 추정하는 것보다 양측 보청기 처방이 많으면 이에 대한 자료를 제시해야 한다.

양측 보청기가 필요한 비율이 증가하는 것에 대한 합리적인 이유가 제시되어야 한다. 다행히 일측 보청기보다 양측 보청기에 의한 추가적인 혜택을 보여주는 여러 연구가 있고, 양측 보청기 비율도 함께 증가하고 있다. 보청기 비용을 누가 담당할지와 관계없이 Section 15.3에 있는 비용 대비 이득이 합당해야 한다.

어떤 의료전달체계에서는 양측 보청기에서 보청기 비용을 2배로 지불해야 한다. 양측 보청기를 착용하기 위해

2배의 업무가 필요하지는 않다. 보청기 착용에 따른 많은 업무들은 보청기 개수와 관계없이 동일하다(청력 평가, 난청 상담, 보청기에 대한 정보 제공, 보청기 평가와 적응 훈련 등). 보청기가 2개가 된다고 보청기 하나보다 혜택이 2배가 되지는 않는다.[1190] 따라서 양측 보청기를 착용하는 의료서비스에서 한쪽 보청기 가격의 2배를 받는 것은 정당하지 않다.

15.4.2 양이 간섭 *Binaural interference*

일부 노인에서 한쪽 귀로 듣는 것보다 헤드폰을 통해 양쪽 귀로 동시에 들을 때 어음분별력(speech discrimination)이 더 악화된다.[33, 59] 또한 음장 환경에서 한쪽 보청기보다 2개 보청기로 들을 때 더 나쁜 어음분별력을 보인다(어음과 소음 발생이 앞 또는 뒤에 존재).[259, 1881] 이런 결과는 더 나쁜 귀에서 대뇌로 전달되는 신호가 양호한 귀(또는 보청기를 착용한 더 양호한 귀)에서 형성한 어음지각(speech perception) 기능을 방해하는 것이다.

두 번째 귀에서 발생하는 역효과를 양이 간섭(binaural interference)이라고 한다.[821] 다른 이들은 "어느쪽 귀에 보청기를 착용하는 것이 좋은지 확실하지만, 나는 어느쪽 귀에도 보청기를 착용할 수 있다. 그러나 양쪽을 함께 사용하면 불편하다."고 증상을 말한다.[259]

양이 간섭현상은 나쁜 쪽 보청기 또는 양측 보청기를 사용하는 경우보다 어음청취역치(SRTn)가 좋은 쪽(주로 우측)에 많이 발생한다. 또한 이런 현상은 반대쪽 귀보다 SRTn, 이분청취 어음검사결과(dichotic speech test scores), 전기생리적 반응이 더 양호한 귀에 발생하였다.[20, 259, 302, 756, 821, 1879] 좋은 귀만 자극한 경우보다 양측을 자극하였을 때의 청각중간반응검사(binaural middle latency) 신호가 더 약하기 때문에 나쁜 귀의 신호가 청각시스템의 반응을 억제하는 것으로 판단된다.[821]

양이 간섭의 발생 빈도, 소음 환경에서의 SRTn 비대칭성, 이분청취 어음검사결과, 청성 초기, 중기, 말기반응의 전기생리적 결과에 대한 향후 논의가 필요하다.

양측에서 청각역치는 비슷하나, 비대칭 어음이해력 결과를 갖는 5세 소아에서 양이 간섭현상이 확인되었다.[1567] 이러한 비대칭 어음이해력은 이전 3년 동안 한쪽만 보청기를 사용하여 발생한 청각박탈의 결과로 보인다. 완전히 입증되지는 않았으나, 일측 보청기 착용을 포함한 다양한 이유로 청각상실이 유발되고, 이에 따른 어음이해력 차이로 인하여 양이 간섭이 많이 발생한다.[821]

양이 간섭 유병률(Prevalence of binaural interference)

노령층 난청의 10%가 양이 간섭현상을 경험하는 것으로 추정되나, 이보다 더 높다는 보고들이 많다.[33, 821, 1623] Walden & Walden(2005)은 양측 보청기와 일측 보청기를 착용한 50~90대(평균 75세), 28명의 환자에게 전방 1개의 큰 스피커를 이용하여 소리와 소음을 동시에 주었다. 양측 보청기를 착용했을 때보다 좌측 보청기를 착용했을 때 SRTn값은 평균 2dB, 우측 보청기만 사용할 때에는 SRTn이 3dB 더 좋았다. 양측으로 착용하면 더 양호한 귀로 들을 때보다 SNRn이 4dB 나쁘고, 나쁜 쪽 귀보다는 1dB이 나빴다. 이 연구와 이전 연구에서 모두 연령이 증가함에 따라 양이 간섭의 정도는 증가하였다.[817, 1881]

최근 연구에서 노인에서의 양이 간섭은 일반적이고 양이 잉여보다 많이 발생한다고 한다. 양측 보청기를 보유한 경우 계속해서 양측을 사용하는 것(Section 15.7)의 결과와 양이 이득(binaural advantage) 또는 한쪽 어음이해력이 양쪽 어음이해력과 같다는 결과는 서로 상반된다. Marrone, Mason & Kidd(2008)는 이런 연구보다 나이가 다소 적은(평균 70세) 대상들에게 전방의 목표 소리 어음과 후방의 경쟁 2인화자(competing two talker) 배경소음을 주었다. 경쟁하는 어음 소음은 목표 소리 어음과 함께 위치하거나, 또는 서로 분리되어 놓였다. 2가지 공간 조건(spatial condition) 모두 평균 점수는 한쪽 SRTn 값과 비교하여 양측 보청기가 우월하지도 나쁘지도 않았다. 일측 보청기 착용보다 양측 보청기 착용할 때 조용한 상황에서 어음청취역치(SRT)는 2dB 더 좋았다.(예: 양이 잉여)[1143] 다음의 3가지 요소가 부분적으로 이와 일치한다.

첫째로 Walden & Walden 연구에서 소리와 소음이 같이 존재하는 경우 양이 간섭현상의 빈도가 높았지만, 소리와

15

소음은 실생활에서는 공간적으로 분리되어 있다. 만약 작은(SRTn에서 1dB 감소 정도) 양이 간섭만 존재한다면, 소음과 음원이 공간적으로 분리되어 있기 때문에 양측 보청기로 인한 두부회절효과 장점이 더 우세하게 된다. 반대로 동일 크기의 소리가 양쪽 귀에 전달될 때 양이 간섭현상이 매우 커지기 때문에, 이는 공간적으로 나누어진 소음과 음원에 대한 두부회절효과와 양이 스켈치에 의한 SNR의 증가를 넘어설 수도 있다(양이 스켈치가 양이 간섭이 있는 모든 경우에 발생하는 경우).

둘째로 심한 양이 간섭은 4인 화자소음(four-talker babble)에서 발생하는데, 양이청취는 화자가 적을 때 발생하는 배경소음에 의한 차폐로부터 공간 구분능력을 증가시킨다(차폐의 소리가 틈새(gap)가 있거나, 소리가 단지 소리 강도가 아닌 정보를 갖는 소리인 경우). 차폐 강도와 복잡성에 따른 양이 간섭 발현에 대해서는 아직 알려져 있지 않다.

셋째로 양측 보청기를 보통 사용하는 많은 경우에 시끄러운 장소에서는 한쪽 또는 보청기 모두를 사용하지 않는다는 보고는 오래되었다(Section 15.3.1).[1571] 이유로는 보청기 왜곡 현상, 소리레벨이 충분하여 양이청취를 위해서 양측 보청기가 필요하지 않은 것이라고 하였으나, 양이 간섭 또한 중요한 원인일 수 있다.

양이 간섭의 3개의 원인이 제시되었고, 이에 대한 여러 증거도 있다.

비대칭적 와우 왜곡(Asymmetrical cochlear distortions)

양이청취를 하지 못하는 현상은 정상인에게도 재현할 수 있다. 어음을 인위적으로 왜곡하고 각각의 귀에 다른 방식으로 전달하여 와우 왜곡(cochlear distortions)을 만들면, 양이 어음분별력은 한쪽 귀로만 듣는 결과보다 나빠진다.[760, 1553] 비대칭적 왜곡은 성인에서는 양이 간섭을 만들었으나, 소아에서는 이런 현상이 발생하지 않는 재미있는 결과가 있다.[1533] 또한 각각의 귀에 같은 종류의 왜곡된 신호를 주어도 양이청취의 장점은 보존된다. 비대칭적으로 왜곡된 신호를 주면 더 선명한 신호가 전달되는 귀에 집중하게 되는데, 이는 양이 간섭과 박탈 현상이 서로의 귀 사이에서 발생한다는 개념에 부합한다.[760]

양측 귀에서 전달되는 정보가 섞여서 나쁜 결과를 만드는 것은 한쪽 와우관의 조율 특성(tuning property)이 반대측 와우관과 다르게 변화된 기전 때문이다. 이는 외유모세포 기능 상실로 만들어진다. 원심성 신경섬유를 통한 와우관에 대한 뇌 조절이 감소하면 유모세포 기능 장애는 더 악화될 수 있다.[1040, 1475, 1562] 이중청(diplacusis)은 양측 귀가 다른 음조(음높이, pitch)로 듣는 것으로 양측 귀가 다르게 재조율하여 발생하는 음향심리학적 결과이다. 이중청은 사실 양측 보청기 혜택이 없다는 지표가 될 수 있다.[1132, 1133]

양측 대뇌 반구의 노화 차이(Differential aging of hemispheres)

양이 간섭의 둘째 원인으로 대뇌피질의 비대칭이 있다. 노화가 진행함에 따라 우측 대뇌 반구의 기능이 좌측에 비해 빨리 기능이 감소하는 것으로 예상되고 있다.[635, 835] 각 대뇌 반구는 동측 와우관 보다는 반대측 와우관과 더 많이 연결되어 있다. 각각의 와우관에서 올라온 신호가 양쪽 대뇌 반구에서 결합될 때 좌측 귀에서 만들어진 신호는 기능이 부족한 우측 대뇌 반구를 자극한다. 이때 노화가 더 진행된 경우에 상대적으로 왜곡이 생길 수 있고, 결합된 신호가 각각 귀에서 따로 들리는 신호보다 더 명확하게 된다. 어음이해력이 양쪽에서 크게 차이가 있는 경우 대부분에서 우측 귀 기능이 더 좋았다.

대뇌 반구 사이의 비효율적인 연결(Inefficient transmission between the hemispheres)

셋째 가설은 양측 귀의 비대칭성이다. 좌측 대뇌 반구는 어음인지에 더 특성화 되어 있기 때문에 소리 신호는 언어를 해석하기 이전에 우측 대뇌 반구에서 좌측으로 전달되어야 한다. 뇌량(corpus callosum)에서의 양측 대뇌 반구 사이의 지연 또는 왜곡 현상이 노화에 의해 일어나서 정보 교환의 효율을 낮출 것으로 생각된다.[302, 637, 815] 이는 앞의 가설과 같이 이분어음인지능력(dichotic speech perception)이 우측 귀에서 양호하다는 것에 근거한다.[835] 우측 대뇌 반구에서 감퇴된 기능보다는 대뇌 반구 사이 신호 전달의 간섭현

양이 간섭 요약(Binaural interference in summary)

- 양측 귀에 동일한 소리를 주어도 일부에서는 양이 간섭이 발생할 수 있다.
- 양이 간섭으로 양측 보청기보다는 일측 보청기를 더 선호하며, 기능도 더 잘할 수 있다.
- 일측 보청기가 더 좋은 이유는 다음과 같다: 양측 귀에서 만들어지는 신경신호가 많은 차이가 있을 때; 좌측에 비하여 우측 대뇌 반구가 일찍 노화하는 현상, 대뇌 반구 사이의 신호 전달에서 왜곡이 있을 때

상에 의한 것으로 생각된다. 즉 이분어음단어(dichotic PB word pairs)에 대한 좌, 우측의 신호자극에서 우측 귀에서는 큰 비대칭적인 유발전위(P_{300})가 만들어지지만, 비대칭성에 의하여 비언어적인 소리와 언어적인 소리 결과가 역전되기 때문이다.

노화 정도의 차이와 대뇌 반구 사이의 전달 이상에 대한 가설은 다음 현상을 포함한다:

- 대칭적인 순음 청력역치와 비슷한 변조이음향방사검사를 보여도, 동일음압단어(phonetically balanced word) 인지력은 우측보다 좌측이 나쁘다.[302]
- 청성뇌간반응검사에서 제5파형의 잠복기, 진폭이 동일하여도 비대칭성이 발생할 수 있기 때문에 비대칭성의 원인은 뇌간 이후에서 발생하는 것이다.[302]
- 양측 보청기 이후 좌측 귀보다는 우측에서 적응력(어음인지력)이 높은 것은 뇌량 또는 우측 대뇌 반구에서 가소성이 감소하였다는 것을 의미한다.[1409]

15.4.3 자아상 *Self-image*

보청기 비용을 지불하지 않더라도, 2개의 보청기보다는 많은 경우 보청기 1개만을 선택한다.[1754] 완전히 귀가 멀지 않았다는 의미로 이런 선택을 하는 것이다(특히 큰 BTE 보청기를 사용해야만 하는 경우에 흔하다). 여기에는 3가지 다른 의미가 있다:

- 보청기를 노화 또는 청각장애와 연관시킬 때, 보청기를 양측에 착용하는 것은 매우 늙었거나 청각장애가 매우 심하다는 의미가 되며, 이는 자신에 대한 현실 인식과 충돌하는 것이 된다. 친구 또는 친척들이 이러한 부정적인 양측 보청기에 대한 생각을 강화할 수 있고, 보청기 2개는 1개보다 눈에 잘 띈다고 생각하게 된다.[191, 1754] 긍정적인 부분으로는 보청기를 2개 사용하면 다른 사람들이 더 주의할 수 있다는 점이다.[1754] 이것은 미용적인 문제로 양측 보청기를 꺼리는 경우에 유용한 조언이 된다.
- 보청기 1개만으로도 잘 들을 수 있다고 과도한 자신감을 갖는다.
- 경도 난청에서 두 번째 보청기를 단기간만 사용할 때에는 큰 혜택이 되지 않는다.

15.4.4 기타 단점 *Miscellaneous disadvantages*

바람소리(Wind noise)

가벼운 바람도 보청기 입력 값이 100dB SPL 정도 되는 소음을 만들 수 있다.[458] 더 나쁜 것은 이런 소음의 증폭을 2개의 보청기가 하는 것이다. 따라서 바람이 많으면 보청기 2개에 대한 만족도가 1개보다 좋지 않은 것이 당연하다.[186] 일측 보청기를 사용할 때는 머리를 움직여 보청기의 마이크로폰 위치를 바꾸어서 바람에 의한 소음을 줄일 수 있으나, 양측 보청기에서는 불가능하다. CIC 보청기에서 이러한 영향이 다른 보청기보다 적지만 여전히 상당한 문제가 있다.

보청기 관리(Aid management)

육체적, 정신적 능력이 감소하면 보청기를 관리하는 것은 어려운 문제이다. 양측 보청기에서 좌우를 구분하여 착용하는 것, 배터리 교체, 전원 조절, 볼륨 조절하는데 있어서 혼란이 더 많다. 양측 보청기에서 볼륨 조절은 소리 크기 조절과 양측의 균형을 맞추는 2가지 의미가 있어, 일측 보청기 볼륨을 조절하는 것보다 더 복잡할 수밖에 없다. 나중에는 익숙해지겠지만, 정상적인 경우에도 착용 첫 주에는

양측 보청기의 균형을 맞추는 것을 어려워한다.[527] 양측 보청기를 무선으로 연결하면 한번 조작으로 양측 보청기 이득을 함께 조절할 수 있어서 이러한 문제를 해결할 수 있다 (Section 3.2).

폐쇄효과(Occlusion effect)

보청기가 충분히 폐쇄효과를 만들 정도로 꽉 끼는 경우 (Section 5.3.2), 폐쇄효과는 양쪽에 보청기를 착용할 때 더 심하다.[824]

15.5 양측 보청기의 장점에 대한 검사 *Tests of Bilateral Advantage*

공간적으로 멀리서 어음과 소음을 함께 주면서 실험을 하였을 때, 양측 착용의 혜택을 쉽게 입증할 수 있었으나, 각 개인의 어음식별(speech identification)에 있어 양측 보청기의 뚜렷한 장점을 오랫동안 입증하기 어려웠다.[222, 713, 817, 1063, 1591]

예외적으로 Jerger, Darling&Florin(1994)은 Cued Listening Test(정보제시 청취검사)를 통하여 10명 중 7명에서 뚜렷한 양측 보청기의 장점을 확인하였다. 한쪽 스피커에서는 다른 주제의 이야기가 연속적으로 나오면서, 반대쪽 스피커에서 나오는 이야기 중에서 제시한 단어가 나올 때마다 표시하는 검사이다. 2가지 중요한 사항이 있는데, 대상자 모두는 양측 보청기를 사용하고, 소리에 대한 다양한 증폭 조건에서 모두 100개의 목표 단어가 주어진다. 이미 양측 보청기를 성공적으로 사용하고 있다면, 양측 보청기 장점을 확인하기 위해 장시간 검사하는 의미는 낮을 것이다.

일측 보청기와 비교하여 양측 보청기의 결과를 착용 이전에 미리 예측할 수 있는 검사는 아직까지 없는데, 그 이유에는 다음과 같다:[164]

- 순음청력검사 결과에 따른 평편형 주파수반응(flat frequency response) 대신에 이득-주파수반응(gain-frequency response)에 맞도록 각 귀에 소리를 주면 상호작용이 달라질 수 있다.
- 헤드폰으로 검사하면 쉽게 일측 또는 양측 귀를 자극할 수 있지만, 임상에서는 일측만 증폭하는 것을 양측 증폭하는 것과 비교하는 것이므로 차이가 있다.
- 양측 귀의 상호작용은 적절히 증폭된 소리를 들은 이후 수개월, 수주, 수일 또는 수시간 경과하면서 변할 수 있다.

결과적으로 여기서 언급되는 검사는 양측 보청기를 사용하고 있으면서, 일측 보청기보다 양측 보청기가 좋은지를 의심하는 경우에 이용되는 검사이다.

보청기를 착용하기 이전에 도움이 되기보다는 나쁜 양측 보청기 상호작용이 발생할 것인지를 검사하는 도구를 개발할 필요가 있다. 그리고 다음과 같은 검사에 대한 연구도 필요하다:

- 허용소음레벨검사(acceptable noise level test, ANL)(Section 9.1.5)는 양측 또는 일측 보청기를 평가할 수 있다. ANL검사 평균 결과는 양이 또는 단이 청취에서 같으나, 일부에서는 양이청취의 경우가 더 나쁜 ANL 결과를 보인다.[571]
- Listening in spatialized noise sentence 검사(LiSN-S,[241] 방해문장배치하 청취검사)는 헤드폰으로 보청기 착용에 대한 가상의 청각 환경(auditory environment)을 제공하고, 보청기의 각 증폭 조건을 검사하는 것이다.[628] 이러한 증폭 조건은 양측 또는 일측의 귀에 적용할 수 있으며, 이러한 조합은 처음 2가지 중요 항목(bullet point)의 문제점을 극복하게 한다.
- 차폐레벨차검사(masking level difference, MLD)와 청각중기반응검사(middle latency response)는 양쪽 귀의 상호작용 수준과 관련이 있으므로, 뇌간(brainstem)이나 중뇌(midbrain)에서 발생하는 양이 결핍(binaural deficit)의 결과를 확인할 수 있다.[1037]
- 이분숫자검사(dichotic digit test, DDT) 혹은 이분문장표시검사(dichotic sentence indication test, DSI) 등과 같은 이분자극에 의한 검사 결과는 양측 귀에 존재하는 정보의 차이에 따른 사용 능력과 관계가 있다.[93, 301]

언제 그리고 어떻게 보청기 검사(Section 15.5.3)를 시행할 지에 대한 2가지 복잡한 문제가 있다.

15.5.1 일측 보청기 조건에서 기준 귀 선택할 때의 오류 *Bias in choosing the reference ear for the unilateral condition*

어음 수행능력(speech performance)으로 양측과 일측 보청기에 의한 결과를 비교할 때 일측 보청기를 어느 쪽에 선택하는지에 대한 문제가 있다. 순음청력검사로 청력손실이 적은 쪽을 선택하거나, 오른손잡이는 동일한 쪽이 유리하여 오른쪽을 선택하거나, 오른쪽 귀가 반대쪽에 비하여 더 유리하다는 생각을 근거(노인에서 더 많음)로 선택할 경우 반대쪽 귀 어음청취 능력이 더 우수할 가능성이 있는 문제점이 발생한다.[260, 814, 820, 1881] 양측 보청기로 더 좋아진다는 것은 다른 쪽 귀도 포함되었기 때문이다. 이것이 양측 보청기에서 더 좋은 결과를 갖게 만드는 구조적 오류를 만들 수 있다.

반면에 한쪽 귀에 대한 조건으로 양측을 검사하면 두 결과에서 더 좋은 쪽이 선택될 것이므로 양측 보청기에 대한 나쁜 구조적 오류가 이루어진다.[210, 223] 이런 현상은 모든 평가 검사가 무작위적이어서, 각 조건에서 결과 차이가 없어도 양쪽 중에서 한쪽 결과가 양측 보청기 결과보다 좋을 가능성이 있기 때문이다. 일측 보청기가 더 좋은 결과를 보이는 오류는 어떤 특정 검사에서 양측 보청기가 좋다는 가능성을 감소시킬 것이다. 만약 그 음성검사가 여러 항목을 포함하고 있지 않다면 오류 정도는 커진다. 한 예로 25개 항목인 검사에서 일측 보청기로의 오류는 6%까지 올라간다.[223] 이는 일부 조건에서 양측 보청기 장점으로 기대하는 수준과도 같다.

양측 보청기 장점을 평가할 때 오류를 줄이기 위한 몇 가지 방법이 있다:

1. 각 보청기에 의한 검사한 결과를 평균하여 양측 보청기 결과와 비교한다.
2. 양측 보청기 검사를 2회 시행하고, 좋은 결과를 각각 보청기에 의한 검사한 결과 중에서 좋은 값과 비교한다.
3. 각 보청기에 의한 검사한 결과 중에서 좋은 값에서 오류에 따른 평균값을 빼내어 보상한다.[223]
4. 검사 조건에서 많은 검사 항목 수를 채택한다(예: 100개 항목. 시간 제약에 따른 문제가 있음).
5. 급격한 수행능력강도함수(steep performance-intensity function)를 갖는 난도가 높은 내용(high context)으로 검사하여, 편향 오류보다 결과 값 차이가 많이 발생하도록 한다(Section 15.5.2).
6. 더 명료하다고 느끼거나, 다른 곳에서 실시한 검사에서 더 좋다고 평가된 쪽을 선택하여 한쪽 귀에 대해서만 검사를 시행한다.

어느 방법도 완벽하지는 않다. 청력검사 또는 환자 의견에 근거하여 양쪽 귀의 어음인식능력이 동일하다면 2, 3번 방법을 선택하고, 한쪽 귀가 다른 쪽보다 좋다고 생각할 근거가 있다면 6번 방법을 선택한다. 5번 방법은 언제나 가능하나 검사가 편향 오류를 줄일 수는 없다.

15.5.2 양측 보청기 장점 평가하는 어음검사 민감도 *The sensitivity of speech tests for assessing bilateral advantage*

어음식별력검사(speech identification test)로 양측 보청기 장점을 평가하는 것이 가능할까? 양측 보청기와 일측 보청기를 사용할 때, 50개 항목으로 구성된 어음검사를 시행한다면, 30~70%가 정답이 되며, 평가-재평가 사이의 표준편차는 10%가 된다.[664, 1781] 유의수준 95%에서 차이가 있으려면 양측 보청기 결과가 한쪽에 비하여 20%는 높아야 된다. 어음검사가 독립된 단어로 구성된다면, 수행능력강도함수(performance-intensity function, P-I 함수)의 기울기는 SNR 1dB에 대하여 3%가 된다.

어음검사에서 차이가 있으려면 양측 보청기 장점이 최소한 7dB 이상 되어야 하고, 이는 일측 보청기를 사용할 때 음원에서 멀리 있고 소음이 가까이 존재하는 경우에만 가능한 수치이다. SNR이 양호한 쪽에 일측 보청기를 한다면 양측 보청기의 장점은 검사에서 나타나지 않게 된다.

난도가 높은 내용(high context)을 포함하는 어음검사, 차폐 소음이 어음과 유사한 경우 검사에서 차이가 나타날 수 있다. 이런 경우 P-I 함수는 SNR 1dB에 대하여 최소 10%

15

의 기울기를 가진다.[952, 1236, 1438] 이러면 50개의 독립된 평가 항목을 이용하여 2dB 정도로 작은 양측 보청기 장점도 확인할 수 있다. 양쪽 귀에 여러 다른 신호와 소음이 조합된 것을 사용하면 양이 스켈치 존재를 확인할 수도 있을 것이다. 이런 차이는 어음과 소음이 공간적으로 떨어져 있어서 두부회절효과도 존재하는 경우에 차이가 발생하는데, 2dB 보다 큰 경우 두부회절과 양이 스켈치가 양측 보청기의 장점에 기여한다면 확신할 수 있다. 그러나 기준이 되는 쪽 SNR이 큰 쪽으로 정해져서 양이 스켈치만이 역할을 한다면 양측 보청기 장점이 있다고 말할 수는 없다.

요약하면 양측 보청기 장점은 다음과 같은 경우 쉽게 입증할 수 있다:

- 일측에 비하여 양측 보청기가 유리하도록 두부회절이 발생하는 검사 조건을 만들고, 이렇게 불리하게 설정된 일측 보청기 검사 조건을 일측 보청기 기준 값으로 선정한다.
- P-I 함수 기울기가 급격한 검사를 이용한다. 강강격단어(spondee), 난도가 높은 문장(high-context)으로 구성되는데, BBK, HINT, SIN, Equi-intelligible Dutch sentences, Oldenberg(German) Sentences, matrix sentence 등이 있다.[94, 1323, 926, 1438, 960]

양측과 일측 보청기 조건의 평가점수는 모두 P-I 함수에서 SNR을 얻게 되는데, P-I 함수의 기울기가 급하기 때문에 각 문장 검사에서 얻는 SNR을 단계적으로 바꾸면 쉽게 얻을 수 있다. 만약 문장에 있는 단어를 절반 또는 그 이하로 맞춘다면 SNR을 높이고, 절반 이상을 맞춘다면 SNR을 감소시키는데, 증가와 감소는 동일 정도로 시행한다. 4회 정도 반복해서 얻은 SNR 평균은 50%의 단어를 알아 맞추는 SNR 값이 된다. 반복하는 횟수를 늘리면 정확도가 높아지는데, SNR의 중간 값을 추정하기 위해 짝수 횟수로 시행한다. 다른 방법으로는 만약 고정된 SNR이 있는 경우라면 P-I 함수에서 기울어진 부분의 위치를 파악할 수 있도록 몇 개의 SNR을 위한 평가점수를 얻어 도식화해야 한다.

양측 보청기의 장점을 감지할 수 있는 기회를 최대화하려면, 검사하는 소리레벨을 가능한 낮고 현실적인 범위에서 선택해야 한다. 검사 소리레벨이 높으면 보청기를 착용하지 않는 귀가 많은 역할을 할 가능성이 높아지게 되어 일측 보청기도 양측 보청기와 같이 양이청취가 가능해진다. 어음강도는 55dB SPL 정도가 적합한데, 이는 전형적인 어음레벨(speech level)보다는 낮지만 일상적으로 흔히 접하는 충분히 높은 레벨의 소리이다.

15.5.3 양측 보청기 장점 평가에 대한 어음검사 역할 *Role for speech tests in assessing bilateral advantage*

보청기를 처음 착용하면 대부분의 경우 수시간 이내에 일측보다 양측 보청기를 더 좋다고 한다. 이러한 초기 선택은 장기간 양측 보청기를 받아들이는 지표다.[527]

또한 양측 보청기 장점에 대한 신뢰성 있는 평가는 두부회절효과로 양측 착용이 좋은 결과를 만들 때이다. 두부회절에 의한 SNR 증가로 양측 보청기 장점이 있다고 평가하는 것은 의미가 없다. 이런 장점은 실생활에서 최소 1kHz까지 보청기로 청취 가능하며, 머리에 의한 반사가 있으면 모두에서 가능하기 때문이다. 부분적으로 두부회절효과에 의해 양측 보청기 장점이 있다는 것이 양이 상호작용(binaural interaction)이 발생한다는 의미는 아니나, 최소한 일정 환경에서는 일측보다는 양측 보청기로 더 많은 혜택을 얻는다는 의미는 된다.[210]

특정 환경에서 양측 보청기의 장점이 있는 경우에도 이러한 장점을 측정하는 2가지 목적은 결과에 대한 확인과 양이 간섭을 확인하려는 목적이지만 이것을 위한 검사를 임상에서 일상적으로 시행하는 것은 합리적이지 않다.

의심스러울 때 검사 방법(Demonstration to skeptics)

두 번째 보청기로 양측 보청기 혜택을 얻고자 할 때 효과에 대하여 의심스러워 하는 경우(환자, 친구, 친척 등)에 어음검사를 시행하여 입증할 수 있다. Figure 15.9와 같이 양측 보청기의 장점을 최대화하여 두부회절효과, 양이 스켈치, 양이 잉여 기능은 얻고, 음원을 45° 각도에 위치시켜 타당도는 유지하는 상태로 검사를 시행한다. 정면에서 음원의 각도를 0°에서 30°로 바꾸면 양측 보청기 장점이 급격히 증가하므로, 필요에 따라 각도를 45° 대신에 30° 위치의 음원을 두어서 이용할 수 있다.[176]

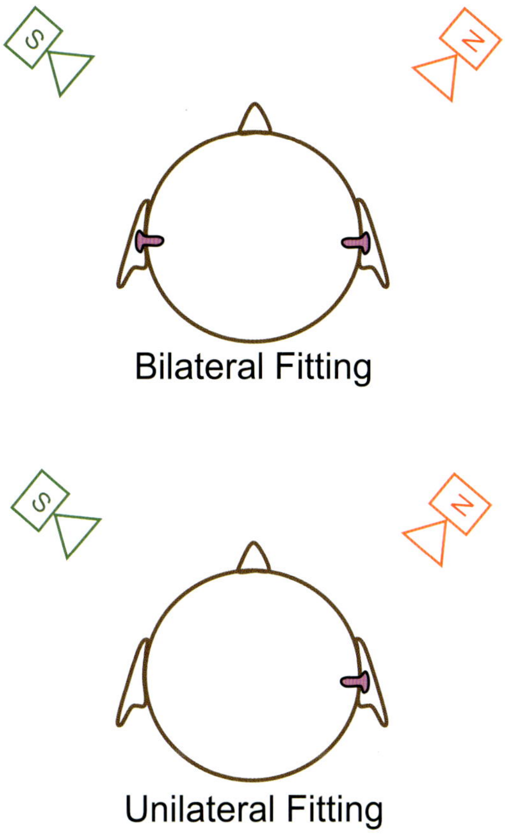

Figure 15.9 Test arrangement for demonstrating bilateral advantage, showing the location of the speech (S) and noise (N) loudspeakers. Speakers should be 0.5 m or more from the patient. For unilateral fittings to the left ear, the S and N sources should be reversed for both the bilateral and unilateral tests.

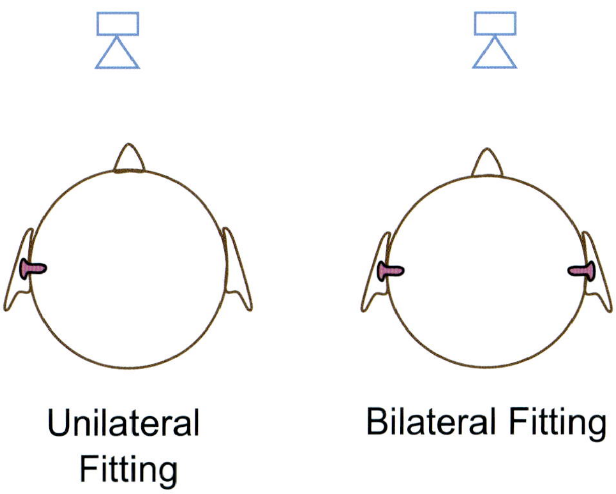

Figure 15.10 Test arrangement for detecting negative binaural interactions. Speech and noise both come from the same loudspeaker.

양이 간섭 측정(Detection of binaural interference)

양측 보청기가 일측 보청기보다 나쁘지 않다는 것을 확인하기 위해 어음검사를 사용할 수 있다. 이런 목적의 검사를 위해서는 두부회절효과가 없도록 하여, 이로 인해 증가되는 어음이해력에 대한 부분을 최소화하면 나쁜 양이 상호작용으로 만들어지는 효과를 정확히 알 수 있게 한다. Figure 15.10은 이 검사를 위한 배치 방법이다. 검사는 일측보다 양측 보청기가 나쁘다고 불평하는 경우에 이를 확인하려는 목적이다. Figure 15.9의 검사에서 양측 보청기 장점이 없으면 그 이유를 찾기 위하여 Figure 15.10의 검사를 이용할 수 있다.

순응효과(Acclimatization effect)

양측 보청기 장점이 있으면서, 부정적인 양이 간섭이 없다는 것을 확인하는 것이 일측 보청기에 익숙해진 환자에서 매우 중요하다. 그러나 양측 보청기를 쉽게 사용하지 못하기 때문에 초기에 이에 대한 객관적인 보청기 혜택을 입증하기 어렵게 한다. 양측 보청기를 통한 연습으로 증가된 어음이해력은 청취 경험의 중요성을 보여 준다.[1592]

보청기 착용 이후 청각시스템의 변화는 뇌간에서 매우 뚜렷하여, Philibert(2005)는 양측 보청기를 착용한 이후 청성뇌간반응검사 차이를 확인하였는데, 이는 보청기 증폭에 의해 가장 크게 변하는 주파수와 진폭에서 발생하였다.

15.5.4 소리 국소화 검사 *Localization test*

소리 국소화에 대한 검사는 간단한 검사이지만 임상적으로 흔히 이용되지 않는다. 소리 국소화 검사로 일측과 양측 보청기를 비교할 때에는 현실적인 범위에서 가장 낮은 소리레벨로 시행하는 것이 중요하다.[420] 소리레벨이 크면 일측과 양측 보청기 착용 모두에서 양이청취가 가능하기 때문이다.

소리 국소화 능력은 그 자체로도 중요하지만 유용한 양이 상호작용(binaural interaction) 여부를 평가하기 위해 이용할 수 있다.[210] 국소화 기능을 위한 양이 상호작용이 있다면 양이 스퀠치, 양이 잉여를 위한 상호작용도 존재하기 때문이다.[420, 741, 1591] 그러나 양측 보청기 착용에 따라 어음인식(speech identification)이 높아지는 것에 소리 국소화가 미치는 영향은 매우 적다.[1335, 1591] 그러나 청력손실 정도가 동일한 경우 소리 국소화 능력이 좋아지면 어음이해력(speech understanding)이 좋아진다는 보고가 있다.[1338] 아직 소리 국소화와 양이 어음이해력 사이의 관계는 명확하지 않다.

15.6 비대칭성 난청에서의 보청기 착용 *Fitting Asymmetrical Hearing Losses*

양측 청력역치 차이가 약 30dB 이상이거나, 어음명료도 점수(speech discrimination score)가 20% 이상인 경우 비대칭성 난청이라고 하며 이런 경우 다음을 결정을 해야 한다:

- 양측 또는 일측 보청기 권장 여부
- 일측만 보청기를 하는 경우, 순음 청력역치 또는 어음분별력이 양호한 쪽을 추천할지 아니면 나쁜 쪽을 추천할지 여부
- CROS 보청기, FM 시스템과 같이 다른 대안을 제안할지 여부

이에 대한 답변은 다음과 같다.

15.6.1 비대칭성 난청에서 양측 또는 일측 보청기 착용 *Bilateral versus unilateral fitting for asymmetrical losses*

비대칭성 난청은 여러 주파수에 근거한 평균 청력역치, 청력역치 형태, 어음이해도검사, 불쾌레벨 또는 역동범위 등을 근거로 정의된다. 이러한 여러 판정 기준에 따라 일정 수준 이상의 비대칭성 난청이 있는 경우에 양측 보청기를 사용할 때 얻는 혜택은 많이 제한적이다.[115, 174, 403, 1132] 비대칭성 난청에서 양측 보청기 장점이 오히려 좋지 않은 영향을 줄 수 있는 부분에 대해서는 Section 15.4.2에 기술되어 있는데, 신호를 인위적으로 비대칭 왜곡을 만들면 정상 청력의 경우에도 양이 간섭을 충분히 만들 수 있기 때문이다. 그러나 영구적인 비대칭성 난청의 경우 이러한 비대칭에 순응될 수 있다.

양측 평균 청력역치 차이가 클수록, 양이청취의 장점을 구성하는 양이 잉여 부분이 감소하는데, 4개 주파수 평균 청력레벨(four-frequency average hearing level, 4FA)이 15dB 이상 차이가 나는 경우 이러한 현상은 매우 심해진다.[403, 594, 668, 713]

그러나 양이 스퀠치는 나쁜 쪽 청력역치가 양호한 쪽보다 50dB 정도 높아도 발생하며, 소리가 한쪽 귀에서 많이 감쇄되어도 발생한다.[176, 1104, 1794]

각각의 귀에 있어 두부회절이 SNR에 미치는 물리적 영향은 모든 난청에서 나타난다. 두부회절에 의한 양측 보청기의 장점은 아래의 경우 항상 나타나게 된다:

- 귀에 대하여 소리 음원이 더 가까이 위치하거나, 소음은 멀리 있는 이상적인 조건에서 원래 어음식별력(speech identification ability)이 충분한 경우
- 일측 보청기를 착용한 상태에서 보청기 반대편에서 소리가 도달하는 경우
- 보청기를 착용하지 않은 귀에 최적 강도보다 낮은 소

간단한 소리 국소화 검사(Simple localization test)

환자에게 눈가리개를 하거나, 눈을 감을 상태에서 소음발생기(noisemaker, 낮은 강도)를 가리키라고 한다. 정확한 방향과 20° 이내를 가리키면 정답이라고 한다.

각 검사조건(보청기 없는 상태와 일측 보청기 착용을 비교, 일측 보청기와 양측 보청기 착용을 비교)에서 최소한 10회 검사를 시행해야 신뢰성 있는 결과를 얻을 수 있다. 시도할 때마다 반응의 정확성이 바뀌면 어음이해도검사와 같이 각 조건의 점수가 유의하게 차이가 나는지를 확인해야 한다.[664, 1781] 따라서 검사하는 횟수가 많아지면 검사 정확도와 민감도는 높아진다.

검사마다 자극을 변화하는 것이 좋은데, 각 자극은 동일 증폭 상태에 대하여 동일한 횟수로 시행되어야 한다. 그렇지 않으면 보청기를 착용한 귀의 스펙트럼 형태를 사용하여 위치를 국소화할 수 있기 때문이다. 이를 단이 정보(monoaural cue)라고 하는데, 양이 상호작용 또는 익숙하지 않은 소리에 대한 국소화 능력을 추론하는데 검사 결과를 이용할 수 없게 된다.

리레벨(sound level)의 소리가 들어오는 경우

어떤 청취 환경에서는 양측 보청기를 착용하거나 나쁜 쪽 귀에 일측 보청기를 하면 어음이해력이 최대가 되고,[594] 다른 환경에서는 양측 보청기를 착용하거나 양호한 쪽 귀에 보청기를 하면 명료도가 최대가 된다.[594] 따라서 모든 상황에서 어음이나 소음의 물리적인 위치에 대해 유일한 해결 방안은 양측 보청기를 착용하는 것이나, 불행하게도 어음인지점수(speech recognition score) 차이가 커서 비대칭이 될수록 양이 간섭현상이 발생할 가능성도 증가한다.

순음청력도에 따르면 비대칭성 난청이 양측 대칭성 난청에 비하여 양측 보청기를 많이 사용한다는 연구 보고가 있다.[308] 일부 비대칭성 난청 형태에서는 가능한데, 한 예로 Figure 15.11의 난청 환자에서 저주파수 대역은 왼쪽 귀가 덜 손상되었으나, 고주파수 대역은 오른쪽 귀가 덜 손상되었다. 손상 정도가 증가할수록 평균적으로 청각정보를 사용하는 능력은 감소될 수밖에 없는데(Section 10.3.4), 만약 Figure 15.11과 같이 비정상적인 청력도와 같은 경우 잔청(residual hearing)을 최대한 이용하려면 좌측은 저주파수 영역에서라도 증폭된 소리(신호)를 받아야 하고, 우측은 고주파수 영역에서라도 증폭된 소리(신호)를 받아야 한다. 대뇌는 양쪽 귀에서 보내는 서로 다른 주파수에 대한 정보를 결합할 수 있다.[563] 주파수 대역에 따라 더 양호한 귀가 바뀌는 경우를 교차효과(cross-over effect)라고 한다.[221] 교차효과를 한쪽 귀에 차폐하는 경우 소리가 골전도로 반대측으로 전달되는 것과 혼동하지 말아야 한다.

교차효과는 정상 청력에서 나타나는 양이 잉여의 극단적 실례로서 동일한 음향 정보를 양쪽을 통해 대뇌에 보내면 하나의 귀에 전달되는 것보다 음향 정보가 더 많아지는 현상이다.

청력역치 또는 어음이해력의 과도한 비대칭이 존재하면 양측 보청기에 의한 장점을 얻지 못할 수 있는데, 아직 이러한 비대칭의 기준은 확실하지 않다. 예를 들어 어떤 사람의 3개 주파수 평균 청력손실(three-frequency average loss)이 좋은 쪽이 30dB HL이고 나쁜 쪽이 80dB HL인 경우 동일한 어음이해력을 가지려면 평균적으로 좋은 쪽에 비하여 나쁜 귀는 8dB HL 만큼 더 SNR이 높아야 한다.[914] Section 15.2.1의 증례와 같이 한쪽 SNR이 다른 쪽 SNR보다 17dB HL 까지도 좋을 수 있다. 따라서 만약 소리가 나쁜 쪽 귀로 전달되고, 소음이 더 좋은 쪽에 있다면 나쁜 귀는 양호한 귀보다 높은 어음이해력을 제공할 수 있다.* 따라서 50dB 정도의 차이의 비대칭성 난청에서도 양측 보청기를 시행하는 근거가 된다.

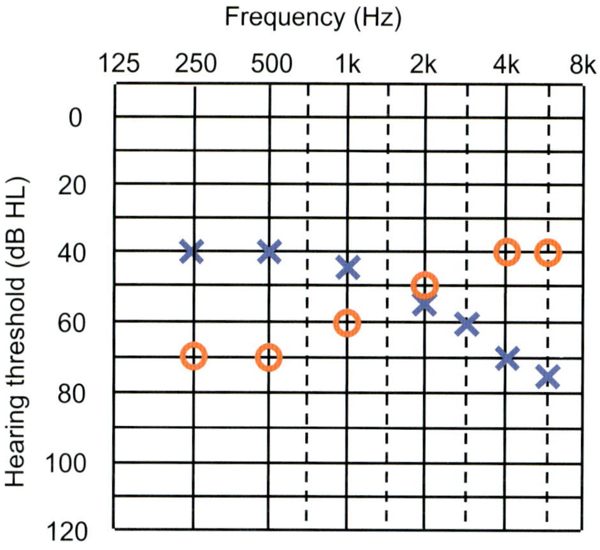

Figure 15.11 An audiogram (crosses for left ear, circles for right ear) for a person who is likely to benefit from the hearing aid cross-over effect if a bilateral fitting is provided.

요약하면 비대칭성 난청에서 양측 보청기 장점을 얻지 못한다는 신뢰할 만한 증거는 없으며, 최소 일부 환경에서 양측 보청기로 얻는 혜택이 많다는 직간접적인 증거가 있다.

* 귀에 대한 이러한 분석은 일부 과대 평가되었는데, 17dB 이득의 많은 부분은 고주파수 두부회절효과에 의한 것이다. 평편형 또는 하강형 난청 정도가 고도 난청이면 고주파수 대역은 어음명료도에 대한 영향이 상대적으로 작아서 두부회절효과에 의한 나쁜 쪽 귀의 SNR 증가를 이용하지 못할 수 있다.

결론: 비대칭성 난청에서 양측 보청기 착용(asymmetrical hearing loss and bilateral fitting)

각각의 귀를 개별적으로 고려하여 보청기 착용하면, 일정 환경에서 도움을 받을 수 있다면, 양측 보청기 착용은 비대칭성 난청 정도에 관계없이 장점이 있다. 좋은 쪽 난청이 심할수록 나쁜 쪽에만 보청기를 착용하기보다 양측 보청기를 착용하면 더 많은 상황에서, 더 넓은 폭의 소리레벨에서 유용할 것이다.

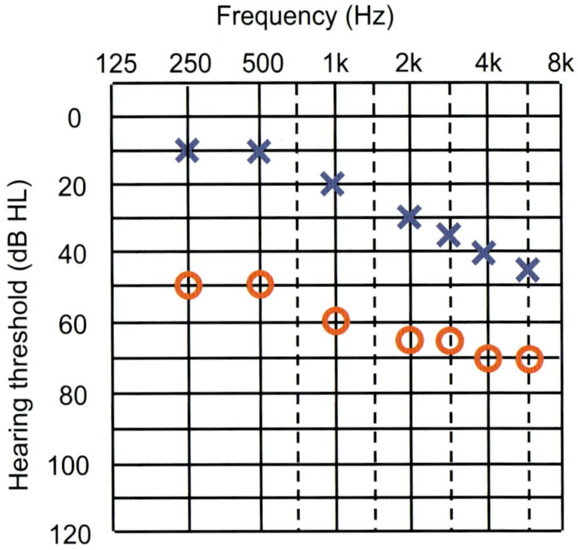

Figure 15.12 An audiogram where the poorer ear should be aided if the person chooses to have a unilateral fitting.

15.6.2 일측 보청기에서 선택 방법 *Better ear vs. poorer ear for unilateral fittings*

만약 양쪽 난청이 있지만 일측 보청기만 원하는 경우 어느 쪽을 권유할 것인지는 중요하다. 실제 중요한 2가지 원리를 알기 위하여, 우선 2가지 극단적인 경우에 대하여 생각해야 한다. Figure 15.12의 청력도에서는 좌측 난청은 작아서 보청기가 없어도 아주 약한 소리만 들리지 않고, 우측 보청기는 자동차 안의 여러 소리에 대한 가청력을 증가시킨다. 이는 두부회절효과에 의해 좌측보다 우측 귀의 SNR을 높이는 경우에는 언제나 유용할 것이다. 좋은 귀에 보청기를 하는 것보다 나쁜 쪽에 보청기를 사용하여 더 많은 소리를 듣게 된다면 양이 스퀠치, 양이 잉여가 작동할 수 있는 가능성이 높아지므로, 난청이 심한 오른쪽 보청기를 사용하는 것이 좋다.

Figure 15.13의 청력도는 매우 다른 상황이다. 우측 귀는 뇌에 약간의 신호만을 보낼 수 있지만 음향 신호의 상태는 좌측 귀보다 매우 부족하다. 좌측 귀는 들리는 소리로 양호한 신호를 보낼 수 있다. 이에 좌측 보청기는 좌측 귀가 기능하는 소리의 범위를 크게 확대할 수 있으므로 난청이 더 심한 우측보다는 기능이 조금 더 좋은 좌측에 보청기를 사용하는 것으로 도움을 많이 받는다.

다음 3가지 요인도 2개 증례에서 보청기를 선택하는 방법과 일치한다:

1. 청력이 양호한 귀에 보청기를 사용하는 것이 가청 범위를 최대화한다.

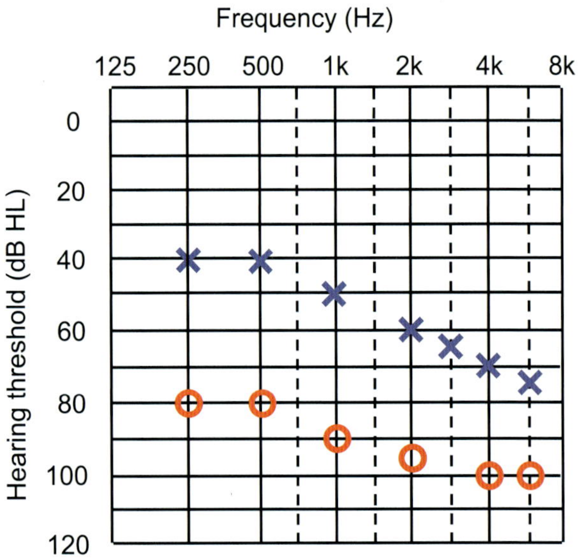

Figure 15.13 An audiogram where the better ear should be aided if the person chooses to have a unilateral fitting.

2. 청력이 나쁜 쪽에 보청기를 사용하는 것은 양쪽 귀로 들을 수 있는 소리의 범위를 최대화한다. 이에 양이 상호작용으로 인한 어음인지와 소리 국소화 가능성을 최대화한다. 각 귀의 난청에 따라 두부회절효과로 인하여 SNR이 더 좋은 쪽의 귀를 통하여 소리를 들을 수 있는 가능성이 최대가 된다.
3. 청력이 양호한 귀에 보청기를 사용하는 것은 나쁜 쪽 귀에 사용하는 것보다 좋은 품질의 음향 신호를 뇌에 보낸다.

Figure 15.12의 예에 대해서는 2번이 가장 중요하고, Figure 15.13의 경우에는 3번이 가장 중요하였다. 중요한 점은 1에서 청력이 양호한 귀는 순음 청력역치 수치가 더 좋은 방향이며, 3에서의 청력이 양호하다는 의미는 보청기 이후 추가되는 어음명료도 점수(added speech discrimination score)가 더 좋다는 의미로서 일반적으로 순음 청력역치가 낮으면 더 좋은 경우가 대부분이나 항상 그렇지는 않다. 2에서 더 좋은 귀를 정의할 때는 순음 청력역치와 어음분별력(speech discrimination ability)이 기준에 포함되어 있다.

어느 쪽 귀에 보청기를 선택할 것인가 결정하는 것은 위의 2가지 예와 같이 간단하지 않아서 위와 같은 3가지 요소를 모두 고려하여 판단해야 한다. 많은 경우에서 3가지 요소들 중에서 우선되는 것을 결정하기는 어려운데, 이들 요소 모두가 중요하며 양이 간섭현상만 없다면 양측 보청기를 착용하는 것이 가장 좋은 선택이 된다.

Swan, Browing, Gatehouse(1987)는 보청기 착용에 선호되는 쪽에 대한 광범위한 연구를 하였다. 각각 양측에 번갈아 10주씩 보청기를 사용한 20주 이상의 실생활 경험을 근거로 '더 나쁜 귀'에 사용하는 것을 더 선호한다고 하였다. 순음청력검사와 어음명료도 기준(speech discrimination criteria)에서 모두 같은 결과이었다.

순음청력검사에 근거하여 선호되는 귀는 4FA가 나쁘거나 또는 동시에 난청 경사도가 큰 쪽이다. 어음인지능력(speech recognition ability)에 의하면 '더 나쁜 귀'는 half-peak level elevation(HPLE)이 더 높거나 또는 최대 어음명료도 점수(maximum discrimination score)가 낮은 쪽을 말한다. 청력에 근거하여 보청기 착용 방향을 예측할 때에 어음검사에 근거한 기준으로 선택하는 경우 87% 예측할 수 있었으며, 순음 청력역치를 기준으로 하면 77%를 예측할 수 있었다. 대상자는 모두 양측 청력이 75dB HL 이하의 4FA 역치를 가졌는데, 이러한 결과는 Figure 15.13의 예와 같이, '더 나쁜 귀'의 청력역치가 75dB HL보다 더 나쁜 경우에는 적용할 수 없다.

Swan(1987)은 더 나쁜 쪽 귀에 보청기 착용을 선호하는 것은 더 좋은 쪽에 보청기 착용시 어음이 더 나쁜 귀 쪽으로 전달되는 경우에 발생하는 문제가 주요 원인이라고 하였는데, 이후 연구에서도 동일한 결과를 얻었다.[1758, 1759] 어음과 소음이 정면 또는 어음이 양호한 귀 방향에서 오게 되면 보청기를 양호한 쪽 귀에 착용할 때 약간 더 잘 이해할

상담에 대한 제안(Counselling suggestion)

1개의 보청기만을 원하는 경우 어느 쪽을 선택하는가는 어려운 문제이다. 어느 쪽 귀가 가장 보청기로 얻는 장점이 많을지를 상담해야 한다.

- 양호한 귀에 보청기를 하는 이유는 보다 넓은 범위의 소리를 들을 수 있으며, 옆에서 오는 소리를 이해하기 쉽기 때문이다.
- 더 나쁜 귀에 보청기를 하는 이유는 나쁜 쪽에서 들어오는 소리가 불명확하며, 보청기를 하지 않아서 발생하는 어음인지능력이 감소되는 것을 방지하기 위함이다.

다른 방법으로 30일간 무료로 두 번째 보청기를 대여하여, 이로 언는 비용 대비 효과를 평가할 수 있다. 환자가 양측 보청기를 고려하겠다고 할 때만 위의 3가지 결정 요소를 고려할 수 있다.

수 있으나, 어음이 더 나쁜 귀 방향에서 전달되는 상황에서는 결과가 나빴다. 따라서 더 나쁜 쪽 귀에 보청기를 착용하고자 하는 이유는 비록 쉬운 환경에서는 최적의 상태가 되지 않을지라도, 가장 불편한 상황에서 겪게 될 문제를 없애고자 하는 것이었다.

과거와 미래에 발생할 청각박탈 가능성 때문에 더 나쁜 귀에 보청기를 사용해야 한다. 비대칭 순음 청력역치를 갖는 양측 난청에서 대부분 역치가 높은 귀의 어음분별력(speech discrimination)이 떨어진다. 시간이 경과함에 따라 청력역치는 일정하게 유지되어도 더 나쁜 귀의 어음분별력은 더 감소한다(청각시스템이 집중하지 않는 이유)(Section 15.3.4).[1628]

더 나쁜 귀에서 발생한 나쁜 어음이해력의 일부는 와우관의 손상이고, 일부는 비대칭성 난청으로 청각시스템이 집중하지 않기 때문이다. 따라서 더 나쁜 귀의 어음이해력은 미래에 더 나빠질 것으로 예측할 수밖에 없는데, 만약 보청기를 사용한다면 약 1년 이후에는 능력이 개선될 수 있다.[1628]

반면에 더 나쁜 귀에 보청기를 사용하지 않으면 어음이해력은 수년 이내에 더욱 악화될 것이다.[1628] 나쁜 쪽 보청기는 추가적인 청각박탈을 방지할 수 있을 것이다.[1628] 더 나쁜 귀를 위한 보청기는 더 이상의 청력손상이 되지 않도록 완벽하게 보호하는 것처럼 보인다. 아직 연구되지는 않았지만 양호한 귀에만 보청기를 사용하면 비대칭성 난청 정도를 심화시켜 더 나쁜 귀의 청각박탈을 악화시킬 수 있을 것이다. 물론 더 나쁜 귀만 보청기를 사용하는 것도 단기적으로는 환자들에게 최선이 아닐 수도 있기 때문에 이를 알려야 한다.

보청기 착용하는 귀를 간단히 선택하는 방법(Which ear to fit: a simple practical rule)

4FA 순음 청력역치가 60dB에 가까운 귀에 보청기를 선택한다.

이 방법은 단순하고, 실제적이고, 선택의 3가지 요소를 모두 충족하며 좋은 결과를 보였다.[165] 60dB이 최적의 조건이라고 하는 증거는 아직까지는 없다.

끝으로 Section 15.7에서와 같이 난청이 대칭적, 비대칭적이든 각 귀의 원래 어음명료도가 어느 쪽 보청기를 선택하는 데 영향을 미칠 수 있다는 것도 주의할 필요가 있다.

15.6.3 대안: FM시스템과 CROS 보청기 *Alternatives: FM and CROS*

한쪽 난청과 심한 비대칭성 난청에서 다른 몇 가지 대안을 고려해야 한다. 양이 청각 기능의 손실에 따른 주요 증상은 정상인보다 높은 SNR이 필요하므로 SNR을 증가시키는 어떤 보청기 착용도 의미가 있다.

음원 가까이에 있는 원격 마이크로폰에 연결하는 FM 또는 다른 형태의 무선 연결이 해결책이 된다(Section 3.4). 방향성 마이크로폰도 대안이 된다. CROS 보청기도 다른 선택 방안이며, 방향성 마이크로폰과 함께 사용할 수 있다(Section 17.1). 무선 연결이 다른 어느 것들보다 좋은 언어능력을 만들 수 있는 것은 당연하다.[699, 893, 1815] 방향성 마이크로폰이 CROS 보청기보다 훨씬 효과적이지만 함께 사용하지 못하는 것은 아니다.

15.7 양측 또는 일측 보청기 착용에 대한 결정 *Deciding on Bilateral versus Unilateral Fitting*

양측 또는 일측 보청기를 어떻게 결정해야 하는가? 어음과 소음이 다른 방향에서 전달되면 대부분 일측보다는 양측 보청기가 더 좋다고 한다. 그러나 어음과 소음이 같은 방향에서 들어오는 상황에서 많은 노인은 양측보다 일측 보청기를 선호한다. 만약 양이 간섭이 너무 강하다면 일측 보청기를 선택하는 빈도가 높아진다. 그러나 현재까지 노인 난청 환자에서 음원 위치에 따른 양측 보청기의 장단점에 대해서는 충분히 연구되지 않았다.

전반적으로 양측 보청기의 빈도에 대한 연구는 많다. 양측 보청기를 선호하며 계속 사용하는 비율은 크게 변화하였다. 비율은 32%,[1571] 54%,[354] 55%,[1715] 66%,[941] 70%,[191] 76%,[447] 78%,[441, 840] 85%,[222] 90%,[527] 95%,[164]이며, 연구 대상자의 크기는 25명[1571]~2127명[441]이다. 3개의 연구는

나머지보다 대상자가 많고,[441, 447, 840] 모든 연구가 일상적인 임상에 근거하는데 양측 보청기를 처방 받은 경우의 78%, 76%, 78%가 일반적으로 양측 보청기를 사용하고 있었다.

양측 보청기를 선호하는 다양한 이유가 있다:

- 소음이나 경쟁 소리(competing sounds)가 있는 환경의 의사소통과 소리 명확성[191, 354, 527, 941]
- 조용한 곳에서의 의사소통[1571]
- 음질[165, 941]
- 소리 국소화 능력[165, 527, 941, 1715]
- 이명[191, 527]
- 청각의 균형감과 편안함(comfort)[165, 354, 527]

Noble(2006)은 실생활에서 일측 또는 양측 착용에 대한 선호도를 평가하였는데, 양측 착용이 선호되는 중요한 이유는 소음 환경에서 잘 듣는 것이 아니라, 소리 국소화와 전반적으로 잘 들리기 때문이라고 하였다.

일측 보청기를 선택한 이유로는 편리함, 편안함, 음질, 바람 소리(wind noise), 자아상, 반대쪽 청력이 너무 좋거나 나쁜 것, 자신의 목소리를 들을 수 있는 점, 말소리의 명확성, 한쪽은 전화사용을 위해 사용하지 않음, 한쪽만으로도 충분하다는 것이었다.

이러한 연구들은 오래되었고, 선형 증폭기, 정점절단, 비조절형 보청기(inflexible hearing aids)를 사용한 경우이었다. 최근 보청기는 주파수 대역폭(band width), 충실도(fidelity, 입력 신호가 얼마만큼 정확하게 출력으로 재현되는 정도), 압축, 방향성(directionality), 개방형 보청기가 도입되어 개선되었으므로 양측 보청기를 사용하는 경우가 증가할 것으로 예상할 수 있다. 흥미롭게도 양측 보청기 사용 비율이 낮은 연구 중 어떤 것은 신기술의 보청기를 사용하고 있기 때문에, 두 번째 보청기를 거절하는 이유가 구식 기술에 의한 것이라고만 말할 수 없다.

양측 보청기 착용 비율이 증가할수록 양측 보청기를 지속해서 사용하는 빈도가 낮아질 것으로 예상할 수 있다(양측 보청기를 받은 비율이 상대적으로 작을 때에는 양쪽 사용을 자신이 선택하여 결정하였기 때문에 사용 비율이 높을 것이나, 양측 보청기 처방 비율이 높아지면 꼭 양쪽을 원하지 않았던 경우도 많을 수 있어 사용 비율이 낮아질 것이다).

일측 또는 양측 보청기를 추천하는 것이 청력 형태에 따를 것이라고 예상할 수 있으나, 이는 양쪽 귀 중에서 한쪽이 정상이거나 심도 난청인 경우인 일부에만 한정된다. 일측 또는 양측 보청기를 착용하는 경우의 청력 형태의 차이점을 찾으려는 많은 연구가 있었다.[165, 354, 527, 939, 1756] 비록 양측 보청기가 난청과 장애 정도가 심한 경향을 보였으나 의미 있는 결과를 얻지 못하였다.[441, 1715]

대단위 연구에서 양측 보청기를 구매한 뒤에 한쪽 사용을 포기한 경우보다 지속적으로 양측 보청기를 사용하는 경우의 청력역치가 1dB 높았다.[441] 비대칭성 난청 또한 중요 요인이 아니었다.[165, 1715, 1756] 양측 보청기 후보자를 결정하기에 청력역치도 적당하지 않다는 점은 보청기 착용 대상자를 고려하는 것과 유사하다(Chapter 9).

청력역치와 같은 청력형태 이외의 다른 요인이 선택에 분명히 많은 영향을 미친다:

- 어떤 경우에는 비합리적으로 양측 보청기는 심한 청각 장애와 노인이라고 동일시 하면서, 일측 보청기가 좋다고 할 수 있다.
- 나이 역시 한 가지 요소로 75세 이상 환자는 그 이하 연령에서보다 양측 보청기를 선택하지 않으려 한다.[1756] 이는 나이가 많을수록 양이 정보(binaural cue)를 사용하는 능력이 감소되는 현상과 유사하다.[480]
- 중추 양이 신호처리(central binaural processing) 기능이 좋은 경우(이분어음검사, dichotic speech test)에서 양이 음량합산(binaural summation of loudness), 우측 귀의 우세성이 있으며, 높은 점수를 얻는 경우, SSQ 질문서에 대한 공간관련 분야에서 공간지각 능력이 양호한 경우에 양측 보청기를 선호한다.[354, 939]
- 보청기가 없는 경우에 어려움이 가장 큰 경우 양측 보청기를 선호한다.[354]

아직까지는 양측 보청기 선호도를 예측할 수 있는 도구는 없다. 최종 선택은 환자가 하는 것이므로 사용자 관점에서 판단한다면 양측 보청기가 최적의 방법이라고 결정하기 위해서 어떤 정보를 필요로 하는가?

우선 환자는 양측 보청기로 더 잘 들을 수 있는지 알고자 할 것이다. 아주 심한 비대칭성 난청의 극소수 환자라든지(Section 15.6.1), 아마도 일부이지만 비율은 모르는 두부회절효과의 장점을 없앨 정도로 양이 간섭이 큰 경우(Section 15.4.2)를 제외하면 양측 보청기 착용이 좋다.

둘째로 환자는 일측 대신 양측 보청기를 선택한다면 얼마나 추가적인 혜택을 얻을 수 있는지 궁금해 할 것이다. 이것은 더 어려운 질문으로 얼마나 정확히 답변을 해야할지 모르기 때문이다. 일반적으로 다음과 같이 말할 수 있다:

- 중등도, 고도 난청은 일측보다는 양측 보청기로 많은 혜택을 얻을 수 있다.[185, 308, 408] 모델링이 정확하다면 여러 청취 환경에서 평균적으로 어음이해능력 개선은 SNR이 5dB 높아지는 정도이다.[1966] 이 정도의 차이는 대화를 아주 일부분만 알아 듣는 것과 대부분을 알아 듣는 정도로 큰 차이이다. 고주파수 청력 증폭이 가능한데도 보청기를 사용하지 않는 상황에서 보청기가 없는 쪽으로 소리가 오는 것과 비교하면 양측 보청기 사용에 의한 장점은 매우 커진다. 반대로 원하는 소리가 한쪽 보청기 쪽에서 들려오는 경우 양측 보청기 장점은 많이 작아진다. 비대칭성 난청에서 양측 보청기 장점은 감소하지만 청력역치 차이가 50dB 까지도 장점은 존재한다. 또한 소리 국소화 기능을 상당히 높인다. 이것만으로도 의미가 있고, 간접적으로는 소그룹 내에서 대화할 때 화자를 쉽게 파악하여 어음이해력을 높일 것이다.
- 양측 난청에서 양측 또는 최소한 한쪽이 경도 난청이면 양측 보청기 사용에 따른 혜택은 측정할 수 없을 정도로 작을 것이다. 단지 소리가 작고, 보청기 없는 쪽에서 들리는 경우에서만 이해력에 대한 양측 보청기 장점이 나타날 것이다.
- 위의 2가지 극단 사이의 경우는 중간 위치에 있을 것이다. 양측 보청기에 의한 혜택은 말하는 사람이 많거나, 다른 음원이 있는 경우, 음원이 이동하는 경우, 주의를 자주 바꿔야 하는 상황과 같이 복잡하고 변화가 많은 환경에서만 있을 것이다. 소음 환경에서 1명과 대화하거나, 소리 국소화에는 양측 보청기 혜택이 많지 않다.[1336] 위의 역동적인 환경하에서는 두 번째 보청기는

동시, 순차적 양쪽 보청기 착용 (Should two hearing aids be provided at the same time or sequentially?)

일측 보청기를 우선 착용하고 순차적으로 두 번째 보청기를 착용하는 것이 일반적인 방법으로 장점은 다음과 같다.[1849]

- 보청기를 사용하는 데 점차적으로 익숙해진다(양측 보청기는 장애 또는 노인이라는 인식을 갖는 경우, 비용대비효과에 의심이 드는 경우).
- 보청기 다루는 기술을 순차적으로 습득할 수 있다(일부에서는 어렵게 느끼지 않으나).

순차적 양측 보청기 착용의 단점도 있다.

- 2번 연속해서 조정하는 기간이 필요하다. 처음 일측 보청기 이후 뇌가 보청기 없는 쪽 난청이 경도 난청 이상이면 이를 무시하도록 변화될 필요가 있다. 이런 이유로 일측 보청기 기간이 6개월 이내로 가능한 짧아야 한다. 두 번째 보청기를 착용하게 되면 양측 귀에서 오는 신호를 종합하기 위해 뇌 기능의 변화가 다시 필요하다.
- 양측 보청기를 동시 착용하는 것에 비하여 순차적으로 하는 경우 방문 횟수를 포함한 소요 비용이 더 든다.
- 일측 보청기로 인하여 최초 양측 청각 균형감이 없으면 양측 보청기를 함께 사용하는 것을 싫어하게 된다.

어느 방법이 효과적인지에 대한 자료는 없으나, 양측 보청기를 동시에 시행하는 것이 권장된다. 양측 보청기를 시작 단계부터 사용하면 이로 인한 일측 보청기보다 좋은 혜택을 수시간~수일 사이에 인식할 수 있다.[527]

처음 보청기를 사용하면서 양측 보청기를 꺼리는 경우에는 순차적으로 착용을 할 수 있다. 이들도 역시 양측 보청기를 성공적으로 사용할 수 있다는 점에는 차이가 없다.[727]

작은 청취노력으로도 들을 수(reduced listening effort) 있도록 해 준다.[1336]

많은 경우 일측 또는 양측 보청기를 확신있게 결정하기는 어렵다. 수주 동안 양측 보청기를 사용해 보는 것이 매우 좋다. 다음 정보들도 도움이 된다:

- 양측 보청기가 좋다고 합리적으로 예상할 수 있다. 1985년 양측 보청기를 시도했던 대다수가 최소한 일부 환경에서는 양측 보청기를 모두 사용하였다.[222] Glasgow Hearing Aid Benefit Profile 조사에서 연령과 난청 차이를 보정했을 때에 일측보다는 양측 보청기에서 더 많은 혜택이 있었다.[1654] 이 결과는 일측 보청기를 선택한 경우 두 번째 보청기를 사용하면 반드시 더 많은 혜택을 받을 것이라는 의미는 아니다.
- 일측 보청기에서 양측 보청기로 바꾸는 것이 매우 어려울 수도 아닐 수도 있다. 일측 보청기를 사용했던 많은 사람들이 두 번째 보청기를 착용하면 결국은 유용하다고 느끼게 되어도 적응하는 데 수개월이 소요된다.[191] 여러 다양한 환경에서 청취 능력이 양측 보청기로 높아졌다고 평가하게 된다.[1134]
- 기술적인 장점도 일측 또는 양측 보청기 착용 선호도에 영향을 준다. 양측 보청기 사이의 무선-동조화 신호처리(co-ordinated wireless-linked processing) 기능은 이미 양측 보청기 기능을 높였고, 양쪽 귀에서 방향 의존성 이득(direction-dependent gain)이 개선되었고, 초방향성 기술(super directivity)은 더욱 장점을 높일 것이다(Section 7.1.4).

양쪽 귀 모두 보청기로 들을 수 있고, 보청기가 없는 경우보다는 높은 감각수준으로 소리를 감지할 수 있는데도 보청기를 사용하지 않으면 어음인지능력(speech recognition ability)이 감소할 수 있다고 알려야 한다. 이런 경우는 경도 난청보다 중등도 또는 고도 난청에서 강력하게 알려야 한다. 보청기를 사용하지 않는 귀는 나중에 보청기를 사용해도 이미 손실된 능력이 회복되지 않을 가능성도 설명할 필요가 있다.

두 번째 보청기 착용을 거부한다면 권유한 사실과 권유한 근거 및 거부한 것을 기록으로 남겨두어야 한다.

분명히 양측 보청기를 사용한 이후 소음 환경에서는 일측 보청기 사용 때에 더 잘 들린다고 보고하는 경우 그들의 의견을 받아들여야 한다. 이러한 자기보고(self-report) 결과는 선호하는 일측 또는 양측 보청기에 대하여 소음 환경에서 어음이해력 측정으로 이미 확인되었다.[259]

양측 보청기는 심각한 시각장애가 있는 난청 환자에서 매우 중요한데, 소리 국소화 능력이 아주 조금 증가되어도 이는 매우 소중하기 때문이다.

어느쪽 귀에 착용하는가?

양측 난청 정도가 비슷한데 일측 보청기만을 원한다면 다음 질문으로 어느 귀에 보청기를 착용해야 하는지 결정할 수 있다:

- 어느 쪽 손을 우선 사용하는지(예: 오른손잡이)
- 조용한 환경에서 어음명료도가 높은 쪽, 소음 환경에서 어음청취역치가 좋은 쪽, 이분어음검사에서 상당한 장점이 있는 쪽
- 귀에 문제가 없는 쪽(만성중이염, 화농성중이염, 외이도골종 등)
- 대부분의 환경에서 일정하게 말하는 사람이 한 방향에 있는지(차에서 운전자 또는 탑승자)
- 전화를 사용할 때 우선적으로 사용하는 귀는 어느 쪽인지와 보청기 없이 전화로 대화할 수 있는지

어떤 정보도 없이 한쪽 귀를 선정해야 한다면 우측 귀에 보청기를 착용해야 하는데, 우측 귀가 여러 어음검사에서 기능이 우월하기 때문이다.[20, 260, 814, 820, 1881]

15

양측 보청기에 대해 비슷한 고려사항을 인공와우이식술, 골전도 보청기(bone-conducted stimuli)에 대하여 할 수 있는데, 골전도 자극은 이간감약(interaural attenuation)이 매우 작다.[1839] 놀랍게도 일측 또는 양측 보청기에 대한 결정은 촉각형 보청기(tactile aids)*에 대해서도 이루어져야만 한다. 머리에 착용하는 2개의 마이크로폰을 포함한 진동-촉각형 보청기는 동시에 말하는 사람들(경쟁화자, competitive talkers)의 위치 파악을 가능하게 하여, 1개의 촉각형 보청기보다 음원의 외재화(externalization)를 더 잘 한다고 보고되어 있다.[1497]

15.8 일측 또는 양측 보청기의 전기음향학적 처방에 대한 효과 *Effect of Bilateral versus Unilateral Fitting on Electroacoustic Prescriptions*

양이 음량합산(binaural loudness summation)(Section 15.2.4)** 에 의하여 동일한 난청이 있어도 양측 보청기로는 일측 보청기보다 낮은 이득만을 사용한다. 이득 값 차이는 중등도 수준의 입력수준(mid-level input)에서 4dB 정도이다. 양이 음량합산은 소리 강도에 의하여 결정되므로 이득 값 차이는 높은 입력수준에서 약간 증가하고 낮은 입력수준에서는 약간 감소할 것이다. 이것은 양측 보청기에서 약간 높은 압축비(high compression rate)가 최적이라는 것을 의미한다. 비대칭 정도가 증가할수록 어떤 입력수준에 대해서도 일측과 양측 보청기 사이의 이득 값 차이는 감소한다. 이런 원칙에 따라 보정된 것이 NAL-NL2 처방이다.

LDL(불쾌음량레벨)은 한쪽 귀로 들을 때보다 양쪽 귀로 들을 때 차이가 있게 느끼더라도 단지 약간만 낮아진다(Section 15.2.4). 따라서 불편감을 없애기 위해서 일측과 양측 보청기에서 다르게 SSPL을 조정하지 않는다.[696] 물론 불편감이 SSPL 목표 값을 결정하는 유일한 요인은 아니다. 또한 보청기가 과포화 되는 것을 방지해야 하므로, 양측 보청기에서 중등도 입력수준에 대하여 약 4dB 낮은 이득을 갖도록 하는데, 이는 포화되는 정도는 변하지 않으면서도 일측 보청기보다 4dB 낮게 SSPL을 처방할 수 있다. 다른 방법으로는 SSPL을 변화시키지 않아도 되어서 중등도 입력수준 신호에 대하여 보청기가 덜 포화된다.

다르게 보면, 양측 보청기는 일측에 비해 SSPL 선택을 덜 민감하게 조절해도 된다. 이 점은 SSPL을 불편함이 없을 수준으로 낮게 유지하고, 보청기가 포화되지 않으면서도 충분히 높게 조정하기가 매우 어려운 고도, 심도 난청에서 매우 유용한데, 이는 양측 보청기의 간접적인 혜택 중에 하나다.

한쪽 귀에 대한 최적 증폭 특성은 다른 쪽 귀에 어떤 증폭이 제공되는지에 따라 달라질 수 있다는 이론이 있다. 그러나 이것이 진실이라는 근거도 없고, 현재까지 어떤 연구도 이를 입증하지 못했다.[1469]

결국 각각의 보청기가 독립적으로 최적의 성능을 보이도록 조정하는 것이 합리적인 것으로 생각된다. 양쪽 귀에서 음량 크기가 균형 잡히고 전체 음량이 허용 범위 내에 있도록 하여 양이 효과가 발생하도록 하는 것이 합리적이다. 높은 수준의 입력 신호에서 일측보다는 양측 보청기에서 낮은 이득 값이 필요하다. 그러나 일측 보청기에 비해 양측에서 다른 SSPL값을 가져야 된다고 강력하게 주장하는 일은 없는 것으로 보인다.

* 촉각보청기(tactile aid)는 일반 보청기로 증폭효과를 얻을 수 없을 때, 소리를 진동이나 전기 신호로 변환하여 피부 자극으로 소리를 인식하게 하는 방법이다. 주로 난청자의 독순, 언어훈련시 보조기로 사용하지만, 청력과 시력이 모두 소실된 경우 보조기로 고려할 수 있다. 자극의 형태는 소리 대신 진동(vibrotactile)자극이나 전기(electrotactile)자극이 있지만, 주로 진동 자극이 사용되고, 소리전달장치(transducer)는 손목, 팔, 흉부 등에 착용한다. 인간의 귀가 반응하는 주파수는 20~20,000Hz이고 강도는 0~130dB인 반면, 피부가 반응하는 주파수는 10~1,000Hz이고, 강도는 0~35dB이므로 다양한 소리의 영역을 모두 감지하기에는 한계가 있어 사용에 제한성이 있다.

** 양이 음량합산(binaural loudness summation): 양측 귀로 들었을 때 소리가 더 크게 인지되는 현상

15.9 결론 *Concluding Comments*

수년간의 연구에도 불구하고 양측 보청기 착용에 대하여 알지 못하는 부분이 많이 있다. 이러한 문제는 청각시스템이 양이 신호처리를 어떻게 수행하는지 정확히 알지 못하는 것이 한가지 원인이다. 또한 양측 보청기 착용이 반드시 양쪽 귀에서 소리가 청력역치 이상이 된다는 것을 의미하지도 않고, 유용한 양이 상호작용이 반드시 발생한다는 의미도 아니다. 소리가 충분한 강도가 있고 경도 난청이라면, 양이 청력의 장점을 일측 보청기 착용만으로도 얻을 수 있다. 그러나 두부회절효과는 많은 경우에 양이 청력이 가진 장점의 좋은 근거가 된다.

일반적으로 양측 보청기가 보다 적절하다는 가정에서 출발해야 하며, 어떤 이들에게 장점이 없다면 다른 방법보다는 이유를 찾아야 하다. 이러한 증거를 찾기 위한 여러 연구가 있었다.[756, 904]

경도와 일부 중등도 난청에서는 양측 보청기가 일측보다 장점이 적을 수 있으며 일부에서는 부정적 결과를 얻을 수 있다. 일측 보청기에 비하여 양측이 갖는 장점이 적을 수 있으나, 난청이 심해질수록 얻는 장점도 양측에서 많아진다는 것과 같이 균형 잡힌 정보를 제공해야 한다.

여러 연구에도 불구하고 일측과 양측 보청기에서 여러 청취 환경에서 우월하게 어음이 보다 명료(clarity)할 것으로 예측할 수 있는 믿을만한 검사가 없다는 것이 문제이다.[165] 노인 난청 환자에서 3가지(어음과 소음을 정면에서 제시할 때의 양이 잉여, 양이 상호작용 소실, 양이 간섭)가 어느 정도 비율로 발생하는지에 대한 자료가 필요하다. 이후 정면에서 어음과 소음을 동일하게 제시하여 SNR 차이가 없는 상태에서 양이 스켈치 능력이 있는 환자 비율을 알 필요가 있다. 또한 이런 능력이 다른 양이 기능에 대한 능력을 예측할 수 있는지 알아야 하는데, 모든 검사가 쉽게 시행될 수 있어야 한다. 마지막으로 예측할 수 있는 검사 결과와 실생활에서의 관계를 일측과 양측 보청기에서 확인해야 하며, 어음 이외의 소리까지도 조사하여 가장 만족할 수 있는 보청기 상태는 어떠한지에 대한 조사가 필요하다.

여러 근거에 의하여 양측 보청기의 중요성에 대한 인식과 낮은 착용률에 대한 각 나라마다의 차이는 없어질 것이다.[498] 이는 양측 보청기 처방률은 높으나 양측 착용률이 낮은 다른 나라에서도 차이는 없어질 것이다.

소리 국소화에 대한 일측과 양측 보청기에 대한 대부분의 연구는 디지털, 개방형 보청기로 시행되었다. 이러한 발전은 결과에 많은 영향을 미칠 것이다. 이에 대한 연구가 없지만 일측 디지털 보청기(폐쇄형)만으로 전체 주파수 대역폭에 대하여 정확히 소리 국소화할 수는 없을 것이다. 이런 보청기가 만드는 수 msec의 시간지연은 이런 아주 작은 차이로 기능하는 이간시간차 능력을 어렵게 할 것이다. 그러나 고주파수 난청으로 개방형 보청기를 사용해야 하는 경우 소리 국소화와 양이 스켈치는 저주파수의 이간시간차 정보를 이용해야만 하므로, 양측 보청기를 착용하여도 일측에 비하여 양이 기능을 많이 이용할 수 없다.

양측 보청기가 무선으로 연결되며 초방향성 마이크로폰이 함께 사용한다면 양측 보청기를 착용해야 하는 새로운 이유가 될 것이다. 양이 상호간섭이 있는 환자에서도 이러한 기술은 두부회절효과로 가능한 마이크로폰 출력을 양측 보청기로 얻을 수 있을 것이나, 일측 귀에서만 증폭된 정보를 받게 된다. 실생활에서의 양측 보청기의 장점과 단점에 대한 연구를 다시 시작할 필요가 있다.

Chapter 16 Special Hearing Aid Issues for Children

소아 보청기

개요(synopsis)

출생 때부터 청력소실로 태어나면 빨리 보청기를 착용하는 것이 능숙하게 말하거나, 듣는 것을 배우는데 도움이 된다. 보청기는 생후 6개월 이전에 착용해야 한다. 인공와우이식이 더 좋은 조건이라면, 생후 12개월 무렵에는 시행되어야 한다. 양측 청력 저하가 있는 경우 양측 보청기를 착용해야 한다. 일측성 난청, 경도 난청, 청신경병증 환아에 대한 적절한 치료에 대해서는 아직 확실히 정해지지 않았다.

보청기를 적절하게 착용하기 위해서는 각각의 귀에 대한 주파수-특이적인 청력역치가 측정되어야 한다. 어떤 종류의 변환기가 사용되든지 크기가 작은 소아의 귀에서 청력역치를 측정하는데 어려움이 있다. 이러한 어려움은 청력역치를 외이도 내부의 dB SPL로 측정하든지, 성인과 같은 청력역치인 dB HL로 측정하여 해결한다.

BTE 보청기는 부드러운 이어몰드와 함께 사용하는 것이 8세 이하의 소아에서는 가장 적절한 선택이다(8세 이상의 경우에도). 보청기는 환아가 가능한 최고의 신호를 받을 수 있는 특성을 가져야 한다. 이는 음원 입력구단자(audio input socket), 텔레코일, 내부 무선 리시버(internal wireless receiver)를 포함하여 무선으로 신호전달을 받을 수 있도록 하고, 이상적인 무선장치(wireless device)는 송신기를 착용하고 있는 사람이 말할 때에는 외부 마이크로폰을 자동으로 약화시킨다.

효과적으로 의사소통을 하기 위해서 언어를 배우는 정상 청력 소아는 성인보다 더 높은 신호대잡음비(SNR)가 필요하다. 이들은 또한 매우 낮은 감각수준(sensation level)에서 성인보다 어음이해력이 떨어진다. 이러한 점들은 성인과 동일한 정도의 난청이 있더라도 소아에서는 더 높은 이득이 필요한 진짜 이유이다. 성인과 비교하여 소아는 높은 레벨 소리(high-level sound)에 대해서는 더 이상 실이이득(real-ear gain)이 많을 필요가 없고, 중간 레벨 소리에서는 대체로 더 많은 이득이 좋으며, 낮은 레벨 소리에서는 확실히 더 많은 이득이 필요하다. 성인에 비하여 음량 조절을 할 수 없는 소아는 더 높은 광역동범위압축(WDRC)이 필요하다. 이와 유사하게 유아는 성인보다 방향성 마이크로폰(directional microphone)이나 적응형 소음 감소 시스템(adaptive noise reduction system)이 더 필요하다. 이러한 알고리즘은 잠재적인 불이익이 있지만 어떤 보청기가 가장 잘 어울리는지 확신이 있으면 처방할만 하다.

소아는 성인보다 외이도가 작기 때문에 확실한 실이이득을 얻기 위해 더 낮은 커플러이득(coupler gain)이 필요하다. 작은 외이도를 위한 효과적인 방법으로는 보청기를 처방하기 전에 실이대커플러차(real-ear to coupler difference)를 측정하고 목표로 하는 실이증폭이득(real-ear aided gain)에 나타날 커플러이득을 계산하는 것이다. 더 빠르지만 덜 정확한 방법으로는 연령에 따른 실이대커플러차의 적절한 값을 사용하는 것이다. 최대출력(maximum output)은 강한 소리(intense sound)를 주었을 때 환아를 관찰함으로써 평가하며, 대략 6세 이상의 환아에게는 이런 소리의 음량(loudness)을 측정하여 처방해야 한다.

3세 이상에서의 보청기 피팅은 어음검사(speech testing)로, 6세 이상의 경우는 대응비교선호검사(paired-comparison preference testing)로, 그 외에도 소아, 부모, 선생님을 통한 주관적인 보고로 보청기 피팅을 평가할 수 있다(또는 비공식적으로 PEACH, MAIS 등을 통해 평가). 어음가청력(audibility of speech)은 발음지수(articulation index, 어음이해지수(speech intelligibility index))를 계산하거나 어음 소리로 유발된 대뇌피질반응의 존재나 잠복기 또는 모양을 관찰하여 예측 가능하다. 소아에게 어음의 유용성은 언어 발달을 통해 간접적으로 측정할 수 있다.

소아에게 효과적인 증폭은 부모의 도움과 이해 없이는 불가능하다. 따라서 반드시 부모에게 다양한 방법을 통해 정보를 알리고 도와야 한다. 지속적인 습관화를 위한 활동은 청각사와 부모(나이가 충분한 경우 소아까지) 모두가 동일한 목표 아래에 움직이는 것이 중요하다.

부모에게 주어야 하는 정보는 보청기 증폭과 난청에서의 안전 관련 사항이다. 위험한 것으로는 배터리, 이어몰드, 보청기를 삼킨다든지, 소음에 지나친 노출, 물리적 충격, 보청기가 효과적으로 작동하지 않을 때 발생하는 경고음을 알아채지 못하는 것 등이 있다.

다른 Chapter에서 보청기와 관련된 많은 내용이 소아에서도 동일하나, 소아와 특히 유아에서 보청기를 이용한 증폭에 대한 전반적인 부분을 다룰 것이다.

16.1 감각경험, 감각박탈과 보청기 대상 *Sensory Experience, Sensory Deprivation, and Candidacy for Hearing Aids*

소아에게 보청기 착용이 최대한 일찍 시행되어야 할 2가지 이유가 있다. 소아나 가족에게 삶의 질을 높이는 것이 첫 번째이다. 보청기가 없는 1년 동안 소아는 좋은 청력이 반드시 필요한 가족과의 상호작용이 불가능하다. 둘째로 초기 소리박탈(sound deprivation)은 영구적인 영향을 미치기 때문이다. 어음을 이해할 수 있는 뇌의 신경학적인 연결은 와우에서 받는 신호로 형성된다.[986] 신경학적 연결은 언제든지 형성되거나 사라질 수 있으나, 이러한 연결은 생애 초기에 형성되기가 쉽다.[655] 일생에서 처음 2세나 3세까지, 특히 첫 6~12개월에 신경 연결이 가능한 기회가 있다. 이 기회는 소아가 남은 일생 동안 어음인지를 위해 절대로 놓쳐서는 안 되는 시기이다.[294, 1200, 1941]

또한 생애 초기에 훈련해야 어음표현능력(expressive language ability)이 최대화 된다.[1477] 6개월 이전에 보청기 소리 증폭을 받은 소아는 그 이후에 받은 소아보다 언어발달이 더 명확하다.[1135, 1941] 간단히 말하여 소아가 청력손실이 있다는 것이 확실하고 청력손실 정도가 예측 가능할 경우 나이가 어리다고 보청기를 주저할 필요가 없다.

초기의 효과적인 훈련을 위한 중요한 구성 요소로는:

- 보편적인 신생아청각선별검사. 가능하면 모든 소아를 대상으로 추천되는 방법인 청성뇌간반응검사로 시행하거나, 이음향방사검사를 기본으로 할 경우 고위험군에서는 청성뇌간반응검사로 선별검사를 시행
- 진단 검사로의 자동 연결
- 청각훈련으로 자동 연결하여 6개월 이전에 보청기 착용과 초기 교육적인 중재
- 일측 또는 양측 인공와우가 보청기보다 어음인지에 도움이 될 것으로 생각되는 경우에는 12개월 이전에 최소 일측 인공와우이식술을 시행

각 단계에서 지연되거나, 탈락하는 것은 발생하지 말아야 하지만 가끔 발생한다.[389, 1268, 1384, 1683, 1821] 청각 조기검진 서비스를 받지 못하는 이유로는 최초 진단시에 일측성 난청이 있는 경우이다.[1683] 일측성 난청의 소아에게 학령기 이전 청각 훈련이 필요한지에 대해서는 아직 알려져 있지 않다.

16.1.1 양이 자극 *Binaural stimulation*

초기 청각 자극은 양이(binaural)로 시행되어야 한다. 상행성 청각경로(ascending auditory pathway) 중 일부는(상올리브복합체(superior olivary), 하구(inferior colliculus)) 양측 와우를 통해 들어온 소리를 혼합하고 비교하여 소리 국소화나 소음에 대한 양이 억제(binaural suppression) 기능을 가능하게 한다.

이러한 신경학적 시스템은 양측 와우가 신호를 내보아야만 그 역할을 할 수 있다. 이러한 이유로 일생에서 첫 수년 보청기 또는 인공와우이식, 혹은 2가지를 혼합하여 양측 귀를 소리 자극을 통해 양이 신호처리 과정(binaural processing)을 가능하게 하는 것이 신경학적인 발달에 중요하다.[92, 1840] 당연히 이른 시기에 보청기를 사용할수록 나이가 들었을 때 더 성공적인 양측 보청기 착용자가 된다.[1154] 양이 보청기(binaural HA)의 장점은 어른 뿐만 아니라 소아에서도

유아에서의 어음검사(Speech tests for babies)

어음명료도검사(speech discrimination test)가 주로 나이 든 소아에게 시행되나, 어린 소아에게도 사용할 수 있다. 시각강화 어음분별력검사(visual reinforcement speech-sound discrimination test)나 유희청력검사가 어음을 구분하는데 사용될 수 있다.[470, 986] 이러한 기술이나, Eisenberg(2005) 등에 의해 검토된 기술을 통해 증폭의 효과를 결정할 수 있고, 양측 보청기 증폭을 하지 말아야 할 경우를 발견할 수 있다.

중요하다.

그러나 일부 소아는 각각의 귀가 소리 신호처리 과정에 차이가 있어서 양호한 한쪽만 보청기를 착용하는 것이 더 좋은 결과를 보일 수 있다(Section 15.4.2, 15.6.1). 이러한 딜레마를 어떻게 해결할 수 있을까? 가장 전형적인 방법으로는 명백한 역효과가 증명되기 전까지는 양측 보청기를 착용하고 이를 지속적으로 격려하는 것이다. 한쪽 귀에서 증폭을 포기하는 증거로는 다음과 같은 것이 있다:

- 이어몰드와 강도를 아무리 편하게 조절하여도 소아가 지속적으로 한쪽 보청기를 거부하는 경우
- 부모에게서 소아가 일측 보청기에 더 좋은 기능을 보인다고 할 때(Section 16.6.4)
- 일측 보청기보다 양측 보청기 착용에서 어음검사 결과가 좋지 않을 때

16.1.2 일측 청력소실 *Unilateral loss*

일측성 난청이 일상 생활에 미치는 영향은 양측성 난청보다 작다. 이러한 영향을 조사한 몇 개의 연구는 Table 16.1에 정리되어 있으나 일치된 결론은 없다.

일측성 청력손실이 문제가 되는가에 대한 질문은 여러 이유로 인해 간단히 답할 수 없다:

- 일측성 난청의 영향은 어떤 결과를 측정하는가에 따라 다를 수 있다. 일측성 난청은 분명히 소음, 반향(reverberation)이 있으면 어음을 이해하는 데 나쁜 영향을 준다. 이러한 어려움은 언어발달 지연, 낮은 교육 성취도, 낮은 심리적인 발달(주로 행동 장애), 단어 이해력 등에 영향을 미칠 수도 있으나, 영향이 없을 수도 있다.
- 원칙적으로 이런 영향은 난청 정도에 따라 어려움이 증가한다.
- 한 학년을 유급하거나, 추가 교육을 필요로 하는 것과 같이 일부 결과는 눈에 띄지만, 좋은 학업 성취도를 얻을 능력이 있음에도 평균적인 결과만 얻는 경우에는 교육에 대한 일측성 난청의 영향을 모르고 지나칠 수 있다.
- 청력 또는 의학적으로 모집된 소아에서 일측성 난청에 의한 문제점 연구에는 오류가 포함될 수 있다. 연구에는 동일한 난청에도 문제가 없는 소아보다는 낮은 학업 성취도 등으로 인해 도움을 필요로 하는 소아가 포함되기 때문이다.

종합하면 일측성 난청은 언어발달이나 학업 성취도에 불리한 영향을 미치며 이는 여러 연구에서 다루어져 있다.[264, 1064, 1778] 그러나 일측성 난청이 미치는 결과는 모든 연구에서 일치된 결과를 보이지 않는다.

일측 고도, 심도 난청은 양측 난청과는 다르게 언어능력을 습득하거나 교실에서 배우는데 어려움이 없다고 한다는 것이 매우 놀랄만한 일이다. 소음 또는 반향 때문에 청취노력(listening effort)이 증가하는 것은 소아에게 학습에 필요한 중요한 인지 수단이 작아지는 것을 의미하며, 정상 청력 동료에 비해 더 많이 피곤하게 된다.

일측성 난청으로 발생하는 모든 문제에 대하여 보청기가 효과적인 해결책이 될 수는 없다. 확실히 일부 일측성 난청 소아에서는 보청기 사용을 중단한다.[400] 경도, 중등도 난청 성인이 보청기를 사용하지 않는 이유와 같이 듣기 어려움과 관련된 것도 있으나, 다른 방법으로 보상된다거나, 심리적인 문제를 포함한 복잡한 원인이 문제가 된다. 그럼에도 난청이 있는 귀에는 보청기를 반드시 권유해야 하고, 최대한 범위에서 양이 신호처리 과정이 가능하도록 만들어서 여러 상황에서 도움을 받도록 해야 한다.

심도 난청에서 효과적인 유용한 방법은 동측 인공와우 이식을 시행하거나, 선생님의 마이크로폰과 소아의 보청기 리시버를 무선으로 연결하여 더 양호한 귀에 소리를 전달하는 것이다(Section 15.6.3). 이보다 난청이 심하지 않다면 일반적인 보청기나 CROS가 효과적일 수 있으나 무선 전송장치에 비해서는 훨씬 덜 효과적이다.[893] McKay (2010)는 BAHA나 transcranial CROS 등 더 포괄적인 방법에 대해 리뷰하였다(Section 17.3과 17.1.4). 청력이 더 좋은 귀에 무선 전송장치를 이용하는 것은 나쁜 쪽 귀의 난청 정도, 기기 종류와 관계없이 명료한 어음을 제공할 것이다.

첫 수년 동안 보청기를 착용하지 않더라도 소아의 청력은 정기적으로 측정해야 한다. 4살 때까지 난청이 진행하는 경우가 흔하며 이 기간 동안 일측성 난청이 양측성 난청으로 진행할 가능성이 있다.[827]

난청 정도에 따른 일측성 난청 효과와 이러한 난청의

Table 16.1 Impact of unilateral loss. Red crosses show outcomes that were adversely affect by unilateral loss. Green check marks show outcomes that were not adversely affected.

Study	Participants	n	Recruitment	Speech understanding	Language development	Educational attainment	Psychosocial development	Vocational outcomes
Giolas & Wark (1967)	> 14 yo	20	Clinical	X			X	
Keller & Bundy (1980)	avg 12 yo	63	Population			X		
Stein (1983)	5-12 yo	19	Clinical		X	√	X	
Klee & Davis-Dansky (1986)	6-13 yo	25	Clinical		√	X		
Bess & Tharpe (1986)	6-18 yo	60	Clinical			X	X	
Bess et al (1986)	6-13 yo	25	Clinical	X				
Culbertson & Gilbert (1986)	6-13 yo	25	Clinical		X	X	X	
Colletti et al (1988)	30-55 yo	61	Clinical	X		√	√	√
Bovo et al (1988)	6-18 yo	30	Clinical	X		X	X	
Jensen et al (1989)	10-16 yo	30	Clinical	X				
Brookhouser et al (1991)	<19 yo	172	Clinical			X	X	
Ito (1998)	Uni students	305	Population			√		
Bess et al (1998)	8-15 yo	37	Population			X	X	
Kiese-Himmel (2002)	1-10 yo	31	Clinical		√			
Lieu et al (2010)	6-12 yo	148	Population		X	X		

영향을 최소화하기 위한 보청기나 무선 전송장치의 효과에 대한 결과가 나올 때까지 청각재활은 각 증례에 따라 결정되어야 할 것이다. 이러한 결정들은 가족과 연관되어 이루어지며, 난청으로 인해 소아 개인의 교육적, 사회적 과정이 지연되는지 여부를 고려해야 한다.[1168] 양호한 쪽에 대화 상대방을 위치시키고 청각자극(대화, 노래, 큰 소리로 읽기 모두 좋은 신호대잡음비(SNR))을 최대로 전달할 수 있도록 하는 것을 포함한 난청에 의한 영향을 최소화하는 방법들을 반드시 설명해야 하는데, 이는 보청기나 다른 기기의 사용과 관계없이 시행되어야 한다.

16.1.3 미세 난청과 경도 난청 *Slight and mild hearing loss*

양측 미세 난청(slight, minimal hearing loss), 경도 난청이 있으면 비슷한 정도의 난청이 일측에 있는 것과 영향이 유사하나, 일부 연구에서는 이런 경우 교육에 안 좋은 영향을 미친다고 한다.[123, 264, 1778, 1871] 보청기를 착용하는 것이 교육 결과를 향상시킨다는 확신은 없으나 그럼에도 경도 난청 소아가 보청기를 착용하는 것은 매우 흔하다.[1168]

교육 성과(outcome)에 영향을 미치는 다양한 요인이 있다는 것과 난청의 정도가 심해짐에 따라 학습능력 저하가 커지는 것을 생각해보면 의문점은 다음과 같이 바뀌어야 한다: 양측성 난청이 있으면서도 보청기를 착용하지 않으면 소아에게 평균 이하의 학업 성취도가 나타나게 될 가능성은 얼마인가? 정답은 정상 청력 소아에서는 50%(다른 이상이 없는)로부터 고도 난청 소아에서는 100%로 증가할 것이지만 50% 이상이 되는 난청 정도에 대한 자료는 부족하다.

이와 관련된 질문으로 확실한 정답이 없지만: 일정 정도의 양측성 난청에서 보청기를 착용하면 학업 성취도를 향상 시킬 가능성은 어떠한가? 정상 청력에서는 0%, 고도 난청의 소아에서는 100%일 것이나 이것도 역시 자세한 자료가 부족하다.

해결책으로 일반적인 보청기나 FM 시스템, 학교 교실의 스피커, 학생 자리 재배치 방법 등이 있다.[1168] 일측성 난청과 같이 양측 청력 저하가 교육에 영향을 미칠 정도로 커진다면 어음지각(speech perception)을 최대로 높이고 청취 노력을 최대한 낮추는 것이 하나의 해결 방법인데, 교실에서 이용할 수 있는 것으로 FM 시스템이 있다.

16.1.4 인공와우이식 *Cochlear implantation*

평균 90dB 이상의 청력역치를 갖는 소아에서는 인공와우이식술을 받은 소아가 보청기를 착용한 소아보다 더 좋은 수행능력(performance)을 보여주었다(어음지각(speech perception), 어음생성(speech production), 교육적인 면에서).[58, 393, 548, 762, 1039, 1192, 1844] 심도 난청에서 인공와우는 이러한 확실한 장점이 있는 것과 같이 몇몇 연구에서 인공와우이식을 시행 받은 환아는 평균적으로 78dB HL 청력을 지닌 소아와 비슷한 어음지각과 언어습득력을 갖는다고 하였다.[142, 508] 당연히 인공와우이식술을 받으면 보청기를 사용하는 78dB HL의 난청 소아와 같은 상태로 학교에서 생활하게 된다.[58]

최소한 일측 귀에 가능한 일찍 12개월경에 인공와우이식을 시행하면 어음지각과 어음생성에 대한 효과는 최대화될 수 있다.[292, 411, 423, 1320, 1973] 이를 다르게 보면 보청기나 인공와우이식을 받은 소아에서 그들의 나이에 비교하여 언어수준은 일부 개인차가 있겠지만, 평균적으로 매해 1년씩 증가될 것이다.[1940] 평균적으로 인공와우이식술 당시 있었던 결함이 시간이 지나면서 감소하지는 않는 것이며, 결론적으로 인공와우이식술을 더 일찍 시행할수록 추후에 부족함이 작아질 것이다.

소아가 일찍 이식을 받으면 교육 비용이 작아지기 때문에 효용성이 증가한다.[1574] 늦은 인공와우이식술(5세나 10세)로는 최대 성과를 얻지 못하지만 이는 보청기로 얻는 혜택이 한정된 소아에게는 큰 도움이 될 것이다.[154, 1207]

보청기와 인공와우이식을 받은 소아를 비교한 대부분의 연구는 12개월 이후 인공와우이식을 받은 소아를 대상으로 하기 때문에 인공와우이식에 의한 효과를 과소평가하게 될 수밖에 없다. 따라서 평균적으로 78dBHL의 난청 환아에서는 일찍 인공와우이식을 받는 것이 보청기보다 더 좋은 성과를 보일 것이다.

보청기는 인공와우이식과 3가지 방법으로 서로 관계가 있다.

첫째, 보청기 성과가 부족한 것은 인공와우이식이 필요하다는 증거를 제공한다. 인공와우이식은 와우에 비가역적인 결과를 초래하므로 중요하다. 보청기를 착용한 상태에서의 수행능력(소리에 대한 반응, 어음이해력, 어음생성)(Section 16.6.1, 16.6.4, 16.6.7)은 인공와우이식 시행여부를 결정하는 요소이다. 보청기를 착용한 상태에서 전기생리학적으로 대뇌피질에서 어음으로 유발반응을 측정하는 것 또한 고려할 수 있다(Section 16.6.6). 비록 일부 어음지각, 어음생성, 언어습득의 측정이 생후 12개월 이내에 가능하지만 이는 순음청력검사만큼 정확하지 않다. 12개월 이전에 인공와우이식술을 결정하는 것이 중요하므로 보청기, 인공와우이식 중에서 치료 방법을 결정하는 것은 기본적으로 순음 청력역치에 따른다.

둘째로 대부분의 소아에게 보청기는 어음지각이 낮아도 인공와우이식술 이전 단계에서 먼저 대뇌피질의 자극을 증가시킨다. 이렇게 일찍 자극하는 것은 가장 가소성이 높은 생후 첫 1년 사이에 신경학적인 발달을 가능하게 하여서 나중에 양이 정보를 이용하는 능력을 높인다.[1840] 생후 첫 수년간 효과적인 청각 자극이 없는 기간이 길어지면 대뇌 청각피질이나 이와 관련된 대뇌피질영역이 다른 감각에 의해 지배될 수 있다. 이러한 결과는 이식 후에 청각능력이 좋지 않도록 만든다.[198, 1774] 아쉽게도 보청기를 통한 조기 자극은 평균보다는 좋지만 충분히 자극을 주지 못하므로 조기 인공와우이식술이 중요하다.[270, 1320]

셋째, 일측에 인공와우이식을 하고 반대쪽에 보청기를 착용하면 상호 보완적인 어음 정보(speech cue)를 얻을 수 있고(Section 9.2.3), 반대쪽의 청각 시스템을 지속적으로 자극하게 한다. 이는 반대쪽 귀에 즉시 인공와우이식을 해야 하는 압박을 피하게 한다.[1840] 이형 자극(bimodal stimulation)을 일정 기간 받은 환아는 결국 양측 인공와우이식을 하더라도 한쪽이나 양측 인공와우이식을 시행 받은 소아보다 보청기가 제공하는 기본주파수 정보(fundamental frequency cue)에 더 잘 접근할 수 있어서 더 복잡한 언어능력을 가질 수 있다.[1325]

16.1.5 청신경병증 *Auditory neuropathy spectrum disorder*

청신경병증 환아에서 가장 적절한 중재 방법은 아직 불확실하다. 특히 생후 9개월경까지 소아가 어느 정도 언어 습득을 하였고, 순음 청력 저하가 어느 정도 있으면서, 어음 청력 정도가 어느 정도인지 예측하기 어려울 때 더욱 불확실하다. 모든 장치들(no device, 보청기, 인공와우이식기, FM 시스템)이 고려되어야 하며, 이는 모든 것이 서로 다른 환아에 있어서 만족스러운 결과를 나타낼 수 있기 때문이다.[118, 1479, 1480] 인공와우이식이 보청기보다 더 성공적이라고 알려져 있다.[117, 118, 1485, 1959] 난청 정도에 따라 적절한 이득(gain)을 준 보청기를 일찍 착용하였을 때 얻는 혜택에 대한 연구는 부족하다.[1478]

청신경병증 소아에서 보청기의 효용성과 어음에 의한 대뇌피질의 활동 유발은 밀접한 관계가 있다:

- 보청기로 좋은 어음이해력(speech intelligibility)을 얻는 나이가 있는 소아(older children)에서는 어음에 의한 대뇌피질반응이 유발되며, 정상적인 모양과 잠복기를 보이지만, 보청기로 얻는 혜택이 최소화되면 이런 반응이 없다.[1481]
- 어린 소아(younger children)에서 최고의 청각 능력이 있는 경우(부모에 의한 평가) 대뇌피질반응이 존재하는 것으로 보이고, 이러한 반응은 정상과 유사한 잠복기를 갖는다.[633, 1611]

이론적으로 질환이 심각하고 와우 내부(내유모세포 또는 시냅스) 또는 내유모세포에서 나선신경절(spiral ganglion) 세포로 가는 수상돌기(dendrite)에 문제가 있다면 인공와우이식에 의한 결과는 성공적일 것이다(전기자극이 이러한 구조들을 우회하기 때문).

이와는 다르게 문제가 있는 생리적인 과정이나 해부학적 구조가 나선신경절 세포와 뇌간(brainstem) 사이 청신경이라면 전기자극 신호가 이러한 잘못된 경로를 통과해야 하기 때문에 인공와우이식에 의한 결과는 덜 성공적일 것이다. 청신경병증 소아의 청력역치가 경도, 중등도인 경우에서도 인공와우이식술을 시행한 동일 연령에서 예상되는 어음이해력(speech understanding ability)보다 낮다면 인공와우이식술을 고려할 수 있다.

다음 내용은 여러 선택사항을 결정할 때 유용하다:

- 소아가 도움 없이는 소리를 들을 수 없으면 보청기나 인공와우이식의 확실한 적응증이 된다. 청각은 청각어음지각(auditory speech perception)의 전제 조건이기 때문이다.
- 나이가 있는 소아(older children)에서 소리자극으로 대뇌피질에서 강한 유발반응이 확인되면 보청기로 상당한 어음이해를 할 수 있겠지만, 유발반응이 없다면 보청기로 혜택을 얻지 못할 것이다.[1481] 때때로 보청기 출력 이득을 작게 하여 소음성 난청의 가능성을 줄여야 하지만, 너무 이득을 낮추면 일반적인 대화 상황에서 들을 수 없다는 문제가 있다. 어음에 대한 가청력은 9개월 이상의 소아에서는 행동으로 확인할 수 있고, 이보다 어린 경우에는 대뇌피질유발반응으로 알 수 있다. 그러나 유발반응이 없다고 가청력이 없다고 말할 수는 없다.

16

- 다른 종류의 청력 저하가 있는 경우와 같이 청신경병증 소아는 정상보다 더 높은 SNR이 필요하다. 따라서 보청기, 인공와우이식기, 또는 아무것도 사용하지 않는 경우 모두에서 FM 시스템은 주위에 경쟁하는 소리가 있을 때 좋은 어음이해력을 얻는 방법이다.
- 청신경병증이 있는 일부 소아의 청각기능은 첫 1년 동안 좋아지는데(청력역치, 청성뇌간반응검사 파형으로 평가하는 경우), 특히 저체중아, 고빌리루빈혈증의 청각기능도 이 기간 동안 많이 개선되므로 보청기를 이용한 보존적인 치료 방법이 주로 이용된다.[65, 1122, 1465, 1485]

소아청소년과 의사들은 청신경병증이 있는 소아를 치료함에 있어 질환에 대한 충분한 지식을 바탕으로 발달 과정을 자세히 추적 관찰해야 한다. 청신경병증이 소아의 청력 저하에서 가장 많지는 않지만, 흔히 만나는 질환이다.

16.2 난청 평가 *Assessment of Hearing Loss*

16.2.1 주파수-특이적, 방향-특이적 평가 *Frequency-specific and ear-specific assessment*

난청 정도와 종류를 평가하는 방법은 이 책의 범위는 아니나, 난청은 가능한 범위에서 정확하게 평가되어야 한다. 난청 정도나 형태의 불확실성 때문에 보청기 착용이 지연되어서는 안 된다.

정확한 난청 평가는 소아 나이에 따라 다양하지만 현재는 어느 연령이든 합리적 평가를 할 수 있는 기술들이 개발되어 있다. 여러 주파수에서 청력역치를 측정하는 것이 좋지만 최소한으로 1개의 낮은 주파수(500Hz) 그리고 1개의 높은 주파수(주로 2kHz)를 각각의 귀에서 측정해야 한다. 그러나 검사 시간이나 소아의 행동 제약으로 여러 주파수에 대한 청력역치를 정확히 알지 못한다면, 여러 주파수의 부정확한 결과보다는 2개 주파수에서 얻은 결과에 근거한 적절한 보청기 피팅을 하는 것이 좋다. 추후에 더 많은 청각학적 정보를 획득하여 보청기는 미세조정(fine-tuning)을 할 수 있기 때문이다. 전형적으로 시간이 지나면 더 많은 주파수에 대한 정보가 더해지고 전기생리학적(ABR/ASSR) 역치보다는 행동관찰에 의한 청력역치(behavioral threshold)로 검사하면 정확도는 더욱 높아진다.

소아 청력도 형태가 성인 청력도에 비해 더 다양하지만 평균적으로 성인보다 더 평편형(flat)에 가깝다.[1113, 1423, 1948] 아직 측정하지 않은 주파수 역치를 임시로 예측하기 위해서, Table 16.2는 400개의 귀에 대한 소아 청력도이다.[1113] 중앙값(median)은 전혀 관련 없는 227명의 소아와 비교하였을 때에도 매우 유사하다.[1423] 예를 들어 단지 2kHz 에서만 역치를 측정할 수 있었을 때 Table에 따르면 2kHz의 역치를 바탕으로 상대적으로 봤을 때 청력역치는 4kHz와 8kHz에서는 같을 것이고 1000, 500, 250Hz 에서는 각각 5, 15, 20dB 더 좋을 것이다.

많은 영아가 대부분 대칭성 난청을 갖지만, 모두가 그럴 것이라 가정할 수는 없다. 무작위로 선택된 보청기를 착용

Table 16.2 The distribution of audiogram slopes (dB/octave) in each octave for a random sample of 400 audiograms from children who wear hearing aids.[1113] Positive slopes indicate thresholds that become more severe as frequency increases.

Octave (Hz)	10th percentile	25th percentile	Median	75th percentile	90th percentile
250 to 500	-5	0	5	10	20
500 to 1000	-5	0	10	15	25
1000 to 2000	-10	0	5	15	30
2000 to 4000	-10	-5	0	10	20
4000 to 8000	-20	-10	0	10	18

한 180명의 소아에서 좌우측의 청력역치 차이(같은 주파수에서)는 단지 평균 8dB이지만, 최고 90dB까지 차이가 났다.[1113] 10%의 소아에서는 어느 주파수에서나 양측 청력역치 차이는 20dB 또는 그 이상이었다. 각각의 귀에서 청력역치를 구할 때 삽입형 이어폰을 사용하는 것이 귀덮개형 헤드폰(supra-aural headphone)보다 더 편안하고 견디기 쉬워 검사가 수월하다. 또한 이들은 반대편의 차폐를 덜 해도 되는데, 훨씬 더 큰 이간감약이 있기 때문이다. 삽입형 이어폰은 또한 더 작은 귀에 사용하기 편리하므로 이를 이용하는 것이 추천된다.

삽입형 이어폰과 같이 사용될 수 있는 주파수 특이적인 평가방법으로는 다음과 같은 것이 있다:

- 톤버스트 청성뇌간반응검사(tone-burst ABR)
- 청성지속반응검사(single/multi-frequency ASSR)
- 이음향방사검사(DPOAE, TEOAE) 특정한 청력역치보다는 고주파수 외유모세포의 활동을 반영한다.
- 행동청력검사(Visual Reinforcement Audiometry(VRA, also referred to Visual Reinforcement Orientation Audiometry-VROA), Tangible Reinforcement Operant Conditioning Audiometry(TROCA), Visual Reinforcement Operant Conditioning Audiometry(VROCA), Play audiometry)

평가방법 선택은 소아의 연령과 사용 가능한 장비에 따라 정해진다. 알고 있는 청력역치에 대한 정확도를 높이기 위해서는 1개 이상의 방법들을 시행한다. 영아에서는 1개의 행동학적 측정방법과 최소 1개의 전기생리학적 검사, 그리고 이음향방사검사로 와우의 문제를 확진하여 감각신경성 난청과 청신경병증을 구분해야 한다.

전기생리학적 청력역치는 dB nHL, 즉 전기생리학적 반응이 나타나는 가장 낮은 역치를 말한다. 이는 정상 청력에서 자극에 대한 반응이 나타나는 첫 값을 역치로 정하는 것과 유사하다. 영아에서 이러한 전기생리학적 역치는 적절한 정정표(correction figure)로 예측된 행동학적 역치로 변환해야 하는데, 이 변환 과정은 전기생리 검사 장비, 직접 계산, 또는 보청기 피팅프로그램(hearing fitting software)을 통해 이루어진다. 후자의 경우 NAL-NL2와 DSLm[i/o] 소프트웨어가 직접 전기생리학적 역치를 dB nHL로 변환시킨다.

16.2.2 작은 귀와 교정 *Small ears and calibration issues*

청력역치는 확성기, 귀덮개형 헤드폰, 삽입형 이어폰 등의 자극으로 검사하는데, 삽입형 이어폰은 소아 귀와 표준형 폼형태 귀마개(foam earplug), immittance tips, 소아의 개인적인 이어몰드를 통해 연결된다. 변환기가 교정되어서 평균 성인의 역치인 0dB HL로 결과가 나타나더라도 정상 청력을 가진 영아와 같지는 않다. 예를 들어서:

- 평균 성인의 공명주파수는 2.7kHz이나, 신생아는 외이도 공명주파수는 6kHz이다.[984] 자극이 스피커나 귀덮개용 이어폰 또는 풀사이즈 헤드폰(circumaural earphone)에서 나오면 소아 외이도 공명주파수 6kHz에서 청력역치가 실제보다 좋아지지만(최소한 스피커에

Table 16.3 Useful correction factors for ┤ hearing thresholds. Reference equivalent threshold SPL values are those applicable to insert earphones calibrated in HA1 or HA2 style 2 cc couplers . Adult average REDD is the eardrum SPL corresponding to 0 dB HL for the average adult.[112] These REDD values can be subtracted from eardrum SPL at threshold if one wishes to convert thresholds from eardrum SPL to equivalent adult-average hearing level.

Correction Factor	Frequency (Hz)						
	250	500	1000	2000	3000	4000	6000
RETSPL HA1 2-cc	14.5	6.0	0.0	2.5	2.5	0.0	-2.5
RETSPL HA2 2-cc	14.0	5.5	0.0	3.0	3.5	5.5	2.0
$REDD_{average\ adult}$	16	12	10	16	15	13	16

16

서는), 3kHz에서는 실제보다 더 나쁠 것이다(3개 모두).[1866]

- 소아는 성인에 비해 훨씬 더 적은 잔여외이도용적을 갖는다(이어몰드와 고막 사이의 부피). 소아에서 자극이 삽입형 이어폰으로 전달되면 작은 부피로 인하여 더 높은 음압 강도레벨(SPL)로 모든 주파수에서 전달될 것이다.[1866] 그러므로 성인과 동일한 난청이어도 소아 청력이 모든 주파수에 걸쳐 더 좋은 것처럼 나타나게 된다.

외이도를 폐쇄하지 않는 큰 변환기(스피커, 귀덮개형 이어폰, 풀사이즈 헤드폰)는 낮은 음향 임피던스(acoustic impedance)를 갖는다. 보청기 외이도 길이가 고막 위치에서의 SPL에 가장 큰 영향을 끼친다. 외이도의 일부를 채우는 작은 변환기(삽입형 이어폰)는 높은 음향 임피던스를 갖기 때문에 고막에서의 SPL에 가장 큰 영향은 잔여외이도용적이 결정한다. 이러한 특성들은 영아에서 성인보다 훨씬 작게 나타난다.

소아 귀 크기의 변화 때문에 소아 청력역치(dB HL)가 처음 몇 해 동안 변하는 것처럼 나타난다.[1212] 이러한 문제에 대한 2가지의 동일한 효과적인 해결방법이 있는데, 하나는 모든 역치를 외이도에서의 dB SPL로 나타내는 것이다. 이런 식으로 청력역치를 표현하는 방법은 역치와 보청기에서의 출력을 같은 방식으로 비교하는 것을 간단하게 만든다. 둘째 방법은 청력역치를 동일한 성인의 청력수준(66)으로 표현하는 것이다. 이는 평균 성인이 소아와 같은 고막에서의 dB SPL의 역치를 가지고 있을 때의 청력역치를 말한다. 동일한 성인의 청력수준은 DSL 소프트웨어에서는 예측청력레벨(predicted hearing level)과 같은 용어이다.[1599] 컴퓨터 프로그램을 이용하지 않으면 보청기 출력과 비교하는 것은 더 복잡하지만 청력 저하를 정상으로부터 얼마나 떨어진 정도인 dB HL이라는 익숙한 방법으로 표현할 수 있다.

2가지 방법 모두 외이도에서의 dB SPL로 표현된다. 첫째 방법으로는 더 이상의 계산이나 변환이 필요하지 않고, 둘째 방법은 외이도 역치를 동일한 성인의 수준으로 바꾸어야 하는데 Table 16.3의 성인의 평균 실이대다이얼차(real-ear dial difference, REDD) 값을 차감해야 한다. 2가지 방법 모두 적절한 소프트웨어(NAL-NL2 또는 DLSm[i/o])를 통해 편리하게 자동 계산된다.

등가성인역치(dB HL) =
외이도 역치(dB SPL) – 성인 평균의 REDD(dB) ... 16.1

등가성인청력레벨이 사용되더라도 청력역치가 생애 첫 수년 동안은 변할 수 있다. 정상 청력을 가진 영아도 중이 미성숙,[862] 신경축삭의 미성숙한 전도,[1245, 1246] 신경시냅스의 비효율성,[1445] 자극을 포함하는 협대주파수(narrow frequency)에 집중하지 못하거나,[1909] 주의력 부족[1909] 등의 원인으로 청력역치가 상승할 수 있다. 이런 변화는 난청 영아에서도 발생하므로 생후 처음 1, 2년 사이에는 청력역치가 개선될 수 있다. 반대로 일부 난청이 진행하면 역치는 더욱 나빠질 것이다.[827]

외이도에서 dB SPL 역치 계산하는 방법(Determining threshold in dB SPL in the ear canal)

외이도에서 역치를 측정하는 가장 좋은 방법은 각 귀에서 실이대커플러차(real-ear to coupler difference, RECD)를 측정하는 것이다. 삽입형 이어폰으로 얻은 역치 dB HL은 Table 16.3의 기준등가역치 SPL(reference equivalent threshold SPL) 값을 더하여 2cc 커플러의 dB SPL로 바꿀 수 있다. 이러한 커플러 SPL은 다시 각 귀에서 얻은 RECD 값을 더하여 실이 SPL(real-ear SPL)로 변환된다. Section 16.4.3에는 유아와 어린 소아(small children)에서 RECD를 측정하는 방법이 있다.

다른 방법으로 각 귀에서 청력도(dB HL)와 실이 SPL 차이를 직접 구할 수도 있다. 이러한 차이를 실이대다이얼차(real-ear to dial difference)라고 하며 모든 형식의 헤드폰으로 구할 수 있다.[1587] Figure 4.10과 공식 4.7은 RECD, REDD, RETSPL에 대한 관계이다.

16.2.3 청각신호처리 질환 *Auditory processing disorders*

성인과 같이 감각신경성 난청 소아는 공간적 신호처리 능력이 떨어지게 되고 이는 듣고자 하는 소리의 방향에 집중하면 다른 쪽에서 오는 소리를 억제하는 능력이 부족하게 된다.[289, 628] 생후 첫 6년 동안 중이염을 앓은 소아 절반 이상은 각각의 귀에 정보를 최상으로 혼합하는 능력이 떨어지고 양이 신호처리 과정(binaural processing)이 감소하는데, 이는 청력이 정상적으로 회복되어도 지속된다.[748] 정상 청력이거나, 감각신경성 난청이 있는 것과는 무관하게 공간적 신호처리 능력이 떨어진 소아에게 소음 환경의 어음지각능력(speech perception ability)을 평가해 보면 그들의 어려움을 과소평가한 결과를 나타난다(어음평가에서 서로 경쟁하는 신호와는 다른 방향으로부터 소리가 들어 오지 않는 경우).

따라서 주변 소음이 있는 교실에서 정상 청력을 가진 친구들과 같은 수준으로 이해하기 위해서는 청각신호처리 질환(auditory processing disorder)과 감각신경성 난청이 있는 소아에게는 더 높은 SNR이 필요하다. 두 경우 모두 교사와 학생 사이에 무선 전송장치가 가장 효과적인 해결 방법인데, 난청 소아에서 수신된 신호는 소아 보청기로 증폭된다. 말초성 청력이 정상인 소아에서 무선 전송된 최적의 신호도 덜 명확한데, 소아가 가까운 주변 소리를 들을 수 있도록 양측 외이도는 개방되어서 일상적인 주변 소음도 함께 계속 전달되어야 하기 때문이다. 결론적으로 무선 장치를 통해 수신된 신호도 증폭되어서 최소한의 높은 SNR이 유지되어야 한다. 충분히 증폭된 SNR을 제공해야 하지만, 너무 커지면 불편하고 장시간 노출로 청력손상을 줄 수 있기 때문에 절충이 필요하다.

16.2.4 평가 관련 기타사항 *Miscellaneous issues in assessment*

출생시 난청과 시력 소실이 함께 있는 경우는 흔하지만 시력저하는 오랜 기간 동안 인지하지 못하고 지나가기도 한다.[1322] 정상 청력 소아보다 난청이 있는 소아에서 시력은 더 중요하므로, 청력 저하가 발견되면 시력 상태도 검사해야 한다. 청력처럼 선천적인 시력저하의 초기 중재는 최고의 결과를 얻기 위해 매우 중요하다. 농-맹 소아에서 청력에 의한 소리 국소화와 어음지각은 중요하다. 따라서 방향성 마이크로폰(어음지각을 위해) 그리고 전방향성 마이크로폰(국소화) 중 하나를 선택하는 것은 특히 중요하다.[1777] 물론 이와 관련된 더 많은 연구 결과가 필요하다.

영구적인 감각신경성 난청을 가진 소아에서 보청기 사용은 여기서 다루는 주요 사항이나, 장기간 또는 반복되는 중이염에 의한 전음성 난청에서도 보청기가 필요할 수 있다. 구개열 환아는 수술 후에도 이관 기능 저하로 중이염에 잘 걸린다. 환기관 삽입술을 하는 것과 관계없이 이러한 환자들에게는 보청기가 고려되어야 한다.[1126]

16.3 보청기와 이어몰드 형태 *Hearing Aid and Earmold Styles*

16.3.1 보청기 형태 *Hearing aid style*

보청기 모양과 크기는 보청기가 필요한 소아의 보호자와 사춘기 소아에게는 매우 중요하다. 일부에서는 가장 눈에 띄는 색 보청기를 좋아하지만, 대부분은 가장 눈에 띄지 않는 것으로 선택한다. 일반적인 보통 크기의 보청기도 영아에서는 그들의 매우 작은 귀에 비교하면 상대적으로 무척 크다. 결국 부모가 어린 소아의 보청기 크기와 스타일을 최종 결정하게 된다. 성능이 부족한 보청기를 선택하면 이로 인한 심각한 결과를 가져올 수 있다는 것을 알리는 것이 중요하다. 예를 들어 생후 첫 수년간 충분한 신호를 받는 것과 양호한 언어발달 사이는 상관 관계가 있다는 것을 알려야 한다. 충분한 신호를 얻기 위해서 최대출력은 난청 정도에 따라 적절해야 하므로 부모가 생각하는 것보다 더 큰 보청기를 추천해야 할 경우도 있다.

대부분 소아 난청에서 BTE 보청기를 사용한다. 특히 엎드린 영아에서 옷에 의한 소음, 신체에 의한 소리 차단효과(body baffle effect) 등에 영향을 받는 신체형 보청기보다 BTE는 머리 위치에서 소리를 감지하므로 장점이 있다. 이것은 음식이나 구토물로 쉽게 더럽혀지지 않는다.

BTE가 효과적이지 않다면 신체형 보청기를 고려할 수 있다. 이는 아마 소아의 머리에 다른 조치가 필요한 추가적인 결함이 있을 때 고려되는데:

- BTE에서 소리 감지가 감소되는 경우(muffle sound pick up by BTE)
- BTE가 자꾸 부딪히는 경우(frequently bump the BTE aid)
- BTE에서 보청기 피드백 진동이 유발되는 경우(induce feedback oscillation in the BTE)[1777]

ITE 보청기(또는 ITC/CIC)가 모든 소아의 연령대에서 사용할 수 없는 근본적인 이유는 없으나 실제적으로는 중요한 단점이 있다:

- ITE 보청기는 작은 귀에 착용하기 어렵다.
- 처음에 작은 귀는 급격히 성장하다가 점점 천천히 크기가 커진다. ITE를 사용하면 귀가 자라면서 자주 바꿔어야 하고, 빈번한 보청기 교체는 이어몰드를 교환하는 것보다 매우 비싸다. 연구에 의하면[125] 소아의 귀는 8~10세 사이에 충분히 안정화되므로 이때 ITE를 고려할 수 있다. 얇은 튜브로 연결된 미니-BTE 보청기(mini-BTE)를 고려한다면 ITE가 갖는 미용적 장점은 크지 않다.
- 모든 난청 소아는 FM이나 다른 무선 전송장치를 이용하여 여러 환경에서 혜택을 많이 받을 수 있다. 일부 ITE 보청기는 이에 필요한 음원 입력 단자(audio input socket), 무선 리시버, 또는 텔레코일을 갖지 못한다. 이는 무선 장치로 가능한 SNR 장점을 얻지 못하게 한다.
- ITE 보청기가 갖는 위험 인자도 있는데, 보청기 케이스가 딱딱하고 얇은 플라스틱으로 만들어져서 보청기가 귀 안에서 깨질 경우 외이도에 상처를 만들 수 있다. 이러한 파손은 귀에 힘이 가해지면 어느 연령에서나 가능한데, 특히 소아에서 많다. 또한 ITE를 삼키는 것도 흔하게 발생한다.
- BTE 보청기도 비슷하지만, 부모나 교사가 ITE 보청기가 작동하고 있는지 알기 어렵고, 음량조절기 위치를 찾기도 매우 힘들다.

유용한 팁: 보청기 고정방법(Securing the hearing aids)

보청기를 분실하기 쉽고 잘 관리하지 못하는 활동적인 소아에서 Huggie™ 보조기를 이용하면 도움이 된다. 귓바퀴를 감싸는 1개의 루프와 보청기와 연결된 2개의 루프로 구성된다. 보청기 이어후크와 소아 옷 뒤쪽에 꽂은 옷핀을 낚시줄로 연결하는 방법도 있다. 상용화된 것으로 oto clips, dino clip, oliver clip이 있다.

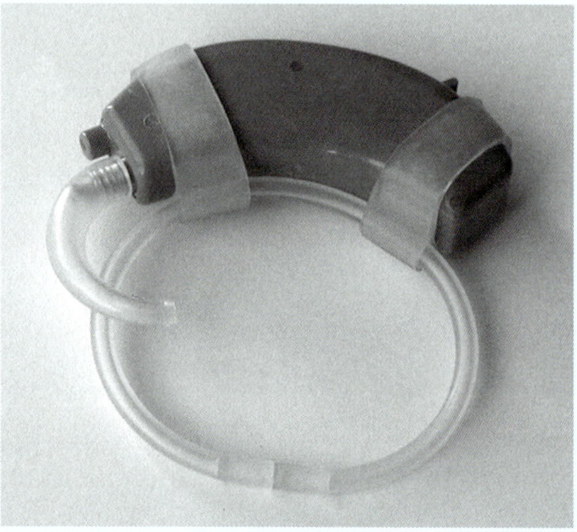

Figure 16.1 A Huggie AidTM attached to a BTE hearing aid.

소음이나 반향이 있는 환경에서 정보 전달을 최대화하기 위해서는 처음부터 소아 보청기에서 무선 전송장치가 반드시 필요하다. 따라서 소아 보청기에는 직접 연결할 수 있는 음원 입력 단자, 텔레코일, 내부 장착형 무선 리시버(inbuilt wireless receiver)가 필수적이다.

16.3.2 이어몰드 *Earmolds*

ITE형 보청기의 케이스 안정성과 연관하여 BTE 보청기의 이어몰드에서도 비슷한 고려를 해야 한다. 부드러운 이어몰드가 딱딱한 것보다 더 자주 사용되는데, 이는 딱딱한 이어몰드가 놀이 도중 깨지거나 외이도 속으로 들어가는 경우 부상 위험이 더 높아지기 때문이다. 부드러운 이어몰드는 불편감, 피드백을 만들 가능성도 적다.

성인 보청기와 같이 부드러운 이어몰드는 시간이 지나면서 더 빠르게 변성되지만, 어린 소아에게는 귀 성장에 따라 자주 교체해야 하기 때문에 큰 문제는 아니다. 종합하면 딱딱하거나, 부드러운 이어몰드를 모두 사용 가능하나, 어린 소아에서 부드러운 재질이 단점보다는 장점이 많다.

소아의 작은 크기의 귀는 또 다른 문제 3가지를 만든다. 이어몰드에서 튜브가 나오는 각도가 이어후크(earhook)의 끝 부분과 가까운 이어몰드이기 때문에 머리에서부터 보청기를 멀리 끌어당길 수 있다. 이에 대한 해결 방법은 튜브를 더 급하게 굽히는 것이지만 튜브가 꼬일 수 있어 자주 시행하지는 못한다. 또 다른 방법은 Figure 16.2와 같이 튜브를 넣는 부위 이어몰드의 외이개(conchal part) 중간 부분에 일부를 제거하는 방법으로 튜브를 외이도를 향해 더 많이 구부릴 수 있다.[1345] 제거한 부분(hollowed area)이 이어몰드 입구에서 튜브가 더 많이 구부러질 수 있게 한다.

둘째 문제는 2-mm 음향구(sound bore)를 만들기 어려운 것이다. 유일한 해결 방법은 세밀한 드릴링과 함께 이어몰드의 내측 끝에서부터 튜브를 조금 떨어뜨려 놓는 것이다. 어느 곳에서나 튜브가 좁아지면 고주파수 이득(high frequency gain)과 최대출력이 함께 작아진다. 마지막으로 음향관련 미세조정(acoustic modification (horn, internal vent))이 어렵거나 불가능할 수도 있다. 그러나 이어몰드 외부에 만드는 도랑형 환기구(trench vent)를 추가할 수 있다.

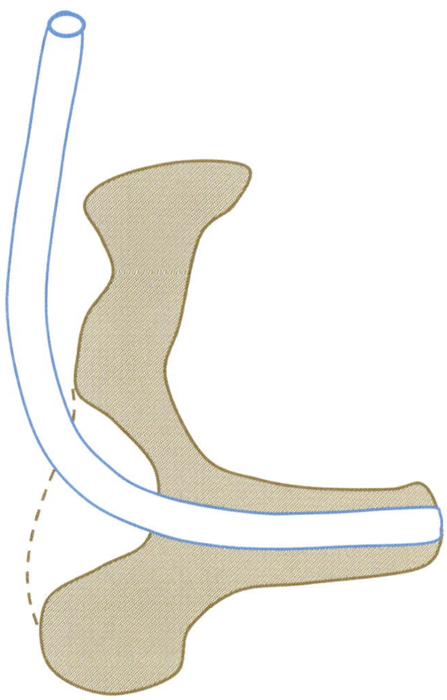

Figure 16.2 Cross Section of a hollow-concha earmold.

소아에서도 성인과 같이 외이도 폐쇄로 인한 말소리 울림현상이 받아들일 수 없을 정도로 발생하는지에 대한 연구는 없다. 이는 소아에서 더 문제가 되지 않을 것으로 보이는데, 그 이유는 소아 음성의 기본 주파수(fundamental frequency)와 포만트 주파수(formant frequency)가 성인보다 상당히 높기 때문이다. 성인 외이도에서 골전도가 최대한 SPL을 증가시키는 것은 300 Hz 이상인 것으로 알려져 있다.

16.4 소아 보청기 증폭관련 처방 *Prescribing Amplification for Children*

16.4.1 어음식별력과 증폭 요건 *Speech identification ability and amplification requirements*

소아 특히 영아는 동일한 난청이 있는 성인과 다른 증폭 조건을 가져야 하는가에 대한 기본적인 의문점이 있다. 이에 대하여 생각하기 쉬운 부분은 영아의 작은 외이도 크기와 이와 관련된 커플러이득이다. 소아에서 성인과 같은 정도의 이득과 최대출력을 고막에서 얻으려면, 성인보다는 작은 커플러이득과 OSPL90이 필요하다. 이에 대한 내용은 Section 11.4, 16.4.3에 있다.

소아와 성인의 증폭 조건에 대하여 생각하기 어려운 부분은 실이이득(real-ear gain)과 최대출력이 성인에 비해 소아에서 차이가 있어야 하는지이다. 여러 고려할 사항이 있다. 우선 소아와 성인에서 다른 실이이득 증폭이 필요한지를 살펴보고 이후 경험적인 증거를 찾고 실제적인 처방에 대해 알아볼 것이다.

성인은 어음을 들을 때 직접적으로 듣기에 소리가 약하면 언어와 관련된 지식을 이용한다. 이런 현상은 너무나 자연스럽게 발생하여 직접 들을 수 있는 부분이 너무 작지 않다면 알아차리지도 못한다. 하지만 언어를 습득하고 있는 소아는 빠진 정보를 채우지 못하고 영아 또한 동일하다.[1324]

어음이 의미론적(semantic), 구어적(syntactic), 언어적(linguistic) 내용(context)을 포함하지 않는 의미 없는 음절이더라도 정상 청력을 가진 경우 성인과 같은 정확도로 구분하기 위해서는 소아에서 26dB의 소리레벨이 더 필요하다.[1353] 이와 유사하게 5세 소아는 단음절어음평가(monosyllabic word test)에서 그 어음에 익숙하더라도 나이 든 소아에 비해서 더 높은 소리레벨이 필요하다.[213] 이 사실이 동일한 정도의 난청을 갖는 성인보다 소아에게 더 높은 이득을 갖도록 처방해야 하는 것인가? 그럴 수는 있지만 정상 청력을 가진 영아에게서 얻은 자료로는 이 질문에 답할 수 없다.

위의 결과에 근거한다면 최적의 어음검사 결과를 얻기 위한 소리 증폭은 정상 청력을 가진 영아의 낮은 입력수준(low input level)에서 대략적으로 26dB의 이득을 주는 것이다. 이를 난청이 있는 소아에게 적용하기에는 2가지 문제점이 있다. 첫째로 자료는 더 높은 입력수준(higher input level)에 대해서는 어느 정도의 이득이 필요한지 정보를 주지 않는다. 둘째로 특정한 입력수준에 따른 어음이해력을 최적화하는 이득-주파수반응 사이에 섬세한 균형이 필요하지만 듣는 상황에서 청취자에게 적용될 수 있는 전반적인 감각으로의 전반적 음량(overall loudness)은 주관적이다. 이러한 균형은 언어능력이 뛰어난 상태보다 언어능력이 없거나, 부족한 대상에게 좀 더 이득을 증가시키게 한다.

성인에게는 어떤 강도가 제일 좋고 소아에게는 어떤 강도가 제일 좋은지가 서로 다르다면 이 차이는 높은 레벨의 소리보다 낮은 레벨의 소리에서 차이가 클 것이다. 7~14세 난청 소아에게 불쾌음량레벨(loudness discomfort level, LDL)은 동일 정도의 난청이 있는 성인과 같았다.[860] 따라서 성인보다 더 큰 이득이나 OSPL90을 소아에게 처방해서는 안 된다.

전반적인 이득(overall gain)과 최대출력에 대하여 이야기하였다. 물론 각 주파수마다 어느 정도의 이득을 줘야 하는지도 정해야 할 것이다. 이는 성인에게는 최적으로 보이는 주파수반응(frequency response) 형태가 소아에서는 다를 수 있기 때문이다. 일부에서 소아는 고주파수 신호 정보를 인지하기 가장 어렵기 때문에 추가적인 고주파 이득이 필요할 것으로 추측했다. 다른 연구에서는 억양과 다른 초분절적인 강세 정보(supra-segmental cue)가 언어를 처음 배울 때 의사소통에 매우 중요하기 때문에 영아에게 저주파수 이득이 추가적으로 더 필요하다고 했다. 이러한 추측은 아직까지 잘 모르고 있는 부분이다.

언어가 발달하면서 소아는 다른 주파수반응곡선이 필요할 수 있지만 언어획득과 관련된 단계마다 최적의 주파수반응 형태는 알지 못한다. 모든 주파수에 걸쳐 중요한 어음 정보가 분포하므로 확실한 증거 없이 가정할 수는 없다. 이는 기존에 언급된 이득과 음량과 연관되어 있어서, 신호의 전반적인 음량이 커지지 않는다면, 특정 주파수만 이득을 높인다는 것은 나머지 다른 주파수 증폭을 상대적으로 낮추는 것이 된다.

확실히 낮은 레벨(low absolute level) 소리에 대하여 영아는 성인보다 어음식별력(speech identification ability)이 부족하므로 의미 없는 음절에서 같은 분별력을 갖기 위해서는 성인보다 SNR이 7dB 더 필요하다.[1354] 이와 유사하게 익숙한 단어, 문장을 인지하기 위해서 5세 소아는 성인보다 3~5dB 이상의 SNR이 필요하다.[152, 654] 이는 정상 성인이 소리를 구분(discriminate)하는 능력이 있는 경우라도 정상 청력을 가진 영아나 어린 소아는 구분하지 못할 수 있는 상황이 있을 것이라는 것을 의미한다. 그러나 성인이나 소아에서 난청이 있으면 이런 상황에서 차이가 없이 동일할 것이다.

또한 이러한 정보는 보청기에서 이득이나 주파수반응보다 SNR이 매우 중요하다는 것을 말한다. 필요 이상으로 SNR이 좋아지는 것은 문제가 아니나, 보청기로 너무 큰 이득을 주면 불편하며 어음이해력이 떨어질 수 있다(일부 환경에서는 말하는 한 사람에 대한 SNR을 너무 높이면, 자신의 목소리와 주변 사람의 말소리를 듣지 못하는 문제가 있을 수 있다).

소아는 무선 보청기로 여러 상황에서 혜택을 얻게 되는데, 이 장치들은 실제적으로 필요하면 항상 제공되어야 할 것이다. 더 상세한 내용은 Section 16.4.5에 있다.

아쉽게도 성인과 영아에 대한 최적의 보청기 증폭에 대한 비교연구는 없다. 일부에서 연구된 소아의 가장 어린 나이가 6세였지만, 소아에게 선호되는 평균이득은 같은 정도의 난청을 갖는 성인과 같다고 하였다.[233, 283, 1667] 이 연구에서 소아도 성인과 같이 청력도에 따른 최적의 주파수반응을 예측할 수 있다고 하였다. 반면에 Snik & Hombergen(1993)은 나이 든 소아(older children)에 대한 연구에서 소아는 비슷한 난청을 가진 성인에 비해 7dB 높은 이득을 원한다고 하였다. 그러나 소아에게 처방된 이득은 NAL-PR 방법과 매우 유사하였다.

캐나다와 호주에서 시행된 연구로 학령기 소아의 선호도와 NAL-NL1과 DSL[i/o] 처방에 따른 수행능력 차이를 조사하였다.[286, 288, 1581, 1585] 보청기의 피드백 진동과 다른 보청기 기능의 한계로 두 처방의 큰 차이는 없었으나, 이득 주파수반응은 DSL[i/o]이 NAL-NL1보다 이득이 더 높았다(중간 정도의 입력수준에서는 평균 7dB 차이가 있었으며, 낮은 입력수준과 저주파수에서는 좀 더 높고, 높은 입력수준과 높은 주파수에서는 좀 더 낮았다).

객관적으로 측정된 어음지각(speech perception)은 2개의 처방에서 모두 동일하게 양호하였다. 조용한 환경에서 측정한 의미 없는 음절 인식과 소음 환경에서 문장청취역치(sentence reception threshold)는 거의 정상 청력 소아만큼 좋았다. 소아에서 낮은 레벨 소리에 대해서는 DSL[i/o]를 선호했는데 이는 더 좋은 청력을 얻기 때문이고, 높은 레벨 소리와 소음 환경에서의 청취에서는 NAL-NL1를 선호했는데 이는 더 편안하기 때문이다. 또한 소아에게는 이전에 처방된 익숙한 방법을 더 좋아하는 경향을 보였다.

NAL과 DSL의 비교연구 결과에 따라 NAL 처방은 NAL-NL1보다 낮은 레벨과 중간 레벨의 입력수준에서 더 높은 이득을 가지는 소아용 NAL-NL2로 업데이트 되었다.

NAL-NL1보다 더 높은 이득을 소아가 선호한다는 것은 성인의 경우 NAL-NL1보다 더 낮은 이득을, DSL보다는 훨씬 낮은 이득을 원한다는 Section 10.4.8과 대비되는 내용이다. 결과적으로 평균 소아는 비슷한 난청을 갖는 성인보다 높은 실이이득(real-ear gain)을 원한다고 말할 수 있다. 이는 어린 소아는 성인보다 최대의 어음지각 수준을 얻기 위해서 더 높은 감각수준(sensation level)이 필요하다는 기존의 연구와 일치한다. 정상 청력을 가진 소아가 동일한 음량으로 느끼기 위해서는(특히 낮은 레벨과 중간 레벨의 입력수준에서) 성인보다 더 높은 SPL이 필요하다는 기존 보고들과 일치한다.[1604]

소아 난청은 주로 선천적인 원인에 의하며, 성인은 후천적이라는 점에서 원하는 이득 선호도는 나이에 따라 달라지는 것인가? 아니면 청력 저하의 원인에 따라 달라지는 것인가? 비슷한 정도의 난청을 갖는 성인에서 선천적, 후천적 난청에 따라 선호하는 이득 차이가 없기 때문에 소아에게서 더 높은 이득이 필요한 이유는 발생 원인보다는 그들이 소아이기 때문일 것이다.[873] 선호이득(preferred gain)에 있어서 소아가 성인과 같아지는 나이는 알려져 있지 않다.

기존 정보를 보청기 증폭을 처방하는 실제적인 지침에 어떻게 이용할 수 있을까? 정상 청력 소아, 난청 소아, 난청 성인 모두는 동일한 수행능력을 얻기 위해서는 정상 성인보다 더 좋은 SNR을 필요하다는 것이 가장 중요한 사실이다. 무선 장치는 물론이며, 부분적으로 방향성 마이크로폰까지도 이에 도움이 될 것이다. 때로는 소아가 소음 환경에서 신호를 받는 것이 소음에서 어음을 지각하는 기능을 키울 수 있기 때문에 도움이 될 것이다. 무선 장치를 사용하는 것이 가능하지 않아서 어쩔 수 없이 소음 환경에의 신호를 받아들여야 하는 많은 상황이 있다.

성인에 비해 소아에게 어느 정도의 실이이득이 더 필요한지는 알기 매우 어렵다. 단지 이득뿐만 아니라 높은 레벨, 중간 레벨, 낮은 레벨의 모든 소리에 대한 이득도 고려해야 하기 때문이다.

높은 레벨 소리(80dB SPL에서 활동하는 소아 그룹). 보청기의 한계, 불쾌음량(loudness discomfort), 난청 탈감각화(hearing loss desensitization) 등을 고려했을 때 소아에서 성인보다 높은 레벨 소리에 대하여 보청기가 더 높은 이득을 주어도 혜택이 없을 가능성이 높다(난청 탈감각화는 고도, 심도 난청일 때 모든 주파수에 걸쳐서 필요한 정보를 추출하는 능력이 떨어지는 것이다. 감각수준이 커질수록 이 효과도 커진다)(Section 10.3.4). 영아에 대한 화자는 대부분 가까이 있어 어음 레벨이 높아지므로 높은 입력수준에 대하여 추가적으로 이득을 주는 것을 반대하는 또 다른 이유이다.[1706] 대략 70dB 이상으로 높은 레벨 입력수준으로 올라가는 경우가 많으면 이득을 줄이기 위한 압축은 성인보다 소아에서 더 중요하다.

중간 레벨 소리(65dB SPL로 말하는 사람). 소아는 성인보다 중간 레벨 소리에 더 많은 이득을 원한다. 더 높은 이득이 중간 레벨 소리에서 어음이해력을 높인다는 근거 자료는 적지만, 청취에 필요한 노력을 줄일 수 있다.

낮은 레벨 소리(조용하게 얘기하는 사람/ 멀리 떨어져서 50dB SPL로 얘기하는 사람). 낮은 레벨의 어음 신호 전체를 사용하는 능력은 성인보다 소아에서 더 떨어진다. 따라서 소아에게 최적의 낮은 레벨에 대한 이득(low-level gain)은 성인보다 높아야 한다. 또한 낮은 레벨 소리에 대해 이득을 증가시키는 것은 소아가 들을 수 있는 거리를 증가시켜 주고 우연히 소리를 듣는 능력을 향상시켜준다. 정상 청력 소아는 그들에게 하는 말이 아닌 소리를 우연히 들으면서 언어발달을 향상시킨다.[24, 1697] 낮은 레벨 소리에 대한 이득을 높이는 것에도 일부 나쁜 점이 있다. 높은 레벨 소리에서와 같이 어음이해력을 낮출 수 있고, 일정 수준 이상의 높은 감각수준을 만들기 어렵고, 필요한 정도의 출력레벨을 제공하지 못하며, 소리에 과도 노출되어 추가적 난청 가능성이 있다.

매우 낮은 레벨 소리(very low-level sound, 40dB)에 대하여 성인에서 처방해야 할 이득을 잘 모르기 때문에 그런 레벨의 소리에서 필요한 성인과 소아의 이득 정도를 비교하는 것은 더 어렵다. Section 10.3.5와 같이 압축역치에 대하여 확실히 알지 못하므로, 매우 낮은 레벨 소리에 대한 이득을 어느 정도로 해야 되는지는 불확실하다.

소아에게는 역치보다 약간 큰 소리를 들어보는 경험이 필요하다. 성인에서 한쪽 귀만 보청기로 증폭될 때 보청기 착용 수개월 후 낮은 레벨(low level)의 소리 정보를 처리하는 능력이 감소한다.[589] 소아도 이와 비슷하여 낮은 레벨의 신호를 너무 증폭하여 이러한 신호처리 능력이 감소하지 않도록 해야 한다. 낮은 레벨의 어음 신호는 작게 얘기하거나 멀리서 얘기할 때 만들어진다.

영아는 음량조절기를 사용할 수 없고, 낮은 레벨의 입력수준에서 어음이해력이 떨어지며, 일반적으로 평균 이상의 입력수준으로 소리를 듣기 때문에 모든 영아의 보청기에는 광역동범위압축(WDRC) 기능이 있어야 한다. WDRC는 보청기로 소리를 증폭한 이후 청력역치와 LDL 사이에 들어가는 소리레벨의 폭을 넓게 한다.[810] WDRC로 부드러운 말소리(soft speech)~큰 말소리(loud speech) 사이의 55~80dB SPL 강도의 소리를 '아주 부드러운(too soft)', '조금 부드러운(bit soft)'에서 '아주 큰(too loud)소리'까지 증폭할 수 있다.[1585] 감각신경성 난청은 모든 연령에서 존재하는 소리 증가에 따라 급격히 인지강도가 증가하는 음량증가(loudness growth) 현상이 있으므로 WDRC가 없다면 음량범위(loudness range) 이상으로 증폭시키거나 매우 높게 포화된 신호(highly saturated signal)로 증폭되어 결과적으로 왜곡된 어음신호 정보가 발생하게 된다.

WDRC가 어음지각에 있어 가장 큰 장점으로는 낮은 레벨의 입력수준에서 나타나는데(Section 6.5.1),[811] 이는 WDRC가 가청력을 높이는데, 낮은 레벨의 입력수준에서 가청력 증가는 어음이해력을 높이기 때문이다. 고도, 심도 난청에서도 WDRC는 선형 증폭보다 어음지각력이 높다.[1140] 어음지각력 증가는 나이 든 소아(older children)에게서도 동일하지만, 최소한 어음 레벨에 따라 음량조절기를 사용할 수 없는 소아에게는 장점이 된다.

성인과 비교하여 낮은 레벨의 입력수준에 대하여 상대적으로 높은 이득을 주는 소아에서는 성인보다 압축비가 더 높아야 한다. 소아에서 입력수준이 바뀌면 압축이 얼마나 빨리 변해야 하는지에 대한 직접적인 증거는 없다. 높은 압축비로 인하여 단어와 관심이 있는 신호 사이 틈새에서 이득이 높아지는 것을 최소화하기 위해 수백 msec보다 더 긴 해제시간(release time)을 가지는 것이 안전해 보인다. 말을 배우는 영아는 증폭된 소음을 어음으로부터 분리하는 능력이 처음에는 없다. 보청기가 소음감소 알고리즘이 있다면, 보청기의 압축비가 매우 높아질 필요가 낮아진다(Section 16.4.4). 소음감소 알고리즘에 의한 이득 감소는 대부분 어음 레벨이 가장 높을 때일 것이다.

영아, 유아에게 주파수반응곡선이 성인과 달리 어떻게 바뀌어야 하는지는 매우 어렵다. 동일한 수준의 난청 성인에게 처방된 모양과 일부러 다르게 해야 할 근거도 동일한 처방을 해야 하는 근거도 없다.

Section 10.3.4에서와 같이 특정 어음이 최대로 들릴 수 있게 하기 위해서 이상적으로는 주파수 대역이 10kHz까지 올라간다. 최고의 가청력 단계는 무성마찰음(unvoiced fricatives), 특히 /s/와 유성마찰음 /z/의 마찰음 부분을 지각하게 해준다. 소아와 여성 화자에게는 이런 마찰음은 6kHz 이하에서 의미 있는 강도로 나타나지 않는다.[156, 1326] 남성보다 여성 화자의 마찰음 감각수준이 더 낮다.[1702] 난청 소아는 정상 소아보다 여성이 말할 때 단어에서 마지막 /s/를 지각하기 어려워 영어에서 단수와 복수를 구분하는 능력이 떨어진다. 난청이 심할수록 당연히 여성이나 남성 화자와 상관없이 /s/를 구분하는 능력이 감소한다.[1702]

보청기로 들을 수 있는 가장 어려운 소리(고주파수 마찰음) 때문에 소아가 학습을 할 때 가장 어려움을 겪는다.[1704] 고주파수 소리에 대한 가청은 다른 사람의 말을 이해하는 것뿐만 아니라, 소아 그들 자신의 목소리를 모니터링하고 그에 따라 발성하는데 중요하다. 고주파수 소리는 입에서 나온 뒤 방향성을 갖기 때문에 입은 귀와 가까이 있지만 보청기에 입력되는 고주파수 마찰음 소리 강도는 상대적으로 낮을 수밖에 없다.[1424] 다중채널 WDRC는 부분적으로 입에 의해 만들어지는 방사 형태인 저주파수 강조(low frequency emphasis)를 없애지만, 소아는 'own-voice amplification algorithm'을 이용해 없어진 저주파수 강조를 다시 복원하여 혜택을 얻을 수 있다.

고주파수 난청이 심할수록 고주파수 감각수준이 너무 높지 않도록 하는 것이 중요하다. 난청이 심할수록 강도 증가에 따라 감각수준이 급격히 높아지며, 감각수준이 너무 높아지면 어음지각력이 감소하기 때문이다.

여기에서 다루는 주파수반응에 대한 강조나 압축 속도에 대한 내용이 많은 부분을 추측하고 있는데, 이는 보충해주는 자료가 없기 때문이다. 그러나 10년전에 비해서 다양한 난청 정도에 따라 소아 보청기의 전반적인 이득(overall gain)에 대한 근거는 많아졌다.

16.4.2 청력역치 근거와 음량 근거 처방과정 *Threshold-based versus loudness-based procedures*

청력역치 혹은 초역치음량 증가(supra-threshold loudness growth)를 근거로 보청기를 처방해야 하는가에 대해서는 성인보다는 소아에서 더 쉽게 결론에 이를 수 있다(소아의 나이가 적을수록 해답은 더 확실하다). 영아의 음량증가(loudness growth)가 어떠한지에 대한 자료가 없어 청력역치를 근거로 처방할 수밖에 없다. 나이 든 소아(older children)에게는 다른 음량을 그림으로 보여주면서 음량증가곡선(loudness growth curve)을 측정할 수 있다. 그러나 소아는 우리가 예상하는 것처럼 항상 그림을 이해하지 않는다.[1029] 여러 범주(category)로 구분한 음량등급(loudness rating)은 성인에서보다 소아에서 신뢰도가 낮다.[516] 다른 방법으로 4세 소아에서 소리의 크기를 선의 길이로 선택해 보라고 할 수 있다.[1604, 1605]

소아에서 소리 음량등급(loudness rating)의 신뢰도를 높일 수 있으면, 음량척도(loudness scaling)의 장단점은 성인과 비슷해진다(Section 10.4.8). 물론 이것을 사용할만한 유용한 처방 방법이 없다면 음량등급은 필요하지 않다. Section 16.4.1과 같이 특정 수준 이상의 음량을 얻는 것과 최대 어음이해력을 얻는 출력레벨 사이의 균형을 이루는 것은 소아와 성인이 다를 수 있다.

정리하면 현재 소아에서 음량등급을 이용해야 하는지에 대해서는 불확실한 점이 매우 많다. 일부 전기생리학적인 척도를 사용하는 것이 가능하며 ABR 잠복기나 ABR 진폭, 음향반사(acoustic reflex) 역치, DPOAE로 강도 측정을 대신할 수 있다.[394, 900, 1270] 현재 임상적으로 활용되기보다는 연구되어야 할 부분이며, 성인에게 있어서는 음량측정을 대신할 방법으로 구했을 때 이를 어떻게 활용할 것인가의 문제가 있다.

16.4.3 작은 외이도에 대한 적용 *Allowing for small ear canals*

연령에 따른 실이공명이득(REUG variation with age)

소아가 성장하면 외이도의 길이와 크기도 증가한다. 외이도 길이는 보청기 미착용 귀의 공명주파수를 결정하고, 이후 실이공명이득(real-ear unaided gain, REUG) 곡선의 정점주파수(peak frequency)를 바꾼다. 정점주파수의 변화는 나

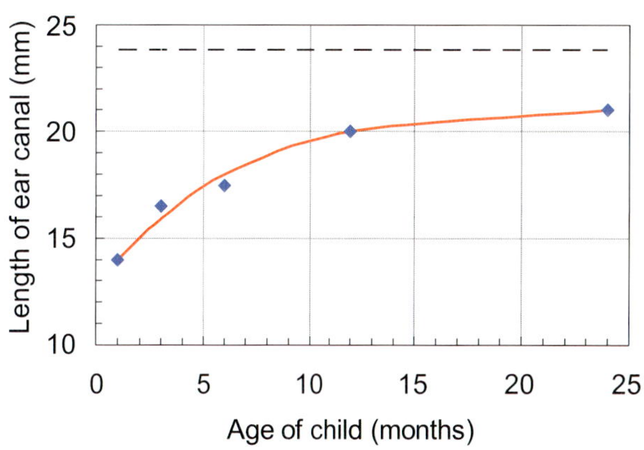

Figure 16.3 Typical length of the ear canal as a function of age. Solid line is a smooth curve fitted to the data and dashed line shows the average length of the adult ear canal.[861, 1542]

16

이가 증가함에 따라 급격해진다. 출생시 이 곡선의 정점주파수는 약 5~6kHz이나, 평균 2~3세쯤에는 성인의 10%에 수준인 3kHz로 감소한다.[103, 419, 861, 984, 1914]

REUG 곡선은 삽입이득에 직접 영향을 준다. Section 10.2.4의 패널에서 개인별 REUG는 성인 보청기 처방할 때에는 적합하며 이를 고려해야 하지만 어린 소아에서는 적절하지 않다. 결론적으로 영아에게 추천되는 처방 방법은 삽입이득보다는 실이증폭이득(real-ear aided gain, REAG)을 따르는 것이다. REUG가 보청기 처방에는 아무 의미가 없어도 REUG 곡선의 정점주파수로 영아의 외이도 길이를 예측할 수 있고, 이 결과는 탐침관(probe tube)을 넣을 때 유용하다. Figure 16.3은 외이도와 2개의 원통 모델로 REUG 곡선에서 정점을 구하여 예측한 전형적인 외이도 길이에서 얻은 곡선이다.[861]

연령에 따른 실이대커플러차(RECD variation with age)

성장에 따른 또 다른 변화는 보청기를 착용한 이후에 남는 잔여외이도용적이다. 이 부피는 중이의 입력 임피던스

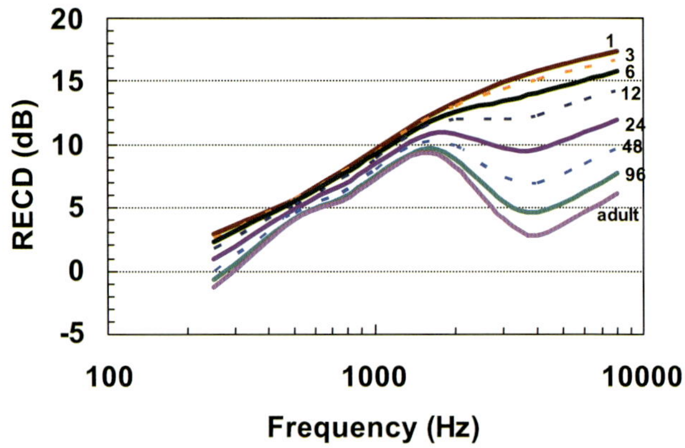

Figure 16.4 Average RECD for children aged from 1 to 96 months and for adults, as indicated for each curve. The RECD shows the SPL measured in the ear canal with an individual mold in place rela- tive to the SPL measured in an HA2 2-cc coupler. Measurements on the children and adults extended only to 4 and 6 kHz respectively, so the higher fre- quency data shown are extrapolations.

Table 16.4 Average values of RECD for children of different ages. These values apply when the real-ear SPL has been measured using an individual earmold, and the coupler SPL has been measured using a HA2 2-cc coupler. Data have been derived by fitting mathematical functions across frequency and age to the data of 284 ears for hearing aid wearers from 1 month to 20 years of age(two-thirds of whom were under two years of age) measured in several NAL experiments, and the averaged data for 108 adults from the first five experiments cited in Table 4.3, and shown in row 2 of that Table. All data apply to unvented earmolds with typical leakage and constant 2mm sound bores.

Age (months)	Frequency (Hz)						
	250	500	1000	2000	3000	4000	6000
1	3	6	10	13	15	16	17
3	3	6	9	13	14	15	16
6	2	5	9	13	13	14	15
12	2	5	9	12	12	12	13
24	1	5	8	11	10	10	11
48	0	5	8	10	7	7	8
96	-1	4	8	9	6	5	6
adult	-1	4	7	8	4	3	5

(input impedance)와 연관되며, 실이대커플러차(real-ear to coupler difference, RECD)를 결정한다. 영아 외이도의 임피던스도 RECD에 영향을 준다.[862] RECD의 변화는 소아의 생후 첫 1년간 급격히 변화하고, 수년 동안 지속되며 이후 점차적으로 성인 수준에 이른다.

Figure 16.4는 연령에 따른 평균 RECD 결과이다. 이는 Table 16.4에도 있다. 소아에서의 곡선은 그림과 같이 4~6kHz에서는 3dB 높고, 1~1.5kHz에서는 2dB 낮은 것을 제외하고는 Bagatto(2005)가 말했듯이 널리 통용되고 있다. 이러한 곡선은:

- RECD는 전반적으로 주파수가 높아짐에 따라 증가한다. 부분적으로는 주파수가 증가하면 외이도 유효용적(effective volume)이 감소하기 때문이고(Section 4.1.1), 또한 주파수가 감소하면 이어몰드 주변으로 누출되는 저주파수가 SPL을 감소시키기 때문이다.
- RECD는 가장 어린 나이에서 최대인데, 이는 영아에게서 잔여외이도용적이 가장 작기 때문이다.
- 4kHz의 RECD는 2kHz보다 더 작은데 이것은 기준(reference) HA2 2-cc 커플러는 고주파수 SPL을 증가시키는 음향혼(acoustic horn)을 갖고 있으나, 이 곡선을 얻은 이어몰드(custom earmold)는 일정한 지름의 튜브를 갖기 때문이다.
- RECD 변화는 생후 1~3개월 사이는 매우 적다. 이는 생후 1개월 영아는 매우 작은 귀를 가지고 있어서 그들의 이어몰드는 매우 얇고, 이어몰드 내측에 효과적으로 음향 용적(acoustic volume)을 증가시키는 유연한 외이도를 갖기 때문이다.

물론 소아 개개인의 값은 Figure 16.4의 평균값 위, 아래로 흩어져 있을 것이다. 이러한 분산은 3kHz까지는 4dB, 4kHz에서는 5dB의 정규분포와 표준편차를 보일 것이다. 이는 예측된 값보다 소아 5%에서는 8dB 이상(4kHz에서는 10dB)의 RECD가 있다는 의미한다. 이러한 자료는 다양한 인종과 지역에서 보청기 피팅과 RECD 측정에 대하여 동일한 훈련을 받고 얻은 결과로 신뢰성이 있다.

Section 11.4에서와 같이 개인에게 적합한 RECD 값은 목표 REAG 값과 실이포화반응(real-ear saturation response, RESR)을 얻기 위해 필요한 커플러이득(couple gain)과 OSPL90 2가지 모두에 영향을 준다. 참고 패널은 이득과 OSPL90을 처방, 조정하는 과정이다. RECD를 한번 정하면 실이이득에 대해 더 이상 검증할 필요가 없다. 처방에 따라 보청기를 조정하는 것은 보청기가 검사박스에 있을 때 이루어지고 실이검사(RECD)를 한번만 소아에서 시행하면 된다. RECD 값은 외이도에서 보청기에 의해 형성된 SPL을 예측할 수 있기 때문이다. 이는 환기구나 누출 통로(leakage path)를 통해 외이도로 직접적으로 들어가는 SPL을 예측하지 않는다(Section 5.3.1). 환기구 전달 소리가 중요하지 않은 고이득(high-gain) 보청기를 제외하고 환기구와 누출되는 통로를 통한 소리는 필요한 커플러이득을 계산하는 보청기 피팅 소프트웨어로 반드시 계산하여 정해야 된다.

Table 16.5 Average values of RECD for children of different ages. These values apply when the real-ear SPL has been measured using an immittance tip, and are based on the regression equations published by Bagatto et al (2005).

Age (months)	Frequency (Hz)						
	250	500	1000	2000	3000	4000	6000
1	0	4	8	10	12	16	17
3	0	4	8	10	11	15	16
6	0	4	8	9	10	14	14
12	0	4	8	8	8	12	11
24	0	4	8	5	5	6	5
>24	0	4	8	8	6	9	9

이미턴스의 팁(Immittance tips)

주문 제작한 이어몰드에서 RECD 값과 이를 통해 보청기 이득을 어떻게 설정하는지에 대한 것이다. Section 16.2.2와 같이 RECD 값은 삽입형 이어폰으로 측정했을 때 소아에서 예상되는 난청 정도에 영향을 준다. 외이도에 적합한 지름을 가진 이미턴스 팁으로 소리를 전달하는 것이 소아에게 있어서 편리하다. 탐침관을 플리스틱 필름으로 감싸서(음식 포장과 같이) 이미턴스 팁과 연결할 수 있다. 탐침관과 이미턴스 팁을 동시에 외이도에 넣는다.[72, 74] 얼마나 깊게 넣을지에 대한 문제는 주문 제작한 이어몰드와 동일하다. 나이에 따른 평균값은 Table 16.5에 있다.

중이질환(Middle ear disorders)

환기관이 있거나, 고막천공이 있는 소아에서 보청기를 흔히 사용할 필요가 있다. 어떤 형태의 고막천공이든 보청기에는 2가지 영향을 미친다. 첫째로 저주파수 소리는 고막에 의해 중계되지 않고 중이와 잔여외이도용적에 연결된다. 이것은 평균적으로 1kHz 이하의 RECD를 10dB 정도 낮춘다.[1148, 1149] 따라서 환기관이 없거나 정상 고막에서 보청기를 사용할 때와 같은 SPL을 획득하기 위해서는 추가적인 이득과 OSPL90이 반드시 필요하다. 처방이 개별적으로 얻은 RECD라면 이러한 추가적인 이득은 자동적으로 조정된다. 환기구를 통한 소리가 보청기로 하여금 0dB의

RECD는 각 이어몰드와 소아에서 개별적으로 측정해야 하는가 아니면 연령에 따른 평균값으로 예측해도 되는가?(Should RECD be measured individually for each earmold and child or predicted from age-appropriate average data?)

일반적으로 추천되는 방법은 각 이어몰드와 소아에서 개별적으로 측정하는 것이지만 결과는 비슷하다.

개별적으로 측정하는 것이 추천되는 경우:

- 개인의 RECD는 평균값과 10dB 차이가 있을 수 있다. 이 결과가 정확하다면 예측되는 RECD를 사용하여 얻은 실이이득보다 10dB 차이가 나타날 수 있다.
- 내부 튜브가 주름진 잘못된 이어몰드는 RECD 측정할 때 발견할 수 있다.

연령에 따른 적절한 값을 이용하는 것이 추천되는 경우:

- 많은 인자 때문에 측정되는 RECD 값이 부정확하다. 다음과 같은 경우이다:
  - 탐침관(probe tube)과 이어몰드 주변으로 공기가 추가로 누출되는 경우
  - 탐침관이 이어몰드와 외이도 사이의 이물질, 귀지 등에 의하여 막히는 경우
  - 탐침관이 이어몰드 끝을 지나서 고막과 충분히 가깝게 위치하지 않는 경우
  - 탐침관 마이크로폰 또는 커플러 마이크로폰이 부적절하게 검증된 경우
  - 측정하는 RECD 구성(커플러, 변환기, 연결구성)이 사용하는 소프트웨어에 맞지 않는 경우
- 잘못된 값이라는 것을 알지 못하면 예측하는 것보다 더 큰 오류가 발생한다.
- 주름진 튜브는 눈으로 확인할 수 있다.

측정에 따른 문제점, 이에 따른 시간, 장비, 장비 검증에 따라 적절한 방법을 선택해 RECD를 검사해야 한다.

소아와 성인의 RECD 차이를 고려하지 않고 소아에서 처방한다면 잘못된 것이다. RECD를 측정하지 않았다면 Table 16.4와 Table 16.5를 참조하여 연령에 따른 적절한 값을 구해야 한다.

영아 보청기 처방과 조정(Prescribing and adjusting hearing aids for infants)

1. 양측 귀에서 저주파수와 고주파수에서 각각 최소한 1개 주파수의 청력역치를 구한다.
2. NAL-NL2 또는 DSLm[i/o] 소프트웨어를 이용하여 RESR를 구한다. 다른 방법으로는 청력역치를 성인의 평균 dB HL로 변환한다(Section 16.2.2에서 RESR을 Table 10.3과 10.4를 이용하여 구하는 방식).
3. REAG를 처방과정에 의해 정한다. WDRC 보청기를 사용한다면 입력수준이 최소한 50dB과 80dB SPL이 되도록 목표이득을 계산한다.
4. RECD를 Table 16.3의 연령에 따른 계산 방법 또는 Section 4.2.2와 아래 기술에 근거하여 구한다.
   - 6kHz 탐침관 방법이 소아 움직임이 많아 어려우면, 이주간절흔(intertragal notch)으로부터 6~12개월은 15mm, 1~5세는 20mm, 그 이상은 25mm에 탐침관을 위치시킨다.[1211] 2~6개월은 외이도 입구부터 11mm 안쪽에 위치시킨다.[72] Figure 16.3으로 추정할 수 있듯이 이는 탐침관과 고막 사이의 거리가 2개월 영아의 경우 4mm, 6개월 영아의 경우 7mm이며, 5kHz까지 정확하게 검사할 수 있다(Table 4.4).
   - 탐침관의 정확한 위치를 이경으로 확인해야 하며, 필요한 경우 길이를 짧게 할 수 있다. 모든 경우 탐침관은 이어몰드보다 최소 2mm 더 나와야 한다.[72, 74]
   - 4kHz 이상까지 정확히 측정하는 것보다 통증을 유발하지 않는 것이 중요하며, 통증은 실이검사 장비에 대한 두려움을 유발한다. 처음 탐침 마이크로폰을 사용하는 경우 주의해야 한다.[1582]
   - RECD를 측정하기 이전에 이어몰드에 윤활 크림을 발라서 탐침관을 방해하지 않고 피드백도 없이 이어몰드를 넣는다.[1914] 다른 방법으로 외이도 크기가 충분하다면 탐침관을 넣을 수 있는 이어몰드를 주문하여 이용할 수 있는데, 위치 조절이 용이하고 이어몰드 주변으로 소리 누출도 감소한다.
   - 소아와 대화가 가능하면 거울을 들고 보게 하면 안심시킬 수 있다.[1595]
5. 목표 RESR에서 RECD를 감하여 목표 OSPL90 곡선을 계산한다.
6. 목표 REAG에서 RECD를 감하여 50dB과 80dB SPL 입력수준에 대한 목표 커플러이득(target coupler gain)을 계산한다.
   - 마이크로폰 위치 효과도 고려해야 하는데, BTE 보청기에서 이 효과는 작으나, 이를 교정하는 것을 간과할 수 있다.
   - 특정 주파수에서 목표 REAG가 0dB 또는 그 이하이면 목표 커플러이득은 무시할 수 있다. 0dB 이득은 환기관, 소리 누출에 의해 소리가 전달되는 것을 말한다(Figure 5.13). 환기관 전달 소리로 이득을 얻는다고 생각되면, 이어몰드에 환기관이 있는지 확인한다.
7. 보청기를 검사박스에서 OSPL90과 목표 커플러이득을 맞추도록 조정한다.

순서 2에서 6까지 쉽게 할 수 있으나, 소프트웨어를 이용하면 편리하다. NAL-NL2와 DSLm[i/o] 소프트웨어에 청력역치를 입력할 수 있다. 개별적인 RECD를 넣지 않으면, 소프트웨어는 연령에 따른 RECD 값을 선택하게 된다. DSLm[i/o]는 NAL-NL2보다 이득을 더 높게 설정하는데, 특히 하강형 청력손실인 경우 더 높게 정한다.

16

이득을 유발한다면 추가적인 이득이나 OSPL90은 필요하지 않다(Section 5.3.1).

개별적으로 RECD를 측정하여도 고막천공에 의한 두 번째 영향을 피할 수는 없다. 천공이 있으면 저주파수 소리가 고막 양쪽 면에 도달하기 때문에 정상 고막에서 얻어지는 SPL 값과 같아도 실제로 저주파수 소리에 대한 고막의 민감도는 감소한다. 와우에 자극이 덜 되는 것은 보청기와 외이도, 중이의 음향모델로 예측 가능하다. 이 모델은 외이도 SPL이 일정하게 유지되어도 1.3mm의 지름과 1.8mm의 길이를 가진 환기관 튜브가 와우에 입력되는 신호를 500Hz에서 12dB까지 감소시킨다고 한다.[312] 이러한 영향은 500Hz 이상에서 적지만, 500Hz 이하에서는 급격하게 증가한다.

반대로 중이염은 고막 강도(stiffness)를 증가시키고 고막 뒤의 액체는 중이 용적을 감소시키므로 RECD를 몇 dB 높인다.[1149] 액체 저류가 RECD를 증가시키고 외이도 SPL을 높이지만 이러한 증가는 액체 저류에 의한 소리 전달 손실보다는 훨씬 적다.

16.4.4 신호처리 특성 *Signal processing features*

Chapter 7과 8에서 상세하게 다루었던 내용이나, 영아 또는 어린 소아에서 적용에 관련된 신호처리 특성에 대한 내용이다.

방향성 마이크로폰(Directional microphones)

적응형 방향성 마이크로폰은 어른보다 나이 든 소아(older children)에게서 더 효과적일 것이다. 보청기가 영구적으로 고정된 방향성을 갖는다면 영아나 어린 소아(young children)에서는 성인과 같이 적용하기 어려운데, 이는 여러 상황에서 불리한 점이 있기 때문이다: 바람 소리의 증가, 원하는 소리 방향이 뒤쪽, 다른 쪽에서 들어오는 경우에 마이크로폰 민감도가 떨어지기 때문이다(특히 경고음, 자동차소리, 교실이나 다른 곳에서 다른 아이들의 소리가 뒤쪽이나 옆에서 들어오는 경우). 부모나 보호자가 서로 다른 상황에서 방향성 마이크로폰 모드와 전방향성 모드를 전환하는 것은 불가능한데, 이는 특히 영아가 다른 모드를 변경하는 것보다 단지 머리를 돌리기만 하면 가능하다는 것을 알게 되면 더욱 그렇다.

단순히 영아에게 방향성 마이크로폰을 사용하지 않도록 하는 것이 적절해 보이지만, 시끄러운 환경에서 SNR을 의미 있게 증가시키는 현대 보청기의 기능은 어린 소아에서는 반드시 필요한 기능이다. Section 16.4.1처럼 어린 소아는 어음을 이해하기 위해서 성인보다 높은 SNR이 필요하다. 성인과 같이 영아와 어린 소아는 어음이 소음에 의해 부분적으로 가려질 때 어음을 이해하는 데 어려움을 느끼며 이럴 때 방향성 마이크로폰의 혜택을 이용할 필요가 있다.

방향성 마이크로폰으로 인한 신호 변화가 소음 정도의 변화와 비슷하게 선형적이며 왜곡 현상도 작다. 그러므로 SNR 변화에 의한 혜택(또는 불이익)과 주위 환경에 대한 혜택은 Section 7.3처럼 나이 든 소아(older child)나 성인에서와 비교할 때 영아나 어린 소아(younger child)에서도 차이가 없다.[645] 단지 언어를 배우고 있는 어린 소아에게는 SNR이 가장 좋아야 한다.

현재 방향성 마이크로폰이 완전히 방향적이지 않고, 특히 실내에서 반향이 있는 경우 방향성 마이크로폰의 장점, 단점 모두 제한될 수 있다는 것을 알아야 한다. 방향성 마이크로폰이 일반적으로 화자를 쳐다보고 있을 때 SNR을 2~3dB 높이고, 다른 곳을 바라보면 SNR을 2~3dB 낮춘다. 방향성 마이크로폰에 의한 좋은 혜택과 예상되는 불이익은 소아를 방음실처럼 인공적으로 반향이 적은 환경에서 실험할 때 관찰할 수 있다.[645]

일반적인 상황(집, 놀이터 등)에서 11~78개월 소아의 행동 조사에서 소아는 화자가 얘기할 때 대략 40% 정도 쳐다본다.[284] 이 비율은 참가자의 나이와 난청 여부에 관계없이 동일하다.

개개인의 청력 상황에서 음향분석을 시행하면 전방향성 마이크로폰에 비해서 방향성 마이크로폰은 소아가 화자를 쳐다 볼 때 SNR을 2.4dB 증가시키고, 다른 곳을 봤을 때 1.6dB 감소시켰다. 방향성 마이크로폰의 종합적인 혜택은 SNR에 대한 영향과 그 영향이 나타나는 시간의 비율에 따르게 되는데, 종합적인 혜택은 0.02dB의 SNR 감소로 이는 영향을 미치기에 너무 작은 차이이다. 또한 압축 특성과 관계없이 분석된 방향성 마이크로폰 효과는 Section 7.3.3과 같이 부분적으로 방향성 마이크로폰이 화자가 뒤쪽 또는 옆에 있을 때의 신호레벨을 감소시킨다.

이런 결과는 영아나 어린 소아들은 모두 최신 방향성 마이크로폰을 착용해야 한다는 것인데, 다음과 같은 이유로 인해 상당한 혜택을 얻을 수 있기 때문이다:

- 정상과 난청 소아 모두에서 전방향성 마이크로폰을 사용하고 비교하여 얻은 결과이다. 소아에서 방향성 마이크로폰은 전방향성 마이크로폰에 비하여 화자를 쳐다볼 때 말소리가 더 명확하고, 소아의 행동을 더욱 화자에 맞춘다. 4~17세 소아에 대한 교실 환경 연구에서 난청 소아가 정상 소아에 비해 어음이해에 도움되는 시각 정보(visual cue)를 얻기 위하여 화자를 더 많이 향하게 된다.[1507] 잘 교육된 소아 보호자는 청취가 어려운 환경에서도 소아가 계속 쳐다보도록 이를 충분히 유지할 수 있을 것이다. 소아에게는 어떤 행동이 단지 화자를 더 많이 바라볼 뿐이지만, 이것이 방향성 마이크로폰에 의하여 만들어지는 나쁜 상황을 장점인 상황으로 만들 수 있다.
- 현재 시판되는 일부 보청기는 마이크로폰 출력을 방향성과 전방향성 모드로 변경이 가능하며 더 좋은 SNR을 갖는 모드로 자동적으로 출력을 바꾼다. SNR은 어음유사진폭변조(speech-like modulation)에 기초하여 예측된다(Section 8.1.1). 화자가 소아의 뒤쪽이나 옆에 있을 때 보청기는 자동적으로 전방향성 마이크로폰 모드를 선택한다.
- 마지막으로 소아가 방향성 보청기를 사용하지 않거나, 보호자가 소아 행동을 변화시키지 않아도, 보청기가 더 나쁜 쪽으로 자동적으로 전방향성 또는 방향성 모드를 선택하여도, 압축이 뒤쪽 방향에서 말하는 방향성 효과를 감소시키지 않더라도, 예상되는 최악의 결과에서도 방향성 마이크로폰이 평균적인 청취 환경에서 SNR을 올리거나 감소시키지 않을 것이다.

한가지 걱정되는 것은 방향성 마이크로폰이 소리 국소화를 방해할 수 있는 것이다. 이러한 우려는 방향성 마이크로폰이 고주파수에서 좌-우 방향의 소리 국소화 오류가 많은데, 특히 각각의 귀에 있는 보청기 방향성이 극적인 극성 패턴(polar pattern)의 모양을 적용할 때 주로 발생한다.[884, 1837] 그러나 이러한 걱정은 과대평가된 것으로, 전체 음역대(broad band) 소리에 대한 좌-우 방향 국소화 정확도에는 영향이 없기 때문이다.[884] 더욱이 난청이 있으면(성인, 소아도 마찬가지로) 좌-우 오류보다는 전-후 오류가 더 흔하며, 양측 전방향성 마이크로폰보다는 양측 방향성 마이크로폰에서 전-후 오류 비율이 더 작거나 같다.[884, 887] 고주파수에 대해 방향성이 있고 저주파수에서는 전방향성인 보청기는 보청기를 착용하지 않은 정상적인 이개에 의해 만들어지는 방향성과 비슷하므로 전방향성 마이크로폰보다 확실히 더 적은 전-후 오류를 갖는다(Section 15.1.2).[884, 887]

소리에 반응하여 쳐다볼 수 있을 정도의 나이가 되는 소아에게는 항상 자동화된 방향성 마이크로폰을 권유하는 것에 모든 소아 청각 전문가가 동의하지는 않는다. 그럼에도 호주에서는 2009년부터 나이가 충분한(생후 6개월 정도) 모든 소아들 즉, 그들 자신의 머리를 쳐다보는 방향으로 유지할 수 있으면 방향성 마이크로폰이 있는 보청기를 표준적으로 적용하고 있다. 주의할 점은 방향성 마이크로폰이 소아에게 필요한 저주파수 이득을 과도하게 제한해서는 안 된다. 특정 조건에서 자동적으로 방향성 모드로 변경되는 보청기를 사용하는데, 일부 고도 또는 심도 난청에서 방향성 마이크로폰 사용을 제외할 수 있다.

적응형 소음감소(Adaptive noise reduction)

성인과 같이 소아에서도 적응형 소음감소기능은 도움이 된다: 듣기 편안함이 증가되고, 듣기 위한 노력이 감소하나, 어음이해력은 유지된다. 처음 2가지 예상은 적응형 소음감소 시스템이 대개 전반적으로 SNR을 증가시키기 때문에 만들어지나, 마지막 어음이해력이 유지되는 것은 소음감소 시스템이 모든 주파수에서 SNR의 형태 변화를 만들지 않기 때문이다(Section 8.1.2).

아직까지 소아에서 적응형 소음감소 시스템이 어음이해력(speech intelligibility)과 음질(quality)에 어떤 영향을 미치는지 직접 시행된 연구가 거의 없다. 4개 연구에서 적응형 소음감소 시스템이 특정 또는 모든 상황에서 어음이해력에 영향이 없다고 하였지만,[663, 1131, 1421, 1696] 다음과 같은 예외가 있다. Gustasfon은 1개 적응형 소음감소 시스템 보청기에서 객관적 검사로 SNR을 전반적으로 2dB 증가시켰지만, 의미 있는 이해력 증가는 없다고 하였다. 그러나 둘째 알고리즘은 전체 SNR을 7dB 높였으며, 이는 어음이해(speech understanding)를 의미 있게 높였다. 이 둘째 알고리즘은 반응시간(response time)과 음질도 개선하였다.[663] 또 다른 예외로는 Pittman(2011)은 적응형 소음감소 시스템이 10세 이상의 소아에서는 어음이해를 높였지만, 더 어린 소아에게는 영향이 없었다.[1421]

이러한 긍정적인 결과는 소아에서 적응형 소음감소 시스템으로 소음을 없앨 수 있어서 어음이해 부분에서 손해를 볼 필요가 없다는 것이다. 이런 결과에 대한 2개의 간접적인 긍정적 결과도 있다.

처음 연구는 성인을 대상으로 모국어에 포함되지 않는 언어를 구분해내는 능력을 평가하였다.[1131] 여기에서 적응형 소음감소 시스템은 익숙하지 않은 단어를 구별하는 능력에 영향을 주지 않았다.

둘째 연구는 적응형 소음감소 시스템, 자동조절 방향성 마이크로폰을 포함하고 있는 보청기를 착용한 소아를 대상으로 하였다.[67] 대조군이 없어 적응형 소음감소 시스템 효과를 보청기의 다른 효과와 비교할 수는 없었지만, 정상보다 더 많은 표현력과 언어 기술을 획득하였다. 이는 적응형 소음감소 시스템이 부작용이 없을 것이라는 의미가 된다.

물론 위의 결과가 모든 소음 환경에서 모든 소아에 대해 이용할 수 있는 적응형 소음감소 알고리즘효과라고 말할 수는 없다. 가장 큰 고려 사항으로는 만약 소음감소 알고리즘이 난청 정도에 따라 독립적으로 작용한다면 적응형 시스템이 이득을 많이 감소시켜 어음 정보(speech cue)를 들을 수 없게도 할 것이다. 이런 경우는 심한 난청 소아에서 낮은 입력수준의 어음인 경우에도 나타날 수 있는데, 모든 주파수에서나 SNR을 줄일 정도로 작게 만드는 적극적인 소음감소 알고리즘에서 쉽게 발생할 것이다.

이러한 우려는 적응형 소음감소 알고리즘의 장점을 고려할 때 임상가를 곤란하게 만든다. 적응형 소음감소가 대부분 소아에게 청각 경험을 향상시킬 것이다. 그러나 적응형 소음감소 알고리즘이 기존에 들을 수 있던 신호를 듣지 못하도록 이득을 줄이지 않고, 또한 알고리즘이 더 높은 입력수준에서만 작동하도록 적용하면 가장 안전하게 최소한으로 이용하는 상태가 될 것이다. 이러한 약하게 기능을 하는 것은 각 주파수에서 SNR이 감소하면 이득도 최소한으로 감소하도록 만드는 작은 혜택만을 준다.

모든 소아에게 사용할 수 있으려면 모든 회사의 보청기 적응형 소음감소 알고리즘 설정을 각각의 주파수에서 주변 소음을 줄이는데 필요한 양보다 이득을 더 많이 줄이지 않도록 만들어야 할 것이다.

만약 기술적인 정보를 알 수 없다면 이득 감소의 정도는 검사박스에서 측정할 수 있다. 이는 어음과 같이 변화하는 스펙트럼 형태의 신호를 줄 때의 이득과 동일할 레벨을 갖는 일정한 소음을 함께 주면서 얻는 이득을 비교하여 측정 가능하다.

피드백 제거(Feedback cancellation)

피드백은 누구에게나 나쁜 영향을 미칠 수 있지만 이것은 영아의 머리와 가깝게 소리가 반사되고 외이도가 생후 2년 동안 급격히 모양과 크기가 변하기 때문에 영아에서는 아주 많이 발생할 수 있다. 그들이 듣는 것에 대해 말하지 못하는 너무 어린 영아나 소아에게 피드백 제거 기능을 사용해도 괜찮은가? 이에 대하여 고려할 내용들이다:

- 피드백 제거 기능이 없을 때보다 더 높은 이득을 얻을 수 있게 하며 직접적으로 어음에 대한 가청력을 증가시킨다.
- 피드백을 적극 방지할 때 흔적을 만들어 왜곡 또는 추가적인 소리를 만들 수 있다. 이는 원래 목적인 피드백보다 나쁘지는 않지만, 지속적으로 만들어지는 피드백과는 달리 착용하는 소아 이외에 다른 사람에게는 들리지 않을 수 있다.
- 피드백 제거는 그것이 피드백을 예방할 필요가 없으면 인공적인 흔적(artifact)을 만들지 않는다.

피드백 제거 기능 없이도 목표이득을 얻는 것이 가장 좋은 상황이다. 최악의 상황은 반복적으로 지속적인 피드백이 만들어지는 것이다. 항상 피드백 제거 기능을 활성화시키는 것이 합리적인 방법이지만, 매번 보청기가 이러한 기능 없이도 안정적인지 확인해야 한다. 이를 근거로 새 이어몰드가 필요할지 여부를 판단한다.

이어몰드가 적절해도 보청기 피드백 제거 기능이 활성화되면 보청기가 안정화되지만 낮은 레벨의 고주파수 소리에 대한 이득은 줄어들 수 있다. 보청기가 안정화되는 정도를 확인하기 위한 데이터 정보를 얻는 것이 유용하며, 보청기를 제작하는 경우 반드시 기록할 필요가 있다.

주파수 하강(Frequency lowering)

너무 어린 소아들에게 주파수 하강 보청기를 적용하는 것은 어려운데, 이는 언어를 이해하는 데 도움이 되는지 확인할 수 없기 때문이다. 한편으로는 주파수 하강 보청기의 혜택과 최적의 상황을 만들기 위해 어떻게 조정되어야 하는지는 아직 성인, 소아 모두에게서 알지 못한다(Section 8.3). 어린 소아의 청력 훈련에 다른 변환된 신호를 사용하는 것에 대하여 추가적인 연구가 있기 전에는 가장 좋은 선택이 아닐 수도 있다.

그렇지만 많은 고주파수 심도, 고도 난청 소아에서 주파수 하강 보청기나 인공와우이식이 아니면 고주파수 정보(high frequency cue)를 충분히 얻을 수 없다. 일부 소아는 확실히 주파수 하강 보청기가 /s/ 소리를 들을 수 있게 한다. Section 16.4.1처럼 이러한 소리가 만든 스펙트럼 모양은 어느 상황에서든 개인 차이가 있으며 따라서 일부 인공적인 흔적이 발생할 수밖에 없지만 심각한 수준은 아니다. 또 다른 장점으로 주파수 하강 보청기 기능을 지속적으로 사용하면 피드백 발생 문제를 예방할 수 있다.

그러므로 소아가 주파수 하강 기능 없이는 고주파수를 조금이라도 듣지 못하면 주파수 하강 기능을 처방해야 한다(Section 16.6). 주파수 하강 기능으로 아무 혜택도 없을 수 있으나, 어음이해력에 악영향을 줄 가능성은 극히 적고, 어음지각(speech perception) 능력을 감소시키기보다는 높일 것이다. 모든 보청기와 같이 소아의 수행능력과 발달 과정을 주의 깊게 모니터링해야 한다. 주파수 하강 기능은 의도적으로 소리 스펙트럼을 변화시키므로 소아는 소리를 인지하고 고주파수 소리를 구별하기 위해 수개월이 소요되기 때문이다.[627]

한 검사기 제조사가 절흔(notch)과 협대정점(narrow peak)을 가진 광대역 신호를 제공하는데, 보청기 음질에 대하여 적절히 반응하지 못하는 너무 어린 소아에서 이 신호들은 주파수 하강 기능을 피팅할 때 유용하다. 청력역치에 대한 외이도에서의 스펙트럼 분포를 보여주는 것은 주파수 하강으로 스펙트럼 정점(spectrum peak) 영역에서 어음에 대한 충분한 가청력이 있는지 알게 해준다.[625]

16.4.5 청각보조기기 *Assistive listening devices, ALDs*

무선 장치와 다른 보조 장치에 대한 자세한 내용은 Chapter 3에 있다. 여기에서는 부모에 의해 사용되었을 때 내용만이 추가되었다.

FM 시스템과 다른 종류의 무선 장치는 신호 음질을 향상시키고 따라서 보청기 내에 존재하는 어떤 신호처리 장치보다 어음이해력를 높인다. FM 시스템은 난청이 있는 모든 경우에 좋은 신호를 제공하지만, 특히 소아에서는 의의가 있다. 소아는 성인보다 높은 SNR이 필요하고, 많은 시간을 1명의 주된 화자가 전송기를 착용한다면 편안하게 대화할 수 있기 때문이다. 더 발전된 FM 시스템은 2개 또는 그 이상의 전송기를 사용할 수 있으며, 실내 방에 1명 이상의 화자가 있을 때(부모, 부모와 자녀, 조부모) 여러 개의 마이크로폰 전송기를 사용할 수도 있다. 이는 소아에게 다른 사람과의 대화를 방에서 더 잘하도록 할 것이며 높은 신호 음질로 언어에 더 많이 노출되게 할 수 있다.

FM 시스템은 학교만이 아니라, 집 또는 어디서나 사용 가능하다. FM 시스템은 모든 연령의 소아에게 자동차 여행, TV 시청, 운동할 때에도 대화를 가능하게 할 것이다.[1055, 1057] 학교와 같이 어려운 청취 상황에서 전송기를 착용하고 있는 화자의 신호는 소아가 정상적으로 들을 수 있으며, 동시에 주변의 소리 발생원이나 주변 어음을 충분히 들을 수 있도록 보청기 마이크로폰 민감도를 함께 가지고 있어야 한다.[205, 1201] 따라서 말로 기기의 기능이 전환되는 시스템은 학교에서처럼 가정이나 사회에서도 유용할 것이다.

그러나 어음 작동 스위치(speech-operated switching) 기능은 완전한 해결 방법이 아니다. 부모, 교사, 보호자는 소아에게 도움이 되지 않을 것이라고 생각하는 내용을 말할 때는 FM 전송기를 꺼야 한다. 소아가 조용하게 집중할 때나, 가까이 있는 화자와 대화를 하는 중에 다른 방의 신호가 전달되지 않도록 해야 한다. 이는 소아가 바로 앞의 사람과 대화를 할 때 부모가 자녀의 귀에 원격 장비로 신호를 보내는 것으로 가능하다. 따라서 자녀가 항상 알맞은 입력 신호를 받는 것이 중요하다는 것을 강화시킬 것이다.

보청기에 리시버를 연결한 상태에서 전송기 전원을 끄는 것은 아무 부작용이 없다. 현재 모든 FM 시스템은 스퀠치 기능(squelch)을 갖고 있으며, 리시버가 신호를 받지 못할 때 높은 레벨의 백색소음이 발생하지 않도록 하는 기능을 갖고 있다. 어음으로 작동하는 전환기능이 있는 FM 시스템은 보청기 마이크로폰이 최대 민감도를 갖게 한다는 의미이지만, 사용하는 시스템에 이런 기능이 있는지 확인할 필요가 있다.

신체형(Body-level) FM 리시버가 때때로 사용되는데, 귀에 위치한 보청기 또는 헤드폰으로 출력이 나온다. FM 리시버가 국소형 마이크로폰을 함께 갖고 있는 경우, 이를 벨트보다는 가슴에 착용해야 한다. 특히 벨트에 착용하면 소아가 책상에 앉는 경우 책상으로 가려지기 때문이다.[1056] 국소형 마이크로폰이 함께 있는 신체형 FM 리시버는 옷 속 안에 착용하지 않아야 하는데, 마이크로폰과 옷 사이의 소음 발생을 방지하기 위해서이다. 보청기 기능을 가진 신체형 FM 리시버는 개인 BTE 보청기에 사용하는 압축기능이 없는 경우가 많다. 반대로 외이도에서 마이크로폰을 많이 떨어뜨릴수록 피드백 없이 높은 이득을 얻을 수 있다. 또한 섬세한 운동기능에 문제가 있는 소아에서는 더 큰 형태의 조절기 버튼을 부착할 수 있어 편리하다.[1056]

16.5 실이 수행능력 검증 *Verifying Real-Ear Performance*

개인 RECD 측정 과정이 Section 16.4.3과 같이 시행되고, 커플러이득을 얻기 위한 과정에서 실수가 없었다면 실이이득을 구하기 위해 추가적으로 시행해야 할 것은 없다. 시간적 여유가 있고 소아가 협조적이면, REAG를 탐침관 장비로 측정할 수 있으며 오류가 없는지도 확인할 수 있다. 소프트웨어가 이어몰드에서 어느 환기구나 소리 누출을 교정할 수 있다면, 보청기가 개개인의 RECD를 측정하는 데 이용된 목표 값은 검사박스로 조정한 값과 일치할 것이다. 예를 들어 만약 보청기를 검사박스에서 조정할 때 4kHz에서 목표 이득이 상대적으로 부족하면, 측정된 REAG는 목표 REAG 값에 비하여 동일한 정도로 부족할 것이다. 일치하지 않는다면 RECD 측정, 목표 커플러이득의 생성, 검사박스에서 조정, 또는 REAG 측정 때 오류가 있음을 시사한다.

과거에는 피팅을 검증하기 위해 증폭역치(aided threshold)를 사용했다. 이런 측정은 전기생리학적 측정을 대신하는 것이 아니라, RECD 검사에 대한 보충적 의미이거나 실이이득을 직접 측정하는 의미이다. 성인에서 측정하는 것과 같이 소아 증폭역치검사는 더 오래 걸리고, 부정확하며, 상세함이 떨어지며(일부에서는 몇 개의 주파수에서만 실제로 가능), 단지 1개의 입력수준에 대해서만 가능하고(이득에 대한 압축에 의하여), 마지막으로 역치가 주변 소음으로 차폐될 때 유용하지 않는 결과를 나타낸다(Section 4.6).

다음 내용들은 보청기 피팅을 검사하거나 검증할 때 증폭역치를 사용하는 것에 대한 주장이다. 첫째 내용은 실이이득 대신에 증폭역치를 측정하는 것이 맞다는 근거에 합당하다:

- 골도보청기나 인공와우이식 상황에서와 같이 실이이득 측정이 불가능한 경우에 증폭역치를 측정할 수 있다.
- 보청기 커플러이득, 보청기 없는 상태의 역치(unaided threshold)를 알면 예상되는 증폭역치를 알 수 있게 되므로 보청기를 착용하지 않은 소아의 청력역치를 확인할 수 있다. 그러나 예상되는 증폭역치를 계산하는 것은 적합한 소프트웨어가 없다면 어렵다.
- 심도 난청에서 예상되는 레벨에서의 증폭역치는 보청기 없는 상태의 역치(unaided threshold)가 단지 진동감각(vibratory sensation)에만 기초하지 않는 것을 확인한다.
- 소아가 들을 수 있는 가장 작은 소리(softest sound)는 의미가 있다. 흔히 말하듯이 가청력이 있다는 것이 어음이해력을 보장하지는 않지만 가청력이 부족하면 어음이해력도 부족해 진다.

- 이것은 부모에게 소아가 소리에 반응할 수 있음을 보여줄 수 있다(이는 부모에게 소아가 어느 소리든지 처음 반응하는 모습을 보여줄 수도 있다). 그러나 이런 목적을 위해서는 어떤 소리나 사용할 수 있다.
- 이는 작은 어음(soft speech)이 다른 주파수 영역에서도 들을 수 있는지 예측할 수 있게 한다.[341] 그러나 작은 어음에 대한 실이어음맵핑(real-ear speech mapping)은 이를 더욱 정확하고 빨리 보여줄 것이다.
- 이것은 보청기 최대출력(maximum output)이 검사된 각 주파수에서의 소아 청력역치를 넘는다는 것을 보여 준다. 그러나 OSPL90이 DSL이나 NAL 방식을 통해서 처방되고 실제 또는 예상된 RECD 값을 이용하여 검사박스에서 조정된다면 언제나 청력역치보다 크다.

만약 어떤 이유로 RECD나 실이이득을 측정하지 못하면(둘 중 하나는 시행되어야 한다), 증폭역치를 측정하는 것이 실이수행능력(real-ear performance)을 검증하는 의미를 대신하여 사용될 수 있다. 얻어진 증폭역치는 보청기 처방과정에서 설정된 역치 값과 비교해 보아야 한다.

16.6 보청기 수행능력 평가 *Evaluating Aided Performance*

성인과 같이 단순히 처방된 반응을 검증하는 것만으로는 소아에게서 충분하지 않다. 보청기가 소아에게 청각적인 정보를 효과적으로 전달하는지를 반드시 확인해야 한다. 보청기 적합성은 처음에는 자주 확인해야 하며 수주 간격으로 시행해야 한다. 모든 것이 시행되었다고 보호자까지도 확신할 때 이런 검사 주기는 6~12개월로 늘릴 수 있다.

보청기 증폭 효과를 평가하는 몇 개의 방법이 있다. 어음검사(speech test)에 기초한 방법들은 특정한 증폭방식이 얼마나 잘 작동하는지에 대한 절대적인 평가가 된다. 이는 시간이 많이 필요하고 여러 방법 중에서 어느 것이 가장 효과적인지 비교하기 위해서는 적합하지 않다. 이에 반해 대응비교(paired-comparison) 방법은 어느 것이 얼마나 효과적인지 알려주지는 않지만, 더 좋은 방식을 선택하는 데는 도움이 된다.

16.6.1 어음검사 *Speech tests*

어음이해(speech understanding)는 보청기 착용의 중요한 목적이다. 따라서 어음이해력을 측정하는 것은 이런 보청기의 목표가 얼마나 잘 성취되었는지에 대한 직접적인 접근방법이다. 사실 이것은 목표의 성취도를 확인하는 유일한 방법이다. 다시 말하자면 특정한 검사에 대한 소아의 수행능력(performance)이 다른 증폭 특성이나 인공와우이식으로 가능한지에 대한 것을 말해 주지는 않는다. 따라서 보청기가 수행능력을 높이기 위해 어떻게 바뀌어야 하는지를 아는 것보다 복잡하다.

보청기 수행능력은 소아 언어발달 단계를 고려하고, 어휘력이 적절히 어려운 어음검사를 음장에서 시행하여 평가한다. Pediatric working group[125]은 소아에게서 흔히 사용되는 검사 목록을 제공한다. 이는 어음검사 재료(speech material)의 종류와 제시방법(presentation method), 사용 가능한 항목과 목록, 개방형, 폐쇄형 반응 선택(open set, closed set), 반응의 종류와 나이의 범위, 적합한 청력 저하에 대한 내용을 포함하고 있다. 실제적인 일상 생활에서 소아의 어음이해력을 예측할 수 있으려면 고려해야 할 다른 중요한 것으로는 어음 SPL과 경쟁하는 다른 소리의 SPL이다.

보청기의 목표는 소아가 여러 레벨 범위로 들어오는 어음을 이해하는 것이다. 따라서 조용하고 특정한 어음레벨(대략 65dB SPL 또는 45dB HL 음장수준(sound field level)에서)에서만 수행능력을 평가하는 것은 충분하지 않다. 수행능력은 55dB SPL과 35dB HL에서도 평가해야 한다. 여기에서는 서로 다른 나이의 소아에게 맞는 프로토콜을 결정하는 복잡함에 대해서는 다루지 않고 있어, Madell(2008)을 참고하면 될 것이다.

보청기 효과를 평가하기 위한 어음검사에서 발생하는 어려움은 성인과 동일하고(Section 14.2.1) 추가로 검사하는 동안에 소아가 협조적인가도 중요한 문제이다. 소아가 언어능력을 받아들일 수 있고, 일부 평가방법은 표현하는 언어능력으로 구성되므로 평가를 성공적으로 하기 위해서 어음검사 결과는 소아에 대한 현재 어음을 이해하는 능력에 대한 평가뿐만 아니라 소아의 언어능력 획득에 관련된 그의 과거 경험에 영향을 받는다는 것을 알아야 한다. 이러한 언어능력에 의존하는 것이 현재 보청기를 평가하는데 있어 제한점이 된다. 그러나 검사 목적이 현재 보청기를 넘어서 언어를 포함하는 전체적인 프로그램 훈련에 대한 것이 되어야 바람직할 것이다.

어음검사에 대한 수행능력이 만족스럽지 않다면 한번에 한쪽 귀만을 검사해야 하는데, 반대쪽 보청기를 끈 상태에서 검사하면 된다. Section 16.1에서와 같이 양쪽 보청기보다 한쪽 보청기를 착용했을 때 어음을 더 잘 이해할 수 있는 비대칭적인 어음 신호처리 능력을 가진 소아가 있을 수 있지만 이는 연구가 부족하고, 소아에서 양이 간섭(binaural interference)이나, 이런 현상에 가역성이 있는지에 대해서는 성인보다 더 많이 모른다(Section 15.4.2).

어음검사에 대한 반응이 특정 비율로 정답인지 맞추는 것뿐만 아니라, 어떤 종류의 음소(phoneme)를 헛갈려 하는지를 분석하면 특정 어음 정보(speech cue)가 인지되지 못하고, 잠재적으로 그것들이 어느 주파수에서 형성되는지에 대한 것을 알 수 있다. 이러한 상세한 정보는 보청기의 미세조정(fine tuning)과 중재적인 프로그램의 목표를 구성하는데 유용하다. 예상된 어음검사보다 더 나쁜 결과를 갖는다면 무선 보조 장치를 더 많이 사용하는 것과 인공와우이식을 고려할 수 있다.

16.6.2 대응비교검사 *Paired-comparison tests*

NAL-NL2와 DSLm[i/o] 처방 모두가 평균적으로 소아가 선호하고 가장 잘 기능할 수 있는 처방 방법임에도 불구하고 모든 소아가 평균값에 만족하지는 않기 때문에 일부는 다른 처방 방법을 선호하거나, 다른 방법으로 더 좋은 수행능력을 보일 것이다.[288]

성인과 마찬가지로(Section 12.2) 6세 이상의 소아, 최소 일부 5세 소아는 2개 보청기를 바로 연속적으로 들어보면 어느 보청기가 더 좋은지 선택할 수 있다.[282, 505, 509] 10세까지 소아는 청각 단독보다는 청각과 시각을 함께 표현하면 더 신뢰할만한 반응을 이끌어낼 수 있다.[282] 이것이 시각 정보가 소아의 흥미를 끌기 때문인지 아니면 연속적인 이야기를 따라오기 더 쉽게 하여 둘 중에 어느 것이 더 좋다고 하기 때문인지는 확실하지 않다. 청각 모드와 청각-시각 모드에서 최적의 주파수반응 형태는 동일하다.[282]

대응비교검사를 대신할 방법으로는 음질을 절대적인 또는 범주(category)로 평가를 하는 것이다(Section 12.2.2). 그러나 이것은 별로 권장되지 않는데, 이는 증폭과 효과의 차이를 구별하는데 있어서 대응비교검사보다 민감도가 낮기 때문이다.[505]

16.6.3 불쾌감 평가 *Evaluation of discomfort*

최대출력은 주의 깊게 처방해야 하지만, 개별 소아에 대한 적합도는 평가되어야 한다. 이 평가의 가장 본질적인 부분은 보청기가 불쾌음량(loudness discomfort)을 유발하지 않도

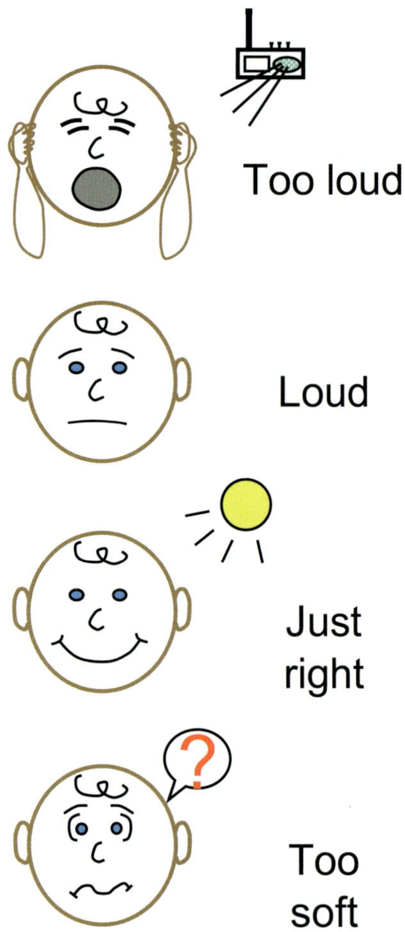

Figure 16.5 Verbal and pictorial loudness categories used for evaluation of loudness comfort and discomfort while wearing hearing aids.

록 하는 것이다.

일부 연구자들은 소아의 불쾌음량레벨(loudness discomfort level, LDL)을 측정할 때 다른 음량 범위(category)를 나타내기 위해 얼굴 아이콘(face icon) 사용을 추천해왔다.[211, 860, 1391] 이것은 7세 이하의 소아에게는 적합한 것으로 보인다.[860] 여기에서는 성인에게도 반드시 LDL 측정을 추천하지는 않지만(Section 11.7) 보청기가 불쾌음량을 절대로 유발하지 않는다는 확신을 갖기 위해 음량등급(loudness rating)으로 표시할 수 있다. 앞으로 나올 패널과 Figure 16.5에 상세한 내용이 있다. 이 그림들은 Byrne(1982)에서 3개, Kawell et al.(1988)에서 5개의 그림을 적용한 것이다.

실제적 과잉 방법(tangible excess method)이라는 다른 방법으로 LDL을 측정할 수 있는 최소 나이는 조금 더 어릴 수 있다.[1109] 이 기술은 임상가가 우선 상자 안에 물이 너무 많거나, 너무 무겁거나, 작은 장난감이 너무 많을 때 'stop'을 가리킬 수 있도록 훈련하는 것부터 시작한다. 그 다음에는 소리의 크기가 너무 크면 소아는 'stop'을 말하도록 한다.

7세 이하의 소아에서도(tangible-excess method가 사용된다면 5세까지도) 소아가 소음을 만들고 있거나 조절하고 있는 사람을 쳐다보고 있을 때 강력한 소음을 만들어야 한다. 소음이 소아에게 어떤 형태이더라도 불편감을 주는지 주의 깊게 관찰해야 한다. 소음을 만드는 검사자의 움직임이나 경적에서 공기가 방출되는 그 자체로는 아이가 눈을 깜박거리지 않는다는 것을 주의해야 한다.

7세 이상의 소아에서 최대출력을 평가하는 방법(Evaluating maximum output in children seven years or older)

이 과정의 목적은 보청기의 최대출력이 절대로 불쾌음량을 넘지 않는다는 것을 확인하는 것이다. 아래의 과정은 Kawell, Kopun, Stelmachowicz(1988) 방법을 적용한 것이다:

"우리는 이 보청기가 얼마나 소리를 크게 만드는지 확인할 것입니다. 앞으로 휘슬링 소리를 듣게 될 텐데, 얼마나 휘슬링 소리가 큰지를 말해주기 바랍니다(Figure 16.5를 보여주고, 선택하는 방법을 설명한 뒤에, 너무 작은(too soft) 소리 음량부터 시작한다). 너무 큰(too loud) 소리는 보청기가 더 이상 큰 소리를 만들지 않았으면 하는 단계에서 말하면 됩니다. 이제 휘슬링 소리를 들려 드릴테니, 음량의 강도가 어떤지 말해 주세요."

위와 같이 설명할 때 보청기는 일반 볼륨 조절 단계로 하며, 스피커를 통해 소리를 주는데 대략 65dB SPL 강도부터 시작하며 5dB 단계로 증가시킨다. 최대 단계까지 소리 강도를 높이는데, 최소한 85dB SPL까지는 높이며, 그 이상까지 너무 크다는(too loud) 반응이 없으면 높일 수 있어야 한다. 2~3회의 연속적인 상승법으로 단계를 높이면서 검사를 시행하여 최고 강도를 확인하는데, 큰(loud) 소리라는 반응을 유발할 수 없다면, 최대출력이 너무 낮은 것이다.

어른에서와 같이 소아 환자가 음량 강도를 표현하는 것을 어떻게 해석하고 있는지를 알 수 없다. 소아에서 소리 음량이 전혀 크지 않은 상태에서도 너무 큰(too loud) 소리로 표시하면, 소아의 언어수준으로 어떤 소리가 너무 큰 소리인지를 다시 설명해야 한다. 소아가 협조하고 집중하는 과정으로 편안히 검사를 시행하는 상태에서 최소 1개의 저주파수 소리, 최소 1개의 고주파수 소리와 1개의 광대역 소리를 제시한다(Section 11.7). 평가는 양측 보청기를 모두 착용한 상태에서도 시행할 수 있는데, 특히 비대칭 청력역치가 있으면 각각의 보청기에 대해서 따로 매우 큰 소리 강도를 평가해야 한다.

소아에서 말로 설명하는 것과 그림으로 설명하는 것을 이해하지 못하면, 촉각으로 감각을 유사하게 표현하여 각각의 감각 단계를 설명할 수 있다.[1391] 적절한 얼굴 모습과 적당한 강도로 소아의 팔을 잡으면서 설명한다. 예를 들어 너무 작은(too soft) 소리는 가볍게 잡으면서, 적당한(just right) 강도는 편안하게 잡으면서, 상당히 강한(a little bit loud) 소리는 단단히 잡으면서, 너무 큰(too loud) 소리는 아프지 않으면서도 꽉 잡아서 설명할 수 있다(피검자가 위험을 가한다고 한다면 검사자는 다시 본문을 읽어서 숙지할 필요가 있다). 이러한 연습과정 이후에 소아가 피검자의 팔을 잡으면서 소리 음량에 대하여 느끼는지를 표현하도록 한다.

16

보청기 미래: 불쾌감의 객관적 지표(Objective indicator of discomfort)

성인에서도 LDL을 측정하는 것이 어렵기 때문에 음향반사역치(acoustic reflex threshold)[650, 1272] 또는 청성뇌간반응검사 잠복기(latency)[1783]에 근거하여 LDL을 예측하고자 하였다. 전기유발(electrically evoked) 음향반사역치는 인공와우이식 프로그래밍을 안내하는데 사용되어 왔다.[743] 이러한 객관적 측정이 OSPL90을 순음 청력역치에 근거(예: Table 10.4)한 것보다 더 정확하게 조정할 수 있는지는 아직까지 확실하지 않다. 이런 질문에는 2가지 면이 있다:

- 각 주파수에서 적정한 OSPL90은 순음 청력역치보다 객관적 측정이 더 정확할까?
- 객관적 측정이 OSPL90을 예측하는데 주파수별로 얼마나 차이가 있을까?(비록 최종 전반적인 OSPL90 조정은 주관적인 평가에 의해 시행되겠지만)

질문이 적정 OSPL90을 정확히 예측하는 것이지, LDL을 정확히 예측하기 위한 것이 아니라는 것에 주목해야 한다. 그러나 둘째 질문은 쉽게 답변이 가능하다.

미리 설명해야 하지만, 소아가 보청기를 착용하고 있을 때 소아 바로 앞에서 강력한 소음을 만들고 그 반응을 관찰하는 것에 대해서 두려움을 가져서는 안 된다. 검사실 밖에서 소아는 강력한 소음에 자주 노출될 것이고(본인에 의해서, 동료들이 만드는) 보청기의 최대출력이 너무 높다면 이를 최대한 일찍 발견하는 것이 최선이기 때문이다.

16.6.4 주관적 보고 방법 *Subjective report measures*

소아, 부모, 교사에게 얼마나 도움이 되는지를 문의하여 성인과 같이 보청기의 수행능력을 평가할 수 있다. 몇 개의 방법을 이용할 수 있는데 Table 16.6은 이 방법들의 특징들이다. Stelmachowicz(1999)는 부모나 교사의 보고 방법에 대해 더 추가적인 내용을 기술하였다.

부모나 아이에 의한 보고는 구조화된 인터뷰(structure interview)를 통해 얻는다면 더 깊은 내용을 알 수 있고 이는 기능적인 능력에 대한 질문으로 단순하게 설문조사를 시행했을 때보다 중요한 내용을 얻을 수 있다. 이러한 접근법을 사용하는 기능적인 평가로는 Parent's Evaluation of Aural/Oral Performance of Children(PEACH)이 있다. 1~4개월 사이의 소아에게 조사-재조사 신뢰도(test-retest reliability), 조사간 신뢰도(inter-rater reliability), 임계차이점수(critical difference scores), 내부일관성(internal consistency), 하위척도 점수(sub-scale score)와 같은 항목들에 대한 광범위한 정상값을 갖는다.[277, 1304] 점수들은 4세 근처에서 안정기를 보이고 난청 소아는 평균보다 생활기능(functional ability)이 낮기 때문에 이러한 측정법은 학령기 난청 소아에게도 사용할 수 있다. 교사에게 더 적합한 형태 또한 있다(Teacher's Evaluation of Aural/Oral Performance of Children, TEACH).

PEACH/TEACH의 점수 항목과 MAIS 등급은 몇몇의 다른 청력 평가와 연관되어 있다:

- MAIS 점수는 인공와우이식을 받은 소아의 단음절식별 점수(monosyllabic word identification score)와 연관이 있다.[1513]
- IT-MAIS 점수는 영아에서 옹알이(speech babbling)와 연관이 있다.[931]
- 서로 다른 증폭 환경을 비교할 때 PEACH 점수(부모)의 차이는 TEACH 점수(교사)의 차이와 연관이 있고, 소아에게 얻은 전반적인 선호도나 대응비교검사로 얻는 선호도 판단과도 연관이 있다.[279, 286]
- PEACH 점수는 언어습득(language acquisition)의 표준화된 측정과 연관이 있다.[275]
- PEACH 점수는 영아에서 대뇌유발반응(evoked cortical response)에 기초한 객관적인 청력 평가와 연관이 있다.[633]
- IT-MAIS 점수는 청신경병증 소아에서 대뇌유발반응의 잠복기와 연관이 있다.[1611]

Table 16.6에 명백히 나온 것처럼 표준화된 내용을 측

Table 16.6 Subjective outcome-assessment tools suitable for use with children arranged by minimum applicable age. The type column refers to whether the items are standard for all children or are individually devised each time the measure is used.

	Measure	Respondent	Age	Items	Type	Reference
FEW	Family Expectations Worksheet	Parent or child	>0	5	Indiv	Palmer & Mormer (1999)
COSI-C	Client Oriented Scale of Improvement for Children	Parent or Child	>0	5	Indiv	Lovelock (unpublished); NAL (2011)
PEACH	Parent's Evaluation of Aural/Oral Performance of Children	Parent	0.1 to 4 years	11	Stand	Ching & Hill (2007)
IT-MAIS	Infant-Toddler Meaningful Auditory Integration Scale	Parent	0.5 to 3 years	10	Stand	Zimmerman-Phillips et al (1997)
P-SIFTER	Preschool Screening Instrument for Targeting Educational Risk	Teacher	3-5 years	15	Stand	Anderson & Matkin (1996)
ABEL	Auditory Behavior in Everyday Life	Parent	3-14 years	24	Stand	Purdy et al (2002)
CHILD	Children's home inventory of listening difficulties	Parent or child	3-12 years	15	Stand	Anderson & Smaldino (2000)
MAIS	Meaningful Auditory Integration Scale	Parent	>5 years, profound loss	10	Stand	Robbins et al. (1991)
SIFTER	Screening Instrument for Targeting Educational Risk	Teacher	>5 years	15	Stand	Anderson (1989)
TOOL	Teacher Opinion and Observation List	Teacher	>5 years	4	Stand	Smaldino & Anderson (1997)
LIFE	Listening Inventories for Education	Teacher	>6 years	16	Stand	Smaldino & Anderson (1997)
		Child	>8 years	15	Stand	
HPIC	Hearing Performance Inventory for Children	Child	8-14 years	31	Stand	Kessler et al (1990)
APHAP-C	Abbreviated Profile of Hearing Aid Performance for Children	Parent or child	>10 years	24	Stand	Kopun & Stelmachowicz (1998)

정법에 관한 내용들이며, 개별 소아를 각각의 발달 단계에 따라 측정법들 사이에서 선택할 수 있다. 각각 접근법의 장점은 성인과 같다(Section 14.3, 14.4). 성인과 같이 개별적인 평가 항목을 사용하는 것은 훈련 프로그램을 구조화하는 데 필수적인 요소가 될 수 있다. Family Expectations Worksheet(FEW)[1381]는 Goal Attainment Scaling(Section 9.1.6, 14.4)과 같은 개념을 사용하고 있다. 측정되어야 할 항목을 정의하고 소아, 부모가 생각하는 성공의 정도와 임상가에게 바라는 성공의 정도를 논의하는데, 이는 실질적인 기대를 평가할 수 있도록 하여 이후에는 달성한 목표의 정도를 점수화할 수 있게 된다.

소아에서 직접적으로 훈련 프로그램에 도움을 주는 또 다른 개별적인 측정방법은 COSI-C[1303]이다. 이는 성인의 COSI(client oriented scale of improvement, Section 14.4)와 비슷하다. COSI-C와의 차이점으로는:

- 각각의 목표를 이루는데 도움을 줄 방법 등을 기록할

공간이 있다.

- 'change'와 'final ability' 5점 체계를 하나의 4점 체계(no change/ small change/ significant change/ goal achieved)로 바뀌었다.
- 현재 목표에 접근하기 위한 특정한 검토자료(review data)를 보여 준다.

FEW나 COSI-C 모두 실질적인 청각 목표는 여러 가지 방법으로 얻을 수 있다. 유용한 방법으로는 패널에 나온 청각청취 발달지수(developmental index of audition and listening, DIAL)에 기록된 정상 청력의 발달표를 확인하는 것이다.[1381] 각각의 청력 행동에 보인 나이를 대략적으로 보여주며, 정상 청력 소아에 대한 자료도 있다. 목표를 수립할 때 현재 소아의 능력을 반드시 고려해야 한다: 소아의 연령에 관계없이 덜 복잡한 목표(전화기를 듣는 것)가 어렵다면 이보다 복잡한 목표(전화기를 의미 있게 사용하는 것)를 설정하는 것은 부적절하다.[1381]

둘째 방법으로 각각의 인터뷰를 시작할 때 부모에게 물어보는 것이다:[1777]

- 오늘 당신이 가장 원하는 중요한 결과는 무엇인가?
- 자녀의 난청이 당신이나 자녀에게 영향을 미친 가장 큰 문제는 무엇인가?
- 자녀의 인생에서 최근 변화하거나 앞으로 변화할 점은 무엇인가?(학교에 들어간다든지, 스포츠 팀에 들어간다든지)
- 자녀의 난청으로 인해 두려운 점이 있는가?

부모들은 자녀의 프로그램이 이러한 방법으로 이루어질 것이라는 것을 미리 안다면 더 신중한 대답을 해줄 수 있을 것이다. 목표를 선택할 때 Section 16.8에서와 같이 훈련 목표와 방법을 검토하는 것도 유용할 것이다.

소리에 대한 반응과 관련된 목표가 전혀 성취되지 못하면 보청기 처방이 적합한지, 보청기가 올바르게 기능을 하는지 모두를 주의 깊게 평가해야 한다. 처방과정의 적합성을 평가하는 다른 실험에서 보청기 주파수반응을 바꾸고 수주 이내에 청각 반응의 변화를 관찰할 수 있었다.[274] 소아가 예상한 목표를 달성하지 못하였을 때 증폭 방법을 언제 그리고 어떻게 바꿀지에 대한 진료지침(guideline)은 아직까지 없다.

16.6.5 조음지수와 어음이해지수 *Articulation Index or Speech Intelligibility Index, SII*

조음지수(articulation index, AI) 또는 어음이해지수(speech intelligibility index, SII)는 특정 강도와 스펙트럼 형태의 소음 환경에서 특정한 종류의 어음과 레벨에 대한 평가를 할 때 사용된다. 소아에서 이러한 방법을 사용할 때 발생하는 문제는 성인과 동일하다.

첫째로 매우 높은 SII 값은 단순히 각각의 주파수에서 어음이 잘 들릴 수 있도록 이득을 충분히 주어서 가능하다. 이 결과 너무 큰 음량이나 보청기 기능에 너무 큰 포화가 발생한다면 성인보다 소아에서 더 만족스럽지 못할 것이다.

둘째로 어음이해력을 최대화하기 위해 각 주파수에서 얼마나 많은 이득이 필요한지, 얼마나 난청 탈감각화(hearing loss desensitization)될지는 SII를 계산하여 얻은 결과에 달려 있다(Section 10.3.4). 많은 SII의 간단한 적용은 난청의 탈감각화를 보상하지 않는다. 가령 간단한 SII 계산 방법으로 저주파수 청력역치가 60dB HL, 고주파수 청력역치가 115dB인 소아에서 보청기 피팅을 한다고 가정해보자. 도표 계산을 해보면 모든 고주파수 이득이 모든 고주파수 어음을 완전히 들을 수 있을 만큼 크게 했을 때 최대 어음이해력을 얻을 수 있다는 것을 보여 준다. 이 결론은 기술적으로 가능하더라도 옳지 않다. 추가로 SII 값을 알고 있는 상태에서 Section 16.4.1에 언급되었듯이 소아는 성인보다 더 낮은 어음이해력을 가질 것이다.

간단히 얘기하면 SII 방법은 다른 증폭 방법 사이에서 선택할 때 신뢰할 수 있는 방법은 아니다. 그러나 어음의 어느 비율을 정보로서 사용 가능한지 알 수 있고, 모든 주파수에서 경도, 중등도 난청을 갖는 소아에게는 결과가 정확할 수 있다. 그러나 SII 값은 올바르게 이해할 수 있는 어음항목(speech item)이 아니라, 들을 수 있는 어음 정보의 가중-중요도(importance-weighted) 비율을 참고로 한다는 것을 기억해야 한다. SII 값과 이해할 수 있는 어음 사이의 연산인 관계는 'transfer function' 이라고 부른다. 다양한 전달함수(transfer function)가 존재하며 이는 같은 SII 값의 경우 다음과 같은 것을 보여주는데:

Developmental Index of Audition and Listening (DIAL)

From Palmer & Mormer(1999), by permission.

Age	Milestone
Infant	
0-28 days	Startle response; attends to music and voice; soothed by parent's voice; some will synchronize body movements to speech pattern; enjoys time in en face position; hears caregiver before being picked up.
1-4 months	Looks for sound source; associates sound with movement; enjoys parent's voice; attends to noise makers; imitates vowel sounds.
4-8 months	Uses toys/objects to make sounds; recognizes words; responds to verbal commands – bye bye; learning to recognize name; plays with noise makers; enjoys music; enjoys rhythm games.
8-12 months	Attends to TV; localizes to sounds/voices; enjoys rhymes and songs; understands NO; enjoys hiding game; responds to vocal games (e.g. so Big!!)
Toddler	
1 year	Dances to music; sees parent answer telephone/doorbell; answers to name calls; attends to books.
2 years	Listens on telephone; dances to music; listens to story in group; goes with parent to answer door; awakens to smoke detector; attends to travel activities and communica- tion.
Preschool	
3 years	Talks and listens on telephone; sings with music; listens to books on tape; smoke detector means danger; enjoys taped books; attends to verbal warnings for safety.
4 years	Telephone play; attends movie theatre; dance/swim lessons/ watches TV/videos with family; neighborhood play
Early School Age	
6-8 years	Uses telephone meaningfully; enjoys walkman/headphones; uses alarm clock inde- pendently; responds to smoke detector independently.
Late Elementary	
8-10 years	Uses television for entertainment & socializing; attends to radio; responds to sirens for street safety; participates in clubs and athletics; enjoys privacy in own room; enjoys computer/audio games; plays team sport
Middle School	
10-14 years	Uses telephone as social vehicle; attends movies/plays; develops musical tastes; watches movies/TV with friends.
Older Adolescent	
14-18 years	Goes to dances; begins driving (e.g. needs to hear sirens/turn signal); participates in school groups/clubs; employment/ disability legislation.
18-22 years	Employment/career decisions; travels independently; listens in college halls/class- rooms; participates in study groups/extra-curricular activities.

- 어음이해력은 어려운 어음(단어나 말 의미 없는 음절) 보다 쉬운 어음(숫자나 의미 있는 문장)에서 더 높다.[54]
- 어음이해력은 소아보다 성인에서 더 높다.[1584]
- 어음이해력은 청력 저하가 있는 사람보다 정상 청력에서 더 높다.[293, 1396, 1584]

일정 정도의 난청에서 어느 정도의 어음 스펙트럼(speech spectrum, 작은 소리, 일반적인 소리, 큰 소리 같이)이 보청기에 의해서 들을 수 있게 되는지 보여 주는 시각정보(visual display)가 부모에게 상담할 수 있는 좋은 도구가 될 수 있다.

AI는 일부 보청기 피팅 프로그램을 통해 계산할 수 있으며, 잘 알려진 방법인 count-the-dots 방법으로 쉽게 계산이 가능한데, 이는 청력역치를 어음 스펙트럼의 청력도 위에 겹쳐 놓음으로써 가능하다(조용한 환경에서의 60dB SPL 어음). AI 값(percent)은 청력역치 이상의 강도를 갖는 dot의 숫자와 동일하며 이는 소음이 없다는 가정에서 이루어진다.

16.6.6 대뇌피질유발반응 *Evoked cortical responses*

생후 첫 9개월 동안에 보청기 효과를 평가하는 것은 행동 측정 방법으로는 가장 시행하기 어렵고, 부정확하다. 그러나 이 기간은 정확한 평가가 가장 필요한 때이기도 하다. 또한 이 시기는 청력역치에 대해 확신이 가장 적고, 청각 정보가 좋은 어음이해력을 이끌 가능성에 대한 확신이 가장 적은 시기이다(청각신경병증 소아에서는 특히 불확실). 어음이해력은 시간적 제약으로 거의 측정하기 불가능하고, 대뇌 가소성이 높고,[1471] 표현하기 위해 배우는 청각 기능은 청각입력(auditory input)을 받는 것에 의존하며, 인공와우이식술이 필요한지에 대한 급한 결정을 해야 한다(중등도 난청 이상의 소아에 대해서)(Section 16.1). 이 기간 동안 소리를 받아들이는 것에 대한 정보를 제공하는 한 방법으로는 대뇌피질청각유발전위검사(cortical auditory evoked potentials, CAEPs)[437]이다.

CAEP 검사는 영아에게서 인지하는 소리를 평가하는데 몇 가지 장점이 있다(또는 치매나 다른 인지능력 장애, 뇌혈관 질환 등으로 소리에 잘 반응을 못하는 사람에게도):

- 청각 피질에서 CAEP가 형성되는데, 이들은 전체적인 청각시스템을 검사한다. 청각신경병증 소아에게는 ABR이 관찰되기에 충분히 동기화된 뇌간의 활동이 없더라도 CAEP를 관찰할 수 있다. 또한 소아가 나이가 좀 더 들었을 때 측정할 수 있는 대뇌피질유발반응이 행동 청력역치의 ABR 부재보다 더 질환을 시사한다.[586, 633, 1398]
- 보청기 착용자가 반드시 자극을 주의해서 들을 필요는 없다.
- 자극음은 톤버스트(tone burst)나 어음 모두 가능하다. 어음이 CAEP를 유발한다면 이는 어음이 사람에 의해 인지되고 있다는 점을 직접적으로 확인해준다. 복잡한 어음의 신호 범위나 어음의 지속시간이 순음 청력역치와 달리 가청력에 영향을 얼마나 미치는지에 대한 계산이나 가정은 필요 없다. 자극으로는 어떤 음소(phoneme)도 사용할 수 있고, 파형의 모양이 자극에 따라 약간씩 다양하지만 같은 사람에게 들을 수 있는 자극의 전반적인 모양은 성인이나 영아에게서 모두 같다.[18]

CAEP에 대해서 70년 전부터 알고 있었다.[405] 이것의 임상적 적용을 늦춘 요인 중 한 가지는 나이에 따른 반응곡선이 다양하고, 그리고 피검자의 각성 상태(alert)에서 졸린 상태(drowsy)로 바뀌면 시간이 지나면서 다양하게 나타나기 때문이었다. 최근에 반응 모양에 대한 가정을 하지 않아도 자동적으로 CAEP를 탐지해낼 수 있는 자동화된 방법이 개발되었다. 이 방법은 반응이 확실히 자극에 연관이 있다는 가능성에 근거하여 성인[632]과 영아[261] 모두에게 전문가 판단만큼 정확성이 있다고 알려져 있다.

이 방식과 함께 저주파수, 중간 주파수, 고주파수가 강조된 어음(각각 m, g, t) 자극을 혼합한 장비는 영아가 보청기나 인공와우이식기를 착용하고 있는 동안 CAEP를 측정할 수 있게 한다. 대뇌피질에 대한 검사가 익숙하지는 않지만, 이에 포함된 기본 기술은 조금 더 나이 든 소아를 평가할 때 사용하는 행동 평가(영아를 최대한 안정적이고 깨어 있게 유지하는 것)와 다르지 않다.

Figure 16.6은 영아와 성인에서 전형적인 CAEP 반응이다. 영아 반응은 큰 (+) 정점과 이후에 오는 넓은 (-) 정점

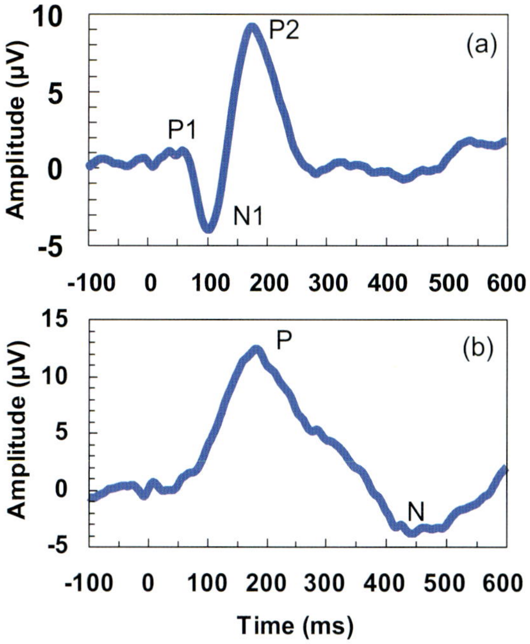

Figure 16.6 Typical waveforms of evoked responses at various times after the onset of the sound evoking the response for (a) adults and (b) infants.

을 보인다. 전형적인 성인 반응은 자극 후 100msec 때 현저한 (-) 정점으로 구성된다. 이러한 (-) 정점은 9~10세 때 점차적으로 청각 피질의 표층에 있는 축삭돌기와 수상돌기가 크게 증가하면서 점차적으로 만들어지게 된다.[1446]

CAEP 반응의 3가지 중요한 특징(파형의 존재 유무, 잠복기, 형태)은 말초, 중추 청각신경계(peripheral, central auditory system)를 통해 소리가 전달되는 것과 청각시스템으로 분석된 소리의 효과에 대해 알게 해준다:

대뇌피질유발반응 존재유무(Presence of cortical response): CAEP가 적절한 통계적 확신($p<0.01$)하에 존재한다면 소아는 주어진 레벨 강도에서 그 어음 소리를 인지할 수 있다는 것을 확신할 수 있다. 대화 단계에서 어음이 더 많이 CAEP를 발생시키면 영아가 일상 생활에서 더 좋은 기능적인 청각 능력을 가지게 될 것이며, 이는 PEACH 설문조사를 통해 평가할 수 있을 것이다.[633] 청신경병증 소아에서 대뇌피질유발반응이 있으면 나이가 많은 소아(older children)의 경우 반응이 관찰되지 않은 경우에 비해서 어음이해(speech understanding)를 더 잘한다.[1481] 이런 관계는 감각신경성 난청 소아에게도 동일하지만 이는 나이 든 소아에서는 조사되지 않았다.

양성 정점 잠복기(Latency of the positive peak): Figure 16.7과 같이 신생아가 처음 태어났을 때 (+) 정점(positive peak)은 300msec 근처에서 잠복기를 갖는다. 잠복기는 시간이 가면서 급격하게 줄어들지만 고도 또는 심도 난청의 영아들은 이런 잠복기 감소가 보청기를 착용하거나 인공와우이식 등을 통해 소리에 처음으로 노출되기 전까지는 일어나지 않는다.[87, 1613] 소리에 대한 노출이 너무 늦게 발생한다면 잠복기가 정상 값까지 감소하지 못한다. 이러한 현상은 소리에 대한 첫 노출이 3세 이상이면 위험도가 높아지고, 7세이상에서 처음 노출될 경우 반드시 존재한다.[471, 1612] (+) 정점의 잠복기는 또한 IT-MAIS에 의해 평가되는 기능 능력(functional ability)의 중요한 척도가 된다.[1611] 종합하면 (+) 정점의 잠복기는 청각시스템 성숙도에 대한 지표로 활용할 수 있으며, 특히 고도, 심도 난청 소아에서 보청기나 인공와우이식 등으로 소리가 충분히 들을 수 있게 되는지에 큰 영향을 준다.

형태(Morphology): 유발반응의 형태 또한 청각시스템의 성숙도에 대한 지표이고 소아의 청각기능 능력과 연관성이

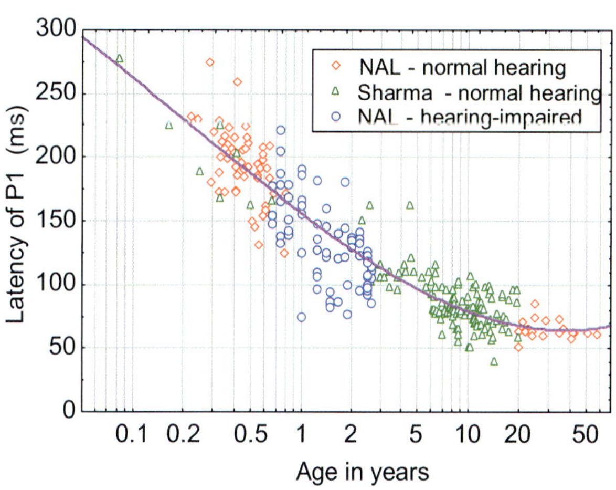

Figure 16.7 Latency of the first positive peak of the cortical response as a function of age.

16

있다.[1611] 파형의 형태와 청각 정확도(acuity)에 대해서는 아직 잘 조사되어 있지 않다.

CAEP 측정은 보청기를 평가함에 있어 매우 좋은 방법으로 여겨지나, 항상 염두에 두어야 하는 한계점들이 있다:

- 일부 소아는 매우 높은 감각수준(sensation level)의 자극을 주기 전에는 CAEP가 관찰되지 않는다. 이는 성인에서도 있으며 경도, 중등도 감각수준에 대하여 왜 CAEP반응이 없는지 아직까지 잘 모른다. 그러나 이러한 CAEP반응이 없다고 소아에게 아무런 소리도 들리지 않다고 말할 수는 없다.
- 소아가 너무 육체적으로 활동적일 때 충분히 검사를 길게 하지 않는다면 근육활동에 의한 전기적 소음(myogenic electrical noise)이 CAEP를 차폐할 것이다. 현재 기술로는 소리 하나로 영아에게 반응을 나타나게 하는데 2~5분이 걸린다(성인에서는 20~60초).
- 자극으로 음소(phoneme) 하나를 사용하여 반응이 있다는 것은 소리가 단지 감지(detect)되었다는 것이며, 잠복기는 소리를 받아들이는 청각시스템(auditory system)의 성숙도를 나타낸다. 감지되는 것과 정상 잠복기가 있다는 것은 소리를 이해하는데 긍정적인 의미를 가지고 있지만 절대적으로 소리를 인지(recognition)하는 것을 의미하지 않는다.

현재까지 1개의 어음 소리로 유발되는 CAEP와 연관된 내용이었다. 자극으로 한 개의 음절(syllable)을 이용하였다면, 하나의 음소(phoneme)에서 다른 음소로 넘어가는 과정이며 이는 각각 CAEP반응을 발생시키며, 이런 현상은 변화를 들을 수 있다는 것을 의미한다.[1144, 1369] 이런 연구는 향후 어음분별력(speech discrimination ability)에 대한 객관적 평가방법을 약속할 수 있을 것이다.

CAEP를 측정하는 것은 부모를 상담할 때 일정 역할을 한다. 부모는 때때로 같은 나이의 정상 아기와 외형적으로 전혀 차이가 없기 때문에 그들의 아기가 난청이 있다는 것을 받아들이기 어려울 수가 있다. 대화 어음에 대한 대뇌피질유발반응이 없으면 문제가 있다는 것에 대한 추가적인 증거가 된다. 또 다른 면으로 부모들은 문제가 있다는 것을 받아들일 뿐만 아니라 그들의 아이가 앞으로 살아갈 인생에 대해서 비관적으로 바라볼 수 있다. 아이가 보청기를 착용하면 대화 어음에 대한 CAEP반응이 발생하는 것으로(소리 증폭 없이는 반응이 없고) 의사소통이 가능하다는 것을 확인시켜 줄 수 있고, 보청기 착용의 중요성을 강조할 수 있다.

16.6.7 어음생성과 언어습득 *Speech production and language acquisition*

어음생성(speech production) 능력과 언어는 모두 청력에 의하여 얻어지므로 보청기 효과를 포함한 소아 청각 기능 효과는 소아의 어음 생산 능력과 받아들이고 표현하는 언어능력(receptive and expressive language)을 측정함으로써 평가할 수 있다. 이런 평가방법의 장점은 언어능력은 소아에게 있어 중요한 결과이며, 소아 연령에 따라 적용할 수 있는 표준화되고 유용한 방법이기 때문이다. 어음생성은 생후 첫 1년간 소아가 단지 옹알이 하는 것으로도 평가할 수 있다.[1864]

어음생성 능력과 언어 수준을 평가하는 것의 단점은 평가하는 주된 관심사가 소아에게 보청기가 최적의 어음을 제공하는지에 대한 것일 때에는 매우 간접적인 측정법이라는 것이다. 정상 청력 소아를 대상으로 한 결과를 보아서 보청기를 포함하여 소아가 경험하는 전체 훈련 프로그램을 재확인할 수 있다. 그러나 현재 보청기와 관련 없는 많은 요인에 의해서도 나쁜 결과가 발생할 수 있다(보편적인 발달 장애, 언어에 불충분하게 노출, 낮은 언어지능(verbal intelligence), 심한 난청에 따른 다양한 와우의 왜곡). 따라서 소아의 현재 어음생성과 언어습득은 기존에 있어 왔던 모든 것이 복합된 결과이다(과거에 보청기를 사용하고 오랫동안 이를 사용하지 않은 것까지 장점도, 단점도 되는 것을 포함한다).

16.7 부모에 대한 지원 *Helping Parents*

정상 청력을 가진 부모는 아이의 난청이 진단되는 순간 온 세상이 변화하는 것처럼 느낀다. 잠시 동안 자녀의 미래에 대한 부모의 희망, 열망, 신뢰가 충격, 불신, 공포, 절망에 압도된다. 따라서 직접적으로 도움을 주거나, 도움을 줄 수 있는 다른 사람을 소개할 책임이 있다. 이 Section은 부모를 도와 줄 몇 가지 방법에 대한 것이다. 추가적인 상담 기술도 필요하다. 더구나 큰 감정적 충격을 받을 때 더 높은 수준의 상담이 필요하다. 전반적인 신생아청각선별검사에 의하여 많은 부모는 자녀의 난청 가능성에 대해 고려할 시간 없이 부정적인 결과에 직면하게 된다.[1091]

자녀의 미래를 위해 부모가 가능한 많은 도움을 받는 것이 중요하다. 가장 중요한 것은 자녀들을 위한 효과적인 청력 증폭(amplification)이며, 이것은 부모에게 직접적인 도움이 된다. 부모는 보청기가 지속적으로 기능하며 자녀에게 최대 혜택을 주는 것을 확인할 수 있는 유일한 사람이다.

자녀가 난청을 진단받고 수개월~수년 이후 부모 면담을 통한 연구에서 아래의 여러 속성 목록들 중 도움이 된다고 판단한 목록을 구분하였다.[78, 321, 1091, 1535, 1540] 난청 소아의 부모가 원하는 내용:

공감(Empathetic). 부모가 받을 감정적인 충격에 예민해 지기를 원한다. 이는 항상 동일하며, 진단 때만이 아니라 중요한 결정을 내릴 때에도 그렇다(예: 교육의 종류 결정, 기기의 종류 결정 등). 잘 들어 주어야 하며, 부모의 어떠한 감정도 진심으로 받아들여야 한다.[1090] 첫 1개월 동안의 스트레스가 심하며 이후 그것이 삶의 질에 대한 영향은 급격히 줄어든다.[201]

정보(Informative). 부모는 청력소실과 그들의 자녀가 할 수 있는 것과, 그들의 가족에게 발생할 변화, 보청기 등 그에 따른 문제들에 대해 알고 싶어한다. 그들은 청력 관련 기기, 교육, 다른 가능한 서비스, 경제적 지원 등에 관해 편견 없는 정보를 원한다.

역량(Competent). 부모는 자녀가 청력에 문제가 있다고 혹은 없다고 말할 때, 그들은 기기와 방법에 대해 전문적으로 충고해 주기를 원한다.

지지 또는 지원(Supportive). 부모는 결정을 대신 해주기를 원하지는 않는다. 그러나 결정까지 정보와 도움을 원한다. 일측성 또는 양측성 인공와우이식을 고려할 때, 특히 만약 자녀가 보청기를 통해 이미 비교적 좋은 언어능력(언어 지각, 생산, 발달)을 갖춘 경우, 인공와우이식으로 이런 것들을 잃을 가능성이 높기 때문에 부모의 스트레스 정도는 높다.[200] 어떠한 전문 용어도 사용하지 말고 정보를 제공하여야 한다. 아이에 대해서는 부모가 전문가이다.

인내심(Patient). 부모는 여러 가지 선택사항에 대해 생각할 시간이 필요하다. 그들은 의사 결정을 하는데 있어 결정 후 파생되는 문제에 관해 경험할 시간이 필요하며, 만약 필요하다면 그들의 마음을 변화시키는데 시간이 필요하다. 이러한 부모의 요구와 자녀에게 가능한 한 빨리 양질의 소리를 제공하는 것의 사이에 균형을 이루는 것이 어렵게 느껴질 수 있다. 조기중재가 중요한 반면, 연령에 따른 언어적 결과의 다양성은 매우 점진적이다. 그러므로 수주 정도의 지연으로 부모에게 도움이 된다면 초조해 하지 말아야 한다.

적극성(Positive). 부모는 미래에 대한 희망과 확신이 필요하다. 만약 부모가 그들의 자녀를 최고로 돕고자 하면, 그들은 다량의 정보를 가능한 빨리 얻어야 한다. 또한 부모가 받아들일 것들이 많다. 부모에게 억지로 정보를 제공하기보다는, 지식을 점진적으로 전달해야 한다. 한 개인이 새로운 정보를 얼마나 빨리 흡수할 수 있는가에 대한 기본적인 한계는 논외로 하여도, 필요한 정보의 종류도 소아 성장에 따라 변화하게 된다. 유인물, 비디오, 그룹 토론 등을 이용하여 적절한 설명과 실연, 실습 기술 등을 통해 보호자의 학습을 돕는 것이 필요하다.[513] 부모에게 그 기술을 직접 시행해보도록 하고, 피드백을 제공하며, 중요한 기술은 강화시키며, 기술을 스스로 학습할 수 있도록 해야 한다. 특정한 보청기에 관한 논의는 반드시 포함해야 한다.

필수사항: 다른 보호자 만남(meeting other parents)

다른 소아 난청의 보호자를 소개받는 것은 매우 유용하다. 오래 전에 난청이 확진된 다른 보호자는 다른 누가 할 수 없는 정서적 지지와 이해와 희망을 줄 수 있다. 다른 보호자를 소개하는 것은 임상가가 할 수 있는 최고의 도움이 될 것이다.

이익과 한계(Benefits and limitations). 보청기는 모든 소리를 증폭시키는 기능을 하며, 배경소음, 반사, 음원에서의 거리가 늘어나면 증폭 효과는 매우 감소한다. 청력 장애의 시뮬레이션을 포함한 청각 시현(demonstration)은 매우 중요한 것이며, 어음의 특성과 소아에게 일어날수 있는 왜곡의 형태에 대한 정보를 제공한다.

청력 발달 단계(Hearing milestones). 자녀가 무엇을 할 수 있을지에 대한 기대와 대체적으로 이러한 발달 단계가 언제 나타나는지는 부모에게 설명해야 한다. 부모는 이러한 발달 단계의 성취를 확정 짓기에 가장 적합하며, 만약 이러한 발달 단계가 비정상적인 정도로 지연될 경우 경보를 울릴 수 있다.

보청기 관리와 사용(Care and use of hearing aids). 부모는 보청기와 이어몰드 청소 방법을 알아야 한다. 또한 배터리 체크, 기능을 확인하고, 보청기의 착용, 만약 있다면 조절기의 설정, 말과 놀이 등 보청기 사용 촉진을 이끌어내는 방법 등에 대해서도 알아야 한다. 습기와 같은 위험을 피하는 방법 등을 알아야 한다. 또한 가족이 일상적으로도 수행할 수 있을 정도로 연습되어야 한다.[1513]

문제해결(Troubleshooting). 부모는 튜브가 헐거워지거나, 깨지는 등의 흔한 결함을 어떻게 진단하는지 방법을 알아야 한다. 배터리의 방전, 습기, 내부소음 등 스스로 수리할 수 있는 것과 그렇지 못한 것을 구분할 수 있어야 한다. 이런 기술들은 보청기를 사용하면서, 질문하여 얻을 수 있는데, 가능한 한 빨리 자녀의 보청기를 모니터링할 수 있도록 배워야 한다.[514]

안전성(Safety). 보청기의 안전에 관해서는 Section 16.10을 참고하면 된다.

부모와 대화가 필요한데, 이는 부모와의 관계에 의해 결정된다.[321, 513] 그러한 것들에 명백한 해답이 없을 수 있다. 아이가 그의 정상 청력을 가진 동료와 다름을 느낄 수 있다는 것과 같은 일반적인 걱정과 부모나 아이 자신이 보청기 크기가 크다는 걱정의 형태로 나타날 수 있다. 부모는 만약 어떤 문제나 걱정이 발생한다면 정기적인 면담(약속) 이외에도 항상 필요하면 임상가를 만날 수 있어야 한다.

의료전달체계(health care system)에서 부모가 원하는 한 가지는 빈틈없는 지속 가능한 서비스이다. 그들은 조기의 정확한 진단이 이루어질 경우, 임시 보청기(provision of amplification)를 사용할 수 있으면 좋아한다. 또한 그들은 어떻게, 언제 자녀가 교육받아야 하는지에 대해 정확한 의사 결정을 내리는 데 도움을 주는 정보에 감사한다. 만약 부모가 필요로 하는 서비스가 잘 통합되어 있지 않으면, 부모가 어려움과 기다림을 최소한으로만 갖도록 부모를 돕는 역할도 필요하다. 가족은 일반의사, 전문의, 유전학자, 직업치료사, 정신과 의사, 언어병리학자(speech-language pathologist), 지원교사(support teacher) 등의 비정기적인 도움이 필요할 수 있다.

16.8 청각 훈련의 목표 *Hearing Habilitation Goals*

보청기 역할에 대해 잊어서는 안 되는데, 이것은 목적 달성하는 유일한 방법이다. 목적은 소아가 듣고 말하는, 높은 수준의 능력을 이끌어 내어 난청으로 인한 장애가 없도록 하는 것이다. 효과적인 보청기(또는 인공와우이식) 착용은 필수적인 단계 중 하나이다. 이 목표를 다루는 데 필요한 것은 Figure 16.8에 잘 정리되어 있다.

소아가 최대한 언어적 숙달을 얻기 위해서는 보청기를 일정하게 착용해야 하며, 또한 보청기도 바르게 작동해야 한다. 소아는 풍부한 자극이 되는 청각 입력이 필요하며 의미 있는 듣기 활동이 유지되어야 한다. 만약 소아가 어리고 부모가 난청과 언어의 본질과 청각 정보가 충분할 때 언어와 문자 사용 능력이 발달된다는 것을 이해한다면 부모는 보청기의 사용 효과를 최대화시키도록 하려는 동기가 생긴다.

청각 훈련의 첫 단계는 자녀보다도 부모가 함께해야 한다. 소아가 성장하면 그들 자신의 난청을 이해하도록 돕고, 각 상황에서 스스로 가능한 잘 듣고자 하도록 용기를 주어야 한다.

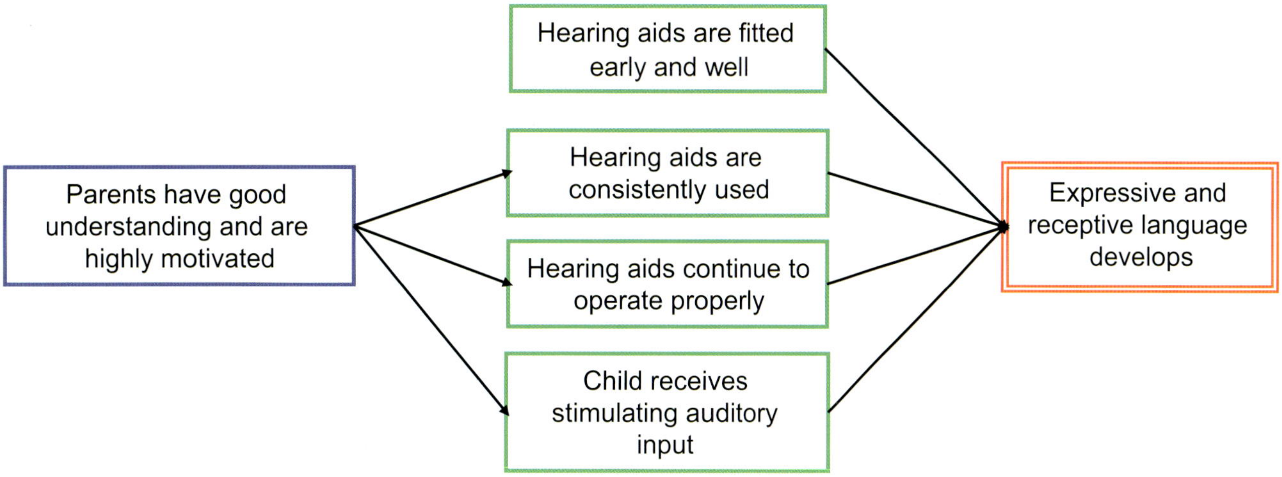

Figure 16.8 Goals of the hearing habilitation process, culminating in maximal development of language.

비록 좋은 언어발달이라는 광범위한 목표는 변하지 않지만, 소아 연령에 따라 세부 목표와 전략은 다양하게 변화해야 한다. 아래 Section은 여러 나이에 적절한 몇 가지 목표와 전략으로, 비록 많은 목표는 한 범주(category)에 속하더라도 다음 범주에서도 활용될 수 있다. 이것들은 포괄적이지 않고, 어떤 가족들에게는 적절치 않을 수 있다. 목표 달성 가능성을 최대화하기 위해, 목표는 청각사와 부모, 훈련가 또는 학교 선생님, 충분히 나이가 많다면 소아 본인을 포함하여 함께 개발되어야 한다. 많은 목표는 소아의 상황에 따라 예를 들면 새로운 학교로의 진학, 새로운 사회적 활동, 스포츠 활동의 시작 등과 맞게 변화되어야 한다.

16.8.1 영아를 위한 목표와 전략 *Goals and strategies for infants*

목표: 보청기를 지속적으로 사용한다.

- 부모가 그들 자녀의 난청을 받아들일 수 있게 돕는다.
- 지속적인 양질 청각 자극과 뇌의 발달, 그 이후의 언어 발달 및 교육에 매우 깊은 연관이 있다는 것을 부모가 이해해야 한다.
- 부모에게 왜 이런 형태의 보청기(거의 BTE 보청기)를 선택했는지 설명한다.
- 부모에게 지속적으로 보청기를 사용하는 소아 난청 부모를 소개하거나, 부모지원모임(parental support group)을 소개한다.
- 보청기 착용이 약간의 보상(책 읽기, 음식, 돌봄 등)으로 이어질 수 있도록 행동수정 계획을 수립한다.
- 보청기 사용이 언제 실용적이며, 언제 아닌지 확신하도록 영아의 일상 생활 일정에 대해 논의한다.
- 보청기 착용이 앉아 있을 때, 누울 때와 같이 자세에 따라 편안한지와 피드백이 있는지 확인한다.
- 외이도 염증이 있을 경우 어떻게 할지 보청기 사용에 대한 정보를 제공한다(예를 들면, 이어몰드 소독, 중요할 때만 착용).
- 보청기 사용 및 소리와 말에 대한 반응 등을 일정기간 동안 대화관련 일지를 기록하도록 격려한다.
- 지속적으로 보청기가 사용되지 않는다면 부모가 필요성을 느끼지 못하거나, 보청기에 문제가 있는 등 이유를 찾아야 한다.
- 지속적으로 보청기를 사용하는 것이 쉽지 않음을 알리고, 첫 2세 이후에는 점차 쉬워질 것이라고 알린다.[1202]

목표: 보청기가 적절히 기능한다.

- 부모가 보청기를 조정할 수 있도록 하고, 자신 있게 이어몰드를 넣고 뺄 수 있으며, 보청기 작동 원리를 알도록 한다.
- 부모에게 300mm의 튜브로 만들어진 보호자용 이어몰드(또는 청음관, stethoclip)를 제공한다. 부모 앞에서

16

보청기를 조정하는 것을 보여주고, 스스로 청취하여 검사할 수 있도록 한다.

- 문제 해결 방법을 시연한다. 배터리 확인, 이어몰드를 건조시키는 방법, 피드백의 원인(만약 피드백 제거 알고리즘에 문제가 없다면), 피드백 현상을 이용하는 것을 포함한 빠른 방법으로 보청기 기능의 다양한 문제 해결 방법을 안내한다. 소규모 워크샵도 효과적일 수 있다.

목표: 영아가 양질의 청각 자극을 받는다.

- 부모에게 소음, 거리, 반사, 머리 자세와 들리는 소리의 질에 대해 설명하고 청력신경/뇌 경로의 성장과 발달의 통합에 미치는 영향을 설명한다.
- 가능하면 소음, 거리, 반향, 난청이 소리 음질에 미치는 영향을 시연한다.
- 규칙적이고, 흥미로운, 강화된 청각 자극의 필요성에 대하여 강조한다.
- FM 시스템 사용과 각 환경에서 보청기가 적절한 방법으로 조정할 수 있도록 논의한다.

목표: 부모가 교육 선택 사항을 이해한다.

- 기본적인 교육의 선택사항, 특히 조기중재와 관련된 정보를 편견 없이 실제적인 방법으로 전반적인 사항을 알려 준다. 부모가 각각의 선택 사항에 대해 더욱 자세한 정보를 어디에서 얻을 수 있는지를 알려주며, 청각사와 교육 기관 사이에 직접 연결이 되도록 한다.
- 인쇄된 정보를 제공한다.

목표: 영아가 소리에 반응한다.

- 증폭된 어음스펙트럼(speech spectrum)을 청력역치와 비교하여 보여 준다. 그리고 어떤 종류의 소리가 감지되는지, 아닌지를 설명한다. 다른 방법으로는 보청기로 증폭된 청력도(aided audiogram)로도 가능하다(Figure 9.6 참조).
- 부모에게 자녀가 더 큰 환경 소리, 다른 사람들의 목소리, 자신의 목소리에 반응하는지 모니터링하도록 하며, 자녀가 초보적인 화자 전환(turn-taking skill) 언어능력이 있는지 확인한다.

16.8.2 유아를 위한 목표와 전략 *Goals and strategies for toddlers*

목표: 유아가 보청기를 받아들인다.

- 부모는 보청기가 문제가 있다거나, 피드백을 하도록 자녀를 강화시킨다.
- 부모는 자녀가 스스로 보청기를 착용하도록 권장한다.
- 보청기는 일상 생활로 옷을 입을 때 등 매일 이른 시점에 착용한다.
- 유아 본인보다는 부모가 언제 보청기를 빼지를 결정한다.
- 부모는 보청기를 착용하지 않을 때에는 항상 특정 장소에 두도록, 주의할 수 있도록 권장한다.
- 부모는 유아가 보청기를 처음 착용했을 때 자신의 목소리로 검사하도록 한다.
- 부모는 보청기를 코, 발, 배와 같이 언어로서 함께 가르친다.

목표: 유아 청취 능력을 개발시키며 보청기의 혜택을 느끼게 한다.

- 부모가 환경 소리에 대해 집중하며, 그것들을 자녀도 인지하도록 권장한다.
- 부모와 자녀는 소리에 반응하는 게임을 함께한다.
- 부모는 적절한 청각 보상을 지니는 장난감을 선택한다.
- 부모는 적절한 소리 내기와 듣기에 대하여 보상한다.
- 수화(만약 사용한다면)를 언어와 함께 사용한다.

16.8.3 학령전 소아를 위한 목표와 전략 *Goals and strategies for pre-schoolers*

목표: 소아가 보청기가 잘 작동하지 않을 때 보고한다.

- 소아가 잘 작동하는 보청기와 기능하지 못하는 보청기를 구분할 수 있도록(보상이 있는) 게임을 진행한다.

목표: 소아가 도움 없이 보청기를 관리한다.

- 보청기 착용, 켜기/끄기, 볼륨 조절, 필요하다면 배터리 작동 등을 시연한다. 많이 칭찬하여 권장한다.

목표: 소아가 적절한 대화 기술을 갖는다.

- 소아가 상황에 맞는 목소리 크기를 사용하도록(또한 정상 청력을 가진 어린이에게 유용하도록), 화자 전환 기술(turn-taking skill)을 보이도록, 시각적으로 말하는 사람에게 집중하도록 한다.

16.8.4 초등학교 소아를 위한 목표와 전략 *Goals and strategies for primary school children*

목표: 소아가 다양한 상황에서 잘 들을 수 있도록 장치 또는 환경을 조합할 수 있다.

- 시스템이 없다면 FM 시스템 보청기를 제공한다. 그리고 사용법에 대해 알린다(배터리 교환/충전, 연결 방법, 컨트롤의 사용법).
- 필요한 경우 TV 연결장치를 제공하여 사용법에 대해 알린다. FM 장치는 TV 청취 장치처럼 2배로 기능을 올릴 수 있다.
- 거리, 소음, 반향 효과에 대해 소아에게 시연한다.
- 소아에게 대화하는데 문제점의 원인을 알 수 있도록 시연하며, 문제를 해결할 수 있도록 각 연령에 맞는 청취 전략을 사용한다.
- FM, T-switch, 가까이 앉음으로 거리, 소음, 반사 등의 문제를 해결할 수 있다고 알린다.
- 보청기를 어떻게 다루는지 보여 준다: 이어몰드 세척과 건조, 배터리 검사

목표: 소아가 보청기 사용을 지속적으로 받아들인다.

- 방문시 간단한 어음검사(speech test)를 사용하여 혜택이 있음을 보여 준다.
- 소아가 다른 난청 소아를 알 수 있도록 한다.

목표: 소아가 청력소실을 이해하며, 특히 그 자신의 청력소실을 이해한다.

- 소아에게 자신의 난청의 원인을 연령 수준에 맞추어 설명한다.
- 소아에게 자신의 난청의 특징을 설명한다(예를 들면 더 좋은 쪽 귀, 좋은 주파수, 소리 구별의 어려움 등). 난청을 해결하는데 어려움과 소아가 할 수 있는 것에 대하여 적절한 균형을 이루도록 긍정적인 관점으로 설명한다.

목표와 전략은 이 Chapter에서 다루었으나, 부모와 소아를 상담하는 완벽한 방법은 없다. 예를 들면 유전 상담 또는 다른 전문의, 언어치료사, 직업치료사에게 의뢰하는 것, 귀 감염의 영향, 생리적 설명, 난청 정도와 형식 등도 필요하다.

16.9 청소년 시기와 미용적 관점 *Teenagers and Cosmetic Concerns*

일부 10대와의 접촉은 어려운 문제이다. 스스로 평가하는 문항에 직접 응답하는 방법이 도움이 되는 것이 확인되었다(특정 상황에서의 대화하기 어려운지, 사회적 삶에 미치는 영향, 다른 사람의 반응, 동년배 감정).[515] 또한 특정한 친구에게 난청 친구가 잘 대처하는 것처럼 보이는지 여부 등을 완벽히 보완적인 형태의 질문으로 물을 수 있도록 구성되어 있다. 난청 청소년의 답변과 친구들의 인식을 비교한 내용은 상담 과정을 돕는 훌륭한 논의 자료가 된다. 청소년은 본인에 대해서 이야기하기 보다는 설문지 결과에 대해 더 쉽게 이야기할 수 있다.[515]

비록 청소년들은 그들의 보청기가 잘 기능하지 않음을 인지하고 있음에도, 보청기의 문제가 인지되고 수정될 때까지 시간이 점차 늘어난다.[1253]

불행히도(의사소통 능력의 관점에서) 어떤 소아들은 그들의 10대 시절에는 보이는 형태의 어떠한 인공 장치도 거절하는 경우가 있다. 그런 경우 보청기, FM 시스템, 인공와우이식이 가져다 줄 대화 혜택과 비교하면 그들 인생의 어느 단계라도 동료와의 차이점은 큰 불이익이라고 여기게 될 것이다. Noble(1999)은 단순히 눈에 보이는 장치를 거절하는 것보다는 많은 경우에서 보청기를 완전히 거부할 것이라고 하였다. 그것은 불완전한 보청기를 소음이 심한 곳, 예측할 수 없는 신호의 세계에서 사용하거나, 보청기 사용이 나쁜 결과를 보인다면, 보청기를 전혀 사용하지 않는다는 것보다 그들 스스로의 능력을 위협하는 것으로 생각하는 경향이 있다.

16

그 이유가 무엇이든 10대 청소년기에 보청기를 사용하지 않아서 발생하는 결과에 대해 확실히 알려 주어야 한다. 대화 문제를 감소시킬 수 있는 대안을 가르치고 권장해야 한다. 그것은 10대 청소년이 스스로 결정할 수 있으며, 언제든 그 결정을 바꿀 수도 있다는 것을 알릴 필요가 있다. 일반적으로 교육이 중요해지고, 일터에서의 필요, 젊은 성인으로서의 자신감이 커짐에 따라 보청기에 대한 관점이 변화하게 되어 10대 후반에 또다시 도움을 찾게 된다. 그들은 전화, 컴퓨터, 휴대용 음악 플레이어, 그리고 다른 10대들의 삶의 기본이라 생각하는 전자기기들을 사용하면서 보청기와의 연관성이 증가하게 되고, 10대 청소년 기간 동안 지속적으로 보청기를 착용하게 된다.

16.10 안전 문제 *Safety Issues*

부모는 자녀가 보청기를 받은 때부터 자녀의 안전과 관련된 여러 분야에 대한 안내를 받아야 한다.

배터리와 보청기 삼킴(Battery and hearing aid ingestion)

보청기는 소아가 삼키는 배터리의 주요 원인이다.[1071] 부모는 모든 배터리를 소아들의 손에 닿지 않도록 해야 한다. 이것은 특히 3세 미만의 소아에 해당되나, 삼킴 사고는(고의적이거나, 사고에 의해서나) 어느 연령에서도 발생할 수 있다. 느슨한 배터리는 위험하여 보청기 배터리 삼킴의 1/3의 경우 소아가 보청기에서 배터리를 빼서 삼킨 것이다. 영아나, 유아의 보청기는 조작하기 힘든(tamper-resistant) 배터리 공간을 가지고 있어야 한다. 이것은 여는 부분의 모서리를 갈아 없애버림으로 열기 위해서는 도구가 필요하도록 만든다. 그러나 이것에 의한 효과는 배터리 부속의 모양과 꽉 끼는 정도에 따라 다르다. 특별히 디자인된 잠금 장치를 사용할 수도 있다.

부모는 만약 배터리를 삼켰을 경우 응급처치가 필요함을 안내 받아야 한다. 주요 위험은 만약 배터리가 식도에 끼여있을 경우 발생하는데(비록 이것은 보청기에서 사용하는 것보다 큰 배터리를 삼켰을 때 흔하지만) 화학적 화상 또는 질식현상이다.[1071] 일반적으로 배터리 사이즈가 어떻든지, 소화기관을 통과한 경우 영상검사를 통해 확진할 수 있다. 소화기관을 빠져 나오는데 일반적으로 24~72시간 가량 걸리며 이것은 최소 12시간, 최대 14일까지도 보고된 바 있다.[1072] 구토를 유발하는 것은 효과적이지 못하며, 배터리가 위에서 빠져 나와 식도에서 막힐 수 있다.[1071] 화학적 화상 역시 배터리에 의해 일어날 수 있으며 코 속, 귓구멍, 일회용 반창고 안에서 유발될 수 있다.[1052]

보청기의 크기가 작아짐에 따라 보청기나 이어몰드 전체를 삼키는 경우가 늘어나고 있다. 보청기 분실 방지를 위해 사용되는 것과 같은 방법을 사용할 수 있다(예를 들어 소아 보청기와 옷을 낚시줄로 연결하면 삼킴의 위험성이 감소한다). 보청기와 이어몰드가 느슨하게 연결되는 것은 피해야 한다.

배터리 폭발(Battery explosion)

부모는 보청기 배터리는 재충전할 경우 폭발할 수도 있기 때문에 재충전하지 말도록 안내 받아야 한다. 유사하게 배터리는 화기 주변이나 소각장 주변에 두어서도 안 된다.

소음성 난청(Noise-induced hearing loss)

보청기는 높은 강도의 소음을 귀에 노출시켜 난청을 악화시킬 수 있다. 청각사는 이런 위험을 낮추기 위해 이득과 OSPL90을 난청 정도에 적절하도록 조정하여야 하며, 보청기 선택에 있어서도 중간에서 높은 레벨(mid- to high-level) 소리에 대해서는 선형 증폭보다는 낮은 압축비를 가진 보청기를 권유해야 한다(Section 10.8).

부모와 나이 많은 소아는 가능하면 볼륨 조절을 조용한 환경에서 권장 이상으로 증가시키지 않도록 해야 한다. 볼륨을 조절하고자 하는 요구는 WDRC 보청기를 사용하면 최소화된다. 만약 소아가 매우 시끄러운 환경에 오랜 기간 동안 있어야 하면 보청기를 착용하고 청력보호구를 함께 사용하게 한다.

물리적인 영향(Physical impact)

보청기를 착용한 머리에 충격(가격)이 가해지는 영향에 대해서는 Section 16.3에 있다. 소아가 머리 충격을 받을 수 있어 스포츠 동안에는 보청기를 착용하지 않는 것이 가장 좋다. 이런 일반적인 규칙은 어린이가 스포츠를 전혀 즐길 수 없게 하므로 부모는 위험한 스포츠에 참여하지 않는 것을 고려해야 한다. 머리보호구(head gear)를 사용하면 일반적인 충격은 막을 수 있고, 보청기 마이크로폰으로 소리가 들어 올 수 있어 스포츠 활동의 해답이 될 수 있다. 스포츠 활동하는 경우에는 반드시 부드러운 이어몰드를 사용해야 한다.

경고음(Warning sound)

보청기의 다른 목적 중 하나가 주변의 긴박한 위험신호를 알기 위한 것임을 안내해야 한다(부모들이 경고음을 알려주는 경우가 많다). 소아가 보청기를 착용하고 일반적인 방법으로 조정되었다면 이런 위험신호를 이해하기 쉬울 것이다. 만약 양측 보청기가 유용하고, 이를 착용하고 있다면 항상 양측 보청기를 사용해야 하는데, 그렇지 않으면 경고음 위치를 파악하는 능력이 감소하기 때문이다.

만약 기능 전환이 가능한 방향성 마이크로폰을 가진 보청기일 때에는 어느 방향에서라도 경고음이 발생하면 즉시 전방향성으로 마이크로폰 방식이 바뀌어야 한다(이는 실외에서 반향음이 없는 상황일 때 중요하다. 실내에서는 많은 방향에서 울려 오기 때문에 방향성이 제한된다). 영, 유아에서 경고음을 듣기에 적절한 이득은 음량 조절이 고정되어 있거나 잘 되지 않을 때 오히려 쉽게 얻을 수 있다.

16.11 결론 *Concluding Comments*

유아가 보청기를 착용하는 것은 순간적이기보다는 지속적인 과정이다. 이상적으로 보청기를 착용하는 것은 유아에서 특히 힘든 일이 될 수 있다. 정확하게 소리를 증폭하는 것보다 더 중요한 것은 없으나, 누구도 가장 좋은 방법인지 확신할 수 없다는 문제가 있다. 또한 유아는 보청기가 좋은지, 싫은지 그리고 작동을 잘하는지 여부를 말해줄 수 없다. 유아에서 보청기의 효과를 평가하기 위한 방법 개발이 시급하다.

성인뿐만 아니라 소아 보청기에서 신호처리 알고리즘(signal processing algorithm) 기능과 실제 효과에 괴리가 있다. 청각학자는 이러한 딜레마에 보수적 접근방법으로 "만약 소아에게 적절한지 확실하지 않다면, 사용하지 마라."고 하였다. 이것은 많은 소아에게 도움이 될 수 있는 기술 발달을 접할 기회를 없앴다. 한 가지 실례로 소아에서 가장 WDRC 기능이 필요했는데, 성인들이 충분한 기간 동안 WDRC를 사용하기 이전까지 이를 소아에서 사용하지 않았다. 충분히 이해할 수 있지만 같은 의도로 자동 방향성 마이크로폰과 적응형 소음감소기능을 소아에게 사용하여 소리 명확성을 높이는 데 이용하지 못할 수 있다.

소아에서는 적용되지 않은 혁신적인 개발이 있다면 다음 원칙들이 적절할 것이다. 만약 그 특징이 직간접적으로 와우를 변형시킬 수 있는 단점을 극복할 수 있든지, 기능 조절을 착용자가 하지 않고, 그리고 성인에게 혜택이 있다는 증거가 있을 때에는 영유아 보청기 신기술을 사용하는 것이 합당할 것이다. 신호 속에 있는 정보가 주변 환경 소음, 반향으로 차폐되거나, 와우 변형으로 정보가 감소하면 언어를 배우는 소아는 성인보다 부족한 정보로 인하여 충분한 듣기와 말하기 능력을 얻기 어렵다.

신호처리 알고리즘에 대한 추가적인 연구가 절실히 필요하며 특히 적응형 소음감소기능과 주파수 하강 기능에 대한 알고리즘을 알아야 한다. 특히 주변 소음과 반향이 있어도 쉽게 청취할 수 있는 것을 평가하여 이런 기능에 대한 효과를 알 수 있을 것이다.[1703]

16

Chapter CROS, Bone-conduction, Implanted Hearing Aids

17 CROS, 골도보청기, 이식형보청기

개요(synopsis)

CROS(contralateral routing of signals) 보청기를 착용하면 반대측의 보청기 구성 요소와는 무선으로 연결되어 있다. 일반적인 CROS 보청기는 일측성 난청에 가장 적합하다. CROS 보청기는 전농 쪽에 마이크로폰, 증폭기, 리시버 그리고 정상 청력 쪽에 개방형 이어몰드, 이어쉘로 구성된다. BICROS 보청기는 소리를 변환해주는 마이크로폰을 양호한 청력을 갖는 쪽에 추가하기 때문에, 양측 난청 환자에 적합한 보청기이다. 경두개 CROS(transcranial CROS)는 모든 구성 요소가 한쪽 귀에 포함되어 있는 대신에 골전도로 신호를 머리 반대측으로 보낸다. CROS 보청기는 한쪽에 있는 리시버를 주의 깊게 조절하여, 양측 귀에서 적절한 균형을 맞춰 소리를 전달하도록 해야 한다.

골전도 보청기(bone conduction hearing aids)는 음파가 아닌 기계적 진동을 출력한다. 이는 의학적 문제 또는 해부학적인 이유로 외이도가 협착되거나 심각한 소리 전달 장애가 있는 경우에 사용하는 것이 적합하다. 외이와 중이가 정상이면 골전도 경로의 비효율성을 고려할 때 골전도 보청기는 기도 보청기에 비하여 와우를 효과적으로 자극할 수 없다. 그러나 감각신경성 난청 동반 여부와 관계없이 최대로 심한 전음성 난청에서 골전도 보청기는 기도 보청기만큼 강하게 와우를 자극할 수 있다.

기도 보청기 처방은 기도, 골도 청력역치 표준 값을 이용하여 골전도 보청기 처방으로 전환할 수 있다. 이때 골전도 출력 단위는 일반 보청기의 출력음압수준(sound pressure level) 대신 출력에너지레벨(output force level)을 사용하며, 이득 대신 음향-기계 민감도(acoustic-mechanical sensitivity)를 사용한다. 비이식형 골전도 보청기의 단점은 착용시 불편하며, 출력할 수 있는 감각수준(sensation level)이 제한된다는 것이다.

일반적으로 사용하는 골전도 보청기 형태는 골이식형 골전도 보청기(bone-anchoring hearing aid, BAHA)로서 두개골에 이식된 티타늄 나사를 통해 진동이 전달되므로 피부에 부착된 골전도기에 비해 15dB 정도 크게 와우를 자극할 수 있다. 골이식형 골전도 보청기는 일측 혹은 양측성의, 전음성 또는 혼합성 난청 환자에서 성공적으로 사용되어 왔다. 또한 골이식형 골전도 보청기는 일측성 감각신경성 난청, 흔히 일측성 전농 상태에서도 사용할 수 있다. 와우 손상 환자들에게 사용하였을 때 두부 착용기는 45dB까지, 신체형 착용기는 60dB까지 출력 값을 낼 수 있다. 기도골도차가 30dB 이상인 경우 기도 보청기보다 골이식형 골전도 보청기가 와우를 더 크게 자극할 수 있다.

다양한 중이 이식형 보청기(middle ear implant)가 연구되어 왔고, 일부는 사용 승인되었다. 중이 이식형 보청기는 수술적으로 출력 변환기만 이식하는 경우이지만 완전 이식형 보청기(completely implanted hearing aids)를 위해 이식형 마이크로폰과 배터리로 구성된 경우도 있다. 자극하는 방법으로는 자석의 질량 관성을 이용해서 코일로 감싼 자석을 이용하는 경우, 원격코일(remote coil)에 의해 조정되는 중이 이소골 연쇄구조물에 위치한 자석을 이용하는 경우, 그리고 압전기(piezoelectric) 혹은 자기장으로 유양돌기를 자극하거나 중이 연쇄구조물을 진동하는 자극기를 사용하는 경우로 4가지 형태의 출력 변환기가 사용된다. 마이크로폰의 구성은 외부 마이크로폰, 두피 또는 외이의 피하에 이식된 마이크로폰 3가지가 있으며, 변환기는 중이 연쇄 구조물을 진동시킨다.

이식형 보청기는 현재 상용화되어 있으며 이용 가능하다. 특히 일부 혼합성 난청 환자에서 중이 이식형 보청기는 폐쇄 효과가 없고, 증폭이득(gain)과 대역폭, 자극 강도 그리고 기기가 보이지 않는다는 장점이 있다. 완전 이식형 보청기는 외부로 나오는 부분이 전혀 없다는 것도 장점이다. 이식형 보청기 적응증에 대하여 현재 연구 중이다.

이 장은 소수의 난청에서 사용되는 몇 가지 특수한 보청기에 대한 내용이다. 이런 보청기가 필요한 환자들에게 적합하고 이상적인 보청기를 안내하기 위해서 이에 대한 이해가 매우 중요하다.

17.1 CROS 보청기 *CROS Hearing Aids*

대부분 사람들은 1개의 보청기를 사용하거나 각각 거의 독립적으로 소리를 증폭하는 2개의 보청기를 사용한다. 일부에서는 반대편 귀로 전선이나 무선을 통해 소리 신호를 보내는 보청기 시스템이 더 적합할 수 있다. 이 방식이 Contralateral Routing of Signals(CROS)로 알려진 방식이다.[684] 반대쪽 귀로 소리를 보내는 이유와 머리 양쪽에서 어떤 구성 요소의 차이가 있는지 설명할 것이다.

모든 CROS 보청기의 주요 단점은 머리 양쪽 사이를 연결하는 장치가 반드시 필요하다는 것이다. 가장 흔히 사용되는 방법은 무선 전송인데, 배터리 수명이 짧아지는 문제가 있다. 무선 CROS 보청기는 모양은 BTE 형태이고 ITE와 차이가 없어 보이나, 한쪽에는 무선 송신기를 다른 쪽 보청기에는 무선 리시버를 포함하고 있다.

해결 방법으로 이전에는 머리 뒤쪽이나 안경형 보청기(spectacle aids)의 안경테를 따라서 전선을 설치하였다. 전선 연결은 번거롭고 미용적으로도 좋지 않았다. 안경형 보청기는 선호되지 않았는데, 수선시 안경 또는 보청기 각각을 따로 수선하는 것보다 어려운 점이 있다.

> **CROS 보청기: 필수사항(CROS aids: the essentials)**
>
> 일측성 난청 환자에서:
>
> - CROS 보청기는 단순히 소리를 한쪽에서 머리 반대쪽으로 전달한다.[331, 528]
> - CROS 보청기 착용은 단순히 소리를 증폭한다는 장점만 있는 것이 아니라 단점이 장점보다 많지 않은지도 확인해야 한다.

17.1.1 단순 CROS 보청기 *Simple CROS aids*

기본 고려사항(Basic considerations)

Figure 17.1은 가장 간단한 CROS 형태이다. 청력이 나쁜 쪽 마이크로폰에서 나온 출력이 머리 반대쪽에 있는 증폭기와 리시버로 들어가는 형태이다. 분리된 마이크로폰은 위성 마이크로폰(satellite microphone)이라고 한다. 청력이 나쁜 쪽으로 전달된 어떤 신호든 증폭되어 좋은 쪽 귀에 들리게 된다. 리시버는 개방형 이어몰드을 사용하는 귀에 연결되어 있기 때문에 이로 인해 증폭되지 않은 소리가 직접 좋은 쪽 귀로 전달될 수 있다. 소리 감쇄(attenuation)는 최대로 열린 형태인 개방형 이어몰드/이어쉘을 포함한 다양한 환기구 크기를 갖는 이어몰드에 의하여 만들어진다(Figure 5.13).

CROS의 중요한 장점은 소리가 어느 방향에서 발생하더라도 좋은 쪽 귀로 들어갈 수 있다는 것이다. 두부가 고주파수에 대하여 가림(baffle) 효과를 내고, 가까운 쪽에서 들어온 소리는 증가시키고 먼 쪽에서 들어온 소리는 감쇄시킨다. 만약 신호가 청취자의 한쪽에서 들어오고 소음이 반대쪽에서 들어온다면, 반대쪽 귀에 비해 한쪽 귀의 신호대잡음비(SNR)가 훨씬 높을 것이다(Section 15.2.1). 신호가 나쁜 쪽 귀로 들어오는 경우, CROS 보청기의 위성 마이크로폰이 상대적으로 명확한 신호를 잡아낼 것이다. 전기연결, 증폭기 그리고 리시버가 이 신호를 좋은 쪽 귀로 전달할 것이다.

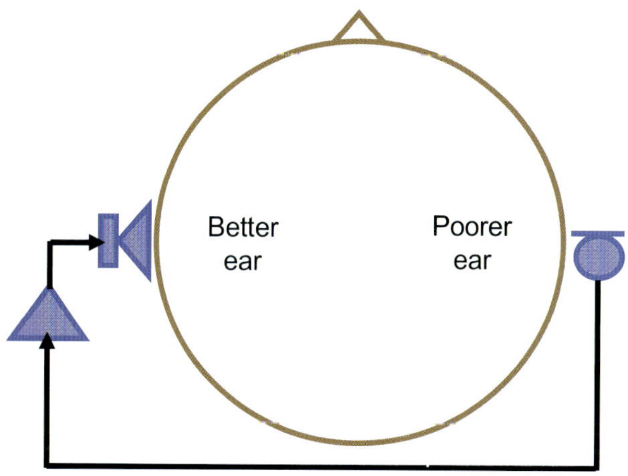

Figure 17.1 Block diagram of a CROS hearing aid system, viewed from above the head.

두부회절효과로 어음이 나쁜 쪽 귀에서 들어올 때에 CROS 보청기는 보청기를 사용하지 않는 것에 비하여 소음 상황에서 어음이해력을 높인다. 그러나 동일한 효과로 어음이 좋은 쪽 귀에 들릴 때, CROS 보청기는 보청기 증폭효과와 두부회절효과로 어음이해력을 떨어뜨릴 수 있다. 정상 청력 귀에 어음이 들릴 때 발생하는 이와 같은 CROS 보청기의 단점은 이득을 없게 만들어서 최소화할 수 있다(이 Section에서 설명된 권고사항보다 이득을 감소시켜서 최소화한다).

CROS 보청기의 두 번째 장점은 마이크로폰과 리시버가 분리되어 있다는 것이다. 리시버에서 빠져 나와 마이크로폰으로 되돌아가는 신호는 머리를 돌아 지나가는 과정에서 크게 감소하게 된다. 피드백을 유발하는 이득은 리시버와 마이크로폰이 가까이 위치하는 경우에 비하여 훨씬 더 높은 이득이 있을 때에만 발생한다.

CROS 보청기 대상자(Candidacy for simple CROS aids)

CROS 보청기 혜택을 얻을 수 있는 환자는 일측성 난청이 있으며, 나쁜 쪽 청력이 심하게 떨어져 있어 보청기를 사용할 수 없는 경우이다. 좋은 쪽 귀는 정상 청력이거나 최소 경도의 고파수 난청이어야 한다. 청력이 없는 귀 방향에서 들어오는 소리를 들어야 할 경우가 많은 상황에서 CROS 보청기는 특히 좋은 효과가 있다. 예를 들어 승객이 탑승해 있는 방향의 귀가 전농인 택시기사 같은 경우가 그렇다.

일측이 거의 정상인 저주파수 난청 환자와 중등도, 고도 고주파수 난청 환자에서 반대쪽 귀에 보청기를 착용할 수 없을 정도의 난청이 있으면 일반적인 보청기나 BICROS로도 만족도가 떨어지게 되는데, 이때 CROS 보청기로 혜택을 얻을 수 있다(Section 17.1.2). 이와 같은 경우 폐쇄효과를 피하기 위해 개방형 이어몰드가 필요하지만(Section 5.3.2) 상당한 고주파수 이득도 역시 필요하다. 현재는 이와 같은 환자들에게 일반적인 보청기 처방에서 피드백 제거(feedback cancellation) 알고리즘을 사용할 수 있지만, 피드백 제거 기능 없이도 고주파수 이득을 얻는데 CROS 보청기는 도움이 된다. 이런 환자들을 위한 CROS 보청기는 이 단락에 소개된 방법보다는 Stereo CROS 보청기를 처방하는 방법(Section 17.1.3)을 사용해서 조정해야 한다. 보청기를 사용할 수 있는 양측 난청에서 일반적인 보청기를 사용할 수 있는 경우에는 CROS 보청기를 사용하는 것보다 양측 보청기의 만족도가 더 높다.[606]

CROS 보청기 피팅 이후 좋은 쪽 귀의 청력감소가 발생하는 것은 잘못 처방된 CROS 보청기가 원인일 수 있으며, 논란의 여지가 있다. Gelfand(1979)는 난청과 CROS 보청기 사용 정도에 따른 연관 관계는 없다고 하였다. 많은 보고에서 좋은 쪽 귀가 정상 청력일 때보다 경도의 고주파수 난청일 때 CROS 보청기로 인해 만족하는 경우가 많다고 하였다.[331, 685, 1468, 1828] 이는 연구가 시행된 이후의 기술 변화를 고려하여 다시 재평가되어야 한다. 유연한 음조 조절(flexible tone control)로 전체 주파수에 걸쳐서 필요한 보청기 이득이 가능하게 하면서도 필요 이상의 이득은 만들지 않게 되었다. 과거 보청기에서는 한쪽은 일부 주파수에서 과도한 이득과 나머지 주파수에서는 부족한 이득을 만들면서 이를 타협하여 조정했었다.

만약 모든 주파수에서 너무 많은 이득을 준다면 내부소음에 대하여 불편감을 호소할 것이고, 이 현상은 어음이 좋은 쪽 귀에서 들리는 경우에도 발생하고, 보청기 없는 나쁜 쪽 귀에서는 더 크게 발생할 것이다.[528, 1815] CROS 보청기에서 너무 많은 이득을 주면 좋은 쪽 귀와 나쁜 쪽 귀의 상황이 바뀌게 된다.[1078, 1133] 정확하게 균형 잡힌 CROS 보청기를 쓴다면 착용 상태에서 양측의 청력은 차이가 없을 것이다. 좋은 쪽 귀 청력이 정상인 경우에 CROS 보청기의 성공률은 높아 보인다.[528, 739]

특히 한쪽 청력이 정상이면 보청기 내부소음으로 인해 매우 조용한 환경에서 보청기를 쓰지 않고 보청기를 선택적으로 사용하려고 한다. 그러나 중간 레벨의 소음 환경에서는 오히려 외부소음이 내부소음을 차폐한다.

보청기의 피팅 과정(Fitting procedure for CROS aids)

CROS 보청기로 청력이 좋은 쪽 귀로 직접 들어오는 소리와 나쁜 쪽 귀 방향의 증폭된 소리를 같이 듣는다. 소리 나는 곳이 좋은 쪽 귀 방향일 때, 혼합된 소리에서 직접 들어오는 소리를 듣게 되어 더 좋고, 반대로 소리가 나쁜 쪽 귀 방향일 때에는 혼합된 소리의 주요 부분이 위성 마이크로폰(satellite microphone)에서 잡은 것이므로 청력에 더 좋다.

소리 발생 방향과 가까운 것에 의해 결정되는 것이 우세현상(domination)인데, CROS 보청기에서 소리가 전방에서 들어와서 양측 귀로 같은 힘으로 전달될 때 가장 많이 발생하게 된다. 즉 전방에서 오는 소리는 양측에 동일하게 들려야 하므로 나쁜 쪽 귀의 위성 마이크로폰을 통해 증폭되어 좋은 쪽 귀로 전달되는 소리, 즉 실이증폭이득(real-ear aided gain, REAG)은 좋은 쪽 귀에 증폭 없이 직접 들어오는 소리 즉 실이공명이득(real-ear unaided gain, REUG)과 같아야 한다. 커플러이득(coupler gain, CG) 처방은 공식 4.9를 바꾸고 REAG에서 REUG를 같게 하여 계산할 수 있다:

$$CG = REUG - RECD - MLE - \text{Vent effects} - \text{Sound bore effects} \quad \ldots 17.1,$$

여기서 MLE은 마이크로폰위치효과(microphone location effect)이며, RECD는 실이대커플러차(real-ear coupler difference)이다.

Figure 17.2는 개방형 이어몰드/이어쉘과 결합된 BTE와 ITE 보청기를 위한 2-cc 커플러이득 처방이다. 이 값은 평균 성인을 기준으로 한 값이다. 공식 17.1에 사용된 값과 용어들은 Table 4.3(RECD), Table 4.5(MLE), Table 4.6(REUG) 그리고 Table 5.1 환기구 효과(vent effects)에 사용된 용어들이다. BTE 보청기를 위한 저주파수에서 커플러이득 처방은 ITE 보청기와는 다르다. 이것은 ITE 보청기보다 BTE 보청기를 피팅할 때 환기구를 위해 더 큰 공간을 개방해야 하기 때문이다. 고주파수에서는 보청기 MLE 값과 RECD 값 차이가 있는데, 다른 유형의 2-cc 커플러로 측정하는 것이 원인이다(ITE 보청기를 위한 HA1 커플러와 BTE 보청기를 위한 HA2 커플러)(주로 MLE 값).

특정 주파수 이상의 소리가 한쪽 귀에서 반대쪽으로 효과적으로 전달되는가? 이간레벨차(interaural level difference)와 이간SNR(interaural SNR)은 약 500Hz 이상에서는 상당히 크다(Figure 15.3). 이런 점에서 최대 500Hz 정도까지 낮은 주파수 소리는 효과적으로 반대편으로 전달될 수 있다. 반면에 이것보다 더 낮은 주파수 소리까지 전달을 하려고 했을 때 환자들은 내부소음에 대하여 불편감을 호소할 수 있다. 내부소음은 특히 방향성 마이크로폰 사용에 문제가 될 수 있다. 소음 환경에서는 내부소음이 문제가 되지 않고, 오히려 500Hz까지 낮은 주파수 소리를 전달하는 데 도움이 될 수 있다. 조용한 환경에서는 1500Hz 이상의 소리까지 전달하는데 효과적일 수 있다. 따라서 CROS 보청기는 다중메모리 보청기를 위한 이상적인 적용 상태라고 할 수 있다.

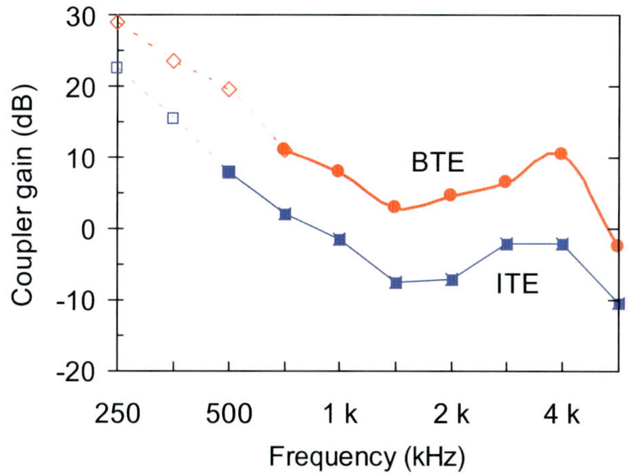

Figure 17.2 Coupler gain prescriptions for BTE and ITE hearing aids at used volume control setting for a CROS hearing aid. For the BTE hearing aid, a tube fitting is assumed. For the ITE hearing aid, a Janssen fitting is assumed. The gains shown are applicable to an average adult with no significant hearing loss in the good ear. The dashed lines in the low frequencies are not coupler gain prescriptions that should be achieved but represent upper limits that should not be exceeded.

Figure 17.2의 커플러이득 처방이 균형감 있는 CROS 보청기 피팅의 좋은 시작점이 될 수 있다. 그러나 전방에서 오는 소리는 검증할 수 없는데, 보청기 전달 경로는 보청기를 사용하지 않는 상태와 같은 이득-주파수반응을 제공하기 때문이다. 문제는 보청기를 사용하지 않는 상태의 경로는 측정(보청기를 off함으로)할 수 있으나, 이런 상태의 경로가 항상 존재하기 때문에 보청기를 착용한 상태의 경로만을 따로 측정할 수는 없다. 그러나 다음 그림과 같이 머리 양측 2개의 스피커에서 나오는 소리를 이용해 간접적으로 반응을 측정할 수 있다.

17

CROS 이득-주파수반응의 조정 및 측정(Adjusting and verifying the CROS gain-frequency response)

CROS 보청기를 Figure 17.2와 같이 커플러반응(coupler response)으로 예비 조정한 후, Figure 17.3과 같이 실이분석기(real-ear analyzer)로 더 정확하게 반응을 측정할 수 있다.

1 단계 - 좋은 귀의 반응. 보청기는 on 상태로, 스피커는 좋은 쪽 귀 전방 45°에 둔다. 좋은 귀의 외이에서 반응을 측정한다. 만약 반응이 이어몰드나 보청기 없는 상태의 일반적인 실이공명이득반응(REUR)이 아니라면, 좋은 CROS 착용에 맞도록 이어몰드가 잘 개방된 상태가 아니다.

2 단계 - 나쁜 귀의 반응. 스피커를 움직여(아니면 환자를 돌려서) 나쁜 귀 전방 45°에 둔다. 좋은 쪽 귀의 외이도에서 반응을 측정한다.

3 단계 - 보청기의 조정. 만약 2단계에서 측정한 반응 값이 1단계에서 측정한 반응 값과 맞지 않는다면, 나쁜 귀의 반응이 좋은 귀의 반응과 일치할 때까지 2단계를 반복한다. 크게 조정해야 한다면 1단계부터 다시 시작하는 것이 좋은데, 이는 나쁜 귀의 반응이 적음에도 불구하고 좋은 귀 반응이 보청기 이득-주파수반응에 영향을 받을 수 있기 때문이다. 이 상호작용은 스피커로부터 떨어져 있는 쪽 귀(보청기나 위성 마이크로폰을 포함해서)에 귀마개(ear-muff)를 씌워서 방지할 수 있다.

4 단계 - 전방 반응을 확인. 스피커를 환자 정면에 위치시킨다. REAG를 다시 측정한다. 저파수 이득을 0dB, 2~4kHz 사이에서 최대이득을 10~20dB이 되도록 반응을 서서히 증가시킨다. 만약 어떤 주파수에서든 명확한 하강(dip)이 보이면, 그 주파수에서 직접적인 소리 경로에 대하여 증폭 경로의 위상이 맞지 않을 가능성이 있다. 이런 절흔(notch) 위치와 깊이는 보청기에 따라 달라질 수 있으며, 리시버가 유선일 경우 음조 조절기(tone controls)와 리시버에 연결된 극성에 따라서도 달라질 수 있다.

측정할 때 알아야 할 것은, 조정[control, 기준(reference)] 마이크로폰은 스피커에 가장 가까운 쪽의 머리에 위치하거나, 스위치가 꺼져 있어야 한다. 여러 실이이득분석기 종류가 있어서 기준 마이크로폰을 탐침관(probe) 마이크로폰의 반대쪽 머리에 부착하는 것은 가능하지 않아 오직 차선책으로만 가능할 수 있다.

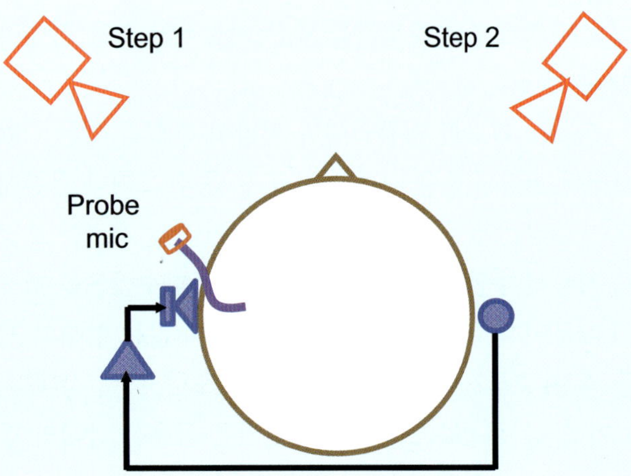

Figure 17.3 Test set-up for verifying and adjusting the gain-frequency response of a CROS hearing aid, showing the two different positions of the single test speaker.

17.1.2 BICROS 보청기 *Bilateral CROS(BICROS) aids*

기본 고려 사항(Basic considerations)

좋은 쪽 귀에도 난청이 있으면 환자는 어느 방향에서 소리가 오던지 증폭해야 한다. 더 정확한 신호를 잡아내기 위해서는 머리 양쪽 모두에 마이크로폰이 있어야 한다. Figure 17.4와 같이 2개의 마이크로폰이 같은 증폭기와 리시버에 연결되면 이를 '양측 CROS', 혹은 'BICROS 보청기'라 한다.

그러나 소리에서 멀리 떨어진 마이크로폰에서 나오는 덜 분명한 신호와 소리에 가까이 있는 마이크로폰에서 만들어지는 더 선명한 신호가 혼합되면 결국 신호의 명확성이 감소하는 문제가 있다. 최종적인 SNR이 언제나 머리 반대편의 마이크로폰에서 나온 것보다는 크기 때문에 순혜택(net benefit)은 일부 남아 있다(이득은 된다).

BICROS 장치는 바로 정면에서 오는 소리도 효과적으로 잡아낼 수 있다. 이 경우에 신호가 양쪽 마이크로폰에 동시에 들어와 2개의 마이크로폰 출력 값이 증폭되기 이전에 동조화(in phase)되어 더해지게 된다. 다른 방향에서 오는 신호는 차이를 두고 양쪽 마이크로폰에 도달한다. 결과적으로 마이크로폰 출력 값은 탈동조화(out of phase)되어 서로 더해지면 비효율적으로 결합되고, 심지어 주파수나 방향에 따라 상쇄될 수도 있다. 아쉽게도 BICROS 보청기 착용자 바로 뒤에서 들어오는 소리 역시 마이크로폰에 동시에 들어오기 때문에 최대이득(maximum gain)으로 증폭된다.

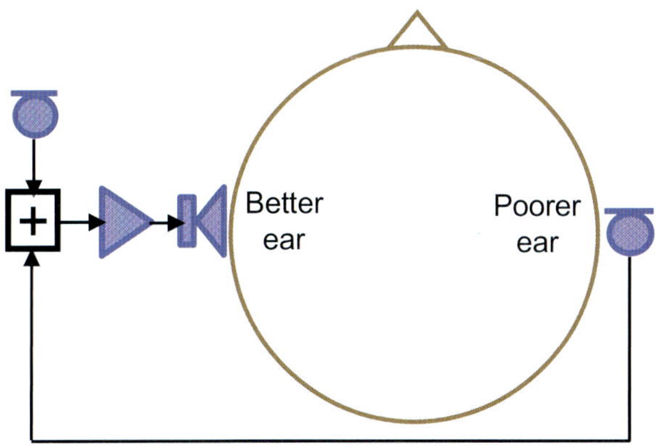

Figure 17.4 Block diagram of a BICROS hearing aid system.

하지만 전반적으로 BICROS 보청기는(약하지만) 방향성 마이크로폰 보청기처럼 작동한다. 머리에 고정된 경우 BTE형 BICROS 장치의 3차원 방향지수(directional index)는(Section 7.2.1) 500Hz에서 1.5dB까지, 4kHz에서 3dB까지 증가한다.[312] 2차원 방향지수는 500Hz에서 2.4dB까지, 4kHz에서 3dB까지 증가한다. 각각의 마이크로폰이 방향성 기능이 있어서 2개의 마이크로폰을 결합하면 방향성이 더 향상된다.[1458]

BICROS 보청기는 피드백을 방지하는 장점이 크지 않은데, 이는 2개의 마이크로폰 중 하나가 외이 가까이 있어, 전통적인 보청기와 마찬가지로 증폭된 소리를 받기 때문이다(위성 마이크로폰(satellite microphone)이 피드백 위험을 높이지 않고 총이득(total gain)을 높일 수 있으므로, 피드백 없는 최대 정면 고주파수 이득은 전통적인 보청기에 비해 약 5dB 정도 높을 것이다).

BICROS 보청기 대상자(Candidacy for BICROS aids)

더 나쁜 쪽 청력 저하가 심해 보청기로 혜택을 얻기 어렵거나 증폭하는 것이 어음이해력에 영향을 미칠 정도로 비대칭성 난청이 있는 환자에서는 BICROS 보청기가 도움이 될 수 있다(Section 15.4.2). 이런 환자들은 CROS 보청기 사용을 위한 대상자도 되는데, 특히 이명이 있는 경우 청력이 더 나쁜 쪽 귀에 BAHA나 인공와우이식을 할 수도 있다.[63a, 1477a]

BICROS 보청기 피팅 과정(Fitting procedure for BICROS aids)

BICROS 보청기를 피팅하는 것은 한쪽은 전통적인 보청기로 피팅하고, 반대쪽은 CROS 보청기는 피팅하는 과정을 조합하는 것이다. BICROS 보청기의 위성 마이크로폰은 일반 보청기 마이크로폰의 민감도와 같고(대부분의 경우에), 따로 조절하지 않아도 머리 양측에서의 민감도 균형은 맞춰진다.

보청기에 필요한 이득-주파수반응은 일측 난청에서 처방하는 방법과 같은 방법으로 기본 방식에 따라 더 좋은 귀의 청력 저하에 근거하여 처방한다. 양이청취(binaural listening)를 위한 처방은 하지 않는다. 반응은 양측 마이크로폰과 스피커가 머리 바로 앞에 있는 상태에서 확인한다. 앞에서 들어오는 소리를 들을 때 BICROS 보청기는 전체 주파수 평균에 대하여 최대 민감도를 갖도록 한다. 다른 방향에서 들어오는 소리에 대해서는 실이이득이 명확한 정점(peak)과 저점(trough)을 보이는데, 이는 먼저 전달된 소리에 대한 추가와 상쇄 효과 때문이다. 따라서 실이이득은 0° 에서만 측정되어야 하고 환자 주변에 반사면이 없어야 한다. 이런 상황에서 측정되지 않으면 반응이 위성 마이크로폰을 분리한 상태에서 측정해야 한다.

17.1.3 스테레오 CROS 보청기 *Stereo CROS(CRIS-CROS) aids*

CROS 보청기의 세 번째 종류는 스테레오 CROS이며, 이는 Figure 17.5에 있다. 이는 2개의 분리된 CROS 보청기로 생각할 수 있다. 우측의 마이크로폰은 좌측의 리시버로, 좌측의 마이크로폰은 우측의 리시버로 소리를 보낸다. 이 방법은 높은 이득을 얻기 위한 목적으로 개발되었으며, 양쪽 귀에 개방형 이어몰드로 구성된다. 마이크로폰이 머리를 사이에 두고 리시버와 떨어져 있기 때문에 피드백이 적고 이득을 높게 줄 수 있다. 그러나 이는 중요한 문제를 간과한 것인데, 각각의 마이크로폰이 다른 마이크로폰에 연결되어 있는 리시버와 가깝기 때문에 충분히 피드백이 발생할 수 있다. 이런 점을 Figure 17.5의 빨간 화살표를 보면 알 수 있다. 결과적으로 스테레오 CROS는 큰 장점이 없기 때문에 사용하지 말아야 한다.

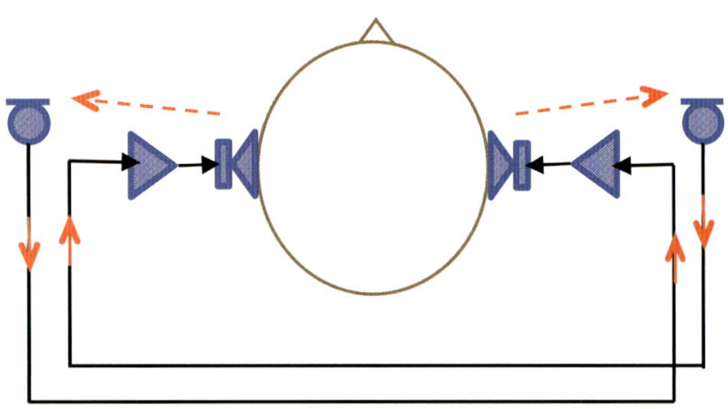

Figure 17.5 Block diagram of the stereo CROS hearing aid. The red arrows show a closed path around the components with the dashed lines representing the feedback leakage parts of the path.

17.1.4 경두개 CROS 보청기 *Transcranial CROS aids*

경두개 CROS 보청기(power CROS 혹은 내부(internal) CROS 보청기)는 한쪽의 소리를 골전도로 반대쪽 머리로 전달한다.[1193, 1742, 1828] 이 장치는 한쪽에 사용 가능한 청력이 없으나 반드시 그 쪽으로 들어오는 소리를 들어야 환자에게서 사용할 수 있다. ITE, ITC 혹은 CIC형 보청기를 그 쪽 귀에 착용한다. 한쪽 머리의 진동은 두개골을 통해 반대쪽 와우로 들어간다. 좋은 쪽 귀에 가능한 높은 감각수준으로 전달되기 위해 가능한 최고출력 보청기를 선택해야 하는데, 두개골을 통한 진동은 2개 경로로 이루어진다:[708]

- 보청기 리시버가 기능이 없는 귀의 잔여외이도용적을 이용해 상대적으로 강한 SPL을 보내고, 이로 인해 진동한 공기가 측두골 진동을 만든다.
- 보청기 리시버가 보청기의 이어쉘을 진동하는데 이는 결국 외이벽을 진동시킨다.[536] 좋은 쪽 귀에서 높은 감각수준을 얻기 위해 보청기는 외이의 가능한 깊은 골성 외이도에 꼭 맞게 위치해야 한다(Section 5.1). 이 경우 CIC형 보청기를 사용하는 것도 가능하다.[89]

경두개 CROS 보청기 대상자(Candidacy for transcranial CROS aids)

경두개 보청기 한계와 적절한 피팅을 위한 방법은 현재도 연구 중이다. 만약 상대적으로 좋은 쪽 귀가 고도의 감각신경성 난청을 갖는다면, 경두개 CROS 보청기는 적합하지 않을 것이다. 또한 경두개 CROS는 SNR을 확실히 향상시킬 수 있는데 이것이 가능한 경우는 경두개 경로를 통해 좋은 귀로 들어오는 소리가 두부회절 이후 좋은 귀의 고막을 통해 들어오는 소리보다 클 때이다. 소리 국소화를 향상시키는 것이 이 장치의 목적인데 모든 소리가 하나의 와우에 감지되었을 때 실제로 이러한 과정이 어떻게 일어나는지 알기는 어렵다(Section 15.1).

기능이 없는 귀의 외이도까지 진동이 우연히 합쳐질 수 있기 때문에 출력 변환기, 변환기를 위치시키는 방법, 그리고 좀 더 효과적인 진동을 위한 보청기케이스 디자인 방법을 개발한다면 출력 값을 높일 수 있는 좋은 방법이 될 것이다. 어떻게 BAHA가 경두개 자극을 좀 더 조절 잘하는가는 Section 17.3.3에서 확인할 수 있다.

경두개 CROS 보청기 피팅 과정(Fitting procedure for transcranial CROS aids)

경두개 CROS 보청기는 일반적인 CROS 보청기와 같은 피팅 목표(즉, 양측의 균형 잡힌 민감도)를 갖지만, 소리 전달 방법은 다르다. 외이에서 만들어 내는 소리 음압에 대한 피팅 목표가 없어서, 실이분석기(real-ear analyzer)로 확인할 수 없다. 그렇기 때문에 나쁜 쪽 전방향 45°와 좋은 쪽 전방향 45°에서 들어오는 모든 주파수의 소리가 충분히 큰 상태로 맞춰져야 한다.

경두개 CROS 보청기 피팅 정확성을 높이기 위해서는 귀 위에 큰 귀덮개(earmuff)를 착용하고, 보청기 반대쪽에 스피커를 위치시키는 검사로 가능하나, 전문적으로 검증된 것은 아니다. 귀덮개 귀마개로 인해 발생하는 추가적인 구별은 중간 주파수에서 특히 큰데, 이는 가까운 쪽 귀에 비교해서 먼 쪽의 귀에서 발생하는 이간레벨차가 충분히 크지 않기 때문이다. 각각의 방향에서 같은 역치를 갖도록 맞추어서 균형을 이룰 수 있으나 이 경우에는 절대로 귀덮개를 사용하면 안 된다.

17.2 골전도 보청기 *Bone-Conduction Hearing Aids*

골전도 보청기는 정상적으로 중이를 통과하는 소리 전달 없이 와우 내부에 있는 구조물을 진동한다. 출력 변화기는 골전도기(bone conductor)로 알려진 진동기이다(Section 2.11). 골전도기에서 전달되는 진동은 와우까지 전달될 수 있도록 효과적으로 두개골을 통해 전달되어야 한다. 적절한 연결고리를 이루기 위해서 골전도기를 보통 머리밴드 한쪽에 위치시키고, 스프링 힘으로 머리에 골전도기를 밀어주게 된다. 다른 방법으로 골전도기를 안경다리나 혹은 고무밴드가 내장되어 있는 머리띠나 모자 안에 넣어서 이용할 수 있다. 출력 변화기를 별도로 생각하면 보청기의 나머지 부분은 전통적인(음파 출력) 보청기와 동일하다. 보청기는 안경 형태일 수도 있고, 머리밴드 또는 보청기 몸체에 BTC 케이스나 다른 작은 케이스로도 만들어진다. 이 Section에서는 비이식형 골전도 보청기를 다룰 것이다. 이식형 보청기는 Section 17.3에 있다.

17.2.1 골전도 보청기의 적용 *Applications of bone-conduction hearing aids*

골전도 보청기는 4가지 경우의 환자들에서 유용하며 모두 전음성 혹은 혼합성 난청이다.

첫째는 의학적인 이유로 외이 협착이 생겨 보청기를 사용할 수 없는 경우이다. 특히 이런 경우는 귀를 막으면 외이 염증이 악화되거나, 고막천공으로 중이의 반복적인 염증이 발생하는 경우이다. 보청기로 외이도를 막으면 귀가 건조되는 것을 방해하고 감염을 악화시킬 수 있다.[1664] 골전도 보청기를 사용할 때 보청기는 귀의 어떤 부분도 막지 않는다. 이 환자들에서 골전도 보청기는 개방형 이어몰드 정도의 큰 이득을 얻을 수는 없지만(Section 5.3.1), 매우 큰 이어몰드를 사용하는 BTE형 보청기를 대신 사용할 수 있다. 또한 개방형 유양동절제술로 수술하여 적절한 이어몰드를 얻기 어려운 경우에도 사용할 수 있다.[1511]

골전도 보청기에 적합한 두 번째 경우는 선천성 외이기형(소이증), 외이가 없는 경우(무이증), 심하게 좁은 외이(외이도 협착) 혹은 중이기형이 있는 경우이다. 폐쇄증이 있는 대부분의 환자들은 한쪽 귀에만 기형이 있는데, 이때 두개골을 진동시키는 것이 소리를 와우로 전달하는 유일한 길이다.[390]

셋째는 어떤 이유로든 심한 전음성 난청이 있는 경우이다. 이 경우에는 두개골 진동이 중이를 통과하지 않고 와우로 전달되므로 기도 보청기보다 골전도 보청기가 훨씬 크게 와우를 자극할 수 있다(다음 Section은 고려해야 한다).

넷째 경우는 일측 감각신경성 난청으로 일측 감각신경

성 전농상태(single-sided sensorineural deafness, SSD)이다. 이 경우는 고도, 심도 난청에도 해당된다. 이 환자들은 Section 17.1.4에서와 같이 전농 쪽에 골전도 보청기를 착용하여 경두개 CROS 보청기처럼 활용한다.

처음 3개의 경우는 일측 또는 양측으로 골전도 보청기를 사용할 수 있다. 양측으로 사용하면 2가지 장점이 있는데, 기도 보청기와 같이 머리 양쪽에 각각의 마이크로폰이 있기 때문에 두부회절에 의한 SNR 장점이 항상 발생하는 것이다. 두 번째 장점은 양이 신호 정보로 소리 국소화가 가능하다. 머리 양쪽에서 각각 골진동기로 자극했을 때 약간의 이간감약(inter-aural attenuation (trans-cranial attenuation)이라고도 표현되는)이 발생하고, 양측 골전도 보청기를 착용했을 때 수평면에서 소리를 국소화할 수 있을 정도로 소리 강도가 감쇄된다.[1103]

17.2.2 골전도 보청기 출력 범위 *Bone-conduction hearing aid output capabilities*

골전도 보청기의 출력은 음파가 아닌 기계적 진동이므로 진동을 측정할 수 있는 기기를 이용하여 전기음향학적으로 측정해야 한다(IEC 373, ANSI S3.13). 더욱이 진동량은 부착된 표면의 특성에 따라 변한다. 결과적으로 골전도 보청기는 기계적 커플러(mechanical coupler, 두개골의 기계적 임피던스와 유사한)에 연결하여 측정하는데, 적용되는 힘을 측정하는 변환기를 사용한다. 유양돌기 이외의 다른 두개골을 실제로 자극하지만 이러한 기계적 커플러를 인공 유양돌기(artificial mastoid)로 흔하게 불린다.

진동은 힘을 표현하는 단위(Newtons 혹은 μN)로 표현되고 이는 실제로 인공 유양돌기 물체에 전달되는 힘을 나타낸다. 진동력은 1μN의 기준 에너지(reference force)에 대한 dB로 표현한다. 결과적으로 실제 힘을 기준 값으로 나눈 로그 값의 20배와 같으며, 출력에너지레벨(output force level)로 표현된다(단위는 in dB). 골전도 보청기의 입력(sound pressure)과 출력(force) 형식이 일반 보청기와 달라 골전도 보청기에서 이득에 대하여 말하는 것은 적절하지 않다. 대신 음향기계적 민감도레벨(acousto-mechanical sensitivity level)에 대하여 말할 수 있다. 간단하게 말하면 출력에너지레벨(output force level)에서 입력 SPL을 뺀 것과 같으며, 이득과 비슷한 것이다. 입력 음압으로 나눈 dB등가출력에너지(decibel equivalent output force)이다.

Table 17.1은 특징적인 고출력 BTE 골전도 보청기에서 가능한 다양한 주파수에 따른 최대출력에너지레벨(maximum output force level, OFL90)이다. 이 표는 또한 평균적인 정상 청력을 가진 사람(ISO 389-3)에서 유양돌기에서 같은 신호를 주었을 때 나타나는 역치로 인공 유양돌기에서 측정된 출력에너지레벨도 있다(ISO 389-3). 마지막 줄은 골전도 보청기가 청력손실이 없는 경우에 만들 수 있는 감각수준인데, 당연히 감각신경성 난청 성분이 있는 환자들은 Table 17.1의 마지막 줄의 값보다 낮은 감각수준을 가질 것이다.

Table 17.1 Maximum output force levels (OFL90) for a particular very high-powered BTE-style bone-conduction hearing aid, Reference Equivalent Threshold Force Levels (RETFL, ISO 389-3) for mastoid placement, and the resulting maximum sensation levels achievable for a person with normal bone-conduction thresholds (i.e. no sensorineural hearing loss). RETFL values given in ANSI S3.26 are very similar.

	Frequency (Hz)				
	250	500	1000	2000	4000
OFL 90 (dB re 1 μN)	107	122	122	119	104
RETFL (dB re 1 μN)	67	58	42	31	35
Sensation level (dB)	40	64	80	88	69

이렇게 얻은 감각수준과 기도 보청기의 감각수준을 어떻게 비교할 것인가? 이는 전음성 난청이 심한 정도에 따라 추정할 수 있다. Table 17.2는 보청기가 골전도기가 아닌 보청기 리시버를 작동할 때(BTE형 보청기인 경우), Table 17.1과 비교한 최대음량레벨(maximum acoustic level)이다. 이 OSPL90 값에서 두 번째 줄의 RETSPL 즉 2-cc 커플러에 대한 정상 청력역치(ISO 389-2)를 빼면 최대감각수준을 얻을 수 있는데, 이것이 셋째 줄이며 정상 청력을 가진 사람에게 적용할 수 있다. 감각수준은 난청 정도에 따라 차이는 있지만 전음성 난청에서도 사용할 수 있다. 예를 들어 4번째 줄은 전음성 난청을 그리고 마지막 줄은 이런 전음성 난청 환자들에게 기도 전도로 전달할 수 있는 최대 감각수준이다.

Table 17.1의 마지막 줄의 값과 비교하면, 골전도는 500Hz 이상에서 더 큰 감각수준을 제공하나, 기도전도는 250Hz에서 더 큰 감각수준을 만든다. 물론 이러한 결과는 전음성 난청의 정도에 따라 결정되는데, 전음성 난청 정도가 작아지면 기도전도 보청기에 의해 제공되는 감각수준이 높아진다. 40dB 이하의 전음성 난청에서는 모든 주파수에서 골전도 보청기보다 기도전도 보청기가 더 많은 자극을 줄 수 있다.

이 예를 바탕으로 전음성 난청 정도가 50dB 이상이 아니라면, 와우로 들어가는 소리를 최대화 하기 위해 골전도 보청기(비이식형)를 선택하지는 않을 것이다.

기도, 골전도 보청기 상대적인 효과는 어떤 감각신경성 난청의 정도에도 영향을 받지 않으나, 사용하는 특정한 리시버나 골전도기에는 영향을 받는다. 45dB 이하의 전음성 난청에서 최대로 강한 신체형(body-level) 골전도 보청기를 사용하여도 골전도 방식보다는 기도전도 방식이 250Hz~6kHz 사이의 모든 주파수에서 더 큰 자극을 준다.

이런 예들은 어떤 출력 변환기를 이용해도 심한 전음성 난청 환자에서는 높은 감각수준을 만드는 것이 불가능하며, 저주파수 소리에서 특히 그러하다. 이러한 부족한 자극은 감각신경성 난청에서 더욱 커진다.

17.2.3 골전도 보청기에 대한 처방, 조정과 전기음향학적 검증 *Prescribing, adjusting and verifying electroacoustic characteristics for bone-conduction hearing aids*

극히 일부에서만 인공 유양돌기를 사용할 수 있어서, 골전도 보청기 선택은 보청기의 특성에 근거하여 선택한 뒤에 적용할 수밖에 없으며, 이후 청력역치 또는 다른 주관적 검사방법으로 측정한다.

전기음향학적 능력에 따라 기도 보청기를 처방하는 방법은 Chapter 10에 있다. 이 Section은 이러한 처방이 골전도 보청기 처방에서 어느 부분이 바뀌는지에 대한 내용이

Table 17.2 The first three rows show the maximum output of a sample air-conduction hearing aid (OSPL90), the Reference Equivalent Threshold Sound Pressure Level in a 2-cc coupler (RETSPL, ISO 389-2) and consequently, the sensation levels achievable with the hearing aid for a normal-hearing person. The final row shows the sensation level achievable for a person with the conductive loss shown in row 4.

	Frequency (Hz)				
	250	500	1000	2000	4000
OSPL90 (dB SPL, 2 cc)	128	130	137	132	127
RETSPL (dB SPL, 2cc)	14	5	0	3	5
Sensation level for normal hearing (dB)	114	125	137	129	122
Conductive hearing loss (dB HL)	60	60	60	60	60
Sensation level for maximum conductive loss (dB)	54	65	77	69	62

다. 혼합성 또는 전음성 난청(예: 골전도 역치에 근거하여)의 감각신경성 부분을 삽입이득(insertion gain, IG)의 목표로 설정해왔다고 할 수 있지만, 여기서는 기도 보청기 대신 골전도 보청기를 맞추려고 한다. 기도 보청기에 의해 계산된 감각수준과 동일한 음향기계적 민감도레벨(acousto-mechanical sensitivity level) A는 공식 17.2로 계산될 수 있다:

A = IG + (RETFL − MAF) ...공식 17.2,

RETFL은 인공 유양돌기에 전달되는 기준등가역치에너지레벨(reference equivalent threshold force level)(Table 17.1), MAF는 정상 청력에서 Minimum Audible Field이다(ISO 226). 음향기계적(acousto-mechanical) 민감도레벨 값은 각 주파수에 따라 달라질 수 있다. 이 공식은 간단한데, 골전도 보청기의 음향기계적 민감도레벨은 정상 청력에서 삽입이득과는 달라야 하고, 출력에너지레벨은 역치에서 SPL보다 높아야 한다. 난청에서 전음성 부분은 포함하지 않는데, 이는 골전도 경로가 중이를 거치지 않기 때문이다. 이경화증(otosclerosis)에서 보청기를 처방하기 이전에 Carhart 교정(Carhart correction)을 골전도 역치에 적용해야 한다(Section 10.5).

다른 방법으로 난청의 감각신경성 부분을 평가하기 위해서는 삽입이득이 아닌 실이증폭이득(real-ear aided gain, REAG)으로 처방을 시작할 수 있다. 필요한 음향기계적 민감도레벨(sensitivity level)은 공식 17.3으로 계산할 수 있다:

A = REAG + (RETFL − MAP) ...공식 17.3,

MAP(minimum audible pressure)는 평균 외이도에 전달되는 정상 기도 청력역치이다.

이와 유사하게 골전도 보청기의 최대출력값(OFL90)을 처방하는 데 사용할 수 있는데, 동일한 수준의 감각신경성 난청에 대해서는 OSPL90을 즉 기도 보청기의 최대출력(maximum output)으로 사용할 수 있다:

OFL90 = OSPL90 +(RETFL − RETSPL) ...공식 17.4,

RETSPL은 2-cc 커플러(Table 17.2)에서 기준등가역치 SPL(reference equivalent threshold SPL)이다. Table 17.3은 공식 17.2 부터 17.4 까지 각각의 맞는 값을 제시하고 있다.

골전도 보청기 처방 실례(Example of bone-conduction prescription)

Table 17.4 처음 두 줄에 나와 있는 청력도가 있는 경우 NAL-NL2 방법을 이용해 골전도 보청기에서 이득을 처방하고(Section 10.2.2) NAL-SSPL을 이용해 OSPL90(Section 10.7.3)을 처방할 때 발생할 수 있는 문제점을 확인할 수 있다. 난청의 감각신경성 부분을 이용해서 처방한 셋째 줄 '삽입이득(IG)'과 여섯 번째 줄 'OSPL90'이 있다. 공식에 따라 계산된 값인 'RETFL-MAF(dB)'와

Table 17.3 Values for MAF (based on ISO 226), MAP (calculated as MAF plus REUG from Table 4.6), RETFL- MAF, RETFL-MAP, and RETFL-RETSPL. Similar computations can be made using the comparable ANSI standards.

	Frequency (Hz)				
	250	500	1000	2000	4000
MAF (dB SPL)	11	6	5	0	-4
MAP (dB SPL)	12	8	8	12	10
RETFL-MAF (dB)	56	52	37	30	39
RETFL-MAP (dB)	55	50	35	19	25
RETFL-RETSPL (dB)	53	52	42	28	30

'RETFL-RETSPL(dB)'은 모든 환자에서 같을 것이다. 다섯 번째 줄의 'acousto-mechanical sensitivity level(dB)'는 셋째 줄의 'insertion gain for sensorineural hearing loss(dB)'과 'RETFL-MAF(dB)'를 합한 값이 된다. 이와 같이 OFL90은 'RETFL-RETSPL(dB)'과 'OSPL90'을 더한 값이다.

OFL90을 위해 미리 처방된 값은 고출력 BTE(high-powered BTE) 보청기에서 가능한 OFL90보다 높다.(Table 17.1과 같이) 이 경우에 난청의 감각신경성 부분이 매우 작다는 것을 주목할 필요가 있다. 결과적으로 골전도 보청기 최대출력 조절은 일반적으로 개별적으로 처방하기 보다는 가능한 범위로 최대출력을 주도록 조정하는 것이다. 최대출력 값이 적절한가는 주관적으로 평가해야하지만(Section 11.7), 최대출력 값이 과도해도 골전도 보청기는 LDL의 출력을 만들 수는 없으므로 크게 고려하지 않아도 된다.

이득-주파수반응 선택과정은 공식 17.2, 17.3에 의하며, Table 17.4에도 나와 있지만 골전도 보청기를 사용하는 각각의 환자에 맞추어 적용되어야 한다. 보청기를 고려할 때 목표 음향기계적 민감도레벨은 공개된 보청기 사양과 비교해야 한다. 적절한 음조 조절(tone control)과 이득 조절은 추정할 수 있다. 제조사는 보청기 프로그래밍을 이용하여 Table 17.4 넷째 줄의 'RETFL-MAF(dB)'이 음향기계적 민감도레벨과 일치하도록 조정하기를 권장하고 있다. 각 환자에서 조정은 환자의 감각신경성 난청 정도 때문에 필요한 삽입이득에 따라 이득도 증가하도록 바꿔야 한다. 또한 난청 정도에 따라 필요한 압축은 최소한으로 해야 한다.

처방과 감각레벨을 계산하는 데에는 2가지 적합성 판정기준을 따라야 한다. 다음에 설명되는 어떤 중이 기능도 기도, 골도로 전도된 소리 사이의 관계를 통해 환자의 가장 좋은 처방을 바꿀 수 있다:

- 난청의 전음성과 감각신경성 부분을 알아야 한다. 이런 부분들을 결정하기 위해 기도역치 그리고 골도역치에 근거하는 것이 흔한 방법이지만, 중이 병변은 골전도 역치를 올리거나 혹은 낮출 수 있다고 알려져 있다.[466] 이경화증의 Cahart 절흔(notch)(Section 10.5)이 비슷한 예가 되는데, 이것은 다른 원인에 의한 전음성 난청이다.[466]

Table 17.4 Calculation of the prescription for a bone-conduction hearing aid for the person whose air-conduction and bone-conduction thresholds are shown in the first two rows. The insertion gain (for a 65 dB SPL input level) and OSPL90 prescriptions, if an air-conduction aid were to be used for just the sensorineural part of the loss, are shown in rows 3 and 6. The correction figures in rows 4 and 7 are used to convert the prescriptions to bone-conduction specifications, in accordance with Equations 17.2 and 17.4.

		Frequency (Hz)				
		250	500	1000	2000	4000
1	AC (dB HL)	60	60	70	80	80
2	BC (dB HL)	10	10	20	30	30
3	Insertion gain for sensorineural loss (dB)	0	0	1	7	9
4	RETFL – MAF (dB)	56	52	37	30	39
5	Acousto-mechanical sensitivity level (dB)	56	52	38	37	48
6	OSPL90 for sensorineural loss (dB SPL)	98	92	94	100	105
7	RETFL – RETSPL (dB)	53	52	42	28	30
8	OFL90 (dB re 1 μN)	151	144	136	128	135

- 기도 보청기에서 출력되어서 중이에 들어가는 높은 레벨의 소리는 등골반사에 의해 감소된다. 처방되는 보청기 영역이 LDL에 의해 영향을 받는 범위까지이면 등골반사에 의해 감소된다고 할 수 있다. 하지만 전음성 난청에서 등골반사는 일반적으로 중이 수술에도 영향을 받지 않는다.[1351] 만약 등골반사가 있다면 골전도 소리의 민감도를 더욱 높일 수 있다.[256] 실제로 등골반사에는 큰 영향이 없으며, 골전도 보청기에서 가능한 최대출력 범위 내에서는 결과에 영향을 미치지 않는다.

골전도 보청기의 전기음향학적 성능이 적합한지 어떻게 평가할 수 있는가? 이때는 기도 보청기와 같이 직접 삽입이득을 구할 수는 없다.

골전도 보청기를 착용하고 음장에서 청력역치를 검사하는 방법이 있다. 이 방법은 골전도 보청기를 통해 만들어지는 가능한 아주 작은 소리(softest sound)들에만 해당되고, 보청기가 제공하는 감각레벨은 알 수 없다. 만약 피팅 소프트웨어가 소리의 출력레벨(output level)이 어떤지 알려주는 기능이 있다면 소프트웨어를 통해 알 수는 있을 것이다.

검증의 주관적인 방법은 Chapter 12의 방법을 사용할 수 있다.

보청기 기기(골 진동 변환기를 제외하고)를 교정하는 방법은 일시적으로 골진동기를 보청기 케이스의 버튼형 이어폰으로 대체함으로써 가능한데, 이는 2cc 커플러에서의 출력을 측정하고, 이를 골전도기에 임시로 연결한 이어폰으로 얻은 출력과 비교하는 것이다. 이 방법은 보청기를 피팅할 때 사용하고, 이후 보청기가 작동이 잘 안 되면, 이전에 측정하였던 값과 비교할 때도 사용할 수 있다.

17.2.4 골전도 보청기의 단점 *Disadvantages of bone-conduction hearing aids*

골전도 보청기는 기도 보청기에 비하여 몇 가지 단점이 있다:

- 변환기는 진동기에 의해 발생하는 최대 에너지(force)와 같은 정도로 최소한 머리를 눌러 주어야 한다(아니면 진동기가 신호를 보낼 때 튀어나갈 수 있다). 골진동기를 지속적으로 사용하면 피부를 단단히 눌러서 변하게 되며, 통증을 유발할 수 있다. 이는 상대적으로 좁은 피부 면적에 기기가 닿기 때문이데, 가해지는 압력은 피부 내의 모세혈관 압력보다 높아져 혈류가 막힐 수 있다.[1474] 다행히 곧 넓은 면적으로 접촉하는 골진동기가 나올 예정으로, 이 문제는 해결될 수 있을 것이다. 이 장치들은 수십 년 동안 변화가 없었던 전통적인 진동기에 비해 왜곡 정도는 낮고, 출력과 대역폭이 약간 높다.
- 골진동기와 이를 두개골에 붙들어 두는 방법은 쉽지 않은 일이고 조심해야 한다.
- 골전도 소리의 이간감약(inter-aural attenuation)은 기도전도 소리보다 작다. 결과적으로 두부의 각 방향에서 다른 소리를 받아들일 수 있어도, 각각의 와우에 따로 다른 신호를 전달할 수는 없다. 그렇기에 양측 골전도 보청기는 양이차(binaural difference, 양이강도차)는 더 작지만 소리를 국소화하는데 충분하고, 두부회절로 만들어지는 SNR 차이는 이용할 수 있다.[159]
- 인공 유양돌기 없이는 보청기 출력을 전기음향학적으로 측정할 수 없어서, 기도 보청기에 비해 보청기 성능을 측정하기 힘들다.
- 보청기와 변환기 사이가 현재의 전선 또는 플러그(plug)로 연결되는 것은 신뢰도가 낮다.
- 피부와 변환기의 한계로 인한 소리 전달 감소는 저주파수와 매우 높은 고주파수의 적절한 반응을 만들 수 없다. 골전도 보청기의 최대출력은 같은 주파수에서 이상적인 출력보다 훨씬 작고 모든 주파수에서 이상적인 값보다도 작다.
- 변환기와 헤드밴드는 쉽게 제거할 수 있다.

디자인의 한계에도 불구하고, 골전도 보청기는 일부 청력 저하 환자에서 기도 보청기보다 더 좋은 해결책이고, 새로운 디자인은 단점들을 많이 개선시킬 수 있을 것이다. 다음 Section에서 소개될 이식형 골전도 보청기는 마지막 3가지 단점이 해결되었고, 부분적으로 피부를 눌러야 하는 단점도 해결되었다.

17.3 이식형 골전도 보청기 *Bone-Anchored Hearing Aids*

이식형 골전도 보청기(bone-anchored hearing aid, BAHA)는 골전도 보청기의 많은 단점을 없앨 수 있다. 골전도 보청기와 같이 BAHA도 기계적 진동을 출력하지만, 이식형 골전도 보청기 진동을 유양돌기에 박힌 티타늄 나사를 통해 두개골로 전달한다.[1784] 나사가 티타늄이기 때문에 주변 뼈와 나사 사이의 골유착(osseointegration)이 발생한다. 머리에 착용하는 BAHA가 가장 흔히 사용되는데, 마이크로폰, 증폭기 그리고 진동기가 1개의 패키지 안에 존재한다. Figure 17.6과 같이, 패키지는 티타늄 나사가 박힌 지대주(abutment)에 꼭 맞게 물리게 된다. 이 직접적인 연결은 피부를 통한 커플링(경피 커플링, percutaneous coupling)이라고 한다. 더 강한 신체착용 BAHA(body-worn BAHA)는 진동기만 머리에 심어져 있다.

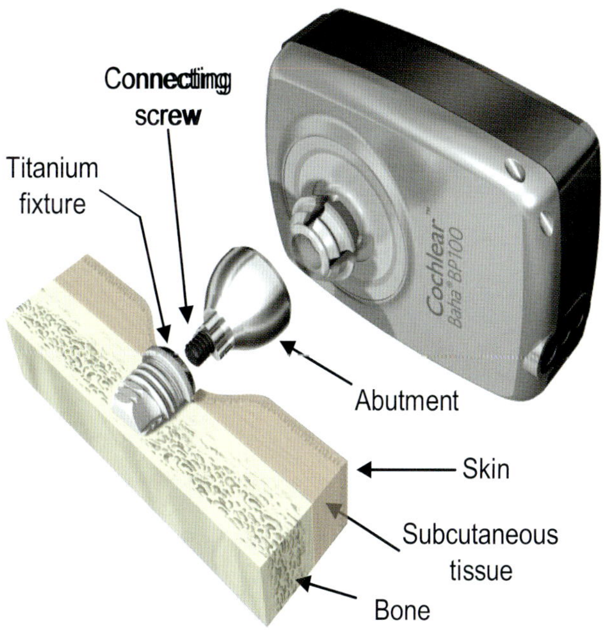

Figure 17.6 Bone-anchored hearing aid, showing its attachment through the skin to the bone. Used by permission from Cochlear Bone Anchored Solutions.

BAHA가 두개골을 통해 전달하는 기계적 경로는 더 효과적이고, 편안하게 진동을 전달하게 되며 피부에 가해지는 압력을 피할 수 있다.[669] 일반적인 골전도 보청기 변환기의 진동 대부분이 피부나 피하조직에 흡수되므로, 피부에 대고 누르지 않는 BAHA는 600Hz 이상의 영역에서 약 10~15dB 정도 더 강한 자극을 줄 수 있다.[158, 670, 671]

BAHA를 착용하기 위한 수술은 상대적으로 간단하여 국소마취로 외래에서도 시행이 가능하다.[263] 많은 나라에서 영구적으로 골전도 보청기가 필요한 환자들에게 BAHA가 이를 대체하였다. BAHA는 물리적으로 월등히 편하고, 잘 보이지 않으며, 더 큰 출력 값을 낼 수 있어 전통적인 골전도 보청기보다 성능이 좋다.[672, 1662] 환자들도 전통적인 골전도 보청기보다 BAHA를 선호한다.[150, 194, 672, 1663, 1669] 이런 선호도는 BAHA의 더 좋은 어음분별력(speech discrimination)과 관계없이 골전도 보청기보다 BAHA를 좋아한다.

BAHA와 기도 보청기 사이의 상대적인 효과는 상황에 따라 다르다.[1666] 전음성 난청이 심할수록 BAHA가 기도 보청기보다 더 효과적이다.[1294] BAHA는 더 좋은 감각수준을 제공하므로, 30~35dB 이상 전음성 난청 성분에 대하여 기도 보청기보다 BAHA가 더 좋은 능력을 갖는다.[412, 556, 1666, 1708]

귀에 염증이 자주 발생하는 경우에도 이어몰드가 필요하지 않는 BAHA가 좋다. 이에 따라 BAHA를 사용하여 귀의 염증이 줄어드는 것이 가장 중요한 장점이다.[1294]

두부착용(head-worn) BAHA는 45dB HL(평균 0.5, 1, 2, 3kHz)까지, 가장 강한 신체착용(body-worn) BAHA는 60dB HL까지의 골전도 역치를 갖는 환자에게 만족할만한 수준의 자극이 가능하다.[13, 158, 160, 1666] 이러한 제한점은 절대적이지 않다. BAHA는 좋은 쪽 귀의 감각신경성 난청 정도가 작을수록 더 효과적이다.[488] 좋은 귀의 골전도 역치가 낮을 수록 BAHA 이후 가능한 청력역치가 더 낮아지고, BAHA로 제공할 수 있는 감각레벨은 더 커진다.[1407] 결과적으로, 조용한 곳에서 어음이해력이 향상되고 특히 작은 말소리(soft speech)에 대하여 더 좋아진다.[1407]

BAHA 효과는 이식하지 않고 검사가 가능한데, BAHA 변환기에 연결된 검사 막대를 치아로 물어서(피드백을 방지하기 위해 입술을 다문 상태에서) 피부에 의한 손실 없이 검사가 가능하다. 영구적인 나사를 통해 두개골에 연결하면 치아를 통해 임시로 검사하는 것보다 효과적이며, 특히 고주파수 소리를 더 잘 전달한다.

효과는 떨어지나 더 편리한 방법으로 검사 막대를 유양돌기나 전두골에 대는 방법이 있다. 편리하게 쓸 수 있는 임시 착용방법으로 스틸 헤드밴드(steel headband)가 있는데, 전통적인 골전도 보청기처럼 BAHA를 머리 측면에 부착하게 한다. 이러한 전통적인 방식은 경피성 자극(transcutaneous stimulation)이라고 하는데, 환자가 수술로 기대할 수 있는 결과를 알기 위해 수술전 수주 동안 착용해 보기를 권장한다.[1666] 다른 방법으로는 BAHA를 부드럽고 신축성 있는 밴드를 사용하여 고정하는 것이다. 이 방법은 너무 어려서 이식을 받기 어려워 장기간 사용이 필요한 소아 환자에게 적합하다. 어떤 임시 종류의 밴드를 사용해도 BAHA는 전통적인 골전도 보청기와 같은 정도로 자극 수준을 낼 수 있지만(이 방식으로 사용했을 때),[753] 이식했을 때보다는 자극 레벨이 낮다.[670, 1855] 이때 사용하는 접촉면이 일반적인 골전도 보청기보다 커서 착용하기 더 편리하다.

BAHA로 혜택이 있는 난청 종류는 비이식형 골전도 보청기와 동일하며 Section 17.2.1에 있다. 다음 Section은 3가지 BAHA 혜택이다. 주관적으로 보고하는 혜택이 객관적으로 측정되는 혜택보다 대부분 크다.

현재 이식형 골전도 보청기는 한 군데 이상의 회사에서 만들어지지만, 'Baha'라는 단어는 이 회사들 중 한 곳의 등록상표이다. 더 흔하게 쓰이는 용어는 '골고정 이식기(bone-anchored implant)'와 '골유착 청각이식기(osseointegrated auditory implant)'이다. 여기에서 언급되는 대부분의 연구가 BAHA에 기초해 시행되어 BAHA라는 용어를 사용하지만, 여기서 사용하는 BAHA의 의미는 피부를 통해 두개골로 전해지는 진동을 이용하는 모든 보청기를 말한다. 대부분의 원칙은 일반적인 골전도 보청기와 같지만, 얻을 수 있는 감각레벨과 착용감에서 차이가 있다.

새로운 장치로 치아를 통해 두개골을 진동시키는 방법이 있으며, 일시적인 용도뿐만이 아니라, 영구적인 방법으로도 사용 가능하다.[1447] 입 안에 있는 리시버가 외이도에 있는 마이크로폰으로부터 신호를 받는데 이것은 귓바퀴를 이용해 소리의 위치를 알아내는 것이 가능하며, 추가적인 장점으로는 수술이 필요하지 않다는 것이다.

17.3.1 일측 전음성 또는 혼합성 난청에서의 BAHA *BAHAs for unilateral conductive or mixed hearing loss*

일측 전음성 또는 혼합성 난청에서 한쪽 BAHA를 시행하였을 때의 효과를 평가한 것에 근거한 혜택은 일정하지 않으나, 자기보고(self-report)에서 일상 생활의 혜택은 일정한 것으로 나타났다:

- 일측성 난청 환자에서 BAHA를 이용한 소리 국소화 기능은 보청기를 사용하지 않는 경우보다 좋거나,[754, 1665] 보청기를 착용한 것과 약간 차이가 난다(뒤의 결과는 당연한데, BAHA는 양쪽 와우를 자극함에 따라 국소화를 위한 이간정보가 없기 때문이다).[1463]
- 난청(BAHA를 착용한)쪽 귀의 SNR이 높으면 BAHA를 사용하면 어음이해력은 없는 것보다 좋았다.[488, 754] 양측 SNR이 같으면 보청기가 없는 경우와 차이가 없었다.[488] 그럼에도 BAHA를 착용한 쪽에 소음이 들릴 때에도 어음이해력이 떨어지는 경우가 거의 없었다.[488]
- 대부분의 환자들이 장치를 깨어있는 시간 동안 사용하고 있는데, 이는 검사로 측정하는 것보다 명확한 실제적인 혜택이 있기 때문이다.
- 대부분의 환자들은 BAHA가 도움이 되고 삶의 질도 올린다고 주관적인 보고를 하고 있다.[64, 488, 499, 754, 1170, 1463, 1900, 1901]

BAHA 혜택이 전음성 난청과 감각신경성 난청에서 난청 정도에 따라 영향을 받으므로 여러 연구에서 결과가 다를 수 있다. 전음성 난청의 정도(예: 기도골도 차)가 증가함에 따라 보청기를 사용하지 않았을 때 어려움이 증가하지만, BAHA가 와우를 자극하는 정도에는 영향을 미치지 않는다. 반대로 감각신경성 난청이 심해질수록 BAHA로 얻을 수 있는 감각수준은 낮아진다. 따라서 BAHA로 얻는 혜택은 전음성 난청 정도에 따라 커지고, 감각신경성 난청의 정도에 따라 감소한다. 추가적으로 고려할 사항은 난청이 선천성 난청인지, 후천성 난청인지에 대한 부분이다. 선천적으로 한쪽에 전음성 난청이 있어 BAHA 이식을 나중에 받으면 좋은 국소화를 위한 양이 신호처리 기능을 얻지 못하고, 소음에 의한 차폐로부터 양이 해방(binaural release) 효과도 얻지 못할 것이다.[1665]

17.3.2 양측 전음성 또는 혼합성 난청에서의 양측 BAHA *Bilateral BAHAs for bilateral conductive or mixed hearing loss*

양측 전음성 혹은 혼합성 난청 환자는 양측 BAHA를 사용하면 혜택을 얻을 수 있다. 양측 BAHA가 양측 와우 모두에 진동을 전달하긴 하지만, 동측 BAHA가 같은 쪽 와우를 반대쪽보다 더 크게 자극하고, 200 usec 더 빨리 자극한다.[1707] 동측 와우가 받는 자극이 반대측 와우에서 받는 자극을 초과하는 정도(경두개 감약, transcranial attenuation에 의해)는 주파수가 높아짐에 따라 커져서, 고주파수에서 평균 10dB 정도인데 이는 환자마다 차이가 크다.[162, 1346, 1707] 양측 BAHA는 이분자극(dichotic stimulation, 좌우가 다르게 들리는 자극)을 어느 정도 만들 수 있다. 그에 따른 이간 정보 차이는 정상이나, 기도 보청기를 사용할 때만큼 강하지는 않은데, 이는 소리의 기도골도 차이에 따라 나타나는 명확한 교차자극(cross stimulation) 때문이다.

그럼에도 양측 BAHA가 만드는 양이 신호 정보는 일측 BAHA에 비해 확실히 더 좋은 소리 국소화를 만들어 낼 수 있다.[159, 1464, 1661, 1839]

주변 소음이 있을 때나 한쪽 BAHA 사용시 착용하지 않은 귀쪽의 SNR이 BAHA가 착용한 쪽 SNR보다 클 때에는 양측 BAHA가 언제나 일측 BAHA에 비해 더 좋은 어음이해력을 제공한다.[159, 497, 1661, 1839] 만약 한쪽이 반대쪽보다 SNR이 좋을 때, 환자가 더 나쁜 쪽의 SNR로 소리를 받아야만 할 때에는 양측 BAHA는 이러한 점을 효과적으로 보장할 수 있다.

착용자가 두부회절효과를 이용할 수 있어서 양이 정보가 강하여 양이 스퀠치(binaural squelch) 현상이 일어날 수 있다. 이는 저주파수 소리에서 양측 BAHA가 양이차폐레벨차(binaural masking level difference)(Section 15.2.2)를 나타낼 수 있기 때문에 입증되었다.[159]

양측 BAHA는 일측 BAHA보다 조용한 환경에서 어음청취역치(speech reception threshold)가 낮다.[159, 1464, 1661, 1839] 이는 부분적으로 각 와우가 2개의 BAHA로부터 자극을 받기 때문이고, 일부는 양이 잉여 또는 양이 합산(binaural summation)이라고 하는 중추적 기능에 의한다(Section 15.3.1).[1707]

이런 장점들을 고려하면 양측 BAHA가 일측 BAHA보다는 차이가 크지 않지만, 삶의 질이 높은 것은 당연하다.[742] 소리나 소음의 위치와 관계없이 양측 전음성 난청 환자에서 일측 BAHA도 보청기를 착용하지 않은 것에 비해 충분한 혜택을 준다.[488]

17.3.3 일측 감각신경성 난청에서의 BAHA *BAHAs for single-sided sensorineural deafness*

일측 전농(SSD, 일측성 감각신경성 난청) 환자에게 BAHA를 동측에 이식하여 두개골을 통해 반대측 와우에 진동을 전달할 수 있다(Section 17.1.4). SSD 환자에서 BAHA를 사용하는 목적은 BAHA를 착용한 쪽이 더 좋은 SNR을 갖는 경우 이러한 좋은 음질의 신호를 기능하는(혹은 더 좋은 쪽의) 와우에 전달하도록 하는 것이다.

어음이해력에 대한 BAHA의 효과는 들어야 하는 어음과 경쟁하는 신호가 들어오는 방향에 따라 매우 다르다. 두부회절로 SSD쪽에서 SNR이 더 좋다면, 어음과 소음의 정확한 위치에 따라 다르고 효과가 미미할 수도 있지만,[162] BAHA는 이러한 경우 어음이해력을 올린다.[488, 750, 751, 1367, 1947] 음원 발생원까지의 거리가 실내의 임계거리(room's critical distance)보다 훨씬 클 때(Section 3.4)에는 SNR이 양쪽 머리에서 같아서 BAHA는 어떤 혜택도 없다.

반대로 정상 청력쪽 SNR이 더 좋을 때는 정상 청력 와우로 BAHA에 의해 전달되는 반대편 신호가 직접 들어가는 신호보다 덜 선명하여 혼란을 주기 때문에 BAHA에 의하여 어음이해력이 낮아진다.[488, 750, 1067] BAHA의 최종 혜택은 장점을 극대화할 수 있는 상황과 단점이 극대화되는 상황에 따라 달려있다. 객관적인 측정을 검사실에서 시행하면 이런 장단점은 동일하여 상황에 따른 혜택은 없는 것처럼 보이게 된다.

그러나 실제 생활에서 착용하는 경우는 달라서 장점이 단점을 동일하게 상쇄하지는 않는다고 한다.[488, 750, 1067, 1947] 아마도 좋은 쪽 귀에 소음이 들리고 어음이 나쁜 쪽 귀에 들릴 때와 같이 가장 어려운 환경을 BAHA를 착용함으로 벗어나기 때문이다. 비록 BAHA가 더 쉬운 상황(좋은 쪽 귀에 어음이 들리고 소음이 나쁜 쪽 귀에 들릴 때와 같은)을 더 어렵게 만들기도 하지만, 의사소통은 쉽게 만족할만한 수준이다.

BAHA 사용에 따른 혜택에 대한 자기보고는 선택 오류를 일부 포함할 수 있다. 한 연구에서 SSD 환자가 임시 헤드밴드로 BAHA를 사용할 기회가 있을 때, 63%가 실제 생활에 BAHA가 도움이 된다고 하였다. 나머지 37%는 BAHA를 사용하면 의사소통 능력에 약간 차이가 있다고 하였다.[963] 다행히 두부착용 BAHA(head-worn BAHA)의 소음환경하어음이해력은 수술을 하기 전에 더 효능이 높은 신체형 BAHA(body-worn BAHA)를 머리밴드로 착용해서 동일 상황을 측정하면 예측할 수 있다.[1659] 신체형 BAHA의 출력 값이 높아서 헤드밴드를 통해 피부에 이식했을 때 진동력이 감소하는 것이 아마도 보상되기 때문이다.

SSD에서 보청기를 사용하는 한 가지 이유는 두부회절효과에 의한 혜택을 얻는 것인데, 이는 저주파수보다 고주파수 영역에서 크다. 두부회절효과가 적은 1500 Hz 이하의 주파수에서는 감쇄되므로 BAHA를 착용하는 효과가 떨어지게 되나, 보청기를 착용하지 않은 쪽의 SNR이 더 높을 때 BAHA에 의한 단점이 줄어든다.[1406]

BAHA가 SSD 환자에서 소리 국소화를 개선할 수 없다는 것은 중요하다.[488, 750, 963, 1067] 모든 소리는 여전히 1개의 와우로 들어오고 양쪽에서 소리가 전달되지만, 양이 신호정보(binaural cues)를 이용할 수 없다. 사실 BAHA는 머리 움직임에 의한 소리 강도나 소리 스펙트럼의 변화를 작게 만들기 때문에 소리를 국소화시키는 것이 BAHA가 없을 때보다 더 나쁠 수 있다. 특히 BAHA로 처음 소리를 듣고 새로운 단이 스펙트럼 정보(monaural spectrum cue)에 익숙하지 않을 때 더욱 심하다.

BAHA는 일측 또는 양측 전음성 난청보다는 SSD에서 혜택이 작다.[480, 1170] 이는 일측 또는 양측 전음성 난청은 BAHA로 양쪽에서 들어오는 소리를 모두 받을 수 있기 때문에 어느 정도의 혜택을 얻을 수 있다. 2개의 기능을 하는 와우가 있는 경우에만 양쪽 와우에서 소리를 들을 수 있으므로, SSD 환자에서 양이 신호처리 기능은 사용할 수 없다. SSD에서 수술 후 몇 년 혹은 그 이상 지속적으로 BAHA를 사용하고 혜택을 얻었다는 보고가 있다.[751] 비록 객관적인 자료에 의한 완전한 결과는 아니지만, SSD 환자들에게 BAHA 사용이 흔히 적용되고 있다.

17.3.4 BAHA의 합병증 *Complications with BAHAs*

피부를 통과하는 지주대에 의해 염증이 발생하는 문제는 매우 빈도가 낮다.[1449] 부작용은 감염, 지대주 주변 염증, 골융합의 실패이다. 이런 문제 발생의 빈도는 최근 보청기 디자인 변경에 의하여 감소하고 있다.[490]

환자나 환자의 보호자에게 부드럽게 피부와 지대주를 정기적으로 소독하는 것을 안내하는 것이 매우 중요하다. 또한 BAHA가 부착된 부분에 외상이 없도록 하는 것이 필수적인데, 드물지만 어린이들에서 신체적 외상으로 인하여 떨어지는 경우도 있다. 소아에게 BAHA를 적용하기 어려운 주요 제한점은 두개골 두께와 구성으로 3세까지는 이식이 적당하지 않다.[1666]

17.4 중이 이식형 보청기 *Middle-ear Implantable Hearing Aids*

향후 기도 또는 골전도 보청기를 대체할 기기는 중이 이식형 보청기이다. 이 장치는 보청기가 음향학적 출력을 만들지 않고 중이나 정원창에 기계적인 진동을 전달하는 것이므로 이어몰드가 필요 없다. 중이 이식형 보청기는 외부에 보이는 부분 없이 완전히 이식 가능한 경우와 부분적으로 출력 변환기만 이식하고 마이크로폰, 배터리, 증폭기와 전송기는 외부에 착용하는 경우가 있다.

만약 마이크로폰과 배터리를 이식하지 않으면 신호는 외이로부터 진동 변환기까지 어떻게든 전달해야 한다. 대부분 외부 코일(coil)로부터 내부 코일을 피부를 통해 유도(induction)할 수 있어서 증폭된 신호가 내부 자극기로 전달된다. 다른 방법은 피부 바깥에서 변화하는 자기장을 만들고 이것이 중이 내부의 이식된 자석에 바로 영향을 미치는 방법이 있다.

완전 이식형 보청기는 배터리도 이식되는데, 현재 기술로는 3~10년마다 교체해야 한다.

17.4.1 출력 변환기 *Output transducers*

중이 이식은 전자기(electromagtnetic) 또는 압전기(piezoelectric) 형태의 출력 변환기를 사용하는데 이는 내부 자극기(stimulator)로 불리고, 4가지 방법으로 중이나 와우에 진동을 전달한다.

부유형 전자기 변환기(Floating electromagnetic transducers)

대부분의 연구결과를 통해 임상적으로 적용된 변환기는 골전도와 같은 관성원리(inertial principle)에 기초한 전자기 장치이나, 좀더 직접적이고 민감한 경로로 진동을 전달한다. 부유형 전자기 변환기는 코일 내부에 자석이 느슨하게 부착된 형태로 구성된다. 교류전류가 코일에 전달되면 자석과 코일이 서로에 대하여 움직인다. 자석이 코일에 비해 상대적으로 질량이 크기 때문에, 관성이 자석의 움직임을 억제하고 자석과 코일 사이의 관성의 힘이 코일을 진동하게 만든다.

만약 코일이 중이 이소골 연쇄나 정원창에 닿아 있으면, 진동이 와우로 전달된다. 원래 흔하게 쓰는 방법은 침골의 장돌기(long process)또는 단돌기(short process)에 클립으로 부착하는 것이다.[1785] 이소골 연쇄가 비정상적이면, 정원창 적소(round window niche)를 넓히고 이후 변환기를 정원창에 닿게하여 코일이 정원창에 압력을 가할 수 있다.[315, 896, 1735] 다른 방법으로 등골이나 등골족판(예: 난원창을 통해)에 위치시킬 수도 있다.[374, 569, 786]

비록 자석이 코일보다 상대적으로 질량이 크지만 침골에 부착되는 변환기의 총 질량이 25mg으로 매우 가볍기 때문에 전자기 자극이 없는 경우 청력역치에 미치는 효과는 매우 작다.[566, 1081, 1566, 1670, 1719, 1860] 연구에 따르면 평균 약 5dB 정도 변하게 되는데, 수술적인 방법에 따라 차이가 있다. 질량을 늘릴 때의 변화를 사체 검사에서 측정했을 때 효과는 고주파수에 한정되었다.[1308]

부유형 전자기 변환기는 'vibrating ossicular prosthesis(VORP)'로 표현될 수 있다.

분리형 전자기 변환기(Split electromagnetic transducers)

분리형 전자기 변환기는 코일로 발생되는 자기장에 의해 진동되는 작은 영구 자석으로 구성되어 있지만, 물리적으로는 코일과 연결되어 있지 않고 이식되지 않는다. 전기가 코일을 따라 흐르면, 흐르는 전류의 양에 따라 자석이 진동한다. 이는 보청기의 스피커와 리시버에서 사용되는 방식(Section 2.6)과 같은데 다른 점은 중이 이식 변환기에서는 코일이 아닌 자석이 움직이는 것이다.

대부분의 중이 이식 방법에서 자석은 이소골 연쇄의 특징 부분에 단단히 부착되어 있고, 이로써 진동이 자석으로부터 중이 구조로 전달될 수 있게 한다. 자석은 고막,[853] 침골,[567, 1130, 1785] 침-등골 관절[768, 770] 그리고 정원창[1682]에 위치할 수 있다. 자석을 조종하는 코일은 보청기의 귀 외부 부분이나 이어쉘[770, 853, 1682] 또는 중이[1130]에 위치한다.

고정형 전자기 변환기(Anchored electromagnetic transducers)

고정형 전자기 변환기는, 영구적인 자석이나 코일이 모두 중이 주변의 골부에 부착되고 나머지 부분이 이소골 연쇄의 한 지점에 연결되어 있다. 따라서 자석과 코일의 진동력은 이소골 연쇄에 직접적으로 전달된다.[118] 변환기의 몸체는 유양동에 고정되고 커플링 연결로 중이 이소골 연쇄로 진동을 전달한다. 원래 연결은 레이저로 만든 침골의 구멍에 삽입하는데,[854] 정원창에도 연결할 수 있다.[1035] 커플링은 기기가 비활성화되어 있을 때 청력역치에 최소한의 효과만을 준다.[806, 1145]

고정형 압전 변환기(Anchored piezoelectric transducers)

고정형 압전(piezoelectric) 변환기는 전압이 가해졌을 때 모양이 변하는 세라믹에 기초하고 있다. 변합기의 한쪽 끝은 중이 주변의 뼈에 부착되고 나머지 한쪽은 이소골 연쇄의 특정 지점에 연결되는데, 이를 통해 소리 진동이 와우로 전달된다. 얇은 판(thin plate)으로 된 변환기의 끝은 침등골 관절 사이에 위치하도록 되어 있어 침골과 등골 사이에 샌드 위치처럼 존재한다.[487] 또 변환기는 진동이 이소골 연쇄와 물로 채워진 휘어지는 튜브로 연결되는데, 이 튜브는 끝이 풍선처럼 되어 있다.[787] 압전 변환기는 특성상 넓은 주파수 반응을 갖는다.

모든 자극기는 정적인 중이내 압력(혹은 반대로)과 상대적으로 변화하는 대기압에 반응하는 이소골 연쇄의 움직임을 극복해야 한다. 중이로 전달되는 소리에 의한 진동량이 이러한 압력 변화와 관련된 움직임보다 수배에 해당된다. 부유형 질량 변환기(floating mass transducer, 접촉 부분이 한 군데이기 때문에) 또는 분리형 전자기 변환기(코일과 자석이 독립적으로 귀의 다른 구조물에 부착되고 그 사이에 단단한 연결이 없기 때문에)는 본래 특성상 신체 활동에 제한이 없다. 고정형 변환기는 크고 천천히 편하게 움직일 수 있도록 설계되어야 한다.

17.4.2 마이크로폰 *Microphones*

현재 중이 이식형 보청기에서 마이크로폰은 4가지 다른 방법이 있다:

외부형(Externally located). 부분 이식형 보청기의 마이크로폰은 외부에 착용하는 케이스에 구성하는데, 귀 뒷편이나 이식 기기의 바로 외측 두피에 위치시킨다. 이 마이크로폰은 일반적인 보청기에 사용되는 것과 같고 방향성 또는 전방향성 마이크로폰 기능을 가질 수 있다.

두부 피하형(Subcutaneous in the scalp). 밀폐된 케이스로 쌓여진 마이크로폰은 피부 바로 아래 위치시킨다. 이 케이스는 피부를 통해 전달되면서 발생한 신호 강도 손실을 최소화하기 위해 만들어진 큰 격막(diaphragm)을 추가로 가진다.

외이도 피하형(Subcutaneous in the ear canal). 이것도 밀봉된 케이스로 구성되는데, 더 작은 격막을 가지고 있어 민감도는 낮지만, 이식된 부위가 외이도 골부 피부 아래이기 때문에 귓바퀴와 외이도 특성에 의해 전달되는 신호가 회절과 공명효과로 증가된다. 또한 정상 귀의 이득과 같은 방향성 효과를 갖는다.[415, 1101]

중이 변환기(Transducer in the middle ear). 마이크로폰은 밀폐된 변환기를 중이강에 위치하여 중이의 구조물 중 하나로부터 자연스러운 진동을 만들 수 있다. 사용화된 하나의 시스템은 추골이나 침골이 밀봉된 압전 변환기(piezo-electric transducer)를 진동시킨다.[268] 중이형 변환기 마이크로폰의 주된 혜택은 귓바퀴, 이개 그리고 외이도가 만드는 방향성과 공명효과를 갖는 것이다. 그러나 피하에 마이크로폰을 이식하는 것보다 수술이 더 복잡하다.

마지막 3가지 방법은 완전 이식형 보청기에 적합하다. 피부 아래 있는 마이크로폰을 사용할 때에는 공기 중의 소리보다 피부를 통과한 뒤의 소리 손실을 최소화하기 위해 보청기가 디자인되어야 한다.[415] 전자공학적으로 민감도는 높일 수 있으나 마이크로폰 민감도가 낮으면 내부소음이 증가하므로 이를 교정하기는 어렵다. 또 다른 문제점은 이식형 마이크로폰은 몸을 움직일 때 발생하는 소음, 예를 들어 걸을 때, 숨쉴 때, 씹을 때, 머리를 만질 때 혹은 혈관을 따라 흐르는 혈류 소리까지도 잡아낼 수 있기 때문에 이를 감안해야 한다.

둘째 문제는 이식된 보청기가 분리되더라도 이소골 연쇄가 유지되길 바라는 점이다. 정상적인 이소골 연쇄 상태가 유지되며, 출력 변환기가 이에 연결되어 있으면 마이크로폰은 아주 작은 이득에서도 피드백을 만들지 않을 것이다. 그러나 고막은 적절한 센서 역할을 하여 기도골도 진동을 기계적 진동으로 변환시킬 수 있다. 고막이 진동을 유발하기 매우 좋아서 많은 설계자는 고막을 이식형 보청기에 이용하는데(혹은 추골), 이때 침골을 등골로부터 분리시켜야 한다.[268]

17.4.3 완전 이식형 보청기 *Complete systems*

현재까지 몇 군데 이상의 국가에서 승인된 3가지의 완전 이식형 중이 보청기가 있고, 1가지의 부분 이식형 보청기가 있다. 이 시스템은 이전 Section에서 설명된 내용들을 이용한다.

Vibrant SoundBridge®

Med-El(이전 Symphonix Devices사) 회사에서 만든 Vibrant SoundBridge®는 부분 이식형 중이 보청기이다. 외부로 노출되는 부분은 마이크로폰, 증폭기, 배터리로 구성된다. 이것은 유도에 의해 변환된 자기 신호를 피부를 거쳐 전기적 신호로 변환하는 리시버 코일로 보낸다. 이 신호는 부유형 변환기(floating mass transducer)에 전달되는데 이는 침골에 연결되거나 정원창[315] 혹은 다른 중이 구조에 위치한다.[896, 1081] 이런 보청기는 5년 이상 동안 안정적인 기능을 한다고 보고되었다.[1252] Figure 17.7은 이 시스템에서 주요 요소(마이크로폰과 증폭기, 리시버 그리고 부유형 변환기)의 위치이다.

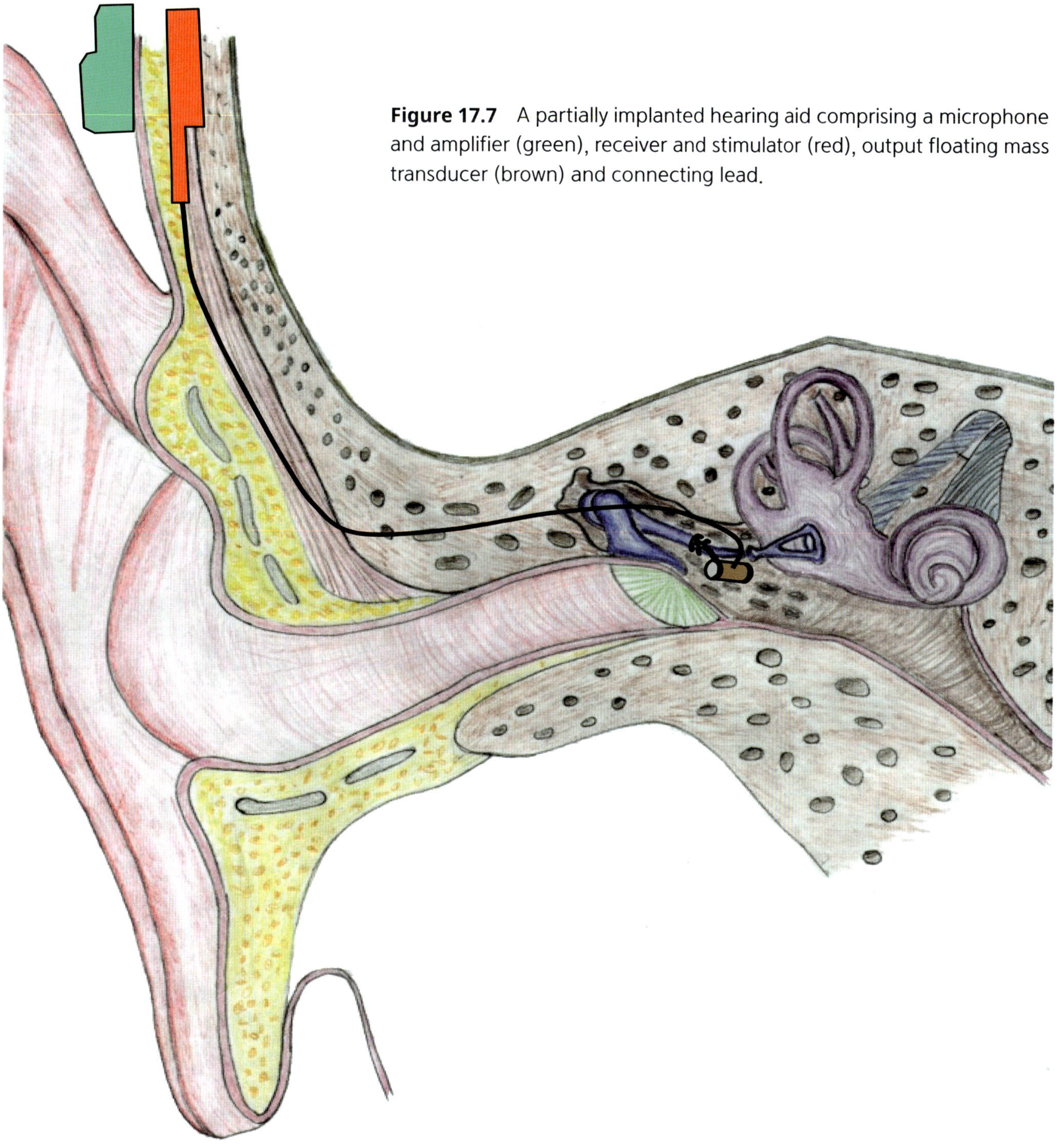

Figure 17.7 A partially implanted hearing aid comprising a microphone and amplifier (green), receiver and stimulator (red), output floating mass transducer (brown) and connecting lead.

Carina®

Otologics에서 만든 Carina®는 완전 이식형 중이 보청기이다. 마이크로폰은 본체와 가까운 유양동 아래 피부에 이식되는데, 전자기기와 재충전 가능한 배터리가 내장되어 있다. 전자기 자극기의 본체는 'middle ear transducer(MET)' 또는 '이소골 자극기(ossicle stimulator)'로 불리는데, 유양동의 골부에 고정된 partial ossicular replacement prosthesis(PORPS) 혹은 total ossicular replacement prosthesis(TORPS)를 통해 중이의 상태에 따라 침골, 등골, 난원창 또는 정원창과 연결된다.[805, 854, 1035, 1145, 1796]

증폭역치는 약 30dB HL로[1035] 완전 이식형 마이크로폰의 내부소음에 따라 제한이 있을 것으로 예상된다. 이 기기는 전자기 유도 전송방식으로 프로그래밍 된다. 원격 조정기는 소리의 크기를 조절할 때에도 같은 방식을 이용한다. 초기 버전은 증폭된 신호를 피부를 통해 전달하기 위해 외부에 착용한 마이크로폰, 증폭기 그리고 배터리를 사용하였다.[806]

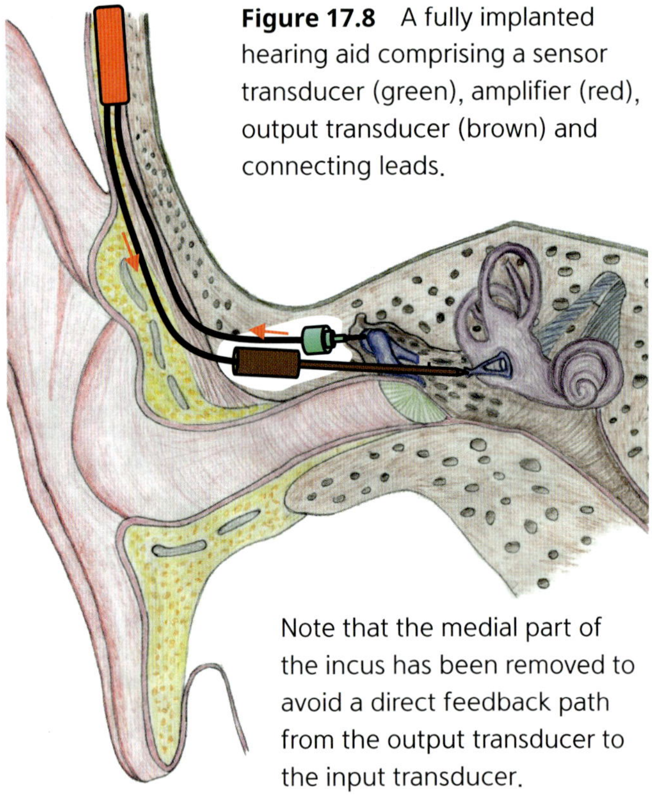

Figure 17.8 A fully implanted hearing aid comprising a sensor transducer (green), amplifier (red), output transducer (brown) and connecting leads.

Note that the medial part of the incus has been removed to avoid a direct feedback path from the output transducer to the input transducer.

Esteem®

Envoy Medical(전 St Croix Medical사)에서 만든 Esteem®은 완전 이식형 보청기이다. 마이크로폰은 압전 변환기(piezoelectric transducer)로 구성되며, 이는 추골 또는 침골의 단각에 자극을 주는데 이 자극은 고막에서 받는다. 출력 값은 귀 뒤의 피부 아래 이식된 전기 장치에 의해 증폭되고, 증폭된 신호는 두 번째 압전형 변환기를 자극하고, 이에 연결된 등골의 두부(stapes head)를 진동한다. 기계적 피드백 진동을 방지하기 위해 최대한 내측으로 이소골은 침골이 1~2mm 정도 떨어지도록 분리한다. 배터리는 재충전이 되지 않고 반드시 교체해야 하지만 매우 간단한 수술로 5년마다 시행할 수 있어 효과적이다.[268] Figure 17.8은 이 원칙에 기초한 완전 이식형 중이 보청기의 3가지 주요 구성(센서 변환기(sensor transducer), 증폭기 그리고 출력 변환기)을 보여 준다.

Retro-X®

Retro-X®는 이식형 중이 보청기는 아니지만, 수술적인 이식이 필요한 부분이 있다. 속이 빈 티타늄 튜브를 귓바퀴와 외이도 사이에 삽입한다. BTE 형태의 본체 보청기 리시버는 출력 신호를 이식한 튜브로 보낸다. 또한 보청기가 외이도를 막지 않는 장점이 있다.[587] 이런 전방향성 마이크로폰의 단점은 보통의 BTE 보청기에 비하여 귓바퀴로 보호되는 정도가 훨씬 커서 뒤쪽에서 전달되는 소리가 앞쪽에서 오는 소리보다 특히 고주파수 소리에 대한 민감도가 높아진다.

기타 시스템은 다음과 같다:

Maxum®은 부분 이식형 보청기로(이전에 Soundtec으로 불림) 외부에 착용하는 마이크로폰, 증폭기 그리고 배터리로 구성되어 있다. 이어몰드에 유도 코일이 내장되며, 이를 외이도 깊숙이 위치시키고, 자석이 침-등골 관절에 연결된다.[770, 1523] 평균 기능이득(function gain)은 26dB로 보고되고 있다.[1630]

Implex에서 발전된 Totally-implanted cochlear amplifier(TICA)®는 골부 외이도 뒤쪽 피부 아래에 마이크로폰을 삽입하고, 유양동 내부에 증폭기와 재충전 배터리, 그리고 유양동에 고정된 압전기형 자극기로 구성된다.[1962] 자극기는 레이저로 절단된 침골의 구멍에 연결된다. 자극기를 등골의 두부나 난원창에 위치시켜 진동할 수도 있다.[1100]

Rion device E-type®은 부분 이식형 보청기로, 외부 마이크로폰, 증폭기 그리고 배터리, 경피성 유도 커플링, 그리고 등골을 자극하는 이식형 압전형 자극기로 구성된다.[1934] 비록 시간이 경과함에 따라 출력 값이 줄어들기는 했지만, 일부 환자에서 10년 이상의 장기간 사용이 가능했다.

Cochlear사의 **Direct acoustic cochlear stimulator®**(DACS-Codacs™으로 알려진)와 Phonak의 **Ingenia®**는 외부 마이크로폰, 증폭기, 배터리, 경피성 유도 커플링 그리고 이식된 전자기석 자극기로 이루어져 있고, 난원창에 만든 구멍을 통해 등골 보철물을 진동시켜 와우의 외림프액을 자극한다.[694] 이식된 부분이 직접적으로 외림프액을 자극하기 때문에 이는 중이 보청기보다는 '직접 음향 인공와우(direct acoustic cochlear implants)'로 분류하는 것이 더 적합할 것이다.

이 Section에서 설명된 시스템은 Haynes(2009) 등에 의해 더 자세히 기술되어 있다.

17.4.4 이식형 중이 보청기 대상과 혜택 *Candidacy and benefits*

비록 이식형 중이 보청기가 원래 정상 중이 기능을 가진 경우에 이식되었으나, 외이 또는 중이에 문제가 있거나 전음성 장애가 확실히 있는 혼합성 난청에게서도 혜택이 있을 것이다. 다음과 같은 상황에서 도움이 될 것이다:

이어몰드를 착용할 수 없는 경우: 외이의 염증을 악화시키거나, 선천적 원인 또는 질환이나 수술로 발생한 외이나 귓바퀴 기형이 있어 이어몰드를 착용할 수 없는 경우에 도움이 된다. BAHA와 같이 이어몰드가 있는 일반적인 보청기는 이들에게 외이 감염의 원인이 되거나 감염을 악화시킬 수 있고, 이식형 중이 보청기로 큰 혜택을 얻을 수 있다고 보고되었다.[1660]

수술로 교정할 수 없는 중이 구조에 문제가 있는 경우: 수술로 해결할 수 없는 경우를 말하는 것으로, 정원창을 통한 진동 전달은 최근 증가해 왔다.[315] 이런 방법은 이소골이 없거나 이경화증으로 등골 족판이 고정된 경우에도 가능하다.

중이 이소골의 움직임은 매우 작고(고막에서 120dB SPL은 중간음역에서 등골을 겨우 1μm 움직이고, 고주파수에서는 이보다 적게 움직인다),[639] 이식형 중이 보청기는 직접 기계적인 진동을 와우에 일으키기 때문에 BAHA나 다른 골전도 보청기보다 훨씬 더 강하게 와우를 자극할 수 있다. 부유형 변환기(floating mass transducer)는 정상 귀에서 와우를 110dB SPL의 기도 소리 정도로 자극하고,[582] 고정형 자극기는 와우를 135~145dB SPL까지 자극 가능하다.[854, 1961] 따라서 이식형 중이 보청기는 중등도 또는 그 이상의 감각신경성 난청을 포함한 혼합성 난청에서 다른 골전도 보청기보다 적합하다.

연구에서 입증된 이식형 중이 보청기가 일반적인 보청기에 비해 갖는 장점은 다음과 같다:

- 확장된 고주파수반응(어떤 시스템에서는 10kHz까지)을 보이고 비선형 왜곡(non-linear distortion, 어떤 시스템에서는 총 배진동 왜곡이 1% 미만)이 낮으며, 이로 인해 신호 선명도(clarity)가 더 높아진다.[582, 854, 1961]
- 조용한 환경이나 소음이 심한 환경에서도 어음이해력이 높은데, 이것은 높은 이득, 대역폭 그리고 낮은 왜곡 현상 때문인 것으로 보인다.[769, 770, 1789, 1822]
- 외이의 폐쇄가 없다(이로 인해 폐쇄효과가 없음).
- 완전 이식형 장치는 덥거나 먼지가 많거나 혹은 습한 환경에서 제한을 받지 않으며, 외부로 보이지 않고, 장치를 조작할 필요가 없다.
- 고주파수에서 피드백이 발생하기 전까지 가능한 이득이 높다.[566, 769, 770, 1768, 1789, 1798] 높은 이득은 환자에게 처방된 이득을 얻는 것이 불가능한 경우에 장점이 되고, 조용한 환경에서 낮은 입력수준에 대한 어음이해력을 높인다. 출력값이 기도골도 소리가 아닌 기계적 진동이라도 원칙적으로 피드백이 발생할 수 있다. 이는 진동하는 중이 구조가 고막으로 하여금 소리를 퍼지게 하고 어디에 있든지 보청기 마이크로폰이 이 소리를 집어낼 수 있기 때문이다. 그러므로 중이 구조물을 분리하여 피드백 없이 큰 이득을 얻는 게 가능한 것으로 보인다.

BAHA와 같이 객관적인 방법으로 측정하였을 때 큰 혜택이 없어도 환자들은 일반적인 보청기보다 효과가 더 좋다고 흔히 말한다.[566, 1081, 1523] 그러나 현재까지 그 이유는 명확히 밝혀져 있지 않다.

일반적인 보청기보다 이식형 중이 보청기에 더 적합한 사람들에 대한 기준이 지금도 변하고 있기 때문에 어떠한 경우에 추가적인 비용과 수술 위험이 혜택보다 높은지 정확히 알기는 어렵다. 많은 자료를 바탕으로 하여 여러 조건을 대입하여 추정하였을 때 난청 환자 중 이식형 중이 보청기 적응증이 되는 경우는 1% 미만으로 나타났지만,[842] 이는 향후 크게 변경될 것이다.

한쪽 귀에는 이식형 중이 보청기를 다른 귀에는 일반적인 보청기를 사용하는 것도 가능하다.[1541] 소리 국소화와 다른 방향에서 오는 소리를 잡아내는 정밀한 능력은 두 보청기 사이의 상대적 프로세스 지연, 각 보청기로 얻는 감각 수준에 달려 있다.

17.4.5 이식형 중이 보청기 합병증 *Complications with middle-ear implants*

비록 간단한 수술이기는 하지만, 이식형 중이 보청기가 항상 성공하는 것은 아니다. 재수술이 필요할 때가 있고, 영구적인 미각 변화가 발생할 수 있다.[1566] 부유형 변환기(floating mass transducer)를 침골에 너무 단단하게 연결하면 침골 괴사가 발생할 수 있다.[374] 반대로 이식 부분이 이소골에 너무 느슨하게 부착되면, 이 문제가 적절히 연결하는 수술로 최소화 될 수 있지만, 움직여져서 외부 소리와 관계없는 감각을 유발할 수 있다.[1630] 만약 이식물이 착용자에 의해 외이에 깊숙이 삽입되어야 한다면, 이식된 부분은 빠지거나 튀어나올 수 있고 이것 때문에 환자들이 사용을 중단할 수도 있다.[264]

자석을 포함하고 있는 모든 이식 기기의 잠재적인 제한점은 MRI 촬영에 문제가 있기 때문에 이식 후의 여러 문제점들과 함께 반드시 MRI 검사가 필요한 경우에 특히 곤란하다. 자기장 안에서 내부 자석이 움직이거나 뒤틀릴 수 있고, 자석이 닿아 있는 해부학적 구조에 손상을 입힐 수 있으며, 자석의 자기력이 약해질 수 있다. 또한 내부 자석으로 인하여 MRI 사진이 왜곡된다.

이런 염려에도 불구하고 Soundtec 이식형 중이 보청기의 자석은 저자기장(0.3T) MRI 기기에서 안전하다고 하며, Vibrant Soundbridge의 자석은 중등도 자기장(1.5T) MRI 기기에서 몇몇 경우에 결과물이 약간 재조정되어야 하지만, 탈자석화(demagnetization)되거나 주변 조직에 손상을 주지는 않는다고 한다.[501, 1788] 압전형 변환기(piezoelectric transducer)는 자석을 포함하고 있지 않아서 MRI 촬영에 안전하다.

17.5 결론 *Concluding Comments*

CROS형 보청기가 적합하고 장점이 될 수 있는 환자에서도 많이 사용되지는 않고 있다. 빠른 기술 발전이 이런 현상에 영향을 줄 것이고, 다른 신호 전달과 CROS 증폭 개념이 혼합될 수 있을 것이다. 한 예로 '미니' 형태로 축소된 양방향의 무선 연결 보청기가 많이 사용되고 있는데, 각각의 들리는 소리를 불편한 전선 없이 각각 마이크로폰으로 잡아서 혼합할 수 있다. 이러한 조합은 BICROS 착용에서와 같이 소리를 단순히 합산하는 것으로부터 적응형으로 소음을 감소시키고 소리를 국소화시키는 정보를 재차 만드는 것까지 가능하다.

이식형 골전도 보청기와 이식형 중이 보청기를 모두 착용한 상태에서 소리를 청력역치 변화로 효과를 판단하는 경우가 흔하나, 이는 매우 부정확하고 잠재적으로 잘못 측정된 값일 수 있다. 마이크로폰을 출력에 의해 만드는 진동면(vibrating surface)과 분리하는 것은 피드백 방지에 효과적이지만 마이크로폰과 출력 변환기 사이의 추가적인 전기적 이득으로써 보청기 착용 이후 역치가 감소될 수 있다. 하지만 만약 기기에서 나오는 최대출력에 의한 감각수준이 청력역치보다 10 dB 이상이라면, 착용 이후 낮아진 청력역치는 환경음에서의 넓은 범위 소리가 들어가게 되는 것을 의미한다. 역동범위에 포함되도록 밀어넣어졌기 때문에 신호의 질이 낮아질 수 있다.

피팅의 적절함을 측정하는 하나의 기준치는 아직 없지만, 압축 없이 가능한 최대감각수준(maximum achievable sensation level)은 중요한 측정 기준이며, 기기의 적절성을 평가하는 데 사용되어야 한다. 최대감각수준이 환자의 역동범위(예: 불쾌음량수준(discomfort level)에서 역치를 뺀 값)보다 작은 경우 보청기는 남아있는 청력을 충분히 사용하도록 할 수 없다. 따라서 이식형 보청기 제조사는 역치에 도달하기 위해 필요한 출력레벨과 비교해서 왜곡이 없는 최대출력레벨 피팅(maximum undistorted output level fitting)을 보여주기 위한 소프트웨어를 제공해야 한다.

CROS 보청기, 일반 개방형 보청기, BAHA, 완전 이식형 중이 보청기, 부분 이식형 중이 보청기의 상대적인 효과에 대한 연구가 필요하다. 이 연구들은 감각신경성 난청의 정도, 전음성 난청의 정도, 일측성과 양측성, 일측과 양측 착용에 대하여 잘 구분되어 진행되어야 할 것이다. 더 편리하고 효과적인 비이식형 골전도 보청기를 이용할 수 있다면 이것도 연구에 포함되어야 할 것이다. 양측 전음성 또는 혼합성 난청에서 양측 모두 이식형 중이 보청기를 사용하면 양측 와우가 개별적으로 각 방향에서 전달된 신호에 의해 자극을 받고 이것이 더 강한 양이 정보(binaural cue)를 준다. 따라서 모든 종류의 양측 골전도 보청기보다 좋을 것이라고 기대할 수 있다.

어음이해력과 관련되어 다양하게 측정되는 결과는 다음과 같은 사항들을 반드시 포함해야 되는데, 소음이 많은 곳에서 어음 청취를 고려한 수행능력 평가(performance measure), 국소화 효과, 다양한 입력수준에서의 음질, 내부 소음의 허용 범위, 외이 감염 혹은 자극에 따른 영향, 그리고 편안함, 편리함, 조작의 난이도 등과 연관된 주관적인 요소 등이 있다. 대개는 비이식형 보청기를 먼저 착용하고 결과가 좋지 않은 사람들에게 수술적인 이식이 요구되기 때문에 환자들과 연구자가 인지하지 못하더라도 오류를 피하기 어렵다.

객관적인 연구 결과가 나올 때까지 몇 가지 형태의 이식형 보청기가 일부 청력 저하 환자에서 중요한 역할을 하고 있지만, 어떤 장치가 더 적합한지는 알기 어렵다. 이 기기들은 전음성 난청이 있으면서 수술로 교정되지 않으면, 외이에 어떤 부분도 착용이 불가능한 경우와 외부에 보여지는 장치를 원하지 않는 경우에 특히 도움이 될 것이다.

참고문헌

1 **AAA. (2008)** American Academy of Audiology Clinical Practic Guidelines: Remote microphone hearing assistance technologies for children and youth from birth to 21 years. Acessed October 2011. http://www. audiology.org/resources/documentlibrary/Documents/ HATGuideline.pdf.

2 **Aarts NL, Caffee CS. (2005)** Manufacturer predicted and measured REAR values in adult hearing aid fitting: accuracy and clinical usefulness. Int J Audiol, 44(5):293-301.

3 **Aazh H, Moore BCJ. (2007)** Dead regions in the cochlea at 4 kHz in elderly adults: relation to absolute threshold, steepness of audiogram, and pure-tone average. J Am Acad Audiol, 18(2):97-106.

4 **Aazh H, Moore BCJ. (2007)** The value of routine real ear measurement of the gain of digital hearing aids. J Am Acad Audiol, 18(8):653-64.

5 **Abel SM, Giguere C, Consoli A, Papsin BC. (2000)** The effect of aging on horizontal plane sound localization. J Acoust Soc Amer, 108(2):743-52.

6 **Abrahamson J. (1991)** Teaching coping strategies: a client education approach to aural rehabilitation. J Acad Rehab Audiology, 24:43-53.

7 **Abrahamson J. (1997)** Patient education and peer interaction facilitate hearing aid adjustment. High Performance Hearing Solutions, 1:19-22.

8 **Abrahamson, J, Northern, J, Raskind, L, Robier, T, Warner-Czyz, A. (1999)** Contemporary models of real life adult aural rehabilitation. Amer Acad Audiol Conv. Miami.

9 **Abrams HB, Edwards B, Valentine S, Fitz K. (2011)** A patient-adjusted fine-tuning approach for optimizing hearing aid response. Hear Rev, 18(3):18-27.

10 **Abrams HB, Chisolm TH, Block M. (2004)** The effects of signal processing style on perceived value of hearing aids. Hear Rev, 11(13):16-21, 70.

11 **Abrams HB, Chisolm TH, McArdle R. (2005)** Health-related quality of life and hearing aids: a tutorial. Trends Amplif, 9(3):99-109.

12 **Abrams HB, Chisolm TH, Guerreiro S, Ritterman S. (1992)** The effects of intervention strategy on self-perception of hearing handicap. Ear & Hear, 13(5):371-377.

13 **Abramson M, Fay T, Kelly J, Wazen J, Liden G, Tjellstrom A. (1989)** Clinical results with a percutaneous bone-anchored hearing aid. Laryngoscope, 99(7):707-710.

14 **Agnew J. (1986)** Ear impression stability. Hear Instrum, 37(12):8, 11-12, 58.

15 **Agnew J. (1996)** Acoustic feedback and other audible artifacts in hearing aids. Trends Amplif, 1(2):45-82.

16 **Agnew J. (1997)** Sound quality evaluation of anti-saturation circuitry in a hearing aid. Scand Audiol, 26(1):15-22.

17 **Agnew J, Thornton JM. (2000)** Just noticeable and objectionable group delays in digital hearing aids. J Am Acad Audiol, 11(6):330-6.

18 **Agung K, Purdy SC, McMahon CM, Newall P. (2006)** The use of cortical auditory evoked potentials to evaluate neural encoding of speech sounds in adults. J Am Acad Audiol, 17(8):559-72.

18a **Agung K, Purdy SC, Dillon H, McMahon CM, Newall P. (In preparation)** Objective Verification of infant speech perception using cortical auditory evoked potentials.

19 **Ahlstrom JB, Horwitz AR, Dubno JR. (2009)** Spatial benefit of bilateral hearing aids. Ear & Hear, 30(2):203-218.

20 **Ahonniska J, Cantell M, Tolvanen A, Lyytinen H. (1993)** Speech perception and brain laterality: the effect of ear advantage on auditory event-related potentials. Brain & Lang, 45(2):127-146.

21 **Ahroon W, Hamernik R, Davis R, Patterson J. (1993)** The relation among postexposure threshold shifts and NIPTS in the chinchilla. Vallet M. Noise and Man '93, Proceedings of the 6th International Congress on Noise as a Public Health Problem. Vol 3, 1-4. INRETS.

22 **Akeroyd MA. (2010)** The effect of hearing-aid compression on judgments of relative distance. J Acoust Soc Amer, 127(1):9-12.

23 **Akeroyd MA, Gatehouse S, Blaschke J. (2007)** The detection of differences in the cues to distance by elderly hearing-impaired listeners. J Acoust Soc Amer, 121(2):1077-89.

24 **Akhtar N. (2005)** The robustness of learning through overhearing. Developmental Science, 8(2):199-209.

25 **Alberti PW. (1977)** Hearing aids and aural rehabilitation in a geriatric population. J Otolaryngol, 6(Supplement 4):1-50.

26 **Alcantara JI, Moore BCJ, Marriage J. (2004)** Comparison of three procedures for initial fitting of compression hearing

aids. II. Experienced users, fitted unilaterally. Int J Audiol, 43(1):3-14.

27 **Alcantara J, Dooley G, Blamey P, Seligman P. (1994)** Preliminary evaluation of a formant enhancement algorithm on the perception of speech in noise for normally hearing listeners. Audiology, 33(1):15-27.

28 **Alcantara J, Whitford L, Blamey P, Cowan R, Clark G. (1990)** Speech feature recognition by profoundly hearing impaired children using a multiple-channel electrotactile speech processor and aided residual hearing. J Acoust Soc Amer, 88(3):1260-1273.

29 **Aleksy W. (1989)** Comparison of benefit from UCH/ RNID single-channel extracochlear implant and tactile acoustic monitor. J Laryngol Otol Suppl, 18:55-57.

30 **Allen JB, Berkley DA, Blauert J. (1977)** Multimicrophone signal-processing technique to remove room reverberation from speech signals. J Acoust Soc Amer, 62:912-915. org.

31 **Allen J, Hall J, Jeng P. (1990)** Loudness growth in 1/2-octave bands (LGOB) - a procedure for the assessment of loudness. J Acoust Soc Amer, 88(2):745-753.

32 **Allen NH, Burns A, Newton V, Hickson F, Ramsden R, Rogers J, Butler S, Thistlewaite G, Morris J. (2003)** The effects of improving hearing in dementia. Age Ageing, 32(2):189-93.

33 **Allen RL, Schwab BM, Cranford JL, Carpenter MD. (2000)** Investigation of binaural interference in normal-hearing and hearing-impaired adults. J Am Acad Audiol, 11(9):494-500.

34 **Alpiner JG, Chevrette W, Glascoe G, Metz M, Olsen B. (1974)** The Denver Scale of Communication Function. Denver, University of Denver.

35 **Alterovitz G. (2004)** Electrical engineering and nontechnical design variables of multiple inductive loop systems for auditoriums. J Deaf Stud Deaf Educ, 9(2):202-9.

36 **Alvord LS, Farmer BL. (1997)** Anatomy and orientation of the human external ear. J Amer Acad Audiol, 8(6):383-90.

37 **Alvord LS, Morgan R, Cartwright K. (1997)** Anatomy of an earmold: a formal terminology. J Amer Acad Audiol, 8(2):100-3.

38 **Alvord LS, Doxey G, Smith D. (1989)** Hearing aids worn with tympanic membrane perforation: complications and solutions. Amer J Otol, 10(4):277-280.

39 **Alworth LN, Plyler PN, Reber MB, Johnstone PM. (2010)** The effects of receiver placement on probe microphone, performance, and subjective measures with open canal hearing instruments. J Am Acad Audiol, 21(4):249-66.

40 **Amatuzzi MG, Northrop C, Liberman MC, Thornton A, Halpin C, Herrmann B, Pinto LE, Saenz A, Carranza A, Eavey RD. (2001)** Selective inner hair cell loss in premature infants and cochlea pathological patterns from neonatal intensive care unit autopsies. Arch Otolaryngol Head Neck Surg, 127(6):629-36.

41 **Amlani AM. (2001)** Efficacy of directional microphone hearing aids: a meta-analytic perspective. J Am Acad Audiol, 12(4):202-14.

42 **Amlani AM, Rakerd B, Punch JL. (2006)** Speech-clarity judgments of hearing-aid-processed speech in noise: differing polar patterns and acoustic environments. Int J Audiol, 45(6):319-30.

43 **Amos NE, Humes LE. (2007)** Contribution of high frequencies to speech recognition in quiet and noise in listeners with varying degrees of high-frequency sensorineural hearing loss. J Speech Lang Hear Res, 50(4):819-34.

44 **Anderson KL. (1989)** Screening instrument for targeting education risk (SIFTER). Pro-Ed: Austin, Texas.

45 **Anderson KL, Matkin N. (1996)** Screening instrument for targeting educational risk in preschool children (Age 3-kindergarten) (Preschool S.I.F.T.E.R). Educational Audiology Association: Tampa, Florida.

46 **Anderson KL, Smaldino JJ. (2000)** Children's home inventory of listening difficulties (CHILD). www.edaud.

47 **Anderson KL, Goldstein H. (2004)** Speech perception benefits of FM and infrared devices to children with hearing aids in a typical classroom. Lang Speech Hear Serv Sch, 35(2):169-84.

48 **Andersson G. (1998)** Decreased use of hearing aids following training in hearing tactics. Percept Mot Skills, 87(2):703-6.

49 **Andersson G, Keshishi A, Baguley DM. (2011)** Benefit from hearing aids in users with and without tinnitus. Audiological Medicine, Early online:1-6.

50 **Andersson G, Melin L, Lindberg P, Scott B. (1995)** Development of a short scale for self-assessment of experiences of hearing loss. The hearing coping assessment. Scand Audiol, 24(3):147-154.

51 **Andersson G, Melin L, Scott B, Lindberg P. (1994)** Behavioral counselling for subjects with acquired hearing loss. A new approach to hearing tactics. Scand Audiol, 23(4):249-256.

52 **Andersson G, Palmkvist A, Melin L, Arlinger S. (1996)** Predictors of daily assessed hearing aid use and hearing capability using visual analogue scales. Brit J Audiol, 30(1):27-35.

54 **ANSI. (1997)** S3.5. Methods for calculation of the speech intelligibility index. American National Standards Institute.

56 **Appollonio I, Carabellese C, Frattola L, Trabucchi M. (1996)** Effects of sensory aids on the quality of life and mortality of elderly people: a multivariate analysis. Age & Ageing,

25(2):89-96.

57 **Arbogast TL, Mason CR, Kidd GJ. (2005)** The effect of spatial separation on informational masking of speech in normal-hearing and hearing-impaired listeners. J Acoust Soc Amer, 117(4 Pt 1):2169-80.

58 **Archbold SM, Nikolopoulos TP, Lutman ME, O'Donoghue GM. (2002)** The educational settings of profoundly deaf children with cochlear implants compared with age-matched peers with hearing aids: implications for management. Int J Audiol, 41(3):157-61.

59 **Arkebauer HJ, Mencher GT, McCall C. (1971)** Modification of speech discrimination in patients with binaural asymmetrical hearing loss. J Speech Hear Disord, 36(2):208-212.

60 **Arlinger S. (2003)** Negative consequences of uncorrected hearing loss - a review. Int J Audiol, 42 Suppl 2:2S17-20.

61 **Arlinger S. (2006)** A survey of public health policy on bilateral fittings and comparison with market trends: the evidence-base required to frame policy. Int J Audiol, 45 Suppl 1:S45-8.

62 **Arlinger S, Billermark E. (1999)** One year follow-up of users of a digital hearing aid. Brit J Audiol, 33(4):223-32.

63 **Arlinger S, Gatehouse S, Bentler RA, Byrne D, Cox RM, Dirks DD, et al. (1996)** Report of the Eriksholm Workshop on auditory deprivation and acclimatization. Ear & Hear, 17(3):87S-98S.

63a **Arndt S, Laszig R, Aschendorff A, Schild C, Beck R, Kroeger S, et al. (2011)** The University of Freiburg asymmetric hearing loss study. Audiol Neurotol, 16(Suppl 1):4-6.

64 **Arunachalam PS, Kilby D, Meikle D, Davison T, Johnson IJ. (2001)** Bone-anchored hearing aid quality of life assessed by Glasgow Benefit Inventory. Laryngoscope, 111(7):1260-3.

65 **Attias J, Raveh E. (2007)** Transient deafness in young candidates for cochlear implants. Audiol Neurotol, 12(5):325-33.

65a **Auriemma J, Kuk F, Lau C, Kelly-Dorman B, Marshall S, Pikora M et al. (2009)** Efficacy of an adaptive directional microphone and a noise reduction system for school-aged children. J Educat Audiol, 15:15-27.

66 **Auriemmo J, Kuk F, Lau C, Marshall S, Thiele N, Pikora M, Quick D, Stenger P. (2009)** Effect of linear frequency transposition on speech recognition and production of school-age children. J Am Acad Audiol, 139. 20(5):289-305.

67 **Auriemmo J, Lau C, Kuk F. (2007)** Language progress of children using advanced hearing aids. Hear Rev, 14(7):40-45.

68 **Bade P. (1991)** Hearing impairment and the elderly patient. Wis Med J, 90(9):516-519.

69 **Baer T, Moore BCJ, Kluk K. (2002)** Effects of low pass filtering on the intelligibility of speech in noise for people with and without dead regions at high frequencies. J Acoust Soc Amer, 112(3 Pt 1):1133-44.

70 **Baer T, Moore BCJ, Gatehouse S. (1993)** Spectral contrast enhancement of speech in noise for listeners with sensorineural hearing impairment: effects on intelligibility, quality and response times. J Rehab Res Dev, 30:95-109.

71 **Baer T, Moore BCJ. (1994)** Effects of spectral smearing on the intelligibility of sentences in the presence of interfering speech. J Acoust Soc Amer, 95(4):2277-2280.

72 **Bagatto M, Moodie S, Scollie S, Seewald R, Moodie S, Pumford J, Liu KP. (2005)** Clinical protocols for hearing instrument fitting in the Desired Sensation Level method. Trends Amplif, 9(4):199-226.

73 **Bagatto MP, Scollie SD, Seewald RC, Moodie KS, Hoover BM. (2002)** Real-ear-to-coupler difference predictions as a function of age for two coupling procedures. J Am Acad Audiol, 13(8):407-15.

74 **Bagatto MP, Seewald RC, Scollie SD, Tharpe AM. (2006)** Evaluation of a probe-tube insertion technique for measuring the real-ear-to-coupler difference (RECD) in young infants. J Am Acad Audiol, 17(8):573-81.

75 **Bai MR, Lin C. (2005)** Microphone array signal processing with application in three-dimensional spatial hearing. J Acoust Soc Amer, 117(4 Pt 1): 2112-21.

76 **Balfour P, Hawkins D. (1992)** A comparison of sound quality judgments for monaural and binaural hearing aid processed stimuli. Ear & Hear, 13(5):331-339.

77 **Ball V, Faulkner A, Fourcin A. (1990)** The effects of two different speech-coding strategies on voice fundamental frequency control in deafened adults. Brit J Audiol, 24(6):393-409.

78 **Bamford J, Davis A, Hind S, McCracken W, Reeve K. (2000)** Evidence on very early service delivery: what parents want and don't always get. Seewald R. A sound foundation through early amplification. 151-157. Stafa, Switzerland, Phonak.

79 **Bamford J, Hostler M, Pont G. (2005)** Digital signal processing hearing aids, personal FM systems, and interference: is there a problem? Ear & Hear, 26(3):341-9.

80 **Barcham LJ, Stephens SD. (1980)** The use of an open-ended problems questionnaire in auditory rehabilitation. Brit J Audiol, 14(2):49-54.

81 **Barker C, Dillon H. (1999)** Client preferences for compression threshold in single-channel wide dynamic range compression hearing aids. Ear & Hear, 20(2):127-

82 **Barker C, Dillon H, Newall P. (2001)** Fitting low ratio compression to people with severe and profound hearing losses. Ear & Hear, 22(2):130-41.

83 **Barsz K. (1991)** Auditory pattern perception: the effect of tone location on the discrimination of tonal sequences. Percept & Psychophys, 50(3):290-296.

84 **Barton GR, Davis A, Mair LWS, Parving A, Rosenhall U, Sorri M. (2001)** Provision of hearing aid services: a comparison between the Nordic countries and the United Kingdom. Scand Audiol, 30(Suppl 54):16-20.

85 **Barton GR, Bankart J, Davis AC. (2005)** A comparison of the quality of life of hearing-impaired people as estimated by three different utility measures. Int J Audiol, 44(3):157-63.

86 **Baskent D, Shannon RV. (2005)** Interactions between cochlear implant electrode insertion depth and frequency-place mapping. J Acoust Soc Amer, 117(3 Pt 1):1405-16.

87 **Bauer PW, Sharma A, Martin K, Dorman M. (2006)** Central auditory development in children with bilateral cochlear implants. Arch Otolaryngol Head Neck Surg, 132(10):1133-6.

88 **Bauer RW, Matusza JL, Blackmer RF. (1966)** Noise localization after unilateral attenuation. J Acoust Soc Amer, 40:441-444.

89 **Bauman N, Braemer M. (1996)** Using a CIC hearing aid in transcranial CROS fittings. The Hear J, 49(3):27-28, 45-46.

90 **Baumfield A, Dillon H. (2001)** Factors affecting the use and perceived benefit of ITE and BTE hearing aids. Br J Audiol, 35(4):247-58.

91 **Beck LB. (1983)** Assessment of directional hearing aid characteristics. Audiol Acoust, 22:178-190.

92 **Beggs WDA, Foreman DL. (1980)** Sound localization and early binaural experience in the deaf. Brit J Audiol, 14:41-48.

93 **Bellis T. (2003)** Auditory processing disorders: It's not just kids who have them. The Hear J, 56(5):10-18.

94 **Bench J, Kowal A, Bamford J. (1979)** The BKB (Bamford-Kowal-Bench) sentence lists for partially hearing children. Brit J Audiol, 13:108-112.

95 **Bennett C. (1989)** Hearing aid use with minimal high-frequency hearing loss. Otolaryngol Head Neck Surg, 100(2):154-157.

96 **Bennett D, Byers V. (1967)** Increased intelligibility in the hypoacousic by slow play frequency transposition. J Audit Res, 7:107-118.

97 **Bennett MJSS, Browne LMH. (1980)** A controlled feedback hearing aid. Hear Aid J, 33(5):12, 42-43.

98 **Bentler RA. (1994)** CICs: Some practical considerations. The Hear J, 47(11):37, 40-43.

99 **Bentler RA, Chiou LK. (2006)** Digital noise reduction: an overview. Trends Amplif, 10(2):67-82.

100 **Bentler RA, Palmer C, Mueller HG. (2006)** Evaluation of a second-order directional microphone hearing aid: I. Speech perception outcomes. J Am Acad Audiol, 17(3):179-89.

101 **Bentler RA, Wu YH, Jeon J. (2006)** Effectiveness of direcitonal technology in open-canal hearing instruments. The Hear J, 59(11):40-47.

102 **Bentler RA, Wu YH, Kettel J, Hurtig R. (2008)** Digital noise reduction: outcomes from laboratory and field studies. Int J Audiol, 47(8):447-60.

103 **Bentler RA. (1989)** External ear resonance characteristics in children. J Speech Hear Disord, 54:264-268.

104 **Bentler RA. (2005)** Effectiveness of directional microphones and noise reduction schemes in hearing aids: a systematic review of the evidence. J Am Acad Audiol, 16(7):473-84.

105 **Bentler RA, Cooley LJ. (2001)** An examination of several characteristics that affect the prediction of OSPL90 in hearing aids. Ear & Hear, 22(1):58-64.

106 **Bentler RA, Egge JL, Tubbs JL, Dittberner AB, Flamme GA. (2004)** Quantification of directional benefit across different polar response patterns. J Am Acad Audiol, 15(9):649-59.

107 **Bentler RA, Nelson JA. (2001)** Effect of spectral shaping and content on loudness discomfort. J Am Acad Audiol, 12(9):462-70.

108 **Bentler RA, Niebuhr DP, Johnson TA, Flamme GA. (2003)** Impact of digital labeling on outcome measures. Ear & Hear, 24(3):215-24.

109 **Bentler RA, Palmer C, Dittberner AB. (2004)** Hearing-in-Noise: comparison of listeners with normal and (aided) impaired hearing. J Am Acad Audiol, 15(3):216-25.

110 **Bentler RA, Pavlovic CV. (1989a)** Comparison of discomfort levels obtained with pure tones and multitone complexes. J Acoust Soc Amer, 86(1):126-132.

111 **Bentler RA, Tubbs JL, Egge JL, Flamme GA, Dittberner AB. (2004)** Evaluation of an adaptive directional system in a DSP hearing aid. Am J Audiol, 13(1):73-9.

112 **Bentler R, Pavlovic C. (1989b)** Transfer functions and correction factors used in hearing aid evaluation and research. Ear & Hear, 10(1):58-63.

113 **Beranek LL. (1954)** Acoustics. McGraw-Hill: New York.

114 **Berger KW. (1984)** The hearing aid - its operation and development. National Hearing Aid Society: Livonia, MI.

115 **Berger KW, Millin JP. (1980)** Choosing the binaural candidate and checking the fitting. In Binaural Hearing and Amplification, Vol 2, Libby ER (ed), 177-186. Zenetron Inc: Chicago.

116 **Berger RA, Hagberg EN, Rane RL. (1977)** Prescription of hearing aids: rationale, procedures and results. Herald Publishing House: Kent, OH.

117 **Berlin CI, Hood LJ, Morlet T. (2002)** Auditory neuropathy/dys-synchrony: After diagnosis, then what? Sem Hear, 23(3):209-214.

118 **Berlin CI, Hood LJ, Morlet T, Wilensky D, Li L, Mattingly KR, et al (2010)** Multi-site diagnosis and management of 260 patients with auditory neuropathy/ dys-synchrony (auditory neuropathy spectrum disorder). Int J Audiol, 49(1):30-43.

118a **Bernhard H, Stieger C, Perriard Y. (2006)** New implantable hearing device based on a micro-actuator that is directly coupled to the inner ear fluid. Conf Proc IEEE Eng Med Biol Soc, 1:3162-5.

119 **Bernstein JG, Grant KW. (2009)** Auditory and auditory-visual intelligibility of speech in fluctuating maskers for normal-hearing and hearing-impaired listeners. J Acoust Soc Amer, 125(5):3358-72.

120 **Bernstein L, Eberhardt S, Demorest M. (1989)** Single-channel vibrotactile supplements to visual perception of intonation and stress. J Acoust Soc Amer, 85(1):397-405.

121 **Berry G. (1939)** The use and effectiveness of hearing aids. Laryngoscope, 49:912-938.

122 **Bertoli S, Staehelin K, Zemp E, Schindler C, Bodmer D, Probst R. (2009)** Survey on hearing aid use and satisfaction in Switzerland and their determinants. Int J Audiol, 48(4):183-95.

123 **Bess FH. (1985)** The minimally hearing-impaired child. Ear & Hear, 6(1):43-7.

124 **Bess FH. (2000)** The role of generic health-related quality of life measures in establishing audiological rehabilitation outcomes. Ear & Hear, 21(4 Suppl):74S-79S.

125 **Bess FH, Chase PA, Gravel JS, Seewald RC, Stelmachowicz PG, Tharpe AM, Hedley-Williams A. (1996)** Amplification for infants and children with hearing loss. Amer J Audiol, 5(1):53-68.

125a **Bess FH, Dodd-Murphy J, Parker RA. (1998)** Children with minimal sensorineural hearing loss: prevalence, educational performance, and functional status. Ear & Hear, 19(5):339-54.

126 **Bess FH, Lichtenstein MJ, Logan SA. (1991)** Making hearing impairment functionally relevant: Linkages with hearing disability and handicap. Acta Otolaryngol (Stockh), 476:226-231.

127 **Bess FH, Lichtenstein MJ, Logan SA, Burger MC, Nelson E. (1989)** Hearing impairment as a determinant of function in the elderly. J Am Geriatr Soc, 37(2):123-8.

128 **Bess FH, Tharpe AM. (1986)** Case history data on unilaterally hearing-impaired children. Ear & Hear, 7(1): 14-9.

129 **Bess FH, Tharpe AM, Gibler AM. (1986)** Auditory performance of children with unilateral sensorineural hearing loss. Ear & Hear, 7(1):20-6.

129a **Best V, Carlile S, Kopco N, van Schaik A. (2011)** Localization in speech mixtures by listeners with hearing loss. J Acoust Soc Amer, 129(5):EL210-15.

130 **Best V, Kalluri S, McLachlan S, Valentine S, Edwards B, Carlile S. (2010)** A comparison of CIC and BTE hearing aids for three-dimensional localization of speech. Int J Audiol, 49(10):723-32.

131 **Best V, Mason CR, Kidd GJr. (2011)** Spatial release from masking in normally hearing and hearing-impaired listeners as a function of the temporal overlap of competing talkers. J Acoust Soc Amer, 129(3):1616-25.

132 **Bevan MA. (1997)** Matching hearing technology to hearing needs. High Performance Hearing Solutions (Suppl to Hear Rev), 1:32-36.

133 **Bille M, Parving A. (2003)** Expectations about hearing aids: demographic and audiological predictors. Int J Audiol, 42(8):481-8.

134 **Billings CJ, Tremblay KL, Souza PE, Binns MA. (2007)** Effects of hearing aid amplification and stimulus intensity on cortical auditory evoked potentials. Audiol Neurotol, 12(4):234-46.

135 **Binnie CA. (1977)** Attitude changes following speechreading training. Scand Audiol, 6:13-19.

136 **Binnie CA, Montgomery AA, Jackson PL. (1974)** Auditory and visual contributions to the perception of consonants. J Speech Hear Res, 17:619-630.

137 **Bisgaard N. (2001)** The European experience. J Am Acad Audiol, 12(6):296-300.

138 **Blamey P, Arndt P, Bergeron F, Bredberg G, Brimacombe J, Facer G, et al. (1996)** Factors affecting auditory performance of postlinguistically deaf adults using cochlear implants. Audiol & Neuro-Otology, 1:293-306.

139 **Blamey PJ. (2005)** Adaptive dynamic range optimization (ADRO): a digital amplification strategy for hearing aids and cochlear implants. Trends Amplif, 9(2):77-98.

140 **Blamey PJ, Fiket HJ, Steele BR. (2006)** Improving speech intelligibility in background noise with an adaptive directional microphone. J Am Acad Audiol, 17(7):519-30.

141 **Blamey PJ, Pymnan BC, Gordon MB, Clark GM, Brown AM, Dowell RC, Hollow RD. (1992)** Factors predicting postoperative sentence scores in postlinguistically deaf adult cochlear implant patients. Ann Otol Rhinol Laryngol, 101(4):342-348.

142 **Blamey PJ, Sarant JZ, Paatsch LE, Barry JG, Bow CP, Wales RJ, et al. (2001)** Relationships among speech perception, production, language, hearing loss, and age in children with impaired hearing. J Speech Lang Hear Res, 44(2):264-85.

143 **Blamey PJ, Cowan R, Alcantara J, Clark G. (1988)** Phonemic information transmitted by a multichannel electrotactile speech processor. J Speech Hear Res, 31(4):620-629.

144 **Blamey PJ, Dowell R, Brown A, Clark G. (1985)** Clinical results with a hearing aid and a single-channel vibrotactile device for profoundly deaf adults. Brit J Audiol, 19(3):203-210.

145 **Blauert J. (1971)** Localization and the law of the first wavefront in the median plane. J Acoust Soc Amer, 50:466-470.

146 **Bliss M. (2002)** Use and ownership of hearing aids in elderly people. Lancet, 360(9342):1333-4.

147 **Bloom PJ. (1982)** Evaluation of a dereverberation technique with normal and impaired listeners. Brit J Audiol, 16(3):167-176.

148 **Boas G, van der Stel H, Peters H, Joore M, Anteunis L. (2001)** Dynamic modeling in medical technology assessment. Fitting hearing aids in The Netherlands. Int J Technol Assess Health Care, 17(4):618-25.

149 **Boike KT, Souza PE. (2000)** Effect of compression ratio on speech recognition and speech-quality ratings with wide dynamic range compression amplification. J Speech Lang Hear Res, 43(2):456-68.

150 **Bonding P, Jonsson M, Salomon G, Ahlgren P. (1992)** The bone-anchored hearing aid. Osseointegration and audiological effect. Acta Otolaryngol Suppl Stockh, 492:42-45.

151 **Boothroyd A. (1993)** Recovery of speech perception performance after prolonged auditory deprivation: case study. J Amer Acad Audiol, 4(5):331-337.

152 **Boothroyd A. (1997)** Auditory development of the hearing child. Scand Audiol Suppl, 46:9-16.

153 **Boothroyd A. (2004)** Hearing aid accessories for adults: the remote FM microphone. Ear & Hear, 25(1):22-33.

154 **Boothroyd A, Boothroyd-Turner D. (2002)** Postimplantation audition and educational attainment in children with prelingually acquired profound deafness. Ann Otol Rhinol Laryngol Suppl, 189:79-84.

155 **Boothroyd A, Iglehart F. (1998)** Experiments with classroom FM amplification. Ear & Hear, 19(3):202-17.

156 **Boothroyd A, Medwetsky L. (1992)** Spectral distribution of /s/ and the frequency response of hearing aids. Ear & Hear, 13(3):150-7.

157 **Boothroyd A, Springer N, Smith L, Schulman J. (1988)** Amplitude compression and profound hearing loss. J Speech Hear Res, 31(3):362-376.

158 **Bosman AJ, Snik AF, Mylanus EA, Cremers CW. (2006)** Fitting range of the BAHA Cordelle. Int J Audiol, 45(8):429-37.

159 **Bosman AJ, Snik AF, van der Pouw CT, Mylanus EA, Cremers CW. (2001)** Audiometric evaluation of bilaterally fitted bone-anchored hearing aids. Audiology, 40(3):158-67.

160 **Bosman AJ, Snik AF, Mylanus EA, Cremers CW. (2009)** Fitting range of the BAHA Intenso. Int J Audiol, 48(6):346-52.

161 **Bovo R, Martini A, Agnoletto M, Beghi A, Carmignoto D, Milani M, Zangaglia AM. (1988)** Auditory and academic performance of children with unilateral hearing loss. Scand Audiol Suppl, 30:71-4.

162 **Bovo R, Prosser S, Ortore RP, Martini A. (2011)** Speech recognition with BAHA simulator in subjects with acquired unilateral sensorineural hearing loss. Acta Otolaryngol, 131(6):633-639.

164 **Boymans M, Dreschler WA. (2000)** Field trials using a digital hearing aid with active noise reduction and dual microphone directionality. Audiology, 39(5):260-8.

164a **Boymans M, Goverts ST, Kramer SE, Festen JM, Dreschler WA. (2008)** A prospective multi-centre study of the benefits of bilateral hearing aids. Ear & Hear, 29(6):930-41.

165 **Boymans M, Goverts ST, Kramer SE, Festen JM, Dreschler WA. (2009)** Candidacy for bilateral hearing aids: a retrospective multicenter study. J Speech Lang Hear Res, 52(1):130-40.

166 **Bramslow L. (2010)** Preferred signal path delay and high-pass cut-off in open fittings. Int J Audiol, 49(9):634-44.

167 **Branda E, Chalupper J. (2007)** A new system to protect hearing aids from cerumen and moisture. Hearing Review, 14(4):56, 89.

168 **Bratt GW, Rosenfeld MA, Peek BF, Kang J, Williams DW, Larson V. (2002)** Coupler and real-ear measurement of hearing aid gain and output in the NIDCD/VA Hearing Aid Clinical Trial. Ear & Hear, 23(4):308-15.

169 **Bray V, Nilsson M. (2002)** Assessing hearing aid fittings: An outcome measures battery approach. In Strategies for selecting and verifying hearing aid fittings, Valente M (ed) Thieme: New York.

170 **Bray VH, Nilsson M. (2001)** Additive SNR benefits of signal processing features in a directional hearing aid. Hear Rev, 8(12):48-51, 62.

171 **Breidablik HJ. (1998)** [Hearing aids among the elderly - not only in the drawer!]. Tidsskr Nor Laegeforen, 118(9):1414-6.

172 **Bridges J, Bentler RA. (1998)** Relating hearing aid use to well-being among older adults. The Hear J, 51(7):39-44.

173 **Brink RHS, van den Wit HP, Kempen GIJM, Heuvelen MGJ. (1996)** Attitude and help-seeking for hearing impairment. Brit J Audiol, 30:313-324.

174 **Briskey RJ. (1980)** Selecting and fitting a hearing aid: binaurally. In Binaural hearing and amplification, Libby ER (ed), 187-204. Zenetron: Chicago.

175 **Bronkhorst AW. (2000)** The cocktail party phenomenon: a review of research on speech intelligibility in multiple-talker conditions. Acustica Acta Acoustica, 86:117-128.

176 **Bronkhorst AW, Plomp R. (1988)** The effect of head-induced

interaural time and level differences on speech intelligibility in noise. J Acoust Soc Amer, 83(4):1508-1516.

177 **Bronkhorst AW, Plomp R. (1992)** Effect of multiple speech-like maskers on binaural speech recognition in normal and impaired hearing. J Acoust Soc Amer, 92(6):3132-9.

178 **Bronkhorst A, Plomp R. (1989)** Binaural speech intelligibility in noise for hearing-impaired listeners. J Acoust Soc Amer, 86(4):1374-1383.

179 **Brookhouser PE, Worthington DW, Kelly WJ. (1991)** Unilateral hearing loss in children. Laryngoscope, 101(12 Pt 1):1264-72.

180 **Brooks DN. (1980)** Binaural hearing aid application. In Binaural hearing and amplification, Libby ER (ed), 159-176. Zenetron: Chicago.

181 **Brooks DN. (1979)** Counselling and its effect on hearing aid use. Scand Audiol, 8:101-107.

182 **Brooks DN. (1996)** The time course of adaptation to hearing aid use. Brit J Audiol, 30(1):55-62.

183 **Brooks DN, Hallam RS. (1998)** Attitudes to hearing difficulty and hearing aids and the outcome of audiological rehabilitation. Br J Audiol, 32(4):217-26.

184 **Brooks DN, Hallam RS, Mellor PA. (2001)** The effects on significant others of providing a hearing aid to the hearing-impaired partner. Br J Audiol, 35(3):165-71.

185 **Brooks DN. (1981)** Use of post-aural aids by National Health Service patients. Brit J Audiol, 15(2):79-86.

186 **Brooks DN. (1984)** Binaural benefit - when and how much? Scand Audiol, 13(4):237-241.

187 **Brooks DN. (1985)** Factors relating to the under-use of postaural hearing aids. Brit J Audiol, 19(3):211-217.

188 **Brooks DN. (1989)** The effect of attitude on benefit obtained from hearing aids. Brit J Audiol, 23(1):3-11.

189 **Brooks DN. (1990)** Measures for the assessment of hearing aid provision and rehabilitation. Brit J Audiol, 24(4):229-233.

190 **Brooks DN. (1994)** Some factors influencing choice of type of hearing aid in the UK: behind-the-ear or in-the-ear. Brit J Audiol, 28(2):91-98.

191 **Brooks DN, Bulmer D. (1981)** Survey of binaural hearing aid users. Ear & Hear, 2(5):220-224.

192 **Brooks DN, Johnson D. (1981)** Pre-issue assessment and counselling as a component of hearing-aid provision. Brit J Audiol, 15(1):13-19.

193 **Brown CA, Bacon SP. (2009)** Low-frequency speech cues and simulated electric-acoustic hearing. J Acoust Soc Amer, 125(3):1658-65.

194 **Browning G, Gatehouse S. (1994)** Estimation of the benefit of bone-anchored hearing aids. Ann Otol Rhinol Laryngol, 103(11):872-878.

195 **Bruck D, Ball M, Thomas IR, Rouillard V. (2009)** How does the pitch and pattern of a signal affect auditory arousal thresholds? J Sleep Res, 18(2): 196-203.

196 **Bruck D, Thomas IR. (2009)** Smoke alarms for sleeping adults who are hard-of-hearing: comparison of auditory, visual, and tactile signals. Ear & Hear, 30(1):73-80.

197 **Bryant MP, Mueller HG, Northern JL. (1991)** Minimal contact long canal ITE hearing instruments. Hear Instrum, 42(1):12-15, 48.

198 **Buckley KA, Tobey EA. (2011)** Cross-modal plasticity and speech perception in pre- and postlingually deaf cochlear implant users. Ear & Hear, 32(1):2-15.

199 **Bunnell H. (1990)** On enhancement of spectral contrast in speech for hearing-impaired listeners. J Acoust Soc Amer, 88(6):2546-56.

200 **Burger T, Spahn C, Richter B, Eissele S, Lohle E, Bengel J. (2005)** Parental distress: the initial phase of hearing aid and cochlear implant fitting. Am Ann Deaf, 150(1):5-10.

201 **Burger T, Spahn C, Richter B, Eissele S, Lohle E, Bengel J. (2006)** Psychic stress and quality of life in parents during decisive phases in the therapy of their hearing-impaired children. Ear & Hear, 27(4):313-20.

202 **Burk MH, Humes LE, Amos NE, Strauser LE. (2006)** Effect of training on word-recognition performance in noise for young normal-hearing and older hearing-impaired listeners. Ear & Hear, 27(3):263-78.

203 **Burkhard MD, Sachs RM. (1978)** Anthropometric manikin for acoustic research. In Manikin measurements, Burkhard MD (ed) Industrial Research Products, Inc: Elk Grove Village, Illinois.

204 **Burkhard MD, Sachs RM. (1977)** Sound pressure in insert earphone couplers and real ears. J Speech Hear Res, 20(4):799-807.

205 **Burnip L, McGuire B. (1995)** FM amplification in the preschool: An investigation of the FM signal and child attention. Aust J Audiol, 17(2):123-129.

206 **Bustamante D, Braida L. (1987)** Multiband compression limiting for hearing-impaired listeners. J Rehabil Res Dev, 24(4):149-160.

207 **Butler RA. (1969)** Monaural and binaural localization of noise bursts vertically in the median sagittal plane. J Aud Res, 3:230-235.

208 **Byrne D. (1978)** Selection of hearing aids for children with severe deafness. Brit J Audiol, 12:9-22.

209 **Byrne D. (1980)** Binaural hearing aid fitting: research findings and clinical application. In Binaural hearing and amplification, Libby ER (ed), 23-73. Zenetron: Chicago.

210 **Byrne D. (1981)** Clinical issues and options in binaural hearing aid fitting. Ear & Hear, 2(5):187-193.

211 **Byrne D. (1982)** Private communication.

212 **Byrne D. (1982)** Theoretical approaches for hearing aid selection. Studebaker GA, Bess FH. The Vanderbilt hearing aid report: state of the art - research needs. 175-179. Upper Darby, Pa., Monographs in Contemporary Audiology.

213 **Byrne D. (1983)** Word familiarity in speech perception testing of children. Aust J Audiol, 5(2):77-80.

214 **Byrne D. (1986)** Effects of bandwidth and stimulus type on most comfortable loudness levels of hearing-impaired listeners. J Acoust Soc Amer, 80(2):484-493.

215 **Byrne D. (1986)** Effects of frequency response characteristics on speech discrimination and perceived intelligibility and pleasantness of speech for hearing-impaired listeners. J Acoust Soc Amer, 80(2):494-504.

216 **Byrne D. (1989)** Technical aspects of hearing aids. In Adult aural rehabilitation, Brooks DN (ed), 48-67. Chapman & Hall: London.

217 **Byrne D. (1996)** Hearing aid selection for the 1990s: Where to? J Amer Acad Audiol, 7(5):377-395.

218 **Byrne D. (1999)** Now that hearing aids can do almost anything, what should they do to be really helpful? Hearing Aid Amplification for the New Millenium. Sydney.

219 **Byrne D, Burwood E. (2001)** The Australian experience: global system for mobile communications wireless telephones and hearing aids. J Am Acad Audiol, 12(6):315-21.

220 **Byrne D, Cotton S. (1988)** Evaluation of the National Acoustic Laboratories' new hearing aid selection procedure. J Speech Hear Res, 31(2):178-186.

221 **Byrne D, Dermody P. (1974)** An incidental advantage of binaural hearing aid fittings - the "cross-over" effect. Brit J Audiol, 8:109-112.

222 **Byrne D, Dermody P. (1975)** Binaural hearing aids. Hear Instrum, 26(7):22, 23, 36.

223 **Byrne D, Dillon H. (1979)** Bias in assessing binaural advantage. Aust J Audiol, 1(2):83-88.

224 **Byrne D, Dillon H. (1986)** The National Acoustic Laboratories' (NAL) new procedure for selecting the gain and frequency response of a hearing aid. Ear & Hear, 7(4):257-265.

225 **Byrne D, Dillon H. (2000)** Future directions in hearing aid selection and evaluation. In Audiology: Treatment, Valente M, Hosford-Dunn H, Roeser RJ (eds) Thieme: New York.

226 **Byrne D, Dillon H, Ching T, Katsch R, Keidser G. (2001)** NAL-NL1 procedure for fitting non-linear hearing aids: Characteristics and comparisons with other procedures. J Amer Acad Audiol, 12(1):37-51.

227 **Byrne D, Dillon H, Tran K, Arlinger S, Wilbrahan K, Cox R, et al. (1994)** An international comparison of long-term average speech spectra. J Acoust Soc Amer, 96(4):2108-2120.

228 **Byrne D, Dirks DD. (1996)** Effect of acclimatization and deprivation on non-speech auditory abilities. Ear & Hear, 17(3 Suppl):29S-37S.

229 **Byrne D, Fifield D. (1974)** Evaluation of hearing aid fitting for infants. Brit J Audiol, 8:47-54.

230 **Byrne D, Noble W. (1998)** Optimizing sound localization with hearing aids. Trends Amplif, 3(2):51-73.

231 **Byrne D, Noble W, Glauerdt B. (1996)** Effects of earmold type on ability to locate sounds when wearing hearing aids. Ear & Hear, 17:218-228.

232 **Byrne D, Noble W, LePage B. (1992)** Effects of long-term bilateral and unilateral fitting of different hearing aid types on the ability to locate sounds. J Amer Acad Audiol, 3 (6):369-382.

233 **Byrne D, Parkinson A, Newall P. (1990)** Hearing aid gain and frequency response requirements for the severely/ profoundly hearing impaired. Ear & Hear, 11(1):40-49.

234 **Byrne D, Parkinson A, Newall P. (1991)** Modified hearing aid selection procedures for severe/profound hearing losses. In The Vanderbilt hearing aid report II, Studebaker GA, Bess FH, Beck L (eds), 295-300. York Press: Parkton, MD.

235 **Byrne D, Sinclair S, Noble W. (1998)** Open earmold fittings for improving aided auditory localization for sensorineural hearing losses with good high-frequency hearing. Ear & Hear, 19(1):62-71.

236 **Byrne D, Tonisson W. (1976)** Selecting the gain of hearing aids for persons with sensorineural hearing impairments. Scand Audiol, 5:51-59.

237 **Caissie R, Campbell MM, Frenette WL, Scott L, Howell I, Roy A. (2005)** Clear speech for adults with a hearing loss: does intervention with communication partners make a difference? J Am Acad Audiol, 16(3):157-71.

238 **Caldwell M, Souza PE, Tremblay KL. (2006)** Effect of probe tube insertion depth on spectral measures of speech. Trends Amplif, 10(3):145-54.

239 **Callaway SL, Punch JL. (2008)** An electroacoustic analysis of over-the-counter hearing aids. Am J Audiol, 17(1):14-24.

240 **Cameron S, Brown D, Keith R, Martin J, Watson C, Dillon H. (2009)** Development of the North American Listening in Spatialized Noise-Sentences test (NA LiSN-S): sentence equivalence, normative data, and test-retest reliability studies. J Am Acad Audiol, 20(2):128-46.

241 **Cameron S, Dillon H. (2007)** Development of the Listening in Spatialized Noise-Sentences Test (LiSN-S). Ear & Hear, 28(2):196-211.

242 **Cameron S, Dillon H. (2008)** The listening in spatialized noise-sentences test (LiSN-S): comparison to the prototype LiSN and results from children with either a suspected (central) auditory processing disorder or a confirmed language disorder. J Am Acad Audiol, 19(5):377-91.

243 **Cameron S, Dillon H. (2011)** Development and Evaluation of the LiSN & Learn Auditory Training Software for Deficit-Specific Remediation of Binaural Processing Deficits in Children: Preliminary Findings. J Am Acad Audiol, 22(10):678-96.

244 **Cameron S, Dillon H, Newall P. (2006)** Development and evaluation of the listening in spatialized noise test. Ear & Hear, 27(1):30-42.

245 **Cameron S, Dillon H, Newall P. (2006)** The listening in spatialized noise test: an auditory processing disorder study. J Am Acad Audiol, 17(5):306-20.

246 **Caposecco A, Hickson L, Meyer C. (In press)** Assembly and insertion of a self-fitting hearing aid: Design of effective instruction materials. Trends Amplif

247 **Carabellese C, Appollonio I, Rozzini R, Bianchetti A, Frisoni GB, Frattola L, Trabucchi M. (1993)** Sensory impairment and quality of life in a community elderly population. J Am Geriatr Soc, 41(4):401-7.

248 **Carhart R. (1946)** Selection of hearing aids. Arch Otolaryngol, 44:1-18.

249 **Carhart R. (1950)** The clinical application of bone conduction audiometry. Arch Otolaryngol, 51:798-808.

250 **Carhart R. (1965)** Monaural and binaural discrimination against competing sentences. Int Audiol, 4(3):5-10.

251 **Carle R, Laugesen S, Nielsen C. (2002)** Observations on the relations among occlusion effect, compliance, and vent size. J Am Acad Audiol, 13(1):25-37.

252 **Carlile S, Martin R, McAnnaly K. (2005)** Spectral infomation in sound localisation. Int Rev Neurobiology, 70:399-434.

253 **Carlile S, Pralong D. (1994)** The location-dependent nature orf perceptually salient features of the human head-related transfer function. J Acous Soc Amer, 95(6):3445-3459.

254 **Carlin W, Browning G. (1990)** Hearing disability and hearing aid benefit related to type of hearing impairment. Clin Otolaryngol, 15(1):63-67.

255 **Carlson EV, Killion MC. (1974)** Subminiature directional microphones. J Audio Eng Soc, 22(2):92-96.

256 **Carlsson PU, Hakansson BE. (1997)** The bone-anchored hearing aid: reference quantities and functional gain. Ear & Hear, 18(1):34-41.

257 **Carney AE, Osberger MJ, Carney E, Robbins AM, Renshaaw J, Miyamoto RT. (1993)** A comparison of speech discrimination with cochlear implants and tactile aids. J Acoust Soc Amer, 94(4):2036-2049.

258 **Carney A, Beachler C. (1986)** Vibrotactile perception of suprasegmental features of speech: a comparison of single-channel and multichannel instruments. J Acoust Soc Amer, 79(1):131-140.

259 **Carter AS, Noe CM, Wilson RH. (2001)** Listeners who prefer monaural to binaural hearing aids. J Am Acad Audiol, 12(5):261-72.

260 **Carter AS, Wilson RH. (2001)** Lexical effects on dichotic word recognition in young and elderly listeners. J Am Acad Audiol, 12(2):86-100.

261 **Carter L, Golding M, Dillon H, Seymour J. (2010)** The detection of infant cortical auditory evoked potentials (CAEPs) using statistical and visual detection techniques. J Am Acad Audiol, 21(5):347-56.

262 **Carter LF. (1993)** Smooth real ear aided responses: open ear resonance characteristics and hearing aid selection. Masters dissertation, Macquarie University.

263 **Catalano PJ, Choi E, Cohen N. (2005)** Office versus operating room insertion of the bone-anchored hearing aid: a comparative analysis. Otol Neurotol, 26(6):1182-5.

264 **Caye-Thomasen P, Jensen JH, Bonding P, Tos M. (2002)** Long-term results and experience with the first-generation semi-implantable electromagnetic hearing aid with ossicular replacement device for mixed hearing loss. Otol Neurotol, 23(6):904-11.

264a **Centers for Disease Control and Prevention. (2005)** National workshop on mild and unilateral hearing loss. Accessed January 2011. http://www.cdc.gov/ncbddd/ hearingloss/conference.html.

265 **Chasin M. (2006)** Can your hearing aid handle loud music? A quick test will tell you. The Hear J, 59(12):22-24.

266 **Chasin M, Russo FA. (2004)** Hearing aids and music. Trends Amplif, 8(2):35-47.

267 **Chee GH, Goldring JE, Shipp DB, Ng AH, Chen JM, Nedzelski JM. (2004)** Benefits of cochlear implantation in early-deafened adults: the Toronto experience. J Otolaryngol, 33(1):26-31.

268 **Chen DA, Backous DD, Arriaga MA, Garvin R, Kobylek D, Littman T, Walgren S, Lura D. (2004)** Phase 1 clinical trial results of the Envoy System: a totally implantable middle ear device for sensorineural hearing loss. Otolaryngol Head Neck Surg, 131(6): 904-16.

269 **Chen X, Liu S, Kong Y, Liu B, Mo L, Liu H, et al. (2009)** [The characteristics and development of auditory skill for infants with different age after cochlear implantation]. Lin Chung Er Bi Yan Hou Tou Jing Wai Ke Za Zhi, 23(4):148-50.

270 **Chen X, Liu S, Liu B, Mo L, Kong Y, Liu H. (2010)** The effects of age at cochlear implantation and hearing aid trial on auditory performance of Chinese infants. Acta Otolaryngol, 130(2):263-270.

271 **Cheng CM, McPherson B. (2000)** Over-the-counter hearing aids: electroacoustic characteristics and possible target client groups. Audiology, 39(2):110-6.

272 **Chermak G, Miller M. (1988)** Shortcomings of a revised feasibility scale for predicting hearing aid use with older adults. Brit J Audiol, 22(3):187-194.

273 **Cherry EC. (1953)** Some experiments on the recognition of speech, with one and with two ears. J Acoust Soc Amer, 25:975-979.

274 **Ching T, Psarros C, Hill M. (1999)** Optimising hearing aid fittings of children who also use cochlear implants. Hearing Aid Amplification for the New Millenium. Sydney.

275 **Ching TY, Crowe K, Martin V, Day J, Mahler N, Youn S, Street L, Cook C, Orsini J. (2010)** Language development and everyday functioning of children with hearing loss assessed at 3 years of age. Int J Speech Lang Pathol, 12(2):124-31.

276 **Ching TY, Dillon H, Katsch R, Byrne D. (2001)** Maximizing effective audibility in hearing aid fitting. Ear & Hear, 22(3):212-24.

277 **Ching TY, Hill M. (2007)** The Parents' Evaluation of Aural/Oral Performance of Children (PEACH) scale: normative data. J Am Acad Audiol, 18(3):220-35.

278 **Ching TY, Hill M, Brew J, Incerti P, Priolo S, Rushbrook E, Forsythe L. (2005)** The effect of auditory experience on speech perception, localization, and functional performance of children who use a cochlear implant and a hearing aid in opposite ears. Int J Audiol, 44(12):677-90.

279 **Ching TY, Hill M, Dillon H. (2008)** Effect of variations in hearing-aid frequency response on real-life functional performance of children with severe or profound hearing loss. Int J Audiol, 47(8):461-75.

280 **Ching TY, Incerti P, Hill M. (2004)** Binaural benefits for adults who use hearing aids and cochlear implants in opposite ears. Ear & Hear, 25(1):9-21.

281 **Ching TY, Incerti P, Hill M, van Wanrooy E. (2006)** An overview of binaural advantages for children and adults who use binaural/bimodal hearing devices. Audiol Neurotol, 11 Suppl 1:6-11.

282 **Ching TY, Newall P, Wigney D. (1994)** Audio-visual and auditory paired comparison judgments by severely and profoundly hearing impaired children: reliability and frequency response preferences. Aust J Audiol, 16(2):99-106.

283 **Ching TY, Newall P, Wigney D. (1997)** Comparison of severely and profoundly hearing-impaired children's amplification preferences with the NAL-RP and the DSL 3.0 prescriptions. Scand Audiol, 26(4):219-22.

284 **Ching TY, O'Brien A, Dillon H, Chalupper J, Hartley L, Hartley D, et al. (2009)** Directional effects on infants and young children in real life: implications for amplification. J Speech Lang Hear Res, 52(5):1241-54.

285 **Ching TY, Psarros C, Hill M, Dillon H, Incerti P. (2001)** Should children who use cochlear implants wear hearing aids in the opposite ear? Ear & Hear, 22(5):365-80.

286 **Ching TY, Scollie SD, Dillon H, Seewald R. (2010)** A cross-over, double-blind comparison of the NAL-NL1 and the DSL v4.1 prescriptions for children with mild to moderately severe hearing loss. Int J Audiol, 49 Suppl 1:S4-15.

287 **Ching TY, Scollie SD, Dillon H, Seewald R, Britton L, Steinberg J. (2010)** Prescribed real-ear and achieved real-life differences in children's hearing aids adjusted according to the NAL-NL1 and the DSL v.4.1 prescriptions. Int J Audiol, 49 Suppl 1:S16-25.

288 **Ching TY, Scollie SD, Dillon H, Seewald R, Britton L, Steinberg J, Gilliver M, King KA. (2010)** Evaluation of the NAL-NL1 and the DSL v.4.1 prescriptions for children: Paired-comparison intelligibility judgments and functional performance ratings. Int J Audiol, 49 Suppl 1:S35-48.

289 **Ching TY, van Wanrooy E, Dillon H, Carter L. (2011)** Spatial release from masking in normal-hearing children and children who use hearing aids. J Acoust Soc Amer, 129(1):368-75.

290 **Ching TY, van Wanrooy E, Hill M, Dillon H. (2005)** Binaural redundancy and inter-aural time difference cues for patients wearing a cochlear implant and a hearing aid in opposite ears. Int J Audiol, 44(9):513-21.

291 **Ching TY, van Wanrooy E, Hill M, Incerti P. (2006)** Performance in children with hearing aids or cochlear implants: bilateral stimulation and binaural hearing. Int J Audiol, 45 Suppl 1:S108-12.

292 **Ching TY, Dillon H. (In preparation)** Relationships between frequency selectivity, age, cognition, dead regions and speech intelligibility in filtered speech.

293 **Ching TY, Dillon H, Byrne D. (1998)** Speech recognition of hearing-impaired listeners: Predictions from audibility and the limited role of high-frequency amplification. J Acoust Soc Amer, 103(2):1128-1140.

294 **Ching TY, Dillon H, Seeto M, et al. (In preparation)** Language outcomes at 6 and 12 months after early or delayed detection of permanent childhoood hearing impairment.

295 **Chisolm TH, Abrams HB. (2001)** Measuring hearing aid benefit using a willingness-to-pay approach. J Am Acad Audiol, 12(8):383-9.

296 **Chisolm TH, Abrams HB, McArdle R. (2004)** Short- and

long-term outcomes of adult audiological rehabilitation. Ear & Hear, 25(5):464-77.

297 **Chisolm TH, Johnson CE, Danhauer JL, Portz LJ, Abrams HB, Lesner S, McCarthy PA, Newman CW. (2007)** A systematic review of health-related quality of life and hearing aids: final report of the American Academy of Audiology Task Force On the Health-Related Quality of Life Benefits of Amplification in Adults. J Am Acad Audiol, 18(2):151-83.

298 **Chisolm TH, Noe CM, McArdle R, Abrams HB. (2007)** Evidence for the use of hearing assistive technology by adults: the role of the FM system. Trends Amplif, 11(2):73-89.

299 **Chisolm TH, Willott JF, Lister JJ. (2003)** The aging auditory system: anatomic and physiologic changes and implications for rehabilitation. Int J Audiol, 42(Suppl 2):2S3-10.

300 **Chmiel R, Jerger J. (1993)** Some factors affecting assessment of hearing handicap in the elderly. J Amer Acad Audiol, 4(4):249-257.

301 **Chmiel R, Jerger J. (1996)** Hearing aid use, central auditory disorder, and hearing handicap in elderly persons. J Am Acad Audiol, 7(3):190-202.

302 **Chmiel R, Jerger J, Murphy E, Pirozzolo F, Tooley YC. (1997)** Unsuccessful use of binaural amplification by an elderly person. J Amer Acad Audiol, 8(1):1-10.

303 **Christen R. (1980)** Binaural summation at the most comfortable loudness level (MCL). Aust J Audiol, 2(2):92-98.

304 **Christensen L, Lee L, Humes L. (1994)** Can clinical word-recognition measures predict aided word recognition? American Auditory Society Bulletin, 19(1):11, 16.

305 **Chung K. (2004)** Challenges and recent developments in hearing aids. Part I. Speech understanding in noise, microphone technologies and noise reduction algorithms. Trends Amplif, 8(3):83-124.

306 **Chung K. (2004)** Challenges and recent developments in hearing aids. Part II. Feedback and occlusion effect reduction strategies, laser shell manufacturing processes, and other signal processing technologies. Trends Amplif, 8(4):125-64.

307 **Chung K, McKibben N, Mongeau L. (2010)** Wind noise in hearing aids with directional and omnidirectional microphones: Polar characteristics of custom-made hearing aids. J Acoust Soc Amer, 127(4):2529-42.

308 **Chung S, Stephens S. (1986)** Factors influencing binaural hearing aid use. Brit J Audiol, 20(2):129-140.

309 **Cienkowski KM, McHugh MS, McHugo GJ, Musiek FE, Cox RM, Baird JC. (2006)** A computer method for assessing satisfaction with hearing aids. Int J Audiol, 45(7):393-9.

310 **Cienkowski KM, Pimentel V. (2001)** The hearing aid 'effect' revisited in young adults. Br J Audiol, 35(5):289-95.

311 **Clark JG, English KM. (2004)** Counselling in audiologic practice: Helping parents and families adjust to hearing loss. Allyn & Bacon: Boston, MA.

312 **Coelho J, Dillon H. (2000)** Unpublished calculations.

313 **Cohen J. (1988)** Statistical power analysis for the social sciences, 2nd Edition. Erlbaum Associates: Hillsdale, NJ.

314 **Colletti V, Fiorino F, Carner M, Rizzi R. (1988)** Investigation of the long-term effects of unilateral hearing loss in adults. Brit J Audiol, 22(2):113-118.

315 **Colletti V, Soli SD, Carner M, Colletti L. (2006)** Treatment of mixed hearing losses via implantation of a vibratory transducer on the round window. Int J Audiol, 45(10):600-8.

316 **Comptom. C. (2002)** Assistive technology for enhancement of receptive communication. In Rehabilitative Audiology - Third Edition, Alpiner J, McCarthy P (eds) Williams & Wilkins: Baltimore, Maryland.

317 **Compton-Conley CL, Neuman AC, Killion MC, Levitt H. (2004)** Performance of directional microphones for hearing aids: real-world versus simulation. J Am Acad Audiol, 15(6):440-55.

318 **Convery E, Keidser G, Dillon H. (2005)** A review and analysis: does amplification experience have an effect on preferred gain over time? Aust & NZ J Audiol, 27(1):18-32.

319 **Coogle KL. (1976)** NAEL's standard terms for earmolds. Hear Aid J, 3(5).

320 **Cook JA, Bacon SP, Sammeth CA. (1997)** Effect of low-frequency gain reduction on speech recognition and its relation to upward spread of masking. J Speech Lang Hear Res, 40(2):410-22.

321 **Corcoran JA, Stewart M, Glynn M, Woodman D. (2000)** Stories of parents of children with hearing loss: A qualitative analysis of interview narratives. In A sound foundation through early amplification, Seewald R (ed), 167-174. Stafa, Switzerland, Phonak.

322 **Cord MT, Surr RK, Walden BE, Dyrlund O. (2004)** Relationship between laboratory measures of directional advantage and everyday success with directional microphone hearing aids. J Am Acad Audiol, 15(5):353-64.

323 **Cord MT, Surr RK, Walden BE, Olson L. (2002)** Performance of directional microphone hearing aids in everyday life. J Am Acad Audiol, 13(6):295-307.

323a **Cord, MT, Walden BE, Surr RK, Dittberner AB. (2007)** Field evaluation of an asymmetric directional microphone fitting. J Am Acad Audiol, 18(3):245-56.

324 **Coren S, Hakstian AR. (1992)** The development and cross-validation of a self-report inventory to assess pure-tone threshold hearing sensitivity. J Speech Hear Res, 35(4):921-8.

325 **Cornelisse LE, Seewald RC. (1997)** Field-to-microphone transfer functions for completely-in-the-canal (CIC) instru-

ments. Ear & Hear, 18(4):342-5.

326 **Cornelisse L, Gagne J, Seewald R. (1991)** Ear level recordings of the long-term average spectrum of speech. Ear & Hear, 12(1):47-54.

327 **Cornelisse L, Seewald R, Jamieson D. (1995)** The input/ output formula: a theoretical approach to the fitting of personal amplification devices. J Acoust Soc Amer, 97(3):1854-1864.

328 **Cortez R, Dinulescu N, Skafte K, Olson B, Keeenan D, Kuk F. (2004)** Changing with the times: Applying digital technology to hearing aid shell manufacturing. Hear Rev, 11(3):30-38.

329 **Cotton SE. (1988)** Evaluation of FM fittings. Masters dissertation, Macquarie University. Sydney.

330 **Couch LW. (1990)** Digital and analog communication systems. Macmillan: New York.

331 **Courtois J, Johansen PA, Larsen BV, Beilin J. (1988)** Hearing aid fitting in asymmetrical hearing loss. In Hearing aid fitting: theoretical and practical views, Jensen JH (ed), 243-256. Copenhagen, Stougaard Jensen.

332 **Cowan R, Barker E, Pegg P, Dettman S, Rennie M, Galvin K et al. (1997)** Speech perception in children: Effects of speech processing strategy and residual hearing. .In Cochlear implants, Clark GM (ed), 49-54. Bologna, Monduzzzi Editore.

333 **Cowan R, Alcantara J, Whitford L, Blamey P, Clark G. (1989)** Speech perception studies using a multichannel electrotactile speech processor, residual hearing, and lipreading. J Acoust Soc Amer, 85(6):2593-2607.

334 **Cox H, Zeskind RM, Kooij T. (1986)** Practical supergain. IEEE Trans Acoust Speech Sig Proc, ASSP-34(3):393-398.

335 **Cox R, Hyde M, Gatehouse S, Noble W, Dillon H, Bentler RA, Stephens D, Arlinger S, Beck L, Wilkerson D, Kramer S, Kricos P, Gagne JP, Bess F, Hallberg L. (2000)** Optimal outcome measures, research priorities, and international cooperation. Ear & Hear, 21(4 Suppl):106S-115S.

336 **Cox RM. (1979)** Acoustic aspects of hearing aid-ear canal coupling systems. Monographs in Contemporary Audiology, 1(3):1-44.

337 **Cox RM. (1997)** Administration and application of the APHAB. The Hear J, 50(4):32-48.

338 **Cox RM. (2000)** The APHAB. www.ausp.memphis.edu/ harl.

339 **Cox RM. (2003)** Assessment of subjective outcome of hearing aid fitting: getting the client's point of view. Int J Audiol, 42(Suppl 1):S90-6.

340 **Cox RM. (2005)** Evidence-based practice in provision of amplification. J Am Acad Audiol, 16(7):419-38.

341 **Cox RM. (2009)** Verification and what to do until your probemic system arrives. The Hear J, 62(9):10-16, and 62(10):10-14.

342 **Cox RM. (1999)** Private communication.

343 **Cox RM, Alexander GC. (1992)** Maturation of hearing aid benefit: subjective and objective measurements. Ear & Hear, 13(3):131-141.

344 **Cox RM, Alexander GC. (1999)** Measuring Satisfaction with Amplification in Daily Life: the SADL scale. Ear & Hear, 20(4):306-320.

345 **Cox RM, Alexander GC. (2000)** Expectations about hearing aids and their relationship to fitting outcome. J Am Acad Audiol, 11(7):368-382.

346 **Cox RM, Alexander GC. (2002)** The International Outcome Inventory for Hearing Aids (IOI-HA): psychometric properties of the English version. Int J Audiol, 41(1):30-35.

347 **Cox RM, Alexander GC, Beyer CM. (2003)** Norms for the international outcome inventory for hearing aids. J Am Acad Audiol, 14(8):403-413.

348 **Cox RM, Alexander GC, Gray GA. (1999)** Personality and the subjective assessment of hearing aids. J Amer Acad Audiol, 10(1):1-13.

349 **Cox RM, Alexander GC, Gray GA. (2003)** Audiometric correlates of the unaided APHAB. J Am Acad Audiol, 14(7):361-371.

350 **Cox RM, Alexander GC, Gray GA. (2005)** Who wants a hearing aid? Personality profiles of hearing aid seekers. Ear & Hear, 26(1):12-26.

351 **Cox RM, Alexander GC, Gray GA. (2007)** Personality, hearing problems, and amplification characteristics: contributions to self-report hearing aid outcomes. Ear & Hear, 28(2):141-162.

352 **Cox RM, Alexander GC, Taylor IM, Gray GA. (1997)** The contour test of loudness perception. Ear & Hear, 18(5):388-400.

353 **Cox RM, Gray GA. (2001)** Verifying loudness perception after hearing aid fitting. Am J Audiol, 10(2):91-98.

354 **Cox RM, Schwartz KS, Noe CM, Alexander GC. (2011)** Preference for one or two hearing aids among adult patients. Ear & Hear, 32(2):181-97.

355 **Cox RM, Stephens D, Kramer SE. (2002)** Translations of the International Outcome inventory for Hearing Aids (IOI-HA). Int J Audiol, 41(1):3-26.

356 **Cox RM, Xu J. (2010)** Short and long compression release times: speech understanding, real-world preferences, and association with cognitive ability. J Am Acad Audiol, 21(2):121-38.

357 **Cox R. (1982)** Combined effects of earmold vents and suboscillatory feedback on hearing aid frequency response. Ear & Hear, 3(1):12-17.

358 **Cox R. (1983)** Using ULCL measures to find frequency/ gain

and SSPL90. Hear Instrum, 7:17-21, 39.

359 **Cox R. (1985)** ULCL-based prescriptions for in-the-ear hearing aids. Hear Instrum, 4:12-14.

360 **Cox R. (1988)** The MSU hearing instrument prescription procedure. Hear Instrum, 39(1):6-10.

361 **Cox R. (1995)** Using loudness data for hearing aid selection: The IHAFF approach. The Hear J, 48(2):10, 39-44.

362 **Cox R, Alexander GC. (1983)** Acoustic versus electronic modifications of hearing aid low-frequency output. Ear & Hear, 4(4):190-196.

363 **Cox R, Alexander GC. (1991)** Hearing aid benefit in everyday environments. Ear & Hear, 12(2):127-139.

364 **Cox R, Alexander GC. (1995)** The abbreviated profile of hearing aid benefit. Ear & Hear, 16(2):176-186.

365 **Cox R, Bisset J. (1984)** Relationship between two measures of aided binaural advantage. J Speech Hear Disord, 49(4):399-408.

366 **Cox R, DeChicchis A, Wark D. (1981)** Demonstration of binaural advantage in audiometric test rooms. Ear & Hear, 2(5):194-201.

367 **Cox R, Gilmore C. (1990)** Development of the Profile of Hearing Aid Performance (PHAP). J Speech Hear Res, 33(2):343-357.

368 **Cox R, Gilmore C, Alexander G. (1991)** Comparison of two questionnaires for patient-assessed hearing aid benefit. J Amer Acad Audiol, 2(3):134-145.

369 **Cox R, Taylor I. (1994)** Relationship between in-situ distortion and hearing aid benefit. J Amer Acad Audiol, 5(5):317-324.

370 **Crain TR, Van Tasell DJ. (1994)** Effect of peak clipping on speech recognition threshold. Ear & Hear, 15(6):443-453.

371 **Crandell C, Smaldino JJ. (1995)** Speech perception in the classroom. In Sound-field FM amplification, Crandell C, Smaldino JJ, Flexer C (eds), 29-48. Singular: San Diego.

372 **Crandell CC. (1998b)** Hearing aids: Their effects on functional health status. The Hear J, 51(2):22-32.

373 **Creel LP, Desporte EJ, Juneau RP. (1999)** Soft-solid instruments: a positive solution to the dynamic ear canal. Hear Rev, 3(1):40-43.

374 **Cremers CW, Verhaegen VJ, Snik AF. (2009)** The floating mass transducer of the Vibrant Soundbridge interposed between the stapes and tympanic membrane after incus necrosis. Otol Neurotol, 30(1):76-8.

375 **Crowlcy HJ, Nabelck IV. (1996)** Estimation of client-assessed hearing aid performance based upon unaided variables. J Speech Hear Res, 39(1):19-27.

376 **Culbertson JL, Gilbert LE. (1986)** Children with unilateral sensorineural hearing loss: cognitive, academic, and social development. Ear & Hear, 7(1):38-42.

377 **Cunningham DR. (1996)** Hearing aid counseling: helping patients make decisions. The Hear J, 49(5):31-34.

378 **Cunningham DR, Lao-Davila RG, Eisenmenger BA, Lazich RW. (2002)** Study finds use of Live Speech Mapping reduces follow-up visits and saves money. The Hear J, 55(2):43-46.

379 **Curran JR. (1990a)** Practical modification and adjustments of in-the-ear and in-the-canal hearing aids Part 1. Audiology Today, 1(1).

380 **Curran JR. (1990b)** Practical modification and adjustments of in-the-ear and in-the-canal hearing aids Part 2. Audiology Today, 2(3).

381 **Curran JR. (1991)** Practical modification and adjustments of in-the-ear and in-the-canal hearing aids Part 3. Audiology Today, 3(1).

382 **Curran JR. (1992)** Practical modification and adjustments of in-the-ear and in-the-canal hearing aids Part 4. Audiology Today, 4(1).

383 **D'Angelo WR, Bolia RS, Mishler PJ, Morris LJ. (2001)** Effects of CIC hearing aids on auditory localization by listeners with normal hearing. J Speech Lang Hear Res, 44(6):1209-14.

384 **Dahl B, Vesterager V, Sibelle P, Boisen G. (1998)** Self-reported need of information, counselling and education: needs and interests of re-applicants. Scand Audiol, 27(3):143-51.

385 **Dahlquist M, Lutman ME, Wood S, Leijon A. (2005)** Methodology for quantifying perceptual effects from noise suppression systems. Int J Audiol, 44(12):721-32.

386 **Dalton DS, Cruickshanks KJ, Klein BE, Klein R, Wiley TL, Nondahl DM. (2003)** The impact of hearing loss on quality of life in older adults. Gerontologist, 43(5):661-8.

387 **Danaher ES, Pickett JM. (1975)** Some masking effects produced by low-frequency vowel formants in persons with sensorineural loss. J Speech Hear Res, 18:79-89.

388 **Danaher ES, Wilson MP, Pickett JM. (1978)** Backward and forward masking in listeners with severe sensorineural hearing loss. J Speech Hear Res, 17:324-338.

389 **Danhauer JL, Johnson CE. (2006)** A case study of an emerging community-based early hearing detection and intervention program: part I. Parents' compliance. Am J Audiol, 15(1):25-32.

390 **Danhauer JL, Johnson CE, Mixon M. (2010)** Does the evidence support use of the Baha implant system (Baha) in patients with congenital unilateral aural atresia? J Am Acad Audiol, 21(4):274-86.

391 **Danhauer J, Mulac A, Eve I. (1985)** Health care providers' and peers' impressions of elderly hearing aid wearers. Amer J

Otol, 6(2):146-149.

392 **David EE, Ostroff JM, Shipp D, Nedzelski JM, Chen JM, Parnes LS. (2003)** Speech coding strategies and revised cochlear implant candidacy: an analysis of post-implant performance. Otol Neurotol, 24(2):228-33.

393 **Davidson LS. (2006)** Effects of stimulus level on the speech perception abilities of children using cochlear implants or digital hearing aids. Ear & Hear, 27(5):493-507.

394 **Davidson S, Wall L, Goodman C. (1990)** Preliminary studies on the use of an ABR amplitude projection procedure for hearing aid selection. Ear & Hear, 11(5):332-339.

395 **Davies J, John D, Stephens S. (1991)** Intermediate hearing tests as predictors of hearing aid acceptance. Clin Otolaryngol, 16(1):76-83.

396 **Davies-Venn E, Souza P, Brennan M, Stecker GC. (2009)** Effects of audibility and multichannel wide dynamic range compression on consonant recognition for listeners with severe hearing loss. Ear & Hear, 30(5):494-504.

397 **Davies-Venn E, Souza P, Fabry D. (2007)** Speech and music quality ratings for linear and nonlinear hearing aid circuitry. J Am Acad Audiol, 18(8):688-99.

398 **Davis A. (1995)** Hearing in Adults. Whurr: London.

399 **Davis A. (2003)** Population study of the ability to benefit from amplification and the provision of a hearing aid in 55-74-year-old first-time hearing aid users. Int J Audiol, 42(Suppl 2):2S39-52.

400 **Davis A, Reeve K, Hind S, Bamford J. (2001)** Children with mild and unilateral hearing loss. In A Sound Foundation Through Early Amplification. Proceedings of the Second International Conference, Seewald R (ed), 179-186.

401 **Davis A, Stephens D, Rayment A, Thomas K. (1992)** Hearing impairments in middle age: the acceptability, benefit and cost of detection (ABCD). Brit J Audiol, 26(1):1-14.

402 **Davis AC. (1989)** The prevalence of hearing impairment and reported hearing disability among adults in Great Britain. Int J Epidemiology, 18(4):911-917.

403 **Davis A, Haggard M. (1982)** Some implications of audiological measures in the population for binaural aiding strategies. Scand Audiol Suppl, 15:167-179.

404 **Davis LA, Davidson SA. (1996)** Preference for and performance with damped and undamped hearing aids by listeners with sensorineural hearing loss. J Speech Hear Res, 39(3):483-93.

405 **Davis PA. (1939)** Effects of acoustic stimuli on the waking human brain. J Neurophysiology, 2:494-499.

406 **Davis-Penn W, Ross M. (1993)** Pediatric experiences with frequency transposing. Hear Instrum, 44(4):26-32.

406a **Dawes P, Powell S, Munro KJ. (2011)** The placebo effect and the influence of participant expectation on hearing aid trials. Ear Hear, 32(6):767-74.

407 **Dawson P, Dillon H, Battaglia J. (1991)** Output limiting compression for the severely-profoundly deaf. Aust J Audiol, 13(1):1-12.

407a **Dawson PW, Nott PE, Clark GM, Cowan RS. (1998)** A modification of play audiometry to assess speech discrimination ability in severe-profoundly deaf 2- to 4-year-old children. Ear & Hear, 19(5):371-84.

408 **Day G, Browning G, Gatehouse S. (1988)** Benefit from binaural hearing aids in individuals with a severe hearing impairment. Brit J Audiol, 22(4):273-277.

409 **de Boer B. (1984)** Performance of hearing aids from the pre-electronic era. Audiological Acoustics, 23:34-55.

410 **De Gennaro S, Braida L, Durlach N. (1986)** Multichannel syllabic compression for severely impaired listeners. J Rehabil Res Dev, 23(1):17-24.

411 **De Raeve L. (2010)** A longitudinal study on auditory perception and speech intelligibility in deaf children implanted younger than 18 months in comparison to those implanted at later ages. Otol Neurotol, 31(8):1261-7.

412 **de Wolf MJ, Hendrix S, Cremers CW, Snik AF. (2011)** Better performance with bone-anchored hearing aid than acoustic devices in patients with severe air-bone gap. Laryngoscope, 121(3):613-6.

413 **DeBrunner V, McKinney E. (1995)** A directional adaptive least-mean-square acoustic array for hearing aid enhancement. J Acoust Soc Amer, 98(1):437-444.

414 **DeConde Johnson C, Lewis DE, Mulder HE, Thibodeau LM. (2010)** Achieving clear communication employing sound solutions: Proceedings of the first international virtual conference on FM. Phonak AG: Stafa.

415 **Deddens A, Wilson E, Lesser T, Fredrickson J. (1990)** Totally implantable hearing aids: the effects of skin thickness on microphone function. Am J Otolaryngol, 11(1):1-4.

416 **Del Bo L, Ambrosetti U, Bettinelli M, Domenichetti E, Fagnani E, Scotti A. (2006)** Using open-ear hearing aids in tinnitus therapy. Hear Rev, 13(9):30-32.

417 **Demorest ME, Erdman SA. (1987)** Development of the Communication Profile for the Hearing Impaired. J Speech Hear Disord, 52:129-143.

418 **Demorest M, Walden B. (1984)** Psychometric principles in the selection, interpretation, and evaluation of communication self-assessment inventories. J Speech Hear Disord, 49(3):226-240.

419 **Dempster J, Mackenzie K. (1990)** The resonance frequency of the external auditory canal in children. Ear & Hear,

11(4):296-298.

420 **Dermody P, Byrne D. (1975)** Auditory localization by hearing-impaired persons using binaural in-the-ear hearing aids. Brit J Audiol, 9:93-101.

421 **Dermody P, Byrne D. (1975)** Loudness summation with binaural hearing aids. Scand Audiol, 2(1):23-28.

422 **Desjardins JL, Doherty KA. (2009)** Do experienced hearing aid users know how to use their hearing aids correctly? Am J Audiol, 18(1):69-76.

423 **Dettman SJ, Pinder D, Briggs RJ, Dowell RC, Leigh JR. (2007)** Communication development in children who receive the cochlear implant younger than 12 months: risks versus benefits. Ear & Hear, 28(2 Suppl):11S-18S.

424 **Deutsch D. (1975)** Musical illusions. Scientific American:92.

425 **Dieroff H. (1993)** Late-onset auditory inactivity (deprivation) in persons with bilateral essentially symmetric and conductive hearing impairment. J Amer Acad Audiol, 4 (5):347-350.

426 **DiGiovanni JJ, Nair P. (2006)** Auditory filters and the benefit measured from spectral enhancement. J Acoust Soc Amer, 120(3):1529-38.

427 **Dillon H. (1983)** Earmould modifications for wide-bandwidth, flat response hearing aid coupling systems for use in audiological measurements. Aust J Audiol, 5(2):63-70.

428 **Dillon H. (1984)** Unpublished data.

429 **Dillon H. (1985)** Earmolds and high frequency response modification. Hear Instrum, 36(12):8-12.

430 **Dillon, H. (1985)** Rules for selecting acoustic modifications of hearing aids. NAL Hearing Aid Conference. Sydney.

431 **Dillon H. (1991)** Allowing for real ear venting effects when selecting the coupler gain of hearing aids. Ear & Hear, 12(6):406-416.

432 **Dillon H. (1993)** Hearing aid evaluation: predicting speech gain from insertion gain. J Speech Hear Res, 36(3):621-633.

433 **Dillon H. (1994)** Shortened hearing aid performance inventory for the elderly (SHAPIE). Aust J Audiol, 16:37-48.

434 **Dillon H. (1996)** Compression? Yes, but for low or high frequencies, for low or high intensities, and with what response times. Ear & Hear, 17(4):287-307.

435 **Dillon H. (1999)** NAL-NL1: A new prescriptive fitting procedure for non-linear hearing aids. The Hear J, 52(4):10-16.

436 **Dillon H. (2001)** Hearing Aids, First Edition. Boomerang Press: Sydney.

437 **Dillon H. (2005)** So baby; how does it sound? Cortical assessment of infants with hearing aids. The Hear J, 58(10):10-17.

438 **Dillon H. (2006)** Hearing loss: The silent epidemic. Who, why, impact and what can we do about it. Libby Harricks Oration. Self-Help for the Hard of Hearing. http://www. nal. gov.au/pdf/Libby Harricks Talk at Perth.pdf.

439 **Dillon, H. (2007)** Usage of hearing aids by responders and non-responders. Presentation to Hearing Services Consultative Committee. Canberra.

440 **Dillon H. (2010)** Analysis of 30,000 audiograms of people wearing hearing aids. Unpublished data.

441 **Dillon H, Birtles G, Lovegrove R. (1999)** Measuring the outcomes of a national rehabilitation program: normative data for the Client Oriented Scale of Improvement (COSI) and the Hearing Aid User's Questionnaire (HAUQ). J Amer Acad Audiol, 10(2):67-79.

442 **Dillon H, Byrne D, Upfold L. (1982)** The reliability of speech discrimination testing in relation to hearing aid candidacy. J Otolaryng Soc Aust, 5(2):81-84.

443 **Dillon H, Cameron S, Ching T, Glyde H, Keidser G, Hartley D, et al. (2010)** Mild hearing loss is a serious business. IHCON. Lake Tahoe.

444 **Dillon H, Carter L, Seymour J, Golding M. (In preparation)** Sensitizing telephone tests of hearing with transparent noises.

445 **Dillon H, Chew M, Deans M. (1984)** Loudness discomfort level measurements and their implications for the design and fitting of hearing aids. Aust J Audiol, 6:73-79.

446 **Dillon H, Flax M, Ching TY, Keidser G. (In preparation)** Derivation of the NAL-NL2 prescription formula.

447 **Dillon H, Hickson L, Lloyd T. (2011)** Outcomes of the Australian Government Hearing Services Scheme.

448 **Dillon H, James A, Ginis J. (1997)** Client Oriented Scale of Improvement (COSI) and its relationship to several other measures of benefit and satisfaction provided by hearing aids. J Amer Acad Audiol, 8(1):27-43.

449 **Dillon H, Keidser G. (2003)** Is probe microphone measurement of hearing aid gain-frequency response best practice? The Hear J, 56(10):28-30.

450 **Dillon H, Keidser G, O'Brien A, Silberstein H. (2003)** Sound quality comparisons of advanced hearing aids. The Hear J, 56(4):30-40.

451 **Dillon H, Koritschoner E, Battaglia J, Lovegrove R, Ginis J, Mavrias G, et al (1991)** Rehabilitation effectiveness I: Assessing the needs of clients entering a national hearing rehabilitation program. Aust J Audiol, 13(2):55-65.

452 **Dillon H, Koritschoner E, Battaglia J, Lovegrove R, Ginis J, Mavrias G, et al (1991)** Rehabilitation effectiveness II: Assessing the outcomes for clients of a national hearing rehabilitation program. Aust J Audiol, 13(2):68-82.

453 **Dillon H, Lovegrove R. (1993)** Single microphone noise reduction systems for hearing aids: A review and an evaluation. In Acoustical factors affecting hearing aid performance,

Studebaker GA, Hochberg I (eds) Allyn & Bacon: Boston.

454 **Dillon H, Macrae J. (1984)** Derivation of design specifications for hearing aids. Report No. 102. Sydney, Aust Gov Publ Service.

455 **Dillon H, Murray N. (1987)** Accuracy of twelve methods for estimating the real ear gain of hearing aids. Ear & Hear, 8(1):2-11.

456 **Dillon H, Oong R. (2004)** The International Outcomes Inventory for Hearing Aids (IOI-HA): Australian results and the impact of hearing loss on outcomes. Audiol Soc Aust XVI Conf. Melbourne.

457 **Dillon H, Revoile S, Moore A. (1992)** Perception of consonants amplified by a spectral enhancement amplification scheme. Issues in Advanced Hearing Aid Research. Lake Arrowhead, California.

458 **Dillon H, Roe I, Katsch R. (1999)** Wind noise in hearing aids. NAL Annual Report.

459 **Dillon H, Savage I, Katsch R. (in preparation)** Wind-induced noise in hearing aids.

460 **Dillon H, Storey L. (1998)** The National Acoustic Laboratories' procedure for selecting the saturation sound pressure level of hearing aids: theoretical derivation. Ear & Hear, 19(4):255-66.

461 **Dillon H, Storey L, Grant F, Phillips AM, Skelt L, Mavrias G, Woytowych W, Walsh M. (1998)** Preferred compression threshold with 2:1 wide dynamic range compression in everyday environments. Aust J Audiol, 20(1):33-44.

462 **Dillon H, Walker G. (1982)** Comparison of stimuli used in sound field audiometric testing. J Acoust Soc Amer, 71:161-172.

463 **Dillon H, Zakis J, McDermott H, Keidser G, Dreschler W, Convery E. (2006)** The trainable hearing aid: What will it do for clients and clinicians? The Hear J, 59(4):30-36.

464 **DiMatteo MR, DiNicola DD. (1982)** Achieving medical patient compliance. The psychology of the medical practitioner's role. Pergamon Press: New York.

465 **Dirks DD, Carhart R. (1962)** A survey of reactions of users of binaural and monaural hearing aids. J Speech Hear Disord, 27:311-322.

466 **Dirks DD. (1985)** Bone-conduction testing. In Handbook of Clinical Audiology, Katz J (ed), 202-223. Williams & Wilkins: Baltimore.

467 **DiSarno NJ. (1997)** Informing the older consumer - a model. The Hear J, 50(10):49, 52.

468 **Dittberner A, Bentler RA. (2003)** Interpreting the directivity index (DI). Hear Rev, 10(6):16-19.

469 **Dittberner AB, Bentler RA. (2007)** Predictive measures of directional benefit part 1: estimating the directivity index on a manikin. Ear & Hear, 28(1):26-45.

470 **Divenyi PL, Stark PB, Haupt KM. (2005)** Decline of speech understanding and auditory thresholds in the elderly. J Acoust Soc Amer, 118(2):1089-100.

471 **Dorman MF, Sharma A, Gilley P, Martin K, Roland P. (2007)** Central auditory development: evidence from CAEP measurements in children fit with cochlear implants. J Commun Disord, 40(4):284-94.

472 **Dowell RC, Dettman SJ, Hill K, Winton E, Barker EJ, Clark GM. (2002)** Speech perception outcomes in older children who use multichannel cochlear implants: older is not always poorer. Ann Otol Rhinol Laryngol Suppl, 189:97-101.

473 **Drennan WR, Gatehouse S, Howell P, Van Tasell D, Lund S. (2005)** Localization and speech-identification ability of hearing-impaired listeners using phase-preserving amplification. Ear & Hear, 26(5):461-72.

474 **Dreschler WA, Keidser G, Convery E, Dillon H. (2008)** Client-based adjustments of hearing aid gain: the effect of different control configurations. Ear & Hear, 29(2):214-27.

475 **Dreschler WA, Verschuure H, Ludvigsen C, Westermann S. (2001)** ICRA noises: Artificial noise signals with speech-like spectral and temporal properties for hearing instrument assessment. International Collegium for Rehabilitative Audiology. Audiology, 40(3):148-57.

476 **Dreschler W. (1989)** Phoneme perception via hearing aids with and without compression and the role of temporal resolution. Audiology, 28(1):49-60.

477 **Drullman R, Festen J, Plomp R. (1994)** Effect of reducing slow temporal modulations on speech reception. J Acoust Soc Amer, 95(5):2670-2680.

478 **Drullman R, Smoorenburg G. (1997)** Audio-visual perception of compressed speech by profoundly hearing-impaired subjects. Audiology, 36(3):165-177.

479 **Dubno JR, Ahlstrom JB, Horwitz AR. (2002)** Spectral contributions to the benefit from spatial separation of speech and noise. J Speech Lang Hear Res, 45(6):1297-310.

480 **Dubno JR, Ahlstrom JB, Horwitz AR. (2008)** Binaural advantage for younger and older adults with normal hearing. J Speech Lang Hear Res, 51(2):539-56.

481 **Dubno JR, Horwitz AR, Ahlstrom JB. (2005)** Recognition of filtered words in noise at higher-than-normal levels: decreases in scores with and without increases in masking. J Acoust Soc Amer, 118(2):923-33.

482 **Dubno JR, Horwitz AR, Ahlstrom JB. (2006)** Spectral and threshold effects on recognition of speech at higher-than-normal levels. J Acoust Soc Amer, 120(1):310-20.

483 **Dubno JR, Schaefer AB. (1995)** Frequency selectivity and consonant recognition for hearing-impaired and normal-hearing listeners with equivalent masked thresholds. J

Acoust Soc Amer, 97(2):1165-74.

484 **Dubno JR, Schaefer AB. (1991)** Frequency selectivity for hearing-impaired and broadband-noise-masked normal listeners. Q J Exp Psychol A, 43(3):543-564.

485 **Duijvestijn JA, Anteunis LJ, Hendriks JJ, Manni JJ. (1999)** Definition of hearing impairment and its effect on prevalence figures. A survey among senior citizens. Acta Otolaryngol, 119(4):420-3.

486 **Duijvestijn JA, Anteunis LJ, Hoek CJ, Van Den Brink RH, Chenault MN, Manni JJ. (2003)** Help-seeking behaviour of hearing-impaired persons aged > or = 55 years; effect of complaints, significant others and hearing aid image. Acta Otolaryngol, 123(7):846-50.

487 **Dumon T, Zennaro O, Aran J, Bebear J. (1995)** Piezoelectric middle ear implant preserving the ossicular chain. Otolaryngol Clin North Am, 28(1):173-187.

488 **Dumper J, Hodgetts B, Liu R, Brandner N. (2009)** Indications for bone-anchored hearing aids: a functional outcomes study. J Otolaryngol Head Neck Surg, 38(1):96-105.

490 **Dun CA, de Wolf MJ, Hol MK, Wigren S, Eeg-Olofsson M, Green K, et al (2011)** Stability, survival, and tolerability of a novel baha implant system: six-month data from a multicenter clinical investigation. Otol Neurotol, 32 (6):1001-7.

491 **Dunn CC, Tyler RS, Witt SA. (2005)** Benefit of wearing a hearing aid on the unimplanted ear in adult users of a cochlear implant. J Speech Lang Hear Res, 48(3):668-80.

492 **Duquesnoy AJ. (1983)** Effect of a single interfering noise or speech source upon the binaural sentence intelligibility of aged persons. J Acoust Soc Amer, 74:739-743.

493 **Durlach NI, Mason CR, Kidd GJ, Arbogast TL, Colburn HS, Shinn-Cunningham BG. (2003)** Note on informational masking. J Acoust Soc Amer, 113(6):2984-7.

494 **Durlach NI, Thompson CL, Colburn HS. (1981)** Binaural interaction in impaired listeners: a review of past research. Audiol, 20:181-211.

495 **Durlach N, Rigopulos A, Pang X, Woods W, Kulkarni A, Colburn H, Wenzel E. (1992)** On the externalization of auditory images. Presence, 1(2):251-257.

496 **Durrant JD, Palmer CV, Lunner T. (2005)** Analysis of counted behaviors in a single-subject design: modeling of hearing-aid intervention in hearing-impaired patients with Alzheimer's disease. Int J Audiol, 44(1):31-8.

497 **Dutt SN, McDermott AL, Burrell SP, Cooper HR, Reid AP, Proops DW. (2002)** Speech intelligibility with bilateral bone-anchored hearing aids: the Birmingham experience. J Laryngol Otol Suppl(28):47-51.

498 **Dutt SN, McDermott AL, Irving RM, Donaldson I, Pahor AL, Proops DW. (2002)** Prescription of binaural hearing aids in the United Kingdom: a knowledge, attitude and practice (KAP) study. J Laryngol Otol Suppl, 28:2-6.

499 **Dutt SN, McDermott AL, Jelbert A, Reid AP, Proops DW. (2002)** The Glasgow benefit inventory in the evaluation of patient satisfaction with the bone-anchored hearing aid: quality of life issues. J Laryngol Otol Suppl(28):7-14.

500 **Dye C, Peak M. (1983)** Influence of amplification on the psychological functioning of older adults with neurosensory hearing loss. J Acad Rehab Audiol, 16:210-220.

501 **Dyer RK, Nakmali D, Dormer KJ. (2006)** Magnetic resonance imaging compatibility and safety of the SOUNDTEC Direct System. Laryngoscope, 116(8):1321-33.

502 **Dyrlund O, Bisgaard N. (1991)** Acoustic feedback margin improvements in hearing instruments using a prototype DFS (digital feedback suppression) system. Scand Audiol, 20(1):49-53.

503 **Dyrlund O, Henningsen L, Bisgaard N, Jensen J. (1994)** Digital feedback suppression (DFS). Characterization of feedback-margin improvements in a DFS hearing instrument. Scand Audiol, 23(2):135-138.

504 **Egolf DP, Carlson EV, Mostardo AF, Madaffari PL. (1989)** Design evolution of miniature electroacoustic transducers. J Acoust Soc Amer, 86:S86.

505 **Eisenberg LS, Dirks DD. (1995)** Reliability and sensitivity of paired comparisons and category rating in children. J Speech Hear Res, 38(5):1157-67.

506 **Eisenberg LS, Dirks DD, Gornbein JA. (1997)** Subjective judgments of speech clarity measured by paired comparisons and category rating. Ear & Hear, 18(4):294-306.

507 **Eisenberg LS, Johnson KC, Martinez MA. (2005)** Clinical assessment of speech perception for infants and toddlers. Accessed October 2011. http://www.audiologyonline.com/articles/article_detail.asp?article_id=1443.

508 **Eisenberg LS, Kirk KI, Martinez AS, Ying EA, Miyamoto RT. (2004)** Communication abilities of children with aided residual hearing: comparison with cochlear implant users. Arch Otolaryngol Head Neck Surg, 130(5):563-9.

509 **Eisenberg L, Levitt H. (1991)** Paired comparison judgments for hearing aid selection in children. Ear & Hear, 12(6):417-430.

510 **Eiser JR. (1986)** Social psychology: Attitudes, cognitions and social behaviour. Cambridge University: Cambridge.

511 **Eiten L, Lewis D. (2010)** Verifying FM system performance: It's the right thing to do. Semin Hear, 31(3):233-240.

512 **Elberling C. (1999)** Loudness scaling revisited. J Amer Acad Audiol, 10(5):248-60.

513 **Elfenbein J. (2000)** Batteries required: Instructing families on the use of hearing instruments. Seewald R. A sound foun-

dation through early amplification. 141-149. Stafa, Switzerland, Phonak.

514 **Elfenbein J, Bentler RA, Davis J, Niebuhr D. (1988)** Status of school children's hearing aids relative to monitoring practices. Ear & Hear, 9(4):212-217.

515 **Elkayam J, English K. (2003)** Counseling adolescents with hearing loss with the use of self-assessment/ significant other questionnaires. J Am Acad Audiol, 14(9):485-99.

515a **Elko GW, Pong ATN. (1995)** A simple adaptive first-order differential microphone. Proc IEEE ASSP Workshop on Applications of Signal Processing to Audio and Acoustics. 169-172.

516 **Ellis MR, Wynne MK. (1999)** Measurements of loudness growth in 1/2-octave bands for children and adults with normal hearing. Am J Audiol, 8(1):40-6.

517 **Ellison JC, Harris FP, Muller T. (2003)** Interactions of hearing aid compression release time and fitting formula: effects on speech acoustics. J Am Acad Audiol, 14(2):59-71.

518 **Engebretson A, French-St. George M. (1993)** Properties of an adaptive feedback equalization algorithm. J Rehabil Res Dev, 30(1):8-16.

519 **English K. (2000)** Personal adjustment counseling: It's an essential skill. The Hear J, 53(10):10-16.

521 **English K, Mendel LL, Rojeski T, Hornak J. (1999)** Counseling in audiology, or learning to listen: pre- and post-measures from an audiology counseling course. Am J Audiol, 8(1):34-9.

522 **Epstein M, Florentine M. (2009)** Binaural loudness summation for speech and tones presented via earphones and loudspeakers. Ear & Hear, 30(2):234-7.

523 **Erber NP. (2003)** Use of hearing aids by older people: influence of non-auditory factors (vision, manual dexterity). Int J Audiol, 42 Suppl 2:2S21-5.

524 **Erber NP, Wit LH. (1977)** Effects of stimulus intensity on speech perception by deaf children. J Speech Hear Disord, 42:271-277.

525 **Erdman S, Crowley J. (1984)** Considerations in counseling for the hearing impaired. Hear Instrum, 35 (11):50-58.

526 **Erdman SA, Wark DJ, Montano JJ. (1994)** Implications of service delivery models in audiology. J Acad Rehab Audiol, 27:45-60.

527 **Erdman S, Sedge R. (1981)** Subjective comparisons of binaural versus monaural amplification. Ear & Hear, 2(5):225-229.

528 **Ericson H, Svard I, Hogset O, Devert G, Ekstrom L. (1988)** Contralateral routing of signals in unilateral hearing impairment. A better method of fitting. Scand Audiol, 17(2):111-116.

529 **Eriksson-Mangold M, Carlsson S. (1991)** Psychological and somatic distress in relation to perceived hearing disability, hearing handicap, and hearing measurements. J Psychosom Res, 35(6):729-740.

530 **Eriksson-Mangold M, Ringdahl A, Bjorklund A, Wahlin B. (1990)** The active fitting (AF) programme of hearing aids: a psychological perspective. Brit J Audiol, 24(4):277-285.

531 **Eriksson-Mangold M, Erlandsson S. (1984)** The psychological importance of nonverbal sounds. An experiment with induced hearing deficiency. Scand Audiol, 13(4):243-249.

532 **Erler SF, Garstecki DC. (2002)** Hearing loss- and hearing aid-related stigma: perceptions of women with age-normal hearing. Am J Audiol, 11(2):83-91.

533 **Ewertsen HW. (1974)** Use of hearing aids (always, often, rarely, never). Scand Audiol, 3:173-176.

534 **Ewertsen HW, Birk-Nielsen H. (1973)** Social hearing handicap index. Audiol, 12:180-187.

535 **Fabry D, Leek M, Walden B, Cord M. (1993)** Do adaptive frequency response (AFR) hearing aids reduce 'upward spread' of masking? J Rehabil Res Dev, 30(3):318-325.

536 **Fagelson MA, Noe CM, Murnane OD, Blevins JS. (2003)** Predicted gain and functional gain with transcranial routing of signal completely-in-the-canal hearing aids. Am J Audiol, 12(2):84-90.

537 **Faulkner A, Ball V, Rosen S, Moore BCJ, Fourcin A. (1992)** Speech pattern hearing aids for the profoundly hearing impaired: speech perception and auditory abilities. J Acoust Soc Amer, 91(4 Part 1):2136-2155.

538 **Faulkner A, Walliker J, Howard I, Ball V, Fourcin A. (1993)** New developments in speech pattern element hearing aids for the profoundly deaf. Scand Audiol Suppl, 38:124-135.

539 **Festen J, Plomp R. (1986)** Speech-reception threshold in noise with one and two hearing aids. J Acoust Soc Amer, 79(2):465-471.

540 **Festen J, Plomp R. (1990)** Effects of fluctuating noise and interfering speech on the speech-reception threshold for impaired and normal hearing. J Acoust Soc Amer, 88(4):1725-36.

541 **Festinger L. (1957)** A theory of cognitive dissonance. Stanford University Press: Stanford.

542 **Field DL, Haggard MP. (1989)** Knowledge of hearing tactics: (I) Assessment by questionnaire and inventory. Brit J Audiol, 23:349-354.

543 **Fifield DB, Earnshaw R, Smither MF. (1980)** A new impression technique to prevent acoustic feedback with high powered hearing aids. Volta Rev, 82:33-39.

544 **Fikret-Pasa S, Revit LJ. (1992)** Individualised correction factors in the preselection of hearing aids. J Speech Hear Res,

35:384-400.

545 **Filion P, Margolis R. (1992)** Comparison of clinical and real-life judgments of loudness discomfort. J Amer Acad Audiol, 3(3):193-199.

546 **Fishbein H. (1997)** Thank you, thank you, thank you, Chester Z. Pirzanski. The Hear J, 50(6):65.

547 **Fisher M, Dillon H, Storey L. (Unpublished data)** Two-band spectral contrast enhancement.

548 **Fitzpatrick E, McCrae R, Schramm D. (2006)** A retrospective study of cochlear implant outcomes in children with residual hearing. BMC Ear Nose Throat Disord, 6:7.

549 **Fitzpatrick EM, Fournier P, Seguin C, Armstrong S, Chenier J, Schramm D. (2010)** Users' perspectives on the benefits of FM systems with cochlear implants. Int J Audiol, 49(1):44-53.

550 **Flack L, White R, Tweed J, Gregory D, Qureshi M. (1995)** An investigation into sound attenuation by earmould tubing. Brit J Audiol, 29(4):237-245.

551 **Fletcher H. (1929)** Speech and Hearing. Van Nostrand: New York.

552 **Fletcher H. (1939)** Discussion to article by G Berry. Laryngoscope, 49:939-940.

553 **Flexer C. (1995)** Rationale for the use of sound-field FM amplification systems in classrooms. In Sound-field FM amplification, Crandell C, Smaldino JJ, Flexer C (eds), 3-16. Singular: San Diego.

554 **Flexer C, Crandell C, Smaldino JJ. (1995)** Considerations and strategies for amplifying the classroom. In Sound-field FM amplification, Crandell C, Smaldino JJ, Flexer C (eds), 49-143. Singular: San Diego.

555 **Florentine M. (1976)** Relation between lateralization and loudness in asymmetrical hearing loss. J Amer Audiol Soc, 1:243-251.

556 **Flynn MC, Sadeghi A, Halvarsson G. (2009)** Baha solutions for patients with severe mixed hearing loss. Cochlear Implants Int, 10 Suppl 1:43-7.

557 **Foley D. (2007)** Quantifying the venting effects of current open-canal and receiver-in-canal ear pieces. Masters Dissertation, Macquarie University, Sydney.

558 **Folmer RL, Carroll JR. (2006)** Long-term effectiveness of ear-level devices for tinnitus. Otolaryngol Head Neck Surg, 134(1):132-137.

559 **Foo C, Rudner M, Ronnberg J, Lunner T. (2007)** Recognition of speech in noise with new hearing instrument compression release settings requires explicit cognitive storage and processing capacity. J Am Acad Audiol, 18(7):618-31.

560 **Forster S, Tomlin A. (1988)** Hearing aid usage in Queensland. Audiol Soc Australia Conf. Perth.

561 **Fortune T, Preves D. (1992)** Hearing aid saturation and aided loudness discomfort. J Speech Hear Res, 35(1):175-185.

562 **Franck BA, van Kreveld-Bos CS, Dreschler WA, Verschuure H. (1999)** Evaluation of spectral enhancement in hearing aids, combined with phonemic compression. J Acoust Soc Amer, 106(3 Pt 1):1452-64.

563 **Franklin B. (1975)** The effect of combining low and high frequency passbands on consonant recognition in the hearing-impaired. J Speech Hear Res, 18(4):719-727.

564 **Franks J. (1982)** Judgments of hearing aid processed music. Ear & Hear, 3(1):18-23.

565 **Franks J, Beckmann N. (1985)** Rejection of hearing aids: attitudes of a geriatric sample. Ear & Hear, 6(3):161-166.

566 **Fraysse B, Lavieille JP, Schmerber S, Enee V, Truy E, Vincent C, et al. (2001)** A multicenter study of the Vibrant Soundbridge middle ear implant: early clinical results and experience. Otol Neurotol, 22(6):952-61.

567 **Fredrickson J, Coticchia J, Khosla S. (1995)** Ongoing investigations into an implantable electromagnetic hearing aid for moderate to severe sensorineural hearing loss. Otolaryngol Clin North Am, 28(1):107-120.

568 **Freed DJ, Soli SD. (2006)** An objective procedure for evaluation of adaptive antifeedback algorithms in hearing aids. Ear & Hear, 27(4):382-98.

569 **Frenzel H, Hanke F, Beltrame M, Steffen A, Schonweiler R, Wollenberg B. (2009)** Application of the Vibrant Soundbridge to unilateral osseous atresia cases. Laryngoscope, 119(1):67-74.

570 **Freyaldenhoven MC, Nabelek AK, Burchfield SB, Thelin JW. (2005)** Acceptable noise level as a measure of directional hearing aid benefit. J Am Acad Audiol, 16(4):228-36.

571 **Freyaldenhoven MC, Plyler PN, Thelin JW, Burchfield SB. (2006)** Acceptance of noise with monaural and binaural amplification. J Am Acad Audiol, 17(9):659-66.

572 **Freyaldenhoven MC, Smiley DF, Muenchen RA, Konrad TN. (2006)** Acceptable noise level: reliability measures and comparison to preference for background sounds. J Am Acad Audiol, 17(9):640-8.

573 **Freyaldenhoven MC, Thelin JW, Plyler PN, Nabelek AK, Burchfield SB. (2005)** Effect of stimulant medication on the acceptance of background noise in individuals with attention deficit/hyperactivity disorder. J Am Acad Audiol, 16(9):677-86.

574 **Freyman RL, Balakrishnan U, Helfer KS. (2001)** Spatial release from informational masking in speech recognition. J Acoust Soc Amer, 109(5 Pt 1):2112-22.

575 **Freyman RL, Nerbonne GP. (1989)** The importance of consonant-vowel intensity ratio in the intelligibility of voiceless consonants. J Speech Hear Res, 32:524-535.

576 **Fujikawa S, Cunningham J. (1989)** Practices and attitudes related to hearing: a survey of executives. Ear & Hear, 10(6):357-360.

577 **Fullgrabe C, Baer T, Stone MA, Moore BCJ. (2010)** Preliminary evaluation of a method for fitting hearing aids with extended bandwidth. Int J Audiol, 49(10):741-53.

578 **Gabrielsson A, Schenkman BN, Hagerman B. (1988)** The effects of different frequency responses on sound quality judgments and speech intelligibility. J Speech Hear Res, 31(2):166-77.

579 **Gagne J, Dinon D, Parsons J. (1991)** An evaluation of CAST: a Computer-Aided Speechreading Training program. J Speech Hear Res, 34(1):213-221.

580 **Gallun FJ, Mason CR, Kidd G Jr. (2005)** Binaural release from informational masking in a speech identification task. J Acoust Soc Amer, 118(3 Pt 1):1614-25.

581 **Galvin K, Cowan R, Sarant J, Tobey E, Blamey P, Clark G. (1995)** Articulation accuracy of children using an electrotactile speech processor. Ear & Hear, 16(2):209-219.

582 **Gan RZ, Wood MW, Ball GR, Dietz TG, Dormer KJ. (1997)** Implantable hearing device performance measured by laser Doppler interferometry. Ear Nose Throat J, 76(5):297-9, 302, 305-9.

583 **Gantz BJ, Turner C, Gfeller KE. (2006)** Acoustic plus electric speech processing: preliminary results of a multicenter clinical trial of the Iowa/Nucleus Hybrid implant. Audiol Neurotol, 11 Suppl 1:63-8.

584 **Gantz BJ, Turner C, Gfeller KE, Lowder MW. (2005)** Preservation of hearing in cochlear implant surgery: advantages of combined electrical and acoustical speech processing. Laryngoscope, 115(5):796-802.

585 **Gantz BJ, Tyler RS, Woodworth GG, Tye-Murray N, Fryauf-Bertschy H. (1994)** Results of multichannel cochlear implants in congenital and acquired prelingual deafness in children: five-year follow-up. Am J Otol, 15 Suppl 2:1-7.

586 **Gardner-Berry K. (2010)** Auditory Neuropathy Spectrum Disorder in Infants: Determining degree of hearing loss and functional auditory behaviour using electrophysiological measures. Ph.D. Dissertation, Sydney University.

587 **Garin P, Genard F, Galle C, Fameree MH, Jamart J, Gersdorff M. (2005)** Rehabilitation of high-frequency hearing loss with the RetroX auditory implant. B-ENT, 1(1):17-23.

588 **Garstecki DC, Erler SF. (1998)** Hearing loss, control, and demographic factors influencing hearing aid use among older adults. J Speech Lang Hear Res, 41(3):527-37.

588a **Garstecki DC. (1982)** Rehabilitation of hearing-handicapped elderly adults. Ear & Hear, 3(3):167-172.

589 **Gatehouse S. (1989)** Apparent auditory deprivation effects of late onset: the role of presentation level. J Acoust Soc Amer, 86(6):2103-2106.

590 **Gatehouse S. (1989)** Limitations on insertion gains with vented earmoulds imposed by oscillatory feedback. Brit J Audiol, 23(2): 133-136.

591 **Gatehouse S. (1993)** Role of perceptual acclimatization in the selection of frequency responses for hearing aids. J Amer Acad Audiol, 4(5):296-306.

592 **Gatehouse S. (1994)** Components and determinants of hearing aid benefit. Ear & Hear, 15(1):30-49.

593 **Gatehouse S. (1999)** Glasgow Hearing Aid Benefit Profile: derivation and validation of a client-centered outcome measure for hearing aid services. J Amer Acad Audiol, 10(2):80-103.

594 **Gatehouse S, Haggard M. (1986)** The influence of hearing asymmetries on benefits from binaural amplification. The Hear J, 39(11):15-20.

595 **Gatehouse S, Killion MC. (1993)** HABRAT: Hearing aid brain rewiring accommodation time. Hear Instrum, 44(10):29-32.

596 **Gatehouse S, Naylor G, Elberling C. (2003)** Benefits from hearing aids in relation to the interaction between the user and the environment. Int J Audiol, 42 Suppl 1:S77-85.

597 **Gatehouse S, Naylor G, Elberling C. (2006)** Linear and nonlinear hearing aid fittings - 1. Patterns of benefit. Int J Audiol, 45(3):130-52.

598 **Gatehouse S, Naylor G, Elberling C. (2006)** Linear and nonlinear hearing aid fittings - 2. Patterns of candidature. Int J Audiol, 45(3):153-71.

599 **Gatehouse S, Noble W. (2004)** The Speech, Spatial and Qualities of Hearing Scale (SSQ). Int J Audiol, 43(2):85-99.

600 **Geers AE, Tobey EA. (1995)** Longitudinal comparison of the benefits of cochlear implants and tactile aids in a controlled educational setting. Ann Otol Rhinol Laryngol Suppl, 166:328-329.

601 **Geers A, Moog J. (1991)** Evaluating the benefits of cochlear implants in an education setting. Amer J Otol, 12 Suppl:116-125.

602 **Gelfand SA. (1979)** Use of CROS hearing aids by unilaterally deaf patients. Arch Otolaryngol, 105:328-332.

603 **Gelfand SA. (1998)** Optimizing the reliability of speech recognition scores. J Speech Lang Hear Res, 41:1088-1102.

604 **Gelfand SA, Ross L, Miller S. (1988)** Sentence reception in noise from one versus two sources: effects of aging and hearing loss. J Acoust Soc Amer, 83(1):248-56.

605 **Gelfand S. (1995)** Long-term recovery and no recovery from the auditory deprivation effect with binaural amplification: six cases. J Amer Acad Audiol, 6(2):141-149.

606 **Gelfand S, Silman S. (1982)** Usage of CROS and IROS hearing aids by patients with bilateral high-frequency hearing loss. Ear & Hear, 3(1):24-29.

607 **Gelfand S, Silman S. (1993)** Apparent auditory deprivation in children: implications of monaural versus binaural amplification. J Amer Acad Audiol, 4(5):313-318.

608 **Gelfand S, Silman S, Ross L. (1987)** Long-term effects of monaural, binaural and no amplification in subjects with bilateral hearing loss. Scand Audiol, 16(4):201-207.

609 **Geller D, Margolis R. (1984)** Magnitude estimation of loudness. I: Application to hearing aid selection. J Speech Hear Res, 27(1):20-27.

610 **Gerling IJ. (1998)** Hearing Aid Museum and Archives. http://www.educ.kent.edu/elsa/berger.

611 **Gerling IJ, Taylor M. (1997)** Quest for quality and consumer appeal shaped history of the hearing aid. The Hear J, 50(11):39-44.

612 **Gerling I, Roeser R. (1981)** A modified polymer foam earplug for the hearing aid evaluation. Ear & Hear, 2(2):82-87.

613 **Getty L, Hetu R. (1991)** Development of a rehabilitation program for people affected with occupational hearing loss. 2. Results from group intervention with 48 workers and their spouses. Audiology, 30(6):3117-329.

614 **Geurts L, Wouters J. (1999)** Enhancing the speech envelope of continuous interleaved sampling processors for cochlear implants. J Acoust Soc Amer, 105(4):2476-2484.

615 **Gfeller KE, Olszewski C, Turner C, Gantz B, Oleson J. (2006)** Music perception with cochlear implants and residual hearing. Audiol Neurotol, 11 Suppl 1:12-5.

616 **Gianopoulos I, Stephens D. (2002)** Opting for two hearing aids: a predictor of long-term use among adult patients fitted after screening. Int J Audiol, 41(8):518-26.

617 **Gifford RH, Dorman MF, Shallop JK, Sydlowski SA. (2010)** Evidence for the expansion of adult cochlear implant candidacy. Ear & Hear, 31(2):186-94.

618 **Gifford RH, Dorman MF, Spahr AJ, McKarns SA. (2007)** Effect of digital frequency compression (DFC) on speech recognition in candidates for combined electric and acoustic stimulation (EAS). J Speech Lang Hear Res, 50(5):1194-202.

619 **Gilhome Herbst K. (1983)** Psycho-social consequences of disorders of hearing in the elderly. In Hearing and balance in the elderly, Hinchcliffe R (ed) Churchill Livingstone: Edinburgh.

620 **Gioannini L, Franzen R. (1978)** Comparison of the effects of hearing aid harmonic distortion on performance scores for the MRHT and a PB-50 test. J Auditory Res, 18:203-208.

621 **Giolas TG, Wark DJ. (1967)** Communication problems associated with unilateral hearing loss. J Speech Hear Disord, 32(4):336-43.

622 **Giolos T, Owens E, Lamb S, Schubert E. (1979)** Hearing performance inventory. J Speech Hear Disord, 44:169-195.

623 **Givens GD, Arnold T, Hume WG. (1998)** Auditory processing skills and hearing aid satisfaction in a sample of older adults. Percept Mot Skills, 86(3 Pt 1):795-801.

624 **Glasberg BR, Moore BCJ. (1989)** Psychoacoustic abilities of subjects with unilateral and bilateral cochlear hearing impairments and their relationship to the ability to understand speech. Scand Audiol Suppl, 32:1-25.

625 **Glista D, Scollie S. (2009)** Modified verification approaches for frequency lowering devices. Acessed October 2011. http://www.audiologyonline.com/ Articles/article_detail.asp?article_id=2301.

626 **Glista D, Scollie S, Bagatto M, Seewald R, Parsa V, Johnson A. (2009)** Evaluation of nonlinear frequency compression: clinical outcomes. Int J Audiol, 48(9):632-44.

627 **Glista D, Scollie S, Sulkers J. (2011)** Nonlinear frequency compression hearing aids: Do children need an acclimatization time? Seewald R, Tharpe AM. A Sound Foundation Through Early Amplification: Proceedings of an International Conference. 205-210. Stafa, Phonak. http://www.phonak.com/com/b2b/en/ events/proceedings/soundfoundation_chicago2010. html.

628 **Glyde H, Cameron S, Dillon H, Hickson L, Seeto M. (2011)** The effects of hearing impairment and ageing on spatial processing. Submitted

629 **Gnewikow D, Moss M. (2006)** Hearing aid outcomes with open- and closed-canal fittings. The Hear J, 59(11):66-72.

630 **Golabek W, Nowakowska M, Siwiec H, Stephens S. (1988)** Self-reported benefits of hearing aids by the hearing impaired. Brit J Audiol, 22(3):183-186.

631 **Golding M, Carter N, Mitchell P, Hood LJ. (2004)** Prevalence of central auditory processing (CAP) abnormality in an older Australian population: the Blue Mountains Hearing Study. J Am Acad Audiol, 15(9):633-42.

632 **Golding M, Dillon H, Seymour J, Carter L. (2009)** The detection of adult cortical auditory evoked potentials (CAEPs) using an automated statistic and visual detection. Int J Audiol, 48(12):833-42.

633 **Golding M, Pearce W, Seymour J, Cooper A, Ching T, Dillon H. (2007)** The relationship between obligatory cortical auditory evoked potentials (CAEPs) and functional measures in young infants. J Am Acad Audiol, 18(2):117-25.

634 **Goldstein D, Stephens S. (1981)** Audiological rehabilitation: management Model I. Audiology, 20(5):432-452.

635 **Goldstein G, Shelly C. (1981)** Does the right hemisphere age more rapidly than the left? J Clin Neuropsychol, 3(1):65-78.

636 **Goldstein M. (1933)** Problems of the deaf. The Laryngoscope press: St Louis.

637 **Goldstein SG, Braun LS. (1974)** Reversal of expected transfer as a function of increased age. Percept Mot Skills, 38(3):1139-45.

638 **Gomaa NA, Rubinstein JT, Lowder MW, Tyler RS, Gantz BJ. (2003)** Residual speech perception and cochlear implant performance in postlingually deafened adults. Ear & Hear, 24(6):539-44.

639 **Goode RL, Ball G, Nishihara S, Nakamura K. (1996)** Laser Doppler vibrometer (LDV) - a new clinical tool for the otologist. Am J Otol, 17(6):813-22.

640 **Gordon-Salant S. (1986)** Recognition of natural and time/intensity altered CVs by young and elderly subjects with normal hearing. J Acoust Soc Amer, 80(6):1599-1607.

641 **Gordon-Salant S. (1987)** Effects of acoustic modification on consonant recognition by elderly hearing-impaired subjects. J Acoust Soc Amer, 81(4):1199-1202.

642 **Gordon-Salant S, Callahan JS. (2009)** The benefits of hearing aids and closed captioning for television viewing by older adults with hearing loss. Ear & Hear, 30(4):458-65.

643 **Gordon-Salant S, Lantz J, Fitzgibbons P. (1994)** Age effects on measures of hearing disability. Ear & Hear, 15(3):262-265.

644 **Granick S, Kleban MH, Weiss AD. (1976)** Relationships between hearing loss and cognition in normally hearing aged persons. J Gerontol, 31(4):434-40.

645 **Gravel JS, Fausel N, Liskow C, Chobot J. (1999)** Children's speech recognition in noise using omni-directional and dual-microphone hearing aid technology. Ear & Hear, 20(1):1-11.

646 **Green AC, Byrne DJ. (1972)** The pensioner hearing aid scheme: a survey in South Australia. Med J Aust, 2:1113-1116.

647 **Greenberg JE, Desloge JG, Zurek PM. (2003)** Evaluation of array-processing algorithms for a headband hearing aid. J Acoust Soc Amer, 113(3):1646-57.

648 **Greenberg J, Peterson P, Zurek P. (1993)** Intelligibility-weighted measures of speech-to-interference ratio and speech system performance. J Acoust Soc Amer, 94(5):3009-3010.

649 **Greenberg J, Zurek P. (1992)** Evaluation of an adaptive beamforming method for hearing aids. J Acoust Soc Amer, 91(3):1662-1676.

650 **Greenfield DG, Wiley TL, Block MG. (1985)** Acoustic-reflex dynamics and the loudness-discomfort level. J Speech Hear Disord, 50(1):14-20.

651 **Grenner J, Abrahamsson U, Jernberg B, Lindblad S. (2000)** A comparison of wind noise in four hearing instruments. Scand Audiol, 29(3):171-4.

652 **Griffing TS, Giles GE, Romriell D. (1998)** Relationship of TMJ and TMD to successful CIC fittings. Hear Rev, 5(4):14-18.

653 **Griffing T, Heide J. (1983)** Custom canal and mini in-the-ear hearing aids. Hear Instrum, 34:31-32.

654 **Griffiths LJ, Jim CW. (1982)** An alternative approach to linearly constrained adaptive beamforming. IEEE Trans Antennas Propagation, AP-30:27-34.

655 **Grimault N, Garnier S, Collet L. (2000)** Relationship between amplification fitting age and speech perception performance in school-age children. In A Sound Foundation through Early Amplification, Seewald R. (ed), 191-197. Stafa, Switzerland, Phonak.

656 **Grimes A, Mueller H, Malley J. (1981)** Examination of binaural amplification in children. Ear & Hear, 2(5):208-210.

657 **Groth J. (1999)** Digital signal processing has made active feedback suppression a reality. The Hear J, 52(5):32-36.

658 **Groth J, Sondergaard MB. (2004)** Disturbance caused by varying propagation delay in non-occluding hearing aid fittings. Int J Audiol, 43(10):594-9.

659 **Grothe B, Pecka M, McAlpine D. (2010)** Mechanisms of sound localization in mammals. Physiol Rev, 90(3):983-1012.

660 **Gudmundsen G. (1994)** Fitting CIC hearing aids - some practical pointers. The Hear J, 47(6):10, 45-48.

661 **Guelke R. (1987)** Consonant burst enhancement: a possible means to improve intelligibility for the hard of hearing. J Rehabil Res Dev, 24(4):217-220.

662 **Guilford F, Haug C. (1955)** The otologist and the hearing aid. Arch Otolaryngol, 61:9-15.

663 **Gussekloo J, de Bont LE, von Faber M, Eekhof JA, de Laat JA, Hulshof JH, et al. (2003)** Auditory rehabilitation of older people from the general population - the Leiden 85-plus study. Br J Gen Pract, 53(492):536-40.

663a **Gustafson S, McCreery, R, Hoover B, Kopun JG, Stelmachowicz P. (Submitted).** Speech recognition, listening effort, and perceived clarity for normal hearing children with the use of digital noise reduction.

664 **Hagerman B. (1976)** Reliability in the determination of speech discrimination. Scand Audiol, 5:219-228.

665 **Hagerman B. (1982)** Sentences for testing speech intelligibility in noise. Scand Audiol, 11 (2):79-87.

666 **Haggard M, Gatehouse S. (1993)** Candidature for hearing aids: justification for the concept and a two-part audiometric criterion. Brit J Audiol, 27(5):303-318.

667 **Haggard M, Foster J, Iredale F. (1981)** Use and benefit of postaural aid in sensory hearing loss. Scand Audiol, 10(1):45-52.

668 **Haggard M, Hall J. (1982)** Forms of binaural summation and the implications of individual variability for binaural hearing aids. Scand Audiol Suppl, 15:47-63.

669 **Hakansson B, Carlsson P, Tjellstrom A. (1986)** The mechanical point impedance of the human head, with and without skin penetration. J Acoust Soc Amer, 80(4):1065-1075.

670 **Hakansson B, Tjellstrom A, Rosenhall U. (1984)** Hearing thresholds with direct bone conduction versus conventional bone conduction. Scand Audiol, 13(1):3-13.

671 **Hakansson B, Tjellstrom A, Rosenhall U. (1985)** Acceleration levels at hearing threshold with direct bone conduction versus conventional bone conduction. Acta Otolaryngol Stockh, 100(3-4):240-252.

672 **Hakansson B, Carlsson P, Tjellstrom A, Liden G. (1994)** The bone-anchored hearing aid: principal design and audiometric results. Ear Nose Throat J, 73(9):670-675.

673 **Hall J, Harvey A. (1985)** Diotic loudness summation in normal and impaired hearing. J Speech Hear Res, 28:445-448.

674 **Hall JW, Tyler RS, Fernandes MA. (1984)** Factors influencing the masking level difference in cochlear hearing-impaired and normal-hearing listeners. J Speech Hear Res, 27:145-154.

675 **Hall J, Fernandes M. (1983)** Monaural and binaural intensity discrimination in normal and cochlear-impaired listeners. Audiology, 22:364-371.

676 **Hallam RS, Brooks DN. (1996)** Development of the Hearing Attitudes in Rehabilitation Questionnaire (HARQ). Br J Audiol, 30(3):199-213.

677 **Hallenbeck SA, Groth J. (2008)** Thin-tube and receiver-in-canal devices: there is positive feedback on both! The Hear J, 61(1):28-34.

678 **Hallgren M, Larsby B, Lyxell B, Arlinger S. (2005)** Speech understanding in quiet and noise, with and without hearing aids. Int J Audiol, 44(10):574-83.

679 **Hamilton AM, Munro KJ. (2010)** Uncomfortable loudness levels in experienced unilateral and bilateral hearing aid users: evidence of adaptive plasticity following asymmetrical sensory input? Int J Audiol, 49(9):667-71.

680 **Hamzavi J, Franz P, Baumgartner WD, Gstoettner W. (2001)** Hearing performance in noise of cochlear implant patients versus severely-profoundly hearing-impaired patients with hearing aids. Audiology, 40(1):26-31.

681 **Hamzavi J, Pok SM, Gstoettner W, Baumgartner WD. (2004)** Speech perception with a cochlear implant used in conjunction with a hearing aid in the opposite ear. Int J Audiol, 43(2):61-5.

682 **Hansen M. (2002)** Effects of multi-channel compression time constants on subjectively perceived sound quality and speech intelligibility. Ear & Hear, 23(4):369-80.

683 **Hansen MO. (1997)** Occlusion effects. Part I. Hearing aid users' experiences of the occlusion effect compared to the real ear sound level. Technical University of Denmark.

684 **Harford E, Barry J. (1965)** A rehabilitative approach to the problem of unilateral hearing impairment: Contralateral routing of signals (CROS). J Speech Hear Disord, 30:121-138.

685 **Harford E, Dodds E. (1966)** The clinical application of CROS. Arch Otolaryngol, 83:73-82.

686 **Harford ER, Curran JR. (1997)** Managing patients with precipitous high frequency hearing loss. Hear Rev: High Performance Hearing Solutions, 1(1):8-13.

687 **Harkrider AW, Smith SB. (2005)** Acceptable noise level, phoneme recognition in noise, and measures of auditory efferent activity. J Am Acad Audiol, 16(8):530-45.

688 **Harkrider AW, Tampas JW. (2006)** Differences in responses from the cochleae and central nervous systems of females with low versus high acceptable noise levels. J Am Acad Audiol, 17(9):667-76.

689 **Harless E, McConnell F. (1982)** Effects of hearing aid use on self concept in older persons. J Speech Hear Disord, 47(3):305-309.

690 **Harris JD. (1965)** Monaural and binaural speech intelligibility and the stereophonic effect based upon temporal cues. Laryngoscope, 75:428-446.

691 **Harrison WA, Lim JS, Singer E. (1986)** A new application of adaptive noise cancellation. IEEE Trans ASSP, 34(1):21-27.

692 **Hartley D, Rochtchina E, Newall P, Golding M, Mitchell P. (2010)** Use of hearing aids and assistive listening devices in an older Australian population. J Am Acad Audiol, 21(10):642-53.

693 **Haskell GB, Noffsinger D, Larson VD, Williams DW, Dobie RA, Rogers JL. (2002)** Subjective measures of hearing aid benefit in the NIDCD/VA Clinical Trial. Ear & Hear, 23(4):301-7.

694 **Hattori H. (1993)** Ear dominance for nonsense-syllable recognition ability in sensorineural hearing-impaired children: monaural versus binaural amplification. J Amer Acad Audiol, 4(5):319-330.

694a **Hausler R, Stieger C, Bernhard H, Kompis M. (2008)** A novel implantable hearing system with direct acoustic cochlear stimulation. Audiol Neurootol, 13(4):247-56.

695 **Hawkins D. (1984)** Selection of a critical electroacoustic characteristic: SSPL90. Hear Instrum, 35(11):28-32.

696 **Hawkins DB. (1986)** Selection of SSPL90 for binaural hearing aid fittings. The Hear J, 39(11):23-24.

697 **Hawkins DB. (2005)** Effectiveness of counseling-based adult group aural rehabilitation programs: a systematic review of

the evidence. J Am Acad Audiol, 16(7):485-93.

698 **Hawkins DB, Cook JA. (2003)** Hearing aid software predictive gain values: How accurate are they? The Hear J, 56(7):25-34.

699 **Hawkins D. (1984)** Comparisons of speech recognition in noise by mildly-to-moderately hearing-impaired children using hearing aids and FM systems. J Speech Hear Disord, 49(4):409-418.

700 **Hawkins D. (1987)** Clinical ear canal probe tube measurements. Ear & Hear, 8(5 Suppl):74S-81S.

701 **Hawkins D, Naidoo S. (1993)** Comparison of sound quality and clarity with asymmetrical peak clipping and output limiting compression. J Amer Acad Audiol, 4(4):221-228.

702 **Hawkins D, Prosek R, Walden B, Montgomery A. (1987)** Binaural loudness summation in the hearing impaired. J Speech Hear Res, 30(1):37-43.

703 **Hawkins D, Schum D. (1985)** Some effects of FM-system coupling on hearing aid characteristics. J Speech Hear Disord, 50(2):132-141.

704 **Hawkins D, Walden B, Montgomery A, Prosek R. (1987)** Description and validation of an LDL procedure designed to select SSPL90. Ear & Hear, 8(3):162-169.

705 **Hawkins D, Yacullo W. (1984)** Signal-to-noise ratio advantage of binaural hearing aids and directional microphones under different levels of reverberation. J Speech Hear Disord, 49(3):278-286.

706 **Hay-McCutcheon MJ, Pisoni DB, Hunt KK. (2009)** Audio-visual asynchrony detectin and speech perception in hearing-impaired listeners with cochlear implants: A preliminary analysis. Int J Audiol, 48(6):321-333.

707 **Hayes D, Jerger J. (1979)** Aging and the use of hearing aids. Scand Audiol, 8(1):33-4.

708 **Hayes DE, Chen JM. (1998)** Bone-conduction amplification with completely-in-the-canal hearing aids. J Amer Acad Audiol, 9(1):59-66.

709 **Haynes DS, Young JA, Wanna GB, Glasscock ME3. (2009)** Middle ear implantable hearing devices: an overview. Trends Amplif, 13(3):206-14.

710 **Hazell J, Wood S, Cooper H, Stephens S, Corcoran A, Coles R, Baskill J, Sheldrake J. (1985)** A clinical study of tinnitus maskers. Brit J Audiol, 19(2):65-146.

711 **Hebrank J, Wright D. (1974)** Sound localization on the median plane. J Acoust Soc Amer, 56:935-938.

712 **Hebrank J, Wright D. (1974)** Spectral cues used in the localization of sound sources on the median plane. J Acoust Soc Amer, 56:1829-1834.

713 **Hedgecock LD, Sheets BV. (1958)** A comparison of monaural and binaural hearing aids for listening to speech. Arch Otolaryngol, 68:624-629.

714 **Hellgren J, Lunner T, Arlinger S. (1999)** System identification of feedback in hearing aids. J Acoust Soc Amer, 105(6):3481-96.

715 **Hellgren J, Lunner T, Arlinger S. (1999)** Variations in the feedback of hearing aids. J Acoust Soc Amer, 106(5):2821-33.

716 **Hellman RP. (1999)** Cross-modality matching: a tool for measuring loudness in sensorineural impairment. Ear & Hear, 20(3):193-213.

717 **Helvik AS, Wennberg S, Jacobsen G, Hallberg LR. (2008)** Why do some individuals with objectively verified hearing loss reject hearing aids? Audiological Medicine, 6:141-148.

718 **Henderson Sabes J, Sweetow RW. (2007)** Variables predicting outcomes on listening and communication enhancement (LACE) training. Int J Audiol, 46(7):374-83.

719 **Henning GB. (1974)** Detectability of interaural delay with high-frequency complex waveforms. J Acoust Soc Amer, 55:84-90.

720 **Henning RW, Bentler RA. (2005)** Compression-dependent differences in hearing aid gain between speech and nonspeech input signals. Ear & Hear, 26(4):409-22.

721 **Henrichsen J, Noring E, Christensen B, Pedersen F, Parving A. (1988)** In-the-ear hearing aids. The use and benefit in the elderly hearing-impaired. Scand Audiol, 17(4):209-212.

722 **Henrichsen J, Noring E, Lindemann L, Christensen B, Parving A. (1991)** The use and benefit of in-the-ear hearing aids. A four-year follow-up examination. Scand Audiol, 20(1):55-59.

723 **Herbst KG, Humphrey C. (1980)** Hearing impairment and mental state in the elderly living at home. Brit Med J, 281:903-905.

724 **Hesse G. (2004)** [Hearing aids in the elderly. Why is the accommodation so difficult?]. HNO, 52(4):321-8.

725 **Heuermann H, Kinkel M, Tchorz J. (2005)** Comparison of psychometric properties of the International Outcome Inventory for Hearing Aids (IOI-HA) in various studies. Int J Audiol, 44(2):102-9.

726 **Heyes AD, Gazely DJ. (1975)** The effects of training on the accuracy of auditory localization using binaural hearing aid systems. Brit J Audiol, 9:61-70.

727 **Hickson L. (2006)** Rehabilitation approaches to promote successful unilateral and bilateral fittings and avoid inappropriate prescription. Int J Audiol, 45 Suppl 1:S72-7.

728 **Hickson L. (2007)** Pull out an "ACE" to help your patients become better communicators. The Hear J, 60(1):10-16.

729 **Hickson L, Byrne D. (1995)** Acoustic analysis of speech through a hearing aid: effects of linear vs compression ampli-

fication. Aust J Audiol, 17(1):1-13.

730 **Hickson L, Hamilton L, Orange SP. (1986)** Factors associated with hearing aid use. Aust J Audiol, 8(2):37-41.

731 **Hickson L, Thyer N. (2003)** Acoustic analysis of speech through a hearing aid: perceptual effects of changes with two-channel compression. J Am Acad Audiol, 14(8):414-26.

732 **Hickson L, Timm M, Worrall L, Bishop K. (1999)** Hearing aid fitting: outcomes for older adults. Aust J Audiol, 21(1):9-21.

733 **Hickson L, Worrall L. (2003)** Beyond hearing aid fitting: improving communication for older adults. Int J Audiol, 42 Suppl 2:S84-91.

734 **Hickson L, Worrall L, Scarinci N. (2006)** Measuring outcomes of a communication program for older people with hearing impairment using the International Outcome Inventory. Int J Audiol, 45(4):238-46.

735 **Hickson L, Worrall L, Scarinci N. (2007)** Active Communication Education (ACE): A program for older people with hearing impairment. Speechmark: London.

736 **Hickson L, Worrall L, Scarinci N. (2007)** A randomized controlled trial evaluating the active communication education program for older people with hearing impairment. Ear & Hear, 28(2):212-30.

737 **Hietanen A, Era P, Sorri M, Heikkinen E. (2004)** Changes in hearing in 80-year-old people: a 10-year follow-up study. Int J Audiol, 43(3):126-35.

738 **High WS, Fairbanks G, Glorig A. (1964)** Scale for self-assessment of hearing handicap. J Speech Hear Disord, 29:215-230.

739 **Hill SL, Marcus A, Digges EN, Gillman N, Silverstein H. (2006)** Assessment of patient satisfaction with various configurations of digital CROS and BiCROS hearing aids. Ear Nose Throat J, 85(7):427-30, 442.

740 **Hinman RT, Lupton EC, Leeb SB, Avestruz AT, Gilmore R, Paul D, Peterson N. (2003)** Using talking lights illumination-based communication networks to enhance word comprehension by people who are deaf or hard of hearing. Am J Audiol, 12(1):17-22.

741 **Hirsh IJ. (1950)** The relationship between localization and intelligibility. J Acoust Soc Amer, 22:196-200.

742 **Ho EC, Monksfield P, Egan E, Reid A, Proops D. (2009)** Bilateral Bone-anchored Hearing Aid: impact on quality of life measured with the Glasgow Benefit Inventory. Otol Neurotol, 30(7):891-6.

743 **Hodges AV, Balkany TJ, Ruth RA, Lambert PR, Dolan-Ash S, Schloffman JJ. (1997)** Electrical middle ear muscle reflex: use in cochlear implant programming. Otolaryngol Head Neck Surg, 117(3 Pt 1):255-61.

744 **Hodgson WR. (1986)** Hearing aid evaluation. In Hearing aid asessment and use in audiological habilitation, Hodgson WR (ed), 152-169. Williams & Wilkins: Baltimore.

745 **Hoffman M, Trine T, Buckley K, Van Tasell D. (1994)** Robust adaptive microphone array processing for hearing aids: realistic speech enhancement. J Acoust Soc Amer, 96(2 Pt 1):759-770.

746 **Hofman M, Van Opstal J. (2003)** Binaural weighting of pinna cues in human sound localization. Exp Brain Res, 148(4):458-70.

747 **Hogan CA, Turner CW. (1998)** High-frequency audibility: benefits for hearing-impaired listeners. J Acoust Soc Amer, 104(1):432-41.

748 **Hogan SC, Moore DR. (2003)** Impaired binaural hearing in children produced by a threshold level of middle ear disease. J Assoc Res Otolaryngol, 4(2):123-9.

749 **Hohmann V, Kollmeier B. (1995)** The effect of multichannel dynamic compression on speech intelligibility. J Acoust Soc Amer, 97(2):1191-1195.

750 **Hol MK, Bosman AJ, Snik AF, Mylanus EA, Cremers CW. (2004)** Bone-anchored hearing aid in unilateral inner ear deafness: a study of 20 patients. Audiol Neurotol, 9(5):274-81.

751 **Hol MK, Bosman AJ, Snik AF, Mylanus EA, Cremers CW. (2005)** Bone-anchored hearing aids in unilateral inner ear deafness: an evaluation of audiometric and patient outcome measurements. Otol Neurotol, 26(5):999-1006.

753 **Hol MK, Cremers CW Coppens-Schellekens W, Snik AF. (2005)** The BAHA Softband. A new treatment for young children with bilateral congenital aural atresia. Int J Pediatr Otorhinolaryngol, 69(7):973-80.

754 **Hol MK, Snik AFM, Mylanus EA, Cremers CW. (2005)** Does the bone-anchored hearing aid have a complementary effect on audiological and subjective outcomes in patients with unilateral conductive hearing loss? Audiol Neurotol, 10(3):159-68.

755 **Hol MK, Spath MA, Krabbe PF, van der Pouw CT, Snik AF, Cremers CW, Mylanus EA. (2004)** The bone-anchored hearing aid: quality-of-life assessment. Arch Otolaryngol Head Neck Surg, 130(4):394-9.

756 **Holmes AE. (2003)** Bilateral amplification for the elderly: are two aids better than one? Int J Audiol, 42 Suppl 2:2S63-7.

757 **Holube I, Fredelake S, Vlaming M, Kollmeier B. (2010)** Development and analysis of an International Speech Test Signal (ISTS). Int J Audiol, 49(12):891-903.

758 **Holube I, Kollmeier B. (1991)** A questionnaire to assess the subjective hearing handicap: Composition of the questions and their relation to the tone audiogram. [In German] Audiologische Akustik, 30(2):48-64.

759 **Hood J. (1984)** Speech discrimination in bilateral and unilateral hearing loss due to Meniere's disease. Brit J Audiol, 18(3):173-177.

760 **Hood J, Prasher D. (1990)** Effect of simulated bilateral cochlear distortion on speech discrimination in normal subjects. Scand Audiol, 19(1):37-41.

761 **Hopkins K, Moore BCJ. (2010)** The importance of temporal fine structure information in speech at different spectral regions for normal-hearing and hearing-impaired subjects. J Acoust Soc Amer, 127(3):1595-608.

762 **Horga D, Liker M. (2006)** Voice and pronunciation of cochlear implant speakers. Clin Linguist Phon, 20(2-3):211-7.

763 **Hornsby BW, Ricketts TA. (2003)** The effects of hearing loss on the contribution of high- and low-frequency speech information to speech understanding. J Acoust Soc Amer, 113(3):1706-17.

764 **Hornsby BW, Ricketts TA. (2006)** The effects of hearing loss on the contribution of high- and low-frequency speech information to speech understanding. II. Sloping hearing loss. J Acoust Soc Amer, 119(3):1752-63.

764a **Hornsby BW, Ricketts TA. (2007)** Effects of noise source configuration on directional benefit using symmetric and asymmetric directional hearing aid fittings. Ear & Hear, 28(2):177-86.

765 **Horwitz AR, Ahlstrom JB, Dubno JR. (2008)** Factors affecting the benefits of high-frequency amplification. J Speech Lang Hear Res, 51(3):798-813.

766 **Horwitz AR, Turner CW. (1997)** The time course of hearing aid benefit. Ear & Hear, 18(1):1-11.

767 **Hosford-Dunn H, Halpern J. (2001)** Clinical application of the SADL scale in private practice II: predictive validity of fitting variables. Satisfaction with Amplification in Daily Life. J Am Acad Audiol, 12(1):15-36.

768 **Hough J, Neely, JG, Fredrickson J, Green JD, Telischi FF. (1999)** Implantable hearing aids. Amer Acad Audiol Conv. Miami.

769 **Hough JV, Dyer RKJ, Matthews P, Wood MW. (2001)** Early clinical results: SOUNDTEC implantable hearing device phase II study. Laryngoscope, 111(1):1-8.

770 **Hough JV, Matthews P, Wood MW, Dyer RKJr. (2002)** Middle ear electromagnetic semi-implantable hearing device: results of the phase II SOUNDTEC direct system clinical trial. Otol Neurotol, 23(6):895-903.

771 **Houts PS, Bachrach R, Witmer JT, Tringali CA, Bucher JA, Localio RA. (1998)** Using pictographs to enhance recall of spoken medical instructions. Patient Educ Couns, 35(2):83-8.

772 **Humes LE. (1999)** Dimensions of hearing aid outcome. J Amer Acad Audiol, 10(1):26-39.

772a **Humes LE. (2006)** Hearing aid outcome measures in older adults. In Palmer, C. A. & Seewald, R. C., Eds. Hearing Care for Adults. Stafa: Phonak AG; pp. 265-276.

772b **Humes LE, Ahlstrom JB, Bratt GW, Peek BF. (2009)** Studies of hearing-aid outcome measures in older adults: A comparison of technologies and an examination of individual differences. Semin Hear, 30(2):112-128.

773 **Humes LE, Christensen L, Thomas T, Bess FH, Hedley-Williams A, Bentler RA. (1999)** A comparison of the aided performance and benefit provided by a linear and a two-channel wide dynamic range compression hearing aid. J Speech Lang Hear Res, 42(1):65-79.

774 **Humes LE, Halling D, Coughlin M. (1996)** Reliability and stability of various hearing-aid outcome measures in a group of elderly hearing-aid wearers. J Speech Hear Res, 39 (5):923-935.

775 **Humes LE, Humes LE, Wilson DL. (2004)** A comparison of single-channel linear amplification and two-channel wide-dynamic-range-compression amplification by means of an independent-group design. Am J Audiol, 13(1):39-53.

776 **Humes LE, Pavlovic C, Bray V, Barr M. (1996)** Real-ear measurement of hearing threshold and loudness. Trends Amplif, 1(4):121-135.

776a **Humes LE, Wilson DL. (2003)** An examination of changes in hearing-aid performance and benefit in the elderly over a 3-year period of hearing-aid use. J Speech Lang Hear Res, 46(1):137-45.

777 **Humes LE, Wilson DL, Barlow NN, Garner CB, Amos N. (2002)** Longitudinal changes in hearing aid satisfaction and usage in the elderly over a period of one or two years after hearing aid delivery. Ear & Hear, 23(5):428-38.

777a **Humes LE, Wilson DL, Humes L, Barlow NN, Garner CB, Amos N. (2003)** A comparison of two measures of hearing aid satisfaction in a group of elderly hearing aid wearers. Ear & Hear, 23(5):422-7.

778 **Humes LE, Wilson DL, Humes AC. (2003)** Examination of differences between successful and unsuccessful elderly hearing aid candidates matched for age, hearing loss and gender. Int J Audiol, 42(7):432-41.

779 **Humes L. (1986)** An evaluation of several rationales for selecting hearing aid gain. J Speech Hear Disord, 51(3):272-281.

780 **Humes L, Jesteadt W. (1991)** Modeling the interactions between noise exposure and other variables. J Acoust Soc Amer, 90:182-188.

781 **Humphrey C, Herbst K, Faurqi S. (1981)** Some characteristics of the hearing-impaired elderly who do not present themselves for rehabilitation. Brit J Audiol, 15(1):25-30.

782 **Hurley RM. (1998)** Is the unaided ear effect independent of auditory aging? J Amer Acad Audiol, 9(1):20-4.

783 **Hurley RM. (1999)** Onset of auditory deprivation. J Amer Acad Audiol, 10(10):529-34.

784 **Hurley R. (1993)** Monaural hearing aid effect: case presentations. J Amer Acad Audiol, 4(5):285-295.

785 **Huss M, Moore BCJ. (2003)** Tone decay for hearing-impaired listeners with and without dead regions in the cochlea. J Acoust Soc Amer, 114(6 Pt 1):3283-94.

786 **Huttenbrink KB, Beutner D, Zahnert T. (2010)** Clinical results with an active middle ear implant in the oval window. Adv Otorhinolaryngol, 69:27-31.

787 **Huttenbrink KB, Zahnert TH, Bornitz M, Hofmann G. (2001)** Biomechanical aspects in implantable microphones and hearing aids and development of a concept with a hydroacoustical transmission. Acta Otolaryngol, 121(2):185-9.

788 **Hutton C. (1985)** The effect of type of hearing loss on hearing aid use. Scand Audiol, 14(1):15-21.

789 **Hvidt C. (1972)** Features of the history of audiology. Scand Audiol, 1(3):103-109.

790 **Hwang JH, Wu CW, Chen JH, Liu TC. (2006)** Changes in activation of the auditory cortex following long-term amplification: an fMRI study. Acta Otolaryngol, 126(12):1275-80.

791 **Hygge S, Ronnberg J, Larsby B, Arlinger S. (1992)** Normal-hearing and hearing-impaired subjects' ability to just follow conversation in competing speech, reversed speech, and noise backgrounds. J Speech Hear Res, 35:208-215.

792 **Hétu R. (1996)** The stigma attached to hearing impairment. Scand Audiol Suppl, 43:12-24.

793 **Hétu R, Jones L, Getty L. (1993)** The impact of acquired hearing impairment on intimate relationships: implications for rehabilitation. Audiology, 32(6):363-381.

794 **Ickes M, Hawkins D, Cooper W. (1991)** Effect of reference microphone location and loudspeaker azimuth on probe tube microphone measurements. J Amer Acad Audiol, 2(3):156-163.

794a **Ida Institute.** Motivate clients with a line, box and circle. Accessed December 2011. http://idainstitute.com/news/ motivate_clients/.

795 **IEC. (1996)** Primary batteries. International Electrotechnical Comission, Standard 60086.

796 **Iglehart F. (2004)** Speech perception by students with cochlear implants using sound-field systems in classrooms. Am J Audiol, 13(1):62-72.

797 **Irwin RJ. (1965)** Binaural summation of thermal noises of equal and unequal power in each ear. Amer J Psychol, 78:57-65.

798 **Ito K. (1998)** Can unilateral hearing loss be a handicap in learning? Arch Otolaryngol Head Neck Surg, 124(12):1389-90.

799 **Iwaki T, Matsushiro N, Mah SR, Sato T, Yasuoka E, Yamamoto K, Kubo T. (2004)** Comparison of speech perception between monaural and binaural hearing in cochlear implant patients. Acta Otolaryngol, 124(4):358-62.

800 **Jacob A, Morris TJ, Welling DB. (2006)** Leaving a lasting impression: ear mold impressions as middle ear foreign bodies. Ann Otol Rhinol Laryngol, 115(12):912-6.

801 **Jacobson GP, Newman CW, Fabry DA, Sandridge SA. (2001)** Development of the Three-Clinic Hearing Aid Selection Profile (HASP). J Am Acad Audiol, 12(3):128-41.

802 **Jagger C, Spiers N, Arthur A. (2005)** The role of sensory and cognitive function in the onset of activity restriction in older people. Disabil Rehabil, 27(5):277-83.

803 **Javer A, Schwarz D. (1995)** Plasticity in human directional hearing. J Otolaryngol, 24(2):111-117.

804 **Jayarajan V, Rangan S. (2000)** Evaluation of hearing-aid provision in adults. J Audiol Med, 9(1):25-34.

805 **Jenkins HA, Atkins JS, Horlbeck D, Hoffer ME, Balough B, Alexiades G, Garvis W. (2008)** Otologics fully implantable hearing system: Phase I trial 1-year results. Otol Neurotol, 29(4):534-41.

806 **Jenkins HA, Niparko JK, Slattery WH, Neely JG, Fredrickson JM. (2004)** Otologics Middle Ear Transducer Ossicular Stimulator: performance results with varying degrees of sensorineural hearing loss. Acta Otolaryngol, 124(4):391-4.

807 **Harvig Jensen JH, Johansen PA, Borre S. (1989)** Unilateral sensorineural hearing loss in children and auditory performance with respect to right/left ear differences. Brit J Audiol, 23(3):207-214.

808 **Jenstad L, Souza P. (2004)** Quantifying the effect of wide dynamic range compression on the temporal envelope of speech in noise. IHCON. Lake Tahoe.

809 **Jenstad LM, Cornelisse LE, Seewald RC. (1997)** Effects of test procedure on individual loudness functions. Ear & Hear, 18(5):401-8.

810 **Jenstad LM, Pumford J, Seewald RC, Cornelisse LE. (2000)** Comparison of linear gain and wide dynamic range compression hearing aid circuits II: aided loudness measures. Ear & Hear, 21(1):32-44.

811 **Jenstad LM, Seewald RC, Cornelisse LE, Shantz J. (1999)** Comparison of linear gain and wide dynamic range compression hearing aid circuits: aided speech perception measures. Ear & Hear, 20(2):117-26.

812 **Jenstad LM, Souza PE. (2005)** Quantifying the effect of compression hearing aid release time on speech acoustics and intelligibility. J Speech Lang Hear Res, 48(3):651-67.

813 **Jenstad LM, Van Tasell DJ, Ewert C. (2003)** Hearing aid troubleshooting based on patients' descriptions. J Am Acad Audiol, 14(7):347-60.

814 **Jerger J. (2001)** Asymmetry in auditory function in elderly persons. Semin Hear, 22:255-269.

815 **Jerger J, Alford B, Lew H, Rivera V, Chmiel R. (1995)** Dichotic listening, event-related potentials, and interhemispheric transfer in the elderly. Ear & Hear, 16(5):482-98.

816 **Jerger J, Brown D, Smith S. (1984)** Effect of peripheral hearing loss on the MLD. Arch Otolaryngol, 110:290-296.

817 **Jerger J, Carhart R, Dirks DD. (1961)** Binaural hearing aids and speech intelligibility. J Speech Hear Res, 4(2):137-148.

818 **Jerger J, Chmiel R, Florin E, Pirozzolo F, Wilson N. (1996)** Comparison of conventional amplification and an assistive listening device in elderly persons. Ear & Hear, 17(6):490-504.

819 **Jerger J, Darling R, Florin E. (1994)** Efficacy of the cued-listening task in the evaluation of binaural hearing aids. J Amer Acad Audiol, 5(5):279-285.

820 **Jerger J, Jordan C. (1992)** Age-related asymmetry on a cued-listening task. Ear & Hear, 13(4):272-7.

821 **Jerger J, Silman S, Lew H, Chmiel R. (1993)** Case studies in binaural interference: converging evidence from behavioral and electrophysiologic measures. J Amer Acad Audiol, 4(2):122-131.

822 **Jerger J, Thelin J. (1968)** Effects of electroacoustic characteristics of hearing aids on speech understanding. Bull Prosth Res, 9:159-197.

823 **Jerram JC, Purdy SC. (2001)** Technology, expectations, and adjustment to hearing loss: predictors of hearing aid outcome. J Am Acad Audiol, 12(2):64-79.

824 **Jespersen CT, Groth J, Kiessling J, Brenner B, Jensen OD. (2006)** The occlusion effect in unilateral versus bilateral hearing aids. J Am Acad Audiol, 17(10):763-73.

825 **Jesteadt W, Weir CC. (1977)** Comparison of monaural and binaural discrimination of intensity and frequency. J Acoust Soc Amer, 61:1599-1603.

826 **Jirsa R, Norris T. (1982)** Effects of intermodulation distortion on speech intelligibility. Ear & Hear, 3(5):251-256.

827 **Johansen IR, Hauch AM, Christensen B, Parving A. (2004)** Longitudinal study of hearing impairment in children. Int J Pediatr Otorhinolaryngol, 68(9):1157-65.

828 **Johansen PA. (1975)** Measurement of the human ear canal. Acustica, 33:349-351.

829 **Johansson B. (1961)** A new coding amplifier system for the severely hard of hearing. Proceedings 3rd Internat Congress on Acoustics. 2, 655-657.

830 **Johnson CE, Danhauer JL, Gavin RB, Karns SR, Reith AC, Lopez IP. (2005)** The "hearing aid effect" 2005: a rigorous test of the visibility of new hearing aid styles. Am J Audiol, 14(2):169-75.

831 **Johnson D, Kelly SW. (1993)** Survey of radio and personal hearing aid systems. J Brit Assn Teachers of the Deaf, 17(4):92-98.

832 **Johnson-Davies D, Patterson RD. (1979)** Psychophysical tuning curves: Restricting the listening band to the signal region. J Acoust Soc Amer, 65:765-770.

833 **Johnson E, Ricketts T, Hornsby B. (2009)** The effect of extending high-frequency bandwidth on the acceptable noise level (ANL) of hearing-impaired listeners. Int J Audiol, 48(6):353-62.

834 **Johnson JA, Cox RM, Alexander GC. (2010)** Development of APHAB norms for WDRC hearing aids and comparisons with original norms. Ear & Hear, 31(1):47-55.

835 **Johnson RC, Cole RE, Bowers JK, Foiles SV, Nikaido AM, Patrick JW, Woliver RE. (1979)** Hemispheric efficiency in middle and later adulthood. Cortex, 15(1):109-119.

836 **Johnston RL. (1997)** Remember the carbon ball hearing aid? The Hear J, 50(4):50-52.

837 **Joore M, Brunenberg D, Zank H, van der Stel H, Anteunis L, Boas G, Peters H. (2002)** Development of a questionnaire to measure hearing-related health state preferences framed in an overall health perspective. Int J Technol Assess Health Care, 18(3):528-39.

838 **Joore MA, Brunenberg DE, Chenault MN, Anteunis LJ. (2003)** Societal effects of hearing aid fitting among the moderately hearing impaired. Int J Audiol, 42(3):152-60.

839 **Joore MA, Van Der Stel H, Peters HJ, Boas GM, Anteunis LJ. (2003)** The cost-effectiveness of hearing-aid fitting in the Netherlands. Arch Otolaryngol Head Neck Surg, 129(3):297-304.

840 **Jordan O, Greisen O, Bentzen O. (1967)** Treatment with binaural hearing aids. A follow-up investigation of 1, 147 cases. Arch Otolaryngol, 85(3):319-26.

840a **Julstrom S, Kozma-Spytek L, Isabelle S. (2011)** Telecoil-mode hearing aid compatability performance requirements for wireless and cordless handsets: magnetic signal levels. J Amer Acad Audiol, 22:515-527.

841 **Juneau RP. (1983)** NAEL: Fitting facts. Part II: Earmold style and selection. Hear Instrum, 34(6):9-10.

842 **Junker R, Gross M, Todt I, Ernst A. (2002)** Functional gain of already implanted hearing devices in patients with sensorineural hearing loss of varied origin and extent: Berlin experience. Otol Neurotol, 23(4):452-6.

843 **Jurado C, Moore BCJ. (2010)** Frequency selectivity for frequencies below 100 Hz: comparisons with mid-frequencies. J Acoust Soc Amer, 128(6):3585-96.

844 **Jutten C, Herault J. (1991)** Blind separation of sources, Part I: An adaptive algorithm based on neuromimetic architecture. Signal Processing, 24:1-10.

845 **Kam AC, Wong LL. (1999)** Comparison of performance with wide dynamic range compression and linear amplification. J Am Acad Audiol, 10(8):445-57.

846 **Kamm C, Dirks DD, Mickey MR. (1978)** Effect of sensorineural hearing loss on loudness discomfort level and most comfortable level judgments. J Speech Hear Disord, 21:668-681.

847 **Kaneko K, Shoji K, Kojima H, Inoue M, Asato R, Hirano S, Tateya I. (2001)** Nonlinear digital hearing aid with near-instantaneous amplitude compression. Eur Arch Otorhinolaryngol, 258(10):523-8.

848 **Kaplan H, Bally S, Brandt F, Busacco D, Pray J. (1997)** Communication Scale for Older Adults (CSOA). J Amer Acad Audiol, 8(3):203-217.

849 **Kaplan H, Pickett J. (1981)** Effects of dichotic/diotic versus monotic presentation on speech understanding in noise in elderly hearing-impaired listeners. Ear & Hear, 2(5):202-207.

850 **Kapteyn TS. (1977)** Satisfaction with fitted hearing aids II. An investigation into the influence of psycho-social factors. Scand Audiol, 6:171-177.

851 **Kapteyn TS. (1998)** [Rehabilitation possibilities for hearing-impaired subjects]. Ned Tijdschr Geneeskd, 142(2):63-7.

852 **Kapteyn TS, Wijkel D, Hackenitz E. (1997)** The effects of involvement of the general practitioner and guidance of the hearing impaired on hearing-aid use. Brit J Audiol, 31(6):399-407.

853 **Kartush J, Tos M. (1995)** Electromagnetic ossicular augmentation device. Otolaryngol Clin North Am, 28(1):155-172.

854 **Kasic JF, Fredrickson JM. (2001)** The Otologics MET ossicular stimulator. Otolaryngol Clin North Am, 34(2):501-13.

855 **Kates JM. (2001)** Room reverberation effects in hearing aid feedback cancellation. J Acoust Soc Amer, 109(1):367-78.

856 **Kates J. (1988)** A computer simulation of hearing aid response and the effects of ear canal size. J Acoust Soc Amer, 83(5):1952-1963.

857 **Kates J. (1994)** Speech enhancement based on a sinusoidal model. J Speech Hear Res, 37(2):449-464.

858 **Kates J, Kozma-Spytek L. (1994)** Quality ratings for frequency-shaped peak-clipped speech. J Acoust Soc Amer, 95(6):3586-3594.

859 **Kates J, Weiss M. (1996)** A comparison of hearing-aid array processing techniques. J Acoust Soc Amer, 99(5):3138-3148.

860 **Kawell M, Kopun J, Stelmachowicz P. (1988)** Loudness discomfort levels in children. Ear & Hear, 9(3):133-136.

861 **Keefe DH, Bulen JC, Campbell SL, Burns EM. (1994)** Pressure transfer function and absorption cross section from the diffuse field to the human ear canal. J Acoust Soc Amer, 95(1):355-371.

862 **Keefe D, Bulen J, Arehart K, Burns EM. (1993)** Ear-canal impedance and reflection coefficient in human infants and adults. J Acoust Soc Amer, 94(5):2617-2638.

863 **Keidser G. (1995)** Long-term spectra of a range of real-life noisy environments. Aust J Audiol, 17(1):39-46.

864 **Keidser G. (1995)** The relationship between listening conditions and alternative amplification schemes for multiple memory hearing aids. Ear & Hear, 16(6):575-586.

865 **Keidser G. (1996)** Selecting different amplification for different listening conditions. J Amer Acad Audiol, 7(2):92-104.

866 **Keidser G, Bentler RA, Kiessling J. (2010)** A multi-site evaluation of a proposed test for verifying hearing aid maximum output. Int J Audiol, 49(1):14-23.

867 **Keidser G, Brew C, Brewer S, Dillon H, Grant F, Storey L. (2005)** The preferred response slopes and two-channel compression ratios in twenty listening conditions by hearing-impaired and normal-hearing listeners and their relationship to the acoustic input. Int J Audiol, 44(11):656-70.

868 **Keidser G, Brew C, Peck A. (2003)** Proprietary fitting algorithms compared with one another and with generic formulas. The Hear J, 56(3):28-38.

869 **Keidser G, Convery E, Dillon H. (2007)** Potential users and perception of a self-adjustable and trainable hearing aid: a consumer survey. Hear Rev, 14(4):18-31.

870 **Keidser G, Convery E, Hamacher V. (In press)** Gain mismatch and horizontal localization performance.

871 **Keidser G, Convery E, Kiessling J, Bentler RA. (2009)** Is the hearing instrument to blame when things get really noisy? Hear Rev, 16(8):12-19.

872 **Keidser G, Dillon H. (2006)** What's new in prescriptive fittings down under? In Hearing care for adults, Palmer C, Seewald R (Eds), 133-142. Stafa, Switzerland, Phonak AG.

873 **Keidser G, Dillon H. (In preparation)** Aligning the NAL-NL2 prescription formula to empirically observed preferences for hearing aid gain.

874 **Keidser G, Dillon H, Byrne D. (1995)** Candidates for multiple frequency response characteristics. Ear & Hear, 16(6):562-74.

875 **Keidser G, Dillon H, Byrne D. (1996)** Guidelines for fitting multiple memory hearing aids. J Amer Acad Audiol, 7(6):406-418.

876 **Keidser G, Dillon H, Convery E. (2008)** The effect of the base line response on self-adjustments of hearing aid gain. J Acoust Soc Amer, 124(3):1668-81.

877 **Keidser G, Dillon H, Convery E, O'Brien A. (2010)** Differences between speech-shaped test stimuli in analyzing systems and the effect on measured hearing aid gain. Ear & Hear, 31(3):437-40.

878 **Keidser G, Dillon H, Dyrlund O, Carter L, Hartley D. (2007)** Preferred low- and high-frequency compression ratios among hearing aid users with moderately severe to profound hearing loss. J Am Acad Audiol, 18(1):17-33.

879 **Keidser G, Dillon H, Zhou D, O'Brien A, Carter L, Yeend I, Hartley L. (Submitted)** A review of threshold measurements performed automatically or in situ and the implication of these findings for a self-fitting hearing aid. Trends in Amplif.

880 **Keidser G, Grant F. (2001)** Comparing loudness normalization (IHAFF) with speech intelligibility maximization (NAL-NL1) when implemented in a two-channel device. Ear & Hear, 22(6):501-15.

881 **Keidser G, Grant F. (2001)** The preferred number of channels (one, two, or four) in NAL-NL1 prescribed wide dynamic range compression (WDRC) devices. Ear & Hear, 22(6):516-27.

882 **Keidser G, Grant F. (2003)** Loudness normalization or speech intelligibility maximization? Differences in clinical goals, issues and preferences. Hear Rev, 10(1):14-22.

883 **Keidser G, O'Brien A, Carter L, McLelland M, Yeend I. (2008)** Variation in preferred gain with experience for hearing-aid users. Int J Audiol, 47(10):621-35.

884 **Keidser G, O'Brien A, Hain JU, McLelland M, Yeend I. (2009)** The effect of frequency-dependent microphone directionality on horizontal localization performance in hearing-aid users. Int J Audiol, 48(11):789-803.

885 **Keidser G, O'Brien A, Latzel M, Convery E. (2007)** Evaluation of a noise-reduction algorithm that targets non-speech transient sounds. The Hear J, 60(2):29-39.

886 **Keidser G, Pellegrino A, Delifotis A, Ridgway J, Clarke M. (1997)** The use of different frequency response characteristics in everyday environments. Aust J Audiol, 19(1):9-22.

887 **Keidser G, Rohrseitz K, Dillon H, Hamacher V, Carter L, Rass U, Convery E. (2006)** The effect of multi-channel wide dynamic range compression, noise reduction, and the directional microphone on horizontal localization performance in hearing aid wearers. Int J Audiol, 45(10):563-79.

888 **Keller WD, Bundy RS. (1980)** Effects of unilateral hearing loss upon educational achievement. Child Care Health Dev, 6(2):93-100.

889 **Kemp RJ, Bankaitis AE. (2000)** Infection control in audiology. Accessed October 2011. http://www. audiologyonline. com/articles/article_detail.asp?article_ id=214.

890 **Kemp RJ, Roeser RJ. (1998)** Infection control for audiologists. Semin Hear, 19(2):195-204.

891 **Kennedy E, Levitt H, Neuman AC, Weiss M. (1998)** Consonant-vowel intensity ratios for maximizing consonant recognition by hearing-impaired listeners. J Acoust Soc Amer, 103(2):1098-1114.

892 **Kent RD, Wiley TJ, Strennen MJ. (1979)** Consonant discrimination as a function of presentation level. Audiol, 18:212-224.

893 **Kenworthy O, Klee T, Tharpe A. (1990)** Speech recognition ability of children with unilateral sensorineural hearing loss as a function of amplification, speech stimuli and listening condition. Ear & Hear, 11(4):264-270.

894 **Kessler AR, Giolas TG, Maxon AB. (1990)** The Hearing Performance Inventory for Children (HPIC): Reliability and validity. American Speech-Language-Hearing Association. Seattle, Washington.

895 **Kidd GJ, Arbogast TL, Mason CR, Gallun FJ. (2005)** The advantage of knowing where to listen. J Acoust Soc Amer, 118(6):3804-15.

896 **Kiefer J, Arnold W, Staudenmaier R. (2006)** Round window stimulation with an implantable hearing aid (Soundbridge) combined with autogenous reconstruction of the auricle - a new approach. ORL J Otorhinolaryngol Relat Spec, 68(6):378-85.

897 **Kiefer J, Gstoettner W, Baumgartner W, Pok SM, Tillein J, Ye Q, von Ilberg C. (2004)** Conservation of low-frequency hearing in cochlear implantation. Acta Otolaryngol, 124(3):272-80.

898 **Kiefer J, Pok M, Adunka O, Sturzebecher E, Baumgartner W, Schmidt M, et al. (2005)** Combined electric and acoustic stimulation of the auditory system: results of a clinical study. Audiol Neurotol, 10(3):134-44.

899 **Kiese-Himmel C. (2002)** Unilateral sensorineural hearing impairment in childhood: analysis of 31 consecutive cases. Int J Audiol, 41(1):57-63.

900 **Kiessling J. (1983)** Clinical experience in hearing-aid adjustment by means of BER amplitudes. Arch Otorhinolaryngol, 238(3):233-240.

901 **Kiessling J. (2001)** Hearing aid fitting procedures - state-of-the-art and current issues. Scand Audiol Suppl, 52:57-9.

902 **Kiessling J, Brenner B, Jespersen CT, Groth J, Jensen OD. (2005)** Occlusion effect of earmolds with different venting systems. J Am Acad Audiol, 16(4):237-49.

903 **Kiessling J, Dyrlund O, Christiansen C. (1995)** Loudness scaling - towards a generally accepted clinical method. European Conference on Audiology. Noordwijkerhout, The Netherlands.

904 **Kiessling J, Muller M, Latzel M. (2006)** Fitting strategies and candidature criteria for unilateral and bilateral hearing aid fittings. Int J Audiol, 45 Suppl 1:S53-62.

905 **Kiessling J, Pfreimer C, Dyrlund O. (1997)** Clinical evaluation of three different loudness scaling protocols. Scand Audiol, 26(2):117-21.

906 **Kiessling J, Schubert M, Archut A. (1996)** Adaptive fitting

of hearing instruments by category loudness scaling (ScalAdapt). Scand Audiol, 25(3):153-160.

907 **Kiessling J, Steffens T. (1991)** Clinical evaluation of a programmable three-channel automatic gain control amplification system. Audiology, 30(2):70-81.

908 **Killion MC. (1976)** Noise of ears and microphones. J Acoust Soc Amer, 59(2):424-433.

909 **Killion MC. (1981)** Earmold options for wideband hearing aids. J Speech Hear Disord, 46(1):10-20.

910 **Killion MC. (1988)** Earmold design: theory and practice. In Hearing aid fitting: theoretical and practical views, Jensen JH (ed) 155-174. Copenhagen, Stougaard Jensen.

911 **Killion MC. (1988)** Principles of high fidelity hearing aid amplification. In Handbook of hearing aid amplification, Volume I, Sandlin RE (ed), 45-80. Singular: San Diego.

912 **Killion MC. (1993)** The K-Amp hearing aid: An attempt to present high fidelity for the hearing impaired. Amer J Audiol, 2(2):52-74.

913 **Killion MC. (1995)** Talking hair cells: what they have to say about hearing aids. In Hair cells & hearing aids, Berlin C (ed), 3-19. Singular Publishing Group: San Diego.

914 **Killion MC. (1997)** The SIN report: Circuits haven't solved the hearing-in-noise problem. The Hear J, 50(10):28-32.

915 **Killion MC. (2000)** Private communication.

916 **Killion MC, Carlson EV. (1970)** A wide-band miniature microphone. J Audio Engineering Society, 18:631-635.

917 **Killion MC, Carlson EV. (1974)** A sub-miniature electret-condenser microphone. J Audio Engineering Society, 22:237-243.

918 **Killion MC, Christensen LA. (1998)** The case of the missing dots: AI and SNR. The Hear J, 51:32 ff.

919 **Killion MC, Fikret-Pasa S. (1993)** The 3 types of sensorineural hearing loss: loudness and intelligibility considerations. The Hear J, 46(11):31-36.

920 **Killion MC, Gudmundsen GI. (2005)** Fitting hearing aids using clinical prefitting speech measures: an evidence-based review. J Am Acad Audiol, 16(7):439-47.

921 **Killion MC, Monser EL. (1980)** Corfig coupler response for flat insertion gain. In Acoustical factors affecting hearing aid performance, Studebaker GA, Hochberg I (eds), 147-168. University Park Press: Baltimore, MD.

922 **Killion MC, Revit LJ. (1987)** Insertion gain repeatability versus loudspeaker location: You want me to put my loudspeaker where? Ear & Hear, 8(5 Suppl):68S-73S.

923 **Killion MC, Schulein R, Christensen L, Fabry D, Revit LJ, Niquette P, Chung K. (1998)** Real-world performance of an ITE directional microphone. The Hear J, 51(4):1-6.

924 **Killion MC, Staab WJ, Preves DA. (1990)** Classifying automatic signal processors. Hear Instrum, 41(8):24-26.

925 **Killion MC, Tillman TW. (1982)** Evaluation of high-fidelity hearing aids. J Speech Hear Res, 25(1):15-25.

926 **Killion MC, Villchur E. (1993)** Kessler was right - partly: But SIN test shows some aids improve hearing in noise. The Hear J, 46(9):31-35.

927 **Killion MC, Wilber LA, Gudmundsen G. (1988)** Zwislocki was right... a potential solution to the "hollow voice" problem. Hear Instrum, 39(1):14-17.

928 **Killion MC, Wilson D. (1985)** Response modifying earhooks for special fitting problems. Audecibel, Fall:28-30.

929 **Kimberley B, Dymond R, Gamer A. (1994)** Bilateral digital hearing aids for binaural hearing. Ear Nose Throat J, 73(3):176-179.

930 **Kiresuk T, Sherman R. (1968)** Goal attainment scaling: a general method of evaluating comprehensive mental health programs. Community Mental Health Journal, 4:443-453.

931 **Kishon-Rabin L, Taitelbaum-Swead R, Ezrati-Vinacour R, Hildesheimer M. (2005)** Prelexical vocalization in normal hearing and hearing-impaired infants before and after cochlear implantation and its relation to early auditory skills. Ear & Hear, 26(4 Suppl):17S-29S.

932 **Klee TM, Davis-Dansky E. (1986)** A comparison of unilaterally hearing-impaired children and normal-hearing children on a battery of standardized language tests. Ear & Hear, 7(1):27-37.

933 **Kluk K, Moore BCJ. (2004)** Factors affecting psychophysical tuning curves for normally hearing subjects. Hear Res, 194(1-2):118-34.

934 **Kluk K, Moore BCJ. (2005)** Factors affecting psychophysical tuning curves for hearing-impaired subjects with high-frequency dead regions. Hear Res, 200(1-2):115-31.

935 **Kluk K, Moore BCJ. (2006)** Dead regions in the cochlea and enhancement of frequency discrimination: Effects of audiogram slope, unilateral versus bilateral loss, and hearing-aid use. Hear Res, 222(1-2):1-15.

936 **Kluk K, Moore BCJ. (2006)** Detecting dead regions using psychophysical tuning curves: a comparison of simultaneous and forward masking. Int J Audiol, 45(8):463-76.

937 **Knebel SB, Bentler RA. (1998)** Comparison of two digital hearing aids. Ear & Hear, 19(4):280-9.

938 **Knudsen LV, Oberg M, Nielsen C, Naylor G, Kramer SE. (2010)** Factors influencing help seeking, hearing aid uptake, hearing aid use and satisfaction with hearing aids: a review of the literature. Trends Amplif, 14(3):127-54.

939 **Kobler S, Lindblad AC, Olofsson A, Hagerman B. (2010)** Successful and unsuccessful users of bilateral amplification:

differences and similarities in binaural performance. Int J Audiol, 49(9):613-27.

940 **Kobler S, Rosenhall U. (2002)** Horizontal localization and speech intelligibility with bilateral and unilateral hearing aid amplification. Int J Audiol, 41(7):395-400.

941 **Kobler S, Rosenhall U, Hansson H. (2001)** Bilateral hearing aids - effects and consequences from a user perspective. Scand Audiol, 30(4):223-35.

942 **Kochkin S. (1992)** Marke Trak III identifies key factors in determining consumer satisfaction. The Hear J, 45(8):39-44.

943 **Kochkin S. (1993)** Marke Trak III: Why 20 million in US don't use hearing aids for their hearing loss. The Hear J, 46(1):20-27.

944 **Kochkin S. (1994)** Marke Trak IV: Impact on purchase intent of cosmetics, stigma, and style of hearing instrument. The Hear J, 47(9):29-36.

945 **Kochkin S. (1996)** Customer satisfaction and subjective benefit with high performance hearing aids. Hear Rev, 3(12):16-26.

946 **Kochkin S. (1996)** Marke Trak IV: 10 year trends in the hearing aid market - has anything changed? The Hear J, 49(1):23-34.

947 **Kochkin S. (1997)** Marke Trak IV: What is the viable market for hearing aids? The Hear J, 50(1):31-39.

948 **Kochkin S. (2000)** Customer satisfaction with single and multiple microphone digital hearing aids. Hear Rev, 7(11):24-34.

949 **Kochkin S. (2000)** Marke Trak V: 'Why are my hearing aids in the drawer': the consumers' perspective. The Hear J, 53:34-42.

950 **Kochkin S. (2002)** Marketrak VI: Consumers rate improvements sought in hearing instruments. Hear Rev, 9(11):18-22.

951 **Kochkin S. (2003)** MarkeTrak VI: Isolating the impact of the volume control on customer satisfaction. Hearing Review, 10(1):26-35.

952 **Kochkin S. (2003)** Two hearing instruments: The preferred fitting for bilateral hearing loss. Audiology Insight, 2:4-5.

953 **Kochkin S. (2005)** MarkeTrak VII: Customer satisfaction with hearing aids in the digital age. The Hear J, 58(9):30-37.

954 **Kochkin S. (2005)** MarkeTrak VII: Hearing loss population tops 31 million people. The Hear Rev, 12(7):16-29.

955 **Kochkin S. (2007)** MarkeTrak VII: Obstacles to adult non-user adoption of hearing aids. The Hear J, 60(4):24-50.

956 **Kochkin S, Rogin CM. (2000)** Quantifying the obvious: the impact of hearing instruments on quality of life. Hear Rev, 7(1):6-34.

957 **Koenig W. (1950)** Subjective effects in binaural hearing. J Acoust Soc Amer, 22(1):61-62.

958 **Kohan D, Sorin A, Marra S, Gottlieb M, Hoffman R. (2004)** Surgical management of complications after hearing aid fitting. Laryngoscope, 114(2):317-22.

959 **Kollmeier B, Peissig J, Hohmann V. (1993)** Real-time multiband dynamic compression and noise reduction for binaural hearing aids. J Rehabil Res Dev, 30(1):82-94.

960 **Kollmeier B, Wesselkamp M. (1997)** Development and evaluation of a German sentence test for objective and subjective speech intelligibility assessment. J Acoust Soc Amer, 102(4):2412-21.

961 **Kompis M, Dillier N. (1994)** Noise reduction for hearing aids: combining directional microphones with an adaptive beamformer. J Acoust Soc Amer, 96(3):1910-1913.

962 **Kompis M, Hausler R. (2002)** Electromagnetic interference of bone-anchored hearing aids by cellular phones revisited. Acta Otolaryngol, 122(5):510-2.

963 **Kompis M, Pfiffner F, Krebs M, Caversaccio MD. (2011)** Factors influencing the decision for Baha in unilateral deafness: the Bern benefit in single-sided deafness questionnaire. Adv Otorhinolaryngol, 71:103-11.

964 **Kong YY, Stickney GS, Zeng FG. (2005)** Speech and melody recognition in binaurally combined acoustic and electric hearing. J Acoust Soc Amer, 117(3 Pt 1):1351-61.

965 **Kopun JG, Stelmachowicz PG. (1998)** Perceived communication difficulties of children with hearing loss. Amer J Audiol, 7:30-38.

966 **Kopun J, Stelmachowicz P, Carney E, Schulte L. (1992)** Coupling of FM systems to individuals with unilateral hearing loss. J Speech Hear Res, 35(1):201-207.

967 **Korkko P, Huttunen K, Sorri M. (2001)** HI-SIMv1.0-towards the virtual reality of hearing impairments. Scand Audiol Suppl, 30(Suppl 52):209-10.

968 **Kozma-Spytek L, Harkins J. (2005)** An evaluation of digital cellular handsets by hearing aid users. J Rehabil Res Dev, 42(4 Suppl 2):145-56.

969 **Kozma-Spytek L, Kates JM, Revoile SG. (1996)** Quality ratings for frequency-shaped peak-clipped speech: results for listeners with hearing loss. J Speech Hear Res, 39(6):1115-23.

970 **Kozma-Spytek MA. (2003)** Hearing aid compatible telephones: history and current status. Semin Hear, 24 (1):17-28.

971 **Kramer SE, Allessie GH, Dondorp AW, Zekveld AA, Kapteyn TS. (2005)** A home education program for older adults with hearing impairment and their significant others: a randomized trial evaluating short- and long-term effects. Int J Audiol, 44(5):255-64.

972 **Kramer SE, Goverts ST, Dreschler WA, Boymans M, Festen JM. (2002)** International Outcome Inventory for Hearing Aids (IOI-HA): results from The Netherlands. Int J Audiol, 41(1):36-41.

973 **Kramer SE, Kapteyn TS, Festen JM, Tobi H. (1995)** Factors in subjective hearing disability. Audiology, 34(6):311-20.

974 **Krause JC, Braida LD. (2002)** Investigating alternative forms of clear speech: the effects of speaking rate and speaking mode on intelligibility. J Acoust Soc Amer, 112(5 Pt 1):2165-72.

975 **Krause JC, Braida LD. (2004)** Acoustic properties of naturally produced clear speech at normal speaking rates. J Acoust Soc Amer, 115(1):362-78.

976 **Kricos P. (1999)** Personal communication.

977 **Kricos P, Holmes A, Doyle D. (1992)** Efficacy of a communication training program for hearing-impaired elderly adults. J Acad Rehab Audiol, 25:69-80.

978 **Kricos PB. (1997)** Audiologic rehabilitation for the elderly: a collaborative approach. The Hear J, 50(2):10-19.

979 **Kricos PB. (2006)** Audiologic management of older adults with hearing loss and compromised cognitive/ psychoacoustic auditory processing capabilities. Trends Amplif, 10(1):1-28.

980 **Kricos PB, Holmes AE. (1996)** Efficacy of audiologic rehabilitation for older adults. J Amer Acad Audiol, 7(4):219-29.

981 **Kricos PB, McCarthy P. (2007)** From ear to there: A historical perspective on auditory training. Semin Hear, 28(2):89-98.

982 **Kricos PB, Lesner S, Sandridge S. (1991)** Expectations of older adults regarding the use of hearing aids. J Amer Acad Audiol, 2(3):129-133.

983 **Kricos PB, Lesner S, Sandridge S, Yanke R. (1987)** Perceived benefits of amplification as a function of central auditory status in the elderly. Ear & Hear, 8(6):337-342.

984 **Kruger B. (1987)** An update on the external ear resonance in infants and young children. Ear & Hear, 8(6):333-336.

985 **Kryter K. (1985)** The effects of noise on man, 2nd ed, (238-239). Academic Press: New York.

986 **Kuhl PK, Williams KA, Lacerda F, Stevens KN, Lindnlom B. (1992)** Linguistic experiences alter phonetic perception in infants by 6 months of age. Science, 255:606-608.

986a **Kuhn GF. (1977)** Model for the interaural time differences in the azimuthal plane. J Acoust Soc Amer, 62(1):157-167.

987 **Kuhn GF. (1982)** Towards a model for sound localization. In Localization of sound: theory and applications, Gatehouse RW (ed), 51-64. Aphora Press: Connecticut.

988 **Kuhn GF, Guernsey RM. (1983)** Sound pressure distribution about the human head and torso. J Acoust Soc Amer, 73(1):95-105.

989 **Kuhnel V, Margolf-Hackl S, Kiessling J. (2001)** Multi microphone technology for severe-to-profound hearing loss. Scand Audiol Suppl, 52:65-8.

989a **Kujawa SG, Liberman MC. (2009)** Adding insult to injury: cochlear nerve degeneration after "temporary" noise-induced hearing loss, J. Neurosci, 29: 14077-14085.

990 **Kuk F. (1996)** Subjective preference for microphone types in daily listening environments. Hear J, 49(4):29-35.

991 **Kuk F. (2005)** Managing an "own voice" problem that has an amplifier origin. J Am Acad Audiol, 16(10):781-8.

992 **Kuk F, Baekgaard L. (2008)** Hearing aid selection and BTEs: Choosing among various "open-ear" and "receiver-in-canal" options. Hear Rev, 15(3):22-36.

993 **Kuk F, Jessen A, Klingby K, Henningsen LPH, Keenan D. (2006)** Changing with the times - Additional criteria to judge the effectiveness of active feedback cancellation algorithm. Hear Rev, 13(9):38-48.

994 **Kuk F, Keenan D. (2006)** How do vents affect hearing aid performance? Hear Rev, 13(2):34-42.

995 **Kuk F, Keenan D, Auriemmo J, Korhonen P, Peeters H, Lau C, Crose B. (2010)** Interpreting the efficacy of frequency-lowering algorithms. The Hear J, 63(4):30-40.

996 **Kuk F, Keenan D, Korhonen P, Lau CC. (2009)** Efficacy of linear frequency transposition on consonant identification in quiet and in noise. J Am Acad Audiol, 20(8):465-79.

997 **Kuk F, Keenan D, Lau CC. (2005)** Vent configurations on subjective and objective occlusion effect. J Am Acad Audiol, 16(9):747-62.

998 **Kuk F, Keenan D, Lau CC. (2009)** Comparison of vent effects between a solid earmold and a hollow earmold. J Am Acad Audiol, 20(8):480-91.

999 **Kuk F, Keenan D, Lau CC, Dinulescu N, Cortez R, Keogh P. (2005)** Real-world performance of a reverse-horn vent. J Am Acad Audiol, 16(9):653-61.

1000 **Kuk F, Keenan D, Lau CC, Ludvigsen C. (2005)** Performance of a fully adaptive directional microphone to signals presented from various azimuths. J Am Acad Audiol, 16(6):333-47.

1001 **Kuk F, Keenan D, Ludvigsen C. (2005)** Efficacy of an open-fitting hearing aid. Hear Rev, 12(2):26-32.

1002 **Kuk F, Keenan D, Peeters H, Lau C. (2007)** Critical factors in ensuring efficacy of frequency transposition. Part 1. Individualizing the start frequency. Hear Rev, 14(3):60-66.

1003 **Kuk F, Keenan D, Peeters H, Lau C, Crose B. (2007)** Critical factors in ensuring efficacy of frequency transposition. Part 2: Facilitating initial adjustment. Hear Rev, 14(4):90-96.

1004 **Kuk F, Korhonen P, Peeters H, Keenan D, Jensen A, Andersen H. (2006)** Linear frequency transposition: Extending the audibility of high-frequency information. Hear Rev, 13(11):42-48.

1005 **Kuk F, Ludvigsen C. (2002)** The real-world benefits and limitations of active digital feedback cancellation. Hear Rev,

9(4):64-68.

1006 **Kuk F, Ludvigsen C. (2003)** Reconsidering the concept of the aided threshold for nonlinear hearing aids. Trends Amplif, 7(3):77-97.

1007 **Kuk F, Paludan-Muller C. (2006)** Noise-management algorithm may improve speech intelligibility in noise. The Hear J, 59(4):62-71.

1008 **Kuk FK. (1997)** Open or closed? Let's weigh the evidence. The Hear J, 50(10):54, 56, 60.

1009 **Kuk FK, Potts L, Valente M, Lee L, Picirrillo J. (2003)** Evidence of acclimatization in persons with severe-to-profound hearing loss. J Am Acad Audiol, 14(2):84-99.

1010 **Kuk F. (1990)** Preferred insertion gain of hearing aids in listening and reading-aloud situations. J Speech Hear Res, 33(3):520-529.

1011 **Kuk F. (1991)** Perceptual consequence of vents in hearing aids. Brit J Audiol, 25(3):163-169.

1012 **Kuk F. (1994)** Maximum usable real-ear insertion gain with ten earmold designs. J Amer Acad Audiol, 5(1):44-51.

1013 **Kuk F, Pape N. (1992)** The reliability of a modified simplex procedure in hearing aid frequency-response selection. J Speech Hear Res, 35(2):418-429.

1014 **Kuk F, Pape N. (1993)** Relative satisfaction for frequency responses selected with a simplex procedure in different listening conditions. J Speech Hear Res, 36(1):168-177.

1015 **Kuk F, Plager A, Pape N. (1992)** Hollowness perception with noise-reduction hearing aids. J Amer Acad Audiol, 3(1):39-45.

1016 **Kuk F, Tyler R, Mims L. (1990)** Subjective ratings of noise-reduction hearing aids. Scand Audiol, 19(4):237-244.

1017 **Kumar M, Hickey S, Shaw S. (2000)** Manual dexterity and successful hearing aid use. J Laryngol Otol, 114(8):593-7.

1018 **Kyle J, Wood P. (1984)** Changing patterns of hearing-aid use and level of support. Brit J Audiol, 18(4):211-216.

1019 **Lalande N, Riverin L, Lambert J. (1988)** Occupational hearing loss: an aural rehabilitation program for workers and their spouses, characteristics of the program and target group (participants and nonparticipants). Ear & Hear, 9(5):248-255.

1020 **Lamb SH, Owens E, Schubert ED. (1983)** The revised form of the hearing performance inventory. Ear & Hear, 4:152-157.

1021 **Langendijk EH, Bronkhorst AW. (2002)** Contribution of spectral cues to human sound localization. J Acoust Soc Amer, 112(4):1583-96.

1022 **Lantz J, Jensen OD, Haastrup A, Olsen SO. (2007)** Real-ear measurement verification for open, non-occluding hearing instruments. Int J Audiol, 46(1):11-6.

1023 **Laplante A, Hickson L, Worrall L. (2010)** A qualitative study of shared decision making in rehabilitative audiology. J Acad Rehab Audiol, 43:27-43.

1024 **Laplante-Levesque A, Hickson L, Worrall L. (2010)** Factors influencing rehabilitation decisions of adults with acquired hearing impairment. Int J Audiol, 49(7):497-507.

1025 **Laplante-Levesque A, Hickson L, Worrall L. (2010)** Promoting the participation of adults with acquired hearing impairment in their rehabilitation. J Acad Rehabil Audiol, 43:11-26.

1025a **Larsen J, Blair J. (2008)** The effect of classroom amplification on the signal-to-noise ratio in classrooms while class is in session. Lang Sp Hear Serv Schools, 39:451-460.

1026 **Larson VD, Williams DW, Henderson WG, Luethke LE, Beck LB, Noffsinger D, et al. (2002)** A multi-center, double blind clinical trial comparing benefit from three commonly used hearing aid circuits. Ear & Hear, 23(4):269-76.

1027 **Larson V, Nelson J, Cooper WJ, Egolf D. (1993)** Measurements of acoustic impedance at the input to the occluded ear canal. J Rehabil Res Dev, 30(1):129-136.

1028 **Latzel M, Gebhart TM, Kiessling J. (2001)** Benefit of a digital feedback suppression system for acoustical telephone communication. Scand Audiol Suppl, 52:69-72.

1029 **Launer S. (2000)** Loudness scaling: should we predict it from threshold or can children do it? In A Sound Foundation through Early Amplification, Seewald R. (ed). Stafa, Switzerland, Phonak.

1030 **Launer, S. (2008)** Future trends in hearing instrument technology. IHCON. Lake Tahoe.

1031 **Lawson GD, Chial MR. (1982)** Magnitude estimation of degraded speech quality by normal- and impaired-hearing listeners. J Acoust Soc Amer, 72:1781-1787.

1032 **Lawton BL, Cafarelli DL. (1978)** The effects of hearing aid frequency response modification upon speech reception. ISVR Memorandum No 588. Southampton, Univ Southampton.

1033 **Leeuw A, Dreschler W. (1987)** Speech understanding and directional hearing for hearing-impaired subjects with in-the-ear and behind-the-ear hearing aids. Scand Audiol, 16(1):31-36.

1034 **Leeuw A, Dreschler W. (1991)** Advantages of directional hearing aid microphones related to room acoustics. Audiol, 30(6):330-344.

1035 **Lefebvre PP, Martin C, Dubreuil C, Decat M, Yazbeck A, Kasic J, Tringali S. (2009)** A pilot study of the safety and performance of the Otologics fully implantable hearing device: transducing sounds via the round window membrane to the inner ear. Audiol Neurotol, 14(3):172-80.

1036 **Lehrl S, Funk R, Seifert K. (2005)** [The first hearing aid increases mental capacity. Open controlled clinical trial as a pilot study]. HNO, 53(10):852-62.

1037 **Leigh-Paffenroth ED, Roup CM, Noe CM. (2011)** Behavioral and electrophysiologic binaural processing in persons with symmetric hearing loss. J Am Acad Audiol, 22(3):181-93.

1038 **Leijon A, Lindkvist A, Ringdahl A, Israelsson B. (1991)** Sound quality and speech reception for prescribed hearing aid frequency responses. Ear & Hear, 12(4):251-260.

1039 **Lejeune B, Demanez L. (2006)** Speech discrimination and intelligibility: outcome of deaf children fitted with hearing aids or cochlear implants. B-ENT, 2(2):63-8.

1040 **LePage EL. (1989)** Functional role of the olivo-cochlear bundle: a motor unit control system in the mammalian cochlea. Hear Res, 38(3):177-198.

1041 **Lesner S. (1995)** Group hearing care for older adults. In Hearing care for the older adult, Kricos P, Lesner S (eds), 203-227. Butterworth-Heinemann: Boston.

1042 **Lesner SA. (2003)** Candidacy and management of assistive listening devices: special needs of the elderly. Int J Audiol, 42(Suppl 2):2S68-76.

1043 **LeStrange RE, Burwood E, ByrneD, Joyner KH, Wood M, Symonds GL. (1995)** Interference to hearing aids by the digital mobile telephone system. NAL Report 131. Sydney, National Acoustic Laboratories.

1044 **Levitt H. (1987)** Digital hearing aids: a tutorial review. J Rehabil Res Dev, 24(4):7-20.

1045 **Levitt H. (1997)** Digital hearing aids: past, present, and future. In Practical hearing aid selection and fitting, Tobin H (ed) xi-xxiii. Dept of Veterans Affairs: Washington, D.C.

1046 **Levitt H.** Read My Quips. Accessed January 2011. www. sensesynergy.com.

1047 **Levitt H, Bakke M, Kates J, Neuman A, Schwander T, Weiss M. (1993)** Signal processing for hearing impairment. Scand Audiol Suppl, 38:7-19.

1048 **Levitt H, Harkins J, Singer B, Yeung E. (2001)** Field measurements of electromagnetic interference in hearing aids. J Am Acad Audiol, 12(6):275-80.

1049 **Levitt H, Kozmma-Spytek MA, Harkins J. (2005)** In-the-ear measurements of interference in hearing aids from digital wireless telephones. Semin Hear, 26(2):87-98.

1050 **Levitt H, Neuman A, Sullivan J. (1990)** Studies with digital hearing aids. Acta Otolaryngol Suppl Stockh, 469:57-69.

1051 **Levitt H, Oden C, Simon H, Lotze A. (2011)** Entertainment overcomes barriers of auditory training. The Hear J, 64(8):40-42.

1052 **Lewandowski R, Leditschke J. (1991)** Cutaneous button battery injury: a new paediatric hazard. Aust N Z J Surg, 61(7):535-537.

1055 **Lewis D. (2008)** Developmental perspectives in hearing assistance technology. In A sound foundation through early amplification: Proceedings of the fourth international conference Seewald RC, Bamford JM (eds). 253-260. Stäfa, Switzerland, Phonak Communications AG.

1056 **Lewis D, Eiten L. (2000)** One size does not fit all: Rationale and procedures for FM system fitting. In A sound foundation through early amplification: Proceedings of an international conference, Seewald R (ed). 87-108. Stäfa, Switzerland, Phonak Communications AG.

1057 **Lewis D, Eiten L. (2010)** FM systems and communication acces for children. In Comprehensive handbook of pediatric audiology, Seewald R, Tharpe AM (eds), 553-564. Plural: San Diego.

1058 **Lewis MS, Crandell CC, Kreisman NV. (2004)** Effects of frequency modulation (FM) transmitter microphone directivity on speech perception in noise. Am J Audiol, 13(1):16-22.

1059 **Lewis MS, Crandell CC, Valente M, Horn JE. (2004)** Speech perception in noise: directional microphones versus frequency modulation (FM) systems. J Am Acad Audiol, 15(6):426-39.

1060 **Lewis MS, Valente M, Horn JE, Crandell C. (2005)** The effect of hearing aids and frequency modulation technology on results from the communication profile for the hearing impaired. J Am Acad Audiol, 16(4):250-61.

1061 **Lewsen BJ, Cashman M.** Hearing aids and assistive listening devices in long-term care. J Speech-Lang Path Audiol, 21:149-152.

1062 **Libby ER. (1982)** A new acoustic horn for small ear canals. Hear Instrum, 33(9):48.

1063 **Libby E. (1981)** Editorial: binaural amplification - state of the art. Ear & Hear, 2(5):183-186.

1064 **Lieu JE. (2004)** Speech-language and educational consequences of unilateral hearing loss in children. Arch Otolaryngol Head Neck Surg, 130(5):524-30.

1065 **Lieu JE, Tye-Murray N, Karzon RK, Piccirillo JF. (2010)** Unilateral hearing loss is associated with worse speech-language scores in children. Pediatrics, 125(6):1348-55.

1066 **Lim JS, Oppenheim AV. (1979)** Enhancement and bandwidth compression of noisy speech. Proc IEEE, 67(12):1586-1604.

1066a **Lin FR. (2011)** Hearing loss and cognition among older adults in the United States. J Gerontol A Biol Sci Med Sci, 66(10):1131-6.

1066b **Lin FR, Ferrucci L, Metter EJ, An Y, Zonderman AB, Resnick SM. (2011)** Hearing loss and cognition in the Baltimore Longitudinal Study of Aging. Neuropsychology, 25(6):763-70.

1066c **Lin FR, Metter EJ, O'Brien RJ, Resnick SM, Zonderman AB, Ferrucci L. (2011)** Hearing loss and incident dementia. Arch Neurol, 68(2):214-20.

1067 **Lin LM, Bowditch S, Anderson MJ, May B, Cox KM, Niparko JK. (2006)** Amplification in the rehabilitation of unilateral deafness: speech in noise and directional hearing effects with bone-anchored hearing and contralateral routing of signal amplification. Otol Neurotol, 27(2):172-82.

1068 **Lindholm J, Dorman M, Taylor B, Hannley M. (1988)** Stimulus factors influencing the identification of voiced stop consonants by normal-hearing and hearing-impaired adults. J Acoust Soc Amer, 83(4):1608-1614.

1069 **Lindley G, Palmer C. (1997)** Fitting wide dynamic range compression hearing aids: DSL[i/o], the IHAFF protocol, and FIG6. Am J Audiol, 6:19-28.

1070 **Lippmann R, Braida L, Durlach N. (1981)** Study of multichannel amplitude compression and linear amplification for persons with sensorineural hearing loss. J Acoust Soc Amer, 69(2):524-534.

1071 **Litovitz T, Schmitz B. (1992)** Ingestion of cylindrical and button batteries: an analysis of 2382 cases. Pediatrics, 89(4 Pt 2):747-757.

1072 **Litovitz T. (1985)** Battery ingestions: product accessibility and clinical course. Pediatrics, 75(3):469-476.

1073 **Litovsky RY, Johnstone PM, Godar S, Agrawal S, Parkinson A, Peters R, Lake J. (2006)** Bilateral cochlear implants in children: localization acuity measured with minimum audible angle. Ear & Hear, 27(1):43-59.

1074 **Liu C, Rosenhouse J, Sideman S. (1997)** A targeting- and-extracting technique to enhance hearing in the presence of competing speech. J Acoust Soc Amer, 101(5 Pt 1):2877-2891.

1075 **Lockwood ME, Jones DL, Bilger RC, Lansing CR, O'Brien WDJ, Wheeler BC, Feng AS. (2004)** Performance of time- and frequency-domain binaural beamformers based on recorded signals from real rooms. J Acoust Soc Amer, 115(1):379-91.

1076 **Lorenzi C, Gatehouse S, Lever C. (1999)** Sound localization in noise in hearing-impaired listeners. J Acoust Soc Amer, 105(6):3454-63.

1077 **Lorenzi C, Gilbert G, Carn H, Garnier S, Moore BCJ. (2006)** Speech perception problems of the hearing impaired reflect inability to use temporal fine structure. Proc Natl Acad Sci U S A, 103(49):18866-9.

1078 **Lotterman S, Kasten R. (1971)** Examination of the CROS type hearing aid. J Speech Hear Res, 14:416-420.

1079 **Loven F, Collins M. (1988)** Reverberation, masking, filtering, and level effects on speech recognition performance. J Speech Hear Res, 31(4):681-695.

1080 **Ludvigsen C, Elberling C, Keidser G. (1993)** Evaluation of a noise reduction method - comparison between observed scores and scores predicted from STI. Scand Audiol Suppl, 38:50-55.

1081 **Luetje CM, Brackman D, Balkany TJ, Maw J, Baker RS, Kelsall D. (2002)** Phase III clinical trial results with the Vibrant Soundbridge implantable middle ear hearing device: a prospective controlled multicenter study. Otolaryngol Head Neck Surg, 126(2):97-107.

1082 **Lundberg G, Ovegard A, Hagerman B, Gabrielsson A, Brandstrom U. (1992)** Perceived sound quality in a hearing aid with vented and closed earmould equalized in frequency response. Scand Audiol, 21(2):87-92.

1083 **Lundborg T, Risberg A, Holmqvist C, Lindstrom B, Svard I. (1982)** Rehabilitative procedures in sensorineural hearing loss. Studies on the routine used. Scand Audiol, 11(3):161-170.

1084 **Lunner T, Hellgren J, Arlinger S, Elberling C. (1997)** A digital filterbank hearing aid: predicting user preference and performance for two signal processing algorithms. Ear & Hear, 18(1):12-25.

1085 **Lunner T, Rudner M, Ronnberg J. (2009)** Cognition and hearing aids. Scand J Psychol, 50(5):395-403.

1086 **Lunner T, Sundewall-Thoren E. (2007)** Interactions between cognition, compression, and listening conditions: effects on speech-in-noise performance in a two-channel hearing aid. J Am Acad Audiol, 18(7):604-17.

1087 **Luntz M, Shpak T, Weiss H. (2005)** Binaural-bimodal hearing: concomitant use of a unilateral cochlear implant and a contralateral hearing aid. Acta Otolaryngol, 125(8):863-9.

1088 **Lupsakko T, Mantyjarvi M, Kautiainen H, Sulkava R. (2002)** Combined hearing and visual impairment and depression in a population aged 75 years and older. Int J Geriatr Psychiatry, 17(9):808-13.

1089 **Lupsakko TA, Kautiainen HJ, Sulkava R. (2005)** The non-use of hearing aids in people aged 75 years and over in the city of Kuopio in Finland. Eur Arch Otorhinolaryngol, 262(3):165-9.

1090 **Luterman D. (1999)** Counseling families with a hearing-impaired child. Otolaryngol Clin North Am, 32(6):1037-50.

1091 **Luterman D, Kurtzer-White E. (1999)** Identifying hearing loss: parents' needs. Am J Audiol, 8(1):13-8.

1092 **Luterman DA. (1997)** The dispensing audiologist: Business person or professional? Oticon's 2nd Annual Human Link Conference. Atlanta.

1093 **Lutman ME, Brown EJ, Coles RRA. (1987)** Self-reported disability and handicap in the population in relation to pure-tone threshold, age, sex and type of hearing loss. Brit J Audiol, 21:45-58.

1094 **Luts H, Maj JB, Soede W, Wouters J. (2004)** Better speech perception in noise with an assistive multimicrophone array for hearing aids. Ear & Hear, 25(5):411-20.

1095 **Lybarger S. (1963)** Simplified fitting system for hearing aids. Radioear Co: Cantonsburg, Pa.

1096 **Lybarger SF. (1988)** A historical overview. In Handbook of hearing aid amplification, Volume I, Sandlin RE (ed), 1-29. College Hill Press: Boston.

1097 **Lyregaard PE. (1988)** POGO and the theory behind. In Hearing aid fitting: Theoretical and practical views. Proceedings of the 13th Danavox Symposium, Jensen J (ed), 81-96. Copenhagen, Danavox.

1098 **Lyxell B, Ronnberg J, Andersson J, Linderoth E. (1993)** Vibrotactile support - initial effects on visual speech perception. Scandinavian Audiology, 22(3):179-183.

1099 **Lyzenga J, Festen JM, Houtgast T. (2002)** A speech enhancement scheme incorporating spectral expansion evaluated with simulated loss of frequency selectivity. J Acoust Soc Amer, 112(3 Pt 1):1145-57.

1100 **Maassen MM, Lehner R, Leysieffer H, Baumann I, Zenner HP. (2001)** Total implantation of the active hearing implant TICA for middle ear disease: a temporal bone study. Ann Otol Rhinol Laryngol, 110(10):912-6.

1101 **Maassen MM, Lehner RL, Muller G, Reischl G, Ludtke R, Leysieffer H, Zenner HP. (1997)** [Adjusting the geometry of implantable hearing aid components to human temporal bone. II: Microphone]. HNO, 45(10):847-54.

1102 **MacDonald EN, Pichora-Fuller MK, Schneider BA. (2010)** Effects on speech intelligibility of temporal jittering and spectral smearing of the high-frequency components of speech. Hear Res, 261(1-2):63-6.

1103 **MacDonald JA, Henry PP, Letowski TR. (2006)** Spatial audio through a bone conduction interface. Int J Audiol, 45(10):595-9.

1104 **MacKeith NW, Coles RRA. (1971)** Binaural advantages in hearing of speech. J Laryngol, 75:213-232.

1105 **Mackenzie DJ. (2006)** Open-canal fittings and the hearing aid occlusion effect. The Hear J, 59(11):50-56.

1106 **Mackenzie E, Lutman ME. (2005)** Speech recognition and comfort using hearing instruments with adaptive directional characteristics in asymmetric listening conditions. Ear & Hear, 26(6):669-79.

1107 **MacKenzie K, Browning G, McClymont L. (1989)** Relationship between earmould venting, comfort and feedback. Brit J Audiol, 23(4):335-337.

1108 **Mackersie CL, Crocker TL, Davis RA. (2004)** Limiting high-frequency hearing aid gain in listeners with and without suspected cochlear dead regions. J Am Acad Audiol, 15(7):498-507.

1109 **Macpherson B, Elfenbein J, Schum R, Bentler RA. (1991)** Thresholds of discomfort in young children. Ear & Hear, 12(3):184-190.

1110 **Macrae J. (1990)** Static pressure seal of earmolds. J Rehabil Res Dev, 27(4):397-410.

1111 **Macrae JH. (1981)** An improved form of the high-cut cavity vent. Aust J Audiol, 3(2):36-39.

1112 **Macrae JH, Dillon H. (1996)** An equivalent noise level criterion for hearing aids. J Rehab Res Dev, 33(4):355-362.

1113 **Macrae JH, Dillon H. (1996)** Gain, frequency response and maximum output requirements for hearing aids. J Rehab Res Dev, 33(4):363-376.

1114 **Macrae JH, Frazier G. (1980)** An investigation of variables affecting aided thresholds. Aust J Audiol, 2(2):56-62.

1115 **Macrae JH. (1991a)** Permanent threshold shift associated with overamplification by hearing aids. J Speech Hear Res, 34(2):403-414.

1116 **Macrae JH. (1991b)** Prediction of deterioration in hearing due to hearing aid use. J Speech Hear Res, 34(3):661-670.

1117 **Macrae JH. (1994a)** A review of research into safety limits for amplification by hearing aids. Aust J Audiol, 16(2):67-77.

1118 **Macrae JH. (1994b)** An investigation of temporary threshold shift caused by hearing aid use. J Speech Hear Res, 37(1):227-237.

1119 **Macrae JH. (1994c)** Prediction of asymptotic threshold shift caused by hearing aid use. J Speech Hear Res, 37(6):1450-1458.

1120 **Macrae JH. (1995)** Temporary and permanent threshold shift caused by hearing aid use. J Speech Hear Res, 38(4):949-959.

1121 **Madaffari PL. (1983)** Directional matrix technical bulletin. No. 10554-1. Chicago, Industrial Research Products Inc.

1122 **Madden C, Rutter M, Hilbert L, Greinwald JH Jr, Choo DI. (2002)** Clinical and audiological features in auditory neuropathy. Arch Otolaryngol Head Neck Surg, 128(9):1026-30.

1123 **Madell J. (2008)** Evaluation of speech perception in infants and children. In Pediatric audiology: diagnosis, technology, and management, Madell J, Flexer C (eds), 89-105. Thieme: New York.

1124 **Magnusson L, Karlsson M, Leijon A. (2001)** Predicted and measured speech recognition performance in noise with linear amplification. Ear & Hear, 22(1):46-57.

1125 **Magnusson L, Karlsson M, Ringdahl A, Israelsson B. (2001)** Comparison of calculated, measured and self-assessed intelligibility of speech in noise for hearing-aid users. Scand Audiol, 30(3):160-71.

1126 **Maheshwar AA, Milling MA, Kumar M, Clayton MI, Thomas A. (2002)** Use of hearing aids in the management of children with cleft palate. Int J Pediatr Otorhinolaryngol, 66(1):55-62.

1127 **Maki-Torkko EM, Sorr MJ, Laukli E. (2001)** Objective assessment of hearing aid use. Scand Audiol Suppl, 52:81-2.

1128 **Makous JC, Middlebrooks JC. (1990)** Two-dimensional sound localization by human listeners. J Acoust Soc Amer, 87(5):2188-200.

1129 **Malinoff RL, Weinstein BE. (1989)** Changes in self-assessment of hearing handicap over the first year of hearing aid use by older adults. J Acad Rehab Audiol, 22:54-60.

1130 **Maniglia AJ, Ko WH, Garverick SL, Abbass H, Kane M, Rosenbaum M, Murray G. (1997)** Semi-implantable middle ear electromagnetic hearing device for sensorineural hearing loss. Ear Nose Throat J, 76(5):333-341.

1131 **Marcoux AM, Yathiraj A, Cote I, Logan J. (2006)** The effect of a hearing aid noise reduction algorithm on the acquisition of novel speech contrasts. Int J Audiol, 45(12):707-14.

1132 **Markides A. (1977)** Binaural hearing aids. Academic Press: London.

1133 **Markides A. (1982a)** The effectiveness of binaural hearing aids. Scand Audiol Suppl, 15:181-196.

1134 **Markides A. (1982b)** Reactions to binaural hearing aid fitting. Scand Audiol Suppl, 15:197-205.

1135 **Markides A. (1986)** Age at fitting of hearing aids and speech intelligibility. Brit J Audiol, 20(2):165-167.

1136 **Marks LE. (1978)** Binaural summation of the loudness of pure tones. J Acoust Soc Amer, 64:107-113.

1137 **Marozeau J, Florentine M. (2009)** Testing the binaural equal-loudness-ratio hypothesis with hearing-impaired listeners. J Acoust Soc Amer, 126(1):310-7.

1138 **Marriage JE, Moore BCJ, Alcantara JI. (2004)** Comparison of three procedures for initial fitting of compression hearing aids. III. Inexperienced versus experienced users. Int J Audiol, 43(4):198-210.

1139 **Marriage JE, Moore BCJ. (2003)** New speech tests reveal benefit of wide-dynamic-range, fast-acting compression for consonant discrimination in children with moderate-to-profound hearing loss. Int J Audiol, 42(7):418-25.

1140 **Marriage JE, Moore BCJ, Stone MA, Baer T. (2005)** Effects of three amplification strategies on speech perception by children with severe and profound hearing loss. Ear & Hear, 26(1):35-47.

1141 **Marrone N, Mason CR, Kidd G Jr. (2008)** Tuning in the spatial dimension: evidence from a masked speech identification task. J Acoust Soc Amer, 124(2):1146-58.

1142 **Marrone N, Mason CR, Kidd G Jr. (2008)** The effects of hearing loss and age on the benefit of spatial separation between multiple talkers in reverberant rooms. J Acoust Soc Amer, 124(5):3064-75.

1143 **Marrone N, Mason CR, Kidd G Jr. (2008)** Evaluating the benefit of hearing aids in solving the cocktail party problem. Trends Amplif, 12(4):300-15.

1144 **Martin BA, Boothroyd A. (1999)** Cortical, auditory, event-related potentials in response to periodic and aperiodic stimuli with the same spectral envelope. Ear & Hear, 20(1):33-44.

1145 **Martin C, Deveze A, Richard C, Lefebvre PP, Decat M, Ibanez LG, et al. (2009)** European results with totally implantable Carina placed on the round window: 2-year follow-up. Otol Neurotol, 30(8):1196-203.

1146 **Martin ES, Pickett JM. (1970)** Sensorineural hearing loss and upward spread of masking. J Speech Hear Res, 13:426-237.

1147 **Martin FN, Champlin CA, Chambers JA. (1998)** Seventh survey of audiometric practices in the United States. J Am Acad Audiol, 9(2):95-104.

1148 **Martin HC, Munro KJ, Lam MC. (2001)** Perforation of the tympanic membrane and its effect on the real-ear-to-coupler difference acoustic transform function. Br J Audiol, 35(4):259-64.

1149 **Martin HC, Munro KJ, Langer DH. (1997)** Real-ear to coupler differences in children with grommets. Brit J Audiol, 31(1):63-9.

1149a **Martin HC, Westwood GF, Bamford JM. (1996)** Real ear to coupler differences in children having otitis media with effusion. Brit J Audiol, 30(2):71-8.

1150 **Martin MC, Grover BC, Worrall JJ, Williams V. (1976)** The effectiveness of hearing aids in a school population. Brit J Audiol, 10:33-40.

1151 **Martin RL. (1998)** Improving high-power fittings: The impression. The Hear J, 51(3):72-74.

1152 **Martin RL, Oltman J, Killion MC. (1997)** The new high-power batteries are great, if you know how to use them. The Hear J, 50(10):62-65.

1153 **Martin RL, Pirzanski CZ. (1998)** Techniques for successful CIC fittings. The Hear J, 51(7):72, 74.

1154 **Marttila TI, Karikoski JO. (2006)** Hearing aid use in Finnish children - impact of hearing loss variables and detection delay. Int J Pediatr Otorhinolaryngol, 70(3):475-80.

1155 **Mason D, Popelka G. (1986)** Comparison of hearing-aid gain using functional, coupler, and probe-tube measurements. J Speech Hear Res, 29(2):218-226.

1156 **Massie R, Dillon H. (2006)** The impact of sound-field amplification in cross-cultural classrooms. Part 1 Educational outcomes. Australian J of Education, 50(1):62-77.

1157 **May AE, Dillon H. (1992)** A comparison of physical measurements of the hearing aid occlusion effect with subjective reports. Audiol Soc of Aust Conf. Adelaide.

1158 **May AE, Upfold LJ. (1984)** The organisation of group hearing aid orientation programs in non-permanent facilities. 6th National Conf, Audiol Soc Aust. Coolangatta.

1159 **May A, Upfold L, Battaglia J. (1990)** The advantages and disadvantages of ITC, ITE and BTE hearing aids: diary and interview reports from elderly users. Brit J Audiol, 24(5):301-309.

1160 **McArdle R, Abrams HB, Chisolm TH. (2005)** When hearing aids go bad: an FM success story. J Am Acad Audiol, 16(10):809-21.

1161 **McArdle R, Chisolm TH, Abrams HB, Wilson RH, Doyle PJ. (2005)** The WHO-DAS II: measuring outcomes of hearing aid intervention for adults. Trends Amplif, 9(3):127-43.

1162 **McBride WS, Mulrow CD, Aguilar C, Tuley MR. (1994)** Methods for screening for hearing loss in older adults. Am J Med Sci, 307(1):40-2.

1163 **McCandless GA, Lyregaard PE. (1983)** Prescription of gain/output (POGO) for hearing aids. Hear Instrum, 34(1):16-21.

1164 **McDermott HJ, Dean MR. (2000)** Speech perception with steeply sloping hearing loss: effects of frequency transposition. Br J Audiol, 34(6):353-61.

1165 **McDermott HJ, Dorkos VP, Dean MR, Ching TY. (1999)** Improvements in speech perception with use of the AVR TranSonic frequency-transposing hearing aid. J Speech Lang Hear Res, 42(6):1323-35.

1166 **McDermott HJ, Lech M, Kornblum MS, Irvine DR. (1998)** Loudness perception and frequency discrimination in subjects with steeply sloping hearing loss: possible correlates of neural plasticity. J Acoust Soc Amer, 104(4):2314-25.

1167 **McGrath M, Summerfield Q. (1985)** Intermodal timing relations and audio-visual speech recognition by normal-hearing adults. J Acoust Soc Amer, 77(2):678-85.

1167a **McKay S. (2010)** Audiological management of children with single-sided deafness. Semin Hear, 31(4):290-312.

1168 **McKay S, Gravel JS, Tharpe AM. (2008)** Amplification considerations for children with minimal or mild bilateral hearing loss and unilateral hearing loss. Trends Amplif, 12(1):43-54.

1169 **McKenna L. (1987)** Goal planning in audiological rehabilitation. Brit J Audiol, 21(1):5-11.

1170 **McLarnon CM, Davison T, Johnson IJ. (2004)** Bone-anchored hearing aid: comparison of benefit by patient subgroups. Laryngoscope, 114(5):942-4.

1171 **McLeod B, Upfold L, Broadbent C. (2001)** An investigation of the applicability of the inventory, Satisfaction with Amplification in Daily Life, at 2 weeks post hearing aid fitting. Ear & Hear, 22(4):342-7.

1172 **McNeill C, Freeman SR, McMahon C. (2009)** Short-term hearing fluctuation in Meniere's disease. Int J Audiol, 48(8):594-600.

1173 **McPherson B, Wong ET. (2005)** Effectiveness of an affordable hearing aid with elderly persons. Disabil Rehabil, 27(11):601-9.

1174 **Meding B, Ringdahl A. (1992)** Allergic contact dermatitis from the earmolds of hearing aids. Ear & Hear, 13(2):122-124.

1175 **Mehrgardt S, Mellert V. (1977)** Transformation characteristics of the external human ear. J Acoust Soc Amer, 61(6):1567-1576.

1176 **Meister H, Lausberg I, Kiessling J, von Wedel H, Walger M. (2002)** Identifying the needs of elderly, hearing-impaired persons: the importance and utility of hearing aid attributes. Eur Arch Otorhinolaryngol, 259(10):531-534.

1177 **Meister H, Lausberg I, Kiessling J, von Wedel H, Walger M. (2003)** Modeling relationships between various domains of hearing aid provision. Audiol Neurotol, 8(3):153-65.

1178 **Meister H, Lausberg I, Kiessling J, von Wedel H, Walger M. (2005)** Detecting components of hearing aid fitting using a self-assessment-inventory. Eur Arch Otorhinolaryngol, 262(7):580-6.

1179 **Meister H, Lausberg I, Kiessling J, Walger M, von Wedel H. (2002)** Determining the importance of fundamental hearing aid attributes. Otol Neurotol, 23(4):457-62.

1180 **Meister H, Lausberg I, Walger M, von Wedel H. (2001)** Using conjoint analysis to examine the importance of hearing aid attributes. Ear & Hear, 22(2):142-50.

1181 **Meister H, von Wedel H. (2003)** Demands on hearing aid features - special signal processing for elderly users? Int J Audiol, 42 Suppl 2:2S58-62.

1182 **Mejia J. (2010)** Bilateral noise reduction methods for hearing aids. Ph.D. Dissertation. University of Sydney.

1183 **Mejia J, Dillon H, Carlile S, Johnson E. (Submitted)** Binaural noise reduction strategy for hearing aid applications. J Acous Soc Amer

1184 **Mejia J, Dillon H, Fisher M. (2008)** Active cancellation of occlusion: an electronic vent for hearing aids and hearing protectors. J Acoust Soc Amer, 124(1):235-40.

1185 **Mekata T, Yoshizumi Y, Kato Y, Noguchi E, Yamada Y. (1994)** Development of a portable multi-function digital hearing aid. Int Conf Spoken Lang Processing. Japan.

1186 **Melin L, Scott B, Lindberg P, Lyttkens L. (1987)** Hearing aids and tinnitus - an experimental group study. Brit J Audiol, 21(2):91-97.

1187 **Mendel LL, Roberts RA, Walton JH. (2003)** Speech perception benefits from sound field FM amplification. Am J Audiol, 12(2):114-24.

1188 **Meredith R, Stephens D. (1993)** In-the-ear and behind-the-ear hearing aids in the elderly. Scand Audiol, 22(4):211-216.

1189 **Meredith R, Thomas K, Callaghan D, Stephens S, Rayment A. (1989)** A comparison of three types of earmoulds in elderly users of post-aural hearing aids. Brit J Audiol, 23(3):239-244.

1190 **Metselaar M, Maat B, Krijnen P, Verschuure H, Dreschler WA, Feenstra L. (2009)** Self-reported disability and handicap after hearing-aid fitting and benefit of hearing aids: comparison of fitting procedures, degree of hearing loss, experience with hearing aids and uni- and bilateral fittings. Eur Arch Otorhinolaryngol, 266(6):907-17.

1191 **Middlebrooks JC, Makous JC, Green DM. (1989)** Directional sensitivity of sound-pressure levels in the human ear canal. J Acoust Soc Amer, 86(1):89-108.

1192 **Mildner V, Sindija B, Zrinski KV. (2006)** Speech perception of children with cochlear implants and children with traditional hearing aids. Clin Linguist Phon, 20(2-3):219-29.

1193 **Miller AJ. (1989)** An alternative approach to CROS and BICROS hearing aids: An internal CROS. Audecibel, 38(1):20-21.

1194 **Miller RL, Schilling JR, Franck KR, Young ED. (1997)** Effects of acoustic trauma on the representation of the vowel "eh" in cat auditory nerve fibers. J Acoust Soc Amer, 101(6):3602-16.

1195 **Mills A. (1972)** Auditory localization. In Foundations of modern auditory theory, Volume 2, Tobias JV (ed), 303-348. Academic Press: New York.

1196 **Mills AW. (1958)** On the minimum audible angle. J Acoust Soc Amer, 30:237-246.

1197 **Mills J, Gilbert R, Adkins W. (1979)** Temporary threshold shifts in humans exposed to octave bands of noise for 16 to 24 hours. J Acoust Soc Amer, 65:1238-1248.

1198 **Miyamoto R, Robbins A, Osberger M, Todd S, Riley A, Kirk K. (1995)** Comparison of multichannel tactile aids and multichannel cochlear implants in children with profound hearing impairments. Amer J Otol, 16(1):8-13.

1199 **Mo B, Lindbaek M, Harris S, Rasmussen K. (2004)** Social hearing measured with the Performance Inventory for Profound and Severe Loss: a comparison between adult multichannel cochlear implant patients and users of acoustical hearing aids. Int J Audiol, 43(10):572-8.

1200 **Moeller MP. (1998)** Early intervention of hearing loss in children. In Fourth International Symposium on Childhood Deafness, Bess FH (ed), 305-310. Nashville, Tn., Bill Wilkerson Center Press.

1201 **Moeller MP, Donaghy K, Beauchaine K, Lewis DE, Stelmachowicz PG. (1996)** Longitudinal study of FM system use in non-academic settings: Effects on language development. Ear & Hear, 17(1):28-41.

1202 **Moeller MP, Hoover B, Peterson B, Stelmachowicz P. (2009)** Consistency of hearing aid use in infants with early-identified hearing loss. Am J Audiol, 18(1):14-23.

1203 **Moir J. (1976)** On differential time delay. J Audio Eng Soc, 24(9):752.

1204 **Mok M, Galvin KL, Dowell RC, McKay CM. (2009)** Speech perception benefit for children with a cochlear implant and a hearing aid in opposite ears and children with bilateral cochlear implants. Audiol Neurotol, 15(1):44-56.

1205 **Mok M, Grayden D, Dowell RC, Lawrence D. (2006)** Speech perception for adults who use hearing aids in conjunction with cochlear implants in opposite ears. J Speech Lang Hear Res, 49(2):338-51.

1206 **Moncur JP, Dirks DD. (1967)** Binaural and monaural speech intelligibility in reverberation. J Speech Hear Res, 10(2):186-195.

1207 **Mondain M, Sillon M, Vieu A, Levi A, Reuillard-Artieres F, Deguine O, et al. (2002)** Cochlear implantation in prelingually deafened children with residual hearing. Int J Pediatr Otorhinolaryngol, 63(2):91-7.

1208 **Montgomery A. (1994)** WATCH: A practical approach to brief auditory rehabilitation. Hear J, 47(10):10, 53-55.

1209 **Montgomery A, Edge R. (1988)** Evaluation of two speech enhancement techniques to improve intelligibility for hearing-impaired adults. J Speech Hear Res, 31(3):386-393.

1210 **Montgomery A, Prosek R, Walden B, Cord M. (1987)** The effects of increasing consonant/vowel intensity ratio on speech loudness. J Rehabil Res Dev, 24(4):221-228.

1211 **Moodie KS, Seewald RC, Sinclair ST. (1994)** Procedure for predicting real-ear hearing aid performance in young children. Amer J Audiol, 3:23-31.

1212 **Moodie S. (2000)** Individualized hearing instrument fitting for infants. In A Sound Foundation through Early Amplification, Seewald R (ed), 213-217. Stafa, Switzerland, Phonak.

1213 **Moore BCJ. (1997)** A compact disc containing simulations of hearing impairment. Brit J Audiol, 31(5):353-7.

1214 **Moore BCJ. (2000)** Use of a loudness model for hearing aid fitting. IV. Fitting hearing aids with multi-channel compression so as to restore 'normal' loudness for speech at different levels. Br J Audiol, 34(3):165-77.

1215 **Moore BCJ. (2004)** Dead regions in the cochlea: conceptual foundations, diagnosis, and clinical applications. Ear & Hear, 25(2):98-116.

1216 **Moore BCJ. (2008)** The choice of compression speed in hearing aids: theoretical and practical considerations and the role of individual differences. Trends Amplif, 12(2):103-12.

1217 **Moore BCJ. (2012)** An Introduction to the Psychology of Hearing. 6th Ed. Emerald: Bingley, UK.

1218 **Moore BCJ, Alcantara JI. (2001)** The use of psychophysical tuning curves to explore dead regions in the cochlea. Ear & Hear, 22(4):268-78.

1219 **Moore BCJ, Alcantara JI, Glasberg BR. (1998)** Development and evaluation of a procedure for fitting multi-channel compression hearing aids. Brit J Audiol, 32(3):177-95.

1220 **Moore BCJ, Alcantara JI, Marriage J. (2001)** Comparison of three procedures for initial fitting of compression hearing aids. I. Experienced users, fitted bilaterally. Br J Audiol, 35(6):339-53.

1221 **Moore BCJ, Alcantara JI, Stone MA, Glasberg BR. (1999)** Use of a loudness model for hearing aid fitting: II. Hearing aids with multi-channel compression. Brit J Audiol, 33(3):157-70.

1222 **Moore BCJ, Fullgrabe C. (2010)** Evaluation of the CAMEQ2-HF method for fitting hearing aids with multichannel amplitude compression. Ear & Hear, 31(5):657-66.

1223 **Moore BCJ, Fullgrabe C, Stone MA. (2010)** Effect of spatial separation, extended bandwidth, and compression speed on intelligibility in a competing-speech task. J Acoust Soc Amer, 128(1):360-71.

1224 **Moore BCJ, Fullgrabe C, Stone MA. (2011)** Determination of preferred parameters for multichannel compression using individually fitted simulated hearing aids and paired comparisons. Ear & Hear, 32(5):556-68.

1225 **Moore BCJ, Glasberg BR. (1986)** A comparison of two-channel and single-channel compression hearing aids. Audiology, 25(4-5):210-226.

1226 **Moore BCJ, Glasberg BR. (1988)** A comparison of four methods of implementing automatic gain control (AGC) in hearing aids. Brit J Audiol, 22(2):93-104.

1227 **Moore BCJ, Glasberg BR. (1997)** A model of loudness perception applied to cochlear hearing loss. Auditory Neurosci, 3:289-311.

1228 **Moore BCJ, Glasberg BR. (1998)** Use of a loudness model for hearing-aid fitting. I. Linear hearing aids. Brit J Audiol, 32(5):317-35.

1229 **Moore BCJ, Glasberg BR. (2004)** A revised model of loudness perception applied to cochlear hearing loss. Hear Res, 188(1-2):70-88.

1230 **Moore BCJ, Glasberg BR, Alcantara JI, Launer S, Kuehnel V. (2001)** Effects of slow- and fast-acting compression on the detection of gaps in narrow bands of noise. Br J Audiol, 35(6): 365-74.

1231 **Moore BCJ, Glasberg BR, Stone MA. (1991)** Optimization of a slow-acting automatic gain control system for use in hearing aids. Brit J Audiol, 25(3):171-182.

1232 **Moore BCJ, Glasberg BR, Stone MA. (1999)** Use of a loudness model for hearing aid fitting: III. A general method for deriving initial fittings for hearing aids with multi-channel compression. Brit J Audiol, 33(4):241-58.

1233 **Moore BCJ, Glasberg BR, Stone MA. (2004)** New version of the TEN test with calibrations in dB HL. Ear & Hear, 25(5):478-87.

1234 **Moore BCJ, Glasberg BR, Stone MA. (2010)** Development of a new method for deriving initial fittings for hearing aids with multi-channel compression: CAMEQ2-HF. Int J Audiol, 49(3):216-27.

1235 **Moore BCJ, Huss M, Vickers DA, Glasberg BR, Alcantara JI. (2000)** A test for the diagnosis of dead regions in the cochlea. Br J Audiol, 34(4):205-24.

1236 **Moore BCJ, Johnson JS, Clark TM, Pluvinage V. (1992)** Evaluation of a dual-channel full dynamic range compression system for people with sensorineural hearing loss. Ear & Hear, 13(5):349-370.

1237 **Moore BCJ, Lynch C, Stone MA. (1992)** Effects of the fitting parameters of a two-channel compression system on the intelligibility of speech in quiet and in noise. Brit J Audiol, 26(6):369-379.

1238 **Moore BCJ, Marriage J, Alcantara J, Glasberg BR. (2005)** Comparison of two adaptive procedures for fitting a multi-channel compression hearing aid. Int J Audiol, 44(6):345-57.

1240 **Moore BCJ, Peters RW, Stone MA. (1999)** Benefits of linear amplification and multichannel compression for speech comprehension in backgrounds with spectral and temporal dips. J Acoust Soc Amer, 105(1):400-11.

1241 **Moore BCJ, Stainsby TH, Alcantara JI, Kuhnel V. (2004)** The effect on speech intelligibility of varying compression time constants in a digital hearing aid. Int J Audiol, 43(7):399-409.

1242 **Moore BCJ, Stone MA, Alcantara JI. (2001)** Comparison of the electroacoustic characteristics of five hearing aids. Br J Audiol, 35(5):307-25.

1243 **Moore BCJ, Tan CT. (2003)** Perceived naturalness of spectrally distorted speech and music. J Acoust Soc Amer, 114(1):408-19.

1244 **Moore BCJ, Vickers DA, Glasberg BR, Baer T. (1997)** Comparison of real and simulated hearing impairment in subjects with unilateral and bilateral cochlear hearing loss. Brit J Audiol, 31(4):227-45.

1245 **Moore JK, Perazzo LM, Braun A. (1995)** Time course of axonal myelination in the human brainstem auditory pathway. Hear Res, 87(1-2):21-31.

1246 **Moore JK, Ponton CW, Eggermont JJ, Wu BJ, Huang JQ. (1996)** Perinatal maturation of the auditory brain stem response: changes in path length and conduction velocity. Ear & Hear, 17(5):411-8.

1247 **Moore R, Gordon-Hickey S, Jones A. (2011)** Most comfortable listening levels, background noise levels, and acceptable noise levels for children and adults with normal hearing. J Am Acad Audiol, 22(5):286-93.

1248 **Morera C, Manrique M, Ramos A, Garcia-Ibanez L, Cavalle L, Huarte A, et al. (2005)** Advantages of binaural hearing provided through bimodal stimulation via a cochlear implant and a conventional hearing aid: a 6-month comparative study. Acta Otolaryngol, 125(6):596-606.

1249 **Morgan R. (1994)** The art of making a good impression. The Hear Rev, 1(3):10-24.

1250 **Mormer E. (2001)** Factors contributing to satisfaction and success. American Academy of Audiology. New Orleans.

1251 **Moryl C, Danhauer J, DiBartolomeo J. (1992)** Real ear unaided responses in ears with tympanic membrane perforations. J Amer Acad Audiol, 3(1):60-65.

1252 **Mosnier I, Sterkers O, Bouccara D, Labassi S, Bebear JP, Bordure P, et al (2008)** Benefit of the Vibrant Soundbridge device in patients implanted for 5 to 8 years. Ear & Hear, 29(2):281-4.

1253 **Most T. (2002)** The effectiveness of an intervention program on hearing aid maintenance for teenagers and their teachers. Am Ann Deaf, 147(4):29-37.

1254 **Mueller HG. (1994)** CIC hearing aids: what is their impact on the occlusion effect? The Hear J, 47(11):29-35.

1255 **Mueller HG. (2005)** Fitting hearing aids to adults using prescriptive methods: an evidence-based review of effectiveness. J Am Acad Audiol, 16(7):448-60.

1256 **Mueller HG. (2007)** Data logging: It's popular, but how can this feature be used to help patients? The Hear J, 60(10):19-26.

1257 **Mueller HG. (2009)** A candid round table discussion on open-canal hearing aid fittings. The Hear J, 62(4):19-26.

1258 **Mueller HG, Bentler RA. (2005)** Fitting hearing aids using clinical measures of loudness discomfort levels: an evidence-based review of effectiveness. J Am Acad Audiol, 16(7):461-72.

1259 **Mueller HG, Hawkins DB, Northern JL. (1992)** Probe microphone measurements: Hearing aid selection and assessment. Singular Press: San Diego.

1260 **Mueller HG, Holland SA, Ebinger KA. (1995)** The CIC: more than just another pretty hearing aid. Audiology Today, 7(5):19-20.

1261 **Mueller HG, Hornsby BW, Weber JE. (2008)** Using trainable hearing aids to examine real-world preferred gain. J Am Acad Audiol, 19(10):758-73.

1262 **Mueller HG, Powers TA. (2001)** Consideration of auditory acclimatization in the prescriptive fitting of hearing aids. Semin Hear, 22(2):103-124.

1263 **Mueller HG, Ricketts TA. (2005)** Digital noise reduction: Much ado about something? Hear J, 58(1):10-17.

1264 **Mueller HG, Ricketts TA. (2006)** Open canal fittings: Ten take home tips. The Hear J, 59(11):24-39.

1265 **Mueller HG, Weber J, Bellanova M. (2011)** Clinical evaluation of a new hearing aid anti-cardioid directivity pattern. Int J Audiol, 50(4):249-54.

1266 **Mueller HG, Weber J, Hornsby BW. (2006)** The effects of digital noise reduction on the acceptance of background noise. Trends Amplif, 10(2):83-93.

1267 **Mueller H, Grimes A, Jerome J. (1981)** Performance-intensity functions as a predictor for binaural amplification. Ear & Hear, 2(5):211-214.

1268 **Mukari SZ, Tan KY, Abdullah A. (2006)** A pilot project on hospital-based universal newborn hearing screening: lessons learned. Int J Pediatr Otorhinolaryngol, 70(5):843-51.

1269 **Mulac A, Danhauer JL, Johnson CE. (1983)** Young adults' and peers' attitudes towards elderly hearing aid wearers. Aust J Audiol, 5(2):57-62.

1270 **Muller J, Janssen T. (2004)** Similarity in loudness and distortion product otoacoustic emission input/output functions: implications for an objective hearing aid adjustment. J Acoust Soc Amer, 115(6):3081-91.

1272 **Muller-Wehlau M, Mauermann M, Dau T, Kollmeier B. (2005)** The effects of neural synchronization and peripheral compression on the acoustic-reflex threshold. J Acoust Soc Amer, 117(5):3016-27.

1273 **Mulrow C, Aguilar C, Endicott J, Tuley M, Velez R, Charlip W, et al. (1990)** Quality-of-life changes and hearing impairment. A randomized trial. Ann Intern Med, 113(3):188-194.

1274 **Mulrow C, Tuley M, Aguilar C. (1992a)** Correlates of successful hearing aid use in older adults. Ear & Hear, 13(2):108-113.

1275 **Mulrow C, Tuley M, Aguilar C. (1992b)** Sustained benefits of hearing aids. J Speech Hear Res, 35(6):1401-1405.

1276 **Munro KJ, Buttfield LM. (2005)** Comparison of real-ear to coupler difference values in the right and left ear of adults using three earmold configurations. Ear & Hear, 26(3):290-8.

1277 **Munro KJ, Davis J. (2003)** Deriving the real-ear SPL of audiometric data using the "coupler to dial difference" and the "real ear to coupler difference". Ear & Hear, 24(2):100-10.

1278 **Munro KJ, Hatton N. (2000)** Customized acoustic transform functions and their accuracy at predicting real-ear hearing aid performance. Ear & Hear, 21(1):59-69.

1279 **Munro KJ, Howlin EM. (2010)** Comparison of real-ear to coupler difference values in the right and left ear of hearing aid users. Ear & Hear, 31(1):146-50.

1280 **Munro KJ, Lazenby A. (2001)** Use of the 'real-ear to dial difference' to derive real-ear SPL from hearing level obtained with insert earphones. Br J Audiol, 35(5):297-306.

1281 **Munro KJ, Lutman ME. (2005)** The influence of visual feedback on closed-set word test performance over time. Int J Audiol, 44(12):701-5.

1282 **Munro KJ, Lutman ME. (2005)** Sound quality judgements of new hearing instrument users over a 24-week post-fitting period. Int J Audiol, 44(2):92-101.

1283 **Munro KJ, Millward KE. (2006)** The influence of RECD transducer when deriving real-ear sound pressure level. Ear & Hear, 27(4):409-23.

1284 **Munro KJ, Patel RK. (1998)** Are clinical measurements of uncomfortable loudness levels a valid indicator of real-world auditory discomfort? Brit J Audiol, 32(5):287-93.

1285 **Munro KJ, Salisbury VA. (2002)** Is the real-ear to coupler difference independent of the measurement earphone? Int J Audiol, 41(7):408-13.

1286 **Munro KJ, Toal S. (2005)** Measuring the real-ear to coupler difference transfer function with an insert earphone and a hearing instrument: Are they the same? Ear & Hear, 26(1):27-34.

1287 **Munro KJ, Trotter JH. (2006)** Preliminary evidence of asymmetry in uncomfortable loudness levels after unilateral hearing aid experience: evidence of functional plasticity in the adult auditory system. Int J Audiol, 45(12):684-8.

1288 **Murphy DR, Daneman M, Schneider BA. (2006)** Why do older adults have difficulty following conversations? Psychol Aging, 21(1):49-61.

1289 **Murray N, Byrne D. (1986)** Performance of hearing-impaired and normal hearing listeners with various high frequency cut-offs in hearing aids. Aust J Audiol, 8(1):21-28.

1290 **Musa-Shufani S, Walger M, von Wedel H, Meister H. (2006)** Influence of dynamic compression on directional hearing in the horizontal plane. Ear & Hear, 27(3):279-85.

1291 **Musicant A, Butler R. (1984)** The influence of pinnae-based spectral cues on sound localization. J Acoust Soc Amer, 75(4):1195-2000.

1292 **Musicant A, Butler R. (1985)** Influence of monaural spectral cues on binaural localization. J Acoust Soc Amer, 77(1):202-208.

1293 **Myers IB, Kirby LK, Myers KD. (1993)** Introduction to type. Consulting Psychologists Press: Palo Alto, Ca.

1294 **Mylanus EA, van der Pouw KC, Snik AF, Cremers CW. (1998)** Intraindividual comparison of the bone-anchored hearing aid and air-conduction hearing aids. Arch Otolaryngol Head Neck Surg, 124(3):271-6.

1295 **Nabelek AK. (2005)** Acceptance of background noise may be key to successful fittings. Hear J, 58(4):10-15.

1296 **Nabelek AK, Freyaldenhoven MC, Tampas JW, Burchfiel SB, Muenchen RA. (2006)** Acceptable noise level as a predictor of hearing aid use. J Am Acad Audiol, 17(9):626-39.

1297 **Nabelek AK, Pickett JM. (1974)** Monaural and binaural speech perception through hearing aids under noise and reverberation. J Speech Hear Res, 17:724-739.

1298 **Nabelek AK, Pickett JM. (1974)** Reception of consonants in a classroom as affected by monaural and binaural listening, noise, reverberation and hearing aids. J Acoust Soc Amer, 56 (2):628-639.

1299 **Nabelek AK, Tampas JW, Burchfield SB. (2004)** Comparison of speech perception in background noise with acceptance of background noise in aided and unaided conditions. J Speech Lang Hear Res, 47(5):1001-11.

1300 **Nabelek A, Mason D. (1981)** Effect of noise and reverberation on binaural and monaural word identification by subjects with various audiograms. J Speech Hear Res, 24(3):375-383.

1301 **Nabelek A, Tucker F, Letowski T. (1991)** Toleration of background noises: relationship with patterns of hearing aid use by elderly persons. J Speech Hear Res, 34(3):679-685.

1302 **Naidoo SV, Hawkins DB. (1997)** Monaural/binaural preferences: effect of hearing aid circuit on speech intelligibility and sound quality. J Amer Acad Audiol, 8(3):188-202.

1302a **Nair BR. (1998)** Patient, client or customer? Med J Aust, 169(7/21):593.

1303 **NAL.** COSI-C: Client Oriented Scale of Improvementfor Children. Accessed September 2011. http://www.nal. gov. au/outcome-measures_tab_cosi.shtml.

1304 **NAL.** PEACH: Parents' Evaluation of Aural/Oral Performance of Children. Accessed September 2011. http://www.nal.gov. au/outcome-measures_tab_peach. shtml.

1305 **Narne VK, Vanaja CS. (2009)** Perception of envelope-enhanced speech in the presence of noise by individuals with auditory neuropathy. Ear & Hear, 30(1):136-42.

1306 **Narne VK, Vanaja CS. (2009)** Perception of speech with envelope enhancement in individuals with auditory neuropathy and simulated loss of temporal modulation processing. Int J Audiol, 48(10):700-707.

1307 **Naylor G, Johannesson RB. (2009)** Long-term signal-to-noise ratio at the input and output of amplitude-compression systems. J Am Acad Audiol, 20(3):161-71.

1308 **Needham AJ, Jiang D, Bibas A, Jeronimidis G, O'Connor AF. (2005)** The effects of mass loading the ossicles with a floating mass transducer on middle ear transfer function. Otol Neurotol, 26(2):218-24.

1309 **Neher T, Behrens T, Kragelund L, Petersen AS. (2007)** Spatial unmasking in aided hearing-impaired listeners and the need for training. In Auditory signal processing in hearing-impaired listeners. 1st International Symposium on Auditory and Audiological Research. Dau T, Bucholz JM, Harte JM, Christiansen TU (eds). 512-522. Copenhagen, Denmark, Centertryk A/S.

1310 **Nejime Y, Aritsuka T, Ifukube T, Matsushima J. (1996)** A portable digital speech-rate converter for hearing impairment. IEEE Trans Rehab Eng, 4:73-83.

1311 **Nejime Y, Moore BCJ. (1998)** Evaluation of the effect of speech-rate slowing on speech intelligibility in noise using a simulation of cochlear hearing loss. J Acoust Soc Amer, 103(1):572-576.

1312 **Neuman AC. (1996)** Late-onset auditory deprivation: A review of past research and an assessment of future research needs. Ear & Hear, 17(3 Suppl):3S-13S.

1313 **Neuman AC, Bakke MH, Mackersie C, Hellman S, Levitt H. (1998)** The effect of compression ratio and release time on the categorical rating of sound quality. J Acoust Soc Amer, 103(5 Pt 1):2273-81.

1314 **Neuman A, Bakke M, Hellman S, Levitt H. (1994)** Effect of compression ratio in a slow-acting compression hearing aid: paired-comparison judgments of quality. J Acoust Soc Amer, 96(3):1471-1478.

1315 **Neuman A, Bakke M, Mackersie C, Hellman S, Levitt H. (1995)** Effect of release time in compression hearing aids: paired-comparison judgments of quality. J Acoust Soc Amer, 98(6):3182-7.

1316 **Neuman A, Levitt H, Mills R, Schwander T. (1987)** An evaluation of three adaptive hearing aid selection strategies. J Acoust Soc Amer, 82(6):1967-1976.

1317 **Neuman A, Schwander T. (1987)** The effect of filtering on the intelligibility and quality of speech in noise. J Rehabil Res Dev, 24(4):127-134.

1318 **Newman CW, Sandridge SA. (1998)** Benefit from, satisfaction with, and cost-effectiveness of three different hearing aid technologies. Amer J Audiol, 7:115-128.

1319 **Newman C, Weinstein B, Jacobson G, Hug G. (1990)** The Hearing Handicap Inventory for Adults: Psychometric adequacy and audiometric correlates. Ear & Hear, 11:430-433.

1320 **Nicholas JG, Geers AE. (2006)** Effects of early auditory experience on the spoken language of deaf children at 3 years of age. Ear & Hear, 27(3):286-98.

1321 **Nielsen C. (1999)** Private communication.

1322 **Nikolopoulos TP, Lioumi D, Stamataki S, O'Donoghue GM. (2006)** Evidence-based overview of ophthalmic disorders in deaf children: a literature update. Otol Neurotol, 27(2 Suppl 1):S1-24.

1323 **Nilsson M, Soli SD, Sullivan JA. (1994)** Development of the Hearing in Noise Test for the measurement of speech reception thresholds in quiet and in noise. J Acoust Soc Amer, 95(2):1085-99.

1324 **Nittrouer S, Boothroyd A. (1990)** Context effects in phonemes and word recognition by young children and older adults. J Acoust Soc Amer, 87:2705-2715.

1325 **Nittrouer S, Chapman C. (2009)** The effects of bilateral electric and bimodal electric - acoustic stimulation on language development. Trends Amplif, 13(3):190-205.

1326 **Nittrouer S, Studdert-Kennedy M, McGowan RS. (1989)** The emergence of phonetic segments: evidence from the spectral structure of fricative-vowel syllables spoken by children and adults. J Speech Hear Res, 32(1):120-32.

1327 **Noble, W. (1999)** Hearing loss and hearing aids in the family. Hearing Aid Amplification for the New Millenium. Sydney.

1328 **Noble W. (1999)** Nonuniformities in self-assessed outcomes of hearing aid use. J Amer Acad Audiol, 10(2):104-111.

1329 **Noble W. (2002)** Extending the IOI to significant others and to non-hearing-aid-based interventions. Int J Audiol, 41(1):27-9.

1330 **Noble W. (2006)** Bilateral hearing aids: a review of self-reports of benefit in comparison with unilateral fitting. Int J Audiol, 45 Suppl 1:S63-71.

1331 **Noble W, Atherly GRC. (1970)** The Hearing Measurement Scale: a questionnaire for the assessment of auditory disability. J Aud Res, 10:229-250.

1332 **Noble W, Byrne D. (1990)** A comparison of different binaural hearing aid systems for sound localization in the horizontal and vertical planes. Brit J Audiol, 24(5):335-346.

1333 **Noble W, Byrne D. (1991)** Auditory localization under conditions of unilateral fitting of different hearing aid systems. Brit J Audiol, 25(4):237-250.

1334 **Noble W, Byrne D, LePage B. (1994)** Effects on sound localization of configuration and type of hearing impairment. J Acoust Soc Amer, 95(2):992-1005.

1335 **Noble W, Byrne D, Ter-Horst K. (1997)** Auditory localization, detection of spatial separateness, and speech hearing in noise by hearing impaired listeners. J Acoust Soc Amer, 102(4):2343-2352.

1336 **Noble W, Gatehouse S. (2006)** Effects of bilateral versus unilateral hearing aid fitting on abilities measured by the Speech, Spatial, and Qualities of Hearing Scale (SSQ). Int J Audiol, 45(3):172-81.

1337 **Noble W, Perrett S. (2002)** Hearing speech against spatially separate competing speech versus competing noise. Percept Psychophys, 64(8):1325-36.

1338 **Noble W, Ter-Horst K, Byrne D. (1995)** Disabilities and handicaps associated with impaired auditory localization. J Amer Acad Audiol, 6(2):129-140.

1339 **Noble WG. (1979)** The hearing measurement scale as a paper-pencil form: preliminary results. J Am Aud Soc, 5(2):95-106.

1340 **Noe CM, McArdle R, Chisolm TH. (2004)** FM Technology use in adults with significant hearing loss I: Candidacy. In Achieving clear communication employing sound solutions. Proceedings of the first international conference Fabry D, DeConde Johnson C (eds), 113-119. Stafe, Switzerland, Phonak AG.

1341 **Noffsinger D, Haskell GB, Larson VD, Williams DW, Wilson E, Plunkett S, Kenworthy D. (2002)** Quality rating test of hearing aid benefit in the NIDCD/VA Clinical Trial. Ear & Hear, 23(4):291-300.

1342 **Nolan M, Combe E. (1985)** Silicone materials for ear impressions. Scand Audiol, 14(1):35-39.

1343 **Nolan M, Combe E. (1989)** In vitro considerations in the production of dimensionally accurate earmoulds. I. The ear impression. Scand Audiol, 18(1):35-41.

1344 **Nolan M, Elzemety S, Tucker IG, McDonough DF. (1978)** An investigation into the problems involved in producing efficient ear moulds for children. Scand Audiol, 7:231-237.

1345 **Nolan M, Hostler M, Taylor I, Cash A. (1986)** Practical considerations in the fabrication of earmoulds for young babies. Scand Audiol, 15(1):21-27.

1346 **Nolan M, Lyon DJ. (1981)** Transcranial attenuation in bone conduction audiometry. J Laryngol Otol, 95(6):597-608.

1347 **Nordqvist P, Leijon A. (2004)** Hearing-aid automatic gain control adapting to two sound sources in the environment, using three time constants. J Acoust Soc Amer, 116(5):3152-5.

1348 **Nordrum S, Erler S, Garstecki D, Dhar S. (2006)** Comparison of performance on the hearing in noise test using directional microphones and digital noise reduction algorithms. Am J Audiol, 15(1):81-91.

1349 **Norman M, George C, McCarthy D. (1994)** The effect of pre-fitting counselling on the outcome of hearing aid fittings. Scand Audiol, 23(4):257-263.

1350 **Northern J, Beyer CM. (1999)** Reducing hearing aid returns through patient education. Audiol Today, 22(2):10-11.

1351 **Northern JL, Gabbard SA, Kinder DL. (1985)** The acoustic reflex. In Handbook of clinical audiology, Katz J (ed), 476-495. Williams & Wilkins: Baltimore.

1352 **Novick ML, Bentler RA, Dittberner A, Flamme GA. (2001)** Effects of release time and directionality on unilateral and bilateral hearing aid fittings in complex sound fields. J Am Acad Audiol, 12(10):534-44.

1353 **Nozza JN, Rossman RNF, Bond LC. (1991)** Infant-adult differences in unmasked thresholds for the discrimination of consonant-vowel syllable pairs. Audiology, 30:102-112.

1354 **Nozza RJ, Miller SL, Rossman RN, Bond LC. (1991)** Reliability and validity of infant speech-sound discrimination-in-noise thresholds. J Speech Hear Res, 34(3):643-50.

1355 **O'Brien A, Keidser G, Yeend I, Hartley L, Dillon H. (2010)** Validity and reliability of in-situ air conduction thresholds measured through hearing aids coupled to closed and open instant-fit tips. Int J Audiol, 49(12):868-76.

1356 **O'Donoghue NB, Rustin MH, McFadden JP. (2004)** Allergic contact dermatitis from gold on a hearing-aid mould. Contact Dermatitis, 51(1):36-7.

1357 **O'Mahoney CF, Stephens SDG, Cadge BA. (1996)** Who prompts patients to consult about hearing loss? Brit J Audiol, 30(3):153-158.

1358 **Oldfield S, Parker S. (1986)** Acuity of sound localisation: a topography of auditory space. III. Monaural hearing conditions. Perception, 15(1):67-81.

1359 **Oliveira RJ. (1995)** The dynamic ear canal. In The human ear canal, Ballachanda BB (ed) Singular: San Diego.

1360 **Oliveira RJ. (1997)** The active earcanal. J Amer Acad Audiol, 8(6):401-410.

1361 **Oliveira RJ, Hawkinson R, Stockton M. (1992)** Instant foam vs. traditional BTE earmolds. Hear Instrum, 43(12):22.

1362 **Olsen HL, Olofsson A, Hagerman B. (2004)** The effect of presentation level and compression characteristics on sentence recognition in modulated noise. Int J Audiol, 43(5):283-94.

1363 **Olsen SO, Rasmussen AN, Nielsen LH, Borgkvist BV. (1999)** Loudness perception is influenced by long-term hearing aid use. Audiology, 38(4):202-5.

1364 **Olsen W, Noffsinger D, Carhart R. (1976)** Masking level differences encountered in clinical populations. Audiology, 15:287-301.

1365 **Ono H, Kanzaki J, Mizoi K. (1983)** Clinical results of hearing aid with noise-level-controlled selective amplification. Audiology, 22(5):494-515.

1366 **Orton JF, Preves DA. (1979)** Localization ability as a function of hearing aid microphone placement. Hear Instrum, 30(1):18-21.

1367 **Osberger M, Maso M, Sam L. (1993)** Speech intelligibility of children with cochlear implants, tactile aids, or hearing aids. J Speech Hear Res, 36(1):186-203.

1368 **Osberger M, Miyamoto R, Robbins A, Renshaw J, Berry S, Myres W, et al. (1990)** Performance of deaf children with cochlear implants and vibrotactile aids. J Amer Acad Audiol, 1(1):7-10.

1369 **Ostroff JM, Martin BA, Boothroyd A. (1998)** Cortical evoked response to acoustic change within a syllable. Ear & Hear, 19(4):290-7.

1370 **Ovegard A, Ramstrom A. (1994)** Individual follow-up of hearing aid fitting. Scand Audiol, 23(1):57-63.

1371 **Owens E, Raggio M. (1988)** Performance inventory for profound and severe loss (PIPSL). J Speech Hear Disord, 53(1):42-56.

1372 **Oxenham AJ, Bacon SP. (2003)** Cochlear compression: perceptual measures and implications for normal and impaired hearing. Ear & Hear, 24(5):352-66.

1373 **Page S. (1996)** Dual FM sound field amplification: a flexible integrated classroom amplification system for mild to moderate conductive hearing loss. In Second National Conference on Childhood Fluctuating Deafness / Otitis Media, Moore D, Stokes D (eds), 161-172. Melbourne, Australian Conductive Deafness Association.

1374 **Palmer C. (1992)** Assistive devices in the audiology practice. Am J Audiol, 2:37-57.

1375 **Palmer C, Bentler RA, Mueller HG. (2006)** Evaluation of a second-order directional microphone hearing aid: II. Self-report outcomes. J Am Acad Audiol, 17(3):190-201.

1376 **Palmer CV. (1991)** The influence of individual ear canal and eardrum characteristics on speech intelligibility and sound quality judgments. Ph.D. Dissertation, Northwestern University, Chicago.

1377 **Palmer CV, Adams SW, Bourgeois M, Durrant J, Rossi M. (1999)** Reduction in caregiver-identified problem behaviors in patients with Alzheimer disease post-hearing-aid fitting. J Speech Lang Hear Res, 42(2):312-28.

1378 **Palmer CV, Adams SW, Durrant JD, Bourgeois M, Rossi M. (1998)** Managing hearing loss in a patient with Alzheimer disease. J Amer Acad Audiol, 9(4):275-84.

1379 **Palmer CV, Bentler RA, Mueller HG. (2006)** Amplification with digital noise reduction and the perception of annoying and aversive sounds. Trends Amplif, 10(2):95-104.

1380 **Palmer CV, Mormer E. (1997)** A systematic program for hearing aid orientation and adjustment. Hear Rev- High Performance Hearing Solutions, 1:45-52.

1381 **Palmer CV, Mormer EA. (1999)** Goals and expectations of the hearing aid fitting. Trends Amplif, 4(2):61-71.

1382 **Palmer CV, Nelson CT, Lindley GA. (1998)** The functionally and physiologically plastic adult auditory system. J Acoust Soc Amer, 103(4):1705-21.

1383 **Palmer CV, Solodar HS, Hurley WR, Byrne DC, Williams KO. (2009)** Self-perception of hearing ability as a strong predictor of hearing aid purchase. J Am Acad Audiol, 20(6):341-7.

1384 **Park AH, Warner J, Sturgill N, Alder SC. (2006)** A survey of parental views regarding their child's hearing loss: a pilot study. Otolaryngol Head Neck Surg, 134(5):794-800.

1385 **Parsons JO, Clark CR. (2002)** Comparison of an 'intuitive' NHS hearing aid prescription method with DSL 4.1 targets for amplification. Int J Audiol, 41(6):357-62.

1386 **Parving A. (2003)** The hearing aid revolution: fact or fiction? Acta Otolaryngol, 123(2):245-248.

1387 **Parving A, Boisen G. (1990)** In-the-canal hearing aids. Their use by and benefit for the younger and elderly hearing-impaired. Scand Audiol, 19(1):25-30.

1388 **Parving A, Christensen B. (2004)** Clinical trial of a low-cost, solar-powered hearing aid. Acta Otolaryngol, 124(4):416-20.

1389 **Parving A, Philip B. (1991)** Use and benefit of hearing aids in the tenth decade- and beyond. Audiol, 30(2):61-69.

1390 **Parving A, Sibelle P. (2001)** Clinical study of hearing instruments: a cross-sectional longitudinal audit based on consumer experiences. Audiology, 40(1):43-53.

1391 **Pascoe DP. (1982)** Private communication.

1392 **Pascoe D. (1978)** An approach to hearing aid selection. Hear Instrum, 29(6):12-16, 36.

1393 **Pascoe D. (1988)** Clinical measurements of the auditory dynamic range and their relation to formula for hearing aid gain. In Hearing aid fitting: Theoretical and practical views. Proceedings of the 13th Danavox Symposium, Jensen J. (ed), 129-152. Copenhagen, Danavox.

1394 **Pavlovic C, Bisgaard N, Melanson J. (1997)** The next step: "Open" digital hearing aids. The Hear J, 50(5):65-66.

1395 **Pavlovic CV. (1984)** Use of the articulation index for assessing residual auditory function in listeners with sensorineural hearing impairment. J Acoust Soc Amer, 75(4):1253-8.

1396 **Pavlovic CV, Studebaker GA, Sherbecoe RL. (1986)** An articulation index based procedure for predicting the speech recognition performance of hearing-impaired individuals. J Acoust Soc Amer, 80(1):50-57.

1397 **Payton K, Uchanski R, Braida L. (1994)** Intelligibility of conversational and clear speech in noise and reverberation for listeners with normal and impaired hearing. J Acoust Soc Amer, 95(3):1581-1592.

1398 **Pearce W, Golding M, Dillon H. (2007)** Cortical auditory evoked potentials in the assessment of auditory neuropathy: two case studies. J Am Acad Audiol, 18(5):380-90.

1399 **Pearsons KS, Bennett RL, Fidell S. (1977)** Speech levels in various noise environments. Washington, D.C., U.S. Environmental Protection Agency.

1400 **Peissig J, Kollmeier B. (1997)** Directivity of binaural noise reduction in spatial multiple noise-source arrangements for normal and impaired listeners. J Acoust Soc Amer,

101(3):1660-70.

1401 **Perrett S, Noble W. (1997)** The effect of head rotations on vertical plane localization. J Acoust Soc Amer, 102(4):2325-2332.

1402 **Perrott D, Saberi K. (1990)** Minimum audible angle thresholds for sources varying in both elevation and azimuth. J Acoust Soc Amer, 87(4):1728-1731.

1403 **Peters RW, Moore BCJ, Baer T. (1998)** Speech reception thresholds in noise with and without spectral and temporal dips for hearing-impaired and normally hearing people. J Acoust Soc Amer, 103(1):577-87.

1404 **Peterson P, Durlach N, Rabinowitz W, Zurek P. (1987)** Multimicrophone adaptive beamforming for interference reduction in hearing aids. J Rehabil Res Dev, 24(4):103-110.

1405 **Pettersson E. (1987)** Speech discrimination tests with hearing aids in tele-coil listening mode. A comparative study in school children. Scand Audiol, 16(1):13-19.

1406 **Pfiffner F, Kompis M, Flynn M, Asnes K, Arnold A, Stieger C. (2011)** Benefits of low-frequency attenuation of baha in single-sided sensorineural deafness. Ear & Hear, 32(1):40-5.

1407 **Pfiffner F, Kompis M, Stieger C. (2009)** Bone-anchored hearing aids: correlation between pure-tone thresholds and outcome in three user groups. Otol Neurotol, 30(7):884-90.

1408 **Philbrick, RL. (1982)** Audio induction loop systems for the hearing impaired. Audio Engineering Society Convention. California.

1409 **Philibert B, Collet L, Vesson JF, Veuillet E. (2003)** Auditory rehabilitation effects on speech lateralization in hearing-impaired listeners. Acta Otolaryngol, 123(2):172-5.

1410 **Philibert B, Collet L, Vesson JF, Veuillet E. (2005)** The auditory acclimatization effect in sensorineural hearing-impaired listeners: evidence for functional plasticity. Hear Res, 205(1-2):131-42.

1411 **Picheny M, Durlach N, Braida L. (1985)** Speaking clearly for the hard of hearing. I: Intelligibility differences between clear and conversational speech. J Speech Hear Res, 28:96-103.

1412 **Picheny M, Durlach N, Braida L. (1986)** Speaking clearly for the hard of hearing. II: Acoustic characteristics of clear and conversational speech. J Speech Hear Res, 29(4):434-446.

1413 **Pickler AG, Harris JD. (1955)** Channels of reception in pitch discrimination. J Acoust Soc Amer, 27:124-131.

1414 **Picou EM, Ricketts TA. (2011)** Comparison of wireless and acoustic hearing aid-based telephone listening strategies. Ear & Hear, 32(2):209-20.

1415 **Piotrowska A. (2011)** Educational audiology in school screening. 10th EFAS. Warsaw.

1417 **Pirzanski C. (2006)** Earmolds and hearing aid shells: a tutorial. Part 4: BTE styles, materials and acoustic modifications. Hear Rev, 13(9):20-28.

1418 **Pirzanski CZ. (1996)** An alternative impression-taking technique: The open jaw impression. The Hear J, 49(11):30-35.

1419 **Pirzanski CZ. (1997a)** Critical factors in taking an anatomically accurate impression. The Hear J, 50(10):41-48.

1420 **Pirzanski CZ. (1997b)** In taking ear impressions, longer is better. The Hear J, 50(7):32-36.

1421 **Pirzanski CZ. (1998)** Diminishing the occlusion effect: Clinician/manufacturer-related factors. The Hear J, 66(4):66-78.

1421a **Pirzanski C, Chasin M, Klenk M, Maye V, Purdy J. (2000)** Attenuation variables in earmolds for hearing protection devices. The Hear J, 53(6):44-50.

1421b **Pittman A. (2011)** Age-related benefits of digital noise reduction for short-term word learning in children with hearing loss. J Speech Lang Hear Res, 54(5):1448-63.

1422 **Pittman AL, Lewis DE, Hoover BM, Stelmachowicz PG. (1999)** Recognition performance for four combinations of FM system and hearing aid microphone signals in adverse listening conditions. Ear & Hear, 20(4):279-89.

1423 **Pittman AL, Stelmachowicz PG. (2003)** Hearing loss in children and adults: audiometric configuration, asymmetry, and progression. Ear & Hear, 24(3):198-205.

1424 **Pittman AL, Stelmachowicz PG, Lewis DE, Hoover BM. (2003)** Spectral characteristics of speech at the ear: implications for amplification in children. J Speech Lang Hear Res, 46(3):649-57.

1425 **Plant G. (1989)** A comparison of five commercially available tactile aids. Aust J Audiol, 11(1):11-19.

1426 **Plant G. (1994)** Analytica: Analytic testing and training lists. Audiological Engineering Corporation: Somerville.

1427 **Plant G. (1996)** Syntrex: Synthetic training exercises for hearing impaired adults (Revised Edition). Hearing Rehabilitation Foundation: Somerville.

1428 **Plant G, Horan M, Reed H. (1997)** Speech teaching for deaf children in the age of bilingual/bicultural programs: the role of tactile aids. Scand Audiol Suppl, 47: 19-23.

1429 **Plant G, Macrae J, Dillon H, Pentecost F. (1984)** A single-channel vibrotactile aid to lipreading: preliminary results with an experienced subject. Aust J Audiol, 8(2):55-64.

1430 **Plant G, Spens KE. (1995)** Profound deafness and speech communication. Whurr: London.

1431 **Plant GL. (1979)** The use of tactile supplements in the rehabilitation of the deafened: a case study. Aust J Audiol, 1(2):76-82.

1432 **Plant GL, Macrae JH. (1977)** Visual identification of Australian consonants, vowels and dipthongs. Aust Teach Deaf, 18:45-50.

1433 **Plomp R. (1976)** Binaural and monaural speech intelligibility of connected discourse in reverberation as a function of azimuth of a single competing sound source (speech or noise). Acustica, 34:201-211.

1434 **Plomp R. (1978)** Auditory handicap of hearing impairment and the limited benefit of hearing aids. J Acoust Soc Amer, 63(2):533-49.

1435 **Plomp R. (1986)** A signal-to-noise ratio model for the speech-reception threshold of the hearing impaired. J Speech Hear Res, 29(2):146-154.

1436 **Plomp R. (1988)** The negative effect of amplitude compression in multichannel hearing aids in the light of the modulation-transfer function. J Acoust Soc Amer, 83(6):2322-2327.

1437 **Plomp R. (1994)** Noise, amplification, and compression: considerations of three main issues in hearing aid design. Ear & Hear, 15(1):2-12.

1438 **Plomp R, Mimpen AM. (1979)** Improving the reliability of testing the speech reception threshold for sentences. Audiology, 18:43-52.

1439 **Pluvinage V. (1989)** Clinical measurement of loudness growth. Hear Instrum, 40(3):28-34.

1440 **Plyler PN, Fleck EL. (2006)** The effects of high-frequency amplification on the objective and subjective performance of hearing instrument users with varying degrees of high-frequency hearing loss. J Speech Lang Hear Res, 49(3):616-27.

1441 **Plyler PN, Hill AB, Trine TD. (2005)** The effects of expansion on the objective and subjective performance of hearing instrument users. J Am Acad Audiol, 16(2):101-13.

1442 **Plyler PN, Hill AB, Trine TD. (2005)** The effects of expansion time constants on the objective performance of hearing instrument users. J Am Acad Audiol, 16(8):614-21.

1443 **Plyler PN, Trine TD, Blair Hill A. (2006)** The subjective evaluation of the expansion time constant in single-channel wide dynamic range compression hearing instruments. Int J Audiol, 45(6):331-6.

1444 **Po-Hung Li L, Shiao AS, Lin YY, Chen LF, Niddam DM, Chang SY, et al. (2003)** Healthy-side dominance of cortical neuromagnetic responses in sudden hearing loss. Ann Neurol, 53(6):810-5.

1445 **Ponton CW, Moore JK, Eggermont JJ. (1996)** Auditory brain stem response generation by parallel pathways: differential maturation of axonal conduction time and synaptic transmission. Ear & Hear, 17(5):402-10.

1446 **Ponton CW, Moore JK, Eggermont JJ. (1999)** Prolonged deafness limits auditory system developmental plasticity: evidence from an evoked potentials study in children with cochlear implants. Scand Audiol Suppl, 51:13-22.

1447 **Popelka GR, Derebery J, Blevins NH, Murray M, Moore BCJ, Sweetow RW, et al. (2010)** Preliminary evaluation of a novel bone-conduction device for single-sided deafness. Otol Neurotol, 31(3):492-7.

1448 **Popelka MM, Cruickshanks KJ, Wiley TL, Tweed TS, Klein BE, Klein R. (1998)** Low prevalence of hearing aid use among older adults with hearing loss: the Epidemiology of Hearing Loss Study. J Am Geriatr Soc, 46(9):1075-1078.

1449 **Portmann D, Boudard P, Herman D. (1997)** Anatomical results with titanium implants in the mastoid region. Ear Nose Throat J, 76(4): 231-236.

1450 **Posen MP, Reed CM, Braida LD. (1993)** Intelligibility of frequency-lowered speech produced by a channel vocoder. J Rehab Res Dev, 30(1):26-38.

1451 **Potts LG, Skinner MW, Litovsky RA, Strube MJ, Kuk F. (2009)** Recognition and localization of speech by adult cochlear implant recipients wearing a digital hearing aid in the nonimplanted ear (bimodal hearing). J Am Acad Audiol, 20(6):353-73.

1452 **Powers TA, Hamacher V. (2002)** Three-microphone instrument is designed to extend benefits of directinality. The Hear J, 55(10):38-45.

1453 **Preminger JE. (2003)** Should significant others be encouraged to join adult group audiologic rehabilitation classes? J Am Acad Audiol, 14(10):545-55.

1454 **Preminger JE, Carpenter R, Ziegler CH. (2005)** A clinical perspective on cochlear dead regions: intelligibility of speech and subjective hearing aid benefit. J Am Acad Audiol, 16(8):600-13.

1455 **Preminger JE, Cunningham DR. (2003)** Case-study analysis of various field study measures. J Am Acad Audiol, 14(1):39-55.

1456 **Preminger JE, Neuman AC, Cunningham DR. (2001)** The selection and validation of output sound pressure level in multichannel hearing aids. Ear & Hear, 22(6):487-500.

1458 **Preves DA. (1976)** Directivity of in-the-ear aids with non-directional and directional microphones. Hear Aid J, 29:7, 32-33.

1459 **Preves DA. (1996)** Revised ANSI standard for measurement of hearing instrument performance. The Hear J, 49(10):49-57.

1460 **Preves DA, Sammeth CA, Wynne MK. (1999)** Field trial evaluations of a switched directional/omnidirectional in-the-ear hearing instrument. J Amer Acad Audiol, 10(5):273-284.

1461 **Preves D. (1990)** Expressing hearing aid noise and distortion with coherence measurements. ASHA, 32(6-7):56-59.

1462 **Preves D, Fortune T, Woodruff B, Newton J. (1991)** Strategies for enhancing the consonant to vowel intensity ratio with in the ear hearing aids. Ear & Hear, 12(6 Suppl):139S-153S.

1463 **Priwin C, Jonsson R, Hultcrantz M, Granstrom G. (2007)** BAHA in children and adolescents with unilateral or bilateral conductive hearing loss: a study of outcome. Int J Pediatr Otorhinolaryngol, 71(1):135-45.

1464 **Priwin C, Stenfelt S, Granstrom G, Tjellstrom A, Hakansson B. (2004)** Bilateral bone-anchored hearing aids (BAHAs): an audiometric evaluation. Laryngoscope, 114(1):77-84.

1465 **Psarommatis I, Riga M, Douros K, Koltsidopoulos P, Douniadakis D, Kapetanakis I, Apostolopoulos N. (2006)** Transient infantile auditory neuropathy and its clinical implications. Int J Pediatr Otorhinolaryngol, 70(9):1629-37.

1466 **Pumford JM, Seewald RC, Scollie SD, Jenstad LM. (2000)** Speech recognition with in-the-ear and behind-the-ear dual-microphone hearing instruments. J Am Acad Audiol, 11(1):23-35.

1467 **Punch JL, Rakerd B, Amlani AM. (2001)** Paired-comparison hearing aid preferences: evaluation of an unforced-choice paradigm. J Am Acad Audiol, 12(4):190-201.

1468 **Punch J. (1988)** CROS revisited. ASHA, 30(2):35-37.

1469 **Punch J, Jenison R, Allan J, Durrant J. (1991)** Evaluation of three strategies for fitting hearing aids binaurally. Ear & Hear, 12(3):205-215.

1470 **Purdy SC, Farrington DR, Moran CA, Chard LL, Hodgson SA. (2002)** A parental questionnaire to evaluate children's Auditory Behavior in Everyday Life (ABEL). Am J Audiol, 11(2):72-82.

1471 **Purdy SC, Kelly AS, Thorne PR. (2001)** Auditory evoked potentials as measures of plasticity in humans. Audiol Neurotol, 6(4):211-5.

1472 **Purdy S, Pavlovic C. (1992)** Reliability, sensitivity and validity of magnitude estimation, category scaling and paired-comparison judgements of speech intelligibility by older listeners. Audiology, 31(5):254-271.

1473 **Qin MK, Oxenham AJ. (2006)** Effects of introducing unprocessed low-frequency information on the reception of envelope-vocoder processed speech. J Acoust Soc Amer, 119(4):2417-26.

1474 **Raicevich G, Burwood E, Dillon H. (2008)** Taking the pressure off bone conduction hearing aid users. Aust NZ J Audiol, 30(2):113-117.

1475 **Rajan R. (1995)** Involvement of cochlear efferent pathways in protective effects elicited with binaural loud sound exposure in cats. J Neurophysiol, 74(2):582-597.

1476 **Rakerd B, Vander Velde TJ, Hartmann WM. (1998)** Sound localization in the median sagittal plane by listeners with presbyacusis. J Amer Acad Audiol, 9(6):466-79.

1477 **Ramkalawan T, Davis A. (1992)** The effects of hearing loss and age of intervention on some language metrics in young hearing-impaired children. Brit J Audiol, 26(2):97-107.

1477a **Ramos A, Moreno C, Falcon JC, Meran J, Borkoski S, Artiles O, Osorio A. (2011)** Cochlear implantation in patients with sudden unilateral sensorineural hearing loss and associated tinnitus. Audiol Neurotol, 16(Suppl 1):10-11.

1478 **Rance G. (2005)** Auditory neuropathy/dys-synchrony and its perceptual consequences. Trends Amplif, 9(1):1-43.

1479 **Rance G, Barker EJ. (2008)** Speech perception in children with auditory neuropathy/dyssynchrony managed with either hearing aids or cochlear implants. Otol Neurotol, 29(2):179-82.

1480 **Rance G, Barker EJ. (2009)** Speech and language outcomes in children with auditory neuropathy/dys-synchrony managed with either cochlear implants or hearing aids. Int J Audiol, 48(6):313-20.

1481 **Rance G, Cone-Wesson B, Wunderlich J, Dowell R. (2002)** Speech perception and cortical event related potentials in children with auditory neuropathy. Ear & Hear, 23(3):239-53.

1482 **Rankovic CM. (1998)** Factors governing speech reception benefits of adaptive linear filtering for listeners with sensorineural hearing loss. J Acoust Soc Amer, 103(2):1043-57.

1483 **Rankovic C. (1991)** An application of the articulation index to hearing aid fitting. J Speech Hear Res, 34(2):391-402.

1484 **Rankovic C, Freyman R, Zurek P. (1992)** Potential benefits of adaptive frequency-gain characteristics for speech reception in noise. J Acoust Soc Amer, 91(1):354-362.

1485 **Raveh E, Buller N, Badrana O, Attias J. (2007)** Auditory neuropathy: clinical characteristics and therapeutic approach. Am J Otolaryngol, 28(5):302-8.

1486 **Reed CM, Delhorne LA. (2003)** The reception of environmental sounds through wearable tactual aids. Ear & Hear, 24(6):528-38.

1487 **Rees R, Velmans M. (1993)** The effect of frequency transposition on the untrained auditory discrimination of congenitally deaf children. Brit J Audiol, 27(1):53-60.

1488 **Reese JL, Chisolm TH. (2005)** Recognition of hearing aid orientation content by first-time users. Am J Audiol, 14(1):94-104.

1489 **Reiter LA, Camunas J. (2001)** Hearing aid remote control devices and the pacemaker patient. The Hearing Journal, 54(4):48-56.

1490 **Revit L. (1993)** The tip of the probe. 1999. http://www. frye.com/aud_resources/application/larry16.html.

1491 **Revit LJ. (1992)** Two techniques for dealing with the occlusion effect. Hear Instrum, 43(12):16-18.

1492 **Revoile S, Holden-Pitt L, Edward D, Pickett JM, Brandt F. (1987)** Speech cue enhancement for the hearing impaired: Amplification of burst/murmur cues for improved perception of final stop voicing. J Rehab Res Dev, 24(4):207-216.

1493 **Revoile S, Holden-Pitt L, Edward D, Pickett J. (1986)** Some rehabilitative considerations for future speech-processing hearing aids. J Rehabil Res Dev, 23(1):89-94.

1494 **Rey G, Knoblauch K, Jouvent R, Collet L, Dubal S. (2010)** The experience of pleasure before and after hearing rehabilitation. Int J Rehabil Res, 33(2):158-64.

1495 **Reynolds GS, Stevens SS. (1960)** Binaural summation of loudness. J Acoust Soc Amer, 32:1337-1344.

1496 **Richards VM, Moore BCJ, Launer S. (2006)** Potential benefits of across-aid communication for bilaterally aided people: listening in a car. Int J Audiol, 45(3):182-9.

1497 **Richardson B. (1990)** Separating signal and noise in vibrotactile devices for the deaf. Brit J Audiol, 24(2):105-109.

1498 **Ricketts T. (2000)** Directivity quantification in hearing aids: fitting and measurement effects. Ear & Hear, 21(1):45-58.

1499 **Ricketts T. (2000)** Impact of noise source configuration on directional hearing aid benefit and performance. Ear & Hear, 21(3):194-205.

1500 **Ricketts T, Henry P. (2002)** Evaluation of an adaptive, directional-microphone hearing aid. Int J Audiol, 41(2):100-12.

1501 **Ricketts T, Henry P. (2002)** Low-frequency gain compensation in directional hearing aids. Am J Audiol, 11(1):29-41.

1502 **Ricketts T, Henry P, Gnewikow D. (2003)** Full time directional versus user selectable microphone modes in hearing aids. Ear & Hear, 24(5):424-39.

1503 **Ricketts T, Hornsby B, Johnson E. (2005)** Adaptive directional benefit in the near field: competing sound angle and level effects. Semin Hear, 26(2):59-69.

1504 **Ricketts T, Lindley G, Henry P. (2001)** Impact of compression and hearing aid style on directional hearing aid benefit and performance. Ear & Hear, 22(4):348-61.

1505 **Ricketts T, Mueller HG. (2000)** Predicting directional hearing aid benefit for individual listeners. J Am Acad Audiol, 11(10):561-569.

1506 **Ricketts TA, Dittberner AB, Johnson EE. (2008)** High-frequency amplification and sound quality in listeners with normal through moderate hearing loss. J Speech Lang Hear Res, 51(1):160-72.

1507 **Ricketts TA, Galster J. (2008)** Head angle and elevation in classroom environments: implications for amplification. J Speech Lang Hear Res, 51(2):516-25.

1508 **Ricketts TA, Henry PP, Hornsby BW. (2005)** Application of frequency importance functions to directivity for prediction of benefit in uniform fields. Ear & Hear, 26(5):473-86.

1509 **Ricketts TA, Hornsby BW. (2003)** Distance and reverberation effects on directional benefit. Ear & Hear, 24(6):472-84.

1510 **Ricketts TA, Hornsby BW. (2005)** Sound quality measures for speech in noise through a commercial hearing aid implementing digital noise reduction. J Am Acad Audiol, 16(5):270-7.

1511 **Ringdahl A. (2000)** Private communication.

1512 **Ringdahl A, Eriksson-Mangold M, Andersson G. (1998)** Psychometric evaluation of the Gothenburg Profile for measurement of experienced hearing disability and handicap: applications with new hearing aid candidates and experienced hearing aid users. Brit J Audiol, 32:375-385.

1513 **Robbins AM, Svirsky M, Osberger MJ, Pisoni DB. (1998)** Beyond the audiogram: The role of functional assessments. In Children with hearing impairments: Contemporary trends, Bess F (ed) Vanderbilt Bill Wilkerson Center press: Nashville.

1514 **Robbins A, Renshaw J, Berry S. (1991)** Evaluating meaningful auditory integration in profoundly hearing-impaired children. Amer J Otol, 12 Suppl:144-150.

1515 **Robertson P. (1996)** A guide to NOAH-compatible programmable fitting software. Hear Rev, 3 (2):12, 14, 16, 19, 28-30.

1516 **Robinson CE, Huntington DA. (1973)** The intelligibility of speech processed by delayed long-term averaged compression amplification. J Acoust Soc Amer, 54:314.

1517 **Robinson JD, Baer T, Moore BCJ. (2007)** Using transposition to improve consonant discrimination and detection for listeners with severe high-frequency hearing loss. Int J Audiol, 46(6):293-308.

1518 **Robinson JD, Stainsby TH, Baer T, Moore BCJ. (2009)** Evaluation of a frequency transposition algorithm using wearable hearing aids. Int J Audiol, 48(6):384-393.

1519 **Robinson K, Gatehouse S. (1995)** Changes in intensity discrimination following monaural long-term use of a hearing aid. J Acoust Soc Amer, 97(2):1183-1190.

1520 **Robinson S, Cane M, Lutman M. (1989)** Relative benefits of stepped and constant bore earmoulds: a crossover trial. Brit J Audiol, 23(3):221-228.

1521 **Rodgers CAP. (1981)** Pinna transformations and sound reproduction. J Audio Eng Soc, 29(4):226-234.

1522 **Rogers DS, Harkrider AW, Burchfield SB, Nabelek AK. (2003)** The influence of listener's gender on the acceptance of background noise. J Am Acad Audiol, 14(7):372-82.

1523 **Roland PS, Shoup AG, Shea MC, Richey HS, Jones DB. (2001)** Verification of improved patient outcomes with a partially implantable hearing aid, The SOUNDTEC direct hearing system. Laryngoscope, 111(10):1682-6.

1524 **Romanow FF. (1942)** Methods of measuring the performance of hearing aids. J Acoust Soc Amer, 13(1):294-304.

1525 **Rosen S, Faulkner A, Smith D. (1990)** The psychoacoustics of profound hearing impairment. Acta Otolaryngol Suppl Stockh, 469:16-22.

1526 **Rosen S, Fourcin A, Moore BCJ. (1981)** Voice pitch as an aid to lipreading. Nature, 291(5811):150-152.

1527 **Rosengard PS, Payton KL, Braida LD. (2005)** Effect of slow-acting wide dynamic range compression on measures of intelligibility and ratings of speech quality in simulated-loss listeners. J Speech Lang Hear Res, 48(3):702-14.

1528 **Rosenhall U, Karlsson Espmark AK. (2003)** Hearing aid rehabilitation: what do older people want, and what does the audiogram tell? Int J Audiol, 42 Suppl 2:2S53-7.

1528a **Ross M. (1980)** Binaural versus monaural hearing aid amplification for hearing impaired individuals. In Binaural hearing and amplification, Libby ER (ed), 1-21. Zenetron: Chicago.

1529 **Ross M. (1987)** Aural rehabilitation revisited. J Acad Rehab Audiol, 20:13-23.

1530 **Ross M. (1997)** A retrospective look at the future of aural rehabilitation. J Acad Rehab Audiol, 30:11-28.

1531 **Ross M, Cirmo R. (1980)** Reducing feedback in a post-auricular hearing aid by implanting the receiver in an earmold. Volta Rev, Jan:40-44.

1532 **Ross M, Levitt H. (1997)** Consumer satisfaction is not enough: Hearing aids are still about hearing. Semin Hear, 18(1):7-10.

1533 **Rothpletz AM, Tharpe AM, Grantham DW. (2004)** The effect of asymmetrical signal degradation on binaural speech recognition in children and adults. J Speech Lang Hear Res, 47(2):269-80.

1534 **Roup CM, Noe CM. (2009)** Hearing aid outcomes for listeners with high-frequency hearing loss. Am J Audiol, 18(1):45-52.

1535 **Roush J. (2000)** Implementing parent-infant services: advice from families. In Sound Foundation through Early Amplification, Seewald RA (ed), 159-165. Stafa, Switzerland, Phonak.

1536 **Rowland RC, Tobias JV. (1967)** Interaural intensity difference limens. J Speech Hear Res, 10:745-756.

1537 **Rubinstein A, Boothroyd A. (1987)** Effect of two approaches to auditory training on speech recognition by hearing-impaired adults. J Speech Hear Res, 30(2):153-160.

1538 **Rudner M, Ronnberg J, Lunner T. (2011)** Working memory supports listening in noise for persons with hearing impairment. J Am Acad Audiol, 22(3):156-167.

1539 **Rupp R, Higgins J, Maurer J. (1977)** A feasibility scale for predicting hearing aid use (FSPHAU) with older individuals. J Acad Rehab Audiol, 10:81-104.

1540 **Russ SA, Kuo AA, Poulakis Z, Barker M, Rickards F, Saunders K, et al. (2004)** Qualitative analysis of parents' experience with early detection of hearing loss. Arch Dis Child, 89(4):353-358.

1541 **Saliba I, Calmels MN, Wanna G, Iversenc G, James C, Deguine O, Fraysse B. (2005)** Binaurality in middle ear implant recipients using contralateral digital hearing aids. Otol Neurotol, 26(4):680-685.

1542 **Salvinelli F, Maurizi M, Calamita S, D'Alatri L, Capelli A, Carbone A. (1991)** The external ear and the tympanic membrane. A three-dimensional study. Scand Audiol, 20(4):253-256.

1543 **Sammeth CA, Dorman MF, Stearns CJ. (1999)** The role of consonant-vowel amplitude ratio in the recognition of voiceless stop consonants by listeners with hearing impairment. J Speech Lang Hear Res, 42(1):42-55.

1544 **Sanborn PE. (1998)** Predicting hearing aid response in real ears. J Acoust Soc Amer, 103(6):3407-17.

1545 **Sandel TT, Teas DC, Feddersen WE, Jeffress LA. (1955)** Localization of sound from single and paired sources. J Acoust Soc Amer, 27:842-852.

1547 **Sarampalis A, Kalluri S, Edwards B, Hafter E. (2009)** Objective measures of listening effort: effects of background noise and noise reduction. J Speech Lang Hear Res, 52(5):1230-40.

1548 **Sasaki T, Yamamoto K, Iwaki T, Kubo T. (2009)** Assessing binaural/bimodal advantages using auditory event-related potentials in subjects with cochlear implants. Auris Nasus Larynx, 36(5):541-6.

1549 **Saunders G. (1997)** Other evaluative approaches. In Practical hearing aid selection and fitting, Tobin H (ed), 103-119. Dept of Veterans Affairs: Washington, D.C.

1550 **Saunders GH, Cienkowski KM. (2002)** A test to measure subjective and objective speech intelligibility. J Am Acad Audiol, 13(1):38-49.

1551 **Saunders GH, Cienkowski KM, Forsline A, Fausti S. (2005)** Normative data for the Attitudes Towards Loss of Hearing Questionnaire. J Am Acad Audiol, 16(9):637-52.

1552 **Saunders GH, Forsline A. (2006)** The Performance-Perceptual Test (PPT) and its relationship to aided reported handicap and hearing aid satisfaction. Ear & Hear, 27(3):229-42.

1553 **Saunders GH, Forsline A, Fausti SA. (2004)** The performance-perceptual test and its relationship to unaided reported handicap. Ear & Hear, 25(2):117-26.

1554 **Saunders GH, Lewis MS, Forsline A. (2009)** Expectations, prefitting counseling, and hearing aid outcome. J Am Acad Audiol, 20(5):320-34.

1555 **Saunders GH, Morgan DE. (2003)** Impact on hearing aid targets of measuring thresholds in dB HL versus dB SPL. Int J Audiol, 42(6):319-26.

1556 **Savage I, Dillon H, Byrne D, Bachler H. (2006)** Experimental evaluation of different methods of limiting the maximum output of hearing aids. Ear & Hear, 27(5):550-62.

1557 **Scarinci N, Worrall L, Hickson L. (2008)** The effect of hearing impairment in older people on the spouse. Int J Audiol, 47(3):141-51.

1558 **Scarinci N, Worrall L, Hickson L. (2009)** The effect of hearing impairment in older people on the spouse: development and psychometric testing of the significant other scale for hearing disability (SOS-HEAR). Int J Audiol, 48(10):671-83.

1559 **Scarinci N, Worrall L, Hickson L. (2009)** The ICF and third-party disability: its application to spouses of older people with hearing impairment. Disabil Rehabil, 31(25):2088-100.

1560 **Scharf B. (1970)** Critical bands. In Foundations of modern auditory theory, Tobias JV (ed) Academic Press: New York.

1561 **Scharf B, Fishken D. (1970)** Binaural summation of loudness reconsidered. J Exp Psychol, 86:374-379.

1562 **Scharf B, Magnan J, Collet L, Ulmer E, Chays A. (1994)** On the role of the olivocochlear bundle in hearing: a case study. Hear Res, 75(1-2):11-26.

1563 **Schilling JR, Miller RL, Sachs MB, Young ED. (1998)** Frequency-shaped amplification changes the neural representation of speech with noise-induced hearing loss. Hear Res, 117(1-2):57-70.

1564 **Schimanski G. (1992)** [Silicone foreign body in the middle ear caused by auditory canal impression in hearing aid fitting]. HNO, 40(2):67-68.

1565 **Schlegel RE, Ravindran AR, Raman S, Grant H. (2001)** Wireless telephone-hearing aid electromagnetic compatibility research at the University of Oklahoma. J Am Acad Audiol, 12(6):301-8.

1566 **Schmuziger N, Schimmann F, Wengen D, Patscheke J, Probst R. (2006)** Long-term assessment after implantation of the Vibrant Soundbridge device. Otol Neurotol, 27(2):183-8.

1567 **Schoepflin JR. (2007)** Binaural interference in a child: a case study. J Am Acad Audiol, 18(6):515-21.

1568 **Schow RL, Nerbonne MA. (1980)** Hearing handicap and Denver scales: applications, categories and interpretation. J Acad Rehab Audiol, 13:66-77.

1569 **Schow RL, Nerbonne MA. (1982)** Communication screening profile: use with elderly clients. Ear & Hear, 3(3):135-47.

1570 **Schow R, Brockett J, Sturmak M, Longhurst T. (1989)** Self-assessment of hearing in rehabilitative audiology: developments in the USA. Brit J Audiol, 23(1):13-24.

1571 **Schreurs K, Olsen W. (1985)** Comparison of monaural and binaural hearing aid use on a trial period basis. Ear & Hear, 6(4):198-202.

1572 **Schroeder MR. (1959)** Improvement of acoustic feedback stability in public address systems. In Proc Third Int Cong on Acoust, Cremer L (ed), 771-775. Elsevier Publishing Co: N.Y.

1573 **Schuknecht HF, Gacek MR. (1993)** Cochlear pathology in presbycusis. Ann Otol Rhinol Laryngol, 102(1 Pt 2):1-16.

1574 **Schulze-Gattermann H, Illg A, Schoenermark M, Lenarz T, Lesinski-Schiedat A. (2002)** Cost-benefit analysis of pediatric cochlear implantation: German experience. Otol Neurotol, 23(5):674-81.

1575 **Schum DJ. (1992)** Responses of elderly hearing aid users on the hearing aid performance inventory. J Am Acad Audiol, 3(5):308-314.

1576 **Schum DJ. (1993)** Test-retest reliability of a shortened version of the hearing aid performance inventory. J Am Acad Audiol, 4(1):18-21.

1577 **Schum DJ. (1997)** Beyond hearing aids: Clear speech training as an intervention strategy. The Hear J, 50(10):36-38.

1578 **Schum DJ. (1999)** Perceived hearing aid benefit in relation to perceived needs. J Amer Acad Audiol, 10(1):40-5.

1579 **Schwartz DM, Lyregaard PE, Lundh P. (1988)** Hearing aid selection for severe-to-profound hearing loss. The Hear J, 41(2):13-17.

1580 **Schweitzer C, Mortz M, Vaughan N. (1999)** Perhaps not by prescription- but by perception. Hear Rev- High Performance Hearing Solutions, 3:5-62.

1580a **Scollie SD. (2008)** Children's speech recognition scores: the Speech Intelligibility Index and proficiency factors for age and hearing level. Ear & Hear, 29(4):543-56.

1581 **Scollie S, Ching TY, Seewald R, Dillon H, Britton L, Steinberg J, Corcoran J. (2010)** Evaluation of the NAL-NL1 and DSL v4.1 prescriptions for children: Preference in real world use. Int J Audiol, 49 Suppl 1:S49-63.

1582 **Scollie S and Seewald R. (1999)** Private communication.

1583 **Scollie S, Seewald R, Cornelisse L, Moodie S, Bagatto M, Laurnagaray D, Beaulac S, Pumford J. (2005)** The Desired Sensation Level multistage input/output algorithm. Trends Amplif, 9(4):159-97.

1584 **Scollie SD. (2008)** Children's speech recognition scores: the Speech Intelligibility Index and proficiency factors for age and hearing level. Ear & Hear, 29(4):543-56.

1585 **Scollie SD, Ching TY, Seewald RC, Dillon H, Britton L, Steinberg J, King K. (2010)** Children's speech perception and loudness ratings when fitted with hearing aids using the DSL v.4.1 and the NAL-NL1 prescriptions. Int J Audiol, 49 Suppl 1:S26-34.

1586 **Scollie SD, Seewald RC. (2002)** Evaluation of electroacoustic test signals I: Comparison with amplified speech. Ear & Hear, 23(5):477-87.

1587 **Scollie SD, Seewald RC, Cornelisse LE, Jenstad LM. (1998)** Validity and repeatability of level-independent HL to SPL transforms. Ear & Hear, 19(5):407-13.

1588 **Scollie SD, Seewald RC, Cornelisse LE, Miller SM. (1998)** Procedural considerations in the real-ear measurement of completely-in-the-canal instruments. J Am Acad Audiol, 9(3):216-20.

1589 **Seabury D, Hill BJ. (2007)** Hearing aid compatibility (HAC) and wireless devices. Hear Rev, 14(4):98-106.

1590 **Searchfield GD, Kaur M, Martin WH. (2010 Aug)** Hearing aids as an adjunct to counseling: tinnitus patients who choose amplification do better than those that don't. Int J Audiol, 49(8):574-9.

1591 **Sebkova J, Bamford J. (1981)** Evaluation of binaural hearing aids in children using localization and speech intelligibility tasks. Brit J Audiol, 15(2):125-132.

1592 **Sebkova J, Bamford J. (1981)** Some effects of training and experience for children using one and two hearing aids. Brit J Audiol, 15(2):133-141.

1593 **Seeber BU, Baumann U, Fastl H. (2004)** Localization ability with bimodal hearing aids and bilateral cochlear implants. J Acoust Soc Amer, 116(3):1698-709.

1593a **Seeto M, Ching T, Gardner-Berry K, Dillon H. (Unpublished data)** Analysis of hearing loss characteristics of children in the Longitudinal Outcomes of Children with Hearing Impairment study.

1594 **Seewald R. (1998)** Private communication.

1595 **Seewald R. (2000)** Infants are not average adults: Clinical procedures for individualizing the fitting of amplification in infants and toddlers. In Sound Foundation through Early Amplification, Seewald R (ed). Stafa, Switzerland, Phonak.

1596 **Seewald R, Tharpe AM. (2011)** Comprehensive handbook of pediatric audiology. Plural Publishing: San Diego.

1597 **Seewald RC, Cornelisse LE, Black SL, Block MG. (1996)** Verifying the real-ear-gain in CIC instruments. The Hear J, 49(6):25-33.

1598 **Seewald RC, Moodie KS, Sinclair ST, Scollie SD. (1999)** Predictive validity of a procedure for pediatric hearing instrument fitting. Am J Audiol, 8(2):143-52.

1599 **Seewald RC, Scollie SD. (2003)** An approach for ensuring accuracy in pediatric hearing instrument fitting. Trends Amplif, 7(1):29-40.

1600 **Seewald R, Ramji K, Sinclair S, Moodie K, Jamieson D. (1993)** Computer-assisted implementation of the desired sensation level method for electroacoustic selection and fitting in children: Version 3.1. Users Manual. The University of Western Ontario: London, Ontario.

1601 **Seewald R, Ross M, Spiro M. (1985)** Selecting amplification characteristics for young hearing-impaired children. Ear & Hear, 6(1):48-53.

1602 **Sek A, Alcantara J, Moore BC J, Kluk K, Wicher A. (2005)** Development of a fast method for determining psychophysical tuning curves. Int J Audiol, 44(7):408-20.

1603 **Sensimetrics.** Seeing and hearing speech. Accessed January 2011. www.seeingspeech.com.

1604 **Serpanos YC, Gravel JS. (2000)** Assessing growth of loudness in children by cross-modality matching. J Am Acad Audiol, 11(4):190-202.

1605 **Serpanos YC, Gravel JS. (2004)** Revisiting loudness measures in children using a computer method of cross-modality matching (CMM). J Am Acad Audiol, 15(7):486-97.

1606 **Sessler GM, West JE. (1962)** Self-biased condenser microphone with high capacitance. J Acoust Soc Amer, 34:1787-1788.

1607 **Shanks JE, Wilson RH, Larson V, Williams D. (2002)** Speech recognition performance of patients with sensorineural hearing loss under unaided and aided conditions using linear and compression hearing aids. Ear & Hear, 23(4):280-90.

1608 **Shannon RV, Galvin JJ3, Baskent D. (2002)** Holes in hearing. J Assoc Res Otolaryngol, 3(2):185-99.

1609 **Shapiro I. (1976)** Hearing aid fitting by prescription. Audiology, 15:163-173.

1610 **Shapiro I. (1979)** Evaluation of relationship between hearing threshold and loudness discomfort level in sensorineural hearing loss. J Speech Hear Disord, 64:31-36.

1611 **Sharma A, Cardon G, Henion K, Roland P. (2011)** Cortical maturation and behavioral outcomes in children with auditory neuropathy spectrum disorder. Int J Audiol, 50(2):98-106.

1612 **Sharma A, Gilley PM, Dorman MF, Baldwin R. (2007)** Deprivation-induced cortical reorganization in children with cochlear implants. Int J Audiol, 46(9):494-9.

1613 **Sharma A, Martin K, Roland P, Bauer P, Sweeney MH, Gilley P, Dorman M. (2005)** P1 latency as a biomarker for central auditory development in children with hearing impairment. J Am Acad Audiol, 16(8):564-73.

1614 **Shaw DW. (1999)** Allergic contact dermatitis to benzyl alcohol in a hearing aid impression material. Am J Contact Dermat, 10(4):228-32.

1615 **Shaw EAG. (1974)** Acoustic response of external ear replica at various angles of incidence. J Acoust Soc Amer, 55:432(A).

1616 **Shaw EAG. (1974)** Transformation of sound pressure level from the free field to the eardrum in the horizontal plane. J Acoust Soc Amer, 56:1848-1861.

1617 **Shaw EAG. (1975)** The external ear: new knowledge. Scand Audiol, Suppl 5:24-50.

1618 **Shaw EAG. (1980)** Acoustics of the external ear. In Acoustical factors affecting hearing aid performance, Studebaker GA, Hochberg I (eds), 109-125. University Park: Baltimore.

1619 **Shaw WA, Newman EB, Hirsh IL. (1947)** The difference between monaural and binaural thresholds. J Exp Psychol, 37:229-242.

1620 **Shepard N, Davis J, Gorga M, Stelmachowicz P. (1981)** Characteristics of hearing-impaired children in the public schools: part I - demographic data. J Speech Hear Disord, 46(2):123-129.

1621 **Shields PW, Campbell DR. (2001)** Improvements in intelligibility of noisy reverberant speech using a binaural subband adaptive noise-cancellation processing scheme. J Acoust Soc Amer, 110(6):3232-42.

1622 **Shorter DEL, Manson WI, Stebbings DW. (1967)** The dynamic characteristics of limiters for sound programme circuits. BBC Engineering Monograph No. 70. British Broadcasting Corporation.

1623 **Siegenthaler B, Craig C. (1981)** Monaural vs binaural speech reception threshold and word discrimination scores in the hearing impaired. J Aud Res, 21(2):133-135.

1624 **Silman S. (1995)** Binaural interference in multiple sclerosis: case study. J Amer Acad Audiol, 6(3):193-196.

1625 **Silman S, Gelfand S, Silverman C. (1984)** Late-onset auditory deprivation: effects of monaural versus binaural hearing aids. J Acoust Soc Amer, 76(5):1357-1362.

1626 **Silman S, Silverman C, Emmer M, Gelfand S. (1992)** Adult-onset auditory deprivation. J Amer Acad Audiol, 3(6):390-396.

1627 **Silman S, Silverman C, Emmer M, Gelfand S. (1993)** Effects of prolonged lack of amplification on speech-recognition performance: preliminary findings. J Rehabil Res Dev, 30(3):326-332.

1628 **Silverman CA, Silman S, Emmer MB, Schoepflin JR, Lutolf JJ. (2006)** Auditory deprivation in adults with asymmetric, sensorineural hearing impairment. J Am Acad Audiol, 17(10):747-62.

1629 **Silverman C, Silman S. (1990)** Apparent auditory deprivation from monaural amplification and recovery with binaural amplification: two case studies. J Amer Acad Audiol, 1(4):175-180.

1630 **Silverstein H, Atkins J, Thompson JHJ, Gilman N. (2005)** Experience with the SOUNDTEC implantable hearing aid. Otol Neurotol, 26(2):211-7.

1631 **Simon HJ. (2005)** Bilateral amplification and sound localization: Then and now. J Rehabil Res Dev, 42(4 Suppl 2):117-32.

1632 **Simpson A. (2009)** Frequency-lowering devices for managing high-frequency hearing loss: a review. Trends Amplif, 13(2):87-106.

1633 **Simpson A, Hersbach AA, McDermott HJ. (2005)** Improvements in speech perception with an experimental nonlinear frequency compression hearing device. Int J Audiol, 44(5):281-92.

1634 **Simpson A, Hersbach AA, McDermott HJ. (2006)** Frequency-compression outcomes in listeners with steeply sloping audiograms. Int J Audiol, 45(11):619-29.

1635 **Simpson A, McDermott HJ, Dowell RC. (2005)** Benefits of audibility for listeners with severe high-frequency hearing loss. Hear Res, 210(1-2):42-52.

1636 **Simpson AM, Moore BCJ, Glasberg BR. (1990)** Spectral enhancement to improve the intelligibility of speech in noise for hearing-impaired listeners. Acta Otolaryngol (Stock) Suppl, 469:101-107.

1637 **Sinclair S, Noble W, Byrne D. (1999)** The feasibility of improving auditory localization with a high-fidelity, completely-in-the-canal hearing aid. Aust J Audiol, 21:83-92.

1638 **Singer J, Healey J, Preece J. (1997)** Hearing instruments: A psychologic and behavioral perspective. Hear Rev- High Performance Hearing Solutions, 1:23-27.

1639 **Skafte MD. (1990)** Commemorative: 50 years of hearing health care 1940-1990. Hear Instrum, 41(9 Part 2):8-127.

1640 **Skinner MW. (1980)** Speech intelligibility in noise-induced hearing loss: Effects of high-frequency compensation. J Acoust Soc Amer, 67:306-317.

1641 **Skinner M, Binzer S, Fredrickson J, Smith P, Holden T, Holden L, et al. (1988)** Comparison of benefit from vibrotactile aid and cochlear implant for postlinguistically deaf adults. Laryngoscope, 98(10):1092-1099.

1642 **Skinner M, Karstaedt M, Miller J. (1982)** Amplification bandwidth and speech intelligibility for two listeners with sensorineural hearing loss. Audiology, 21(3):251-268.

1643 **Skinner M, Pascoe D, Miller J, Popelka G. (1982)** Measurements to determine the optimal placement of speech energy within the listener's auditory area: A basis for selecting amplification characteristics. In The Vanderbilt hearing-aid report, Studebaker G, Bess F (eds), 161-169. Monographs in Contemporary Audiology: Upper Darby, PA.

1644 **Skoe E, Kraus N. (2010)** Auditory brain stem response to complex sounds: a tutorial. Ear & Hear, 31(3):302-24.

1645 **Smaldino, J, Anderson, K. (1997)** Development of the Listening Inventory for Education. Second Biennial Hearing Aid Research and Development Conference. Bethsesda, Maryland.

1646 **Smaldino S, Smaldino J. (1988)** The influence of aural rehabilitation and cognitive style disclosure on the perception of hearing handicap. J Acad Rehab Audiol, 21:57-64.

1647 **Smeds K. (2004)** Is normal or less than normal overall loudness preferred by first-time hearing aid users? Ear & Hear, 25(2):159-72.

1648 **Smeds K, Keidser G, Zakis J, Dillon H, Leijon A, Grant F, et al. (2006)** Preferred overall loudness. I: Sound field presentation in the laboratory. Int J Audiol, 45(1):2-11.

1649 **Smeds K, Keidser G, Zakis J, Dillon H, Leijon A, Grant F, et al. (2006)** Preferred overall loudness. II: Listening through hearing aids in field and laboratory tests. Int J Audiol, 45(1):12-25.

1650 **Smeds K, Leijon A. (2001)** Threshold-based fitting methods for non-linear (WDRC) hearing instruments - comparison of acoustic characteristics. Scand Audiol, 30(4):213-22.

1652 **Smiljanic R, Bradlow AR. (2005)** Production and perception of clear speech in Croatian and English. J Acoust Soc Amer, 118(3 Pt 1):1677-88.

1653 **Smith, LZ, Boothroyd, A. (1989)** Performance intensity function and speech perception in hearing impaired children. Annual Conv American Speech-Language-Hearing Association. St Louis.

1654 **Smith P, Mack A, Davis A. (2008)** A multicenter trial of an assess-and-fit hearing aid service using open canal fittings and comply ear tips. Trends Amplif, 12(2):121-36.

1655 **Smith SL, West RL. (2006)** The application of self-efficacy principles to audiologic rehabilitation: a tutorial. Am J Audiol, 15(1):46-56.

1656 **Smits C, Houtgast T. (2005)** Results from the Dutch speech-in-noise screening test by telephone. Ear & Hear, 26(1):89-95.

1657 **Smits C, Kapteyn TS, Houtgast T. (2004)** Development and validation of an automatic speech-in-noise screening test by telephone. Int J Audiol, 43(1):15-28.

1658 **Smits C, Kramer SE, Houtgast T. (2006)** Speech reception thresholds in noise and self-reported hearing disability in a general adult population. Ear & Hear, 27(5):538-49.

1659 **Snapp HA, Fabry DA, Telischi FF, Arheart KL, Angeli SI. (2010)** A clinical protocol for predicting outcomes with an implantable prosthetic device (Baha) in patients with single-sided deafness. J Am Acad Audiol, 21(10):654-62.

1660 **Snik AF, Verhaegen V, Mulder J, Cremers CW. (2010)** Cost-effectiveness of implantable middle ear hearing devices. Adv Otorhinolaryngol, 69:14-19.

1661 **Snik AF, Beynon AJ, Mylanus EA, van der Pouw CT, Cremers CW. (1998)** Binaural application of the bone-anchored hearing aid. Ann Otol Rhinol Laryngol, 107(3):187-93.

1662 **Snik AF, Bosman AJ, Mylanus EA, Cremers CW. (2004)** Candidacy for the bone-anchored hearing aid. Audiol Neurotol, 9(4):190-6.

1663 **Snik AF, Dreschler WA, Tange RA, Cremers CW. (1998)** Short- and long-term results with implantable transcutaneous and percutaneous bone-conduction devices. Arch Otolaryngol Head Neck Surg, 124(3):265-8.

1664 **Snik AF, Mylanus EA, Cremers CW. (2001)** The bone-anchored hearing aid: a solution for previously unresolved otologic problems. Otolaryngol Clin North Am, 34(2):365-72.

1665 **Snik AF, Mylanus EA, Cremers CW. (2002)** The bone-anchored hearing aid in patients with a unilateral air-bone gap. Otol Neurotol, 23(1):61-6.

1666 **Snik AF, Mylanus EA, Proops DW, Wolfaardt JF, Hodgetts WE, Somers T, Niparko JK, Wazen JJ, Sterkers O, Cremers CW, Tjellstrom A. (2005)** Consensus statements on the BAHA system: where do we stand at present? Ann Otol Rhinol Laryngol Suppl, 195:2-12.

1667 **Snik AF, van den Borne P, Brokx JP, Hoekstra C. (1995)** Hearing aid fitting in profoundly hearing-impaired children: comparison of prescription rules. Scand Audiol, 24:225-230.

1668 **Snik AF, Hombergen G. (1993)** Hearing aid fitting of preschool and primary school children. An evaluation using the insertion gain measurement. Scand Audiol, 22(4):245-250.

1669 **Snik AF, Mylanus E, Cremers CW. (1995)** The bone-anchored hearing aid compared with conventional hearing aids. Audiologic results and the patients' opinions. Otolaryngol Clin North Am, 28(1):73-83.

1670 **Snik AF, Cremers WR. (2000)** The effect of the "floating mass transducer" in the middle ear on hearing sensitivity. Am J Otol, 21(1):42-8.

1671 **Sockalingam R, Holmberg M, Eneroth K, Shulte M. (2009)** Binaural hearing aid communication shown to improve sound quality and localization. The Hear J, 62(10):46-47.

1672 **Soede W, Berkhout A, Bilsen F. (1993)** Development of a directional hearing instrument based on array technology. J Acoust Soc Amer, 94(2 Part 1):785-798.

1673 **Soede W, Bilsen F, Berkhout A. (1993)** Assessment of a directional microphone array for hearing-impaired listeners. J Acoust Soc Amer, 94(2 Pt 1):799-808.

1674 **Sommers MS, Tye-Murray N, Spehar B. (2005)** Auditory-visual speech perception and auditory-visual enhancement in normal-hearing younger and older adults. Ear & Hear, 26(3):263-75.

1675 **Song JE, Tanaka SM, Pinto JM, Rasmussen B, Ferro LM, Saadia-Redleaf MI. (2011)** Long-term effects of hearing aids on word recognition scores. Ann Otol Rhinol Laryngol, 120(5):314-9.

1676 **Sood A, Taylor JS. (2004)** Allergic contact dermatitis from hearing aid materials. Dermatitis, 15(1):48-50.

1677 **Sorri M, Piiparinen P, Huttunen K, Haho M, Tobey E, Thibodeau L, Buckley K. (2003)** Hearing aid users benefit from induction loop when using digital cellular phones. Ear & Hear, 24(2):119-32.

1678 **Southall K, Gagne JP, Leroux T. (2006)** Factors that influence the use of assistance technologies by older adults who have a hearing loss. Int J Audiol, 45(4):252-9.

1679 **Souza PE, Jenstad LM, Folino R. (2005)** Using multichannel wide-dynamic range compression in severely hearing-impaired listeners: effects on speech recognition and quality. Ear & Hear, 26(2):120-31.

1680 **Souza PE, Kitch V. (2001)** The contribution of amplitude envelope cues to sentence identification in young and aged listeners. Ear & Hear, 22(2):112-9.

1681 **Souza PE, Tremblay KL. (2006)** New perspectives on assessing amplification effects. Trends Amplif, 10(3):119-43.

1682 **Spindel J, Lambert P, Ruth R. (1995)** The round window electromagnetic implantable hearing aid approach. Otolaryngol Clin North Am, 28(1):189-205.

1683 **Spivak L, Sokol H, Auerbach C, Gershkovich S. (2009)** Newborn hearing screening follow-up: factors affecting hearing aid fitting by 6 months of age. Am J Audiol, 18(1):24-33.

1684 **Staab WJ. (1999)** Private communication.

1685 **Staab WJ, Martin RL. (1995)** Mixed-media impressions: A two-layer approach to taking ear impressions. The Hear J, 48(5):23-27.

1686 **Stach B. (1990)** Hearing aid amplification and central processing disorders. In Handbook of hearing aid amplification. Volume II: clinical considerations and fitting practices, Sandlin RE (ed), 87-111. College-Hill Press: Boston.

1687 **Stach BA, Loiselle LH, Jerger JF, Mintz SL, Taylor CD. (1987)** Clinical experience with personal FM assistive listening devices. Hear J, 10(5):24-30.

1688 **Stach B, Jerger J, Fleming K. (1985)** Central presbyacusis: a longitudinal case study. Ear & Hear, 6(6):304-306.

1689 **Stach B, Loiselle L, Jerger J. (1991)** Special hearing aid considerations in elderly patients with auditory processing disorders. Ear & Hear, 12(6 Suppl):131S-138S.

1690 **Stadler RW, Rabinowitz WM. (1993)** On the potential of fixed arrays for hearing aids. J Acoust Soc Amer, 94(3):1332-1342.

1691 **Staffel J, Hall JI, Grose J, Pillsbury H. (1990)** NoSo and NoSpi detection as a function of masker bandwidth in normal-hearing and cochlear-impaired listeners. J Acoust Soc Amer, 87(4):1720-1727.

1692 **Staller S, Parkinson A, Arcaroli J, Arndt P. (2002)** Pediatric outcomes with the nucleus 24 contour: North American clinical trial. Ann Otol Rhinol Laryngol Suppl, 189:56-61.

1693 **Stark P, Hickson L. (2004)** Outcomes of hearing aid fitting for older people with hearing impairment and their significant others. Int J Audiol, 43(7):390-8.

1694 **Stearns WP, Lawrence DW. (1977)** Binaural fitting of hearing aids. Hear Aid J, 30(4):12, 51-53.

1694a **Stein DM. (1983)** Psychosocial characteristics of school-age children with unilateral hearing loss. J Acad Rehab Audiol, 16:12-22.

1695 **Steinberg JC, Gardner MB. (1937)** The dependence of hearing impairment on sound intensity. J Acoust Soc Amer, 9:11-23.

1696 **Stelmachowicz P, Lewis D, Hoover B, Nishi K, McCreery R, Woods W. (2010)** Effects of digital noise reduction on speech perception for children with hearing loss. Ear & Hear, 31(3):345-55.

1697 **Stelmachowicz PG. (1999)** Personal communication.

1698 **Stelmachowicz PG. (1999)** Hearing aid outcome measures for children. J Amer Acad Audiol, 10(1):14-25.

1699 **Stelmachowicz PG, Dalzell S, Peterson D, Kopun J, Lewis DL, Hoover BE. (1998)** A comparison of threshold-based fitting strategies for nonlinear hearing aids. Ear & Hear, 19(2):131-8.

1700 **Stelmachowicz PG, Lewis DE, Hoover B, Keefe DH. (1999)** Subjective effects of peak clipping and compression limiting in normal and hearing-impaired children and adults. J Acoust Soc Amer, 105(1):412-22.

1701 **Stelmachowicz PG, Pittman AL, Hoover BM, Lewis DE. (2001)** Effect of stimulus bandwidth on the perception of /s/ in normal- and hearing-impaired children and adults. J Acoust Soc Amer, 110(4):2183-90.

1702 **Stelmachowicz PG, Pittman AL, Hoover BM, Lewis DE. (2002)** Aided perception of /s/ and /z/ by hearing-impaired children. Ear & Hear, 23(4):316-24.

1703 **Stelmachowicz PG, Pittman AL, Hoover BM, Lewis DE. (2004)** Novel-word learning in children with normal hearing and hearing loss. Ear & Hear, 25(1):47-56.

1704 **Stelmachowicz PG, Pittman AL, Hoover BM, Lewis DE, Moeller MP. (2004)** The importance of high-frequency audibility in the speech and language development of children with hearing loss. Arch Otolaryngol Head Neck Surg, 130(5):556-62.

1705 **Stelmachowicz P, Lewis D. (1988)** Some theoretical considerations concerning the relation between functional gain and insertion gain. J Speech Hear Res, 31(3):491-496.

1706 **Stelmachowicz P, Mace A, Kopun J, Carney E. (1993)** Long-term and short-term characteristics of speech: implications for hearing aid selection for young children. J Speech Hear Res, 36(3):609-620.

1707 **Stenfelt S. (2005)** Bilateral fitting of BAHAs and BAHA fitted in unilateral deaf persons: acoustical aspects. Int J Audiol, 44(3):178-89.

1708 **Stenfelt S, Hakansson B, Jonsson R, Granstrom G. (2000)** A bone-anchored hearing aid for patients with pure sensorineural hearing impairment: a pilot study. Scand Audiol, 29(3):175-85.

1709 **Stephens D. (2002)** The International Outcome Inventory for Hearing Aids (IOI-HA) and its relationship to the Client-oriented Scale of Improvement (COSI). Int J Audiol, 41(1):42-7.

1710 **Stephens D, Jones G, Gianopoulos I. (2000)** The use of outcome measures to formulate intervention strategies. Ear & Hear, 21(4 Suppl):15S-23S.

1711 **Stephens D, Lewis P, Davis A, Gianopoulos I, Vetter N. (2001)** Hearing aid possession in the population: lessons from a small country. Audiology, 40(2):104-11.

1712 **Stephens S, Anderson C. (1971)** Experimental studies on the uncomfortable loudness level. J Speech Hear Res, 14:262-270.

1713 **Stephens SD. (1999)** Private communication.

1714 **Stephens SD, Hetu R. (1991)** Impairment, disability, and handicap in audiology: towards a consensus. Audiology, 30:185-200.

1715 **Stephens S, Callaghan D, Hogan S, Meredith R, Rayment A, Davis A. (1991)** Acceptability of binaural hearing aids: a cross-over study. J R Soc Med, 84(5):267-269.

1716 **Stephens S, Callaghan D, Hogan S, Meredith R, Rayment A, Davis A. (1990)** Hearing disability in people aged 50-65: effectiveness and acceptability of rehabilitative intervention. Brit Med J, 300(6723):508-511.

1717 **Stephens S, Meredith R. (1990)** Physical handling of hearing aids by the elderly. Acta Otolaryngol Suppl Stockh, 476:281-285.

1718 **Stephens S, Meredith R, Callaghan D, Hogan S, Rayment A. (1990)** Early intervention and rehabilitation: factors influencing outcome. Acta Otolaryngol Suppl Stockh, 476:221-225.

1719 **Sterkers O, Boucarra D, Labassi S, Bebear JP, Dubreuil C, Frachet B, Fraysse B, Lavieille JP, Magnan J, Martin C, Truy E, Uziel A, Vaneecloo FM. (2003)** A middle ear implant, the Symphonix Vibrant Soundbridge: retrospective study of the first 125 patients implanted in France. Otol Neurotol, 24(3):427-36.

1720 **Sticka, CJ. (2007)** Development and evaluation of a quality of life inventory for individuals with adult-onset hearing loss. Fourth International Adult Aural Rehabilitation Conference. Portland.

1721 **Stinson MR, Daigle GA. (2004)** Effect of handset proximity on hearing aid feedback. J Acoust Soc Amer, 115(3):1147-56.

1722 **Stone MA, Moore BCJ. (1999)** Tolerable hearing aid delays. I. Estimation of limits imposed by the auditory path alone using simulated hearing losses. Ear & Hear, 20(3):182-92.

1723 **Stone MA, Moore BCJ. (2002)** Tolerable hearing aid delays. II. Estimation of limits imposed during speech production. Ear & Hear, 23(4):325-38.

1724 **Stone MA, Moore BCJ. (2003)** Effect of the speed of a single-channel dynamic range compressor on intelligibility in a competing speech task. J Acoust Soc Amer, 114(2):1023-34.

1725 **Stone MA, Moore BCJ. (2003)** Tolerable hearing aid delays. III. Effects on speech production and perception of across-frequency variation in delay. Ear & Hear, 24(2):175-83.

1726 **Stone MA, Moore BCJ. (2004)** Estimated variability of real-ear insertion response (REIR) due to loudspeaker type and placement. Int J Audiol, 43(5):271-5.

1727 **Stone MA, Moore BCJ. (2005)** Tolerable hearing-aid delays: IV. effects on subjective disturbance during speech production by hearing-impaired subjects. Ear & Hear, 26(2):225-35.

1728 **Stone MA, Moore BCJ, Alcantara JI, Glasberg BR. (1999)** Comparison of different forms of compression using wearable digital hearing aids. J Acoust Soc Amer, 106(6):3603-19.

1729 **Stone MA, Moore BCJ. (1992)** Spectral feature enhancement for people with sensorineural hearing impairment: Effects on speech intelligibility and quality. J Rehab Res Dev, 29(2):39-56.

1730 **Stone M, Moore BCJ. (1992)** Syllabic compression: effective compression ratios for signals modulated at different rates. Brit J Audiol, 26(6):351-361.

1731 **Storey L, Dillon H. (2001)** Estimating the location of probe microphones relative to the tympanic membrane. J Amer Acad Audiol, 12(3): 150-154.

1732 **Storey L, Dillon H. (Unpublished data)** Real ear unaided responses with and without a control microphone.

1733 **Storey L, Dillon H. (Unpublished data)** Self-consistent correction figures for hearing aids.

1734 **Storey L, Dillon H, Yeend I, Wigney D. (1998)** The National Acoustic Laboratories' procedure for selecting the saturation sound pressure level of hearing aids: experimental validation. Ear & Hear, 19(4):267-79.

1735 **Streitberger C, Perotti M, Beltrame MA, Giarbini N. (2009)** Vibrant Soundbridge for hearing restoration after chronic ear surgery. Rev Laryngol Otol Rhinol (Bord), 130(2):83-8.

1736 **Studdert-Kennedy M, Shankweiler D. (1970)** Hemispheric specialization for speech perception. J Acoust Soc Amer, 48(2):579-594.

1737 **Studebaker GA, Sherbecoe RL, McDaniel DM, Gray GA. (1997)** Age-related changes in monosyllabic word recognition performance when audibility is held constant. J Amer Acad Audiol, 8(3):150-162.

1738 **Studebaker G. (1992)** The effect of equating loudness on audibility-based hearing aid selection procedures. J Amer Acad Audiol, 3(2):113-118.

1739 **Studebaker G, Bisset J, Van OD, Hoffnung S. (1982)** Paired comparison judgments of relative intelligibility in noise. J Acoust Soc Amer, 72(1):80-92.

1740 **Sullivan J, Allsman C, Nielsen L, Mobley J. (1992)** Amplification for listeners with steeply sloping, high-frequency hearing loss. Ear & Hear, 13(1):35-45.

1741 **Sullivan R. (1988)** Probe tube microphone placement near the tympanic membrane. Hear Instrum, 39(7):43-44, 60.

1742 **Sullivan RF. (1988)** Transcranial ITE CROS. Hear Instrum, 39(1):11-12, 54.

1743 **Summerfield AQ, Marshall DH, Barton GR, Bloor KE. (2002)** A cost-utility scenario analysis of bilateral cochlear implantation. Arch Otolaryngol Head Neck Surg, 128(11):1255-62.

1744 **Summerfield Q. (1992)** Lipreading and audio-visual speech perception. Philos Trans R Soc Lond Biol. 335(1273):71-78.

1745 **Summers V. (2004)** Do tests for cochlear dead regions provide important information for fitting hearing aids? J Acoust Soc Amer, 115(4):1420-3.

1746 **Summers V, Molis MR, Musch H, Walden BE, Surr RK, Cord MT. (2003)** Identifying dead regions in the cochlea: psychophysical tuning curves and tone detection in threshold-equalizing noise. Ear & Hear, 24(2):133-42.

1747 **Sundewall, E, Behrens, T. (2004)** Cognitive function in relation to release times in hearing aids. Hearing in the Elderly: 1st International Congress on Geriatrc/ Gerontologic Audiology. Stockholm.

1748 **Surr RK, Cord MT, Walden BE. (1998)** Long-term versus short-term hearing aid benefit. J Amer Acad Audiol, 9(3):165-71.

1749 **Surr RK, Cord MT, Walden BE. (2001)** Response of hearing aid wearers to the absence of a user-operated volume control. The Hear J, 54(4):32-36.

1750 **Surr RK, Kolb JA, Cord MT, Garrus NP. (1999)** Tinnitus Handicap Inventory (THI) as a hearing aid outcome measure. J Amer Acad Audiol, 10(9):489-95.

1751 **Surr RK, Montgomery AA, Mueller HG. (1985)** Effect of amplification on tinnitus among new hearing aid users. Ear & Hear, 6(2):71-75.

1752 **Surr RK, Schuchman GI, Montgomery AA. (1978)** Factors influencing use of hearing aids. Arch Otolaryngol, 104:732-736.

1753 **Surr RK, Walden BE, Cord MT, Olson L. (2002)** Influence of environmental factors on hearing aid microphone preference. J Am Acad Audiol, 13(6):308-22.

1754 **Surr R, Hawkins D. (1988)** New hearing aid users' perception of the "hearing aid effect". Ear & Hear, 9(3):113-118.

1755 **Suzuki, Y. (2002)** DSP techniques to cope with upward spread of masking. Int Soc Audiol. Melbourne.

1756 **Swan IRC. (1989)** The acceptability of binaural hearing aids by first time hearing aid users. Brit J Audiol, 23:360.

1757 **Swan I, Browning G, Gatehouse S. (1987)** Optimum side for fitting a monaural hearing aid. 1. Patients' preference. Brit J Audiol, 21(1):59-65.

1758 **Swan I, Gatehouse S. (1987)** Optimum side for fitting a monaural hearing aid. 2. Measured benefit. Brit J Audiol, 21(1):67-71.

1759 **Swan I, Gatehouse S. (1987)** Optimum side for fitting a monaural hearing aid. 3. Preference and benefit. Brit J Audiol, 21(3):205-208.

1760 **Sweetow R, Palmer CV. (2005)** Efficacy of individual auditory training in adults: a systematic review of the evidence. J Am Acad Audiol, 16(7):494-504.

1761 **Sweetow RW. (1999a)** Counseling for hearing aid fittings. Singular Publishing Group: San Diego, Ca.

1762 **Sweetow RW. (1999b)** Counseling: It's the key to successful hearing aid fitting. The Hear J, 52(3):10-17.

1763 **Sweetow RW. (2001)** An analysis of entry-level, disposable, instant-fit, and implantable hearing aids. The Hear J, 54(2):28-43.

1764 **Sweetow RW, Reddell RC. (1978)** The use of masking level differences in the identification of children with perceptual problems. J Am Audiol Soc, 4(2):52-6.

1765 **Sweetow RW, Sabes JH. (2006)** The need for and development of an adaptive Listening and Communication Enhancement (LACE) Program. J Am Acad Audiol, 17(8):538-58.

1766 **Sweetow RW, Sabes JH. (2010)** Auditory training and challenges associated with participation and compliance. J Am Acad Audiol, 21(9):586-93.

1767 **Sweetow RW, Valla AF. (1997)** Effect of electroacoustic parameters on ampclusion in CIC hearing instruments. The Hear Rev, 4(9):8-22.

1768 **Sziklai I, Szilvassy J. (2011)** Functional gain and speech understanding obtained by Vibrant Soundbridge or by open-fit hearing aid. Acta Otolaryngol, 131(4):428-33.

1769 **Tan CT, Moore BCJ. (2008)** Perception of nonlinear distortion by hearing-impaired people. Int J Audiol, 47(5):246-56.

1770 **Taubman LB, Palmer CV, Durrant JD, Pratt S. (1999)** Accuracy of hearing aid use time as reported by experienced hearing aid wearers. Ear & Hear, 20(4):299-305.

1771 **Taylor K. (1993)** Self-perceived and audiometric evaluations of hearing aid benefit in the elderly. Ear & Hear, 14(6):390-394.

1773 **Teie PU. (2009)** Ear-coupler acoustics in receiver-in-the-aid fittings. Hear Rev, 16(13):10-16.

1774 **Teoh SW, Pisoni DB, Miyamoto RT. (2004)** Cochlear implantation in adults with prelingual deafness. Part II. Underlying constraints that affect audiological outcomes. Laryngoscope, 114(10): 1714-9.

1775 **ter Keurs M, Festen JM, Plomp R. (1992)** Effect of spectral envelope smearing on speech reception. J Acoust Soc Amer, 91:2872-2880.

1776 **ter Keurs M, Festen JM, Plomp R. (1993)** Effect of spectral envelope smearing on speech reception II. J Acoust Soc Amer, 93(3):1547-1552.

1777 **Tharpe AM. (2000)** Service delivery for children with multiple involvements: How are we going. In A Sound Foundation through Early Amplification, Seewald R (ed), 175-190. Switzerland, Phonak.

1777a **Tharpe AM, Ashmead DH, Ricketts TA, Rothpletz AM, Wall R. (2002)** Optimization of amplification for deaf-blind children. In A Sound Foundation Through Early Amplification, Seewald RC, Gravel JS (eds), 203-210. Stafa, Phonak AG.

1778 **Tharpe AM. (2008)** Unilateral and mild bilateral hearing loss in children: past and current perspectives. Trends Amplif, 12(1):7-15.

1779 **Thibodeau L. (2010)** Benefits of adaptive FM systems on speech recognition in noise for listeners who use hearing aids. Am J Audiol, 19(1):36-45.

1780 **Thompson SC, LoPresti JL, Ring EM, Nepomuceno HG, Beard JJ, Ballad WJ, Carlson EV. (2002)** Noise in miniature microphones. J Acoust Soc Amer, 111(2):861-6.

1781 **Thornton AR, Raffin MJM. (1978)** Speech discrimination scores modeled as a binomial variable. J Speech Hear Res, 23:507-518.

1782 **Thornton A, Bell I, Goodsell S, Whiles P. (1987)** The use of flexible probe tubes in insertion gain measurement. Brit J Audiol, 21(4):295-300.

1783 **Thornton A, Yardley L, Farrell G. (1987)** The objective estimation of loudness discomfort level using auditory brainstem evoked responses. Scand Audiol, 16(4):219-225.

1784 **Tjellstrom A, Hakansson B. (1995)** The bone-anchored hearing aid. Design principles, indications, and long-term clinical results. Otolaryngol Clin North Am, 28(1):53-72.

1785 **Tjellstrom A, Luetje CM, Hough JV, Arthur B, Hertzmann P, Katz B, Wallace P. (1997)** Acute human trial of the floating mass transducer. Ear Nose Throat J, 76(4):204-6, 209-10.

1786 **Tobey EA, Devous MDS, Buckley K, Overson G, Harris T, Ringe W, Martinez-Verhoff J. (2005)** Pharmacological enhancement of aural habilitation in adult cochlear implant users. Ear & Hear, 26(4 Suppl):45S-56S.

1787 **Tobias JV. (1963)** Application of a 'relative' procedure to a problem in binaural-beat perception. J Acoust Soc Amer, 35:1442-1447.

1788 **Todt I, Rademacher G, Wagner F, Schedlbauer E, Wagner J, Basta D, Ernst A. (2010)** Magnetic resonance imaging safety of the floating mass transducer. Otol Neurotol, 31(9):1435-40.

1789 **Todt I, Seidl RO, Gross M, Ernst A. (2002)** Comparison of different vibrant soundbridge audioprocessors with conventional hearing aids. Otol Neurotol, 23(5):669-73.

1790 **Tolson D, Swan I, Knussen C. (2002)** Hearing disability: a source of distress for older people and carers. Br J Nurs, 11(15):1021-5.

1791 **Tomita M, Mann WC, Welch TR. (2001)** Use of assistive devices to address hearing impairment by older persons with disabilities. Int J Rehabil Res, 24(4):279-89.

1792 **Tongen J, Fire KM. (2005)** Visual speech discrimination: Getting patients to recognise their hearing problems during testing. Hear Rev, 12(4):18-19.

1793 **Tonning F, Warland A, Tonning K. (1991)** Hearing instruments for the elderly hearing impaired. A comparison of in-the-canal and behind-the-ear hearing instruments in first-time users. Scand Audiol, 20(1):69-74.

1794 **Tonning FM. (1971)** Directional audiometry III. Acta Otolaryngol, 72:404-412.

1795 **Traynor R, Buckles K. (1997)** Personality typings: Audiology's new crystal ball. High Performance Hearing Solutions, 3(1):28-31.

1796 **Traynor RM. (1997)** The missing link for success in hearing aid fittings. The Hear J, 50(9):10-15.

1796a **Traynor RM, Fredrickson JM. (2007)** The future is here: The Otologics fully implantable hearing system. Accessed January 2012. http://www.audiologyonline. com/articles/article_detail.asp?article_id=1903 .

1797 **Tremblay K, Kraus N, Carrell TD, McGee T. (1997)** Central auditory system plasticity: generalization to novel stimuli following listening training. J Acoust Soc Amer, 102(6):3762-73.

1798 **Truy E, Philibert B, Vesson JF, Labassi S, Collet L. (2008)** Vibrant soundbridge versus conventional hearing aid in sensorineural high-frequency hearing loss: a prospective study. Otol Neurotol, 29(5):684-7.

1799 **Trychin S. (1991)** Manual for mental health professionals, Part II: Psycho-social challenges faced by hard of hearing people. SHHH Press: Bethseda, MD.

1800 **Turk R. (1986)** A clinical comparison between behind-the-ear and in-the-ear hearing aids. Audiol Acoustics, 25(3):78-86.

1801 **Turner CW, Cummings KJ. (1999)** Speech audibility for listeners with high-frequency hearing loss. Am J Audiol, 8(1):47-56.

1802 **Turner CW, Henry BA. (2002)** Benefits of amplification for speech recognition in background noise. J Acoust Soc Amer, 112(4):1675-80.

1803 **Turner CW, Humes LE, Bentler RA, Cox RM. (1996)** A review of past research on changes in hearing aid benefit over time. Ear & Hear, 17(3 Suppl):14S-28S.

1804 **Turner CW, Hurtig RR. (1999)** Proportional frequency compression of speech for listeners with sensorineural hearing loss. J Acoust Soc Amer, 106(2):877-886.

1805 **Turner CW, Horwitz AR, Souza PE. (1992)** Identification and discrimination of stop consonants: formants versus spectral peaks. Advances in the Biosciences, 83:463-469.

1806 **Tye-Murray N.** Conversation made easy CD-ROMs. January 2011. www.cid.edu/ProfOutreachIntro/ ListeningSupport-Products.aspx.

1807 **Tyler R, Parkinson AJ, Fryauf-Bertchy H, Lowder MW, Parkinson WS, Gantz BJ, Kelsay DM. (1997)** Speech perception by prelingually deaf children and postlingually deaf adults with cochlear implant. Scand Audiol Suppl, 46:65-71.

1808 **Tyler RS, Parkinson AJ, Wilson BS, Witt S, Preece JP, Noble W. (2002)** Patients utilizing a hearing aid and a cochlear implant: speech perception and localization. Ear & Hear, 23(2):98-105.

1809 **Tyler RS, Perreau AE, Ji H. (2009)** Validation of the Spatial Hearing Questionnaire. Ear & Hear, 30(4):466-74.

1810 **Ubido J, Huntington J, Warburton D. (2002)** Inequalities in access to healthcare faced by women who are deaf. Health Soc Care Community, 10(4):247-53.

1811 **Uchida Y, Yasue M, Asahi K, Ueda H, Nakashima T. (2001)** [Analysis of 200 university hospital hearing aid clinic patients]. Nippon Jibiinkoka Gakkai Kaiho, 104(11):1071-7.

1812 **Uhlmann RF, Larson EB, Rees TS, Koepsell TD, Duckert LG. (1989)** Relationship of hearing impairment to dementia and cognitive dysfunction in older adults. JAMA, 261(13):1916-9.

1813 **UK Cochlear Implant Study Group. (2004)** Criteria of candidacy for unilateral cochlear implantation in postlingually deafened adults III: prospective evaluation of an actuarial approach to defining a criterion. Ear & Hear, 25(4):361-74.

1814 **UK Cochlear Implant Study Group. (2004)** Criteria of candidacy for unilateral cochlear implantation in postlingually deafened adults I: theory and measures of effectiveness. Ear & Hear, 25(4):310-35.

1815 **Updike C. (1994)** Comparison of FM auditory trainers, CROS aids, and personal amplification in unilaterally hearing impaired children. J Amer Acad Audiol, 5(3):204-209.

1816 **Upfold, G, Dillon, H. (1992)** Gain and feedback effects in vented ITE and ITC hearing aids. Audiol Soc Aust Conf. Adelaide.

1817 **Upfold L, May A, Battaglia J. (1990)** Hearing aid manipulation skills in an elderly population: a comparison of ITE, BTE, and ITC aids. Brit J Audiol, 24(5):311-318.

1818 **Upfold L, Wilson D. (1982)** Hearing-aid use and available aid ranges. Brit J Audiol, 16(3):195-201.

1819 **Upfold L, Wilson D. (1983)** Factors associated with hearing aid use. Aust J Audiol, 5(1):20-26.

1820 **Uriarte M, Denzin L, Dunstan A, Sellars J, Hickson L. (2005)** Measuring hearing aid outcomes using the Satisfaction with Amplification in Daily Life (SADL) questionnaire: Australian data. J Am Acad Audiol, 16(6):383-402.

1821 **Uus K, Bamford J. (2006)** Effectiveness of population-based newborn hearing screening in England: ages of interventions and profile of cases. Pediatrics, 117(5):e887-93.

1822 **Uziel A, Mondain M, Hagen P, Dejean F, Doucet G. (2003)** Rehabilitation for high-frequency sensorineural hearing impairment in adults with the symphonix vibrant soundbridge: a comparative study. Otol Neurotol, 24(5):775-83.

1823 **Valente M, Fabry DA, Potts LG, Sandlin RE. (1998)** Comparing the performance of the Widex SENSO digital hearing aid with analog hearing aids. J Amer Acad Audiol, 9(5):342-60.

1824 **Valente M, Fabry D, Potts L. (1995)** Recognition of speech in noise with hearing aids using dual microphones. J Amer Acad Audiol, 6(6): 440-449.

1825 **Valente M, Mispagel K, Valente LM, Hullar T. (2006)** Problems and solutions for fitting amplification to patients with Meniere's disease. J Am Acad Audiol, 17(1):6-15.

1826 **Valente M, Mispagel KM. (2008)** Unaided and aided performance with a directional open-fit hearing aid. Int J Audiol, 47(6):329-36.

1827 **Valente M, Potts L, Valente M. (1997)** Clinical procedures to improve user satisfaction with hearing aids. In Practical hearing aid selection and fitting, 75-93. Department of Veterans Affairs: Washington, D.C.

1828 **Valente M, Valente M, Meister M, Macauley K, Vass W. (1994)** Selecting and verifying hearing aid fittings for unilateral hearing loss. In Strategies for selecting and verifying hearing aid fittings, Valente M (ed), 228-248. Thieme: New York.

1829 **Valente M, Van Vliet D. (1997)** The independent hearing aid fitting forum (IHAFF) protocol. Trends Amplif, 2(1):6-35.

1830 **van Buuren RA, Festen JM, Houtgast T. (1996)** Peaks in the frequency response of hearing aids: evaluation of the effects on speech intelligibility and sound quality. J Speech Hear Res, 39(2):239-50.

1831 **van Buuren RA, Festen JM, Houtgast T. (1999)** Compression and expansion of the temporal envelope: evaluation of speech intelligibility and sound quality. J Acoust Soc Amer, 105(5): 2903-13.

1832 **van Buuren R, Festen J, Plomp R. (1995)** Evaluation of a wide range of amplitude-frequency responses for the hearing impaired. J Speech Hear Res, 38(2):211-221.

1833 **Van Compernolle D. (1990)** Hearing aids using binaural processing principles. Acta Otolaryngol Suppl Stockh, 469:76-84.

1834 **Van Compernolle D, Ma W, Xie F, Van Diest M. (1990)** Speech recognition in noisy environments with the aid of microphone arrays. Speech Communication, 9:433-442.

1835 **van den Berg PJ, Prins A, Verschuure H, Hoes AW. (1999)** Effectiveness of a single and a repeated screen for hearing loss in the elderly. Audiology, 38(6):339-40.

1836 **Van den Bogaert T, Doclo S, Wouters J, Moonen M. (2009)** Speech enhancement with multichannel Wiener filter techniques in multimicrophone binaural hearing aids. J Acoust Soc Amer, 125(1):360-71.

1837 **Van den Bogaert T, Klasen TJ, Moonen M, Van Deun L, Wouters J. (2006)** Horizontal localization with bilateral hearing aids: without is better than with. J Acoust Soc Amer, 119(1):515-26.

1839 **van der Pouw KT, Snik AFM, Cremers CW. (1998)** Audiometric results of bilateral bone-anchored hearing aid application in patients with bilateral congenital aural atresia. Laryngoscope, 108(4 Pt 1):548-53.

1840 **Van Deun L, van Wieringen A, Scherf F, Deggouj N, Desloovere C, Offeciers FE, et al. (2009)** Earlier intervention leads to better sound localization in children with bilateral cochlear implants. Audiol Neurotol, 15(1):7-17.

1841 **van Dijkhuizen J, Festen J, Plomp R. (1991)** The effect of frequency-selective attenuation on the speech-reception threshold of sentences in conditions of low-frequency noise. J Acoust Soc Amer, 90(2 Pt 1):885-894.

1842 **van Harten-de Bruijn H, van Kreveld-Bos C, Dreschler W, Verschuure H. (1997)** Design of two syllabic nonlinear multichannel signal processors and the results of speech tests in noise. Ear & Hear, 18(1):26-33.

1843 **van Hoesel RJ, Clark GM. (1995)** Evaluation of a portable two-microphone adaptive beamforming speech processor with cochlear implant patients. J Acoust Soc Amer, 97(4):2498-503.

1844 **Van Lierde KM, Vinck BM, Baudonck N, De Vel E, Dhooge I. (2005)** Comparison of the overall intelligibility, articulation, resonance, and voice characteristics between children using cochlear implants and those using bilateral hearing aids: a pilot study. Int J Audiol, 44(8):452-65.

1845 **Van Tasell DJ. (1998)** New DSP instrument designed to maximize binaural benefits. The Hear J, 51(4):40-49.

1846 **van Toor T, Verschuure H. (2002)** Effects of high-frequency emphasis and compression time constants on speech intelligibility in noise. Int J Audiol, 41(7):379-94.

1847 **Van Vliet D. (1996)** What's that red thing down in my hearing aid? The Hear J, 49(10):84.

1848 **Vanden Berghe J, Wouters J. (1998)** An adaptive noise canceller for hearing aids using two nearby microphones. J Acoust Soc Amer, 103(6):3621-6.

1849 **Vaughan-Jones R, Padgham N, Christmas H, Irwin J, Doig M. (1993)** One aid or two? - more visits please! J Laryngol Otol, 107(4):329-332.

1850 **Velmans M, Marcuson M. (1983)** The acceptability of spectrum-preserving and spectrum-destroying transposition to severely hearing-impaired listeners. Brit J Audiol, 17(1):17-26.

1851 **Ventry I, Weinstein B. (1982)** The hearing handicap inventory for adults: a new tool. Ear & Hear, 3(3):128-134.

1852 **Ventry I, Weinstein B. (1983)** Identification of elderly people with hearing problems. ASHA(July):37-42.

1853 **Verschuure H, Prinsen T, Dreschler W. (1994)** The effects of syllabic compression and frequency shaping on speech intelligibility in hearing impaired people. Ear & Hear, 15(1):13-21.

1854 **Verschuure J, Maas AJ, Stikvoort E, de Jong RM, Goedegebure A, Dreschler WA. (1996)** Compression and its effect on the speech signal. Ear & Hear, 17(2):162-75.

1855 **Verstraeten N, Zarowski AJ, Somers T, Riff D, Offeciers EF. (2009)** Comparison of the audiologic results obtained with the bone-anchored hearing aid attached to the headband, the testband, and to the "snap" abutment. Otol Neurotol, 30(1):70-5.

1856 **Vestergaard MD. (2006)** Self-report outcome in new hearing-aid users: Longitudinal trends and relationships between subjective measures of benefit and satisfaction. Int J Audiol, 45(7):382-92.

1857 **Vickers D, Robinson JD, Fullgrabe C, Baer T, Moore BCJ. (2009)** Relative importance of different spectral bands to consonant identification: relevance for frequency transposition in hearing aids. Int J Audiol, 48(6):334-45.

1858 **Vickers DA, Moore BCJ, Baer T. (2001)** Effects of low-pass filtering on the intelligibility of speech in quiet for people with and without dead regions at high frequencies. J Acoust Soc Amer, 110(2):1164-75.

1859 **Villchur E. (1973)** Signal processing to improve speech intelligibility in perceptive deafness. J Acoust Soc Amer, 53:1646-1657.

1860 **Vincent C, Fraysse B, Lavieille JP, Truy E, Sterkers O, Vaneecloo FM. (2004)** A longitudinal study on postoperative hearing thresholds with the Vibrant Soundbridge device. Eur Arch Otorhinolaryngol, 261(9):493-6.

1861 **von Bekesy G. (1960)** Experiments in hearing. McGraw-Hill: New York.

1862 **von der Lieth L. (1972)** Hearing tactics. Scand Audiol, 1:155-160.

1863 **von der Lieth L. (1973)** Hearing tactics II. Scand Audiol, 2:209-213.

1864 **von Hapsburg D, Davis BL. (2006)** Auditory sensitivity and the prelinguistic vocalizations of early-amplified infants. J Speech Lang Hear Res, 49(4):809-22.

1865 **Vonlanthen A. (1995)** Hearing instrument technology for the hearing healthcare professional. Singular Press: Zurich.

1865a **Voss SE, Allen JB. (1994)** Measurement of acoustic impedance and reflectance in the human ear canal. J Acoust Soc Amer; 95(1):372-84.

1866 **Voss SE, Herrmann BS. (2005)** How does the sound pressure generated by circumaural, supra-aural, and insert earphones differ for adult and infant ears? Ear & Hear, 26(6):636-50.

1867 **Vuorialho A, Karinen P, Sorri M. (2006)** Counselling of hearing aid users is highly cost-effective. Eur Arch Otorhinolaryngol, 263(11):988-95.

1868 **Vuorialho A, Karinen P, Sorri M. (2006)** Effect of hearing aids on hearing disability and quality of life in the elderly. Int J Audiol, 45(7):400-5.

1869 **Vuorialho A, Sorri M, Nuojua I, Muhli A. (2006)** Changes in hearing aid use over the past 20 years. Eur Arch Otorhinolaryngol, 263(4):355-60.

1870 **Wagener K, Josvassen JL, Ardenkjaer R. (2003)** Design, optimization and evaluation of a Danish sentence test in noise. Int J Audiol, 42(1):10-7.

1871 **Wake M, Tobin S, Cone-Wesson B, Dahl HH, Gillam L, McCormick L, et al. (2006)** Slight/mild sensorineural hearing loss in children. Pediatrics, 118(5):1842-51.

1872 **Walden BE, Demorest ME, Hepler EL. (1984)** Self-report approach to assessing benefit derived from amplification. J Speech Hear Res, 27(1):49-56.

1873 **Walden BE, Grant KW, Cord MT. (2001)** Effects of amplification and speechreading on consonant recognition by persons with impaired hearing. Ear & Hear, 22(4):333-41.

1874 **Walden BE, Surr RK, Cord MT, Dyrlund O. (2004)** Predicting hearing aid microphone preference in everyday listening. J Am Acad Audiol, 15(5):365-96.

1875 **Walden BE, Surr RK, Cord MT, Edwards B, Olson L. (2000)** Comparison of benefits provided by different hearing aid technologies. J Am Acad Audiol, 11(10):540-60.

1876 **Walden BE, Surr RK, Grant KW, Van Summers W, Cord MT, Dyrlund O. (2005)** Effect of signal-to-noise ratio on directional microphone benefit and preference. J Am Acad Audiol, 16(9):662-76.

1877 **Walden B, Erdman S, Montgomery A, Schwartz D, Prosek R. (1981)** Some effects of training on speech recognition by hearing-impaired adults. J Speech Hear Res, 24(2):207-216.

1878 **Walden B, Schwartz D, Williams D, Holum HL, Crowley J. (1983)** Test of the assumptions underlying comparative hearing aid evaluations. J Speech Hear Disord, 48(3):264-273.

1879 **Walden TC. (2006)** Clinical benefits and risks of bilateral amplification. Int J Audiol, 45 Suppl 1:S49-52.

1880 **Walden TC, Walden BE. (2004)** Predicting success with hearing aids in everyday living. J Am Acad Audiol, 15(5):342-52.

1881 **Walden TC, Walden BE. (2005)** Unilateral versus bilateral amplification for adults with impaired hearing. J Am Acad Audiol, 16(8):574-84.

1882 **Walden TC, Walden BE, Cord MT. (2002)** Performance of custom-fit versus fixed-format hearing aids for precipitously sloping high-frequency hearing loss. J Am Acad Audiol, 13(7):356-66.

1883 **Walker G. (1988)** The size and spectral distribution of conductive hearing loss in an adult population. Aust J Audiol, 10(1): 25-29.

1884 **Walker G. (1997)** Conductive hearing impairment and preferred hearing aid gain. Aust J Audiol, 19(2):81-89.

1885 **Walker G. (1997)** Conductive hearing impairment: The relationship between hearing loss, MCLs and LDLs. Aust J Audiol, 19(2):71-80.

1886 **Walker G. (1997)** The preferred speech spectrum of people with normal hearing and its relevance to hearing aid fitting. Aust J Audiol, 19(1):1-8.

1887 **Walker G, Byrne D, Dillon H. (1984)** The effects of multichannel compression/expansion amplification on the intelligibility of nonsense syllables in noise. J Acoust Soc Amer, 76 (3):746-757.

1888 **Walker G, Dillon H, Byrne D, Christen C. (1984)** The use of loudness discomfort levels for selecting the maximum output of hearing aids. Aust J Audiol, 6(1):23-32.

1889 **Wallach H. (1940)** The role of head movements and vestibular and visual cues in sound localization. J Exp Psychol, 27:339-368.

1890 **Wallenfels HG. (1967)** Hearing aids on prescription. CC Thomas: Springfield.

1891 **Ward P. (1981)** Effectiveness of aftercare for older people prescribed a hearing aid for the first time. Scand Audiol, 10(2):99-106.

1892 **Ward P, Gowers J. (1981)** Hearing tactics: the long-term effects of instruction. Brit J Audiol, 15(4):261-262.

1893 **Ward P, Gowers J. (1981)** Teaching hearing-aid skills to elderly people: hearing tactics. Brit J Audiol, 15(4):257-259.

1894 **Ward W. (1960)** Recovery from high values of temporary threshold shift. J Acoust Soc Amer, 32:497-500.

1895 **Warland A, Tonning F. (1991)** In-the-canal hearing instruments. Benefits and problems for inexperienced users given minimal instruction. Scand Audiol, 20(2):101-108.

1896 **Watkins AJ. (1978)** Psychoacoustical aspects of synthesized vertical locale cues. J Acoust Soc Amer, 63:1152-1165.

1897 **Watson N, Knudsen V. (1940)** Selective amplification in hearing aids. J Acoust Soc Amer, 11:406-419.

1898 **Wayner DS. (1990)** The hearing aid handbook: clinician's guide to client orientation. Gallaudet University Press: Washington, D.C.

1899 **Wayner DS. (1996)** Using the hearing aid. In Hearing aids: a manual for clinicians, Goldenberg RA (ed), 193-214. Lipincott-Raven: Philadelphia.

1900 **Wazen JJ, Spitzer J, Ghossaini SN, Kacker A, Zschommler A. (2001)** Results of the bone-anchored hearing aid in unilateral hearing loss. Laryngoscope, 111(6):955-8.

1901 **Wazen JJ, Spitzer JB, Ghossaini SN, Fayad JN, Niparko JK, Cox K, Brackmann DE, Soli SD. (2003)** Transcranial contralateral cochlear stimulation in unilateral deafness. Otolaryngol Head Neck Surg, 129(3):248-54.

1902 **Webb T. (2007)** A comparison of frequency response with receiver in the canal, conventional and novel open-ear hearing aid fittings. Sydney, Macquarie University.

1903 **Weinstein BE, Spitzer JB, Ventry IM. (1986)** Test-retest reliability of the hearing handicap inventory for the elderly. Ear & Hear, 7(5):295-299.

1904 **Weinstein BE, Ventry IM. (1982)** Hearing impairment and social isolation in the elderly. J Speech Hear Res, 25(4):593-9.

1905 **Weinstein E, Feder M, Oppenheim AV. (1993)** Multichannel signal separation by decorrelation. IEEE Trans Speech Audio Proc, 1(4):405-413.

1906 **Weisenberger JM. (1989)** Evaluation of the Siemens Minifonator vibrotactile aid. J Speech Hear Res, 32(1):24-32.

1907 **Weisenberger JM, Kozma-Spytek L. (1991)** Evaluating tactile aids for speech perception and production by hearing-impaired adults and children. Amer J Otol, 12 Suppl:188-200. 82.

1908 **Weiss M. (1987)** Use of an adaptive noise canceler as an input preprocessor for a hearing aid. J Rehabil Res Dev, 24(4):93-102.

1909 **Werner LA, Boike K. (2001)** Infants' sensitivity to broadband noise. J Acoust Soc Amer, 109(5 Pt 1):2103-11.

1910 **Wesselkamp M, Margolf-Hackl S, Kiessling J. (2001)** Comparison of two digital hearing instrument fitting strategies. Scand Audiol Suppl(52):73-5.

1911 **West RL, Smith SL. (2007)** Development of a hearing aid self-efficacy questionnaire. Int J Audiol, 46(12):759-71.

1912 **Westerman S, Topholm J. (1985)** Comparing BTEs and ITEs for localizing speech. Hear Instrum, 36(2):20-24, 36.

1913 **Westone. (1996)** The whole Westone catalog. Colorado Springs, Westone.

1914 **Westwood G, Bamford J. (1995)** Probe-tube microphone measures with very young infants: Real ear to coupler differences and longitudinal changes in real ear unaided response. Ear & Hear, 16(3):263-273.

1915 **Wexler M, Miller LW, Berliner KI, Crary WG. (1982)** Psychological effects of cochlear implant: Patient and 'index relative' comparisons. Annals of Otology, Rhinology and Laryngology, Suppl 91:59-61.

1916 **Widrow B, Stearns DS. (1985)** Adaptive signal processing. Prentice Hall: Englewood Cliffs, NJ.

1917 **Wightman FL, Kistler DJ. (1989)** Headphone simulation of free-field listening. II: Psychophysical validation. J Acoust Soc Amer, 85(2):868-878.

1918 **Wightman FL, Kistler DJ. (1993)** Sound localization. In Springer series in auditory research: Human psychophysics, Fay R, Popper A, Yost W (eds), 155-192. Springer-Verlag: New York.

1919 **Wightman F, Kistler D. (1992)** The dominant role of low-frequency interaural time differences in sound localization. J Acoust Soc Amer, 91(3):1648-1661.

1920 **Williams C. (1994)** See/hear: An aural rehabilitation training manual. A.G. Bell Association for the Deaf: Washington, D.C.

1921 **Wilson C, Stephens D. (2003)** Reasons for referral and attitudes toward hearing aids: do they affect outcome? Clin Otolaryngol Allied Sci, 28(2):81-4.

1922 **Wilson D, Hickson L, Worrall L. (1998)** Use of communication strategies by adults with hearing impairment. Asia Pac J Sp Lang Hear, 3:29-41.

1923 **Wilson D, Walsh PG, Sanchez L, Read L. (1998)** Hearing impairment in an Australian population. Adelaide, Dept of Human Services Centre for Population Studies in Epidemiology.

1924 **Wilson RH. (2003)** Development of a speech-in-multitalker-babble paradigm to assess word-recognition performance. J Am Acad Audiol, 14(9):453-70.

1925 **Wilson RH, Weakley DG. (2005)** The 500 Hz masking-level difference and word recognition in multitalker babble for 40-to 89-year-old listeners with symmetrical sensorineural hearing loss. J Am Acad Audiol, 16(6):367-82.

1926 **Wise CL, Zakis JA. (2008)** Effects of expansion algorithms on speech reception thresholds. J Am Acad Audiol, 19(2):147-57.

1927 **Wolfe J, Schafer EC, Heldner B, Mulder H, Ward E, Vincent B. (2009)** Evaluation of speech recognition in noise with cochlear implants and dynamic FM. J Am Acad Audiol, 20(7):409-21.

1928 **Wong LL, Hickson L, McPherson B. (2003)** Hearing aid satisfaction: what does research from the past 20 years say? Trends Amplif, 7(4):117-61.

1929 **Wong LL, Hickson L, McPherson B. (2009)** Satisfaction with hearing aids: a consumer research perspective. Int J Audiol, 48(7):405-27.

1930 **Woods DL, Yund EW. (2007)** Perceptual training of phoneme identification for hearing loss. Semin Hear, 28(2):110-119.

1930a **Worrall L, Hickson L. (2003)** Communication disability in aging: From prevention to intervention. New York: Delmar Learning.

1931 **Wouters J, Berghe JV, Maj JB. (2002)** Adaptive noise suppression for a dual-microphone hearing aid. Int J Audiol, 41(7):401-7.

1932 **Wouters J, Litiere L, van Wieringen A. (1999)** Speech intelligibility in noisy environments with one- and two-microphone hearing aids. Audiology, 38(2):91-8.

1933 **Wu HY, Chin JJ, Tong HM. (2004)** Screening for hearing impairment in a cohort of elderly patients attending a hospital geriatric medicine service. Singapore Med J, 45(2):79-84.

1934 **Yanagihara N, Gyo K, Sato H, Yamanaka E, Saiki T. (1988)** Implantable hearing aid in fourteen patients with mixed deafness. Acta Otolaryngol Suppl Stockh, 458:90-94.

1935 **Yanagihara N, Sato H, Hinohira Y, Gyo K, Hori K. (2001)** Long-term results using a piezoelectric semi-implantable middle ear hearing device: the Rion Device E-type. Otolaryngol Clin North Am, 34(2):389-400.

1936 **Yanz JL, Amdahl KD. (2007)** Improving patient counseling, Part 2: The importance of social style. Hear Rev, 14(12):48-55.

1937 **Yanz JL, Olsen L. (2006)** Open-ear fittings: An entry into hearing care for mild losses. Hear Rev, 13(2):48-52.

1938 **Yanz JL, Pisa JFD, Olson L. (2007)** Integrated REM: Real-ear measurement from a hearing aid. Hear Rev, 14(5): 44-51.

1939 **Yanz JL, Preves D. (2003)** Telecoils: Principles, pitfalls, fixes, and the future. Semin Hear, 24(1):29-41.

1940 **Yoshinaga-Itano C, Baca RL, Sedey AL. (2010)** Describing the trajectory of language development in the presence of severe-to-profound hearing loss: a closer look at children with cochlear implants versus hearing aids. Otol Neurotol, 31(8):1268-74.

1941 **Yoshinaga-Itano C, Sedey AL, Coulter DK, Mehl AL. (1998)** Language of early- and later-identified children with hearing loss. Pediatrics, 102(5):1161-1171.

1942 **Yost WA. (1977)** Lateralization of pulsed sinusoids based on interaural onset, ongoing, and offset temporal differences. J Acoust Soc Amer, 61:190-194.

1943 **Yost WA. (1997)** The cocktail party problem: Forty years later. In Binaural and spatial hearing in real and virtual environments, Gilkey RA, Anderson TR (eds), 329-348. Erlbaum: Mahwah, N.J.

1944 **Yost WA, Wightman FL, Green DM. (1971)** Lateralization of filtered clicks. J Acoust Soc Amer, 50:1526-1531.

1945 **Yueh B, McDowell JA, Collins M, Souza PE, Loovis CF, Deyo RA. (2005)** Development and validation of the Effectiveness of Auditory Rehabilitation (EAR) scale. Arch Otolaryngol Head Neck Surg, 131(10):851-6.

1946 **Yueh B, Souza PE, McDowell JA, Collins MP, Loovis CF, Hedrick SC, Ramsey et al. (2001)** Randomized trial of amplification strategies. Arch Otolaryngol Head Neck Surg, 127(10):1197-204.

1947 **Yuen HW, Bodmer D, Smilsky K, Nedzelski JM, Chen JM. (2009)** Management of single-sided deafness with the bone-anchored hearing aid. Otolaryngol Head Neck Surg, 141(1):16-23.

1948 **Yuen KC, McPherson B. (2002)** Audiometric configurations of hearing impaired children in Hong Kong: implications for amplification. Disabil Rehabil, 24(17):904-13.

1949 **Yund EW, Buckles KM. (1995)** Discrimination of multichannel-compressed speech in noise: long-term learning in hearing-impaired subjects. Ear & Hear, 16(4):417-427.

1950 **Yund EW, Roup CM, Simon HJ, Bowman GA. (2006)** Acclimatization in wide dynamic range multichannel compression and linear amplification hearing aids. J Rehabil Res Dev, 43(4):517-36.

1951 **Yund E, Buckles K. (1995)** Enhanced speech perception at low signal-to-noise ratios with multichannel compression hearing aids. J Acoust Soc Amer, 97(2):1224-1240.

1952 **Yund E, Buckles K. (1995)** Multichannel compression hearing aids: effect of number of channels on speech discrimination in noise. J Acoust Soc Amer, 97(2):1206-1223.

1953 **Zabel H, Tabor M. (1993)** Effects of classroom amplification on spelling performance of elementary school children. Educational Audiology Monograph, 3:5-9.

1953a **Zahorik P, Brungart DS, Bronkhorst AW. (2005)** Auditory distance perception in humans: A summary of past and present research. Acta Acustica united with Acustica, 91(3):409-420.

1954 **Zakis JA. (2011)** Wind noise at microphones within and across hearing aids at wind speeds below and above microphone saturation. J Acoust Soc Amer, 129(6):3897-907.

1955 **Zakis JA, Dillon H, McDermott HJ. (2007)** The design and evaluation of a hearing aid with trainable amplification parameters. Ear & Hear, 28(6):812-30.

1956 **Zakis JA, Hau J, Blamey PJ. (2009)** Environmental noise reduction configuration: Effects on preferences, satisfaction, and speech understanding. Int J Audiol, 48(12):853-67.

1956a **Zakis JA, McDermott HJ, Vandali AE. (2007)** A fundamental frequency estimator for the real-time processing of musical sounds for cochlear implants. Speech Comm, 49(2):113-122.

1957 **Zakis JA, Wise C. (2007)** The acoustic and perceptual effects of two noise-suppression algorithms. J Acoust Soc Amer, 121(1):433-41.

1958 **Zelisko D, Seewald R, Gagne J. (1992)** Signal delivery/ real ear measurement system for hearing aid selection and fitting. Ear & Hear, 13(6):460-463.

1959 **Zeng FG, Liu S. (2006)** Speech perception in individuals with auditory neuropathy. J Speech Lang Hear Res, 49(2):367-80.

1960 **Zeng FG, Oba S, Garde S, Sininger Y, Starr A. (1999)** Temporal and speech processing deficits in auditory neuropathy. Neuroreport, 10(16):3429-35.

1961 **Zenner HP, Leysieffer H, Lenarz T, Baumann JW, Keiner S, Plinkert PK. (1997)** [Intraoperative evaluation of signal transduction of prototypes of implantable hearing aid transducers in the human]. HNO, 45(10):855-66.

1962 **Zenner HP, Limberger A, Baumann JW, Reischl G, Zalaman IM, Mauz PS, et al. (2004)** Phase III results with a totally implantable piezoelectric middle ear implant: speech audiometry, spatial hearing and psychosocial adjustment. Acta Otolaryngol, 124(2):155-64.

1963 **Ziecheck J. (1993)** Expectations and experience with amplification. Ph.D. dissertation, University of Florida, Gainesville, FL.

1964 **Zimmerman-Phillips S, Osberger MJ, Robbins AM. (1997)** Infant toddler: Meaningful Auditory Integration Scale (IT-MAIS). Symlar: Advanced Bionics Corporation.

1965 **Zurek PM. (1986)** Consequences of conductive auditory impairment for binaural hearing. J Acoust Soc Amer, 80(2):466-472.

1966 **Zurek PM. (1993a)** Binaural advantages and directional effects in speech intelligibility. In Acoustical factors affecting hearing aid performance, Studebaker GA, Hochberg I (eds), 255-276. Allyn & Bacon: Boston.

1967 **Zurek PM. (1993b)** A note on onset effects in binaural hearing. J Acoust Soc Amer, 93 (2):1200-1201.

1968 **Zurek PM, Delhorne LA. (1987)** Consonant reception in noise by listeners with mild and moderate sensorineural hearing impairment. J Acoust Soc Amer, 82(5):1548-1559.

1969 **Zwicker E, Schorn K. (1978)** Psychoacoustical tuning curves in audiology. Audiology, 17:120-140.

1970 **Zwicker E, Schorn K. (1982)** Temporal resolution in hard-of-hearing patients. Audiology, 21:474-494.

1971 **Zwicker E, Zollner M. (1984)** Elektroakustik. Springer: Heidelberg.

1972 **Zwislocki J. (1957)** Some impedance measurements on normal and pathological ears. J Acoust Soc Amer, 29(12):1312-1317.

1973 **Zwolan TA, Ashbaugh CM, Alarfaj A, Kileny PR, Arts HA, El-Kashlan HK, Telian SA. (2004)** Pediatric cochlear implant patient performance as a function of age at implantation. Otol Neurotol, 25(2):112-20.

1974 **Zwolan TA, Kileny PR, Telian SA. (1996)** Self-report of cochlear implant use and satisfaction by prelingually deafened adults. Ear & Hear, 17(3):198-210.

1975 **Zwolan T, Zimmerman PS, Ashbaugh C, Hieber S, Kileny P, Telian S. (1997)** Cochlear implantation of children with minimal open-set speech recognition skills. Ear & Hear, 18(3):240-251.

[References in square brackets are not in English]

찾아보기 한글

ㄱ

가려움, 환기구 131
가산기 18
가성무작위 소음 75
가소성 7, 428, 449, 453
가정방문 377
가족 370
가청력 효율적 286
간섭, 단속 작동 109
간섭, 무선시스템 62
간섭, 보청기 56
간섭, 상호변조 왜곡 25
간섭, 적외선 59
간섭, 정의 109
간섭, 핸드폰 66-67
감각성 난청 5
감각신경성 난청 2-7
감각신경성 난청, 나선신경절 세포 5
감각신경성 난청, 보청기 대상자 246
감각신경성 난청, 시냅스 5
감각신경성 난청, 신호대잡음비 결핍 5, 6
감각신경성 난청, 음량불쾌 2
감각신경성 난청, 혈관조 5
감염조절 147
감정적 결과 385
감정지원 374
강박증 255
개방성 성격 255
개방형 외이도 피팅 117
개방형 외이도 피팅, 기준마이크로폰 비활성화 112
개방형 외이도 피팅, 무선 커플링 56
개방형 외이도 피팅, 방향성 135
개방형 외이도 피팅, 방향성 혜택 209
개방형 외이도 피팅, 삽입 깊이 효과 140
개방형 외이도 피팅, 실이대커플러차효과 98
개방형 외이도 피팅, 이득-주파수 반응 134
개방형 외이도 피팅, 저주파수 이득 320
개방형 외이도 피팅, 적응형 소음감소 135
개방형 외이도 피팅, 정의 117
개방형 외이도 피팅, 지연 효과 35
개방형 외이도 피팅, 처방 목표 135
개방형 외이도 피팅, 폐쇄효과 소실 130, 135
개방형 외이도 피팅, 피드백 감소 223
개방형 외이도 피팅, 피드백진동 효과 135
개방형 플랫폼 29
개시시간 160-162
개시시간, 적응형 소음감소 217
거듭제곱 주파수 압축 225
거리 감지에 대한 보청기 효과 417
건강관련 삶의질 406-408
건강신념모델 244
검사 신호, 광대역 74
검사 신호, 순음 74
검사박스 73-74
검사환경 247
검증 332-333
검증, 소아 472-473
검증, 특성 관련 333
경도 Shore척도 153
경도계 153
경두개 CROS 보청기 496-497
경피 커플링 503
경피성 자극 504
고도난청 284-287
고도난청, 사영역 284
고도난청, 압축 287
고도난청, 압축사용 180
고막천공 466
고막천공, 환기형 이어몰드 121
고막형 보청기 10
고막형 보청기, 고막주변형 11, 121
고막형 보청기, 심부삽입형 120
고막형 보청기, 제거끈 320
고속작동압축과 인지능력 183
고속퓨리에변환 30
고정형 배열 대비 적응형 배열 197
곡선형압축 164
골고정 이식기 504
골성 외이도 117
골유착 청각이식기 504
골전도 보청기, 골전도기 39
골전도 보청기, 단점 502
골전도 보청기, 처방 499
공간분리, 어음이해력 285
공간차폐해제 7, 419
공간차폐해제, 난청효과 420
공간청각처리질환 6
공간청각처리질환, 공간 차폐해제 6, 420
공간청각처리질환, 교정 457
공동변조 차폐 181
공명, 기계적 36

공명, 튜브 35
공명, 파장 36-37
공명, 헬름홀츠 20, 36
공명이득 96
과다심장형 185-186
과도 증폭 314
관리 253-254
관리, 볼륨조절기 321
관리, 양측 보청기 433
관리, 어려움 337-338
관리, 연령 효과 254
관리, 형태 효과 321
광대역 신호, 대역폭 분석 76
광역동범위압축 159
광역동범위압축, 소아 462
광역동범위압축, 필요 327
교류/직류 변환기 18
교실 음장증폭 59-60
교실 음장증폭, 탁상형 FM 시스템 60
교정, 검사박스 신속방법 74
교정, 압력방법 73
교정, 탐침관 99
구개열 457
국소화, 검사 437
국소화, 난청효과 416
국소화, 방향성 마이크로폰 208
국소화, 보청기효과 416
국소화, 수직 415
국소화, 수직, 난청효과 417
국소화, 수직, 보청기효과 427
국소화, 수평 413
국소화, 수평, 난청효과 416
국소화, 순응 417, 426
국소화, 양측 보청기 연결 53, 190
국소화, 양측 장점 425-427
국소화, 전음성 난청효과 416, 446
국소화, 정상 청력 413-416
국소화, 지연효과 30
귀 시뮬레이터 10
귀 인상 144-150
귀걸이형 보청기 10
귀걸이형 보청기, RITA 10
귀걸이형 보청기, RITE 10
귀걸이형 보청기, 얇은 튜브 10
귀걸이형 보청기, 표준형 튜브 10
귀덮개형 이어폰, RECD에 대한 효과 86
귀지, 인상에 대한 영향 145
귓바퀴 고정장치 119, 320, 337
그룹 면담(약속) 379-382
그룹 면담(약속), 피팅 이전 381
그룹 면담(약속), 피팅 이후 381
그룹 면담(약속), 혜택 380
그룹 면담(약속), 활동 382
극패턴 22-23, 185-190
극패턴, 널(null) 189
극패턴, 두부 효과 187
극패턴, 심장형 185
금기사항 267
기간 강조 231
기기 융합 77
기능이득 104
기능이득, 삽입이득 관계 104
기능이득, 정의 104
기대 242, 249-252
기대, 조정 337
기본 주파수 8, 232
기저막 진동 3-5
기준 마이크로폰 73
기준등가역치 SPL, REDD와 RECD 관계 89
기준반응 351

ㄴ

나노코팅 45
나선신경절 세포 6
낙인 252-253
낙인, 외부 252
난청 공개 368
난청 시뮬레이션 6
난청 탈감각화 286
난청, 공개 368
난청, 미세 451
난청, 삶의질 영향 406
난청, 유병률 240
난청, 인식 242
난청, 진행성 450
낮은-레벨 압축 172
낮은형태 ITE 10
내부 CROS 496-497
내부소음, 마이크로폰 21
내부소음, 방향성 마이크로폰 186, 208
내부소음, 측정 80
내부소음, 환기구효과 133
내부자극기 507
내유모세포 5
내유모세포, 사영역 283
내적 합치도 390
널(null) 189
노치, 이득-주파수곡선 220
노화, 관리에 대한 효과 254
노화, 시간 분해력 4-5
노화, 신호대잡음비 손실 6
노화, 인지되는 효과 252-253
노화, 청각신호처리질환 254
누가현상 2
누출경로 116
능동형 의사소통 교육 381
능동형 청취훈련 373
능동형 폐쇄 제거기능 130, 235

ㄷ

다중메모리 47, 302-305
다중메모리, 기본반응 303
다중메모리, 대상자 304-305, 328
다중메모리, 청취기준 303
다중채널, 단일채널 압축 180-182
다중채널, 압축 166

다중채널, 필요 327
다중채널, 확장 181
다중프로그램, 처방 관련 303
다중프로그램, 최적대역폭 302
다중프로그램, 피드백제거 237
단이 피팅 412
단일방향성지수 186
담배연기 감지기 63
대뇌유발반응 480-482
대뇌피질유발반응 잠복기 481
대역폭 분석 76-77
대역폭 확장 236, 284
대역확산변조 55
대응비교 480
대응비교, 미세조정 347-349
대응비교, 소아 474
대응비교, 적응형 변수조정 351-353
대조강조 230
대화복구 368
댐퍼 36-37
댐퍼, 선택 143
댐퍼, 이득-주파수반응 관련 효과 142
데이터 자동기록(로깅) 233, 399
도랑형 환기구 115
독순 366
독순, 처방에 대한 효과 317
돔 피팅 119
돔 피팅, 폐쇄형 119
돔 피팅, 개방형 119
동기 242-245
동기, 평가 243
동시채널분리 196-197
동일청취 412
동일청취, 합산 421
동조곡선 4
두려움 242
두부연관전환함수 415
두부음영 414
두부회절 414
두부회절, 난청효과 418
두부회절, 양이 혜택 417
두부회절, 양측 장점 422
두통 268
둘째 굴곡 130
듀얼-전방향성 마이크로폰 188-189
등가검사루프민감도 82
등가성인청력레벨 456
등가입력소음 80
등가직각대역폭 8
디지털 신호처리 28-31
디지털 신호처리, 개방형 플랫폼 29
디지털 신호처리, 블록처리 29-31
디지털 신호처리, 연속처리 29
디지털 신호처리, 일반 연산처리 29
디지털 신호처리, 퓨리에변환 30
디지털 신호처리, 하드웨어 내장형 28-29
디지털, 기술 27-32
디지털, 보청기 시대 16
디지털, 샘플링 27-28
디지털, 소음 효과 28
디지털, 아날로그 대비 32, 42
디지털-아날로그 변환기 31

ㄹ

레이저 소결 151
루프, 목걸이형 56
루프, 설계와 설치 52
루프, 위상배열 52
루프, 자기유도 38, 48-53
루프, 주파수반응 51-53
루프, 코너 주파수 51
리그 비교 350
리시버 35-36
리시버, 작동 원리 35
리시버, 주파수반응 35-36
리시버, 진동판 35
리시버, 튜브 공명 35-36

ㅁ

마이크로폰 방향성 인자 22, 206
마이크로폰 방향성 인자, 음원 48, 206
마이크로폰 배열, electret 15, 19
마이크로폰 배열, 내부소음 21
마이크로폰 배열, 민감도 19
마이크로폰 배열, 실리콘 20
마이크로폰 배열, 압전기 14
마이크로폰 배열, 작동원리 19
마이크로폰 배열, 전방향성 22
마이크로폰 배열, 주파수반응 20
마이크로폰 배열, 진동 민감도 21
마이크로폰 배열, 피하 508
마이크로폰 위치효과 92
마이크로폰, 방향성 15, 22-23, 185-209
마이크로폰, 진동판 19
마이크로폰-텔레코일 스위치 37
마찰음 284
만족도 16, 385
만족도, 설문지 400-401
만족도, 조용한 환경과 소음환경 250
맞춤형 보청기 44
맞춤형 커플러 이득 332
맹검근원분리 196-197
맹검채널분리 196-197
머리핀 보청기 15
메니에르병 303
면담(약속), 구성 377, 382
면담(약속), 그룹 379-382
면담(약속), 추적 379
면담(약속), 평가 378
면담(약속), 피팅 378
명확한 말하기 367-368
모듈형 보청기 44, 154
목걸이 루프 55-56
목표 일치도 288
무기력감 255
무선 수신탈락 62

무선시대 16
무선주파수, 변조 53
무선주파수, 양측연결 46
무선주파수, 원격조정 38
무선주파수, 전송 53-58
무한임펄스반응 33
문제 감지, 보청기 399
문제해결 109-110
문제해결, 2단계 343
문제해결, 설문지 399
미리보기 압축 161
미세 난청 451
미세구조 212
미세조정 337-355
미세조정, 가정 354-355
미세조정, 체계적 347-355
민감도 돌출부 185

ㅂ

바람소음 22, 320, 325
바람소음, 감소 232
바람소음, 방향성 마이크로폰 208
바람소음, 양측 보청기 433
바이트 28
반외이형 보청기 10
반향, 감소 232
반향, 교실 증폭 59
반향, 방향성 마이크로폰효과 23, 195-196
반향, 양이 스퀠치효과 421
반향, 음질 관련 효과 48
반향, 일측 청력소실 450
반향, 최소화 369
방문 당일 평가, 피팅 323
방위각, 실이이득측정 102
방향성 마이크로폰 15, 22-23, 185-209
방향성 마이크로폰, 비대칭형 피팅 326
방향성 마이크로폰, 양측 방향성 197-200
방향성 마이크로폰, 전방대비후방 비율 22
방향성 마이크로폰 혜택 209
방향성 마이크로폰 혜택, 개방향 피팅 효과 209
방향성 마이크로폰 혜택, 거리효과 204-206
방향성 마이크로폰 혜택, 능동형 폐쇄감소 235
방향성 마이크로폰 혜택, 다른 기술과의 상호작용 207
방향성 마이크로폰 혜택, 대상자 효과 251
방향성 마이크로폰 혜택, 실내음향 204
방향성 마이크로폰 혜택, 임상적 평가 206, 209
방향성 마이크로폰 혜택, 환기구 효과 207
방향성 마이크로폰, 1차 185
방향성 마이크로폰, 2차 193
방향성 마이크로폰, 가산형 190-191
방향성 마이크로폰, 검사박스에서 측정 73
방향성 마이크로폰, 검증 333
방향성 마이크로폰, 내부소음 186, 208
방향성 마이크로폰, 널 189
방향성 마이크로폰, 단점 207
방향성 마이크로폰, 대상자 208
방향성 마이크로폰, 듀얼 마이크로폰 23, 187
방향성 마이크로폰, 듀얼 전방향성 23, 187
방향성 마이크로폰, 바람 소음 208
방향성 마이크로폰, 반향 23
방향성 마이크로폰, 분할-채널 방향성 190
방향성 마이크로폰, 상담 360
방향성 마이크로폰, 소아 468
방향성 마이크로폰, 신호대잡음비 강조 23
방향성 마이크로폰, 실생활 혜택 206-207
방향성 마이크로폰, 양측 연결 46
방향성 마이크로폰, 엘코-퐁 192
방향성 마이크로폰, 유효성 대비 효용 209
방향성 마이크로폰, 음향입구 간격 185-187
방향성 마이크로폰, 이득 불일치 188
방향성 마이크로폰, 이득-주파수반응 187
방향성 마이크로폰, 이득-주파수반응 관련 보상 188
방향성 마이크로폰, 자동 189, 208
방향성 마이크로폰, 적응형 194
방향성 마이크로폰, 지연 및 가산 191
방향성 마이크로폰, 차감 185-190
방향성 마이크로폰, 초방향성 197-200
방향성 마이크로폰, 필요 325
방향성 마이크로폰, 허용소음레벨 203
방향성 마이크로폰, 혜택 203-209
방향성, 보청기 형태 관련 효과 321
방향성, 환기구 관련 효과 133
방향성지수 22, 186
방향성지수, 2D 대비 3D 200-202
방향성지수, 신호대잡음비 개선 202
방향성지수, 일반적인 가치 203
방향성지수, 직접구매방식 보청기 68
방향성지수, 측정 200-202
방향성지수, 평면 201
배경소음레벨 248
배열, 고정형 193
배열, 적응형 192-198
배열, 종형 193
배열, 횡형 193
배진동 8

배진동 왜곡 24, 79
배터리 39-42
배터리, 고출력 40
배터리, 공기-아연 15, 40-41
배터리, 관리문제 338
배터리, 산화수은 40
배터리, 삼킴 488
배터리, 용량 40-41
배터리, 재충전 41
배터리, 전력소모 32
배터리, 전압 40
밴드 34
변조 53
변조, 대역확산 54
변조, 디지털 53
변조, 심도 213
변조, 어음 스펙트럼 212
변조, 주파수 53
변조, 주파수도약대역확산 53
변조, 주파수하강 225
변조, 진폭 53
변환기 10
변환기, RECD 관련 효과 86
변환기, 골전도기 39
변환기, 마이크로폰 19
변환기, 중이 507
보상, 방향성 저주파수 차단 188
보청기 금기 267
보청기 대상 239-268
보청기 무선연결 55
보청기 미사용 241
보청기 방수 45
보청기 보급률 241, 245-246
보청기 비용 45, 242, 360, 430-431
보청기 삽입, 형태효과 320
보청기 안전 488-489
보청기 역사 12-16
보청기 연결 63-67
보청기 크기 253
보청기 형태 319-324
보청기 형태, 소아 457-458
보청기 형태, 환자선택 359
보청기 효과 252
보청기 효용 407-408
볼륨조절기 324
볼륨조절기, 관리 320
볼륨조절기, 양측 연결 46
볼륨조절기, 어려움 관리 337
볼륨조절기, 필요 178, 324
부모 482-484
부모교육 357-383
부유형 질량 변환기 507
부정 268
부정적 소문 268
분석형 어음지각훈련 372
분할채널 방향성 190
불리(장애) 242, 385
불쾌음량 334
불쾌음량레벨 2, 307-317
불쾌음량레벨 순응 334
불쾌음량레벨, 소아 474
불쾌음량레벨, 양이합산 442
블록선도 18-19
블루투스, 연결 64
블루투스, 지연 55
블루투스, 프로그래머 47
비대칭 방향성 326
비대칭성 난청 438-442
비선형 주파수압축 225
비선형 처방 289-290
비선형 처방, 처방공식 비교 297-301
비트 27, 32
빗형 필터링 30, 217
빗형 필터링, 환기구효과 127

ㅅ

사영역 281-284
사영역, 어음이해력 282
사영역, 주파수 식별 282
사영역, 처방 적용 283
사용 16, 240, 385, 398-399
사용, 데이터 자동기록(로깅) 233
사용, 보급률 240
사용, 양측 보청기 442
사인파 모델링 230
삶의 질, 난청효과 406
삶의 질, 보청기효과 409-408
삶의 질 385, 406-408
삽입손실 125
삽입이득 125
삽입이득기준커플러반응 97
상담, 개인 조정 상담 357
상담, 내용 357
상담, 정보 357
상담, 청각손실 수용관련 259-262
상담, 형태 375-377
상담, 혜택 증거 358
상대모의등가전화민감도 82
상쇄시간, 적응형 소음감소 217
상태 측정 389
상향식 청각처리과정 373
상향차폐확산 4
상향차폐확산, 소음감소 173-174
샘플링 빈도 27, 31
선행 효과 199, 414
선형주파수압축 225
선형증폭 9, 273
선호 강도 351
설문지 388-395
설문지 타당도 390
설문지 하위척도 390
설문지, 상태측정 389
설문지, 심리측정적 특성 390-391
설문지, 직접적인 변화 측정 388
성격, 대상자 효과 254
성격, 상담 효과 375-377
성과 386-410
성과, 시간경과 관련 변화 404-405
성과, 영역 386
세극누출 환기구 117
소리 평탄화 218

소아 전문 청각사 483
소외 406
소음, 내부 345
소음, 문제해결 111, 344-345
소음, 보청기 혜택 265
소음, 양자화 31
소음, 정의 109
소음감소, 압축 173-175
소음성 난청, 과도 증폭 314
소음억제, 소음하어음이해지수 252
소음하어음이해지수, 증폭 어음이해도 예측 386-387, 478
소음하어음청취역치 202
소음하어음청취역치, 보청기 대상자 247
소이증 497
손실 수용 260
손실 이해 259
수치심 260, 268
수행능력-강도 함수 387
순음청력검사 신호 74
순응 364, 404-405, 428
순응, 불쾌음량레벨 334
순응, 주파수하강 228-229
순응, 증폭 280
스퀠치 78
스테레오 CROS 보청기 496
스테레오 리소그래피 151
스펙트럼 7
스펙트럼 감지기 216
스펙트럼 감지기, 능동형 소음감소 212
스펙트럼 강조 230
스펙트럼 차감 216
스펙트럼 차감, 위너-필터에 대한관계 216
스펙트럼 첨예화 230
스펙트럼 평편화 180
슬리브 이어몰드 119
습도 110, 365
승자 진출전 350
시각강화청력검사 455
시간 분해력 4-5
시간 분해력, 미세구조 5
시간 분해력, 틈새청취 5
시간거래 408
시간차폐 4
시력장애 248, 457
신경, 난청 관련 5
신경, 활성화 5
신경증 성향 255
신뢰도 45, 321
신뢰도, RITE 대비 RITA 321
신생아청각선별검사 449
신체형 보청기 10
신호대역폭, 이득측정 104
신호대잡음비 1-7
신호대잡음비, 무선시스템에 의한 강조 72
신호대잡음비, 방향성 마이크로폰 23
신호대잡음비, 방향성 혜택 관련 효과 203
신호대잡음비, 부족 6
신호대잡음비, 압축 효과 173
신호대잡음비, 적응형 소음감소에 의한 강조 212-218
신호대잡음비, 추정 213
실내 음향 48
실내 음향, 방향성 혜택 효과 204-206
실루엣 코일 56
실생활, 혜택효과 249
실이공명이득 95
실이공명이득, 성인 평균 98
실이공명이득, 처방에서 보존할 부분 278
실이대다이얼차 88, 456
실이대다이얼차, 평균값 455
실이대커플러차 82-89
실이대커플러차, 리시버 몰드 118
실이대커플러차, 소아 표준 값 464-465
실이대커플러차, 실이대다이얼차 관계 88
실이대커플러차, 양측 대칭 88
실이대커플러차, 영향 인자 82-89
실이대커플러차, 정의 82
실이대커플러차, 측정 87-88
실이대커플러차, 측정 필요 332, 466
실이삽입이득 95-99
실이삽입이득, 오류 확인 99
실이삽입이득, 정의 95
실이삽입이득, 정확성 99
실이삽입이득, 커플러이득과 삽입이득 관계 96-99
실이삽입이득, 탐침관 위치 96
실이이득, 배경 소음효과 101
실이이득검사과 음향스피커 방향성 102
실이증폭반응 89
실이증폭이득 89-95
실이증폭이득, 귀 시뮬레이터 이득 관계 92
실이증폭이득, 유아 목표 278
실이증폭이득, 정상파 효과 90
실이증폭이득, 정의 89
실이증폭이득, 측정 오류 94-95
실이증폭이득, 커플러 이득 관계 92-94
실이증폭이득, 탐침관 위치 90
실이측정 10, 89-95
실이측정에 대한 영향 94, 101
실이폐쇄삽입이득 125
실이폐쇄이득 95
실이폐쇄이득, 정의 95
실이폐쇄이득, 측정 127
실이폐쇄이득, 환기구와 누출 효과 124
실이포화반응 305
실황어음매핑 103
심도난청, 정점절단 307
심리음향조율곡선 282-283
심박조율기 39

심장형 22, 185

ㅇ

아기울음소리 센서 63
아날로그/디지털 변환기 27
아연공기 배터리 40-42
안경형 보청기 12, 15
안경형 보청기, 방향성 191
안전 한계 315
안정이득, 최대 221-223
안정이득, 추가 221-223
알레르기 반응 153
알츠하이머병 392, 406
압전 변환기 507
압축 2, 19, 151-183
압축, 개시시간 160-162
압축, 경험적 접근 175
압축, 고속작동 182
압축, 곡선형 164
압축, 낮은 레벨 172
압축, 높은 레벨 170-171
압축, 다중채널 166, 180
압축, 단일채널 180
압축, 듀얼 프론트-엔드 161
압축, 미리보기 161
압축, 방향성 효과 207
압축, 범위 163
압축, 선형증폭 177-180
압축, 선형증폭 대비 183
압축, 소음 관련 효과 75
압축, 신호대잡음비 관련 효과 173
압축, 압축기 조합 176
압축, 양측 연결 46
압축, 양측 장점 424
압축, 어음이해력 관련 효과 178
압축, 역사 14
압축, 역치 162
압축, 오버슛 160
압축, 완속 대비 고속 182
압축, 완속작동 169-170
압축, 음량정규화 171-172
압축, 음소 167-168
압축, 음절 167-168
압축, 입력조절 164
압축, 입출력 함수 158
압축, 장단점 177-183
압축, 저레벨 베이스 증가효과 166
압축, 저레벨 트레블 증가효과 166
압축, 적응형 해제시간 161
압축, 정적 특성 162-164
압축, 제한 159, 166
압축, 증폭기 25-26
압축, 출력조절 165
압축, 측정 관련 효과 74
압축, 펌핑 181
압축, 피드백 26
압축, 피드포워드 161
압축, 해제시간 160-162
압축, 환기구 관련 효과 134
압축범위 163
압축비, 볼륨조절 불필요 355
압축비, 정의 163
압축비, 주파수 226
압축비, 효과적 163
압축역치, 정의 163
압축역치, 주파수 226
압축역치, 처방 287-288
압축제한 177
압축제한, 왜곡회피 166
압축제한, 정점절단 대비 306, 326
얇은 튜브 귀걸이형 보청기 10, 118-120
얇은 튜브 귀걸이형 보청기, 이득-주파수반응 140
양방향성 185
양성 피드백 107
양이, 간섭 431-433
양이, 검사 423
양이, 대상자 관련 효과 256
양이, 스켈치 436, 419-423
양이, 양측 장점 421
양이, 음량합산 421-422
양이, 잉여 417, 421
양이, 자극 413
양이, 자극, 소아 449
양이, 장점 412
양이, 차폐해제 412, 420
양이, 혜택, 스켈치 419-421
양이, 혜택, 두부회절 417
양이이해도레벨차 412
양이차폐레벨차 419
양자화소음 31
양측 보청기 무선연결 46-47, 176
양측 보청기와 무선시스템 커플링 55-58
양측 보청기와 무선시스템 커플링, 강점과 약점 61-62
양측 보청기와 무선시스템 커플링, 사생활 보호 62
양측, 검사 434-438
양측, 단점 430-434
양측, 대상자 442-446
양측, 민감도 검사 435-436
양측, 보청기 동기화 198
양측, 보청기 무선연결 46-47, 176, 198-200
양측, 신호처리효과 424
양측, 어음이해력 422
양측, 연구증거 423-424
양측, 장점 412, 422-430
양측, 평가오류 435
양측, 피팅 412
양측, 피팅률 412
어음 변조기, 주파수 하강 226-227
어음 스펙트럼 2
어음 스펙트럼, 신호측정 74-76
어음단순화 231
어음생성 482
어음생성, 지연효과 30
어음이해력, FM, 방향성 마이크로폰과 적응형 소음감소 238
어음이해력, 감각수준효과 285

어음이해력, 검사 385
어음이해력, 고속작동압축 182
어음이해력, 대상자에 대한 영향 262-263
어음이해력, 대역폭에 대한 효과 284-287
어음이해력, 보청기 대상자 247
어음이해력, 사영역 관계 281
어음이해력, 소리분별 대비 237
어음이해력, 소아 검사 473
어음이해력, 압축효과 178
어음이해력, 양측 장점 422
어음이해력, 양측 장점 검사 435-436
어음이해력, 왜곡 25
어음이해력, 유아 검사 449
어음이해력, 인공와우 대상자 263
어음이해력, 적응형 소음감소 217-218
어음이해력, 주파수 하강 227-229
어음이해력, 최대화 173, 295
어음이해력, 피드백 제거 223
어음이해지수 252
어음읽기 368
어음패턴 처리 232
어지럼 267
언어습득 482
얼레이징 27
엔빌로프 160-161
엔빌로프, 감지기 18
엔빌로프, 강조 231
엔빌로프, 어음이해력 정보 180
엘코-퐁 방향성 알고리즘 192
역동 FM 방법 56-63
역동범위 2, 5, 158
역-심장형 패턴 190
역제곱원리 54
연골성 외이도 117
연속담화 348
연속흐름어댑터 119
열린 루프 이득 106
영구역치변동 314-316
예측청력레벨 456
오디오 입력 37, 55
오른손 법칙 49
오버슛, 압축 관련 161
오프-주파수 청취 282
옥타브 9
완속작동압축 287
완속작동압축, 고속작동 대비 182
완속작동압축, 고속작동압축 대비 327
완속재생 주파수 하강 225
왜곡 304
왜곡, 문제해결 111
왜곡, 배진동 25
왜곡, 상호변조 25
왜곡, 어음이해력 25
왜곡, 어지럼 267
왜곡, 자기 음성 339
왜곡, 정의 109
왜곡, 정점절단 25
왜곡, 정점절단 대비 압축제한 166-167
외모 252-253, 320, 359
외유모세포 4
외이도 구멍 117
외이도 블록 145
외이도 블록, 인상 145
외이도 염증 145, 338
외이도 폐쇄증 5, 268, 497
외이도 82-83
외이도, 골성 117
외이도, 공명주파수 455
외이도, 구멍 117
외이도, 둘째 굴곡 117
외이도, 소아 463
외이도, 연골성 117
외이도, 염증 145
외이도, 외이도 블록 145
외이도, 유아 455-456
외이도, 임피던스 70, 123
외이도, 잔여외이도용적 70, 115
외이도, 첫째 굴곡 117
외이도염 268
외이도형 보청기 10
외이도형 보청기, 미니외이도형 120
외이형 보청기 10
외이형 보청기, 낮은형태 10, 120
외이형 보청기, 반 이어쉘 10
외이형 보청기, 반이갑개(반외이형) 10, 120
외이형 보청기, 상이갑개(상외이형) 10, 120
외이형 보청기, 전이갑개(전외이형) 120
외재화 415
외향성 255
우울증 406
우편주문 보청기 45, 68
울림 진동 108, 341
원격 청각학 355
원격조정 38-39, 338
웰빙 406
위너 필터 174, 213-217
위너 필터, 스펙트럼 차감 관계 216
위드로 알고리즘 194-196
위상 7
위상, 피드백 감소 관련 조절 220-221
위성 마이크로폰 491
윈도윙 29-30
유양동절제술, 인상 방법 145
유양동절제술, 처방 적용 278
유지관리 109-110, 365
유한임펄스반응 33
음량 281
음량, 과도 음량 346
음량, 동등화 275, 296-297
음량, 범주척도 171-172
음량, 불쾌음량 회피 305-306
음량, 압축 관련 170-172
음량, 양이합산 421-422
음량, 정규화 291

음량, 증가곡선 171
음량, 척도 291, 300
음량, 합산 311
음량범주척도 171-172
음성 피드백 107
음성/비음성 감지기 196
음성-동작변환 57
음성활성감지기 199
음성활성감지기, 적응형 소음감소 213
음소 2
음소 압축 167-169
음압레벨 7
음압레벨, 유도전화 시뮬레이터 82
음원입력 37
음장기준점 89
음장증폭 59-60
음절압축 167-169
음조(음색) 음질, 미세조정 342-344
음조(음색) 조절 33
음질 349
음질, 양이 장점 427
음향 마네킹 71
음향구 115
음향구, 선택 144
음향구, 이득-주파수반응효과 136-141
음향기계적 민감도레벨 498
음향반사 302
음향입구 간격 185-187
음향저항 42
음향질량 20, 121
음향컴플라이언스 20, 70
음향필터 8
의료 모델 382
이간레벨차 414
이간레벨차, 압축효과 427
이간시간차 414
이간시간차, 보청기효과 445
이간위상차 413
이간위상차, 보청기 영향 425
이경화증 301
이관 457
이득 8-9
이득, 최대 77
이득-주파수반응 9
이득-주파수반응, 개방형 피팅 134
이득-주파수반응, 리시버 35-39
이득-주파수반응, 방향성 마이크로폰 188
이득-주파수반응, 음향구 136
이득-주파수반응, 측정 76
이득-주파수반응, 피드백조절 219-220
이명, 대상자에 대한 효과 256
이명, 양측 장점 430
이명, 차폐 256
이명, 최근 이명 267
이분청취 412
이분청취, 이분숫자검사 434
이어몰드, 경도 151
이어몰드, 귓바퀴 고정장치 119
이어몰드, 기능 115
이어몰드, 덧대기 156
이어몰드, 리시버 118
이어몰드, 버핑 154
이어몰드, 불편감 338, 364
이어몰드, 선택 143
이어몰드, 소아 458
이어몰드, 수정 154
이어몰드, 시뮬레이터 72
이어몰드, 알레르기 반응 153
이어몰드, 임시 153
이어몰드, 재질 151-153
이어몰드, 재튜빙 155
이어몰드, 점진적으로 넓히기 139
이어몰드, 착용부위 119
이어몰드, 컴퓨터 제작 150
이어몰드, 표준형 118
이어몰드, 유지 339
이어쉘, 덧대기 156
이어쉘, 버핑 154
이어쉘, 선택 143
이어쉘, 수정 154
이어쉘, 알레르기 반응 153
이어쉘, 재질 151-153
이중청 432
이형자극 264
이형자극, 소아 453
인공 유양돌기 73, 498
인공와우이식, 대상자 263-265
인공와우이식, 소아 452-453
인공와우이식, 음조(음색) 지각 264
인상 44, 145-150
인상, 3단계 방법 148
인상, CIC와 고이득 보청기 147
인상, 강도 150
인상, 개구 방법 147, 149-150
인상, 덧대기 제작 148
인상, 수축 150
인상, 심부삽입 CIC 148
인상, 외이도 블록 145
인상, 유양동삭개술 145
인상, 인장강도 150
인상, 재료 149-150
인상, 재료 혼합 149
인지능력, 대상자효과 254
인지능력, 압축속도 182
인지부족 258
인테넷 판매 보청기 68
일관성 80
일렉트릿(electret) 마이크로폰 15
일반 연산 신호처리기 29
일시역치변동 314-316
일시적 강조 231
일시적 음량감소 218
일측 전농 497
일측 청력소실, 교정 450
일측 청력소실, 소아 450-451
일회용 보청기 45
임계거리 48, 206
임계대역 8
임피던스 8
입력관련간섭레벨 67

입자속도 8
입출력 함수 9, 77
입출력 함수, 압축 158-159
입출력 함수, 이득 78
입출력 함수, 제한 78

ㅈ

자기 목소리 감지 236
자기 목소리 음질 128-131, 339-340
자기 목소리 음질, 개방형 피팅 135
자기 목소리 음질, 지연 효과 30
자기유도, 간섭 51-53
자기유도, 루프 37
자기유도, 반응측정 81
자기유도, 실루엣코일 56
자기유도, 양측 연결 46
자기유도, 원격조정 38
자기유도, 자기장 강도 50-51
자기유도, 자기장 방향 49
자기유도, 자속 37, 49
자기-피팅 보청기 236, 303
자기-확인 보청기 236
자기-효능감 254
자동 적응 344
자동볼륨조절기 171
자동이득조절기 26
자동이득조절기, 입력기준 26, 165
자동이득조절기, 출력기준 26, 165
자명종 청각보조기기 63
자아상 242, 253
자아상, 양측 보청기 433, 443
자음대비모음 비율 강조 230-231
장애 242, 385
장애, 노화 효과 240
장애, 자기보고 247-248
장애물, 보청기 사용 257
장착 마이크로폰과 무선시스템 56-58
장착판 44
재튜빙 155
재활 모델 382
저레벨 베이스 대비 트레블 증가효과 175
저레벨 베이스 증가효과 166
저레벨 트레블증가 166
저레벨 트레블증가, 저레벨 베이스증가 대비 175
저작, 폐쇄효과 131
적외선, 원격조정 38
적외선, 전송 58
적응 404-405
적응, 이득에 대한 280
적응, 주파수이득반응에 대한 280-281
적응형 방향성 마이크로폰 198
적응형 배열 197
적응형 배열, 고정형 배열 대비 197
적응형 소음감소 212-218
적응형 소음감소, 폐쇄효과, 외유모세포 5
적응형 역동범위 최적화 시스템 162
전극 배터리 39
전기생리학적 역치 455
전기음향적 자극 266
전기촉각 보청기 267
전력소모 32
전송채널 54
전음성 난청 5, 268
전음성 난청, OSPL90 처방시 고려사항 313
전음성 난청, 보청기 대상자 247
전음성 난청, 어음이해력 6
전음성 난청, 처방시 고려사항 296, 301
전이 주파수 225
전자기 변환기 507
전해질 39
전화, 연결 62
전화, 자기장 강도 50
전화, 자동 감지 233
전화, 프로그램 38
전화, 호환성 322
전후구분 414
전후구분, 난청 관련 영향 416
전후구분, 보청기 관련 영향 462
절대 단계화 349
정류 159
정보차폐 420
정상파, 외이도 90-92
정점절단, 심도난청 308
정점절단, 압축제한 대비 306
정점절단, 왜곡 24, 166
정점절단, 정점 저점 36-37, 304, 321
제 3자 장애 371, 392
제거 끈 320
제곱근평균 7
제어 마이크로폰 73
제어 마이크로폰, REAG 측정시 89
제어 마이크로폰, REIG 측정시 100
제어 마이크로폰, 대체방법 73
제어 마이크로폰, 압력방법 73
제한 78
조기중재 449
조음지수-방향성지수 202-203
조작 253-254
조정, 보청기 328-331
조정, 증폭 404-405
종형 배열 191
좋은 귀 효과 417
죄의식 260
주기 7
주제알기 368
주조법, 이어몰드/이어쉘 150
주파수 8
주파수 분해력 3-4, 6
주파수 선택도 3, 6
주파수 압축 225-229
주파수 압축, 비선형 225
주파수 압축, 비율 225
주파수 전이 224
주파수 전이, 조건부 224
주파수 하강 224-229

주파수 하강, 검증 334
주파수 하강, 대상자 227-229
주파수 하강, 변조 225
주파수 하강, 소아 471
주파수 하강, 어음변조기 226
주파수 하강, 어음이해력 227-229
주파수 하강, 완속재생 225
주파수 하강, 피팅과 조정 244
주파수 하강, 필요 328
주파수, 도메인 30
주파수, 식별 281
주파수, 이동 224-229
주파수도약 피드백감소 223
주파수도약 피드백감소, 변조 55
주파수변조(FM) 53
주파수변조(FM), 문제해결 54
주파수변조(FM), 수신탈락 54
주파수변조(FM), 장점 56
주파수변조(FM), 장착 마이크로폰 조합 56-58
주파수변조(FM), 점유효과 54
주파수변조(FM), 추적 면담(약속) 379
주파수변조(FM), 포먼트 2
주파수변조(FM), 퓨리에 변환 8, 29-30
중요 상대방 370
중요 상대방, 대상자 관련 영향 242
중요 상대방, 설문지 평가 392
중이, 이식기 506
중이, 이식기, 대상자 511-512
중이, 이식기, 합병증 512
중이, 임피던스 70
중이변환기 508
중이염 268, 466
중추성 청각신호처리장애, 노화 254
중추성 청각신호처리장애, 대상자 효과 255
중추성 청각신호처리장애, 무선시스템 255
중추성 청각신호처리장애, 보청기 457
중추성청각신호처리장애 6-7
증폭경로 127
증폭기 24-26
증폭기, D형 증폭기 16
증폭기, 반도체 웨이퍼 24
증폭기, 아날로그 24-25
증폭기, 하이브리드 24
증폭역치검사 104-106, 472
지불의향 408
지연 29-31
지연 및 가산 방향성 마이크로폰 191
지연, 내부 마이크로폰 186
지연, 미리보기 신호처리 30
지연, 빗형 필터링 30
지연, 어음 발성 관련 효과 30
지연, 자기 음성 관련 효과 30
지연, 증폭경로 127
지연, 청각시각 비동조화 30
지연, 피드백 관련 효과 220
지연성 청각박탈 428-430
진공관 보청기 14
진동촉각보조기 267
진동촉각보조기, 양측피팅 446
진폭변조 53
진폭변조, 적외선 58
진행성 난청 267, 450
집적회로 15, 24

ㅊ

차폐곡선 4
차폐레벨차 419
차폐레벨차, 양측 장점 434
차폐해제 420
차폐확산, 하향 285
착용부위 119
참여제한 242, 385
채널 34
처방, 개방 외이도 피팅 135
처방, 골전도 보청기 499-502
처방, 과정 270-317
처방, 난청 유병률 240
처방, 목표 270
처방, 비선형 공식과 비교 277-280
처방, 비선형 이득 289
처방, 선형 273
처방, 소아 459-473
처방, 압력 7
처방, 압축 역치 287
처방, 양측 교정 446
처방, 음량 관련 281
처방, 음량 동등화 274
처방, 음악 관련 303
처방, 정확성 288
처방, 초역치 측정의 역할 299
처방, 환기관 466
첫째 굴곡, 외이도 117
청각박탈, 지연성 428-430
청각방법 365
청각보조기기, 경보 66
청각보조기기, 소아 471
청각보조기기, 역사 14
청각보조기기, 자명종 63
청각보조기기, 텔레비전 62
청각보조기기, 형태 62
청각불리 242
청각손실 242
청각-시각 비동조화 30
청각-시각 형태(모드)검사 474
청각장애 242
청각전략 365-370
청각청취 발달지수 478
청각훈련 372-373
청각훈련, 분석형 어음지각훈련 372
청각훈련, 자가 373
청각훈련, 컴퓨터 기반 373
청각훈련, 합성형 의사소통훈련 373
청력도, 거울반사 270
청력도, 보청기 대상자 245
청력도, 소아 454
청소, 보청기 322
청소년 487

청성뇌간반응 역치 454
청신경병증 5, 453-454
청신경병증, 대뇌유발반응 480
청신경병증, 일시적 강조 231
청음관 109
청진기 322
청취 요구 249-252
청취 편의성, 적응형 소음감소효과 218
청취 편의성, 효과적 가청력 286
청취기준 303
청취노력 385
청취환경 249-252
체적 속도 8, 87
초당 수행명령 수 31
초방향성 마이크로폰 198-200
초심장형 185
초음파 원격조정 38
초인종 63
촉각형 보청기 267
총배진동 왜곡 25, 80
최대안정이득 221-223
최대이득 77
최대출력에너지레벨 498
최대쾌적레벨 248, 270
최소제곱평균 194
추가안정이득 221-223
출력에너지레벨 498
출력음압레벨90 9
출력음압레벨90, 검증 334
출력음압레벨90, 비선형 이득 효과 313
출력음압레벨90, 소아 평가 474
출력음압레벨90, 전음성 난청 31
출력음압레벨90, 처방 305-314
충격소리평탄화 218
충격소음, 검증 334
측정신호 74, 103
측정신호, 파고율 75
치매 254, 392
친화성 255

ㅋ

카운터 판매방식 보청기 68
카할트 평가방법 270
칵테일파티 효과 417
커플러 10, 70-73
커플러 이득, REAG 연관성 92
커플러 이득, 맞춤 332
커플러, 기준면 71
컴퓨터 이어몰드 제작 150
쾌적함 280
크론바흐 알파(신뢰도 분석) 390

ㅌ

탁상형 스피커 60
탄소, 마이크로폰 13
탄소, 보청기시대 13
탄소, 증폭기 13
탐색 및 파괴 피드백 조절 220
탐침관 10
탐침관, REAG에서 위치 90-92
탐침관, REIG에서 위치 96
탐침관, 누출 108
탐침관, 피드백 진동 관련 효과 108
태도 242-245
태도, 평가 243
텔레비젼 기기 62-63
텔레코일 37-38
텔레코일, 민감도 50
텔레코일, 방향 50
텔레코일, 양측 연결 46
텔레코일, 양측 전달 46
텔레코일, 주파수 반응 51
텔레코일, 필요 325
통제성 255
튜빙, RECD 관련 효과 85
튜빙, 길이 356
튜빙, 삽입 깊이 140
튜빙, 선택 143
튜빙, 이득-주파수 관련 효과 136-140
튜빙, 크기 136
트랜지스터 15, 24
특정음량 297

ㅍ

파고율 75
파장 7
파형 7
펌핑 181
편안함, 높은 레벨 압축 170-171
편안함, 음량 16
편안함, 적응형 소음감소효과 218
편측 피팅 431
평가 378
평가 접근방식 피팅 270
평가, 소아 454
평면 DI 201
폐쇄이득, 폐쇄형 피팅 115
폐쇄효과 128-131
폐쇄효과, 기전 130
폐쇄효과, 능동형 제거 130, 235-236
폐쇄효과, 보청기 형태 322
폐쇄효과, 음압레벨 증가 128
폐쇄효과, 저작 130
폐쇄효과, 측정 131
포화, 이득 측정 관련 효과 102
포화음압레벨 9
표준형 이어몰드 118
표준화 도박 408
프로그래머 47
프로그래머, HiPro 47
프로그래머, nEARCom 47
프로그램 스위치, 양측 연결 46
피드백 감소 219-224
피드백 감소, 경로 제거 221
피드백 감소, 위상 조절 220-221
피드백 감소, 주파수 도약 223

피드백 감소, 주파수 이동 223
피드백 감소, 주파수 하강 223, 228-229
피드백 감소, 탐색 및 파괴 220
피드백 감소, 필요 328
피드백 감소, 이득-주파수반응 조절 219-220
피드백 제거, 내부 21
피드백 제거, 루프반응 221
피드백 제거, 소아 470
피드백 제거, 양측 연결 46
피드백 제거, 음악 304
피드백 제거, 제어 마이크포로폰 비활성화 100
피드백 제거, 측정 관련 영향 76
피드백 진동 21
피드백 진동, 개방형 피팅 134-135
피드백 진동, 기전 106-107
피드백 진동, 문제해결 111-112
피드백 진동, 미세조정 341-342
피드백 진동, 아진동 피드백 108
피드백 진동, 음질 관련 영향 107
피드백 진동, 음향질량 133
피드백 진동, 정점과 저점 341
피드백 진동, 탐침관 튜브 효과 108
피드백 진동, 환기구 효과 131-133
피질자극 452
피팅 면담(약속) 378
피하형 마이크로폰 508
필터 18, 33-35
필터, 무한임펄스반응 33
필터, 유한임펄스반응 33
필터, 저주파수, 고주파수통과 33
필터, 직렬 대비 병렬 34

ㅎ

하강형 난청 245
하강형 난청, 주파수 하강 228
하스효과 414
하이브리드 이식형 보청기 266
하이브리드 이식형 보청기, 음조지각 266
하이브리드 이식형 보청기, 처방 266
하향식 청각처리 373
하향차폐확산 285
합성형 의사소통훈련 373
항목-총합 상관 관계 390
해제시간 160
해제시간, 적응형 161
허용소음레벨, 방향성 마이크로폰 203
허용소음레벨, 보청기 대상자 248
허용소음레벨, 양측 장점 434
헬름홀츠 공명 20
혈관조 5
혐오 364, 392
협착, 이득-주파수반응 관련 효과 140
형태 선택 319
형태 선택, 검증 333-334
혜택 217-218
혜택, 가산기 18
혜택, 가산형 배열 190-191
혜택, 가청력효과 215-216
혜택, 강도 214-215
혜택, 개시시간 217
혜택, 검증 333
혜택, 고속작동 대비 완속작동 217
혜택, 상쇄시간 217
혜택, 소아 469
혜택, 아날로그/디지털 변환기 27-28
혜택, 음악 304
혜택, 이득 측정효과 75
혜택, 적응형 해제시간 161
혜택, 처방 215
혜택, 측정 385
혜택, 필요 327
혜택, 환기구효과 133
혼 12
혼, Lybarger high-pass tubing 152
혼, 고주파수증대효과 139-140
혼, 역혼 136
혼, 음향기전 136
혼, 점진적으로 넓히기 139
혼, 차단주파수 137
혼란원추 414
확장 78-79, 162
확장, 다중채널 181
환경 분류 232
환기관 466
환기구 115, 121-136
환기구 누출경로 124-128
환기구, IROS 121
환기구, RECD 효과 83
환기구, REOG 효과 124
환기구, Y형 134
환기구, 가려움 131
환기구, 내부소음 효과 133
환기구, 도랑형 115
환기구, 막대 123
환기구, 방향성 효과 133
환기구, 빗형 필터링 127
환기구, 삽입 플러그 123
환기구, 선택 143
환기구, 세극누출 117
환기구, 압축 관련 효과 134
환기구, 역사 14
환기구, 외부 115
환기구, 음향질량 121
환기구, 이득-주파수반응 효과 124-128
환기구, 적응형 소음감소 효과 133
환기구, 주조형 155
환기구, 평행 134
환기구, 피드백 진동 131
환기구, 헬름홀츠 공명주파수 124
활동제한 242, 385
회로기판 24
회절 7
횡형 배열 191
훈련 가능한 보청기 233-235
훈련 가능한 보청기, 대상자 328

훈련 가능한 보청기, 순응 344
훈련 가능한 보청기, 임상에 대한 영향 238-289
훈련 가능한 보청기, 자가 미세조정 354
훈련목표 484-487
휴대전화, 간섭 66
휴대전화, 연결 66

기타

1/2 이득법 270
1/4 이득법 319
2차 방향성 마이크로폰 193-194
8자 형태 185-186
ANSI 기준 82-83
ANSI, IEC, ISO 기준 82
APHAB 설문지 389
BAHA 이식기 503-506
BAHA 이식기, 대상자 503-506
BAHA 이식기, 합병증 506
BICROS 보청기 495
Camadapt 절차 353-354
Cambridge 공식, 선형 이득 274
CAMEQ 처방 297
CAMEQ 2-HF 처방 297
CAMREST 처방 297
COSI, 소아 478
COSI, 시행 398
COSI, 정상자료 396
COSI, 청각보조기기 사용 374
COSI, 청력요구 평가 378
COSI, 청력필요 평가 251
COSI, 평가 379
CROS(대측신호전달) 491-497
CROS, 대상자 492
CROS, 무선연결 46
CROS, 이어몰드 115
CROS, 편측난청 442
CROS, 피팅방법 492
DSL 처방 275-277
DSL[i/o] 처방 293-294
DSLm[i/o] 처방 294
FIG6 처방 292
Griffiths-Jim 방향성빔생성기 198-200
HA1 커플러 72
HA2 커플러 72
HiPro 프로그래머 47
IEC 기준 82
IOI-HA 설문지 402
Janssen 이어몰드 115
LGOB 처방 308
Ling six-sound 검사 333, 387
LiSN-S 검사 6
Lybarger 고주파수 통과 튜브 152
NAL, 선형 처방 273-275
NAL-NL1 처방
NAL-NL2 처방
NAL-NL2, 양측 보정 446
NAL-R 공식 275
NAL-RP 공식 275
NAL-SSPL 공식 307-311
NOAH 프로그램 47-48, 329
POGO 처방 273
QALY 평가 427-428
ScalAdapt 처방 291
TEN 검사 282-284
Vibrant Soundbridge 이식기 508

찾아보기 영문

A

ABR threshold 454
Absolute ratings 349
AC/DC converter 18
Acceptance of loss 260
Acclimatization 364, 404-405, 428
Acclimatization, frequency lowering 228-229
Acclimatization, loudness discomfort levels 334
Acclimatization, to amplification 280
Accommodation 404-405
ACE(Active Communication Education) 381
Acoustic, compliance 20, 70
Acoustic, mass 20, 121
Acoustic, reflex 302
Acoustic, resistance 42
Acousto-mechanical sensitivity level 498
Active Communication Education 381
Active listening training 373
Active occlusion cancellation 130, 235
Activity limitation 242, 385
Adaptation 404
Adaptation manager, automatic 344
Adaptation, to gain 280
Adaptation, to gain-frequency response 280-281
Adaptive arrays 197
Adaptive arrays, versus fixed arrays 197
Adaptive directional microphones 198
Adaptive noise reduction 212-218
Adaptive noise reduction, benefits 217-218
Adaptive noise reduction, effect of vents 133
Adaptive noise reduction, effect on audibility 215-216
Adaptive noise reduction, effect on gain measurement 75
Adaptive noise reduction, fast-acting versus slow acting 217
Adaptive noise reduction, for children 469
Adaptive noise reduction, need for 327
Adaptive noise reduction, offset time 217
Adaptive noise reduction, onset time 217
Adaptive noise reduction, prescription for hearing loss 215
Adaptive noise reduction, strength 214-215
Adaptive noise reduction, verification 333
Adaptive noise reduction, with music 304
Adaptive release time 161
ADC(analog-to-digital) converter 27-28
Adder 18
Additive arrays 190-191
Adjustment, of hearing aids 328-331
Adjustment, to amplification 404-405
ADRO(Adaptive dynamic range optimization) 162
AGC(Automatic gain control) 26
AGC(Automatic gain control), AGCo(automatic gain control-output controlled) 26, 165
AGC(Automatic gain control), AGCi(automatic gain control-input controlled) 26, 165
Aging, auditory processing disorders 254
Aging, effect on management 254
Aging, perceived effect of hearing aids 252-253
Aging, SNR deficit 6
Aging, temporal resolution 4-5
Agreeableness 255
Aided threshold testing 104-106, 472
AI-DI(Articulation-index directivity-index) 202-203
ALDs(assistive listening devices), alarm clock 63
ALDs(assistive listening devices), alerting 66
ALDs(assistive listening devices), for children 471
ALDs(assistive listening devices), history 14
ALDs(assistive listening devices),

television devices 62
ALDs(assistive listening devices), types 62
Aliasing 27
Allergic reactions 153
Alzheimer's Disease 392, 406
Amplified sound path 127
Amplifiers 24-26
Amplifiers, Amplitude modulation 53
Amplifiers, Amplitude modulation, infra-red 58
Amplifiers, analog 24-25
Amplifiers, class D 16
Amplifiers, hybrids 24
Amplifiers, substrates 24
Analog-to-digital converter 27
Analysis bandwidth 76-77
Analytic speech perception training 372
ANL(acceptable noise level), bilateral advantage 434
ANL(acceptable noise level), candidacy for hearing aids 248
ANL(acceptable noise level), directional microphones 203
ANSI standards 82-83
Aperture of ear canal 117
APHAB(Abbreviated Profile of Hearing Aid Benefit) 389
Appearance 252-253, 320, 359
Appointment, assessment 378
Appointment, fitting 378
Appointment, follow-up 379
Appointment, group 379-382
Appointment, structure 377, 382
Array, adaptive 192-198
Array, end-fire 193
Array, fixed 193
Array, broadside 193
Artificial mastoid 73, 498
ASG(added stable gain) 221-223
Assessment 378
Assessment, of children 454
Asymmetrical directivity 326
Asymmetrical hearing loss 438-442
Atesia 5, 268, 497
Attack time 160-162
Attitude 242-245
Attitude, assessing 243
Audibility, effective 286
Audio input 37
Audiogram, candidacy for hearing aids 245
Audiogram, children 454
Audiogram, mirroring 270
Auditory deprivation, late onset 428-430
Auditory filters 8
Auditory neuropathy spectrum disorder 5, 453-454
Auditory neuropathy spectrum disorder, evaluation with CAEPs 480
Auditory neuropathy spectrum disorder, transient enhancement 231
Auditory training 372-373
Auditory training, analytic speech perception training 372
Auditory training, at home 373
Auditory training, computer-based 373
Auditory training, synthetic communication training 373
Auditory-visual asynchrony 30
Auditory-visual testing 474
Automatic adaptation 344
Automatic volume control 171
Aversiveness 364, 392
Awareness of loss 258
Azimuth, for real ear gain measurement 102

B

Baby cry sensor 63
BAHA(bone-anchored hearing aid) 503-506
BAHA(bone-anchored hearing aid), candidacy 503-506
BAHA(bone-anchored hearing aid), complications 506
Bands 34
Bandwidth extension 236, 284
Barrette hearing aid 15
Baseline response 351
Basilar membrane vibration 3-5
Batteries 39-42
Batteries, capacity 40-41
Batteries, current consumption 32
Batteries, high power 40
Batteries, ingestion 488
Batteries, management difficulties 338
Batteries, Mercuric Oxide 40
Batteries, rechargeable 41
Batteries, voltage 40
Batteries, Zinc-air 15, 40-41
Beamformer, Griffiths-Jim 198
Belling 139
Benefits, measurement 385
Better versus poorer ear 438-439
Better-ear effect 417
BICROS(Binaural CROS) 495
Bi-directional 185
Bilateral, advantage 412, 422-430
Bilateral, bias in assessing 435
Bilateral, candidacy 442-446
Bilateral, disadvantage 430-434
Bilateral, effect of signal processing 424
Bilateral, Experimental evidence 423-424
Bilateral, fitting 412

Bilateral, fitting rates 412
Bilateral, sensitivity of tests 435-436
Bilateral, speech intelligibility 422
Bilateral, tests for 434-438
BILD(binaural intelligibility level difference) 412
BILL(bass increase at low levels) 166
BILL versus TILL 175
Bimodal stimulation 264
Bimodal stimulation, in children 453
Binaural, head diffraction 417
Binaural, advantage 412
Binaural, bilateral advantage 421
Binaural, effect on candidacy 256
Binaural, interference 431-433
Binaural, loudness summation 421-422
Binaural, redundancy 417, 421
Binaural, release from masking 412
Binaural, squelch 436, 419-423
Binaural, stimulation 413
Binaural, stimulation, for infants 449
Binaural, testing for 423
Binaural, unmasking 420
Bits(binary digits) 27, 32
Blind channel separation 196-197
Blind source separation 196-197
Block diagram 18-19
Bluetooth, connectivity 64
Bluetooth, delay 55
Bluetooth, programmer 47
BMLD(binaural masking level difference) 419
BNL(background noise level) 248
Body aid 10
Bone-anchored implant 504
Bone-conduction hearing aids, bone conductors 39
Bone-conduction hearing aids, disadvantages 502
Bone-conduction hearing aids, prescribing 499
Bony canal 117
Bottom-up processes 373
Broadband signals, analysis bandwidth 76
Broadside array 191
BTE(behind-the-ear) 10
BTE(behind-the-ear), RITA 10
BTE(behind-the-ear), RITE 10
BTE(behind-the-ear), standard tube 10
BTE(behind-the-ear), thin tube 10
Byte 28

C

CAEP(cortical auditory evoked potentials) 480-482
Calibration, pressure method 73
Calibration, probe tubes 99
Calibration, test box, quick method 74
CAM(computer-aided manufacture) 150
Camadapt 353-354
Cambridge formula for linear gain 274
CAMEQ(Cambridge loudness equalization) 297
CAMEQ2-HF 297
CAMISHA(computer-aided manufacturing of individual shells for hearing aids) 151
CAMREST(Cambridge restoration of loudness) 297
Canal block, for impression-taking 145
Candidacy 239-268
Carbon, amplifer 13
Carbon, era 13
Carbon, microphone 13
Cardioid 22, 185
Carhart method 270
Cartilaginous canal 117
Categorical loudness scaling 171-172
Central auditory processing disorders 6-7
Central auditory processing disorders, aging 254
Central auditory processing disorders, aiding 457
Central auditory processing disorders, effect on candidacy 255
Central auditory processing disorders, wireless systems 255
Cerumen, effect on impression 145
Cerumen, effect on real-ear gain measurement 94, 101
Channel 34
Chewing, occlusion effect 131
CIC(completely-in-the-canal) 10
CIC(completely-in-the-canal), deeply-seated 120
CIC(completely-in-the-canal), peri-tympanic 11, 121
CIC(completely-in-the-canal), removal strings 320
Circuit board 24
Classroom amplification 59-60
Classroom amplification, desk-top FM 60
Cleaning 322
Clear speaking 367-368
Cleft palate 457
Co-channel seperation 196-197
Cochlear implants, candidacy 263-265
Cochlear implants, candidacy in children 452-453
Cochlear implants, pitch

perception 264
Cocktail party effect 417
Cognitive ability, compression speed 182
Cognitive ability, effect of candidacy 254
Coherence 80
Comb filtering 30, 217
Comb filtering, effect of vents 127
Comfort, effect of adaptive noise reduction 218
Comfort, high-level compression 170-171
Comfort, loudness 16
Co-modulation masking 181
Compensation of directional low cut 188
Compression 2, 19, 151-183
Compression limiting 177
Compression limiting, avoiding distortion 166
Compression limiting, versus peak clipping 306, 326
Compression range 163
Compression ratio, definition 163
Compression ratio, effective 163
Compression ratio, frequency 226
Compression ratio, to avoid volume control 355
Compression threshold, definition 163
Compression threshold, frequency 226
Compression threshold, prescription 287-288
Compression, adaptive release time 161
Compression, advantages and disadvantages 177-183
Compression, amplifier 25-26
Compression, attack time 160-162
Compression, bilateral advantage, effect on 424
Compression, bilateral link 46
Compression, BILL 166
Compression, combinations of compressors 176
Compression, curvilinear 164
Compression, directivity, effect of 207
Compression, dural front-end 161
Compression, eprical approaches 175
Compression, fast-acting 182
Compression, feedback 26
Compression, feedforward 161
Compression, high level 170-171
Compression, history 14
Compression, input controlled 164
Compression, input-output(I-O) function 158
Compression, limiting 159, 166
Compression, look-ahead 161
Compression, loudness normalization 171-172
Compression, low-level 172
Compression, measuremnt, effect on 74
Compression, multichannel 166, 180
Compression, noise, effect on 75
Compression, output controlled 165
Compression, overshoot 160
Compression, phonemic 167-168
Compression, pumping 181
Compression, range 163
Compression, relative to linear 177-180
Compression, release time 160-162
Compression, single channel 180
Compression, slow vesus fast 182
Compression, slow-acting 169-170
Compression, SNR, effect on 173
Compression, static characteristics 162-164
Compression, syllabic 167-168
Compression, threshold 162
Compression, TILL 166
Compression, vents, effect of 134
Compression, versus linear 183
Compression. speech intelligibility, effect on 178
Conductive loss 5, 268
Conductive loss, allowing for in prescription 296, 301
Conductive loss, allowing for in prescription of OSPL90 313
Conductive loss, candidacy for hearing aids 247
Conductive loss, speech intelligibility 6
Cone of confusion 414
Connecting hearing aids 63-67
Consonant-to-vowel ratio enhancement 230-231
Constrictions, effect on gain-frequency response 140
Continuous disclosure 348
Continuous flow adapter 119
Contraindication to hearing aids 267
Contrast enhancement 230
Control microphone 73
Control microphone, in REAG measurement 89
Control microphone, in REIG measurement 100
Control microphone, pressure method 73
Control microphone, substitution method 73
Conversational repair 368
CORGIF(coupler response for flat insertion gain) 97
Cortical stimulation 452
COSI(Client Oriented Scale of

Improvement), administration 398
COSI(Client Oriented Scale of Improvement), determining needs 251
COSI(Client Oriented Scale of Improvement), for children 478
COSI(Client Oriented Scale of Improvement), for evaluation 379
COSI(Client Oriented Scale of Improvement), for need assessment 378
COSI(Client Oriented Scale of Improvement), normative data 396
COSI(Client Oriented Scale of Improvement), use of ALDs 374
Cost of hearing aids 45, 242, 360, 430-431
Counseling, content counseling 357
Counseling, contents 357
Counseling, evidence of benefit 358
Counseling, information 357
Counseling, personal adjustment counseling 357
Counseling, style 375-377
Counseling, to achieve acceptance 259-262
Coupler gain, customizing 332
Coupler gain, relationship to REAG 92
Couplers 10, 70-73
Couplers, reference plane 71
Coupling wireless to hearing aid 55
Covergence of devices 77
Crest factor 75
Critical bands 8
Critical distance 48, 206
Cronbach's alpha 390
CROS(contralateral routing of sinals) 491-497
CROS(contralateral routing of sinals), candidacy 492
CROS(contralateral routing of sinals), fitting procedure 492
CROS(contralateral routing of sinals), for unilateral loss 442
CROS(contralateral routing of sinals), mold 115
CROS(contralateral routing of sinals), wireless links 46
Current comsumption 32
Curvilinear compression 164
Custom hearing aids 44
Customizing coupler gain 332

D

DAC(digital-to-analog converter) 31
DACS(direct acoustic cochlear stimulator) 511
DAI(direct audio input) 37, 55
Dampers 36-37
Dampers, effect on gain-frequency response 142
Dampers, selection 143
Data logging 233, 399
Dead region 281-284
Dead region, allowing for in prescription 283
Dead region, frequency discrimination 282
Dead region, speech intelligibility phones 282
Delay 29-31
Delay, amplified sound path 127
Delay, auditory-visual asynchrony 30
Delay, comb filtering 30
Delay, effect on feedback 220
Delay, effect on speech production 30
Delay, look-ahead processing 30
Delay, microphone, internal 186
Delay, own-voice quality, effect on 30
Delay-and-add directional microphones 191
Dementia 254, 392
Denial 268
Depression 406
De-reverberation 232
Desk-top FM 60
DIAL(Developmental Index of Audition and Listening) 478
Dichotic 412
Dichotic, digit test 434
Diffraction 7
Digital, era 16
Digital, immunity to noise 28
Digital, sampling 27-28
Digital, technology 27-32
Digital, versus analog 32, 42
Digital-to-digital converter 31
Diotic 412
Diotic, summation 421
Diplacusis 432
Direct audio input 37
Direct change questionnaires 388
Directional microphone benefit 209
Directional microphone benefit, active occlusion reduction 235
Directional microphone benefit, candidacy, effect on 251
Directional microphone benefit, clinical evaluation 206, 209
Directional microphone benefit, distance, effect of 204-206
Directional microphone benefit, interaction with other technologies 207
Directional microphone benefit, open-canal fittings, effect of 209
Directional microphone benefit, room

acoustics 204
Directional microphone benefit, vents, effect on 207
Directional microphones 15, 22-23, 185-209
Directional microphones, adaptive 194
Directional microphones, additive 190-191
Directional microphones, ANL 203
Directional microphones, asymmetrical fitting 326
Directional microphones, automatic 189, 208
Directional microphones, benefit 203-209
Directional microphones, bilateral directivity 197-200
Directional microphones, bilateral link 46
Directional microphones, candidacy 208
Directional microphones, compensation of gain-frequency response 188
Directional microphones, counselling 360
Directional microphones, delay-and-add 191
Directional microphones, disadvantages 207
Directional microphones, dual microphones 23, 187
Directional microphones, dual-omni 23, 187
Directional microphones, effectiveness versus efficacy 209
Directional microphones, Elko-Pong 192
Directional microphones, first-order 185
Directional microphones, for children 468
Directional microphones, front-to-back ratio 22
Directional microphones, gain mismatch 188
Directional microphones, gain-frequency response 187
Directional microphones, internal noise 186, 208
Directional microphones, measurement in text box 73
Directional microphones, need for 325
Directional microphones, nulls 189
Directional microphones, port spacing 185-187
Directional microphones, real-life benefit 206-207
Directional microphones, reverberation 23
Directional microphones, second-order 193
Directional microphones, SNR enhancement 23
Directional microphones, split-channel directivity 190
Directional microphones, subtractive 185-190
Directional microphones, super-directional 197-200
Directional microphones, verification 333
Directional microphones, wind noise 208
Directivity factor of microphone 22, 206
Directivity factor of microphone, of source 48, 206
Directivity index 22, 186
Directivity index, 2D versus 3D 200-202
Directivity index, measurement 200-202
Directivity index, planar 201
Directivity index, SNR improvement 202
Directivity index, typical values 203
Directivity, effect of aid style 321
Directivity, vents, efifect of 133
Direct-to-client hearing aids 68
Disability 242, 385
Disability, effect of age 240
Disability, self-reported 247-248
Disclosing hearing loss 368
Discomfort loudness 334
Disposable hearing aids 45
Distance perception effect of hearing loss 417
Distortion 304
Distortion, definition 109
Distortion, harmonic 25
Distortion, intermodulation 25
Distortion, own voice 339
Distortion, peak clipping 25
Distortion, peak clipping versus compression limiting 166-167
Distortion, speech intelligibility 25
Distortion, troubleshooting 111
Dizziness 267
Dome fitting 119
Dome fitting, closed 119
Dome fitting, open 119
Doorbell 63
Downward spread of masking 285
Dropouts in wireless systems 62
DSL(Desired Sensation Level) 275-277
DSL[i/o] 293-294
DSLm[i/o] 294
DSP(digital signal processing) 28-31

DSP(digital signal processing), block processing 29-31
DSP(digital signal processing), Fourier transform 30
DSP(digital signal processing), general arithmetic processing 29
DSP(digital signal processing), hard-wired 28-29
DSP(digital signal processing), open platform 29
DSP(digital signal processing), sequential processing 29
Dual-omni directional microphones 188-189
Duration enhancement 231
Durometer 153
Dynamic FM 56-63
Dynamic range 2, 5, 158

E

Ear canal 82-83
Ear canal, aperture 117
Ear canal, babies 455-456
Ear canal, bony portion 117
Ear canal, cartilaginous portion 117
Ear canal, children 463
Ear canal, first bend 117
Ear canal, impedance 70, 123
Ear canal, inflammation 145
Ear canal, residual volume 70, 115
Ear canal, resonance 455
Ear canal, second bend 117
Ear impression 144-150
Ear simulator 10
Ear-dams 145
Early intervention 449
Earmold, allergic reaction 153
Earmold, buffing 154
Earmold, build-up 156
Earmold, children 458
Earmold, computer-aided manufacture 150
Earmold, discomfort 338, 364
Earmold, functions 115
Earmold, hardness 151
Earmold, helix lock 119
Earmold, instant 153
Earmold, materials 151-153
Earmold, modification 154
Earmold, receiver 118
Earmold, retention 339
Earmold, retention region 119
Earmold, re-tubing 155
Earmold, selection 143
Earmold, simulator 72
Earmold, standard 118
Earshell, allergic reaction 153
Earshell, buffing 154
Earshell, build-up 156
Earshell, materials 151-153
Earshell, modification 154
Earshell, selection 143
Ease of listening, effect of adaptive noise reduction 218
Ease of listening, effective audibility 286
EIN(equivalent input noise) 80
Elcctrophysiological thresholds 455
Electret microphones 15
Electroacoustic stimulation 266
Electrodes batteries 39
Electrolyte 39
Electromagnetic transducers 507
Electrotactile hearing aids 267
Elko-Pong directional algorithm 192
Emotional consequences 385
Emotional support 374
End-fire array 191
Envelope 160-161
Envelope, detector 18
Envelope, enhancement 231
Envelope, speech intelligibility cues 180
Environment classification 232
Equivalent adult hearing level 456
ERB(equivalent rectangular band 8
ETLS(equivalent test loop sensitiv 82
EuroQOL 407
Eustachian tube 457
Evaluative fitting 270
Expansion 78-79, 162
Expansion, multi-channel 181
Expectations 242, 249-252
Expectations, adjusting 337
Externalization 415
Extroversion 255
Eyeglass hearing aid 12, 15

F

F1G6 292
Faceplate 44
Families 370
Fast-acting compression interaction with cognition 183
Fear 242
Features selection 319
Features selection, verification 333-334
Feedback cancellation, disabling control microphone 100
Feedback cancellation, effect on measurement 76
Feedback cancellation, for children 470
Feedback cancellation, internal 21
Feedback cancellation, linked bilatcral 46
Feedback cancellation, loop response 221

Feedback cancellation, with music 304
Feedback oscillation 21
Feedback oscillation, acoustic mass 133
Feedback oscillation, effect of probe tubes 108
Feedback oscillation, effect of vents 131-133
Feedback oscillation, effect on sound quality 107
Feedback oscillation, fine tuning 341-342
Feedback oscillation, mechanism 106-107
Feedback oscillation, open-canal fittings 134-135
Feedback oscillation, peaks and troughs 341
Feedback oscillation, suboscillatory ringing 108
Feedback oscillation, troubleshooting 111-112
Feedback reduction 219-224
Feedback reduction, frequency hopping 223
Feedback reduction, frequency lowering 223, 228-229
Feedback reduction, frequency shifting 223
Feedback reduction, gain-frequency response control 219-220
Feedback reduction, need for 328
Feedback reduction, path cancellation 221
Feedback reduction, phase control 220-221
Feedback reduction, search and destroy 220
FET(field effect transistor) 15
FEW(Family Expectations Worksheet) 477
FFT(fast Fourier transform) 30
Field reference point 89
Figure-8 185-186
Filters 18, 33-35
Filters, FIR 33
Filters, IIR 33
Filters, low-pass, high-pass 33
Filters, serial versus parallel 34
Fine structure 212
Fine-tuning 337-355
Fine-tuning, at home 354-355
Fine-tuning, systematic 347-355
FIR(finite impulse response) 33
First bend 117
Fitting appointment 378
Fixed arrays versus adaptive arrays 197
Floating-mass transducer 507
FM(frequency modulation) 53
FM(frequency modulation), advantage 56
FM(frequency modulation), capture effect 54
FM(frequency modulation), combined with local microphone 56-58
FM(frequency modulation), dropouts 54
FM(frequency modulation), troubleshooting 54
Follow-up appointment 379
Formant 2
Fourier transform 8, 29-30
Frequency 8
Frequency compression 225-229
Frequency compression, non-linear 225
Frequency compression, ratio 225
Frequency hopping feedback reduction 223
Frequency hopping feedback reduction, modulation 55
Frequency lowering 224-229
Frequency lowering, candidacy 227-229
Frequency lowering, fitting and adjusting 244
Frequency lowering, for children 471
Frequency lowering, modulation 225
Frequency lowering, need for 328
Frequency lowering, slow playback 225
Frequency lowering, speech intelligibility 227-229
Frequency lowering, speech vocoder 226
Frequency lowering, verification 334
Frequency resolution 3-4, 6
Frequency selectivity 3, 6
Frequency transposition 224
Frequency transposition, conditional 224
Frequency, discrimination 281
Frequency, domain 30
Frequency, shifting 224-229
Fricatives 284
Front-back differentiation 414
Front-back differentiation, effect of hearing aids 462
Front-back differentiation, effect of hearing loss 416
Full-on gain 77
Functional gain 104
Functional gain, definition 104
Functional gain, relation to insertion gain 104
Fundamental frequency 8, 232

G

Gain 8-9

Gain, full-on 77
Gain-ficquency response 9
Gain-ficquency response, directional microphones 188
Gain-ficquency response, feedback control 219-220
Gain-ficquency response, measurement 76
Gain-ficquency response, open-canal fittings 134
Gain-ficquency response, receivers 35-39
Gain-ficquency response, sound bore 136
GAS(Goal Attainment Scaling) 251, 395
General arithmetic processor 29
GHABP(Glasgow Hearing Aid Benefit Profile) 396
Griffiths-Jim beam-former 198-200
Grommet 466
Group appointments 379-382
Group appointments, activities 382
Group appointments, benefit 380
Group appointments, post-fitting 381
Group appointments, pre-fitting 381
Guilt 260

H

HA1coupler 72
HA2coupler 72
Haas effect 414
Habilitation goals 484-487
Half-concha 10
Half-gain rule 270
Handicap 242, 385
HAPI(Hearing Aid Performance Inventory) 389
Harmonic distortion 24, 79
Harmonics 8
HASP(Hearing Aid Selection Profile) 257
HAUQ(Hearing Aid User's Questionnaire) 399
Head diffraction 414
Head diffraction, bilateral advantage 422
Head diffraction, binaural benefit 417
Head diffraction, effect of hearing loss 418
Head shadow 414
Headaches 268
Health Belief Model 244
Health-related quality of life 406-408
Hearing aid effect 252
Hearing aids, synchronized 198
Hearing aids, wireless-linked 46-47, 176, 198-200
Hearing disability 242
Hearing handicap 242
Hearing impairment 242
Hearing loss desensilization 286
Hearing loss, acknowledgment 242
Hearing loss, disclosure 368
Hearing loss, effect on quality of life 406
Hearing loss, prevalence 240
Hearing loss, progressive 450
Hearing loss, slight 451
Hearing strategies 365-370
Hearing tactics 365
Helix lock 119, 320, 337
Helmholtz resonance 20
HHIE(Hearing Handicap Inventory for the Elderly) 264. 407-408, 413
HiPro programmer 47
History of hearing aids 12-16
Home visits 377
Horns 12
Horns, acoustic mechanism 136
Horns, belling 139
Horns, cut-off frequency 137
Horns, high-frequency boost 139-140
Horns, Lybarger high-pass tubing 152
Horns, reverse 136
HRTF(head related transfer function) 415
HUI 3(Health Utilities Index Mark 3) 407
Humidity 110, 365
Hybrid implant-hearing aid 266
Hybrid implant-hearing aid, pitch perception 266
Hybrid implant-hearing aid, prescription 266
Hyper-cardioid 185-186

I

IC(integrated circuit) 15, 24
IEC standards 82
IHAFF(Independent Hearing Aid Fitting Forum) 290
IHC(inner hair cells) 5
IHC(inner hair cells), dead regions 283
IIR(infinite impulse response) 33
Impedance 8
Impressions 44, 145-150
Impressions, allowing for mastoidectomy 145
Impressions, build-up during manufacture 148
Impressions, canal block 145
Impressions, for CICs and high-gain aids 147
Impressions, for deep-insertion

CICs 148
Impressions, hardness 150
Impressions, materials 14-150
Impressions, mixing of material 149
Impressions, open-jaw technique 149-150
Impressions, shrinkage 150
Impressions, tensile strength 150
Impressions, three stage technique 148
Impulse noise reduction, verification 334
Impulsive sound smoothing 218
Infection control 147
Inflammation of ear canal 145, 338
Informational masking 420
Infra-red, remote controls 38
Infra-red, transmission 58
Ingestion of batteries 488
Input-output(I-O) function 9
Input-output(I-O) function, compression 158-159
Insertion gain 125
Insertion loss 125
Insertion, impact of style 320
Integrated circuit 15
Interaural level difference 414
Interaural level difference, effect of compression 427
Interaural phase difference 413
Interaural phase difference, effect of hearing aids 425
Interaural time difference 414
Interaural time difference, effect of hearing aids 445
Interference, by hearing aids 56
Interference, by mobile phones 66-67
Interference, definition 109
Interference, in wireless systems 62
Interference, infra-red 59
Intermittent operation 109
Intermodulation distortion 25
Internal consistency of questionnaires 390
Internal CROS 496-497
Internal noise effect of vents 133
Internal noise, directional microphones 186, 208
Internal noise, measurement 80
Internal noise, microphones 21
International Outcomes Inventory for Hearing Aids 402
Internet-sale hearing aids 68
Inverse square law 54
Investment, for earmolds and earshells 150
IRIL(input-related interference level) 67
IROS(ipsilateral routing of signals) vent 121
Isolation 406
Itchiness, vents 131
ITC(in-thc-canal) 10
ITC(in-thc-canal), mini-canal 120
ITE(in-the-ear) 10
ITE(in-the-ear), cymba 10, 120
ITE(in-the-ear), full-concha 120
ITE(in-the-ear), half-concha 10, 120
ITE(in-the-ear), half-shell 10
ITE(in-the-ear), low-profile 10, 120
Item-total correlation 390

J

Janssen mold 115

K

K-Amp 172

L

LACE(Listening and Communication Enhancement) 374
Language acquisition 482
Laser sintering 151
Latency of CAEPs 481
Late-onset auditory deprivation 428-430
LDL(loudness discomfort level) 2, 307-317
LDL(loudness discomfort level), binaural summation 442
LDL(loudness discomfort level), for children 474
Leakage path 116
Learned helplessness 255
LGOB(Loudness Growth in half-Octavo Bands) 290
Libby horn 138
Lifestyle, effect on benefit 249
Limiting 78
Linear amplification 9, 273
Linear frequency compression 225
Ling six-sound test 333, 387
Lip-reading 366
Lip-reading, impact on prescription 317
LiSN-S(Listening in Spatialized Noise Sentences Test 6
Listening criterion 303
Listening effort 385
Listening environment 249-252
Listening strategies 365-370
Live speech mapping 103
LMS(least mean squares) 194
I-O(input-output) function 9, 77
I-O(input-output) function, gain 78
I-O(input-output) function, limiting 78
Lobe, sensitivity 185

Local microphone and wireless systems 56-58
Localization, acclimatization 417, 426
Localization, bilateral advantage 425-427
Localization, directional microphones 208
Localization, effect of conductive loss 416, 446
Localization, effect of delay 30
Localization, effect of hearing aids 416, 427
Localization, effect of hearing loss 416-417
Localization, horizontal 413
Localization, linked bilateral hearing aids 53, 190
Localization, normal hearing 413-416
Localization, testing 437
Localization, vertical 415
Locus of control 255
IOI-HA(International Outcomes Inventory for Hearing Aids) 402
Look-ahead compression 161
Loops, comer frequency 51
Loops, designing and installing 52
Loops, frequency response 51-53
Loops, magnetic induction 38, 48-53
Loops, neck 56
Loops, phased-array 52
Loudness 281
Loudness discomfort levels acclimatization 334
Loudness, achieved by compression 170-172
Loudness, binaural summation 421-422
Loudness, categorical scaling 171-172
Loudness, discomfort avoidance 305-306
Loudness, equalization 275, 296-297
Loudness, excessive 346
Loudness, growth curves 171
Loudness, normalization 291
Loudness, scaling 291, 300
Loudness, summation 311
Loudspeaker orientation for real-ear gain testing 102
Low profile ITE 10
Low-level compression 172
Lybarger high-pass tubing 152

M

Magnetic induction, field direction 49
Magnetic induction, field strength 50-51
Magnetic induction, flux 37, 49
Magnetic induction, interference 51-53
Magnetic induction, linked bilateral 46
Magnetic induction, loops 37
Magnetic induction, remote controls 38
Magnetic induction, response measurement 81
Magnetic induction, silhouette coils 56
mAh(milliAmp hours) 40
Mail-order hearing aids 45, 68
Maintenance 109-110, 365
MAIS(Meaningful auditory integration scale) 476
Management 253-254
Management, bilateral hearing aids 433
Management, difficulties 337-338
Management, effect of age 254
Management, impact of style 321
Management, volume control 321
Manikin, acoustic 71
Manipulation 253-254
Masking curves 4
Mastoidectomy, allowing for in prescription 278
Mastoidectomy, impression taking 145
Match to targets 288
Maximum stable gain 221
MBTI(Myers-Briggs Type Indicator) 375
MCL(most comfortable level) 248, 270
Measurement signals 74, 103
Measurement signals, crest factor 75
Medical contra-indications 267
Medical model 382
MEMS(micro-electro mechanical systems) 20
Ménière's disease 303
Merrill-Reid Social Style Inventory 375
MET(middle ear transducer) 508
Microphones electret 15, 19
Microphones subcutaneous 508
Microphones, diaphragm 19
Microphones, directional 15, 22-23, 185-209
Microphones, frequency response 20
Microphones, internal noise 21
Microphones, omni-directional 22
Microphones, piezoelectric 14
Microphones, principle of operation 19
Microphones, sensitivity 19

Microphones, silicon 20
Microphones, vibration sensitivity 21
Microtia 497
Middle-ear, candidacy 511-512
Middle-ear, complications 512
Middle-ear, impedance 70
Middle-ear, implant 506
MIPS(million instructions per second) 31
Mirroring of the audiogram 270
MLD(masking level difference) 419
MLD(masking level difference), bilateral advantage 434
MLE(microphone location effects) 92
Mobile phones, connectivity 66
Mobile phones, interference 66
Modular hearing aids 44, 154
Modulation 53
Modulation, amplitude 53
Modulation, depth 213
Modulation, digital 53
Modulation, for frequency lowering 225
Modulation, frequency 53
Modulation, frequency hopping spread spectrum 53
Modulation, spectrum of speech 212
Modulation, spread spectrum 54
Moisture 365
Motivation 242-245
Motivation, assessing 243
MSG(maximum stable gain) 221-223
M-T(microphone-telecoil) switch 37
Multichannel, compression 166
Multichannel, expansion 181
Multichannel, need for 327
Multichannel, single channel compression 180-182
Multi-memory 47, 302-305
Multi-memory, baseline response 303
Multi-memory, candidacy 304-305, 328
Multi-memory, listening criterion 303
Multi-program, feedback cancellation 237
Multi-program, optimal bandwidth 302
Multi-program, prescribing for 303
Myers-Briggs Type Indicator 375

N

NAL(National Acoustic Laboratories), linear prescription rules 273-275
NAL-NL1 295-296
NAL-NL2 295-296
NAL-NL2, bilateral corrections 446
NAL-R formula 275
NAL-RP formula 275
NAL-SSPL 307-311
Nanocoating 45
nEARCom 47
Neck loop 55-56
Needs 249-252
Negative feedback 107
Neural, firing 5
Neural, hearing loss 5
Neuroticism 255
NOAH 47-48, 329
Noise reduction, by compression 173-175
Noise troubleshooting 111, 344-345
Noise, definition 109
Noise, hearing aid benefit in 265
Noise, internal 345
Noise, quantization 31
Noise-induced hearing loss from over-amplification 314
Non-linear frequency compression 225
Non-linear prescription 289-290
Non-linear prescription, comparison of formulae 297-301
Non-use of hearing aids 241
Notch in gain-frequency response 220
Nulls 189

O

Obsession 255
Obstacles to hearing aid use 257
Occluded fitting 115
Occlusion effect 128-131
Occlusion effect, active cancellation 130, 235-236
Occlusion effect, chewing 130
Occlusion effect, effect of style 322
Occlusion effect, increase in SPL 128
Occlusion effect, measurement 131
Occlusion effect, mechanism 130
Octave 9
Off-frequency listening 282
Offset time, adaptive noise reduction 217
OFL90(Output force level for a 90 dB SPL input) 498
OHC(outer hair cells) 5
Onset time, adaptive noise reduction 217
Open platform 29
Open-canal fittings 117
Open-canal fittings, adaptive noise reduction 135
Open-canal fittings, definition 117
Open-canal fittings, directional benefit 209

Open-canal fittings, directivity 135
Open-canal fittings, disabling control microphone 112
Open-canal fittings, effect of delay 35
Open-canal fittings, effect on feedback oscillation 135
Open-canal fittings, effect on RECD 98
Open-canal fittings, feedback reduction 223
Open-canal fittings, gain-frequency response 134
Open-canal fittings, insertion depth effect 140
Open-canal fittings, low-frequency gain 320
Open-canal fittings, occlusion effect, lack 130, 135
Open-canal fittings, prescription targets 135
Open-canal fittings, wireless coupling 56
Open-jaw impressions 147
Open-loop gain 106
Openness 255
OSPL90(output sound pressure level for a 90 dB input) 9
OSPL90(output sound pressure level for a 90 dB input), evaluation in children 474
OSPL90(output sound pressure level for a 90 dB input), for conductive loss 31
OSPL90(output sound pressure level for a 90 dB input), impact of non-linear gain 313
OSPL90(output sound pressure level for a 90 dB input), prescription 305-314
OSPL90(output sound pressure level for a 90 dB input), verification 334
Osseointegrated auditory implant 504
Otitis externa 268
Otitis media 268, 466
Oto-blocks 145
Otoplastics 150
Otosclerosis 301
Outcomes 386-410
Outcomes, changes with time 404-405
Outcomes, domains 386
Outer hair cells 4
Output force level 498
Over-amplification 314
Overshoot, in compression 161
Over-the-counter hearing aids 68
Own-voice detection 236
Own-voice quality 128-131, 339-340
Own-voice quality, effect of delays 30
Own-voice quality, open-canal fittings 135

P

Pacemakers 39
Paired comparisons 480
Paired comparisons, for adaptive parameter adjustment 351-353
Paired comparisons, for children 474
Paired comparisons, for fine tuning 347-349
Parents 482-484
Participation restriction 242, 385
Particle velocity 8
Patient education 357-383
Patient Expectation Worksheet 251
PEACH(Parent's Evaluation of Aural / Oral Performance of Children) 476
Peak clipping, distortion 24, 166
Peak clipping, profound loss 308
Peak clipping, versus compression limiting 306
Peaks and troughs 36-37, 304, 321
Pediatric audiologists 483
Penetration rate of hearing aids 241, 245-246
Percutaneous coupling 503
Perforated eardrum 466
Perforated eardrum, vented earmolds 121
Performance-intensity function 387
Period 7
Personality, effect on candidacy 254
Personality, effect on counseling 375-377
Phase 7
Phase, control for feedback reduction 220-221
Phonemes 2
Phonemic compression 167-169
Piezoelectric transducers 507
Planar DI 201
Plasticity 7, 428, 449, 453
Pleasantness 280
POGO(prescription of gain and output) 273
Polar pattern 22-23, 185-190
Polar pattern, cardioid 185
Polar pattern, head, effect of 187
Polar pattern, nulls 189
Port spacing 185-187
Positive feedback 107
Power CROS 496
Power frequency compression 225
Precedence effect 199, 414
Predicted hearing level 456
Preference stength 351
Prescription, accuracy 288

Prescription, bilateral corrections 446
Prescription, bone-conduction hearing aids 499-502
Prescription, children 459-473
Prescription, comparison of linear formulae 277-280
Prescription, compression threshold 287
Prescription, for loudness 281
Prescription, for music 303
Prescription, linear 273
Prescription, loudness equalization 274
Prescription, non-linear gain 289
Prescription, open-canal fittings 135
Prescription, procedures 270-317
Prescription, role of supra-threshold measurements 299
Prescription, target 270
Pressure 7
Pressure equalization tube 466
Prevalence of hearing loss 240
Probe-tube 10
Probe-tube, effect on feedback oscillation 108
Probe-tube, leakage 108
Probe-tube, positioning for REAG 90-92
Probe-tube, positioning for REIG 96
Problems, detecting 399
Profound loss, peak clipping 307
Program switch, bilateral linking 46
Programmers 47
Programmers, HiPro 47
Programmers, nEARCom 47
Progressive hearing loss 267, 450
Pseudo-random noise 75
PTC(psychoacoustic tuning curve) 282-283
PTS(permanent threshold shift) 314-316
Pumping 181
Pure tone test signals 74

Q

QALY(quality-adjusted life years) 408
Quality of life 385, 406-408
Quality of life, effect of hearing aids 409-408
Quality of life, effect of hearing loss 406
Quantization noise 31
Quarter-gain rule 319
Questionnaires 388-395
Questionnaires, direct change measures 388
Questionnaires, psychometric properties 390-391
Questionnaires, state measures 389
Quiet, hearing aid benefit in 249-252

R

Radio frequency, linked bilateral 46
Radio frequency, modulation 53
Radio frequency, remote controls 38
Radio frequency, transmission 53-58
Read My Quips 374
REAG(real-ear aided gain) 89-95
REAG(real-ear aided gain), errors in measurement 94-95
REAG(real-ear aided gain), definition 89
REAG(real-ear aided gain), effect of standing waves 90
REAG(real-ear aided gain), probe tube positioning 90
REAG(real-ear aided gain), relationship to coupler gain 92-94
REAG(real-ear aided gain), relationship to ear simulator gain 92
REAG(real-ear aided gain), targets for infants 278
Real-ear gain, effect of background noise 101
Real-ear measurement 10, 89-95
REAR(real-ear aided response) 89
RECD(real-ear-to-coupler difference) 82-89
RECD(real-ear-to-coupler difference), relation to REDD 88
RECD(real-ear-to-coupler difference), definition 82
RECD(real-ear-to-coupler difference), ear symmetry 88
RECD(real-ear-to-coupler difference), factors affecting 82-89
RECD(real-ear-to-coupler difference, measurement) 87-88
RECD(real-ear-to-coupler difference), need for measurement 332, 466
RECD(real-ear-to-coupler difference), normative values for children 464-465
Receiver mold 118
Receivers 35-36
Receivers, diaphragm 35
Receivers, frequency response 35-36
Receivers, principle of operation 35
Receivers, tubing resonances 35-36
Recruitment 2
Rectification 159
REDD(real ear to dial difference)

88, 456
REDD(real ear to dial difference), average values 455
Reference microphone 73
Rehabilitative model 382
REIG(real-ear insertion gain) 95-99
REIG(real-ear insertion gain), accuracy 99
REIG(real-ear insertion gain), definition 95
REIG(real-ear insertion gain), detecting errors 99
REIG(real-ear insertion gain), probe positioning 96
REIG(real-ear insertion gain), relation to coupler gain and insertion gain 96-99
Release from masking 420
Release time 160
Release time, adaptive 161
Reliability 45, 321
Reliability, RITE versus RITA 321
Remote controls 38-39, 338
Removal strings 320
REOG(real-ear occluded gain) 95
REOG(real-ear occluded gain), definition 95
REOG(real-ear occluded gain), effect of vents and leakage 124
REOG(real-ear occluded gain), measurement 127
REOIG(real-ear occluded insertion gain) 125
Resonance, Helmholtz 20, 36
Resonance, mechanical 36
Resonance, tubing 35
Resonance, wave length 36-37
RESR(real-ear saturation response) 305
Retention region 119
RETSPL(reference equivalent threshold SPL), relation to REDD and RECD 89
Re-tubing earmolds 155
REUG(real-ear unaided gain) definition 95
REUG(real-ear unaided gain) definition, preservation in prescription 278
REUG(real-ear unaided gain) definition, typical values for adults 98
Reverberation, classroom amplification 59
Reverberation, directional micropbones, effect on 23, 195-196
Reverberation, effect of binaural squelch 421
Reverberation, minimizing 369
Reverberation, reduction 232
Reverberation, sound quality, effect on 48
Reverberation, unilateral hearing loss 450
Reverse cardioid 190
Right-hand rule 49
Ringing 108, 341
RITA(receiver-in-the-aid) 12
RITE(receiver-in-the-canal) 12
RITE(receiver-in-the-canal), dome fitting 132
RITE(receiver-in-the-canal), sound quality 339
RMS(root mean square) 7
Room acoustics 48
Room acoustics, impact on directional benefit 204-206
Round Robin comparisons 350
RSETS(relative simulated equivalent telephone sensitivity) 82

S

SADL(Satisfaction with Amplification in Daily Lite) 401
Safety limit 315
Safety of hearing aids 488-489
Same-day assess and fit 323
Sampling frequency 27, 31
Satellite microphone 491
Satisfaction 16, 385
Satisfaction, in quiet vs noise 250
Satisfaction, questionnaires 400-401
Saturation sound pressure level 9
Saturation, effect on gain measurement 102
ScalAdapt 291
Search and destroy 220
Second bend 130
Second-order directional microphones 193-194
Self-checking heading aids 236
Self-efficacy 254
Self-fitting hearing aids 236, 303
Self-image 242, 253
Self-image, bilateral hearing aids 433, 443
Sensorineural hearing loss 2-7
Sensorineural hearing loss, candidacy for hearing aids 246
Sensorineural hearing loss, loudness discomfort 2
Sensorineural hearing loss, SNR deficit 5, 6
Sensorineural hearing loss, spiral ganglion cells 5
Sensorineural hearing loss, stria vascularis 5
Sensorineural hearing loss, synapses 5
Sensory hearing loss 5

Severe loss 284-287
Severe loss, compression 287
Severe loss, dead regions 284
Severe loss, use of compression 180
SF 36(Medical Outcomes Study Short Form 36) 407
Shame 260, 268
SHAPIE(Shortened Hearing Aid Performance Inventory for the Elderly) 392
Shore hardness scale 153
Signal bandwidth, for gain measurement 104
Significant others 370
Significant others, assessment by questioanaires 392
Significant others, influence on candidacy 242
SII(Speech Intelligibility Index) 252
Silhouette coil 56
Simulated hearing loss 6
Sinusoidal modeling 230
SIP(Sickness Impact Profile) 406
Size of hearing aids 253
Skeleton mold 118
Ski-slope loss 245
Ski-slope loss, frequency lowering 228
Sleeve mold 119
Slight hearing loss 451
Slit-leak vent 117
Slow playback frequency lowering 225
Slow-acting compression 287
Slow-acting compression, versus fast-acting compression 327
Slow-acting compression, versus fast-acting 182
Smoke detector 63
SNR(sigQal-to-noise ratio) 1-7
SNR(sigQal-to-noise ratio), enhancement by wirelss systems 72
SNR(sigQal-to-noise ratio), compression, effect on 173
SNR(sigQal-to-noise ratio), deficit 6
SNR(sigQal-to-noise ratio), directional microphones 23
SNR(sigQal-to-noise ratio), enhancement by adaptive noise reduction 212-218
SNR(sigQal-to-noise ratio), estimation 213
SNR(sigQal-to-noise ratio), impact on directional benefit 203
Sound bore 115
Sound bore, effect on gain-frequency response 136-141
Sound bore, selection 144
Sound quality 349
Sound quality, binaural advantage 427
Sound quality, Sound smoothing 218
Sound-field amplification systems 59-60
SOX(speech-operated switching) 57
Spatial processing disorder 6
Spatial processing disorder, remediation 457
Spatial release from masking 6, 420
Spatial release from masking, speech intelligibility 285
Specific loudness 297
Spectacle hearing aid 12, 15
Spectacle hearing aid directional 191
Spectral enhancement 230
Spectral flattening 180
Spectral sharpening 230
Spectral subtraction 216
Spectral subtraction, relation to Wiener filter 216
Spectrum 7
Speech detector 216
Speech detector, in active noise reduction 212
Speech Intelligibility Index benefit in noise 252
Speech Intelligibility Index benefit in noise, predicting aided intelligibility 386-387, 478
Speech intelligibility sensation level, effect of 285
Speech intelligibility, adaptive noise reduction 217-218
Speech intelligibility, bandwidth, effect of 284-287
Speech intelligibility, bilateral advantage 422
Speech intelligibility, candidacy for hearing aids 247
Speech intelligibility, cochlear implant candidacy 263
Speech intelligibility, compression, effect of 178
Speech intelligibility, distortion 25
Speech intelligibility, effect on candidacy 262-263
Speech intelligibility, fast-acting compression 182
Speech intelligibility, feedback cancellation 223
Speech intelligibility, FM, directional mics, adaptive noise reduction, relative advantages 238
Speech intelligibility, frequency lowering 227-229
Speech intelligibility, maximization 173, 295
Speech intelligibility, testing 385
Speech intelligibility, tests for babies 449
Speech intelligibility, tests for children 473
Speech intelligibility, tests of bilateral

advantage 435-436
Speech intelligibility, versus discrimination of sounds 237
Speech intelligibility, with dead region 281
Speech pattern processing 232
Speech production 482
Speech production, effect of delay 30
Speech simplification 231
Speech spectrum 2
Speech spectrum, measurement signals 74-76
Speech vocoder, frequency lowering 226-227
Speech/non-speech detector 196
Speech-o-gram 115
Speech-reading 368
Spiral ganglion cells 6
SPL(sound pressure level) 7
Split-chancel directivity 190
SPLITS(SPL for an inductive telephone simulator) 82
Spread of masking, downward 285
Spread-spectrum modulation 55
Squelch 78
SRM(spatial release from masking) 7, 419
SRM(spatial release from masking), effect of hearing loss 420
SRTn(speech reception threshold in noise) 202
SRTn(speech reception threshold in noise), candidacy for hearing aids 247
SSD(single-sided sensorineural deafness) 497
SSPL(saturation sound pressure level) 9
SSQ(Speech, Spatial and Qualities of Hearing Scale) 392
Stable gain, added 221-223
Stable gain, maximum 221-223
Standard gamble 408
Standard mold 118
Standards, ANSI, IEC, and ISO 82
Standing waves, in ear canal 90-92
State measures 389
STEP(Situations To Experience and Practice) 361-364
Stereo CROS 496
Stereo lithography 151
Stethoclip 109
Stethoscope 322
Stigma 252-253
Stigma, external 252
Stimulators 507
Stria vascularis 5
Style of hearing aid 319-324
Style of hearing aid, children 457-458
Style of hearing aid, patient choice 359
Subcutaneous microphones 508
Subscales in questionnaires 390
Summer 18
Super-cardioid 185
Super-directional microphoces 198-200
Supra-aural earphones, effect on RECD 86
Swallowing of batteriss 488
Syllabic compression 167-169
Synthetic communication training 373

T

Tactile hearing aids 267
Teenagers 487
Tele-audiology 355
Telecoil 37-38
Telecoil need for 325
Telecoil, bilateral transfer 46
Telecoil, frequency response 51
Telecoil, linked bilateral 46
Telecoil, orientation 50
Telecoil, sensitivity 50
Telephone, automatic detection 233
Telephone, compatibility 322
Telephone, connectivity 62
Telephone, magnetic field strength 50
Telephone, program 38
Television devices 62-63
Temporal masking 4
Temporal resolution 4-5
Temporal resolution, fine structure 5
Temporal resolution, gap listening 5
TEN(threshold equalizing noise) test 282-284
Test box 73-74
Test environment 247
Test signals, broadband 74
Test signals, pure tone 74
THD(total harmonic distortion) 25, 80
Thin-tube BTEs 10, 118-120
Thin-tube BTEs, gain-frequency response 140
Thin-tube BTEs, Third-party disability 371, 392
TILL(treble increase at low levels) 166
TILL(treble increase at low levels), versus BILL 175
Time tradeoff 408
Tinnitus, bilateral advantage 430
Tinnitus, effect on candidacy 256
Tinnitus, masking 256
Tinnitus, recent origin 267
Tonal quality, fine tuning 342-344
Tone controls 33

Top-down processes 373
Topic knowledge 368
Tournament strategy 350
Trainable hearing aids 233-235
Trainable hearing aids, acclimatization 344
Trainable hearing aids, candidacy 328
Trainable hearing aids, fine-tuning at home 354
Trainable hearing aids, impact on clinical practice 238, 289
Transcranial CROS 496-497
Transcutaneous coupling 504
Transducers 10
Transducers, bone conductors 39
Transducers, effect on RECD 86
Transducers, microphones 19
Transducers, middle ear 507
Transient enhancement 231
Transient loudness reduction 218
Transistor 15, 24
Transition frequency 225
Transmission channel 54
Trench vent 115
Troubleshooting 109-110
Troubleshooting, questionnaires 399
Troubleshooting, two-step 343
Trumpet 12
TTS(temporary threshold shift) 314-316
Tubing, dimensions 136
Tubing, effect on gain-frequency response 136-140
Tubing, effect on RECD 85
Tubing, insertion depth 140
Tubing, length 356
Tubing, selection 143
Tuning curves 4

U

Ultrasonic remote controls 38
Unaided gain 96
Understatement of loss 259
Unidirectional index 186
Unilateral fitting 431
Unilateral hearing loss 412
Unilateral hearing loss, remediation 450
Unilateral hearing loss, in children 450-451
Universal newborn hearing screening 449
Upward spread of masking 4
Upward spread of masking, noise reduction 173-174
Usage 16, 240, 385, 398-399
Usage, bilateral hearing aids 442
Usage, data logging 233
Usage, penetration rate 240
Utility 407-408

V

Vacuum tube hearing aid 14
VAD(voice activity detector) 199
VAD(voice activity detector), in adaptive noise reduction 213
Validity of questionnaires 390
Ventilation tube 466
Vents 115, 121-136
Vents, tree 123
Vents, acoustic mass 121
Vents, comb filtering 127
Vents, effect on adaptive noise reduction 133
Vents, effect on compression 134
Vents, effect on directivity 133
Vents, effect on gain-frequency response 124-128
Vents, effect on internal noise 133
Vents, effect on RECD 83
Vents, effect on REOG 124
Vents, external 115
Vents, feedback oscillation 131
Vents, Helmholtz resonant frequency 124
Vents, history 14
Vents, insert plug 123
Vents, IROS 121
Vents, itchiness 131
Vents, molded 155
Vents, parallel 134
Vents, poured 155
Vents, selection 143
Vents, slit-leak 117
Vents, trench 115
Vents, Y-vent 134
Vent-transmitted sound path 124-128
Verification 332-333
Verification, of features 333
Verification, with children 472-473
Vertigo 267
Vibrant Soundbridge 508
Vibrotactile hearing aids 267
Vibrotactile hearing aids, bilateral fitting 446
Vision loss 248, 457
Voltage, batteries 40
Volume control 324
Volume control, bilateral linking 46
Volume control, management 320
Volume control, management difficulties 337
Volume control, need for 178, 324
Volume velocity 8, 87

VORP(vibrating ossicular prosthesis) 507
VROA(Visual Reinforcement Orientation Audiometry) 455

W

Water-proof hearing aids 45
Waveform 7
Wavelength 7
WDRC(wide dynamic range compression) 159
WDRC(wide dynamic range compression), for children 462
WDRC(wide dynamic range compression), need for 327
Well being 406
WHO-DASII(World Health Organization Disability Assessment Scale II) 407
Widrow algorithm 194-196
Wiener Filter 174, 213-217
Wiener Filter, relation to spectral subtraction 216
Willingness to pay 408
Wind noise 22, 320, 325
Wind noise, bilateral hearing aids 433
Wind noise, directional microphones 208
Wind noise, reduction 232
Windowing 29-30
Wireless era 16
Wireless linking of bilateral hearing aids 46-47, 176
Wireless systems coupling to hearing aid 55-58
Wireless systems coupling to hearing aid, privacy 62
Wireless systems coupling to hearing aid, strengths and weaknesses 61-62
Wireless systems coupling to hearing aid, Word-of-mouth 268

Z

Zinc-air batteries 40-42

부록 용어

영문	한글	영문	한글
ABR threshold	청성뇌간반응 역치	Active occlusion cancellation	능동형 폐쇄 제거기능
Absolute ratings	절대 단계화	Activity limitation	활동제한
AC/DC converter	교류/직류 변환기	Adaptation	적응
Acceptance of loss	손실 수용	Adaptation manager, automatic	자동 적응
Acclimatization	순응	Adaptation, to gain	적응, 이득에 대한
Acclimatization, frequency lowering	순응, 주파수하강	Adaptation, to gain-frequency response	적응, 주파수이득반응에 대한
Acclimatization, loudness discomfort levels	순응, 불쾌음량레벨	Adaptation manager, automatic	자동 적응
Acclimatization, to amplification	순응, 증폭	Adaptive arrays	적응형 배열
Accommodation	적응	Adaptive arrays, versus fixed arrays	적응형 배열, 고정형 배열 대비
ACE(Active Communication Education)	능동형 의사소통 교육	Adaptive directional microphones	적응형 방향성 마이크로폰
Acoustic, compliance	음향컴플라이언스	Adaptive noise reduction	적응형 소음감소
Acoustic, mass	음향질량	Adaptive noise reduction, benefits	혜택
Acoustic, reflex	음향반사	Adaptive noise reduction, effect of vents	혜택, 환기구효과
Acoustic, resistance	음향저항	Adaptive noise reduction, effect on audibility	혜택, 가청력효과
Acousto-mechanical sensitivity level	음향기계적 민감도레벨	Adaptive noise reduction, effect on gain measurement	혜택, 이득 측정효과
Active Communication Education	능동형 의사소통 교육	Adaptive noise reduction, fast-acting versus slow acting	혜택, 고속작동 대비 완속작동
Active listening training	능동형 청취훈련	Adaptive noise reduction, for children	혜택, 소아

Adaptive noise reduction, need for	혜택, 필요	Aging, perceived effect of hearing aids	노화, 인지되는 효과
Adaptive noise reduction, offset time	혜택, 상쇄시간	Aging, SNR deficit	노화, 신호대잡음비 손실
Adaptive noise reduction, onset time	혜택, 개시시간	Aging, temporal resolution	노화, 시간 분해력
Adaptive noise reduction, prescription for hearing loss	혜택, 처방	Agreeableness	친화성
Adaptive noise reduction, strength	혜택, 강도	Aided threshold testing	증폭역치검사
Adaptive noise reduction, verification	혜택, 검증	AI-DI(Articulation-index directivity-index)	조음지수-방향성지수
Adaptive noise reduction, with music	혜택, 음악	Alarm clock ALD	자명종 청각보조기기
Adaptive release time	혜택, 적응형 해제시간	ALDs(assistive listening devices), alarm clock	청각보조기기, 자명종
ADC(analog-to-digital) converter	혜택, 아날로그/디지털 변환기	ALDs(assistive listening devices), alerting	청각보조기기, 경보
Adder	혜택, 가산기	ALDs(assistive listening devices), for children	청각보조기기, 소아
Additive arrays	혜택, 가산형 배열	ALDs(assistive listening devices), history	청각보조기기, 역사
Adjustment, of hearing aids	조정, 보청기	ALDs(assistive listening devices), television devices	청각보조기기, 텔레비전
Adjustment, to amplification	조정, 증폭	ALDs(assistive listening devices), types	청각보조기기, 형태
ADRO(adaptive dynamic range optimization)	적응형 역동범위 최적화 시스템	Aliasing	얼레이징
AGC(Automatic gain control)	자동이득조절기	Allergic reactions	알레르기 반응
AGC(Automatic gain control), AGCo (automatic gain control-out controlled)	자동이득조절기, 출력기준	Alzheimer's Disease	알츠하이머병
AGC(Automatic gain control), AGCi(automatic gain control-input controlled)	자동이득조절기, 입력기준	Amplified sound path	증폭경로
Aging, auditory processing disorders	노화, 청각신호처리질환	Amplifiers	증폭기
Aging, effect on management	노화, 관리에 대한 효과	Amplifiers, Amplitude modulation	진폭변조

Amplifiers, Amplitude modulation, infra-red	진폭변조, 적외선	Array, broadside	배열, 횡형
Amplifiers, analog	증폭기, 아날로그	Artificial mastoid	인공 유양돌기
Amplifiers, class D	증폭기, D형 증폭기	ASG(added stable gain)	추가안정이득
Amplifiers, hybrids	증폭기, 하이브리드	Assessment	평가
Amplifiers, substrates	증폭기, 반도체 웨이퍼	Assessment, of children	평가, 소아
Analog-to-digital converter	아날로그/디지털 변환기	Asymmetrical directivity	비대칭 방향성
Analysis bandwidth	대역폭 분석	Asymmetrical hearing loss	비대칭성 난청
Analytic speech perception training	분석형 어음지각훈련	Atesia	외이도 폐쇄증
ANL(acceptable noise level), bilateral advantage	허용소음레벨, 양측 장점	Attack time	개시시간
ANL(acceptable noise level), candidacy for hearing aids	허용소음레벨, 보청기 대상자	Attitude	태도
ANL(acceptable noise level), directional microphones	허용소음레벨, 방향성 마이크로폰	Attitude, assessing	태도, 평가
ANSI standards	ANSI 기준	Audibility, effective	가청력 효율적
Aperture of ear canal	외이도 구멍	Audio input	음원입력
APHAB(Abbreviated Profile of Hearing Aid Benefit)	APHAB 설문지	Audiogram, candidacy for hearing aids	청력도, 보청기 대상자
Appearance	외모	Audiogram, children	청력도, 소아
Appointment, assessment	면담(약속), 평가	Audiogram, mirroring	청력도, 거울반사
Appointment, fitting	면담(약속), 피팅	Auditory deprivation, late onset	청각박탈, 지연성
Appointment, follow-up	면담(약속), 추적	Auditory filters	음향필터
Appointment, group	면담(약속), 그룹	Auditory neuropathy spectrum disorder	청신경병증
Appointment, structure	면담(약속), 구성	Auditory neuropathy spectrum disorder, evaluation with CAEPs	청신경병증, 대뇌유발반응
Array, adaptive	배열, 적응형	Auditory neuropathy spectrum disorder, transient enhancement	청신경병증, 일시적 강조
Array, end-fire	배열, 종형	Auditory training	청각훈련
Array, fixed	배열, 고정형	Auditory training, analytic speech perception training	청각훈련, 분석형 어음지각훈련

Auditory training, at home	청각훈련, 자가	Batteries, ingestion	배터리, 삼킴
Auditory training, computer-based	청각훈련, 컴퓨터 기반	Batteries, management difficulties	배터리, 관리문제
Auditory training, synthetic communication training	청각훈련, 합성형 의사소통훈련	Batteries, Mercuric Oxide	배터리, 산화수은
Auditory-visual asynchrony	청각-시각 비동조화	Batteries, rechargeable	배터리, 재충전
Auditory-visual testing	청각-시각 형태(모드)검사	Batteries, voltage	배터리, 전압
Automatic adaptation	자동 적응	Batteries, Zinc-air	배터리, 공기-아연
Automatic volume control	자동볼륨조절기	Belling	이어몰드, 점진적으로 넓히기
Aversiveness	혐오	Benefits, measurement	혜택, 측정
Awareness of loss	인지부족	Better-ear effect	좋은 귀 효과
Azimuth, for real ear gain measurement	방위각, 실이이득측정	BICROS(Binaural CROS)	BICROS 보청기
Baby cry sensor	아기울음소리 센서	Bi-directional	양방향성
BAHA(bone-anchored hearing aid)	BAHA 보청기	Bilateral, advantage	양측, 장점
BAHA(bone-anchored hearing aid), candidacy	BAHA, 대상자	Bilateral, bias in assessing	양측, 평가오류
BAHA(bone-anchored hearing aid), complications	BAHA, 합병증	Bilateral, candidacy	양측, 대상자
Bands	밴드	Bilateral, disadvantage	양측, 단점
Bandwidth extension	대역폭 확장	Bilateral, effect of signal processing	양측, 신호처리효과
Barrette hearing aid	머리핀 보청기	Bilateral, Experimental evidence	양측, 연구증거
Baseline response	기준반응	Bilateral, fitting	양측, 피팅
Basilar membrane vibration	기저막 진동	Bilateral, fitting rates	양측, 피팅률
Batteries	배터리	Bilateral, sensitivity of tests	양측, 민감도 검사
Batteries, capacity	배터리, 용량	Bilateral, speech intelligibility	양측, 어음이해력
Batteries, current consumption	배터리, 전력소모	Bilateral, tests for	양측, 검사
Batteries, high power	배터리, 고출력	BILD(binaural intelligibility level difference)	양이이해도레벨차

BILL(bass increase at low levels)	저레벨 베이스 증가효과	Bluetooth, delay	블루투스, 지연
BILL versus TILL	저레벨 베이스 대비 트레블 증가효과	Bluetooth, programmer	블루투스, 프로그래머
Bimodal stimulation	이형자극	BMLD(binaural masking level difference)	양이차폐레벨차
Bimodal stimulation, in children	이형자극, 소아	BNL(background noise level)	배경소음레벨
Binaural, head diffraction	양이, 혜택, 두부회절	Body aid	신체형 보청기
Binaural, advantage	양이, 장점	Bone-anchored implant	골고정이식기
Binaural, bilateral advantage	양이, 양측 장점	Bone-conduction hearing aids, Bone conductors	골전도 보청기, 골전도기
Binaural, effect on candidacy	양이, 대상자 관련 효과	Bone-conduction hearing aids, disadvantages	골전도 보청기, 단점
Binaural, interference	양이, 간섭	Bone-conduction hearing aids, prescribing	골전도 보청기, 처방
Binaural, loudness summation	양이, 음량합산	Bony canal	골성 외이도
Binaural, redundancy	양이, 잉여	Bottom-up processes	상향식 청각처리과정
Binaural, release from masking	양이, 차폐해제	Broadband signals, analysis bandwidth	광대역 신호, 대역폭 분석
Binaural, squelch	양이, 혜택 스퀠치	Broadside array	횡형 배열
Binaural, squelch	양이, 스퀠치	BTE(behind-the-ear)	귀걸이형 보청기
Binaural, stimulation	양이, 자극	BTE(behind-the-ear), RITA	귀걸이형 보청기, RITA
Binaural, stimulation, for infants	양이, 자극, 소아	BTE(behind-the-ear), thin tube	귀걸이형 보청기, 얇은 튜브
Binaural, testing for	양이, 검사	Byte	바이트
Binaural, unmasking	양이, 차폐해제	CAEP(cortical auditory evoked potentials)	대뇌유발반응
Bits(binary digits)	비트	Calibration, pressure method	교정, 압력방법
Blind channel separation	맹검채널분리	Calibration, probe tubes	교정, 탐침관
Blind source separation	맹검근원분리	Calibration, test box, quick method	교정, 검사박스 신속방법
Block diagram	블록선도	CAM(computer-aided manufacture)	컴퓨터 이어몰드 제작
Bluetooth, connectivity	블루투스, 연결	Camadapt	Camadapt 처방

Cambridge formula for linear gain	Cambridge formula for linear gain	Channel	채널
CAMEQ2-HF	CAMEQ2-HF 처방	Chewing, occlusion effect	저작, 폐쇄효과
CAMISHA(computer-aided manufacturing of individual shells for hearing aids		CIC(completely-in-the-canal)	고막형 보청기
CAMREST(Cambridge restoration of loudness)	CAMREST 처방	CIC(completely-in-the-canal), deeply-seated	고막형 보청기, 심부삽입형
Canal block	외이도 블록	CIC(completely-in-the-canal), peri-tympanic	고막형 보청기, 고막주변형
Canal block, for impression-taking	외이도 블록, 인상	CIC(completely-in-the-canal), removal strings	고막형 보청기, 제거끈
Candidacy	보청기 대상	Circuit board	회로기판
Carbon, amplifer	탄소, 증폭기	Classroom amplification	교실 음장증폭
Carbon, era	탄소, 보청기시대	Classroom amplification, desk-top FM	교실 음장증폭, 탁상형 FM 시스템
Carbon, microphone	탄소, 마이크로폰	Cleaning	청소, 보청기
Cardioid	심장형	Clear speaking	명확한 말하기
Carhart method	카할트 평가방법	Cleft palate	구개열
Cartilaginous canal	연골성 외이도	Co-channel seperation	동시채널분리
Categorical loudness scaling	음량범주척도	Cochlear implants, candidacy	인공와우이식, 대상자
Central auditory processing disorders	중추성청각신호처리장애	Cochlear implants, candidacy in children	인공와우이식, 소아
Central auditory processing disorders, aging	중추성 청각신호처리장애, 노화	Cochlear implants, pitch perception	인공와우이식, 음조(음색)지각
Central auditory processing disorders, aiding	중추성 청각신호처리장애, 보청기	Cocktail party effect	칵테일파티 효과
Central auditory processing disorders, effect on candidacy	중추성 청각신호처리장애, 대상자 효과	Cognitive ability, compression speed	인지능력, 압축속도
Central auditory processing disorders, wireless systems	중추성 청각신호처리장애, 무선시스템	Cognitive ability, effect of candidacy	인지능력, 대상자효과
Cerumen	귀지	Coherence	일관성
Cerumen, effect on impression	귀지, 인상에 대한 영향	Comb filtering	빗형 필터링
Cerumen, effect on real-ear gain measurement	실이측정에 대한 영향	Comb filtering, effect of vents	빗형 필터링, 환기구효과

Comfort, effect of adaptive noise reduction	편안함, 적응형 소음감소효과	Compression, bilateral advantage, effect on	압축, 양측 장점
Comfort, high-level compression	편안함, 높은 레벨 압축	Compression, bilateral link	압축, 양측 연결
Comfort, loudness	편안함, 음량	Compression, BILL	압축, 저레벨 베이스 증가효과
Co-modulation masking	공동변조 차폐	Compression, combinations of compressors	압축, 압축기 조합
Compensation of directional low cut	보상, 방향성 저주파수 차단	Compression, curvilinear	압축, 곡선형
Compression	압축	Compression, directivity, effect of	압축, 방향성 효과
Compression limiting	압축제한	Compression, dural front-end	압축, 듀얼 프론트-엔드
Compression limiting, avoiding distortion	압축제한, 왜곡회피	Compression, eprical approaches	압축, 경험적 접근
Compression limiting, versus peak clipping	압축제한, 정점절단 대비	Compression, fast-acting	압축, 고속작동
Compression range	압축범위	Compression, feedback	압축, 피드백
Compression ratio, definition	압축비, 정의	Compression, feedforward	압축, 피드포워드
Compression ratio, effective	압축비, 효과적	Compression, high level	압축, 높은 레벨
Compression ratio, frequency	압축비, 주파수	Compression, history	압축, 역사
Compression ratio, to avoid volume control	압축비, 볼륨조절 불필요	Compression, input controlled	압축, 입력조절
Compression threshold, definition	압축역치, 정의	Compression, input-output(I-O) function	압축, 입출력 함수
Compression threshold, frequency	압축역치, 주파수	Compression, limiting	압축, 제한
Compression threshold, prescription	압축역치, 처방	Compression, look-ahead	압축, 미리보기
Compression, adaptive release time	압축, 적응형 해제시간	Compression, loudness normalization	압축, 음량정규화
Compression, advantages and disadvantages	압축, 장단점	Compression, low-level	압축, 낮은 레벨
Compression, amplifier	압축, 증폭기	Compression, measuremnt, effect on	압축, 측정 관련 효과
Compression, attack time	압축, 개시시간	Compression, multichannel	압축, 다중채널

Compression, noise, effect on	압축, 소음 관련 효과	Conductive loss, allowing for in prescription of OSPL 90	전음성 난청, OSPL 90 처방시 고려사항
Compression, output controlled	압축, 출력조절	Conductive loss, candidacy for hearing aids	전음성 난청, 보청기 대상자
Compression, overshoot	압축, 오버슛	Conductive loss, speech intelligibility	전음성 난청, 어음이해력
Compression, phonemic	압축, 음소	Cone of confusion	혼란원추
Compression, pumping	압축, 펌핑	Connecting hearing aids	보청기 연결
Compression, range	압축, 범위	Consonant-to-vowel ratio enhancement	자음대비모음 비율 강조
Compression, relative to linear	압축, 선형증폭	Constrictions, effect on gain-frequency response	협착, 이득-주파수반응 관련 효과
Compression, release time	압축, 해제시간	Continuous disclosure	연속담화
Compression, single channel	압축, 단일채널	Continuous flow adapter	연속흐름어댑터
Compression, slow vesus fast	압축, 완속 대비 고속	Contraindication to hearing aids	보청기 금기
Compression, slow-acting	압축, 완속작동	Contrast enhancement	대조강조
Compression, SNR, effect on	압축, 신호대잡음비 관련 효과	Control microphone	제어 마이크로폰
Compression, static characteristics	압축, 정적 특성	Control microphone, in REAG measurement	제어 마이크로폰, REAG 측정시
Compression, syllabic	압축, 음절	Control microphone, in REIG measurement	제어 마이크로폰, REIG 측정시
Compression, threshold	압축, 역치	Control microphone, pressure method	제어 마이크로폰, 압력방법
Compression, TILL	압축, 저레벨 트레블 증가효과	Control microphone, substitution method	제어 마이크로폰, 대체방법
Compression, vents, effect of	압축, 환기구 관련 효과	Conversational repair	대화복구
Compression, versus linear	압축, 선형증폭 대비	CORGIF(coupler response for flat insertion gain)	삽입이득기준커플러반응
Compression. speech intelligibility, effect on	압축, 어음이해력 관련 효과	Cortical stimulation	피질자극
Conductive loss	전음성 난청	COSI(Client Oriented Scale of Improvement), administration	COSI, 시행
Conductive loss, allowing for in prescription	전음성 난청, 처방시 고려사항	COSI(Client Oriented Scale of Improvement), determining needs	COSI, 청력필요 평가

COSI(Client Oriented Scale of Improvement), for children	COSI, 소아	Covergence of devices	기기 융합
COSI(Client Oriented Scale of Improvement), for evaluation	COSI, 평가	Crest factor	파고율
COSI(Client Oriented Scale of Improvement), for need assessment	COSI, 청력요구 평가	Critical bands	임계대역
COSI(Client Oriented Scale of Improvement), normative data	COSI, 정상자료	Critical distance	임계거리
COSI(Client Oriented Scale of Improvement), use of ALDs	COSI, 청각보조기기 사용	Cronbach's alpha	크론바흐 알파(신뢰도 분석)
Cost of hearing aids	보청기 비용	CROS(contralateral routing of sinals)	CROS(대측신호전달)
Counseling, content counseling	상담, 상담내용	CROS(contralateral routing of sinals), candidacy	CROS, 대상자
Counseling, contents	상담, 내용	CROS(contralateral routing of sinals), fitting procedure	CROS, 피팅방법
Counseling, evidence of benefit	상담, 혜택 증거	CROS(contralateral routing of sinals), for unilateral loss	CROS, 편측난청
Counseling, information	상담, 정보	CROS(contralateral routing of sinals), mold	CROS, 이어몰드
Counseling, personal adjustment counseling	상담, 개인 조정 상담	CROS(contralateral routing of sinals), wireless links	CROS, 무선연결
Counseling, style	상담, 형태	Current comsumption	전력소모
Counseling, to achieve acceptance	상담, 청각손실 수용관련	Curvilinear compression	곡선형압축
Coupler gain, customizing	커플러 이득, 맞춤	Custom hearing aids	맞춤형 보청기
Coupler gain, relationship to REAG	커플러 이득, REAG 연관성	Customizing coupler gain	맞춤형 커플러 이득
Couplers	커플러	DAC(digital-to-analog converter)	디지털-아날로그 변환기
Couplers, reference plane	커플러, 기준면	DAI(direct audio input)	오디오 입력
Coupling wireless to hearing aid	보청기 무선연결	Dampers	댐퍼

Dampers, effect on gain-frequency response	댐퍼, 이득-주파수반응 관련 효과	Desk-top FM	탁상형 스피커
Dampers, selection	댐퍼, 선택	DIAL(Developmental Index of Audi	청각청취 발달지수
Data logging	데이터 자동기록(로깅)	Dichotic	이분청취
Dead region	사영역	Dichotic, digit test	이분청취, 이분숫자검사
Dead region, allowing for in prescription	사영역, 처방 적용	Diffraction	회절
Dead region, frequency discrimination	사영역, 주파수 식별	Digital, era	디지털, 보청기 시대
Dead region, speech intelligibility	사영역, 어음이해력	Digital, immunity to noise	디지털, 소음 효과
Delay	지연	Digital, sampling	디지털, 샘플링
Delay, amplified sound path	지연, 증폭경로	Digital, technology	디지털, 기술
Delay, auditory-visual asynchrony	지연, 청각시각 비동조화	Digital, versus analog	디지털, 아날로그 대비
Delay, comb filtering	지연, 빗형 필터링	Digital-to-digital converter	디지털-아날로그 변환기
Delay, effect on feedback	지연, 피드백 관련 효과	Diotic	동일청취
Delay, effect on speech production	지연, 어음 발성 관련 효과	Diotic, summation	동일청취, 합산
Delay, look-ahead processing	지연, 미리보기 신호처리	Diplacusis	이중청
Delay, microphone, internal	지연, 내부 마이크로폰	Direct audio input	오디오 입력
Delay, own-voice quality, effect on	지연, 자기 음성 관련 효과	Direct change questionnaires	설문지, 직접적인 변화
Delay-and-add directional micro	지연 및 가산 방향성 마이크로폰	Directional microphone benefit	방향성 마이크로폰 혜택
Dementia	치매	Directional microphone benefit, active occlusion reduction	방향성 마이크로폰 혜택, 능동형 폐쇄감소
Denial	부정	Directional microphone benefit, candidacy, effect on	방향성 마이크로폰 혜택, 대상자 효과
Depression	우울증	Directional microphone benefit, clinical evaluation	방향성 마이크로폰 혜택, 임상적 평가
De-reverberation	반향 줄임	Directional microphone benefit, distance, effect of	방향성 마이크로폰 혜택, 거리효과

Directional microphone benefit, interaction with other technologies	방향성 마이크로폰 혜택, 다른 기술과의 상호작용	Directional microphones, effectiveness versus efficacy	방향성 마이크로폰, 유효성 대비 효용
Directional microphone benefit, open-canal fittings, effect of	방향성 마이크로폰 혜택, 개방향 피팅 효과	Directional microphones, Elko-Pong	방향성 마이크로폰, 엘코-퐁
Directional microphone benefit, room acoustics	방향성 마이크로폰 혜택, 실내음향	Directional microphones, first-order	방향성 마이크로폰, 1차
Directional microphone benefit, vents, effect on	방향성 마이크로폰 혜택, 환기구 효과	Directional microphones, for children	방향성 마이크로폰, 소아
Directional microphones	방향성 마이크로폰	Directional microphones, front-to-back ratio	방향성 마이크로폰, 전방대비후방 비율
Directional microphones, adaptive	방향성 마이크로폰, 적응형	Directional microphones, gain mismatch	방향성 마이크로폰, 이득 불일치
Directional microphones, additive	방향성 마이크로폰, 가산형	Directional microphones, gain-frequency response	방향성 마이크로폰, 이득-주파수반응
Directional microphones, ANL	방향성 마이크로폰, 허용소음레벨	Directional microphones, internal noise	방향성 마이크로폰, 내부소음
Directional microphones, asymmetrical fitting	방향성 마이크로폰, 비대칭형 피팅	Directional microphones, measurement in text box	방향성 마이크로폰, 검사박스에서 측정
Directional microphones, automatic	방향성 마이크로폰, 자동	Directional microphones, need for	방향성 마이크로폰, 필요
Directional microphones, benefit	방향성 마이크로폰, 혜택	Directional microphones, nulls	방향성 마이크로폰, 널
Directional microphones, bilateral directivity	방향성 마이크로폰, 양측 방향성	Directional microphones, port spacing	방향성 마이크로폰, 음향입구 간격
Directional microphones, bilateral link	방향성 마이크로폰, 양측 연결	Directional microphones, real-life benefit	방향성 마이크로폰, 실생활 혜택
Directional microphones, candidacy	방향성 마이크로폰, 대상자	Directional microphones, reverberation	방향성 마이크로폰, 반향
Directional microphones, compensation of gain-frequency response	방향성 마이크로폰, 이득-주파수반응 관련 보상	Directional microphones, second-order	방향성 마이크로폰, 2차
Directional microphones, counselling	방향성 마이크로폰, 상담	Directional microphones, SNR enhancement	방향성 마이크로폰, 신호대잡음비 강조
Directional microphones, delay-and-add	방향성 마이크로폰, 지연 및 가산	Directional microphones, split-channel directivity	방향성 마이크로폰, 분할-채널 방향성
Directional microphones, disadvantages	방향성 마이크로폰, 단점	Directional microphones, subtractive	방향성 마이크로폰, 차감
Directional microphones, dual microphones	방향성 마이크로폰, 듀얼 마이크로폰	Directional microphones, super-directional	방향성 마이크로폰, 초방향성
Directional microphones, dual-omni	방향성 마이크로폰, 듀얼 전방향성	Directional microphones, verification	방향성 마이크로폰, 검증

Directional microphones, wind noise	방향성 마이크로폰, 바람 소음	Distortion, intermodulation	왜곡, 상호변조
Directivity factor of microphone	마이크로폰 방향성 인자	Distortion, own voice	왜곡, 자기 음성
Directivity factor of microphone, of source	마이크로폰 방향성 인자, 음원	Distortion, peak clipping	왜곡, 정점절단
Directivity index	방향성지수	Distortion, peak clipping versus compression limiting	왜곡, 정점절단 대비 압축제한
Directivity index, 2D versus 3D	방향성지수, 2D 대비 3D	Distortion, speech intelligibility	왜곡, 어음이해력
Directivity index, planar	방향성지수, 평면	Distortion, troubleshooting	왜곡, 문제해결
Directivity index, SNR improvement	방향성지수, 신호대잡음비 개선	Dizziness	왜곡, 어지럼
Directivity index, typical values	방향성지수, 일반적인 가치	Dome fitting	돔 피팅
Directivity, effect of aid style	방향성, 보청기 형태 관련 효과	Dome fitting, closed	돔 피팅, 폐쇄형
Directivity, vents, efifect of	방향성, 환기구 관련 효과	Dome fitting, open	돔 피팅, 개방형
Direct-to-client hearing aids	방향성지수, 직접구매방식 보청기	Doorbell	초인종
Disability	장애	Downward spread of masking	하향차폐확산
Disability, effect of age	장애, 노화 효과	Dropouts in wireless systems	무선 수신탈락
Disability, self-reported	장애, 자기보고	DSL(Desired Sensation Level)	DSL 처방
Disclosing hearing loss	난청 공개	DSL[i/o]	DSL[i/o]처방
Discomfort loudness	불쾌음량	DSLm[i/o]	DSLm[i/o]처방
Disposable hearing aids	일회용 보청기	DSP(digital signal processing)	디지털 신호처리
Distance perception effect of hearing loss	거리 감지에 대한 보청기 효과	DSP(digital signal processing), block processing	디지털 신호처리, 블록처리
Distortion	왜곡	DSP(digital signal processing), Fourier transform	디지털 신호처리, 퓨리에변환
Distortion, definition	왜곡, 정의	DSP(digital signal processing), general arithmetic processing	디지털 신호처리, 일반 연산처리
Distortion, harmonic	왜곡, 배진동	DSP(digital signal processing), hard-wired	디지털 신호처리, 하드웨어 내장형

DSP(digital signal processing), open platform	디지털 신호처리, 개방형 플랫폼	Earmold, children	이어몰드, 소아
DSP(digital signal processing), sequential processing	디지털 신호처리, 연속처리	Earmold, computer-aided manufacture	이어몰드, 컴퓨터 제작
Dual-omni directional microphones	듀얼-전방향성 마이크로폰	Earmold, discomfort	이어몰드, 불편감
Duration enhancement	기간 강조	Earmold, functions	이어몰드, 기능
Durometer	경도계	Earmold, hardness	이어몰드, 경도
Dynamic FM	역동 FM 방법	Earmold, helix lock	이어몰드, 귓바퀴 고정장치
Dynamic range	역동범위	Earmold, instant	이어몰드, 임시
Ear canal	외이도,	Earmold, materials	이어몰드, 재질
Ear canal, aperture	외이도, 구멍	Earmold, modification	이어몰드, 수정
Ear canal, babies	외이도, 유아	Earmold, receiver	이어몰드, 리시버
Ear canal, bony portion	외이도, 골성	Earmold, retention	이어몰드, 유지
Ear canal, cartilaginous portion	외이도, 연골성	Earmold, retention region	이어몰드, 착용부위
Ear canal, children	외이도, 소아	Earmold, re-tubing	이어몰드, 재튜빙
Ear canal, first bend	외이도, 첫째 굴곡	Earmold, selection	이어몰드, 선택
Ear canal, impedance	외이도, 임피던스	Earmold, simulator	이어몰드, 시뮬레이터
Ear canal, inflammation	외이도, 염증	Earmold, standard	이어몰드, 표준형
Ear canal, residual volume	외이도, 잔여외이도용적	Earshell, allergic reaction	이어쉘, 알레르기 반응
Ear canal, resonance	외이도, 공명주파수	Earshell, buffing	이어쉘, 버핑
Ear canal, second bend	외이도, 둘째 굴곡	Earshell, build-up	이어쉘, 덧대기
Ear impression	귀 인상	Earshell, materials	이어쉘, 재질
Ear simulator	귀 시뮬레이터	Earshell, modification	이어쉘, 수정
Ear-dams	외이도, 외이도 블록	Earshell, selection	이어쉘, 선택
Early intervention	조기중재	Ease of listening, effect of adaptive noise reduction	청취 편의성, 적응형 소음감소효과
Earmold, allergic reaction	이어몰드, 알레르기 반응	Ease of listening, effective audibility	청취 편의성, 효과적 가청력
Earmold, buffing	이어몰드, 버핑	EIN(equivalent input noise)	등가입력소음
Earmold, build-up	이어몰드, 덧대기	Elcctrophysiological thresholds	전기생리학적 역치

Electret microphones	일렉트릿(electret) 마이크로폰	Expectations, adjusting	기대, 조정
Electroacoustic stimulation	전기음향적 자극	Externalization	외재화
Electrodes batteries	전극 배터리	Extroversion	외향성
Electrolyte	전해질	Eyeglass hearing aid	안경형 보청기
Electromagnetic transducers	전자기 변환기	F1G6	FIG6 처방
Electrotactile hearing aids	전기촉각 보청기	Faceplate	장착판
Elko-Pong directional algorithm	엘코-퐁 방향성 알고리즘	Families	가족
Emotional consequences	감정적 결과	Fast-acting compression interaction with cognition	고속작동압축과 인지능력
Emotional support	감정지원	Fear	두려움
End-fire array	종형 배열	Features selection	형태 선택
Envelope	엔빌로프	Features selection, verification	형태 선택, 검증
Envelope, detector	엔빌로프, 감지기	Feedback cancellation, disabling control microphone	피드백 제거, 제어 마이크포로폰 비활성화
Envelope, enhancement	엔빌로프, 강조	Feedback cancellation, effect on measurement	피드백 제거, 측정 관련 영향
Envelope, speech intelligibility cues	엔빌로프, 어음이해력 정보	Feedback cancellation, for children	피드백 제거, 소아
Environment classification	환경 분류	Feedback cancellation, internal	피드백 제거, 내부
Equivalent adult hearing level	등가성인청력레벨	Feedback cancellation, linked bilateral	피드백 제거, 양측 연결
ERB(equivalent rectangular band	등가직각대역폭	Feedback cancellation, loop response	피드백 제거, 루프반응
ETLS(equivalent test loop sensitiv	등가검사루프민감도	Feedback cancellation, with music	피드백 제거, 음악
EuroQOL	Eustachian tube	Feedback oscillation	피드백 진동
Evaluative fitting	평가 접근방식 피팅	Feedback oscillation, acoustic mass	피드백 진동, 음향질량
Expansion	확장	Feedback oscillation, effect of probe tubes	피드백 진동, 탐침관 튜브 효과
Expansion, multi-channel	확장, 다중채널	Feedback oscillation, effect of vents	피드백 진동, 환기구 효과
Expectations	기대	Feedback oscillation, effect on sound quality	피드백 진동, 음질 관련 영향

Feedback oscillation, fine tuning	피드백 진동, 미세조정	Filters, serial versus parallel	필터, 직렬 대비 병렬
Feedback oscillation, mechanism	피드백 진동, 기전	Fine structure	미세구조
Feedback oscillation, open-canal fittings	피드백 진동, 개방형 피팅	Fine-tuning	미세조정
Feedback oscillation, peaks and troughs	피드백 진동, 정점과 저점	Fine-tuning, at home	미세조정, 가정
Feedback oscillation, suboscillatory ringing	피드백 진동, 아진동 피드백	Fine-tuning, systematic	미세조정, 체계적
Feedback oscillation, troubleshooting	피드백 진동, 문제해결	FIR(finite impulse response)	유한임펄스반응
Feedback reduction	피드백 감소	First bend	첫째 굴곡, 외이도
Feedback reduction, frequency hopping	피드백 감소, 주파수 도약	Fitting appointment	피팅 면담(약속)
Feedback reduction, frequency lowering	피드백 감소, 주파수 하강	Fixed arrays versus adaptive arrays	고정형 배열 대비 적응형 배열
Feedback reduction, frequency shifting	피드백 감소, 주파수 이동	Floating-mass transducer	부유형 질량 변환기
Feedback reduction, gain-frequency response control	피드백 감소, 이득-주파수반응 조절	FM(frequency modulation)	주파수변조(FM),
Feedback reduction, need for	피드백 감소, 필요	FM(frequency modulation), advantage	주파수변조(FM), 장점
Feedback reduction, path cancellation	피드백 감소, 경로 제거	FM(frequency modulation), capture effect	주파수변조(FM), 점유효과
Feedback reduction, phase control	피드백 감소, 위상 조절	FM(frequency modulation), combined with local microphone	주파수변조(FM), 장착 마이크로폰 조합
Feedback reduction, search and destroy	피드백 감소, 탐색 및 파괴	FM(frequency modulation), dropouts	주파수변조(FM), 수신탈락
FFT(fast Fourier transform)	고속퓨리에변환	FM(frequency modulation), troubleshooting	주파수변조(FM), 문제해결
Field reference point	음장기준점	Follow-up appointment	주파수변조(FM), 추적 면담(약속)
Figure-8	8자 형태	Formant	주파수변조(FM), 포먼트
Filters	필터	Fourier transform	주파수변조(FM), 퓨리에 변환
Filters, FIR	필터, 유한임펄스반응	Frequency	주파수
Filters, IIR	필터, 무한임펄스반응	Frequency compression	주파수 압축
Filters, low-pass, high-pass	필터, 저주파수, 고주파수통과	Frequency compression, non-linear	주파수 압축, 비선형

Frequency compression, ratio	주파수 압축, 비율	Fricatives	마찰음
Frequency hopping feedback reduction	주파수도약 피드백감소	Front-back differentiation	전후구분
Frequency hopping feedback reduction, modulation	주파수도약 피드백감소, 변조	Front-back differentiation, effect of hearing aids	전후구분, 보청기 관련 영향
Frequency lowering	주파수 하강	Front-back differentiation, effect of hearing loss	전후구분, 난청 관련 영향
Frequency lowering, candidacy	주파수 하강, 대상자	Full-on gain	최대이득
Frequency lowering, fitting and adjusting	주파수 하강, 피팅과 조정	Functional gain	기능이득
Frequency lowering, for children	주파수 하강, 소아	Functional gain, definition	기능이득, 정의
Frequency lowering, modulation	주파수 하강, 변조	Functional gain, relation to insertion gain	기능이득, 삽입이득 관계
Frequency lowering, need for	주파수 하강, 필요	Fundamental frequency	기본 주파수
Frequency lowering, slow playback	주파수 하강, 완속재생	Gain	이득
Frequency lowering, speech intelligibility	주파수 하강, 어음이해력	Gain, full-on	이득, 최대
Frequency lowering, speech vocoder	주파수 하강, 어음변조기	Gain-ficquency response	이득-주파수반응
Frequency lowering, verification	주파수 하강, 검증	Gain-ficquency response, directional microphones	이득-주파수반응, 방향성 마이크로폰
Frequency resolution	주파수 분해력	Gain-ficquency response, feedback control	이득-주파수반응, 피드백조절
Frequency selectivity	주파수 선택도	Gain-ficquency response, measurement	이득-주파수반응, 측정
Frequency transposition	주파수 전이	Gain-ficquency response, open-canal fittings	이득-주파수반응, 개방형 피팅
Frequency transposition, conditional	주파수 전이, 조건부	Gain-ficquency response, receivers	이득-주파수반응, 리시버
Frequency, discrimination	주파수, 식별	Gain-ficquency response, sound bore	이득-주파수반응, 음향구
Frequency, domain	주파수, 도메인	General arithmetic processor	일반 연산 신호처리기
Frequency, shifting	주파수, 이동	Griffiths-Jim beam-former	Griffiths-Jim 방향성빔생성기

Grommet	환기관	Hearing aids, synchronized	양측, 보청기 동기화
Group appointments	그룹 면담(약속)	Hearing aids, wireless-linked	양측, 보청기 무선연결
Group appointments, activities	그룹 면담(약속), 활동	Hearing disability	청각장애
Group appointments, benefit	그룹 면담(약속), 혜택	Hearing handicap	청각불리
Group appointments, post-fitting	그룹 면담(약속), 피팅 이전	Hearing impairment	청각손실
Group appointments, pre-fitting	그룹 면담(약속), 피팅 이후	Hearing loss desensilization	난청 탈감각화
Guilt	죄의식	Hearing loss, acknowledgment	난청, 인식
HA 1 coupler	HA 1 커플러	Hearing loss, disclosure	난청, 공개
HA 2 coupler	HA 2 커플러	Hearing loss, effect on quality of life	난청, 삶의질 영향
Haas effect	하스효과	Hearing loss, prevalence	난청, 유병률
Habilitation goals	훈련목표	Hearing loss, progressive	난청, 진행성
Half-concha	반외이형 보청기	Hearing loss, slight	난청, 미세
Half-gain rule	1/2 이득법	Hearing strategies	청각전략
Handicap	불리(장애)	Hearing tactics	청각방법
Harmonic distortion	배진동 왜곡	Helix lock	귓바퀴 고정장치
Harmonics	배진동	Helmholtz resonance	헬름홀츠 공명
Head diffraction	두부회절	HiPro programmer	HiPro 프로그래머
Head diffraction, bilateral advantage	두부회절, 양측 장점	History of hearing aids	보청기 역사
Head diffraction, binaural benefit	두부회절, 양이 혜택	Home visits	가정방문
Head diffraction, effect of hearing loss	두부회절, 난청효과	Horns	혼
Head shadow	두부음영	Horns, acoustic mechanism	혼, 음향기전
Headaches	두통	Horns, belling	혼, 점진적으로 넓히기
Health Belief Model	건강신념모델	Horns, cut-off frequency	혼, 차단주파수
Health-related quality of life	건강관련 삶의질	Horns, high-frequency boost	혼, 고주파수증대효과
Hearing aid effect	보청기 효과	Horns, Lybarger high-pass tubing	혼, Lybarger high-pass tubing

HRTF(head related transfer function)	두부연관전환함수	Impressions, shrinkage	인상, 수축
Humidity	습도	Impressions, tensile strength	인상, 인장강도
Hybrid implant-hearing aid	하이브리드 이식형 보청기	Impressions, three stage technique	인상, 3단계 방법
Hybrid implant-hearing aid, pitch perception	하이브리드 이식형 보청기, 음조지각	Impulse noise reduction, verification	충격소음, 검증
Hybrid implant-hearing aid, prescription	하이브리드 이식형 보청기, 처방	Impulsive sound smoothing	충격소리평탄화
Hyper-cardioid	과다심장형	Infection control	감염조절
IC(integrated circuit)	집적회로	Inflammation of ear canal	외이도 염증
IEC standards	IEC 기준	Informational masking	정보차폐
IHAFF(Independent Hearing Aid Fitting Forum)		Infra-red, remote controls	적외선, 원격조정
IHC(inner hair cells)	내유모세포	Infra-red, transmission	적외선, 전송
IHC(inner hair cells), dead regions	내유모세포, 사영역	Ingestion of batteries	배터리 삼킴
IIR(infinite impulse response)	무한임펄스반응	Input-output(I-O) function	입출력 함수
Impedance	임피던스	Input-output(I-O) function, compression	입출력 함수, 압축
Impressions	인상	Insertion	보청기 삽입
Impressions, allowing for mastoidectomy	인상, 유양동삭개술	Insertion gai	삽입이득
Impressions, build-up during manufacture	인상, 덧대기 제작	Insertion loss	삽입손실
Impressions, canal block	인상, 외이도 블록	Insertion, impact of style	보청기 삽입, 형태효과
Impressions, for CICs and high-gain aids	인상, CIC와 고이득 보청기	Integrated circuit	집적회로
Impressions, for deep-insertion CICs	인상, 심부삽입 CIC	Interaural level difference	이간레벨차
Impressions, materials	인상, 재료	Interaural level difference, effect of compression	이간레벨차, 압축효과
Impressions, mixing of material	인상, 재료 혼합	Interaural phase difference	이간위상차
Impressions, open-jaw technique	인상, 개구 방법	Interaural phase difference, effect of hearing aids	이간위상차, 보청기 영향

Interaural time difference	이간시간차	ITC(in-thc-canal)	외이도형 보청기
Interaural time difference, effect of hearing aids	이간시간차, 보청기효과	ITC(in-thc-canal), mini-canal	외이도형 보청기, 미니외이도형
Interference, by hearing aids	간섭, 보청기	Itchiness, vents	가려움, 환기구
Interference, by mobile phones	간섭, 핸드폰	ITE(in-the-ear)	외이형 보청기
Interference, definition	간섭, 정의	ITE(in-the-ear), cymba	외이형 보청기, 상이갑개(상외이형)
Interference, in wireless systems	간섭, 무선시스템	ITE(in-the-ear), full-concha	외이형 보청기, 전이갑개(전외이형)
Interference, infra-red	간섭, 적외선	ITE(in-the-ear), half-concha	외이형 보청기, 반이갑개(반외이형)
Intermittent operation	간섭, 단속 작동	ITE(in-the-ear), half-shell	외이형 보청기, 반 이어쉘
Intermodulation distortion	간섭, 상호변조 왜곡	ITE(in-the-ear), low-profile	외이형 보청기, 낮은형태
Internal consistency of questionnaires	내적 합치도	Item-total correlation	항목-총합 상관 관계
Internal CROS	내부 CROS	Janssen mold	Janssen 이어몰드
Internal noise effect of vents	내부소음, 환기구효과	Language acquisition	언어습득
Internal noise, directional microphones	내부소음, 방향성 마이크로폰	Laser sintering	레이저 소결
Internal noise, measurement	내부소음, 측정	Latency of CAEPs	대뇌피질유발반응 잠복기
Internal noise, microphones	내부소음, 마이크로폰	Late-onset auditory deprivation	지연성 청각박탈
International Outcomes Inventory for Hearing Aids	IOI-HA 설문지	LDL(loudness discomfort level)	불쾌음량레벨
Internet-sale hearing aids	인테넷 판매 보청기	LDL(loudness discomfort level), binaural summation	불쾌음량레벨, 양이합산
Inverse square law	역제곱원리	LDL(loudness discomfort level), for children	불쾌음량레벨, 소아
Investment, for earmolds and earshells	주조법, 이어몰드/이어쉘	Leakage path	누출경로
IRIL(input-related interference level)	입력관련간섭레벨	Learned helplessness	무기력감
Isolation	소외	LGOB(Loudness Growth in half-Octavo Bands)	LGOB 처방

Lifestyle	실생활	Localization, directional microphones	국소화, 방향성 마이크로폰
Lifestyle, effect on benefit	실생활, 혜택효과	Localization, effect of conductive loss	국소화, 전음성 난청효과
Limiting	제한	Localization, effect of delay	국소화, 지연효과
Linear amplification	선형증폭	Localization, effect of hearing aids	국소화, 보청기효과
Linear frequency compression	선형주파수압축	Localization, effect of hearing aids	국소화, 수직, 보청기효과
Ling six-sound test	Ling six-sound 검사	Localization, effect of hearing loss	국소화, 난청효과
Lip-reading	독순	Localization, effect of hearing loss	국소화, 수평, 난청효과
Lip-reading, impact on prescription	독순, 처방에 대한 효과	Localization, effect of hearing loss	국소화, 수직, 난청효과
LiSN-S(Listening in Spatialized Noise Sentences Test	LiSN-S 검사	Localization, horizontal	국소화, 수평
Listening criterion	청취기준	Localization, linked bilateral hearing aids	국소화, 양측 보청기 연결
Listening effort	청취노력	Localization, normal hearing	국소화, 정상 청력
Listening environment	청취환경	Localization, testing	국소화, 검사
Listening strategies	청각전략	Localization, vertical	국소화, 수직
Live speech mapping	실황어음매핑	Locus of control	통제성
LMS(least mean squares)	최소제곱평균	IOI-HA(International Outcomes Inventory for Hearing Aids)	IOI-HA 설문지
I-O(input-output) function	입출력 함수	Look-ahead compression	미리보기 압축
I-O(input-output) function, gain	입출력 함수, 이득	Loops, comer frequency	루프, 코너 주파수
I-O(input-output) function, limiting	입출력 함수, 제한	Loops, designing and installing	루프, 설계와 설치
Lobe, sensitivity	민감도 돌출부	Loops, frequency response	루프, 주파수반응
Local microphone and wireless systems	장착 마이크로폰과 무선시스템	Loops, magnetic induction	루프, 자기유도
Localization, acclimatization	국소화, 순응	Loops, neck	루프, 목걸이형
Localization, bilateral advantage	국소화, 양측 장점	Loops, phased-array	루프, 위상배열

Loudness	음량	Magnetic induction, response measurement	자기유도, 반응측정
Loudness discomfort levels acclimatization	불쾌음량레벨 순응	Magnetic induction, silhouette coils	자기유도, 실루엣코일
Loudness, achieved by compression	음량, 압축 관련	Mail-order hearing aids	우편주문 보청기
Loudness, binaural summation	음량, 양이합산	Maintenance	유지관리
Loudness, categorical scaling	음량, 범주척도	MAIS(Meaningful auditory integration scale)	Management
Loudness, discomfort avoidance	음량, 불쾌음량 회피	Management, bilateral hearing aids	관리, 양측 보청기
Loudness, equalization	음량, 동등화	Management, difficulties	관리, 어려움
Loudness, excessive	음량, 과도 음량	Management, effect of age	관리, 연령 효과
Loudness, growth curves	음량, 증가곡선	Management, impact of style	관리, 형태효과
Loudness, normalization	음량, 정규화	Management, volume control	관리, 볼륨조절기
Loudness, scaling	음량, 척도	Manikin, acoustic	음향 마네킹
Loudness, summation	음량, 합산	Manipulation	조작
Loudspeaker orientation for real-ear gain testing	실이이득검사과 음향스피커 방향성	Masking curves	차폐곡선
Low profile ITE	낮은형태 ITE	Mastoidectomy, allowing for in prescription	유양동절제술, 처방 적용
Lybarger high-pass tubing	Lybarger 고주파수 통과 튜브	Mastoidectomy, impression taking	유양동절제술, 인상 방법
Magnetic induction, field direction	자기유도, 자기장 방향	Match to targets	목표 일치도
Magnetic induction, field strength	자기유도, 자기장 강도	Maximum stable gain	최대안정이득
Magnetic induction, flux	자기유도, 자속	MCL(most comfortable level)	최대쾌적레벨
Magnetic induction, interference	자기유도, 간섭	Measurement signals	측정신호
Magnetic induction, linked bilateral	자기유도, 양측 연결	Measurement signals, crest factor	측정신호, 파고율
Magnetic induction, loops	자기유도, 루프	Medical contra-indications	금기사항
Magnetic induction, remote controls	자기유도, 원격조정	Medical model	의료 모델

Ménière's disease	메니에르병	MLE(microphone location effects)	마이크로폰 위치효과
MET(middle ear transducer)	중이변환기	Mobile phones, connectivity	휴대전화, 연결
Microphones electret	마이크로폰 배열, electret	Mobile phones, interference	휴대전화, 간섭
Microphones, diaphragm	마이크로폰, 진동판	Modular hearing aids	모듈형 보청기
Microphones, directional	마이크로폰, 방향성	Modulation	변조
Microphones, frequency response	마이크로폰 배열, 주파수반응	Modulation, amplitude	변조, 진폭
Microphones, internal noise	마이크로폰 배열, 내부소음	Modulation, depth	변조, 심도
Microphones, omni-directional	마이크로폰 배열, 전방향성	Modulation, digital	변조, 디지털
Microphones, piezoelectric	마이크로폰 배열, 압전기	Modulation, for frequency lowering	변조, 주파수하강
Microphones, principle of operation	마이크로폰 배열, 작동원리	Modulation, frequency	변조, 주파수
Microphones, sensitivity	마이크로폰 배열, 민감도	Modulation, frequency hopping spread spectrum	변조, 주파수도약대역확산
Microphones, silicon	마이크로폰 배열, 실리콘	Modulation, spectrum of speech	변조, 어음 스펙트럼
Microphones, vibration sensitivity	마이크로폰 배열, 진동 민감도	Modulation, spread spectrum	변조, 대역확산
Microtia	소이증	Moisture	습도
Middle-ear, candidacy	중이, 이식기, 대상자	Motivation	동기
Middle-ear, complications	중이, 이식기, 합병증	Motivation, assessing	동기, 평가
Middle-ear, impedance	중이, 임피던스	MPO(maximum power output)	최대출력
Middle-ear, implant	중이, 이식기	MSG(maximum stable gain)	최대안정이득
MIPS(million instructions per second)	초당 수행명령 수	M-T(microphone-telecoil) switch	마이크로폰-텔레코일 스위치
Mirroring of the audiogram	청력도 거울반사	Multichannel	다중채널
MLD(masking level difference)	차폐레벨차	Multichannel, compression	다중채널, 압축
MLD(masking level difference), bilateral advantage	차폐레벨차, 양측 장점	Multichannel, expansion	다중채널, 확장

Multichannel, need for	다중채널, 필요	Neuroticism	신경증 성향
Multichannel, single channel compression	다중채널, 단일채널 압축	NOAH	NOAH 프로그램
Multi-memory	다중메모리	Noise reductio	소음감소
Multi-memory, baseline response	다중메모리, 기본반응	Noise reduction, by compression	소음감소, 압축
Multi-memory, candidacy	다중메모리, 대상자	Noise suppression	소음억제
Multi-memory, listening criterion	다중메모리, 청취기준	Noise troubleshooting	소음, 문제해결
Multi-progra	다중프로그램	Noise, definition	소음, 정의
Multi-program, feedback cancellation	다중프로그램, 피드백제거	Noise, hearing aid benefit in	소음, 보청기 혜택
Multi-program, optimal bandwidth	다중프로그램, 최적대역폭	Noise, internal	소음, 내부
Multi-program, prescribing for	다중프로그램, 처방 관련	Noise, quantization	소음, 양자화
NAL(National Acoustic Laboratories), linear prescription rules	NAL, 선형 처방	Noise-induced hearing loss from over-amplification	소음성 난청, 과도 증폭
NAL-NL 1	NAL-NL 1 처방	Non-linear frequency compression	비선형 주파수압축
NAL-NL 2	NAL-NL 2 처방	Non-linear prescription	비선형 처방
NAL-NL 2, bilateral corrections	NAL-NL 2, 양측 보정	Non-linear prescription, comparison of formulae	비선형 처방, 처방공식 비교
NAL-R formula	NAL-R 공식	Non-use of hearing aids	보청기 미사용
NAL-RP formula	NAL-RP 공식	Notch in gain-frequency response	노치, 이득-주파수곡선
NAL-SSPL	NAL-SSPL 공식	Nulls	널(null)
Nanocoating	나노코팅	Obstacles to hearing aid use	장애물, 보청기 사용
Neck loop	목걸이 루프	Occluded fitting	폐쇄형 피팅
Needs	청취 요구	Occluded gain	폐쇄이득
Negative feedback	음성 피드백	Occlusion effect	폐쇄효과
Neural, firing	신경, 활성화	Occlusion effect, active cancellation	폐쇄효과, 능동형 제거
Neural, hearing loss	신경, 난청 관련	Occlusion effect, chewing	폐쇄효과, 저작

Occlusion effect, effect of style	폐쇄효과, 보청기 형태	Open-canal fittings, effect on feedback oscillation	개방형 외이도 피팅, 피드백진동 효과
Occlusion effect, increase in SPL	폐쇄효과, 음압레벨 증가	Open-canal fittings, effect on RECD	개방형 외이도 피팅, 실이대커플러차 효과
Occlusion effect, measurement	폐쇄효과, 측정	Open-canal fittings, feedback reduction	개방형 외이도 피팅, 피드백 감소
Occlusion effect, mechanism	폐쇄효과, 기전	Open-canal fittings, gain-frequency response	개방형 외이도 피팅, 이득-주파수반응
Octave	옥타브	Open-canal fittings, insertion depth effect	개방형 외이도 피팅, 삽입 깊이 효과
Off-frequency listening	오프-주파수 청취	Open-canal fittings, low-frequency gain	개방형 외이도 피팅, 저주파수 이득
Offset time, adaptive noise reduction	상쇄시간, 적응형 소음감소	Open-canal fittings, occlusion effect, lack	개방형 외이도 피팅, 폐쇄효과 소실
OFL 90 (Output force level for a 90 dB SPL input)	최대출력에너지레벨	Open-canal fittings, prescription targets	개방형 외이도 피팅, 처방 목표
OHC(outer hair cells)	적응형 소음감소, 폐쇄효과, 외유모세포	Open-canal fittings, wireless coupling	개방형 외이도 피팅, 무선 커플링
Onset time, adaptive noise reduction	개시시간, 적응형 소음감소	Open-jaw impressions	인상, 개구 방법
Open platform	개방형 플랫폼	Open-loop gain	열린 루프 이득
Open-canal fittings	개방형 외이도 피팅	Openness	개방성 성격
Open-canal fittings, adaptive noise reduction	개방형 외이도 피팅, 적응형 소음감소	OSPL 90 (output sound pressure level for a 90 dB input)	출력음압레벨90
Open-canal fittings, definition	개방형 외이도 피팅, 정의	OSPL 90 (output sound pressure level for a 90 dB input), evaluation in children	출력음압레벨90, 소아 평가
Open-canal fittings, directional benefit	개방형 외이도 피팅, 방향성 혜택	OSPL 90 (output sound pressure level for a 90 dB input), for conductive loss	출력음압레벨90, 전음성 난청
Open-canal fittings, directivity	개방형 외이도 피팅, 방향성	OSPL 90 (output sound pressure level for a 90 dB input), impact of non-linear gain	출력음압레벨90, 비선형 이득 효과
Open-canal fittings, disabling control microphone	개방형 외이도 피팅, 기준마이크로폰 비활성화	OSPL 90 (output sound pressure level for a 90 dB input), prescription	출력음압레벨90, 처방
Open-canal fittings, effect of delay	개방형 외이도 피팅, 지연 효과	OSPL 90 (output sound pressure level for a 90 dB input), verification	출력음압레벨90, 검증

Osseointegrated auditory implant	골유착 청각이식기	Particle velocity	입자속도
Otitis externa	외이도염	Patient education	부모교육
Otitis media	중이염	Peak clipping, distortion	정점절단, 왜곡
Oto-blocks	외이도 블록	Peak clipping, profound loss	정점절단, 심도난청
Otosclerosis	이경화증	Peak clipping, versus compression limiting	정점절단, 압축제한 대비
Outcomes	성과	Peaks and troughs	정점절단, 정점 저점
Outcomes, changes with time	성과, 시간경과 관련 변화	Pediatric audiologists	소아 전문 청각사
Outcomes, domains	성과, 영역	Penetration rate of hearing aids	보청기 보급률
Outer hair cells	외유모세포	Percutaneous coupling	경피 커플링
Output force level	출력에너지레벨	Perforated eardrum	고막천공
Over-amplification	과도 증폭	Perforated eardrum, vented earmolds	고막천공, 환기형 이어몰드
Overshoot, in compression	오버슛, 압축 관련	Performance-intensity function	수행능력-강도 함수
Over-the-counter hearing aids	카운터 판매방식 보청기	Period	주기
Own-voice detection	자기 목소리 감지	Personality, effect on candidacy	성격, 대상자 효과
Own-voice quality	자기 목소리 음질	Personality, effect on counseling	성격, 상담 효과
Own-voice quality, effect of delays	자기 목소리 음질, 지연 효과	Phase	위상
Own-voice quality, open-canal fittings	자기 목소리 음질, 개방형 피팅	Phase, control for feedback reduction	위상, 피드백 감소 관련 조절
Pacemakers	심박조율기	Phonemes	음소
Paired comparisons	대응비교	Phonemic compression	음소 압축
Paired comparisons, for adaptive parameter adjustment	대응비교, 적응형 변수조정	Piezoelectric transducers	압전 변환기
Paired comparisons, for children	대응비교, 소아	Planar DI	평면 DI
Paired comparisons, for fine tuning	대응비교, 미세조정	Pleasantness	쾌적함
Parents	부모	POGO(prescription of gain and output)	POGO 처방
Participation restriction	참여제한	Polar pattern	극 패턴

Polar pattern, cardioid	극패턴, 심장형	Pressure	처방, 압력
Polar pattern, head, effect of	극패턴, 두부 효과	Pressure equalization tube	처방, 환기관
Polar pattern, nulls	극패턴, 널(null)	Prevalence of hearing loss	처방, 난청 유병률
Positive feedback	양성 피드백	Probe-tube	탐침관
Power frequency compression	거듭제곱 주파수 압축	Probe-tube, effect on feedback oscillation	탐침관, 피드백 진동 관련 효과
Precedence effect	선행 효과	Probe-tube, leakage	탐침관, 누출
Predicted hearing level	예측청력레벨	Probe-tube, positioning for REAG	탐침관, REAG에서 위치
Preference stength	선호 강도	Probe-tube, positioning for REIG	탐침관, REIG에서 위치
Prescription, accuracy	처방, 정확성	Problems, detecting	문제 감지, 보청기
Prescription, bilateral corrections	처방, 양측 교정	Profound loss	심도난청
Prescription, bone-conduction hearing aids	처방, 골전도 보청기	Profound loss, peak clipping	심도난청, 정점절단
Prescription, children	처방, 소아	Program switch	프로그램 스위치
Prescription, comparison of linear formulae	처방, 비선형 공식과 비교	Program switch, bilateral linking	프로그램 스위치, 양측 연결
Prescription, compression threshold	처방, 압축 역치	Programmers	프로그래머
Prescription, for loudness	처방, 음량 관련	Programmers, HiPro	프로그래머, HiPro
Prescription, for music	처방, 음악 관련	Pseudo-random noise	가성무작위 소음
Prescription, linear	처방, 선형	PTC(psychoacoustic tuning curve)	심리음향조율곡선
Prescription, loudness equalization	처방, 음량 동등화	PTS(permanent threshold shift)	영구역치변동
Prescription, non-linear gain	처방, 비선형 이득	Pumping	펌핑
Prescription, open-canal fittings	처방, 개방 외이도 피팅	Pure tone test signals	순음청력검사 신호
Prescription, procedures	처방, 과정	QALY(quality-adjusted life years)	QALY 평가
Prescription, role of supra-threshold measurements	처방, 초역치 측정의 역할	Quality of life	삶의질
Prescription, target	처방, 목표	Quality of life, effect of hearing aids	삶의 질, 보청기효과

Quality of life, effect of hearing loss	삶의 질, 난청효과	REAG(real-ear aided gain), relationship to ear simulator gain	실이증폭이득, 귀 시뮬레이터 이득 관계
Quantization noise	양자화소음	REAG(real-ear aided gain), targets for infants	실이증폭이득, 유아 목표
Quarter-gain rule	1/4 이득법	Real-ear gain	실이이득
Questionnaires	설문지	Real-ear gain, effect of background noise	실이이득, 배경 소음효과
Questionnaires, direct change measures	설문지, 직접적인 변화 측정	Real-ear measurement	실이측정
Questionnaires, psychometric properties	설문지, 심리측정적 특성	REAR(real-ear aided response)	실이증폭반응
Questionnaires, state measures	설문지, 상태측정	RECD(real-ear-to-coupler difference)	실이대커플러차
Radio frequency, linked bilateral	무선주파수, 양측연결	RECD(real-ear-to-coupler difference), relation to REDD	실이대커플러차, 실이대다이얼차 관계
Radio frequency, modulation	무선주파수, 변조	RECD(real-ear-to-coupler difference, definition	실이대커플러차, 정의
Radio frequency, remote controls	무선주파수, 원격조정	RECD(real-ear-to-coupler difference, ear symmetry	실이대커플러차, 양측 대칭
Radio frequency, transmission	무선주파수, 전송	RECD(real-ear-to-coupler difference, factors affecting	실이대커플러차, 영향 인자
Read My Quips	REAG(real-ear aided gain)	RECD(real-ear-to-coupler difference, measurement	실이대커플러차, 측정
REAG(real-ear aided gain) errors in measurement	실이증폭이득, 측정 오류	RECD(real-ear-to-coupler difference, need for measurement	실이대커플러차, 측정 필요
REAG(real-ear aided gain), definition	실이증폭이득, 정의	RECD(real-ear-to-coupler difference, normative values for children	실이대커플러차, 소아 표준 값
REAG(real-ear aided gain), effect of standing waves	실이증폭이득, 정상파 효과	Receiver mold	실이대커플러차, 리시버 몰드
REAG(real-ear aided gain), probe tube positioning	실이증폭이득, 탐침관 위치	Receivers	리시버
REAG(real-ear aided gain), relationship to coupler gain	실이증폭이득, 커플러 이득 관계	Receivers, diaphragm	리시버, 진동판

Receivers, frequency response	리시버, 주파수반응	Reliability, RITE versus RITA	신뢰도, RITE 대비 RITA
Receivers, principle of operation	리시버, 작동 원리	Removal strings	제거 끈
Receivers, tubing resonances	리시버, 튜브 공명	REOG(real-ear occluded gain)	실이폐쇄이득
Recruitment	누가현상	REOG(real-ear occluded gain), definition	실이폐쇄이득, 정의
Rectification	정류	REOG(real-ear occluded gain), effect of vents and leakage	실이폐쇄이득, 환기구와 누출 효과
REDD(real ear to dial difference)	실이대다이얼차	REOG(real-ear occluded gain), measurement	실이폐쇄이득, 측정
REDD(real ear to dial difference), average values	실이대다이얼차, 평균값	REOIG(real-ear occluded insertion gain)	실이폐쇄삽입이득
Reference microphone	기준 마이크로폰	Resonance, Helmholtz	공명, 헬름홀츠
Rehabilitative model	재활 모델	Resonance, mechanical	공명, 기계적
REIG(real-ear insertion gain)	실이삽입이득	Resonance, tubing	공명, 튜브
REIG(real-ear insertion gain), accuracy	실이삽입이득, 정확성	Resonance, wave length	공명, 파장
REIG(real-ear insertion gain), definition	실이삽입이득, 정의	RESR(real-ear saturation response)	실이포화반응
REIG(real-ear insertion gain), detecting errors	실이삽입이득, 오류 확인	Retention region	착용부위
REIG(real-ear insertion gain), probe positioning	실이삽입이득, 탐침관 위치	RETSPL(reference equivalent threshold SPL) relation to REDD and RECD	기준등가역치 SPL, REDD와 RECD 관계
REIG(real-ear insertion gain), relation to coupler gain and insertion gain	실이삽입이득, 커플러이득과 삽입이득 관계	Re-tubing earmolds	재튜빙
Release from masking	차폐해제	REUG(real-ear unaided gain) definition	실이공명이득
Release time	해제시간	REUG(real-ear unaided gain) definition, preservation in prescription	실이공명이득, 처방에서 보존할 부분
Release time, adaptive	해제시간, 적응형	REUG(real-ear unaided gain) definition, typical values for adults	실이공명이득, 성인 평균
Reliability	신뢰도	Reverberation, classroom amplification	반향, 교실 증폭

Reverberation, directional microphbones, effect on	반향, 방향성 마이크로폰효과	Saturation sound pressure level	포화음압레벨
Reverberation, effect of binaural squelch	반향, 양이 스퀠치효과	Saturation, effect on gain measurement	포화, 이득 측정 관련 효과
Reverberation, minimizing	반향, 최소화	ScalAdapt	ScalAdapt 처방
Reverberation, reduction	반향, 감소	Search and destroy	탐색 및 파괴 피드백 조절
Reverberation, sound quality, effect on	반향, 음질 관련 효과	Second bend	둘째 굴곡
Reverberation, unilateral hearing loss	반향, 일측 청력소실	Second-order directional microphones	2차 방향성 마이크로폰
Reverse cardioid	역-심장형 패턴	Self-checking heading aids	자기-확인 보청기
Right-hand rule	오른손 법칙	Self-efficacy	자기-효능감
Ringing	울림 진동	Self-fitting hearing aids	자기-피팅 보청기
RMS(root mean square)	제곱근평균	Self-image	자아상
Room acoustics	실내 음향	Self-image, bilateral hearing aids	자아상, 양측 보청기
Room acoustics, impact on directional benefit	실내 음향, 방향성 혜택 효과	Sensorineural hearing loss	감각신경성 난청
Round Robin comparisons	리그 비교	Sensorineural hearing loss, candidacy for hearing aids	감각신경성 난청, 보청기 대상자
RSETS(relative simulated equivalent telephone sensitivity)	상대모의등가전화민감도	Sensorineural hearing loss, loudness discomfort	감각신경성 난청, 음량불쾌
Safety limit	안전 한계	Sensorineural hearing loss, SNR deficit	감각신경성 난청, 신호대잡음비 결핍
Safety of hearing aids	보청기 안전	Sensorineural hearing loss, spiral ganglion cells	감각신경성 난청, 나선신경절 세포
Same-day assess and fit	방문 당일 평가, 피팅	Sensorineural hearing loss, stria vascularis	감각신경성 난청, 혈관조
Sampling frequency	샘플링 빈도	Sensorineural hearing loss, synapses	감각신경성 난청, 시냅스
Satellite microphone	위성 마이크로폰	Sensory hearing loss	감각성 난청
Satisfaction	만족도	Severe loss	고도난청
Satisfaction, in quiet vs noise	만족도, 조용한 환경과 소음환경	Severe loss, compression	고도난청, 압축
Satisfaction, questionnaires	만족도, 설문지	Severe loss, dead regions	고도난청, 사영역

Severe loss, use of compression	고도난청, 압축사용	Slow-acting compression	완속작동압축
Shame	수치심	Slow-acting compression, versus fast-actiing compression	완속작동압축, 고속작동압축 대비
Shore hardness scale	경도 Shore척도	Slow-acting compression, versus fast-acting	완속작동압축, 고속작동 대비
Signal bandwidth	신호대역폭	Smoke detector	담배연기 감지기
Signal bandwidth, for gain measurement	신호대역폭, 이득측정	SNR(sigQal-to-noise ratio)	신호대잡음비
Significant others	중요 상대방	SNR(sigQal-to-noise ratio) enhancement by wirelss systems	신호대잡음비, 무선시스템에 의한 강조
Significant others, assessment by questioanaires	중요 상대방, 설문지 평가	SNR(sigQal-to-noise ratio), compression, effect on	신호대잡음비, 압축 효과
Significant others, influence on candidacy	중요 상대방, 대상자 관련 영향	SNR(sigQal-to-noise ratio), deficit	신호대잡음비, 부족
SII(Speech Intelligibility Index)	어음이해지수	SNR(sigQal-to-noise ratio), directional microphones	신호대잡음비, 방향성 마이크로폰
Silhouette coil	실루엣 코일	SNR(sigQal-to-noise ratio), enhancement by adaptive noise reduction	신호대잡음비, 적응형 소음감소에 의한 강조
Simulated hearing loss	난청 시뮬레이션	SNR(sigQal-to-noise ratio), estimation	신호대잡음비, 추정
Sinusoidal modeling	사인파 모델링	SNR(sigQal-to-noise ratio), impact on directional benefit	신호대잡음비, 방향성 혜택 관련 효과
Size of hearing aids	보청기 크기	Sound bore	음향구
Ski-slope loss	하강형 난청	Sound bore, effect on gain-frequency response	음향구, 이득-주파수반응효과
Ski-slope loss, frequency lowering	하강형 난청, 주파수 하강	Sound bore, selection	음향구, 선택
Sleeve mold	슬리브 이어몰드	Sound quality	음질
Slight hearing loss	미세 난청	Sound quality, binaural advantage	음질, 양이 장점
Slit-leak vent	세극누출 환기구	Sound quality, Sound smoothing	수리 평탄화
Slow playback frequency lowering	완속재생 주파수 하강	Sound-field amplification systems	음장증폭

SOX(speech-operated switching)	음성-동작변환	Speech intelligibility, adaptive noise reduction	어음이해력, 적응형 소음감소
Spatial processing disorder	공간청각처리질환	Speech intelligibility, bandwidth, effect of	어음이해력, 대역폭에 대한 효과
Spatial processing disorder, remediation	공간청각처리질환, 교정	Speech intelligibility, bilateral advantage	어음이해력, 양측 장점
Spatial release from masking	공간청각처리질환, 공간 차폐해제	Speech intelligibility, candidacy for hearing aids	어음이해력, 보청기 대상자
Spatial release from masking, speech intelligibility	공간분리, 어음이해력	Speech intelligibility, cochlear implant candidacy	어음이해력, 인공와우 대상자
Specific loudness	특정음량	Speech intelligibility, compression, effect of	어음이해력, 압축효과
Spectacle hearing aid	안경형 보청기	Speech intelligibility, distortion	어음이해력, 왜곡
Spectacle hearing aid directional	안경형 보청기, 방향성	Speech intelligibility, effect on candidacy	어음이해력, 대상자에 대한 영향
Spectral enhancement	스펙트럼 강조	Speech intelligibility, fast-acting compression	어음이해력, 고속작동압축
Spectral flattening	스펙트럼 평편화	Speech intelligibility, feedback cancellation	어음이해력, 피드백 제거
Spectral sharpening	스펙트럼 첨예화	Speech intelligibility, FM, directional mics, adaptive noise reduction, relative advantages	어음이해력, FM, 방향성 마이크로폰과 적응형 소음감소
Spectral subtraction	스펙트럼 차감	Speech intelligibility, frequency lowering	어음이해력, 주파수 하강
Spectral subtraction, relation to Wiener filter	스펙트럼 차감, 위너-필터에 대한관계	Speech intelligibility, maximization	어음이해력, 최대화
Spectrum	스펙트럼	Speech intelligibility, testing	어음이해력, 검사
Speech detector	스펙트럼 감지기	Speech intelligibility, tests for babies	어음이해력, 유아 검사
Speech detector, in active noise reduction	스펙트럼 감지기, 능동형 소음감소	Speech intelligibility, tests for children	어음이해력, 소아 검사
Speech Intelligibility Index benefit in noise	소음하어음이해지수	Speech intelligibility, tests of bilateral advantage	어음이해력, 양측 장점 검사
Speech Intelligibility Index benefit in noise, predicting aided intelligibility	소음하어음이해지수, 증폭 어음이해도 예측	Speech intelligibility, versus discrimination of sounds	어음이해력, 소리분별 대비
Speech intelligibility sensation level, effect of	어음이해력, 감각수준효과	Speech intelligibility, with dead region	어음이해력, 사영역 관계

Speech pattern processing	어음패턴 처리	SSPL(saturation sound pressure level)	포화음압레벨
Speech production	어음생성	Stable gain	안정이득
Speech production, effect of delay	어음생성, 지연효과	Stable gain, added	안정이득, 추가
Speech simplification	어음단순화	Stable gain, maximum	안정이득, 최대
Speech spectrum	어음 스펙트럼	Standard gamble	표준화 도박
Speech spectrum, measurement signals	어음 스펙트럼, 신호측정	Standard mold	표준형 이어몰드
Speech vocoder, frequency lowering	어음 변조기, 주파수 하강	Standards, ANSI, IEC, and ISO	ANSI, IEC, ISO 기준
Speech/non-speech detector	음성/비음성 감지기	Standing waves, in ear canal	정상파, 외이도
Speech-reading	어음읽기	State measures	상태 측정
Spiral ganglion cells	나선신경절 세포	Stereo CROS	스테레오 CROS 보청기
SPL(sound pressure level)	음압레벨	Stereo lithography	스테레오 리소그래피
Split-chancel directivity	분할채널 방향성	Stethoclip	청음관
SPLITS(SPL for an inductive telephone simulator)	음압레벨, 유도전화 시뮬레이터	Stethoscope	청진기
Spread of masking	차폐확산	Stigma	낙인
Spread of masking, downward	차폐확산, 하향	Stigma, external	낙인, 외부
Spread-spectrum modulation	대역확산변조	Stimulators	내부자극기
Squelch	스퀠치	Stria vascularis	혈관조
SRM(spatial release from masking)	공간차폐해제	Style of hearing aid	보청기 형태
SRM(spatial release from masking), effect of hearing loss	공간차폐해제, 난청효과	Style of hearing aid, children	보청기 형태, 소아
SRTn(speech reception threshold in noise)	소음하어음청취역치	Style of hearing aid, patient choice	보청기 형태, 환자선택
SRTn(speech reception threshold in noise), candidacy for hearing aids	소음하어음청취역치, 보청기 대상자	Subcutaneous microphones	피하형 마이크로폰
SSD(single-sided sensorineural deafness)	일측 전농	Subscales in questionnaires	설문지 하위척도

Summer	가산기	Temporal resolution	시간 분해력
Super-cardioid	초심장형	Temporal resolution, fine structure	시간 분해력, 미세구조
Super-directional microphoces	초방향성 마이크로폰	Temporal resolution, gap listening	시간 분해력, 틈새청취
Supra-aural earphones, effect on RECD	귀덮개형 이어폰, RECD에 대한 효과	TEN(threshold equalizing noise) test	TEN 검사
Swallowing of batteriss	배터리 삼킴	Test box	검사박스
Syllabic compression	음절압축	Test environment	검사환경
Synthetic communication training	합성형 의사소통훈련	Test signals, broadband	검사 신호, 광대역
Tactile hearing aids	촉각형 보청기	Test signals, pure tone	검사 신호, 순음
Teenagers	청소년	THD(total harmonic distortion)	총배진동 왜곡
Tele-audiology	원격 청각학	Thin-tube BTEs	얇은 튜브 귀걸이형 보청기
Telecoil	텔레코일	Thin-tube BTEs, gain-frequency response	얇은 튜브 귀걸이형 보청기, 이득-주파수반응
Telecoil need for	텔레코일, 필요	Thin-tube BTEs, Third-party disability	제 3자 장애
Telecoil, bilateral transfer	텔레코일, 양측 전달	TILL(treble increase at low levels)	저레벨 트레블증가
Telecoil, frequency response	텔레코일, 주파수 반응	TILL(treble increase at low levels), versus BILL	저레벨 트레블증가, 저레벨 베이스증가 대비
Telecoil, linked bilateral	텔레코일, 양측 연결	Time tradeoff	시간거래
Telecoil, orientation	텔레코일, 방향	Tinnitus, bilateral advantage	이명, 양측 장점
Telecoil, sensitivity	텔레코일, 민감도	Tinnitus, effect on candidacy	이명, 대상자에 대한 효과
Telephone, automatic detection	전화, 자동 감지	Tinnitus, masking	이명, 차폐
Telephone, compatibility	전화, 호환성	Tinnitus, recent origin	이명, 최근 이명
Telephone, connectivity	전화, 연결	Tonal quality, fine tuning	음조(음색) 음질, 미세조정
Telephone, magnetic field strength	전화, 자기장 강도	Tone controls	음조(음색) 조절
Telephone, program	전화, 프로그램	Top-down processes	하향식 청각처리
Television devices	텔레비전 기기	Topic knowledge	주제알기
Temporal masking	시간차폐	Tournament strategy	승자 진출전

Trainable hearing aids	훈련 가능한 보청기	Tubing	튜빙
Trainable hearing aids, acclimatization	훈련 가능한 보청기, 순응	Tubing, dimensions	튜빙, 크기
Trainable hearing aids, candidacy	훈련 가능한 보청기, 대상자	Tubing, effect on gain-frequency response	튜빙, 이득-주파수 관련 효과
Trainable hearing aids, fine-tuning at home	훈련 가능한 보청기, 자가 미세조정	Tubing, effect on RECD	튜빙, RECD 관련 효과
Trainable hearing aids, impact on clinical practice	훈련 가능한 보청기, 임상에 대한 영향	Tubing, insertion depth	튜빙, 삽입 깊이
Transcranial CROS	경두개 CROS 보청기	Tubing, length	튜빙, 길이
Transcutaneous coupling	경피성 커플링	Tubing, selection	튜빙, 선택
Transducers	변환기	Tuning curves	동조곡선
Transducers, bone conductors	변환기, 골전도기	Ultrasonic remote controls	초음파 원격조정
Transducers, effect on RECD	변환기, RECD 관련 효과	Unaided gain	공명이득
Transducers, microphones	변환기, 마이크로폰	Understatement of loss	손실 이해
Transducers, middle ear	변환기, 중이	Unidirectional index	단일방향성지수
Transient enhancement	일시적 강조	Unilateral fitting	편측 피팅
Transient loudness reduction	일시적 음량감소	Unilateral hearing loss	단이 피팅
Transistor	트랜지스터	Unilateral hearing loss remediation	일측 청력소실, 교정
Transition frequency	전이 주파수	Unilateral hearing loss, in children	일측 청력소실, 소아
Transmission channel	전송채널	Universal newborn hearing screening	신생아청각선별검사
Trench vent	도랑형 환기구	Upward spread of masking	상향차폐확산
Troubleshooting	문제해결	Upward spread of masking, noise reduction	상향차폐확산, 소음감소
Troubleshooting, questionnaires	문제해결, 설문지	Usage	사용
Troubleshooting, two-step	문제해결, 2단계	Usage, bilateral hearing aids	사용, 양측 보청기
Trumpet		Usage, data logging	사용, 데이터 자동기록(로깅)
TTS(temporary threshold shift)	일시역치변동	Usage, penetration rate	사용, 보급률

Utility	보청기 효용	Vents, parallel	환기구, 평행
Vacuum tube hearing aid	진공관 보청기	Vents, poured	환기구, 주조형
VAD(voice activity detector)	음성활성감지기	Vents, selection	환기구, 선택
VAD(voice activity detector), in adaptive noise reduction	음성활성감지기, 적응형 소음감소	Vents, slit-leak	환기구, 세극누출
Validity of questionnaires	설문지 타당도	Vents, trench	환기구, 도랑형
Ventilation tube	환기관	Vents, Y-vent	환기구, Y형
Vents	환기구	Vent-transmitted sound path	환기구 누출경로
Vents, tree	환기구, 막대	Verification	검증
Vents, acoustic mass	환기구, 음향질량	Verification, of features	검증, 특성 관련
Vents, comb filtering	환기구, 빗형 필터링	Verification, with children	검증, 소아
Vents, effect on adaptive noise reduction	환기구, 적응형 소음감소 효과	Vertigo	어지럼
Vents, effect on compression	환기구, 압축 관련 효과	Vibrant Soundbridge	Vibrant Soundbridge 이식기
Vents, effect on directivity	환기구, 방향성 효과	Vibrotactile hearing aids	진동촉각보조기
Vents, effect on gain-frequency response	환기구, 이득-주파수반응 효과	Vibrotactile hearing aids, bilateral fitting	진동촉각보조기, 양측피팅
Vents, effect on internal noise	환기구, 내부소음 효과	Vision loss	시력장애
Vents, effect on RECD	환기구, RECD 효과	Voltage, batteries	배터리 전압
Vents, effect on REOG	환기구, REOG 효과	Volume control	볼륨조절기
Vents, external	환기구, 외부	Volume control, bilateral linking	볼륨조절기, 양측 연결
Vents, feedback oscillation	환기구, 피드백 진동	Volume control, management	볼륨조절기, 관리
Vents, Helmholtz resonant frequency	환기구, 헬름홀츠 공명주파수	Volume control, managment difficulties	볼륨조절기, 어려움 관리
Vents, history	환기구, 역사	Volume control, need for	볼륨조절기, 필요
Vents, insert plug	환기구, 삽입 플러그	Volume velocity	체적 속도
Vents, IROS	환기구, IROS	VROA(Visual Reinforcement Orientation Audiometry)	시각강화청력검사
Vents, molded	환기구, 주조형	Water-proof hearing aids	보청기 방수

Waveform	파형	Wind noise, bilateral hearing aids	바람소음, 양측 보청기
Wavelength	파장	Wind noise, directional microphones	바람소음, 방향성 마이크로폰
WDRC(wide dynamic range compression)	광역동범위압축	Wind noise, reduction	바람소음, 감소
WDRC(wide dynamic range compression), for children	광역동범위압축, 소아	Windowing	윈도윙
WDRC(wide dynamic range compression), need for	광역동범위압축, 필요	Wireless era	무선시대
Well being	웰빙	Wireless linking of bilateral hearing aids	양측 보청기 무선연결
WHO-DASII(World Health Organization Disability Assessment Scale II)		Wireless systems coupling to hearing aid	양측 보청기와 무선시스템 커플링
Widrow algorithm	위드로 알고리즘	Wireless systems coupling to hearing aid, privacy	양측 보청기와 무선시스템 커플링, 사생활 보호
Wiener Filter	위너 필터	Wireless systems coupling to hearing aid, strengths and weaknesses	양측 보청기와 무선시스템 커플링, 강점과 약점
Wiener Filter, relation to spectral subtraction	위너 필터, 스펙트럼 차감 관계	Wireless systems coupling to hearing aid, Word-of-mouth	부정적 소문
Willingness to pay	지불의향	Zinc-air batteries	아연공기 배터리
Wind noise	바람소음		